T0223047

LEHRBUCH DER INFEKTIONSKRANKHEITEN

FÜR ÄRZTE UND STUDIERENDE

VON

PROFESSOR DR. G. JOCHMANN
PRIVATDOZENT AN DER UNIVERSITÄT BERLIN, DIRIG. ARZT DER INFEKTIONS-ABTEILUNG DES RUDOLF VIRCHOW-KRANKENHAUSES, MITGLIED DES KÖNIGL. INSTITUTES FÜR INFEKTIONSKRANKHEITEN „ROBERT KOCH“

MIT 448 ZUM GROSSEN TEIL FARBIGEN ABBILDUNGEN

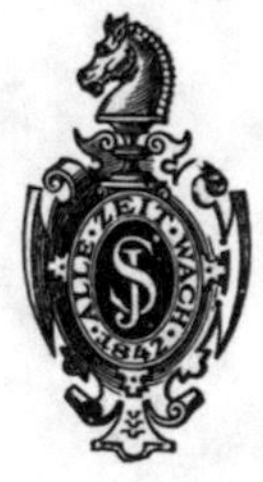

Springer-Verlag Berlin Heidelberg GmbH
1914

ISBN 978-3-662-23388-7 ISBN 978-3-662-25435-6 (eBook)
DOI 10.1007/978-3-662-25435-6

Ursprünglich erschienen bei Julius Springer in Berlin in 1914.

Vorwort.

Ein Lehrbuch der Infektionskrankheiten, das für den praktischen Arzt und den Studierenden bestimmt ist, existiert meines Wissens bisher noch nicht in deutscher Sprache. Wenn ich es gewagt habe, ein solches Buch zu schreiben, so leiteten mich dabei folgende Gründe: Die Erkennung und Behandlung akuter Infektionskrankheiten gehört zu den wichtigsten und verantwortungsreichsten Aufgaben des Praktikers, handelt es sich doch meist um schwere, akut bedrohliche Erkrankungen, von deren schneller Erkennung und zweckmäßiger Behandlung das Wohl und Wehe des Kranken und seiner Angehörigen abhängt. Aber weit über das Schicksal des einzelnen hinaus wächst die Bedeutung der Lehre von den Infektionen, wenn man an das epidemische Auftreten der Seuchen denkt, bei denen das Allgemeinwohl auf dem Spiele steht. Werden die ersten Fälle einer Epidemie richtig erkannt und werden die nötigen Maßnahmen zur Verhütung und Weiterverbreitung der Krankheit sofort getroffen, so kann oft unübersehbares Unglück verhütet werden. Das gilt nicht nur für Infektionskrankheiten, die bei uns, dank der Lebensarbeit von Männern wie Jenner und Robert Koch, seltener geworden sind, wie Pocken, Cholera, Pest, Fleckfieber, sondern auch für alle andern übertragbaren Erkrankungen.

Trotz dieser großen Bedeutung der Lehre von den Infektionskrankheiten für den Praktiker sind die Kenntnisse, die sich der junge Arzt während des Studiums auf diesem Gebiete aneignet und als wissenschaftliches Rüstzeug mit ins Leben hinausnimmt, häufig recht bescheiden. Das liegt an äußeren Verhältnissen, die mit dem akademischen Unterricht verbunden sind. Abgesehen von der seltenen Gelegenheit, weniger häufige Infektionskrankheiten zur Beobachtung zu bekommen, ist die Möglichkeit, ein größeres Infektionsmaterial in den staatlichen Kliniken unterzubringen, besonders an kleineren Universitäten, gering. Dazu kommt die Laune des Genius loci, die mitunter mehrere Semester lang nur ein geringes Demonstrationsmaterial darbietet. Nun bin ich der Letzte, der glauben möchte, durch ein Buch die Beobachtung am Lebenden ersetzen zu können. Aber ich meine, daß ein Lehrbuch der Infektionskrankheiten ein wertvoller Führer sein könnte, wenn es gewisse Voraussetzungen erfüllt. Ein solches Buch dürfte nicht nur eine trockene Aufzählung aller hier und dort gemachten symptomatischen Beobachtungen und therapeutischen Erfahrungen bringen, es müßte von einer höheren Warte aus geschrieben sein: von einem anatomisch und bakteriologisch geschulten Kliniker, der jahraus, jahrein Tausende und wieder Tausende von Infektionskranken aller Arten an sich vorüberziehen sieht, der — sozusagen — unter Infektionskrankheiten lebt, der auf diese Weise ihre wechselvollen klinischen Erscheinungsformen immer und immer wieder beobachten, aufzeichnen und am Leichentisch studieren konnte und nun den Drang in sich fühlt, die unendliche Mannigfaltigkeit dieser klinischen Krankheitsbilder in einer einheitlichen, für den Praktiker geeigneten Form wiederzugeben. Ein solches Buch müßte die Freude wiederspiegeln, die der Beobachter an der bunten Fülle der Gestalten und Erscheinungen empfand, unter denen die Infektionen auftreten und müßte dadurch bei seinen Lesern die Lust zu eigener weiterer Beobachtung wecken. Es müßte bei der Krankheitsbeschreibung vor allem die Pathogenese in den Vordergrund rücken und von ihr aus klinische und anatomische Erscheinungen sowie die Verbreitungsweise der Krankheit erklären. Es müßte unter kritischer Verwertung aller wichtigeren therapeutischen Methoden die eigene, an einem großen Material gewonnene Erfahrung in den Vordergrund stellen. Und schließlich müßte es immer wieder den Praktiker dazu anregen, an seinem Teile zur Bekämpfung der Infektionskrankheiten beizutragen, zu der Robert Koch, unser Aller Meister, die Wege gewiesen hat. Ob das alles in diesem Buche zum Ausdruck kommt, mag der Leser beurteilen.

Als Grundlage für die hier gebotenen Krankheitsschilderungen dienten mir Beobachtungen, die ich in 15 Jahren an dem großen Material des Hamburg-Eppendorfer Krankenhauses, der Breslauer medizinischen Universitätsklinik und vor allem der Infektions-Abteilung des Rudolf Virchow-Krankenhauses machen konnte, die ich seit 8 Jahren leite. Großen Wert habe ich auf die Illustration des Textes durch zahlreiche und übersichtliche Fieberkurven gelegt, weil derjenige, der Kurven zu lesen versteht, dadurch gerade bei Infektionskrankheiten meist schnell ein Bild von dem Krankheitsverlauf gewinnt. Aber nicht nur die „typische Fieberkurve“, sondern vor allem die mannigfachen Variationsmöglichkeiten sind dabei berücksichtigt und veranschaulicht worden. Die unter die Kurven gesetzten, zur Orientierung hinreichenden Erläuterungen ersparten mir ausführliche Krankheitsgeschichten. Besondere Sorgfalt ist darauf gelegt worden, durch gute Abbildungen die Schilderung lebensvoller zu gestalten. Gerade auf dem hier besprochenen Gebiete kann ein gutes, farbiges Bild oft gar nicht durch das geschriebene Wort ersetzt werden. Daß es möglich war, eine so große Anzahl, im ganzen 448, größtenteils mehrfarbige Abbildungen zu schaffen, verdanke ich dem Entgegenkommen des Herrn Verlegers, der auf alle meine kostspieligen Wünsche bereitwilligst einging und so die Wiedergabe eines außerordentlich reichen Bildmaterials ermöglichte. Die Bilder geben mit wenigen Ausnahmen eigene Beobachtungen wieder, die ich in den letzten acht Jahren durch die bewährte Kunst des Herrn Malers Landsberg am Krankenbett und am Leichentisch habe zeichnen lassen; eine Anzahl von Photographien habe ich selbst aufgenommen. Einzelne Abbildungen verdanke ich den Herren Professoren Eugen Fraenkel, Brauer, Rumpel, Hamburg; die mikroskopischen Photographien hat mir Herr Professor Zettnow freundlichst überlassen.

Neben dem klinischen Krankheitsbilde wurden Ätiologie und Epidemiologie ihrer Bedeutung gemäß ausführlich besprochen. Bei der Beschreibung bakteriologischer Tatsachen habe ich in der Hauptsache auf die Bedürfnisse der klinischen Bakteriologie und der Praxis Rücksicht genommen und dabei mit bunten Illustrationen nicht gespart. Die Bakterienbilder hat Herr Maler Helbig nach meinen eigenen Präparaten in bekannter Meisterschaft hergestellt. Die pathologische Anatomie ist in Wort und Bild überall so weit berücksichtigt worden, als es zum Verständnis der klinischen Erscheinungen und vor allem der Pathogenese erforderlich war. Die dazu nötigen Abbildungen wurden zum größten Teil bei den Sektionen im Obduktionshaus unserer Abteilung am frischen Präparat gezeichnet. Die für die Prophylaxe notwendigen Maßregeln sind eingehend besprochen und zum Teil im Anhang in tabellarischer Übersicht wiedergegeben. So habe ich z. B. die preußischen gesetzlichen Bestimmungen über Isolierung von Infektionskranken und über

Fernhaltung von der Schule aus den verstreuten Quellen in übersichtlicher Form zusammengestellt.

Die Kapitel über Pest, Gelenkrheumatismus, Dysenterie, septische Erkrankungen, Erysipel habe ich in etwas verkürzter Gestalt aus meinen Beiträgen für das von Mohr und Staehelin herausgegebene Handbuch der inneren Medizin übernommen. Stark umgearbeitet wurden dabei die septischen Erkrankungen, bei denen neben der rein ätiologischen Einteilung auch abgeschlossene Kapitel über die Puerperalsepsis, die Sepsis der Harnwege und Sepsis der Säuglinge geschaffen wurden; auch kam die pathologische Physiologie hier noch mehr als früher zum Wort.

Die Einteilung des gesamten Stoffes nahm ich nach folgenden Gesichtspunkten vor:

Der erste Teil bringt die Infektionskrankheiten, bei denen die Infektion des Blutes im Vordergrunde des Krankheitsbildes steht;

im zweiten Teile werden übertragbare Krankheiten besprochen, bei denen eine bestimmte Organerkrankung den Charakter des Leidens bedingt;

der dritte Teil enthält die exanthematischen Erkrankungen,

im vierten Teil finden sich die Zoonosen.

Der Anhang enthält einige dem Praktiker vielleicht willkommene Übersichten:

1. eine Desinfektionsanweisung,
2. ein Verzeichnis der in Preußen anzeigepflichtigen Infektionskrankheiten,
3. eine Übersicht über die Ansteckungsverhältnisse und Absperrungsmaßregeln einiger wichtiger übertragbarer Krankheiten mit besonderer Berücksichtigung der in Preußen bestehenden gesetzlichen Bestimmungen.

Auf ausführliche Literaturnachweise und erschöpfende Autorenzitierungen glaubte ich, im Interesse der Lesbarkeit des Buches und der Raumbeschränkung verzichten zu müssen. Wer genauere Literaturzusammenstellungen sucht, findet Hinweise darauf in den am Ende jedes Kapitels benannten Werken.

Mein früherer Assistent, Herr Dr. Schilling, hat sich mit großem Fleiß der dankenswerten Aufgabe unterzogen, ein genaues Sachregister herzustellen.

Wenn ich jetzt dieses Buch der Öffentlichkeit übergebe, so tue ich es in der Hoffnung, etwas Nützliches und Weiterwirkendes geschaffen zu haben, aber ich bin mir auch mancher Unvollkommenheiten meiner Arbeit wohl bewußt, zumal, da es sich um ein Gebiet handelt, auf dem noch so viele Dinge im Fluß sind. So will ich denn mit Hans Hopfen sprechen:

Mein Büchlein, lang gehegt und oft gesiebt,
Wohlan, es gilt, sich auf die Reise wagen!
Gern rief' ich auf der Schwelle Dich zurück,
Doch nein, geh hin! — und mit Dir sei das Glück!

Berlin, im Juli 1914. **G. Jochmann.**

Nachtrag: Das Erscheinen des Buches ist durch die inzwischen erfolgte Mobilmachung verzögert worden. Ich füge meinem Vorwort den Wunsch hinzu, daß die bei uns im Frieden durchgeführte Bekämpfung der Infektionskrankheiten, die in ihren Grundzügen hier geschildert wird, sich auch in Kriegszeiten bewähren und Deutschland vor einer größeren Ausbreitung der Kriegsseuchen beschützen möge!

Berlin, im September 1914. G. Jochmann.

Inhaltsverzeichnis.

Erster Teil.

Infektionskrankheiten, bei denen die Infektion des Blutes im Vordergrunde des Krankheitsbildes steht.

Zweiter Teil.

Infektionskrankheiten, bei denen eine bestimmte Organerkrankung den Charakter des Leidens bedingt.

Dritter Teil.

Exanthematische Erkrankungen.

Vierter Teil.

Zoonosen.

Anhang.

Erster Teil.

Typhus abdominalis.

Unter Typhus abdominalis verstehen wir heute eine von einer Allgemeininfektion des Blutes begleitete spezifische Erkrankung des Lymphgefäßapparates vornehmlich im Verdauungskanal, die durch den Typhusbazillus verursacht wird.

Der Name Typhus stammt von dem Worte „τῦφος" = Dunst, Rauch, Umnebelung der Sinne und deutet auf die häufigen Störungen des Sensoriums im Laufe dieser Krankheit hin. Da aber Trübungen des Bewußtseins bei den verschiedensten Krankheiten vorkommen, so bedeutete der Begriff Typhus früher keineswegs ein scharf umrissenes Krankheitsbild, sondern wurde zur Bezeichnung ganz verschiedener Krankheiten verwendet.

Daß der Typhus abdominalis schon im Altertum vorkam, geht aus Beschreibungen von Hippokrates hervor. Mittelalterliche Autoren bringen ebenfalls auf ihn passende Schilderungen unter dem Namen Phrenitis, Febris continua, Febris putrida. Der Typhus abdominalis, der Typhus exanthematicus und recurrens wurden bis in das neunzehnte Jahrhundert hinein in denselben Topf geworfen. In der ersten Hälfte des vorigen Jahrhunderts gebrauchte man für die schwereren Fälle von Typhus häufig den Namen Nervenfieber, während leichtere Formen gastrisches Fieber (Febris gastrica) oder Schleimfieber (Febris mucosa) genannt wurden. Die Fortschritte der pathologischen Anatomie, die für einen Teil der typhösen Erkrankungen geschwürige Darmveränderungen als charakteristisch erkannte, begannen die Erkenntnis anzubahnen, daß Krankheiten ganz verschiedener Ätiologie unter demselben Namen gingen; auch epidemiologische Beobachtungen sprachen in diesem Sinne. Aber erst die Aufklärung der ätiologischen Faktoren brachte die endgültige Lösung. Die Entdeckung der Spirillen des Rückfallfiebers (Obermayer) und die Auffindung des Typhusbazillus (Eberth, Koch, Gaffky) gestattete eine Unterscheidung der verschiedenen Krankheiten nach ätiologischen Prinzipien. Typhus abdominalis und Rückfallfieber wurden fortan als völlig verschiedene Krankheiten behandelt, und der Flecktyphus wurde zuerst von Curschmann unter dem Namen Fleckfieber den akuten Exanthemen eingereiht.

Die Vervollkommnung der klinischen Bakteriologie brachte weiterhin die Erkenntnis, daß ein dem Typhus abdominalis völlig gleiches Bild durch Bakterien verursacht werden kann, die vom Bacterium typhi gänzlich verschieden sind.

Schottmüller, dem das Verdienst zukommt, diese Verhältnisse erkannt zu haben, bezeichnete diese Krankheitsform als Paratyphus und die Erreger als Paratyphusbazillen. In der Folgezeit stellte sich dann aber heraus, daß die Paratyphusbazillen weit häufiger als typhusähnliche Krankheitsbilder gastrointestinale Erscheinungen bedingen, die nichts mit einer Erkrankung des Lymphgefäßapparates zu tun haben, und daß sie namentlich als Erreger der sog. Nahrungsmittelvergiftungen eine große Rolle spielen. Aus praktischen Gründen will ich deshalb die durch den Paratyphusbazillus verursachten

Krankheitsbilder nicht mehr unter den typhösen Erkrankungen aufführen, sondern ihnen ein eigenes Kapitel unter dem Namen der bakteriellen Nahrungsmittelvergiftungen widmen.

Epidemiologie mit geschichtlichen Vorbemerkungen. Die Anschauungen über die Verbreitung des Typhus haben sich in den letzten dreißig Jahren von Grund auf verändert. Im Anfange des 19. Jahrhunderts schwankten die Meinungen zwischen der miasmatischen und der kontagiösen Theorie hin und her. Während die einen (Murchison) für eine spontane Entstehung der Krankheit durch Einatmung putrider Stoffe, besonders des Kloakenmiasma, eintraten, stellten andere die Ansteckung von Fall zu Fall in den Vordergrund. Dann kam die Zeit, in der zwei neue Theorien die Lehre von der Typhusverbreitung beherrschten: die Bodentheorie Pettenkofers und die Trinkwassertheorie Liebermeisters standen sich gegenüber. Die schon 1856 von dem Engländer Budd vertretene Ansicht, daß stets nur die Entleerungen der Typhuskranken das Gift weiter verbreiteten, fand keine Beachtung, vielmehr sollte nach der Bodentheorie Pettenkofers und Buhls der Erdboden erst die eigentliche Entwicklungsstätte der Typhusbazillen sein. Im Erdboden sollte das in den Entleerungen der Typhuskranken noch nicht genügend wirksame Krankheitsgift erst in eine infektionsfähige Form umgewandelt werden. Die Übertragung der Krankheit geschieht dann, so meinte Pettenkofer, durch die dem Boden entsteigende giftgeschwängerte Grundluft, deren Einatmung die Infektion bewirkt. Bei niedrigem Grundwasserstand häuften sich nämlich die Typhusfälle, während sie bei hohem Grundwasserstande an Zahl zurückgingen. Dieses auch heute noch bestehende Verhalten, das Pettenkofer mit bewundernswertem Fleiße in zahlreichen Kurven festgelegt hatte, wurde von ihm damit erklärt, daß der Grundwasserstand ein Index für die Feuchtigkeit und sonstigen Bodenverhältnisse sei, die der Entwicklung der Typhusbazillen Vorschub leisteten. Wir wissen heute, daß Pettenkofers Erklärung nicht das Richtige traf, daß vielmehr das Steigen der Typhusfrequenz und der niedrige Grundwasserstand wohl im wesentlichen auf dieselbe Ursache, nämlich auf die hohe Lufttemperatur zurückzuführen ist. Die Annahme, daß die Übertragung des Typhusgiftes hauptsächlich durch die Luft erfolgt, hat sich als irrtümlich erwiesen. Liebermeister wies schon vor der Entdeckung des Typhusbazillus mit Nachdruck darauf hin, daß bei der Entstehung des Typhus namentlich die Infektion durch Trinkwasser eine Rolle spiele. Diese Lehre hat sich in der Folgezeit als die richtige erwiesen. Wir müssen deshalb später noch einmal ausführlicher darauf zurückkommen.

Mit der Entdeckung des Typhusbazillus im Jahre 1880 haben sich unsere Anschauungen über die Verbreitungsweise des Typhus in ungeahnter Weise vertieft. Im Gegensatz zu der Pettenkoferschen Theorie wissen wir jetzt, daß der Typhusbazillus bereits in infektionstüchtigem Zustande vom infizierten Menschen ausgeschieden wird und nun sofort neue Infektionen auszulösen vermag, wenn er mit Wasser, das durch die Auss heidungen von Typhuskranken verunreinigt ist oder mit Nahrungsmitteln oder einfach durch beschmutzte Hände in den Körper gesunder Personen eindringt.

Ganz besonders sind unsere epidemiologischen Kenntnisse gefördert worden durch das von Robert Koch 1892 eingeleitete großzügige Sanierungsunternehmen, das unter dem Namen „Typhusbekämpfung im Südwesten des Deutschen Reiches“ bekannt geworden. Es hat sich dabei herausgestellt, daß viel mehr noch, als man bisher annahm, der Mensch als Hauptquelle der Typhusinfektion anzusehen ist, und zwar nicht nur der kranke Mensch, der mit seinen Ausscheidungen, mit Fäces und Urin, Bazillen verbreitet, sondern auch gesunde Menschen, die nach dem Abklingen eines Typhus monate- und sogar jahrelang Typhusbazillen bei sich beherbergen. Neben solchen Dauerausscheidern ist man bei systematischen Untersuchungen der Umgebung Typhuskranker häufig auch auf Personen gestoßen, die, ohne jemals krank gewesen zu sein, trotzdem zu Typhuswirten geworden sind und Typhusbazillen mit ihren Ausscheidungen von sich geben. Die Wege, auf denen Typhusinfektionen und vor allem auch Epidemien zustande kommen, sind dadurch noch verschlungener geworden. Aber auch um so reizvoller ist es, im Einzelfalle den dunklen Pfaden nachzugehen und durch Feststellung der Infektionsquelle weiterem Unheil vorzubeugen.

Die Bedeutung der Typhusbazillenträger für die Epidemiologie des Typhus kann gar nicht hoch genug eingeschätzt werden. Bis zur Aufdeckung dieser Verhältnisse durch Robert Kochs Initiative sprach man immer nur die Ausscheidungen des Typhuskranken und auch diese nur bis zur klinischen Genesung als Infektionsquelle an und sah in ihnen den Hauptausgangspunkt von Kontaktinfektionen, Wasser- und Nahrungsmittelepidemien. Mindestens ebensohoch aber ist die Bedeutung der Typhusbazillenträger oder Typhuswirte einzuschätzen. Dazu gehören einmal diejenigen Personen, die nach überstandenem Typhus noch monate- und jahrelang Typhusbazillen ausscheiden — wir nennen sie mit Fornet Typhusausscheider — und zweitens diejenigen Personen, die Bazillen von sich geben, ohne jemals an Typhus erkrankt gewesen zu sein, die Typhusträger.

Unter 920 bei der Bekämpfung des Typhus im Südwesten des Deutschen Reiches festgestellten Typhuswirten waren nach Fornet 63 % Typhusausscheider und 37 % Typhusträger. 53 % der Typhuswirte schieden die Bazillen chronisch aus, d. h. länger als drei Monate, und 47 % nur temporär. Ältere Personen neigen eher dazu, Bazillenträger zu werden, als jüngere, denn die Hauptmasse der chronischen Typhuswirte ist älter als 34 Jahre, die Hauptmasse der temporären Typhuswirte jünger als 34 Jahre.

Interessant ist das Überwiegen des weiblichen Geschlechts unter den Typhuswirten. Von den genannten 920 Fällen waren 28,3 % männliche, 71,7 % weibliche Personen. Dieser Unterschied in der Beteiligung der Geschlechter hängt wohl mit der Pathogenese zusammen. Die Typhusbazillen werden größtenteils durch die Galle ausgeschieden. Die Gallenblase ist der Herd, von dem aus bei Typhuswirten immer wieder aufs neue Bazillen in den Darm gelangen. Sie beschränken sich dabei nicht nur darauf, in der ihnen zusagenden Gallenflüssigkeit sich zu vermehren, sondern führen in der Submucosa zu entzündlichen Herden, wie sie Josef Koch experimentell bei Kaninchen und auch beim Menschen an einem unserer tödlich endenden Typhusfälle nachweisen konnte. Nun liegen gerade bei Frauen besondere Bedingungen vor, welche die Ansiedlung der Typhusbazillen in der Gallenblase begünstigen. Die Stauung infolge des Schnürens und die bei Frauen viel häufigere Anwesenheit von Gallensteinen sind solche disponierenden Momente. Daß auch Personen zu Typhuswirten werden, die gar nicht an Typhus gelitten haben, läßt sich durch eine natürliche, vielleicht aber auch durch eine erworbene Immunität erklären. Man müßte dann annehmen, daß Menschen, die in der Umgebung eines Typhuswirtes leben, durch die häufige Aufnahme abgeschwächter Bazillen allmählich eine gewisse Immunität erlangen, die aber nicht verhindert, daß die aufgenommenen und auf dem Lymphwege in die Leber gelangten Bazillen sich in der Gallenblase einnisten. Über die Gefährlichkeit der Typhuswirte für ihre Umgebung liegen eine große Reihe von Beobachtungen vor.

So behandelte ich z. B. einen Mühlenbesitzer, auf dessen einsamer Mühle im Rheinland Jahr für Jahr Typhusfälle bei Knechten und Mägden vorkamen, bis er sich eines Tages selbst als Typhusträger und damit als Quelle aller dieser Infektionen entpuppte. Er hatte zehn Jahre vor dieser Feststellung einen Typhus überstanden. Ein anderes lehrreiches, von Gaffky erwähntes Beispiel ist folgendes: Bei einem Truppenteile in W. kamen seit Jahren Typhusfälle vor, deren Entstehung zunächst unaufgeklärt blieb. Durch die bakteriologische Untersuchung des genannten Truppenteils wurde dann die Quelle der Erkrankungen in der Person eines Unteroffiziers entdeckt, der sechs Jahre vorher an Typhus gelitten, seitdem aber sich völlig gesund gefühlt hatte. Die Untersuchung ergab, daß in einem Kubikzentimeter seines Harns ca. 2½ Millionen Typhusbazillen vorhanden waren, was einer Tagesmenge von mehr als 3 Milliarden mit dem Harn ausgeschiedener Bazillen entsprach. Nicht weniger als 28 Typhusfälle, die sich im Laufe von drei Jahren ereignet hatten, mußten auf diesen Urindauerausscheider zurückgeführt werden. Nach seiner Ausschaltung blieb der Truppenteil von Typhus frei.

Das früher viel besprochene Vorkommen von „Typhushäusern" wird durch das Vorhandensein von Typhuswirten ebenfalls ohne weiteres verständlich gemacht. Dabei ist noch einer interessanten Erfahrung zu gedenken. Man machte in solchen Typhushäusern meist die auffällige Beobachtung, daß die ständigen Bewohner in der Regel nicht erkranken, sondern meist zugereiste, noch nicht lange in dem Hause lebende Personen (Dienstboten, Hausbesuch usw.). Das erklärte sich daraus, daß der in dem Hause lebende Typhusausscheider für seine mehr oder weniger durchseuchte und deshalb unempfänglich gewordene Umgebung nicht mehr gefährlich ist (regionäre Immunität), wohl aber für Leute, die aus typhusfreien Gegenden kommen. Auch der früher in vielen Irrenanstalten endemische Typhus konnte in neuester Zeit fast überall auf Typhuswirte zurückgeführt und auf diese Weise durch Isolierung derselben ausgerottet werden.

Art der Übertragung. Die Infektion kann auf direktem oder auf indirektem Wege geschehen. Der direkte Weg ist die Kontaktübertragung, durch welche die Typhusbazillen aus den Ausscheidungen von Typhuskranken oder Typhuswirten in den Mund von gesunden Menschen gelangen. Bei Typhuskranken kommen als Quellen der Ansteckung vor allem die Fäces in Betracht und daneben auch der Urin, der in etwa 25 % Typhusbazillen enthält und den bei der Pflege beschäftigten Personen noch häufiger gefährlich wird als die Fäces, mit denen schon von vornherein vorsichtiger umgegangen wird. Besonders in der Umgebung von Dauerausscheidern, auf deren Gefährlichkeit keine äußeren Zeichen deuten, kommt es sehr leicht zu einer Kontaktinfektion durch Eß- oder Trinkgeschirr, unsaubere Hände u. dgl. Auch das Blut der Typhuskranken spielt heutzutage, wo die Serodiagnostik und die bakteriologische Blutuntersuchung so große Wichtigkeit erlangt haben, bei der Übertragung der Krankheit öfter eine Rolle. Ich kenne allein vier Fälle, wo sich Ärzte dabei infiziert haben, daß sie Typhusbazillen mit der Pipette in den Mund sogen. Gelegentlich kann auch der Eiter posttyphöser Abszesse und in seltenen Fällen auch bazillenhaltiges Sputum oder Scheidensekret eine Infektion herbeiführen. Bei Typhuswirten sind es in der Regel die Fäces, die die Übertragung vermitteln.

Auf indirektem Wege geschieht die Infektion hauptsächlich durch Gebrauchsgegenstände, Wasser oder Nahrungsmittel. Der Typhusbazillus hält sich außerhalb des menschlichen Körpers nur dort, wo er vor Austrocknung und Sonne geschützt ist. An Gebrauchsgegenständen angetrocknet, geht er sehr bald zugrunde; in feuchter Umgebung aber, z. B. in schmutziger Wäsche, die mit Urin oder Stuhl verunreinigt ist, Verbandstoffen u. dgl. kann er leicht weiter übertragen werden. Relativ günstige Daseinsbedingungen findet er in feuchten Medien, und daher ist das Wasser die Hauptquelle der indirekten Typhusübertragung geworden. Die Verunreinigung des Wassers kann durch die Ausscheidungen von Typhuskranken und Typhuswirten geschehen. So werden die in der Nähe von Abortgruben gelegenen Brunnen auf dem Lande nicht selten zur Typhusquelle, indem die Bazillen mit dem Wasser durch den Boden durchsickern und das Brunnenwasser infizieren; aber auch fließendes Wasser wird zum Träger der Krankheit, wenn z. B. typhuskranke Schiffer oder Bazillenträger ihre Dejekte in den Strom entleeren. Aus diesem Grunde sah ich z. B. in Breslau besonders häufig Oderschiffer an Typhus erkranken, weil diese Leute allen Warnungen zum Trotz das Stromwasser auch zum Trinken benutzen. Selbst auf meilenweite Entfernungen hin trägt das Wasser zuweilen die verderblichen Typhuskeime, wenn hoch in den Bergen das Quellgebiet eines Stromes infiziert wird. Gelangen die Ausscheidungen eines Bazillenträgers beim Düngen des Ackers mit der Jauche ins Erdreich, so führt das zur Tiefe sickernde Wasser die Typhuskeime in die rieselnden Quellen, aus denen der Strom gespeist wird, und nun können sie unten im Tal in Dörfern und Städten die Krankheit verbreiten. Auf diese Weise kamen früher häufiger ausgebreitete Typhusepidemien zustande, als die Trinkwasserversorgung noch im argen lag und das Wasser unfiltriert genossen wurde. Einen schlagenden Beweis für den Nutzen der Wasserfiltration stellt z. B. die beistehende Kurve, die über die Typhusmorbidität von Hamburg in den Jahren 1820—1910 berichtet. Mit der Einführung der Trinkwasserfiltration sinkt die Kurve auf ein Niveau, wie es früher trotz sonstiger hygienischer Verbesserungen niemals beobachtet

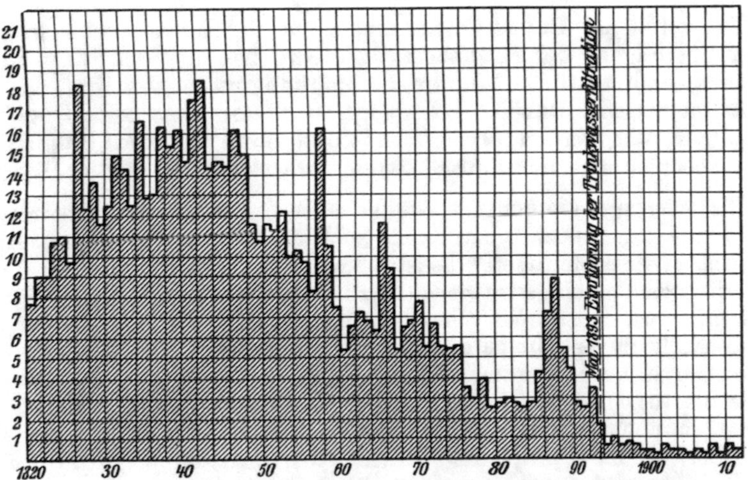

Abb. 1. **Typhussterblichkeit in Hamburg seit 1820. Typhustodesfälle auf 10 000 Einwohner. Mai 1893 Einführung der Trinkwasserfiltration.**

wurde. Aber auch heute noch können trotz hygienischer Trinkwasserversorgung plötzliche Massenepidemien durch Trinkwasser zustande kommen, wenn bei einem Rohrbruch infiziertes Wasser in die Leitung gerät. Das explosionsartige Auftreten und die große Ausbreitung ist charakteristisch für Trinkwasserepidemien. Vgl. die Typhusepidemie in Gelsenkirchen (Abb. 8).

Auch die Typhusinfektionen, die durch Nahrungsmittel zustande kommen, sind mitunter auf infiziertes Wasser zurückzuführen. Häufig ist dabei aber auch die unsaubere Hand eines Bazillenausscheiders im Spiel. Ebenso kommt der Milch eine große Rolle bei der Typhusverbreitung zu. Immer wieder hört man von kleineren oder größeren Typhusepidemien, deren Entstehung auf eine bestimmte Milchwirtschaft oder Sammelmolkerei zurückgeführt wird. In manchen Fällen mag die Verdünnung mit infiziertem Wasser anzuschuldigen sein, meist ist ein verheimlichter Typhusfall unter dem Personal der Milchwirtschaft oder ein unbekannter Bazillenträger die Ursache. Die Butter kann in ähnlicher Weise zur Überträgerin der Krankheit werden; auch ungekochtes Gemüse, z. B. Salat, ferner rohes Obst, das mit infiziertem Wasser gewaschen oder von Bazillenträgern verunreinigt wurde, kann leicht die Krankheit verbreiten. Austern, die aus keimhaltigem Wasser stammen, werden ebenfalls nicht selten zu Überträgern des Typhus. Durch Vermittlung von Bazillenträgern können die verschiedensten ungekochten Nahrungsmittel den Typhus übertragen und sogar Massenerkrankungen auslösen.

Sehr lehrreich ist in dieser Beziehung die kürzlich in Hanau beobachtete, auf ein Bataillon der dortigen Garnison beschränkt gebliebene Epidemie. Im Laufe einiger Wochen erkrankten nicht weniger als 228 Mann, von denen 18 starben. Der Umstand, daß ausschließlich Mannschaften, dagegen kein Offizier, kein Unteroffizier, kein Einjährig-Freiwilliger erkrankt war, wies mit aller Bestimmtheit auf die Mannschaftsküche als Quelle der Epidemie hin, und die angestellten Erhebungen ließen in der Tat keinen Zweifel daran, daß ein an einem bestimmten Tage von den Mannschaften genossener Kartoffelsalat die Infektion vermittelt hatte. Bei der Zubereitung der gekochten Kartoffeln — erfahrungsgemäß einem vortrefflichen Nährboden für Typhusbazillen — war eine Frau beschäftigt gewesen, die 12 Jahre vorher den Typhus überstanden hatte. In den Ausscheidungen dieser gesunden Frau wurden Typhusbazillen gefunden.

Die Luft, der Pettenkofer und seine Schüler noch eine große Rolle bei der Übertragung der Krankheit zuschoben, hat in Wirklichkeit so gut wie gar nichts damit zu tun. Es wäre die Möglichkeit denkbar, daß ein Typhuskranker im Speichel Bazillen beherbergt, und daß diese beim Sprechen und Husten versprüht werden und in den Mund eines Gesunden gelangen; aber das ist sicherlich eine nur äußerst selten vorkommende Art der Übertragung.

Disponierende Momente. Wie bei allen Infektionskrankheiten genügt das Eindringen der spezifischen Keime noch nicht ohne weiteres zur Auslösung der Krankheitserscheinungen. Es ist vielmehr noch eine besondere Disposition erforderlich, die den eingedrungenen Bazillen Gelegenheit gibt, ihre pathogenen Eigenschaften zu entfalten. Wir sahen bereits, daß es gesunde Menschen gibt (Typhusbazillenträger), in deren Körper (Gallenblase) sogar eine Vermehrung der Bazillen zustande kommt, ohne daß sie an Typhus erkranken. Welche Gründe die verschiedene Disposition zur Typhuserkrankung bedingen, ist im einzelnen noch nicht klar. Einen unverkennbaren Einfluß hat das Lebensalter. Der Typhus befällt mit Vorliebe jugendliche Personen im Alter von 15—35 Jahren; im höheren Alter sind Typhuserkrankungen selten. Der Kindertyphus ist häufiger, als man früher annahm. Es liegt das an der nicht selter leichteren Verlaufsform (vgl. S. 41), die früher zuweilen zu einer Verkennung des Leidens geführt haben mag, und an unserer heute verfeinerten bakteriologischen Diagnostik. Die Beteiligung der Geschlechter ist je nach den einzelnen Beobachtungsgebieten verschieden, doch lassen sich dafür meist in der Beschäftigungsart liegende Gründe finden. In Hamburg überwiegen nach Schottmüller die Männer in der Morbidität, weil Flößer, Schiffer und Seeleute auf der Elbe von den fremden Häfen der Infektion mehr ausgesetzt sind.

Daß kräftige, sonst gesunde Personen häufiger an Typhus erkranken als Schwächliche und Kranke, erklärt sich zwanglos aus ganz ähnlichen Gründen, weil natürlich der kränkliche, zu Hause sitzende Mensch weit weniger Infektionsmöglichkeiten ausgesetzt ist als der kräftige Kämpfer im Lebenskampf.

Die Beobachtung, daß Magendarmstörungen und Erkältungen zur Erkrankung an Typhus disponieren, mag seinen Grund ganz allgemein in der herabgesetzten Widerstandsfähigkeit haben. Daß eine katarrhalisch erkrankte Darmschleimhaut dem Eindringen der Typhusbazillen in die Lymphbahnen weniger Widerstand leisten wird als eine gesunde, ist von vornherein plausibel.

Einen unzweifelhaften Einfluß haben die Jahreszeiten auf die Entwicklung von Typhusinfektionen. In den heißen Sommermonaten steigt stets die Erkrankungsziffer erheblich an, um etwa im September ihre höchsten Grade zu erreichen und im Winter abzuklingen. Namentlich auf dem Lande folgt dem Maximum und dem Minimum der Temperatur mit großer Regelmäßigkeit das Maximum und Minimum der Typhusfrequenz. Sehr schön wird das auf der folgenden Kurve illustriert, die Fornet bei der Typhusbekämpfung im

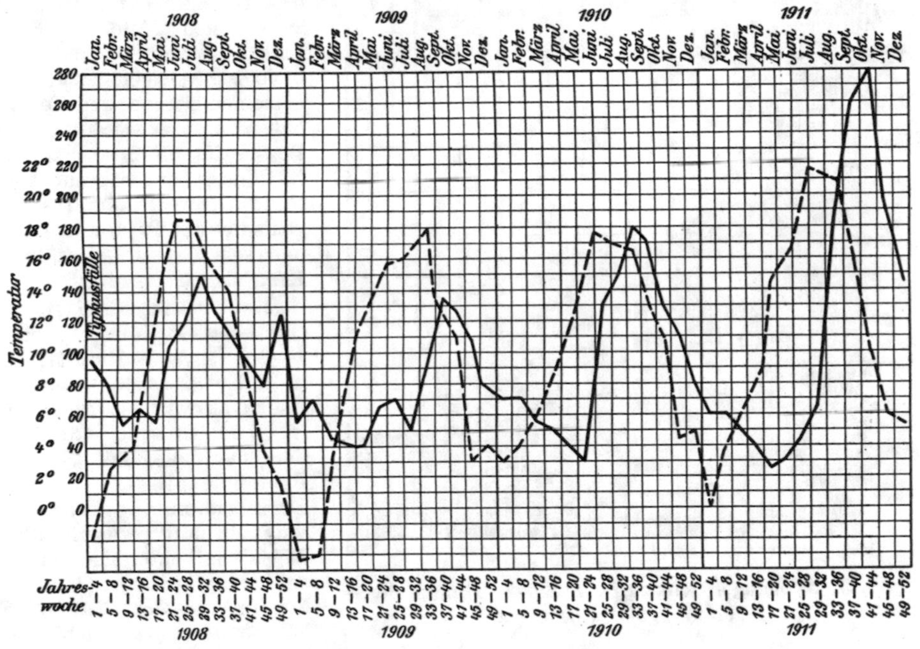

Abb. 2. Einfluß der Temperatur – – – – auf die Typhusfrequenz ———.
Nach Fornet.

Südwesten des Deutschen Reiches gewann (Abb. 2). Die höhere Temperatur gibt zweifellos den mit den Ausscheidungen der Typhuswirte in die Außenwelt abgegebenen Bazillen besonders günstige Gelegenheit, weiter übertragen werden zu können.

Im ganzen müssen wir sagen, daß durch das Fortschreiten der Hygiene, vor allem durch die Einführung guter Trinkwasserversorgung, der Typhus in zivilisierten Ländern einen beständigen Rückgang erfahren hat. Dafür sprechen z. B. folgende lehrreiche Zahlen: Die Typhussterblichkeit, auf 100000 Einwohner berechnet, betrug

	1851–1860	1891–1910
in Berlin	96	5,9
in Wien	221	6

In Deutschland ist die Zahl der Erkrankungen an Typhus nach Kirchner in den Jahren 1875–1909 um 93 % zurückgegangen. Vergl. auch den Rückgang der Typhus-Sterblichkeit in Preußen Abb. 3. Mit der fortschreitenden Erkenntnis von der großen Bedeutung der Bazillenträger für die Verbreitung des Typhus wird durch zielbewußte Prophylaxe noch weit mehr erreicht werden können, denn volkswirtschaftlich bringt der Typhus immer noch außerordentlich große Schädigungen hervor, wenn man bedenkt, daß in Deutschland z. B.

im Jahre 1910 noch 2856 Personen an Typhus starben, was etwa einer Erkrankungsziffer von 30000 Fällen entsprechen würde.

Ätiologie. Der Typhusbazillus wurde im Jahre 1880 von Eberth entdeckt. Fast gleichzeitig fand ihn Robert Koch in den Organen von Typhusleichen. Gaffky gebührt das Verdienst, die Typhusbazillen zum ersten Male in Reinkultur gewonnen und ihre biologischen Eigenschaften im einzelnen genauer studiert zu haben; auch erbrachte er den Beweis für die Spezifität des Bazillus, indem er seine konstante Anwesenheit im Organismus der Typhuskranken und sein Fehlen bei anderen Krankheiten feststellte.

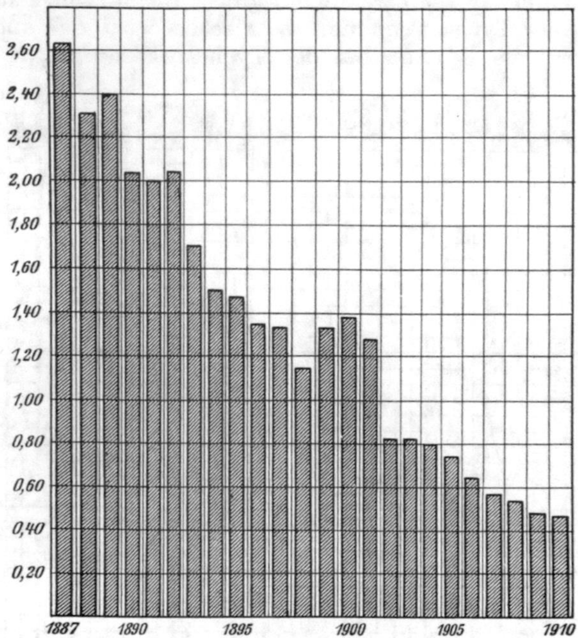

Abb. 3. Typhussterblichkeit in Preußen. Typhustodesfälle auf 10000 Einwohner.

Der Typhusbazillus ist ein kurzes, plumpes, etwa 1—2 μ langes Stäbchen, das in Kulturen auch zu langen Fäden auswachsen kann. Er ist zum Unterschiede von dem morphologisch gleichen Bacterium coli, dem obligaten Darmbewohner, lebhaft beweglich und verdankt diese Eigenschaft einer kleinen Anzahl von Geißeln (10—12), die rings an dem Bakterienleib haften (vgl. Abb. 4). Er färbt sich mit allen Anilinfarben und entfärbt sich bei der Gramschen Methode. Da der Typhusbazillus von anderen Bakterien der Typhus-Coli-Gruppe morphologisch nicht unterschieden werden kann, so hat man vor allem gesucht, mit Hilfe seiner biologischen Eigenschaften die Differenzierung zu ermöglichen. Der Typhusbazillus gedeiht gut auf fast allen gebräuchlichen Nährböden. Auf der Agaroberfläche wächst er in grauen, durchsichtigen Kolonien, die etwas zarter sind, als das Bacterium coli. Ein wenig charakteristischer ist das Wachstum auf Gelatineplatten (bei 22°). Hier sind die Oberflächenkolonien weinblattähnliche Gebilde, grau, durchscheinend, mit einem bräunlicheren Zentrum und einem durchsichtigen, gezackten Rand, von dem aus blattrippenähnliche Stränge nach der Mitte ziehen. Das Bacterium coli bildet nicht zarte, sondern mehr bräunliche und üppigere Kolonien. Die Tiefenkolonien des Typhusbazillus sind wetzsteinförmig, grauweiß; Gelatine wird nicht verflüssigt.

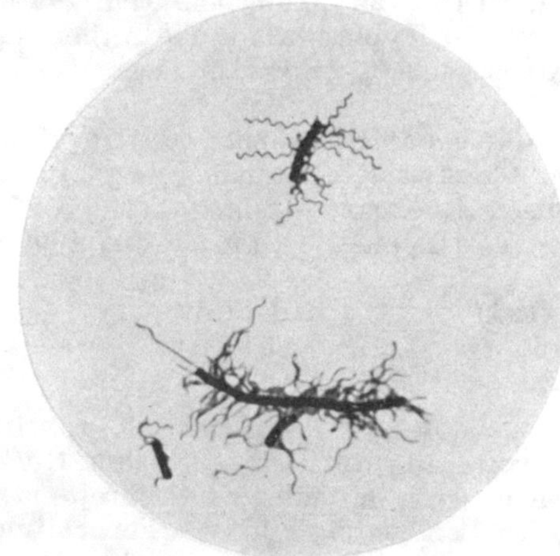

Abb. 4. Typhusbazillen mit Geißelfärbung (Photogr. von Zettnow).

Auf der Kartoffeloberfläche (bei Sorten mit milchsaurer Reaktion!) wächst der Typhusbazillus als unsichtbares Häutchen, während Coli einen grauen oder graubraunen dicken Belag bildet.

Wichtiger als die bisher genannten Eigenschaften sind zur Differenzierung von Bacterium coli und ähnlichen Bakterien folgende Prüfungen: Untersuchung auf Gasbildung: der Typhusbazillus bildet in traubenzuckerhaltigen Nährböden kein Gas, während Coli intensive Gasbildung verursacht. Man benutzt dazu Gärungskölbchen mit 2 %iger Traubenzuckerbouillon oder Traubenzuckeragar.

Neutralrot-Traubenzuckeragar wird durch den Typhusbazillus in 24stündigem Wachstum gar nicht verändert, während Coli die Agarsäule durch Gasbildung zersprengt und Entfärbung und Fluoreszenz bewirkt.

Milch wird durch den Typhusbazillus nicht zum Gerinnen gebracht, während Coli vermöge seiner stärkeren Säurebildung schon nach 24—48 Stunden Koagulation bewirkt.

Auch die Petruschkische Lackmus-Molke ist ein guter Differenzierungsnährboden zwischen Typhus und Coli. Der Typhusbazillus trübt die Nährflüssigkeit nicht und bringt nur eine geringe Verfärbung des violetten Tons in einen schwach roten Ton zustande, während Coli den Nährboden trübt und infolge intensiver Säurebildung stark rot färbt.

Indol wird vom Typhusbazillus auf Bouillon oder Peptonlösungen auch nach mehrtägigem Wachstum nicht gebildet, während Bacterium coli stets Indol erzeugt.

Auf demselben Prinzip, die starke Säurebildung des Bacterium coli zu der schwächeren Säurebildung des Typhusbazillus zur Unterscheidung zu benutzen, beruhen die praktisch sehr viel verwendeten Nährböden nach Drigalski-Conradi und Endo. Auf dem Drigalski-Conradi-Nährboden, einem Lackmus-Milchzuckeragar mit einem Zusatz von Kristallviolett, röten die Coli-Kolonien vermöge ihrer starken Säureproduktion in ihrer Umgebung den Nährboden, so daß sie rot erscheinen, während die Typhuskolonien, die nebenbei zarter und kleiner sind, die Farbe des Nährbodens unverändert lassen und daher blau erscheinen (vgl. Abb. 31). Für die Praxis ist vielleicht noch mehr zu empfehlen der Endosche Fuchsinagar, bei dem reduziertes Fuchsin als Säureindikator dient. Die Colikolonien sowie ihre nächste Umgebung färben dabei durch Säureproduktion den Nährboden leuchtendrot, während die Typhuskolonien weiß bleiben (vgl. Abb. 30). Der Nährboden hat den Vorzug, daß darauf weniger Fäcesbakterien wachsen, und daß die Typhuskolonien darauf auch bei künstlichem Lichte schnell erkannt werden, was beim Conradi-Drigalski-Nährboden manchmal Schwierigkeiten macht.

Ein ebenfalls recht brauchbarer Nährboden, der den Zweck hat, besonders die Colibazillen in ihrem Wachstum zu hemmen, während die Typhusbazillen unbeeinflußt bleiben, ist der Malachitgrünagar von Lentz-Tietz, der namentlich zur Anreicherung spärlich vorhandener Typhusbazillen zu empfehlen ist.

Zur Unterscheidung der Typhusbazillen von Coli und einer Reihe typhusähnlicher Bakterien, namentlich auch von Ruhrbazillen, sind die Zuckernährböden von Barsikow sehr empfehlenswert (vgl. auch unter Ruhr). Auf Lackmus-Nutrose-Traubenzucker-Lösung ruft der Typhusbazillus Säurebildung und Koagulation hervor, während die Ruhrbazillen nur wenig Säurebildung und keine Gerinnung bewirken.

Lackmus-Nutrose-Milchzuckerlösung wird durch den Typhusbazillus nicht verändert, während Coli Gas bildet, die Lösung stark rötet und zur Gerinnung bringt.

Resistenz. Der Typhusbazillus vermag sich außerhalb des menschlichen Körpers nur dann längere Zeit zu halten, wenn er vor Licht und Austrocknung geschützt ist. Gegen Desinfektionsmittel ist er recht widerstandsfähig. 1 %ige Sublimatlösung tötet ihn erst in einer halben Stunde. Kälte verträgt er gut.

Die Tierpathogenität ist sehr gering. Per os gelingt es nicht, Tiere zu infizieren. Durch Einspritzung von größeren Mengen von Typhusbazillen kann man die Versuchstiere unter den Erscheinungen von Herzschwäche töten, offenbar durch Vergiftung mit den beim Zerfall der Bazillen im Körper frei werdenden Endotoxinen. Eine Giftbildung, ähnlich den Diphtheriebazillen, besitzen die Typhuserreger nicht; sie vermögen keine Toxine zu sezernieren. Ihre Giftstoffe sind vielmehr in den Bakterienleibern enthalten, bei deren Zerfall sie erst frei werden.

Typhusbazillus und Antikörper im Serum. Im Serum eines menschlichen oder tierischen Organismus, der eine natürliche oder experimentelle Infektionskrankheit überstanden hat, können bekanntlich Stoffe in größeren Menge nachgewiesen werden, die als Reaktion gegen den eingedrungenen Feind entstanden sind, und die wir ganz allgemein als Antikörper bezeichnen. Diese Antikörper sind streng spezifisch und können deshalb zu diagnostischen Zwecken benutzt werden. Es sind das schon im normalen Serum vorgebildete Stoffe, deren Produktion im Gefolge der Infektion eine enorme Steigerung erfährt. Auch der Typhusbazillus bildet im infizierten Organismus die verschiedensten Antikörper, von denen vor allem die Agglutinine eine größere Bedeutung erlangt haben. Durch die Anwesenheit dieser im Jahre 1896 von Gruber und Durham entdeckten Stoffe kommt das Agglutinationsphänomen, die Gruber-Widalsche Reaktion, zustande.

Nimmt man eine Aufschwemmung von Typhusbazillen und setzt spezifisches Typhusserum, also das Serum eines Typhusrekonvaleszenten oder eines gegen Typhusbazillen immunisierten Tieres in bestimmten Verdünnungen hinzu, so tritt eine Zusammenballung der Bakterien ein. Beobachtet man den Vorgang unter dem Mikroskop im hängenden Tropfen, so sieht man, wie die Bazillen ihre Beweglichkeit verlieren und sich zu kleinen Häufchen aneinander legen. Makroskopisch im Reagenzglase sieht man in der vorher homogenen Bakterienaufschwemmung einen feinflockigen Niederschlag, der sich allmählich zu Boden setzt und die darüber stehende Flüssigkeit klar werden läßt. Der Vorgang beruht auf einer chemischen Bindung der Agglutinine an die Bakterien. Das kann man dadurch nachweisen, daß eine Serumverdünnung, die bereits einmal Bakterien zur Agglutination gebracht hat, nach Abzentrifugieren der agglutinierten Bakterien auf neu eingesäte Bazillen nicht mehr agglutinierend wirkt.

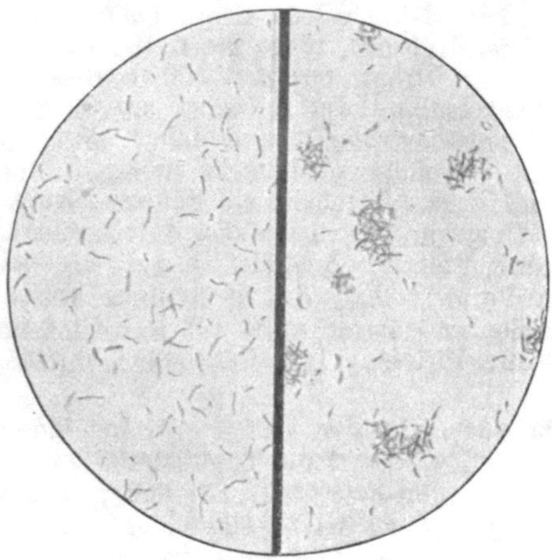

Abb. 5. Typhusbazillen im hängenden Tropfen, links nicht agglutiniert, rechts agglutiniert.

Eine Verklebung der Typhusbazillen zu kleinen Häufchen, eine Agglutination, kann schon durch normales Serum in Verdünnungen von 1 : 10 bis 1 : 50 bewirkt werden. Was aber die Normalsera von den Immunseris unterscheidet, ist die quantitative Differenz im Verhalten der Agglutinine. Immunsera, also z. B. Typhus-Rekonvaleszentenserum oder das Serum eines gegen Typhus immunisierten Tieres, agglutiniert die Typhusbazillen in viel stärkeren Verdünnungen als das Normalserum, also noch bei Serumverdünnungen von 1 : 100 bis 1 : 5000.

Will man also feststellen, ob ein Serum mit seinem Agglutiningehalt die Grenze des Normalen überschreitet, so muß man stets verschiedene Verdünnungen des Serums untersuchen und den Agglutinationstiter feststellen, d. h. denjenigen Verdünnungsgrad, bei dem gerade noch eine Agglutination erfolgt. Der Vorgang der Agglutination ist spezifisch, d. h. das Serum eines Typhuskranken vermag nur Typhusbazillen, nicht aber Cholerabazillen zu agglutinieren. Eine

Abtötung der Bazillen erfolgt durch die Agglutination nicht; auch die zusammengeballten Bakterien vermögen sich noch weiter zu vermehren, wenn man sie auf Agarplatten überträgt.

Die Entdeckung des Agglutinationsphänomens hat sich in zweierlei Richtung als diagnostisch wertvoll erwiesen:

1. zur Serodiagnose des Typhus aus dem Serum des Kranken (vgl. darüber auch S. 50);
2. zur Identifizierung eines verdächtigen Bakterienstammes als Typhusbazillen vermittelst eines hochwertigen tierischen Immunserums (vgl. ebenda).

Die anderen nach der Infektion mit Typhusbazillen im Serum auftretenden Antikörper haben keine so große Bedeutung erlangt, wenigstens nicht für diagnostische Zwecke. So lassen sich die bakteriziden Stoffe des Serums in vitro nach dem Verfahren von Neißer und Wechsberg nachweisen. Die Methode ist jedoch für die Praxis zu kompliziert. Dasselbe gilt für die Präzipitine, die Opsonine, die komplementbindenden Stoffe und die bakteriologischen Antikörper, die durch den bekannten Pfeifferschen Versuch nachgewiesen werden können. Dieser Versuch, der für das Zustandekommen der Immunität nach Typhus Interesse hat, sei hier kurz geschildert.

Infiziert man gleichzeitig ein normales und ein durch wiederholte Einspritzung von abgetöteten Typhusbazillen immunisiertes Meerschweinchen mit einer mehrfach tödlichen Dosis lebender Typhusbazillen intraperitoneal und entnimmt dann der Bauchhöhle der beiden Tiere in Abständen von einigen Minuten mittelst Kapillarröhrchen kleine Proben des Peritonealexsudates, so sieht man unter dem Mikroskop im hängenden Tropfen folgende Erscheinung: In der Peritonealflüssigkeit des gesunden Tieres vermehren sich die Bazillen und büßen nichts an ihrer Beweglichkeit ein. Im Peritonealexsudat des Immuntieres dagegen verlieren die Bazillen zunächst ihre Beweglichkeit, quellen dann auf und verwandeln sich in Kügelchen, um schließlich gänzlich zu verschwinden. Nach kurzer Zeit sind sämtliche Typhusbazillen in der Bauchhöhle des Immuntieres der Auflösung verfallen und das Peritonealexsudat ist völlig steril, während man in der Bauchhöhle des nicht immunisierten im Kollaps zugrunde gehenden Tieres massenhaft lebende Typhusbazillen nachweisen kann. Dies ist der Vorgang der Bakteriolyse. Daß es sich hierbei nicht um eine Zellimmunität des vorbehandelten Tieres handelt, sondern um Stoffe, die im Serum des immunisierten Tieres kreisen, geht daraus hervor, daß man diese Stoffe, die Bakteriolysine, mit dem Serum auf andere Tiere übertragen kann. Spritzt man nämlich einem normalen Meerschweinchen lebende Typhusbazillen und gleichzeitig das Serum eines gegen Typhus immunisierten Kaninchens in die Bauchhöhle, während zur Kontrolle ein anderes Meerschweinchen lebende Typhusbazillen mit Normalserum erhält, so stirbt das Kontrolltier und das durch Immunserum geschützte Tier bleibt am Leben.

Immunität. Die eben besprochenen Erscheinungen der Bakteriolyse deuten darauf hin, daß durch das Überstehen einer Typhusinfektion Immunität erlangt wird. Diese Tatsache war durch epidemiologische Beobachtungen ja schon lange bekannt. Wer einmal Typhus überstanden hat, ist in der Regel vor einer Wiedererkrankung geschützt, und sollte trotzdem eine Wiedererkrankung einmal vorkommen, so sind es meist nur leichte Formen. Wie man sich das Zustandekommen dieser Immunität vorzustellen hat, ist noch nicht ganz sichergestellt. Jedenfalls ist der Vorgang nicht so zu denken, daß die genannten Antikörper, Bakteriolysine etc. dauernd im Serum erhalten bleiben und als Schutz dienen. Diese Antikörper verschwinden vielmehr allmählich wieder aus dem Serum, ohne daß deshalb die Immunität des Organismus nachläßt. Sie treten nur bei einer erneuten Infektion überraschend schnell in großer

Menge wieder auf. Der Körper hat also gleichsam gelernt, auf die Infektion mit Typhus in beschleunigter Weise mit der Produktion von Antikörpern zu reagieren. Die erhöhte Bereitschaft zu der Produktion von Immunstoffen ist also das Wesentlichste der Typhusimmunität.

Pathogenese. Unsere Anschauungen über die Pathogenese des Typhus abdominalis haben sich in den letzten 15 Jahren erheblich geändert. Wir sehen das Wesentliche der Krankheit nicht mehr in einer Lokalerkrankung der Darmwand, sondern in einer Allgemeininfektion des Blutes mit Typhusbazillen, ausgehend von einer spezifischen Erkrankung des Lymphgefäßsystems im Verdauungskanal.

Schottmüller verdanken wir die wichtige Tatsache, daß die Eberthschen Bazillen während des Fieberverlaufs vom ersten bis einige Tage vor der Entfieberung im Blute nachgewiesen werden können. Dieses Symptom, das dauernde Kreisen der Typhusbazillen im Blute, ist konstanter als alle anderen Typhussymptome, und die Schwere des Falles ist weniger abhängig von dem Grade der Geschwürsbildung im Darm als von der Schwere der Blutinfektion. Es gibt viele Fälle, bei denen autoptisch nur ein oder zwei kleine Geschwüre im Darm gefunden werden, und bei denen der Tod an der Schwere der Blutinfektion erfolgt ist, ja, es gibt sogar eine Reihe von Beobachtungen, bei denen Darmläsionen völlig fehlten, und die rein an ihrer Allgemeininfektion mit Typhusbazillen zugrunde gegangen sind. Typhus sine Typho nannte man früher solche Fälle, als man in der Darmveränderung noch das Charakteristische der Typhuserkrankung erblickte.

Die erste Konsequenz, die Schottmüller u. a. aus der konstanten Anwesenheit der Typhusbazillen im Blute zog, war die: Alle spezifischen Veränderungen, namentlich die Geschwürsbildung im Darm und die Roseolen durch Entstehung auf hämatogenem Wege zu erklären. Diese Anschauung trifft aber nicht das Richtige. Es geht vielmehr aus den Untersuchungen von Levi und Gaethgens u. a. hervor, daß der Abdominaltyphus eine primäre Lokalisation im Lymphapparat des Darmes zeigt. Auch Schottmüller hat seine Anschauung später geändert, und so ist wohl jetzt der von den meisten Autoren vertretene Standpunkt folgender:

Die Typhusbazillen gelangen durch den Mund in den Verdauungskanal, passieren den Rachen, wo sie z. T. an den Tonsillen haften bleiben, gehen dann größtenteils ungeschädigt durch den Magen in den Dünndarm. Sie werden von den Lymphgefäßen aufgenommen, in denen sie sich nun teils zentripetal, teils zentrifugal (Schottmüller) verbreiten. Dadurch werden Lymphstraßen und Lymphfollikel in der Darmwand in großer Anzahl infiziert, und es kommt zu den unten geschilderten anatomischen Vorgängen. Auf zentripetalem Wege gelangen die Typhusbazillen in die Mesenterialdrüsen und schließlich in den Ductus thoracicus und in den Blutstrom. Durch den Kreislauf werden sie dann in die verschiedensten Organe getragen. Die Infektion der Milz geschieht wahrscheinlich auf dem Lymphwege.

Die Ausscheidung der Typhusbazillen geht größtenteils auf dem Wege durch die Leber vor sich. Von der dritten Woche an werden sie von der Galle in großer Menge in den Darm ausgeschieden und gelangen mit den Fäces wieder in die Außenwelt. Ein Teil der Bazillen verläßt den Körper mit dem Urin, der nach Lésieur und Mahaud in 24% der Fälle Typhusbazillen enthält.

Daß die Lymphfollikel und die Peyerschen Plaques nicht einfach direkt durch die in den Darm gelangten Typhusbazillen infiziert werden, sondern erst indirekt auf dem Lymphwege, dafür sprechen vor allem die Verhältnisse beim Rezidiv, wo gleichzeitig an verschiedenen Stellen des Darms plötzlich ein neuer spezifisch typhöser Prozeß einsetzt. Man kann das autoptisch an der gleichen

Entwicklungsstufe der Geschwüre und an dem Fehlen von Übergängen beweisen. Dieses gleichzeitige Erkranken kann nur durch das Aufflackern des Prozesses im ganzen Lymphgefäßgebiet des Abdomens bedingt sein.

Die genauere Entstehungsweise der Roseolen, die als Entzündungsherde infolge der Anwesenheit der Typhusbazillen in den Lymphräumen der Haut aufzufassen sind, ist noch strittig. Schottmüller meint, daß auf retrogradem Wege von dem abdominellen Lymphgefäßsystem her die Bazillen in die Lymphräume der Bauchhaut gelangen. Dagegen würde die Tatsache sprechen, daß gar nicht selten auch am Oberschenkel und am Rücken, sowie in anderen Lymphgefäßgebieten des Körpers Roseolen getroffen werden können. Daß sie auch dahin auf dem Lymphwege durch retrograden Transport gelangen, erscheint wenig plausibel. Jedenfalls müssen wir auch mit der anderen Möglichkeit rechnen, daß die im Blute kreisenden Typhusbazillen durch Diapedese in die umgebenden Lymphspalten treten, sich dort vermehren und die Roseolen erzeugen können. Die Prädilektion für das Abdomen würde sich dann aus rein lokalen Verhältnissen (lockere Beschaffenheit der Haut) erklären lassen.

Pathologische Anatomie. Die wichtigsten anatomischen Veränderungen beim Typhus abdominalis finden sich in den lymphatischen Apparaten des Darmes. Das erste Stadium der Erkrankung präsentiert sich als eine Schwellung der Peyerschen Plaques und der Solitärfollikel, die man als markige Schwellung bezeichnet, und die auf einer zelligen Wucherung der follikulären Elemente beruht. Man findet sie in Fällen, die infolge der Schwere der Infektion bereits in der ersten Woche zugrunde gehen. Die Zahl der betroffenen Follikel sowie der follikulären wie der agminierten ist sehr verschieden und steht in gar keinem Verhältnis zu der Schwere der Erkrankung. Ich sah Fälle mit 1—2 geschwollenen Peyerschen Plaques auf dem Sektionstisch. Die häufigste Lokalisation dieser Veränderungen ist das Ileum und zwar

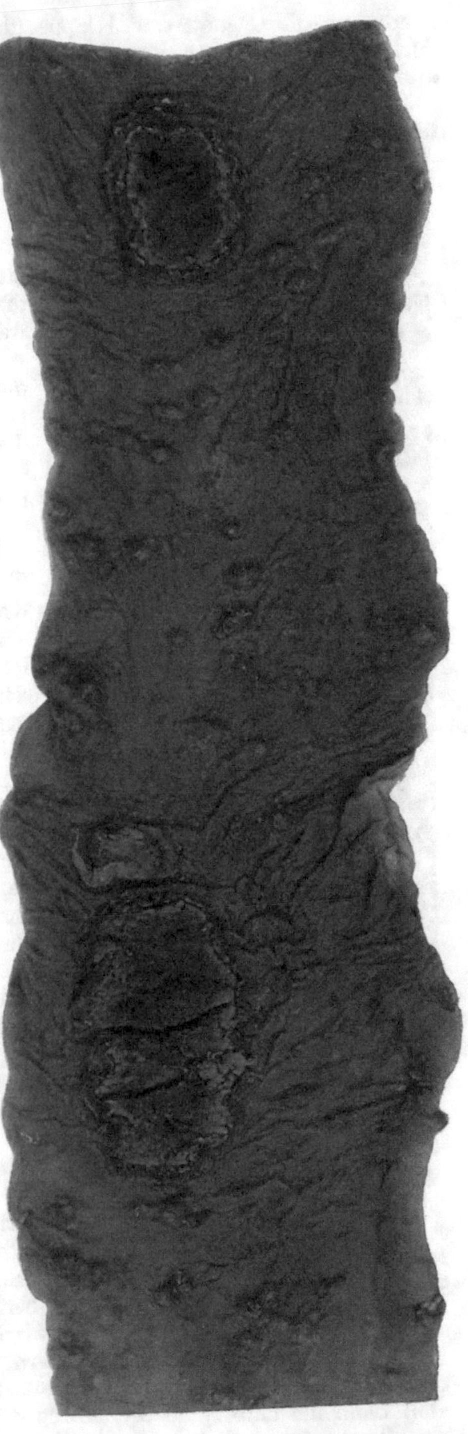

Abb. 6. Typhusdarm.

besonders die Gegend der Klappe (daher der Name Ileotyphus); auch der Anfangsteil des Colon kann befallen sein. In seltenen Fällen ist das Colon allein betroffen (Colotyphus).

In der zweiten Krankheitswoche geht die Schwellung in Nekrose über. Es bilden sich auf der Höhe der geschwollenen Peyerschen Plaques und in der Mitte der Solitärfollikel verschorfte Partien, die durch Gallenfarbstoff gelblich gefärbt sind (vgl. Abb. 6). In der dritten Woche stoßen sich dann die Schorfe ab, und es entstehen Geschwüre, die mehr oder weniger tief in die Darmwand hineinreichen. Die von der Nekrose verschont bleibenden Wandpartien umgeben dann als schmaler Wall die nekrotischen Geschwüre. Allmählich reinigen sich dann die Geschwüre, der Rand schwillt ab, und es bilden sich graue, schiefrige, fein pigmentierte, glatte Narben (vgl. Abb. 7).

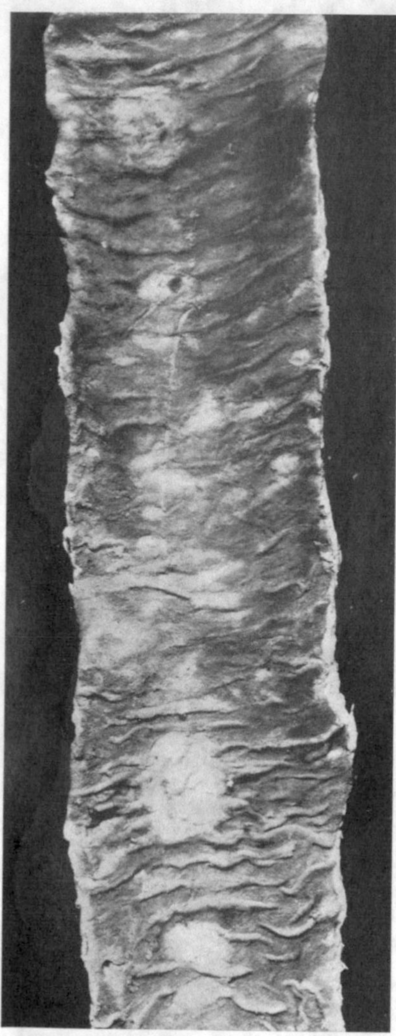

Abb. 7. Typhus abdominalis. Die hellen Stellen stellen vernarbte Geschwüre dar (1/2 natürl. Größe). (Aus Jores, Anatom. Grundlagen wichtiger Krankh.)

Bei Rezidiven und Rekrudeszenzen wiederholt sich beim Wiederansteigen der Fieberkurve mit einem Schlage der ganze Krankheitsprozeß. Man sieht dann frische markige Schwellungen von Follikeln und Peyerschen Plaques neben älteren geschwürigen Veränderungen; mitunter sind sogar an demselben Follikel beide Prozesse nebeneinander zu finden.

Dringen die geschwürigen Veränderungen bis zur Serose vor, so kann es durch einen Riß leicht zur Peritonitis kommen, bei der dann neben den Typhusbazillen die verschiedensten Darmbewohner eine Rolle spielen (vgl. auch S. 25). Eine seltenere Entstehung der Bauchfellentzündung ist die durch Perforation einer nekrotisch gewordenen Mesenterialdrüse; dabei sind in der Regel ausschließlich Typhusbazillen im peritonealen Exsudat zu finden. Werden bei der Abstoßung der Geschwürsschorfe Gefäße arodiert, so kommt es zu mehr oder weniger ausgedehnten Blutungen (vgl. auch S. 25).

Für den Kindertyphus ist charakteristisch, daß Follikelschwellung und Geschwürsbildung nur sehr wenig ausgesprochen sind; damit hängt auch die Seltenheit von Perforationen bei typhösen Kindern zusammen. In einigen wenigen Fällen, und zwar gerade bei Kindern, kommt es überhaupt nicht zu den geschilderten spezifischen Veränderungen am Lymphapparat. Es handelt sich dann um eine reine Typhussepsis, um eine Überschwemmung des Blutes mit Typhusbazillen, bei der also die Erreger vom Darm aus ins Blut gelangen, ohne Darmerscheinungen auszulösen. Durch direkte Blutinfektion kommt eine solche Typhussepsis mitunter bei Neugeborenen typhuskranker Mütter zustande, wobei die Typhusbazillen durch den mütterlichen Kreislauf auf das Kind übertragen werden.

Die Mesenterialdrüsen sind zur Zeit der markigen Schwellung vergrößert und auf dem Durchschnitt weißgrau, oft hyperämisch. Namentlich im Gebiete der befallenen Darmteile, aber auch in Bezirken, wo keine Darmveränderungen zu sehen sind, finden sich geschwollene, vergrößerte Mesenterialdrüsen. In späteren Stadien geht die Schwellung etwas zurück. Mitunter kommt es zur nekrotischen Einschmelzung der Drüsen und Durchbruch der Kapseln. Auch Drüsen des Magens und der Leberpforte sind häufig mitbeteiligt; ebenso können aber auch andere Drüsen, Bronchial-, Hals- und Nackendrüsen gelegentlich anschwellen.

Die Milz ist beim Typhus geschwollen, weich und dunkelrot infolge von Hyperämie und Hyperplasie des Gewebes.

In der Leber, oft auch in der Milz und in der Darmserosa, finden sich kleine, grauweiße Knötchen, die mikroskopisch eine Anhäufung lymphoider Zellen darstellen. Es sind das die von Wagner entdeckten Lymphome, die übrigens auch bei anderen Infektionskrankheiten gelegentlich vorkommen. Außerdem sind in der Leber kleine herdförmige Nekrosen häufig anzutreffen. Über die Veränderungen der Gallenblase vgl. S. 27.

Am Herzmuskel finden sich in schweren Fällen parenchymatöse Veränderungen und interstitielle Herde, wie auch bei anderen Infektionskrankheiten. Die großen Venenstämme, namentlich der Beine, neigen zu Thrombophlebitis.

Über Lungen- und Kehlkopfveränderungen vgl. S. 31.

An den Muskeln, und zwar besonders im Rectus abdominis und in den Adduktoren des Oberschenkels, auch wohl an den Muskeln des Oberarmes, finden sich zuweilen Degenerationsprozesse, die zu Blutungen, Zerreißungen und lähmungsartigen Zuständen führen können. Es handelt sich meist um die von Zenker beschriebene, wachsartige Degeneration, wobei die Muskeln ein weißliches, wachsartiges, glänzendes Aussehen gewinnen. Auch albuminoide Körnelung und fettige Entartung kann in solchen Herden Platz greifen.

Sonstige Organveränderungen werden, um Wiederholungen zu vermeiden im klinischen Teile berücksichtigt.

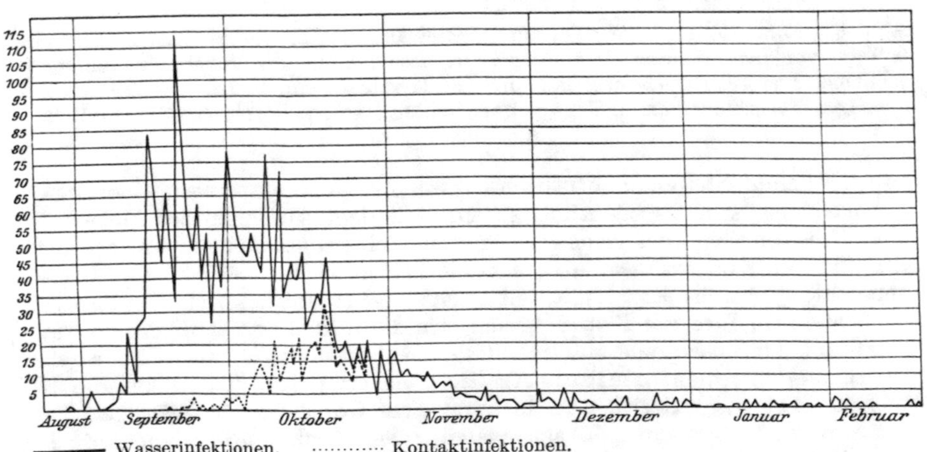

Abb. 8. Typhusepidemie in Gelsenkirchen.

Krankheitsbild. Die Inkubationszeit beträgt im Durchschnitt 1—2 Wochen, kann aber auch kürzer oder länger sein. Die Verschiedenheit erklärt sich aus den verschiedenen Entwicklungsbedingungen, die den Krankheitserregern im infizierten Organismus geboten werden. Manchmal mögen die Keime erst eine Zeitlang im Magendarmkanal vegetieren, um erst beim Eintritt günstiger Entwicklungsverhältnisse die Gewebe anzugreifen.

Allgemeiner Verlauf. In den letzten Tagen vor Beginn des Fiebers wird meist über Kopfschmerzen, Mattigkeit, Gliederschmerzen und Unlust zur Arbeit geklagt, Schlaf und Appetit sind gestört; auch Magenschmerzen habe ich wiederholt beobachtet.

Mehrmals sah ich Laryngitis und leichte Bronchitis mit subfebrilen Temperaturen dem eigentlichen treppenförmigen Fieberanstieg vorangehen. Auch Angina mit Halsschmerzen, Schwellung und Rötung der Pharynxschleimhaut und eintägigem Fieber beobachtete ich in einem Falle unmittelbar vor dem Fierberaufstieg (Abb. 9).

Der Übergang der Prodromalerscheinungen in die eigentliche Krankheit vollzieht sich in der Regel so allmählich, daß es nur selten möglich ist, den ersten Fiebertag genau zu bestimmen. Nur bei Kranken, die durch Zufall schon vor Beginn der Fieberperiode in klinischer Beobachtung sind und täglich gemessen werden, ist das möglich. Folgende Eigenbeobachtung zeigt, wie das Fieber in solchen Fällen ganz allmählich treppenförmig ansteigt, indem die Temperatur jeden Abend etwa 1° höher geht als am Vorabend, während die Morgentemperaturen stets etwas niedriger sind, aber doch täglich eine ganz

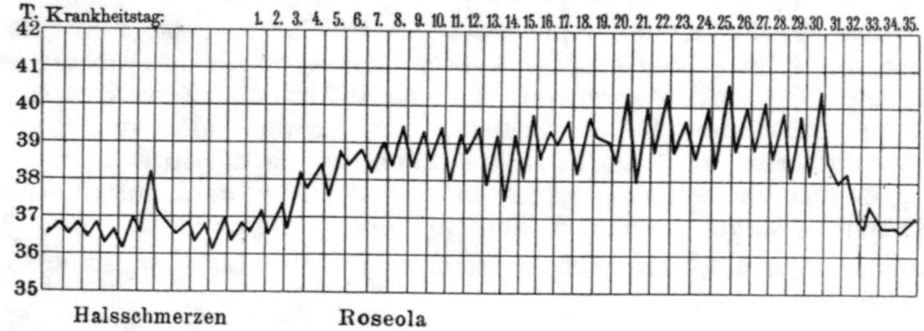

Abb. 9. Anna K., 18 Jahre. Typhus abdominalis, Beginn in der Klinik beobachtet. 6 Tage vor dem staffelförmigen Anstieg Halsschmerzen, vorübergehende Temperaturerhöhung und Rötung des Pharynx und der Tonsillen. Am 3. Tage des Anstieges heftiges Nasenbluten, am 8. Tage Roseola, am 10. Tage Typhusbazillen im Blut.

entsprechende Steigerung erfahren. Eine brüske Temperatursteigerung mit Schüttelfrost ist außerordentlich selten. Mit dem Auftreten des Fiebers wird über Frösteln und Hitze geklagt. Er stellt sich ein stärkeres Krankheitsgefühl ein, das den Kranken veranlaßt, sich ins Bett zu legen. Sehr häufig aber wird versucht, gegen die Krankheit anzugehen und so laufen viele Typhuskranke noch mehrere Tage mit Fieber herum, bis die allmählich zunehmende Fieberhöhe und die zunehmende Mattigkeit sie aufs Lager wirft. Das Fieber gelangt bei seinem treppenförmigen Anstieg nach etwa fünf Tagen auf die Höhe von 40—41° und hält sich nun in Form einer Continua mit geringen Tagesremissionen 1—2 Wochen, in schwersten Fällen noch länger, dann tritt langsam die Entfieberung ein. Diese kann verschiedene Form annehmen. Die Temperatur kann im Laufe von etwa einer Woche einfach lytisch absinken, so daß die Kurve die Form einer sanft abfallenden Treppe zeigt (Abb. 9), oder aber in Form der amphibolen Staffel. Dabei sind die auffallend tiefen Morgenremissionen charakteristisch. Während die Abendtemperaturen treppenförmig absteigen, pflegt die Morgentemperatur schon gleich bei Beginn der Entfieberungsperiode bis zur Norm hinabzugehen. Man nennt diese Periode deshalb

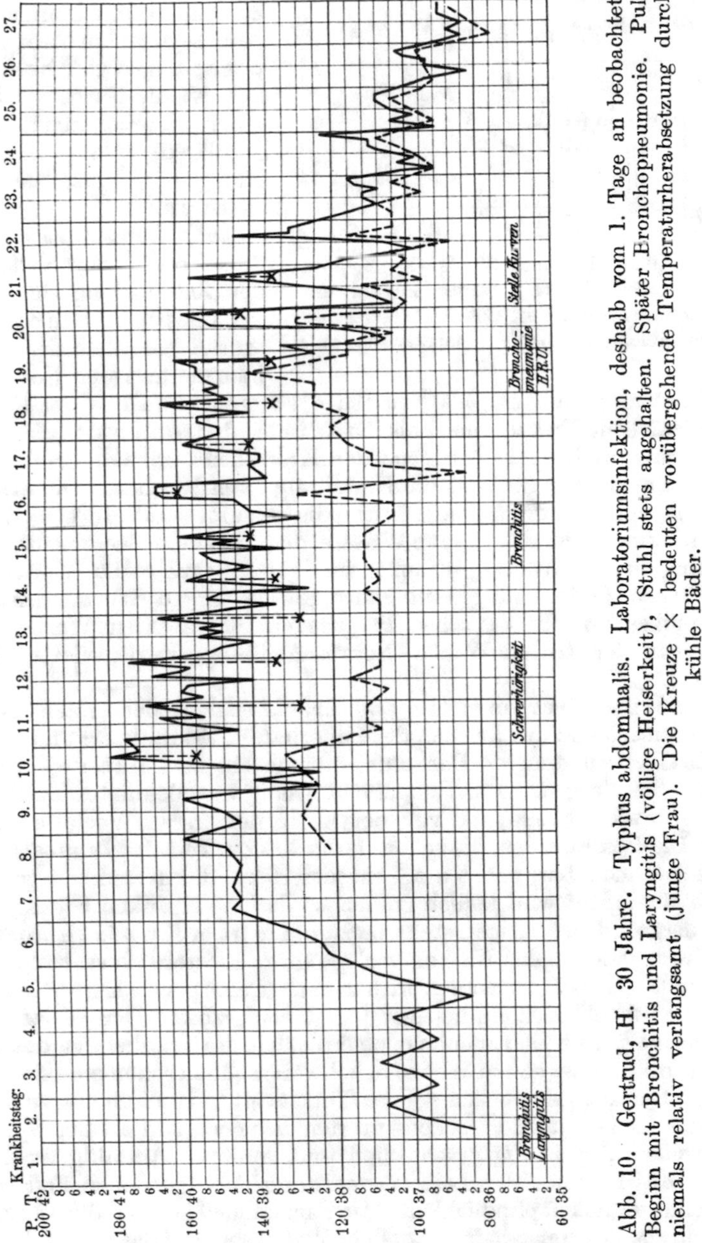

Abb. 10. Gertrud, H. 30 Jahre. Typhus abdominalis. Laboratoriumsinfektion, deshalb vom 1. Tage an beobachtet. Beginn mit Bronchitis und Laryngitis (völlige Heiserkeit), Stuhl stets angehalten. Später Bronchopneumonie. Puls niemals relativ verlangsamt (junge Frau). Die Kreuze × bedeuten vorübergehende Temperaturherabsetzung durch kühle Bäder.

auch das Stadium der steilen Kurven (vgl. Abb. 10). Eine andere Variation der Entfieberung in steilen Kurven ist die, daß als Einleitung der Entfieberungsperiode

Morgenremissionen auftreten, die von Tag zu Tag treppenförmig tiefer werden, während gleichzeitig die Abendtemperatur zunächst noch kontinuierlich hoch bleibt, um dann ebenfalls lytisch abzufallen. Auch beim Auftreten eines amphibolen *Stadiums* pflegt die Entfieberung nach 1—1½ Woche vollendet zu sein. Dann kommen meist ein paar Tage mit *subnormaler Temperatur* (vergl. Abb. 13) und endlich ist die Norm wieder erreicht. Über Abweichungen von diesem regulären Verlauf wird bei Besprechung der Einzelheiten noch zu reden sein.

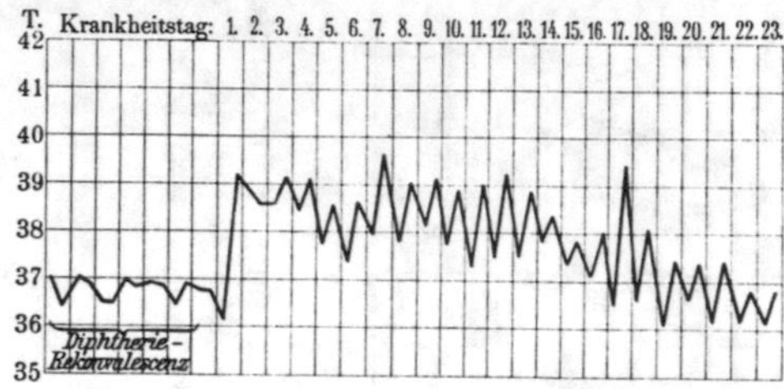

Abb. 11. Otto Benthin, 28 Jahre. Typhus abdom. Hausinfektion. Akuter Beginn mit steilem Temperaturanstieg. Geheilt. (Die Krankheitstage zählen erst von dem Fieberanstieg an.)

Man bezeichnet althergebrachterweise die verschiedenen Phasen der Entwicklung des Krankheitsverlaufes als *Stadium incrementi* (die Zeit des ansteigenden Fiebers und der Entwicklung der Krankheitserscheinungen), als *Stadium akmes* (die Höhe der Krankheit bei kontinuierlichem Fieber) und als *Stadium decrementi* (die Periode der Entfieberung und des Nachlassens der Krankheitserscheinungen).

Gebräuchlicher noch ist die Einteilung nach Wochen. Die *erste Woche* entspricht dem Stadium incrementi, die *zweite und dritte Woche* dem Stadium akmes und die *vierte Woche* dem Stadium decrementi. Mit dieser Einteilung nach Wochen stimmt im ganzen auch die Entwicklung der anatomischen Veränderungen überein: in der ersten Woche Schwellung der Solitärfollikel und *Peyer*schen Plaques, in der zweiten Woche Geschwürsbildung, in der dritten Woche Nekrosenbildung, in der vierten Woche Abheilung.

Stadium incrementi. Das Krankheitsbild der ersten Typhuswoche wird beherrscht von den Zeichen der fieberhaften Erkrankung und unterscheidet sich von Fiebern anderer Herkunft nur durch die *relative Pulsverlangsamung* (im Vergleich zur Temperatur wenig beschleunigter Puls) und durch die *Hypoleukocytose*, die von der Mitte der ersten Woche an aufzutreten pflegt. Die Beschwerden, die schon in der letzten Zeit des Inkubationsstadiums sich fühlbar machten, nehmen an Intensität zu, das Krankheitsgefühl steigert sich, die Mattigkeit wird täglich größer, so daß die Kranken bettlägerig werden. Im Vordergrund der Klagen steht meist ein heftiger *Kopfschmerz*, der bald in die Stirn, bald in den Nacken verlegt wird, Frösteln abwechselnd mit Hitzegefühl stellt sich bei steigendem Fieber ein. Der Appetit liegt völlig darnieder; statt dessen macht sich ein heftiger Durst bemerkbar. Der Schlaf ist unruhig; allmählich zeigt sich eine zunehmende *Apathie* des Kranken, ja, das Bewußtsein kann gegen Ende der ersten Woche in schweren Fällen schon eine starke Trübung erfahren. Die Haut ist trocken und heiß und zeigt *keine* Neigung zum Schwitzen. Die Zunge ist belegt und trocken, an den Rändern und an der Spitze gerötet. Die Tonsillen sind häufig geschwollen und gerötet. Auffällig ist die Neigung zum *Nasenbluten*. Der Leib ist meist nicht aufgetrieben und zeigt in der Regel keine Druckempfindlichkeit. In Ausnahmefällen ist die Ileocökalgegend auf Druck etwas schmerzhaft. Das Ileocökalgurren, auf das früher diagnostischer Wert gelegt wurde, hat keine besondere Bedeutung. Manchmal hört man Klagen über Magenschmerzen. Der Stuhl ist in der Regel angehalten; Durchfall ist eine Seltenheit in der ersten Krankheitswoche. Die *Milz* wird meist schon in den ersten Tagen *vergrößert* und läßt sich durch Palpation nachweisen. Das Herz bietet keine Veränderungen. Der Puls zeigt, wie oben angedeutet, schon jetzt die dem Typhus eigentümliche relative Verlangsamung, so daß trotz Fieberhöhe bis 40^0 nur etwa 90 Schläge zu zählen sind (Abb. 12).

Auf der Lunge sind häufig trockene bronchitische Geräusche nachzuweisen; der Kranke hustet etwas.

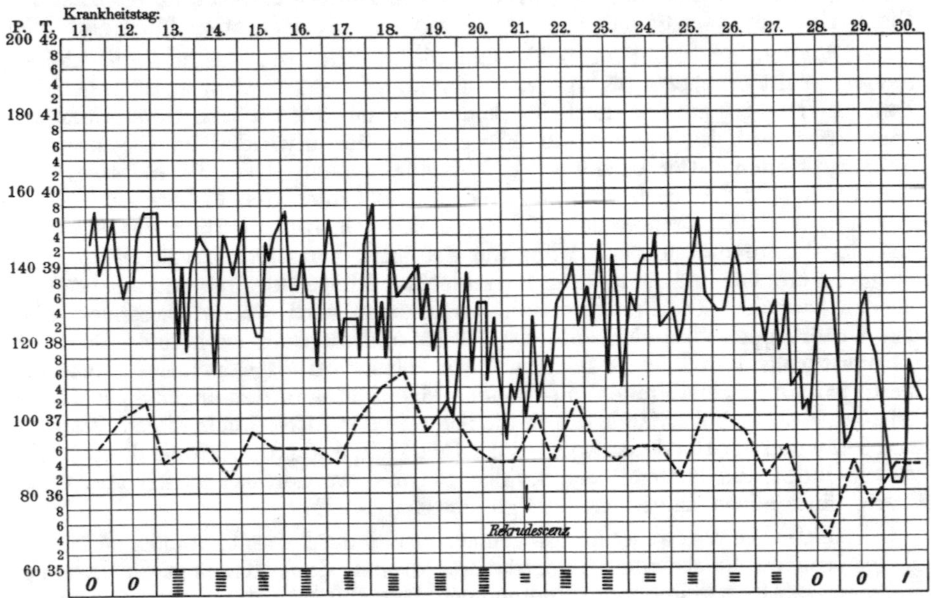

Abb. 12. Hans S., 23 Jahre. Typhus abdominal. Laboratoriumsinfektion. Typische relative Pulsverlangsamung. Am 21. Tag Rekrudeszenz. Reichlich Durchfälle. (Die wagerechten Striche bedeuten die Anzahl der breiigen Stühle.)

Stadium aknes. Gegen Ende der ersten und im Beginn der zweiten Woche erreicht die Krankheit ihren Höhepunkt. Das Fieber hält sich dauernd um etwa 40^0. Das Sensorium ist stark in Mitleidenschaft gezogen, es herrscht der charakteristische Status typhosus, die Umneblung der Sinne, die der Krankheit den Namen gegeben hat. Am Tage liegt der Kranke apathisch mit gleichgültigem Gesichte da und zeigt nicht die geringste Teilnahme für seine Umgebung, verhält sich völlig passiv und muß selbst zur Nahrungsaufnahme angehalten werden. Nähert man sich ihm mit Fragen, so gibt er oft einsilbige Antworten oder wendet sich wohl auch verdrießlich ab. Er schläft viel oder träumt vor sich hin. Die Nacht ist gewöhnlich unruhiger und bringt häufig Delirien. Die Kranken murmeln im Traum allerlei wirres Zeug vor sich hin, werfen sich hin und her, springen wohl auch, von Angstgefühlen getrieben, aus dem Bett, doch kommt es im allgemeinen selten zu furibunden Delirien. In den schwersten Fällen liegen die Kranken tief soporös da und delirieren leise murmelnd vor sich hin, oder es herrscht völliges Koma. Urin und Fäces gehen bei benommenen Patienten ins Bett. Neben den Störungen des Sensoriums treten auch noch andere charakteristische Erscheinungen auf. Der Leib wird aufgetrieben, oft sogar ist starker Meteorismus vorhanden. An Stelle der Verstopfung treten jetzt mitunter Durchfälle auf, die 3—4 mal am Tage erfolgen und die Farbe der Erbsenbrühe zeigen. Dazu ist nun freilich zu bemerken, daß nach meinen und anderer Erfahrungen viel häufiger selbst in diesem Stadium und während des ganzen Typhusverlaufs ein gebundener Stuhl vorherrscht und sogar häufig dauernd Verstopfung vorhanden ist. Trotz reichlicher Krankenbelegzahl ist es oft in den Fortbildungskursen nicht möglich, einen typischen Erbsenbreistuhl demonstrieren zu können.

Die Milz entwickelt sich allmählich zu einem großen weichen Tumor, doch ist die Vergrößerung wegen des Meteorismus oft schlecht festzustellen. Die Perkussion versagt dabei oft ganz und nur die Palpation führt zum Ziel.

Diagnostisch wichtiger noch sind die Roseolen, die in Form kleiner, runder, leicht erhabener blaßroter, bis linsengroßer Fleckchen meist in geringer Zahl (5—10—20) auf der Haut des Abdomens und der unteren Brust auftreten. Charakteristisch ist, daß sie auf Fingerdruck verschwinden im Gegensatz zu Akneeruptionen. Der einzelne Fleck verblaßt nach 4—5 Tagen, aber neue Fleckchen schießen noch während der ganzen Dauer des Fiebers nach. Nur in seltenen Fällen breiten sich die Roseolen auch auf die Haut des Stammes und der Extremitäten aus. Über die Art ihrer Entstehung vgl. S. 36. Die Zunge ist trocken und namentlich bei schlechter Pflege fuliginös und mit braunen Borken bedeckt. Die Bronchitis auf den Lungen wird stärker; besonders über den Unterlappen sind giemende Geräusche und Rasseln zu hören. Der Puls ist meist dikrot und bleibt nach wie vor relativ verlangsamt; eine Ausnahme hierin jedoch machen Frauen und Kinder. Kommt es in den ungünstigen Fällen bei allzu starker Bakteriämie durch die Schwere der Infektion in diesem Stadium zum Versagen der Herzkraft, so wird der Puls klein und frequent und die Dikrotie verschwindet, die Extremitäten kühlen aus und werden zyanotisch und unter ständig sinkendem Blutdruck erfolgt der Exitus.

Die dritte Woche ist hauptsächlich die Zeit der Komplikationen. Während die genannten Erscheinungen fortdauern, drohen dem Kranken die mannigfachsten Gefahren in Form von Pneumonien, Darmblutungen, Darmperforationen mit Peritonitis und viele andere Störungen, auf die wir noch zu sprechen kommen, Nephritis, Laryngitis, Dekubitus, septische Infektionen usw.

Stadium decrementi. Am Ende der dritten Woche oder in schwereren Fällen am Ende der vierten Woche beginnt das Fieber seinen Abstieg. Damit lassen allmählich auch die Krankheitserscheinungen nach, das Sensorium wird freier, der Schlaf wird ruhiger, doch bleiben die geistigen Funktionen noch schnell ermüdbar. Der Kranke neigt noch sehr zu stillem Vorsichhindämmern und zum Schlafen. Die Roseolen blassen ab und werden nicht mehr durch Nachschübe ersetzt. Die Zunge wird feuchter und reinigt sich von etwa vorhandenen Borken, die Milz schwillt allmählich ab, der Meteorismus verschwindet, etwa vorhandene Durchfälle kommen zum Stehen, entzündliche Erscheinungen der Bronchien und der Lunge weichen der Norm, der Urin nimmt an Menge zu und wird heller. Bei den tiefen Morgenremissionen kommt es jetzt oft zu Schweißausbrüchen, und auf der Haut, namentlich auf der Brust und am Bauch, erscheinen kleine wasserhelle Bläschen, die Miliaria crystallina.

Rekonvaleszenz. Mit dem Ende der vierten Woche ist das Fieber meist auf normalem Niveau angelangt, und der Kranke tritt in die Rekonvaleszenz ein. Jetzt erst, wo die Fieberröte fehlt, zeigt sich beim Anblick des Kranken, wie anämisch er geworden ist, wie der größte Teil des Fettpolsters geschwunden ist, und wie schlaff die Muskeln geworden sind. Der Appetit, der sich schon in den letzten Tagen des Stadium decrementi wieder regte, wird zum gewaltigen Hunger, der namentlich früher, wo die streng flüssige Diät erst 8—10 Tage nach der Entfieberung verlassen wurde, für den Kranken eine Quelle mancher Enttäuschung wurde. Jetzt, wo wir schon früher zu ausreichender Ernährung übergehen, erleben wir schon in der ersten fieberfreien Woche oft erstaunliche Gewichtszunahmen. Während der Rekonvaleszenz pflegt die Haut sich in kleienförmigen Schuppen abzustoßen und bei vielen kommt es zu profusem Haarausfall, der sich aber später wieder völlig ersetzt. Der Kranke bleibt noch wochenlang sehr schwach und leicht ermüdbar, so daß es dringend geboten ist, erst vier Wochen nach der Entfieberung aufstehen zu lassen.

Darstellung der Einzelheiten und Komplikationen. Die Beobachtung des Fiebers beim Typhus ist von der allergrößten Wichtigkeit, weil

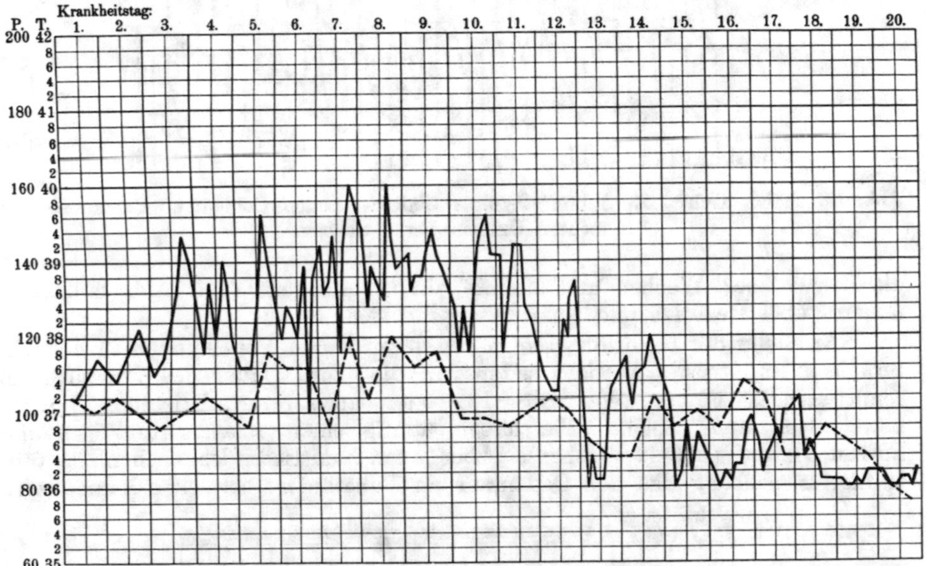

Abb. 13. Marie Zilling, 16 Jahre, Wärterin. Typhus abdom. Hausinfektion. Nach Erreichen der Höhe sofortiges lytisches Abklingen der Kurve.

der Kundige mehr noch als bei jeder anderen Infektionskrankheit über den jeweiligen Zustand des Kranken durch einen Blick auf die Fieberkurve unterrichtet wird. Es ist daher notwendig, nicht nur die typische Kurve, sondern auch ihre verschiedenen Abweichungen auf das genaueste zu kennen. Es gibt Fälle mit abnorm kurzem Fieberverlauf, bei denen eine eigentliche Kontinua überhaupt nicht zur Ausbildung kommt, da das Fieber nach einem staffelförmigen Anstieg sofort wieder lytisch abfällt (Abb. 13).

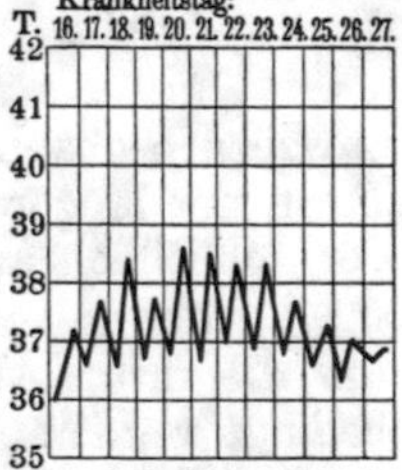

Abb. 14. Martha Pietsch, 22 Jahre. Typhus abdom. levis. Bis zur Aufnahme nicht bettlägerig. Im Blut Typhusbazillen. Widal 1:100 positiv. Roseolen.

In anderen Fällen läßt das Bild der Fieberkurve noch weniger an Typhus denken, da sehr leicht verlaufende Kurven vorkommen, wo erst gleichzeitige Typhuserkrankungen in der Umgebung des Patienten den Verdacht an Typhus erwecken und nur die bakteriologische Blutuntersuchung die Erkennung ermöglicht (vgl. Abb. 14; siehe auch unter Typhus levis S. 40). Daß Typhus ohne jede Temperatursteigerung vorkommt, wie von manchen Autoren angegeben wird, möchte ich bezweifeln.

Eine abnorme Verlängerung der Kontinua kann zuweilen allein durch die Schwere der Infektion ohne Komplikationen zustande kommen. Ich sah ein kontinuierliches Fieber bis zu vier Wochen, das dann erst von 8—12 tägigen steilen Kurven gefolgt war. Auch das amphibole Stadium kann mitunter teils mit, teils ohne Komplikationen eine Verlängerung erfahren und 2—3 Wochen dauern. In beistehendem Falle, der durch eine Pneumonie kompliziert war, dauerte das Stadium der steilen Kurven drei Wochen (Abb. 15).

Nachschübe (Rekrudeszenzen) und Rückfälle (Rezidive) können

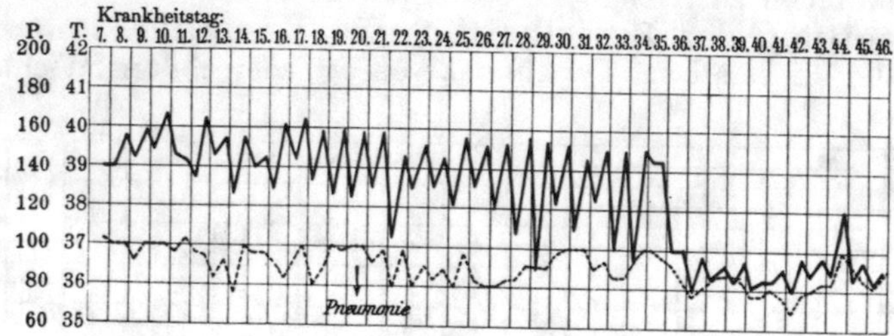

Abb. 15. Erich Keup, 23 Jahre. Typhus abdom. Lange Continua. Pneumonie im rechten Unterlappen. Geheilt.

die Kurve über Wochen und Monate hinausverlängern (vgl. Abb. 29). Genaueres über Rezidive und Rekrudeszenzen siehe S. 42.

An Stelle der Kontinua, die in regulären Fällen von Typhus so charakteristisch ist, tritt gar nicht selten für die ganze Dauer des Verlaufes ein remittierendes Fieber (vgl. Abb. 13) oder auch intermittierende Fieberbewegungen auf. Solche Fälle haben häufig einen relativ gutartigen und kurzen Verlauf (1½—2 Wochen). Aber auch remittierendes wochenlang protrahiertes Fieber, das den Gedanken an Tuberkulose erwecken kann, wird

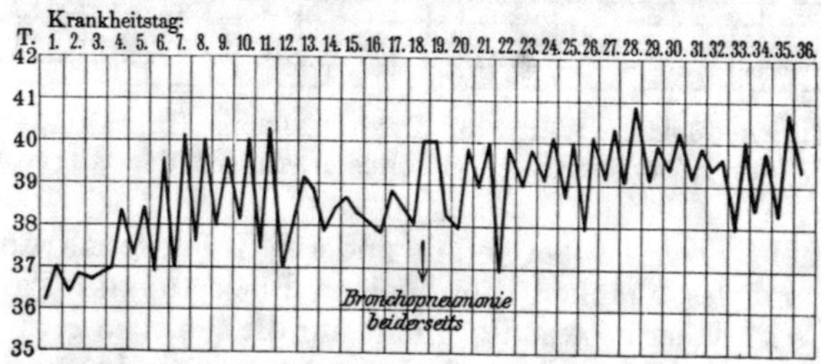

Abb. 16. Paul Schumann, 31 Jahre. Typhus abdom. mit Neigung zu stark remittierendem Fieber. Tod an konfluierter Bronchopneumonie in beiden Unterlappen.

zuweilen beobachtet, besonders bei alten Leuten (vgl. Abb. 28 S. 42). Eine Form mit längere Zeit intermittierendem Fieber zeigt Abb. 16 bei einem Fall, der schließlich an Pneumonie zugrunde ging.

Abweichungen vom regulären Fieberverlauf können namentlich um die dritte Woche herum durch die verschiedensten Komplikationen bedingt werden. Deshalb ist immer wieder zu raten, durch Anlegung einer genauen Fieberkurve eine Kontrolle für den Ablauf des Prozesses zu gewinnen. Eine hinzutretende Pneumonie ruft zuweilen noch eine Steigerung des schon vorhandenen hohen Fiebers hervor. In anderen Fällen spiegelt sich der Eintritt dieser Komplikation nicht in der Kurve. In Abb. 15 bedingte sie eine Verlängerung des amphibolen Stadiums; genaueres darüber vgl. S. 30. Ähnliches gilt von dem Einsetzen einer Otitis media. Fällt der Beginn jedoch bereits in eine Zeit niedrigen Fiebers, so erkennt man den Hinzutritt der neuen Komplikation an einem scharfen Temperaturanstiege (vgl. Abb. 17);

auch Abszeßbildungen verursachen auffällige Temperatursteigerungen, so z. B. in Abb. 18, wo während einer Rekrudeszenz ein großer Abszeß am Oberschenkel sich entwickelte, der Typhusbazillen in Reinkultur enthielt.

Solche durch Komplikationen verursachten plötzlichen Temperaturanstiege sind oft von Schüttelfrösten begleitet, die ja sonst im ganzen selten beim

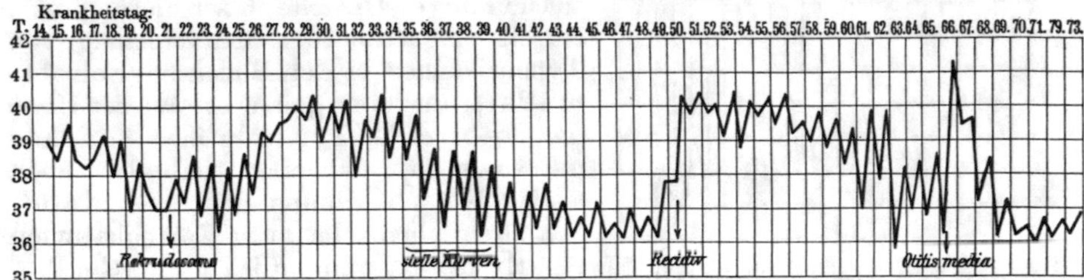

Abb. 17. Louise Schönborn, 26 Jahre. Typhus abdom. mit Rezidiv und Otitis media.

Typhus vorkommen. Schüttelfröste werden auch zuweilen beobachtet, wenn durch künstliche Mittel (Antipyrin, Aspirin u. dgl.) die Temperatur stark herabgedrückt war und nun wieder ansteigt.

Vorübergehende plötzliche Temperaturerniedrigung kommt außer um die Zeit der steilen Kurven vor allem bei starken Darmblutungen zur Beobachtung. Hier ist die mit Kollapserscheinungen plötzlich fallende Fieberkurve oft pathognomisch. Freilich kommen auch Fälle vor, wo keine Beeinflussung des Fiebers zu erkennen ist, ja, sogar ein Ansteigen beobachtet wird. Ein schlechtes Zeichen ist ein gleichzeitiges Ansteigen der Pulsfrequenz bei fallender

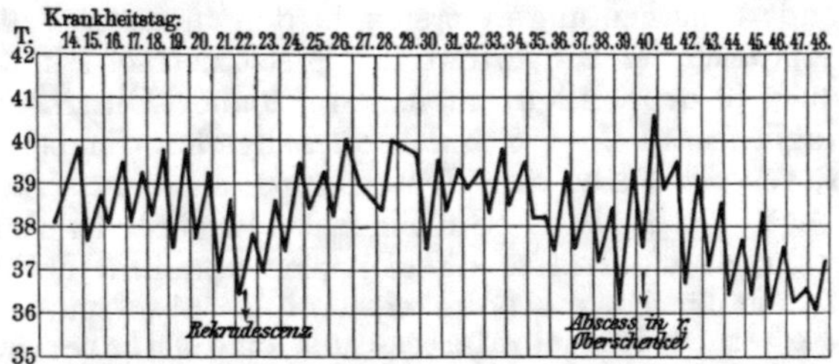

Abb. 18. Friedrich Elbracht, 24 Jahre. Typhus abdom. mit Rekrudeszenz am 22. Tage und typhusbazillenhaltigem Abszeß am rechten Oberschenkel. Geheilt.

Temperatur und die damit zustande kommende Kreuzung der Kurve, die aus bedrohliche Herzschwäche (Abb. 20) hindeutet. Auch ohne Blutungen können Kollapstemperaturen in Form tiefer Fiebersenkungen durch Herzschwäche zustande kommen; sie erfordern ein schnelles Eingreifen des Arztes. Die eingetretene Perforationsperitonitis kündigt sich außer durch Schmerzen und Bauchmuskelspannung (vgl. S. 25) oft durch Temperatursenkung, in anderen Fällen durch starke Fiebersteigerung an.

Im Stadium decrementi kommt es zuweilen vor, daß an Stelle der erwarteten definitiven Entfieberung noch wochenlang hingezogene, mäßige Fieberbewegungen zurückbleiben, wobei die Temperatur früh fast normal ist, abends aber immer wieder 38° erreicht. Man spricht in solchen Fällen von lenteszierendem Fieber. Zuweilen liegt die Ursache in nachweisbaren Komplikationen, z. B. Dekubitus oder damit zusammenhängenden Eiterungen (Abb. 24 S. 38), in anderen Fällen spielen periostitische und osteomyelitische

Eiterungen eine Rolle; zuweilen aber kann man keinen Grund nachweisen und muß an erweichende Mesenterialdrüsen od. dgl. denken.

Manchmal kommt es nach Abklingen der Kurve noch zu häufigen ephemeren Fiebersteigerungen, die sich in unregelmäßigen Zeitabständen häufiger wiederholen; Abb. 26 zeigt z. B. eine solche Kurve. Ursache dieser Fieberspitzen ist oft eine erneute Einschwemmung von Typhusbazillen in den Blutstrom (*Schottmüller*); auch uns gelang es, auf der Höhe der Fieberzacke Typhusbazillen im Blute nachzuweisen. Zuweilen sind aber auch eitrige Komplikationen dafür verantwortlich zu machen oder auch Komplikationen der Harnwege, namentlich pyelitische Prozesse pflegen sich durch solche Fieberzacken, die oft mit Schüttelfrost verbunden sind, zu markieren (Abb. 19).

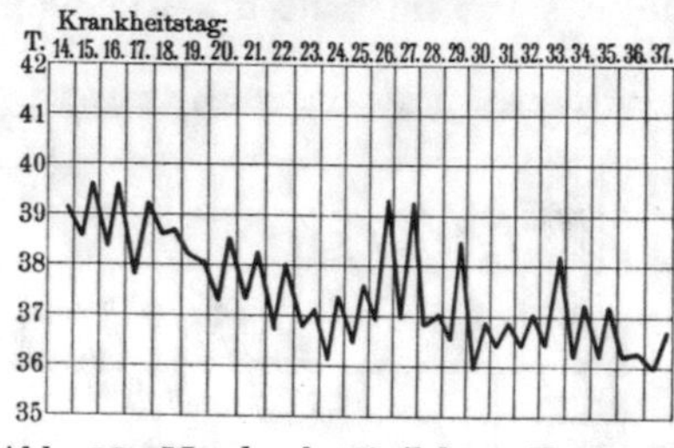

Abb. 19. Neubeck, 40 Jahre. Typhus abdom. mit einzelnen Fieberzacken in der Rekonvaleszenz.

Das Alter des Kranken ist ebenfalls von Einfluß auf die Gestaltung der Fieberkurve; wir besprechen diese Abweichungen beim Kindertyphus und beim Typhus der alten Leute im Zusammenhange mit den besonderen Verlaufseigentümlichkeiten dieser Typhusform S. 42; ebenso das Fieberverhalten bei Rezidiven und Rekrudeszenzen.

Digestionsapparat. Wenn ein Unerfahrener aus der Bezeichnung Typhus abdominalis den Schluß ziehen wollte, daß Erscheinungen seitens des Magendarmkanals im Vordergrunde dieser Krankheit stehen müßten, der würde bei näherer Bekanntschaft mit dem Krankheitsbild sehr überrascht werden, denn die Magendarmerscheinungen treten in den meisten Fällen völlig zurück hinter den Symptomen der Blutinfektion. Meist herrscht in der ersten Woche Verstopfung, auch in den Fällen, in denen nachher Diarrhöen auftreten. Es werden dann täglich etwa 2—4 Stühle von hellgelber Farbe und dünnbreiiger Beschaffenheit, von der Farbe der Erbsensuppe, entleert. Stärkere Diarrhöen — 10—12 am Tage — sind selten. Sie bilden bei längerer Dauer für den Kranken eine große Gefahr, da die Kräfte dabei rapide abnehmen.

Läßt man die dünnen, erbsenfarbenen Stühle absetzen, so bilden sich zwei Schichten: eine *obere*, trübe, lehmfarbene und eine *untere*, aus gelben, krümeligen, fäkulenten Massen bestehende Schicht. Mikroskopisch sind darin Speisereste, Detritus, Darmepithelien, weiße und rote Blutzellen, Tripelphosphate und reichlich Bakterien enthalten. Typhusbazillen finden sich darin meist erst vom Ende der zweiten Woche an.

In einer großen Zahl von Fällen besteht während des ganzen Verlaufes der Krankheit Verstopfung, so daß erst durch Einläufe oder andere Mittel Stuhl herbeigeführt werden muß. Mehrmals sah ich schon im Prodromalstadium Durchfall und in der Folgezeit abwechselnd Obstipation und Diarrhöen.

Keineswegs besteht ein Parallelismus zwischen der Schwere der Erscheinungen und der Zahl und Ausdehnung der Geschwüre.

So fand ich z. B. bei einem 24jährigen Mann, der nach schwerem Krankheitsverlauf zugrunde ging und während des Lebens enorm viel Typhusbazillen im Blute hatte, nur drei gut gereinigte Typhusgeschwüre im Ileum und bei einem 12jährigen Mädchen mit enormer Bakteriämie nur zwei kleine Geschwüre mit zentraler Nekrose an der Ileocökalklappe.

Eine recht häufige Erscheinung ist der *Meteorismus*, der deshalb im Rahmen der anderen klinischen Symptome eine gewisse diagnostische Bedeutung bei der Typhusdiagnose beanspruchen kann. Nimmt die Auftreibung des Leibes höhere Grade an, so kann sie recht unbequem werden und sogar zu Katastrophen führen. Durch die Hochdrängung des Zwerchfelles sind Atem- und Herztätigkeit beengt, so daß Kurzluftigkeit, Beklemmungsgefühl und Zyanose auftreten. Durch die enorme Blähung des Darmes kommt es sogar in unglücklichen Fällen zur Einreißung geschwürig veränderten Partien und dadurch zur Perforationsperitonitis. Die Ursache des Meteorismus ist wohl in einer Darmlähmung durch toxische Einflüsse zu suchen. Häufig bestehen nebenher Diarrhöen.

Die wichtigsten Erscheinungen, die im Gefolge der geschwürigen Veränderungen im Darm auftreten können, sind die Darmblutungen und die Perforationsperitonitis. Die Darmblutung kommt in der Regel dadurch zustande, daß beim Abstoßen der Geschwürsschorfe an den Peyerschen Plaques Gefäße arrodiert werden. Daher fallen die meisten Blutungen in die dritte Woche. Wenn in seltenen Fällen schon Ende der ersten Woche blutige Stühle entleert werden, so kann man dies durch kapillare Blutungen aus der entzündlich gelockerten Schleimhaut erklären. Das mit Kot gemengte Blut nimmt meist eine teerartige Farbe an; nur bei abundanten Blutungen und lebhafter Peristaltik ist noch die rote Färbung vorhanden. Die Menge ist sehr verschieden und kann von kaum sichtbaren Beimengungen bis zu einem Liter betragen. Eine reichliche Blutung führt stets zu akuter Anämie und Kollapserscheinungen. Die Temperatur fällt plötzlich um mehrere Grade ab, der Puls wird klein und frequent, die Atmung beschleunigt, große Blässe im Gesicht, wohl auch Auskühlung der Extremitäten macht sich bemerkbar; diese Erscheinungen verkünden den Eintritt der ominösen Komplikation oft schon, ehe ein blutiger Stuhlgang erfolgt ist. In manchen Fällen beobachtet man im Anschluß an eine schwere Blutung und die damit zusammenhängende Giftentlastung ein Klarerwerden des vorher getrübten Sensoriums. Bei sehr reichlichem Blutverlust kann der Tod im Kollaps eintreten. In anderen Fällen erholen sich die Kranken aber selbst bei schweren Blutungen noch.

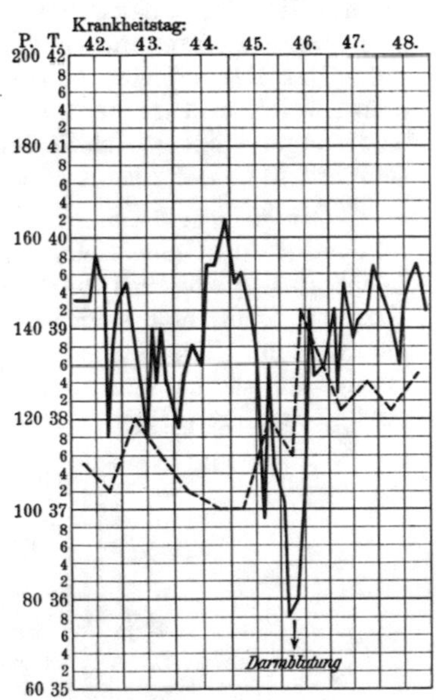

Abb. 20. Emil Kauffmann, 29 Jahre. Typhus abdom. Darmblutung mit typischem Temperaturabfall bei steigender Pulsfrequenz.

In der Mehrzahl der Fälle bleibt es nicht bei einer einzigen Blutentleerung, sondern es folgen in den nächsten Tagen oder Wochen noch eine oder mehrere Blutungen nach. Die Häufigkeit der Darmblutungen beim Typhus ist sehr verschieden; Liebermeister spricht von 7,3 %, Strümpell von 9,5 % der Fälle. An meinem Material 5 %.

Schwerer als die Gefahr der Blutungen ist die der Perforationsperitonitis. Wenn der nekrotische Prozeß an einem der typhösen Geschwüre bis zur Serosa vorgedrungen ist, so bedarf es oft nur einer geringen Zerrung durch meteoristische Blähung des Darms oder starke Peristaltik, um eine Einreißung des Darmes zu bewirken. Durch die Öffnung, die in der Regel nur klein ist, ergießt sich Darminhalt mitsamt seinen Koli- und Typhusbazillen und Kokken in die Bauchhöhle und führt zur Peritonitis. Die Perforationsöffnung findet sich entsprechend dem häufigsten Sitz der Geschwüre meist im unteren Ileum oder in der Gegend der Klappe, seltener im Dickdarm; auch der Wurmfortsatz kann Sitz der Perforation werden. Die Zeit, in der dieses ominöse Ereignis erfolgt, liegt entsprechend der Zeit der stärksten Ausbildung der Geschwüre um die dritte bis fünfte Woche, doch kann es bei lenteszierenden Geschwüren auch noch erheblich später eintreten. So sah Curschmann noch am 100. Tage eine Peritonitis. Männer werden häufiger davon betroffen als Frauen. Man kann rechnen, daß etwa 5—9 % der Typhusopfer an einer Perforationsperitonitis sterben. Wenn sich nicht durch Verklebung in der Umgebung der Perforationsstelle ein natürlicher Schutz der Bauchhöhle bildet, kommt es zur allgemeinen Peritonitis. Klinisch kündigt sich der Eintritt der Perforation durch einen plötzlichen heftigen Schmerz an, der meist in der Ileocökalgegend lokalisiert wird. Der Leib ist aufgetrieben und auf Druck sehr empfindlich. Bei der Palpation kann man auf der Seite der Perforation Muskelspannung nachweisen. Kolikartige Schmerzen über den ganzen Leib treten auf. Der Patient wird blaß und zyanotisch und verfällt rasch. Der Puls wird klein, weich und frequent, die Nase wird spitz und kühl, die Wangen fallen ein, Todesangst spiegelt sich in den Gesichtszügen, das Fieber sinkt rapid (Kollapstemperatur) oder aber steigt akut zu höheren Graden.

Oft steigert sich der Meteorismus enorm, so daß die Leberdämpfung schwindet, und man sieht, wie die Darmschlingen sich deutlich auf der Oberfläche des Abdomens markieren. Erbrechen und Singultus bestehen weiter. Mitunter kann man auch in den abhängigen Partien durch Perkussion Exsudat nachweisen. Die Schmerzen nehmen im Laufe der weiteren Entwicklung an Intensität ab, namentlich die Druckempfindlichkeit schwindet oft ganz. Meist tritt in wenigen Tagen der Tod ein. Nur dort, wo die Peritonitis durch Ver-

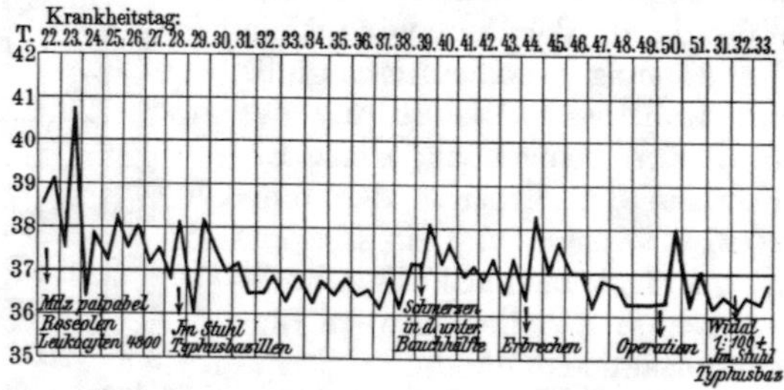

Abb. 21. Rud. Steffen, 28 Jahre, Arbeiter. Typhus abdominalis mit Peritonitis circumscripta purulenta. Durch Operation geheilt. Bis zur Aufnahme hat Patient trotz 3wöchentlichem Fieber gearbeitet (Typhus ambulatorius). Vom 35. Krankheitstage an Schmerzen im Leib. Vom 45. Tage an palpabler Tumor in der rechten Unterbauchgegend. Per rectum Verwölbung palpabel. Am 50. Tage Operation. Eröffnung eines großen abgekapselten peritonit. Abszesses oberhalb des linken Poupartschen Bandes und eines zweiten großen Abszesses rechts im kleinen Becken. Keine Darmblutung.

klebung und Abkapselung zuerst lokal bleibt und dann langsam weiterkriecht und verschiedene abgekapselte Abszesse verursacht, verläuft der Prozeß protrahierter und führt erst nach 1—1½ Wochen unter fortschreitendem Kräfteverfall zum Tode. Zuweilen kommt es in solchen Fällen durch Abknickung des Darmes infolge von Adhäsion und abgekapselten Strängen zum Ileus. Gelingt es, schon in der nächsten Stunde nach der Perforation zur Operation zu schreiten und durch Ausschalten der perforierten Stelle die Weiterinfektion des Peritoneums zu verhindern, so feiert die Therapie mitunter noch Triumphe. In seltenen Fällen kann eine Peritonitis auch ohne eigentliche Perforation allein dadurch zustande kommen, daß die Bakterien bei starker geschwüriger

Veränderung durch die Serosa wandern und dort zunächst zu einer örtlichen Entzündung führen. Auf diese Weise kommt es mitunter zu einer reinen, allein durch Typhusbazillen verursachten Peritonitis typhosa, die prognostisch günstiger liegt als die durch Kokken oder Eitererreger erzeugte und weniger stürmische Erscheinungen macht. In solchen Fällen mag gelegentlich eine spontane Heilung vorkommen, von der Liebermann u. a. berichten. Auch durch Perforation einer erweichten Mesenterialdrüse können die Typhusbazillen ins Peritoneum gelangen.

Wenn die Laune der Krankheit es will, so kann eine spezifische typhöse Veränderung sich auch im Wurmfortsatz lokalisieren. Die Diagnose dieser Komplikation ist nicht ganz leicht, da eine Druckempfindlichkeit des M. Burneyschen Punktes auch durch ausgebreitete Geschwürsbildung an der Klappe bedingt sein kann. Druckschmerzen und Bauchdeckenspannung fordern zur Operation auf. Noch dringender ist natürlich die Indikation zu operativen Eingriffen, wenn die Bildung eines eitrigen Exsudates durch Dämpfung oder durch Palpation vom Rektum her nachgewiesen werden kann und die Leukocytenwerte steigen. Es ist dabei gleichgültig, ob das Exsudat durch die obengenannte spezifische Peritonitis typhosa entstanden ist oder durch Perforation eines am Cökum gelegenen Geschwürs.

Milz. Ob die Milzvergrößerung, die sich schon wenige Tage nach Beginn des Fiebers einzustellen pflegt, durch Dehnung der Kapsel zu Schmerzempfindungen Anlaß geben kann, muß ich dahingestellt sein lassen. Häufiger ist jedenfalls der Grund für den Milzschmerz eine Perisplenitis im Anschluß an Infarktbildung. Man kann dabei oft durch Auskultation ein Reibegeräusch ähnlich wie bei Pleuritis nachweisen. Die Atmung ist infolge des Schmerzes oberflächlich. Solche Infarkte, die auf embolischem Wege zustande kommen, können blander Natur sein, können aber auch erweichen und vereitern, namentlich dann, wenn sie auf der Basis einer Sekundärinfektion des Blutes mit Eiterkokken entstanden sind. Dann kommt es gelegentlich zu einem Durchbruch in die Bauchhöhle und auf diesem Wege zur Peritonitis.

Leber. Die bei Besprechung der anatomischen Veränderungen erwähnten Lymphome usw. machen keine klinischen Erscheinungen. Ist es zu stärkerer parenchymatöser Degeneration und zu Fettleber gekommen, so macht sich das durch eine erhebliche Vergrößerung des Organs und leichte Druckempfindlichkeit und Ikterus bemerkbar. Leberabszesse können als Folge einer septischen Pfortaderthrombose oder einer Eiterung in den Gallenwegen auftreten. Ein stark intermittierendes Fieber mit Schüttelfrösten, Schmerzen in der Lebergegend und Vergrößerung des Organs, eventuell Ikterus können auf diese Komplikation aufmerksam machen. Gewöhnlich stellt sich ein seröser sympathischer Pleuraerguß auf derselben Seite ein.

Galle. Daß die im Blute kreisenden Typhusbazillen regelmäßig in die Galle ausgeschieden werden und bei manchen Personen sich in der Gallenblase monate- und jahrelang halten, ist eine Tatsache, die namentlich für die Epidemiologie von größter Bedeutung ist. Klinisch macht die Anwesenheit der Bazillen in der Galle in der Regel gar keine Beschwerden. In seltenen Fällen aber, wenn gewisse Hilfsmomente hinzukommen, können sich die Symptome einer Cholecystitis entwickeln. Zu solchen begünstigenden Momenten gehört die Anwesenheit von Gallensteinen und vor allem die Gallenstauung, die durch Schnürleber, Verwachsungen oder Verlegung des Gallenabflusses durch Schwellung der Duodenalschleimhaut herbeigeführt werden kann. Die Symptome der Cholecystitis typhosa, die während des ganzen Verlaufes des Typhus, aber auch noch viel später, bei Dauerausscheidern selbst jahrelang nachher auftreten kann, bestehen in Ikterus mit Fieber und gelegentlich Schüttelfrösten, Erbrechen, Druckempfindlichkeit und Vergrößerung der Gallenblase, Schmerzen im Epigastrium.

Daß die in der Gallenblase sitzenden Typhusbazillen bei Dauerausscheidern zur Bildung von Gallensteinen Anlaß geben können, kann nur dann als wahrscheinlich gelten, wenn gewisse Hilfsmomente der oben beschriebenen Art, besonders das Schnüren der Frauen, hinzukommen. Von chirurgischer Seite (Fornet) ist darauf aufmerksam gemacht worden, daß schon wiederholt Fälle zur Beobachtung kamen, wo sich nacheinander eine Cholecystitis typhosa, Cholelithiasis und Karzinom an der Gallenblase ausgebildet haben.

Magen. Appetitlosigkeit begleitet fast den ganzen Verlauf des Typhus vom Beginn bis zu den letzten Tagen der Entfieberung. Dann aber regt sich meist ein großes Hungergefühl. Mehrmals hörte ich im Prodromalstadium über Magenschmerzen klagen. Schmerzen im Leibe machen sich nur dann bemerkbar, wenn sehr stürmische initiale Durchfälle auftreten oder der Wurmfortsatz in Mitleidenschaft gezogen ist. Erbrechen kommt im Anfange der Krankheit im allgemeinen selten vor. Nur bei Kindern, die ja überhaupt leichter erbrechen, ist es häufiger und bei Komplikation mit Peritonitis. Wird in der zweiten oder dritten Woche erbrochen, so ist immer an Perforationsperitonitis oder an Meningitis zu denken. Erbrechen ohne sonstige beunruhigende Symptome kommt auch bei einfachen Diätfehlern vor.

Mundhöhle, Rachen und benachbarte Organe. Die Lippen sind in schweren Fällen rissig und mit schwärzlichen Krusten bedeckt. Die Zunge ist im Anfange belegt und trocken, bedeckt sich mit Zunahme der Krankheitserscheinungen mit braunen Borken und reinigt sich später von den Rändern und der Spitze her. Bei guter Krankenpflege kommt es aber in schweren Fällen meist nicht zu dem borkigen fuliginösen Belag. Bei schlechter Reinhaltung stellen sich oft die Erscheinungen einer Stomatitis ein. Das Zahnfleisch wird locker und blutet leicht wie beim Scorbut; Rhagaden an den Mundwinkeln führen zu Erosionen. An Stellen, die dem Druck der Zähne ausgesetzt sind, entstehen an der Wangenschleimhaut und an der Zunge Ulzerationen, ebenso auch am harten und weichen Gaumen. Die ulzerierenden Prozesse können einen gangränösen Charakter annehmen und auf der Wangenschleimhaut zur Noma, am Rachen und auf den Tonsillen zu tief greifenden Nekrosen führen. Im Bereiche kariöser Zähne kann sich eine Periostitis entwickeln, bei der sich gelegentlich sogar Typhusbazillen im Eiter finden (Heß).

Schwellung und Rötung der Tonsillen und Halsschmerzen sind gar nicht seltene Prodromalerscheinungen. Der Beginn des Typhus mit einer Angina, auf den schon Griesinger und Liebermeister aufmerksam machten, ist in einzelnen Epidemien auffällig häufig. Von einem Tonsillo- oder Pharyngotyphus spricht Strümpell in Fällen, wo von Anfang an Schlingbeschwerden bestehen und man bei der Untersuchung des Rachens auf den Mandeln weiße, leicht erhabene Flecke sieht, die später in oberflächliche Geschwürsbildung übergehen. Dabei sind bereits zu wiederholten Malen Typhusbazillen im Rachen gefunden worden, so daß man zu der Annahme gedrängt wird, hier eine Eintrittspforte der Infektion vor sich zu sehen.

In schweren Fällen kann es bei schlechter Pflege zu ausgedehnter Sorbildung in der Mundhöhle kommen.

Die entzündlichen Veränderungen in der Mundhöhle pflanzen sich zuweilen direkt auf die Nachbarschaft fort. So kann auf dem Wege durch die Tuba Eustachii das Mittelohr infiziert werden. Die Ursache dieser Infektion sind meist sekundäre Eiterungen. Die Otitis media ist eine nicht seltene Komplikation beim Typhus. Sie kann in unglücklichen Fällen zur Quelle der gefährlichsten Folgeerscheinungen werden (Vereiterung des Antrums, Mastoiditis,

Sinusthrombose, Meningitis). Daß im Gefolge einer solchen Otitis auch Schwerhörigkeit auftreten kann, ist verständlich. Weit häufiger aber als eine Schwerhörigkeit nach Mittelohreiterung ist eine zentrale Taubheit, der ich erstaunlich oft beim Typhus begegnet bin. Die Kranken werden auf der Höhe der Krankheit schwerhörig oder fast völlig taub und gewinnen erst allmählich in der Rekonvaleszenz ihr normales Hörvermögen wieder. Ursache ist offenbar eine toxische Einwirkung auf den Acusticus.

Ob die Parotitis, die zuweilen im Laufe der dritten Typhuswoche oder noch in der Rekonvaleszenz beobachtet wird, durch direkte Fortleitung der Entzündung von der Mundhöhle aus entsteht oder als Metastase aufzufassen ist, kann im einzelnen Falle nur schwer entschieden werden. Die Entzündung der Ohrspeicheldrüse macht sich durch starke Schwellung und Schmerzhaftigkeit des Organes bemerkbar und ist beim Öffnen des Mundes hinderlich. In vielen Fällen bildet sich die Entzündung unter der Anwendung von warmen Breiumschlägen bald wieder zurück; in anderen kommt es zur Vereiterung. Im Eiter sind bald Typhusbazillen in Reinkultur, bald Eitererreger der verschiedensten Art gefunden worden. Ist es zur eitrigen Einschmelzung gekommen und wird der Eiter nicht rechtzeitig entfernt, so können Durchbrüche nach außen oder in den Gehörgang oder in die Mundhöhle erfolgen. Ungünstiger ist eine Senkung des Eiters in die Gegend der Vena jugularis, weil hierbei leicht eine Thrombophlebitis und Sepsis entstehen kann.

Die Respirationsorgane können beim Typhus in vielfacher Weise in Mitleidenschaft gezogen werden. Meist handelt es sich dabei um Sekundärinfektionen. Zu den regelmäßigen Begleiterscheinungen gehört eine leichte Tracheobronchitis, die sich durch einen trockenen Husten verrät. Fast bei jedem Typhuskranken hört man bei der Auskultation etwas Giemen und Schnurren über den Lungen zum Zeichen, daß die gröberen Verzweigungen des Bronchialbaumes katarrhalisch affiziert sind. Bei Schwerkranken und Benommenen, die schlecht expektorieren und oberflächlich atmen, pflanzt sich die Entzündung leicht auf die feineren Bronchialverzweigungen fort und es kommt, namentlich in den Unterlappen zur diffus ausgebreiteten Bronchiolitis, die sich durch Knisterrasseln zu erkennen gibt. Im Gefolge dieser Bronchiolitis der feineren Luftröhrenästchen kommt es durch Verlegung der Bronchien mit Schleim zur Atelektase kleinerer Lungenbezirke und durch Übergreifen der Entzündung auf die luftleer gewordenen Gewebsteile zur Bronchopneumonie. Sind zwischen den einzelnen Herden noch lufthaltige Partien, so wird man nur feuchtes Rasseln, aber keine perkutorische Dämpfung finden; konfluieren mehrere solcher kleinen bronchopneumonischen Herde oder fließen auch mehrere lobuläre zu lobären Herden zusammen, so hört man Bronchialatmen, Dämpfung und Knisterrasseln. Aber auch noch auf andere Weise, nämlich durch Aspiration, entstehen nicht selten bei den schwer benommenen Kranken Bronchopneumonien. Schließlich kann das Zustandekommen lobulärer Pneumonien im Unterlappen auch noch dadurch begünstigt werden, daß bei den beständig in passiver Rückenlage verharrenden, oberflächlich atmenden Kranken eine Stauungshyperämie in den abhängigen Partien der Lunge auftritt, die das Volumen der Alveolen verringert und das Zustandekommen der Atelektasen erleichtert, die sich dann bei bestehender Bronchitis um so schneller ausbilden, und durch Fortpflanzung der Entzündung schnell in bronchopneumonische Herde umgewandelt werden. Man spricht bei den auf diese Weise zustande gekommenen Entzündungsherden der Lunge von hypostatischer Pneumonie.

Ursache der besprochenen Pneumonien sind in der Regel Pneumokokken, seltener Influenzabazillen oder Streptokokken. An der Fieberkurve pflegt sich das Eintreten einer Pneumonie nur dann zu markieren, wenn bereits eine abfallende Tendenz zu erkennen war und nun mit dem Einsetzen der Komplikation ein erneuter Anstieg erfolgt. Tritt die Pneumonie aber zur Zeit der Kontinua ein, so pflegt die Folge meist keine Veränderung der Kurve, sondern nur eine Verlängerung der kontinuierlichen Fieberperiode zu sein. Da die Kranken in ihrer Apathie und Benommenheit oft keinerlei Klagen äußern, so wird man auf den Eintritt der Pneumonie meist erst durch die objektive Untersuchung aufmerksam. Man bemerkt eine auffällig beschleunigte Atmung (Nasenflügelatmen) und findet bei der Untersuchung klingende Rasselgeräusche und Bronchialatmen, namentlich in den abhängigen Bezirken der Lungen.

Einen besonderen Platz in der Typhuspathologie nimmt die lobäre Pneumonie ein. Es gibt Fälle von Typhus, wo die Lungenerscheinungen, Dämpfung über einen ganzen Lappen, Knisterrasseln und Bronchialatmen derart im Vordergrunde des klinischen Bildes stehen, daß man von Pneumotyphus gesprochen hat (Griesinger, Liebermeister) und annahm, daß der Typhuserreger selbst diese Komplikation verursache. Man rechnet hierzu namentlich solche Fälle, bei denen die pneumonischen Erscheinungen im Krankheitsbild den Anfang machen und erst allmählich sich spezifisch typhöse Symptome hinzugesellen und zweitens solche, bei denen zuerst ein regulärer Typhus sich entwickelt, zu dem dann erst im weiteren Verlauf unter Schüttelfrost die Erscheinungen der lobären Pneumonie hinzukommen. Die anatomische Untersuchung solcher Fälle hat das Vorliegen croupöser Pneumonien ergeben, und die bakteriologischen Untersuchungen haben in den meisten Fällen gezeigt, daß Pneumokokken, mitunter auch Friedländersche Bazillen zum Teil mit, zum Teil ohne die Begleitung von Typhusbazillen im Parenchymsaft der infiltrierten Partien vorhanden waren.

Die Pathogenese der Affektion ist aller Wahrscheinlichkeit nach so zu denken, daß zu einem bestehenden Typhus infolge von Sekundärinfektion eine croupöse Pneumonie hinzugetreten ist. Die von manchen Autoren vertretene Annahme, daß in derartigen Fällen von Pneumotyphus die Lunge als Eintrittspforte und erster Ansiedlungsort der Typhusbazillen zu betrachten ist, hat meines Erachtens wenig Wahrscheinlichkeit für sich, da ja bei jedem Typhus massenhaft Typhusbazillen mit dem Blut in die Lunge gelangen, während doch solche lobäre Prozesse zu den Seltenheiten gehören. Einige Autoren der jüngsten Zeit haben jedoch auf Grund bakteriologischer Untersuchungen die Existenz lobärer, durch Typhusbazillus hervorgerufener Lungenentzündungen aufs neue wahrscheinlich zu machen versucht. Sie fanden in Fällen, wo im Laufe eines Typhus ausgebreitete pneumonische Erscheinungen mit Dyspnoe und Zyanose, Schüttelfrost und Fieber auftraten, ein Sputum von ausgesprochen hämorrhagischem Charakter mit Typhusbazillen. Der Beweis, daß tatsächlich hier die Typhusbazillen die Ursache der Pneumonie sind, scheint mir jedoch noch nicht erbracht zu sein. Ich muß hierin Schottmüller beistimmen, der dem Gedanken Raum gibt, daß das hämorrhagische Sputum ein Infarktsputum darstellt, und daß die Pneumonie durch Sekundärinfektion eines Lungeninfarktes entstanden ist. Der Gehalt an Typhusbazillen im blutreichen Sputum ist nicht verwunderlich, da ja im Blute stets massenhaft Typhusbazillen vorhanden sind.

Im Gefolge von Aspirationspneumonien bei schwer benommenen Kranken kommt es mitunter zu Lungengangrän oder zu Lungenabszessen, wenn die Kranken virulentes Material aspiriert haben. Erreger der Abszesse sind neben Eiterkokken wohl auch Typhusbazillen selbst, denn in dem reichlichen eitrigen, mitunter auch sanguinolenten Sputum sind sie oft in größerer Menge vorhanden. Bei Gangrän kommen noch anaerobe Keime in Betracht, die dem Auswurf einen höchst üblen Geruch verleihen. Lungenabszesse und Gangrän können aber auch auf embolischem Wege entstehen, wenn bei hochgradiger

Herzschwäche sich Thromben im rechten Herzen oder in einer Vene bilden und es zu kleinen Lungeninfarkten kommt, die nun von den Bronchien aus infiziert werden. Das Eintreten eines Lungeninfarktes macht sich meist durch pleuritische Schmerzen bemerkbar und sanguinolentes Sputum. Man findet dann bei genauerer Untersuchung Bronchialatmen, Knisterrasseln und Dämpfung. Kommt Abszeß oder Gangrän hinzu, so tritt reichliches Sputum auf, das im ersten Fall einen stark eitrigen, meist auch etwas sanguinolenten Charakter annimmt, und bei Gangrän graubraun und stinkend wird. Außer einem zirkumskripten Herd, der sich durch schwaches Bronchialatmen oder amphorisches Atmen nachweisen läßt, zu dessen Erkennung auch die Röntgen-Durchleuchtung mit Vorteil herangezogen werden kann, finden sich meist die Zeichen einer trockenen Pleuritis. Oft entwickelt sich daraus durch Infektion der Pleura eine seröse oder eitrige Pleuritis exsudativa. Manchmal enthält der Empyemeiter dabei Reinkulturen von Typhusbazillen.

Larynx. Die Schleimhaut des Kehlkopfes ist häufig hyperämisch und befindet sich im Zustande eines trockenen Katarrhs, der leicht zu Heiserkeit führt. Mehrmals sah ich im Prodromalstadium des Typhus starke Laryngitis mit absoluter Aphonie. In schwereren Fällen kann es im Kehlkopf infolge der Entzündung leicht zu oberflächlichen Erosionen und Blutungen kommen und in deren Gefolge zu Geschwüren und Infiltrationen an den Stimmbändern oder am Kehldeckel und an der hinteren Kehlkopfwand (Dekubitalgeschwür). Man sieht dann im Spiegel Rötung und schmale Ulcera, die jedoch auch häufig durch Ödem verdeckt werden, das sich öfter in der Umgebung einstellt und weit über den Kehlkopf ausbreiten kann. Je nach dem Sitz der Geschwüre und des Ödems kommt es dann zu croupartigem Husten oder Aphonie. Nicht soporöse Kranke geben Schluckbeschwerden an. Die Ausheilung erfolgt meist in einigen Wochen.

Gefahrbringender ist es, wenn die Geschwüre tiefer greifen und zur Knorpelnekrose, z. B. an der Epiglottis und an den Aryknorpeln führen. Man spricht von Perichondritis laryngea. Dieser Prozeß kann auch ohne vorangehende Geschwüre auf metastatischem Wege entstehen. Es bildet sich dann zwischen Knorpel und Perichondrium ein Abszeß, der die Knorpelhaut vom Knorpel abdrängt und ihn dadurch der Nekrose preisgibt. So kann der Aryknorpel, aber auch der Ring- und Schildknorpel ganz oder zum größten Teile zum Sequester werden.

Eine andere Art der Entstehung dieser Perichondritis ist folgende: Zunächst markige Schwellung der Lymphfollikel, namentlich in der Hinterwand der Epiglottis und den Taschenbändern, entsprechend den gleichen Vorgängen am lymphatischen Apparat des Darmes, dann Zerfall und Geschwürsbildung und schließlich Knorpelnekrose. Einzelne Autoren sind geneigt, diesen Prozeß als spezifisch typhös anzusprechen, doch ist das mit Sicherheit noch nicht erwiesen. Die klinischen Zeichen sind von denen der Ulcera oft gar nicht zu unterscheiden. Der Kehlkopf ist oft schon von außen druckempfindlich, der Spiegelbefund ergibt Rötung, Infiltration und Schwellung des betreffenden Bezirkes. In schwereren Fällen kommt es zu starkem Ödem; dieses kann so hochgradig werden, daß mitunter durch akutes Glottisödem Erstickung eintritt, wenn nicht rechtzeitig zur Tracheotomie geschritten wird. Die genannten Veränderungen fallen gewöhnlich in die zweite oder dritte Woche, können aber von vornherein so im Vordergrunde stehen, daß man von Laryngotyphus gesprochen hat. Die Prognose der Perichondritis ist ungünstig; etwa die Hälfte der Fälle geht nach einer Statistik von Türk zugrunde.

Nase. Ebenso wie die Schleimhaut des Kehlkopfs und des Rachens ist auch die Nasenschleimhaut hyperämisch und trocken. Das ist der Grund, warum wir besonders im Anfang des Typhus, aber auch in der 2.—3. Woche so häufig Nasenbluten beobachten, das zuweilen außerordentlich reichlich werden kann; sogar Verblutungen sind beschrieben worden. Schnupfen ist dem Typhus fremd.

Nervensystem. Schon der Name Typhus deutet, wie oben erwähnt, auf die Umnebelung der Sinne, die Störung des Sensoriums hin und der Laienausdruck „Nervenfieber" zeugt von der Häufigkeit der nervösen Störungen während seines Verlaufs. Wir lernten schon bei der Beschreibung des allgemeinen Krankheitsbildes die Veränderungen des Sensoriums kennen, die von der verminderten Teilnahme an den Vorgängen der Umgebung und den leichteren Graden der Benommenheit und Somnolenz bis zu furibunden Delirien (Febris nervosa versatilis) oder zu völligem Koma (Febris nervosa stupida) alle Stufengrade psychischer Entfremdung darbieten, wobei die verschiedensten Formen oft ineinander übergehen oder abwechselnd auftreten. Daneben sieht man häufig motorische Störungen, fibrilläre Muskelzuckungen im Gesicht oder an den Extremitäten, Zittern in den Armen und Beinen, Sehnenhüpfen (Subsultus tendinum) namentlich am Handrücken, Zähneknirschen (durch krampfartige Kontraktion der Kaumuskeln bedingt). Die Sehnenreflexe und die mechanische Muskelerregbarkeit sind dabei erhöht, während im Koma die Reflexerregbarkeit fast ganz schwindet. Der in der ersten Woche der Krankheit äußerst heftige Kopfschmerz pflegt in der zweiten Woche nachzulassen. In anderen Fällen verbindet er sich mit meningitischen Erscheinungen: Nackenstarre, Steifigkeit der Wirbelsäule, Hyperämie, Kernigsches Symptom; um eine eitrige Meningitis handelt es sich in solchen Fällen aber nicht. Wird nämlich eine Lumbalpunktion vorgenommen, so ist die Spinalflüssigkeit klar, steht nur unter etwas erhöhtem Druck und zeigt mitunter eine geringe Zellvermehrung. Die bedrohlichen Symptome verschwinden meist in wenigen Tagen und sind keineswegs der Ausdruck einer besonders schweren Infektion.

In Fällen, wo man einen anatomischen Befund erheben konnte, waren die makroskopischen Veränderungen an den Meningen fast gleich Null (geringe Hyperämie, vereinzelte Blutungen, jedenfalls keine Eiterung). Mikroskopisch hat Schulze in einem Fall Zellanhäufung in perivaskulären Räumen der Hirnhäute nachgewiesen. Auch gelang es, manchmal Typhusbazillen in der Spinalflüssigkeit solcher Fälle zu finden. Man könnte den genannten Symptomkomplex also als Meningitis serosa typhosa bezeichnen, da man ja aus dem bakteriologischen Befund schließen muß, daß die in der Spinalflüssigkeit gelegentlich gefundenen Typhusbazillen und nicht nur ihre Toxine, wie man früher annahm, eine entzündliche Reizung der Meningen verursacht habe. Dem Praktiker, der mit der Bezeichnung Meningitis meist die Vorstellung einer gefährlichen Entzündung der weichen Hirnhäute und eine ungünstige Prognose verbindet, ist der Ausdruck Meningismus geläufiger.

Daß bei der starken Beteiligung des Zentralnervensystems beim Typhus auch Psychosen keine Seltenheit sind, erscheint verständlich. Sie haben teils den Charakter der melancholischen Depression, teils manische Züge. Oft sind starke Erregungszustände mit Halluzinationen verbunden. Einer meiner Kranken war deshalb zuerst ins Irrenhaus gebracht worden und wurde von da aus wegen Typhus zu uns verlegt. Außer im Beginn können Psychosen während des ganzen Verlaufs, z. B. auch in der Rekonvaleszenz als Erschöpfungspsychosen auftreten.

An Gehirnkomplikationen interessiert am meisten der Hirnabszeß, der in manchen Fällen durch den Typhusbazillus selbst verursacht sein kann, z. B. durch Fortleitung von einer Otitis media. Im Eiter sind mehrfach Typhusbazillen gefunden worden. Im übrigen können Hirnabszesse natürlich auch auf metastatischem Wege bei septischer Allgemeininfektion entstehen. Auch lokale encephalitische Erscheinungen mit Lähmung einzelner Muskelgruppen können durch den Typhusbazillus verursacht werden. Im übrigen kommen natürlich gelegentlich Embolien und Blutungen vor und führen zur Hemiplegie, Aphasie usw. Auch Bulbärparalyse ist im Anschluß an Typhus beobachtet worden.

Am Rückenmark spielen sich in seltenen Fällen myelitische Prozesse ab, die manchmal unter dem Bilde der Landryschen Paralyse verlaufen und auf direkte Einwirkung des Typhusbazillus zurückgeführt werden (Curschmann). Auch Ataxie und spastische Lähmung der Beine, die manchmal beobachtet werden, mögen damit zusammenhängen.

An peripheren Nervenstörungen sind namentlich Neuralgien im Gebiete des Trigeminus, der Okzipitalnerven und des Ischiadicus zu nennen. Auch Polyneuritis und Lähmungen einzelner Nervenstämme neuritischen Ursprungs kommen zuweilen vor. Peroneuslähmung habe ich zweimal beobachtet; auch Ulnaris-, Medianus- und Serratuslähmungen sind wiederholt beschrieben worden. Häufig ist eine Hyperästhesie der Haut in der Rekonvaleszenz, namentlich an den unteren Extremitäten.

Kreislauforgane. Bei der Besprechung der Herztätigkeit ist vor allem hier nochmals der relativen Pulsverlangsamung zu gedenken, die in regulären Fällen so typisch ist, daß sie diagnostischen Wert beansprucht. Wichtig ist aber die Tatsache, daß bei Frauen und jüngeren Kindern diese Pulsverlangsamung fehlen kann, ohne daß man deshalb an Komplikationen denken müßte. Schnell vorübergehende Pulssteigerungen durch psychische Erregungen, Aufsitzen u. dgl. sind im allgemeinen wegen einer gewissen Labilität des Pulses beim Typhus häufig. Anhaltende größere Steigerungen der Pulsfrequenz bei Männern ist stets ein schlechtes Zeichen und weist entweder auf begleitende Komplikationen (Pneumonie, Eiterungen, Darmblutungen) oder auf Herzschwäche hin. Gefürchtet ist die bekannte Kreuzung der Kurve: hoher Puls bei sinkender Temperatur, von den Alten als Morsus diaboli bezeichnet (vgl. Kurve 20).

In der ersten Zeit der Rekonvaleszenz besteht gewöhnlich eine Bradykardie, wie wir sie ja auch bei anderen Infektionskrankheiten, besonders regelmäßig beim Erysipel, beobachten. Damit verbindet sich eine gewisse Labilität, die auf körperliche Anstrengungen und psychische Erregungen mit vorübergehender Erhöhung der Pulsfrequenz antwortet, auch wohl leichte Irregularität und zuweilen eine Dilatation des rechten Herzens, Erscheinungen, wie wir sie unter dem Namen Myasthenie (z. B. beim Scharlach) kennen. Wir fassen sie als toxische Einwirkung auf den Herzmuskel auf.

Ein altbekanntes, früher auch diagnostisch verwertetes Symptom, das sich jedoch auch bei anderen Infektionskrankheiten findet, ist die Dikrotie des Pulses; man fühlt einen doppelschlägigen Puls an der Radialis. Dieses Phänomen beruht auf einer Abnahme der Spannung der Gefäßwände, einer durch toxische Einflüsse verursachten Atonie der Gefäßmuskulatur bei relativ kräftiger Herzaktion.

Im allgemeinen ist der Puls kräftig, regulär und erscheint sogar etwas celer infolge der erwähnten Beschaffenheit der Gefäßmuskulatur. In schweren Fällen, wo sich Herzschwäche einstellt, wird er weich und frequent und auch irregulär, die Dikrotie schwindet und beim völligen Versagen der Herzkraft ist er nur noch fadenförmig oder gar nicht zu fühlen, während die Extremitäten kühl und zyanotisch werden.

Am Herzen selbst ist bei leichten Fällen normaler Befund zu erheben. Bei schweren Fällen mit noch guter Herzkraft findet sich nach Ortner eine Verstärkung des zweiten Aortentons und erhöhte Resistenz des Spitzenstoßes, Anzeichen, die als kompensatorische Reaktion des Herzmuskels gegenüber der durch vasomotorische Lähmung bedingten Atonie des peripheren Gefäßsystems aufzufassen sind. Nimmt die Herzkraft ab, so beobachtet man außer den oben genannten Veränderungen des Pulses eine Abschwächung des vorher akzentuierten zweiten Aortentons und Nachlassen der Resistenz des Spitzenstoßes, auch wohl Dilatation des linken und eventuell auch des rechten Ventrikels. Gleichzeitig macht sich oft ein systolisches Geräusch an der Mitralis bemerkbar, das als Folge der Dilatation und Ausdruck der relativen Mitralinsuffizienz zustande kommt.

Die Ursache der Herzschwäche beim Typhus beruht nach Romberg u. a. hauptsächlich auf zwei Faktoren: auf Lähmung der Vasomotoren und auf Erkrankung des Herzmuskels. Die Vasomotorenschwäche, die durch Toxine der Typhusbazillen verursacht wird und sich u. a. auch auf das Splanchnicusgebiet erstreckt, ist die zuerst festzustellende Ursache der einsetzenden Herzschwäche. Später kommt dann eine parenchymatöse und interstitielle Myocarditis hinzu, die sich in albuminoide Körnung, Verfettung und wachsartiger Degeneration des Herzmuskels und in Rundzellenherden präsentiert.

Der Tod an Herzschwäche bereitet sich beim Typhus meist längere Zeit vor, indem steigende Herzfrequenz und sinkender Blutdruck und andere Zeichen des Nachlassens der Herzkraft darauf hindeuten; Stauungserscheinungen, allgemeiner Hydrops sind jedoch nicht häufig. Ein plötzlicher Herztod wie bei der Diphtherie ist beim Typhus recht selten. Ich sah ihn eigentlich nur als Folge der Lungenembolie. Damit kommen wir zu einer sehr wichtigen und unter Umständen gefährlichen Komplikation der Kreislauforgane beim Typhus, zur Thrombosenbildung in den Venen, besonders in der Vena cruralis.

Die Thrombose macht sich in der dritten Woche ohne Änderung des Fiebers oder in der Rekonvaleszenz unter erneutem Fieberanstieg durch eine ödematöse Anschwellung des ganzen Beines und Schmerzen in der Leistengegend bemerkbar. Die Affektion erfordert dringend absolute Ruhestellung des Beines und Hochlagerung etwa 4—6 Wochen, eventuell noch länger. Dann geht allmählich die ödematöse Anschwellung zurück. In unglücklichen Fällen, z. B. bei frühzeitigem Aufstehen solcher Kranken, löst sich ein Thrombenteilchen, fliegt in die Arteria pulmonalis und führt durch Lungenembolie den plötzlichen Tod herbei. Die Ursache dieser Thrombenbildung ist keineswegs etwa vorhandene Kreislaufschwäche, obgleich die verminderte Herzkraft solcher Thrombenbildung Vorschub leistet. Auslösendes Moment ist vielmehr eine richtige Entzündung der Venenwand durch die Typhusbazillen, also eine bakterielle Thrombophlebitis. In Fällen, die mit Sepsis kompliziert sind, kann auch Mischinfektion eine Rolle spielen. Bei hochgradiger Herzschwäche bilden sich mitunter auch Thromben im Herzen, die in den Kreislauf gelangen und Lungen-, Milz- und Niereninfarkte verursachen.

Blut. Das Blut zeigt beim Typhus wie bei den meisten fieberhaften Krankheiten eine durch toxische Einflüsse bedingte Anämie, herabgesetzten Hämoglobingehalt und Verminderung der roten Blutkörperchen um etwa eine Million. Nach reichlichen Darmblutungen ist die Anämie natürlich erheblich stärker. Von großer Bedeutung und namentlich in diagnostischer Hinsicht von Interesse ist das Verhalten der Leukocyten. Nur in den allerersten Fiebertagen besteht eine mäßige Leukocytose, wie sie auch bei anderen Infektionskrankheiten vorherrscht. Von der Mitte der ersten Woche an aber besteht eine Leukopenie, eine Verminderung der Leukocytenzahl, so daß Zahlen von 3000—4000 die Regel bilden. Interessant sind dabei die Mischungsverhältnisse der einzelnen Leukocytenarten. Es besteht nach den Untersuchungen von Türk und Nägeli eine auffällige Verschiebung im Verhältnis der Neutrophilen zu den Leukocyten. In den ersten Tagen des Fieberanstiegs besteht eine neutrophile Leukocytose mäßigen Grades, die nach wenigen Tagen einer

Verminderung der Neutrophilen und der Lymphocyten Platz macht. Während der Kontinua erfolgt eine weitere Verminderung der Neutrophilen und Lymphocyten. Vom Ende der Kontinua an steigt die Zahl der Lymphocyten dauernd an, während die Zahl der Neutrophilen im Stadium decrementi noch tiefer sinkt. So kommt es kurz vor der Entfieberung zu einer Kreuzung der Kurve dieser beiden Zellenarten. Die Eosinophilen verschwinden mit dem Beginn des Fiebers und treten erst mit dem Sinken des Fiebers wieder auf, um dann langsam zu steigen, so daß in der Rekonvaleszenz eine Eosinophilie besteht. Treten Komplikationen auf, Eiterungen, Pneumonien, so nehmen die Neutrophilen meist zu, aber nicht erheb-

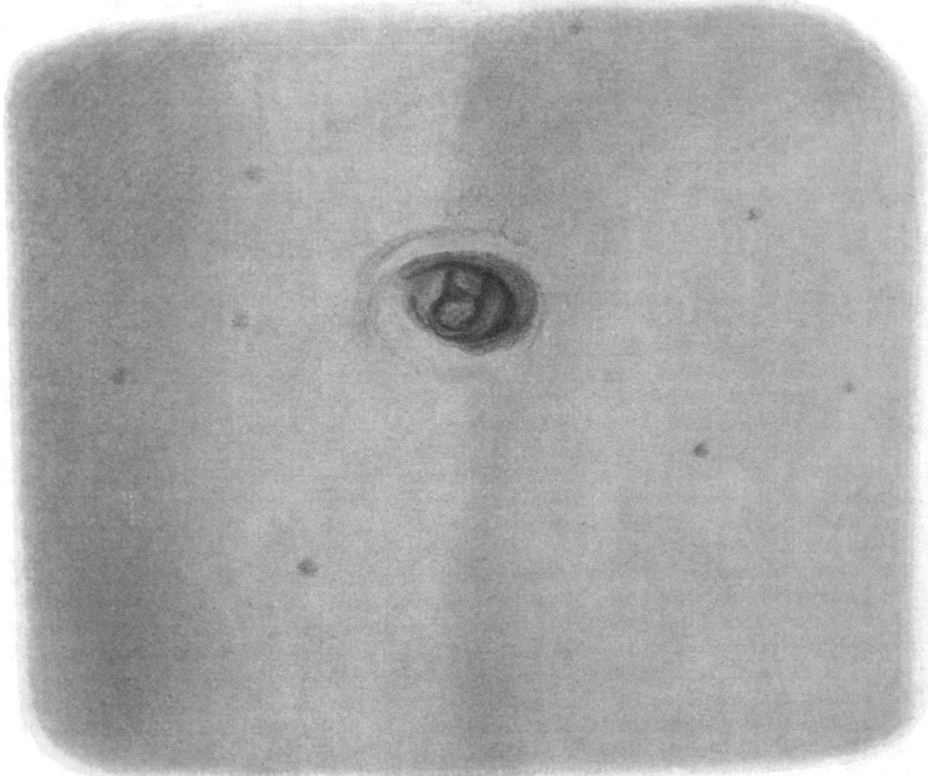

Abb. 22. Typhus-Roseola auf der Haut des Abdomens.

lich. Geringe Leukocytenzahlen trotz Komplikationen ist ein prognostisch ungünstiges Zeichen, das darauf hindeutet, daß das Knochenmark nicht mehr auf den erhaltenen Reiz mit vermehrter Zellenbildung reagiert. Ein Nichtverschwinden oder früheres Auftreten der Eosinophilen ist prognostisch günstig. Rezidive und Rekrudeszenzen zeigen dasselbe Verhalten der Leukocyten wie die erste Erkrankung. Diagnostisch wichtig ist vor allem die Leukopenie, das Absinken der Neutrophilen und die Vermehrung der Lymphocyten im Stadium der steilen Kurven und das Verschwinden der Eosinophilen während des Fiebers.

Haut. Von den Hautveränderungen beim Typhus interessiert vor allem die Roseola, jene blaßroten, leicht erhabenen, linsengroßen, runden Fleckchen, die um den Beginn der zweiten Woche herum auf der Haut des Abdomens und des Rückens sowie der unteren Brustgegend in mäßiger Zahl auftreten. In manchen Fällen, und zwar nach meinen Beobachtungen gar nicht so selten, treten die Fleckchen in größerer Zahl auch auf der Haut der Oberschenkel, der Arme und am Halse, vereinzelt auch im Gesicht auf. Sie sind nach neueren Untersuchungen durch direkte Ablagerung von Typhusbazillen in den Lymphgefäßen der Haut entstanden.

Nachdem es Neufeld bereits gelungen war, Typhusbazillen aus dem Gewebssaft leicht angeritzter Roseolen zu züchten, konnte sie Eugen Fränkel im Schnitt nachweisen. Das gelang dadurch, daß er das exzidierte Hautstückchen zunächst im Brütschrank hielt und dadurch eine Anreicherung der spärlich darin enthaltenen Typhusbazillen erzielte. Hierbei fanden sich die Bazillen im Innern von baumzweigartig angeordneten Kanälchen, die als Hautlymphgefäße anzusprechen waren. In den Blutkapillaren fanden sie sich nicht.

Die durch die Anwesenheit der Bazillen verursachten anatomischen Veränderungen bestehen nach Eugen Fränkel in der Anschwellung einer oder mehrerer Papillen unter gleichzeitiger Vermehrung der fixen Gewebszellen und Bildung herdweise auftretender Nekrosen der Oberhaut in der Umgebung der Bazillen. Es handelte sich also nicht um eine einfache Hyperämie, wie man früher annahm, sondern um ganz charakteristische entzündliche Herdchen, wodurch sich auch die leicht erhabene Beschaffenheit der Roseola erklärt. Auch das weitere Schicksal der Roseolen wird durch die histologischen Ergebnisse verständlicher. Während viele Roseolen nach dem Abblassen keine Spur mehr hinterlassen, sieht man gar nicht selten hellbräunliche oder gelbliche Fleckchen für kurze Zeit zurückbleiben, oder aber es hält sich einige Tage eine geringfügige kleienförmige Schuppung an der Stelle der Roseola. Manchmal spitzen sich die Effloreszenzen sogar, anstatt einfach abzublassen, in der Mitte zu einem kleinen Bläschen zu, dessen Inhalt sich rasch trübt und eintrocknet, alles Veränderungen, die schon a priori auf das Vorhandensein anatomischer Veränderungen hindeuten und durch einfache Hyperämie nicht zu erklären gewesen wären. Seltener ist hämorrhagische Verfärbung der Roseolen und Pustelbildung. Im Eiter der Pusteln lassen sich Typhusbazillen nachweisen (O. Meyer). Für die Pathogenese der Roseola ist die Schottmüllersche Vorstellung von Interesse, der die Bevorzugung der Brust-, Bauch- und Rückenhaut in folgender Weise erklärt: Die Bazillen gelangen auf dem Lymphwege in die Haut und zwar durch retrograden Transport. Da nun hauptsächlich der Lymphapparat des Abdomens befallen ist, so müssen sich dort die meisten Roseolen finden. Das Roseolen-Exanthem auf Beinen und Armen müßte man dann so erklären, daß die Bazillen zunächst auf dem Blutwege in die entsprechenden Lymphgefäße, z. B. in der Achselhöhle oder in der Leistengegend, eingeschwemmt werden und von da auf dem Lymphwege retrograd in die Haut gelangen. Wahrscheinlicher ist m. E., daß die im Blut kreisenden Typhusbazillen durch Diapedese in die umgebenden Lymphspalten treten, sich dort vermehren und die Roseolen erzeugen.

Die Roseolen treten in verschiedenen Schüben auf, solange Typhusbazillen in Blut- und Lymphgefäßen vorhanden sind, also bis zur Entfieberung. Der früher zu diagnostischen Zwecken viel geübte Versuch, die Typhusbazillen aus den oberflächlich angeritzten roseolaverdächtigen Flecken zu züchten, tritt heute hinter der Blutkultur an Bedeutung zurück. Auch pflegen die Bazillen innerhalb der Roseolen schon nach kurzer Zeit zugrunde zu gehen.

Von anderen Ausschlägen kommen beim Typhus in seltenen Fällen skarlatiniforme und urtikarielle Exantheme vor. Wiederholt sind erbsengroße Blasen mit hämorrhagisch-serösem Inhalt auf der Bauchhaut Typhuskranker beobachtet worden. Wahrscheinlich gehören diese Beobachtungen zu den Fällen mit akuter hämorrhagischer Diathese, die wie bei anderen Infektionskrankheiten auch beim Typhus auftreten kann. Man findet dabei punktförmige bis markstückgroße Blutflecke am Rumpf und Extremitäten, auch flächenhafte Sugillationen. In schweren Fällen können gleichzeitig in Muskeln und Gelenken und auch in den inneren Organen Blutungen auftreten. Das aufgelockerte Zahnfleisch blutet stark, wobei das zersetzte Blut und die damit im

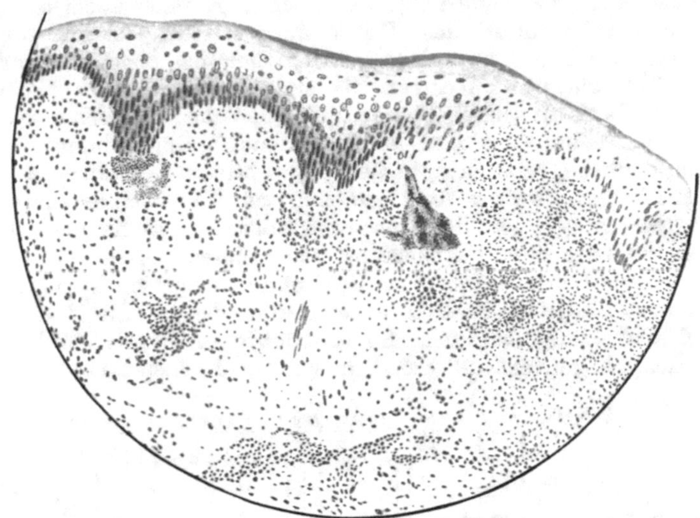

Abb. 23. Mikroskopischer Schnitt durch eine Typhus-Roseole. Der blaue dreieckige Herd besteht aus Typhusbazillen[1]).

Zusammenhang stehende Geschwürsbildung einen fötiden Geruch verbreiten. Aus Nase, Lungen, Darm, ja sogar aus Blase und Urethra können sich größere Blutmengen ergießen, so daß mitunter der Tod an Verblutung erfolgt; doch sind das sehr seltene Fälle. Häufiger sind kleinere follikuläre Blutungen in die Haut der Unterschenkel in der Rekonvaleszenz. Ein initiales hämorrhagisches Exanthem in Gestalt bläulich-roter Flecke von Hanfkorn- bis Linsengröße auf Brust, Schultern und Oberarmen sah Hans Curschmann.

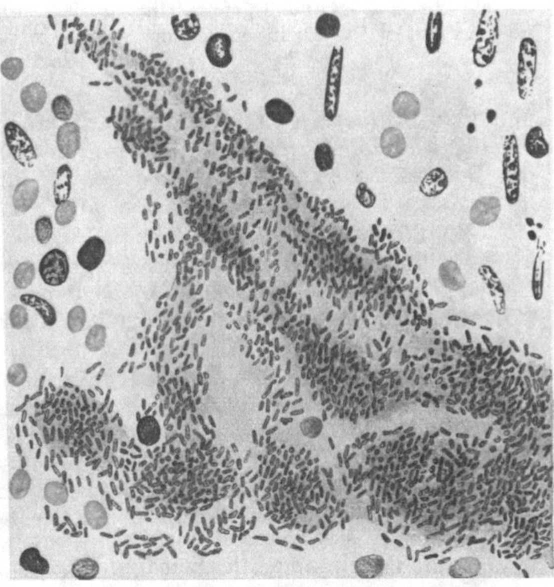

Abb. 24. Dieselbe Roseole wie oben Abb. 23 bei starker Vergrößerung, eingestellt auf den Bazillenherd.

Der Herpes labialis ist dem Typhus fremd, so daß das Auftreten von Herpesbläschen in zweifelhaften Fällen gegen die Diagnose Typhus spricht. Häufig ist im Stadium decrementi als Folge der starken Schweißausbrüche die Miliaria crystallina, feinste wasserhelle Bläschen.

Die in ihrer Widerstands-

[1]) Abb. 23 u. 24 verdanke ich Herrn Prof. E. Fraenkel, Hamburg-Eppendorf.

fähigkeit durch die langdauernde und schwere Infektion geschädigte Haut neigt besonders leicht zu Sekundärinfektionen, so daß Furunkel, Hautabszesse, Schweißdrüsenabszesse bei schweren Fällen nichts Seltenes sind. Eine noch häufigere Folge des langen Krankenlagers ist der Decubitus; an den besonders dem Druck ausgesetzten Stellen, am Kreuzbein und an den Hacken, kommt es, namentlich bei ungenügender Krankenpflege, leicht zu einer Nekrose, die sich zuerst in einer bläulichen Verfärbung der Haut an umschriebenen Stellen, dann in Geschwürsbildung und schließlich in schnell zur Tiefe fortschreitendem Gewebsbrand äußert. Von graubrauner Farbe, von nekrotischen Gewebsfetzen durchzogen, mit unterminierten Rändern, weit in die Umgebung reichend, können diese Decubitusgeschwüre bei mangelnder Pflege eine große Ausdehnung annehmen, den Knochen frei legen und zu großen Senkungsabszessen führen. Ausgedehnter Decubitus ist mitunter auch die Ursache einer septischen Allgemeininfektion. Aber auch ohne primäre Hautnekrosen kann durch Druck des Unterhautzellgewebes eine Gewebseinschmelzung eintreten. So beobachtete ich noch kürzlich bei einem Typhusrekonvaleszenten, der plötzlich wieder Temperaturen bis 38° bekam

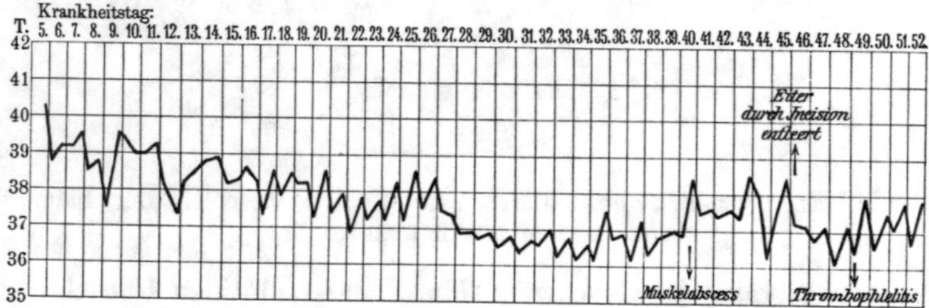

Abb. 25. Otto Lehmann, 33 Jahre. Typhus abdom. Während der Rekonvaleszenz erneute Fieberbewegungen infolge eines großen typhusbazillenhaltigen Muskelabszesses über der linken Darmbeinschaufel und später infolge von Thrombophlebitis des linken Beines. Geheilt.

und über Schmerzen in der Höhe der Darmbeinschaufel klagte, eine druckempfindliche, faustgroße, polsterartige Vorwölbung mit intakter Haut, die bei der Inzision ca. ¼ Liter Eiter entleerte. In seltenen Fällen ist Gangrän an den unteren Extremitäten, besonders an den Zehen beobachtet worden.

Im Stadium der Rekonvaleszenz pflegt die Haut der Typhuskranken kleienförmig abzuschuppen, das Haar pflegt in Massen auszufallen, wird aber fast stets wieder völlig ersetzt. Auch an den Nägeln finden sich Ernährungsstörungen; der während der Krankheit gebildete Teil ist rauh und hat einen matten Glanz und zeigt oft eine oder mehrere Querfurchen.

Muskeln. Die von Zenker gefundene körnige und wachsartige Degeneration willkürlicher Muskeln, die sich beim Typhus wie bei anderen Infektionskrankheiten findet, kann manchmal bei einzelnen Muskeln, z. B. im Rectus abdominis oder Ileopsoas solche Ausdehnung annehmen, daß sich hochgradige Schwächeerscheinungen einstellen. Ein von uns beobachteter Patient fiel beim ersten Versuch, in der Rekonvaleszenz aufzustehen, kraftlos hin und konnte sich aus der Rückenlage nur mit Mühe aufrichten. Dabei bestand große Druckempfindlichkeit in den Glutaei und in den Muskeln des Oberschenkels. Eine andere Folge der Degeneration sind intramuskuläre Blutungen, die zur Ursache von Eiterungen werden können. Eitererreger ist dabei der Typhusbazillus. Starke Schmerzhaftigkeit und akutes Ansteigen der Temperatur pflegt dieser Komplikation vorauszugehen.

Knochen. Das Knochensystem wird im Anschluß an Typhus gar nicht selten zum Sitz von periostitischen und osteomyelitischen Veränderungen, in deren Pathogenese wir durch die Arbeiten von Quincke und namentlich von E. Fränkel Einblick gewonnen haben. Vor allen Dingen ist festgestellt worden, daß der Typhusbazillus sich regelmäßig im Knochenmark festsetzt und dort spezifische Veränderungen verursacht.

Nachdem Quincke (1894) gezeigt hatte, daß im Knochenmark der Rippen von Typhusleichen fast regelmäßig Typhusbazillen gefunden werden, erhärtete E. Fränkel die Tatsache, daß in jedem einzelnen Typhusfall das Knochenmark herdartig in charakteristischer Weise erkrankt. Es finden sich dabei von der ersten Krankheitswoche an bis in die Rekonvaleszenz hinein stets multiple Krankheitsherde im Knochenmark der Wirbel und Rippen, die entweder der spontanen Rückbildung anheimfallen oder aus unbekannten Bedingungen progredient werden und sich dann auch klinisch bemerkbar machen.

Es handelt sich um multiple kleine, unter der Einwirkung der Bazillen entstehende Nekroseherdchen im Knochenmark, die einen besonderen Charakter durch die Anwesenheit eines zarten, feinen Fibrinnetzes bekommen, das bei der Weigertschen Fibrinfärbung deutlich wird. Durch die auch beim Nachweis der Bazillen im Roseolenschnitt verwendete Anreicherungsmethode lassen sich dabei auch Typhusbazillenherde im Mark nachweisen. Am Periost sind nach Ponfick oberflächliche Nekrosen zu finden.

Nur in einem kleinen Teile der Fälle machen diese anatomischen Veränderungen klinische Erscheinungen. Es kommt offenbar durch größere Ausdehnung der genannten Herdchen zu der von Quincke beschriebenen Spondylitis typhosa, die oft erst monatelang nach Überstehen des Typhus auftritt und sich durch Fieber, Schmerzen im Rücken und Paresen oder ausgesprochener Lähmung eines Beines äußert. Die Prognose ist dabei günstig, da meist unter Streckverband Heilung eintritt. Von den im Knochenmark nachgewiesenen Herden aus können Typhusbazillen auch zu periostitischen oder osteomyelitischen Eiterungen Anlaß geben, die an der Tibia zu spindelförmigen Auftreibungen des Knochens und lebhaften Schmerzen führt. Die Inzision entleert dann typhusbazillenhaltigen Eiter. Solche Eiterungen sind noch jahrelang nach überstandenem Typhus nachgewiesen worden, ein Beweis, wie lange sich die Erreger im Knochenmark halten können. Erheblich seltener sind seröse oder eitrige Gelenkerkrankungen im Laufe des Typhus.

Harn- und Geschlechtsorgane. Der Urin des Typhuskranken bietet die Zeichen der fieberhaften Erkrankung. Er ist hochgestellt, seine Farbe dunkel, seine Menge vermindert, das spezifische Gewicht erhöht. Die Ausscheidung von Harnstoff und Harnsäure ist vermehrt. Urobilin ist auf der Höhe des Fiebers reichlich vorhanden. Die Diazoreaktion ist meist von der ersten Woche an positiv, pflegt aber zur Zeit der steilen Kurven zu verschwinden. Ihre diagnostische Bedeutung ist sehr überschätzt worden. Man findet sie bei den verschiedensten anderen Infektionskrankheiten ebenfalls.

Nach der Entfieberung tritt meist eine starke Polyurie ein. Ein heller Urin wird dann in einer Menge von 3—5 Litern ausgeschieden. Auf der Höhe des Fiebers ist meist febrile Albuminurie vorhanden; auch findet man in der Regel hyaline Zylinder und Epithelzylinder. In seltenen Fällen, nach meinen Erfahrungen in 3,5 %, beobachtet man eine akute hämorrhagische Nephritis mit reichlichen Mengen von Eiweiß, Blut und granulierten Zylindern. Sie tritt gewöhnlich erst in der Zeit der Kontinua auf und pflegt mit dem Sinken des Fiebers abzuklingen. Von meinen Fällen starben 50%. Manchmal wird aus der akuten Nephritis später eine chronische. In denjenigen Fällen, wo die Zeichen der Nephritis zugleich mit Beginn des Fiebers einsetzen oder im Vordergrunde des Krankheitsbildes stehen, hat man früher von Nephrotyphus gesprochen. Da wir aber heute Beweise haben, daß auch in solchen Fällen die Blutinfektion in der Regel schwerer ins Gewicht fällt als die Nierenerkrankung, so empfiehlt es sich, diese Bezeichnung fallen zu lassen. Diese von vornherein mit Nephritis einsetzenden Fälle verlaufen gewöhnlich tödlich, zuweilen unter den Zeichen der Urämie. Sie können große diagnostische Schwierigkeiten machen, namentlich wenn der Puls frequent ist und urämische Erscheinungen, Erbrechen, Zuckungen, Koma das Krankheitsbild beherrschen, so daß es schwer wird, an Typhus zu denken. Nur die bakteriologische Untersuchung gestattet dann die Diagnose.

Ein namentlich epidemiologisch wichtiges Forschungsergebnis der neueren Zeit ist die Beobachtung, daß die Typhusbazillen außerordentlich häufig, in etwa 20—50 %, in den Urin übergehen. Dieses Ereignis kann klinisch ohne jede erkennbaren Zeichen eintreten. Der Urin ist oft dabei ganz klar, Beschwerden entstehen nicht, nur durch die bakteriologische Untersuchung einer reichlichen Harnmenge kann man die Bazillen nachweisen. In anderen Fällen nehmen sie so überhand, daß dadurch eine Trübung des Urins stattfindet. Manchmal begleitet die Bakteriurie eine febrile Albuminurie. Das Übertreten der Bazillen in den Harn kann schon vom Ende der ersten Woche an geschehen. Sie halten sich dort viele Wochen, ja sogar manchmal monate- und jahrelang. In manchen, aber keineswegs häufigen Fällen führt die Bakteriurie zu einer Cystitis oder Pyelitis mit ihren charakteristischen Erscheinungen.

Von Komplikationen der Geschlechtsorgane muß zunächst die Orchitis genannt werden, die mit Schwellung und Schmerzhaftigkeit in der Rekonvaleszenz einsetzen kann und sogar manchmal zur Vereiterung des Organes führt. An den weiblichen Organen finden sich manchmal am Introitus vaginae runde bis markstückgroße Geschwüre, die nach Schottmüller als typhöse Ulcera lymphogenen Ursprungs aufzufassen sind. Mit Beginn des Typhus pflegt sich die Menstruation frühzeitig einzustellen. Bei Schwangeren tritt nicht selten mit dem Beginn des Typhus ein Abort oder eine Frühgeburt ein. Das Menstrualblut enthält Typhusbazillen entsprechend dem Bazillengehalt des kreisenden Blutes. Dringen Bazillen vom Uterus aus in die Tuben, so kann es zur Salpingitis typhosa kommen; auch Vereiterung der Ovarien mit positivem Typhusbazillenbefund ist beobachtet worden.

Besondere Verlaufseigentümlichkeiten. Nachdem wir bisher gesehen haben, wie das Bild des regulären Typhus durch mancherlei Komplikationen verändert werden kann, ist noch einiger besonderer Verlaufseigentümlichkeiten zu gedenken, die teils in den verschiedenen Intensitätsgraden der Infektion, teils in der Disposition des Erkrankten ihren Grund haben.

Auch hier wie bei anderen Infektionskrankheiten gibt es rudimentäre Fälle, die früher mit den verschiedensten Namen, besonders als gastrisches Fieber bezeichnet wurden. Ihre Zugehörigkeit zum Typhus hat in bestimmter Weise Griesinger ausgesprochen, als er dafür den Namen Typhus levissimus gebrauchte. Man versteht darunter Erkrankungen, die mit mäßiger Diarrhöe, deutlich palpabler Milz, Roseolen und häufig einem leichten, oft remittierenden Fieber von 8—14tägiger Dauer einhergeht. Während man diese Diagnose früher nur durch epidemiologische Gründe, Zusammenhang mit sicheren Typhusfällen der Umgebung stützen konnte, ist jetzt natürlich nur die bakteriologische Diagnose, am besten durch den Nachweis der Typhusbazillen im Blute beweisend. Etwas anderes als der Typhus levissimus ist der Typhus abortivus. Diese von Liebermann aufgestellte Verlaufsform beginnt mit schweren Anfangserscheinungen und hohem Fieber, aber wider alles Erwarten klingen schon nach wenigen Tagen die schweren Krankheitssymptome ab und der Patient ist genesen. Zum Typhus levissimus gehören auch jene Fälle, die ihrer geringen subjektiven Beschwerden wegen sogar nicht bettlägerig werden, Typhus ambulatorius. Es kann dabei aber vorkommen, daß ein plötzlich einsetzendes Rezidiv die schwersten Krankheitserscheinungen bringt und den Kranken für längere Zeit aufs Lager wirft.

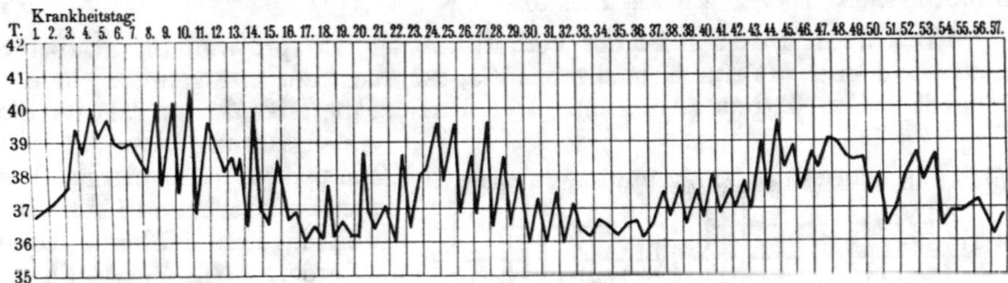

Abb. 26. Kindertyphus. Else Klein, 5 Jahre. Wiederholte Rezidive.

Einer besonderen Besprechung bedarf der Verlauf des Typhus bei Kindern und bei alten Leuten. Der Kindertyphus hat in vielen Fällen einen kürzeren und milderen Verlauf als bei Erwachsenen. Ich sah wiederholt schon nach acht Tagen die Kurve abklingen (vgl. z. B. folgende Kurve Krause, Abb. 27); andererseits neigt er aber in vielen Fällen sehr zu Rezidiven, wie das durch

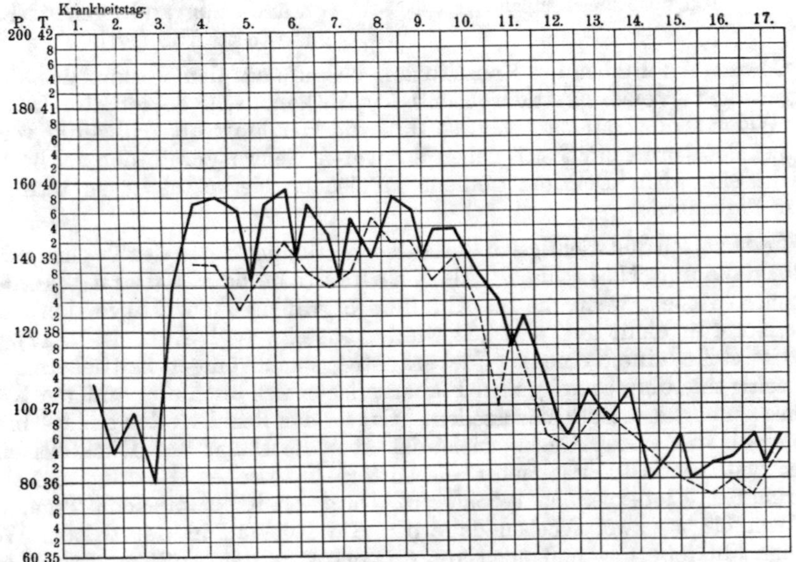

Abb. 27. Kindertyphus. Gertrud Krause, 5 Jahre.

beistehende Abb. 26 deutlich illustriert wird (Kurve Klein). Wichtig ist es zu wissen, daß die relative Pulsverlangsamung beim Kinde in der Regel fehlt (siehe Abb. 27). Frequenter Puls beim Kindertyphus ist also kein schlechtes Zeichen. Eine besondere Eigentümlichkeit besteht auch darin, daß nur geringe Neigung zur Geschwürsbildung vorhanden ist. Die Schwellung der Follikel und Peyerschen Plaques nimmt nur geringe Grade an, und Geschwüre sind nur wenig oder gar nicht vorhanden. Es handelt sich also in manchen Fällen um eine reine Typhussepsis. Damit hängt es zusammen, daß Blutungen und

Perforation im Kindesalter kaum vorkommen; andererseits aber stehen die Blutinfektion und die dadurch verursachten toxischen Gehirnsymptome, Schlafsucht, Benommenheit, Meningismus, Delirien sehr im Vordergrunde. Auch Säuglinge können an Typhus erkranken. Das hohe Fieber, die Roseolen und die Milzschwellung leiten auf die Diagnose.

Bei alten Leuten ist der Verlauf häufig sehr protrahiert. Dabei verläuft das Fieber oft nur in mäßiger Höhe, ist aber ganz unregelmäßig und von remittierendem Typus (Abb. 28). Der Puls zeigt dabei keine relative Pulsverlangsamung, sondern ist der Temperatur entsprechend frequent. Roseolen und Milzschwellung können fehlen. Besteht außerdem noch Verstopfung, so kann die Diagnose die größten Schwierigkeiten machen und nur durch die bakteriologische Diagnostik erbracht werden. Oft tritt Herzschwäche hinzu. Ich sah einen solchen Fall nach langem Krankenlager durch Lungenembolie nach Thrombose der Vena cruralis zugrunde gehen (Kurve Haack, Abb. 28).

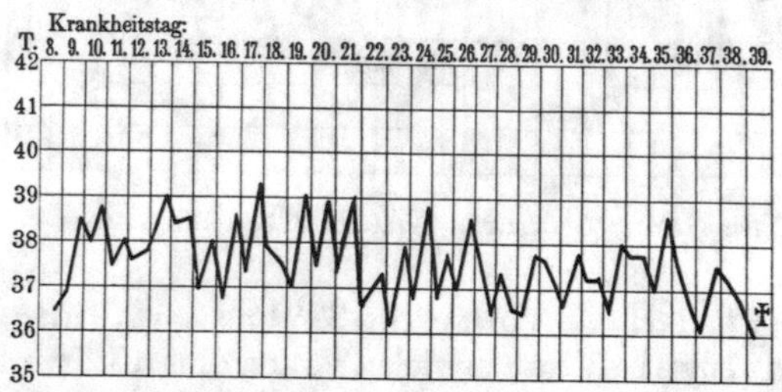

Abb. 28. Marie Haack, 56 Jahre. Typhus abdom. mit uncharakteristischer Kurve (Alterstyphus) kompliziert durch Thrombose der Vena femor. Tod an Lungenembolie.

Gewisse Anomalien der Konstitution beeinflussen den Verlauf des Typhus in ungünstiger Weise. Fettleibige und kyphoskoliotische setzen der Infektion wenig Widerstandskraft entgegen, so daß die Herzkraft oft frühzeitig versagt. Auch bei Potatoren stellt sich neben schweren Gehirnsymptomen leicht Herzschwäche ein. Ein Delirium tremens ist jedoch hierbei nicht so häufig wie bei der Pneumonie.

Rezidive. Zu den wichtigsten Verlaufseigentümlichkeiten des Typhus gehören die Rückfälle und Nachschübe. Als Nachschübe oder Rekrudeszenzen bezeichnen wir es, wenn die im Abfallen begriffene Fieberkurve, kurz bevor sie die Norm erreicht hat, plötzlich wieder ansteigt (vgl. Abb. 12 u. 17). Das Rezidiv stellt einen erneuten Fieberanstieg nach völliger Entfieberung dar. Gleichzeitig mit dem ansteigenden Fieber pflegen sich auch alle anderen Krankheitserscheinungen wieder einzustellen. Oft ist das Rezidiv oder der Nachschub schwerer als die erste Attacke; meist ist aber die Dauer des Rückfalls kürzer als der erste Anfall. Das fieberfreie Intervall zwischen Rezidiv und Abfall der primären Fieberperiode beträgt im Durchschnitt etwa acht Tage, kann aber auch bis zu zwei Wochen dauern. Ein Rückfall in der dritten Woche nach der Entfieberung und noch später gehört zu den größten Seltenheiten. Der Anstieg des Fiebers beim Rezidiv erfolgt meist etwas schneller als beim ersten Anfall (Kurve Schönborn). Die Roseolen schießen schon am zweiten oder dritten Tage auf, die Milzschwellung wird wieder stärker, und aufs neue drohen die verschiedensten Komplikationen. Wiederholt sah ich Leute im Rezidiv an Thrombose oder an Blutungen zugrunde gehen, die bei der primären Attacke sich gut gehalten hatten. Im allgemeinen aber ist zu sagen, daß die Rezidive in der Mehrzahl der Fälle gut überstanden werden und sogar häufig trotz hohen Fiebers auffällig wenig subjektive Beschwerden mit sich bringen. Nach Curschmann sind Blutungen und Peritonitis bei Rezidiven ungleich seltener als im primären Stadium. Sichere Anzeichen, die nach Abklingen des Typhus das Herannahen eines Rezidivs voraussehen lassen, sind kaum vorhanden. Manchmal kann das Fortbestehen eines palpablen Milztumors trotz Entfieberung und öfter wiederkehrende ephemere Fieberspitzen, wie z. B. in Kurve 26, auf die Wahrscheinlichkeit eines Rückfalls hinleiten. Meist erfolgt das Rezidiv aus scheinbar guter Rekonvaleszenz. Die Häufigkeit der Rezidive ist nach Zeit und Ort verschieden. Mitunter wiederholen sich die Rückfälle zweimal, dreimal und noch öfter, so daß schließlich der erschöpfte Kranke an irgend einer Komplikation zugrunde geht.

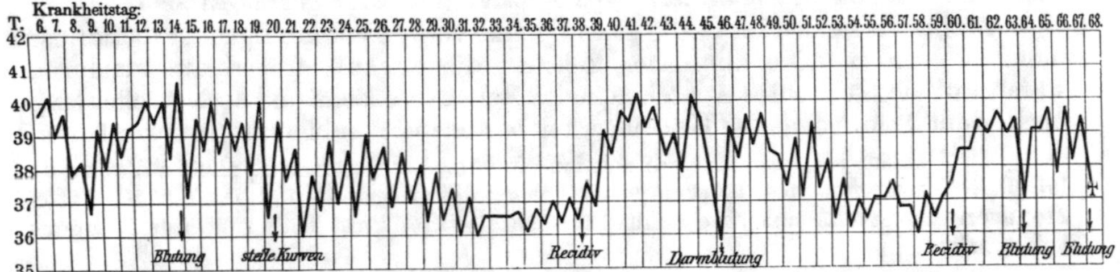

Abb. 29. Emil Kaufmann, 29 Jahre. Typhus abdom. mit 2 Rezidiven und 4maliger Blutung. Gestorben.

Anatomisch findet man bei Leichen, die an einem Rezidiv gestorben sind, nebeneinander einmal die Veränderungen, die der ersten Attacke entsprechen, und daneben die frischen Läsionen. Übergänge zwischen beiden sind nicht vorhanden.

Nicht zu den Rezidiven zu rechnen sind jene schon oben erwähnten, mitunter in der Rekonvaleszenz auftretenden eintägigen Fieberspitzen, wie sie Kurve 26 z. B. bietet.

Man findet auf der Höhe derselben, wie Schottmüller nachwies, Typhusbazillen im Blut, ist also wohl berechtigt, anzunehmen, daß die Einschwemmung der Bazillen in den Kreislauf von irgend einem Depot aus die Fieberzacke veranlaßt, um so mehr, als schon am nächsten Tage, wenn das Fieber wieder zur Norm gefallen ist, keine Typhusbazillen mehr im Blute nachweisbar sind.

Komplikationen mit anderen Infektionskrankheiten. Die verschiedensten Infektionskrankheiten, Diphtherie, Scharlach, Masern, Dysenterie, Anthrax usw. können sich mit dem Typhus kombinieren. Die Heilungschancen werden sehr herabgedrückt dadurch, daß mehrere Infektionserreger an der Schädigung des Körpers arbeiten. Eine der häufigsten Mischinfektionen ist die mit Eitererregern, die zu septischen Allgemeinerscheinungen führt. Das Fieber pflegt dabei entweder kontinuierlich oder stark remittierend, der Puls sehr frequent zu sein.

So hatte sich z. B. bei einem meiner Typhuskranken, der im Delirium aus dem Fenster gestürzt war, im Anschluß an eine komplizierte Fraktur der Tibia eine Staphylokokkensepsis mit einer im Brustbein lokalisierten Osteomyelitis entwickelt. Im Blute fanden sich Staphylokokken und Typhusbazillen.

Auch Streptokokkensepsis, z. B. nach Angina oder anderer Schleimhauterkrankungen, ist nicht selten. Pneumokokkensepsis kommt gelegentlich in Verbindung mit gleichzeitiger Pneumonie zustande. Auch eine Kombination mit Paratyphus ist mehrfach beobachtet worden. Man fand dann im Blute beide Bazillenarten nebeneinander, ohne daß jedoch das Krankheitsbild eine besondere Veränderung dadurch erfuhr.

Auch die Tuberkulose hat wichtige Beziehungen zum Typhus. Es geschieht gar nicht selten, daß tuberkulös Erkrankte sich mit Typhus infizieren. Die Prognose ist dabei schlecht, weil meist die Tuberkulose danach rapide Fortschritte macht und die Typhusinfektion einen schwer geschwächten Körper befällt. Differentialdiagnostisch sind solche Fälle wegen der naheliegenden Möglichkeit der Miliartuberkulose interessant, doch kann die Blutuntersuchung meist die Entscheidung bringen (vgl. auch unter Differentiadiagnose).

Die von Busse beschriebenen, Aufsehen erregenden Fälle, wo bei der Sektion von tuberkulösen Leichen Typhusbazillen im Blute gefunden wurden, ohne daß klinisch oder anatomisch typhöse Veränderungen zu finden waren, erklären sich wohl in einfacher Weise so, daß es sich um Typhusbazillenträger handelt, bei denen agonal Typhusbazillen ins Blut gedrungen sind.

Mehrmals sah ich im Laufe eines Typhus vorher latente Lungentuberkulose manifest werden. Die klinischen Zeichen, die darauf aufmerksam machten, waren auffällig schlechtes Aussehen in der Rekonvaleszenz und noch wochenlang nach dem Schwinden der Kontinua fortbestehende subfebrile Temperaturen.

Bei einem jungen Kollegen sah ich eine im Laufe eines Typhus auftretende lobuläre Pneumonie des Unterlappens tuberkulös werden, und in den nächsten Monaten entwickelte sich eine schnell fortschreitende, zum Tode führende Lungentuberkulose.

Diagnose. Die Diagnose Typhus wird in vielen Fällen schon aus klinischen Symptomen mit Wahrscheinlichkeit gestellt werden können. Sicherheit bringt allerdings in der Regel erst die bakteriologische Diagnostik.

Der allmähliche Beginn mit Kopfschmerzen, Mattigkeit und Temperatursteigerung ohne irgend welche nachweisbaren Lokalsymptome, die Höhe und der Verlauf des Fiebers, die relative Pulsverlangsamung und die Schwellung der Milz sind in den ersten Tagen die einzigen Erscheinungen, die an Typhus denken lassen. Kommen dann noch roseolaverdächtige Flecke hinzu, die auf Fingerdruck verschwinden und schubweise sich vermehren, so wird die Wahrscheinlichkeit, daß es sich um Typhus handelt, um so größer. Man darf aber nie vergessen, daß alle die genannten Symptome auch bei anderen Krankheiten vorkommen können, und daß man deshalb auf Grund einer einzigen klinischen Untersuchung noch nicht berechtigt ist, die Diagnose Typhus auszusprechen. Die Entscheidung bringt neben der weiteren Beobachtung vor allem die bakteriologische Blutuntersuchung, die nachher zu besprechen ist.

Klinische Momente, die zu der Erkennung des Typhus mithelfen können, sind ferner die fast nie fehlende leichte Bronchitis, ein mäßiger Meteorismus ohne irgend welche besondere Schmerzhaftigkeit des Abdomens und die charakteristischen psychischen Veränderungen, beginnend mit Apathie und Somnolenz bis zu den tieferen Bewußtseinsstörungen. Auch die positive Diazoreaktion spricht im Rahmen der anderen Symptome mit. Vor allem aber ist die Feststellung einer Leukopenie von großer praktischer Bedeutung. Das Vorhandensein von Erbsenbreistühlen, auf das früher großer Wert gelegt wurde, hat an Bedeutung etwas verloren, da wir wissen, daß viele Typhen mit Verstopfung einhergehen. In späteren Stadien können Darmblutungen die Diagnose unterstützen. Ein Herpes labialis kann mit Recht gegen die Annahme eines Typhus verwendet werden.

Bis die bakteriologische Diagnose die Entscheidung bringt, kommen differentialdiagnostisch vor allem in Betracht: der Paratyphus, die akute Miliartuberkulose, die zentrale Pneumonie und die Sepsis.

Die Unterscheidung von der typhösen Form der bakteriellen Nahrungsmittelvergiftungen (Paratyphus) hat in neuerer Zeit eine größere Bedeutung erlangt, denn es ist praktisch mit Rücksicht auf die Prognose den Angehörigen des Kranken gegenüber von größter Bedeutung bei einem typhösen Krankheitsbilde mit Hilfe der bakteriologischen Blutuntersuchung schon nach 20 Stunden mit Sicherheit sagen zu können, ob hier ein Typhus abdominalis oder eine prognostisch viel günstiger liegende Infektion mit Paratyphusbazillen vorliegt. Klinisch wird der akute Beginn mit Leibschmerzen und oft auch mit Durchfall, ein etwa vorhandener Herpes für Paratyphus sprechen; Fieber, Roseolen und Milztumor sind beiden Krankheiten gemeinsam. Ein masernähnliches Exanthem spricht mehr für Paratyphus.

Die Unterscheidung von Miliartuberkulose kann beim ersten Anblick Schwierigkeiten machen, da auch bei dieser Krankheit Roseolen beobachtet werden und Bronchitis, Milzschwellung und Gehirnerscheinungen, ja, sogar Leukopenie beiden Krankheiten zukommen. Die Entscheidung kann aber meist schnell erbracht werden durch die direkte Untersuchung einer Blutprobe auf Tuberkelbazillen.

10 ccm Blut in 3%iger Essigsäure aufgefangen und mit 15% Antiforminlösung versetzt, gestatten beim Vorhandensein von Miliartuberkulose oft schon nach kurzer Zeit den Nachweis von Tuberkelbazillen. (Genauere Technik Seite 222.)

Handelt es sich um Typhus, so bringt die gleichzeitige Aussaat des Blutes auf Galle nach ca. 20 Stunden die Diagnose durch den Nachweis von Typhusbazillen. Im übrigen sprechen Zyanose und Kurzatmigkeit, frequenter Puls, unregelmäßiges Fieber und Vorhandensein von tuberkulösen Spitzenaffektionen für Miliartuberkulose; vor allem aber ist pathognomisch der Nachweis von Choreoidealtuberkeln. Eventuell kann man auch mittelst der Röntgenplatte die Tuberkelknötchen in der Lunge nachweisen. Die seltene, aber doch zuweilen vorkommende Komplikation von Typhus und Miliartuberkulose kann nur durch die bakteriologische Diagnostik erkannt werden (wenn z. B. im Augenhintergrund Choreoidealtuberkeln vorhanden sind und aus dem Blute Typhusbazillen wachsen).

Die zentrale Pneumonie teilt im Beginn mit dem Typhus den negativen Organbefund und das hohe Fieber. Der meist akute Beginn mit Schüttelfrost, die Leukocytose und ein eventuell vorhandener Herpes labialis sprechen für Pneumonie. Im Krankenhause kann eventuell eine Röntgenuntersuchung den zentral gelegenen Herd nachweisen. Gesichert wird die Diagnose durch den nach einigen Tagen auftretenden rostbraunen Auswurf oder das Erscheinen pneumonischer Lungensymptome.

Die septischen Erkrankungen: Staphylokokken-, Streptokokken-, Pneumokokken-, Gonokokken-Sepsis können ein dem Typhus recht ähnliches Krankheitsbild darbieten, da auch hier hohes kontinuierliches Fieber, Milzschwellung, Störungen des Sensoriums, eventuell auch roseolaähnliche Ausschläge vorkommen. Für Sepsis würde vor allen Dingen die Feststellung einer Eintrittspforte der Eitererreger ins Gewicht fallen, z. B. Furunkel, Abszesse der Haut, puerperale Entzündungen, Angina usw. Beim Fehlen einer Eintrittspforte, deren Spuren oft schon verwischt sind, wenn der Patient zur Untersuchung kommt, würde der hohe Puls, die Leukocytose, der unregelmäßige Fiebertypus, eventuell verbunden mit Schüttelfrösten, gewisse Metastasen, Endocarditis, Gelenkeiterungen, septische Hautaffektionen die Annahme einer septischen Erkrankung stützen. Entscheidend ist schließlich die bakteriologische Blutuntersuchung, die aerob und anaerob vorgenommen werden muß und fast stets zum Ziele führt.

Schwere Gehirnerscheinungen beim Typhus erwecken nicht selten den Verdacht einer Meningitis. Der Diagnostiker ist dann vor die nicht ganz leichte Aufgabe gestellt, zu entscheiden, ob es sich um eine Meningitis oder einen mit Meningismus komplizierten Typhus handelt oder um eine der verschiedenen anderen infektiösen Meningitiden. Für das Vorliegen einer sporadischen Form der epidemischen Genickstarre würde besonders das Vorhandensein eines ausgebreiteten Herpes in die Wagschale fallen, ferner Leukocytose und ein plötzlicher Beginn mit Schüttelfrost, eventuell auch Strabismus convergens oder Pupillenanomalien. Die vier letztgenannten Symptome finden sich aber auch bei einer sekundären, durch Eitererreger verursachten Meningitis, an die namentlich das Bestehen einer Otitis media oder einer Warzenfortsatzvereiterung, eventuell auch eitrige Nebenhöhlenentzündung erinnern würde.

Die tuberkulöse Meningitis, die vielleicht noch eher als die genannte Form mit Typhus verwechselt werden kann, weil sie mit ihm den schleichenden Beginn teilt, kann durch den Nachweis von Choreoidealtuberkeln erkannt werden. Die Entscheidung wird in den meisten Fällen die Lumbalpuktion bringen, die stets vorzunehmen ist, wenn meningitische Erscheinungen, Nackenstarre, Kernig, Hauthyperästhesie dazu auffordern. In den meisten Fällen wird sich nur ein erhöhter Druck der Spinalflüssigkeit nachweisen lassen. Das Punktat ist klar, zeigt keine Zellvermehrung und gibt keine positive auf entzündliche Vorgänge deutende Globulinreaktion (Nonne) oder Goldreaktion (Lange). Diese Feststellungen würden das Fehlen einer eigentlichen Meningitis beweisen und zeigen, daß nur meningitische Reizerscheinungen vorliegen, die ich als Meningismus bezeichne. Stark getrübte oder eitrige Spinalflüssigkeit besagt das Vorliegen einer eitrigen Meningitis, deren ätiologische Differenzierung noch weiter durch die bakteriologische Untersuchung vorgenommen werden muß, denn auch echte, allein durch den Typhusbazillus verursachte eitrige Meningitis kommt vor (vgl. im übrigen die Differentialdiagnose der Meningitis auf S. 592). Bei klarer Spinalflüssigkeit spricht Zellvermehrung und das Überwiegen von Lymphocyten bei erhöhtem Druck für tuberkulöse Meningitis, eventuell können auch Tuberkelbazillen nachgewiesen werden.

Andere Infektionskrankheiten kommen seltener differentialdiagnostisch in Frage. Masern und Pocken können nur im Prodromalstadium Anlaß zu Verwechslungen geben, doch spricht schon der plötzliche Beginn meist gegen Typhus. Bei Masern führen die Koplikschen Flecke auf den richtigen Weg. Die Typhusroseolen können bei reichlicher Aussaat und Befallensein des Stammes und der Extremitäten an ein entstehendes Masernexanthem erinnern, doch beginnt das letztere stets im Gesicht und verbreitet sich von da aus über den Stamm.

Der Flecktyphus ist durch das frühe Auftreten eines reichlichen petechialen Exanthems, die hohe Pulsfrequenz, den plötzlichen Temperaturanstieg, Schnupfen und Conjunctivitis vom Typhus abdominalis unterschieden, doch kann der petechiale Charakter der Roseolen fehlen, während andererseits auch beim Typhus in seltenen Fällen hämorrhagische Roseolen vorkommen. Das Bestehen einer Flecktyphusepidemie oder Beziehungen des Erkrankten zu einem Flecktyphuspatienten wird bei der Diagnose mitzusprechen haben. Entscheidend ist die bakteriologische Blutuntersuchung.

Typhus recurrens, der sich schon durch seinen plötzlichen Beginn mit Schüttelfrost, die hohe Pulsfrequenz und das charakteristische Fieber vom Typhus abdominalis unterscheidet, wird durch den Nachweis der Spirillen im Blute leicht erkannt. Auch Syphilisfälle sind mir ebenso wie Schottmüller begegnet, die im sekundären Stadium mit hohem Fieber und Roseolen im Krankenhaus zur Aufnahme kamen und einen Typhus vortäuschten. Die positive Wassermannsche Reaktion und der negative Ausfall der bakteriologischen Typhusdiagnose sichern die richtige Erkennung.

Von Zoonosen kommen nur der innere Milzbrand, der Rotz und die Trichinose differentialdiagnostisch in Betracht, weil sie Fieber, Milzschwellung und zerebrale Erscheinungen mit dem Typhus teilen. Beim Milzbrand stehen Erbrechen und blutige Diarrhöen im Vordergrunde und, wenn die Lunge beteiligt ist, Atemnot und Zyanose. Die Blutuntersuchung läßt Milzbrandbazillen nachweisen. Beim Rotz ist das charakteristische Pustelexanthem differentialdiagnostisch zu verwerten (vgl. Abb. S. 920).

Die Trichinose, die mit hohem Fieber, Durchfällen, Erbrechen, Abgeschlagenheit und Schmerzhaftigkeit der Muskeln einhergeht, kann vom Typhus leicht durch die Feststellung einer starken Vermehrung der eosinophilen Leukocyten unterschieden werden. Gerade die Eosinophilen sind es, die beim Typhus zu schwinden pflegen.

Die Malaria, deren tropische Form mit hohem, wenn auch unregelmäßig remittierendem Fieber, starkem Milztumor und schweren Störungen des Sensoriums verläuft und dadurch zu Verwechslungen mit Typhus Anlaß geben kann, wird durch die mikroskopische und kulturelle Blutuntersuchung erkannt oder ausgeschlossen.

Auch Influenza sowohl in ihrer epidemischen als auch in ihrer sporadischen Form kann zu Täuschungen Anlaß geben, doch spricht meist schon das Vorwiegen der katarrhalischen Symptome, der hohe Puls gegen Typhus. Ausschlag gibt die bakteriologische Blutuntersuchung. Dasselbe gilt für die verschiedenen Erkältungskrankheiten, die fälschlich unter dem Namen Grippe oder Influenza gehen.

Bakteriologische Typhusdiagnose. Hand in Hand mit der klinischen Untersuchung muß in jedem typhusverdächtigen Falle die bakteriologische Diagnostik gehen, die in der Regel die Diagnose erst erhärtet und in manchem unklaren und atypischen Fall überhaupt erst die Erkennung des Leidens als Typhus ermöglicht. Die bakteriologische Typhusdiagnose stützt sich entweder direkt auf den Nachweis des Erregers oder aber indirekt auf den Nachweis von Immunstoffen im Serum, namentlich den Ausfall der Agglutinationsreaktion.

Nachweis des Erregers. Man kann den Typhusbazillus zu diagnostischen Zwecken aus dem Blut, den Fäces, dem Urin und den Roseolen züchten. Am zweckmäßigsten, weil am sichersten zum Ziele führend, ist die bakteriologische Blutuntersuchung.

Der Nachweis der Typhusbazillen im Blut gestaltet sich praktisch in folgender Weise: Man benutzt am besten das von Conradi angegebene Anreicherungsverfahren mit steriler Rindergalle, der die Eigenschaft zukommt, die bakteriziden Kräfte des Blutes zu verdünnen und das Wachstum der Typhusbazillen zu fördern.

Zunächst wird durch Anlegen einer Gummibinde am Oberarm eine Stauung der Vene in der Ellenbeuge hervorgerufen und dann mittelst einer Luerschen Glasspritze 2—3 ccm Blut durch Venenpunktion gewonnen. Das Blut kommt sofort in ein Reagenzglas, das 5 ccm durch Kochen sterile Rindergalle enthält. Nach 8—10 Stunden Aufenthalt im Brütschrank bei 37° haben sich etwa darin enthaltene Typhusbazillen stark vermehrt, und wenn man nun einige Ösen auf einer Conradi-Drigalski-Platte oder einer Endo-Agarplatte ausstreicht, so wachsen nach 12 Stunden Bebrütung meist zahlreiche verdächtige Kolonien. Handelt es sich um bewegliche Stäbchen, so ist die Diagnose Typhus so gut wie sicher. Es bleibt dann nur noch übrig, durch die orientierende Agglutinationsprobe sie als Typhusbazillen zu identifizieren.

Ist eine Venenpunktion aus äußeren Gründen nicht möglich, so genügen sogar einige Tropfen aus dem Ohrläppchen entnommenen Blutes, die man in einem Galleröhrchen auffängt. Selbst der geringe Blutkuchen, der beim Absetzen der zur Widalschen Reaktion erforderlichen Serummenge übrig bleibt, genügt zur Aussaat auf Galle und ermöglicht oft noch ein positives Resultat. Hat man keine Gelegenheit, sich selbst Galle zu verschaffen, so kann man die im Handel gebräuchlichen fertigen Galleröhrchen benutzen (zu haben bei F. & M. Lautenschläger in Berlin und bei Merck in Darmstadt).

Will man über die Zahl der im Blute kreisenden Bazillen Aufschluß erhalten, was im Hinblick auf die Prognose nicht ohne Wichtigkeit ist, so benutzt man besser feste Nährböden, entweder gewöhnlichen Agar oder einen Agar, der 1% Natrium glycocolicum (Merck) enthält. Man entnimmt dann durch Venenpunktion 20 ccm Blut, vermischt davon 2—3 ccm mit etwa 5—7 ccm flüssig gemachten und auf 40° abgekühlten Agars und gießt die Mischung auf Petrischalen aus. Bei Verwendung von gewöhnlichem Agar wachsen die Typhusbazillen in der Tiefe in grünschwärzlichen Kolonien, da der von den Bazillen abgegebene Schwefelwasserstoff sich mit dem Eisen des Blutes zu Schwefeleisen verbindet (vgl. Abb. 30). Bei der Differentialdiagnose zwischen Sepsis und Typhus ist dieser gewöhnliche Agar am empfehlenswertesten, weil etwa vorhandene Eitererreger auf dem Blutagar in ganz charakteristischen Kolonien wachsen, die schon makroskopisch sofort von den eben beschriebenen Typhuskolonien zu unterscheiden sind; doch empfiehlt es sich, gleichzeitig etwas Blut auf Galle auszusäen, weil zweifellos auf Gallennährböden eine schnellere Entwicklung etwaiger Typhusbazillen zustande kommt.

Abb. 30. Typhusbazillenkolonien auf der Blutagarmischplatte (Originalgröße).

Die Züchtung der Typhusbazillen aus dem Blute ist eine außerordentliche Bereicherung unserer diagnostischen Fähigkeiten beim Typhus geworden. Sie fällt in über 90% der Fälle positiv aus, und zwar vom ersten Fiebertage an bis wenige Tage vor der Entfieberung. Die Methode ist zuverlässiger als alle anderen diagnostisch in Betracht kommenden Symptome. Die Agglutinationsreaktion wird bekanntlich erst vom Anfange der zweiten Woche an positiv und fehlt in manchen Fällen, und die Fäcesuntersuchung erlaubt erst vom Ende der zweiten Woche an einigermaßen sichere Resultate. Die Roseolen, die Hypoleukocytose, die relative Pulsverlangsamung können fehlen, das Fieber kann atypisch sein. Konstanter als alle diese Symptome ist der Befund der Typhusbazillen im Blut. Dadurch werden manche Krankheitsbilder als Typhus aufgedeckt, bei denen der Kliniker gar nicht an die Möglichkeit einer typhösen Erkrankung gedacht hatte, und unsere Kenntnis über das Wesen der Krankheit hat eine große Bereicherung erfahren.

Die Züchtung der Typhusbazillen aus den Roseolen, die nicht geringes wissenschaftliches Interesse erregte, als sie zum ersten Male gelang, ist jetzt eigentlich nur noch ein bakteriologischer Sport und hat praktisch keine Bedeutung, da die Untersuchung des Blutes viel einfacher und sicherer ist.

Der Nachweis der Typhusbazillen in den Fäces kann in mehrfacher Hinsicht praktisch von Bedeutung werden:

1. um die Diagnose Typhus zu sichern,
2. um nach Ablauf des Typhus den Bazillengehalt der Fäces zu kontrollieren;
3. um in einem Ort, wo Typhus endemisch ist, Dauerausscheider ausfindig zu machen.

In diagnostischer Hinsicht ist von der Untersuchung des Stuhls auf Typhusbazillen erst von der zweiten oder dritten Woche an ein einigermaßen verwertbares Resultat zu erwarten, da die Bazillen erst von dieser Zeit an aus der Galle oder zum kleineren Teil aus den geschwürig veränderten Darmpartien in die Fäces übergehen. Nach Gäthgens und Brückner hat man während der ersten und zweiten Krankheitswoche nur in 50 %, in der dritten Woche in etwas mehr als 75 % der Fälle ein positives Resultat. Deshalb beweist das negative Resultat in der ersten Woche der Erkrankung gar nichts gegen Typhus. Aber auch in späteren Stadien empfiehlt es sich, nur positive Ergebnisse bei der Diagnose zu verwerten. Wie wichtig es ist, nach der Genesung des Kranken den Stuhl noch weiterhin bakteriologisch zu kontrollieren, um festzustellen, wann der Kranke frei von Bazillen ist und welche Bedeutung die Feststellung gesunder Dauerausscheider hat, gehört in das Kapitel der Prophylaxe.

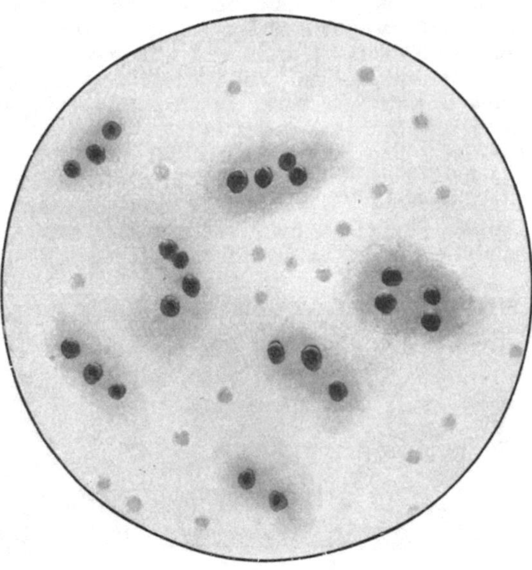

Abb. 31. Typhusbazillenkolonien auf Endoschem Fuchsin-Agar.

Bei der Züchtung aus dem Stuhl kommt es vor allem darauf an, die Typhusbazillen von den ihnen in vieler Hinsicht gleichenden Colibazillen, den gewöhnlichen Darmbewohnern, zu unterscheiden. Zu diesem Zwecke macht man sich die starke Säurebildung des Colibazillus zunutze, die ihn von sämtlichen Bazillen, und besonders vom Typhusbazillus, unterscheidet. Auf dem Conradi-Drigalskischen Nährboden, einem Lakmus-Milchzuckeragar mit einem Zusatz von Kristallviolett, färben die Colikolonien vermöge ihrer Säurebildung den Nährboden rot, während die Typhuskolonien ihn ungefärbt lassen und infolgedessen blau erscheinen. Auf dem Endoschen Nährboden, bei dem als Indikator der Säure reduziertes Fuchsin dient, bewirkt die Säurebildung der Colibazillen eine Rotfärbung der Colikolonien, während die Typhuskolonien weiß bleiben (vgl. Abb. 31). Man bringt also eine Öse der verdächtigen Fäces oder ein kleines Quantum einer Aufschwemmung derselben in steriler Kochsalzlösung auf einen der genannten Nährböden und verreibt sie dort mittelst eines sterilen Glasstabes. Die nach 24 Stunden gewach-

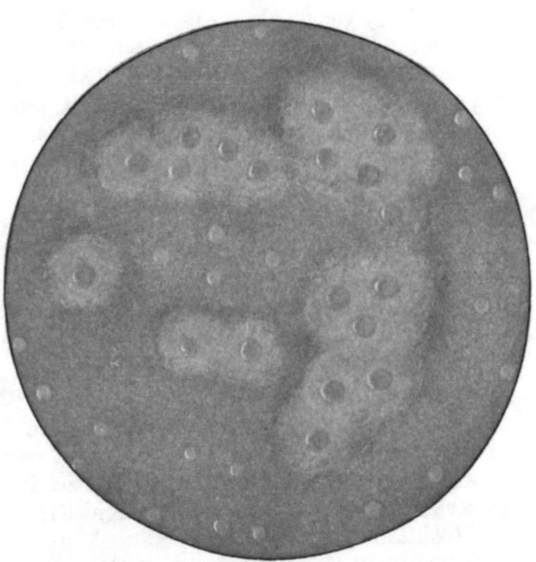

Abb. 32. Typhusbazillenkolonien und Colikolonien auf der Conradi-Drigalski-Platte.
Die blauen Kolonien = Typhus.
Die roten Kolonien = Coli.

senen verdächtigen Kolonien — also blaue Kolonien auf der Conradi-Drigalski-Platte und weiße Kolonien auf der Endo-Platte — müssen nun noch identifiziert werden. Das geschieht einmal durch Prüfung im hängenden Tropfen. Sind es lebhaft bewegliche Stäbchen, so spricht das schon mit größter Wahrscheinlichkeit für Typhus. Der Beweis wird geschlossen durch die orientierende Agglutinationsprobe mit Hilfe eines hochwertigen Immunserums. Man bringt auf einen Objektträger einen Tropfen hochwertigen Typhusserums, dessen Agglutinationskraft bekannt ist, und verreibt darin eine kleine Menge der verdächtigen Kolonie. Sind es Typhusbazillen, so läßt sich schon mit bloßem Auge oder mit der Lupe nach wenigen Minuten deutlich erkennen, daß eine Krümelbildung auftritt, während die Verreibung einer gleichen Probe in einem daneben gesetzten Tropfen physiologischer Kochsalzlösung nur eine homogene Trübung, aber keine Agglutination zustande bringt.

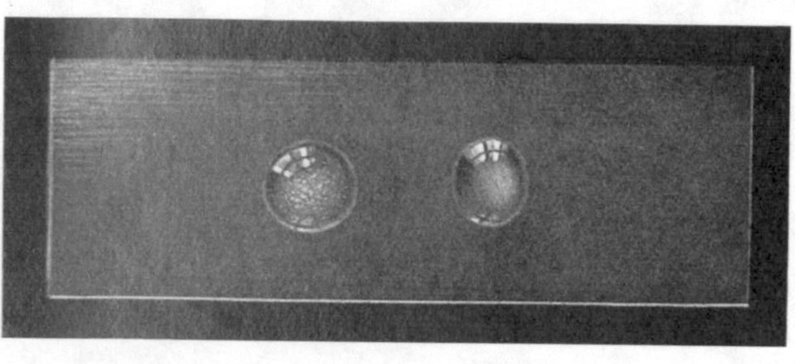

a b

Abb. 33. Orientierende Agglutinationsprobe.

bei a) Verreibung von Typhusbazillen in einem Tropfen hochwertigen Typhus-Serums = deutliche Krümelbildung (positive Agglutination);

bei b) Kontrolle. Verreibung von Typhusbazillen in physiol. Kochsalzlösung = homogene Trübung, keine Agglutination.

Wo nur spärliche Typhusbazillen erwartet werden, empfiehlt es sich, gleichzeitig mit der Aussaat auf die Endo- oder Drigalski-Platte eine Anreicherung auf der Lentz-Tietzschen Malachitgrün-Platte vorzunehmen, auf der die Colibazillen im Wachstum zurückgehalten werden, während die Typhusbazillen gut gedeihen. Ist dann auf den anderen Nährböden nichts Verdächtiges gewachsen, so schwemmt man die Malachitgrün-Platte mit 5 ccm steriler Kochsalzlösung ab und sät von dieser Spülflüssigkeit auf einer neuen Endo- oder Drigalski-Platte aus.

Der Nachweis der Typhusbazillen im Harn kann auf gleiche Weise wie in den Fäces erbracht werden; namentlich in der Entfieberung, wo viele Rekonvaleszenten noch Typhusbazillen mit dem Urin ausscheiden, kann der Nachweis derselben im Urin die Diagnose eines abgelaufenen Typhus ermöglichen. Auch für die Züchtung aus Eitersputum u. dgl. können dieselben Methoden gebraucht werden.

Die Serodiagnose des Typhus. Das Verfahren, auf indirektem Wege durch den Nachweis von Immunkörpern im Serum der Kranken die Diagnose zu sichern, bedient sich vor allem der Prüfung der Agglutinationsreaktion, die den Nachweis agglutinierender Stoffe in dem Serum eines Kranken oder Rekonvaleszenten gestattet. Die Agglutinationsprobe, die Gruber-Widalsche Reaktion, gestaltet sich praktisch in folgender Weise:

Man stellt sich zunächst in Reagenzgläschen mittelst physiologischer Kochsalzlösung fallende Verdünnungen des Krankenserums her, also 1 : 25, 1 : 50, 1 : 100, 1 : 200 usw., so daß in jedem Röhrchen 0,5 ccm Flüssigkeit enthalten sind, und fügt nun von einer 24stündigen Typhusbazillenaufschwemmung je ½ ccm hinzu. Als Kontrolle dient ½ ccm der Typhusbazillenaufschwemmung, zu der ½ ccm physiologischer Kochsalzlösung hinzugefügt wurde. Als Bazillenaufschwemmung verwendet man entweder 24stündige Bouillonkulturen oder gleichmäßige Aufschwemmungen einer 24stündigen Agarkultur in physiologischer Kochsalzlösung. Statt der lebenden Bazillen empfiehlt es sich, mit 1 % Formalin versetzte Aufschwemmungen zu verwenden, die den Vorzug haben, sich monatelang zu halten und nicht infektiös zu sein. Nach der Mischung der Serumverdünnung und der Kultur bringt man die Reagenzgläschen in den Brütschrank bei 37° und liest nach zwei Stunden das Resultat ab. Ist die Agglutination positiv, so sieht man in den betroffenen Röhrchen statt der gleichmäßigen Suspension feinste Flöckchen oder Körnchen. Man sieht dieses Phänomen am besten, wenn man das Röhrchen gegen einen dunklen Hintergrund hält.

Für den praktischen Arzt kann ich das Fickersche Diagnostikum empfehlen, das aus solchen formolisierten Typhuskulturen besteht. Man stellt sich dabei Serumverdünnungen von 1 : 10, 1 : 50, 1 : 100 her, versetzt sie mit der entsprechenden Kulturmenge und liest nach 6—8stündigem Stehen das Ergebnis ab. In den positiven Röhrchen zeigt sich Flockenbildung und deutlicher Bodensatz. Von großer Wichtigkeit ist dabei aber die Betrachtung der Kontrolle. Ein Kontrollröhrchen mit der Bazillenaufschwemmung ohne Serumzusatz muß eine völlig homogene Suspension darstellen und darf keinerlei Ausflockung zeigen (vgl. Abb. 35). Bei manchen Stämmen von Typhusbazillen und von anderen Bakterien kommt nämlich eine spontane Agglutination oder Pseudoagglutination vor. Die Bazillen ballen sich dann schon ohne Serumzusatz zu Häufchen zusammen. Solche Stämme sind natürlich unbrauchbar zur Herstellung der Agglutinations-Reaktion.

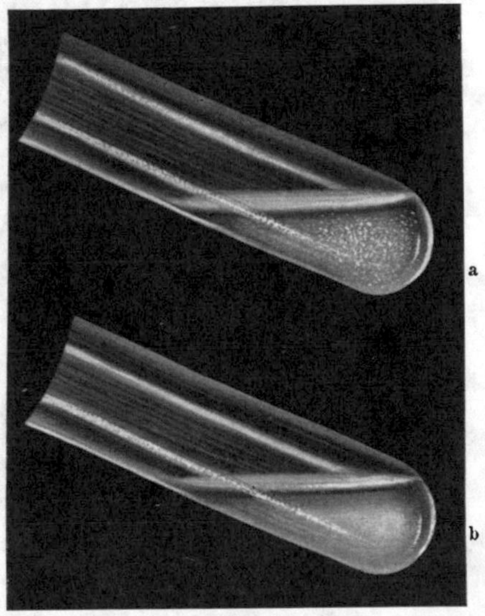

Abb. 34. Agglutinationsprobe im Reagensglas.
a) deutliche Flöckchenbildung, positive Agglutination;
b) homogene Aufschwemmung, keine Agglutination.

Man vergesse beim Typhusdiagnostikum niemals, daß zwar die verwendete Kultur abgetötet ist, daß aber das zu prüfende Serum Typhusbazillen enthalten kann. Ich sah einen Assistenten, der dies nicht beachtete, und das Serum mit der Pipette versehentlich in den Mund sog, an schwerem Typhus erkranken.

Als positiv ist eine Widalsche Reaktion nur dann anzusprechen, wenn mindestens in einer Serumverdünnung von 1:50 Agglutination beobachtet wird; oft aber sieht man Werte von 1:100 bis 1:300 und höher. Beim Typhus abdominalis gewinnt das Serum des Kranken in der Regel erst im Anfange der zweiten Woche die Fähigkeit, Typhusbazillen zu agglutinieren, nur selten schon am dritten oder vierten Krankheitstage.

Nach den Untersuchungen Gaehtgens an einem Material von 829 Typhusfällen war die Agglutination während der ersten Krankheitswoche in 75 % positiv, während der zweiten in 90% und während der dritten Woche in über 95% der Fälle.

In den ersten Tagen hat also ein negativer Ausfall der Probe keine Bedeutung. Die Agglutinine halten sich nach überstandener Krankheit noch mehrere Wochen im Serum und verschwinden erst allmählich. Während der neunten und zehnten Woche ist sie nur noch in $^2/_3$ der Fälle positiv. In manchen Fällen hält sie sich jedoch monate- und jahrelang. Auch gesunde Bazillenträger haben häufig agglutinierendes Serum. Die positive Widalsche Reaktion bedeutet also nicht einfach das Vorhandensein von Typhus abdominalis, sondern besagt nur, daß der betreffende Organismus einen Kampf mit den Typhusbazillen durchgemacht hat.

Nun kommen aber noch weitere Momente hinzu, die uns davon abhalten müssen, aus einer positiven Agglutinationsreaktion voreilige Schlüsse zu ziehen. Der positive Ausfall der Widalschen Reaktion kann der Ausdruck einer sog. Gruppenreaktion sein. Haben wir z. B. ein Patientenserum, das die Typhusbazillen in einer Verdünnung von 1 : 50 agglutiniert, so kann sich dieser Agglutinationswert im gegebenen Falle auch so erklären, daß ein dem Typhuskeim sehr nahestehender Bazillus, der Paratyphusbazillus, als Krankheitserreger in Betracht kommt, so daß das Serum die Paratyphusbazillen z. B. in einer Verdünnung von

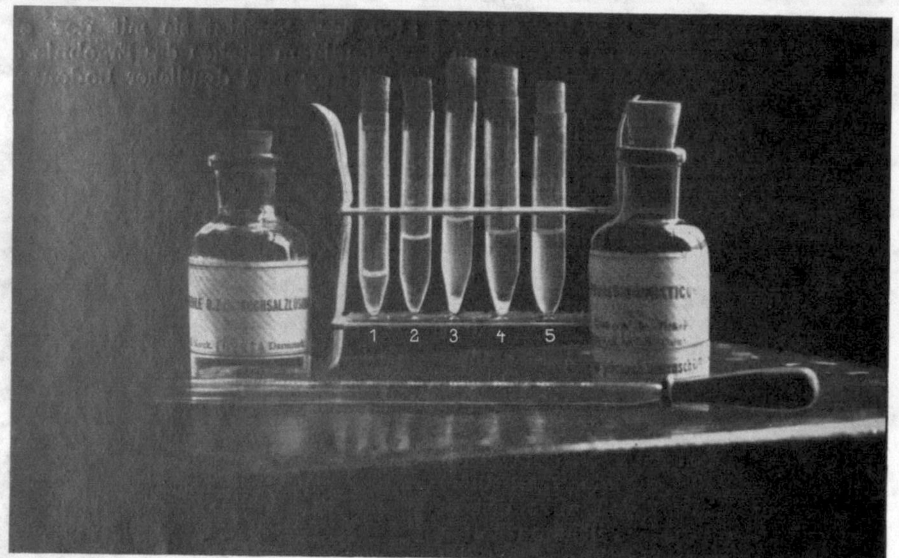

Abb. 35. Positive Widalsche Reaktion mit Fickers Diagnostikum (abgetöteten Typhusbazillen).

Kulturaufschwemmung mit Patientenserum in einer Verdünnung von
1:50 Bodensatz (Röhrchen 3);
1:100 Bodensatz (Röhrchen 4);
Kontrolle (Röhrchen 5): Diagnostikum ohne Serum — kein Bodensatz.

Herstellung der Verdünnungen:
In Röhrchen 1: 0,2 Patientenserum, 0,8 Kochsalzlösung } = Serumverdünnung 1:5
In Röhrchen 2: 0,5 von 1, 0,5 Kochsalzlösung } = Serumverdünnung 1:10
In Röhrchen 3: 0,1 von 1, 0,9 von Diagnostikum } = Serumverdünnung 1:50
In Röhrchen 4; 0,1 von 2, 0,9 Diagnostikum } = Serumverdünnung 1;100
Röhrchen 5: Diagnostikum = Kontrolle.

1 : 300 agglutiniert, während die Typhusbazillen noch bis zu einer Verdünnung von 1 : 50 mitagglutiniert werden. Diese Mitagglutination kommt zustande durch die nahe biologische Verwandtschaft der Typhusbazillen und Paratyphusbazillen. Wir müssen uns vorstellen, daß die Substanz, aus der die Leiber dieser beiden verschiedenen Bakterien bestehen, kein einheitlicher chemischer Körper ist, sondern ein Gemisch verschiedener Stoffe darstellt, die die Fähigkeit haben, als Antigen zu wirken, also Agglutinine zu erzeugen. Die biologische Verwandtschaft der Bazillen dokumentiert sich nun darin, daß ein Teil ihres Protoplasmas mit dem des verwandten Bakteriums identisch ist. Es wird also auch ein Teil der von ihnen erzeugten Agglutinine identisch sein. So kommt es, daß bei hochwertiger Agglu-

tinationsreaktion eines Serums gegenüber den Paratyphusbazillen eine Mitagglutination der Typhusbazillen erfolgt und umgekehrt.

Mitagglutination eines zweiten Bakteriums kann aber auch zustande kommen, wenn eine Mischinfektion mit zwei Krankheitserregern vorliegt, wenn also z. B. ein Mensch gleichzeitig Typhus- und Paratyphusbazillen in seinem Körper beherbergt. Dann werden beide Bakterienarten agglutiniert, weil von beiden besondere Agglutinine gebildet werden. Man spricht dann von Mischagglutination. Um zu entscheiden, ob es sich um Gruppenagglutination oder um Mischagglutination handelt, gilt ein von Castellani angegebener Versuch, der darauf ausgeht, die eine Agglutininsorte durch Absättigung mit ihrem spezifischen Antigen auszuschalten. Agglutiniert also z. B. ein Serum stark die Paratyphusbazillen und gleichzeitig auch die Typhuserreger, so versetzt man das Serum mit einer Reinkultur von Paratyphusbakterien, wodurch die Agglutinine der Paratyphusbazillen nebst ihren Partialagglutininen gegen Typhusbazillen ausgeschaltet werden. Agglutiniert dann das Serum die Typhusbazillen nicht mehr, so handelte es sich um eine Gruppenagglutination, agglutiniert es hingegen die Typhusbazillen noch, so lag eine Mischagglutination vor.

Wir sehen aus dem Gesagten, daß es wünschenswert ist, das Serum eines Kranken stets bis zur Titergrenze auszuwerten, da uns sonst die Erscheinungen der Gruppenagglutination und Mischagglutination entgehen können.

Schließlich ist noch hinzuzufügen, daß auch einzelne andere Bakterien, wie Proteus und Staphylokokken, gelegentlich Agglutinine bilden können, die mit den vom Typhusbazillus gebildeten verwandt sind, so daß also z. B. auch Proteusinfektion eine positive Widalsche Reaktion gegenüber Typhusbazillen geben können. Ferner ist bei Ikterus zu wiederholten Malen eine positive Widalsche Reaktion gefunden worden, ohne daß ein Typhus vorlag. Diese Erscheinung läßt jedoch folgende Deutung zu: Es ist bekannt, daß sich Typhusbazillen nach einem überstandenen Typhus jahrelang in der Gallenblase halten können, und so erscheint es nicht ausgeschlossen, daß sie gelegentlich zu einer Cholecystitis Veranlassung geben, die zum Ikterus führt.

Aus alledem geht hervor, daß wir aus einer positiven Widalschen Reaktion niemals mit absoluter Sicherheit auf das Vorliegen eines Typhus schließen dürfen. Die Agglutinationsreaktion ist vielmehr nur als ein Symptom zu bewerten, das im Rahmen der anderen Krankheitssymptome, wie Milzschwellung, Roseola, typisches Fieber, die alle auch einmal fehlen oder bei anderen Krankheiten vorkommen können, zur Diagnose herangezogen werden soll, aber niemals die alleinige Basis für unsere Diagnose werden darf. Der negative Ausfall der Widalschen Reaktion hat innerhalb der ersten Krankheitswoche gar keine Bedeutung, kann aber auch in den späteren Krankheitswochen niemals gegen die Diagnose Typhus verwertet werden, da auch Fälle vorkommen, wo die Agglutinationsreaktion gänzlich fehlt.

Andere Methoden der Serodiagnostik, der Nachweis der bakteriziden Stoffe in vitro nach Neißer und Wechsberg, die Komplementbindungsmethode, die Pfeiffersche Reaktion, die Untersuchung auf Präzipitine und Opsonine haben für die Klinik keine Bedeutung gewinnen können, da sie zu kompliziert sind und ihre Resultate keineswegs zuverlässiger als die der Agglutinationsreaktion. Die durch Chantemesse empfohlene Ophthalmoreaktion, die analog der Konjunktivalreaktion bei Tuberkulösen durch das Einträufeln einer Typhustoxinlösung in den Bindehautsack spezifische entzündliche Reaktionserscheinungen auf der Konjunktiva auslösen soll, hat sich nicht als zuverlässig erwiesen.

Nach allem bleibt die bakteriologische Blutuntersuchung die souveräne Methode bei der Typhusdiagnose.

Prognose. Die Prognose des Typhus richtet sich nach verschiedenen Faktoren, bei denen Widerstandsfähigkeit des Kranken, Schwere der Blutinfektion und Wesen und Art der Komplikationen die wichtigste Rolle spielen. Die Angaben über die Sterblichkeit an Typhus fallen sehr verschieden aus, je nach der Art des bearbeiteten Materials. Es ist erklärlich, daß Krankenhausmaterial eine höhere Mortalität aufweisen wird als solches der allgemeinen Praxis, weil leichtere Fälle oft gar nicht ins Krankenhaus kommen. So ist z. B. auf der Typhusabteilung des Rudolf Virchow-Krankenhauses, wohin nur bakteriologisch gesicherte Typhusfälle gelegt werden, bei einer Gesamtzahl von 241 Fällen in den letzten Jahren eine Mortalität von 23 % beobachtet worden, während im Südwesten Deutschlands in den letzten sechs Jahren bei 11 000 Typhusfällen die Mortalität nach Fornet bei Erwachsenen etwa 15 % betrug. Das Alter ist von großer Wichtigkeit für die Prognosestellung. Kinder über ein Jahr sind weniger gefährdet als Erwachsene. Unter den genannten 11 000 Fällen betrug die Sterblichkeit bei Kindern nur 6 %. Die größte Sterblichkeit herrscht bei Kindern im ersten Lebensjahre und bei Erwachsenen über 60 Jahre.

Zur Beurteilung des Einzelfalles mögen folgende Winke beitragen: Prognostisch ungünstig liegen die Fälle, bei denen von vornherein die Zeichen der schwersten Intoxikation, Benommenheit, Koma, frequenter Puls vorliegen. Liebermeister verlor von seinen komatösen Patienten 70 %. Wichtige prognostische Fingerzeige geben vor allem die Kontrolle des Pulses und der Temperaturkurve. Solange die charakteristische relative Pulsverlangsamung besteht, braucht man nichts zu fürchten. Wird der Puls aber plötzlich frequent, so ist das meist ein Zeichen von Komplikationen und Herzschwäche. Mit sinkender Herzkraft kann man dann auch ein Sinken des Blutdrucks, Kühlerwerden der Extremitäten und allgemeine Zyanose feststellen.

Hohe Fiebertemperaturen zwischen 40 und 41°, bei denen die Morgenremissionen nicht unter 40° heruntergehen, sind ein ungünstiges Zeichen. Das Auftreten von Remissionen ist als günstig zu begrüßen. Plötzliches auffälliges Sinken der Temperatur deutet auf einen Kollaps (Blutungen, Herzschwäche). Ein Signum mali ominis, das man bei Herzschwäche nicht selten findet, ist die bekannte Kreuzung der Kurve: steigende Pulsfrequenz bei fallender Temperatur.

Wichtig ist auch die Untersuchung des Blutes. Sehr herabgesetzter Hämoglobingehalt, auffällig niedrige Leukocytenzahlen, besonders der Lymphocyten sind ein schlechtes Zeichen; ein günstiges dagegen ist das Vorhandensein eosinophiler Zellen auf der Höhe des Fiebers. Auch aus der Zählung der im Blut gewachsenen Typhuskolonien kann man prognostische Anhaltspunkte gewinnen. Eine starke Überschwemmung des Blutes mit Typhusbazillen — bis zu 1000 Kolonien in 1 ccm — gibt stets eine schlechte Prognose. Das Auftreten von Lungenkomplikationen ist immer ernst zu nehmen, ebenso hartnäckiger Meteorismus, der die Atmung und Herztätigkeit beengt und das Einreißen von Geschwüren begünstigt. Darmblutungen führen in 20—30 % zum Tode; eine Perforationsperitonitis wird nur in seltenen Fällen in Heilung ausgehen. Rezidive verlängern zwar das Krankenlager in unerwünschter Weise, sind aber im ganzen prognostisch nicht als ungünstig zu bezeichnen.

Nicht zu vergessen ist auch die Konstitution des Kranken, die bei der Prognosestellung ebenfalls in die Wagschale fällt.

Im ganzen ist beim Typhus große Vorsicht in der Prognosestellung anzuraten, da auch scheinbar leichte Fälle immer noch schwere, gefährliche Komplikationen und Rezidive bekommen können.

Prophylaxe. Auf der Erkenntnis, daß alle Typhuserkrankungen immer wieder in letzter Linie auf den Zusammenhang mit dem infizierten Menschen zurückgeführt werden müssen, basiert die moderne, durch Robert Koch eingeleitete Typhusbekämpfung. Zur Unschädlichmachung der Ausscheidungen infizierter Menschen ist es aber vor allem nötig, daß Typhusfälle möglichst frühzeitig erkannt und gemeldet werden, und daß auch die Ermittlung von Bazillenträgern aus der Umgebung ermöglicht wird. In Deutschland ist dem Praktiker durch die Einrichtung staatlicher bakteriologischer Untersuchungsämter Gelegenheit gegeben, unentgeltlich Blut-, Stuhl- und Urinproben untersuchen zu lassen, zu deren Entsendung geeignete, mit Freiumschlag zur Rücksendung durch die Post versehene Gefäße in den Apotheken zur Verfügung stehen. Je mehr der praktische Arzt von diesen bakteriologischen Untersuchungsämtern Gebrauch macht, je mehr er typhusverdächtige Fälle bakteriologisch untersuchen läßt, und bei festgestelltem Typhus, auf die Untersuchung der Personen in der nächsten Umgebung des Kranken hinwirkt, desto mehr Infektionsquellen werden festgestellt und desto eher ist es möglich, die Weiterverbreitung der Krankheit zu bekämpfen.

Unumgänglich notwendig und daher in Preußen gesetzmäßig vorgeschrieben ist die Absonderung der Typhuskranken, die freilich nur unter besonders günstigen Verhältnissen in der eigenen Wohnung durchführbar ist. Ist eine hinreichende Isolierungsmöglichkeit nicht vorhanden, so kann in Preußen auf Grund gesetzlicher Bestimmung [1]) die Überführung des Kranken in ein geeignetes Krankenhaus angeordnet werden, wo durch geschultes Personal und geeignete Desinfektionsvorrichtungen eine bessere Gewähr gegen die Verschleppung der Krankheit und für den Kranken bessere Heilungsbedingungen vorhanden sind.

Alle Ausscheidungen der Typhuskranken müssen vor ihrer Beseitigung sorgfältig desinfiziert werden. Infektiös sind besonders der Stuhl und der Urin, der oft sehr reichlich Typhuskeime enthält, ferner das Blut, der Auswurf und der Abszeßeiter. Dementsprechend können auch beschmutzte Wäsche, das Bettzeug, benutzte Verbandstoffe und das Badewasser die Krankheit übertragen.

Mit ganz besonderer Vorsicht müssen Stuhl und Urin unschädlich gemacht werden, weil sie die häufigsten Überträger der Krankheit sind. Bei den vielen Blutentnahmen, die zur bakteriologischen Untersuchung notwendig sind, spielt in neuerer Zeit aber auch die Ansteckung durch das Blut eine Rolle. Ich sah bereits dreimal Kollegen am Typhus erkranken, die mit dem Munde Typhusblut in ihre Glaspipette aufgezogen hatten.

Über empfehlenswerte Desinfektionsmittel vgl. Anhang.

Wie lange die Desinfektion der Entleerungen bei Rekonvaleszenten fortgesetzt werden muß, richtet sich nach der Dauer der Bazillenpersistenz im Stuhl. Gesetzlich vorgeschrieben ist es in Preußen, die Isolierung des Typhuskranken erst dann aufzuheben, wenn sich die Entleerungen bei zwei durch den Zeitraum einer Woche voneinander getrennten bakteriologischen Untersuchungen als frei von Typhusbakterien erwiesen haben. Ist dies jedoch nach zehn Wochen, vom Beginn der Erkrankung ab gerechnet, nicht der Fall, so haben wir keine gesetzliche Handhabe mehr, den Kranken zu isolieren. 3—6 % aller Typhuskranken werden zu Dauerausscheidern. Eine Isolierung dieser Personen ist natürlich nicht angängig. Für die Verhütung des Typhus wird schon viel erreicht werden, wenn man Bazillenträger und Dauerausscheider auf die Gefahr aufmerksam macht, die sie für ihre Umgebung bedeuten. Sie müssen dazu angehalten werden, stets nach der Defäkation sich die Hände mit Wasser und Seife zu waschen und eventuell noch mit alkoholischer Flüssigkeit abzureiben und ihre Ausleerungen stets mit Kalkmilch oder Karbolsäurelösung oder ver-

[1]) Gesetz vom 28. August 1905 betreffend die Bekämpfung übertragbarer Krankheiten.

dünntem Karbolwasser zu desinfizieren. Ein inneres Mittel, um die Ausscheidung der Typhusbazillen durch solche Bazillenträger zu beseitigen, gibt es bisher noch nicht. Alle dafür empfohlenen Medikamente: Urotropin, Menthol, Laktobacilline, Chloroform haben versagt; auch die von chirurgischer Seite empfohlene Exstirpation der Gallenblase führt in der Regel nicht zum Ziele, da die Bazillen meist nicht nur in der Gallenblase, sondern auch in den Gallengängen der Leber sitzen. Man wird sich also im wesentlichen darauf beschränken müssen, die Bazillenträger zu belehren. Diese Belehrung muß in manchen Fällen auch so weit gehen, eine Berufsänderung vorzuschlagen, wenn es sich um Menschen handelt, die mit der Zubereitung oder Verbreitung von Nahrungs- und Genußmitteln zu tun haben (Personal von Milchgeschäften, Köchinnen, Fleischer, Semmelausträger).

Neben der Vernichtung der Bazillen in allen Se- und Exkreten typhusinfizierter Menschen, muß die Umgebung derselben natürlich auch durch persönliche Reinlichkeit alle Keime von sich abzuhalten versuchen (Tragen von weißen Mänteln im Krankenraum, regelmäßiges Händewaschen nach jeder Berührung des Kranken).

Für den Staat besteht die Pflicht, möglichst günstige Verhältnisse für die Beseitigung aller Abfallstoffe zu schaffen und vor allem eine geeignete Wasserversorgung zu ermöglichen. Massenepidemien entwickeln sich fast stets durch verunreinigtes Trinkwasser. Auch auf hygienische Verhältnisse im Nahrungsmittelverkehr (Milchgeschäfte) muß die Behörde ein wachsames Auge haben und nach Kenntnis von vorgekommenen Typhusfällen sofort nach Typhusbazillenträgern fahnden lassen.

Ein wirksames Mittel zur Prophylaxe des Typhus scheint uns in der aktiven Schutzimpfung zur Verfügung zu stehen. Daß ein einmaliges Überstehen des Typhus einen ziemlich großen Schutz gegen eine zweite Erkrankung verleiht, ist bekannt. Pfeiffer und Kolle zeigten, daß man durch Einimpfung von abgetöteten Bazillen künstlich eine solche Widerstandsfähigkeit erzeugen kann. Sie verwendeten dazu durch Erhitzen auf 60° abgetötete Bakterienkulturen. Indiziert ist eine solche prophylaktische Schutzimpfung in erster Linie dort, wo reichlich Gelegenheit zur Infektion vorhanden ist und gleichzeitig die allgemeinen hygienischen Bedingungen ungünstige sind. So wird es sich z. B. bei der Kriegführung in Ländern, wo Typhus endemisch ist, empfehlen, die Truppen prophylaktisch gegen Typhus zu impfen, um so mehr als durch die Zusammenziehung großer Truppenteile die allgemeine Hygiene zu leiden pflegt.

Zur Typhus-Schutzimpfung wird in Deutschland nach dem Vorgange von Pfeiffer und Kolle ein Impfstoff verwendet, der in folgender Weise bereitet ist: Eine auf Schrägagar-Röhrchen gewachsene Typhus-Agarkultur, die 20 mg Typhusbazillen enthält, wird mit 45 ccm physiologischer Kochsalzlösung aufgeschwemmt, durch Gaze steril filtriert und zwei Stunden lang auf 60° erhitzt. Es folgt eine Probe auf Sterilität und Versetzen mit 5 ccm 3 %iger Karbolsäurelösung; schließlich Abfüllung in braune Fläschchen, Verschließen mit gekochtem Gummipfropfen und nochmaliges Erhitzen auf 60° für ½ Stunde.

Um einen Impfschutz zu erzielen, sind Reinjektionen in 7—14tägigen Intervallen anzuraten. Man spritzt das erste Mal 0,3, das zweite Mal 0,8 und das dritte Mal 1,0 ccm ein. Die Reaktionserscheinungen bestehen in folgendem:

Nach der Injektion rötet sich die Impfstelle und wird infiltriert und schmerzhaft; auch die Lymphdrüsen der Umgebung schwellen meist an. 2—12 Tage nach der ersten Einspritzung tritt Fieber auf, das zwischen 38—40° schwanken kann, aber nach 12—36 Stunden wieder der Norm weicht. Daneben bestehen Abgeschlagenheit, Kopfschmerzen, Gliederschmerzen, mitunter Erbrechen. Bei der zweiten und dritten Injektion sind die Erscheinungen geringer.

Wright, der in England und Indien in großem Maßstabe die Schutzimpfung angewendet hat, nimmt Bouillonkulturen von Typhusbazillen, die er bei 60⁰ abtötet. Seine Dosierung ist anders wie die von Pfeiffer und Kolle, da er nach einer besonderen mikroskopischen Zählmethode es so einrichtet, daß er mit der ersten Injektion 500 Millionen Typhusbazillen einspritzt und zehn Tage später die Impfung wiederholt.

Die Erfolge, die bisher bei der praktischen Schutzimpfung gegen Typhus erzielt wurden, sind gute zu nennen. Die beim südwestafrikanischen Feldzuge gewonnenen Erfahrungen wurden von Kuhn statistisch verwertet. Von 1250 Typhusfällen waren 371 geimpft und 906 nicht geimpft. Es erkrankten leicht von den Geimpften 50,13 %, von den Ungeimpften 36,50 %. Es starben von den Geimpften 6,47 %, von den Ungeimpften 12,80 %. Der Impfschutz dauerte ungefähr ein Jahr.

Auch nach Wright, der in Indien und Afrika viele Tausende von Impfungen vornahm, erkrankten von den Geimpften etwa die Hälfte weniger als bei den Ungeimpften. Noch besser war das Verhältnis der Mortalität der Geimpften und nicht Geimpften.

Von nicht geringer Bedeutung wäre es für die allgemeine Einführung einer solchen Schutzimpfung für Militär und Zivilbevölkerung, wenn die unangenehmen Nebenwirkungen eingeschränkt werden könnten. Ein Anfang dazu scheint bei einigen neueren Impfungsmethoden dadurch gemacht zu sein, daß man bei der Herstellung niedrigere Temperaturen wählte.

Russel verwendet nur eine Temperatur von 56⁰ zur Abtötung, Leishman eine solche von 53⁰ C. Vincent benutzt Äther zur Abtötung der Bazillen, Besredka lebende Kulturen zur Injektion, die nur durch Zusatz von Immunserum abgeschwächt sind. Die Russelsche Methode ist in der amerikanischen Armee bereits obligatorisch eingeführt, so daß ihre Wirksamkeit bereits an einem größeren Beobachtungsmaterial beobachtet werden kann. Im Jahre 1911 wurden ca. 80 000 Soldaten geimpft. Die lokale Reaktion war dabei bei allen sehr geringfügig; der Erfolg scheint sehr vielversprechend zu sein. Während noch im Jahre 1908 beim VII. Armeekorps in Jacksonville 1729 Erkrankungsfälle und 248 Todesfälle an Typhus vorgekommen waren, trat im Jahre 1911 bei 12 801 unter ganz ähnlichen Verhältnissen operierenden Truppen nur ein Erkrankungsfall auf, obwohl unter der Zivilbevölkerung der Gegend Typhus herrschte.

Therapie. Solange die Immunitätsforschung uns nicht ein sicher wirkendes spezifisches Mittel gegen Typhus schenkt, werden drei Momente stets im Vordergrunde der Typhusbehandlung stehen: 1. die sorgsame Krankenpflege, 2. eine zweckmäßige Ernährung und 3. die Bäderbehandlung. Die symptomatische Therapie tritt bei den unkomplizierten Fällen etwas zurück und gewinnt erst bei komplizierten Fällen wieder mehr Bedeutung.

Den größten Einfluß auf einen günstigen Verlauf der Krankheit hat eine sorgfältige Krankenpflege. Das Zimmer muß groß und luftig sein und darf nur die notwendigsten Gegenstände enthalten. Das Bett ist am besten von beiden Seiten frei zugänglich, damit der Kranke ohne Mühe direkt vom Lager aus in eine fahrbare Badewanne gehoben und auch bequem umgebettet werden kann. Zu diesem Zwecke steht am besten neben dem Krankenbett in einiger Entfernung noch ein zweites Lager.

Da es sich fast stets um ein viele Wochen dauerndes Krankenlager handelt, so muß vor allem der Lagerung des Kranken eine besondere Aufmerksamkeit geschenkt und alles vermieden werden, was einen Dekubitus herbeiführen kann. Am besten ist es, den Kranken von vornherein auf ein gut gefülltes Wasserkissen zu lagern. Die Haut über dem Kreuzbein und den Hacken muß täglich mit alkoholischen Lösungen, z. B. Franzbranntwein, Kampferspiritus, gewaschen und hinterher mit Salizylstreupulver eingepudert werden.

Ebenso wichtig wie die Vermeidung des Dekubitus ist die Verhütung derjenigen Affektionen, die von einer schlecht gereinigten Mundhöhle ausgehen können. Von der Zunge des Typhuskranken kann man ablesen, ob er gut oder schlecht gepflegt ist. Eine trockene, dick mit Borken belegte fuliginöse Zunge ist ein Zeichen von Vernachlässigung. Wenn durch mangelhafte Reinigung des Mundes pathogenen Keimen Gelegenheit gegeben wird, sich zu vermehren, so können sie in die Tuba Eustachii eindringen und Mittelohreiterungen erzeugen, oder sie verursachen Stomatitis und Parotitis; auch septische Infektionen und Aspirationspneumonien können die Folge sein. Die Kranken spülen mit 1 %iger Wasserstoffsuperoxydlösung den Mund. Benommenen Patienten muß Mund und Gaumen mit weichen, in dieselbe Lösung getauchten Läppchen ausgewischt werden. Rhagaden und Risse müssen mit 2 %iger Höllensteinlösung gepinselt werden. Die lästige Trockenheit des Mundes läßt sich durch Inhalation mit Kochsalzlösung lindern; die Lippen sind mit Borglyzerin anzufeuchten.

Die Ernährung muß beim Typhus mit besonderer Sorgfalt geregelt werden, weil die spezifischen Veränderungen im Darm bis zu ihrer Ausheilung eine Schonung des Verdauungstraktus notwendig machen, und weil es sich um eine meist viele Wochen dauernde kräfteverzehrende Krankheit handelt, bei der die Erhaltung der Widerstandskraft von großer Bedeutung ist. Das althergebrachte und bis vor kurzem fast allgemein angewendete Diätregime bei der Behandlung des Typhuskranken besteht im wesentlichen aus flüssiger Nahrung, wobei Milch das Hauptnahrungsmittel darstellte. Sie wurde in den verschiedensten Formen, teils rein, teils in Milchsuppen mit Haferschleim, Mehl, Reismehl oder mit Kakao und Kaffee zusammen getrunken. Um den Kranken bei Kräften zu erhalten, mußte man davon im ganzen drei Liter (mit Einrechnung der Suppen usw.) am Tage geben; dabei wurde noch $\frac{1}{4}$—$\frac{1}{2}$ Liter Sahne zugesetzt. Außerdem gab man Eier, entweder in Suppen verrührt oder mit etwas Zucker und Wein verquirlt, Beeftea und Fleischgelees und ließ die Kranken während der ganzen Fieberzeit und auch noch die ersten acht fieberfreien Tage noch bei flüssiger Diät, um dann erst ganz allmählich unter Zusatz von Zwieback, Grießbrei, Reisbrei, zarten Gemüsen und schließlich auch weißem Fleisch zu fester Kostform überzugehen.

Diese strenge Kostordnung ist jetzt auf die Empfehlung von Barrs in England und F. v. Müller in München von vielen Ärzten verlassen worden und an ihre Stelle ist eine gemischte Kost getreten.

Die Bedenken, die sich gegen die Einführung einer kräftigeren Ernährung des Typhuskranken mit fester Nahrung und Fleisch richteten, gründeten sich vor allem auf die Befürchtung, daß durch die konsistentere Kost eine mechanische Reizung der Geschwüre bewirkt und dadurch Blutungen und Perforationen Vorschub geleistet wird. Obgleich ich selbst lange an dem alten Regime festgehalten habe, muß ich zugeben, daß diese Komplikationen nach der Einführung der neuen Diät nicht häufiger geworden sind; auch auf die Häufigkeit der Rezidive hat diese Kostform gar keinen Einfluß. Nach unserer heutigen Auffassung von der Pathogenese des Typhus ist das verständlich. Das Rezidiv stellt eine erneute, mit einer Allgemeininfektion des Blutes einhergehende Erkrankung des Mesenteriallymphgefäßapparates im Darm dar; es beginnt von den Lymphgefäßen und nicht vom Darmepithel aus, also ist es wenig wahrscheinlich, daß der das Ileum passierende Speisebrei das Zustandekommen der Rückfälle begünstigt. Die Zweifel, ob der Magendarmkanal im Fieber eine reichlichere gemischte Kost verdauen kann, sind durch Bauer beseitigt, und daß eine kalorienreiche, hochwertige Nahrung die Temperatur im Typhus nicht steigert, hat v. Hößlin gezeigt.

Auf der anderen Seite bietet die Möglichkeit, dem Typhuskranken von vornherein kräftigere Nahrung zu geben, große Vorteile. Er wird vor Inanition geschützt, was namentlich bei den lang protrahierten, durch immer wieder eintretende Rückfälle und Nachschübe über Monate hinausgezogenen Fällen von großer Bedeutung ist. Er verliert weniger an Gewicht und gewinnt dadurch mehr Widerstandskraft und Fähigkeit zur Antikörperbildung. Es ist nicht mehr nötig, so große Flüssigkeitsmengen einzuführen wie vordem, was bei manchen herzschwachen Typhuskranken früher die Entstehung von Ödemen begünstigte. Ferner bringt das Kauen eine bessere Reinigung der Mundhöhle, so daß Borkenbildung auf der Zunge, Stomatitis usw. vermieden werden.

Das neue Regime besteht darin, neben 1—1½ Liter Milch schon von vornherein Kalbshirn, geschabtes Beefsteak, feingeschnittenes Hühnerfleisch, Kalbsbraten sowie Kartoffelbrei, Reis- und Grießbrei, Apfelmus, Spinat, Zwieback und Weißbrot zu geben (F. Müller). Es empfiehlt sich dabei, den Nährwert der eingeführten Nahrung zu berechnen und eine kalorienreiche Nahrung zu geben, da der Typhuskranke während der Kontinua einen starken Eiweißzerfall erleidet. Coleman in Amerika konnte auf diese Weise Tausende von Typhuskranken ohne Gewichtsverlust der Heilung zuführen.

Schottmüller fordert 130—150 g Eiweiß pro Tag, da von Gesunden etwa 60 g gebraucht werden, und der Kranke etwas mehr als das Doppelte benötigt. Um das Körpereiweiß indirekt vor Verbrennung zu schützen, ist eine reichliche Zufuhr von Kohlehydraten, Zucker und Mehl sehr erwünscht.

Schottmüller empfiehlt 100—200 g geröstetes Weizenbrot oder Zwieback; Zucker kann bis zu 50 g = 3 Eßlöffeln in die flüssige Nahrung gegeben werden; dazu kommen etwa 150 g Fette. So kommen etwa 2500—3000 Kalorien zusammen. Am vorteilhaftesten ist es natürlich, für jeden Kranken die nötige Kalorienzahl individuell zu berechnen und etwa 40 Kalorien täglich pro kg Körpergewicht zu veranschlagen. Die tägliche Nahrung würde also nach Schottmüller etwa folgendermaßen zusammengesetzt sein:

1—1½ Liter Milch,
¼ Liter Sahne,
100 g Toast oder Zwieback oder Semmel,
4 Eier,
100 g Butter,
50 g Zucker,
100 g Fleisch (zubereitet),
50 g grüne Gemüse.

Diese Kostordnung wird natürlich je nach dem Appetit und dem Zustande des Kranken sehr variiert werden müssen, denn man hat in der Zeit der Kontinua und auch oft noch in der ersten Zeit des amphibolen Stadiums sehr mit Appetitlosigkeit zu kämpfen. Bei vielen Kranken ist man nach meiner Erfahrung für die ersten zwei Wochen wegen der großen Appetitlosigkeit in der Hauptsache nach wie vor auf flüssige und breiige Kost angewiesen. Festere Speisen werden oft verweigert. Um genügend Nahrung zuzuführen, ist es am besten, den Kranken alle 1½—2 Stunden etwas anzubieten. Bei benommenen Kranken muß die Zeit nach dem Bade, wo das Bewußtsein klarer ist, zur Nahrungsaufnahme ausgenutzt werden.

Statt der 100 g Brei wird man in vielen Fällen, wo feste Nahrung verweigert wird, Suppen mit Zusatz von 100 g Grieß, Reis, Hafergrütze, Sago, Tapioka, Reismehl, Mondamin u. dgl. geben; auch die verschiedenen Kindermehle eignen sich gut zur Herstellung solcher Suppen. Gegen die Verwendung künstlicher Nährpräparate, wie Somatose, Plasmon, Tropon, Sanatogen, Hygiama, ist im allgemeinen nichts einzuwenden; meist kommt man auch ohne sie aus. Bei Appetitlosigkeit sah ich mitunter von Malztropon und von der Somatose eine appetitreizende Wirkung. Gern genommen wird Gelbei mit Zucker und etwas Wein verquirlt. In Fällen, wo mit festerer Nahrung nicht beizukommen ist, gebe man 4—6 Gelbeier am Tage, teils mit Wein zusammen, teils mit Kakao oder Bouillon. Auch Beeftea oder ausgepreßter Fleischsaft (Succus carnis recens expressus der Pharmakopoe), eventuell in gefrorener Form, ist sehr geeignet für die Ernährung appetitloser Typhuskranker.

Die Ziemssensche Anordnung, die er besonders für Patienten mit Brechreiz empfahl, lautete: 500 ccm Fleischsaft, 250 g Zucker, 20 g frischen Zitronensaft und 20 g vanilleextrakthaltigen mit 3 Eigelb verrührten Kognak läßt man zusammen gefrieren.

Beeftea gebe ich meist mit Bouillon und einem Ei zusammen vermischt; auch die verschiedenen Fleischgelees (Kalbfleisch oder Hühnerfleisch) werden gern genommen und gut vertragen.

Als Getränk eignet sich am besten das gewöhnliche Leitungswasser, das man mit Zitronensaft oder Himbeersaft schmackhafter machen kann. Die kohlensäurehaltigen Getränke bleiben besser fern, da sie zu sehr blähen; auch kalter Tee wird gern genommen. Alkohol in Form von gutem Rotwein oder Ungarwein wird den meisten Typhuskranken als Appetitanreger und Eiweißsparer verordnet, ist aber als tägliches Getränk keineswegs notwendig. Wo also kein besonderes Bedürfnis danach beim Kranken besteht, kann er ohne Schaden fortgelassen werden. Als Anregungsmittel während des kühlen Bades und nachher möchte ich jedoch ein Glas Portwein oder Ungarwein nicht missen. Eine alkoholische Mixtur, die in Krankenhäusern viel gegeben wird, ist die Mixtura stokes (10 g Kognak, 2 Gelbeier in 100 g Zimmetwasser und 20 g Zimmetsirup); man gibt sie eßlöffelweise.

Wenn die Milch ungern genommen wird, so kann sie durch den Zusatz von etwas Kognak oder etwas Kaffee schmackhafter gemacht werden; auch der Zusatz von Kalk (1 Teelöffel Calcium carbonicum und Calcium phosphoricum āā auf 200 ccm Milch) wird empfohlen.

Während man bei der früher üblichen rein flüssigen Diät etwa ca. 3½ l Flüssigkeit am Tage gab, werden bei der gemischten Kostordnung im Durchschnitt nicht mehr als 2 l Flüssigkeit getrunken. Eine Regelung des täglichen Flüssigkeitsquantums ist sehr erwünscht, um das Herz nicht zu überlasten.

Hydrotherapeutische Maßnahmen. Die zweckmäßigste Typhusbehandlung ist die Anwendung kühler Bäder, die zuerst von Brand in Stettin empfohlen wurde. Die strengen Vorschriften Brands, der jedesmal, wenn die Temperatur 39,5° erreichte, Vollbäder von 10—20° C gab, sind im Laufe der Zeit etwas modifiziert worden; vor allem deshalb, weil die Anschauungen über die Indikationen der Bäderbehandlung sich änderten. Wir sehen in der Verwendung eines abkühlendes Bades nicht allein ein Mittel zur Herabsetzung der hohen Temperatur des Kranken, wir kennen vielmehr eine ganze Reihe von günstigen Wirkungen, die mit der Bäderbehandlung verbunden sind. Danach richtet sich auch die Indikation.

Die sinnfälligste Einwirkung eines abkühlenden Bades auf den Typhuskranken ist es, daß die Fiebertemperatur kurz nach dem Bade um etwa 2° sinkt. Außerdem aber bringt der kühle Reiz, der die Haut trifft, vor allem eine wichtige Beeinflussung des Nervensystems mit sich. Das Sensorium wird klarer, die Apathie schwindet, die Kranken fühlen sich frischer. Hand in Hand damit geht eine Besserung der Nahrungsaufnahme, und auch die Gefahr des Verschluckens und der Schluckpneumonie, die bei benommenen Kranken stets vorhanden ist, wird geringer. Weiterhin kommt der günstige Einfluß auf die Atmungsorgane in Betracht. Die Kranken sind gezwungen, tiefer und kräftiger zu inspirieren; dadurch kommt eine gute Durchlüftung der Lunge und bessere Expektoration zustande, so daß die Ausbildung einer

Bronchitis und Bronchopneumonie bei regelmäßig gepackten Kranken verhindert wird. Die Diurese steigt unter der Einwirkung des kalten Wassers, und schließlich ist von großer Bedeutung die gute Hautpflege, die durch das tägliche Bad gewährleistet wird. Dekubitus, Furunkelbildung u. dgl. wird dadurch am besten verhütet.

Abgesehen von der Fieberhöhe werden also auch stärkere Störungen des Sensoriums, selbst wenn sie mit geringerer Temperatur einhergehen, die Badebehandlung wünschenswert machen, ebenso Bronchitis und bronchopneumonische Affektionen. Im allgemeinen gelten Temperaturen von 39,8° als eine Aufforderung zum Bade; öfter als zwei-, höchstens dreimal soll jedoch innerhalb 24 Stunden nicht gebadet werden. Ich lasse im Krankenhause in der Regel das eine Bad im Laufe des Vormittags und das zweite am Abend geben; während der Nacht wird nur in den seltensten Fällen gebadet.

Die Technik ist folgende: Die Badewanne steht, wenn möglich, neben dem Bett, die Wasserwärme wird zunächst auf 35° eingestellt und während des Badens langsam bis auf 26° C abgekühlt. Damit der Kranke möglichst bequem im Wasser liegen kann und nicht zu sitzen braucht, ist es empfehlenswert, vor dem Bade ein großes Bettlaken über die Wanne zu spannen, die am Kopf- und am Fußende mit einem Knoten befestigt wird und in das Wasser eintaucht. Auf diesem Laken ruht der Kranke sehr gut im Wasser. Der Kopf wird unterstützt durch einen leicht aufgeblasenen Luftring, der in der Mitte zusammengeklappt ist, so daß seine beiden Hälften aufeinander liegen, und der Nacken des Kranken gerade in die halbkreisförmige Öffnung desselben hineinkommt. Während des Bades wird die Haut des Patienten leicht frottiert; auch ist es gut, ihm etwas Wein (Port- oder Ungarwein) zu reichen. Die Dauer des Bades beträgt 10—15 Minuten. Am Schlusse empfiehlt es sich, namentlich bei benommenen Kranken, oder bei solchen mit bronchitischen oder bronchopneumonischen Affektionen, Brust und Rücken mit 1—2 Kannen kalten Wassers so, wie es aus der Leitung kommt, zu übergießen, dann aber die übergossenen Partien sofort wieder mit wärmerem Wasser zu bespülen. Dabei erfolgen in der Regel tiefe, kräftige Inspirationen. Nach dem Bade wird der Patient sofort ins Bett gehoben, auf dem bereits eine Gummidecke zum Schutze der Kissen und darüber ein Laken vorbereitet sind. Der Kranke wird sofort in das Laken hineingewickelt und gut frottiert. Nachher wird er gut zugedeckt und bekommt eine Wärmflasche an die Füße. Auch gibt man jetzt noch etwas Rotwein, Glühwein oder heiße Bouillon. Eine halbe Stunde nachher wird durch Rektummessung der Einfluß des Bades auf die Temperatur festgestellt. In der Regel sinkt die Temperatur um 1—2°.

Die meisten Kranken vertragen die Bäder gut und fühlen sich nachher sehr erfrischt; einzelne aber frieren stark dabei und können sich nachher nicht recht erwärmen. Schließlich kommen auch Fälle vor, wo der Kranke Kollapserscheinungen im Bade bekommt. Für solche Patienten, die im Bade frieren, hat Matthes statt des gewöhnlichen Wassers Kohlensäurebäder empfohlen, die mit Vorteil in solchen Fällen anzuwenden sind. Kranke, die zu Kollapsen neigen, badet man lieber nicht, sondern hilft sich mit kühlen Einpackungen.

Damit kommen wir zu den Kontraindikationen. Kühle Bäder sind kontraindiziert außer bei Personen mit bedenklicher Herzschwäche und Neigung zu Kollapsen vor allem bei Komplikationen, die unbedingte Ruhe erfordern, also z. B. bei Venenthrombose, Darmblutungen und bei Peritonitis; auch bei schweren Larynxaffektionen und Otitis media, beim Auftreten von rheumatischen Schmerzen, ferner bei akuter Nephritis ist es zu überlegen, ob man die Bäderbehandlung nicht mit milderen Prozeduren vertauschen soll; eventuell nimmt man die Badetemperatur etwas wärmer. Bisweilen ist auch ein abnormes Körpergewicht des Kranken ein Hindernis für die Verabreichung von Bädern, weil das Pflegepersonal den Kranken nicht zu halten vermag. Auch bei Personen, die jedesmal während des Bades und nach dem Bade stark frieren, selbst bei der Verwendung von kohlensauren Bädern soll man ebenfalls lieber nicht auf der Durchführung der Badebehandlung bestehen. Ferner eignen sich die kühlen Bäder nicht bei Leuten in hohem Alter, bei vorgeschrittener Arteriosklerose und bei schwächlichen Kindern. Man verwendet dann statt dessen besser die kühle Ganzeinpackung.

Um den Kranken möglichst wenig zu bewegen und nicht heben zu müssen, verfahren wir dabei folgendermaßen: Man braucht eine große wollene Decke, ein Gummituch und ein leinenes Laken, das in Wasser von etwa 15° R getaucht wird. Der Kranke liegt in Seitenlage auf der einen Seite des Bettes. Jedes Tuch für sich wird zusammengerollt wie ein Rouleau. Als erstes wird das zusammengerollte wollene Tuch auf die freie Bettseite gelegt und halb aufgerollt; die noch zusammengerollte Partie stößt dann an den Rücken des Kranken, während die andere Hälfte des Tuches über die freie Bettseite herunterhängt. Danach wird das zusammengerollte Gummituch auf die wollene Decke gelegt und ebenfalls halb aufgerollt, bis man mit der Rolle an die zusammengerollte Hälfte der wollenen Decke anstößt. Das gleiche geschieht mit dem in kaltes Wasser getauchten Laken. Nun wird der Kranke vorsichtig über die drei Rollen hinübergewälzt, so daß er jetzt auf der freien Fläche des kühlen Lakens liegt. Danach werden die drei noch zusammengerollten Partien der Tücher auseinandergerollt. Der Kranke wird vom Hals bis zu den Füßen in das kalte Laken eingeschlagen, und Gummituch und Wolldecke werden sofort darübergelegt und fest zusammengesteckt. Auf diese Weise ist die Prozedur für den Kranken am wenigsten anstrengend. In der Einpackung bleibt der Patient ¼ Stunde liegen. Will man ein Sinken der Temperatur, ähnlich wie durch das kühle Bad erzielen, so muß das Verfahren innerhalb einer Stunde dreimal wiederholt werden. Kommt es nur darauf an, auf das Nervensystem günstig einzuwirken und die Respiration anzuregen, so kann der Kranke in der Packung eine Stunde liegen bleiben. Auch der Schlaf wird durch solche länger dauernden kühlen Einpackungen gut beeinflußt.

Sind auch die kalten Einpackungen wegen des Gebotes absoluter Ruhe nicht möglich durchzuführen, so kann man versuchen, mittelst eines Wasserkissens eine Abkühlung zu erzielen, indem man den Inhalt desselben mehrmals herauslaufen läßt und durch eisgekühltes Wasser ersetzt.

Öfter gewechselte kühle Prießnitz-Umschläge oder große kalte Kompressen auf die Brust sind in manchen Fällen als Ersatzmittel für die kühlen Bäder ebenfalls sehr am Platze.

Medikamentöse Therapie. Die früher viel gebräuchliche Behandlung mit Darmantisepticis wie Naphthalin, Formaldehyd, Salizylsäure, Wismut, um eine innere Desinfektion zu versuchen, ist mit Recht verlassen worden. Länger gehalten hat sich die Verwendung des Kalomel, die von Wunderlich, Ziemßen u. a. empfohlen wurde. Man gibt danach dem Kranken, der in der ersten Woche oder im Anfange der zweiten Woche zur Behandlung kommt, zunächst 2—3 Pulver Kalomel in Dosen von 0,3 g. Nach unserer heutigen Anschauung über die Pathogenese des Typhus glaube ich nicht, daß man sich von der Anwendung des Mittels viel versprechen oder gar, daß man damit die Krankheit kupieren kann. Der Typhus geht stets mit einer Bakteriämie einher. Sowie Fieber vorhanden ist, kreisen die Typhusbazillen im Blute; hier können sie von der Einwirkung des Kalomel nicht erreicht werden. Aber auch im Darm wird durch Kalomel keine Veränderung der Bakterienzahl erzielt, wie durch Versuche an Darmfisteln festgestellt ist. Bleibt noch die abführende Wirkung des Mittels, die mitunter bei starker Verstopfung im Anfange der Krankheit angezeigt sein mag, die aber durch mildere Abführmittel wie Rizinusöl oder Reum oder besser noch durch Wassereinläufe ersetzt werden kann.

Zur Behandlung des Fiebers kommen, wie schon besprochen, hydrotherapeutische Maßnahmen in Frage. Die Antipyretika eignen sich bei der langen Dauer der Krankheit weniger für diesen Zweck. Im allgemeinen stehen wir ja heute auf dem Standpunkt, daß erhöhte Temperaturen als eine Art Abwehrbewegung des Körpers aufzufassen sind und daher nicht ohne weiteres bekämpft zu werden brauchen. Nur exzessiv hohe Fiebersteigerungen, die mit starken Kopfschmerzen und Störungen des Sensoriums einhergehen, erheischen eine Herabsetzung. Kühle Bäder oder Einpackungen kommen da in erster Linie in Betracht. Dort aber, wo diese Maßnahmen kontraindiziert sind oder aus irgend welchen Gründen nicht ausgeführt werden können, kommen Antipyretika in Frage, die freilich ihrer störenden Nebenwirkungen wegen niemals längere Zeit hindurch, sondern nur gelegentlich gegeben werden sollten. Es eignen sich dazu: das Antipyrin in Dosen von 1,0, eventuell dreimal täglich; das Pyramidon in Dosen von 0,2, 3—5 mal täglich; Laktophenin 0,25 bis 0,5, 3—5 mal täglich; Aspirin 0,5, 4—6 mal täglich. Auch das Chininum tannicum in Dosen von 0,5—1,0 wurde früher gerühmt. Das Antipyrin, das bei gelegentlicher Anwendung von guter Wirkung gegen die Kopfschmerzen und den Sopor ist, kann zu masernähnlichen Ausschlägen führen und bei längerem Gebrauche Kollaps verursachen. Auch das Pyramidon kann bei längerer Anwendung zu Kollapsen führen. Meist ist die Darreichung aller genannten Fiebermittel von starken Schweißausbrüchen gefolgt. Und oft folgt auf die Temperaturherabsetzung ein Schüttelfrost.

Ich füge hinzu, daß ich persönlich im Krankenhause bei einem großen Material meist ohne jede Anwendung von Antipyretika auskomme und nur in den erwähnten Ausnahmefällen davon Gebrauch mache.

Darmstörungen. Die größere Zahl der Typhusfälle geht, wie es scheint im Gegensatz zu früher, mit Verstopfung einher. Auf regelmäßigen Stuhl ist daher unbedingt zu achten. Am besten führen Wassereinläufe zum Ziele oder Ölklystiere (20 ccm Olivenöl) oder auch Glyzerin (10 ccm Glyzerin mit den gleichen Teilen Wasser). Von den inneren Abführmitteln kommen eventuell Rizinusöl oder Brustpulver in Betracht.

Durchfälle bedürfen beim Typhus nur dann eines Eingriffes, wenn sie sehr häufig auftreten und den Kranken schwächen. Man gibt dann Bismutum subnitricum, Tannigen, Tannalbin oder etwas Opium. Bewährt hat sich die Zusammenstellung: Tannin 0,25, Opium 0,01, dreimal täglich.

Starker Meteorismus, der zu den häufigen Symptomen des Typhus zählt und mit Spannung, Druckgefühl und Atembeschwerden einhergeht, muß energisch bekämpft werden. Es ist klar, daß die starke Aufblähung der Darmschlingen an geschwürigen Stellen zu Perforationen Anlaß geben kann. Man legt den Patienten eine Eisblase auf den Leib oder gibt kalte Umschläge. In anderen Fällen werden warme Breiumschläge besser vertragen und führen ebenfalls zum Ziel. Sehr empfehlenswert ist es, ein Darmrohr einzuführen und es 2—3 Stunden liegen zu lassen. Durch die dabei abgehenden Darmgase wird Erleichterung geschaffen. Die früher empfohlene Punktion des Darmes ist nicht anzuraten.

Bei Darmblutungen, die sich meist durch eine plötzliche Temperatursenkung ankündigen, ist zunächst absolute Ruhe erforderlich. Die Bäder sind also auszusetzen; die Nahrungsaufnahme ist vorübergehend sehr zu beschränken, 1—2 Tage darf nur eisgekühlte Milch (½ Liter) getrunken werden. Dann kann man allmählich geschlagene Gelbeier zusetzen und die Menge der Milch erhöhen, bleibe aber noch mindestens eine Woche bei flüssiger Kost. Zur Stillung des Durstes werden Eisstückchen gegeben. Auf den Leib kommt eine flache Eisblase, die an einem Reif hängt. Der Darm ist mit Opium ruhig zu stellen (3—4 mal täglich 15 Tropfen Tinctura opii). Von hämostyptischen

Mitteln kommt in erster Linie die Gelatine in Frage. Von der sterilisierten Gelatine der Firma Merck, Darmstadt, injiziert man subkutan 60—80 ccm. Auch die innerliche Darreichung der Gelatine wird zur Stillung der Blutung empfohlen. Sie wird in folgender Zusammensetzung gegeben:

6 Blatt Gelatine werden in 1/4 Liter warmen Wassers aufgelöst und zwei Eßlöffel Himbeersaft oder Zitronensaft hinzugesetzt. Nachdem das ganze abgekühlt und erstarrt ist, soll der Kranke 2—3 mal am Tage davon ca. drei Eßlöffel nehmen. Auch die subkutane Einspritzung von ca. 20 ccm sterilem Pferde- oder Rinderserum habe ich mehrmals als nützlich empfunden; die Wirkung beruht offenbar auf fermentativen Vorgängen.

Ein Versuch kann auch mit Ergotin gemacht werden, das in Dosen von 0,2, 4—5 mal täglich, subkutan injiziert wird. Auch Styptizin ist geeignet und wird in Dosen von 0,01 intramuskulär in die Glutaealmuskulatur eingespritzt.

Reflektorisch durch Verengerung der Darmgefäße sollen die von Naunyn empfohlenen Eiswasserklystiere wirken, bei denen eisgekühltes Wasser zu wiederholten Malen durch ein Darmrohr eingeführt wird.

Steht die Blutung und war der Blutverlust groß, so sind subkutane Infusionen von steriler physiologischer Kochsalzlösung eventuell zweimal täglich bis zu 500 ccm anzuraten (mit einem Zusatz von zehn Tropfen Adrenalin, 1:1000).

Bei Peritonitis, die in der Regel die Folge einer Darmperforation ist, soll man, wenn irgend möglich, sofort zur Operation schreiten. Ich habe mehrere solcher Patienten durch schnelles chirurgisches Eingreifen mit dem Leben davonkommen sehen. Bei der inneren Behandlung, die lediglich die Schmerzen lindern kann, sind Morphium oder Opium und die örtliche Anwendung von Kälte am Platze.

Bronchitische und bronchopneumonische Erscheinungen werden am besten mit hydrotherapeutischen Maßnahmen behandelt. Dazu eignen sich besonders die Bäder mit kühlen Übergießungen, die den Kranken zu tiefen Inspirationen veranlassen oder zweistündlich gewechselte Prießnitz-Umschläge. Als Expektorans empfiehlt sich ein Ipekakuanha-Infus oder Liquor ammoni anisatus. In schwereren Fällen sind Sauerstoffinhalationen von Nutzen.

Treten Erscheinungen von Herzschwäche, frequenter und weicher Puls auf, so ist Coffeïn, Natrium benzoicum zu 0,2 mehrmals täglich oder Kampfer (als Oleum camphoratum) mehrmals täglich eine Spritze subkutan, und Tinctura strophanti zu empfehlen. Bei akutem Kollaps, der ebenso wie die Darmblutung mit tiefen Temperatursenkungen einhergeht, kann man intramuskulär oder intravenös Digalen geben. Auch intravenös verabreichtes Strophantin ist empfehlenswert. Von der blutdrucksteigenden Wirkung des Adrenalins kann mit Vorteil Gebrauch gemacht werden (von der Lösung 1 : 1000 mehrmals täglich 1 ccm intramuskulär).

Wichtig sind auch intravenöse oder subkutane Infusionen von physiologischer Kochsalzlösung mit einem Zusatz von 1 ccm Adrenalin.

Hat sich eine Venenthrombose am Bein entwickelt, so muß die Extremität völlig ruhig gestellt und hoch gelagert werden. Die Einpackung des Beines geschieht am besten in folgender schonender Weise.

Man nimmt ein großes wollenes Tuch, bedeckt es mit einer Gummiunterlage und legt darauf ein in essigsaure Tonerde (Verdünnung 1 : 4) getauchtes Laken. Das ganze schiebt man schnell unter das vorsichtig hoch gehobene Bein und schlägt nun die drei Tücher, eines nach dem anderen darüber zusammen und steckt sie fest. Zum Zwecke der Hochlagerung schiebt man ein Keilkissen unter Fuß und Unterschenkel.

Gegen die nervösen Erscheinungen bewähren sich die hydrotherapeutischen Maßnahmen am besten; Benommenheit und Unruhe schwinden oft nach einem kühlen Bade. Gegen die Kopfschmerzen ist eine Eisblase zu verordnen; oft bringt auch eines der Antipyretika Linderung. Bei großer Unruhe und Schlaflosigkeit sind kleine Morphiumdosen (subkutan) von Wirksamkeit. Auch Chloralformamid als Pulver in Dosen von 3—4 g ist gelegentlich von Nutzen; ebenso Amylenhydrat in Pulverform oder als Klystier zu 3—4 g, ferner Vermal, Adarin etc.

Bei Zeichen von Meningismus, Nackenstarre, Benommenheit, erhöhtem Druck der Spinalflüssigkeit ist die Lumbalpunktion von gutem Einfluß. Dieselbe bewährt sich auch bei starken Kopfschmerzen. Neuritiden, wie sie z. B. in dem Ischiaticusgebiet öfter vorkommen, gehen bei Ruhigstellung und feuchtwarmen Einwicklungen in der Regel bald zurück.

Bei Nephritis verbietet sich die Anwendung kühler Bäder; auch der Weingenuß ist tunlichst einzuschränken. Die durch den Typhusbazillus verursachte Cystitis wird am besten mit Urotropin, 0,5 viermal täglich, behandelt. Zugleich verabreicht man mit Vorteil etwas Mixtura acida (dreimal täglich ein Eßlöffel). Dasselbe gilt für die reine Bakteriurie ohne cystitische Symptome, bei der massenhaft Typhusbazillen im Harn nachzuweisen sind.

Bei der Parotitis sind warme Kompressen von Nutzen. Ist Fluktuation eingetreten, so muß der Eiter durch Inzision entfernt werden.

Posttyphöse Eiterungen, Abszesse, Periostitiden, Furunkel sind nach chirurgischen Regeln zu behandeln.

Starkes Nasenbluten kann bisweilen so bedenklich werden, daß energisches Eingreifen erforderlich wird. Tamponieren der Nasenöffnungen mit Watte- oder Gazestreifen, die in 1 %ige Adrenalinlösung getaucht sind, erweist sich als nützlich.

Schlinglähmungen machen bisweilen eine künstliche Ernährung durch die Schlundsonde notwendig, um das häufige Verschlucken zu verhindern.

Von den Kehlkopfveränderungen ist die Perichondritis bisweilen ein Grund zu therapeutischem Eingreifen. Führt sie zur Eiterung, so kann die Spaltung eines Abszesses mit dem Kehlkopfmesser Hilfe bringen. Kommt es zum Glottisödem, so ist die sofortige Tracheotomie häufig lebensrettend.

Rezidive erfordern keine andere Behandlung als die beim gewöhnlichen Verlaufe übliche.

Spezifische Therapie. Die spezifische Behandlung des Typhus befindet sich noch im Versuchsstadium und hat bisher noch nicht befriedigt. Zur Bekämpfung der ausgebrochenen Krankheit selbst ist die aktive Immunisierung zuerst von Petruschki versucht worden. Er injizierte kleine Dosen abgetöteter Typhusbazillen, hatte dabei aber keine gleichmäßigen Erfolge. Die auf meiner Abteilung durch Dr. Schoene angestellten Versuche bei Fällen, die in den allerersten Tagen der Erkrankung zur Behandlung kamen, durch tägliche Einspritzung kleinster Dosen abgetöteter Typhusbazillen einen günstigen Einfluß auf den Krankheitsprozeß auszuüben, hatte in fünf Fällen den Erfolg, daß der Typhus sehr leicht verlief. Bei Fällen, die nach dem fünften Tage der Erkrankung zur Behandlung kamen, versagte der Einfluß.

Versuche mit passiver Immunisierung, namentlich also mit der Einverleibung eines spezifischen Serums die Krankheiten zu bekämpfen, sind zuerst von Chantemesse und Vidal und später von Kraus, Rodet, Meyer und Bergell, Aronson, Besredka unternommen worden.

Zwei Gesichtspunkte kommen bei der Serumtherapie des Typhus in Betracht:

1. Die Bekämpfung der Infektion, die beim Typhus eine große Rolle spielt. Wissen wir doch, daß die Typhusbazillen bei jedem Falle in großen Mengen im Blute kreisen. 2. Die Bekämpfung der Intoxikation, die durch den Zerfall zahlreicher Typhusbazillen und die dabei frei werdenden Endotoxine bedingt wird.

Die Herstellung der verschiedenen bisher empfohlenen Sera hängt davon ab, welches der beiden genannten Momente von den Autoren mehr in den Vordergrund gerückt wird.

Immunisiert man Versuchstiere durch subkutane Injektion lebender oder toter Bazillen, so bekommt man ein Serum, das wesentlich bakteriolytische Eigenschaften hat. Injiziert man dem Tiere Kulturfiltrate, so erhält das Serum in der Hauptsache antitoxische Eigenschaften, d. h. also Stoffe, die gegen die Endotoxine der Typhusbazillen gerichtet sein sollen. Die Giftigkeit der verwendeten Kultur muß dabei möglichst in die Höhe getrieben werden. Das geschieht durch gute Durchlüftung des Nährbodens, die durch eine geringe Flüssigkeitsschicht gewährleistet wird (Chantemesse, Rodet) oder dadurch, daß man Oberflächenkulturen verwendet (Aronson).

Eigenschaften des Typhusserums. Die verschiedenen Typhussera enthalten demnach, je nach ihrer Herstellung, mehr oder weniger antiinfektiöse oder antitoxische Eigenschaften. Gegen die Verwendung rein bakterizider Sera, wie sie durch subkutane Injektion von Typhusbazillen bei den Versuchstieren erzeugt werden, scheint das von Pfeiffer ausgesprochene Bedenken zu sprechen, daß die durch das Serum herbeigeführte Auflösung zahlreicher Bakterien eine Vergiftung mit den frei werdenden Endotoxinen verursachen könne. Es muß jedoch dahingestellt bleiben, ob diese auf Grund von Beobachtungen der Vorgänge im Meerschweinchenperitoneum aufgestellte Befürchtung auch bei der Verwendung zur Behandlung des Menschen Berechtigung hat.

Die antitoxische Komponente steht im Vordergrunde bei den Sera, die durch filtrierte Kulturen gewonnen werden, z. B. bei der Sera von Chantemesse, Kraus, Meyer und Bergell, Aronson und bei denen von Rodet und Besredka.

Anwendung. Das Serum von Chantemesse scheint nicht ohne bedenkliche Reaktionserscheinungen zu sein, denn die anfangs von ihm gegebenen Vorschriften, 10—12 ccm zu injizieren, wurden neuerdings dahin abgeändert, daß nur einige Tropfen einzuspritzen seien. Bei frühzeitiger Behandlung soll die Krankheitsdauer erheblich abgekürzt werden.

Von dem Rodetschen Serum werden 1—8 ccm unter die Haut injiziert; 1—2 Einspritzungen genügen. Bei frühzeitiger Behandlung (vor dem 11. Tage) beobachtete der Autor ein Sinken der Temperatur und einen abortiven Verlauf der Krankheit. Als Kontraindikationen werden Darmblutungen und Herzschwäche genannt.

Ich habe bei Versuchen mit einem Aronsonschen antitoxischen Serum trotz großer, mehrfach wiederholter Dosen (100 ccm) keine Beeinflussung des Krankheitsprozesses gesehen.

Schließlich ist noch des Versuches von Jez zu gedenken, der statt des Serums Organextrakte hoch gegen Typhus immunisierter Tiere zur Behandlung verwendet. Von der Wassermannschen Feststellung ausgehend, daß namentlich die blutbildenden Organe Immunsubstanzen produzieren, stellte er Alkohol-Glyzerin-Extrakte aus Milz, Thymus, Hirn und Rückenmark von immunisierten Kaninchen her und verabreichte sie Typhuskranken per os. Die Erfahrungen darüber widersprechen sich.

Es läßt sich demnach ein abschließendes Urteil über die Erfolge und Aussichten der spezifischen Therapie beim Typhus noch nicht abgeben. Vor allem bedarf es noch einer weiteren Prüfung der empfohlenen Sera an einem größeren Material.

Behandlung in der Rekonvaleszenz. In der Rekonvaleszenz muß noch für mehrere Wochen der Ernährung sorgfältige Aufmerksamkeit geschenkt werden. Für die nächsten 3—4 Wochen ist es notwendig, bei einer schonenden Diät zu bleiben. Magenüberladungen, die bei dem großen Appetit der Typhusrekonvaleszenten leicht vorkommen können, sind zu verhüten; am besten wohl dadurch, daß man die Nahrungsaufnahme nicht auf zwei oder drei größere Mahlzeiten beschränkt, sondern öfter etwas anbietet. Blähende, reizende und stark Kot bildende Speisen, Erbsen, Linsen, fetter Kohl sind noch lange zu vermeiden.

Wir gestatten dem Rekonvaleszenten das Aufstehen erst, nachdem er 14 Tage fieberfrei war. Er muß sehr vorsichtig damit beginnen und darf zuerst nur eine halbe Stunde im Lehnstuhl sitzen, und ganz allmählich kann man ihm dann erlauben, längere Zeit außer Bett zu bleiben.

Um nervösen Nachkrankheiten vorzubeugen, ist noch längere Enthaltsamkeit von geistiger Arbeit und eine Erholungskur in guter Luft angezeigt. Für weniger Bemittelte empfiehlt sich der Aufenthalt in einem Erholungsheim. Besser Situierten kann man einen der vielen Luftkurorte der Mittelgebirge oder in der rauheren Jahreszeit in südlicheren Gegenden: Oberitalien, Riviera od. dgl. empfehlen.

Schließlich erwächst den Ärzten auf Grund unserer ätiologischen Kenntnisse die Verpflichtung, während der Rekonvaleszenz den Stuhl wiederholt auf Typhusbazillen untersuchen zu lassen. Im Krankenhause werden die Patienten erst dann entlassen, wenn sie bei zwei durch den Zeitraum einer Woche getrennten Stuhluntersuchungen bazillenfrei befunden wurden.

Literatur siehe bei:

Curschmann, Heinrich, Der Unterleibstyphus. II. Aufl. Wien, Alf. Hölder, 1913. — Liebermeister, Typhus abdominalis im Handb. d. spez. Pathologie u. Therapie von Ziemssen, Bd. II, H. 1. — Schottmüller, Die typhösen Erkrankungen im Handb. d. inn. Med., herausgeg. von Mohr u. Staehelin, Bd. I, 1911. — Müller, Friedrich, Bemerkungen zur Behandlung des Abdominaltyphus. Therapie der Gegenwart, 1904. — A. Posselt, Über atypische Typhusinfektionen, Typhus ohne Darmerkrankung. Lubarsch-Ostertag, Ergebn. 1912.

Typhus mandschuricus.

Als Typhus mandschuricus wird ein in den letzten Jahren hauptsächlich in der Mandschurei, aber auch in Rußland beobachtetes typhusähnliches Krankheitsbild bezeichnet, das durch ein dem Typhusbazillus nahestehendes Bakterium verursacht wird und auch hinsichtlich seiner Pathogenese dem Typhus abdominalis außerordentlich nahe verwandt ist. Er tritt in kleineren Gruppen endemisch auf und scheint durch direkte Übertragung von Mensch zu Mensch verbreitet zu werden. Die spezifischen Erreger kreisen dabei wie beim Typhus im Blute und können auch in dem Urin nachgewiesen werden.

Ätiologie. Der Erreger wurde von Botkin und Simitzky beschrieben. Er ist länger als der Typhusbazillus, lebhaft beweglich und gramnegativ. Er hält sich auf künstlichen Nährböden höchstens 1—2 Wochen. Auf Agar wächst er in Form zarter, runder Kolonien; auf Bouillon erfolgt Trübung und Häutchenbildung. Milch gerinnt langsam, auf Traubenzucker bildet er kein Gas, doch ist seine Indolbildung hervorzuheben. Durch Patientenserum werden die Bazillen in Verdünnung von 1 : 1000 bis 1 : 5000 agglutiniert, wobei häufig Typhus- und Paratyphusbazillen bis zu Verdünnungen von 1 : 40 mitagglutiniert werden.

Krankheitsbild. Im Gegensatz zum Typhus ist der Beginn plötzlich mit Schüttelfrost und schnell ansteigendem Fieber, Übelkeit, Erbrechen, Kopfschmerzen, Ziehen in den Gliedern. Dann folgt eine Kontinua, die 1—2 Wochen anhält, um nachher lytisch oder kritisch zur Norm abzufallen. Etwa am vierten Krankheitstage schießt ein dichtes Roseolenexanthem am Rumpf und auf den Extremitäten sowie am Kopfe auf, das im Laufe einiger Tage verblaßt, während vereinzelte wenige Roseolen noch nachkommen. Die Erscheinungen des Magen-

Darmkanals sind nicht charakteristisch, bald herrscht Durchfall, bald Verstopfung. Die Milz ist vergrößert und palpabel; auch die Leber ist meist geschwollen. Die nervösen Störungen gleichen denen des Typhus abdominalis; Benommenheit und Koma sind häufig. Der Puls zeigt keine Pulsverlangsamung, sondern eine der Temperatur entsprechende Frequenz. Leukopenie besteht wie beim Typhus.

Anatomische Befunde liegen nur sehr spärlich vor. Man findet im Darm die Peyerschen Plaques geschwollen, mitunter auch vereinzelte Geschwüre. Die Mesenterialdrüsen sind in der Regel geschwollen, die Milz ist stark vergrößert, im Blute finden sich massenhaft die spezifischen Erreger.

Diagnose. Das Krankheitsbild erinnert vor allem an Typhus und an Infektionen mit Paratyphusbazillen. An Paratyphus läßt vor allem das dichte Roseolenexanthem denken, das auch dort oft sehr üppig ist (vgl. Abb. 43). Ausschlaggebend ist die bakteriologische Blutuntersuchung. In späteren Stadien bringt auch die Agglutinationsreaktion Aufklärung, namentlich dort, wo es sich um die Unterscheidung von Typhus exanthematicus handelt.

Die **Prognose** der Krankheit ist günstig, da Todesfälle zu den Seltenheiten gehören.

Die **Therapie** entspricht der des Typhus abdominalis.

Bakterielle Nahrungsmittelvergiftungen.

Unter bakteriellen Nahrungsmittelvergiftungen sind akute Infektionskrankheiten zu verstehen, die durch wohlcharakterisierte Bakterien und ihre Stoffwechselprodukte hervorgerufen werden.

Früher führte man fast alle Nahrungsmittelvergiftungen auf Fäulnissubstanzen, Ptomaine, oder Metallsalze zurück, glaubte z. B., daß die Vergiftungserscheinungen durch Kupfer, Blei oder Zinn bedingt seien, die aus den benutzten Eß-, Trink- und Kochgefäßen oder Konservenbüchsen stammten. Solche Vergiftungen durch chemische Gifte gehören jedoch zu den größten Seltenheiten; Fäulnisvorgänge aber und die dabei entstehenden Abbauprodukte, die Ptomaine, spielen bei den Nahrungsmittelvergiftungen so gut wie gar keine Rolle. Dafür spricht schon die Tatsache, daß Lebensmittel, die deutlich in Fäulnis begriffen sind, überall ohne Gesundheitsstörungen verzehrt werden, so z. B. stark in Hautgout begriffenes Wildbret und sehr reifer Käse. Hierher gehört auch die Beobachtung, daß viele Völker, die Malaien, Grönländer, Neger faule Fische und in Fäulnis begriffenes Fleisch mit besonderer Vorliebe ohne Störungen verzehren.

Gesundheitsschädlich werden die Nahrungsmittel nicht durch die Fäulnis, sondern erst durch die Anwesenheit ganz bestimmter spezifischer Bakterien und deren Stoffwechselprodukte. Das gilt nicht nur für die Fleischvergiftungen, die den größten Prozentsatz aller Nahrungsmittelvergiftungen ausmachen, sondern auch für die meisten durch andere Lebensmittel verursachten Vergiftungen: Fisch-, Konserven-, Milch-, Kartoffel-, Käsevergiftungen usw.

Geschichtliches. Der erste Beweis für die bakterielle Ursache der Fleischvergiftungen wurde in den achtziger Jahren des vorigen Jahrhunderts durch Gärtner erbracht gelegentlich einer Massenerkrankung, die im Mai 1888 in Frankenhausen nach Genuß des Fleisches einer wegen Darmkatarrhs notgeschlachteten Kuh erfolgte. Er isolierte damals aus dem verdächtigen Fleisch und aus der Milz eines der Opfer der Vergiftung ein lebhaft bewegliches Stäbchen und konnte damit bei verschiedenen Versuchstieren heftige Enteritis und schwere Vergiftungserscheinungen erzeugen. Ganz ähnliche Bakterien hatten schon 1885 Gaffky und Paak bei einer Massenvergiftung in Rotendorf gezüchtet, die auf Genuß des Fleisches eines mit Abszessen behafteten Pferdes zurückgeführt wurde. In den Organen der mit dem angeschuldigten Fleisch geimpften und verendeten Versuchstiere ließ sich ein Bazillus vom Typus der später durch Gärtner beschriebenen Art nachweisen. Gleiche oder ähnliche Bazillen wurden seitdem bei Fleischvergiftungen von verschiedenen Autoren nachgewiesen und gewöhnlich mit dem Ausdruck Enteritisbazillen oder Hinzufügung des Autors oder des Fundortes bezeichnet, so z. B. der Bacillus enteritidis Moorseele (v. Ermengem), Brügge (de Nobele) usw. Eine rechte Klarheit über die Ätiologie und Pathogenese der Nahrungsmittelvergiftungen herrschte aber bis zum Anfange des neuen Jahrhunderts nicht. Ein Fortschritt darin wurde angebahnt durch die Entdeckung der Paratyphusbazillen, die im Jahre 1897 durch Achard und Bensaude in Frankreich und im Jahre 1900 durch Schottmüller (Hamburg), bald darauf auch durch Kurth (Bremen) bei typhusähnlichen Krankheitsfällen gefunden wurden, und deren nahe verwandtschaftlichen Beziehungen zu den damals bekannten Fleischvergiftungserregern lebhaft auffielen. In der Folgezeit stellte es sich heraus, daß die meisten Nahrungsmittelvergiftungen auf eine Infektion mit Paratyphusbazillen zurückzuführen sind, die bald typhusähnliche Krankheitsbilder, bald das Bild einer Gastroenteritis oder das einer Cholera nostras verursachen. Die Entdeckung der Beziehungen dieser Erreger zu den Krankheiten der Tiere, namentlich der Schlachttiere, und die Studien über das Vorkommen derselben bei gesunden Tieren und in der Außenwelt lehrten uns dann weiter, auch den ätiologischen Zusammenhang der Paratyphusbazillen mit anderen als durch Fleisch verursachten Nahrungsmittelvergiftungen verstehen.

Aber die Ätiologie der bakteriellen Nahrungsmittelvergiftungen ist keine einheitliche. Zwar spielen in der überwiegenden Mehrzahl der Fälle Bazillen aus der Gruppe der Paratyphusbazillen und der Gärtnerschen Enteritisbazillen die Rolle der Erreger; es kommen jedoch in einem Teil der Beobachtungen auch andere Erreger, der Colibazillus und der Proteus in Betracht. Schließlich kennen wir noch eine besondere Art von Nahrungsmittelvergiftungen, die durch eine reine Intoxikation mit Bakterientoxinen entsteht. Es sind das die unter dem Namen Botulismus gehenden Erkrankungen, die durch das Gift des Bacillus botulinus verursacht werden und ein an Bulbärparalyse erinnerndes Krankheitsbild zeigen.

Nach ätiologischen Gesichtspunkten geordnet, würde also der Stoff in folgender Weise zu besprechen sein:

A. Nahrungsmittelvergiftungen mit Bazillen der Paratyphus- und Gärtner-Gruppe.
   I. Infektionen mit Bacillus Paratyphus B.
      1. Gastroenteritische Form.
         a) Gastroenteritis acuta.
         b) Die choleraähnliche Form (Cholera nostras).
      2. Typhöse Form.
      3. Anderweitige lokale Entzündungen, eventuell mit Bakteriämie oder Sepsis.
   II. Infektionen mit Bacillus Paratyphus A.
   III. Durch Gärtnersche Enteritisbazillen verursachte Nahrungsmittelvergiftungen.
B. Nahrungsmittelvergiftungen durch Proteus und Colibazillen.
C. Botulismus.

A. Nahrungsmittelvergiftungen durch Bazillen der Paratyphus- und Gärtner-Gruppe.

I. Infektionen mit Bacillus Paratyphus B.

Der Name Paratyphus wurde zuerst von Schottmüller (1900) als klinischer Krankheitsbegriff aufgestellt und sollte zum Ausdruck bringen, „daß neben dem Typhus abdominalis noch eine Erkrankung von sehr ähnlichem Symptomenkomplex vorkommt, die ätiologisch streng von ersterem zu trennen ist“. Zwei sehr ähnliche, durch gewisse biologische Merkmale verschiedene Bazillen, der Paratyphusbacillus A oder acidumfaciens, und der Paratyphusbacillus B oder alcalifaciens, wurden dabei als Erreger beschrieben, von denen der zweite, der Paratyphusbacillus B, in der Folgezeit eine immer wachsendere Bedeutung erlangt hat.

Schon vorher — 1896 — hatten Achard und Bensaude Bazillen von der Art des Paratyphusbacillus B bei typhusartigen Krankheitsbildern gefunden und sie als infections paratyphoides bezeichnet, und Gwyn hatte 1898 aus dem Blute eines klinisch an Typhus leidenden Kranken Bazillen gezüchtet, die mit dem Paratyphusbacillus A identisch waren; aber das Verdienst, durch systematische Blutuntersuchungen an einem großen Material von Typhuskranken vom Typhus abdominalis ein ätiologisch und vor allem auch prognostisch sehr verschiedenes, sonst aber klinisch sehr ähnliches Krankheitsbild abgetrennt zu haben, gebührt Schottmüller.

Durch spätere Untersuchungen stellte sich freilich die Tatsache heraus, daß die Paratyphusbazillen neben solchen typhusähnlichen Krankheitsbildern noch eine Reihe anderer Krankheitszustände (Pyelitis, Endometritis, Cholangitis) verursachen können, daß sie namentlich als Erreger bakterieller Nahrungsmittelvergiftungen, Fleisch-, Wurst-, Fischvergiftungen, eine außerordentlich große Rolle spielen, ja, daß sogar die Erkrankungen **nicht** typhöser Natur, die durch Paratyphusbazillen bedingt werden, der Zahl nach überwiegen. Man kann daher mit Recht sagen, daß der Name Paratyphusbazillus nach dem heutigen Standpunkte unseres Wissens nicht mehr als glücklich gewählt erscheint, aber er hat sich bereits in der Literatur so eingebürgert, daß an seine Entfernung gar nicht zu denken ist.

Bakteriologie. Der Paratyphusbacillus B stimmt morphologisch und kulturell mit einer großen Reihe zum Teil schon früher beschriebener Bakterien überein, die teils bei Fleischvergiftungen, teils bei verschiedenen anderen Krankheiten gefunden wurden. So lassen sich weder morphologisch noch kulturell von ihnen unterscheiden der Gärtnersche Bacillus enteritidis und die vielen anderen bei Fleischvergiftungsepidemien gefundenen Bakterienstämme, die meist nach dem Namen ihres Autors und ihres Fundortes benannt wurden: Der Bazillus Moorseele (v. Ermengem), der Bacillus Gent (v. Ermengem), der Bacillus Brügge (de Nobele), der Bacillus Rumfleth (Fischer), Düsseldorf (Trautmann), Breslau (Flügge-Kaensche), der Bacillus Aertryck (de Nobele), Greifswald (Uhlenhuth), und der Bacillus febris gastricae (Kurth). Dasselbe gilt von dem Bazillus der Psittakose (Enteritis der Papageien), dem Löfflerschen Mäusetyphusbazillus, dem Hogcholerabazillus oder Bacillus sui pestifer, der als Nosoparasit bei der durch ein ultravisibles Virus verursachten Schweinepest regelmäßig vorkommt.

Die morphologischen und kulturellen Merkmale des Paratyphusbazillus und damit gleichzeitig dieser gesamten Bazillengruppe sind nach Schottmüller folgende:

Der Paratyphus-Bazillus ist ein lebhaft bewegliches Stäbchen mit seitenständigen Geißeln von der Größe des Typhusbazillus. Nach Gram ist er nicht färbbar.

Das fakultativ anaerobe Stäbchen gedeiht gut auf allen gebräuchlichen Nährböden. Die Bouillon wird diffus getrübt, zuweilen bildet sich ein Oberflächenhäutchen. Auf der Gelatine bilden die meisten Stämme einen üppigen, allmählich zerfließlichen bläulich-weißen, undurchsichtigen Belag. Verflüssigung tritt nie ein.

Die isolierten Kolonien sind weniger zart als Typhuskolonien, knopfförmig, zeigen keine Furchung. Auf Agar bildet sich ein dünner, weißgrauer, durchsichtiger Belag. Im untersten Teil des schräg erstarrten Agarröhrchens sieht man in der Regel einige charakteristische Gasblasen.

Auf der Kartoffel ist das Wachstum ein sichtbar üppiges, der Belag zeigt gelbbraunen Ton.

Die Milch wird nicht zum Gerinnen gebracht, hellt sich aber mit der Zeit auf und wird dann durchscheinend. Nach unserer Auffassung ist diese Wandlung auf die Alkalibildung zurückzuführen.

Im Neutralrotagar bildet sich Gas und Fluoreszenz.

Die Lackmusmolke erfährt eine leichte Trübung und ist anfangs rötlich gefärbt. Nach Tagen oder Wochen stellt sich ein charakteristischer Umschlag in einen tiefblauen Farbton ein.

Lackmus-Nutrose-Mannitlösung (Barsiekow I) färbt sich rot, zeigt Gasbildung und trübt sich. Das koagulierte Eiweiß setzt sich zu Boden.

Lackmus-Nutrose-Milchzuckerlösung (Barsiekow II) wird weder gesäuert noch koaguliert.

In Lackmus-Nutrose-Traubenzuckerlösung (Barsiekow III) koaguliert sich das Nutrosekasein; der Nährboden rötet sich infolge Säurebildung. Die Löfflersche Malachitgrün-Milchzucker-Traubenzuckerlösung (Grünlösung I) wird zerrissen. Die Nutrose wird ausgefällt.

Bei der Löfflerschen Malachitgrün-Milchzuckerlösung (Grünlösung II) nimmt das Grün einen schmutzig gelbgrünen Farbton an.

Auf dem Conradi und v. Drigalski Lackmus-Milchzucker-Kristallviolettagar bilden sich tiefblaue Kolonien.

Auf der Löfflerschen Malachitgrünplatte entstehen glasige, leicht getrübte Kolonien, in deren Umgebung sich das Grün in Gelb umwandelt. Typhus und Paratyphus A hellen nicht auf.

Auf der Brillantgrünplatte von Conradi entwickeln sich durchsichtige, üppige, gelbgrüne Kolonien.

Auf Endo-Fuchsinagar sind die Kolonien weißlich, während das Bacterium coli rote Kolonien zeitigt.

Indolbildung wird bei Kulturen, die nicht älter als eine Woche sind, nicht beobachtet.

Bei Anwesenheit von Pepton (Witte) im Nährboden entsteht Schwefelwasserstoff.

Milch und Rohrzucker wird nicht vergoren, während Traubenzucker zur Vergärung kommt (Hübener).

Der Paratyphus-Bacillus B hat eine hohe Tierpathogenität. Die gebräuchlichen Versuchstiere, Mäuse, Ratten, Meerschweinchen gehen bei subkutaner, intravenöser, peritonealer und stomachaler Infektion unter dem Bilde der Sepsis zugrunde; am Orte der Infektion bildet sich eine hämorrhagische Nekrose oder Eiterung.

Pathogenetisch von großem Interesse ist die Eigentümlichkeit, **hitzebeständige Gifte** in das Nährmedium abzugeben. Nach Schottmüller sind gekochte Bouillonkulturen imstande, Meerschweinchen bei intraperitonealer Einverleibung zu töten und bei stomachaler krank zu machen.

Die genannten, morphologisch und kulturell nicht zu unterscheidenden Bakterienstämme lassen sich mit Hilfe der Immunitätsreaktionen (Agglutination und Komplementbindung) in zwei Untergruppen teilen. Man unterscheidet nach Uhlenhuth I. eine Gärtner-Gruppe und II. eine Paratyphus-Gruppe.

Gruppe I.

B. enteritidis Gärtner B. Moorseele v. Ermengem B. Gent " " B. Brügge de Nobele B. Rumfleth Fischer B. Haustedt "	B. enteritidis Gärtner-Gruppe.

Gruppe II.

Paratyphus B Schottmüller B. febr. gastr. Kurth B. Breslau Flügge-Kaensche B. Meirelbeek de Nobele B. Düsseldorf Trautmann B. Sirault v. Ermengem B. Aertryck de Nobele B. Neunkirchen v. Drigalski B. Greifswald Uhlenhut	Paratyphus B-Gruppe.

Ein Immunserum, das durch Immunisierung eines Tieres mit einem dieser Stämme gewonnen ist, agglutiniert den homologen Stamm und die anderen zur gleichen Untergruppe gehörenden Stämme, läßt aber die Bakterien der anderen Untergruppe unbeeinflußt. Interessant ist noch, daß die Bakterien der Gärtnergruppe von Typhusimmunseris nahezu in gleicher Höhe agglutiniert werden wie die Typhusbazillen.

Für die Epidemiologie von großer Wichtigkeit ist nun die Frage, ob die Stämme der gleichen Untergruppe durch biologische Methoden und vor allem durch ihr pathogenetisches Verhalten scharf voneinander zu trennen sind. Die biologischen Prüfungen haben ergeben, daß sich die Stämme derselben Untergruppe weder durch Agglutination, noch durch Komplementbildung, Pfeifferschen Versuch, Opsonine usw. sicher voneinander unterscheiden. Selbst beim Castellanischen Absättigungsversuch hat sich nach Uhlenhuth und Hübener eine Gesetzmäßigkeit in dem Verhalten der einzelnen Stämme dem mit verschiedenen anderen Stämmen abgesättigten Serum gegenüber nicht ergeben. Es besteht also eine sehr nahe innere Verwandtschaft der einzelnen Stämme derselben Untergruppe, und diese nahe Verwandtschaft wird noch bestätigt durch das pathogenetische Verhalten; während man bisher annahm, daß eine spezifische Pathogenität der einzelnen Stämme bestehe, daß z. B. ein Mäusetyphusbazillus für eine andere Tiergattung harmlos sei, weiß man jetzt, daß die spezifische Pathogenität keine absolute ist. Die gebräuchlichen Laboratoriumstiere lassen sich in gleicher Weise infizieren durch Mäusetyphusbakterien, Rattenschädlinge, Psittakosebazillen, Kälberruhrbakterien, Schweinepestbazillen, Fleischvergifter und menschliche Paratyphusbazillen (Hübener). Von besonderer Bedeutung aber ist die durch Laboratoriumsversuche und durch Erfahrungen in der Praxis erhärtete Tatsache, daß unsere Schlachttiere einer Infektion mit verschiedenen Stämmen zugänglich sind. Erwiesen ist die Pathogenität der verschiedenen Fleischvergifter für Kälber, Kühe, Ziegen, Schweine, und die gelegentliche Pathogenität der Rattenschädlinge für Kälber, Hammel und Pferde, die Pathogenität der Mäusetyphusbazillen für Kälber, Pferde, Hammel und Schweine und die Pathogenität der Schweinepestbazillen für junge Kälber (Hübener). Die Empfänglichkeit von Kälbern für menschliche Paratyphusbazillen wies Schmitt nach, indem er zeigte, daß bei der Versprengung der Paratyphusbazillen in die oberen Luftwege oder bei subkutaner oder intraperitonealer Einverleibung die Tiere an Sepsis sterben.

Auch die aktiven Immunisierungsversuche stimmen mit diesen Beobachtungen der wechselseitigen Pathogenität überein. Gegen Paratyphus immunisierte Tiere (z. B. Meerschweinchen nach einmaliger Verfütterung der lebenden Kultur) zeigen sich auch gegen Mäusetyphusbazillen und gegen die Fleischvergifter der Paratyphusgruppe geschützt. Dagegen besitzen die gegen Paratyphus und

Mäusetyphus immunisierten Meerschweinchen keine Immunität gegen Bakterien der Gärtnergruppe. Auch dies ist wieder ein Beweis dafür, daß die beiden Gruppen, die Paratyphus- und die Gärtner-Gruppe zu trennen sind, daß aber die Stämme der gleichen Gruppe untereinander sehr nahe verwandt sind.

Epidemiologie. Die Infektionen mit Paratyphusbazillen sind in der überwiegenden Mehrzahl der Fälle auf den Genuß infizierter Nahrungsmittel zurückzuführen, unter denen in erster Linie Schlachtprodukte, Fleisch, Wurst, Gänse- und Fischfleisch zu nennen sind; ferner kommen auch Milch und Käse, Eier, Mehl- und Vanillespeisen, weiterhin auch Konserven und schließlich Krusten- und Schaltiere in Betracht. Gemeinsam ist allen den aufgezählten Nahrungsmitteln, daß sie vermöge ihres Eiweißgehaltes einen guten Nährboden für die Paratyphusbazillen abgeben und dadurch die Produktion akut wirkender Gifte fördern.

Wie kommen die Paratyphusbazillen in das Fleisch unserer Schlachttiere, und unter welchen Bedingungen wirken sie für den Menschen pathogen? Bollinger hatte schon vor mehr als 30 Jahren gelehrt, daß Fleischvergiftungen in der überwiegenden Mehrzahl der Fälle durch das Fleisch kranker Tiere, und zwar hauptsächlich an septisch-pyämischen Krankheiten leidender Schlachttiere verursacht werden. Diese Lehre ist in der Folgezeit, namentlich bei Massenerkrankungen nach Fleischgenuß, vielfach bestätigt worden; aber erst die Forschungen der allerletzten Zeit haben gezeigt, daß dieselben Mikroorganismen, nämlich die Bazillen der Paratyphus- und Gärtnergruppe, die beim kranken Menschen als Ursache der Fleischvergiftung gefunden werden, auch bei unseren Schlachttieren als Krankheitserreger eine große Rolle spielen, so z. B. bei Kälbern als Erreger der Ruhr, der Septikämie, der Lungen- und Brustfellentzündung, bei Kühen, Pferden und Schweinen als Septikämie erzeugende Bakterien. Daß Paratyphusbazillen so häufig bei den verschiedenen Krankheitsprozessen der Schlachttiere beteiligt sind, findet seine Erklärung durch den Nachweis, daß sie im Darme gesunder Schlachttiere (Schweine, Kälber, Rinder, Pferde, Gänse), aber auch im Darm anderer Tiere (Mäuse, Ratten, Meerschweinchen, Kaninchen, Hunde) als Saprophyten leben und mit den Ausscheidungen in die Außenwelt gelangen.

Die Verbreitung der Paratyphusbazillen in der Außenwelt ist daher außerordentlich groß, und es erklärt sich so auch ohne weiteres, daß sie auch im Wasser, in der Milch und in anderen Nahrungsmitteln gar nicht selten gefunden werden. Viele Stämme sind jedoch für den Menschen nicht pathogen. Daraus erklärt es sich, daß trotz der großen Verbreitung der Paratyphusbazillen — man kann mit Hübener fast von Ubiquität sprechen — Paratyphusinfektionen relativ selten sind. Nur solche Paratyphusstämme pflegen beim Menschen pathogen zu wirken, die auch tierpathogen sind, d. h. solche, die ihre ursprüngliche Eigenschaft eines einfachen Saprophyten verlieren dadurch, daß sie in Wechselbeziehungen zu dem erkrankten Tierkörper treten und eine erhöhte Virulenz gewinnen. Namentlich gilt das für solche Stämme, die bei höheren Tieren, besonders bei Kühen, Kälbern oder Pferden schwere Krankheiten hervorgerufen haben. Aber nicht einmal alle infizierten Schlachttiere werden zur Quelle der Infektion. Virulenz und Pathogenese der verschiedenen Stämme der Paratyphusbazillen sind außerordentlich variabel; selbst für höhere Tiere hochpathogene Paratyphusstämme können aus unbekannten Gründen für den Menschen nicht pathogen sein, und umgekehrt können Stämme, die gewöhnlich beim Menschen nicht krankmachend wirken, plötzlich Pathogenität erlangen. Daß die Pathogenität der einzelnen Stämme keineswegs spezifisch einsteht, sondern ein wechselseitiges pathogenetisches Verhalten vorliegen kann, sahen wir schon oben. So ist es z. B.

eine erwiesene Tatsache, daß auch der Mäusetyphusbazillus, der vom Paratyphusbazillus nicht zu unterscheiden ist, gelegentlich für den Menschen pathogen werden kann, wie die Beobachtung von Tromsdorf beweist, der zehn mit dem Auslegen von Mäusetyphusbazillen beschäftigte Leute an Durchfällen erkranken sah. Auch Babes sah bei sieben Personen typhöse Zustände nach Auslegen der Mäusetyphuskulturen auftreten und konnte durch die Blutkultur als Ursache die Mäusetyphusbazillen nachweisen. In Frankreich wurden mehrfach im Anschluß an infektiöse Enteritis der Papageien schwere Krankheitszustände beim Menschen beobachtet, bei denen der zur Paratyphusgruppe gehörige Psittakosebazillus angetroffen wurde. Es können also die verschiedensten tierpathogenen Stämme der Paratyphus- und Gärtnergruppe den Menschen krank machen. Am häufigsten geschieht das durch die Vermittlung infizierter Nahrungsmittel, unter denen Schlachtprodukte in erster Linie zu nennen sind. Handelt es sich um Erkrankungen nach Genuß von unverarbeitetem Fleisch, so wird in der Regel eine intravitale Infektion, also eine Erkrankung des Tieres, die Ursache sein, während bei verarbeiteten Schlachtprodukten, Hackfleisch, Wurst usw. auch eine sekundäre Infektion des Fleisches mit Paratyphusbazillen anderer Herkunft eine Rolle spielen kann. Bei den Massenerkrankungen nach dem Genuß unverarbeiteten Fleisches wird die Bollingersche Regel zur Wahrheit, daß in der Regel das Fleisch kranker Tiere zur Ursache von Fleischvergiftungen wird, denn eben dort, wo die Paratyphusbazillen als Krankheitserreger wirken und so in Wechselbeziehungen mit dem Tierkörper erhöhte Virulenz gewonnen haben, erlangen sie Menschenpathogenität. Tatsächlich läßt sich auch bei Massenerkrankungen nach Genuß unverarbeiteten Fleisches in den meisten Fällen nachweisen, daß das Fleisch von kranken und notgeschlachteten Tieren stammte.

Die Massenvergiftung in Kiel und Rendsburg trat nach Genuß eines wegen Beckenbruches notgeschlachteten Pferdes auf, in dessen widerstandsunfähig gewordenem Körper die Bazillen alle Organe durchwuchert hatten und so für den Menschen virulent geworden waren. van Ermengem konnte unter mehr als 100 Epidemien von Fleischvergiftungen mit mehr als 6000 Fällen nur 9 Fälle aufzählen, in denen der Gesundheitszustand der Tiere unbekannt war, wogegen in 103 Fällen eine Krankheit (Sepsis, Pyämie, Enteritis usw.) vorlag. In solchen Fällen kann man als Beweis der intravitalen Infektion des Fleisches die Bakterien auch in den großen Röhrenknochen der Tiere nachweisen und zeigen, daß alle Teile des zerlegten Tieres, nicht etwa nur einzelne Portionen, gleichmäßig gesundheitsschädlich sind.

Die sekundäre Infektion ursprünglich einwandfreien Fleisches kann auf sehr verschiedenem Wege zustande kommen. Paratyphuskranke Menschen, Dauerausscheider und Bazillenträger können bei der Verarbeitung des Fleisches zu Hackfleisch, zu Wurst, zu Pasteten usw. die Krankheitskeime hineinbringen, die sich dann bei günstigen Temperaturverhältnissen, also besonders in der Sommerwärme, stark vermehren und das ganze Fleisch durchwuchern können. Aber auch durch die Ausscheidungen kranker oder gesunder Schlachttiere (die ja fast stets Paratyphusbazillen enthalten), kann gelegentlich eine Infektion zustande kommen. Ferner können Ratten, Mäuse, ja selbst Fliegen und Ameisen zu Infektionsträgern werden. Auch an die Möglichkeit der Verunreinigung des Fleisches durch paratyphusbazillenhaltiges Natureis und an die Berührung mit bereits infiziertem, bazillenhaltigen Fleisch ist zu denken. Ein mit Bazillen durchsetzter Schinken kann einen daneben liegenden einwandfreien Schinken infizieren (Jacobitz und Kayser).

Für das Zustandekommen der Vergiftung spielen aber Virulenz und Pathogenität eine außerordentlich große Rolle; selbst sekundär infiziertes Fleisch ruft in vielen Fällen keine Vergiftung hervor, weil die Pathogenität der Bazillen so großen Schwankungen unterworfen ist. Wäre die Virulenz der Bazillen für Menschen auch nur annähernd so groß wie die der Typhusbazillen, so müßten bei der enormen Verbreitung der Paratyphusbazillen Paratyphusinfektionen außerordentlich häufig beobachtet werden; tatsächlich sind sie aber relativ selten. Für die schwankende Pathogenität der Paratyphusbazillen spricht auch die Tatsache, daß die Ausscheidungen von kranken Menschen, sowie von Dauerausscheidern und Bazillenträgern für die Weiterverbreitung der Krankheit eine relativ geringe Rolle spielen. Zwar kommt auch auf diesem Wege zweifellos eine Ansteckung vor, aber die Übertragung von Mensch zu Mensch tritt an Häufigkeit zurück gegenüber den durch Nahrungsmittel, namentlich durch Fleisch bedingten Infektionen. Ich habe wiederholt Personen beobachtet, die nach dem Ablauf einer akuten Pyelitis und Cystitis noch viele Monate Paratyphusbazillen ausschieden, ohne ihre Umgebung anzustecken. Aus dem Darm verschwinden die Bazillen bei akuter Gastroenteritis relativ schnell und sind im Stuhl oft nach vier Wochen schon nicht mehr nachweisbar. In seltenen Fällen halten sie sich wie beim Typhus lange Zeit hindurch in der Gallenblase.

Abgesehen von Virulenz und Pathogenität sind es aber noch andere Faktoren, die für das Zustandekommen der Paratyphusbazillen maßgebend sind; die persönliche Empfänglichkeit spielt zweifellos eine nicht geringe Rolle. So lehren die Beobachtungen Aumanns, daß von den nachweisbar mit den spezifischen Bakterien infizierten Leuten etwa nur die Hälfte erkrankte. Möglicherweise spielt hier eine lokale Immunität des Darmes eine Rolle. Damit hängt auch die Tatsache zusammen, daß sich gar nicht selten Paratyphusbazillen in den Darmentleerungen ganz gesunder Menschen finden. Die Bazillen sind auch hier durch infizierte Nahrungsmittel in den Darm gelangt, ohne jedoch Krankheitserscheinungen auszulösen. Solche für den Bazillenträger nicht pathogenen Bazillen können nun wieder Pathogenität erlangen in dem Augenblick, wo durch irgendwelche Ursache die Widerstandsfähigkeit, die lokale Immunität des Darmes herabgesetzt ist. Auf diese Weise sind jene Fälle zu erklären, wo man im Verlaufe anderer Krankheiten, z. B. bei Scharlach, bei Typhus abdominalis, bei Darmtuberkulose Paratyphusbazillen mit oder ohne darauf hindeutende Krankheitserscheinungen plötzlich im Blute nachweisen kann. Wir kommen auf diese Fälle weiter unten noch zurück.

Ferner ist die Menge der aufgenommenen Bakterien von Wichtigkeit. Infolge ungleicher Verteilung der Bazillen in den infizierten Fleischteilen kann die eine Portion mehr, die andere weniger oder gar keine Keime enthalten. Die inneren Organe und die daraus hergestellten Fleischspeisen erweisen sich in mehreren Epidemien giftiger als die Muskeln.

Von großer Wichtigkeit ist die Art der Aufbewahrung und der Zubereitung. So erwähnt Hübener Fälle, in denen der Genuß des frischen, nur wenige Bazillen der Paratyphusgruppe enthaltenden Fleisches keine oder nur geringe Krankheitserscheinungen auslöste, während der Genuß des von demselben Tiere stammenden, mehrere Tage aufbewahrten Fleisches schwere Krankheitserscheinungen hervorrief. Je länger die Bazillen Gelegenheit haben zu wuchern, desto mehr produzieren sie ihr verderbliches Gift. Mitunter begünstigen mitgenossene Stoffe, Fäulnisprodukte und veränderte Eiweißsubstanzen die Wirkung der Infektion. Nach Bär und Liepmann soll das Vorhandensein schädlicher Konservierungsmittel, namentlich schwefelsaurer Salze im Hackfleisch, eine infektionsbegünstigende Wirkung ausüben. Vor allem aber ist die Art der Zubereitung von Bedeutung. Die Mehrzahl der Erkrankungen hat sich an den Genuß von **rohem Fleische** angeschlossen. Rohes Hackfleisch kann man mit Trautmann als eine Mischkultur von

Bakterien in gutem Nährboden bezeichnen. Kochen und Braten zerstört den größten Teil der Fleischvergifter. In manchen Fällen freilich, wo bereits viele Giftstoffe produziert sind, kann auch das Kochen und Braten nichts mehr helfen, denn die Gifte sind hitzebeständig. So war bei den Epidemien in Rumpstedt (Fischer) und Greifswald (Uhlenhuth) auch gekochtes und gebratenes Fleisch noch hochgradig giftig.

Paratyphusinfektionen können in jedem Klima vorkommen. Oft treten sie gehäuft, epidemisch auf. Die gleiche Infektionsquelle — meist handelt es sich um infizierte Nahrungsmittel — führt zur Massenvergiftung vieler Personen, die fast gleichzeitig erkranken, und nach kurzer Dauer erlischt die Epidemie, da die Übertragung der Krankheit von den zuerst Infizierten auf umgebende Personen nur selten vorkommt. Daß natürlich auch sporadische Erkrankungen existieren, ist bei der großen Verbreitung der Paratyphusbazillen in der Außenwelt nicht zu verwundern. Die warme Jahreszeit begünstigt im allgemeinen das Auftreten von Nahrungsmittelvergiftungen, da die Paratyphusbazillen sich auf dem infizierten Material in der Wärme leichter vermehren und schneller große Giftmengen produzieren können; gelegentlich sind jedoch auch im Winter Epidemien und sporadische Erkrankungen beobachtet worden.

Allgemeine Pathogenese der Infektionen mit Bazillen der Paratyphus- und Gärtnergruppe. Alle Stämme der Paratyphus- und Gärtnergruppe zeigen entsprechend ihren nahen verwandtschaftlichen Beziehungen bei Tieren ein gleichartiges, pathogenetisches Verhalten, und ganz ähnliche pathogene Wirkungen wie bei Tieren rufen sie auch beim Menschen hervor, wo ihr Vorkommen viel weniger häufig ist.

Bei **Tieren** können sie nach Hübener als selbständige Erreger allgemeine Erkrankungen (Enteritis oder Sepsis) in sporadischen oder epizootischen Formen verursachen, oder sie wirken als sekundäre Sepsiserreger bei primären allgemeinen Krankheiten, wie z. B. bei der Schweinepest und bei lokalen Erkrankungen (Cystitis). Sie erzeugen drittens ohne Allgemeinerkrankungen primäre lokale entzündliche eitrige und nekrotische Prozesse mit oder ohne nachfolgende sekundäre Septikämie (Mastitis, Metritis der Kühe, Pleurapneumonie der Kälber, Pseudotuberkulose der Meerschweinchen) und schließlich vegetieren sie häufig im Warmblüterorganismus ohne jede krankmachende Wirkung.

Ganz entsprechend sind die krankmachenden Wirkungen der Paratyphuskeime beim Menschen. Am häufigsten verursachen sie das Bild einer akuten Gastroenteritis mit toxischen oder septischen Erscheinungen, und zwar meist in epidemischer, seltener in sporadischer Form; typhusähnliche Krankheitsbilder sind relativ selten. Im Verlaufe anderer akuter Krankheiten kommen sie zuweilen als sekundäre Sepsiserreger vor. Drittens können sie lokale Entzündungen mit sekundärer Bakteriämie und Sepsis hervorrufen, so z. B. von den Harnwegen aus oder vom weiblichen Genitaltraktus her, und schließlich können sie auch im menschlichen Darm als Saprophyten leben. Zweifellos werden die Paratyphusbazillen in den meisten Fällen mit infizierten Nahrungsmitteln aufgenommen, seltener durch Übertragung von Mensch zu Mensch. Hier rufen sie bald gastrointestinale Erscheinungen oder mehr typhöse Symptome hervor, oder aber sie bleiben in avirulentem Zustande längere Zeit im Körper und können dann gelegentlich, wenn durch andere Krankheiten der Organismus geschwächt ist, als sekundäre Entzündungs- oder Eitererreger mobil werden und eine verderbliche krankmachende Wirkung entfalten.

Klinik der Nahrungsmittelvergiftungen durch den Paratyphusbacillus B.

Wir müssen klinisch unterscheiden:

1. eine gastroenteritische Form,
   a) Gastroenteritis acuta,
   b) Cholera nostras;
2. eine typhöse Form;
3. anderweitige lokale Entzündungen und Eiterungen, eventuell mit Bakteriämie oder Sepsis.

Diese Formen zeigen die verschiedensten Übergänge. Bei derselben Fleischvergiftungsepidemie kommen neben gastrointestinalen Krankheitsbildern auch Fälle mit typhösen Erscheinungen vor. Ebenso kann sowohl bei epidemischen wie bei sporadischen Erkrankungen die eine Form in die andere übergehen, indem aus einer Gastroenteritis z. B. eine typhöse Form sich entwickelt.

1. Gastroenteritische Form.

a) Gastroenteritis acuta.

Die Paratyphusbazillen siedeln sich in den oberflächlichen Schichten des Darmes an und vermehren sich dort gewaltig, so daß sie in den Fäces oft in Reinkultur nachgewiesen werden können. Vom Darm aus kommt es zur Resorption der von ihnen produzierten Toxine, mitunter auch zum Übertritt der Bazillen ins Blut.

Die **Inkubationszeit** ist kurz. Die Krankheitserscheinungen stellen sich meist schon wenige Stunden nach dem Genuß der infizierten Nahrungsmittel ein. In anderen Fällen vergehen 1—2 Tage. Bei einer Epidemie im Rudolf Virchow-Krankenhause unter dem Pflegepersonal, die nach dem Genuß von rohem Hackfleisch auftrat, beobachteten wir die ersten Krankheitserscheinungen 6—8 Stunden nach der Infektion.

Je größer die Menge der aufgenommenen Bazillen und der bereits produzierten Toxine ist, desto schneller werden sich Krankheitssymptome einstellen. Sind nur wenig Keime eingeführt worden, so bedarf es erst einer Vermehrung der Bazillen, bis diejenige Giftmenge gebildet ist, die zur Auslösung von Krankheitszeichen genügt.

Der **Krankheitsbeginn** ist akut mit Übelkeit und kolikartigen Leibschmerzen, denen häufige Durchfälle folgen. Die Stühle sind im Anfange breiig und nehmen dann eine mehr flüssige Beschaffenheit an, ohne ihren fäkulenten Charakter zu verlieren. Sie sind aashaft stinkend, von gelblicher oder grünlicher Farbe und enthalten makroskopisch zuweilen Schleim, zuweilen aber auch geringe Blutbeimengungen, so daß man an Dysenterie denken kann, namentlich wenn noch Tenesmus vorhanden ist. Kulturell sind in den meisten Fällen (nicht immer) Paratyphusbazillen nachzuweisen. Die Zunge ist belegt und trocken, der Appetit liegt gänzlich danieder, die Stimme ist matt und heiser. In allen schwereren Fällen besteht Erbrechen, das sich mehrere Male wiederholen kann; auch Singultus ist manchmal vorhanden. Die häufigen Darmentleerungen (10—15 am Tage) und die gestörte Nachtruhe schwächen den Kranken, Kopfschmerzen, Schwindel und Schwächegefühl stellen sich ein. Die Temperatur ist in leichteren Fällen nur wenig erhöht, in schwereren steigt sie auf 39—40°, mitunter angekündigt durch einen Schüttelfrost. Sie hält sich aber nicht lange in großer Höhe, sondern pflegt vom nächsten oder übernächsten Tage an lytisch abzufallen. Hält sie sich einige Tage länger, so besteht ein unregelmäßig remittierender Verlauf.

Der Puls ist entsprechend der Temperaturerhöhung gesteigert (120 bis 160 Pulsschläge werden häufig gezählt). In leichteren Fällen ist er von unveränderter Beschaffenheit, dagegen bei schweren Erscheinungen oft klein und fadenförmig.

Der Leib ist meist eingesunken, die Bauchdecken sind mäßig druckempfindlich, die Milz wird zuweilen schon am zweiten Tage palpabel, mitunter ist sie aber auch während der ganzen Erkrankung nicht nachweisbar. Die

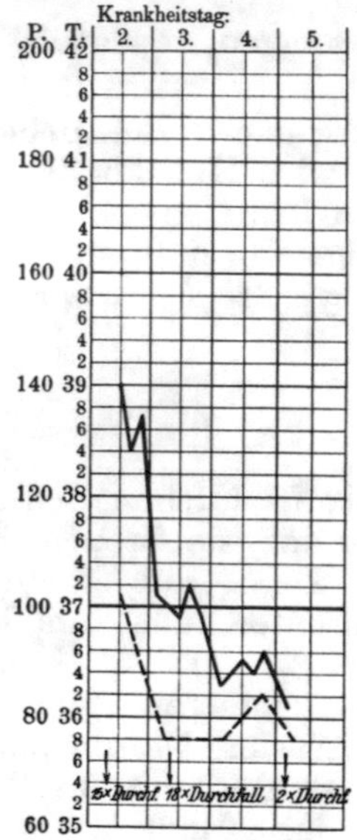

Abb. 36. Ad. Bukatz, 20 Jahre. Gastroenteritis paratyphosa. Im Stuhl Bac. Paratyphus B.

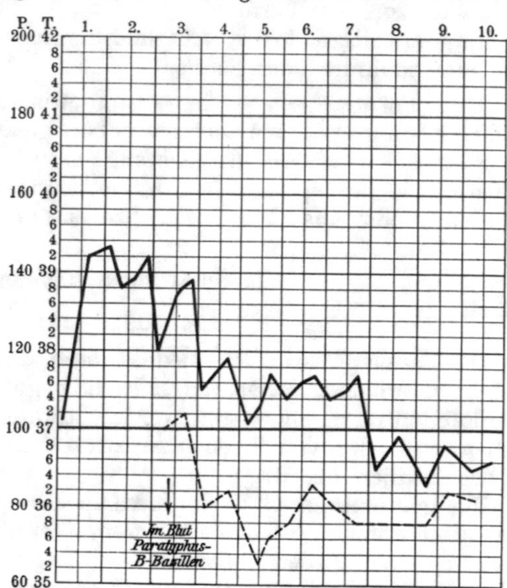

Abb. 37. Hedwig Brederek, 22 Jahre. Gastroenteritis paratyphosa. Plötzlich erkrankt mit Erbrechen, Kopfschmerzen, Kreuzschmerzen und häufigen Durchfällen. Schmerzen in der Nabelgegend. Leukocyten 6400. Im Blut Paratyphus-B-Bazillen. Geheilt.

Harnmenge ist infolge des starken Wasserverlustes gering; häufig findet sich eine mäßige Albuminurie. Zuweilen zeigen sich die Zeichen einer akuten Nephritis, stärkere Eiweißausscheidung, Zylindrurie und blutiger Harn, ein Ausdruck für die toxische Wirkung der Paratyphusbazillen.

Das Blut zeigt keine pathologischen Veränderungen; die Leukocytenzahl ist normal. Häufig gelingt es mittelst der Galleanreicherung Paratyphusbazillen aus dem Blute zu züchten.

Von Hauterscheinungen ist der Herpes labiales ein häufig beobachtetes Symptom. Ferner sieht man zuweilen urticariaähnliche Effloreszenzen oder scarlatiniforme oder morbilliforme Ausschläge breiten sich über den ganzen Körper aus, Erscheinungen, die auf die toxische Wirkung der Erreger zurückzuführen sind, ähnlich wie die Choleraexantheme. Ein toxisches Symptom sind auch die multiplen Petechien, die auf der Haut und den Schleimhäuten aufschießen können und wie bei der malignen Diphtherie ein ominöses Zeichen darstellen.

Besonders wechselnde Erscheinungen bringt die Allgemeinintoxikation am Zentralnervensystem hervor. Außer über Schwindel und Kopfschmerzen wird vor allem über Ziehen und Schmerzen in den Gliedern und Gelenken geklagt; Wadenkrämpfe sind eine häufige Begleiterscheinung. Das Sensorium ist meist klar, kann aber mit fortschreitender Krankheit eine Trübung erfahren. Mit Zunahme der Vergiftung können sich große motorische Unruhe, Delirien, tonisch-klonische Krämpfe der Extremitätenmuskeln hinzugesellen. Die Pupillen sind eng, reagieren aber auf Lichteinfall und bei Konvergenz.

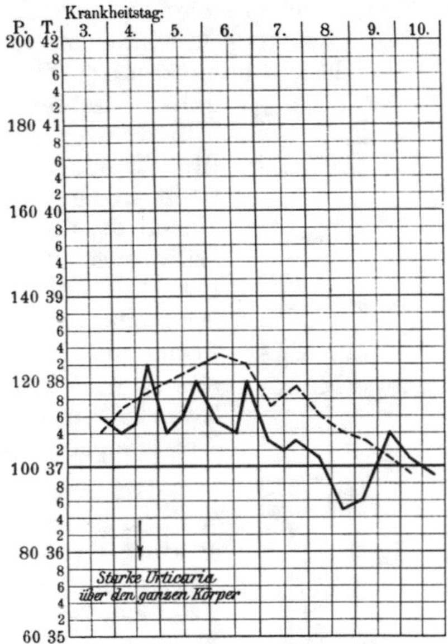

Abb. 38. Paul Hahn, 18 Jahre. Gastroenteritis paratyphosa nach Genuß von rohem Hackfleisch. Durchfälle und Leibschmerzen. 2 Tage nachher Ausbruch von Urticaria.

Ob bulbäre Symptome, wie Schlingbeschwerden, Ptosis, Akkommodationsparese, Mydriasis usw. zum Bilde der Paratyphusinfektion zu rechnen sind, erscheint zweifelhaft. Wahrscheinlicher ist, daß bei Fleischvergiftungen, bei denen solche Symptomengruppe zur Beobachtung kommt, eine Mischinfektion mit dem Bacillus botulinus vorliegt, zu dessen Eigentümlichkeit die Erzeugung derartiger Erscheinungen gehört. Nach 2—3 Tagen pflegen die Durchfälle nachzulassen und in vielen Fällen einer Verstopfung zu weichen, doch bleibt meist noch eine starke Empfindlichkeit des Darmes zurück, die beim Übergang zu anderer Kost aufs neue zu Durchfällen führen kann. Schottmüller sah einen solchen chronisch verlaufenden Fall, bei dem 3—4 Jahre lang immer wieder attackenweise Durchfälle mit Paratyphusbazillen auftraten, wenn wegen Verstopfung eine gröbere Kost oder milde Abführmittel gegeben wurden. Auch ausgesprochene Rezidive kommen vor. So konnte ich bei der Epidemie im Virchow-Krankenhause bei mehreren Schwestern vier Wochen nach der ersten Attacke ein Rezidiv beobachten. Eine auffällige Schwäche und Hinfälligkeit bleibt oft noch 8—14 Tage bestehen. Auch hält die Schmerzempfindlichkeit der Muskeln noch einige Zeit hindurch an.

b) Die choleraähnliche Form (Cholera nostras).

In manchen Fällen steigern sich die gastroenteritischen Erscheinungen, die durch die Einführung der Paratyphusbazillen in den Darmkanal hervorgerufen werden, zu choleraähnlichen Erscheinungen. Solche Fälle, wie sie namentlich in den heißen Sommermonaten nicht selten beobachtet werden, teils im Verlaufe von Nahrungsmittelvergiftungsepidemien, teils sporadisch, gleichen aufs Haar der Cholera indica und werden deshalb vielfach mit Cholera nostras bezeichnet.

Die Krankheitserscheinungen setzen hier wenige Stunden nach Genuß der infizierten Nahrungsmittel stürmisch mit heftigem Erbrechen, Singultus, häufigen Koliken und kopiösen Durchfällen ein. Die Stühle werden reiswasserähnlich, d. h. sie verlieren ihre fäkulente Beschaffenheit und sehen aus wie ein graues, trübes Wasser, in dem Schleimflöckchen suspendiert sind. Mikroskopisch sind darin weiße und rote Blutkörperchen und Bakterien enthalten. Kulturell kann man oft Paratyphusbazillen in Reinkultur nachweisen. Unter der starken Toxinwirkung und dem reichlichen Wasserverlust verfallen die Kranken schnell, der Puls wird klein und äußerst frequent, die Augen verlieren ihren Glanz und liegen tief in den Höhlen. Die Gesichtsfarbe bekommt einen lividen Ton, die Haut wird kühl, trocken und läßt sich in Falten abheben, die Extremitäten sind kalt und zyanotisch; die Temperatur steigt zuerst meist zu hohen Graden bis auf 40 und 41° an, fällt dann aber oft schon nach wenigen Stunden bis unter die Norm und bleibt bis zum Exitus subnormal. Die Urinsekretion ist nur gering oder versiegt ganz. Heftige Wadenkrämpfe und Parästhesien der verschiedensten Art, wie sie oben beschrieben wurden, quälen die Kranken. Eine hochgradige Schwäche macht sich schon nach wenigen Stunden bemerkbar. Die Kranken liegen apathisch da, die Stimme ist heiser; das Sensorium ist meist klar, trübt sich aber gegen das Ende hin. Das Herz ist oft dilatiert, der Puls klein und arhythmisch und unter zunehmender Herzschwäche erfolgt der Tod nach 2—3 Tagen. In anderen Fällen hören die Durchfälle auf, aber die Herzschwäche bleibt bestehen und kann noch nach einigen Tagen oder Wochen zum Tode führen, der durch Komplikationen, Nephritis mit Urämie, Bronchopneumonien u. dgl. zuweilen beschleunigt wird.

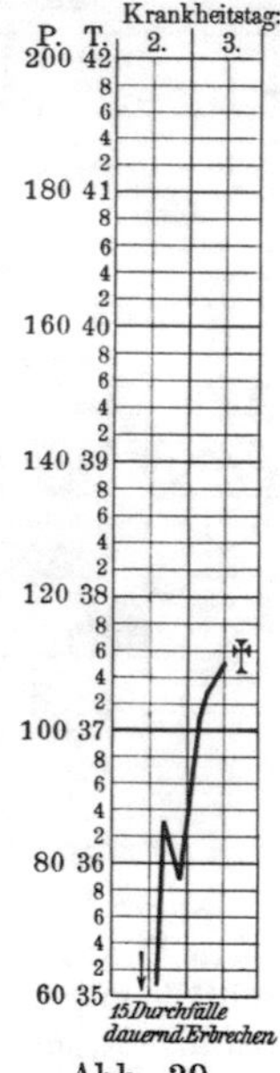

Abb. 39. Paul Friedrich, 31 Jahre. Cholera nostras.

Die **Prognose der gastrointestinalen Formen** ist im allgemeinen günstig. So hatten z. B. bei der großen Epidemie im Rudolf Virchow-Krankenhause alle 108 Krankheitsfälle günstigen Ausgang. Gefährlicher ist die schwere, als Cholera nostras bezeichnete Form, die nicht selten zum Exitus führt. Nach dem Berichte über das Gesundheitswesen des Preußischen Staates endeten im Jahre 1908 unter 455 Fällen von bakteriellen Nahrungsmittelvergiftungen, die ja fast alle auf Infektion mit Bazillen der Paratyphus- und Gärtnergruppe zurückzuführen sind, 37 letal, und 1909 starben unter 405 Fällen 22.

Pathologische Anatomie der gastrointestinalen Form. Man findet die Schleimhaut des Magens und Darmes gerötet und geschwollen und zum Teil mit kleinen Blutungen durchsetzt; der Follikelapparat kann geschwollen sein. Zum Teil finden sich mehr oder weniger ausgedehnte Epithelnekrosen. Foudroyant verlaufende Fälle zeigen mitunter nichts als eine starke Hyperämie der Därme. Schottmüller legt Wert auf die Beobachtung, daß die Mesenterialdrüsen wenig oder gar nicht geschwollen sind. Die Milz ist wenig oder gar nicht vergrößert.

Die **Diagnose** wird im Zusammenhange mit den übrigen Paratyphusinfektionen besprochen werden (siehe S. 91).

Therapie. Bei den gastroenteritischen Formen, der Gastroenteritis acuta und der Cholera nostras, gilt es, zunächst die Causa peccans aus dem Verdauungskanal zu entfernen. Dazu eignet sich am besten das Rizinusöl. Das Kalomel ist weniger angenehm. Erwachsenen gibt man 1—2 Eßlöffel Rizinusöl oder eine ein- bis zweimalige Dosis von 0,2 g Kalomel. Außerdem empfiehlt sich bei sehr profusen Durchfällen eine gründliche Reinigung des Darmes mit Hilfe der gerbsauren Enteroklyse nach Cantani, wie sie bei der Besprechung der Cholera asiatica geschildert wird. Eine 1%ige Tanninlösung wird auf 40° erwärmt und in einer Menge von 1—2 Litern und mehr mittelst Irrigators unter geringem Druck in den Mastdarm eingegossen. Beim Passieren des Schlauches kühlt sich die Flüssigkeit auf 38° C ab. Ist der Darm gründlich entleert worden, so sind Opium- oder Tanninpräparate am Platze. Bei Erwachsenen gibt man Tinctura Opii simpl. 10—15 Tropfen oder Pantopon;

bei Kindern sind Tannigen oder Tannalbin in Dosen von 0,5 mehrmals täglich vorzuziehen.

Neben der Reinigung des Darmes muß vor allem der Herztätigkeit besondere Aufmerksamkeit geschenkt werden. Bei der Cholera nostras, wo der Puls häufig klein und fadenförmig ist und die Extremitäten kühl und von livider Farbe sind, empfehlen sich vor allem intravenöse oder subkutane Kochsalzinfusionen. $^3/_4$—1 Liter einer auf 40° erwärmten physiologischen Kochsalzlösung werden intravenös infundiert. Von etwas langsamerer, aber im Endeffekt gleich günstiger Wirkung ist die subkutane Infusion. Die Zirkulationsverhältnisse bessern sich bei der Anwendung dieses Verfahrens, der Puls hebt sich, und die graublaue Hautverfärbung macht frischeren Farben Platz.

Unterstützt wird diese günstige Wirkung durch die Anwendung heißer Bäder (30—33° R) mit nachfolgender Einwicklung in Leinentuch und wollene Decke. Durch Zusatz von 100—200 g Senfmehl zum Bade kann der Hautreiz beträchtlich erhöht werden. Bei Kindern bewährt sich zu demselben Zweck eine Senfpackung, wie sie bei der Masernbehandlung genauer beschrieben ist. Man wechselt hier am besten ab und gibt vormittags ein heißes Bad und nachmittags eine Senfpackung mit nachfolgender Abspülung der Haut in warmem Wasser. Von Medikamenten empfehlen sich zur Bekämpfung der Herzschwäche subkutane Injektionen von Kampferöl, Coffeinum natriobenzoicum und Epirenan (von der 1‰igen Lösung $^1/_2$—1 ccm).

Das hartnäckige Erbrechen wird am besten durch Magenausspülungen bekämpft, die meist einen guten Erfolg erzielen. Ist das nicht durchführbar, so gibt man Eisstückchen zu schlucken, und führt auch dieses nicht zum Ziele, so muß eine Beruhigung mit Chloroform geschaffen werden.

Man gibt es in der Ziemannschen Formel: Chloroform 10, Gummi arabic. 10, Zucker 20, in einem Mörser zerrieben und mit Aquae ad 200 versetzt; vor dem Gebrauche umzuschütteln, 1—2stündlich 1 Teelöffel.

Liebermeister gab gegen das Erbrechen kleine Klystiere von 80—100 ccm Kamillentee mit je fünf Tropfen Opiumtinktur. Der Leib ist warm zu halten; warme Brei- oder Prießnitzumschläge wirken wohltuend. Die Ernährung gestaltet sich bei Erwachsenen wie folgt: In den ersten Tagen, solange noch heftiges Erbrechen auftritt, nehmen die Kranken am besten möglichst wenig zu sich. Für den Durst genügt etwas kalter Tee oder das Schlucken kleiner Eisstückchen. Dann gibt man zunächst flüssige Kost: Haferschleim, Reisschleim und etwas Zwieback. Als Getränk empfiehlt sich neben kaltem Tee: Rotwein mit Wasser oder Heidelbeerwein. Sistieren die Durchfälle, so kann allmählich wieder zu gemischter Kost übergegangen werden. Bleiben noch längere Zeit Darmstörungen zurück, so ist die Diät in der bei der Cholera asiatica besprochenen Weise zu regeln.

Bei Kindern ist ebenfalls zunächst mehrtägiges Hungern das beste; nur etwas Tee wird verabreicht. Danach gibt man 3—4 Tage lang Abkochungen von Hafermehl, Reismehl oder einem der Kindermehle. Es empfehlen sich 5%ige Abkochungen des verwendeten Mehles. Eventuell können auch 5—8% des stopfenden Soxhletschen Nährzuckers zugesetzt werden, der sich in der heißen Abkochung gut löst. Allmählich wird wieder zu Milch übergegangen, die man, auf $^1/_3$ verdünnt, mit Nährzuckerlösungen zusammen gibt.

80 g Soxhletschen Nährzuckers werden in $^2/_3$ Liter heißen abgekochten Wassers gelöst und mit $^1/_3$ Liter Milch versetzt. Das Ganze wird auf die einzelnen Flaschen verteilt und 5—10 Minuten im Soxhlet oder besser noch in dem neuen von Bickel & Röder empfohlenen Apparate gekocht. Der letztgenannte Apparat hat den Vorzug, daß die Milch nach dem Kochen sofort abgekühlt wird und kühl bleibt.

2. Die typhöse Form der bakteriellen Nahrungsmittelvergiftungen. (Paratyphus abdominalis B (Schottmüller.)

Die Paratyphusbazillen verursachen außer den genannten gastrointestinalen Krankheitsformen in seltenen Fällen auch typhöse Krankheitsbilder, die auch ursprünglich zu dem Namen „Paratyphusbazillen" Anlaß gegeben haben. Die Zusammengehörigkeit dieser typhösen Krankheitstypen mit den gastroenteritischen Formen der bakteriellen Nahrungsmittelvergiftungen geht, abgesehen von dem Nachweis der Bazillen in den Ausscheidungen der Kranken besonders auch daraus hervor, daß im Laufe derselben Vergiftungsepidemie beide Formen nebeneinander vorkommen können, und daß in manchen Fällen aus der gastrointestinalen Form die typhöse sich erst entwickelt.

Die typhöse Form, der Paratyphus abdominalis, wie sie Schottmüller nennt, kann dem echten Typhus abdominalis außerordentlich ähnlich sehen, doch gibt es gewisse Unterscheidungsmerkmale, die es gestatten, ihn auch klinisch schon mit einiger Wahrscheinlichkeit zu diagnostizieren.

Pathologische Anatomie. Unsere Kenntnis über die pathologischen Veränderungen beim Paratyphus stützt sich noch auf sehr vereinzelte Angaben, da die meisten Fälle gut ausgehen. Sicher ist nach den Beobachtungen von Brion und Kaiser, daß der Paratyphus ebenso wie der Typhus meist im lymphatischen Apparat des Darmes die Hauptveränderungen verursacht. Man findet eine Schwellung der Follikel und der Peyerschen Plaques. Diese kann zur Nekrose und Geschwürsbildung führen. Die Geschwüre reinigen sich und vernarben. In seltenen Fällen kann das Ulcus bis zum Peritoneum vordringen und zur Perforation und Peritonitis führen.

Bei einer anderen Beobachtung von Luck wurden Dickdarmgeschwüre mit dysenterieähnlichem Charakter gefunden, während die markige Infiltration des lymphatischen Apparates fehlte und die Mesenterialdrüsen nur wenig geschwollen waren. Schließlich fehlten auch bei einzelnen Beobachtungen alle Veränderungen im Darm, und an den übrigen Organen fanden sich Zeichen der septischen Infektion.

Die **Pathogenese** des Paratyphus abdominalis läßt sich mit Schottmüller in der Weise erklären, daß die Bazillen von der Darmschleimhaut aus in das Lymphgefäßsystem eindringen, sich im Lymphapparat des Mesenteriums vermehren und dann auf retrogradem Wege in die feinsten Lymphwege der Darmschleimhaut wandern und dort Follikelschwellung usw. veranlassen. Außerdem aber gelangen sie zentripetal vom infizierten Lymphapparat aus ins Blut. Die Entstehung der Roseolen, die als Bazillenmetastasen in den Lymphräumen der Haut aufzufassen sind, stellt sich Schottmüller so vor, daß die Bazillen auf retrogradem Wege von dem Lymphapparat des Darmes her in die Lymphkapillaren der Haut des Abdomens gelangen und hier die Roseolen erzeugen. Ich möchte eher glauben, daß die im Blute kreisenden Bazillen aus einzelnen feinsten Kapillaren austreten, in die Lymphräume gelangen und auf diese Weise die Roseolen verursachen. Warum nach der Infektion mit dem gleichen Bazillus in einem Falle eine Gastroenteritis entsteht, im anderen Falle ein typhusähnliches Krankheitsbild, entzieht sich unserer Beurteilung. Hier müssen lokale Verhältnisse am Darm eine Rolle spielen.

Das **Krankheitsbild** des Paratyphus beginnt zuweilen mit gastroenteritischen Erscheinungen, Erbrechen, Übelkeit, Durchfällen, um erst nach 3 bis 5 Tagen den typhösen Charakter anzunehmen. Die typhöse Form der Paratyphusinfektionen beginnt im Gegensatz zum Typhus meist plötzlich. Wenige Stunden nach erfolgter Infektion kommt es unter einem Schüttelfrost zu einem steilen Temperaturanstieg auf 39—40°, während gleichzeitig oder kurz vorher Kopfschmerzen, Erbrechen, Übelkeit und Durchfälle einsetzen (vgl. Abb. 39). Oder

der Beginn ist langsam, die Inkubationszeit bis zur Entwicklung des typhösen Bildes beträgt 4—6 Tage. Mehrere Tage vor dem Temperaturanstieg besteht Unwohlsein, event. auch Erbrechen. Der Stuhl kann normal bleiben; dann staffelförmiger Anstieg (vgl. Abb. 40).

Schließlich ist auch der Beginn mit gastroenteritischen Erscheinungen, Leibschmerzen, Durchfällen, Erbrechen, nicht selten, denen dann erst das typhusähnliche Krankheitsbild folgt (vgl. Abb. 41).

Die Temperatur kann sich kontinuierlich mehrere Tage auf der erreichten Höhe halten, um dann lytisch abzufallen. Die Kurve kann also der Typhuskurve ähnlich sehen, doch ist der Verlauf im Durchschnitt erheblich kürzer. S c h o t t m ü l l e r berechnet den durchschnittlichen Fieberverlauf auf 21 Tage. Die von mir beobachteten Fälle waren meist kürzer.

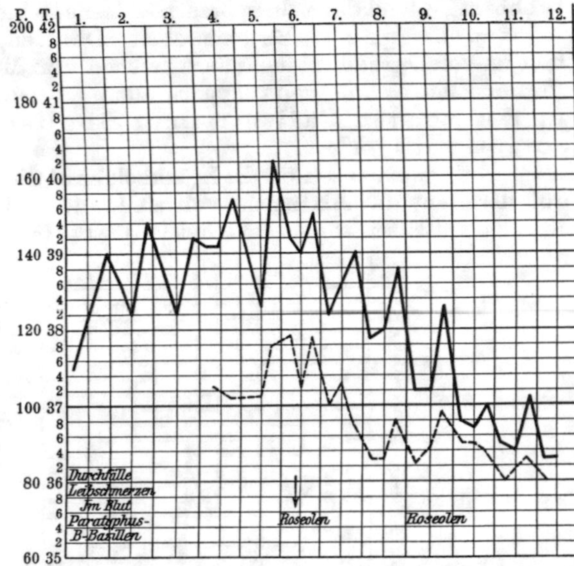

Abb. 40. Fr. Markuse, 26 Jahre. Paratyphus abdominalis. Plötzlich erkrankt mit Schüttelfrost, Kopfschmerzen und Fieber. Starke Leibschmerzen. Durchfälle. Erbrechen. Milz palpabel. Leukozyten 10000. Im Blut massenhaft Paratyphus B-Bazillen (Gallenanreicherungsverfahren). Sensorium stets klar. Am 6. Krankheitstage Roseolen, etwas größer als bei Typhus. Am 9. Krankheitstage neue Roseolen-Aussaat über Brust, Bauch, Unterschenkel, Rücken und Gesicht.

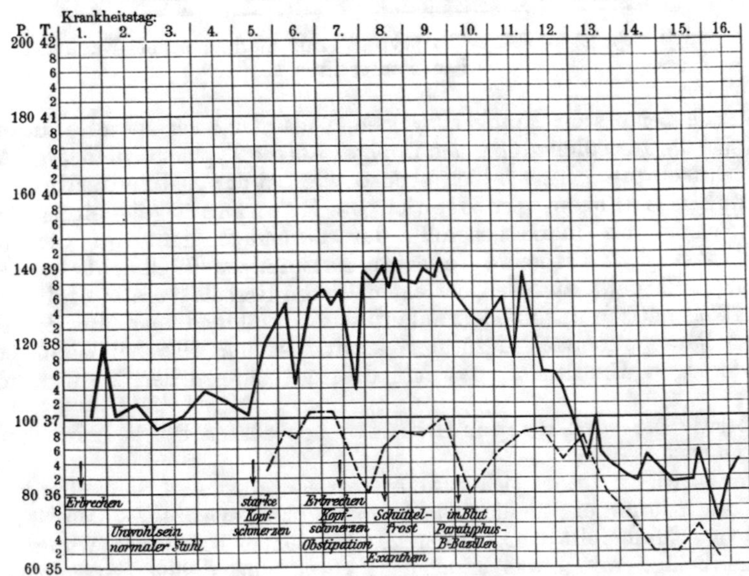

Abb. 41. Alf. Hirschberg, 22 Jahre. Paratyphus abdominalis nach Genuß einer Pastete.

Das Zentralnervensystem ist oft ebenso wie beim Typhus stark in Mitleidenschaft gezogen. Die verschiedenen Störungen des Sensoriums, die den typhösen Zustand darstellen, brauchen deshalb hier nicht ausführlich beschrieben zu werden. Apathie, Benommenheit, Delirien, Schlaflosigkeit können auch hier im Vordergrunde stehen; auch Zeichen von Meningismus werden beobachtet. Ferner kann es wie beim Typhus auch zu psychischen Störungen kommen. In den meisten Fällen meiner Beobachtungen blieb das Sensorium völlig klar.

Pathognomonisch für die Krankheit sind die Roseolen, die wie beim Typhus auf der Haut des Abdomens auftreten und sich relativ oft über den ganzen Stamm, mitunter sogar auf Gesicht und Hände verbreiten. Sie erscheinen

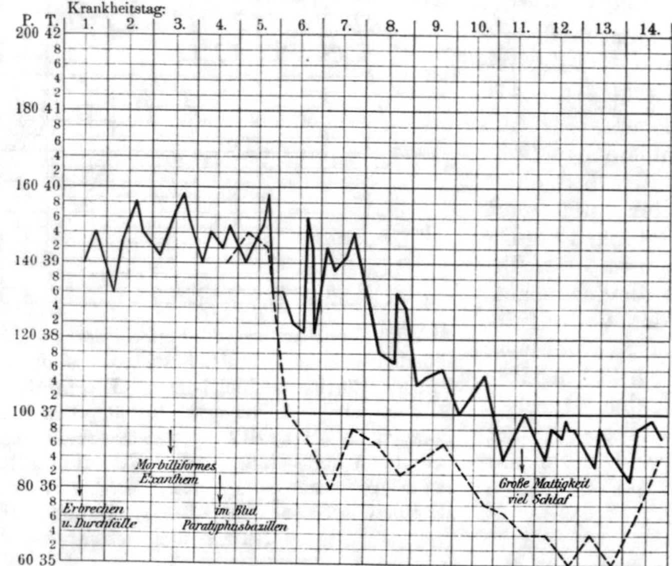

Abb. 42. Adolf Scherz, 15 Jahre. Paratyphus mit morbilliformem Exanthem. Im Blut Bac. Paratyphus B.

gegen Ende der ersten Krankheitswoche, mitunter auch später. In einzelnen Fällen sind die Roseolen größer und üppiger als die Typhusroeolen (vgl. Abb. 42).

Mehrfach sah ich auch hier, ebenso wie bei der gastroenteritischen Form, ein morbilliformes, großfleckiges Exanthem (die einzelnen Flecke fünfzigpfennig- bis markstückgroß), das besonders dicht auf der Haut der Oberschenkel sich ausbreitet, aber auch Stamm und Gesicht befallen kann (Abb. 43). Es geht zuweilen der eigentlichen Roseola voraus und ist deshalb wohl pathogenetisch auch anders aufzufassen. Während man aus den Roseolen zuweilen Paratyphusbazillen züchten kann, ist mir dies bei dem genannten masernförmigen Exanthem, das ich dreimal untersuchen konnte, nicht gelungen.

Relativ oft wird Herpes labialis beobachtet, der ja beim Typhus nur selten auftritt.

Im Rachen findet sich zuweilen eine Rötung und Schwellung der Tonsillen. Auch kommen, ähnlich wie beim Typhus, spezifisch ulzeröse Veränderungen vor. Man sieht dann auf den geschwollenen Tonsillen etwa erbsengroße, gelbliche Beläge mit etwas erhabenem Rand, aus denen Paratyphusbazillen gezüchtet werden können. Die Zunge ist in schweren Fällen trocken und fuliginös. Schwere Kehlkopfaffektionen wie beim Typhus sind bisher nicht beobachtet worden. Der Appetit liegt gänzlich danieder, oft erfolgt Erbrechen. Meist bestehen, wenigstens im Anfange der Krankheit, häufige Durchfälle von aashaft stinkendem Geruch. Obstipation, die beim Typhus so häufig ist, wird hier seltener beobachtet. Ich sah freilich Fälle, die während der ganzen Krankheitsdauer an Verstopfung litten. Meteorismus kann in schwereren Fällen vorkommen. Er ist aber im ganzen hier nicht so häufig wie beim Typhus;

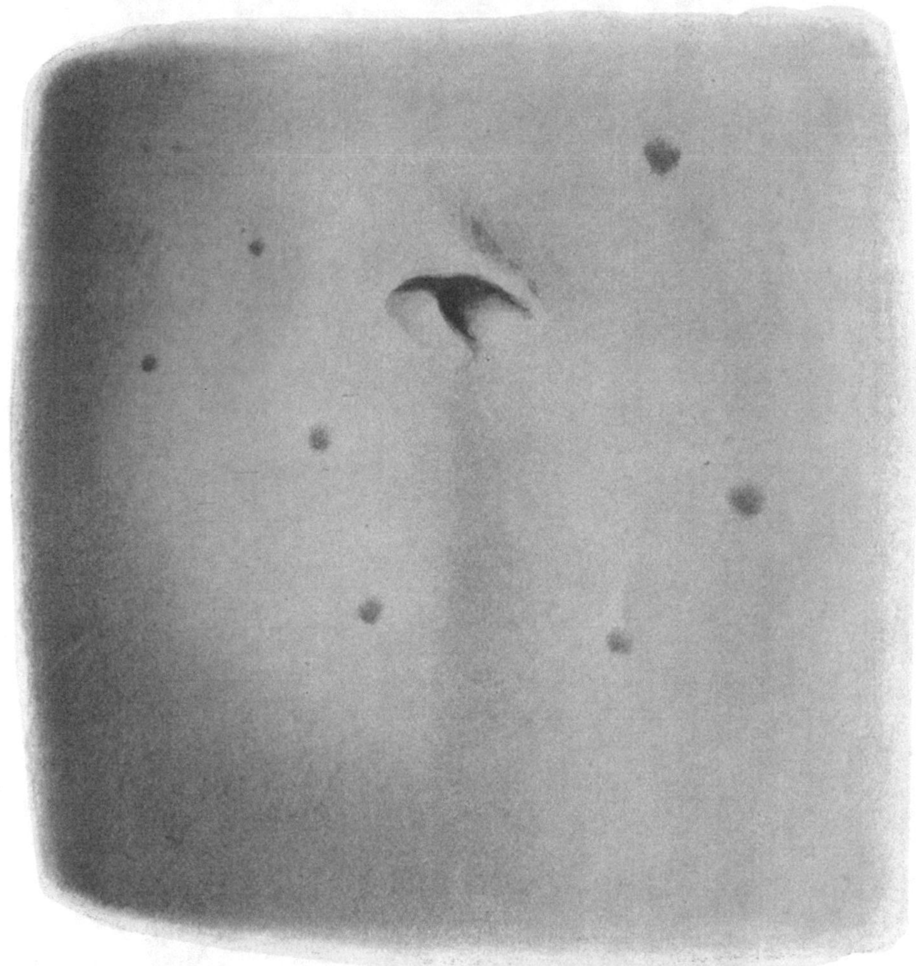

Abb. 43. Roseola bei Paratyphus auf der Bauchhaut.

Darmblutungen kommen fast niemals vor, weil Geschwürsbildung viel weniger häufig und in geringerer Menge als beim Typhus auftritt. Aus demselben Grunde ist auch die Gefahr einer Perforation mit den Erscheinungen einer Perforationsperitonitis nur selten vorhanden, doch sind einige wenige Ausnahmen von dieser Regel in der Literatur vorhanden.

Konstant und charakteristisch für den Paratyphus ist der Milztumor, der mir stets durch seine derbe Beschaffenheit aufgefallen ist. Die Gallenblase beherbergt die Erreger ebenso wie beim Typhus, häufig, ohne daß

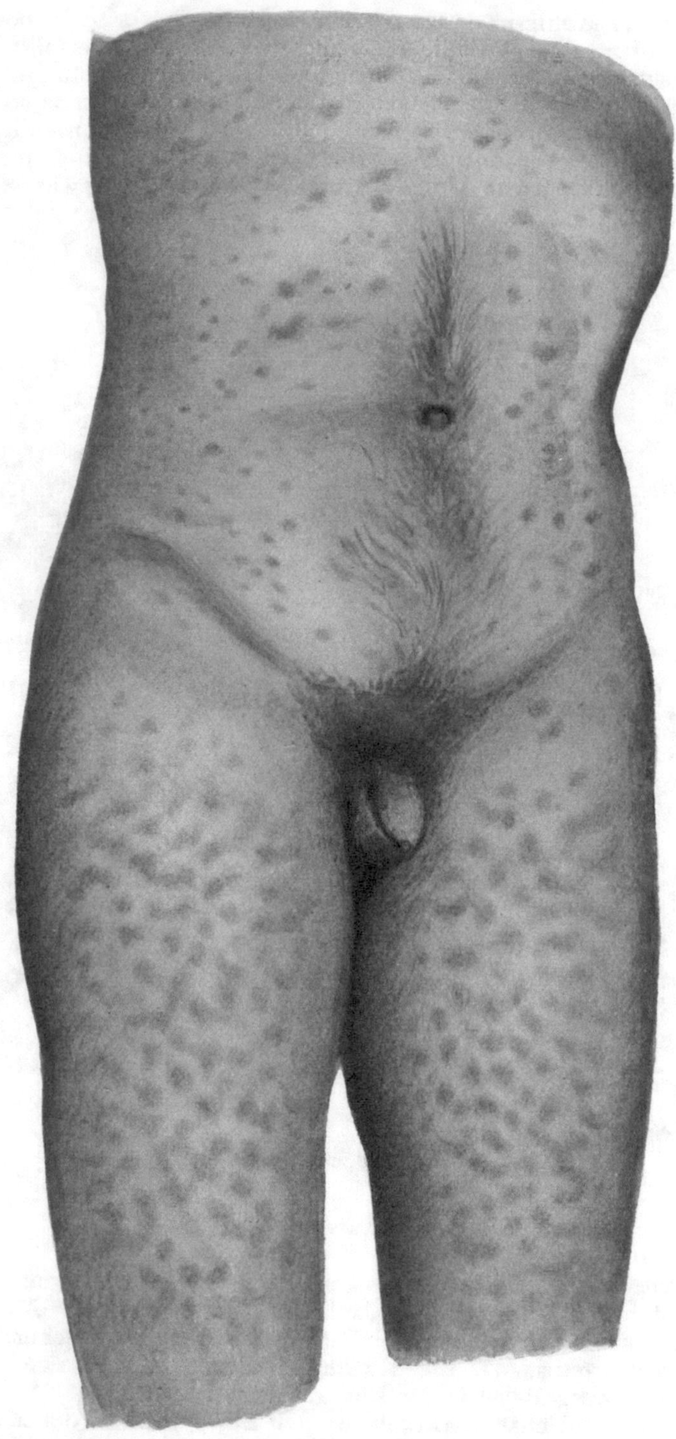

Abb. 44. Morbilliformes Exanthem bei Paratyphus.

Krankheitserscheinungen dadurch bedingt werden. Wo Gallensteine vorhanden sind, können die Bazillen zu einer Cholecystitis mit Kolikschmerzen, Erbrechen und Ikterus führen. Es kann vorkommen, daß ein Mensch nach dem Überstehen eines Paratyphus jahrelang die spezifischen Bazillen in der Gallenblase birgt und dann eines Tages infolge der Anwesenheit von Steinen unter der Einwirkung der Paratyphusbazillen an eitriger Cholecystitis erkrankt, die dann zunächst den Anschein erwecken kann, als handle es sich um eine primäre Cholecystitis paratyphosa, bis aus der Anamnese der Zusammenhang mit dem früheren Überstehen eines Paratyphus aufgeklärt wird (Lorey).

Der Zirkulationsapparat bietet wenig Abnormes. Interessant ist, daß auch hier ebenso wie beim Typhus bei Männern relative Pulsverlangsamung besteht. Schnellerer Puls ist meist ein Zeichen für irgendwelche Komplikation außer bei Kindern und Frauen, wo die Frequenz in der Regel von vornherein größer ist.

Eine höchst seltene Komplikation am Gefäßsystem ist die Thrombose der Vena cruralis, die die Gefahr der Lungenembolie mit sich bringt.

Eine leichte Bronchitis gehört zu den regelmäßigen Erscheinungen des Paratyphus, dagegen sind bronchopneumonische Prozesse und lobäre Pneumonien im Verlaufe der Krankheit eine große Seltenheit. Eine komplizierende Pleuritis exsudativa ist geeignet, den Fieberverlauf über die Norm zu verlängern.

Das Blut zeigt die entsprechenden Veränderungen wie beim Typhus: Leukopenie, später relative Lymphocytose, Fehlen der Eosinophilen während des Fiebers. Über Bazillengehalt und Agglutinationsverhältnisse des Blutes vgl. Diagnose.

Im Harn ist zuweilen febrile Albuminurie nachzuweisen; Nephritis ist selten, ihre Prognose gut. Diazoreaktion fällt in einem Drittel der Fälle positiv aus.

Nicht selten stellt sich im Laufe des Paratyphus eine wohl meist hämatogen entstandene Infektion der Harnwege mit Paratyphusbazillen ein, die mit den Erscheinungen der Cystitis oder Cystopyelitis einhergeht. Der Harn ist dabei getrübt, enthält Leukocyten und riecht oft unangenehm nach Heringslake (Schottmüller). Zu solchen entzündlichen Erscheinungen kommt es fast regelmäßig nach erfolgter Infektion der Harnwege, während es beim Typhus oft bei der einfachen Bakteriurie bleibt. Nach Abklingen der akuten Krankheitserscheinungen behält der Urin oft noch monatelang eine Trübung, die durch massenhafte Paratyphusbazillen bedingt wird. Bei solch chronischer Bakteriurie versagt in der Regel auch die Vaccinetherapie.

An den Geschlechtsorganen des Mannes können die Paratyphusbazillen Orchitis und Epididymitis verursachen. An den Augen wird häufig Conjunctivitis beobachtet. Am Gehörapparate verursachen die Erreger des Paratyphus nicht selten eine Otitis media. Hier zeigt sich ihre eitererregende Eigenschaft, die auch in anderweitigen Eiterungen zum Ausdruck kommt, so z. B. in Muskelabszessen, Knochen-, Gelenk-, Lymphdrüsenvereiterungen usw., die man gelegentlich im Laufe eines Paratyphus beobachten kann.

Kombination des Paratyphus mit anderen Infektionskrankheiten. Der gesamte typhöse Symptomenkomplex mit nachgewiesenen Paratyphusbazillen im Blute kann sich auch sekundär zu anderen Infektionskrankheiten hinzugesellen. So ist im Verlaufe des Scharlach, der Masernpneumonie sekundärer Paratyphus beobachtet worden. Ich konnte bei einem sicheren Typhus abdominalis neben Typhusbazillen auch Paratyphusbazillen im Blute nachweisen. Ähnliche Beobachtungen wurden kürzlich bei der Typhusepidemie in Hanau gemacht (Rimpau).

Rezidive sind erheblich seltener als beim Typhus und klingen in der Regel in wenigen Tagen ab.

Die **Prognose** des Paratyphus ist im allgemeinen günstig. Die Mortalität beträgt nur etwa 1 %.

Die **Diagnose** des Paratyphus B wird im Zusammenhange mit der Diagnose der Paratyphusinfektionen besprochen (siehe S. 91).

Die **Therapie** unterscheidet sich in schweren Fällen nicht von der des Typhus abdominalis.

3. Anderweitige Organerkrankungen durch den Paratyphusbacillus B.

Neben den besprochenen Krankheitserscheinungen, die durch Paratyphusbazillen verursacht werden, ist noch kurz einiger lokaler Erkrankungen zu gedenken, die durch das Eindringen von Paratyphusbazillen verursacht werden und in der Regel zu einer Allgemeininfektion des Blutes, zu einer Bakteriämie führen. Es handelt sich hauptsächlich um die Infektion des weiblichen Urogenitalapparates mit Paratyphusbazillen, um Cystitis, Cystopyelitis und puerperale Erkrankungen. Daß ich auch diese Wirkungen der Paratyphusbazillen in dem Kapitel über bakterielle Nahrungsmittelvergiftungen anführe, hat seinen guten Grund. Die Pathogenese dieser Erkrankungen ist nämlich gar nicht anders zu erklären als auf dem Umwege über die Nahrungsmittelvergiftungen. Es ist anzunehmen, daß Paratyphusbazillen beim Genusse infizierter Nahrungsmittel in den Darm gekommen sind und hier entweder gar keine Krankheitserscheinungen, oder nur schnell vorübergehende enteritische Symptome ausgelöst haben. Mit den Fäces werden sie dann eine Zeitlang ausgeschieden und der Weg vom After bis zur weiblichen Urethra bzw. Vagina ist nicht weit, so daß die Harnwege und die Geburtswunden in der Vagina leicht infiziert werden können.

Die Cystopyelitis paratyphosa (Schottmüller). Die Erkrankung beginnt mit mäßigem Fieber, Schmerzen beim Wasserlassen, häufigem Harndrang. Der Urin ist trübe und enthält viele Leukocyten und Paratyphusbazillen. Gesellt sich eine Pyelitis hinzu, so steigt die Temperatur plötzlich unter Schüttelfrost an. Es tritt Erbrechen auf, und die Kranken klagen über kolikartige Schmerzen in der Nierengegend einer oder beider Seiten. Während des Fiebers gelingt es oft, die Bazillen im Blute nachzuweisen. Daneben bestehen heftige Kopfschmerzen. Die Temperatur bleibt intermittierend und die Schüttelfröste wiederholen sich täglich. Im Urin treten außer den genannten Bestandteilen noch hyaline und gekörnte Zylinder und Epithelien von polygonaler Gestalt auf. Meist ist bei der Pyelitis auch etwas mehr Eiweiß vorhanden als der Leukocytenzahl entspricht. Die geschilderten Erscheinungen halten 1—2 Wochen an; dann schwindet das Fieber lytisch, die Schmerzen lassen nach, der Urin hellt sich auf. Nach dem Abklingen dieser Erscheinungen bleibt ein trüber Harn, der Paratyphusbazillen und ganz vereinzelte Leukocyten enthält, oft noch lange zurück. Dabei kommt es — und das ist charakteristisch — gar nicht selten noch zu kurze Zeit, oft nur 1—2 Tage dauernden Rezidiven mit Fiebersteigerung, erneuten Schmerzen und vermehrter Trübung des Harns. Die Ausscheidung der Bazillen kann monate- und jahrelang dauern, doch sinken sie allmählich ganz auf das Niveau von harmlosen Parasiten herab, die dem Körper nichts mehr anhaben. Mit Vorliebe findet man die Pyelitis bei graviden Frauen, die eine besondere Disposition für diese Erkrankung haben.

Schmerzen im Rücken und Fieber leiten auf die **Diagnose** hin, die durch die bakterielle Untersuchung katheterisierten Urins erbracht wird.

Die **Prognose** der Cystopyelitis paratyphosa ist günstig, wenn keine Komplikationen hinzukommen; häufig aber zieht sich die endgültige Klärung des Urins monatelang hin.

Die **Therapie** besteht in gründlicher Durchspülung durch vieles Trinken von Fachinger Wasser und Lindenblütentee und Darreichung von Urotropin (viermal 0,5), Borovertin und ähnlichem. Ich habe in den letzten Jahren daneben auch die Vaccinetherapie mit gutem Erfolge angewendet und eine Vaccine aus abgetöteten aus dem Urin gezüchteten Paratyphusbazillen (im ccm 50 Millionen), beginnend mit fünf Millionen Bazillen in steigender Dosis und Abständen von 4—5 Tagen eingespritzt.

Puerperale Erkrankungen durch den Paratyphusbazillus.

Bei septischen Aborten, deren klinische Erscheinungen auf S. 183 beschrieben sind, findet man zuweilen Paratyphusbazillen entweder allein oder in Begleitung von Streptokokken im Cervix oder im Blute. Nach gründlicher Ausräumung schwinden Fieber und sonstige Krankheitserscheinungen. Auch nach Partus kann die Infektion mit Paratyphusbazillen zur Sepsis mit hohem, remittierendem Fieber führen. Die Prognose ist dabei günstiger als bei Infektionen mit Streptokokken oder anderen Sepsiserregern.

II. Infektionen mit Bacillus Paratyphus A.

Der Bacillus paratyphosus A, den Schottmüller zuerst im Jahre 1899 bei einem typhusähnlichen Falle aus dem Blute gezüchtet hatte, verursacht klinisch dieselben Krankheitsbilder wie der Paratyphusbacillus B. Durch seine Einwirkung können also sowohl typhöse Krankheitsformen wie auch gastroenteritische Erkrankungen entstehen.

Bakteriologie. Der Bacillus paratyphosus A steht dem Typhusbazillus nahe. Auf Lackmusmolke bildet er Säure, während der Bacillus paratyphosus B Alkali erzeugt. Daher nennt Schottmüller den Bacillus paratyphosus A acidumfaciens und den Paratyphusbacillus B alcalifaciens. Keine Indolbildung; Milch wird nicht zur Gerinnung gebracht. Auf Conradi-Drigalskischen Platten zartblaue Kolonien, auf Traubenzuckeragar Gasbildung. Serum von Paratyphus A-Patienten agglutiniert auch Paratyphus B-Bazillen, ein Zeichen für ihre nahe Verwandtschaft.

Beim Menschen findet man ihn im Blute; ausgeschieden wird er durch die Fäces, die Galle und oft auch durch den Harn.

Der Bacillus paratyphosus A wird vermutlich durch Nahrungsmittel, hauptsächlich durch Milch und Wasser übertragen. Bei den Fleischvergiftungen kommt er, wie es scheint, nicht in Betracht, doch ist zu bedenken, daß er auch in den Fäces der Schlachttiere gefunden wird. Er ist viel seltener als der Paratyphusbacillus B und spielt deshalb für die Pathogenese des Menschen nur eine geringe Rolle. Er verliert aber deshalb nicht an Interesse, denn durch seine Entdeckung haben wir die Erkenntnis gewonnen, daß ein typhusähnliches Krankheitsbild auch durch andere als durch echte Typhusbazillen hervorgerufen werden kann.

Paratyphus abdominalis A.

Die typhöse Form der durch den Paratyphusbacillus A verursachten Krankheitsbilder gleicht nach Schottmüller, auf dessen Angaben ich mich hier stützen muß, einem mittelschweren Typhus ohne besonders eigenartige

Züge. Das Fieber, namentlich die Continua, ist kürzer und niedriger als beim Typhus. Immerhin dauert die Krankheit doch ihre 4—5 Wochen. Dem Fieberabsinken geht zuweilen ein amphiboles Stadium voraus. Nach dem lytisch erfolgenden Fieberanfall sinkt die Temperatur meist für einige Tage unter die Norm. Der Puls ist wie beim Typhus relativ verlangsamt und dikrot. Kopfschmerzen, Rückenschmerzen, Schlaflosigkeit sind häufige Klagen; in anderen Fällen besteht auch Schlafsucht. Rachenschleimhaut und Conjunctiva sind im Beginn häufig entzündlich injiziert, ebenso die Nasenschleimhaut, die dementsprechend in den ersten Krankheitstagen häufig zu Nasenbluten Anlaß gibt.

Pathognomonisch sind die Roseolen auf der Haut des Abdomens an der Seite und am Rücken. Ob sie entsprechend der schon mehrfach erwähnten Theorie Schottmüllers auf dem Lymphwege durch retrograden Transport von den infizierten Lymphbahnen des Mesenteriums her entstehen, muß dahingestellt bleiben. Brion und Keyser gelang es, die Bazillen aus den Roseolen zu züchten. Die Zunge ist belegt und trocken. Zuweilen bestehen Erbrechen und Leibschmerzen. Der Appetit liegt gänzlich danieder; Meteorismus ist zuweilen vorhanden. Die Milz ist in der Regel geschwollen und palpabel. Häufig sind reichliche Durchfälle, zum Teil von Erbsenbreifarbe; es kann aber auch wie beim Typhus während der ganzen Krankheit Obstipation bestehen. Der Harn zeigt oft febrile Albuminurie. Die Diazoreaktion ist in $^1/_4$ der Fälle positiv. Nephritis wurde bisher nicht beobachtet. Rezidive mit neuen Roseolen und neuer Milzschwellung kommen ebenso wie beim Typhus abdominalis vor.

Die pathologische Anatomie des Paratyphus A stützt sich nur auf wenige Beobachtungen, lehrt aber, daß Geschwüre im unteren Teile des Ileum vorkommen, die vollkommen den echten Typhusgeschwüren gleichen; auch sind die Mesenterialdrüsen geschwollen (Castellani).

Die **Prognose** des Paratyphus abdominalis ist durchaus günstig, da dieser im Gegensatz zum echten Typhus in der Regel ohne Komplikationen verläuft.

Neben dieser typhösen Form kann der Paratyphusbacillus A auch eine **Gastroenteritis acuta** verursachen. Die Krankheitserscheinungen gleichen völlig den Symptomen des durch den Paratyphusbacillus B erzeugten gastroenteritischen Krankheitsbildes. Mitunter entwickelt sich auch hier das schwere Bild der Cholera nostras. In den Fäces werden massenhaft Paratyphusbazillen ausgeschieden.

III. Die durch Gärtnersche Enteritisbazillen verursachten Nahrungsmittelvergiftungen.

Ein großer Teil der bakteriellen Nahrungsmittelvergiftungen wird durch den Bacillus enteritidis Gärtner hervorgerufen. Diese morphologisch und kulturell vom Paratyphusbazillus B nicht zu trennenden Bakterien werden von diesen durch die Agglutinationsreaktion unterschieden. Ein Paratyphus-Immunserum agglutiniert die Gärtnerbazillen nicht und umgekehrt. Dagegen ist sehr bemerkenswert, daß ein mit Gärtnerbazillen hergestelltes Immunserum auch echte Typhusbazillen noch agglutiniert. Gärtnersche Enteritisbazillen werden fast stets durch das Fleisch notgeschlachteter Tiere auf den Menschen übertragen.

Die klinischen Erscheinungen dieser Fleischvergiftungen sind die einer starken Enteritis oder Cholera nostras, entsprechen also völlig der gastroenteritischen Form der durch Paratyphusbazillen verursachten Erkrankungen.

Zu den bekanntesten Massenvergiftungen, die durch Gärtnerbazillen verursacht waren, gehört einmal die schon oben erwähnte im Jahre 1888 in Frankenhausen von Gärtner beobachtete Fleischvergiftungsepidemie nach dem Genusse des Fleisches einer wegen Magendarmkatarrhs notgeschlachteten Kuh, wo 57 Personen erkrankten. Eine andere ereignete sich in St. Johann nach dem Genuß eines wegen Blasenruptur geschlachteten Ochsen. Wir sehen also hier die schon erwähnte Tatsache bestätigt, daß Bazillen der Paratyphus- und Gärtnergruppe für den Menschen eine hochgradige Pathogenität erlangen können, wenn sie in Wechselbeziehungen zu einem erkrankten Tierkörper getreten sind.

Die **Diagnose** der durch Gärtnerbazillen verursachten Nahrungsmittelvergiftungen kann nur auf bakteriologischem Wege erbracht werden (vgl. Seite 92).

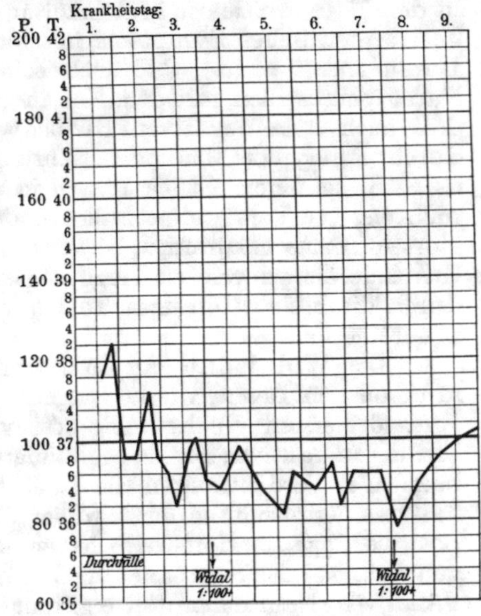

Abb. 45. Ilse Wilke. Gastroenteritis mit Gärtnerbazillen im Stuhl. Widal gegen Typhusbazillen 1:100 positiv.

Diagnose der verschiedenen durch Bazillen der Paratyphus- und Gärtnergruppe verursachten Krankheitsformen.

In vielen Fällen kann man mit Wahrscheinlichkeit schon durch klinische Symptome darauf hingeleitet werden, daß die Erkrankung auf Bazillen der Paratyphus- und Gärtnergruppe zurückzuführen ist; stets aber bedarf es der bakteriologischen Bestätigung und Spezialisierung des ätiologisch wirksamen Keimes. Einzig und allein mit Hilfe der bakteriologischen Diagnose kann die Unterscheidung eines sporadischen Falles von Cholera nostras von einer etwa eingeschleppten Cholera asiatica erbracht werden. Am ehesten wird man an eine Paratyphusbazillenerkrankung denken bei akuten gastroenteritischen Erscheinungen, Leibschmerzen, Durchfall, Erbrechen, namentlich wenn diese Symptome bei vielen Personen gleichzeitig im Anschluß an den Genuß irgendwelcher Nahrungsmittel, Fleisch, Wurst, Fisch, Käse, Mehlspeisen, aufgetreten sind; auch infiziertes Wasser und Milch kommen in Frage. Im einzelnen ist danach zu fahnden, ob eine bestimmte Speise als Ursache der Magendarmerkrankung angeschuldigt wird. Wird Fleisch als Quelle der Vergiftungserscheinungen angegeben, so ist festzustellen, ob es von notgeschlachteten oder von gefallenen oder von gesunden Tieren stammt. Fleisch von notgeschlachteten Tieren bestärkt schon den Verdacht auf Paratyphusinfektion. Bei Fleisch von gesunden Tieren ist die Art der Aufbewahrung (feuchte Wärme) und die Möglichkeit einer Sekundärinfektion mit Paratyphusbazillen (Kranke oder Bazillenträger unter den Fleischern) in Betracht zu ziehen; auch die Zubereitung ist wichtig. Rohes Hackfleisch führt aus den oben besprochenen Gründen häufiger zu Vergiftungserscheinungen als gekochtes Fleisch. Jedenfalls sind die angeschuldigten Nahrungsmittel so bald wie möglich, noch ehe weitere Zersetzungen eintreten, bakteriologisch zu untersuchen, was am besten in den öffentlichen Untersuchungsämtern geschieht.

Hand in Hand muß die bakteriologische Prüfung des Blutes und der Ausscheidungen des Kranken gehen. Der Nachweis von Paratyphusbazillen in den Fäces, wo sie oft in Reinkultur getroffen werden, spricht beim Vorwiegen gastroenteritischer Symptome mit Sicherheit für Gastroenteritis paratyphosa. Daran ändert nichts, daß auch bei gesunden Menschen zuweilen avirulente Paratyphusbazillen mit dem Kot ausgeschieden werden. Zu bedenken ist aber, daß auch trotz negativen Bazillenbefundes bei der Fäcesuntersuchung eine durch Paratyphus bedingte Nahrungsmittelvergiftung vorliegen kann. Ist es z. B. bei einem Stück Fleisch in der Sommerhitze zu einer enormen Vermehrung von Paratyphusbazillen und zur Anreicherung der von ihnen produzierten Toxine gekommen, so vermag es auch in gekochtem oder gebratenem Zustande die schwersten Vergiftungserscheinungen auszulösen, die dann allein durch die hitzebeständigen Toxine verursacht werden, während die Bazillen abgetötet sind.

Die Widalsche Agglutinationsreaktion des Serums läßt gerade in den ersten Tagen, wo die Diagnose gestellt werden soll, im Stich, da sie erst Ende der ersten Woche völlig positiv wird und häufig sogar gänzlich negativ bleibt. In positiven Fällen agglutiniert das Serum der Kranken die Paratyphus, bazillen in Verdünnungen von 1 : 50 bis 1 : 150. Man denke aber auch daran, daß das Serum infolge einer früher überstandenen typhösen Erkrankung noch positive Agglutinationswerte haben kann. Ferner sei es als wichtig hervorgehoben, daß das Serum der durch Gärtnersche Enteritisbazillen verursachten Fälle von Nahrungsmittelvergiftungen hohe Agglutinationswerte nicht nur gegenüber dem Gärtnerbazillus, sondern auch gegenüber dem echten Typhusbazillus aufweist, während Paratyphusbazillen nicht dadurch agglutiniert werden. Vgl. die positive Widalsche Reaktion in Abb. 45.

Der Nachweis von Paratyphusbazillen im Blut mittelst Gallenanreicherung, der auch in den ersten Tagen schon öfter gelingt, beweist mit Sicherheit Gastroenteritis paratyphosa.

Handelt es sich um ein typhöses Krankheitsbild, hohes Fieber bei relativ langsamem Puls, Milzschwellung, Roseolen, Bronchitis und Durchfälle, so sind zunächst alle die differentialdiagnostischen Erwägungen gegenüber anderen Infektionen anzustellen, die wir bei der Typhusdiagnose besprochen haben, und die deshalb hier nicht wiederholt zu werden brauchen; dann aber ist die Unterscheidung zwischen Typhus und Paratyphus geboten, denn wir gewinnen damit einen guten prognostischen Anhaltspunkt. Während man beim Typhus wegen der häufigen Komplikationen mit der Vorhersage sehr zurückhaltend sein muß, kann man beim Paratyphus eine günstigere Prognose stellen. An Paratyphus muß gedacht werden, wenn bei einem typhösen Krankheitsbild der Beginn der Krankheit plötzlich unter Schüttelfrost erfolgt und von vorn herein Leibschmerzen und Durchfälle bestehen; auch die Feststellung eines Herpes labialis ist sehr verdächtig. Die Bestätigung des Verdachtes bringt aber erst die bakteriologische Untersuchung. Hier spielt die größte Rolle die Untersuchung des Blutes, die in der beim Typhus geschilderten Weise entweder durch Anreicherung auf Galleröhrchen oder durch direkte Vermischung des Blutes mit flüssigem Agar und Ausgießung auf Platten auszuführen ist. Der Nachweis der Bazillen gestattet bei Vorhandensein der obengenannten klinischen Erscheinungen die Diagnose Paratyphus abdominalis. Da auch in vielen Fällen von Gastroenteritis acuta die Paratyphusbazillen ins Blut übergehen, so kann man bisweilen zweifelhaft sein, ob Paratyphus abdominalis oder Gastroenteritis acuta paratyphosa vorliegt. Entscheidend ist hier nur die Anwesenheit von Roseolen, die stets für das typhöse Krankheitsbild spricht.

Die Bedeutung der Agglutinationsreaktion ist eingangs schon erörtert. Hinzugefügt sei nur noch, daß nicht selten auch die echten Typhusbazillen infolge von Gruppenagglutination durch das Serum Paratyphuskranker mitagglutiniert werden, aber meist nur in geringeren Werten.

Prophylaxe. Da die meisten Nahrungsmittelvergiftungen, die durch Bakterien der Paratyphus- und Gärtnergruppe zustande kommen, auf den Genuß von infiziertem Fleisch zurückzuführen sind, so hat die Prophylaxe in erster Linie ihr Augenmerk auf das Fleisch zu richten. Da die Infektion von Schlachtprodukten auf zweierlei Weise zustande kommen kann, einmal intravital durch Erkrankung des Tieres und nachträgliche Durchwucherung des Fleisches, und zweitens durch sekundäre Verunreinigung des ursprünglich einwandfreien Fleisches mit Bakterien, so müssen die prophylaktischen Maßnahmen sich in zweierlei Richtungen bewegen. Vor allem ist eine geregelte Fleischbeschau erforderlich, die das Fleisch von kranken Tieren vom Konsum ausschließt. Dabei wäre vor allen Dingen Wert auf eine bakteriologische Untersuchung des Fleisches zu legen, denn oftmals kann man bei notgeschlachteten Tieren, die an septischen Erscheinungen gelitten haben, dem Fleische äußerlich gar nichts Verdächtiges ansehen, trotzdem es völlig von Bazillen durchwuchert ist.

Gegen die sekundäre Infektion ursprünglich einwandsfreier Schlachtprodukte müssen allgemeine hygienische Maßnahmen, peinliche Sauberkeit der bei der Arbeit beschäftigten Hände und der damit in Berührung kommenden Geräte und Transportmittel schützen. Ferner muß dafür gesorgt werden, daß die Aufbewahrung des Fleisches eine zweckmäßige ist, daß es in der heißen Jahreszeit in kühlen, luftigen, trockenen Räumen gehalten wird, zu denen Mäuse, Ratten und Fliegen keinen Zutritt haben, nicht aber, wie das leider oft noch geschieht, auf (paratyphusbazillenhaltigem) Natureis.

Da die meisten Erkrankungen durch rohes Fleisch übertragen werden, so sollte man rohes Hack- oder ungenügend gebratenes Fleisch überhaupt vom Genusse ausschließen; in manchen Fällen wird freilich auch hierdurch die Vergiftung nicht verhindert werden, da die Toxine hitzebeständig sind und daher auch gekochtes, mit Toxinen durchsetztes Fleisch giftig wirken kann.

Neben den Schlachtprodukten spielen noch andere Nahrungsmittel eine Rolle für die Übertragung von Bazillen der Paratyphus- und Gärtnergruppe. So sind mehrfach nach dem Genusse von Fischen, z. B. von Seehechten Massenvergiftungen an Gastroenteritis beobachtet worden, die durch Paratyphusbazillen bedingt waren, denn die betreffenden Bazillen konnten teils aus dem Blute der Erkrankten gezüchtet werden (bei einer Massenvergiftung in Zürich), teils durch die positive Agglutination des Serums der Erkrankten als Erreger festgestellt werden (bei einer Erkrankung von 28 Personen in Frankfurt a. M., Rommler[1]). Ob in diesen Fällen eine intravitale Infektion der Fische mit paratyphusbazillenhaltigem Wasser eine Rolle spielt, oder ob, was wahrscheinlicher ist, eine sekundäre Infektion des Fischfleisches durch bazillenhaltiges Natureis vorliegt, auf dem sie transportiert wurden, läßt sich nicht entscheiden. Die zuletzt genannte Möglichkeit fordert jedenfalls dazu auf, die direkte Berührung der Fische mit Eis bei der Aufbewahrung zu vermeiden. Frische Fische, gute Fische! Auch Hummern, Austern, Krabben und Muscheln haben wiederholt Paratyphusinfektionen bewirkt. Dauer und Form der Aufbewahrung sind also auch hier von großer hygienischer Bedeutung.

---

[1]) Cit. nach Hübener, Die bakteriellen Nahrungsmittelvergiftungen. Ergebnisse d. inn. Med. u. Kinderheilk., Berlin, Julius Springer 1912.

Die bisher nach dem Genusse von Kartoffelsalat entstandenen Paratyphusmagendarmkatarrhe waren darauf zurückzuführen, daß gekochte Kartoffeln vor der Zubereitung zu Salat längere Zeit bei günstiger Wachstumstemperatur aufbewahrt wurden, so daß die Paratyphusbazillen wuchern und Gifte bilden konnten; hier kann also die Aufbewahrung bei kühler Temperatur prophylaktisch wirken. Auch bei den Massenvergiftungen nach Mehl-, Eier- und Vanillespeisen, bei denen Paratyphusbazillen als Ursache gefunden wurden, war eine lange Aufbewahrung bei hoher, das Wachstum der Bakterien begünstigender Temperatur die Ursache. Es knüpft sich daran die Mahnung, solche Gerichte entweder kurz nach der Herstellung zu genießen, oder sie in einem trockenen, kühlen Raume aufzubewahren.

Die zuweilen durch infizierte Milch entstehenden Paratyphusinfektionen könnten vermieden werden, wenn die Milch vor dem Genusse stets abgekocht würde. Dieser Schutz wird freilich nach Hübener illusorisch, wenn die abgekochte Milch in dasselbe ungereinigte Gefäß zurückgegossen wird, in welchem die rohe Milch gestanden hatte. Waren in der rohen Milch Paratyphusbazillen vorhanden, so befinden sie sich auch in den Milchresten des Gefäßes, infizieren dann die abgekochte Milch und vermehren sich bei günstiger Temperatur bald enorm.

Da auch eine Reihe von Konservenvergiftungen, z. B. nach dem Genuß von Bohnengemüse, vorgekommen sind, die auf Paratyphusbazillen zurückgeführt werden konnten, so ergibt sich daraus für die Prophylaxe die Regel, Konserven, die einen verdächtigen, ranzigen Geruch haben, von der Nahrung auszuschließen und alle anderen nur nach gründlicher Abkochung zu genießen.

B. Nahrungsmittelvergiftungen durch Proteus und Colibazillen.

Außer den besprochenen Bazillen der Paratyphus- und Gärtnergruppe sind bei Nahrungsmittelvergiftungen in seltenen Fällen auch der Bacillus proteus, Colibazillen und coliähnliche Bazillen als Erreger festgestellt worden. Im Vergleiche zu den Paratyphusinfektionen sind solche Ereignisse aber äußerst selten. Die Krankheitserscheinungen sind die einer akuten Gastroenteritis, die auch gelegentlich unter dem schweren Bilde der Cholera nostras auftreten kann, ganz entsprechend den bei der Abhandlung der Gastroenteritis paratyphosa geschilderten Krankheitsbildern (vgl. S. 77). Infektionsquelle war dabei stets verarbeitetes Fleisch (Hackfleisch und Wurst) oder Kartoffelsalat, und es zeigte sich, daß infolge unzweckmäßiger Aufbewahrung bereits Zersetzungsvorgänge darin stattgefunden hatten. Früher wurden diese Fäulnisvorgänge und die dabei gebildeten Ptomaine als Ursache der Fleischvergiftung angeschuldigt. Es hat sich aber gezeigt, daß das eine irrtümliche Anschauung ist. Die Fäulnis ist ein Abbauprozeß, bei dem eiweißartige Körper unter der Einwirkung von Fäulnisbakterien (Proteus, Coli und Anaerobia) abgespalten werden und die Ptomaine, die einen Teil dieser Abbauprodukte darstellen und zur Gruppe der Amine gehören, besitzen nur zu einem kleinen Teil toxische Eigenschaft für den Menschen. Auch sind sie nicht bei allen Fäulnisprozessen vorhanden, oder vielmehr sie treten nur in einer bestimmten Periode der Fäulnis auf, um später von den Fäulnisbakterien in ungiftige Verbindungen zerlegt zu werden. Damit stimmt auch die Tatsache überein, daß die in Fäulnis übergegangenen Nahrungsmittel nur in seltenen Fällen Vergiftungserscheinungen veranlassen. Das beweist die Unschädlichkeit stark in Hautgout übergegangenen

Wildbrets, sehr reifen Käses. Es müssen also noch besondere, im einzelnen uns nicht immer bekannte Vorgänge obwalten, um zersetztes Fleisch oder schlechte Nahrungsmittel für den Menschen gesundheitsschädlich zu machen. Selbst der Nachweis, daß Proteusbazillen darin enthalten sind, genügt noch nicht, um damit die Gesundheitsschädlichkeit zu beweisen; denn der Proteus ist weit verbreitet und kann auch auf unschädlichen Nahrungsmitteln gefunden werden. Um Vergiftungssymptome auszulösen, muß er eine besondere Virulenz erlangt haben. Was für vielfältige Bedingungen zukommen müssen, um eine solche Virulenz zu erzielen, lehrt das Beispiel einer Massenvergiftung durch proteushaltigen Kartoffelsalat, die Dieudonné beobachtet hat, und die ich ihrer Bedeutung wegen genauer zitieren will (nach Hübener).

Im Lager Hammelburg erkrankten im August 1903 ganz plötzlich 150 bis 180 Mann eines Bataillons schon 2 Stunden nach dem Mittagessen an Erbrechen, Kopfschmerzen, Durchfällen, Kollapserscheinungen, Wadenkrämpfen ohne Temperaturerhöhung. Nach 7 Stunden schwanden die Symptome wieder, nur bei einigen blieben noch längere Zeit Krämpfe, Benommenheit und Kollapserscheinungen bestehen, doch gingen auch diese wieder vorüber. Als Ursache der Massenerkrankung wurde Kartoffelsalat festgestellt, der bei der bakteriologischen Untersuchung massenhaft Proteusbakterien enthielt. Die mit dem Salat gefütterten Mäuse starben nach 24 Stunden an schweren Magendarmerscheinungen.

Dieudonné hat nun die aus Kartoffelsalat isolierte Proteusart näher studiert und dabei folgende wichtige Feststellungen machen können: Bouillonkulturen waren für Laboratoriumstiere völlig wirkungslos. Dagegen töteten innerhalb 12 Stunden bei 18° und darüber auf Kartoffeln oder auf Fleisch gezüchtete Kulturen bei Verfütterung Mäuse, Ratten, Meerschweinchen, Kaninchen innerhalb 24 Stunden unter den Erscheinungen eines schweren Darmkatarrhs. Dieselben Kulturen waren aber denselben Tieren gegenüber bei subkutaner Einverleibung ohne krankmachende Wirkung. Bei 10—12° gehaltene Kulturen auf Kartoffeln und Fleisch riefen auch bei Verfütterung keine Krankheitserscheinungen hervor. Es zeigt sich also hier, was in dem Kapitel über Fleischvergiftungen betont worden ist, in eklatanter Weise, daß die krankmachende Wirkung nicht allein von den Bakterien, sondern auch von dem befallenen Organismus und von einer Reihe besonderer Umstände abhängig ist. In dem vorliegenden Fall mußten drei Faktoren — Aufnahme per os, Wachstum auf Kartoffeln oder Fleisch, Wachstum bei einer Temperatur über 18° — zusammenwirken, um bei Mäusen Vergiftungserscheinungen hervorzurufen, womit natürlich nicht gesagt und bewiesen ist, daß für die Auslösung einer Krankheit beim Menschen derartige Vorbedingungen nötig sind. Dieudonné nimmt an, daß es sich um Bildung von Giften handelt, die nur bei der genannten Temperatur und auf besonderen Nährsubstraten entstehen. Die Bedingungen waren in den vorliegenden Fällen besonders günstige, da die Kartoffeln schon am Abend vorher gekocht und geschält in Körben bei schwüler Temperatur (im August) bis zum nächsten Tage aufbewahrt waren. Die Vermehrung der Bakterien und die Bildung von Zersetzungsprodukten war dann weiterhin durch den hohen Wassergehalt der noch jungen Kartoffeln begünstigt worden.

Ein ganz analoger Fall einer Massenvergiftung durch proteushaltigen Kartoffelsalat hat Hübener studieren können. Daß aber die Proteusbazillen auch als Fleischvergifter gelegentlich, wenn auch selten, eine Rolle spielen, zeigen mehrere Beobachtungen.

So konnten in dem von Levy beschriebenen Straßburger Fall, in welchem 18 Personen nach dem Genuß von Hackfleisch erkrankten, Proteusbazillen in den Fleischresten und in den Organen einer der Vergiftung erlegenen Person nachgewiesen werden.

In einem von Berg publizierten Fall waren in Eller nach Genuß von Hackfleisch, das im Juli in einem Eisschrank aufbewahrt worden war, 28 Personen an Brechdurchfall erkrankt, dem ein 16jähriger Mensch zum Opfer fiel. Die Autopsie ergab eine hämorrhagische Entzündung der Darmschleimhaut. Aus Blut und allen Organen wurde Proteus gezüchtet. Dieselben Bakterien fanden sich auch in dem beschlagnahmten Fleisch.

In mehreren anderen durch Proteus verursachten Massenvergiftungen zeigte es sich, daß das Fleisch nur in rohem, nicht aber in gekochtem Zustande Krankheitserscheinungen auslöste.

Auch die Colibazillen sind bei manchen Fleischvergiftungen als Ursache angeschuldigt worden. Der Beweis, daß sie wirklich als Erreger in Betracht kamen, ist aber schwer zu erbringen. Zu verlangen ist dabei entweder, daß sie im Blute der Erkrankten nachgewiesen werden, oder aber, daß das Serum der Kranken den in dem angeschuldigten Fleisch enthaltenen Colistamm noch agglutiniert.

Eine interessante Beobachtung über eine durch Colibazillen verursachte Nahrungsmittelvergiftung verdanken wir Jakobitz und Kayser. 88 Mann eines Truppenteils erkrankten 1—2 Stunden nach dem Mittagessen, das aus Erbsensuppe, Eiern und Kartoffelsalat bestanden hatte, unter heftigen Leibschmerzen und Durchfall. Die Erscheinungen dauerten etwa 1—5 Tage. Aus dem Kartoffelsalat wurden von Jacobitz und Kayser Colibazillen in Reinkultur gezüchtet, die vom Blutserum der Kranken in einer Verdünnung von 1 : 200 und darüber agglutiniert wurden. Die Kartoffeln waren am 29. Juli abends gekocht, geschält und in Scheiben geschnitten worden, und wurden über Nacht aufbewahrt. Erst am 30. Juli vormittags erfolgte die Zubereitung des Salates. Hier lagen also genau dieselben Verhältnisse vor, wie bei der oben erwähnten Massenvergiftung durch Proteus.

Für die **Prophylaxe** ergibt sich daraus, daß man bei der Aufbewahrung von Nahrungsmitteln nicht vorsichtig genug sein kann, und daß man vor allem für kühle Temperatur sorgen muß. Namentlich die lange Aufbewahrung von gekochten Kartoffeln bei einer für die Giftwirkung der Bakterien günstigen Temperatur muß vermieden werden.

C. Botulismus.

Während bei den Krankheitsbildern, die durch die bisher besprochenen Nahrungsmittelvergifter verursacht werden, meist gastrointestinale Erscheinungen im Vordergrunde stehen, wenden wir uns jetzt zu jenen Nahrungsmittelvergiftungen, deren klinisches Bild durch die Schädigung der Nervenzentren, namentlich durch bulbäre Symptome ausgezeichnet ist. Solche Vergiftungen treten zuweilen nach Genuß von Wurst, Schinken und Pökelfleisch, auch nach Gemüsekonserven auf. Sie werden wegen ihrer Häufigkeit nach Wurstgenuß als Botulismus oder Allantiasis bezeichnet. Ursache dieser Erkrankungen ist ein anaerobes Bakterium, das v. Ermengem im Jahre 1895 entdeckt und beschrieben hat, der Bacillus botulinus, der die Eigentümlichkeit hat, innerhalb der genannten Nahrungsmittel ein stark wirkendes Toxin zu bilden, das für den Menschen ein schweres Nervengift darstellt. Eine Vermehrung dieser Bazillen im Menschen findet nicht statt; er wirkt vielmehr durch die von ihm gebildeten Toxine krankmachend. Wir sehen also einen strengen Unterschied zwischen den Fleischvergiftungen durch Bazillen der Paratyphusgruppe und dem Botulismus. Während dort infektiöse Prozesse vor sich gehen, indem die Paratyphusbazillen im Darm des Menschen sich vermehren und ins Blut eindringen, ist der Botulismus eine reine Vergiftung durch die löslichen, in dem Fleisch oder Gemüse gebildeten Toxine; während dort entzündliche Darmerscheinungen das Krankheitsbild beherrschen, stehen hier vor allem Nervenschädigungen im Vordergrunde; während dort intravital infiziertes Fleisch kranker Tiere dem Menschen gesundheitsschädlich werden kann, sind es beim Botulismus stets erst die sekundär infizierten Schlachtprodukte oder andere Nahrungsmittel, die zur Intoxikation führen. Die mit dem Bacillus botulinus infizierten Nahrungsmittel sind gewöhnlich Produkte, die bestimmt sind, nach längerer Zeit der Konservierung verzehrt zu werden und durch die Art der Bereitung sehr geeignet sind, der Sitz von anaeroben Wachstumsvorgängen zu werden (z. B. dicke Blutwurst, gepökeltes oder geräuchertes Fleisch, Schinken, Wurst, Pasteten). Sie brauchen äußerlich keinerlei Veränderungen, namentlich keine Fäulniserscheinungen erkennen zu lassen; mitunter aber fallen sie durch Geruch oder Gasbildung auf. Bei einer Massenvergiftung mit Bohnenkonserven in Darmstadt (1904) fiel beim Öffnen der Konservenbüchse der etwas ranzige Geruch, ähnlich wie nach Parmesankäse, auf. Die Bohnen waren butterweich und wurden deshalb vor dem Anrichten nicht mehr gekocht.

Die mehrfach beobachtete Tatsache, daß nicht alle Personen erkranken, die von botulismushaltigen Nahrungsmitteln gegessen haben, beruht weniger auf einer verschiedenen Disposition für die Erkrankung, als vielmehr auf der Tatsache, daß der Bazillus die betreffenden Nahrungsmittel, eine Wurst oder einen Schinken, nicht gleichmäßig durchsetzt, sondern gewissermaßen in Inseln sich entwickelt, so daß nur die Stellen seiner Vermehrung oder seiner Giftproduktion toxisch wirken können. Bei gekochten Nahrungsmitteln, z. B. bei einem größeren Schinken, kann auch die Einwirkung der Hitze eine Rolle spielen. Die äußeren Partien sind unschädlich, weil hier das gegen Hitze wenig widerstandsfähige Gift durch das Kochen vernichtet wurde, während die zentralen Partien, wo die zur Zerstörung des Giftes nötigen Hitzegrade nicht hingedrungen sind, toxisch wirken. Größere Massenerkrankungen an Botulismus sind selten, doch kommen Gruppenerkrankungen öfter vor.

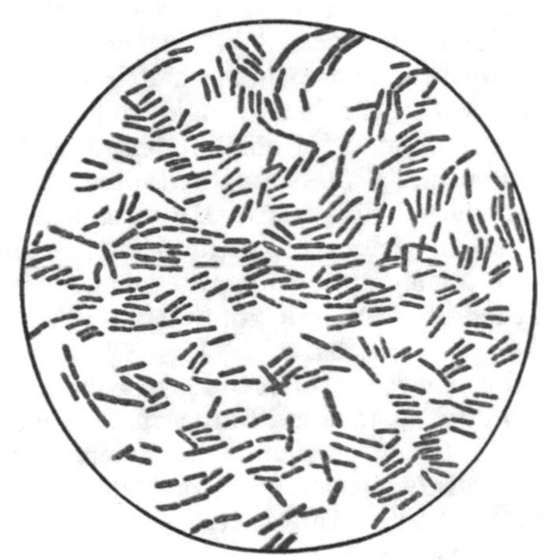

Abb. 46. Bazillus botulinus (Reinkultur).

Bakteriologie. Der Bacillus botulinus ist ein bewegliches Stäbchen mit leicht abgerundeten Enden, das Sporen bildet und sich der Gramfärbung gegenüber positiv verhält. Die Sporen sind wenig widerstandsfähig, denn schon einstündige Einwirkung von 80° tötet sie ab. Der Bazillus ist streng anaerob und wächst am besten in traubenzuckerhaltigen Nährböden bei 18—25°. Bei höheren Temperaturen werden nur Involutionsformen gebildet und die Giftproduktion wird geringer. Das ist der Grund, warum im Warmblüterorganismus keine Giftbildung zustande kommt. Das in den Kulturen gebildete Gas riecht nach ranziger Butter. Das Gift, dessen chemische Zusammensetzung nicht bekannt ist, wird durch Hitze von 80° und durch Einwirkung von 3%igem Karbol leicht zerstört; auch Sonnenlicht und diffuses Tageslicht wirkt abschwächend. Die Giftbildung geschieht am besten auf flüssigen Nährböden; auch die wässerigen Extrakte botulinushaltiger Nahrungsmittel enthalten reichlich das Toxin, das man am besten durch den Tierversuch nachweist. Zum Unterschiede von Diphtherie- und Tetanustoxin wirkt es nicht nur nach subkutaner und intravenöser Einverleibung, sondern auch vom Magendarmkanal aus. Bei Mäusen, Meerschweinchen und Affen löst die Verfütterung ein ähnliches Krankheitsbild wie beim Menschen, Paresen, Erweiterung der Pupillen, sekretorische Störungen, Dyspnoe aus. Diese Erscheinungen pflegen aber stets erst nach einem Inkubationsstadium von 6 bis

12 Stunden aufzutreten. Das gleiche Bild kann durch subkutane Einspritzung von Kulturfiltraten der Bazillen ausgelöst werden.

Pathogenese. Das Gift hat eine große Affinität zum Zentralnervensystem. Es geht mit den Ganglienzellen eine feste chemische Verbindung ein. Man kann das ganz ähnlich wie beim Tetanus dadurch beweisen, daß man im Reagenzglase Meerschweinchengehirn mit Botulinusgift mischt. Die Mischung wird im Tierversuch völlig unwirksam, während sonst schon eine kleine Menge des Giftes tödlich ist. Durch Fixation des Giftes an die Kerne der Hirnnerven kommt es zur Schädigung dieser Gebilde und zu den charakteristischen Erscheinungen, die in Lähmung der Hirnnerven und sekretorischen Störungen bestehen.

Klinik. Die Zeit, die zwischen der Aufnahme der botulinushaltigen Nahrungsmittel und dem Ausbruch der ersten Krankheitserscheinungen vergeht, beträgt etwa 12—26 Stunden; in einzelnen Fällen war die Zeit kürzer. Sogar eine halbe Stunde nach Genuß des giftigen Nahrungsmittels ist schon der Beginn der Krankheit beobachtet worden. Im Vordergrunde stehen die bulbären Symptome. Allgemeine Vergiftungserscheinungen, Schwindel, Kopfschmerzen, Erbrechen, Mattigkeit, Druck in der Magengegend sind meist die ersten Zeichen. Bald stellen sich nun die bulbären Erscheinungen ein: Akkommodationslähmung, Pupillenerweiterung und Starre, Ptosis, Doppeltsehen und Strabismus, mitunter totale Ophthalmoplegie und Amaurose. Diese Störungen führen die Kranken manchmal zuerst zum Augenarzt. Bald aber gesellen sich noch andere Erscheinungen hinzu, eine auffällige Trockenheit der Mund- und Rachenschleimhaut und Aufhören der Speichelsekretion. Die Rachenschleimhaut rötet sich und ist trocken und zeigt mitunter etwas weißen, leicht abstreifbaren Belag, Schluckbeschwerden stellen sich ein infolge mehr oder weniger vollständiger Lähmung der Pharynxmuskeln und der Zunge und die Sprache wird langsam und undeutlich. Heiserkeit und Atemnot können hohe Grade erreichen. Letztere kann mitunter sogar die Tracheotomie erforderlich machen. Dazu können noch Störungen der Hörfähigkeit kommen, selbst völlige Taubheit.

Der Puls ist im Anfange oft verlangsamt, wird später aber meist klein und stark beschleunigt; Präkordialangst, starke Dyspnoe quälen den Kranken. Erscheinungen des Magendarmkanals bestehen in der Regel nicht, nur ausnahmsweise herrschen Durchfälle vor; meist ist Verstopfung vorhanden. Häufig besteht auch Urinverhaltung. Die Temperatur ist in der Regel normal, nur bei Komplikationen, Bronchitis, Schluckpneumonie, Stomatitis, beobachtet man Fieber. Das Bewußtsein ist völlig frei. Die Sensibilität bleibt in Ordnung. Daß aber auch die Vorderhornzellen des Rückenmarks erkranken können, lehren Beobachtungen von Paresen und Paralysen der Extremitäten mit Schwund der Sehnenreflexe, wie sie Bürger[1]) beobachtete.

Bei starker Menge des aufgenommenen Giftes erfolgt der Tod an Asphyxie und Herzlähmung unter den Erscheinungen der Bulbärparalyse mitunter schon innerhalb der ersten 24 Stunden; in anderen Fällen vergehen 12—14 Tage. Bei geringerer Giftmenge können die Erscheinungen nach wenigen Tagen vorübergehen. Mitunter zieht sich die Krankheit viele Wochen hin, um schließlich doch mit dem Tod durch Erschöpfung oder Schluckpneumonie zu endigen. Die Mortalität beträgt 20—30%.

Pathologisch-anatomisch findet sich eine starke Blutfülle in den meisten Organen und Gefäßerweiterungen, die häufig begleitet sind von Blutaustritten und von kleinzelligen Infiltraten (im Magendarmkanal, in der Leber und im Zentral-

---

[1]) Bürger, Med. Klinik 1913, Nr. 45.

nervensystem). In den großen Ganglienzellen der befallenen Hirnnerven ist Quellung und Zerfall der Kerne nachweisbar (Marinescu).

Die **Diagnose** des Botulismus macht häufig Schwierigkeiten schon deshalb, weil es sich um ein relativ seltenes Krankheitsbild handelt, dessen Einzelheiten dem Praktiker nicht sehr geläufig sind. Im Gegensatz zu den anderen bakteriellen Fleischvergiftungen mit Paratyphusbazillen usw. stehen beim Botulismus die Magendarmerscheinungen in der Regel nicht im Vordergrunde; auch pflegt das Fieber zu fehlen, das dort fast stets vorhanden ist. Die Methylalkoholvergiftung, die z. B. im Berliner Asyl für Obdachlose im Jahre 1912 eine Anzahl Opfer forderte und damals mit Botulismus verwechselt wurde, geht mit schnell eintretender Amblyopie und Amaurose einher; auch fehlen dort in der Regel die Lähmungen der äußeren Augenmuskeln. Auch Diphtherie kann vorgetäuscht werden, wenn starke Rötung des Rachens, Schluckbeschwerden und ein weißer Tonsillenbelag vorhanden ist. Der Gedanke an postdiphtherische Lähmungen kann ebenfalls angesichts der verschiedenen Augenstörungen auftauchen. Die Akkommodationsparese kann dann durch beide Gifte, das Diphtherietoxin und das Botulismusgift verursacht werden. Bei Botulismus pflegt jedoch in schweren Fällen dazu noch Pupillenstarre auf Lichteinfall hinzuzutreten. Früher war nach Bürger[1]) eine Verwechslung mit Atropinvergiftungen häufiger. Für Atropin sprechen schnellerer Bewußtseinsverlust und Delirien, ferner starke Mydriasis mit geringer Akkommodationslähmung.

Bei allen diesen Vergiftungen durch Pflanzenalkaloide, Atropin, Hyoscyamin usw. treten die nervösen Erscheinungen schneller auf als bei Botulismus, und es kommen Erregungszustände mit Delirien und oft Bewußtlosigkeit hinzu, während beim Botulismus das Bewußtsein bis zum Schluß erhalten bleibt.

Die bakteriologische Diagnose des Botulismus geschieht durch den Nachweis der Erreger in den Resten der genossenen Nahrungsmittel entweder durch anaerobe Aussaat derselben oder durch Verimpfung auf Mäuse.

Prophylaxe. Zur Verhütung der Erkrankung an Botulismus ist Genuß derjenigen Nahrungsmittel zu vermeiden, die erfahrungsgemäß dem Bacillus botulinus günstige anaerobe Wachstumsbedingungen bieten (Schinken, Konserven, Würste, gesalzene Fische). Nahrungsmittel, die durch ihren ranzigen oder buttersäureähnlichen Geruch auffallen, sind verdächtig und sollten nicht genossen werden. Bei der Herstellung von Pökelfleisch ist darauf zu achten, daß die Salzlake mindestens 10% Kochsalz enthält, da bei dieser Konzentration der Botulismus sich nicht mehr entwickeln kann, während er bei schwächerer Konzentration in den unteren anaeroben Schichten der Salzlake kräftig gedeiht.

Therapie. Der Botulismus ist einer spezifischen Therapie zugänglich. Es gelingt, wie Kempner zeigte, durch Vorbehandlung von Tieren mit steigenden Dosen von Botulinusgift ein antitoxisches Serum herzustellen, das bei vergifteten Tieren heilende Wirkungen erzielt und auch bei der Behandlung des erkrankten Menschen sich bewährt. Das im Institut für Infektionskrankheiten zu Berlin hergestellte Serum wird in Dosen von 20 ccm intramuskulär oder intravenös injiziert. Die bedrohlichen Störungen: Akkommodationsparesen, Ptosis, Doppeltsehen gehen danach zurück. Die Erscheinungen der akuten Bulbärparalyse, wie Schlundlähmungen, heisere Sprache usw., die bei verzweifelten Fällen dieser Art schließlich den Tod herbeiführen, kommen bei richtiger Behandlung mit diesem Antitoxin nicht zur Ausbildung. Kobs zeigte, daß im Tierversuch Botulismusgift durch Diphtherieantitoxin unschäd-

[1]) Bürger, l. c.

lich gemacht werden kann. Danach wäre in dringenden Fällen, wo Botulismusserum nicht gleich zur Stelle geschafft werden kann, zunächst ein Versuch mit dem überall schnell erhältlichen Diphtherieserum zu empfehlen.

Die symptomatische Behandlung wird zunächst darauf ausgehen, die verdorbenen Nahrungsmittel, soweit es noch möglich ist, aus dem Körper zu entleeren, wenn auch die charakteristischen Symptome meist erst zwölf Stunden nach der Aufnahme der gifthaltigen Speisen beginnen. Man hat also sofort eine gründliche Magenausspülung vorzunehmen und die Entleerung des Darmes zu bewirken. Die wiederholte Magenausspülung kann auch noch 2—3 Tage nach Genuß der verdächtigen Nahrungsmittel nützlich sein, weil der Magen durch das Botulismusgift oft stillgestellt wird und daher noch Speiseteile und damit Reste des Toxins darin enthalten sein können. Die Darmreinigung geschieht am besten durch Rizinusöl; Drastica sind nicht anzuraten. Bei Schlucklähmungen ist eine vorsichtige Ernährung mit der Schlundsonde notwendig. Infusionen von physiologischer Kochsalzlösung zur Verdünnung des im Blute enthaltenen Toxins, eventuell nach vorherigem Aderlaß, Sauerstoffinhalationen können versucht werden.

Literatur siehe bei:

Hübener, Die bakteriellen Nahrungsmittelvergiftungen, Ergebnisse der inneren Medizin u. Kinderheilk. VIII, Berlin 1912. — Schottmüller, Die typhösen Erkrankungen im Handb. d. inn. Med., herausgeg. von Mohr u. Staehelin, Bd. I, Berlin 1911.

Septische Erkrankungen.

Allgemeines.

Begriffsbestimmung. Unter septischen Erkrankungen verstehen wir die durch das Eindringen spezifischer Keime, vornehmlich Eiterkokken, in die Blut- und Lymphbahnen des menschlichen Körpers erzeugten oder auch allein durch die Aufnahme ihrer Toxine verursachten Krankheiten, die durch Vergiftungserscheinungen, oft auch durch das Auftreten metastatischer Entzündungen und Eiterungen gekennzeichnet sind.

Bevor wir zu dieser Vorstellung gekommen sind, haben die Anschauungen über diese Art von Krankheiten einen mannigfachen Wandel erfahren müssen. Waren es in der vorbakteriologischen Zeit mehr die Geburtshelfer und Chirurgen, die an der Erforschung dieser Erkrankungen interessiert waren, wie Semmelweiß, der das Kindbettfieber auf eine von außen zugeführte Infektion zurückführte, oder Billroth, der irrtümlicherweise die Fäulnis für die Hauptursache erklärte und seine Coccobacteria septica als Träger der Fäulnisstoffe hinstellte, so verdanken wir die richtige Erkenntnis der Erscheinungen erst der Zusammenarbeit des pathologischen Anatomen, der den Weg der Infektion ermittelte, mit dem Bakteriologen, der ihre Ätiologie feststellte. Grundlegend waren hier die Arbeiten von Robert Koch über die Wundinfektionskrankheiten, der uns die Methodik der Reinzüchtung der Bakterien schenkte.

Die Bezeichnung „Sepsis" kommt von: σήπω = ich faule und entstammt der vorbakteriologischen Zeit, wo man die Vorstellung hatte, daß Fäulnisvorgänge bei der Entstehung dieser Krankheiten eine Rolle spielen. Heute wissen wir, daß gerade die häufigsten Sepsiserreger, die Streptokokken und Staphylokokken, mit Fäulnis gar nichts zu tun haben.

Zur Unterscheidung verschiedener Sepsisformen sprach man lange Zeit von Septikämie und Pyämie, wobei Septikämie soviel wie Überschwemmung des Blutes mit Sepsiserregern bedeutete und Pyämie eine mit vielfachen eiterigen Metastasen einhergehende Allgemeininfektion bezeichnete, die durch die Aufnahme von Eiterpartikeln ins Blut zustande kommen soll (Gussenbauer). Das Krankheitsbild, das beides in sich vereinigt, hieß Septikopyämie. So sprach Leube 1878 von kryptogenetischer Septikopyämie und stellte damit als erster von den inneren Medizinern ein Krankheitsbild auf, das nach seiner Auffassung durch von außen eingedrungene Infektionserreger entstanden war, deren Eintrittspforte er nicht nachweisen konnte. Die Bezeichnung „kryptogenetische Sepsis" wird auch heute gelegentlich noch angewendet, um anzudeuten, daß man über die Eintrittspforte nichts hat eruieren können.

Das Bestreben, die Bezeichnungsweisen der verschiedenen Formen der septischen Erkrankungen unserer fortschreitenden Erkenntnis der Ätiologie anzupassen, hat eine große Verwirrung in der Definition dieser Erkrankungen hervorgerufen. Ich verzichte darauf, die Begründung der verschiedenen Vorschläge hier anzuführen und erwähne nur diejenigen Bezeichnungsweisen, die ich für die treffendsten halte. Zunächst möchte ich mit Lenhartz, dem wir die umfassendste Darstellung der septischen Erkrankungen verdanken, dem Worte Sepsis alle Beziehungen zur Fäulnis nehmen und es als einen Sammelnamen aufstellen. Wir fassen unter dem Begriffe „Sepsis" alle durch Eiterkokken und andere gleichwertige Bakterien bedingte Allgemeinerkrankungen zusammen, bei denen die Blutinfektion oder Intoxikation im Vordergrunde des klinischen Bildes steht. Unter Sepsis schlechthin sind dann nach Canon und Lenhartz die ohne Eiterungen verlaufenden septischen Erkrankungen und unter metastasierender Sepsis die mit Eiterungen einhergehende Sepsis, also das früher als „Pyämie" bezeichnete Bild, zu verstehen.

Das Wort Bakteriämie, das in anderem Sinne von Kocher und Tavel zuerst gebraucht wurde, verwende ich dort, wo es sich darum handelt, ein Symptom, nämlich die Anwesenheit von Bakterien im Blut, kurz auszudrücken. So kann man z. B. bei einer gewöhnlichen Pneumonie, wo vereinzelte Pneumokokkenkeime im Blute gefunden werden, von Pneumonie mit Pneumokokken-Bakteriämie sprechen, ohne gleich die irreführende Bezeichnung Pneumokokkensepsis anwenden zu müssen. Das Wort Bakteriämie zur Bezeichnung eines Symptoms gibt die Situation in jenem Falle besonders treffend wieder, wo nur vorübergehend Bakterien im Blute nachgewiesen werden, ohne daß sie irgend welche erhebliche klinische Allgemeinerscheinungen verursacht haben. Außer bei den einzelnen septischen Erkrankungen, bei denen keine Erreger im Blute kreisen, wo also eine reine Vergiftung des Blutes mit Bakterientoxinen, eine Toxinämie, besteht, handelt es sich bei Sepsis in der Regel um eine Allgemeinerkrankung, bei der nicht nur vorübergehend, sondern längere Zeit hindurch Bakterien im Blute kreisen, bei der also das Symptom der Bakteriämie besonders ausgeprägt ist.

Als Sepsiserreger kommen in Betracht: Die Streptokokken, die Staphylokokken, Pneumokokken, Gonokokken, das Bacterium coli; seltenere Erreger von Allgemeininfektionen sind der Proteus, Pyocyaneus, der Fränkelsche

Gasbazillus, der Meningokokkus, der Diphtheriebazillus, Typhusbazillus, der Friedländersche Kapselbazillus u. a.

Man unterscheidet eine primäre und eine sekundäre septische Infektion. Primäre Infektion liegt vor, wenn der Mensch, ohne an einer anderen Infektionskrankheit zu leiden, an Sepsis erkrankt. Sekundäre Infektion ist es, wenn z. B. ein Scharlachkranker an Streptokokkensepsis, ein Typhuskranker an Staphylokokkensepsis erkrankt. Solche sekundäre Infektionen sind natürlich prognostisch erheblich ungünstiger als die primären, da die Infektion einen schon geschwächten Organismus befällt. Nicht zu verwechseln sind die sekundären Infektionen mit den Mischinfektionen. Wir verstehen unter Mischinfektionen den Vorgang, daß mehrere Bakterienarten gleichzeitig ins Blut übergehen, so z. B. Staphylokokken und Streptokokken zusammen oder Streptokokken und Proteusbazillen zusammen, Fälle, wie wir sie später noch kennen lernen werden. Bisweilen findet man an der Eintrittspforte ein Gemisch von mehreren Bakterienarten, während nur zwei derselben ins Blut übergehen.

Pathogenese. Um in das Wesen der septischen Erkrankungen etwas tiefer einzudringen, muß man sich erst einmal über den Begriff der Infektion klar geworden sein. Unter Infektion ist keineswegs einfach nur das Eindringen pathogener Bakterien in den menschlichen Organismus zu verstehen — es dringen vielfach Bakterien in die Blut- und Lymphbahnen ein, ohne daß eine Infektion zustande kommt —, vielmehr gehört zum Begriff der Infektion die durch das Eindringen der Erreger verursachte Schädigung des Organismus. Es handelt sich also um die Wechselwirkungen zweier Organismen, des angreifenden Mikroorganismus und des abwehrenden Makroorganismus (Bondy). Die Art und die Intensität dieser Wechselwirkungen ist demnach abhängig einmal von den Eigenschaften des Eindringlings, zweitens von den Eigenschaften des menschlichen Körpers und drittens von der Summe der äußeren Bedingungen, unter denen die gegenseitige Beeinflussung stattfindet.

Die bei den septischen Erkrankungen in Frage kommenden Erreger leben zum Teil dauernd auf unserer äußeren Haut und auf den Schleimhäuten der Mundhöhle, des Darmes, des Urogenitaltraktus und zwar oft lange Zeit, ohne aus diesem Zustande des Saprophytismus herauszutreten (Staphylokokken, Colibazillen, Pneumokokken). Pathogene Eigenschaften bekommen solche „Eigenkeime" erst unter besonderen äußeren Bedingungen. Man spricht dann von autogener Infektion. Ein anderer Teil der septischen Erreger entstammt der Außenwelt, und zwar werden sie besonders infektionstüchtig, wenn sie aus einem Krankheitsherde herrühren (Streptokokken, Gonokokken usw.); man spricht dann von ektogener Infektion.

Die besonderen äußeren Bedingungen, die auf der einen Seite die Pathogenität und Virulenz der Infektionerreger steigern, auf der anderen Seite den menschlichen Organismus zur Infektion disponieren, sind nun genauer zu betrachten. Die Virulenz der Keime erhöht sich in der Regel, wenn sie mit einem infizierten Organismus einen Kampf ausfechten müssen. Colibazillen, die sich auf einem karzinomatösen Darmulcus vermehren und durch die erkrankte Darmwand hindurch zum Peritoneum vordringen, haben auf diesem Wege eine Virulenzerhöhung erlangt und können eine Peritonitis hervorrufen. Hämolytische Streptokokken, die aus einem Eiterherde stammen, sind meist virulenter als die auf den Schleimhäuten gefundenen.

Die Bedingungen, die den menschlichen Organismus zur Infektion disponieren, fallen unter die Begriffe „Resistenz" und „Disposition". Die Resistenz des menschlichen Körpers gegenüber septischen Infektionen ist individuell sehr verschieden, schwankt aber auch bei einzelnen Individuen in weiten Grenzen, die nach den Umständen eine Steigerung oder Schwächung der Abwehrkräfte verursachen. Im allgemeinen wird durch Überstehen einer septischen Infektion keine Immunität gegen eine Wiedererkrankung erworben. Im Gegenteil, man macht vielfach die Erfahrung, daß Personen, die einmal eine solche Infektion gehabt haben, immer wieder zu einer Neuerkrankung disponieren. Aus dem Gebiete der Staphylokokkeninfektionen ist ein bekanntes Beispiel die Neigung zu rezidivierender Furunkulose. Aber auch Streptokokkeninfektionen verhalten sich in ähnlicher Weise. Man denke an das Erysipel oder andere Streptomykosen. Wer z. B. bei einer Autopsie sich einmal eine Streptokokkenlymphangitis zugezogen hat, ist von diesem Zeitpunkte an in der Regel viel empfänglicher für Streptokokkeninfektionen als früher. Scheint es sich hier mehr um eine erworbene allgemeine Herabsetzung der Resistenz gegenüber septischen Infektionen zu handeln, so gibt es auch lokale Resistenzverminderung. Bekannt ist die Neigung der Diabetiker zu septischen Erkrankungen, die mit einer lokalen Widerstandsunfähigkeit der Haut zusammenhängt und ihren Ausdruck findet in der Neigung zum Auftreten von Hautgangrän.

Daß allgemein schwächende Momente, die geeignet sind, die Widerstandsfähigkeit herabzusetzen, auch der Ausbreitung septischer Erkrankungen Vorschub leisten, ist von vornherein sehr wahrscheinlich. Unterernährte Individuen, durch andere Krankheiten geschwächte Personen, Potatoren, Anämische sind besonders gefährdet. Gewisse spezifische Infektionskrankheiten, Scharlach, Pocken, schaffen eine Disposition zu septischen Erkrankungen; auch Leukämie und Pseudoleukämie disponieren zu septischen Infektionen. Ebenso bedingt die Hypoplasie des Gefäßsystems eine geringere Widerstandsfähigkeit gegenüber solchen Erkrankungen.

Die auslösenden äußeren Momente aber, die beim Vorhandensein septischer Erreger das Zustandekommen der Sepsis erst ermöglichen, sind sehr verschiedener Natur. Es können mechanische, chemische oder thermische Einflüsse sein (Bondy). Am wichtigsten sind die mechanischen Momente, und zwar steht hier an erster Stelle die Kontinuitätstrennung der Haut und der Schleimhäute, das Vorhandensein einer Wunde. Je größer die Wunde ist und je mehr geschädigtes, der Nekrose verfallenes Gewebe dabei vorhanden ist, desto mehr steigen die Chancen der Infektion. Das zeigt sich nicht nur bei den puerperalen Wunden, sondern besonders deutlich auch bei ausgedehnten Verletzungen. Quetschwunden werden weit häufiger zum Ausgangspunkt einer Sepsis werden als glatte Schnittwunden; denn in dem reichlich vorhandenen nekrotischen Gewebe finden die Bakterien bessere Entwicklungsbedingungen als in lebensfrischem Gewebe. In anderer Weise zeigt sich die Bedeutung des mechanischen Momentes für das Zustandekommen der Sepsis bei der Osteomyelitis, wo das Trauma einen Locus minorus resistentiae setzt, an dem sich die ins Blut gelangten Erreger festsetzen und vermehren können. Ein wichtiges mechanisches Moment ist ferner die Stauung, die so oft eine septische Infektion mit sonst harmlosen auf den Schleimhäuten schmarotzenden Keimen verursacht. Man denke an die Urinstauung bei Urethralstrikturen und die dadurch verursachte Neigung zu Cystitis und Harnsepsis oder an die Colisepsis nach Stauung im Gallengangsystem usw.

Von thermischen Einflüssen sind die Verbrennung und die Erkältung zu nennen. Ausgedehnte Brandwunden können durch Infektion zur Sepsis führen. Weit häufiger ist die Erkältung eine indirekte Ursache septischer Erkrankungen, indem sie die Bedingungen zu lokalen Infektionen schafft (Angina, Cystitis, Pyelitis), aus denen dann septische Allgemeinerkrankungen entstehen können. So spielt die Erkältung z. B. beim Zustandekommen einer Angina gar nicht selten die Rolle des auslösenden Momentes, weil die lokale

Resistenz der Rachen- und Tonsillenschleimhaut herabgesetzt wird, so daß die dort sitzenden, sonst harmlosen Keime virulent werden (autogene Infektion).

Der Weg der Infektion. Als Eintrittspforte der septischen Infektion dienen Verletzungen des Epithels der Haut und der Schleimhäute. Diese Verletzungen können in manchen Fällen so gering sein, daß man den Ausgangspunkt der Sepsis nicht nachweisen kann. Leube schuf für solche Fälle den Ausdruck „kryptogenetische Septicopyämie". Bei vielen dieser Fälle dürften die Tonsillen als Einfallstore gedient haben, sei es, daß eine akute Angina in Betracht kam, sei es, daß chronische Entzündungszustände mit multiplen Bakteriennestern in den Tonsillen die Blutinfektion herbeiführten. Daß aber trotz dem häufigen Vorhandensein von kleinen Verletzungen, ja, selbst bei ausgedehnteren Wunden die auf Haut und Schleimhäuten sitzenden septischen Keime relativ selten zu einer Allgemeininfektion führen, hat seinen Grund in der besprochenen Relation der dazu nötigen Faktoren, vor allem in der Widerstandsfähigkeit der Gewebe.

An der Eintrittspforte einer Sepsis finden sich die Zeichen der Entzündung, die in der verschiedensten Ausdehnung auftreten kann und entweder mit Eiterbildung oder nekrotischen Prozessen einhergeht. In manchen Fällen schwerster Infektion freilich dringen die Sepsiserreger, ohne deutliche Veränderungen an der Eintrittspforte zu verursachen, schnell in Lymph- und Blutbahn ein und erzeugen die schwersten septischen Krankheitsbilder. Andererseits bekommt man zuweilen Sepsisfälle zu Gesicht, wo die Entzündungserscheinungen an der Eintrittspforte, eine Angina, eine kleine Hautwunde, längst abgeheilt sind, ehe die septischen Erscheinungen den Kranken zum Arzt führten.

An der Haut ist der Weg der Infektion oft durch eine nachweisbare Lymphangitis bezeichnet. Von hier aus werden dann die Lymphdrüsen infiziert. Die bekannte Anschauung, daß wir in den Lymphdrüsen eine Art Schutzwall zu sehen haben, einen Filterapparat, der die Bakterien von der Blutbahn fernhält (Ribbert), wird neuerdings von Nötzel auf Grund von Experimenten lebhaft bestritten. Sie sollen vielmehr eher eine Brutstätte der dorthin verschleppten Bakterien sein. Die Beobachtung, daß die septische Infektion sich oft mit der auf die Lymphangitis folgenden Schwellung und eventuellen Vereiterung der Lymphdrüsen erschöpft, spricht eher für die ältere Anschauung; ebenso die Erfahrung, daß Patienten, deren vereiterten Lymphdrüsen, z. B. in der Achselhöhle, entfernt worden sind, bei einer Neuinfektion des entsprechenden Armes leichter an Sepsis erkranken.

Außer auf dem Lymphwege können die Bakterien an der Eintrittspforte auch direkt in geöffnete kleine Gefäße eindringen, oder sie gelangen ins Blut durch Infektion der in die Wunde hineinmündenden Thromben (z. B. bei der Endometritis septica an der Placentarstelle). Schließlich können sie auch aus dem primären Herd durch die Gefäßwand hindurchwuchern (Periphlebitis). Der Einbruch in arterielle Gefäße ist seltener.

Blutinfektion. Sind auf einem der eben beschriebenen Wege Sepsiserreger in die Blutbahn gedrungen, so beginnt sofort der Kampf mit den bakteriziden Kräften des Blutes. In vielen Fällen werden diese die Oberhand gewinnen und alle Erreger abtöten. Dann hat es sich nur um eine vorübergehende Bakteriämie gehandelt, wie wir sie z. B. nach Katheterismus gelegentlich beobachten. Die vorübergehende Anwesenheit von Bakterien im Blut bedeutet noch keineswegs eine septische Erkrankung. Wir wissen vielmehr dank dem Fortschreiten unserer Untersuchungsmethodik, daß Bakterien weit häufiger als das früher geahnt war, in den Kreislauf gelangen. Ich erinnere nur an den Typhus, wo die spezifischen Erreger konstant im Blute sind und an die Pneumonie, wo die Pneumokokken in ca. 70% der Fälle im Blute kreisen. Aber auch bei örtlichen chirurgischen Infektionen gehen die Erreger öfter als man früher annahm, in den Kreislauf über; so z. B. bei der Phlegmone. Seit man auch der anaeroben Blutuntersuchung mehr Beachtung schenkt, zeigte es sich, daß auch beim Abort außerordentlich häufig Bakterien im Blute nachweisbar sind, die nach der Ausräumung schnell wieder verschwinden (Schottmüller, Sachs). Der Befund von Bakterien im Blute ist nichts als ein Symptom, das zusammen mit anderen klinischen Erscheinungen (schwerer Allgemeinzustand, Milzvergrößerung, Haut- und Netzhautblutungen, metastatischen Eiterungen usw.) den Begriff einer septischen Allgemeinerkrankung aufbaut. Ist es den bakteriziden Kräften des Blutes nicht gelungen, die Erreger abzutöten, so kreisen sie eine Zeitlang im Blute und können in verschiedenen Körperbezirken septische Metastasen erzeugen. Ein Teil der Erreger wird noch in lebendem Zustande durch die Nieren ausgeschieden, jedoch ist die Vorbedingung dazu eine toxische Schädigung der Nierenepithelien, die das Nierenfilter für Bakterien durchgängig macht.

Die Frage, ob eine Vermehrung der Keime im Blute stattfindet, ist nach unserem heutigen Standpunkte im allgemeinen zu verneinen. Im agonalen Stadium und post mortem, wenn die bakteriziden Kräfte versagen, ist jedoch eine Vermehrung zweifellos vorhanden. Den meisten septischen Erkrankungen ist eigentümlich, daß man bei wiederholten Blutuntersuchungen die Erreger immer wieder im Kreislauf nachweisen kann. Diese Beobachtung hat naturgemäß zu der Vorstellung geführt, daß die Bakterien im Blute einen guten Nährboden finden. Das ist aber nicht der Fall. Wir müssen uns die Verhältnisse vielmehr so vorstellen, daß entweder dauernd oder schubweise ein Übergang von septischen Keimen ins Blut vom Ausgangspunkte der Sepsis her oder von einer septischen Metastase aus erfolgt. Die schubweise eintretende Blutüberschwemmung geschieht besonders häufig bei thrombophlebitischen Sepsisformen (otogene Sepsis, Puerperalsepsis), indem sich bakterienhaltige Thrombenpartikel loslösen und in den Kreislauf gelangen. Eine besonders gefährliche septische Metastase, die oft zu dauernd erneuter Einschwemmung von Bakterien in die Blutbahn und auch zu neuen Metastasen Veranlassung bietet, ist die septische Endocarditis.

Natürlich können entsprechend dieser Auffassung auch Sepsisfälle vorkommen, wo der Nachweis von Keimen im Blute einmal nicht gelingt. Das Fehlen einer nachweisbaren Bakteriämie schließt keineswegs die Diagnose Sepsis aus. Ob freilich reine Toxinämien vorkommen, also septische Erkrankungen, wo während der ganzen Dauer der Krankheit niemals Bakterien in die Blutbahn eindringen, muß zweifelhaft erscheinen. Gerade die septischen Aborte, bei denen man früher gern von Toxinämien sprach, wenn sich keine Bazillen bei der Blutuntersuchung fanden, sind neuerdings, dank der anaeroben Blutkultur, als Bakteriämien entlarvt worden.

Bedeutung des intravitalen Bakterienbefundes im Blut. Die Bewertung des gelungenen Nachweises von Bakterien im Blute intra vitam hängt nicht nur von der Art und Zahl der gefundenen Erreger, sondern auch von dem ganzen klinischen Krankheitsbild ab. Die Feststellung von Staphylokokken im Blute während eines kurzen Fieberanstiegs nach Katheterismus hat eine ganz andere prognostische Bedeutung wie derselbe Untersuchungsbefund während eines kontinuierlichen, mit schwerer Benommenheit und Gelenkentzündungen einhergehenden Fiebers. Im ersten Falle kann es sich um ein meist schnell vorübergehendes Katheterfieber handeln, im letzteren Falle handelt es sich wahrscheinlich um eine tödliche Staphylokokkensepsis. Ebenso ist der Nachweis von anaeroben Streptokokken im Blute kurz nach Ausräumung von Placentarresten bei Aborten erheblich leichter zu nehmen als der wiederholte Befund von septischen Erregern bei einem stark remittierenden, mit Schüttelfrösten einhergehenden Fieber. Besonders ungünstig ist der Befund von steigenden Keimmengen im Blute, weil er das Sinken der Abwehrkräfte des Blutes widerspiegelt. Die Art der Erreger und ihre Bedeutung ist bei den speziellen Kapiteln zu besprechen. Bezüglich der Zahl sei nur angedeutet, daß zwar schwere Infektionen und Zahl der nachweisbaren Blutkeime nicht immer parallel gehen, daß aber eine Überschwemmung des Blutes (hunderte oder unzählige Kolonien auf den Blutplatten) eine letale Prognose bedeutet.

Schließlich noch kurz ein Wort über die krankmachenden Wirkungen der Sepsiserreger überhaupt. Hier ist einzugestehen, daß unsere Kenntnisse darüber noch recht gering sind. Wir kennen einzelne spezifische Giftwirkungen, z. B. die Hämolyse bei der Gasbazillensepsis, die zu ausgedehntem Zerfall roter Blutkörperchen führt; aber im ganzen wissen wir nichts Sicheres. Die ältere Vorstellung, daß rein mechanische Momente, z. B. die Verlegung gewisser Gefäßbezirke durch Bakterienmassen, z. B. durch Milzbrandbazillen-, Staphylokokken-Embolien etc. die wesentliche Rolle bei der Allgemeininfektion spielen, ist zugunsten der Anschauung verlassen worden, daß in der Hauptsache eine Schädigung durch Giftstoffe stattfindet, die zu einer allgemeinen Vergiftung und zu Zellnekrosen und in deren Gefolge zur Ansiedlung der Erreger, zu Entzündungen und Eiterbildungen führt. Ob aber dabei die bisher gefundenen spezifischen Toxine der verschiedenen Sepsiserreger wesentlich beteiligt sind, muß zweifelhaft erscheinen. Das gilt sowohl für das Staphylolysin (Neisser und Wechsberg), wie für das Streptolysin (Besredka u. a.). Ebenso sind die Endotoxine, also die Giftstoffe, die beim Zerfall der Bakterien frei werden, bei den septischen Erkrankungen nicht beteiligt. Schließlich dürfte auch das Anaphylatoxin Friedbergers, das durch Wechselwirkung der im Blut kreisenden lebenden Erreger mit bestimmten Serumstoffen entstehen und schwere Giftwirkungen auslösen soll, bei der Sepsis keine nennenswerte Rolle spielen.

Methodik der intravitalen Blutuntersuchung. Die beste Methode der Blutgewinnung ist die Punktion der Armvene, die Neumann 1891 schon erwähnte und die besonders Sittmann, Canon, Lenhartz, Schottmüller und Jochmann empfohlen haben.

Man benutzt eine völlig aus Glas bestehende 20 ccm fassende Glasspritze von Luer-Paris, die den Vorteil hat (am besten im Trockenschrank), leicht sterilisiert werden zu können. Es wird dann in der Weise vorgegangen, daß man nach leichter Stauung der Armvenen durch eine am Oberarm angelegte Gummibinde und nach guter Desinfektion der Ellenbeuge mit Äther die an die Spritze passende nicht allzu dicke Hohlnadel entgegen dem Blutstrom einstößt und 15—20 ccm entnimmt. Der Blutdruck ist meist so stark, daß der Stempel schon dadurch zurückgeschoben wird und ein Zug überflüssig ist. Das gewonnene Blut wird sofort auf 6—7 Reagenzröhrchen mit je 5 ccm flüssigem Agar, der auf 45^0 abgekühlt wurde, verteilt. Nach gutem Durchschütteln wird dann das mit Agar gemischte Blut in sterile Petrischalen gegossen. Die Mischung des Blutes mit dem Agar hat verschiedene Vorteile gegenüber dem einfachen Ausstrich desselben auf der Agaroberfläche. Das Blut wird dadurch verdünnt und seine wachstumhemmende Wirkung eingeschränkt; ferner wird eine Zählung der aufkeimenden Kolonien ermöglicht und schließlich sind Verunreinigungen viel besser als solche zu erkennen. Vor allem aber gibt die verschiedene Einwirkung der jeweils wachsenden Bakterien auf den Blutfarbstoff bei diesen Blutagarmischplatten wichtige differentialdiagnostische Fingerzeige, die später noch genauer besprochen werden sollen.

Während ich mich von der Vorzüglichkeit dieser Methode bei vielen hundert Blutuntersuchungen überzeugen konnte, vermag ich wenigstens für die Mehrzahl der Infektionserreger einen besonderen Vorteil von der Aussaat des Blutes auf größere Mengen Bouillon (300 ccm) nicht zu entdecken, ein Verfahren, das besonders Prochaska und Fränkel, Hektoen und Lemierre empfohlen haben. Viele Parallelaussaaten, die ich auf Bouillon und Agar gleichzeitig machte, lassen mir die Verteilung auf flüssigen Agar im allgemeinen als das empfehlenswerteste Verfahren erscheinen. Während man sich bei den Agarplatten schnell daran gewöhnt, etwaige Verunreinigungen, wie z. B. einige Kolonien von Staphylococcus albus als solche zu erkennen, ist das bei der Benutzung der Bouillonkölbchen natürlich sehr schwer. Welcher spezielleren Methode man sich auch bedienen möge, drei Postulate müssen bei der bakteriologischen Blutuntersuchung am Lebenden erfüllt sein: möglichstes Vermeiden der Hautverunreinigungen, Ausschalten der bakteriziden Kräfte des Blutes durch starke Verdünnung desselben und Verwendung größerer Blutmengen.

Liegt der Verdacht nahe, daß anaerobe Keime im Spiele sind, so z. B. bei septischem Abort, so muß die Aussaat auch unter anaeroben Bedingungen vorgenommen werden. Man behandelt dabei die Blutagarplatten am zweckmäßigsten nach der von Lentz angegebenen Methode. Dabei wird ein mit Pyrogallussäure imprägnierter Filzring[1]) genau von der Größe der Petrischale auf eine gut gereinigte Glasscheibe gelegt und mit 1%-iger Kalilauge übergossen. Die erstarrte Blutagar-Mischplatte wird nun darüber gestülpt und mit Plastilin auf der Glasscheibe festgekittet.

Auch die Vermischung des Blutes mit flüssig gemachtem Agar in einem großen Glaszylinder, wie sie Schottmüller gebraucht, ist verwendbar. Man nimmt Glaszylinder von 20 cm Länge und 5 cm Durchmesser, die mit 75 ccm Zuckeragar gefüllt und sterilisiert sind. Vor der Aussaat wird der Agar verflüssigt und auf 45° abgekühlt. Nach der Blutentnahme werden 10 ccm Blut mit dem flüssigen Agar vermischt, wobei Luftblasenbildung vermieden werden muß. Die Flüssigkeit wird dann in kaltem Wasser schnell zum Erstarren gebracht und in den Brutschrank gestellt. Um die gewachsenen Kolonien untersuchen zu können, muß die Agarsäule aus dem Zylinder herausgebracht werden, was durch Schütteln gelingt, nachdem man einen sterilen Glasstab bis zum Boden hindurchgestoßen hat. Mit sterilem Messer wird dann die Säule in 2—3 cm dicke Scheiben zerlegt, in denen man die Kolonien untersuchen und abimpfen kann.

Methodik und Bedeutung der Leichenblutuntersuchungen. Das Verdienst, zuerst die bakteriologische Blutuntersuchung an der Leiche als eine wertvolle Ergänzung der autoptischen Befunde empfohlen zu haben, gebührt Canon.

Am besten hat sich das von Schottmüller angegebene Verfahren bewährt. Es besteht in folgendem: Nachdem der Herzbeutel mit möglichster Vermeidung jeglicher Berührung der Herzoberfläche gespalten ist, umgreift ein Assistent das Herz in der Weise von hinten, daß es möglichst prall sich vorwölbt und eine Entleerung seines Inhaltes in die Gefäße vermieden wird. Dann wird mit einem geglühten Küchenmesser eine breite Stelle über dem rechten Herzen sterilisiert und sofort die Hohlnadel eingestochen, die einem Glaszylinder aufgepaßt ist, dessen obere Mündung durch einen sterilisierten Wattepfropf verschlossen bleibt. Durch mäßigen Druck der das Herz von hinten umschließenden Hand wird der Spritzenzylinder in kürzester Zeit gefüllt.

Die von Simmonds mitgeteilte Untersuchungsreihe repräsentiert wohl die größte Zahl der bis jetzt bekannten Blutbefunde an der Leiche. Er verfügt über 1200 Einzeluntersuchungen, die nach der Schottmüllerschen Methode ausgeführt sind. Es ergab sich, daß ganz enorm häufig, nämlich in der Hälfte aller untersuchten Leichen, Bakterien im Blute vorhanden waren. Dabei waren nur selten mehrere Bazillenarten gleichzeitig zu konstatieren. Unter den 575 Fällen, in denen das Leichenblut Mikroben enhielt, fanden sich nur 26 mal 2 Arten, in 95% der Fälle nur eine Art. Er fand Streptokokken 363 mal, also in 30% der untersuchten Fälle, in 63% der positiven Befunde. Pneumokokken 101 mal, also in 8½% der untersuchten Fälle, in 18 % der positiven Befunde Kolibazillen 97 mal, also in 8% der untersuchten Fälle, in 17% der positiven Befunde. Staphylokokken 34 mal, also in 3% der untersuchten Fälle, in 6% der positiven Befunde.

Danach ist also die Streptokokken-Blutinfektion die weitaus häufigste, Bei fast ⅓ aller Verstorbenen hatte eine Einschwemmung dieses Bakteriums stattgefunden. Der Häufigkeit nach folgen dann die Pneumokokken und die Kolibazillen, während ein Eindringen von Staphylokokken ins Blut nur selten festgestellt wurde. Simmonds macht darauf aufmerksam, daß diese Befunde völlig im Einklang mit den am Krankenbett gemachten Erfahrungen stehen und einen Beweis für die Zuverlässigkeit der Leichenblutuntersuchungen enthalten, da gerade die am reichlichsten in jeder Leiche vorhandenen Bakterien,

[1]) Anaerobenringe zu haben bei Lautenschläger, Berlin.

die Kolibazillen, so viel seltener im Herzblut angetroffen wurden, als die Streptokokken und Pneumokokken.

Bezüglich des Wertes der postmortalen Blutuntersuchungen haben die Meinungen lange hin und her geschwankt.

Die Anschauung, daß die Anwesenheit von Bakterien im Leichenblute nur als das Resultat einer postmortalen oder agonalen Invasion aufzufassen seien, hatte in den 90er Jahren des vorigen Jahrhunderts immer mehr Anhänger gewonnen, nachdem die Tierexperimente von Wurtz, Chvostek, Béco diesen Zusammenhang zu beweisen schienen und Autoren wie Hauser, Birch-Hirschfeld u. a. in der Hälfte der Fälle und noch öfter positive Blutbefunde an der Leiche erhielten. Sie fanden besonders häufig das Bacterium coli und mahnten zur Vorsicht bei der Deutung der Leichenbefunde. Wurtz zeigte u. a., daß bei den durch Erfrieren getöteten Tieren im Moment des Todes Keime aus dem Darm ins Blut übertreten. Auch die Angaben von Achard und Phulpin schienen eine Stütze für die erwähnten Anschauungen zu sein. Sie fanden während der Agonie unter 45 Fällen in dem durch Punktion gewonnenen Leberblut achtmal Bakterien, während das Venenblut noch steril war, in 24 Fällen fanden sie während der Agonie keine Mikroben, wohl aber post mortem.

Zu entgegengesetzten Resultaten, teils auf Grund von Tierexperimenten, teils durch Leichenuntersuchungen kamen Austerlitz und Landsteiner und Opitz. Sie hielten ein agonales Eindringen der Keime in das Blut für ein seltenes Vorkommnis. Trotzdem begegnete man bis zum Anfange dieses Jahrhunderts den bakteriologischen Blutbefunden an der Leiche meist mit großem Mißtrauen. Erst die Arbeit Loews hat wohl dazu beigetragen, die lange vernachlässigte Methode wieder häufiger anzuwenden. Er wählte wie Canon das Verfahren der Entnahme des Blutes aus der Armvene und hatte unter 48 Fällen nur zehnmal positive Resultate. Nach seiner Anschauung sind die an der Leiche erhobenen Bakterienbefunde zum größten Teil die Folge einer intravitalen, ev. einer agonal erfolgten Einschwemmung. Später — 1901 — machte Slawyk an Kinderleichen ausgedehnte Untersuchungen und kam zu der Anschauung, daß ein agonales Eindringen der Mikroben in die Blutbahn ein sehr seltenes Vorkommnis sei.

Über ausgedehnte Untersuchungen berichteten dann Lenhartz, Schottmüller, Jochmann, Simmonds. Lenhartz meint, „mit der postmortalen Einwanderung ist es nicht schlimm“. Er mahnt jedoch zu einer maßvollen Verwertung der postmortalen Blutbefunde aus folgenden Gründen: Es ist eine schon durch v. Eiselsberg beobachtete Tatsache, daß die Bakterien, namentlich Kokken, sich nach dem Tode im Blut außerordentlich vermehren. Man kann das durch Blutuntersuchungen, die in kurzen Zwischenräumen post mortem wiederholt werden, deutlich feststellen. Ich konnte bei meinen Untersuchungen an Scharlachkranken wiederholt beobachten, daß die an Streptokokkensepsis leidenden Kinder noch wenige Stunden vor dem Tode keimfreies Blut zeigten, während mehrere Stunden nach dem Tode vorgenommene Blutuntersuchungen ein positives Resultat ergaben. Hier hatte also vermutlich in der Agonie eine Einschwemmung weniger, vielleicht durch diese Methode nicht nachweisbarer Keime stattgefunden, die sich dann stark vermehrten. Solche Befunde warnen immerhin vor einer Überschätzung des Wertes der Leichenblutuntersuchungen. Ein positiver Blutbefund an der Leiche beweist meines Erachtens nicht immer, daß der Tod an Sepsis erfolgt ist, denn es können agonal z. B. bei einer Phthisis pulmonum aus einer Kaverne oder in Fällen mit Darmgeschwüren und bei großen ulzerierenden Wundflächen Bakterien eingeschwemmt werden, die das seiner Schutzkräfte beraubte Blut nicht mehr abzutöten vermag und die sich dann post mortem stark vermehren. Jedenfalls darf man einen positiven Leichenblutbefund immer nur zusammen mit den anderen autoptischen Befunden zur Diagnose Sepsis verwerten.

Andererseits ist der negative postmortale Blutbefund insofern von großem Wert, als er mit ziemlicher Sicherheit die Annahme gestattet, daß wenigstens kurz vor dem Tode keine Bakterien im Blut gekreist haben, daß also keine Bakteriämie vorlag.

Krankheitsbild. Wir schildern hier zunächst dasjenige Krankheitsbild, wie es der innere Mediziner zu Gesicht bekommt, wo also die Erkrankungen an der Eintrittspforte der Sepsis im Vergleich zu den Erscheinungen der Allgemeininfektion ganz zurücktreten oder sogar gänzlich fehlen. Die Krankheit beginnt meist plötzlich oder nach geringen, 2—3 Tage währenden Prodromalerscheinungen, wie Ziehen in den Gliedern, Mattigkeit, Appetitlosigkeit und Kopfschmerzen mit hohem Fieberanstieg und starkem Krankheitsgefühl; oft geht ein Schüttelfrost dem einsetzenden Fieber voraus. Daneben gibt es aber auch ganz schleichend beginnende Sepsisformen, deren Anfang wochenlang zurückliegen kann, bevor der Arzt gerufen wird. Wir werden solche Fälle bei der Besprechung der Streptokokken-Endokarditis näher kennen lernen. Der klinische Verlauf ist so unendlich verschieden, daß es nicht möglich ist, ein auch nur einigermaßen treffendes Bild zu geben, das man in der Mehrzahl der Fälle wiedererkennen könnte. Wir müssen uns daher darauf beschränken, die häufigsten klinischen Symptome der Reihe nach zu besprechen.

Vorher sei nur bemerkt, daß auch die Dauer der Krankheit sehr verschieden ist und abhängig von der Schwere der Infektion und der Widerstandskraft des Kranken. Es gibt Fälle, die wie vergiftet — hier paßt wirklich einmal der Laienausdruck Blutvergiftung — schon innerhalb der ersten 24—40 Stunden zugrunde gehen. Die Kranken liegen dabei völlig bewußtlos da, fahle Blässe im Gesicht, mit leicht zyanotischer, besonders an den Lippen und am Mund hervortretender Verfärbung, mit kühlen Extremitäten, fliegendem, leicht unterdrückbarem Puls, beschleunigter Atmung; dabei besteht häufig Erbrechen, oft auch Durchfälle; Stuhl und Harn gehen spontan ins Bett. Unter großer Unruhe, die sich zu Delirien steigern kann, oder auch unter tiefem Koma führt die Krankheit zum Tode. In solchen Fällen ist die Vergiftung durch die Toxine der Erreger der Grund für die Schwere der Erscheinungen. Neben solchen schnell zum Tode führenden Sepsisformen gibt es viele, die 2—3 Wochen dauern, und eine nicht geringe Zahl, die sich sogar über mehrere Monate hinziehen.

Fieberverlauf. Das Fieber kann die verschiedensten Typen aufweisen. Neben einer hohen Kontinua, die an die Kurve des Typhus abdominalis erinnern könnte, finden wir remittierendes Fieber und intermittierendes Fieber. Der mit tiefen Senkungen und häufiger auch mit Schüttelfrösten einhergehende intermittierende Typus galt früher als charakteristisch für die Streptokokkenkurve. Nach unserer heutigen Auffassung können wir einen für die einzelnen Sepsisformen charakteristischen Fiebertyp, der uns einen Anhalt für die Art des Erregers bieten könnte, nicht ohne weiteres aufstellen. Immerhin kann man sagen, daß die Streptokokkeninfektionen meist unregelmäßig intermittierende Temperaturen haben, abwechselnd mit remittierendem, oder auch kontinuierlichem Fieber. Bei der Staphylokokkensepsis und der Pneumokokkensepis ist der remittierende Fieberverlauf der gewöhnlichste, doch kommen auch die beiden anderen Typen zur Beobachtung. Steil intermittierende Temperaturen zeigt die Kolisepsis, wie wir sie bei Pylephlebitis sehen; auch die Gonokokkensepsis hat oft den gleichen Typ. Genaueres darüber bleibt der speziellen Besprechung der einzelnen Sepsisformen vorbehalten.

Die Frage, ob das Fieberverhalten irgend einen Zusammenhang hat mit dem Verhalten der Erreger im Blut, ist nicht so deutlich zu beurteilen, wie etwa die Beziehung der Malariaplasmodien im Blut zur Temperatur des Erkrankten. Sicher ist, daß eine Einschwemmung von Sepsiserregern ins Blut in der Regel plötzlichen Fieberanstieg verursacht. Man kann das besonders deutlich beim sog. Katheterfieber sehen, wo kurz nach dem Katheterismus eine jähe Temperaturerhöhung auftritt und gleichzeitig Erreger im Blut nachgewiesen werden, die nach dem häufig schnell wieder erfolgenden Abfall der Temperatur aus dem Blute wieder verschwunden sind. Daß bei dem Zustandekommen des Fiebers nicht nur die Anwesenheit der Erreger, sondern vielmehr ihre Stoffwechselprodukte, Toxine und Endotoxine eine Rolle spielen, steht außer Frage. Wie weit aber nun eine Vermehrung der Keime im Blut oder eine schubweise Einschwemmung vom primären Infektionsherde aus beim Zustandekommen des Fiebers beteiligt sind, ist schwer zu übersehen. Bei vielfachen eitrigen Metastasen hat meines Erachtens auch das durch den Zerfall unzähliger weißer Blutkörperchen und durch das Freiwerden des darin enthaltenen proteolytischen Leukocytenferments bedingte Fermentfieber einen gewissen Anteil an der Bildung der Temperaturkurve.

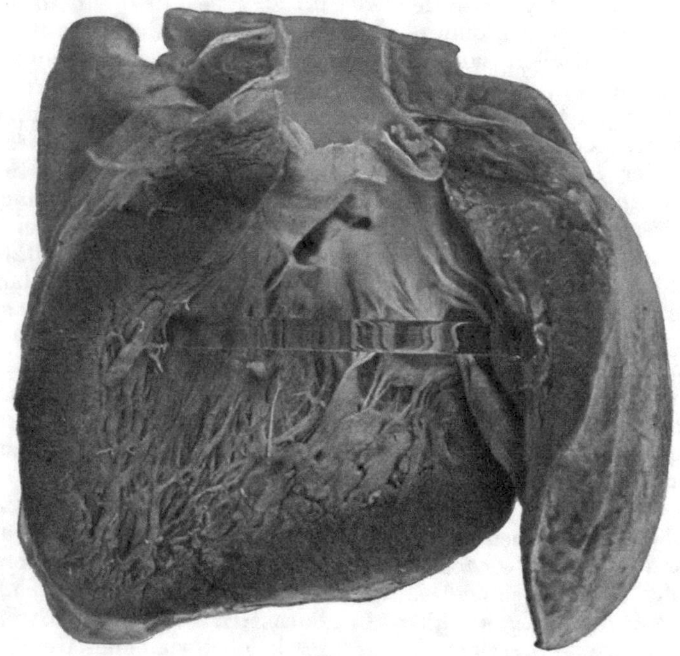

Abb. 47. Endocarditis der Aortenklappe.

Die Schüttelfröste, die so häufig das Fieber einleiten, besonders beim stark intermittierenden Fieber, galten früher als Charakteristikum des pyämischen Fiebers, d. h. also der mit multiplen Abszessen und Metastasen einhergehenden Sepsisform. Dem ist aber entgegenzuhalten, daß wir Schüttelfröste nicht selten auch bei Allgemeininfektionen ohne Eiterungen sehen, und daß andererseits keineswegs alle mit eitrigen Metastasen verlaufenden Sepsisfälle Schüttelfröste zeigen. Besonders häufig sehen wir Schüttelfröste bei der septischen Endocarditis und bei der thrombophlebitischen Form der Puerperalsepsis.

Jähe Senkungen der Temperatur treten bisweilen als Zeichen des Kollapses, der Herzschwäche auf. Es kann vorkommen, daß kurz vor dem Tode 1 bis 2 Tage normale oder subnormale Temperatur herrscht, die freilich nur als ein Zeichen des Erlahmens der Abwehrkräfte des Körpers aufzufassen ist. Man wird sich durch die normale Temperatur an sich nicht täuschen lassen, wenn man die anderen Symptome, namentlich den flackernden frequenten und weichen Puls, mit in Betracht zieht. Die Kreuzung der Kurven, Herabsinken der Fieberkurve bei aufsteigender Pulskurve, das sogenannte „Totenkreuz" gilt als ein Signum mali ominis. Es gibt Fälle von foudroyanter Sepsis, wo infolge Versagens aller Abwehrbewegungen die Temperatur vom Anfang der Krankheit an bis zum Schluß nur wenig die Norm überschreitet und nur die schlechte Pulsbeschaffenheit auf die Schwere des Zustandes deutet. Günstiger sind die oft nur vorübergehenden plötzlichen Senkungen der Temperatur nach der Entleerung von Eiter aus Metastasen oder serösen Höhlen (Empyem, Abszeßhöhlen, Gelenkeiterungen u. dgl.).

Herz und Gefäßapparat. Der Puls ist in der Regel erhöht und zwar meist entsprechend der Temperatur. Bei stark remittierendem oder intermittierendem Fieber mit Frösten bleibt die Pulsfrequenz im Schüttelfrost meist hinter der Temperatur zurück, während er nachher, beim Absinken der Temperatur, relativ hoch bleibt. Im Durchschnitt bewegt sich die Frequenz zwischen 120 und 140. Bei der sekundären Streptokokkensepsis nach Scharlach pflegen besonders hohe Zahlen, 140—160, vorzuherrschen. Auf die prognostische Bedeutung der hohen Pulsfrequenz bei fallenden Temperaturen (Totenkreuz) wurde schon oben hingedeutet. Als Ursache der Pulsbeschleunigung nimmt man eine Reizung des Accelerans durch die erhöhte Bluttemperatur oder durch Toxine an. Späterhin, wenn der Herzmuskel gelitten hat, und der Blutdruck sinkt, kann man in der beschleunigten Pulsfrequenz auch das Bestreben des Herzens sehen, durch Vermehrung seiner Kontraktionen den erhöhten Anforderungen zu genügen (A. Meyer). Eine Pulsverlangsamung wird bei der Sepsis meist nur in der Rekonvaleszenz beobachtet und ist hier als Ermüdungssymptom des während der Dauer der Krankheit stark in Anspruch genommenen Herzmuskels aufzufassen. Von größter Bedeutung ist die Qualität des Pulses. Ein unregelmäßiger und leicht unterdrückbarer, kleiner Puls deutet auf Erkrankung des Herzmuskels hin.

Hier kommen in erster Linie die toxischen Schädigungen des Myokards in Betracht, die zu Trübung des Herzfleisches, Verfettung usw. führten. Dazu kommen die Folgen der durch den septischen Prozeß bedingten Stoffwechselstörungen, die Anämie und die Inanition, die den Herzmuskel schädigen. Aber auch eine direkte Ansiedlung der septischen Keime im Herzmuskel selbst kann in seltenen Fällen zu schweren Störungen führen. Es kommt zu einer bakteriellen Myocarditis. Septische Thrombosen und Embolien der Koronargefäße werden zum Ausgangspunkt von entzündlichen Prozessen und miliaren Abszessen in der Herzmuskulatur. Treten an Stelle dieser miliaren Abszesse nachher Schwielenbildungen auf, so können dauernde Störungen der Herzkraft die Folge sein.

Neben der direkten Schädigung der Herzmuskulatur spielt aber die Verminderung des Tonus der Gefäße durch zentrale Vasomotorenlähmung eine große Rolle bei der Zirkulationsschwäche im Laufe der septischen Erkrankungen. Es ist das Verdienst von Romberg und seinen Schülern, darauf hingewiesen zu haben, daß die Bakterientoxine eine zentrale Vasomotorenlähmung verursachen. Dadurch kommt es zu einer Verminderung des Gefäßtonus und zu starker Senkung des Blutdruckes. Die dadurch bedingte ungenügende Durchblutung des Herzens tritt zu den schon bestehenden, oben erwähnten toxischen oder anatomischen Schädigungen der Herzmuskulatur hinzu.

Das Verhalten des Blutdrucks ist ebenso wie bei der Diphtherie so auch bei der Sepsis ein wichtiger Anhaltspunkt für die Prognose.

Am Herzen kann man häufig lange Zeit nichts Abnormes nachweisen. Dilatationen, die bei günstigem Ausgange auch wieder zurückgehen können, sind jedoch nicht selten. Wichtiger sind die endokardialen Herzgeräusche; bisweilen sind das nur vorübergehende systolische Geräusche, die als Folge der Dilatation auftreten. Schwerwiegender sind sie, wenn sie als Ausdruck einer septischen Metastase, einer ulzerösen Endocarditis aufzufassen sind.

Die Endocarditis, die wir mit Lenhartz am besten Endocarditis septica nennen, ist eine der wichtigsten Begleiterscheinungen der Sepsis.

Sie entsteht entweder so, daß die Bakterien nach toxischer Schädigung des Epithels der Klappenoberfläche zu Ulzerationen und dann zu Auflagerungen Anlaß geben oder dadurch, daß die im Blute kreisenden Keime durch die Koronararterien in die subendothelialen Partien der Klappen verschleppt werden.

Sie hat am häufigsten ihren Sitz an der Mitralis, etwas weniger häufig an der Aorta; die Klappen des rechten Herzens sind seltener betroffen. Meist ist der Sitz nach der Art des Geräusches deutlich zu erkennen, doch ist zu betonen, daß in nicht ganz seltenen Fällen während des Lebens gar keine Geräusche gehört werden, während wir bei der Autopsie selbst erbsengroße und größere Auflagerungen auf den Klappen finden können. Mitunter sind mehrere Klappen betroffen, ja sogar an allen vier Ostien zugleich sind thrombotische Auflagerungen beobachtet worden (Reye). Eine besondere Prädilektionsstelle für die Entwicklung einer septischen Endocarditis sind alte Klappenveränderungen, wie sie durch einen vorausgegangenen Gelenkrheumatismus oder durch arteriosklerotische Veränderungen bedingt sind. Es ist aber hinzuzufügen, daß trotz bestehender Überschwemmung des Blutes mit Bakterien und trotz vorangegangener Klappenveränderung die Entwicklung einer septischen Endocarditis ausbleiben kann (Reye). Bei etwa $1/5$ aller Sepsisfälle kommt es zu einer Endocarditis.

Der Nachweis der spezifischen Keime im lebenden Blut der Endocarditiskranken wurde erst in den 90er Jahren des vorigen Jahrhunderts an einzelnen Fällen durch Kraus und E. Grawitz und an einer größeren Untersuchungsreihe (18 Fälle) von Lenhartz erbracht. Nach meinen Erfahrungen, die sich auf 40 Fälle erstrecken, kann ich die Angaben von Lenhartz durchaus bestätigen, daß es fast in jedem Falle der septischen Endocarditis gelingt, die Erreger im Blute nachzuweisen. Es stehen diese Ergebnisse in direktem Gegensatz zu denen bei der Endocarditis im Verlauf des Gelenkrheumatismus, die gelegentlich auch maligne verlaufen kann, bei der aber nach Schottmüllers und meinen Untersuchungen niemals Bakterien im Blute gefunden werden.

Bei der septischen Endocarditis sind akute und chronische Fälle zu unterscheiden. Am häufigsten sind die Streptokokken die Erreger; es folgen die Staphylokokken, Pneumokokken und Gonokokken.

Die akuten Fälle führen meist in wenigen Tagen oder Wochen zum Tode. Nach kurz dauernden Prodromalerscheinungen, wie Gliederschmerzen, Kopfschmerzen, Mattigkeit und mäßigen Fieberbewegungen, tritt schnell hohes Fieber mit Schüttelfrösten auf, die Kranken werden bewußtlos und verfallen schnell. Puls und Atmung sind aufs äußerste beschleunigt; Haut- und Netzhautblutungen treten auf. Unter schnell zunehmender Anämie und Herzschwäche gehen die Kranken zugrunde.

Die durch den Pneumokokkus bedingten Endocarditisfälle sind meist mit Meningitis kompliziert, die Staphylokokkenendocarditis ist durch vielfache eitrige Metastasen ausgezeichnet.

Während die akute Streptokokkenendocarditis, die Staphylokokken- und Pneumokokkenendocarditis fast stets letal enden, ist bei der Gonokokkensepsis gelegentlich Heilung beobachtet worden.

Die chronischen Fälle sind fast ausschließlich durch Streptokokken bedingt. Es ist das ein außerordentlich charakteristisches Krankheitsbild, das bei der Besprechung der Streptokokkensepsis ausführlicher geschildert werden soll.

Das Gefäßsystem kann, abgesehen von den schon erwähnten funktionellen Störungen infolge zentraler Vasomotorenlähmung, noch spezifische septische Veränderungen darbieten, vor allem die Thrombophlebitis und die septische Arteriitis, die beide entweder von der Intima aus oder durch das Übergreifen eines septischen Prozesses von der Nachbarschaft her entstehen können. Am wichtigsten ist die Thrombophlebitis, die in der Regel mit vielfachen septischen Metastasen einhergeht, weil sich häufig kleine Thrombenpartikelchen losreißen und in den Kreislauf gelangen. Septische Thrombophlebitis finden wir hauptsächlich bei der Puerperalsepsis, ferner bei der otogenen Sepsis und bei der von der Nabelschnur ausgehenden Sepsisform. Ein häufiger Ausgangspunkt septischer Thrombophlebitis sind auch Furunkel der Oberlippe, nach denen häufig eine Thrombosierung der Vena facialis ophthalmica und des Hirnsinus erfolgt. Weniger häufig ist die Arteriitis septica. Diese setzt sich entweder von einer Endocarditis aus weiter auf die Aorta fort, oder sie entsteht durch primäre Intima-Infektion. Die dadurch bedingte Thrombenbildung führt zu Embolien, durch welche wichtige Körperbezirke von der Zirkulation abgeschnitten werden können, so daß Gangränbildung oder Nekrosen zustande kommen (vgl. Abb. 73). Bei manchen Sepsisformen, so z. B. bei der Endocarditis lenta, kommt es im Gefolge der Intimaerkrankungen nicht selten zu miliaren Aneurysmen, besonders im Gehirn, die durch Blutungen den Exitus herbeiführen können. Für die Pyocyaneus-Sepsis ist charakteristisch, daß die Wandungen vieler Arterienästchen mit Pyocyaneusbazillen durchsetzt werden. Die Folge davon sind multiple Nekrosen und Hämorrhagien der Haut und der verschiedensten Organe.

Blut. Wir finden im Blut eine beträchtliche Abnahme der roten Blutkörperchen, im Mittel auf drei Millionen, und Herabsetzung des Hämoglobingehaltes zuweilen bis unter 30%. Außerdem findet sich bei septischen Erkrankungen nach Grawitz eine beträchtliche Herabsetzung der Konzentration des Blutes. Er fand in den schwersten Fällen statt der normalen 10,5% Trockenrückstand nur 6,25%; der Eiweißverlust des Blutserums geht parallel mit der Schwere der Erkrankung. Eine differentialdiagnostisch, z. B. im Gegensatz zum Typhus wichtige Veränderung ist die in den meisten Fällen vorhandene beträchtliche Vermehrung der Leukocyten, die Hyperleukocytose; Zahlenwerte von 8000—20 000 sind nichts Ungewöhnliches. Exzessive Steigerungen der Leukocytenzahl, die in seltenen Fällen bei der Sepsis beobachtet werden, sind als akute Leukämie beschrieben worden (Lenhartz, Jochmann). Seltener sind normale oder subnormale Leukocytenzahlen bei schweren Sepsisformen.

Schließlich ist noch eine seltene, durch Blutveränderungen bedingte Erscheinung zu nennen, die akute hämorrhagische Diathese, die bei den verschiedenen Sepsisformen plötzlich auftritt und infolge unstillbarer Blutungen aus Nase, Mund, Magen, Nieren usw. zum Tode führen kann.

Ob diese Erscheinung mit der bei Septischen zuweilen beobachteten Ungerinnbarkeit des Blutes zusammenhängt, ist noch nicht sicher.

In manchen Fällen von schwerer Sepsis (z. B. bei Gasbazillensepsis) findet sich Hämoglobinämie und Hämoglobinurie infolge des Zerfalls der roten Blutkörperchen.

Respirationsorgane. Am Kehlkopf kommt es nicht selten, so besonders bei der Streptokokkensepsis, zu schweren Entzündungserscheinungen, die durch nekrotische Prozesse der Schleimhaut, der Epiglottis und der Umgebung der Aryknorpel und der Stimmbänder charakterisiert sind. Es können dadurch stenotische Erscheinungen veranlaßt werden, so z. B. bei der sekundären Streptokokkensepsis nach Masern oder Scharlach, wodurch eine Tracheotomie erforderlich wird.

Lungen. Infolge der Sekretstauung und schlechter Durchlüftung der Lungen kommt es bei septischen Kranken nicht selten zu Bronchitis und im Anschluß daran zu Atelektasen und Bronchopneumonien.

Die Atemfrequenz ist bei der Sepsis, wie bei anderen fieberhaften Krankheiten auch, stets erhöht. Eine exzessive Steigerung beobachtet man bei schweren Fällen von Hämoglobinämie, z. B. bei Gasbazillensepsis (Bondy), wohl infolge von Sauerstoffmangel durch den Zerfall vieler roter Blutkörperchen. Eine abnorm oberflächliche Atmung findet sich bei Zwerchfellhochstand durch Meteorismus, ferner bei peritonitischen Schmerzen.

Spezifisch septischer Natur sind gewisse metastatische Lungenerkrankungen. Zunächst können auf hämatogenem Wege Bakterien in die Lunge verschleppt werden und dort zu lobulären Pneumonien führen; häufiger aber sind die auf embolischem Wege entstandenen Lungenaffektionen. Von einer Endocarditis her oder von einer Thrombophlebitis aus können Gewebspfröpfe in die Lunge verschleppt werden und dort, je nach ihrer Beschaffenheit und Größe, verschieden schwere Prozesse auslösen. Gelangt ein großer Pfropf von einer Thrombophlebitis der Schenkel- oder Beckenvenen aus in die Lunge, so ist sofortiger Exitus an Lungenembolie die Folge. Ein kleinerer, nicht bakterienhaltiger Pfropf führt zu einem einfachen Lungeninfarkt, der zu Zeiten auch symptomlos verläuft. Sind die in die Lungen gelangten Pfröpfe aber bakterienhaltig, so gibt es Lungenabszesse, wie sie z. B. bei Streptokokkensepsis und bei thrombophlebitischen Sepsisformen relativ häufig sind, oder Lungengangrän. Bei thrombophlebitischen Prozessen, bei denen anaerobe Streptokokken eine Rolle spielen, ist Lungengangrän nach Schottmüller besonders häufig.

In engem Zusammenhange mit den genannten Lungenerkrankungen stehen solche der Pleura. Lungeninfarkte oder -abszesse, die peripher gelegen sind, führen gewöhnlich zu einer Pleuritis, die entweder nur trocken sein kann oder serös oder eitrig oder hämorrhagisch wird. Zu primärer Pleuritis kann es durch subendothe iale Bakterienembolien kommen. Eine andere Art der Entstehung ist die Fortpflanzung von einer Peritonitis her oder von einem subphrenischen Abszeß aus.

Gehirn und Rückenmark. Die nervösen Störungen, die auf eine Beteiligung des Gehirns hinweisen, wie Benommenheit, Kopfschmerzen, Erregungszustände, Krämpfe, können rein als Ausdruck der Toxinvergiftung auftreten, ohne daß man besondere anatomische Veränderungen nachweisen kann. Hierher gehört auch jener Symptomenkomplex, der als Meningismus bezeichnet wird und der in durchaus meningitisähnlichen Erscheinungen besteht, ohne daß meningitische Veränderungen bei der Autopsie sich finden. Ich sah bei einer ganzen Reihe von Fällen sekundärer Streptokokkensepsis nach Scharlach (im ganzen 20 mal) ausgeprägte Nackenstarre, Kernigsches Symptom, allgemeine Hauthyperästhesie und bei der vorgenommenen Lumbalpunktion erhöhten Druck (200—300 mm), dagegen völlig klares und steriles Lumbalpunktat. Kamen solche Fälle zur Sektion, so war Gehirn und Rückenmark frei von meningitischen Veränderungen.

Die eitrige Meningitis ist dagegen in vielen Fällen von Sepsis die gefährlichste Komplikation, so besonders bei der Pneumokokkensepsis; auch bei der otogenen Sepsis ist sie nicht selten. Für die Diagnose wichtig ist in solchen Fällen neben den genannten klinischen Symptomen vor allem die Lumbalpunktion, die dann ein trübes, leukocytenreiches Exsudat mit den spezifischen Erregern ergibt.

Gehirnabszesse sind naturgemäß am häufigsten bei der otogenen Sepsis, wo sie sich im Schläfenlappen finden; auch nach septischen eitrigen Lungenerkrankungen werden sie öfter beobachtet. Bei der Endocarditis septica sehen wir embolische Hirnabszesse oder hämorrhagische Infarkte nicht selten. Hier kommt es mitunter auch durch bakterielle Erkrankung der Gefäßwand zur Bildung kleiner mykotischer Aneurysmen, die dann platzen und plötzlich zu Hämorrhagien und Erweichungsherden mit apoplektiformen Folgeerscheinungen (Hemiplegien, halbseitige Krämpfe, Aphasie) führen können.

Ohren. Eine nicht seltene Begleiterscheinung der Sepsis ist die eitrige Otitis media, namentlich bei den von der Schleimhaut des Rachens ausgehenden Sepsisformen, so bei der sekundären Streptokokkensepsis nach Scharlach, die ihren Ausgangspunkt von einer nekrotisierenden Angina nimmt. Dabei gelangen die Erreger auf dem Wege der Tuba Eustachii ins Mittelohr und führen zu entzündlichen Prozessen. Von hier aus kommt es zur Vereiterung der Zellulae mastoideae. Auch bei der sekundären Streptokokkensepsis nach Masern und Diphtherie sind solche Otitiden häufig. In seltenen Fällen kommen Blutungen am Trommelfell vor. Plötzlich auftretende Taubheit kommt, wenn auch selten, zur Beobachtung. Sie wird entweder durch embolische Verstopfung der Arteria basilaris (Friedreich) bewirkt oder ist rein toxischer Natur. Ich sah bei einem Fall von Sepsis nach Erysipel derartige Taubheit auftreten, die aber nach mehrwöchentlichem Bestehen, als die Patientin zur Heilung kam, vollständig verschwand.

Augen. Die Augen bieten sehr mannigfache septische Veränderungen dar, die teils für das Organ selbst von den schwerwiegendsten Folgen sind, teils nur mehr diagnostisches Interesse haben. Die gefürchtetste Erkrankung ist die metastatische Ophthalmie, die durch Verschleppung septischer Thromben in die Netzhautkapillaren entsteht und zur Vereiterung des gesamten Auges führen kann. Besonders die septische Endocarditis begünstigt das Auftreten dieser Metastase. Axenfeld sah unter 173 Fällen von tödlicher puerperaler Sepsis 7 mal metastatische Ophthalmie. Die doppelseitige Erkrankung, die sich in etwa $^1/_3$ aller Fälle von Puerperalsepsis findet, hat eine letale Prognose, während einseitige Erkrankung auch bei leichteren Sepsisfällen vorkommt. Die häufigsten Erreger sind Streptokokken und Pneumokokken, seltener Staphylokokken.

Zweimal sah ich Neuritis optica mit Erblindung im Anschluß an Streptokokkensepsis nach Erysipel.

Von diagnostischer Wichtigkeit sind die Veränderungen der Netzhaut, auf die Litten zuerst hingewiesen hat. Hier sind besonders die Blutungen zu nennen, die nach Litten und Lenhartz in $^1/_3$ der Fälle auftreten. Sie zeigen sich in Gestalt roter Flecke, die von der verschiedensten Form und Größe sein können, teils kleinste Stippchen, teils von Linsengröße und die bisweilen im Zentrum einen weißen Fleck, ein Zeichen lokaler Zellnekrose, aufweisen. Sie bedeuten nicht unbedingt eine schlechte Prognose. Außerdem findet man bisweilen noch weiße miliare Flecke auf der Netzhaut, die sog. Rothschen Flecke, die in den verschiedensten Teilen der Netzhaut, vornehmlich aber in der nächsten Umgebung der Papille sitzen und teils auf degenerative Prozesse, teils auf embolische Vorgänge bezogen werden.

Gelenke. Veränderungen der Gelenke sind relativ häufig bei der Sepsis. Sie treten teils als seröse Entzündungen, teils als eitrige Metastasen in Erscheinung. Die serösen Ergüsse können vorübergehend Verwechslungen mit dem akuten Gelenkrheumatismus veranlassen. Auch peri-

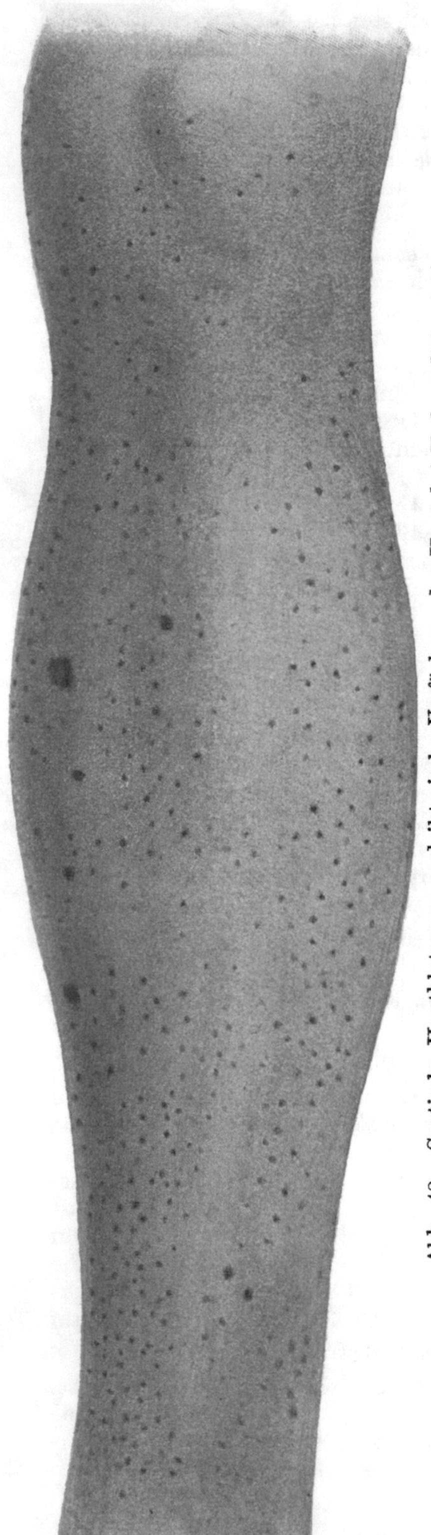

Abb. 48. Septische Hautblutungen und ikterische Verfärbung der Haut bei Endocarditis septica.

artikuläre Eiterungen kommen zur Beobachtung. Nicht unwichtig ist die Beobachtung Schottmüllers, die ich durchaus bestätigen kann, daß manche Formen von septischer Endocarditis mit Gelenkschmerzen schleichend beginnen, ohne daß man Ergüsse nachweisen kann.

Knochenmark, Muskeln. In manchen Fällen von Sepsis kommt es zu eitrigen Metastasen im Knochenmark. Die verschiedensten Keime: Streptokokken, Staphylokokken, Pneumokokken, auch Typhusbazillen können solche Eiterungen veranlassen, namentlich aber sind es die Staphylomykosen, die eine Neigung zu eitrigen Knochenmarksprozessen haben. Meist treten dann die Herde multipel auf. Es kommt bald zur subperiostalen Eiterung in der Umgebung des metastatischen Herdes, und der Knochen wird an der vom Periost entblößten Stelle nekrotisch. Klinisch zeigt sich eine pralle elastische Geschwulst, über der die Haut gerötet und auf Druck lebhaft schmerzempfindlich ist. Beim Anschneiden trifft man dann auf Eiter.

Abgesehen von Eiterungen kommen aber auch kleine nekrotische Herde im Knochenmark bei der Sepsis vor, die durch die Ansiedlung der spezifischen Erreger entstanden sind (E. Fraenkel).

Bisweilen mögen hierauf Schmerzen in den Gliedern oder im Rücken zu beziehen sein über die man septische Kranke häufig klagen hört.

Auch in den Muskeln kommt es durch embolische Prozesse oft zu Eiterungen im Verlauf der Sepsis. Die betroffenen Stellen sind dann stark druckempfindlich, die Haut darüber ist gerötet und läßt Fluktuation nachweisen. Multiple Muskelabszesse können z. B. bei der Staphylokokken-Sepsis im Vordergrunde des Krankheitsbildes stehen. Eine besondere Form einer in den Muskeln und in der Subkutis lokalisierten septischen Begleiterscheinung ist das purulente Ödem. Es äußert sich klinisch in einer teigigen, meist über größere Körperbezirke ausgedehnten Schwellung, über der die Haut gerötet ist und die beim Einschneiden massenhaft klare oder nur wenig getrübte Flüssigkeit entleert.

In einem von mir beobachteten Fall von Streptokokken-Sepsis nach Varicellen bei einem 7jährigen Kind schwoll im Laufe eines Tages Hals und Gesicht unförmlich an. Die ganze vordere Halspartie war teigig geschwollen und blaurötlich verfärbt. Die Schwellung erstreckte sich beiderseits auch auf die Wangengegend und ging über die Schläfengegend bis zur Kopfschwarte, die in großer Ausdehnung teigig geschwollen und gerötet war. Entspannungsschnitte unterhalb des Unterkiefers ließen massenhaft klare Flüssigkeit austreten, die unzählige Streptokokken enthielt.

Häufig sind sekundäre Erkrankungen der Muskeln in der Nachbarschaft septischer Gelenkerkrankungen. Periartikuläre und periostitische Prozesse können zu Muskelabszessen führen. Vom phlegmonös erkrankten Beckenbindegewebe her können Psoasabszesse entstehen.

Haut. Die Sepsis geht mit den verschiedensten Hauterscheinungen einher. Am häufigsten treten Blutungen auf, die bald in Form kleinster, stecknadelkopfgroßer Punkte, bald in Gestalt linsenförmiger Flecke oder sogar als größere flächenhafte Hämorrhagien auftreten können. Der septische Ikterus, der sich auf der Haut geltend macht, ist bei den Veränderungen der Leber zu besprechen.

Diese Blutungen sind als die Folge von Gefäßschädigungen aufzufassen, die durch toxische Einflüsse entstanden sind und einen leichteren Austritt des Blutes gestatten. Als der höchste Grad dieser Gefäßwandschädigung muß die akute hämorrhagische Diathese bezeichnet werden, die ich gelegentlich bei Sepsis nach Erysipel, auch bei Streptokokkensepsis nach Scharlach beobachtete.

Im letzteren Falle erfolgten über Nacht massenhafte Blutungen auf der Haut der Oberarme und der Beine und am Rumpf, teils in Gestalt kleiner Fleckchen, teils aber auch in Form größerer bis fünfmarkstückgroßer Blutungen. Daneben bestand Nasenbluten und der Urin war stark hämorrhagisch.

Eine andere Art von Gefäßwandschädigung finden wir bei jenen eigentümlichen Hautveränderungen, die in Gestalt bläulich-roter Knoten von Linsen- bis Zehnpfennigstückgröße auftreten. Es sind das durch Bakterienembolien entstandene hämorrhagische Infiltrate in der Subkutis; sie scheinen besonders bei der Streptokokkensepsis vorzukommen (Otten, Jochmann).

Geradezu charakteristisch sind solche Hämorrhagien der Haut bei der Pyocyaneus-Sepsis. Sie treten hier teils in Form von Petechien, teils in Gestalt von Infiltraten und hämorrhagischen Blasen auf. E. Fraenkel fand als Ursache dafür eine Durchsetzung der Wandung der zu den betreffenden Hautstellen führenden kleinsten Arterien mit Pyocyaneus-Bazillen.

Aber auch ohne begleitende Hämorrhagien kommen linsen- bis pfennigstückgroße, rundliche, über das Niveau der Haut prominierende, scharf umschriebene, knotenförmige Infiltrate vor, die ebenfalls durch Bakterienembolien entstanden sind. Die Haut darüber ist leicht gerötet, erscheint sonst aber intakt.

Eine zweite sehr häufige Hautveränderung bei der Sepsis sind Erytheme, die in der verschiedensten Gestalt erscheinen können. Nicht selten ist das scharlachähnliche Erythem, das jedoch meist durch seine Flüchtigkeit und durch sein regelloses, nicht an die Prädilektionsstellen des Scharlachexanthems gebundenes Auftreten als septisch erkannt wird. Auch fehlt dabei die für Scharlach so charakteristische Angina. Immerhin gibt es gelegentlich im Wochenbett bei der Puerperalsepsis Veranlassung zur irrtümlichen Diagnose eines Scharlachs, wovon ich mich wiederholt überzeugen konnte.

Auch masernähnliche Erytheme kommen bei der Sepsis vor, namentlich bei der Staphylokokkensepsis. Weiterhin werden urticaria-ähnliche Erytheme beobachtet, ganz ähnlich denjenigen, die uns als Serumexantheme nach Einspritzung von artfremdem Serum bekannt sind.

Ferner kommen roseolaähnliche Fleckchen nicht selten vor.

Pustulöse Exantheme werden besonders bei der Staphylokokkensepsis nicht selten beobachtet. Häufig entsteht im Zentrum einer Blutung eine eitrige Pustel, auch sind die Pusteln oft von Petechien begleitet. Der Pustelausschlag kann gelegentlich ein pockenähnliches Bild darbieten.

So sah ich z. B. bei einer Pneumokokkensepsis nach Pneumonie ein über den ganzen Rücken und die Brust verbreitetes, auf den Extremitäten etwas spärlicher auftretendes Exanthem mit gedellten Eiterpusteln, das im höchsten Grade pockenähnlich aussah. Abgesehen davon, daß wir die Patientin schon seit drei Wochen im Krankenhause hatten und seit drei Monaten kein Pockenfall in Behandlung war, schützte auch die Anordnung des Exanthems, das Freibleiben des Gesichts und der Mundschleimhaut usw. vor der irrtümlichen Diagnose Variola.

Auch pemphigusähnliche Ausschläge werden, wenn auch selten, bei der Sepsis beobachtet. Litten hat drei solcher Fälle von Pemphigus beschrieben. Ich sah einmal bei Streptokokkensepsis nach Scharlach ein derartiges Exanthem auftreten.

Relativ oft kommt, wie oben schon erwähnt, hämorrhagische Blasenbildung bei der Pyocyaneussepsis vor.

Ein Wort noch über die Schweißsekretion bei der Sepsis, die im kontinuierlichen Fieber eine geringe Erhöhung erfährt, bei steigendem Fieber etwas eingeschränkt wird und beim Fieberabfall lebhaft vermehrt wird (Schwenkenbecher). Die stärksten Schweißausbrüche finden sich nach Schüttelfrösten. Häufige und länger dauernde Schweiße schwächen durch Kräfteverlust und Wärmeabgabe. Eine Folge der starken Schweißsekretion ist die Miliaria, die bald in Form hirsekorngroßer, geröteter Knötchen (Miliaria rubra), bald in Form von Bläschen mit wässerigem Inhalt (Miliaria crystallina) oder mit milchigem Inhalt (Miliaria alba) auftritt. Es handelt sich dabei nach Weichselbaum um Flüssigkeitsausscheidungen entzündlicher Natur zwischen die Epidermisschichten, die durch den Reiz der starken Schweißproduktion veranlaßt werden, nicht etwa um Retention von Schweiß.

Gelegentlich, wenn auch selten, findet sich ein Herpes labialis.

Milz. Die Milz ist fast stets perkussorisch vergrössert und palpabel. Besonders in chronisch verlaufenden Fällen springt sie stark über den Rippenbogen vor. Bei der Entstehung der Milzvergrößerung mögen mehrere Momente zusammenkommen: der starke Zerfall von roten Blutzellen, deren Zerfallsprodukte in der Milz abgelagert werden, die Neubildung von Zellen und die massenhafte Ansammlung von septischen Erregern, die zu entzündlicher Hyperämie führt. Auffallend ist in den Fällen mit starker Milzgeschwulst die Druckempfindlichkeit des Organs. Abszesse und Infarkte der Milz, wie sie namentlich bei Endocarditis septica nicht selten sind, entziehen sich oft der klinischen Diagnose, außer wenn plötzlich auftretende Schmerzen in der Milzgegend ihr Erscheinen kenntlich machen. Entsteht durch das Auftreten einer Infarktbildung eine Perisplenitis, so kann man mitunter ein deutliches Reiben über der Milzgegend auskultieren.

Harnapparat. Der Harn der Septischen hat die Eigenschaften des Fieberharns: Verminderung der Menge und Erhöhung des spezifischen Gewichtes. Das letztere erklärt sich daraus, daß die Absonderung des Wassers in den Nieren stärker herabgesetzt ist als die der festen Bestandteile; vermehrter Schweißausbruch und Durchfälle, verminderte Resorption tragen zu dem gesteigerten Wasserverlust bei. Infolge des erhöhten Eiweißzerfalls ist die Harnstoffausscheidung gesteigert, ebenso auch die der übrigen stickstoffhaltigen

Bestandteile (Harnsäure); auch das Auftreten von Aceton hängt damit zusammen. Die meisten Fälle von Sepsis gehen mit leichter Albuminurie einher, weil die im Blute kreisenden Toxine die Nierenepithelien, besonders der Glomeruli schädigen, so daß sie für Bluteiweiß durchlässig werden (Krehl). Relativ häufig kommt es zu ausgesprochener parenchymatöser Nephritis mit hyalinen und granulierten Zylindern. Hämorrhagische Nephritis wird nicht selten im Laufe von Endocarditis septica beobachtet. Die Zeichen von Niereninsuffizienz, Ödem, Urämie, Herzhypertrophie fehlen bei der septischen Nephritis meist.

Die durch Ansiedlung septischer Erreger in den Nieren entstehenden multiplen kleinen Abszesse werden klinisch in der Regel nicht diagnostiziert. Allenfalls spricht dafür mit einer gewissen Wahrscheinlichkeit der Gehalt des steril entnommenen Urins an Eitererregern, vorausgesetzt, daß eine Cystitis ausgeschlossen werden kann. Man muß dabei aber nicht vergessen, daß auch gesunde Nieren gelegentlich Streptokokken passieren lassen. Auch die durch embolische Prozesse entstehenden großen Infarkte entziehen sich meist der klinischen Feststellung, wenn nicht starke Schmerzen in der Nierengegend darauf aufmerksam machen.

Verdauungsapparat. Ein schwerer fieberhafter Allgemeinzustand führt zu Trockenheit der Mundschleimhaut und Verminderung des Mundspeichels. Die Zunge ist trocken und rissig und bedeckt sich oft mit einem borkigen Belag, der durch kleine Extravasate aus den Gewebsrissen entsteht, Fuligo (Liebermeister). Bei schlechter Mundpflege entwickelt sich leicht eine Stomatitis, da die gesamte Mundschleimhaut Septischer leicht zu entzündlichen Erscheinungen neigt. Durch Druck kariöser Zähne können auf der Zunge nekrotische Geschwüre entstehen; gelegentlich kommen Blutungen auf der Mundschleimhaut vor. Die zuweilen beobachtete Parotitis kann entweder durch das Eindringen von Mundbakterien in die Drüsen zustande kommen, weil der spärlich fließende Sekretstrom den Eintritt leichter gestattet, oder aber auf metastatischem Wege. Der Appetit der Septischen ist sehr herabgesetzt. Die Nahrungsaufnahme des Schwerkranken beträgt nach Kraus oft nur ein Drittel des Bedarfes; auch leidet das Resorptionsvermögen des Magens. Die Salzsäuresekretion des Magens nimmt ab, so daß seine antiseptischen Leistungen herabgesetzt werden und massenhaft verschluckte Mundbakterien die Schleimhaut schädigen können. Im Darm steigt bei sinkender Salzsäuresekretion des Magens die Eiweißfäulnis und führt zu stinkenden Stühlen (Krehl). Die Ausnützung der Nahrung im Darm ist in der Regel nicht gestört, doch ist die motorische Darmfunktion oft stark beeinträchtigt; es kommt zu Obstipation. Andererseits sind starke Diarrhöen bei akut verlaufenden Fällen nichts Ungewöhnliches. Sie sind wohl sicher toxischen Ursprungs, wobei dahingestellt bleiben muß, ob die Toxine die glatte Muskulatur oder die Nerven des Darmes anregen oder die Drüsenapparate zu starker Sekretion anreizen. Während kleine Schleimhauthämorrhagien sehr häufig bei der Sepsis sind, kommen stärkere Magendarmblutungen nur selten zur Beobachtung. Sie sind dann meist bedingt durch Kapillarthrombose oder embolisch entstandene septische Geschwüre (vgl. auch unter pathologische Anatomie S. 123). Embolisch verstopfte größere Darmgefäße können auch zu Darmgangrän Veranlassung geben.

Das Peritoneum kann in mannigfachster Weise bei der Sepsis infiziert sein. Am häufigsten ist die Peritonitis, fortgeleitet vom weiblichen Genitale aus, und zwar entweder von einer Parametritis her oder durch die Lymphräume des Uterus hindurch. Auch durch Operationen an septischen Adnextumoren wird häufig das Peritoneum infiziert. Ebenso entsteht bei der Sepsis zuweilen

Peritonitis von perforierten septischen Infarkten der Milz her oder von durchbrochenen Leberabszessen aus, z. B. bei Pylephlebitis. Der Meteorismus, der bei der Sepsis nicht selten beobachtet wird, ist eine Folge der Darmlähmung durch toxische Einflüsse.

Eine mäßige Leberschwellung ist nichts Ungewöhnliches. Sie ist seltener durch Abszeßbildung als vielmehr durch diffuse Schwellung des Organs bedingt infolge von degenerativen Zuständen des Parenchyms und eventuell von Zirkulationsstörungen. Auch die vermehrte Einwanderung des Hämoglobins, das infolge des Zerfalls vieler roter Blutkörperchen in die Leber eintritt, mag dabei eine Rolle spielen. Recht häufig ist eine ikterische Verfärbung der Haut und der Schleimhäute bei der Sepsis. Man erklärte sich diesen septischen Ikterus bisher meist als hämatogen entstanden und sah die Hauptursache in dem starken Zerfall von roten Blutkörperchen. Nachdem nun aber gezeigt wurde, daß dabei im Harn Gallensäure sich findet (als sicheres Zeichen der hepatogenen Natur des Ikterus), und nachdem weiter gezeigt wurde, daß bei entleberten Vögeln Ikterus überhaupt nicht zu erzeugen ist, kann an der hepatogenen Entstehung des Ikterus kein Zweifel mehr herrschen. Wahrscheinlich ist die Ursache eine Störung in der Funktion der Leberzellen derart, daß die Galle in den Gallengängen nicht mehr zurückgehalten wird, sondern in die Lymphgefäße übertritt. Unterstützende Momente mögen darin erblickt werden, daß die Schwellung der Leberzellen zu leichten Stauungszuständen führt und die Galle durch den Zerfall vieler roter Blutkörperchen reicher an Farbstoff ist.

Veränderungen des Stoffwechsels. Im Vordergrunde steht ein gegen die Norm gesteigerter Eiweißzerfall, dessen letzte Gründe noch keineswegs sicher bekannt sind. Eine Rolle spielen dabei, neben der Unterernährung der Fiebernden, vor allem die toxischen Produkte der Infektion. Die Temperaturerhöhung an sich führt erst bei sehr hohen Graden zu vermehrtem Eiweißzerfall. Entsprechend der gesteigerten Eiweißzersetzung ist die Stickstoffausfuhr im Harn erhöht. Das bei der vermehrten Oxydation vorhandene Sauerstoffbedürfnis wird durch beschleunigte Atmung gedeckt. Der Fettzerfall ist entgegen früheren Anschauungen bei fieberhaften Zuständen erhöht. Im Zusammenhange mit der gesteigerten Fettzersetzung steht auch das Auftreten von Acetonkörpern, an deren Entstehung außerdem Inanition und Temperatursteigerung beteiligt sind. Vermehrtes Aceton gibt den bekannten Obstgeruch.

Die Steigerung des Eiweißzerfalls, soweit sie durch Inanition bedingt wird, kann durch Zufuhr von Fett und Kohlehydraten vermindert werden. Auch Kohlehydrate werden in gesteigertem Maße umgesetzt. Glykogen und Traubenzucker werden abnorm rasch verbrannt. Der Blutzuckergehalt steigt im Fieber. Bezüglich des Gasstoffwechsels sei nur hervorgehoben, daß der Kohlensäuregehalt des Blutes vermindert ist.

Die Wasserabgabe ist beim fiebernden Kranken im allgemeinen größer als beim Gesunden. Die Lungen scheiden, entsprechend der größeren Atemfrequenz mehr Wasser aus als normal. Auf der Haut ist die Wasserausscheidung dann auch nur in geringem Grade erhöht (auf der Höhe des Fiebers um 15%, Schwenkenbecher). Dagegen scheiden die Nieren weniger Wasser aus als normal. Erst in der Rekonvaleszenz tritt eine Harnflut ein. Absolut gerechnet enthält der fiebernde Kranke nach Ablauf der Krankheit weniger Wasser als vorher. Es findet jedoch eine relative Wasserzunahme im Gewebe statt, denn durch den vermehrten Eiweißzerfall verliert der Körper mehr feste Substanz als Flüssigkeit (Schwenkenbecher und Inagaki). Die vermehrte Wasserabgabe und die experimentelle Beobachtung Naunyns, daß man durch reichliche Zuführung von Wassernahrung und Ventilation parenchymatöse Organveränderungen verhindern kann, fordern dazu auf, Fiebernden genügende Mengen Flüssigkeit zuzuführen. Die Kochsalzausscheidung im Harn ist bei der Sepsis vermindert und wird durch die geringe Mehrausscheidung von Schweiß oder durch gelegentliche Durchfälle nicht ausgeglichen, so daß eine vorübergehende Kochsalzretention die Folge ist.

Pathologische Anatomie. An dieser Stelle kann nur ein allgemeines Bild der anatomischen Verhältnisse gegeben werden. Genauere Einzelheiten finden sich in den speziellen Kapiteln. Die Veränderungen, die wir fast in jedem Falle von Allgemeininfektion finden, sind vielfache punktförmige Blutungen auf den serösen Häuten, wie Pleura, Perikard, auf der äußeren Haut sowie in der Netzhaut. Auch auf den Schleimhäuten sind Blutungen häufig. Vgl. z. B. auf beistehender Figur die multiplen Blutungen auf der Schleimhaut der Blase. Ferner sieht man trübe Schwellungen am Myokard, in der Leber und in den Nieren und eine geschwollene, mehr oder weniger weiche Milz. Dies sind oft die einzigen anatomisch nachweisbaren Veränderungen. Man hat sich ihre Entstehung als Folge toxischer Einwirkung der Stoffwechselprodukte der spezifischen Erreger vorzustellen. Es geht das schon daraus hervor, daß auch dort dieselben Veränderungen getroffen werden, wo die Sepsis nicht zu einer Bakteriämie geführt hat. So z. B. in manchen Fällen von septischer Endometritis, wo weder intra vitam noch post mortem die am primären Infektionsherde sitzenden Keime im Blute gefunden werden.

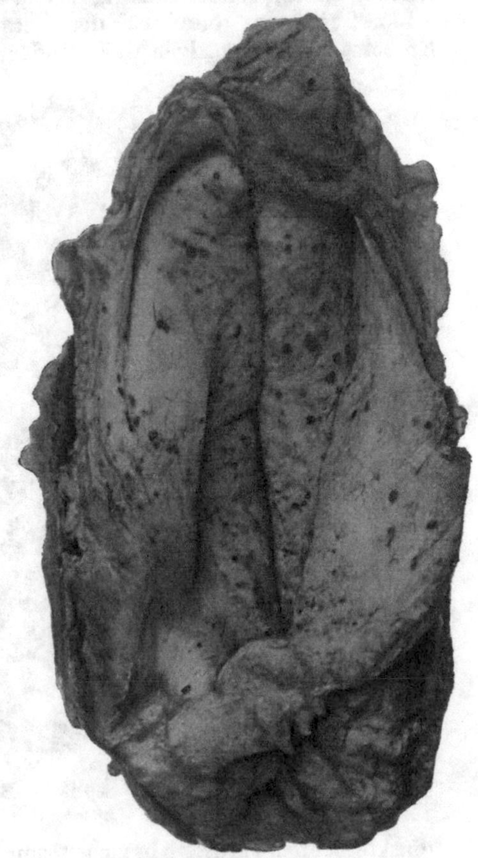

Abb. 49. Septische Blutungen auf der Blasenschleimhaut.

In vielen Fällen, namentlich bei längerer Dauer, finden wir auch hochgradige parenchymatöse Veränderungen, fettige Degeneration des Herzens in Form der bekannten getigerten Zeichnung beim Durchschnitt des Myokards, schwere parenchymatöse Nierenveränderungen mit Verwischung der Zeichnung des Nierendurchschnitts, fettige Degeneration der Leber. Begleitende Bronchopneumonien sind häufig.

Weit charakteristischer für das Bild einer Sepsis aber sind die multiplen Abszesse und Infarkte, die durch Verschleppung der Erreger auf dem Blutwege zustande kommen. Der Einbruch der Erreger ins Blut von ihrem primären Sitz aus erfolgt entweder auf dem Lymphwege, wobei zunächst Lymphangitis und Lymphadenitis auftritt, oder direkt von den Venen aus. Dabei können die Keime im Verlauf einer eitrigen Entzündung die Venenwand durchsetzen und dann weitergeschwemmt werden, oder aber sie sind Ursache einer eitrigen

Thrombophlebitis, von wo aus zerfallene kokkenhaltige Thrombenpartikel in den Blutstrom gerissen werden und Metastasen erzeugen. Sie können bei diesem Transport auf dem Blutwege in den Lungenarterien und Kapillaren stecken bleiben und dort Abszesse verursachen oder, wenn sie kleiner sind, nach Passieren der Lunge ins linke Herz gelangen. Hier bleiben sie oft an den Klappen haften und verursachen Endocarditis. Auf ihrem weiteren Wege durch den großen Kreislauf erzeugen sie in den verschiedensten Organen: Myokard, Milz, Nieren, Leber, Knochenmark, Metastasen. Es kommt dann entweder zur Abszeßbildung oder bei der Verstopfung einer Endarterie durch einen Embolus zu keilförmigen weißen oder hämorrhagischen Infarkten. Daß die

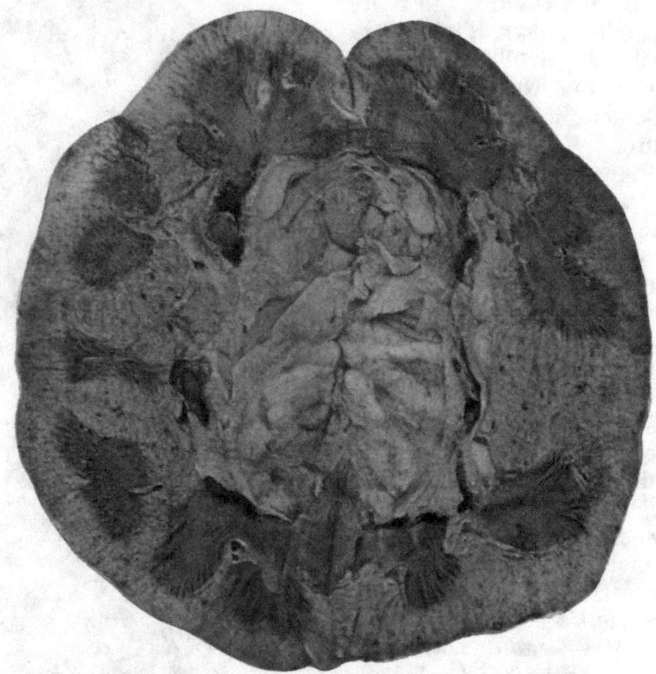

Abb. 50. Septische Blutungen in der Niere.

Infarkte nicht zu vereitern brauchen, sondern daß nicht selten auch blande Infarkte neben den Abszessen und vereiterten Infarkten gefunden werden, ist eine Tatsache, auf die Lenhartz im Gegensatz zu Litten ausdrücklich aufmerksam gemacht hat, und die ich aus vielfacher Erfahrung auch bestätigen kann.

Die multiple Abszeßbildung befällt bald nur wenige, bald zahlreiche innere Organe; dabei ist aber zu betonen, daß die ihrer Ätiologie nach verschiedenen Sepsisformen sich sehr verschieden in ihrer Neigung zur Metastasenbildung verhalten. So verursachen z. B. die Staphylomykosen ganz unvergleichlich viel mehr Metastasen als die anderen durch Eitererreger bedingten Sepsisfälle. Die Gründe dafür sollen bei der spezielleren Besprechung erörtert werden. Ferner ist interessant, daß die verschiedenen Erreger bei der Metastasenbildung für bestimmte Organe eine ganz besondere Vorliebe, eine Affinität besitzen, so z. B. die Staphylokokken für die Nieren, die Streptokokken für die Gelenke, die Pneumokokken für das Gehirn. Die Gründe dafür sind noch nicht genügend erforscht. Die erste Folge, die ein embolisch entstandener Bakterienherd auf die Umgebung ausübt, ist die Nekrose einer Anzahl Zellen der Nachbarschaft, die ihre Kerne verlieren; später schließt sich dann die Eiterung an.

Die Nierenabszesse haben die Gestalt miliarer bis linsengroßer gelblicher Flecke auf der Oberfläche der Nieren und sind in der Regel von einem hämorrhagischen schmalen Hof umgeben; in der Marksubstanz sind es streifenförmige graugelbe Flecke (Abb. 51). Daneben kommen häufig Blutungen vor, wie sie Abb. 50 zeigt.

Die häufigste septische Metastase ist die Endocarditis. An den Schließungsrändern der Klappen finden wir Gebilde, die in ganz frischen Fällen kleinste warzenförmige Auflagerungen darstellen, bei längerem Bestehen der Entzündung aber die Größe einer Brombeere und darüber erreichen können. Die Auflagerungen sind meist von grauroter Farbe. Es sind weiche, leicht abbröckelnde Gebilde, die massenhaft Bakterien enthalten. Löst man sie von der Basis los, so findet man meist die Klappen darunter mehr oder weniger lädiert. Der häufigste Sitz ist die Mitralklappe, es folgt die Aortaklappe und seltener die Klappen des rechten Herzens. Genaueres über die makroskopischen und mikroskopischen Verhältnisse der Endocarditis septica findet sich in dem Kapitel über die Streptokokken-Endocarditis.

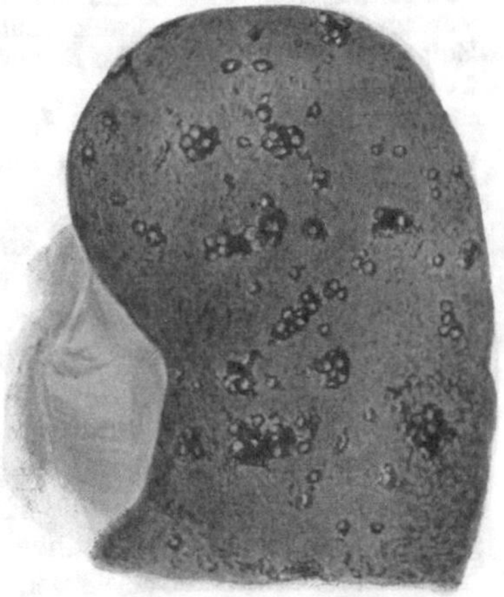

Abb. 51. Multiple metastatische Abszesse in der Niere (natürl. Größe). (Aus Jores, Anatom. Grundlagen.)

Von anatomischen Veränderungen am Magen und Darm sind zunächst Schleimhautblutungen zu nennen, die ungemein häufig sind. Ferner finden wir bisweilen bei metastasierender Sepsis multiple blaurote Stellen auf der Serosa des Dünndarms, die über kleinen hämorrhagisch eitrigen, embolisch entstandenen Entzündungen der Submucosa gelegen sind. Schließlich sind noch die seltenen Schleimhautnekrosen zu erwähnen, die besonders im Magen große geschwürige Flächen verursachen können. Sie sind teils auf dem Blutwege entstanden, wie bei der Pneumokokkensepsis, teils auf dem Lymphwege, wie z. B. bei der Streptokokkensepsis nach Angina necroticans, wo große Mengen Streptokokken durch den Schluckakt auf die Magenschleimhaut gelangen. Genauer werden diese Verhältnisse in den speziellen Kapiteln besprochen.

Differentialdiagnose. Das ungemein vielseitige und wechselnde Bild der Sepsis macht die Differentialdiagnose zu einer der schwierigsten, aber auch interessantesten Aufgaben des Klinikers. Durch unsere verbesserten Methoden der bakteriologischen Blutuntersuchung sind wir zwar in der Lage, in den meisten Fällen die Diagnose mit Sicherheit zu stellen, aber einmal gibt es noch mancherlei Fälle, wo diese Untersuchung versagt, und dann ist nicht zu vergessen, daß solche Untersuchungen manchen Ärzten infolge äußerer Verhältnisse unmöglich sind, so daß dann nach wie vor mehr klinische Gesichtspunkte zur Sicherung der Diagnose in Frage kommen.

Viele Fälle erinnern lebhaft an das Bild des Typhus abdominalis. Kontinua, Benommenheit, stark belegte Zunge, Durchfälle, roseolaähnliche Ausschläge, Milztumor, leichte Bronchitis können auch bei septischen Erkrankungen vorkommen. Für Typhus spricht vor allem die in den unkomplizierten Fällen typische relative Pulsverlangsamung, die trotz hoher Temperatur bis 40 ⁰ nur 90—100 Pulsschläge bedingt; ferner die Hypoleukocytose, Leukocytenwerte von 3—4000 im Gegensatz zu der meist vermehrten, seltener normalen Leukocytenzahl bei der Sepsis. Daneben kommen noch die bakteriologischen diagnostischen Methoden in Betracht, die Widalsche Reaktion, die freilich erst vom Ende der zweiten Woche an positiv ausfällt, vor allem die bakteriologische Blutuntersuchung in der Form der Anreicherung des Blutes auf Gallenröhrchen.

Bringt man ca. 1 ccm Blut auf ein Röhrchen mit steriler Rindergalle, beläßt die Mischung ca. 8—10 Stunden im Brutschrank bei 37⁰ und streicht Stichproben davon auf Conradi-Drigalski-Platten (Lackmus-Milchzucker-Agar) aus, so kann man an über 90% der Fälle Typhusbazillen in der ersten Woche schon nachweisen. Sie wachsen auf den genannten Platten in Gestalt blauer Kolonien. Späterhin im Stadium der Entfieberung versagt die Blutuntersuchung häufig. Dafür ist aber die Widalsche Reaktion in dieser Zeit meist positiv. Auch der Nachweis der Typhusbazillen in den Fäces und im Urin kommt in Betracht.

Für Sepsis spricht der frequente Puls, die oft vorhandene Hyperleukocytose, Netzhautblutungen und schließlich der bakteriologische Nachweis der Erreger im Blute.

Auch Tuberkulose kann zu Verwechslungen Anlaß geben, einmal Miliartuberkulose, dann auch die Drüsentuberkulose. Die für die miliare Tuberkulose charakteristischen klinischen Symptome: hohes Fieber bei frequentem Puls, Cyanose, Dyspnoe, diffus verteilte katarrhalische oder bronchitische Geräusche kommen auch bei Sepsis vor, z. B. bei multiplen kleinsten metastatischen bronchopneumonischen Herden in den Lungen. Da wird in vielen Fällen der Nachweis von Chorioidealtuberkeln bzw. Netzhautblutungen durch den Augenspiegel die Entscheidung bringen. Es ist aber nicht zu vergessen, daß Netzhautblutungen nicht nur bei der Sepsis, sondern auch bei der Miliartuberkulose vorkommen. Auch der Ausfall der bakteriologischen Blutuntersuchung ist von höchster Wichtigkeit.

Die Tuberkulose der Bronchial- und Mesenterialdrüsen ohne nachweisbare Lungenerkrankung mit lange Zeit hindurch bestehendem intermittierenden und remittierenden Fieberverlauf ist nicht nur bei Kindern, sondern auch bei Erwachsenen oft recht schwer von septischen Erkrankungen zu unterscheiden. Eine kutane Tuberkulinreaktion wird dabei besonders bei Kindern diagnostische Anhaltspunkte geben ev. (bei geringerem Fieber) eine subkutane Tuberkulinreaktion, die dann noch durch die Erscheinung der Herdreaktion bessere Fingerzeige gibt. Auch die Röntgendurchleuchtung kommt in Frage.

Die Malaria, die wegen ihres charakteristischen Fiebers bisweilen differentialdiagnostisch in Betracht kommt, ist leicht durch den Nachweis der Plasmodien festzustellen. Bei der Tropica, wo der Nachweis oft erst nach vielen Untersuchungen gelingt, ist schon der Befund von basophiler Körnelung der Erythrocyten ein Moment, das für Malaria spricht.

Die epidemische oder sporadische Genickstarre kommt insofern differentialdiagnostisch in Betracht, als häufig die Sepsis unter vorwiegend meningitischen Erscheinungen, wie Nackenstarre, Kernigsches Symptom, Hauthyperästhesie verläuft. Diese Erscheinungen können rein toxischer Natur sein, wie schon bei der Besprechung des Krankheitsbildes erwähnt wurde (Meningismus), oder sie können durch eitrige metastatische Meningitis bedingt sein, so nach Furunkeln im Gesicht bei der Staphylokokkensepsis; ferner bei der Pneumokokkensepsis, wo die Meningitis meist zusammen mit einer Endocarditis zur Beobachtung kommt, und bei der otogenen Streptokokkenmeningitis. Entscheidend dabei ist die Lumbalpunktion, die bei der epidemischen Genickstarre fast stets schon bei der mikroskopischen Untersuchung des getrübten Punktates intrazellulär gelegene gramnegative Meningokokken nachzuweisen gestattet.

Eventuell ist die kulturelle Untersuchung des Lumbalpunktates zu Hilfe zu nehmen, die dann den in Betracht kommenden Erreger erkennen läßt.

Bei der tuberkulösen Meningitis ist das Punktat in der Regel klar. Läßt man es stehen, so bildet sich ein feines Fibrinnetz, dessen mikroskopische Untersuchung wertvolle diagnostische Anhaltspunkte gewinnen läßt. Das Vorherrschen der Lymphocyten spricht für Tuberkulose; oft gelingt dabei auch der Nachweis von Tuberkelbazillen.

Da die Symptome des akuten Gelenkrheumatismus, schnell vorübergehende Gelenkschwellungen oder länger bestehende Ergüsse, nicht selten im Vordergrunde bei der Sepsis stehen, so ist eine Verwechslung damit oft nicht ganz ausgeschlossen. Auf diese Weise ist es z. B. gekommen, daß manche Autoren (Singer), denen der Nachweis von Eitererregern in Gelenkexsudaten Rheumatismuskranker geglückt war, annahmen, der Gelenkrheumatismus sei durch dieselben Kokken bedingt wie die septischen Erkrankungen und sei als abgeblaßte Form einer Sepsis aufzufassen. Unzweifelhaft haben diese Forscher septische Kranke, nicht aber echten Gelenkrheumatismus bei ihrer Untersuchung vor sich gehabt. Abgesehen von rein klinischen Erscheinungen, wie Netzhautblutungen, Milztumor, wird in manchen Fällen die bakteriologische Blutuntersuchung den Ausschlag geben, da Sepsisfälle mit lebhaften Gelenkschmerzen ohne Ergüsse vorkommen.

Es gibt Fälle von Sepsis, bei denen lebhafte Gelenkschmerzen ohne Ergüsse auftreten. Es sind das meist Kranke, bei denen gleichzeitig eine septische Endocarditis besteht. Bei der Differentialdiagnose vom echten Gelenkrheumatismus ist dabei neben anderen Symptomen, wie Milzschwellung, Netzhautblutungen u. dgl., die bakteriologische Blutuntersuchung oft eine Stütze, die bei der Sepsis in der Regel ein positives Resultat bringt, beim akuten Gelenkrheumatismus jedoch niemals pathogene Keime nachweisen läßt. Sind Ergüsse vorhanden, so kann auch die Untersuchung des Gelenkexsudates zum Ziele führen. Eitrige, kokkenhaltige Ergüsse mit polynukleären Leukocyten sprechen für Sepsis. Bei serösen Ergüssen gibt die bakteriologische Untersuchung Fingerzeige; freilich sind dabei nur positive Befunde zu verwerten. Der Nachweis von Kokken macht eine Sepsis wahrscheinlich, während der negative Befund nichts dagegen beweist, da es bei manchen Formen, z. B. bei der Gonokokkensepsis, nicht immer gelingt, die Erreger im serösen Gelenkexsudat nachzuweisen, und wir in vielen Fällen solche seröse Ergüsse, wie sie z. B. bei der Streptokokkensepsis vorkommen, als Toxinwirkung zu betrachten haben.

Auch die Pneumonie kommt gelegentlich differentialdiagnostisch in Betracht; namentlich in schweren Fällen von croupöser Pneumonie ist es klinisch fast unmöglich, zu sagen, ob hier mehr der lokale Lungenbefund oder eine allgemeine Infektion des Blutes mit Pneumokokken, die ja so außerordentlich häufig ist, für die Schwere der Erscheinungen verantwortlich zu machen ist. Von Pneumokokkensepsis möchte ich dabei aber nur dann sprechen, wenn septische Metastasen, wie Gelenkeiterungen, Meningitis, fühlbarer Milztumor Netzhautblutungen u. dgl., nachgewiesen werden. Die einfache Pneumonie, bei der man einzelne Kolonien Pneumokokken im Blute findet, würde ich als Pneumonie mit Pneumokokken-Bakteriämie bezeichnen. Bisweilen aber stehen auch bei der Allgemeininfektion mit anderen Erregern, z. B. bei der Streptokokkensepsis, pneumonische Erscheinungen in Form katarrhalischer Lobulärpneumonien durchaus im Vordergrunde des Krankheitsbildes. Ich werde weiter unten einen solchen Fall näher beschreiben. Anamnestische Daten, die auf die Entstehung der Krankheit hinweisen und auf eine Sepsis schließen lassen, z. B. vorangegangenes Puerperium, werden hier einen Fingerzeig geben. Entscheidend ist meist die bakteriologische Blutuntersuchung.

Die beliebte Diagnose Influenza kommt weiterhin in vielen Fällen in Frage. Kopfschmerzen, Gliederreißen, Mattigkeit, geringes Fieber ist ja namentlich bei schleichend beginnenden Fällen von Sepsis ebenso an der Tagesordnung wie bei einer Influenza. Besonders die Fälle von chronischer Endocarditis können zu Verwechslungen Veranlassung geben. Die Beobachtung von Herzgeräuschen im Verein mit anderen septischen Symptomen und der Blutuntersuchung können dann die Aufklärung bringen.

Scharlach und Masern sind besonders ihrer Exantheme wegen differentialdiagnostisch wichtig, da auch bei der Sepsis ganz ähnliche Ausschläge vorkommen; sie sind jedoch nicht häufig. Einen scharlachähnlichen Ausschlag, der über den Rücken, die Arme und Oberschenkel sich erstreckt, aber das Gesicht frei ließ, sah ich bei einer Sepsis nach Angina. Es handelt sich in solchen Fällen meist nicht nur um die Frage, ob Scharlach oder Sepsis, sondern auch ob Scharlach mit Sepsis vorliegt. Die Frage, ob Scharlach mit Sepsis, also sekundäre Streptokokkensepsis bei Scharlach vorliegt, ist in der Regel leicht zu entscheiden, da das außerordentlich charakteristische Krankheitsbild, die Angina necroticans mit ihren schmierigbraunen Rachenbelägen, der Foetor ex ore, das Nasenlaufen, die dick geschwollenen Halsdrüsen im Verein mit dem meist etwas livid verfärbten Scharlachexanthem in seiner typischen Anordnung (Freibleiben der Mundpartie, Prädilektionsstellen im Schenkel- und Armdreieck) kaum zu verkennen ist. Die andere Frage: Scharlach oder Sepsis wird meist bei vorhandenem Exanthem davon abhängig gemacht werden, ob andere Scharlacherscheinungen, wie Angina mit ihrer scharf abgegrenzten Röte, Himbeerzunge etc. vorhanden sind.

Allgemeines über die Therapie der septischen Erkrankungen. Bei der Therapie der septischen Erkrankungen ist eine örtliche Behandlung und eine Allgemeinbehandlung zu unterscheiden.

Die örtliche Behandlung ist je nach der Eintrittspforte und der Lokalisation der Erreger im Körper sehr verschieden und muß deshalb der speziellen Besprechung der einzelnen Sepsisformen vorbehalten bleiben.

Ein wichtiger Zweig der Allgemeinbehandlung, die Verwendung der verschiedenen Heilsera, gehört ebenfalls in die spezielleren Kapitel über die verschiedenen Allgemeininfektionen.

Krankenpflege und Ernährung. Der septische Kranke bedarf der sorgsamsten Pflege, denn es gilt, den Körper möglichst lange für den Kampf mit der Infektion tauglich zu erhalten. Dauernde Bettruhe, auch noch lange nach erfolgter Entfieberung ist zur Schonung des Herzens erforderlich. Zur Verhütung von Dekubitus empfiehlt es sich, den Kranken von vornherein auf ein Wasserkissen zu betten.

Eine gute Mundpflege, Spülung mit desinfizierenden Mundwässern (Wasserstoffsuperoxydlösungen), gute Reinigung der Zähne mit der Bürste ist anzuraten weil bei schlecht gepflegtem Mund, fuliginösen Belägen auf der Zunge u. dgl. allerlei Fäulniskeime zur Vermehrung gelangen, die bei geschwächten Individuen zu sekundären Infektionen Anlaß geben können. Zweitens pflegt der Appetit bei guter Mundpflege erfahrungsgemäß besser zu sein.

Sorge für regelmäßigen Stuhl ist geboten; Verstopfung ist entschieden zu bekämpfen, am besten mit einfachen Wasser- oder Seifeneinläufen oder Glyzerinklystieren.

Leichte Durchfälle unterdrückt man lieber nicht durch Medikamente, denn es ist nicht unmöglich, daß durch die wässerigen Entleerungen ein Teil der schädlichen Toxine zur Ausscheidung gelangt. Wenn freilich die Menge der Stühle so zunimmt, daß Schwächezustände zu befürchten sind, muß mit Adstringentien wie Tannigen, Tannalbin, 1%ige Tannin-Einläufe usw. dagegen vorgegangen werden.

Bei der Ernährung kommt es darauf an, durch leicht verdauliche, flüssige Kost den Kranken zu kräftigen, dessen Appetit und Stoffumsatz meist arg darniederliegt. Milch, Fleischbouillon und Suppen mit Grieß, Reis, Haferschleim u. dgl., ev. mit Zusatz von Nährpräparaten oder Eigelb, sind anzuraten. Rohes Eigelb in geschlagener Form mit Zusatz von Zucker und etwas Wein wird gern genommen. So kann man leicht 4—6 Eigelb am Tage einführen, wenn auch sonst der Appetit sehr darniederliegt. Die Frage, ob Alkohol anzuraten ist, wird heute recht verschieden beantwortet. Früher fast allgemein reichlich bei septischen Kranken verordnet, wird er jetzt von vielen ganz abgelehnt, weil er die Widerstandsfähigkeit herabsetzen und die Antikörperbildung beeinträchtigen soll. Ich möchte eine mäßige Anwendung des Alkohols bei der Behandlung der Sepsis nicht missen, da nicht nur beträchtliche Mengen Kalorien damit zugeführt werden, sondern auch Appetit und Stimmung gehoben werden. Man gibt ihn in Form von Kognak, Portwein, Rotwein, Mixtura Stokes, Champagner. Daß auch Menschen, die gar nicht an Alkohol gewöhnt sind, wie z. B. Frauen, bei hohem Fieber selbst größere Mengen davon ohne störende Nebenwirkungen vertragen, ist eine bekannte Tatsache.

Die Vorstellung, daß es gelingt, durch Zufuhr reichlicherer Flüssigkeitsmengen eine Verdünnung der im Blute kreisenden Toxine herbeizuführen und durch Vergrößerung der Diurese möglichst viel dieser Giftstoffe zur Ausscheidung zu bringen, gebietet eine recht häufige Verabreichung von Getränken. Bei Kranken, wo es nicht gelingt, die nötigen Mengen beizubringen, weil sie benommen sind oder Widerwillen dagegen haben, sind subkutane Infusionen von physiologischer Kochsalzlösung sehr zu empfehlen. Man gibt davon 1—2 Liter täglich in zwei Portionen (Sahli, Lenhartz); auch intravenös können solche Kochsalzinfusionen eingeführt werden. Sehr empfehlenswert sind auch permanente Tröpfchen-Einläufe von physiologischer Kochsalzlösung. Durch einen Quetschhahn wird dabei der mit dem Darmrohr verbundene Irrigatorschlauch so weit abgeklemmt, daß die Flüssigkeit nur tropfenweise in den Darm einfließen kann. So kann man im Laufe von einigen Stunden ca. 3 Liter Kochsalzlösung einlaufen lassen.

Die Bekämpfung des Fiebers durch Antipyretica erzielt nur selten günstige Erfolge. Wohl vermag man durch Antipyrin, Phenacetin, Chinin, Natrium salicylicum die Temperatur vorübergehend herabzusetzen, aber eine Beeinflussung des Krankheitsprozesses wird dadurch nicht erzielt. Sowie das Mittel fortgelassen wird, steigt die Temperatur doch wieder an. Gegen eine gelegentliche Verwendung der Antipyretica bei Kopfschmerzen, Gelenkschmerzen od. dgl. ist an sich nichts einzuwenden. Davor zu warnen ist jedoch, längere Zeit hindurch solche Mittel wie namentlich das Antipyrin zu verabreichen. Schwere Herzstörungen werden danach beobachtet, und der für die Kranken so wichtige Appetit leidet. Im allgemeinen hat man das Fieber als eine Abwehrbewegung des Körpers aufzufassen, das nicht ohne weiteres bekämpft werden soll. Hat man das Bedürfnis, hohe Temperaturen, namentlich wenn sie mit stärkeren Störungen des Sensoriums einhergehen, herabzusetzen, so sind am meisten kühle Packungen oder, bei leidlichem Kräftezustande, auch abkühlende Bäder am Platze. Der Kranke kommt in ein Bad von 32° C, das innerhalb von 10 Minuten auf 25° C abgekühlt wird. Nur bei der thrombophlebitischen Form sei man mit Bädern zurückhaltend, um die Gefahr der Thrombenloslösung zu vermeiden. Auch Abklatschungen oder kühle Übergießungen im lauwarmen Bade sind sehr empfehlenswert. Man erreicht durch diese hydrotherapeutischen Maßnahmen meist eine Herabsetzung der

Temperatur um einige Grade; was aber als wichtiger zu veranschlagen ist: das Sensorium wird dabei freier, und der Appetit hebt sich; die Übergießungen oder Abklatschungen lösen kräftige Inspirationen aus und veranlassen so bessere Durchlüftung der Lungen, was der Entwicklung lobulärer Pneumonien vorbeugt.

Die verschiedenen Verfahren, die vorgeschlagen wurden, durch „innere Desinfektion“ die Krankheitskeime zu vernichten, haben nur wenig Erfolg gebracht.

Baccellis Methode, mit intravenösen, etwas verdünnten Sublimatinjektionen (in Dosen von $^1/_2$—1 Zentigramm auf 10 g Kochsalzlösung) eine antitoxische Wirkung zu erzielen, erfreut sich keiner allgemeinen Anerkennung.

Außerordentlich verschieden beurteilt wird die Einwirkung des Kollargols, das Crédé 1895 in die Therapie einführte. Es enthält 75% Silber und 25% Eiweißkörper und wird meist intravenös oder rektal gegeben. Crédé empfiehlt die intravenöse Injektion von 2—10 ccm einer 2%igen Lösung. Loebl empfahl die Darreichung als Klysma, und zwar eine halbe Stunde nach einem Wassereinlauf 50 ccm einer 1%igen Lösung. Lenharz, Bumm, Krönig usw. halten die Erfolge für zweifelhaft, und ich muß mich diesem Urteil auf Grund eigener Erfahrungen anschließen. Bei intravenöser Injektion sind zuweilen schwere Thrombosen beobachtet worden. In neuester Zeit hat Kausch, besonders bei der puerperalen Streptokokkensepsis die intravenöse Darreichung höherer Dosen als bisher üblich, 10—20 ccm, in sehr schweren Fällen sogar 50—100 ccm einer 2%igen Lösung, die langsam einfließen müssen, empfohlen und über gute Resultate berichtet.

Dunger stellte fest, daß nach der intravenösen Einführung des Mittels in 1% Lösung eine große Anzahl Leukocyten zerfallen und daß auf diesen Leukocytensturz eine Hyperleukocytose folgt. Die nach der Einspritzung des Medikamentes stets beobachtete Temperatursteigerung erklärt er als Fermentfieber infolge des Leukocytenzerfalls. Die in manchen Fällen gesehenen guten Erfolge setzt er größtenteils auf Rechnung der vermehrten Leukocytentätigkeit.

Auch das Elektrargol, das elektrische Kolloidsilber, das von dem Laboratorium Klin in Paris hergestellt wird, ist sehr verbreitet in der Behandlung der Sepsis. Es kommt in sterilen Ampullen in den Handel und wird in Dosen von 5—10 ccm intravenös verabreicht. Auch hier steht begeisterten Anhängern ablehnende Skepsis gegenüber; schädliche Wirkungen des Mittels sind nicht bekannt geworden.

Ein anderer Weg, den Organismus im Kampfe gegen die Infektionserreger zu unterstützen, wurde mit der Erzeugung künstlicher Leukocytose beschritten. Den Anstoß dazu gaben die Untersuchungen von Mikulicz über Resistenzerhöhung durch Nukleinsäure. Bei ausgebrochener Sepsis haben die Versuche keinen wesentlichen Nutzen gebracht. Prophylaktisch zur Verhütung septischer Infektionen nach großen geburtshilflichen Eingriffen sind sie nach Henkel empfehlenswert.

Dasselbe Ziel, die Steigerung der Leukocytenzahl, erstrebt die in Frankreich viel versuchte, außerordentlich heroische Methode der Erzeugung steriler Abszesse. Eine oder mehrmalige Injektion von 3—5 ccm Terpentinöl am Oberschenkel verursacht einen sterilen Abszeß, eine Anhäufung von Leukocyten, durch welche die Bakterien fixiert werden sollen (abcès de fixation). Auch Kocher und Tavell halten dieses Verfahren für empfehlenswert.

Die Chemotherapie hat sich neuerdings ebenfalls auf die septischen Erkrankungen erstreckt. Nachdem Ehrlich die wunderbare Wirkung von Chemikalien auf Trypanosomen und Spirillen entdeckt hatte, empfahl Blumenthal zur Behandlung septischer Infektionen das Argotoxyl. Es kommt in sterilen Ampullen, fertig zur Injektion, in den Handel und wird intramuskulär injiziert. Die damit erzielten Resultate sind noch sehr umstritten. Störend sind die dabei häufig auftretenden Hautnekrosen.

Bei Herzschwäche ist Digalen, Coffeinum natrium benzoicum, Kampfer am Platze; auch Adrenalin-Kochsalzinfusionen werden sehr empfohlen. Ich gebe bei starker Blutdrucksenkung gern Epirenan oder Adrenalin, und zwar von der Lösung 1 : 1000 2—3 mal täglich $^1/_2$—1 ccm subkutan. Auch Strophanthin[1]) in Dosen von 0,3 mg intravenös wird empfohlen.

Bei Gelenkschmerzen ist ein Versuch mit Antipyrin zu machen, am besten in Lösungen von 3—4 auf 180, zweistündlich; auch Atophan wirkt schmerzlindernd. Die Salizylsäure versagt bei den septischen Gelenkerkrankungen in der Regel. Bei eitrigen Gelenkentzündungen muß beizeiten für Entleerung des Eiters gesorgt werden. Überhaupt gilt natürlich bei allen septischen Erkrankungen, die für das Messer des Chirurgen erreichbar sind, die alte Forderung: Ubi pus, ibi evacua!

Bei peritonitischen Schmerzen sind Eisbeutel oder Prießnitzumschläge am Platze; vor allem aber sind dabei Narkotica, am besten Morphiuminjektionen zu geben, die einerseits dem Kranken Ruhe verschaffen, andererseits die Peristaltik herabsetzen und so die Möglichkeit zu Verklebungen und Abkapselungen eitriger Exsudate anbahnen.

Bei Endocarditis und Pericarditis werden mit warmem Wasser gefüllte Gummibeutel, die auf das Herz appliziert werden, vom Patienten oft angenehmer empfunden als Eisblasen.

Auf weitere symptomatische Einzelverordnungen muß bei der speziellen Besprechung der verschiedenen Sepsisformen eingegangen werden.

Streptokokkensepsis.

Allgemeines über Streptokokkensepsis.

Die Streptokokken. Die Streptokokken sind die häufigsten Erreger septischer Allgemeininfektionen. Das lehren neben viel tausendfachen bakteriologischen Blutuntersuchungen am Lebenden besonders auch die postmortalen Blutuntersuchungen. Simmonds, der über 1200 Einzeluntersuchungen dieser Art verfügt, fand Streptokokken in 63% seiner Fälle, Pneumokokken in 18%, Kolibazillen in 17%, Staphylokokken in 6%.

Die Streptokokken haben ihren Namen von der Eigentümlichkeit, beim Wachstum Ketten zu bilden; die einzelnen Glieder der Ketten sind teils rund, teils abgeplattet. Die Abplattung kommt dadurch zustande, daß sich bei der Teilung die aus einem Individuum entstandenen beiden Kokken aneinander legen. In älteren Kulturen bilden sich oft Involutionsformen, die sich von der Kugelform entfernen und gestreckt oder eckig aussehen. Die Streptokokken sind unbeweglich und bilden keine Sporen. Die Kettenbildung erfolgt am schönsten auf flüssigen Nährböden, besonders auf Bouillon. Im Tierkörper liegen sie oft nur zu zweien.

Die pathogenen Streptokokken, die aus mehr als acht Kettenpaaren bestehen, hat Lingelsheim Streptococcus longus genannt, während er die saprophytischen, in Mundhöhle und Fäces vorkommenden Streptokokken mit weniger Gliedern als Streptococcus parvus bezeichnete. Eine weitere Differenzierung gestattet jedoch die Länge der Ketten nicht.

Die menschenpathogenen Streptokokken entfärben sich nicht bei der Gramschen Färbung. Sie gedeihen auf allen Nährböden, am besten bei alkalischer Reaktion. Das Temperaturoptimum liegt bei 37°, doch wachsen sie auch bei niedrigerer Temperatur bis zu 20° hinunter. Sehr üppiges Wachstum erfolgt auf Nährböden, die mit menschlichem Blut oder Aszites versetzt sind. Gelatine wird nicht verflüssigt.

---

[1]) Sterile Strophanthinlösung (1 : 1000) in Ampullen à 1 ccm. Zur intravenösen Injektion 0,2–0,4 mg auf einmal, nächste Dosis erst nach 24 Stunden.

In neuerer Zeit hat **Schottmüller** gefunden, daß verschiedene menschenpathogene Streptokokkenarten sich gut durch ihr Verhalten auf Blutagarmischplatten voneinander differenzieren lassen, da sie sich durch ihre Fähigkeit zur Hämolysinbildung und Farbstoffproduktion voneinander unterscheiden. Er unterscheidet fünf verschiedene Arten:

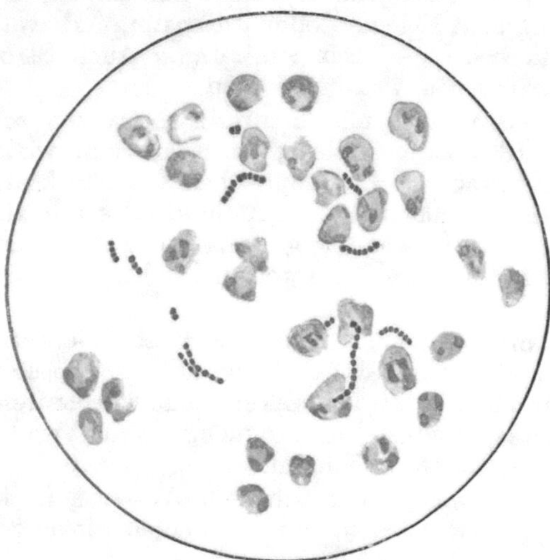

Abb. 52. Eiter mit Streptokokken.

Der erste ist der gewöhnliche **Streptococcus pyogenes,** den Schottmüller **Streptococcus vulgaris haemolyticus** nennt. Impft man diesen auf Blutagarmischplatten (menschliches Blut und Agar im Verhältnis von 2 : 5), so entwickeln sich im Innern des Nährbodens wetzsteinförmige Kolonien, in deren Umgebung sich ein charakteristischer kreisrunder heller Hof bildet infolge von Resorption des Hämoglobins. Der Hof hat einen Durchmesser von 2—3 mm. Wichtig ist aber zu bemerken, daß bei sehr dichter Aussaat der Keime auf den Platten die einzelnen Kolonien sich im Wachstum hemmen, so daß keine deutliche Hofbildung zustande kommt, vielmehr die ganze Platte einen schmutzigbraunen Farbton annimmt. Dies ist oft bei der Leichenblutuntersuchung infolge großer Überschwemmung des Blutes mit Streptokokken der Fall. Auf gewöhnlichem Agar wächst der Streptococcus vulg. haemolyt. in tautropfenähnlichen Kolonien, die ein granuliertes Zentrum und einen ausgefaserten Rand besitzen.

Als zweite Art führt Schottmüller den **Streptococcus mitior seu viridans** auf. Dieser entwickelt sich im Innern der Blutagarmischplatten erst nach 3—4 Tagen und bildet dann feine grüne Punkte, welche die Größe eines Stecknadelkopfes kaum erreichen. Auf die Oberfläche einer Blutagarplatte ausgestrichen, bildet er feine schwarzgrüne oder graue Auflagerungen.

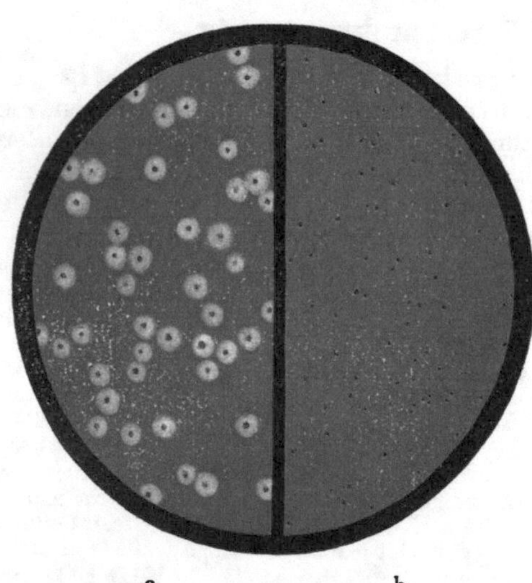

Abb. 53. Differenzierung der Streptokokken auf der Blutagar-Platte. a) Streptoc. vulgar. haemolyticus. b) Streptococcus mitior.

Durchsichtiger Traubenzuckeragar wird durch das Wachstum des Streptococcus mitis völlig undurchsichtig gemacht. Auf der Oberfläche von gewöhnlichem Agar entwickeln sich kleine, weißgraue Kolonien, die nach 24 Stunden meist noch sehr zart erscheinen und mikroskopisch in der Regel einen glatten Rand zeigen.

Unterschiede zwischen Streptococcus vulgaris und Streptococcus mitis. Der Streptococcus vulgaris haemolyticus läßt die Bouillon meist klar, bildet aber am Boden des Röhrchens große Flocken. Im Gegensatz dazu trübt der Streptococcus mitis im allgemeinen die Flüssigkeit diffus; am Boden setzt sich nur ein feiner staubförmiger Niederschlag ab.

Während der Streptococcus vulgaris Milch meist nicht zur Gerinnung bringt, führt der Streptococcus mitis gewöhnlich eine Koagulation nach 1—3 Tagen herbei. Im Wachstum auf Kartoffeln zeigen beide Gruppen keinen Unterschied; sie bewirken einen zarten feuchtglänzenden Beschlag der Kartoffeloberfläche. Die Gelatine wird von keinem der beiden Stämme verflüssigt.

Sehr charakteristisch sind ferner die Unterschiede auf Blutbouillon. Während der Streptococcus vulgaris dem Blutfarbstoff eine karminrote Nuancierung verleiht, wird die Blutbouillon durch den Streptococcus mitis in eine glasigbraunrote Flüssigkeit verwandelt. Die Hauptunterscheidungsmerkmale sind:

1. Die Eigenschaft des Streptococcus mitis, daß seine Kolonien auf Blutagar eine deutliche Grünfärbung zeigen, während die Kolonien des Streptococcus vulgaris niemals eine solche Farbstoffbildung hervorrufen.
2. Die Fähigkeit des Streptococcus vulgaris, den Blutfarbstoff in so intensiver Weise aufzulösen, daß in der Umgebung des Impfstiches oder der einzelnen Kolonie eine völlig farblose, durchsichtige millimeterbreite Zone entsteht. Zwar besitzt auch der Streptococcus mitis eine geringe hämolytische Kraft, aber auf den zur Differenzierung verwandten Blutplatten (Blut 2 zu Agar 5) wird dieselbe makroskopisch nicht erkennbar oder ist nur sehr gering.

Beim Streptococcus vulgaris sind die Virulenzverhältnisse der einzelnen Stämme sehr verschieden. Die meisten Versuchstiere sind wenig empfänglich. Manche Stämme des Streptococcus vulgaris sind für Mäuse hochgradig infektiös, so daß $^1/_{100000}$ ccm einer zweitägigen Bouillonkultur tödlich wirkt. Kaninchen gehen bei Einverleibung von virulenten Stämmen in Dosen von $^1/_{100000}$ ccm binnen 24 Stunden an Sepsis zugrunde. Je weniger virulent ein Stamm ist, desto mehr kommt es bei der Impfung der Versuchstiere zu lokalen Erscheinungen, Abszessen, erysipelatösen Prozessen usw.

Die Tiervirulenz beim Streptococcus mitis ist stets sehr gering.

Der **Streptococcus putridus** oder **anaerobius**, der schon früher von Krönig und Menge gelegentlich gefunden wurde, unterscheidet sich morphologisch nicht von den anderen Streptokokken, doch ist er streng anaerob und bildet auf Blutnährböden keine Hämolyse. Er gedeiht am besten bei 37°; bei 22° wurde kein Wachstum gesehen.

Auf der gewöhnlichen Agarplatte in Wasserstoffatmosphäre entwickeln sich im Verhältnis zur Aussaat wenige kleine graue Kolonien, ähnlich denen der aeroben Streptokokken; da, wo die Kolonien isoliert stehen, sind sie etwas größer.

Im Agarstich entwickelt sich nach 24 Stunden, üppiger noch nach 48 Stunden, eine kräftige Kultur in der anaeroben Zone; ebenso läßt die Agarschüttelkultur zahlreiche, graugelbliche Kolonien von Wetzsteinform erkennen. Sehr gut gedeiht der Streptokokkus auch in Indigo- und in Neutralrotagar, unter Aufhellung und Fluoreszenzbildung in letzterem. Gasbildung erfolgt in dem gewöhnlichen Agar nicht, wohl aber, wenn der Nährboden Blut enthält. In der tiefen Blutagarschicht bildet der Streptokokkus kleine grauweiße Kolonien, später sind sie stecknadelkopfgroß. Ganz regelmäßig kommt es in den Blutagarkulturen auch zu Gasentwicklung, und zwar handelt es sich um Schwefelwasserstoff. Daher geben die Kulturen auch stets einen eigentümlichen, höchst üblen Geruch. Läßt man eine Flamme in die eröffnete Kulturröhre hineinschlagen, so erkennt man, daß sich die Flamme bis zum Nährboden fortsetzt, daß das erzeugte Gas also brennbar ist.

Auf der Blutagarplatte entwickeln sich porzellanweiße Kolonien von Stecknadelkopfgröße. Auch die tiefliegenden schimmern weißlich durch. Eine Hämolyse lassen die Kolonien auf Blutagarplatten nicht erkennen.

Den vorerwähnten putriden Geruch nimmt man besonders in den Blutbouillonkulturen wahr, der Blutfarbstoff nimmt eine eigentümliche ponceaurote Nuance an; durch das Spektrum ist Schwefelwasserstoff mit Sicherheit darin nachweisbar. Nach einiger Zeit (10 Tagen) sind die Bouillonkulturen fast schwarz gefärbt.

Die eben besprochene Eigenschaft des Streptokokkus ist eine höchst charakteristische, nicht nur in der Kultur spielt sie eine Rolle, sondern auch in den pathologischen Prozessen im kranken Körper kommt sie zur Geltung. Immer nämlich hat der Eiter oder das Blut, in dem der Streptokokkus gewachsen ist, einen üblen Geruch.

In Milch gedeiht der Kokkus gut, ohne Gerinnung zu erzeugen.

Die Lebensdauer in den Kulturen scheint eine beschränkte zu sein. Überimpfung gelang noch nach 14 Tagen.

Wie schon hervorgehoben, wird Gas in Form von Schwefelwasserstoff nur in blut- oder serumhaltigen Nährboden erzeugt, daher zeigen Zuckeragarkulturen keine Gasblasen.

Tierpathogenität besitzt der Streptococcus putridus nicht.

Der **Streptococcus mucosus** bildet Ketten von 5 bis 14 Gliedern und ist ausgezeichnet durch eine deutliche Schleimhülle, die nach Art einer Kapsel die einzelnen Glieder umgibt. Er färbt sich leicht mit allen Anilinfarben und behält bei der Gramschen Methode die dunkelblaue Farbe. Die künstliche Züchtung gelingt am besten bei 37°, doch erfolgt auch bei 22° noch Wachstum. Er wächst aerob, gedeiht aber auch bei Sauerstoffabschluß. Auf gewöhnlichem Agar bildet der Streptococcus mucosus farblose, zarte, durchsichtige glänzende Kolonien, die nach 24 Stunden etwa stecknadelkopfgroß sind. Bei reichlicher Aussaat erscheint der Agar wie mit einem flachen, durchsichtigen, glänzenden Belag überzogen, der bei der Berührung sich als schleimig und fadenziehend erweist und nach 4 bis 5 Tagen völlig eintrocknet. Das üppigste Wachstum zeigt der Streptococcus mucosus auf Nährböden, denen menschliches Serum zugesetzt ist. So entwickelt er auf Hydrozelenflüssigkeit eine mehrere Millimeter dicke Kultur von dem Aussehen glasigen Schleimes. Mikroskopische Untersuchung solcher Kultur ergibt besonders deutliche und umfangreiche Kapselbildung.

Auf der Gelatineoberfläche entwickeln sich in 2—3 mal 24 Stunden feinste, bläulich schimmernde Kolonien, die sich mikroskopisch als flache, kreisrunde, leicht braungelb tingierte Scheiben darstellen. Im Gelatinestich erkennt man nach mehreren Tagen sehr kleine kugelförmige Kolonien, die zum Teil nach einiger Zeit gelbbraune Färbung annehmen. Es erfolgt keine Verflüssigung.

Züchtung in gewöhnlicher Bouillon gelingt nur selten. Milch wird innerhalb von 24 bis 48 Stunden zum Gerinnen gebracht. Auf Kartoffelscheiben findet ein zartes, kaum sichtbares Wachstum statt. Züchtung in Lackmusmolke läßt deutliche Säurebildung erkennen. Auf Zuckeragar findet keine Gasbildung statt. Auf Blutagar erhebt sich bei 37° innerhalb 24 Stunden auf dem Impfstrich ein glänzender, saftig-schleimiger, grüngrauer Belag, der nach weiteren 48 Stunden eine dunklere Färbung annimmt, während der Glanz und das schleimige Aussehen verschwinden. Isolierte Kolonien erreichen Linsengröße. Anfangs erhaben, flachen sie nach einigen Tagen ab und zeigen im Innern einen Nabel. Kolonien im Innern des Blutagar erscheinen dunkelgrün, rund und sind nach 24stündigem Wachstum über stecknadelkopfgroß.

Auf Blutbouillon gedeiht der Streptococcus mucosus gut. Die Flüssigkeit ist nach 24stündigem Aufenthalt im Brutschrank bei 37° diffus getrübt und grünlich verfärbt.

Auf Löffler-Serum findet meist kein Wachstum statt.

Der Streptococcus mucosus besitzt eine hohe Pathogenität für Tiere. Weiße Mäuse gehen bei subkutaner Injektion mit einer kleinen Öse Kultur in 1—4 Tagen zugrunde. Auch Kaninchen sind sehr empfänglich.

Von diesen vier Arten spielt die erste Form, der hämolytische Streptokokkus, die größte Rolle in der Sepsis. Wir werden ihm daher in der Mehrzahl der Fälle begegnen. Der Streptococcus mitior ist namentlich als Erreger chronischer Endocarditisfälle bekannt und der Streptococcus putridus findet sich häufig beim septischen Abort.

Dazu kommt als fünfte noch der Streptococcus anhaemolyticus vulgaris, zu dem wahrscheinlich die meisten der auf normalen Schleimhäuten lebenden Streptokokkenstämmen gehören. Er kann jedoch in seltenen Fällen auch septische Allgemeininfektionen verursachen (Rolly, Bondy).

Einfalltore für die Invasion der Streptokokken in die menschliche Blutbahn sind vornehmlich die Schleimhäute; in zweiter Linie erst die äußere Haut. Von den Schleimhäuten kommt vor allem in Betracht: die Schleimhaut des Rachens, des Urogenitalapparates und des Ohres. Die von der äußeren Haut ausgehenden Streptokokken-Allgemeininfektionen, die von kleinsten Rissen, Schrunden, Pusteln, ferner von Phlegmonen ihren Ausgang nehmen, kommen zum größten Teil dem Chirurgen vor die Augen, während der innere Mediziner meistens mit derjenigen Streptokokkensepsis zu tun hat, die von der Rachenschleimhaut (Angina, Diphtherie, Scharlach), von den Harnwegen und vom Erysipel ihren Ausgang nehmen. Andere Eintrittspforten, so die Lungen, die Pleura usw. sind selten.

Ordnet man also die Streptokokken-Allgemeininfektionen nach ihrem Ausgangspunkt, so sind die häufigsten Sepsisformen:

1. Die Puerperalsepsis und die von den Harnwegen ausgehende Sepsis,
2. Die nach Angina oder Diphtherie, ferner nach Erkrankungen der Mundhöhle, Zahnkaries auftretenden Sepsisformen,
3. Die otogene Sepsis,
4. Die nach Verletzungen der Haut und nach Erysipel vorkommenden Sepsisformen,
5. Die Sepsis nach Erkrankungen der Lunge und Pleura,
6. Die vom Verdauungskanal ausgehende Streptokokkensepsis.

Weg der Infektion. Der Weg, den die Streptokokken nehmen, ist verschieden. Sie können erstens nach Durchwuchern der Venenwand direkt in die Gefäße einwandern.

Der zweite und häufigste Weg ist der, daß die Streptokokken zunächst am Orte ihrer primären Ansiedelung thrombophlebitische Prozesse verursachen. Dadurch, daß nun Teilchen der kokkenhaltigen Thromben sich loslösen und in die Blutbahn gelangen, wird die Sepsis verursacht. Man beobachtet das besonders häufig bei der puerperalen Sepsis und bei der otogenen Sepsis.

Verhalten im Blut. Sind die Streptokokken ins Blut gelangt, so ist zunächst die Frage, ob sie sich hier vermehren oder das Blut nur als Transportmittel benutzen. Nach meinen vielfältigen Blutuntersuchungen habe ich den Eindruck gewonnen, daß sich die Streptokokken unter gewissen Bedingungen, beim Sinken der bakteriziden Schutzkräfte vermehren können, daß sie also gelegentlich das Blut als Nährboden benutzen. Man kann sehr deutlich durch mehrfach wiederholte Blutuntersuchungen, namentlich gegen Ende des Lebens, eine beständig fortschreitende Vermehrung durch Auszählung der gewachsenen Kolonien feststellen.

Toxinbildung. Die schweren Allgemeinerscheinungen, Benommenheit, Herzschwäche, die wir bei der Streptokokkensepsis häufig beobachten, und die wir auf toxische Einflüsse zurückzuführen geneigt sind, finden durch unsere Kenntnisse über die Toxinbildung der Streptokokken nicht die rechte Erklärung. Wir wissen noch nicht einmal mit Sicherheit, ob die Streptokokken lösliche Gifte wie die Diphtheriebazillen, Tetanusbazillen und die Staphylokokken bilden. Die Giftbildung, die einzelne Autoren wie von Lingelsheim, Besreka, Aronsohn in flüssigen Kulturen nachgewiesen haben, ist äußerst minimal oder wird von anderen Untersuchern noch angezweifelt. Auch die intrazellulären Gifte, die in den Leibern der Streptokokken enthalten sind, sind schwach und unbeständig. Also auch die Endotoxine können bei der Giftwirkung der Streptokokken auf den menschlichen Organismus nur eine geringe Rolle spielen.

Das Hämolysin, das die gewöhnlichen Streptokokken bilden, hat nichts mit der Giftwirkung zu tun. Es geht nur in geringer Menge in die Filtrate von Streptokokkenkulturen über. Ein Anhalt dafür, daß etwa in vivo bereits in dem Blute der Erkrankten eine Hämolyse vor sich geht, ist nicht vorhanden.

Verlauf der Streptokokkensepsis. Ein allgemein gültiges Bild von dem Verlauf der Streptokokkensepsis zu geben, ist nicht möglich, weil die verschiedenen Formen, namentlich infolge der Verschiedenheit der Eintrittspforten, sich wesentlich voneinander unterscheiden. Es muß daher im einzelnen auf die Schilderung in den speziellen Kapiteln verwiesen werden. Auffällig ist die relativ geringe Zahl von Metastasen, die bei der Streptokokkensepsis beobachtet wird; während bei der Staphylokokkensepsis z. B. in über 90 % der Fälle Metastasen gefunden werden, sind sie bei der Streptokokkensepsis nur in etwa 23 % der Fälle vorhanden. Prädilektionsstellen für eitrige Metastasen sind bei der Streptokokkensepsis Gelenke und Lungen. Des genaueren werden wir die verschiedenen Formen der Metastasenbildung bei der Besprechung der thrombophlebitischen Form der Puerperalsepsis und bei der otogenen Sepsis kennen lernen. Von großer Bedeutung ist ferner die Beteiligung des Endokards. Wir werden bei der Abhandlung der Streptokokken-Endocarditis sehen, daß durch die Lokalisation der Streptokokken auf dem Endokard sehr eigenartige, in ihrem Symptomenkomplex bisher sogar noch recht wenig bekannte Krankheitsbilder zustande kommen, die durch einen auffallend langsamen, ganz allmählich zur Aufzehrung der Kräfte und zum Tode führenden Verlauf charakterisiert sind.

Eine für die Streptokokkensepsis typische Fieberkurve gibt es nicht. Meist sind ausgesprochen remittierende Typen zu beobachten, aber auch hohe Kontinua und intermittierender Typus kommen vor.

Diagnose. Die Diagnose der Streptokokkensepsis kann aus rein klinischen Gesichtspunkten nicht gestellt werden. Erst die bakteriologische Untersuchung des Blutes, bei der Puerpueralsepsis auch die der Lochien, bringt die Entscheidung. Besonders empfehlenswert für die Blutuntersuchung ist die eingangs besprochene Blutagarmischmethode (S. 106). Die Kolonien der hämolytischen Streptokokken sind dabei durch ihren hellen Resorptionshof schon makroskopisch deutlich erkennbar (cf. Abb. 53a). Auch die Kolonien des Strept. mitis und mucosus werden durch ihre oben beschriebenen Eigenschaften schnell identifiziert.

Prognose. Die Prognose der Streptokokkensepsis ist, ganz allgemein gesprochen, nicht so ungünstig wie die der Staphylokokkensepsis, doch richtet sie sich im einzelnen nach der Art des Krankheitsbildes. Genaueres darüber muß daher den spezielleren Kapiteln vorbehalten bleiben.

Bei der nun folgenden Besprechung des Verlaufes der verschiedenen Formen der Streptokokkensepsis wähle ich die Einteilung nach der Eintrittspforte der Infektion, weil, wie gesagt, der Ausgangspunkt für die Eigenart mancher Krankheitsbilder maßgebend ist, so für die Puerperalsepsis, für die otogene Sepsis usw. In einem besonderen Kapitel soll am Schluß die Streptokokken-Endocarditis abgehandelt werden, weil hier die Eintrittspforte oft nicht bekannt ist und die endokarditischen Auflagerungen selbst immer aufs neue zum Ausgange der Blutinfektion werden.

Streptokokkensepsis nach den verschiedenen Formen von Angina. Die gewöhnliche Angina ist vermutlich weit häufiger, als wir es wissen, Ausgangspunkt septischer Allgemeininfektionen. Sehr viel indolente Patienten machen eine Mandelentzündung durch, ohne sonderlich darauf zu achten, und wenn sie nachher mit den Zeichen einer Sepsis, z. B. einer septischen Endocarditis zur Behandlung kommen, dann ist von der Entzündung an der Eintrittspforte oft nichts mehr wahrzunehmen. Alle Formen von Angina können zur Sepsis führen. Neben der gewöhnlichen follikulären Angina ist es aber vor allem die Angina necroticans, die mit schmutzigbraunen Belägen und mehr oder weniger tiefen durch Nekrose bedingten Substanzverlusten einhergeht. Genauere Beschreibung siehe bei Angina S. 298. Auch die Angina phlegmonosa wird zuweilen zum Ausgangspunkt einer Sepsis.

Sehr häufig ist die Streptokokkensepsis, die sich auf der Basis einer Angina necroticans beim Scharlach entwickelt. Die ersten Zeichen dieser malignen Wendung im Bilde des Scharlachs treten in der Regel am dritten bis fünften Tage auf. Das Fieber, das nach dem Abblassen des Exanthems fallen sollte, bleibt hoch oder erhebt sich wieder, nachdem bereits eine abfallende Tendenz zu erkennen war. Genaueres darüber siehe bei Scharlach S. 649. Über die Beziehungen der Diphtherie zur Streptokokkensepsis vgl. S. 398.

Puerperalsepsis und andere vom weiblichen Genitale ausgehenden Sepsisformen. Am häufigsten tritt die Streptokokkensepsis unter der Form der Puerperalsepsis auf. Da aber neuere Untersuchungen gezeigt haben, daß neben den Streptokokken weit häufiger als das früher bekannt war, auch andere Bakterien, Staphylokokken, Pneumokokken, Kolibazillen, anaerobe Stäbchen usw. in der Ätiologie der Puerperalsepsis eine Rolle spielen, so soll die Puerperalsepsis in einem besonderen Kapitel als abgerundetes Krankheitsbild beschrieben werden (S. 180).

Aber auch vom nicht puerperalen weiblichen Genitale können septische Allgemeininfektionen ausgehen, bei denen Streptokokken wiederum dominieren. Verjauchte gestielte Uteruspolypen bieten z. B. eine Gelegenheitsursache hierzu. Besonders hervorzuheben ist noch die Beobachtung, daß die Menstruation in auffälliger Weise das Zustandekommen genitaler Sepsis begünstigt. Lokale und allgemeine Verminderung der Resistenz sind dabei im Spiele. Die Auflockerung der Schleimhaut, die oberflächlichen Epitheldefekte erleichtern das Eindringen der Keime und die allgemeine Herabsetzung der Widerstandsfähigkeit bei der Menstruation fördert ihre Weiterentwicklung.

Von den Harnwegen ausgehende Streptokokkensepsis. Auf die Pathogenese der von den Harnwegen ausgehenden Sepsisformen, die sowohl von Streptokokken als auch von Staphylokokken und Kolibazillen verursacht werden können, komme ich ausführlicher in einem besonderen Kapitel zurück (Seite 200).

Streptokokkensepsis nach Kontinuitätstrennungen der äußeren Haut. Von der äußeren Haut gehen nicht so häufig Streptokokken-Allgemeininfektionen aus, wie bei der Staphylokokkensepsis. Infizierte Wunden, Risse, Schrunden, Phlegmonen, pustulöse und vesikulöse Exantheme und schließlich Erysipel sind die Gelegenheitsursachen, die den Eintritt der Streptokokken ins Blut begünstigen.

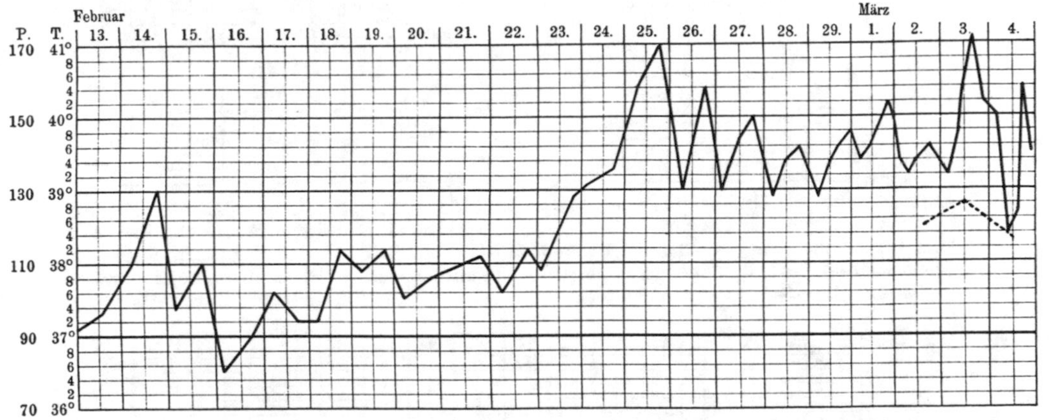

Abb. 54. Streptokokkensepsis nach Bubooperation, Erysipel.
Karl W., 19 Jahre. Leistendrüsenvereiterung. Operative Entfernung der vereiterten Drüsen. Danach Erysipel. Seit dem 25. Febr. täglich Schüttelfrost. Im Blut massenhaft Streptoc. vulgar. haemolytic. Gestorben.

Die von Wunden ausgehende Streptokokkensepsis fällt erklärlicherweise meist in das Gebiet des Chirurgen. Einen solchen Fall, der noch mit Erysipel kompliziert war, illustriert Abb. 54.

Von pustulösen und vesikulösen Exanthemen kommen besonders Variola, Varizellen und Pemphigus als Ausgangspunkt von Streptokokkeninfektionen in Betracht. Ein Varizellenkind sah ich an Streptokokkensepsis sterben, bei dem sich multiple Hautgangrän an den Stellen der Varizellenblasen in Gestalt schmierig belegter, tiefer, zehnpfennigstückgroßer Hautdefekte entwickelt hatten.

Ein Fall von Streptokokkensepsis nach Pemphigus neonatorum spiegelt sich in umstehender Kurve Abb. 55.

Das Erysipel geht nicht häufig mit Streptokokkensepsis einher. Es ist in der Regel eine lokal bleibende Streptomykose. Ich sah unter 463 Fällen von Erysipel 16 mal Streptokokkensepsis. Die Kurve eines solchen Falles setze ich zur Illustration hierher Abb. 54.

Streptokokkensepsis von der Lunge und Pleura aus. Von der Lunge gehen nur selten Streptokokken-Allgemeininfektionen aus. Die lobulären

Pneumonien, die man bei der Streptokokkensepsis findet, sind meist erst *sekundär* durch die Sepsis entstanden. Immerhin hat man bisweilen den Eindruck, daß die entzündlichen Lungenerscheinungen das *Primäre* gewesen sind.

So sah ich z. B. beim Scharlach zweimal bei Kindern, die bis dahin keine septischen Erscheinungen geboten hatten, in der dritten Woche plötzlich eine Bronchopneumonie auftreten mit hohem Fieber, Bronchialatmen und Knisterrasseln. Die bakteriologische Blutuntersuchung ergab Streptokokken. In beiden Fällen erfolgte der Exitus. In den bronchopneumonischen Herden fanden sich Streptokokken.

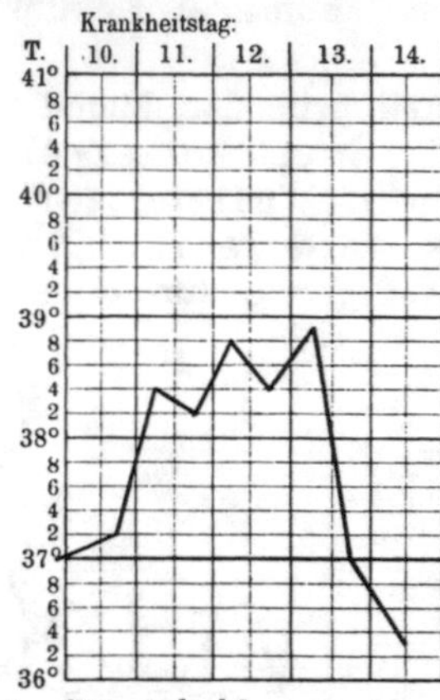

Abb. 55. Streptokokkensepsis nach Pemphigus neonatorum.
Max B., 1 Monat alt. An den Füßen und Oberschenkeln seit 2 Tagen Pemphigusblasen. Im Blut Strept. haemolyt.

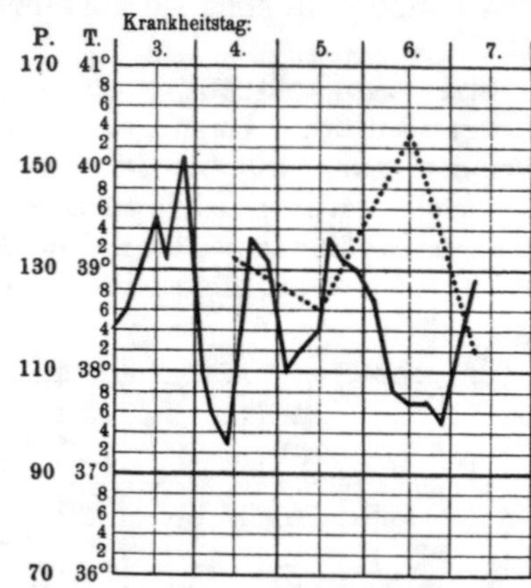

Abb. 56. Streptokokkensepsis nach Erysipel.
Martha Pf., 20 Jahre. Starkes Erysipel beider Gesichtshälften. Auf der Stirn eitrige Einschmelznng. Multiple Bronchopneumonien. Im Blut Strept. haemolyt.

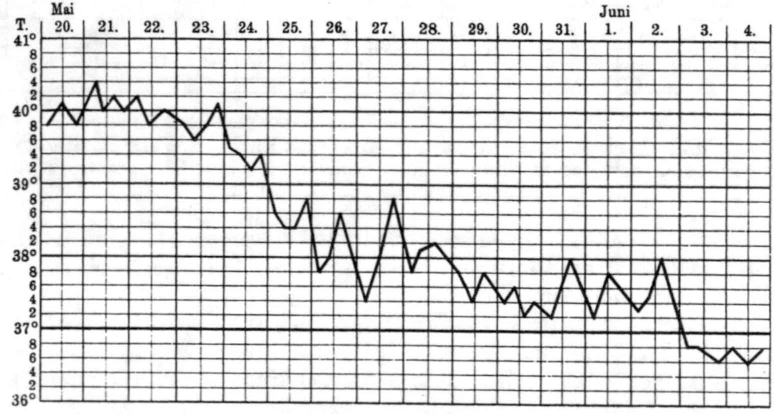

Abb. 57. Streptokokkensepsis nach Pneumonie.
Anna O., 26 Jahre. Rechts hinten von der Mitte der Skapula an Pneumonie. Vor 8 Tagen plötzlich unter Schüttelfrost erkrankt. Im Blut Streptoc. pyogen. haemolyt. Geheilt.

Von Wichtigkeit scheint es mir, darauf hinzuweisen, daß eine Streptokokkensepsis auch *unter den Erscheinungen einer lobären Pneumonie* verlaufen kann, wobei auch hier *einmal* die Möglichkeit besteht, daß die Pneumonie Ausgangspunkt der Streptokokkensepsis ist, und *zweitens*, daß die entzündlichen Lungensymptome erst sekundär entstanden sind.

Die Pleura kann in den Fällen, in denen ein primäres Streptokokkenempyem sich entwickelt, zum Ausgangspunkt einer Streptokokkensepsis werden.

Vom Verdauungskanal ausgehende Streptokokkensepsis. Der Verdauungskanal kann ebenfalls zur Quelle einer Streptokokkensepsis werden. Ulzerierende Prozesse, namentlich bei zerfallenden malignen Geschwülsten, wie Ösophaguskarzinom, Magenkarzinom, Darmkarzinom, verursachen bisweilen eine Streptokokkensepsis, aber auch bei Ulzerationen anderer Art, so z. B. Dysenteriegeschwüren, Typhusgeschwüren, tuberkulösen Prozessen im Darm, ferner nach Perforation des Wurmfortsatzes und Peritonitis können Streptokokken ins Blut übergehen. Einmal sah ich auf eine Verätzung der Ösophagus- und Magenschleimhaut durch Salzsäure eine Streptokokkensepsis folgen.

Auf eine sehr eigenartige Streptokokkenlokalisation sei an dieser Stelle aufmerksam gemacht, die sehr an solche Verätzungen erinnert. Es ist eine spezifische Entzündung der Ösophagus- und Magenschleimhaut, die man in seltenen Fällen bei der Streptokokkensepsis beobachtet — ich sah sie zweimal bei sekundärer Streptokokkensepsis nach Scharlach — und die in einer ausgedehnten Nekrose der Schleimhaut besteht. Große Strecken der Ösophagus- und Magenschleimhaut sind dabei in tiefe Ulzerationen verwandelt. Bisweilen ist die ganze Schleimhaut der Speiseröhre des Deckepithels entkleidet und allenthalben in den Geschwüren und in der Submucosa sitzen Streptokokken, die durch den Schluckakt von einer Angina necroticans aus in den Ösophagus und Magen gelangt sind und sich dann auf dem Lymphwege weiter verbreitet haben.

Streptokokken-Endocarditis. Derjenige Typus der Streptokokkensepsis, bei dem eine Endocarditis im Vordergrunde der Erscheinungen steht, bedarf einer gesonderten und eingehenderen Besprechung, weil namentlich die chronische Form merkwürdigerweise noch recht wenig bekannt ist. Der Ausgangspunkt ist besonders in den länger dauernden Fällen oft in Dunkel gehüllt. Gewisse Anhaltspunkte für die Entstehungsweise gewinnen wir natürlich dort, wo das Krankheitsbild sich im Puerperium entwickelt, oder wo Verletzungen oder Entzündungen der äußeren Haut wie Erysipel vorangingen, oder schließlich wo Läsionen der Harnwege vorausgegangen sind. Weit besser unterrichtet sind wir über die Entstehungsweise bei den akut verlaufenden Fällen als bei den schleichenden, chronischen, wo der Patient oft die wichtigsten Momente schon vergessen hat.

Der Beginn der akuten Form ist meist ein plötzlicher mit Schüttelfrösten und hohem Fieber, das im weiteren Verlauf einen intermittierenden Typus zeigt und oft von täglichen Schüttelfrösten begleitet ist. Die endokarditischen Veränderungen werden bisweilen durch die charakteristischen Geräusche ohne weiteres festgestellt, oft aber sind sie nur durch unreine Töne angedeutet. Die Kranken gehen unter zunehmender Anämie und Schwäche in wenigen Tagen oder Wochen zugrunde. Im Blute findet sich in der Regel der hämolytische Streptokokkus.

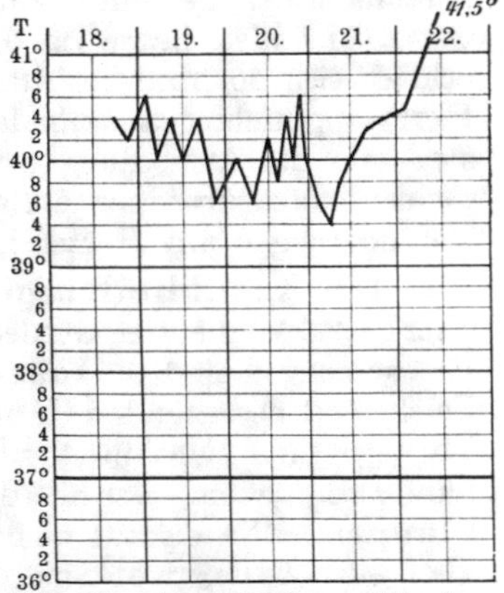

Abb. 58. Akute Endocarditis der Mitralklappe.
Anna H., 39 Jahre alt. Seit 4 Tagen bettlägerig, früher nie krank. Linkes Handgelenk geschwollen. Im Blut Streptoc. pyogenes haemolytic. Hautblutungen. Ausgangspunkt unklar. Gestorben.

Bisweilen deutet die Anamnese solcher Fälle, die nach dem Einsetzen hohen Fiebers und schwerer Allgemeinerscheinungen schnell zugrunde gehen, darauf hin, daß die Entwicklung des Leidens schon längere Zeit zurückliegt, daß aber die Patienten trotz Mattigkeit, Frösteln und leichter Fieberbewegungen wochenlang ihrem Berufe nachgegangen sind.

Endocarditis lenta.

Neben solchen akut verlaufenden Fällen von Streptokokkenendocarditis gibt es auch solche, die sich über viele Wochen und Monate hinziehen, und bei denen während des ganzen Verlaufes der Krankheit stets die spezifischen Keime im Herzblut nachgewiesen werden können. In der Regel wird als Erreger dabei der zuerst von Schottmüller beschriebene, eingangs erwähnte Streptococcus mitior seu viridans gefunden. Ausnahmsweise kann jedoch auch der gewöhnliche hämolytische Streptococcus pyogenes eine über mehrere Monate sich hinziehende Endocarditis verursachen. Diese Fälle sind dann im Gegensatz zu den durch den Streptococcus mitior erzeugten Endocarditiden ausgezeichnet durch intermittierendes oder unregelmäßig remittierendes Fieber mit vielen Frösten, während die für den Streptococcus mitior typische Kurve sich meist wenig über 38° erhebt und einen schwach remittierenden Fiebertypus ohne Schüttelfröste repräsentiert. Sehr bemerkenswert ist dabei, daß trotz der langen Krankheitsdauer und der beständigen Anwesenheit der Streptokokken im Blut keineswegs immer eiterige Metastasen vorhanden sein müssen, wie das Litten für die septische Endocarditis postulierte. Reye beschreibt z. B. einen solchen Fall von Endocarditis, die durch den gewöhnlichen hämolytischen Streptokokkus hervorgerufen war, wo trotz fünfmonatlicher Dauer des septischen Prozesses kein einziger metastatischer Abszeß, nur einige blande Infarkte in den Lungen entstanden waren. Geradezu charakteristisch ist dieses Freisein von eitrigen Metastasen für diejenige chronische Streptokokkenendocarditis, die durch den Streptococcus mitior bedingt wird.

Diese chronische Streptokokkenendocarditis wird von Schottmüller als Endocarditis lenta bezeichnet. Seine näheren Angaben über die Eigentümlichkeit diese Krankheitsbildes kann ich auf Grund meiner Beobachtungen durchaus bestätigen, Vergl. auch die Kurven Abb. 59 und 60. In der Anamnese der Patienten findet sich fast stets ein Gelenkrheumatismus; unter 10 Fällen hatte ich diese Beobachtung zehnmal. Der Zusammenhang erklärt sich so, daß im Anschluß an den früheren Gelenkrheumatismus sich Herzklappenfehler ausgebildet haben, die nun ihrerseits eine Prädilektionsstelle für die Ansiedlung von Sepsiserregern sind und das Zustandekommen neuer endokarditischer Auflagerungen begünstigen. Auch arteriosklerotische Veränderungen am Herzen können solche Prädilektionsstellen abgeben.

Der Krankheitsbeginn ist ausgesprochen schleichend. Es wird über Gelenkschmerzen, Gliederreißen, „Influenza" geklagt; über den Beginn dieser Erscheinungen sind die Kranken meist nicht genau orientiert. Die subjektiven Zeichen des bestehenden Herzfehlers, Herzklopfen, Kurzatmigkeit, Mattigkeit, machen sich meist schon längere Zeit bemerkbar; auch Husten wird häufig angegeben. Der Sitz der Erkrankung sind die Mitralis- und die Aortaklappen. Die darauf hindeutenden Geräusche sind meist deutlich; es gibt aber auch Fälle, wo keine Geräusche wahrnehmbar sind. Mit zunehmender Herzschwäche entwickeln sich auch Zeichen von Myocarditis, unregelmäßiger Puls, Ödem usw. Der Puls entspricht im übrigen in der Frequenz der Temperatur und in seiner sonstigen Beschaffenheit der Art des vorliegenden Herzfehlers. Auffällig ist die blasse, oft etwas subikterische Färbung der Kranken. Der Hämoglobingehalt ist stark herabgesetzt und sinkt immer mehr, ebenso die Erythrocytenzahl. Die Zahl der Leukocyten war in meinen Fällen meist erhöht.

Lungenerscheinungen sind häufig. Lobulärpneumonische Herde oder Infarkte, die durch eingeschwemmte, von den endokarditischen Partieen losgelöste Thromben verursacht werden, machen sich durch Dämpfungserscheinungen und Rhonchi, oft subjektiv durch Stechen auf der Brust bemerkbar. Häufig ist eine begleitende Pericarditis exsudativa vorhanden, deren durch Punktion gewonnenes Exsudat in der Regel steril ist. Die Milz ist stets stark vergrößert, überragt den Rippenbogen um zweiquerfingerbreit und ist bei der Palpation meist schmerzempfindlich, oft wohl infolge von Infarktbildung. Die Leber ist vergrößert. Relativ oft entwickelt sich gegen das Ende eine hämorrhagische Nephritis. Ich sah sie zweimal unter 10 Fällen. Haut- und Netzhautblutungen sind an der Tagesordnung. Blutiger Harn wird mitunter auch ausgeschieden, wenn embolische Niereninfarkte auftreten.

Häufig sind embolische Prozesse im Gehirn, die zu Erweichungen führen und Ausfallserscheinungen machen. Andere zu Gehirnsymptomen führende Erkrankungen sind kleine Aneurysmen der Gehirnarterien, die platzen können und zu apoplektiformen oder meningitisähnlichen Erscheinungen Veranlassung geben. Sie kommen zustande durch die Ansiedlung der Streptokokken auf der Intima der Gefäße und nachfolgende Nekrotisierung der Gefäßwand.

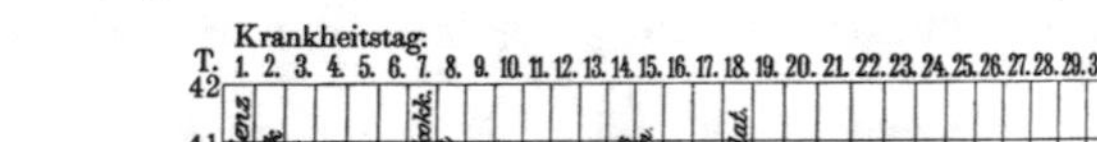

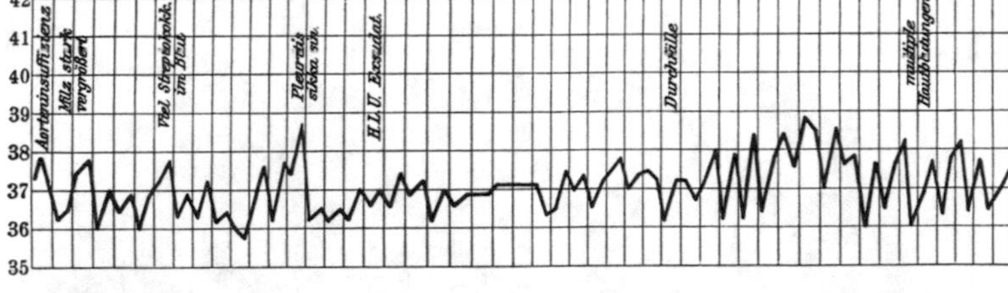

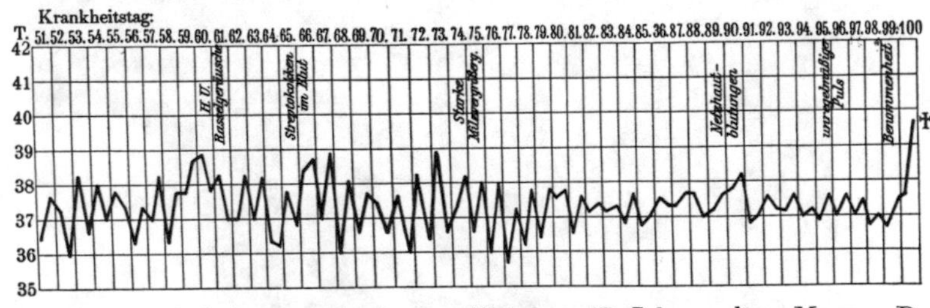

Abb. 59. Endocarditis lenta. Aorteninsuffizienz. 57 Jahre alter Mann. Dauernd Streptoc. mitis im Blut. Nephritis haemorrhagica.

Das Fieber bewegt sich fast stets in niedrigen Graden und erhebt sich nur wenig über 38° oder schwankt leicht remittierend zwischen 38 und 39°; an manchen Tagen besteht normale Temperatur. Schüttelfröste fehlen bei dieser Sepsisform fast ganz. Das Bild der Sepsis wird in vielen Fällen vervollständigt durch multiple Hautblutungen und durch Netzhautblutungen. Die Gelenkschmerzen, über die sehr oft geklagt wird, gehen meist ohne objektiv nachweisbare Erscheinungen einher. Für die Diagnose dieser chronischen Form der Endocarditis ist der Nachweis des Streptococcus mitis im Blut eine wertvolle Stütze. Bei den Blutagarmischplatten entwickeln sich die Kolonien oft erst nach 48 Stunden in Gestalt von grünlich schimmernden feinen Punkten. Ein Zusatz von Traubenzucker zum Agar bewirkt nach Otten eine schnellere Entwicklung der Keime, so daß sie schon nach 24 Stunden sichtbar werden.

Differential-diagnostisch kommt in erster Linie die rheumatische Endocarditis nach Gelenkrheumatismus in Betracht. Die Unterscheidung ist relativ leicht, wenn man die Blutuntersuchung zu Hilfe nimmt, die beim Gelenkrheumatismus und der damit zusammenhängenden Endocarditis stets negative Resultate bringt, während bei der Endocarditis lenta fast stets die Streptokokken nachgewiesen werden können. Ferner sind die Gelenkerscheinungen bei der rheumatischen Endocarditis in der Regel weit heftiger als bei der septischen Endocarditis.

Weiterhin ist bei der Differentialdiagnose an die durch den hämolytischen Streptokokkus bedingte chronische Endocarditis zu denken, die, wie eingangs schon bemerkt, mit höherem Fieber, Schüttelfrost und schwereren Krankheitserscheinungen einhergeht. Auch beginnende Lungentuberkulose wird manchmal irrtümlicherweise angenommen, namentlich dann, wenn Herzgeräusche fehlen und Husten und Anämie vorhanden sind. Ferner kann eine Anaemia splenica oder Bantische Krankheit durch den vorhandenen Milztumor und Leberschwellung vorgetäuscht werden. Entscheidend ist die bakteriologische Blutuntersuchung.

Pathologische Anatomie. Anatomisch handelt es sich bei dieser durch den Streptococcus mitior verursachten Endocarditis lenta um relativ flache Wucherungen im Gegensatz zu den umfangreichen polypösen, die wir bei der

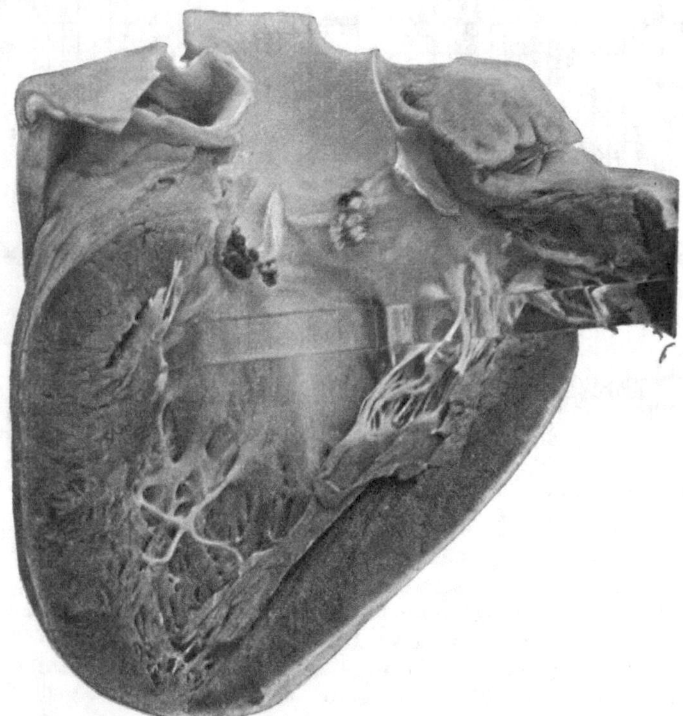

Abb. 60. Streptokokken-Endocarditis der Aorten-Klappen.

durch Staphylokokken, Pneumokokken und hämolytische Streptokokken erzeugten Endocarditis sehen. Diese Wucherungen finden sich aber nicht nur auf den Klappen, sondern können auch weiter über das Endokard ausgebreitet sein. Charakteristisch sind auch die feinen körnchenartigen Auflagerungen teils auf den Schließungsrändern der Klappen, teils an den Sehnenfäden und am parietalen Endokard.

Histologisch geht der Prozeß so vor sich (vgl. Königer)[1]), daß zunächst durch die Ansiedlung von Streptokokken eine Nekrose des Endothels veranlaßt wird, und daß nun Wucherungsvorgänge in der subendothelialen Schicht einsetzen. Diese Wucherungen heben sich in Gestalt warzenähnlicher Erhebungen über das Niveau der Umgebung heraus. Gleichzeitig kommt es zur Auflagerung thrombotischer Massen, teils auf den Endothelnekrosen, teils auf den gewucherten Erhebungen. Die so entstandenen Exkreszenzen werden nun meist durch ein ausgedehntes Granulationsgewebe substituiert, das namentlich dann zu größerem Umfange anwächst, wenn der ganze Prozeß, wie so häufig, sich auf schwielig verdickten Klappen abspielt, die durch früher überstandenen Gelenkrheumatismus geschädigt sind. Die infolgedessen vorhandene Vaskularisation der Klappen begünstigt die mächtige Granulationswucherung. Dabei bleibt aber immer charakteristisch, daß tiefere Nekrosen und schwere Zerstörungen, wie wir sie bei der ulzerösen, durch andere Eitererreger bedingten Endocarditis gewöhnt sind, bei dieser chronischen Form von Endocarditis nicht vorkommen. Die spezifischen Streptokokken findet man in großen Massen in den Auflagerungen bis tief in die gewucherten Partien hinein verstreut.

Durch Verschleppung von Thromben, die sich von der Herzklappe losreißen, kommt es häufig zu blanden Infarkten, so in der Milz und in den Nieren. Charakteristisch ist, daß diese Infarkte niemals vereitern, höchstens erweichen.

Prognose und Verlauf. Die durch den Streptococcus mitior bedingte Endocarditis endet nach monatelangem Verlauf fast stets letal. Nur über wenige geheilte Fälle ist bisher berichtet worden (Lenhartz, Jochmann). Der Tod erfolgt entweder unter den Zeichen der zunehmenden Herzinsuffizienz oder an Lungen-Embolie oder Hirnblutungen.

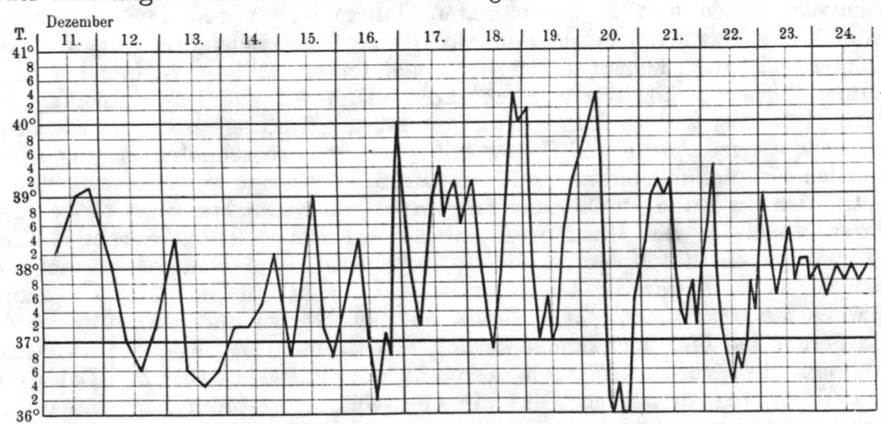

Abb. 61. Endocarditis lenta. Aorteninsuffizienz. Streptokokkensepsis (Strept. mit.). Eduard S., 32 Jahre alt. Früher Gelenkrheumatismus. Seit Monaten rheumatische Beschwerden; seit 3 Wochen bettlägerig. Alle Zeichen der Aorteninsuffizienz. Bronchopneumonie, Nephritis haemorrhagica, Urämie, Exitus.

Allgemeininfektion mit dem Streptococcus mucosus.

In einigen wenigen Fällen ist bei Streptokokkensepsis der eingangs schon erwähnte Streptococcus mucosus als Erreger im Blute gefunden worden. Außer Schottmüller haben Otten und Liebmann über einige derartige Fälle berichtet.

Am häufigsten scheint diese Sepsisform von entzündlichen Lungenherden auszugehen. Weitere Eintrittspforten waren: eitrige Mittelohrentzündung, Meningitis und Peritonitis.

[1]) Königer, Histolog. Untersuchungen über Endokartitis, Arbeiten aus d. pathol. Inst. zu Leipzig 1903, Heft 2.

In einem Falle Ottens lag eine eitrige Bronchitis mit Hypostase im Unterlappen vor; zwei weitere Fälle betrafen Bronchopneumonien, im vierten handelte es sich um eine croupöse Pneumonie.

Nach E. Fraenkel bietet die durch den Streptococcus mucosus bedingte Pneumonie ein ganz charakteristisches Aussehen, so daß sie sich schon makroskopisch leicht von einer durch den Lanceolatus herbeigeführten Pneumonie unterscheidet. Die Schnittfläche der Lunge wird in dem Falle der Mucosuspneumonie allmählich von einer dünnen Schicht eines schleimigen, Faden ziehenden, durchsichtigen Saftes überzogen, wodurch sie wie mit einem hellen Firnis bedeckt erscheint.

Zweimal ging diese Sepsisform mit Meningitis einher, die einmal vom Mittelohr und einmal von einem Empyem des Sinus sphenoidalis ihren Ausgang nahm. Daß dieser Streptokokkus im Eiter der Otitis media gelegentlich vorkommt, zeigen die Untersuchungen von Wittmaack u. a.

In einem Falle Ottens, der im Anschluß an eine syphilitische Mastdarmstriktur mit periproktitischen Abszessen, Cystopyelitis und Pelveoperitonitis sich entwickelte, konnten die Erreger bereits 3½ Monate vor dem Tode und von da an mehrfach im Blute nachgewiesen werden.

Spezifische Therapie bei der Streptokokkensepsis.

Nachdem es Behring im Jahre 1892 bereits gelungen war, durch das Serum von Versuchstieren, die er durch Streptokokken immunisiert hatte, Mäuse und Kaninchen gegen hohe Dosen hochvirulenter Streptokokken zu schützen, haben sich in den nächsten Jahren Roger und besonders Marmorek mit Versuchen beschäftigt, ein Serum herzustellen, das die Streptokokkensepsis des Menschen günstig beeinflussen sollte. Während Roger durch Erhitzung abgetötete Streptokokkenkulturen zur Immunisierung der Tiere benutzte, zog es Marmorek vor, lebende Kulturen dazu zu verwenden. Er immunisierte Pferde und Schafe mit einer von menschlicher Angina stammenden Streptokokkenkultur, die er durch Tierpassage so virulent gemacht hatte, daß ein Hundertmillionstel ccm davon ein Kaninchen akut tötete. Die guten Resultate, die Marmorek mit seinem monovalenten Serum bei den Streptomykosen des Menschen erzielte, wurden nur von wenigen Autoren, wie Bordet u. a., bestätigt. Im Gegensatz zu diesem mit nur einem Stamme gewonnenen Marmorekschen Serum schufen Denys und van der Velde ein Serum, bei dem zur Immunisierung ein Gemisch verschiedener virulenter Streptokokken verwendet wurde, also ein polyvalentes Serum. Dabei war die Überlegung maßgebend, daß die menschliche Streptomykose vermutlich durch verschiedene Streptokokkenarten erzeugt würde.

Das zweite Prinzip des Marmorekschen Serums, die Steigerung der Virulenz durch Tierpassagen, verwarf Tavel in der Annahme, daß die Steigerung der Virulenz eine Änderung der ganzen Wesensart des Streptokokkus bedeutet. Er stellte daher mit unpassierten, frisch aus menschlichen Krankheitsherden gezüchteten Streptokokkenstämmen ein polyvalentes Serum her (Tavelsches Streptokokkenserum).

Aronson hingegen verwendete einen für Mäuse hochpathogen gemachten Streptokokkenstamm zur Immunisierung und stellte zum ersten Male ein Serum her, dessen Schutzwert im Tierversuch exakt austariert werden konnte. Später änderte er die Herstellungsart seines Serums, indem er nicht nur den eben erwähnten tierpathogenen Stamm allein, sondern daneben noch eine Anzahl unpassierter, von Menschen gewonnener Streptokokkenstämme zur Behandlung seiner Tiere benutzte. Ein polyvalentes Antistreptokokkenserum wird weiterhin in Österreich nach den Angaben von Paltauf hergestellt.

Das von den Höchster Farbwerken abgegebene Antistreptokokkenserum „Höchst" nach Meyer und Ruppel hat den Vorzug, daß es außer mit einem hochvirulenten Passagestamm noch mit hochvirulenten unpassierten, direkt vom Menschen stammenden Originalstämmen gewonnen wird. Nach Meyer und Ruppel besitzen menschliche Stämme oft ohne jede Passage hohe Tiervirulenz, die sich jahrelang unverändert in defibriniertem Menschenblut konservieren läßt.

„Durch monovalente Immunisierung verschiedener Pferde mit differenten Stämmen ließ sich zeigen, daß diese untereinander verschieden waren und demgemäß differente Immunkörper bildeten. Avirulente Stämme wurden durch künstliche Steigerung ihrer Virulenz auf dem Wege der Tierpassage in einen hochvirulenten, stets gleichen Passagestamm umgewandelt. Dieser letztere hat noch immunisatorische Fähigkeit für Pferde und Mäuse und wurde zur Vorbehandlung der Versuchstiere verwendet, während jedes Pferd später mit einem menschlichen Originalstamm weiterbehandelt wird. Erst wenn das Serum jedes Tieres in kleinsten Mengen (1 Zentigramm bis 1 Milligramm) gegen den eigenen Stamm zu schützen vermag, werden die Sera aller Pferde zu einem Mischserum vereinigt, welches so nachweisbare Quoten gegen zahlreiche Streptokokkenstämme enthält und jederzeit mittelst der Blutkultur auf seinen genauen Schutz- und Heilwert eingestellt werden kann."

Das Mosersche Serum ist speziell als Scharlachstreptokokkenserum gedacht. Von der Annahme ausgehend, daß die Streptokokken die Erreger des Scharlachs sind, verwendete er verschiedene Stämme von „Scharlachstreptokokken" zur Immunisierung von Pferden und gewann so ein Serum, das sich noch jetzt in Österreich und Rußland großer Beliebtheit erfreut. In Deutschland wird es wohl jetzt weniger mehr angewendet. Es fehlt ihm eine zuverlässige Wertbestimmungsmethode.

Das Menzersche Serum ist durch Immunisierung von verschiedenen unpassierten Streptokokkenkulturen gewonnen, die von Gelenkrheumatismuskranken stammen. Es wurde zuerst nur zur Behandlung der Polyarthritis empfohlen, die Menzer für eine Streptomykose hält, später aber auch für die Streptokokkensepsis.

Während Moser und Menzer den Wert ihrer Sera nur am Menschen prüfen, bestehen für die anderen Sera Wertbestimmungsmethoden.

Aronson prüft sein Serum mittelst des hochvirulenten Passagestammes, von dem ein zehnmillionstel Kubikzentimeter Mäuse in 24 Stunden tötet. Das Antistreptokokkenserum „Höchst" wird geprüft gegen die Passagenstämme, gegen die zur Immunisation verwendeten menschlichen Originalstämme und gegen fremde, den Pferden nicht eingespritzte Streptokokkenstämme.

Worauf die Schutzwirkung des Antistreptokokkenserums beruht, ist noch nicht völlig bekannt. Soviel scheint sicher zu sein, daß bakteriotrope Substanzen, ähnlich wie beim Meningokokkenserum, eine große Rolle spielen. Das Serum hat die Fähigkeit, sowohl im Tierversuch, wie in vitro die phagocytären Vorgänge in mächtiger Weise anzuregen.

Anwendungsart. Bei der Behandlung der Streptokokkensepsis verwendet man das Serum entweder subkutan oder intravenös. Subkutan empfiehlt es sich, 50 cm in die Haut des Oberschenkels oder die Brusthaut einzuspritzen und diese Dosis je nach der Wirkung einmal oder mehrmals in den nächsten Tagen zu wiederholen. In schwereren Fällen, wo es auf recht schnelles Eingreifen ankommt, ist die intravenöse Injektion anzuraten. Sie hat den Vorteil der schnelleren Einwirkung und der sicheren Resorption, doch darf man dazu nur ein karbolsäurefreies, sicher steriles Serum verwenden (Paltauf, Höchst, Moser). Man gibt 50—100 ccm und kann diese Dosen in eintägigen Pausen ev. mehrmals wiederholen. Mitunter treten im Anschluß an die intravenöse Injektion leichte Kollapserscheinungen auf, die aber stets vorübergehend sind. Eine Kontraindikation gegen die intravenöse Anwendung des Serums ist jedoch die Endocarditis; dabei erlebte ich einmal eine starke Verschlimmerung.

Schließlich kann man das Serum intraspinal geben, wie ich das bei der Behandlung der Genickstarre mit Meningokokkenserum empfohlen habe. Ich habe neuerdings bei der Streptokokkenmeningitis, z. B. nach otogener Sepsis, wiederholt Antistreptokokkenserum intralumbal gegeben. Es wird zu diesem Zwecke eine Lumbalpunktion vorgenommen und so viel Flüssigkeit abgelassen, wie man nachher Serum einzuspritzen beabsichtigt. Man kann auf diese Weise 10—20 ccm Serum auf einmal einspritzen.

Wie sind nun die Heilerfolge bei der Anwendung der Antistreptokokkensera? Die Anschauungen darüber gehen weit auseinander. Die einen haben absolut gar keine Heilwirkung gesehen, die anderen preisen begeistert die spezifische Therapie. Die Gründe für diese differenten Angaben liegen darin, daß meist vom Serum zuviel verlangt wird. Sind erst massenhafte eitrige Metastasen vorhanden, und ist das Blut überschwemmt mit Streptokokken, so erreichen wir nichts. Es ergibt sich daraus, daß so früh wie möglich mit der spezifischen Therapie begonnen werden muß.

Bei der Angina mit Streptokokkensepsis empfiehlt es sich, namentlich wenn die Erreger im Blute nachzuweisen sind, sofort mit intravenöser Behandlung vorzugehen und mehrere Tage hintereinander je 50 ccm Serum zu injizieren, bis eine Besserung deutlich ist.

Über die sekundäre Streptokokkensepsis nach Scharlach und ihre Behandlung mit Serum wird auf S. 697 genauer berichtet.

Bei der Streptokokkensepsis, die von äußeren Verletzungen, Schrunden, Rissen, Phlegmonen u. dgl. ihren Ausgang nimmt, ist die Anwendung der Serumtherapie die gleiche. Dabei werden jedoch als Unterstützung in der Regel chirurgische Maßnahmen, Inzisionen u. dgl. in Anwendung kommen.

Bei der chronischen Streptokokkenendocarditis ist die Serumtherapie leider meist erfolglos; durch Kombination der Serumtherapie mit einer Vakzintherapie nach Wright'schen Prinzipien sah ich in einigen Fällen Erfolge.

Nach neueren Berichten (Lorey) müßte dabei auch ein Versuch mit Salvarsan gemacht werden.

Die Serumtherapie der Puerperalsepsis wird in dem speziellen Kapitel Seite 197 besprochen.

Staphylokokkensepsis.

Ätiologie und Pathogenese. Die Staphylokokken haben ihren Namen von der Eigentümlichkeit, im Ausstrichpräparat in Traubenform zusammenzuliegen (σταφυλή, die Traube). Sie sind unbeweglich und behalten bei Anwendung der Gramfärbung ihre dunkelblaue Farbe. Sie wachsen auf allen Nährböden, am besten bei alkalischer Reaktion. Gelatine wird verflüssigt. Bei Gegenwart von Sauerstoff bilden die Staphylokokken auf der Oberfläche erstarrter Nährböden Pigment. Je nach der Farbstoffbildung unterscheidet man Staphylococcus aureus, citricus und albus. Der Staphylococcus aureus bildet auf der Agaroberfläche orangegelbe, runde Kolonien, auf Kartoffeln gedeiht er in Form saftiger, gelber Beläge.

Charakteristisch ist sein Wachstum auf Blutagarmischplatten. Mischt man staphylokokkenhaltiges Blut mit Agar im Verhältnis von 2 : 3, so entstehen nach 24 Stunden zwei Arten von Kolonien, schwärzliche Tiefenkolonien ohne Hämolyse und goldgelbe Oberflächenkolonien mit hellem Resorptionshof. Vgl. Fig. 63.

Auch der Staphyl. albus, der vielfach noch in dem Rufe steht, ein harmloser Saprophyt zu sein, findet sich in nicht ganz wenigen Fällen bei der Staphylokokkensepsis im Blute, teils allein, teils vermischt mit dem Aureus. Namentlich bei den von den Harnwegen ausgehenden Sepsisfällen ist der Albus nicht selten.

Ein obligat anaerober Staphylokokkus wurde neuerdings häufiger als Erreger schwerer puerperaler Infektionen gefunden (Schottmüller, Hermann, Bondy).

Für die Pathogenese der Staphylomykosen wichtig sind folgende Eigenschaften.

Der pyogene Staphylokokkus produziert Gifte, die imstande sind, sowohl die weißen als die roten Blutkörperchen schwer zu schädigen. Das erste dieser Gifte hatte van der Velde wegen seiner Eigenschaft, die Leukocyten zu zerstören, Leukocidin genannt. Man kann das leicht nachweisen durch Zusammenbringen von lebenden Leukocyten mit einem Tropfen Staphylokokkenfiltrat. Es läßt sich dann mikroskopisch konstatieren, wie die Leukocyten ihre amöboiden Bewegungen einstellen und zugrunde gehen.

Die Schädigung der roten Blutkörperchen erfolgt durch ein anderes, von den Staphylokokken sezerniertes Gift, durch das Hämolysin. Setzt man Staphylokokkenfiltrat roten Blutkörperchen im Reagenzglase zu, so verlieren dieselben ihren Farbstoff. Den nämlichen Vorgang kann man auch auf Platten beobachten, die durch Mischung von Blut mit Agar hergestellt und mit Staphylokokken beschickt sind. In der Umgebung der Oberfläche der Kolonien bildet sich dann ein heller Resorptionshof durch Hämolyse.

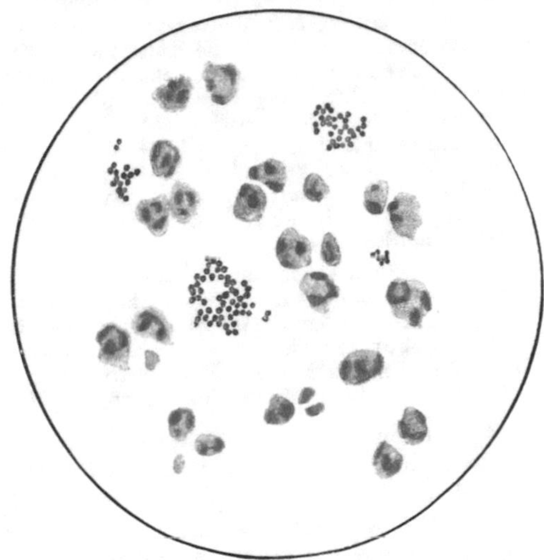

Abb. 62. Staphylokokken-Eiter.

Bei der Entstehung der Staphylokokkensepsis spielen, entsprechend dem häufigen Vorkommen der Traubenkokken auf der normalen äußeren Haut, besonders Hautaffektionen eine große Rolle. Verletzungen der Haut, Risse, Stiche, Quetschungen, Kratzwunden u. dgl. können daher Gelegenheit zur Entfaltung der pathogenen Eigenschaften der Kokken geben. So kommt es oft zu örtlichen Staphylokokkeninfektionen, die zu allgemeinen septischen Zuständen führen können. Daher spielen Furunkel, Karbunkel, Panaritien, Akneknötchen, Varicellen und Variolapusteln eine große Rolle bei der Entstehung der Staphylokokkensepsis.

In zweiter Linie kommen als Ausgangspunkt für Staphylokokkensepsis die Schleimhäute und zwar besonders die Schleimhäute der Harnwege in Betracht. Neben eitrigen Entzündungen wie Cystitis und Pyelitis können die verschiedensten therapeutischen Manipulationen, Bougieren, Katheterismus u. dgl., zur Entstehung von Staphylomykosen Veranlassung geben. Das sog. Katheterfieber ist in vielen Fällen nichts anderes wie eine Allgemeininfektion mit Staphylokokken. Ferner kommen von den Schleimhäuten als Ausgangspunkt für eine Staphylokokkensepsis die Schleimhaut der Tonsillen, so nach Angina und Scharlach, in Betracht und in seltenen Fällen auch die Schleimhaut des Genitalapparates im Puerperium.

Eine dritte Infektionsquelle für die allgemeine Staphylokokkensepsis ist die akute Osteomyelitis. Tatsache ist es, daß man fast bei jeder Osteomyelitis die Kokken im Blute nachweisen kann, nicht nur bei jenen Formen, bei denen es an verschiedenen Knochen als Ausdruck einer metastasierenden Sepsis zu einer Markeiterung kommt, sondern auch dort, wo nur ein Knochen befallen ist.

Eine interessante Beziehung besteht nach Joseph Koch' zwischen der hämolytischen Fähigkeit der Staphylokokken und ihrer Pathogenität. Es hat sich herausgestellt, daß diejenigen Staphylokokken, die Hämolyse machen, auch pathogen und virulent sind, während die nicht hämolytischen harmlose, nicht pathogene Saprophyten sind. Durch systematische Untersuchung der Haut der Körperoberfläche mittelst Blutagarplatten, die an die zu untersuchende Stelle angedrückt wurden, konnte Koch zeigen, daß 90% der Bakterienflora der menschlichen Haut aus harmlosen Saprophyten, hauptsächlich weißen Staphylokokken besteht, und daß sich unter den übrigbleibenden 10% 3—5 echte pyogene Staphylokokken befinden.

Außer den genannten Toxinen, dem Hämolysin und Leukozidin, die beide von den lebenden Staphylokokken in die Kulturflüssigkeit sezerniert werden, enthalten die Staphylokokken noch das an den Zelleib gebundene Endotoxin, das auch die abgetöteten Kokkenleiber giftig macht. Je größer die Virulenz lebender Staphylokokken ist, desto größer ist auch die Toxinwirkung abgetöteter Staphylokokkenleiber. Die zum Studium solcher Endotoxine durch intravenöse Injektion abgetöteter Staphylokokkenleiber bei Versuchstieren verursachten Veränderungen werfen ein Licht auch auf analoge Verhältnisse beim Menschen: Fettmetamorphosen der Muskulatur des Herzens, parenchymatöse Trübung der Nieren, Nekrose der Zellen der gewundenen Harnkanälchen werden beobachtet.

Schließlich enthalten die Staphylokokkenleiber noch stark reizende und entzündungserregende Stoffe, die eine positiv chemotaktische Wirkung auf Leukocyten haben. Durch Injektion abgetöteter Staphylokokken in die vordere Augenkammer z. B. gelingt es nach Leber sehr leicht, eine massenhafte Ansammlung von Eiterzellen zu bewirken. Daß diese chemotaktischen Eigenschaften der Staphylokokken ein nicht ganz unwesentliches Moment beim Zustandekommen von Eiterungen bilden, liegt auf der Hand.

Der Einbruch der Staphylokokken ins Blut von den oben genannten Eintrittspforten aus erfolgt entweder auf dem Lymphwege, wobei zunächst Lymphangitis und Lymphadenitis vorangehen, oder direkt von den Venen aus. Dabei können die Kokken im Laufe einer lokalen eitrigen Entzündung die Venenwand durchsetzen und nun weitergeschwemmt werden, oder aber sie verursachen eine eitrige Thrombophlebitis, von wo aus zerfallende kokkenhaltige Thromben in den Blutstrom gerissen werden und Metastasen erzeugen.

Die Bildung vielfacher eitriger Metastasen ist ein besonders hervorstechendes Charakteristikum der Staphylokokkensepsis. Sie können auf verschiedene Weise zustande kommen. Zunächst können rein mechanische Momente dazu Veranlassung geben, indem abbröckelnde Thrombuspartikel bei ihrem Transport auf dem Blutstrom in den Lungenarterien und Kapillaren stecken bleiben und dort Abszesse verursachen oder, wenn sie kleiner sind, nach Passieren der Lungen ins linke Herz gelangen, wo sie an den Klappen haften bleiben und Endocarditis verursachen. Von hier aus können losgelöste Teilchen der Klappenauflagerungen in den großen Kreislauf gelangen und in Myokard, Milz, Nieren, Gelenken, Knochenmark Metastasen verursachen. Diese Erklärungsweise der Metastasenbildung trifft für einen Teil der Fälle wohl sicher zu, erklärt aber noch nicht den Grund, warum Staphylomykosen ganz unverhältnismäßig viel mehr zu eitrigen Metastasen neigen als Streptomykosen. Nach Lenhartz gehen 95% der Staphylokokken-Allgemeininfektionen mit Metastasen einher. Ich sah unter 23 Fällen 20 Metastasen. Der Grund für diese Eigentümlichkeit ist in der Mehrzahl der Fälle darin zu suchen, daß das Gift der Staphylokokken die Zellen gewisser Organe besonders stark schädigt, die dann einen Locus minoris resistentiae für die Kokkeneinwanderung und ihre Ansiedlung bilden.

Rein experimentell läßt sich beweisen (v. Lingelsheim, Muskatello-Ottaviano), daß gerade diejenigen Organe, die am leichtesten durch Toxine zu schädigen sind, wie die Nieren und das Herz, besonders gern von metastatischen Abszessen befallen werden. Infiziert man Kaninchen intravenös mit Staphylokokken, so sind bei kurzer Dauer der Krankheit die eitrigen Metastasen auf Herz und Nieren beschränkt. Bei längerer Dauer findet man dann auch in den Lungen, Leber, Gelenken, Muskulatur Abszesse. Im Myokard ist der Vorgang der, daß man zunächst im Lumen kleiner Gefäße Kokken findet, die nach eitriger Einschmelzung der Wand in die Muskulatur dringen und Nekrosen und Eiterungen veranlassen. In den Nieren finden wir zahlreiche Abszesse in Stecknadelkopf- bis Erbsengröße. Ihr Sitz ist vornehmlich die Rinde, aber auch in der Marksubstanz finden wir streifenförmig angeordnete Abszesse. Während die multiplen Rindenabszesse durch verschleppte virulente Kokken in die Endarterien (Arteriae interlobulares) entstehen, nehmen die streifenförmigen Markabszesse ihren Ursprung von den in den Harnkanälchen nachweisbaren Zylindern, die durch die toxische Nephritis bedingt sind. Sie bilden nach Joseph Koch ein mechanisches Hindernis, bei dem die verschiedenen Traubenkokken sich sammeln. Außerdem stellen die toten Gewebselemente der Zylinder aber auch einen ausgezeichneten Nährboden für die wachsenden Kokkenhaufen dar, wodurch die verschiedenen Zylinder sich in richtige Bakterienzylinder verwandeln. Diese üben durch Fortwuchern der Kokken und Sekretion von Toxinen eine deletäre Wirkung auf die Nachbarschaft aus, wodurch Nekrose oder eitrige Einschmelzung des dem Zylinder benachbarten Gewebes erfolgen kann. Das Primäre ist also die Schädigung der Gefäßwandungen und Nierenepithelien durch die im Blute kreisenden Toxine, wodurch ein Austreten und Haftenbleiben der Staphylokokken an den lädierten Stellen, zugleich aber auch eine Ausscheidung durch den Urin ermöglicht wird. Die Ausscheidung der Staphylokokken durch den Urin ist nicht etwa ein physiologischer Vorgang, sondern wird erst ermöglicht durch eine Schädigung des eliminierenden Organes. Das geht auch daraus hervor, daß sie nicht sofort nach intravenösen Injektionen einsetzt, sondern erst 4—6 Stunden nachher. Diese Ausscheidung durch die Nieren erfolgt bei den Staphylokokken mit viel größerer Konstanz als bei den Streptokokken und ist wohl als ein Grund für die Häufigkeit der Nierenmetastasen anzusehen.

Hauptursache der Metastasenbildung bei der Staphylokokkensepsis ist die primäre Schädigung der Zellen der betroffenen Organe durch die Staphylokokkentoxine, wodurch erst der Boden geschaffen wird für die Ansiedelung der Kokken.

Wir finden überhaupt als Eigentümlichkeit der Staphylokokkenmykosen, daß lokalisierte Staphylokokkenerkrankungen ihre Entstehung einer primären Gewebsschädigung verdanken. So zeigte Grawitz z. B., daß beim Kaninchen nur dann eine eitrige Peritonitis durch Staphylokokkeninjektion erzielt wurde, wenn zuvor das Bauchfell mechanisch oder chemisch gereizt worden war. In demselben Sinne sprechen die bei intravenöser Staphylokokkeninjektion hervorgerufenen endokardialen Veränderungen nach Klappenverletzungen, die Entstehung der Osteomyelitis nach vorangegangenem Trauma u. a. mehr.

Bei der Staphylokokkenallgemeininfektion bereitet das Toxin erst den Weg für die Ansiedelung der Kokken und die dadurch bedingten eitrigen Metastasen. Damit hängt vornehmlich auch das Verhalten der Staphylokokken zum strömenden Blut und ihre Eigenschaft, es mehr als Transportmittel wie als Nährboden zu benutzen, zusammen.

Die Tatsache ist jedenfalls interessant, daß die Staphylokokken nach intravenöser Einspritzung bei Kaninchen merkwürdig schnell, etwa nach 24—48 Stunden, aus dem Blute verschwunden sind, während sie in verschiedenen Organen, besonders in den metastatischen Herden, wie Nieren, Knochenmark, Milz und in der Gallenblase, massenhaft nachgewiesen werden können. Im Gegensatz dazu kommt es bei der Injektion von Streptokokken im Tierexperiment in der Regel nicht zur Ausscheidung lokaler Herde in den inneren Organen. Es scheint also, als ob nach der erfolgten Ablagerung eines großen Teiles von Staphylokokken in den durch die Toxine primär geschädigten Organen das Blut relativ schnell mit den übrigbleibenden Staphylokokken fertig wird, während bei der Streptokokkensepsis, wo eine solche Metastasierung seltener erfolgt, die Vermehrung leichter ist. Es ist freilich dabei zu bemerken, daß die Verhältnisse beim Menschen nicht immer dem Tierexperiment parallel gehen. Die Frage, ob die Staphylokokken bei der Allgemeininfektion des Menschen im Blute sich vermehren, ist meines Erachtens noch nicht mit Sicherheit festgestellt.

In der Regel vermehren sich die Staphylokokken im Blute wahrscheinlich nicht, sondern benutzen das Blut nur als Transportmittel auf dem Wege zu den Ausscheidungsorganen. Bei sehr starker Blutinfektion aber, wenn die Schutzkräfte des Blutes erlahmen, dürfte auch eine Vermehrung der Kokken im Blute möglich werden.

Verlauf. Da die Eintrittspforte oft durch geringfügige Verletzungen der äußeren Haut oder der Schleimhaut dargestellt wird, so kommen die Kranken oft erst zur Beobachtung, wenn die Lokalinfektion schon auf dem

Wege zur Besserung oder verheilt ist. Das ausgesprochene Krankheitsbild ist meist sehr schwer: Bewußtseinsstörungen, Apathie und Delirien sind häufig; die Milz ist geschwollen, der Puls ist frequent und weich, die Leukocytenzahl ist stark erhöht. Die Haupteigentümlichkeit der Staphylokokkensepsis, ihre Neigung zur multiplen Metastasenbildung, die schon bei Besprechung der Pathogenese erwähnt wurde, macht das Bild zu einem ungemein wechselvollen. Während das eine Mal die häufigsten Komplikationen, nämlich die Erscheinungen eines Lungenabszesses im Vordergrunde stehen mit Dyspnoe, Schmerzen auf der Brust, Husten, Dämpfungserscheinungen und feuchten Rasselgeräuschen, beherrscht ein anderes Mal eine septische Endocarditis mit ihren charakteristischen Geräuschen das Krankheitsbild. Die Endocarditis ist außerordentlich häufig bei der Staphylokokkensepsis, häufiger noch wie bei der Streptokokkensepsis. Unter meinen 23 Fällen von Staphylokokkensepsis hatten 9 Fälle eine ulzeröse Endocarditis. Otten fand unter 55 Fällen des Lenhartzschen Materials 14 mal Endocarditis. Dabei ist am häufigsten die Mitralklappe ergriffen, an zweiter Stelle steht die Aorta, an dritter die Tricuspidalis. Bei meinen Fällen waren ergriffen:

4 mal die Mitralis,
2 mal die Mitralis und Aorta zusammen,
1 mal die Aorta,
1 mal die Tricuspidalis allein,
1 mal die Tricuspidalis und Pulmonalis,
9 Fälle.

Eitrige Pericarditis bestand in meinen Fällen 3 mal. Weiter sehen wir bei der Staphylokokkensepsis häufig Erscheinungen, die an einen schweren Gelenkrheumatismus erinnern, wobei meist mehrere Gelenke befallen sind. Man findet dann in dem trüben Gelenkexsudat staphylokokkenhaltigen Eiter. Schwere Zerebralsymptome, wie Nackenstarre, Benommenheit, Kernigsches Symptom, allgemeine Hauthyperästhesie finden wir bei der eitrigen Meningitis, die sich bisweilen nach Furunkeln im Gesicht als Staphylokokkenmetastase einstellt, aber in seltenen Fällen auch nach Angina oder Otitis media vorkommt. Eine Lumbalpunktion kann hier durch den Nachweis der Staphylokokken in der getrübten Zerebrospinalflüssigkeit leicht die Diagnose sichern.

Die so häufigen multiplen Abszesse in der Rinde und Marksubstanz der Nieren machen sich klinisch meist nur wenig bemerkbar, da der Urin in der Regel nur Spuren von Albumen enthält. Es gelingt aber bei systematischen bakteriologischen Untersuchungen des Urins oft, aus einem positiven Staphylokokkenbefunde die Diagnose auf Nierenabszesse zu stellen.

Sehr deutliche klinische Symptome macht dagegen der paranephritische Nierenabszeß, der gar nicht selten nach Furunkeln, Panaritien usw. als einzige Metastase der Staphylokokkenallgemeininfektion beobachtet wird. Von chirurgischer Seite, von Jordan, Koch usw., sind eine ganze Reihe solcher Fälle mitgeteilt. Im Anschluß an einen Furunkel oder Karbunkel will trotz Abheilung der lokalen Eiterung das Fieber nicht verschwinden. Es treten Schmerzen im Rücken, besonders in der Lendengegend auf, die Gegend einer Niere wird druckempfindlich, und schließlich kommt es zur Vorwölbung einer fluktuierenden Geschwulst zwischen der zwölften Rippe und der Crista ilei. Wird hier punktiert, so entleert sich staphylokokkenhaltiger Eiter. Die Eröffnung des Prozesses erzielt dabei meist Eiter. Die Nieren sind in der Regel nicht beteiligt, der Urin bleibt eiweißfrei.

In sehr seltenen Fällen kann ein Leberabszeß als Sitz von Metastasen nach einer Staphylokokkeninfektion auftreten. Otten beschreibt einen solchen

Fall. Hier traten etwa fünf Wochen nach Eröffnung eines Furunkels im Nacken in der Lebergegend heftige Schmerzen auf. Die Leber überragte den Rippenbogen in der vorderen Axillarlinie um zweier Querfinger Breite. Die Probepunktion ergab staphylokokkenhaltigen Eiter, und nach erfolgter Eröffnung der Eiterhöhle trat Genesung ein.

Auch in der Parotis kommt es mitunter zu eitrigen Metastasen.

Noch bunter wird das Bild der Staphylokokkensepsis durch die mannigfachen Hauterscheinungen. Neben Erythemen, Hautblutungen sind es besonders pustulöse Hautausschläge und Abszesse, die öfter beobachtet werden, und die wohl auf embolischem Wege entstanden zu denken sind. Auch masernähnliche Ausschläge habe ich bei der Staphylokokkensepsis gesehen.

Schließlich ist noch eine Hautmetastase bei Staphylokokkensepsis zu erwähnen, die in erbsen- bis mandelkerngroßen, blaurot schimmernden, knotenförmigen Infiltraten der Haut besteht.

Es handelt sich dabei um hämorrhagische embolische Infiltrate in der Subkutis.

Manchmal wird das Krankheitsbild auch beherrscht durch das Auftreten zahlreicher Muskelabszesse, die mit neuralgischen und rheumatischen Beschwerden einhergehen.

Fieber. Das Fieber bei der Staphylokokkensepsis ist in der Regel hoch und zeigt die Form einer Kontinua oder ist schwach remittierend. Ausnahmsweise kommt ein intermittierender Fiebertypus vor, so besonders wenn die Staphylokokkensepsis mit Endocarditis kompliziert ist. Schüttelfröste sind trotz der vielen eitrigen Metastasen relativ selten bei der Staphylokokkensepsis. Der Puls ist meist dem Fieber entsprechend frequent.

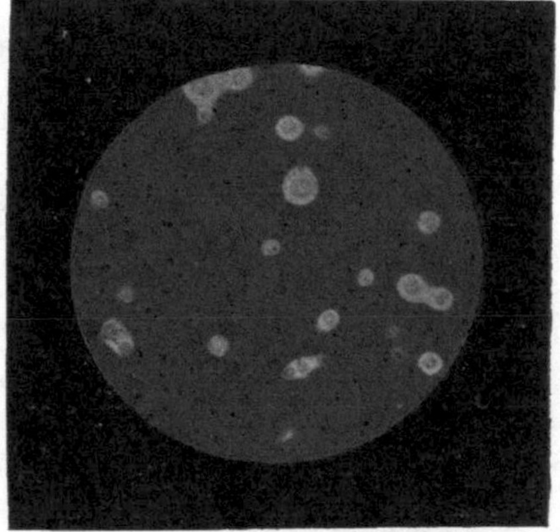

Abb. 63. Kolonien von Staphylococcus aureus auf Blutagar. Tiefenkolonien schwärzlich, Oberflächenkolonien goldgelb.

Diagnose. Die Diagnose der septischen Allgemeininfektion mit Staphylokokken wird am sichersten durch den Nachweis im Blut gestellt nach der bekannten Blutagarmischmethode. Wir erhalten dabei nach 24 Stunden in der Regel zwei Arten von Kolonien: In der Tiefe schwärzliche Punkte ohne hämolytischen Hof und an der Oberfläche weiße und goldgelbe Kolonien mit hellem Resorptionshof. Beide Kolonienformen gehören dem Staphylokokkus an, der offenbar an der Oberfläche, wo mehr Sauerstoff vorhanden ist, leichter hämolysiert. Ein gutes Bild einer solchen Blutagarmischplatte zeigt Abb. 62. Nicht immer gelingt es, auf diese Weise Staphylokokken nachzuweisen. Bisweilen tritt bei der Staphylokokkensepsis die Bakteriämie in den Hintergrund im Vergleich zur Toxinämie.

Die Agglutinationsreaktion mit dem Blutserum der Erkrankten läßt sich zur Diagnose einer Staphylokokkenallgemeininfektion nicht verwerten, da sie zu unsichere Resultate gibt. Dagegen läßt sich eine Serodiagnose durchführen, wenn man von der Tatsache ausgeht, daß bei bestehender oder überstandener Staphylokokkenallgemeininfektion im Serum des Kranken

Antistoffe entstehen, die sich gegen das Toxin der Staphylokokken, speziell gegen das Hämolysin richten.

Diese von Bruck, Michaelis und Schulze angegebene Methode der Antilysin-Bestimmung ist jedoch für praktische Zwecke zu kompliziert. Dasselbe gilt für die Bestimmung des opsonischen Index im Blutserum des Kranken.

Prognose. Die Prognose der Staphylokokkensepsis ist im allgemeinen sehr ungünstig. Man kann sagen, daß in der Regel dort, wo zahlreiche Kokken bei der bakteriologischen Blutuntersuchung mit der Blutagarmischmethode nachgewiesen werden, ein letaler Ausgang wahrscheinlich ist. Ausnahmen kommen allerdings vor; zu den Ausnahmen gehören besonders die Osteomyelitisfälle, da hier die Möglichkeit vorhanden ist, chirurgisch einzugreifen und dadurch den Herd der Staphylokokkeninfektion zu entfernen, was eine große Chance für die Heilung bietet. Eine gute Prognose haben ferner die paranephritischen Abszesse, die als einzige Metastase einer Staphylokokkeninfektion auftreten.

Unter 55 Fällen der Otten-Lenhartzschen Zusammenstellung wurden 11 geheilt = 20%. Von meinen 23 Fällen genas nur 1 (!).

Von der Haut des Gesichts ausgehende Staphylokokkensepsis. Ganz besonders zu fürchten sind diejenigen Staphylomykosen, die von der Gesichtshaut und hier besonders von der Oberlippe und der Umgebung der Nase, Furunkeln, Pusteln u. dgl. ihren Ausgang nehmen. Der Grund dafür liegt in der nahen Beziehung, die zwischen den Venen und Lymphgefäßen des Gesichts und denen des Gehirns bestehen.

Bald erfolgt dabei auf den Lymphwegen eine Infektion der Meningen der Gehirnbasis. Bald vermittelt eine fortschreitende Thrombophlebitis die Infektion des Gehirns. Bei Furunkeln der Oberlippe und der seitlichen Nasenwand kommt es nicht selten zur Infektion der Vena facialis und ophthalmica, wodurch dann wieder der Sinus cavernosus infiziert werden kann. Das Krankheitsbild ist in der Regel ausgezeichnet durch stark remittierendes Fieber mit Schüttelfrösten und vielfache Bildung eitriger Metastasen.

Von den Harnwegen ausgehende Staphylokokkensepsis. Eine große Rolle spielt die Staphylokokkensepsis bei den von den Harnwegen ausgehenden Sepsisformen. Da jedoch auch andere Bakterien nicht selten dabei beteiligt sind, so ist diese Sepsisform in einem besonderen Kapitel zu besprechen. Vergl. Seite 200. Sehr häufig findet sich dabei eine Endocarditis.

Von den Tonsillen ausgehende Staphylokokkensepsis mit Endocarditis. Etwas weniger häufig als die Harnwege werden die Tonsillen zum Ausgangspunkte der Staphylokokkensepsis. Folgende Eigenbeobachtung illustriert eine solche nach Angina auftretende Sepsisform, die mit Endocarditis kompliziert war. Hier machte sich die Endocarditis auch klinisch deutlich bemerkbar. In anderen Fällen kann man oft keine Geräusche nachweisen trotz der vorhandenen Klappenauflagerungen. Vergl. Abb. 64.

Von den Tonsillen ausgehende Staphylokokkensepsis mit Endocarditis und Gelenkvereiterungen.

Georg Kramer, 19 Jahre alt.

Anamnese: Als Kind gesund; vor 2 Jahren Gelenkrheumatismus. Bisher keine Herzbeschwerden. Am 2. März Halsschmerzen auf beiden Seiten und plötzliche Übelkeit, Kopfschmerzen und Erbrechen. Kein Schüttelfrost. Allgemeine Mattigkeit und Halsschmerzen nahmen zu. Ein leichter, bläschenförmiger Ausschlag am linken Mundwinkel stellte sich ein. Kopfschmerzen, Fieber wurden heftiger, nachts phantasiert er. Der Zustand verschlechtert sich von Tag zu Tag, nnr die Halsschmerzen nahmen an Intensität ab.

Status am 6. März: Mittelgroßer, mäßig genährter Mann. Nasenflügelatmen Sensorium: Verwirrt.

Linkes Kniegelenk eine Spur geschwollen und leicht schmerzhaft. Linkes Schultergelenk auf Druck ebenfalls schmerzhaft. Die Konjunktiven sind leicht gerötet. Pupillen und Augenhintergrund o. B. Die Rachenorgane leicht gerötet und geschwollen. Keine Beläge. Keine Halsdrüsenschwellungen. Lungen o. B.

Herz: Grenzen: Linke Mamillarlinie, rechter Sternalrand, oberer Rand der 3. Rippe. An der Spitze deutliches systolisches Geräusch im Anschluß an den systolischen Ton. Klappender 2. Pulmonalton. Spitzenstoß verbreitert im 4. und 5. Interkostalraum innerhalb der Mamillarlinie. Puls: Regelmäßig, Spannung gering. Leib: Etwas eingezogen. Milz: Nicht palpabel und perkussorisch nicht vergrößert. Leber: Ebenso. Urin: Etwas hochgestellt. Enthält Albumen und Indikan. Leukocytenzahl: 9000.

7. März: Eine gestern vorgenommene Blutentnahme ergibt massenhafte Kolonien von Staphylokokken auf allen Platten.

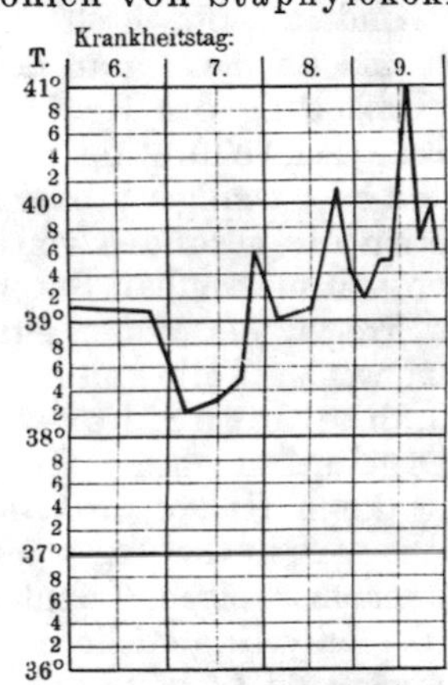

Abb. 64. Georg Kramer, 19 Jahre alt. Von den Tonsillen ausgehende Staphylokokkensepsis mit Endocarditis und Gelenkvereiterungen.

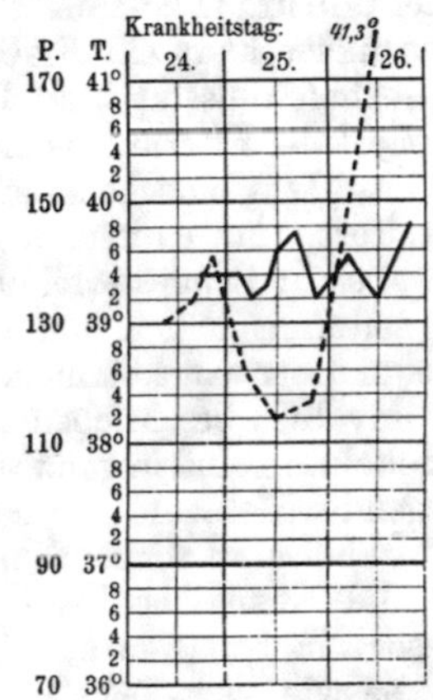

Abb. 65. Staphylokokkensepsis mit Meningitis und Endocarditis. 17jähr. Mädchen. Beginn mit Angina. Im Blut und Lumbalpunktat Staphylokokken. Auf der Haut des Rumpfes und der Extremitäten massenhaft Petechien und Pusteln. Gestorben.

8. März: Sensorium benommen. Patient läßt Stuhl und Urin unter sich. Rechtes Schultergelenk bei Bewegung schmerzhaft.

9. März: Schneller Verfall. Vollkommen benommen, stark beschleunigte Atmung und Pulsfrequenz.

10. März: Exitus letalis.

Die Sektion ergibt: Concretio pericardii, frische Endocarditis der Aortenklappen und Mitralis. Mitralklappen schwielig verdickt uud geschrumpft. Herzmuskelschwielen und frische endokarditische Herde. Geringes Lungenödem. Milz aufs doppelte vergrößert, Blutungen, Pulpa weich zerfließlich. Nieren akut geschwollen, kleiner Infarkt, kleine Blutungen. Processus vermiformis-Schleimhaut gerötet und geschwollen. Leber anäm. Infarkt mit hämorrhagischer Umgebung, beginnende periphere Einschmelzung. Bronchien sind trübe. Serosa fibrinöse Auflagerungen. Ödem des Gehirns, geringer Hydrops der Ventrikel, Flüssigkeit getrübt. In beiden Schultergelenken ein Eßlöffel trübseröser Flüssigkeit, die Staphylokokken enthält.

Die Endocarditis hatte sich in diesem Falle auf dem Boden alter, durch Gelenkrheumatismus bedingter Klappenveränderungen entwickelt. Wir sehen daraus aufs neue, wie bedeutsam solche alte Veränderungen an den Klappen für die Entwicklung einer septischen Endocarditis sind, ein Moment, das namentlich bei der Streptokokkenendocarditis häufig beobachtet wird.

Die postanginöse Staphylokokkensepsis führt in seltenen Fällen auch zu eitriger Meningitis. Die Staphylokokken-Meningitis, die im ganzen nicht häufig ist, geht sonst bisweilen noch von akuter und chronischer Otitis aus. Die Diagnose ist durch die bakteriologische Untersuchung des Lumbalpunktates leicht zu stellen. Sie ist nicht selten mit Endocarditis vergesellschaftet. Vergl. Abb. 65.

Akute Osteomyelitis. Der dritte Hauptausgangspunkt für die Staphylokokkensepsis ist die akute Osteomyelitis, deren ausführliche Besprechung ja mehr in die chirurgischen Lehrbücher gehört, und die wir hier nur insoweit berühren wollen, als sie für die Kenntnis der Staphylokokkensepsis von Bedeutung ist.

Zwei Formen von akuter Osteomyelitis sind zu unterscheiden:

1. Die primäre Osteomyelitis mit sekundärer Staphylokokken-Bakteriämie.
2. Die sekundäre Osteomyelitis bei primärer Staphylokokkensepsis.

Die erste Form, die primäre Osteomyelitis, ist das bekannte, mehr vor das Forum der Chirurgen kommende, namentlich bei Kindern beobachtete Krankheitsbild, das meist akut mit Fieber, Schüttelfrost und Schmerzen an den erkrankten Knochen einsetzt, und bei dem in der Umgebung des Herdes eine durch subperiostale Eiterung bedingte prallelastische Schwellung der Weichteile sich bildet. Das Knochenmark ist dabei in mehr oder weniger großer Ausdehnung vereitert, und es kommt durch Demarkation des gesunden von dem kranken Gewebe zur Sequesterbildung. Der Eiter enthält massenhaft Staphylokokken; in seltenen Fällen können auch andere Erreger bei dieser eitrigen Osteomyelitis in Betracht kommen. Es sind einzelne wenige Fälle von Streptokokken-Osteomyelitis beschrieben worden, so von Lannelongue, Lexer u. a. Auch Pneumokokken sind in ganz vereinzelten Fällen gefunden worden (Lexer). Die überwiegende Mehrzahl der Fälle wird jedoch durch Staphylokokken verursacht. Dabei sind wir nach neueren Untersuchungen in der Lage, fast in jedem Falle die Staphylokokken auch im Blute nachzuweisen. Trotzdem bedeutet dieser Nachweis in solchen Fällen von Osteomyelitis nicht eine so ernste Prognose wie sonst bei der Staphylokokkensepsis, da es häufig gelingt, durch Ausräumung des primären Herdes die Ursache der Einschwemmung der Kokken zu beseitigen und so auch Fieber und Allgemeinzustand zu bessern.

Auf welche Weise diese Form der Osteomyelitis zustande kommt, ist ja immer noch nicht ganz klar, doch hat man sich den Vorgang wohl so vorzustellen: Daß Staphylokokken gelegentlich von kleinsten Einrissen der Haut oder der Tonsillen aus ins Blut gelangen, ist ein wahrscheinlich nicht ganz seltenes Vorkommnis, nur daß die bakteriziden Kräfte des Blutes der Eindringlinge meist schnell Herr werden. In manchen Fällen kommt es aber zur Ablagerung von virulenten Kokken im Knochenmark, die dann entweder sofort oder nach mehr oder weniger langer Latenz die Entzündung verursachen können. Bisweilen begünstigt dabei ein Trauma durch Schaffung eines Locus minoris resistentiae die Ansiedlung im Blute kreisender Kokken.

Daß die Metaphysen der langen Röhrenknochen am häufigsten vom ganzen Skelett an eitrigen Herden erkranken, erklärt sich nach Lexer dadurch, daß infolge des großen Gefäßreichtums der jugendlichen langen Röhrenknochen, der physiologischen Hyperämie mit Blutstromverlangsamung an der Wachstumszone, ferner infolge der Anordnung feiner Gefäße und Kapillarschlingen in den ersten Markräumen der Knorpelfuge mit Gefäßsprossen, die Verhältnisse für eine mechanische Ablagerung und Ansiedlung der Bakterien gerade in den Metaphysen ganz besonders günstig liegen.

Die zweite Form der akuten Osteomyelitis ist die sekundäre Osteomyelitis, die im Verlauf einer Staphylokokkensepsis auftreten kann. Meist handelt es sich dabei um mehrfache eitrige Metastasen im Knochenmark, doch kommen auch auf einen Herd beschränkte Knochenmarkeiterungen vor. Ausgangspunkt der primären Staphylokokkensepsis sind dabei Phlegmonen, Verletzungen der Haut und Schleimhäute u. dgl. Weiterhin kann natürlich der Fall eintreten, daß zunächst die erste Form der Osteomyelitis bestanden hat, und daß dann nach Eintreten einer allgemeinen Staphylokokkensepsis weitere sekundäre eitrige Metastasen im Knochenmark entstehen.

Die Prognose der Staphylokokkensepsis bei der primären Osteomyelitis ist nicht so ungünstig wie bei den Staphylokokkenallgemeininfektionen aus anderen Ursachen, weil man hier oft imstande ist, durch Ausräumung des primären Herdes, der vereiterten Markstelle, die Ursache der Einschwemmung der Kokken zu beseitigen.

Anders ist es mit der sekundären Osteomyelitis, die als eitrige Metastase einer Staphylokokkensepsis auftritt. Hier ist die Prognose fast stets infaust.

Puerperale Staphylokokkensepsis. Auch vom puerperalen Endometrium aus kann sich eine Staphylokokkensepsis entwickeln. Es gehört aber im allgemeinen zu den Seltenheiten, wenn eine puerperale Sepsis durch Staphylokokken verursacht wird. Ich konnte drei solcher Fälle beobachten, bei denen im strömenden Blute während des Lebens Staphylokokken nachgewiesen wurden. Sachs, der in 65 Fällen von Puerperalsepsis Streptokokken aus dem Blut isolierte, fand 7 mal Staphylokokken.

Die Tatsache, daß nur ausnahmsweise eine Puerperalsepsis durch Staphylokokken verursacht wird, muß dazu auffordern, in solchen Fällen stets daran zu denken, ob nicht vielleicht der Ausgangspunkt der Sepsis außerhalb des Genitals zu suchen ist. Henkel hat auf solche Fälle besonders aufmerksam gemacht. In einer meiner Eigenbeobachtungen wurde bei einer Sepsis post abortum eine eitrige **Tonsillitis** gefunden, die als Ausgangspunkt in Betracht kam.

Sekundäre Staphylokokkensepsis. Neben den beschriebenen primären Staphylokokkenallgemeininfektionen kommt es gelegentlich auch zu sekundären Allgemeininfektionen mit Staphylokokken. Es entwickelt sich auf dem Boden einer vorher bestehenden anderen Infektionskrankheit eine Staphylokokkensepsis. Solche Fälle sind wohl stets infaust.

In folgendem Fall kam die sekundäre Infektion mit Staphylokokken zu einer Scharlacherkrankung hinzu:

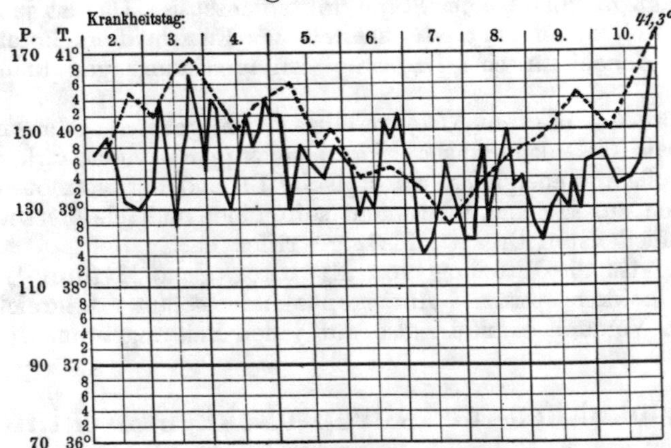

Abb. 66. Staphylokokkensepsis bei Scharlach mit multiplen Gelenkeiterungen. Martha L., 7 Jahre alt. Am 5. Krankheitstage im Blut massenhaft Staphyloc. albus. Alle größeren Gelenke geschwollen, Haut darüber gerötet. Zeigefinger der linken Hand geschwollen.

Kryptogenetische Staphylokokkensepsis. Nicht immer sind wir in der Lage, den Ausgangspunkt der Staphylokokkensepsis festzustellen. Die lokale Erkrankung an der Eintrittspforte ist oft bereits verheilt und wir finden nur das schwere Bild der Allgemeininfektion.

Als Beispiel hierfür dient folgende Kurve eines Falles, bei dem Gelenkerscheinungen und Parotitis im Vordergrunde der Erscheinungen standen.

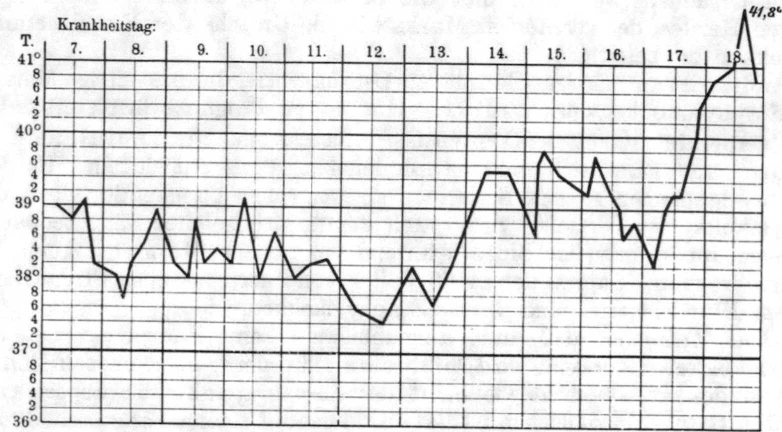

Abb. 67. Kryptogenetische Staphylokokkensepsis mit Parotitis und multiplen Gelenkeiterungen. E. Kulk, 52 Jahre. Vor 3 Wochen mit Mattigkeit und Fieber erkrankt. Seit 8 Tagen bettlägerig. Schmerzen im rechten Arm. Erguß im rechten Schultergelenk, im linken Handgelenk und linken Knie. Im Blut Staphylokokken. Gestorben.

Therapie der Staphylokokkensepsis. Die Therapie ist eine rein symptomatische, wie sie bei der allgemeinen Behandlung der septischen Erkrankungen besprochen wurde. Die spezifische Serumbehandlung hat trotz vielfacher Versuche bisher völlig versagt. Die Wrightsche Vakzinationsmethode mit abgetötetem Staphylokokkenvakzin, die in Fällen von chronischer Furunkulose ausgezeichnete Resultate zeitigt, wie ich das an vielen Fällen beobachten konnte, versagt gänzlich bei der Staphylokokkensepsis. Das ist ja auch erklärlich, weil es sich dabei um akute, schnell zur Entscheidung kommende Fälle handelt, bei denen für eine langsame Immunisierung gar keine Zeit vorhanden ist.

Bei Fällen, die mit Osteomyelitis, Phlegmonen oder mit eitrigen Metastasen wie Gelenkeiterungen, Parotitis suppurativa u. dgl. einhergehen, ist eine schnelle und energische, chirurgische Behandlung vonnöten und führt dann bisweilen zur Heilung, wenn nicht schon eine multiple Metastasenbildung in den verschiedensten Organen Platz gegriffen hat.

Auffällig ist die Mitteilung von Eichhorst und Kißner [1]), daß Fälle von Staphylokokkensepsis mit Antistreptokokkenserum erfolgreich behandelt wurden. Ein Versuch damit ist also auf jeden Fall angebracht.

Staphylokokken- und Streptokokkenmischinfektion bei der Lungentuberkulose.

Ein paar Worte noch über die Mischinfektionen bei der Lungentuberkulose, weil hier und da immer noch unrichtige Vorstellungen darüber bestehen.

Zweifellos ist bei der kavernösen Phthisis pulmonum ein Teil der schweren Erscheinungen und das stark remittierende Fieber bedingt durch die Resorption von Toxinen vom erkrankten und zum Teil eingeschmolzenen Lungengewebe her. Streptokokken und Staphylokokken spielen natürlich

[1]) Med. Klinik 1910.

eine große Rolle dabei; der Übergang der Streptokokken und Staphylokokken ins Blut ist jedoch außerordentlich selten bei der Lungenphthise. Zwar werden post mortem häufiger Streptokokken und Staphylokokken im Blute von Phthisikerleichen gefunden; auch kurz vor dem Eintritte des Todes gelingt es in seltenen Fällen, ein paar Streptokokken- und Staphylokokkenkolonien auf den Blutplatten nachzuweisen, während Blutuntersuchungen, die einige Tage vorher gemacht wurden, steril blieben. Es ist also dieser Nachweis kurz ante mortem ein Zeichen des Erlahmens der Schutzkräfte des Körpers, eine agonale Erscheinung. Intra vitam gehört der Nachweis der Eitererreger im Blut der Lungenkranken zu den größten Seltenheiten.

Das ist gegenüber anders lautenden Berichten von Autoren, die nicht mit einwandfreier Methode gearbeitet haben, aufs bestimmteste zu betonen. Diese Tatsache, auf die ich vor einigen Jahren aufmerksam gemacht habe, ist neuerdings an einem großen Material aus der Reicheschen Abteilung des Eppendorfer Krankenhauses bestätigt worden. (Benöhr, Mitteilungen aus den Hamburger Staatskrankenanstalten, Bd. 8, Heft 13 und Reiche, Mediz. Klinik 1909, Nr. 52.)

Pneumokokkensepsis.

Der häufigste Ausgang für eine Pneumokokkenallgemeininfektion ist die croupöse Pneumonie. Daneben kommen noch Angina, Otitis media, Meningitis und Cholecystitis in Betracht. Entsprechend der wichtigsten Infektionsquelle soll zunächst die Blutinfektion mit Pneumokokken bei der Pneumonie eingehend besprochen werden.

Der Diplococcus lanceolatus oder Pneumokokkus tritt paarweise auf. Die einzelnen Individuen haben eine charakteristische Lanzettenform oder Kerzenflammenform. Mitunter bildet er Ketten von 4—6 Gliedern. Er färbt sich mit allen Anilinfarben und behält bei der Gramschen Methode die Blaufärbung. Eine besondere Eigentümlichkeit ist die Kapselbildung, die immer je zwei Individuen einschließt und die am besten im Tier- oder Menschenkörper beobachtet wird, so z. B. im pneumonischen Sputum, in der Lumbalflüssigkeit der Pneumokokkenmeningitis oder im Blute einer an Pneumokokkenseptikämie verendeten Maus.

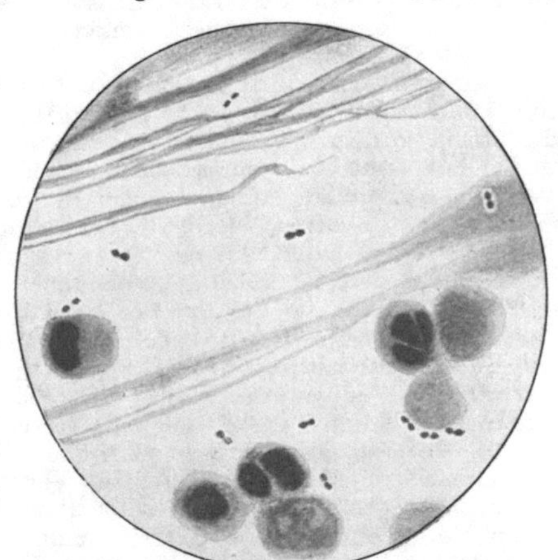

Abb. 68. Pneumokokken in der Lumbalflüssigkeit bei Meningitis.

Der Pneumokokkus gedeiht auf allen Nährböden am besten bei 37°; auch bei 22° wird Wachstum beobachtet. Während auf den gewöhnlichen Nährmedien das Wachstum relativ kümmerlich ist, gedeiht der Lanceolatus weit üppiger auf Nährböden, die mit menschlichem Serum versetzt sind. Auf der Agaroberfläche entwickeln sich durchsichtige Kolonien von derselben Größe wie die der Streptokokken. Sie haben ein gekörntes Zentrum und einen helleren Rand. In Bouillon entwickelt sich ein feines krümeliges Sediment, Milch wird koaguliert. Auf Blutagar nach Schottmüller bildet der Pneumokokkus einen dunkelgrünen Farbstoff, führt jedoch keine Hämolyse herbei. An der Oberfläche des Nährbodens entwickeln sich nach 24 Stunden flache, glänzende, grüne Kolonien von Stecknadelkopfgröße. Im Innern des Blutagars bilden die Pneumokokken schon nach 24 Stunden schwarzgrüne, stecknadelkopfgroße Kolonien, die in einem Tage bis zu Linsengröße anwachsen. Bei 22° bleibt die grüne Farbstoffbildung aus. Blutbouillon zeigt nach 24stündigem Aufenthalt bei 37° ebenfalls eine deutliche Grünfärbung.

Zur Differentialdiagnose zwischen Pneumokokken und Streptokokken ist der Blutagar sehr geeignet. Vom Streptococcus vulgaris haemolyticus unterscheidet den Lanceolatus ohne weiteres die Farbstoffbildung und das Fehlen der Hämolyse. Von dem Streptococcus mitior unterscheidet ihn, abgesehen von der Lanzettenform und der Kapselbildung im Tierversuch, die weit intensivere grüne Farbstoffbildung auf der Blutagarplatte. Auch das Wachstum im Innern des Blutagar ist beim Pneumokokkus viel stärker als beim Streptococcus mitis, dessen Kolonien sich erst nach 48 Stunden in Form zarter grüner Punkte entwickeln.

Die Lebensfähigkeit des Pneumokokkus ist im allgemeinen gering. Schon nach drei Tagen gehen die Kulturen zugrunde. Dagegen hält er sich auffallenderweise gut in eingetrocknetem Sputum oder Blut, vielleicht weil das eingetrocknete Eiweiß eine Art Schutzhülle um ihn bildet. Eine Sekretion von löslichen Giftstoffen findet nicht statt. Seine Giftwirkungen erklären sich vielmehr durch die Wirksamkeit der beim Zerfall der Kokken freiwerdenden Endotoxine.

Von Versuchstieren sind am empfänglichsten für Pneumokokken Mäuse und Kaninchen. Sie sterben bei subkutaner Einverleibung geringer Kulturmengen in spätestens drei Tagen unter dem Bilde der Septikämie.

Pneumokokkenbakteriämie bei Pneumonie. Schon seit langem wird die Frage diskutiert, ob bei der Pneumonie die spezifischen Erreger, die Pneumokokken, nur gelegentlich ins Blut übertreten und so zu einer Allgemeininfektion führen oder ob dieses Ereignis mehr zu den konstanten Symptomen gehört. Die vielfach im Anschluß an Lungenentzündung beobachteten Pneumokokkenmetastasen, Gelenkeiterungen usw. lassen ja ohne weiteres einen Transport der Keime auf dem Blutwege voraussetzen.

Die ersten Untersucher wie Belfanti u. a. hatten noch relativ selten positive Befunde zu verzeichnen, weil ihre Methodik (mikroskopische Untersuchung des Ausstrichpräparates oder Verimpfung des Blutes auf weiße Mäuse) noch nicht ganz zweckentsprechend war. Später bei der Verwendung größerer Blutmengen und Aussaat auf Agar oder flüssige Nährböden mehrten sich die Mitteilungen von positiven Ergebnissen bei der Untersuchung des lebenden Blutes der Pneumoniker. Schließlich kam es zu den widersprechendsten Angaben. Die einen, wie Sittmann, A. Fraenkel, Lenhartz, Verfasser u. a., vertraten die Anschauung: etwa in 20—30 % der Fälle gehen die Pneumokokken bei der Pneumonie ins Blut über und zwar in der Regel bei letal verlaufenden Fällen, so daß der positive Blutbefund eine ungünstige Prognose bedeutet. Die anderen, wie Casati, Baduel usw., vor allem aber Prochaska, erklärten: Die Pneumokokken sind regelmäßig im strömenden Blut bei der Pneumonie nachzuweisen; eine prognostische Bedeutung kommt ihrer Anwesenheit nicht zu.

Diese verschiedenen Resultate sind nach meinen jetzigen Erfahrungen — ich überblicke a. 70 Fälle — zweifellos bedingt durch die Unterschiede in der Untersuchungsmethodik. Erste Voraussetzung für einwandfreie Ergebnisse ist die Entnahme eines zureichenden Quantums Blut (5—20 ccm) aus der Armvene unter aseptischen Kautelen, am besten mit der Luerschen Spritze. Die weitere Verarbeitung dieser Menge ist entscheidend. Die Mischung mit flüssigem Agar und nachheriges Ausgießen auf Petrischalen, wie sie Lenhartz, Schottmüller und Verfasser stets empfohlen haben, bietet den Vorteil, die gewachsenen Kolonien zählen zu können und so etwaige Anhaltspunkte für die Schwere der Infektion zu finden. Der Nachteil besteht aber darin, daß manche schon durch die bakteriziden Kräfte des Blutes geschwächte Keime hierbei nicht zur Entwicklung gelangen. Die andere Methode, das entnommene Blut auf einen flüssigen Nährboden auszusäen, um die bakteriziden Kräfte zu verdünnen, hat den Vorzug, daß ganz verschwindend wenig Keime sich anzureichern vermögen. Andererseits aber wird man über die Menge der im Blut tatsächlich kreisenden Kokken nicht orientiert. Auch können Verunreinigungen, die in das Nährsubstrat gelangt sind und sich ebenfalls vermehren, nicht so leicht als solche erkannt werden wie auf der Agarplatte. Vergleichende Untersuchungen, die Schottmüller sowie Verfasser früher vorgenommen haben, konnten besondere Unterschiede zwischen den genannten Methoden etwa zugunsten der Aussaat des Blutes auf Bouillon nicht feststellen. Eine neuerdings von Wiens empfohlene Untersuchungsflüssigkeit (Peptonwasser in einer Konzentration von 1:10 mit 1 % Dextrose) scheint jedoch wirklich Vorteile vor den festen Nährböden zu haben.

Während ich früher bei der Blutagarplattenmethode in 35 % der Fälle von croupöser Pneumonie Pneumokokken im Blute nachweisen konnte, gelang das bei Benutzung des dextrosehaltigen Peptonwassers in ca. 70 % der Fälle.

Wir können danach wohl annehmen, daß in der überwiegenden Mehrzahl der Fälle von Pneumonie die spezifischen Erreger im Blute kreisen. Ich habe sie vom zweiten Tage an bis einen Tag nach der Entfieberung nachweisen können. Der Gehalt des Blutes an Pneumokokken, die Pneumokokkenbakteriämie, gehört also zu den gewöhnlichen Symptomen der Pneumonie.

Noch Lenhartz bezeichnete alle Fälle von Pneumonie mit Pneumokokkenblutbefund als Pneumokokkensepsis. Diese Bezeichnung habe ich schon vor Jahren als unrationell erklärt. Nach unserem heutigen Standpunkt ist sie noch weniger angängig. Man müßte sonst folgerichtig auch bei jedem Fall von Typhus von Typhussepsis sprechen, da auch dort regelmäßig die spezifischen Erreger im Blute gefunden werden. Die Bezeichnung Pneumokokkenbakteriämie halte ich für zweckmäßiger für alle die Fälle, wo nur eine geringe Anzahl von Keimen im Blute vorhanden ist und ihre Anwesenheit keine besonderen klinischen Symptome hervorruft. Dort aber, wo sich die Überschwemmung des Blutes mit Pneumokokken auch in klinischen Erscheinungen deutlich erkennbar macht durch lange anhaltendes hohes Fieber, Endocarditis, Gelenkmetastasen usw., ist der Ausdruck Pneumokokkensepsis angebracht.

Die Tatsache der fast konstanten Pneumokokkenbakteriämie läßt uns das klinische Bild der Pneumonie in einem anderen Lichte sehen wie bisher. Schwerere Störungen des Sensoriums und hoher Puls sind wohl in der Regel auf Rechnung der schweren Allgemeininfektion zu setzen. Auch ein über die normale Zeit hinaus dauerndes, meist remittierendes Fieber trotz eintretender Lösung der Pneumonie ist oft als Zeichen einer schwereren Blutinfektion anzusehen. Ebenso sind die häufigen Durchfälle, die ich besonders bei bronchopneumonischen Kindern mit positivem Blutbefund auffallend oft gesehen habe, wohl als Folge der Allgemeininfektion zu deuten. Auf die metastasierende Pneumokokkensepsis wird später genauer eingegangen.

Zweifellos gehen die meisten Fälle, die im Verlauf der croupösen Pneumonie sterben, an Blutinfektion zugrunde. Immerhin gibt es eine Reihe von Fällen, die nicht der Bakteriämie erliegen, denn wir wissen aus sorgfältigen postmortalen Untersuchungen des Blutes, daß nicht alle Pneumonieleichen Pneumokokken im Blute haben. Simmonds hatte bei 20% der Fälle negative Resultate. In solchen Fällen ist anzunehmen, daß wohl vorübergehend eine Bakteriämie während des Lebens bestanden hat, daß aber die bakteriziden Kräfte der Infektion Herr wurden, und daß dann der Organismus aus anderen Gründen (schwaches Herz infolge von Potatorium od. dgl.) zugrunde ging.

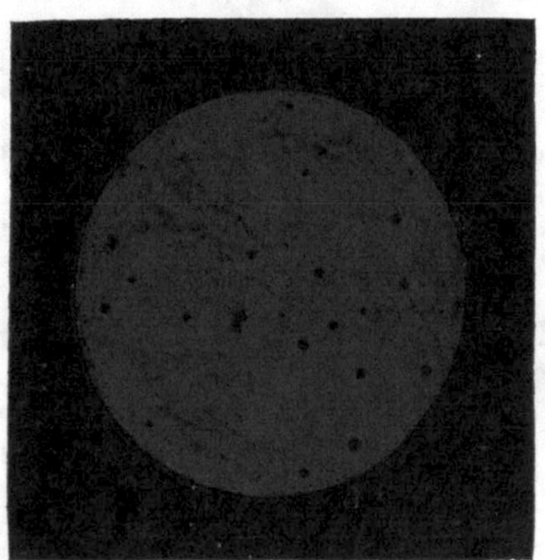

Abb. 69. Pneumokokken - Kolonien auf der Blutagar - Mischplatte. (Natürliche Größe.)

Bei der croupösen Pneumonie hat der auf flüssigen Nährböden gewonnene Nachweis einer Pneumokokkenbakteriämie keinerlei prognostische Bedeutung, da wir ja in den meisten Fällen die Kokken finden und über die im Blut kreisende Zahl nicht orientiert werden. Wollen wir hier prognostische Anhaltspunkte gewinnen, so empfiehlt es sich, die Blutagarplattenmethode (Aussaat von 20 ccm) heranzuziehen. Vereinzelte Kolonien trüben in der Regel die Prognose nicht. Auch da gibt es jedoch Ausnahmen, wo trotz geringer Kolonienzahl ein letaler Ausgang beobachtet wird. Sind auf jeder ausgesäten Platte eine große Anzahl Kolonien (30 und mehr) gewachsen oder sind gar die Platten überschwemmt mit Keimen, so ist das sicher ein schlechtes prognostisches Zeichen. Ich habe solche Fälle immer verloren.

Liegt klinisch keine Pneumonie vor, sondern septische Erscheinungen, hat also die Blutinfektion einen anderen Ausgangspunkt wie z. B. Otitis, Angina, Meningitis, so bedeutet der Nachweis der Pneumokokken im Blut stets eine recht ungünstige Prognose. Ein Bild von dem Aussehen der Pneumokokkenkolonien auf Blutagarmischplatten, wo sie sich als grünlich schwarze Punkte präsentieren, gibt Abb. 69.

Als diagnostisch wichtig dürfte sich der positive bakteriologische Blutbefund erweisen bei Fällen von zentraler Pneumonie, wo uns Perkussion und Auskultation bisweilen im Stich lassen.

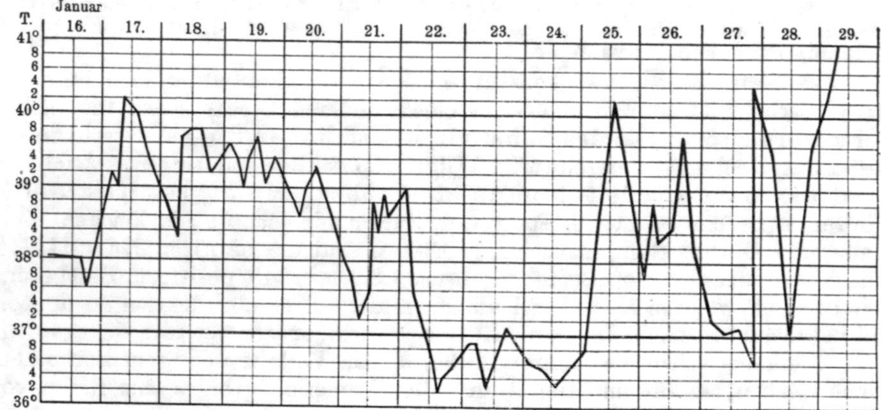

Abb. 70. Pneumokokkensepsis nach croupöser Pneumonie mit Endocarditis septica mitralis und Meningitis purulenta. Albert H., 27 Jahre alt. Vom 13. Januar an Pneumonie im rechten Mittel- und Unterlappen. Am 26. Auftreten eines systolischen Geräusches über der Basis sterni. Im Blut massenhaft Pneumokokken. Am 28. benommen; klonische Zuckungen der rechten Körperhälfte. Im Lumbalpunktat Pneumokokken. Gestorben.

Metastatische Pneumokokkensepsis. Die Überschwemmung des Blutes mit Pneumokokken führt bei der Pneumonie in einer geringen Zahl der Fälle zu metastatischen Pneumokokkenlokalisationen, die sich in entzündlichen Erscheinungen äußern. Die bekannteste dieser Folgeerscheinung, zugleich die gefürchtetste, ist die Endocarditis. Schon in der vorbakteriologischen Zeit war der Zusammenhang zwischen Pneumonie und Endocarditis aufgefallen. Haßler, Traube und Neuber teilen vereinzelte Fälle mit und weisen gleichzeitig auf die Eigentümlichkeit hin, daß diese Endocarditisfälle meist mit Meningitis zusammen einhergingen. Aber erst Netter sowie Weichselbaum zeigten durch bakteriologische Untersuchungen der Vegetationen auf den Herzklappen, daß die Ursache dieser Komplikation der Diplococcus lanceolatus sei. A. Fraenkel sah die Endocarditis nach Pneumonie in 0,8% seiner Fälle. Nur wenige Fälle sind mitgeteilt, so durch Lenhartz und Jochmann, wo schon während des Lebens zugleich mit der Diagnose Endocarditis auch die spezifische Ursache derselben durch den Nachweis der Pneumokokken im Blute festgestellt werden konnte. Zwei meiner eigenen Beobachtungen spiegeln die Kurven Abb. 70 und Abb. 71 wieder.

Der Verlauf ist gewöhnlich folgender: Nach Ablauf der croupösen Pneumonie vergehen einige fieberfreie Tage, bis es zum erneuten Fieberanstieg kommt. Unter unregelmäßigem Fieber entwickelt sich dann eine Endocarditis, die, wie in den vorliegenden Fällen meist mit Meningitis vergesellschaftet ist und zum Tode führt. Schüttelfröste, die wir bei den eben beschriebenen beiden Fällen nicht sahen, treten gelegentlich auf. Der Sitz der Herzklappenentzündung bei dieser postpneumonischen Endocarditis ist nicht, wie Netter angab, mit besonderer Vorliebe nur der Klappenapparat des rechten Herzens, vielmehr sind regellos bald die eine, bald die andere Klappe befallen. Ich sah in den fünf Fällen, die ich beobachtet habe, zweimal die Aorta und einmal die Trikuspidalis befallen. Die Auflagerungen charakterisieren sich als polypöse Wucherungen von Erbsen- bis Haselnuß- oder Walnußgröße von graurötlicher Farbe. Bei weniger fortgeschrittenen Fällen sieht man rötliche wärzchenähnliche Exkreszenzen. Bisweilen werden ältere Klappenveränderungen, die von überstandenem Gelenkrheumatismus herrühren, zum Sitz der frischen endokarditischen Wucherungen.

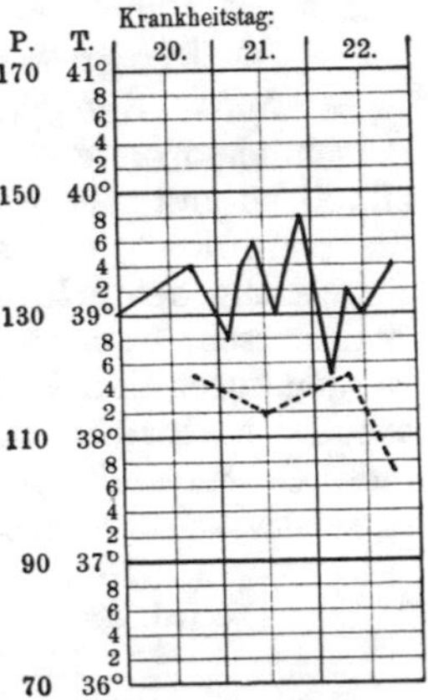

Abb. 71. Pneumokokkensepsis nach Pneumonie mit Endocarditis der Aorta und Meningitis purulenta. Heinrich W., 43 Jahre alt. Völlig benommen. Im Blut Pneumokokken. Gest.

Die Prognose dieser postpneumonischen Endocarditis ist absolut letal zu stellen; die von mir gesehenen Fälle sind sämtlich gestorben; auch A. Fraenkel, sowie Lenhartz berichten nur von tödlichem Ausgange.

Eine Besonderheit dieser Endocarditis ist, wie schon angedeutet, die Komplikation mit einer eitrigen Meningitis, die relativ oft zur Beobachtung kommt. A. Fraenkel sah sie viermal unter sieben Fällen, Lenhartz dreimal unter sechs Fällen, ich dreimal unter fünf Fällen von Endocarditis. Der Verlauf dieser Meningitis ist in seinen klinischen Symptomen recht wechselnd je nach der Lokalisation der Entzündung. Während bei manchen Fällen Nackenstarre, Kernigsches Symptom und Störungen des Sensoriums die Diagnose sehr leicht machen, gibt es auch Fälle, wo die speziell meningitischen Symptome nur undeutlich ausgeprägt sind.

A. Fraenkel beschreibt z. B. einen Fall, der während einer dreiwöchentlichen Behandlung mit Ausnahme einer leichten, nur dann und wann zutage tretenden Verdunklung des Sensoriums kein einziges meningitisches Symptom bot.

Auch bei den oben beschriebenen Fällen ist keine Nackenstarre vorhanden, kein Kernigsches Symptom; erst die Zuckungen und das benommene Sensorium zeigten in dem ersten Falle, daß eine schwerere Störung des Zentralnervensystems vorliegt. Mitunter deuten auch Paresen einzelner Hirnnerven auf das Vorhandensein einer komplizierenden Meningitis hin. Die Lumbalpunktion muß dann die Diagnose sichern. Auch gibt der Augenspiegelbefund durch die Feststellung einer Neuroretinitis bisweilen diagnostisch wertvolle Aufschlüsse.

Die Meningitis als metastatische Pneumokokkenlokalisation nach Pneumonie kommt häufig aber auch allein ohne begleitende Endocarditis zur Beobachtung und zwar in 0,5% aller Fälle von Lungenentzündung. Ihre Entstehung kann auf zwei verschiedenen Wegen zustande kommen, entweder auf dem Blutwege oder durch die Lymphbahnen. Bei dem letztgenannten Ausbreitungsmodus greift der entzündliche Prozeß aufs Mediastinum über, wo er in Form eines entzündlichen Ödems oder einer eitrigen Mediastinitis auftritt, und zieht sich dann bis zum Nasenrachenraum und den Nebenhöhlen der Nase hin, von wo aus die Basis des Gehirns infiziert wird. Der häufigere Weg aber ist die Blutbahn. Wir finden in diesen Fällen meist große Mengen von Pneumokokken im strömenden Blute. Als Typus dieser Fälle diene die Fieberkurve einer Eigenbeobachtung, bei der sich der Beginn der Meningitis klinisch sehr deutlich markiert. Nach zwei fieberfreien Tagen tritt plötzlich hohes Fieber auf und Nackensteifigkeit stellt sich ein (Abb. 72).

Die Prognose solcher Meningitisfälle ist absolut letal zu stellen.

Außer den genannten Pneumokokkenmetastasen, die durch die Allgemeininfektion des Blutes entstehen, sehen wir noch an anderen Stellen entzündliche und eitrige Prozesse. Eine besondere Prädilektionsstelle dafür sind die Gelenke. Wir sehen hier einmal seröse Ergüsse, die sich in mäßiger Schwellung des erkrankten Gelenkes äußern und das Allgemeinbefinden wenig beeinflussen, und zweitens Gelenkvereiterungen. Beide Affektionen aber werden durch den Pneumokokkus hervorgerufen, den man bisweilen im Gelenkexsudat nachweisen kann. Nach einer Zusammenstellung von Brunner sind diese Gelenkaffektionen in der Hälfte der Fälle monartikulär; im übrigen sind es relativ seltene Erscheinungen.

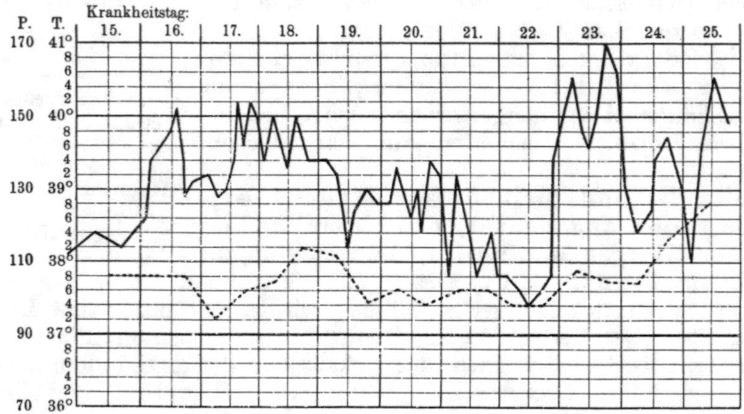

Abb. 72. Pneumokokkensepsis mit Meningitis. Rudolf Z., 48 Jahre alt. Seit 3 Tagen an croupöser Pneumonie des rechten Oberlappens erkrankt. Am 23. Nackensteifigkeit und Fieberanstieg. Im Lumbalpunktat Pneumokokken und viele Leukocyten. Gestorben.

Weit schwerere Symptome sind die eitrigen Gelenkentzündungen. Hier fällt das relativ häufige Erkranken des Schultergelenkes auf, aber auch andere Gelenke können ergriffen werden. Diese eitrigen Entzündungen sind sehr selten. Vogelius fand sie unter 5000 Fällen viermal.

Ich sah einen 4 Jahre alten Knaben mit Masern, der an Bronchopneumonie erkrankte und nach 7tägigem Bestehen derselben eine Vereiterung seines linken Fußgelenkes bekam. Im Blute wurden massenhaft Pneumokokken nachgewiesen. Das Kind erlag seiner Sepsis einen Tag nach dem Auftreten der Gelenkeiterung.

Klinisch setzt die eitrige Gelenkentzündung in der Regel mit einem Schüttelfrost ein, der sich dann häufig wiederholen kann. Das erkrankte Gelenk ist geschwollen, stark gerötet und äußerst schmerzhaft.

Die Prognose solcher Fälle mit Gelenkeiterung nach Pneumonie ist in der Regel recht schlecht, da es sich meist um eine starke Überschwemmung des Blutes mit Pneumokokken handelt. Doch gelingt es in einzelnen Fällen, wo der Organismus durch die Blutinfektion noch nicht allzusehr geschwächt ist, und wo sonst keine weiteren Metastasen, namentlich keine Endocarditis besteht, durch rechtzeitige Eröffnung des befallenen Gelenkes und Drainage, bei kleinen Gelenken ev. durch Resektion Heilung zu erzielen.

Die Gelenkaffektion ist dabei meist nicht die einzige Pneumokokkenmetastase. So erwähnt Brunner in seiner Zusammenstellung, daß sechs solcher Fälle mit Endocarditis vergesellschaftet waren; auch A. Fraenkel sah diese Komplikation. Lenhartz beschreibt einen Fall, der zugleich an Meningitis erkrankt war.

Außer den genannten durch Pneumokokken bedingten Metastasen bei der allgemeinen Blutinfektion nach Pneumonie sind noch einige seltenere Lokalisationen beobachtet worden. So wird das Knochenmark bisweilen der Sitz eitriger Entzündungen. Lexer hat eine Anzahl dieser Fälle zusammengestellt, wo es zu eitriger Osteomyelitis im Anschluß an Pneumonie und Bronchopneumonie gekommen ist. Diese Fälle sind freilich außerordentlich selten, und doch ist es fast verwunderlich, daß dieselbe nicht häufiger zur Beobachtung kommt, da man doch, wie E. Fraenkel zeigte, in der überwiegenden Mehrzahl der Fälle Pneumokokken im Knochenmark der Wirbel und der Rippen von verstorbenen Pneumonikern nachweisen kann. Bei den wenigen Autopsien, wo ich selbst darauf untersucht habe, fand ich unter fünf Fällen viermal Pneumokokken im Mark der Rückenwirbel.

An sonstigen Eiterungen nach Pneumonie sind beobachtet: Parotitis suppurativa, Strumitis, Peritonitis, Muskel- und Hautabszesse.

Die Strumitis scheint nach Honsel sich meist auf der Basis eines schon bestehenden Kropfes in Gestalt einer schmerzhaften Entzündung zu entwickeln. Die Affektion hat eine relativ günstige Prognose, da nach Entleerung des Eiters meist Heilung eintritt.

Einen Pneumokokkenabszeß zwischen den Rektalmuskeln sechs Wochen nach Pneumonie erwähnt Röger. Solche Eiterungen entwickeln sich häufig dort, wo ein Locus minoris resistentiae vorhanden ist. So bekam ein Kind mit Pneumonie pneumokokkenhaltige Abszesse an allen den Stellen, wo Koffeininjektionen gemacht wurden. In einem anderen Falle wurden an der Stelle eines unkomplizierten Knochenbruches bei einem Pneumoniker Pneumokokken gefunden (Netter-Mariage).

Auch am Verdauungsapparat können sich in seltenen Fällen Pneumokokkenmetastasen entwickeln. In der Magenschleimhaut kommen hämorrhagische Erosionen vor, die durch Schleimhautnekrose bedingt sind. In den Gefäßen der Umgebung dieser Stelle kann man Pneumokokken nachweisen. Dieulafoie, der diesen Prozeß beschreibt, nennt als Symptome derselben: Schmerzen, Erbrechen und Durchfälle mit stärkeren Blutungen. Bietet also ein Pneumoniker verdächtige Magensymptome, so empfiehlt sich, die Untersuchung des Stuhles auf Blut vorzunehmen. Die Affektion hat Ähnlichkeit mit den Erosionen der Magenschleimhaut, die bei der Streptokokkensepsis gelegentlich vorkommen, und die ich auf S. 691 näher beschrieben habe. Der Unterschied besteht jedoch darin, daß die Erosionen bei der Pneumokokkensepsis auf dem Blutwege zustande kommen, während sie bei der Streptokokkensepsis auf dem Lymphwege entstehen, nachdem die Streptokokken durch den Schluckakt in den Magen gelangt sind.

Bei der eitrigen Peritonitis nach Pneumonie, die außer auf dem Blutwege auch dadurch zustande kommen kann, daß die Pneumokokken durch das Zwerchfell hindurchwandern, kommen nach Dieulafoie neben den gewöhnlichen peritonitischen Symptomen auffallend häufig Durchfälle vor.

Auch an den Gefäßen können sich spezifische Entzündungen entwickeln. So kommt es bisweilen zu einer Thrombophlebitis, besonders an den unteren Extremitäten, die durch Lungenembolie zum Tode führen kann. In den Thromben sowie im Blute findet man dabei Pneumokokken. Gauthier und Pierre haben 21 solcher Fälle zusammengestellt.

Daß aber auch die Arterien der Sitz einer durch Pneumokokken bedingten Entzündung werden können, lehrte eine seltene Eigenbeobachtung,

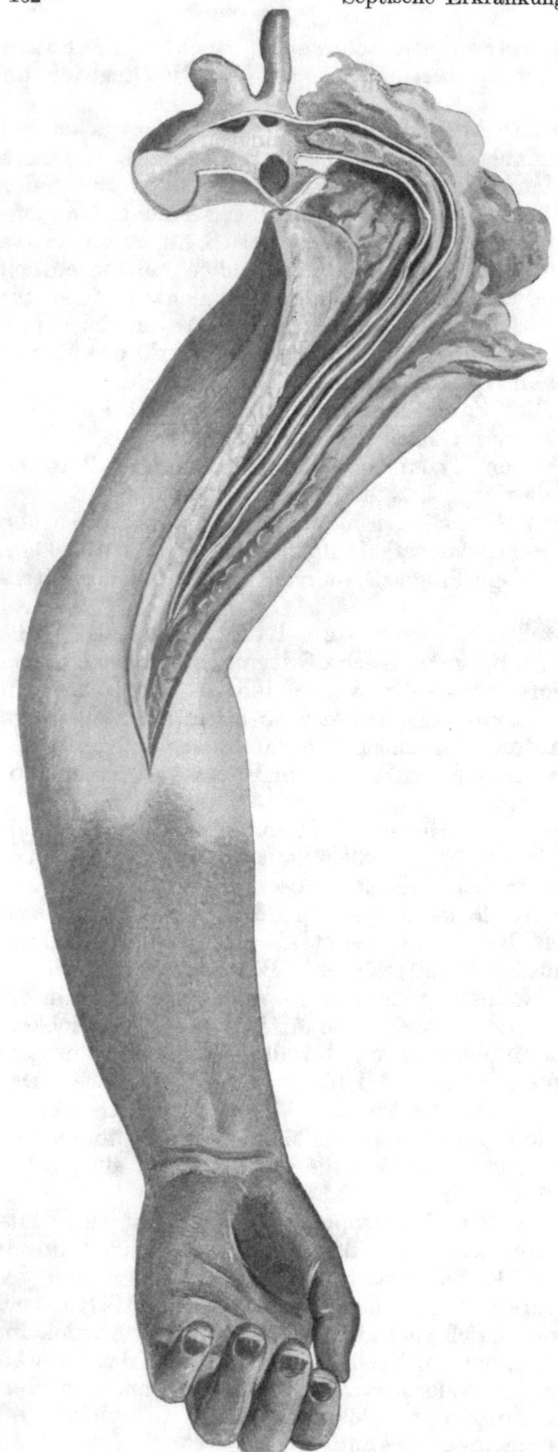

Abb. 73. Embolie in die Art. brachialis. Gangrän des linken Unterarmes bei Pneumokokkensepsis im Anschluß an Masern mit Mastoiditis purul. und Pneumonie bei einem $2^1/_2$jährigen Mädchen.

wo bei Bronchopneumonie eine septische Embolie in die Arteria brachialis erfolgte und eine Gangrän des Vorderarmes verursachte. Vergl. Abb. 73.

Außer diesen auf dem Blutwege entstandenen Pneumokokkenmetastasen sind hier noch kurz zwei postpneumonische Erkrankungen zu erwähnen, bei denen zwar bisweilen Pneumokokken im Blute gefunden werden, die aber trotzdem in der Regel wohl nicht durch die Blutbahn infiziert sind, die Pleuritis und das Empyem. Während ein geringer seröser Erguß in den abschüssigen Partien der Pleurahöhle wohl fast in jedem Falle von Pneumonie gefunden wird, sind größere seröse Ergüsse nach Pneumonie relativ selten; man sieht sie in etwa 1% der Fälle. Sie entstehen in der Regel durch direkte Fortpflanzung des entzündeten Prozesses vom Lungenparenchym her; trotzdem wird das Exsudat fast stets steril befunden. In seltenen Fällen enthalten aber auch solche serösen Ergüsse Pneumokokken und können auf diese Weise immer aufs neue zur Einschwemmung der Keime ins Blut Veranlassung geben.

Häufiger findet man bei postpneumonischen Empyemen Pneumokokken im Blut; auch hier kann dann eine beständige Einwanderung der Keime ins Blut stattfinden, die leicht zu anderen eitrigen Metastasen führt. Es ist daher schon aus diesem Grunde geboten, durch Rippen-Resektion den kokkenhaltigen Eiter zu entfernen, um die Quelle der septischen Infektion zu verstopfen.

Eine nicht selten mit dem Empyem oder mit Pleuritis zusammen beobachtete Pneumokokkenmetastase nach Pneumonie ist die Pericarditis, die auf dem Blutwege entstanden ist; sie kann teils serös, teils eitrig auftreten.

Aber auch ohne vorangegangene Pneumonie können primäre Pleuritis serofibrinosa und primäres Empyem zur Pneumokokken-Bakteriämie führen.

Otogene Pneumokokkensepsis. Im Vergleiche zur Lunge und Pleura treten die anderen Eintrittspforten für den Übergang der Pneumokokken ins Blut an Bedeutung erheblich zurück. So sind wiederholt Fälle beobachtet worden, wo vom Ohr aus eine Pneumokokkeninfektion ausging. Es ist bekannt, daß im Eiter der Otitis media nicht ganz selten Pneumokokken gefunden werden, die wohl meist durch die Tuba Eustachii vom Nasen-

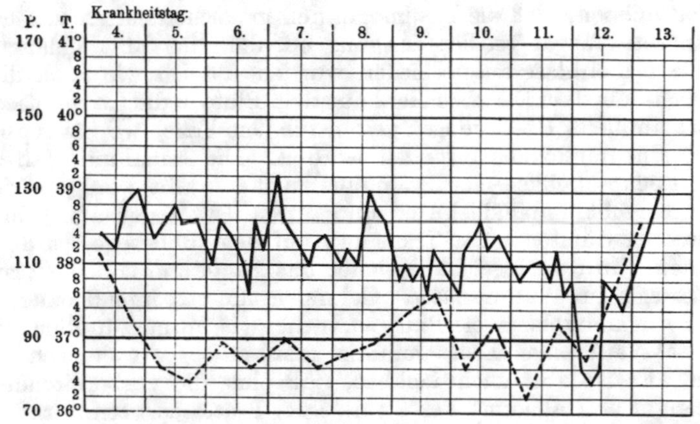

Abb. 74. Fall 59. Pneumokokkensepsis nach Meningitis purulenta.
Karl Prinz, 21 Jahre alt, Beginn mit starken Kopfschmerzen. Benommenheit. Hauthyperästhesie. Relative Pulsverlangsamung (Meningitis!) Im Blut Pneumokokken, gestorben.

rachenraum her dorthin gelangen. Solche Fälle von otogener Pneumokokkensepsis gehen in der Regel mit einer eitrigen Meningitis einher.

Aber auch eine primäre Meningitis kann der Ausgangspunkt für eine Pneumokokkensepsis werden. Entstanden sind solche Meningitiden wohl in der Regel durch Fortpflanzung des Virus auf dem Lymphwege vom Nasenrachenraum her.

Bei der **Differentialdiagnose** gegen die Meningitis cerebrospinalis und die tuberkulöse Meningitis sowie gegen die durch andere Keime erzeugten Hirnhautentzündungen ist die Lumbalpunktion ausschlaggebend, wenn nicht, wie in diesem Falle, schon die Blutuntersuchung die Diagnose gestattet. Im Lumbalpunktat finden sich neben massenhaften polynukleären Leukocyten die charakteristischen, grampositiven, lanzettenförmigen, zum Teil intrazellulär gelegenen Diplokokken. Bei der Streptokokken- und Staphylokokkenmeningitis sind die Erreger meist schon morphologisch im Ausstrich des Lumbalflüssigkeitszentrifugates gut zu erkennen, und wenn nicht, so bringt die Kultur die Entscheidung. Bei der epidemischen Genickstarre finden wir gramnegative, meist intrazellulär gelegene Kokken. Bei den letztgenannten drei Meningitisformen überwiegen an Menge die polynukleären Leukocyten. Bei der tuberkulösen Meningitis hingegen tritt die polynukleäre Leukocytenform zurück; es finden sich vorwiegend Lymphocyten. Außerdem kann man häufig Tuberkelbazillen schon im Ausstrichpräparat nachweisen. Bisweilen gestattet auch die Augenspiegeluntersuchung bereits die Diagnose Tuberkulose durch den Nachweis von Chorioidealtuberkeln.

Pneumokokkensepsis nach Angina, Cholelithiasis, Appendicitis. Bisweilen kann man im Anschluß an Angina und Tonsillarabszesse septische Allgemeininfektionen mit Pneumokokken sehen. Auch kariöse Zähne können als Eintrittspforte dienen. An diese Möglichkeit ist zu denken, wenn über den Ausgangspunkt einer Allgemeininfektion mit Pneumokokken Unklarheit herrscht.

Auch bei Cholelithiasis und Cholecystitis ist in mehreren Fällen Pneumokokkensepsis beobachtet worden. Man fand dabei die Pneumokokken sowohl im Blut als auch im Eiter der erkrankten Gallenwege. Ich halte es für wenig wahrscheinlich, daß bei dieser Affektion verschluckte Pneumokokken vom Darm aus in die Gallenwege vorgedrungen sind; ich glaube vielmehr annehmen zu müssen, daß die Pneumokokken in solchen Fällen von irgend einer der genannten Ausgangsstellen, Angina od. dgl., ins Blut gelangt sind und nun in die Gallenblase ausgeschieden wurden, ähnlich wie z. B. die Typhusbazillen nicht aus dem Darm, sondern aus dem Blute in die Gallenblase gelangen.

Ganz ähnliche Überlegungen gelten für jene Fälle, wo bei Appendicitis im Eiter Pneumokokken gefunden werden. Die Annahme, daß dabei verschluckte Pneumokokken eine Rolle spielen, kann sehr wenig befriedigen, da diese Keime recht empfindlich sind und durch den Magensaft wohl meist abgetötet werden dürften. Der Transport auf dem Blutwege ist da weit eher zu vermuten. In der Regel ist ja sicher das Bacterium coli der primäre Entzündungserreger im Wurmfortsatz. Gelangen nun von irgend einer Infektionsquelle her Pneumokokken ins Blut, so treffen sie im entzündlich veränderten Wurmfortsatz auf einen Locus minoris resistentiae, wo sie sich anzusiedeln vermögen. Es ist aber auch denkbar, daß ohne die vorbereitende Tätigkeit des Bacterium coli abnorme Verhältnisse im Processus vermiformis vorliegen, welche die Ansiedlung pathogener, im Blute kreisender Keime begünstigen. So ist es in neuerer Zeit aufgefallen, daß nach Angina relativ häufig Perityphlitis beobachtet wurde (Weber), die man sich auf dem Blutwege entstanden vorstellt. In solchen Fällen mögen die Pneumokokken bisweilen eine Rolle spielen.

Zusammenfassung. Fassen wir also die Beobachtungen über Pneumokokkensepsis noch einmal kurz zusammen, so ist zu sagen: Der häufigste Ausgangspunkt für eine Überschwemmung des Blutes mit Pneumokokken ist die Pneumonie. Weiter kommen das Mittelohr, die Schleimhaut des Rachens und die Gallenwege, mitunter auch die Meningen in Betracht. Besonders charakteristisch für die Pneumokokkensepsis ist die häufige Beteiligung des Endokards in Form von ulzeröser Endocarditis und die Komplikation mit Meningitis.

Das Fieber bei der Pneumokokkensepsis ist in der Regel hoch und kontinuierlich, häufig aber auch durch steil intermittierende Temperaturbewegungen charakterisiert.

Während der Nachweis einer einfachen Bakteriämie bei der Pneumonie an sich die Prognose nur bei starker Blutinfektion trübt, ist die Prognose der mit eitrigen Metastasen einhergehenden Pneumokokkensepsis meist letal.

Spezifische Therapie der Pneumokokkensepsis. Die spezifische Therapie der Pneumokokkenerkrankungen befindet sich noch in den Anfängen ihrer

Entwicklung. Die ersten unzweifelhaften Erfolge mit einem Pneumokokkenserum hat Römer auf dem Gebiete der Augenheilkunde erzielt, bei der Behandlung des Ulcus serpens. Ein nach den Angaben von Römer hergestelltes Pneumokokkenserum wird von der Firma Merck in Darmstadt und von den Höchster Farbwerken hergestellt. Sein Heil- und Schutzwert scheint im wesentlichen auf bakteriologischen und antitoxischen Eigenschaften zu beruhen. Die Resultate, die bis jetzt bei der Pneumonie und bei septischen Erkrankungen damit gewonnen wurden, sind noch recht zweifelhaft. Es hängt das wohl hauptsächlich damit zusammen, daß es außerordentlich schwer oder vielleicht gar nicht möglich ist, ein Serum herzustellen, das gegen alle Pneumokokkenstämme wirksam ist. Die einzelnen Stämme differieren so erheblich voneinander, daß ein Serum, welches durch Immunisierung von Tieren mit einem Pneumokokkenstamm gewonnen wurde, zwar gegen den homologen Stamm wirksam ist, dagegen oft gänzlich unwirksam gegen andere Stämme.

Bei der Pneumonie sah Päßler durchschnittlich nach 6—12 Stunden in 70% der Seruminjektionen ein Sinken der Temperatur, in 54% der Fälle betrug die Senkung mehr als 2°.

Ob die spezifische Therapie bei Pneumokokkensepsis gute Erfolge bringt, erscheint zweifelhaft. Die so häufigen Fälle von Pneumokokkensepsis mit metastatischer Endocarditis oder Meningitis werden, fürchte ich, der Behandlung auch in Zukunft wenig zugänglich sein. Immerhin ist ein Versuch mit intravenösen und bei Meningitis gleichzeitig mit intralumbalen Injektionen des Serums gerechtfertigt. Doch würde ich dann raten, wie beim Meningokokkenserum nur große Dosen (intralumbal 20—30 ccm, intravenös 30—40 ccm) zu verwenden. Ob das von Morgenroth gegen Pneumokokkeninfektionen empfohlene Äthylhydrokuprein bei der Pneumokokkensepsis sich bewähren wird, bleibt abzuwarten.

Gonokokkensepsis.

Im Anschluß an die Gonorrhöe kann es bisweilen zum Übergange der Gonokokken ins Blut kommen und damit zur septischen Allgemeininfektion, die mit den verschiedensten Metastasen einhergeht. In seltenen Fällen kann beim Säugling auch eine Blennorrhoe zum Ausgangspunkt einer Gonokokkensepsis werden. Die bekanntesten klinischen Krankheitsbilder der Gonokokkenmetastasen sind: der Tripperrheumatismus und die Endocarditis.

Nachdem man schon lange den Zusammenhang dieser Erkrankungen mit der Gonorrhöe erkannt, gelang es von Leyden, im Schnitt in den endokarditischen Effloreszenzen Mikroorganismen zu finden, die morphologisch und tinktoriell den Gonokokken glichen; Züchtungsversuche mißlangen jedoch. Thayer, Blumer, Lenhartz gelang es, den spezifischen Erreger aus den endokarditischen Auflagerungen zu züchten. Der letztere erbrachte den Beweis der Spezifität noch dadurch, daß er die Kokken auf die Harnröhre eines Kranken übertrug und eine Gonorrhöe erzeugte; dasselbe Experiment machten Ghon und Schlagenhaufer.

Aus lebendem Blut wurden die Gonokokken bei der Endocarditis gonorrhoica von Thayer und Lazear isoliert. Später haben Reye, Prochaska u. a. eine Anzahl gleicher Befunde erhoben. Bei Arthritis gonorrhoica hat zuerst Ahmann aus lebendem Blut Gonokokken gezüchtet und zugleich den Beweis ihrer Spezifität durch die Übertragung auf die menschliche Harnröhre erbracht.

Bakteriologie. Der von Neisser im Jahre 1879 im Trippereiter zuerst gefundene Gonokokkus ist ein Diplokokkus, der semmelförmig oder in Gestalt einer Kaffeebohne auftritt. Die Kokken liegen mit den ebenen Flächen gegeneinander, da die Teilung in der Richtung einer auf der Längsachse des ursprünglichen Kokkenpaares senkrecht stehenden Linien erfolgt. Sie liegen im Trippereiter meist intrazellulär und oft in größeren Gruppen zusammen. Der Gonokokkus färbt sich mit allen Anilinfarben und entfärbt sich nach der Gramschen Methode. Auf den gewöhnlichen Nährboden gedeiht er nicht, auch nicht auf Löffler-Serum. Er ist am besten zu züchten in Nährmedien, die menschliches Blutserum enthalten, so z. B. auf einem Serumagar, der aus einem Teil menschlichen Blutserums und drei Teilen Fleischwasserpeptonagar besteht. Auch auf Agar, der mit Aszites oder Hydrozelenflüssigkeit gemischt ist, gedeiht er gut; ebenso auf dem Schottmüllerschen Blutagar.

Auf der Oberfläche des Serumagars wächst er in Gestalt stecknadelkopfgroßer grauer Kolonien, die nicht konfluieren. Im Innern der Blutagarmischplatten wächst er in Gestalt kaum stecknadelkopfgroßer schwarzer Punkte.

Die Resistenz der Gonokokken ist gering. Gegen Austrocknen sind sie sehr empfindlich; auch Hitze vertragen sie schlecht. Schon bei 45° sterben sie nach einigen Stunden ab. Sie bilden kein lösliches Toxin. Die Giftwirkung, die der Gonokokkus hervorbringt, ist durch die in seiner Leibessubstanz enthaltenen Endotoxine verursacht. Für Tiere ist er nicht pathogen.

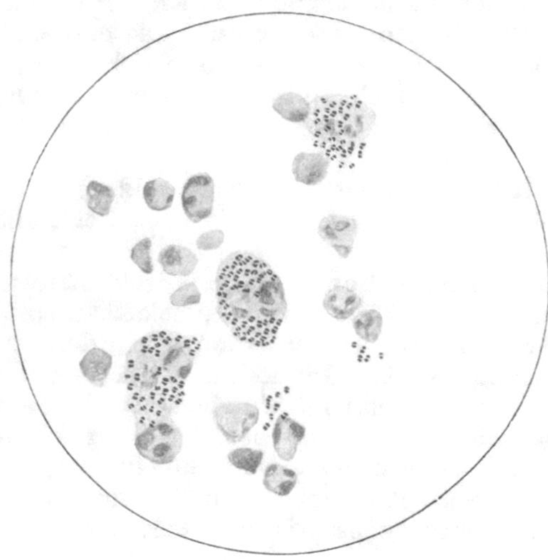

Abb. 75. Gonokokken-Eiter.

Verlauf der Gonokokkenallgemeininfektion. Entweder gleichzeitig oder kurz nach dem Ausbruch einer Gonorrhöe erkrankt der Patient an heftigen Schmerzen in einem oder mehreren Gelenken. Meist ist nur ein großes Gelenk, das Kniegelenk oder das Ellenbogengelenk ergriffen, so daß die Monarthritis gewissermaßen als pathognomonisch für den Tripperrheumatismus angesehen wird. Die Gelenkerscheinungen können verschiedener Art sein; es kommen seröse und eitrige Ergüsse zur Beobachtung. Meist ist dabei auch das periartikuläre Gewebe stark geschwollen, so daß die ganze Umgebung des entzündeten Gelenkes lebhaft gerötet und schmerzhaft ist. Aber auch Fälle mit den heftigsten Gelenkschmerzen ohne jeden Erguß werden beobachtet. Die Erkrankung der einzelnen Gelenke dauert meist viele Wochen; Ankylosen sind häufig.

Das Fieber ist im Anfang der Gelenkerkrankung meist hoch, kann aber trotz Weiterbestehens seröser Entzündungen abklingen, wenn das ergriffene Gelenk die einzige Gonokokkenmetastase ist und die Bakteriämie nur vorübergehend war. Bei Vereiterungen der Gelenke oder Komplikationen mit Endocarditis, wo man beständig Gonokokken im Blute nachweisen kann, nimmt die Kurve einen sehr charakteristischen, stark intermittierenden Typus an. Abb. 76.

Die Endocarditis gehört zu den hervorstechendsten Symptomen der Gonokokkensepsis. Sie kommt fast niemals allein vor, sondern ist in der Regel mit Gelenkerscheinungen verbunden, während andererseits Gelenkerkrankungen ohne Endocarditis sehr häufig vorkommen. Die Endocarditis gonorrhoica ist meist nicht die einzige Beteiligung des Herzens; auch Pericarditis und Myocarditis gonorrhoica kommen zur Beobachtung. Häufig treten Endocarditis und Pericarditis zusammen auf.

Außer den gewöhnlichen Formen der Gonokokkenmetastasen kommen bei der Gonokokkensepsis noch andere spezifische Komplikationen vor. So zeigte einer meiner Eigenbeobachtungen neben entzündlichen Erscheinungen am Herzen eine septische Pneumonie und Pleuritis und Tendovaginitis. Auch Prochaska beschreibt einen Fall von Pleuritis nach Gonorrhöe, wo er die Erreger im Blute nachweisen konnte. Schon früher hatte Bordoni-Uffreduzzi bei einem Mädchen mit gonorrhoischer Polyarthritis, Pericarditis, Endocarditis und Pleuritis

Gonokokken im Pleuraexsudat nachgewiesen.

Auch die Erscheinungen einer lobären Pneumonie können gelegentlich durch den Gonokokkus verursacht werden, wie Bressel an der Hand eines von ihm beobachteten Falles zeigte.

Während der Behandlung eines floriden Trippers mit Protargolinjektionen stieg eines Tages plötzlich die Temperatur an, und es zeigten sich die Erscheinungen einer Pneumonie, die nach 8 Tagen lytisch abfiel und die durch positiven Blutbefund als Gonokokkenpneumonie sichergestellt wurde. Im Blut sowohl als in dem reichlichen, zähen, mißfarbenen Auswurf (ohne Blutbeimengung) fanden sich Gonokokken. Der Patient kam trotzdem mit dem Leben davon.

Seltenere metastatische Entzündungen sind: Osteomyelitis, Meningitis, subkutane Abszesse.

Therapie. Vor allem ist die Ausheilung der Gonorrhöe geboten. Ein Versuch mit polyvalenter Gonokokkenvakzine ist auf jeden Fall angebracht. Man gibt z. B. 2—4 Injektionen von Arthigon innerhalb von 8 Tagen in steigenden Dosen (0,2, 0,5, 0,5, 1,0). Bei vereiterten Gelenken kommen chirurgische Maßnahmen in Betracht. Im übrigen unterscheidet sich die Behandlung nicht von der üblichen Therapie der septischen Erkrankungen.

Die **Prognose** der Gonokokkensepsis ist im allgemeinen nicht ungünstig. Fälle von Tripperrheumatismus ohne Endocarditis gehen trotz positiven Blutbefundes oft in Heilung aus. Die Endocarditis trübt die Prognose erheblich, doch ist zu betonen, daß diese Form der septischen Endocarditis noch die relativ gutartigste ist, da trotz nachgewiesener Gonokokken-Bakteriämie in einigen Fällen noch von Heilung berichtet wird.

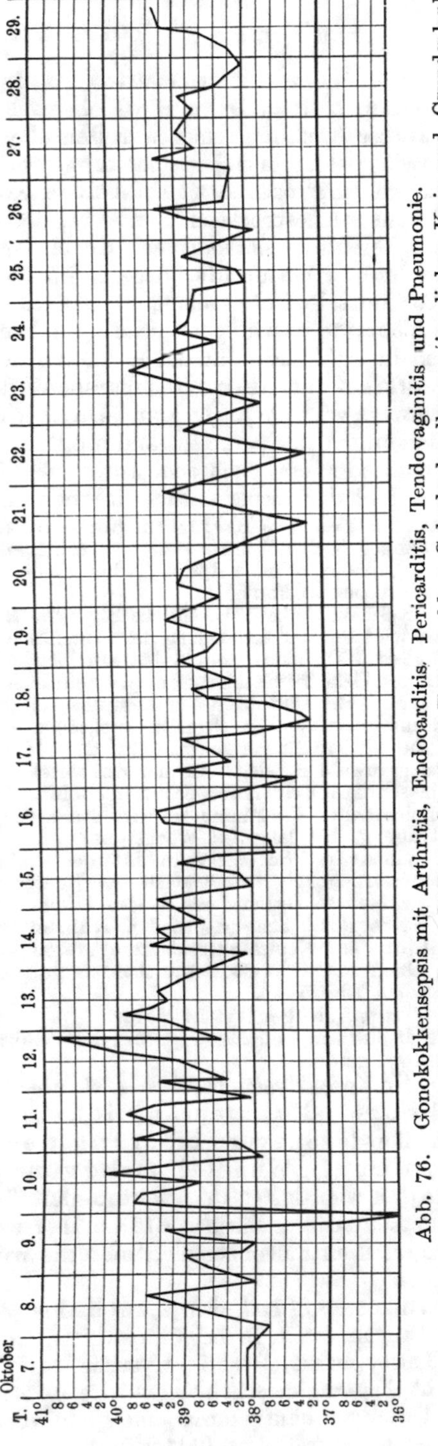

Abb. 76. Gonokokkensepsis mit Arthritis, Endocarditis, Pericarditis, Tendovaginitis und Pneumonie.

Fritz Sch., 28 Jahre alt. Vor 4 Wochen Gonorrhöe acquiriert. 14 Tage nachher Gelenkschwellungen im linken Knie und Grundgelenk der rechten großen Zehe. Vor 3 Tagen Schüttelfrost und starke Kopfschmerzen. Schmerzen über dem Brustbein. Perikarditisches Reiben. In der linken Vola manus zirkumskripte Schmerzhaftigkeit, die bei Bewegung der Finger zunimmt (Tendovaginitis). Am 26. diastolisches Geräusch über dem Hernum H. I. N. Dämpfung und Bronchialatmen. Im Blut Gonokokken, gestorben.

Kolisepsis.

A priori könnte man erwarten, daß bei dem konstanten Vorkommen des Bacterium coli im Darm die Kolisepsis ein häufigeres Vorkommnis sein müßte. Dieser Annahme schienen in den 80er bis 90er Jahren des vorigen Jahrhunderts die postmortalen Untersuchungsergebnisse zu entsprechen, die in einem ungemein hohen Prozentsatz zu positiven Koliblutbefunden führten. Aber der schon damals ausgesprochene Zweifel an der Richtigkeit der Resultate und der Zuverlässigkeit der Methodik ist durch spätere Untersucher gerechtfertigt worden. Nach Simmonds, der in jüngster Zeit mit einwandfreiem Verfahren postmortale Untersuchungen anstellte, sind auch nach dem Tode Kolibazillen nicht mehr häufig im Blute nachzuweisen. Er fand sie unter 120 ⁰ Sektionen in 8% und zwar außer nach Infektionen der Harnwege besonders dort, wo Erkrankungen in der Nachbarschaft des Verdauungstraktus und seltener der Gallenwege vorangegangen war. Da aber bei solchen postmortal gewonnenen Resultaten immer noch der Einwand möglich ist, daß in einem oder dem anderen Falle agonal oder erst nach dem Tode die Einwanderung ins Blut erfolgte, so bleibt die Zahl der sicher nachgewiesenen Kolibakteriämien eine beschränkte.

Bakteriologie. Das Bacterium coli commune ist ein in jedem Darm vorkommendes plumpes Kurzstäbchen, dessen verschiedene Varietäten recht erhebliche Differenzen in morphologischer und biologischer Hinsicht aufweisen können. Uns beschäftigt hier nur die typische Form.

Der Kolibazillus besitzt deutliche Eigenbewegung. Er färbt sich mit allen Anilinfarben und wird bei der Anwendung der Gramschen Methode entfärbt. Wachstum erfolgt auf allen Nährböden, sowohl bei aeroben wie anaeroben Bedingungen. Auf der Oberfläche der Gelatinemischkultur entwickeln sich teils runde Kolonien, teils solche von Weinblattform. Sie sind dabei den Typhuskolonien sehr ähnlich und unterscheiden sich nur durch ihre etwas gröbere Struktur und einen leicht bräunlichen Farbton im Zentrum. Die Gelatine wird nicht verflüssigt. Auf der Agaroberfläche wächst das Bacterium coli als saftiger grauweißer Belag. Auf der Kartoffel bildet sich ein saftiger Überzug, der anfangs farblos, später gelbbraun gefärbt erscheint. Milch wird schon nach 24 Stunden zur Gerinnung gebracht. Lackmusmolke wird stark gerötet. Auf Bouillon erfolgt eine gleichmäßige Trübung, bei längerem Wachstum bildet sich ein Oberflächenhäutchen. Setzt man Kaliumnitrit und Schwefelsäure hinzu, so erhält man deutliche Nitrosoindolreaktion. Auf Lackmus-Milchzuckeragar wächst das Bacterium coli in Gestalt von himbeerroten Kolonien auf blauem Grunde, weil es den Milchzucker unter Säurebildung zersetzt. Die gebildete Säure färbt den umgebenden Nährboden rot. Auf Traubenzuckeragar wird Gas gebildet. Auf Neutralrottraubenzuckeragar tritt neben der Gasbildung noch Fluoreszenz auf. In der Außenwelt ist der Kolibazillus relativ widerstandsfähig gegenüber den verschiedensten Einflüssen.

Die Tierpathogenität ist gering.

Ein Bacterium Koli haemolyticum hat Schottmüller wiederholt bei septischen Infektionen gefunden.

Die Koliinfektionen beruhen fast ausnahmslos auf einer endogenen Infektion, wobei der ursprünglich harmlose Saprophyt infolge lokaler Resistenzverminderung der Gewebe (Stauung, Zirkulationsstörung, Wunden) pathogene Eigenschaften gewinnt.

Die drei wichtigsten Infektionsquellen für die Kolisepsis sind entsprechend dem Hauptsitze dieser Bazillen die Gallenwege, der Darm und die Harnwege; in seltenen Fällen kommen noch die weiblichen Geschlechtsorgane in Betracht.

Das Bacterium coli, das ja zweifellos bei vielen örtlichen Entzündungen und Eiterungen, so z. B. bei Cholangitis, Cholecystitis, Leberabszessen, Peritonitis, Perityphlitis, Pyelitis, Cystitis u. dgl., eine ätiologische Rolle spielt, verursacht Allgemeinerscheinungen, die in vielen Fällen nur durch eine Toxinämie und weniger häufig durch eine gleichzeitige Überschwemmung des Blutes mit Bakterien, durch eine Bakteriämie, bedingt sind.

An klinischen Merkzeichen für eine vorhandene Kolisepsis is vor allem die steil intermittierende Fieberkurve wichtig, die namentlich bei den von den Gallenwegen ausgehenden Fällen sehr ausgesprochen ist; meist ist das Fieber von Schüttelfrösten begleitet. Aber auch mäßig remittierendes Fieber wird beobachtet. Abb. 78 und 79.

Die Pulsfrequenz entspricht meist der Fieberhöhe. Nur einmal sah ich bei Kolisepsis trotz hohen Temperaturanstieges keine entsprechende Pulssteigerung, so daß man an die relative Pulsverlangsamung bei Typhus erinnert wurde.

Die Neigung zur Metastasenbildung ist bei der Kolisepsis gering. Nach einer Zusammenstellung von Jakob wurde in 45 Fällen 11mal Metastasenbildung beobachtet. Selbst dort, wo wiederholte Schüttelfröste auftreten, findet man meist keine Metastasen. Am häufigsten findet sich Endocarditis. Eitrige Metastasen sind beobachtet worden in Milz, Nieren, Leber, Lungen, in den Meningen und in der Thyreoidea.

Die Leukocytenzahl ist bei der Kolisepsis erhöht, ca. 5000—12000 und höher. Dieses Auftreten einer Leukocytose auch bei nicht mit Eiterung einhergehenden Koliinfektionen ist interessant im Gegensatz zu der Leukopenie beim Typhus.

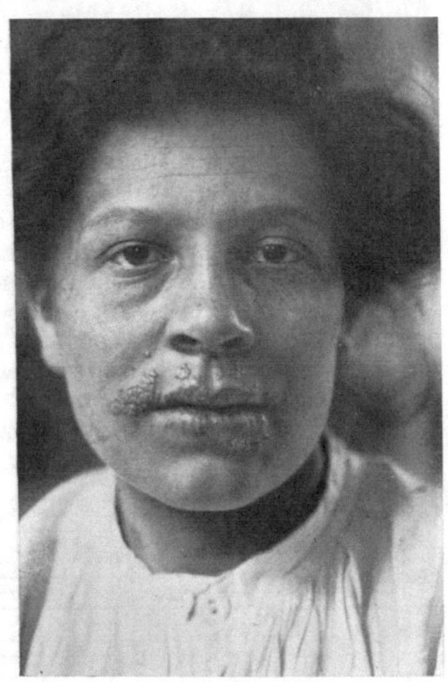
Abb. 77. Herpes bei Koliinfektion. (Nach Schottmüller.)

Auf eine interessante Begleiterscheinung der Koliinfektion hat Schottmüller aufmerksam gemacht. Er fand auffällig oft eine ausgedehnte Herpesentwicklung im Gesicht um den Mund herum, seltener am Ohr oder am Hals, häufig gleichzeitig verbunden mit einer Bläschenbildung auf der Schleimhaut der Unter- und Oberlippe, ferner des Zahnfleisches und des harten Gaumens. Die auf der Schleimhaut auftretenden Bläschen verwandeln sich dabei schnell in einen weißlichen Belag. Man beobachtet diese Erscheinung besonders bei Kolierkrankungen des Uterus (namentlich nach Abort) und entzündlichen Affektionen der Harnwege (Cystitis, Pyelitis).

Die Herpesentwicklung ist zweifellos toxischer Natur und beruht nicht etwa auf einer Metastasierung der Erreger, denn man findet den Herpes nicht nur bei Allgemeininfektionen mit Kolibazillen, sondern häufiger noch bei leichteren lokalen Kolierkrankungen (fieberhafte Aborte). Ein Teil der unter dem Namen Febris herpetica gehenden, kurz dauernden, fieberhaften Erkrankungen dürfte zu solchen Koliinfektionen gehören.

Bei der **Diagnose** der Kolisepsis läßt die bakteriologische Blutuntersuchung häufig im Stich. Trotz ausgeprägter intermittierender Fieberkurve gelingt es oft nicht, die Erreger im Blute zu finden. Es gilt das besonders für die von den Gallenwegen ausgehende Sepsisform. Bei den von den Harnwegen ausgehenden Fällen gelingt es häufiger, zu positiven Resultaten zu kommen.

Das Agglutinationsphänomen ist zur Diagnose wegen der Verschiedenheit der Kolirassen nicht brauchbar.

Die **Prognose** ist nicht unbedingt ungünstig. In 41% der Fälle wird über Heilung berichtet. Nach Katheterismus wird gelegentlich vorübergehend eine Kolibakteriämie beobachtet, die nach Absinken der Temperatur wieder verschwindet (vergl. Seite 200). Eine ungünstige Prognose haben stets diejenigen Fälle von Kolisepsis, die bei Pylephlebitis entstehen und bei denen die Bazillen im Blute nachgewiesen werden.

Kolisepsis nach Infektionen der Gallenwege. Gerade bei denjenigen Erkrankungen, die in der Regel durch die lokale Tätigkeit der Kolibazillen hervorgerufen werden, bei Cholelithiasis und Cholecystitis findet man verhältnismäßig selten die Bazillen im Blut. Ich habe bisher in fast allen von mir beobachteten unkomplizierten Fällen von Gallensteinkolik auf der Höhe des Anfalls und Fiebers Blutuntersuchungen gemacht und dabei niemals eine Bakteriämie konstatieren können.

Dagegen treten bei ausgedehnten Eiterungen im Lebergebiete die Bazillen öfter ins Blut über. Dieselben gehen in der Regel aus von einer Cholecystitis. Es handelt sich meist um Kranke, die schon wiederholt Gallensteinanfälle gehabt haben und die nun aufs neue einen Kolikanfall bekommen, der aber mit besonders schweren Allgemeinerscheinungen einhergeht. Erbrechen, heftigste Schmerzen im Leib und Rücken, Schüttelfrost und Fieber stellen sich ein. Man findet die Leber stark geschwollen, die Gegend der Gallenblase sehr druckempfindlich, und oft kann man die Gallenblase als prall gefüllten Tumor deutlich palpieren. Ikterus ist fast stets vorhanden. Erfolgt nicht rechtzeitig eine Operation und Entleerung des Eiters, so verschlimmert sich schnell das Krankheitsbild. Täglich wiederkehrende Schüttelfröste und steil intermittierende Temperaturen setzen ein und der Allgemeinzustand verschlechtert sich. Der Ikterus nimmt zu, die eitrige Entzündung der Gallenwege setzt sich auf die Pfortaderäste fort, und nun kommt es bald zu multiplen Abszessen in der Leber. Es folgt dann ein oft mehrwöchentliches, mit täglichen Schüttelfrösten einhergehendes Fieber, Metastasen in den verschiedensten Organen, in den Lungen, den Nieren, der Milz, in der Haut treten auf, Endocarditis, selbst Meningitis kann sich hinzugesellen, und schließlich erfolgt der Tod. Ein günstiger Ausgang dieser Sepsisform ist selten, doch kann es unter Schrumpfungsvorgängen im Lebergewebe gelegentlich zur Heilung kommen.

Vom Darm ausgehende Kolisepsis. Vom Darm aus gehen relativ selten Kolibazillen ins Blut über. Hier sind es in der Regel geschwürige Prozesse der Darmschleimhaut, die aus den verschiedensten Ursachen entstehen können, und bei denen es zu einer sekundären Kolisepsis kommt. Solche Fälle sind bei Dysenterie und Cholera beschrieben. Bisweilen wird eine Perityphlitis zum Ausgangspunkt einer Koliallgemeininfektion. Der Vorgang ist dann in der Regel der, daß sich zunächst im Anschluß an die Blinddarmentzündung eine septische Pfortaderthrombose entwickelt und daß dann von der Pylephlebitis aus die Sepsis beginnt (Abb. 78). In seltenen Fällen geht die Koliallgemeininfektion direkt von einem abgekapselten perityphlitischen Abszeß aus (Jakob, Wiens).

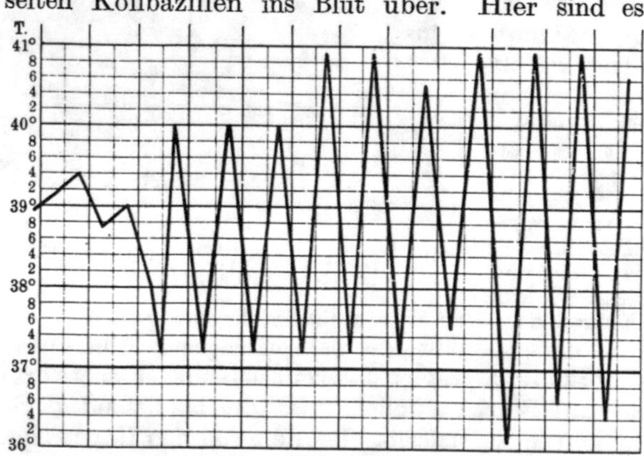

Abb. 78. Kolisepsis. Pylephlebitis nach Perityphlitis. 40jähr. Frau mit Perityphlitis erkrankt. Danach steil intermittierendes Fieber mit Schüttelfrösten. Lebervergrößerung mit multiplen Abszessen.

Von den Harnwegen ausgehende Sepsis. Am häufigsten nimmt die Kolisepsis von den Harnwegen (vergl. darüber auch Seite 200) ihren Ausgang; hier kommen sowohl Nierenbecken und Ureteren als auch Blase und Harnröhre als Eintrittspforte in Betracht. Dementsprechend sieht man nach Pyelitis z. B. bei Steinniere, ferner bei Cystitis und namentlich auch nach Katheterismus der Harnröhre Kolisepsis auftreten. Sehr lehrreich sind in dieser Beziehung die Befunde von Bertelsmann und Mau, die bei verschiedenen Patienten nach dem Bougieren Schüttelfröste auftreten sahen und dabei

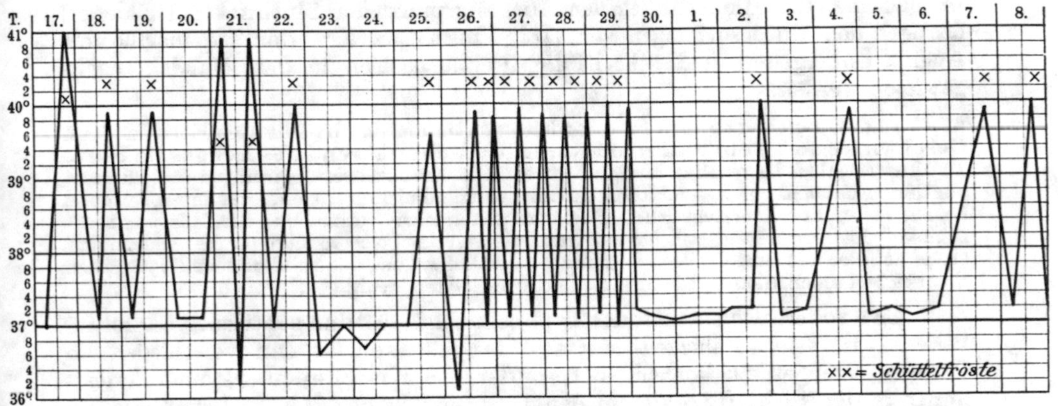

Abb. 79. Kolisepsis nach Cystitis bei einem Studenten mit postgonorrhöischer Harnröhren-Striktur. Geheilt.

als Ursache derselben im strömenden Blut Kolibazillen nachweisen konnten. Nach Abfall des Fiebers war das Blut wieder völlig bakterienfrei.

Puerperale Kolisepsis. Durch Kolibazillen erzeugte Puerperalsepsis haben Lenhartz, Widal und Lemierre, Blumenthal und Hamm, Jakob, Wiens u. a. beschrieben. Am häufigsten ist sie nach Abort mit jauchiger Endometritis beobachtet worden; aber auch nach normalen Geburten wurde sie gesehen.

In einem von Jakob beschriebenen Falle handelte es sich um die thrombophlebitische Form der Puerperalsepsis mit Thrombose der Spermatika. Der Fall ging nach Unterbindung der thrombosierten Vene in Heilung aus.

Allgemeininfektion mit Typhusbazillen.

Wir wissen durch die Untersuchungen des letzten Dezenniums, daß beim Typhus regelmäßig die spezifischen Keime im Blute kreisen, daß also die Bakteriämie zum Bilde des Typhus gehört. Nachdem Schottmüller zuerst an einem großen Material auf diese Tatsache aufmerksam gemacht hat, ist diese Feststellung allerseits bestätigt. Ich erwähne nur die Arbeiten von Courmont und Lesieur, Jochmann, Rolly u. a. Seit der Einführung der Anreicherung auf Galleröhrchen durch Kayser und Conradi sind die Resultate noch konstanter und besser geworden. Man kann schon am ersten Fiebertage beim Typhus Bazillen im Blute nachweisen. Am konstantesten sind die Befunde während der Kontinua, etwas unsicherer sind sie während des amphibolen Stadiums und namentlich kurz vor der Entfieberung; in der fieberfreien Periode sind in der Regel keine Bazillen mehr nachzuweisen.

Die Menge der im Blute kreisenden Bazillen ist unabhängig von der Stärke der geschwürigen Veränderungen im Darm. So gibt es Fälle, bei denen die

Überschwemmung des Blutes mit Typhusbazillen im Vergleich zu den geringfügigen Darmveränderungen so im Vordergrunde des Krankheitsbildes steht, daß man geneigt sein könnte, von einer septischen Erkrankung zu sprechen.

Solche Beobachtungen bilden den Übergang zu den seltenen Fällen, wo eine Überschwemmung des Blutes mit Typhusbazillen besteht, ohne daß überhaupt irgend welche typhösen Veränderungen im Darm nachgewiesen werden können. Lenhartz, Weichardt u. a. haben solche Beobachtungen mitgeteilt. Es ist nicht unwahrscheinlich, daß in solchen Fällen die Tonsillen den Ausgangspunkt der Blutinfektion bildeten, da nach den Untersuchungen von Drigalski etwa 40% der Typhusfälle mit Angina einhergehen und sehr häufig Typhusbazillen in den Mandeln nachgewiesen werden.

In dem Lenhartzschen Falle handelte es sich um ein einjähriges Kind, dessen Geschwister an Typhus erkrankt waren und das während des Lebens im Blute Typhusbazillen in großer Menge hatte. Die Krankheitserscheinungen bestanden in völliger Benommenheit, Konvulsionen, Tetanie, unkoordinierten Augenbewegungen, Zyanose, hohem Fieber und Herzschwäche. Roseolen waren nicht vorhanden; die Milz war nicht fühlbar. Im Darm fand sich bei der Autopsie nur im Colon ascendens die Schleimhaut etwas aufgelockert und gerötet. Geschwüre oder Schwellung der Follikel oder Peyerschen Plaques bestanden nicht. Die Mesenterialdrüsen waren wenig geschwollen.

Eine andere Eigenschaft des Typhusbazillus, der ihm septischen Charakter verleiht, ist seine Fähigkeit, eitrige Metastasen in den verschiedensten Organen erzeugen zu können, so besonders im Knochenmark und Periost, ferner in der Schilddrüse, in den Ovarien, in der Muskulatur und im Unterhautzellgewebe. Diese Vorgänge spielen sich zum Teil unmittelbar im Anschluß an einen Typhus ab oder aber erst monate-, ja sogar jahrelang nachher. Die Typhusbazillen können sich in latentem Zustande an verschiedenen Stellen des Körpers, so besonders im Knochenmark und in den Gallenwegen viele Jahre halten. Im Knochenmark z. B. liegen sie, wie E. Fraenkel nachwies, in kleinen nekrotischen, von einem Fibrinnetz umgebenen Herden. Gelegenheitsursachen wie Traumen u. dgl. können dann zur Entfaltung ihrer entzündlichen Eigenschaften Anlaß geben und eitrige Knochenherde oder subperiostale Eiterungen verursachen.

Einige Autoren bestreiten noch die eitererregenden Eigenschaften des Typhusbazillus und erklären die posttyphösen Eiterungen durch Mischinfektionen, bei denen die eigentlichen Eitererreger abgestorben seien, so daß man nur noch den Typhusbazillus vorfinde. Diese Erklärung hat heute nur wenig Wahrscheinliches mehr, da es auch im Experiment gelingt, durch Typhusbazillen beim Tier Eiterungen zu erzeugen. Ausführlicher kann auf diesen Punkt hier nicht eingegangen werden. Natürlich gibt es auch eine Anzahl posttyphöser Eiterungen, die durch Staphylokokken und Streptokokken bedingt werden.

Allgemeininfektion mit Bazillen der Paratyphusgruppe.

Daß die Paratyphusbazillen, die namentlich bei Nahrungsmittelvergiftungen eine große Rolle spielen, häufig zur Bakteriämie führen, besonders bei den unter dem Bilde des Typhus abdominalis verlaufenden Fällen, ist eine bekannte Tatsache, verdanken wir doch ihre Bekanntschaft erst der systematischen Durchführung bakteriologischer Blutuntersuchungen. An dieser Stelle ist nur die Frage zu prüfen, ob auch der Paratyphusbazillus ebenso wie der Typhusbazillus allgemeine Blutinfektionen ohne Darmerscheinungen verursachen kann. Auch solche Fälle kommen zweifellos vor.

So konnte ich z. B. bei einem Scharlachkinde drei Tage vor dem Tode aus dem Blute neben vereinzelten Streptokokken massenhaft Paratyphusbazillen vom Typus B. züchten. Besondere klinische Merkmale für diese Art der Blutinfektion waren bei den schon durch die Scharlacherkrankung bedingten schweren Allgemeinerscheinungen nicht zu erkennen. Autoptisch ließ sich feststellen, daß ein diphtherischer Prozeß im linken Nierenbecken vermutlich der Ausgangspunkt der Infektion war. Darmveränderungen fanden sich nicht.

Eine Sepsis mit Bakterien aus der Parakolibazillengruppe hat Klieneberger beschrieben. Es handelte sich um ein mit täglichen Schüttelfrösten und intermittierenden Temperaturen einhergehendes schweres Krankheitsbild mit unklarem Ausgangspunkt, bei dem aus dem Blut und dem Harn kolibazillenähnliche unbewegliche Stäbchen isoliert wurden, die auf Drigalski-Platten blaues Wachstum hatten, Traubenzuckeragar vergärten und Milch nicht zur Gerinnung brachten.

Allgemeininfektionen mit dem Friedländerschen Kapselbazillus.

Der Friedländersche Bacillus pneumoniae ist ein kurzes, unbewegliches Stäbchen. Er ist durch Kapselbildung ausgezeichnet, die am schönsten im Tierkörper zur Beobachtung kommt. Er färbt sich mit allen Anilinfarben und entfärbt sich bei der Gramschen Methode.

Wachstum erfolgt auf allen gebräuchlichen Nährböden. Auf der Oberfläche der Gelatine bildet er weiße, porzellanähnlich glänzende Kolonien, die sich halbkugelig über das Niveau des Nährbodens erheben. Auf Agar entwickelt sich ein weißer fadenziehender Belag. Auf Traubenzuckernährboden wird Gas gebildet.

Er ist den verschiedenen äußeren Einflüssen gegenüber resistent. Die Tierpathogenität ist gering; Mäuse sind am empfänglichsten, Kaninchen sind dagegen immun.

Auch der Friedländersche Kapselbazillus kann zu einer Allgemeininfektion führen. Daß in einzelnen wenigen Fällen die croupöse Pneumonie durch ihn hervorgerufen wird, ist sicher.

Weichselbaum fand ihn unter 127 Fällen 9 mal bei der primären oder sekundären Pneumonie im Parenchymsaft der Lunge.

Außerdem findet man ihn bisweilen bei Mittelohreiterungen. So kommen als Eintrittspforten hauptsächlich die seltenen, durch ihn verursachten Pneumoniefälle in Betracht und in zweiter Linie das Mittelohr; schließlich sind noch die Gallenwege als seltener Ausgangspunkt zu nennen.

Klinisch verläuft die Friedländer-Sepsis teils mit, teils ohne eitrige Metastasen. Endocarditis, Pericarditis und multiple Gelenkeiterungen, subkutane Hauteiterungen und miliare Nierenabszesse werden dabei beobachtet. Bei den vom Mittelohr ausgehenden Fällen kommt es bisweilen zur eitrigen Meningitis durch direkte Fortpflanzung vom Felsenbein her. Die von den Gallenwegen ausgehenden Fälle beginnen mit Cholelithiasis bzw. Cholecystitis.

Meningokokkenallgemeininfektion.

Der Meningokokkus, Diploccocus intracellularis Weichselbaum, der Erreger der epidemischen Genickstarre, führt in seltenen Fällen zur septischen Blutinfektion. (Beschreibung des Meningokokkus siehe in dem Kapitel „epidemische Genickstarre".) Die Untersuchungen bei der letzten oberschlesischen Epidemie machen es wahrscheinlich, daß bei der Meningitis cerebrospinalis die erste Ansiedlung der Meningokokken zunächst auf den Tonsillen und der Rachenmandel vor sich geht, und daß erst von hier aus auf dem Blutwege oder auf dem Lymphwege die Infektion der Meningen erfolgt. Ob der Blutweg häufiger benutzt wird oder der Lymphweg, ist eine offene Frage. Die Benutzung des Blutes als Transportmittel zu der Prädilektionsstelle der Meningokokken, zu den Meningen, kann jedenfalls nur sehr vorübergehend sein; auch werden dann vermutlich die meisten Kokken durch die bakteriziden Kräfte des Blutes stark geschädigt; denn so viel ist sicher, daß man nur selten bei der epidemischen Genickstarre im Blut Meningokokken nachweisen kann, obgleich oft zweifellose Zeichen dafür da sind, daß sie das Blut passiert haben. So gelingt es z. B. in den serösen und eitrigen Gelenkentzündungen bei der Meningitis mitunter Meningokokken nachzuweisen; im übrigen aber gehört es zu den Seltenheiten, wenn man die spezifischen Keime im Blute der Genickstarrekranken während des Lebens findet. Immerhin sind eine Reihe von Fällen beobachtet worden, wo eine starke Überschwemmung des Blutes mit Meningokokken stattgefunden und zu schweren septischen Erscheinungen geführt hat. Dabei stehen neben den bekannten meningitischen Symptomen, wie Nackensteifigkeit, allgemeine Hauthyperästhesie, Kernigsches Symptom, Störungen der Hirnnerven, vor allem eitrige Gelenkentzündungen, bisweilen auch Endocarditis und Pericarditis im Vordergrunde des Krankheitsbildes. Eine echte Meningokokkensepsis ohne Vorhandensein einer Meningitis beschrieb Liebermeister.

Sehr interessant ist die Beobachtung Salomons, daß die septische Meningokokkenerkrankung wochenlang der Meningitis cerebrospinalis vorausgehen kann. Die Krankheit begann hier mit Gelenksschwellungen und einem petechialen Exanthem. Dabei waren vom Ende der ersten bis zum Ende der vierten Woche Meningokokken im Blute nachzuweisen. Erst nach zweimonatlicher Krankheitsdauer traten Nackenstarre und weitere meningitische Symptome auf. Jetzt konnten auch im Lumbalpunktate Meningokokken nachgewiesen werden. Der Fall ging in Heilung aus.

Therapie. Bei der Behandlung der Meningokokkensepsis würde ich außer einer energischen intralumbalen Serumbehandlung der Meningitis mit Meningokokkenserum, wie ich sie seinerzeit zuerst angegeben habe, auch die intravenöse Injektion von Meningokokkenserum in Dosen von 20 ccm (ev. täglich wiederholt) versuchen.

Pyocyaneusallgemeininfektion.

Der Bacillus pyocyaneus ist ein schlankes bewegliches Stäbchen, das an einem Ende eine Geißel besitzt. Er färbt sich mit den gewöhnlichen Anilinfarben und wird entfärbt bei der Gramschen Methode. Auf der Oberfläche der Gelatine wächst er in Gestalt von weißen Kolonien, in deren Umgebung der Nährboden verflüssigt und grün gefärbt wird. Auf Agar wächst er in Form eines üppigen grauen Rasens, der dem gesamten Nährboden eine grünliche, fluoreszierende Farbe gibt. Auf Bouillon bildet sich in den oberen Schichten eine Kahmhaut, unter der die Flüssigkeit grünlich gefärbt erscheint. Milch wird zur Gerinnung gebracht und nimmt eine grüne Farbe an.

Neben dem Gelatine verflüssigenden Ferment besitzt der Pyocyaneus noch ein proteolytisches Ferment, die Pyocyanase, das Eiweiß und Fibrin aufzulösen vermag. Außerdem produziert der Bazillus ein lösliches Toxin, das in die Nährflüssigkeit übergeht.

Am empfänglichsten für Pyocyaneus ist das Meerschweinchen.

Allgemeininfektion mit dem Pyocyaneus, dem Bazillus des grünen Eiters, kommt bisweilen bei Kindern zur Beobachtung; bei Erwachsenen gehört sie zu den größten Seltenheiten. Simmonds fand bei bakteriologischen Blutuntersuchungen an 1000 Leichen nicht ein einziges Mal den Pyocyaneus; E. Fraenkel fand ihn unter 1100 Leichen 4 mal im Blut. Eintrittspforten sind die Nabelgegend, das Mittelohr und der Darm. Eine epidemieartig auftretende, durch den Bacillus pyocyaneus verursachte Nabelinfektion bei Neugeborenen konnte M. Wassermann beobachten. Er fand dabei den Erreger in der Arteria umbilicalis, bei einigen postmortal untersuchten Fällen auch im Herzblut und im Eiter des Endokards sowie bei einzelnen auch in hämorrhagisch-pneumonischen Lungenherden.

In einem von Lenhartz beschriebenen Fall handelte es sich um einen elfjährigen Knaben, der nach 7 Jahre bestehender Otitis media an Pyocyaneussepsis mit Sinusthrombose und Meningitis zugrunde ging. Die Bazillen wurden hier schon während des Lebens im Blute nachgewiesen. Weitere Beobachtungen stammen von Kranhals, Soltmann, Blum, de la Camp u. a.

Danach führt die Erkrankung stürmisch in wenigen Tagen zum Tode. Stark remittierendes hohes Fieber, Zerebralerscheinungen, Petechien, hämorrhagische und pustulöse Exantheme und Durchfälle sind dabei die vorwiegenden Erscheinungen; einige Male wurde auch Endocarditis beobachtet. Namentlich in den hämorrhagischen oder pustulös-hämorrhagischen Exanthemen ist ein für die Pyocyaneussepsis charakteristisches Symptom zu erblicken. Meist handelt es sich um atrophische Säuglinge, die der Pyocyaneussepsis erliegen; daß aber auch Erwachsene einer Allgemeininfektion mit diesem Bazillus erliegen können, zeigen die Beobachtungen von Canon, Soltmann, Kühn und de la Camp. Letzterer beobachtete einen sehr interessanten Fall, aus dem hervorgeht, daß auch exquisit chronisch verlaufende Formen von Pyocyaneusallgemeininfektion vorkommen.

Die Diagnose wird mit Sicherheit nur durch die bakteriologische Blutuntersuchung gestellt. Das eigenartige hämorrhagische Exanthem wird bisweilen ein guter Fingerzeig bei der Differentialdiagnose sein, namentlich dort, wo man in dem Pusteln- oder Blaseninhalt Pyocyaneusbazillen nachweisen kann.

Um die **pathologische Anatomie** der Pyocyaneussepsis hat sich neben Kranhals u. a. besonders E. Fraenkel verdient gemacht. Er fand auf Grund der Untersuchungen von 4 Fällen als charakteristisch für die Pyocyaneusallgemeininfektion multiple Nekrosen und Hämorrhagien in den verschiedensten Organen, wie Haut, Rachen-, Mundschleimhaut, Magenschleimhaut, Nieren, Lungen. Als Ursache dafür stellte er fest, daß die Wandungen der zu den erkrankten Organbezirken führenden Arterienästchen dicht mit Pyocyaneusbazillen durchsetzt waren.

Proteusallgemeininfektion.

Die Bazillen der Proteusgruppe, die man am häufigsten bei lokalen, mit Jauchung einhergehenden Prozessen in Gemeinschaft mit Streptokokken, Staphylokokken und anderen Eitererregern findet, so z. B. bei Endometritis, Peritonitis, Lungengangrän, wie auch bei Phlegmonen, Dekubitus usw. führen außerordentlich selten zu einer Allgemeininfektion. Ist der Proteus mit anderen Eitererregern zusammen irgendwo im Körper lokalisiert, so neigt er sicher wenig dazu, ins Blut überzugehen. Es kommt nicht selten vor, daß man in solchen Fällen wohl die übrigen Eitererreger im Blute findet, während der Proteus auf die erste Stelle beschränkt bleibt.

Experimentell haben diese Tatsache an Tieren Lannelongue und Achard studiert. Bei gleichzeitiger subkutaner und intravenöser Injektion von Eitererregern und Proteus gingen häufig die ersteren ins Blut über, während der Proteus allein an der Injektionsstelle lokalisiert blieb.

Bakteriologie. Der Proteus ist ein großes dünnes Stäbchen mit lebhafter Eigenbewegung, das oft Fäden bildet und sich mit allen Anilinfarben färbt. Bei der Gramschen Methode behält es die blaue Farbe. Es wächst unter allen Bedingungen bei Zimmer- und Bruttemperatur. Auf Gelatine erfolgt langsame Verflüssigung; auf der Agaroberfläche entwickelt sich nach 6 bis 8 Stunden ein grauer, schleierartiger Belag. Nach 24 Stunden hat der Belag ein trockenes, glänzendes, schilfriges Aussehen und bildet vielfache Fältchen. Auf Agarverdünnungsplatten sieht man nach 16 Stunden in der Tiefe gelegene gelblichweiße, uncharakteristische Kolonien. Wo einzelne Kolonien an die Oberfläche kommen, ist die Oberflächenauflagerung grau durchscheinend mit unregelmäßigem Rand. An vielen Stellen sieht man folgendes Bild: Gelblichgraues Zentrum, von dem aus nach allen Seiten zart grau durchscheinende, viel verästelte Arme sich in die Umgebung ausstrecken. Bei schwacher Vergrößerung sieht man, daß der Rand der tiefliegenden Kolonien teils in ein Fadengewirr, teils in dickere kurze Ausläufer mit scharf abgeschnittenen oder geknöpften Enden ausläuft.

Löfflerserum wird nicht verflüssigt. Es wächst ein grauweißer Belag. Milch gerinnt nach drei Tagen und wird später wieder verflüssigt. Bouillon wird nach 4—6 Stunden gleichmäßig getrübt, nach 24 Stunden liegt auf der Oberfläche ein faltiges Häutchen. Auf Lackmusmolke erfolgt Säurebildung.

Eintrittspforten der Proteussepsis sind verjauchte Wunden, Darm, Harnwege und Mittelohr.

Fälle mit intravitalem Nachweis einer Proteusallgemeininfektion sind außerordentlich selten, jedoch unterliegt es nach den mitgeteilten Beobachtungen keinem Zweifel mehr, daß der Proteus auch allein ohne Begleitung von Eitererregern zu septischen Zuständen führen kann.

Bei einer Cystitis mit periurethralem Abszeß isolierten Bertelsmann und Mau den Proteus aus dem lebenden Blut; der Fall ging nach Spaltung des Abszesses in Heilung aus. In einem zweiten Fall kam es nach Bougieren der Harnröhre zu einer Mischinfektion von Proteus und Staphylokokken, die zusammen im strömenden Blute gefunden wurden. Die Staphylokokken überwucherten, der Kranke ging zugrunde und im Blute fanden sich post mortem nur noch die Staphylokokken. Bei einer Puerperalsepsis fand Lenhartz im Blut und im peritonitischen Eiter den Proteus. Die Kranke kam mit dem Leben davon.

Eine vom Mittelohr ausgehende Proteussepsis beschrieben Lubowski und Steinberg sowie Jochmann.

Die bei der üblichen Aussaat von 20 ccm Blut auf den Platten gewachsenen Kolonien haben nach 20-stündigem Aufenthalt im Blutschrank bei 37° folgendes Aussehen: Es sind stecknadelkopfgroße, braunschwarze, größtenteils in der Tiefe des Nährbodens gelegene Kolonien, die die Farbe des umgebenden Nährbodens nicht verändern. Da wo die Kolonien an die Oberfläche kommen, senden sie rings im Kreise zarte, graue, stumpf endigende Arme aus, die radiär vom Zentrum der Kolonie ausstrahlen und zierliche Bilder darstellen.

Allgemeininfektion mit Milzbrandbazillen.

Die Blutinfektion mit Anthraxbazillen kommt bei der äußeren örtlichen Erkrankung an Milzbrand, bei der Pustula maligna, nur selten vor. Bei den 20 Fällen dieser Art, die ich in den letzten Jahren sah, ist es mir nie gelungen, eine Bakteriämie festzustellen. Bertelsmann dagegen konnte in einem Fall bei äußerem Milzbrand am Halse die Erreger im Blute nachweisen; Patient kam zur Genesung. Häufiger ist die Allgemeininfektion dort, wo es zu inneren Erkrankungen an Milzbrand gekommen ist: beim Lungen- und Darmmilzbrand. Schottmüller gelang es, in einem Falle von Lungenmilzbrand, der zugrunde ging, schon während des Lebens die Bazillen im Blute zu finden. An der Leiche konnte ich sie in solchen Fällen zweimal nachweisen.

Therapie. Bei solchen Allgemeininfektionen mit Milzbrand empfiehlt sich dringend die Anwendung der Serumtherapie. Hierzu eignet sich am besten das nach der Sobernheimschen Methode hergestellte Serum.

Allgemeininfektion mit dem Gasbazillus.

In neuerer Zeit, wo man der anaeroben Blutuntersuchung mehr Beachtung schenkt, sind auch anaerobe Stäbchen nicht selten als Ursache von septischen Erkrankungen gefunden worden. Es handelt sich meist um grampositive, obligat anaerobe und in der Regel gasbildende Stäbchen, die den Buttersäurebazillen nahe stehen. Der wichtigste und am besten studierte Vertreter dieser pathogenen Anaerobier ist der Gasbazillus, Bacillus emphysematosus (E. Fraenkel), auch Bacillus aerogenes capsulatus (Welch, Nutall) genannt. Er kommt nicht nur in Staub und Erde häufig vor, sondern führt auch im tierischen und menschlichen Darm ein Parasitenleben.

Bakteriologie. Der Bacillus phlegmonis emphysematosae, der zuerst von E. Fraenkel genauer beschrieben wurde, ist ein plumpes Stäbchen mit abgerundeten Enden, etwa von der Größe des Milzbrandbazillus. Es ist unbeweglich und bildet keine Sporen. Es färbt sich mit allen Anilinfarben und behält bei der Gramschen Färbung die dunkelblaue Farbe. Der Bazillus ist streng anaerob und bildet auf zuckerhaltigen Nährböden Gas. Gelatine wird verflüssigt.

Verimpft man geringe Mengen der Reinkultur dieses Bazillus auf Meerschweinchen und zwar subkutan in die Bauchgegend, so entsteht eine ausgedehnte schmerzhafte Infiltration, die viel Ödemflüssigkeit und Gasblasen enthält. Kaninchen und Mäuse sind nicht empfänglich; dagegen lassen sich Sperlinge infizieren.

Der Gasbazillus bildet nach den Untersuchungen von Kamen und Eisenberg Hämolysin. Das stimmt mit der Hofbildung auf der anaeroben Blutagarplatte wie auch mit der intravitalen Hämolyse (Lenhartz, Bondy) überein.

Der Gasbazillus spielt in der Pathologie eine sehr verschiedene Rolle. In vielen Fällen ist er der Urheber rein lokaler Infektionen. Er verursacht jene eigenartige, ohne Eiterbildung verlaufende phlegmonöse Erkrankung, bei der es unter Gasbildung zur Unterminierung und Zerstörung des Zell- und

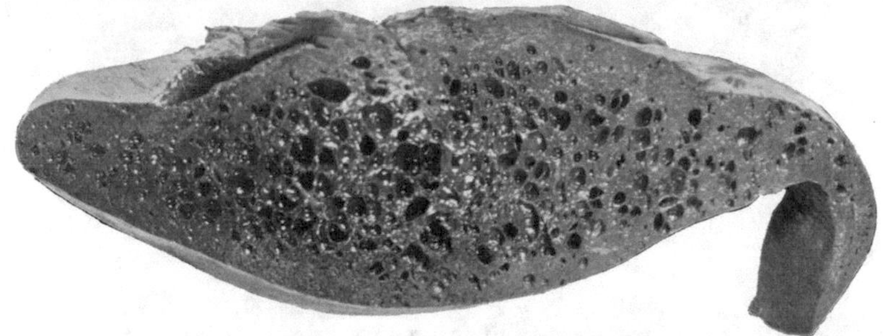

Abb. 80. Stück einer Schaumleber eines an Gasbazillen-Sepsis zugrunde gegangenen Mannes (durch Gasbildung ist das Lebergewebe wabenartig durchlöchert).

Muskelgewebes kommt. Bei dieser von Eugen Fraenkel, Stolz u. a. genauer studierten Gasphlegmone dringt er gelegentlich auch ins Blut ein und erzeugt eine schnell tödliche Sepsis. Ferner wird der Gasbazillus häufig ohne Zusammenhang mit der Gasphlegmone im Blut von Leichen gefunden, bei denen er in allen Organen eine massenhafte Gasentwicklung (Schaumorgane) erzeugt hat. Nach meinen Erfahrungen sind es in der Regel geschwürige Prozesse im Darm: Karzinomatöse, tuberkulöse, typhöse Ulcera, von denen aus die Bazillen wenige Tage oder Stunden vor dem Tode der betreffenden Individuen ins Blut eindringen. So geraten sie in alle inneren Organe, vermehren sich post mortem stark, bilden Gas und führen die Veränderungen herbei, die oft fälschlich als stark vorgeschrittene Verwesungserscheinungen imponieren: Beim Öffnen des Herzens entleeren sich große Gasblasen; im Unterhautzellgewebe finden sich massenhaft kleinste Gasbläschen, Leber und Nieren sind weich, bröckelig und von unzähligen kleinen Gasblasen durchsetzt. Aber auch dort, wo keine geschwürigen Darmveränderungen bestehen, können die Bazillen post mortem durch die Darmwand ins Blut überwandern und Schaumorgane erzeugen. Bekannt ist der fast regelmäßige Befund von Schaumorganen bei den Leichen der an epidemischen Schweißfriesel Verstorbenen [1]).

Hier interessiert mehr die Tatsache, daß der Gasbazillus zweifellos imstande ist, durch seine Vermehrung im lebenden Blute schwere septische

[1]) Jochmann-Immermann, Der Schweißfriesel. Wien 1913.

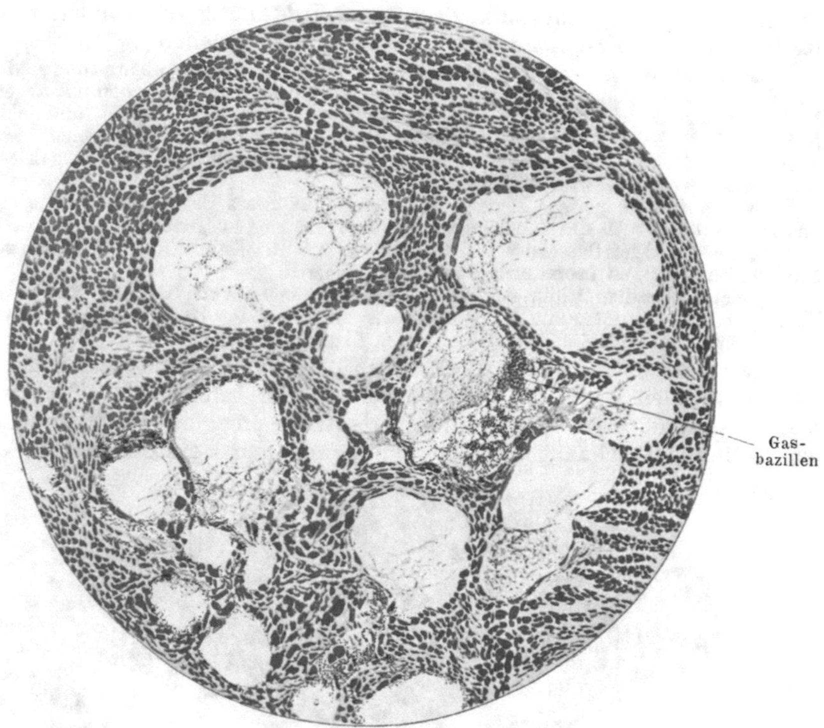

Abb. 81. Schnitt durch die umstehend abgebildete Schaumleber. (Die bei schwacher Vergrößerung sichtbaren blauen Massen in den durch Gasbildung entstandenen Gewebslücken sind Gasbazillen.)

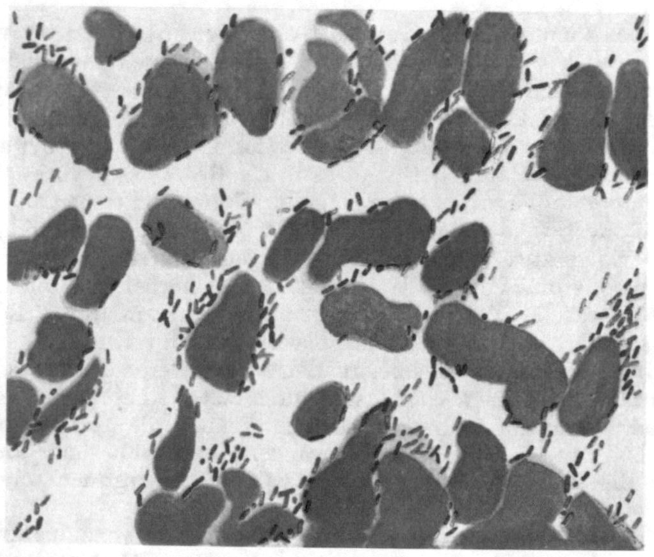

Abb. 82. Derselbe Schnitt wie Abb. 81, bei Öl-Immersion eingestellt auf die blauen Bazillen-Massen.

Krankheitsbilder zu verursachen. Meist ist das puerperale Genitale, besonders nach Abort, der Ausgangspunkt dieser Gasbazillensepsis, wie sie Krönig und Menge, Lenhartz, Schottmüller, Heymann, Bondy beschrieben haben. Das klinische Bild dieser Sepsisform ist charakterisiert durch hohes Fieber, stürmischen, in etwa 24 Stunden zum Exitus führenden Verlauf und vor allem durch eine eigenartige, bronzegelbe und dunkel-cyanotische Verfärbung der Haut und hochgradige Kurzluftigkeit. Die Gasbazillen können dabei oft schon direkt mikroskopisch im Blute, sicherer aber durch anaerobe Kultur nachgewiesen werden. Postmortal finden sich Schaumorgane. Der Lufthunger und die Cyanose erklären sich durch die bereits intravital nachweisbare hochgradige Hämoglobinämie und Hämoglobinurie, die oft eine fast völlige Auflösung der roten Blutkörperchen im eigenen Serum verursacht (Bondy). Ich sah eine Gasbazillusspesis im Verlaufe eines schweren Typhus abdominalis auftreten, wobei sich ganz akut am Oberschenkel ohne äußere Verletzung eine Gasphlegmone bildete, die zweifellos auf hämatogenem Wege entstanden war und unter Cyanose und Kurzluftigkeit innerhalb 24 Stunden den Exitus bedingte. Sehr interessant sind die Feststellungen von Warnekros, Sachs u. a., daß der Gasbazillus relativ häufig im Verlaufe von Aborten aus den weiblichen Genitalien ins Blut gelangt, ohne irgendwelche schwereren Erscheinungen auszulösen. Die Tatsache, daß er in anderen Fällen eine so ungeheuer stürmisch verlaufende Sepsis erzeugt, legt den Gedanken nahe, daß zur Ausbildung solcher schweren Formen von Gasbazillussepsis eine besondere Resistenzverminderung gehört. Meine oben erwähnten Beobachtungen, daß von karzinomatösen, tuberkulösen Ulcera und Typhusgeschwüren aus gelegentlich eine Überschwemmung des Blutes mit Gasbazillen erfolgt, die sich dort ungeheuer schnell vermehren, würde damit übereinstimmen.

Allgemeininfektion mit Micrococcus tetragenus.

Der Micrococcus tetragenus hat die Eigenschaft, stets in Verbänden von je vier Exemplaren aufzutreten. Er ist unbeweglich und färbt sich gut mit allen Anilinfarben. Bei der Gramschen Methode behält er die dunkelblaue Farbe. Auf der Agaroberfläche bildet er einen graugelblichen Rasen.

Für Mäuse und Meerschweinchen ist er stark pathogen; die Tiere gehen unter dem Bilde einer Septikämie zugrunde.

In sehr seltenen Fällen hat man auch den Micrococcus tetragenus bei septischen Allgemeininfektionen aus dem lebenden Blut gezüchtet. Meist handelte es sich dabei um Mischinfektionen, wobei daneben Streptokokken in großer Menge ins Blut übergegangen waren. Irgend eine besondere Nuance erhielt dadurch das Krankheitsbild nicht. In einem Falle von Melzer (Münchn. med. Wochenschr. 1910, Nr. 14) trat die Tetragenussepsis als Komplikation zu einem Typhus abdominalis hinzu. Das Blut des Kranken agglutinierte die Tetragenuskokken noch in einer Verdünnung von 1 : 500. Von italienischer und französischer Seite wird auch von Sepsisfällen berichtet, die allein durch diesen Kokkus verursacht waren. Bondy fand ihn bei einer Sepsis nach kriminellem Abort im Blute.

Allgemeininfektion mit neuen Sepsiserregern.

Folgende bislang noch unbekannte Keime sind vorläufig nur einmal als Sepsiserreger beobachtet worden:

1. Ein von Stäubli beschriebenes influenzaähnliches Stäbchen, das mit Streptokokken zusammen zu Sepsis und Endocarditis geführt hat und das der Autor Bacterium exiguum getauft hat. Es ist 0,4 μ groß, gramnegativ und für Tiere nicht pathogen.

2. Ein von E. Fraenkel und Pielsticker gefundenes, stark bewegliches Bakterium mit Polfärbung, das den Bazillen der hämorrhagischen Sepsis, Hühnercholera und ähnlichen nahe steht, und das die Entdecker Bacterium anthroposepticum nennen. Letzteres hatte eine schwere, klinisch als Osteomyelitis imponierende Affektion eines Oberschenkels mit konsekutiver Bakteriämie hervorgerufen, welcher der Patient erlag. Dabei lag nicht das gewöhnliche Bild der Osteomyelitis vor, sondern eine nekrotisierende Form der Knochenmarksentzündung. Auch fehlten die sonst bei der Osteomyelitis so häufigen eitrigen Metastasen in Lungen, Nieren etc. vollkommen. Charakteristisch für diesen Bazillus war im Tierversuch die Beobachtung, daß bei infizierten Kaninchen hämorrhagische, eitrige Hoden- und Nebenhodenentzündungen auftraten.

Puerperalsepsis.

Wir verstehen unter Puerperalsepsis oder Kindbettfieber eine bakterielle Infektion jener Wunden, die im Zusammenhange mit den Geburtsvorgängen im Genitalapparat entstanden sind.

Seitdem Ignaz Semmelweis auf Grund seiner Beobachtungen an dem Wiener Gebärhause in den 70er Jahren des vorigen Jahrhunderts als erster es aussprach, daß das Kindbettfieber im wesentlichen durch dritte Personen auf die Geburtswege übertragen wird, und daß deshalb nur in einer richtigen Prophylaxe das Hauptmoment für die Bekämpfung der Krankheit gegeben sei, ist die Sterblichkeit am Kindbettfieber enorm gesunken. Während früher in Geburtshäusern 3%, ja namentlich dort, wo das Krankenmaterial gleichzeitig zu Lehrzwecken diente, 10—15% starben, beträgt jetzt die Mortalität nur 1,0% und die allgemeine Sterblichkeit am Wochenbettfieber in Deutschland beträgt 0,25%. Immerhin sterben in Preußen im Jahre noch 4—5000 Frauen am Kindbettfieber.

Leider ist in den letzten Jahren ein Stillstand in dem Rückgang des Puerperalfiebers zu verzeichnen und gleichzeitig eine Verschlechterung der Zahlen für die Stadt- gegenüber der Landbevölkerung. Das hat seinen Grund zweifellos in einer Zunahme der kriminellen Aborte, denen eine weit höhere Mortalität zukommt wie dem Kindbettfieber nach rechtzeitiger Geburt. Während das Verhältnis von Fehlgeburt zu Geburt im allgemeinen mit 1 : 8 berechnet wird, werden in Basel ein Viertel, in Berlin sogar die Hälfte aller Kindbettfiebertodesfälle auf Abort zurückgeführt. In Anstalten überwiegen die Sepsisfälle nach Abort die nach Geburt bei weitem (Bondy).

Ätiologie und Pathogenese. Die häufigsten Erreger der Puerperalsepsis sind die Streptokokken. In zweiter Linie kommen erst die Staphylokokken, Pneumokokken, Kolibazillen und anaerobe Stäbchen in Betracht. Bei der Sepsis nach rechtzeitigen Geburten spielen die hämolytischen Streptokokken die dominierende Rolle; dagegen ist die Ätiologie der Sepsis nach Aborten, wie systematische bakteriologische Blutuntersuchungen lehrten, sehr mannigfaltig. Während der hämolytische Streptokokkus hier weniger anzutreffen ist, wird hier häufig der anaerobe Streptococcus putridus (Schottmüller) gefunden, ferner der Staphylococcus aureus und albus. Auch obligat anaerobe Staphylokokken, Kolibazillen, Pneumokokken, ferner anaerobe Stäbchen, wie der Bacillus emphysematosus (Fraenkel), kommen als Erreger der puerperalen Infektion in Betracht. In seltenen Fällen beteiligen sich auch Tetanusbazillen daran.

Die Infektion kann auf drei verschiedene Weisen zustande kommen. Der häufigste Weg ist der schon von Semmelweis gezeigte, daß die pathogenen Keime durch Untersuchungen, Operationen und andere Manipulationen in die Wunden verschleppt werden (ektogene Infektion). Die mangelnde Desinfektion der untersuchenden und operierenden Hand vor und während der Geburt oder von unberufener Seite vorgenommene Versuche zur Einleitung des Abortes oder der Frühgeburt spielen hier die Hauptrolle. Die Infektion geschieht bei dieser Art der Ansteckung in der Regel durch fremde Keime, d. h. also dadurch, daß von außen pathogene Bakterien in den Geburtskanal eingeführt werden. Sie kann aber auch durch sog. Eigenkeime zustande kommen, d. h. dadurch, daß die in der Scheide bereits vorhandenen pathogenen Mikroorganismen in die Wunden, z. B. bei geburtshilflichen Operationen in die Wundhöhle des Uterus verschleppt werden (endogene Infektion). Daß tatsächlich auch in der Scheide gesunder Wöchnerinnen solche Eigenkeime, Streptokokken, Staphylokokken, Colibazillen, also pathogene Bakterien, wuchern, ist uns seit den Untersuchungen von Döderlein, Menge und König u. a. geläufig.

Der zweite Weg, die endogene Infektion wird auch als spontane Infektion oder Selbstinfektion bezeichnet. Die klinische Beobachtung, daß Frauen an Kindbettfieber erkranken können, bei denen jegliche Berührung der Genitalien vor und während der Geburt unterlassen worden ist, bekam durch die erwähnten Untersuchungen Döderleins und anderer eine Stütze, die neben anderen Bakterien auch hämolytische Streptokokken in der Scheide gesunder Wöchnerinnen nachwiesen. Neuerdings hat Schottmüller gezeigt, daß auch der anaerobe Streptococcus putridus, ein häufiger Erreger septischer Aborte ein ganz gewöhnlicher Scheidenbewohner gesunder Frauen ist. Ob diese Keime zur Infektion führen, das hängt von ihrer Virulenz und noch von verschiedenen Umständen ab, die man gemeinhin als Disposition bezeichnet und die teils mit lokalen Bedingungen, z. B. Größe und Lage der Wundstelle, teils mit dem Allgemeinzustand der Frauen, der Widerstandskraft des Organismus zusammenhängen. Vorangegangene Krankheiten, schlechter Ernährungszustand, Anämien können ganz allgemein die Widerstandskraft des Körpers herabsetzen. Daneben kommen weiterhin lokale Momente in Frage, durch die eine erhöhte Vitalität der in der Scheide vorkommenden Keime bedingt werden kann. Das normalerweise saure Scheidensekret kann durch Scheidenerkrankungen alkalisch werden und infolgedessen die Entwicklung der Scheidenkeime begünstigen. Diese können sich daher stark vermehren und bei der Geburt in die frischen Wunden in Massen einfallen. In ähnlichem Sinne kann das vorzeitig abfließende alkalische Fruchtwasser wirken, wenn nach dem Blasensprung noch längere Zeit bis zur Geburt verstreicht. Ein weiteres lokales Moment, das die Infektion begünstigt, ist z. B. das Herabhängen von Eihautfetzen aus dem Uterus in die Scheide hinein, wodurch den Bakterien eine Brücke geboten wird, auf der sie in die Gebärmutter hineinwandern können.

Aber auch mit der sterilen Hand können die Keime aus den tieferen Geburtswegen höher hinauf verschleppt werden (artefizielle endogene Infektion). Bei Erstgebärenden ist vermutlich wegen der größeren Verletzungen die Infektion häufiger als bei Mehrgebärenden. Natürlich begünstigen operative Eingriffe das Auftreten der puerperalen Infektion, namentlich, wenn sie mit starken Blutverlusten und unmittelbarer Berührung der Placentarstelle einhergehen, so z. B. bei Placenta praevia und manueller Placentarlösung (Bondy).

Die dritte am wenigsten häufige Infektionsart bei der puerperalen Sepsis ist die hämatogene Entstehung. Es kommt bisweilen vor, daß Allgemeininfektionen aus anderen Ursachen, z. B. von einer Angina oder einer äußeren Verletzung aus, kurz vor der Geburt einsetzen, so daß eine Frühgeburt bedingt wird, und daß nun die im Blute kreisenden Sepsiserreger eine Infektion der Wunden am Genitalkanale erzeugen.

Ausgangspunkt der puerperalen Wundinfektion kann jede Stelle des Genitalapparates von der Vulva bis zur Höhle der Gebärmutter werden. Neben Epithelverletzungen der Scheide, Einrissen der Cervixschleimhaut oder der Vulva ist am häufigsten das Endometrium die Eintrittspforte, und hier sind ja auch die denkbar günstigsten Bedingungen zu einer Infektion: Eine große des Epithels entblößte Fläche, aus der die Thromben der Uterusvenen in die Höhle der Gebärmutter hineinragen. Dazu kommt die außerordentlich reiche Versorgung des Uterus mit einem dichten Netz von Lymph- und Blutgefäßen, die dazu geschaffen sind, alles, was resorbiert werden kann, möglichst schnell in die Blutbahn zu führen. Es versteht sich von selbst, daß die Wundinfektion an den genannten Stellen nicht in jedem Falle zu einer allgemeinen Sepsis zu führen braucht. Bisweilen kommt es nur zu geringen örtlichen Entzündungsprozessen, die mit leichten Temperatursteigerungen verbunden sind und nach einigen Tagen verschwinden.

Kommt es durch Infektion einer Wunde am Genitalapparat zur Allgemeininfektion, so sind die entstehenden Krankheitsbilder verschieden, je nach dem Wege, den der Entzündungsprozeß genommen hat. Teilen wir nach diesem Prinzip die verschiedenen Formen der Puerperalsepsis ein, so sind an erster Stelle diejenigen Formen zu nennen, bei denen der infektiöse Prozeß im wesentlichen auf das Endometrium beschränkt bleibt, dabei aber mit schweren Allgemeinerscheinungen einhergeht: die Endometritis.

An zweiter Stelle sind diejenigen Formen zu nennen, bei denen es im Anschluß an eine Endometritis oder andere infizierte Geburtswunden zur Entzündung und Thrombose der ableitenden Venen und zur metastasierenden Sepsis kommt: die thrombophlebitische Form (meist als Pyämie bezeichnet).

An dritter Stelle würden diejenigen Sepsisfälle zu besprechen sein, die sich auf dem Lymphwege verbreiten. Dazu rechnen 1. die Sepsis mit Parametritis, 2. die Sepsis mit Peritonitis, 3. die lymphogene Allgemeininfektion ohne Parametritis und Peritonitis.

Bei dieser Einteilung muß von vornherein gleich bemerkt werden, daß sie den Mangel eines jeden Schemas hat. Die Natur hält sich an keine Schematisierung, und so finden wir praktisch sehr oft nicht nur Übergänge zwischen diesen Formen, sondern häufig auch nebeneinander thrombophlebitische neben lymphogen entstandenen Prozessen. Da andererseits aber die reinen Fälle der genannten Typen klinisch oft streng auseinandergehalten werden können, so empfiehlt sich aus praktischen Gründen die genannte Einteilung.

1. Endometritis putrida und septica.

Besonders häufig nach Aborten, mitunter auch nach normalen Geburten kommt es zu einer Infektion des Endometriums, die zu einer Endometritis necroticans führt. Die ausgedehnte Wundfläche des puerperalen Uterus, die normalerweise vor sich gehende Zersetzung von Eihautfetzen, Plazentarresten, Blutkoagulis gibt für die aus der Scheide eindringenden Bakterien außerordentlich günstige Entwicklungs- und Infektionsbedingungen. Normalerweise sind die Sekrete des puerperalen Uterus keimfrei. In der Scheide aber wuchern Staphylokokken, Kolibazillen, deren Anwesenheit durch die Nähe des Mastdarms erklärlich ist, Pseudodiphtheriebazillen, der Bac. emphysematos. (Fraenkel), vor allem aber Streptokokken und unter diesen besonders der hämolytische Streptokokkus sowie der anaerobe, nicht hämolysierende Streptococcus putridus.

Gelangen solche Keime bei klaffender Cervix oder an einem in die Vagina hineinhängenden Eihautfetzen entlang spontan in die Uterushöhle oder werden sie mit der sterilen Hand hineinverschleppt oder was häufiger ist, werden Fremdkeime, z. B. bei einem kriminellen Abort, in die Gebärmutter übertragen, so kommt es zur Infektion, zur Endometritis. Auf die leichteren Formen von Endometritis, wie sie z. B. bei vorübergehender Verhaltung der Lochien auftreten, kann hier natürlich nicht näher eingegangen werden; nur die mit schweren Allgemeinerscheinungen einhergehenden Formen sind zu berücksichtigen. Manche Autoren sprechen bei der mit schweren Allgemeinerscheinungen auftretenden Endometritis, wie sie besonders nach Aborten recht häufig ist, von Toxinämie in der Vorstellung, daß dabei nicht die Bakterien selbst, sondern nur ihre Stoffwechselprodukte, die Toxine, ins Blut übergehen und Vergiftungserscheinungen auslösen. Dieser Begriff der Toxinämie wird nur in den wenigsten Fällen das Richtige treffen, denn, wenn wir auch oft nicht imstande sind, die Erreger im Blute nachzuweisen, so ist darum doch noch nicht ohne weiteres eine Bakteriämie auszuschließen. Es ist eher anzunehmen, daß die toxischen Erscheinungen in der Mehrzahl der Fälle durch den Übergang von Bakterien ins Blut, also durch gleichzeitige Bakteriämie und Toxinämie entstehen. Wir können das einerseits daraus schließen, daß sehr häufig bei der Sektion infolge der postmortalen Anreicherung auch bei solchen Fällen Bakterien im Blute gefunden werden, wo die intravitale Untersuchung ein negatives Resultat gab. Andererseits hat noch jüngst Schottmüller gezeigt, daß gerade bei der septischen Endometritis nach Abort meist anaerobe Streptokokken im Blute gefunden werden, die wir bisher mangels wenig geeigneter Methoden nicht haben nachweisen können.

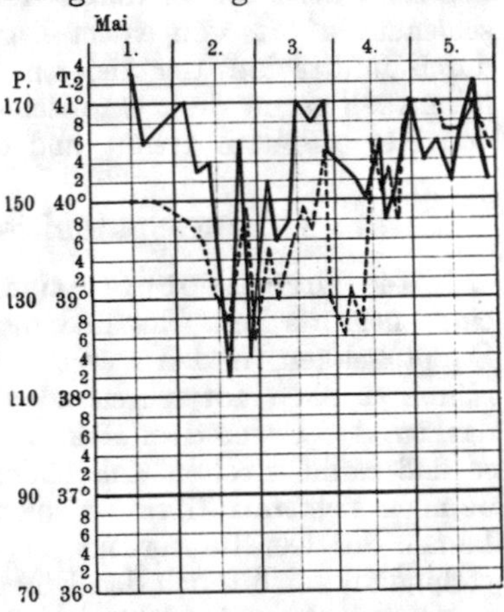

Abb. 83. Endometritis septica. 24jähr. Frau. 2 Tage nach Partus Schüttelfrost. Die Blase war von der Hebamme gesprengt worden. Bronchopneumonien. Gestorben.

Steht der anaerobe Streptococcus putridus oder der Kolibazillus im Vordergrunde, so kommt es zur putriden Zersetzung des Uterusinhaltes, die Dezidua nimmt einen mißfarbenen, graugrünen Farbton an; wir sprechen von putrider Endometritis. Dabei sind die Lochien stinkend und mißfarben. Dort, wo hämolytische Streptokokken allein am Werke sind, kommt es zur nekrotisierenden Entzündung, aber das Putride fehlt meist; wir sprechen von Endometritis septica. Die Lochien sind dabei völlig geruchlos und von normalen Lochien mit dem bloßen Auge nicht zu unterscheiden. Erst die bakteriologische Untersuchung zeigt die Anwesenheit von Streptokokken. Mitunter kommen auch Mischinfektionen vor, so z. B. Streptococcus putridus zusammen mit hämolytischen Streptokokken oder die letzteren zusammen mit Kolibazillen. Auch dann sind die Lochien natürlich putrid. Bis auf die

Unterschiede in der Beschaffenheit des Lochialsekrets sind die klinischen Erscheinungen der Endometritis putrida und septica meist die gleichen.

Die Krankheit beginnt ein bis zwei Tage nach einem Abort oder eine Geburt mit Schüttelfrost und schnell ansteigender Temperatur. Gelegentlich wird auch ein allmähliches Ansteigen der Temperatur ohne Schüttelfrost beobachtet. Kopfschmerz, Mattigkeit, Durst, Erbrechen, Schlaflosigkeit, Störungen des Bewußtseins, Benommenheit und Unruhe stellen sich ein und die Kranken verfallen schnell. Die Gebärmutter ist druckempfindlich, die Geburtseinrisse auf der Schleimhaut der Cervix oder in der Vagina bedecken sich mit mißfarbenen nekrotischen Belägen, der Leib ist aufgetrieben; häufig stellen sich Diarrhöen ein. Puls und Atmung sind stark beschleunigt. Die Milz ist geschwollen. Oft geht die Kranke unter zunehmender Blässe und Herzschwäche schnell im Laufe weniger Tage zugrunde. Wird der zersetzte Gebärmutterinhalt entfernt, sei es durch spontane Uteruskontraktionen, sei es durch therapeutisches Eingreifen, so schwinden die Erscheinungen oft von einem Tage zum anderen. Es wird dann nach Bumm durch Infiltration der tieferen Deziduaschichten mit Leukocyten ein Granulationswall gegen die nekrotische Deziduaschicht gebildet, der lebendes Gewebe von Nekrotischem trennt und die Abstoßung der toten Massen beschleunigt.

2. Thrombophlebitische Form der Puerperalsepsis.

Die thrombophlebitische Sepsisform geht in der Regel aus von einer nekrotischen Entzündung des Endometriums. Hier siedeln sich die Streptokokken in den massenhaften Gefäßthromben der Uterusvenen an und führen zu einer fortschreitenden Thrombophlebitis. Dieser Vorgang ist so zu denken, daß unter dem Reiz der Streptokokken die Intima der Gefäße leidet, so daß rauhe Stellen sich bilden, an denen es zu Gerinnselbildung kommt. Je mehr sich nun Fibrin an solchen Stellen niederschlägt, desto mehr wird das Lumen der Gefäße verengt, bis es völlig thrombosiert ist. Solche Thromben verhindern gewöhnlich den Übergang der Streptokokken in das kreisende Blut, so daß wir dann im lebenden Blute keine Streptokokken finden, während sie post mortem in der Thrombusmasse nachgewiesen werden können. In anderen Gefäßen aber kriechen die Keime weiter und führen zur fortschreitenden Thrombophlebitis, die sich von den kleinsten Uterusvenen bis zur Vena cava erstrecken kann. Der eine Weg führt, ausgehend von den Venenthromben des Endometriums in die Spermatica und von dort in die Cava bzw. auf der linken Seite in die Vena renalis. Der andere Weg führt von den Uterovaginalvenen in die Hypogastrica und von dort in die Iliaca und Femoralis. Vergl. Abb. 90.

Trendelenburg sah unter 43 Sektionen von Puerperalfieber 21 mal pyämische Thrombosen. Davon waren die Hypogastrica allein 1 mal befallen, eine Hypogastrica und eine Spermatica allein 1 mal, beide Hypogastricae allein 2 mal, eine Hypogastrica und eine Spermatica der anderen Seite 2 mal. Die Hypogastrica und eine Spermatica 2 mal, beide Spermaticae allein 1 mal. In 5 Fällen waren nur die beiderseitigen Venen der Parametrien thrombosiert.

Da bis zur Ausbildung einer ausgedehnteren Thrombose und bis zur Erweichung der Thrombenmassen und Einschwemmung kleinster Partikelchen derselben in die Blutbahn meist einige Zeit verstreicht, so beginnt die Krankheit klinisch nach vorherigem Wohlbefinden oder nur vorübergehenden Fiebertemperaturen, die auf Rechnung einer Endometritis zu setzen sind, in der Regel erst gegen Ende der ersten und im Beginn der zweiten Woche mit einem Schüttelfrost, der von einem hohen Temperaturanstieg gefolgt ist. Dann treten unter Schweißausbruch völlige Fieberfreiheit und Wohlbefinden ein. Bald aber wiederholt sich Schüttelfrost und Fieber in verschieden großen Intervallen. Besonders charakteristisch für diese Sepsisform sind die kurz hintereinander, etwa alle zwei bis drei Tage einsetzenden Schüttelfröste. Es muß aber hinzugefügt werden, daß gelegentlich solche thrombosierenden Sepsisfälle auch ohne Schüttelfröste verlaufen können. Der häufigste Typus aber bleibt der mit vielen Schüttelfrösten und intermittierendem Fieber einhergehende. Die Fröste stellen sich offenbar immer dann ein, wenn ein neuer Schub von streptokokkenhaltigen Thrombenpartikeln in die Blutbahn gerissen wird. Die Fröste wiederholen sich bisweilen täglich, sogar mehrmals täglich folgende Wiederholungen sind beobachtet worden. Der Wechsel zwischen Fieber und Frösten kann viele Wochen lang anhalten. Vergl. Abb. 85.

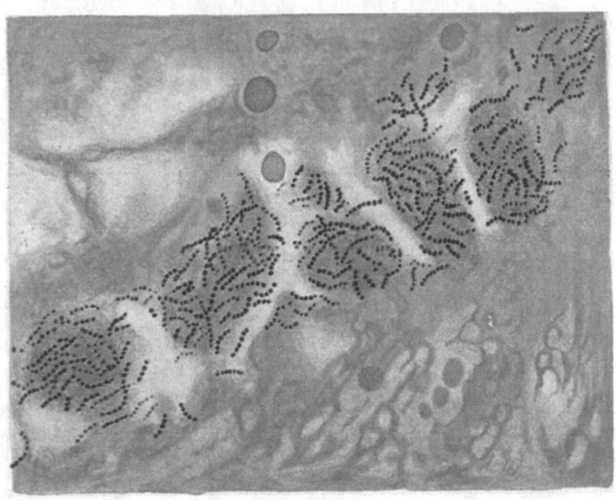

Abb. 84. Streptokokken im Thrombus einer verstopften Vena spermatica bei Puerperalsepsis.

Trotz so langer Dauer kann schließlich in seltenen Fällen noch Heilung eintreten. Nach 50—60 Schüttelfrösten ist noch günstiger Ausgang gesehen worden. „Jeder Schüttelfrost kann der letzte sein,“ sagt von Herff. Sind drei Wochen nach Auftreten des ersten Schüttelfrostes verstrichen, so bessern sich die Heilungschancen. Im allgemeinen aber sind die Chancen für einen günstigen Ausgang meist gering. Der Körper leidet unter der wiederholten Einschwemmung von Streptokokken und die dadurch herbeigeführte Toxinvergiftung aufs schwerste. Dazu kommt die Schädigung durch die metastatischen eitrigen Entzündungen. Das Blut verändert sich unter der Toxineinwirkung in schwerster Weise, so daß die höchsten Grade der Anämie (mit stark gesunkenem Hämoglobingehalt, Poikilocytose, kernhaltigen roten Blutkörperchen) erreicht werden, und dementsprechend die Kranken zusehends blässer werden und an Schwindel, Kopfschmerz und Nasenbluten leiden. Häufig ist auch ein durch Hämoglobinämie bedingter Ikterus.

Der Puls ist meist stark beschleunigt und von wechselnder Stärke. Die Atmung ist nicht abnorm, außer wenn Bronchopneumonien, Infarkte und Abszesse auftreten.

Im Urin finden sich auffallend oft Eiweiß und hyaline und granulierte Zylinder.

Besonders charakteristisch aber sind die durch die Verschleppung der streptokokkenhaltigen Partikel entstandenen Metastasen.

In erster Linie kommen hier die Lungenabszesse in Betracht, denn in den Lungenkapillaren bleiben zuerst die im Blute kreisenden Thrombenteilchen stecken und führen zur Vereiterung. So kommt es, daß Lungenabszesse bisweilen die einzigen septischen Metastasen bei dieser Allgemeininfektion sind. Klinisch macht sich diese Beteiligung der Lungen durch katarrhalische oder bronchopneumonische Erscheinungen sowie durch beschleunigte Atmung,

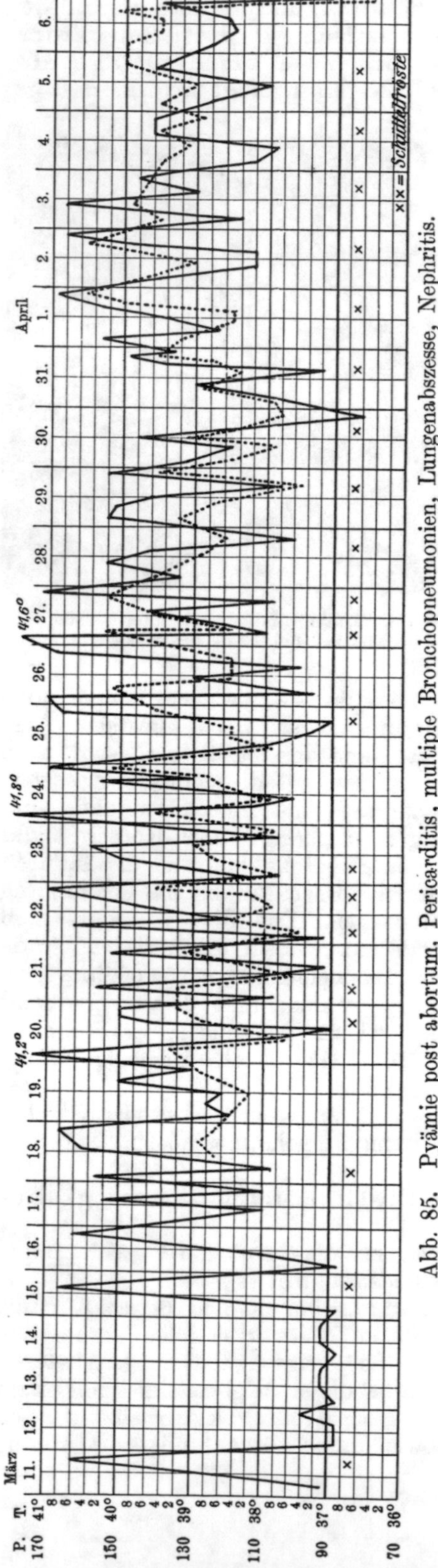

Abb. 85. Pyämie post abortum, Pericarditis, multiple Bronchopneumonien, Lungenabszesse, Nephritis.

Stiche auf der Brust und bisweilen durch eitrigen Auswurf bemerkbar. Oft freilich gelingt es klinisch nicht, den Nachweis von Lungenabszessen zu bringen. Eine Mitbeteiligung der Pleura macht sich durch pleuritisches Reiben, später Dämpfung und Schallabschwächung geltend. Die Probepunktion entscheidet dann, ob es sich um eine Pleuritis serosa oder ein Empyem handelt.

Diejenigen Thrombenteilchen, die durch die feinsten Lungenkapillaren hindurchschlüpfen, gelangen weiterhin in den großen Kreislauf und setzen hier die verschiedensten Entzündungen und Eiterungen. Eiterungen der Gelenke, besonders der Knie- und Schultergelenke, mit starker Rötung, Schwellung und Schmerzhaftigkeit, auch periartikuläre Abszesse und Muskelabszesse werden nicht selten beobachtet.

Merkwürdig ist, daß viele Patientinnen ohne jede nachweisbare Gelenkveränderung über heftige Gelenkschmerzen klagen, die oft wochenlang anhalten können. Es scheinen hier toxische Einwirkungen eine Rolle zu spielen.

Es können ferner durch die Verschleppung der Thrombenteilchen Panophthalmie, eitrige Parotitis, Schilddrüsenabszesse zustande kommen.

Die septischen Metastasen, die in den Nieren in Gestalt stecknadelkopfgroßer Abszesse auftreten, sind klinisch nur zu erkennen durch den Nachweis von Streptokokken im Urin.

Milzinfarkte machen sich bisweilen durch plötzlich auftretende Schmerzen bemerkbar.

Von Metastasen in der Haut werden Blutungen und Erytheme, seltener pustulöse Ausschläge beobachtet.

Auch die Endocarditis septica mit verrukösen Auflagerungen auf einer oder mehreren Herzklappen ist eine nicht seltene Begleiterscheinung dieser puerperalen Sepsisform. Ihre Eigentümlichkeiten sind auf S. 137 genauer besprochen. Bemerkenswert ist jedoch, daß sehr häufig im Laufe der

Krankheit ein systolisches Geräusch an der Herzspitze auftritt, welches nicht endokarditischer Herkunft ist, sondern durch die Erschlaffung des Herzmuskels bedingt wird.

Durch Fortpflanzung des thrombophlebitischen Prozesses von der Hypogastrica auf die Vena femoralis kommt es bisweilen zur Thrombophlebitis cruralis. Es treten Ödeme am Fuß und Knöchel auf, die sich weiter auf den ganzen Unterschenkel erstrecken können und mit starken Schmerzen im Bein, besonders bei Bewegungen verbunden sind. Die thrombosierte Vena saphena magna, eventuell auch die verstopfte Stelle der Vena femoralis im Schenkeldreieck sind als harte Stränge zu fühlen. Von dieser Thrombose aus droht die Gefahr der Lungenembolie.

Als Erreger der trombophlebitischen Form der Puerperalsepsis kommt neben den hämolytischen Streptokokken in vielen Fällen der anaerobe

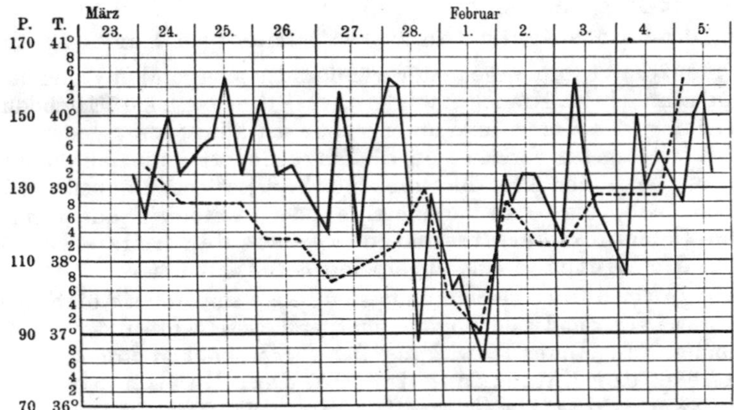

Abb. 86. Sepsis post abortum, thrombophlebitische Form.

29jähr. Frau. Starker Ikterus. Im Blut Streptoc. haemolytic. Autoptisch findet sich die rechte Vena ovarica mit eitrigen Thromben erfüllt, ebenso links. Lungenabszeß.

Streptococcus putridus in Betracht (Schottmüller). Charakteristisch für das durch putride Streptokokken erzeugte Krankheitsbild ist in erster Linie der stinkende Ausfluß aus der Vagina. Mit besonderer Häufigkeit wurden ferner pneumonische Prozesse im rechten Unterlappen dabei beobachtet, die nicht erst in extremis auftreten, aber durch ihr Erscheinen den Allgemeinzustand verschlechtern. Gelenkmetastasen fehlten in den bisherigen Beobachtungen.

Im übrigen finden sich Schüttelfröste, intermittierendes Fieber, Anämie, Herzgeräusche und Lungenabszesse ebenso bei der durch den Streptococcus putridus verursachten thrombophletischen Sepsis wie bei der durch hämolytische Streptokokken erzeugten.

Den Fieberverlauf dieser über Wochen protrahierten thrombophlebitischen Sepsisform zeigt Abb. 85.

Neben dieser relativ langsam verlaufenden, aber trotzdem prognostisch sehr ungünstigen Form der thrombophlebitischen Puerperalsepsis — die Mortalität beträgt 80—90% — kommen auch Fälle vor, die weit schneller einsetzen und in kürzester Frist zum Tode führen. Unter Schüttelfrost und hohem Fieber schon am zweiten oder dritten Tage des Wochenbettes erkrankt, verfallen die Frauen schnell, werden hochgradig anämisch, oft stark ikterisch, zeigen die schwersten Störungen des Sensoriums und gehen unter den Zeichen extremster Herzschwäche zugrunde. Dabei fehlen mitunter die eitrigen Metastasen.

Zu den mehr akut verlaufenden Fällen von thrombophlebitischer Puerperalsepsis gehören auch alle diejenigen, bei denen es zur allgemeinen Peritonitis kommt, sei es nun, daß der entzündliche Prozeß direkt von unten durch die Tuben aufs Bauchfell fortgeleitet wird oder daß ein durchgebrochener thrombophlebitischer, parametritischer Abszeß dazu Veranlassung gibt, oder aber daß bei gleichzeitiger tiefgehender nekrotischer Entzündung des Endometriums die Streptokokken direkt durch die Uteruswand hindurchbrechen und so ins Peritoneum gelangen. Die Peritonitis ist eine nicht seltene Komplikation der thrombophlebitischen Form.

3. Die lymphogene Form der puerperalen Streptokokkensepsis

a) mit Parametritis,

b) mit Peritonitis,

c) ohne Beteiligung von Parametrien und Peritoneum.

Die auf dem Lymphwege weiter wandernden puerperalen Wundinfektionen führen gewöhnlich zu Krankheitsbildern, bei denen eitrige Entzündungen in der Umgebung des Uterus im Vordergrunde der klinischen Symptome stehen. Die beiden wichtigsten Formen sind die Parametritis und septische Peritonitis, die beide von einer Blutinfektion begleitet sein können. Schließlich kann aber auch, ohne daß Parametritis oder Peritonitis auftreten, durch direkten Transport der Streptokokken aus den infizierten Lymphwegen in die Blutbahn eine allgemeine Sepsis entstehen.

Ausgangspunkt der lymphogenen Sepsis sind relativ oft Schleimhauteinrisse an der Cervix und in der Vagina, puerperale Geschwüre in der Vulva, endlich das Endometrium. Durch Einwirkung der Streptokokken kommt es zu einer nekrotisierenden Entzündung der Wunden, die sich mit schmutziggelbgrauem Belag überziehen. Die Streptokokken dringen mit großer Schnelligkeit in die Lymphwege bis in das parametrane Bindegewebe vor. Besonders an den Seitenrändern des Uterus kann man durch flache, dicht unter dem Peritoneum laufende Schnitte die weißen, thrombosierten Lymphgefäße aufdecken, die mit Streptokokken meist geradezu vollgestopft sind.

a) Parametritis.

Es kommt nun in der Regel zu einer Parametritis, die sich zunächst in einer sulzigen Durchtränkung und Trübung des Bindegewebes an den Seitenrändern des Uterus und klinisch als weiche schmerzhafte Schwellung des Ligamentum latum dokumentiert. Nebenbei besteht hohes Fieber. In der Vagina oder an der Cervix findet man mißfarbene belegte Wunden. Bald verhärtet sich das befallene Gewebe durch Infiltration mit massenhaften Leukocyten und ist dann als harter Tumor auf der einen Seite des Uterus oder doppelseitig, je nach der Ausbreitung des Prozesses, fühlbar (parametritisches Exsudat).

Der Prozeß kann durch Eindickung und langsame Resorption des Exsudates zur Heilung kommen oder vereitern. Im letzteren Falle wandelt sich das leicht remittierende Fieber in intermittierendes Fieber mit steilen Remissionen und Schüttelfrösten. Wird der Eiter nicht durch Operation entfernt, so kommt es durch Senkung desselben ins periproktale Bindegewebe entweder zum Durchbruch ins Rektum oder in die Blase, bisweilen auch ins Peritoneum. Ist der Eiter entleert, so tritt häufig Heilung ein, vorher aber ist natürlich beständig die Gefahr vorhanden, daß ein Übertritt der Keime in die Blutbahn erfolgt. Es kommt dann schnell zu septischen Erscheinungen mit Milzschwellung, Hautblutungen, Albuminurie und Bakteriämie. Der Ausgang ist in diesem Falle gewöhnlich in wenigen Tagen letal.

Wir sehen nach dieser Schilderung, daß die häufigste Form dieser lymphogenen Streptokokkeninfektion das abgekapselte Exsudat ist, und daß es darauf ankommt, hier so bald wie möglich Luft zu schaffen und den Eiter zu entfernen, um die Weiterverbreitung möglichst abzuschneiden.

Der Zusammenhang des parametranen Bindegewebes mit dem retroperitonealen Bindegewebe bringt es mit sich, daß der Prozeß in langsam verlaufenden Fällen bis zum Zwerchfell und Mediastinum posticum heraufsteigen kann; andererseits vermag er in dem Bindegewebe der großen Gefäße unter dem Ligamentum Pouparti hindurch auf den Oberschenkel überzugehen. Hohes Fieber und Schüttelfröste begleiten diesen meist sehr langwierigen Zustand, der nach Entfernung des Eiters günstigen Ausgang nehmen kann, oft aber durch Bakteriämie zum Tode führt.

b) Septische Peritonitis.

Zur allgemeinen Peritonitis, die sehr häufig ist, kann es auf verschiedene Weise kommen, einmal durch die in den Lymphbahnen retrograd vordringenden Kokken, zweitens durch direktes Übergreifen von darunter liegendem sulzigen, phlegmonös erkrankten Bindegewebe aus oder drittens durch direktes Durchwandern der Uteruswand. Bumm hat nachgewiesen, daß von der nekrotisierenden Endometritis aus bisweilen Streptokokken durch die ödematös durchfeuchtete Wand hindurch in die Bauchhöhle dringen. Denselben Weg nimmt die Infektion bei der Perforation des Uterus durch die Curette u. dgl. Schließlich können auch auf dem Wege durch die Tuben die infizierenden Keime ins Peritoneum gelangen.

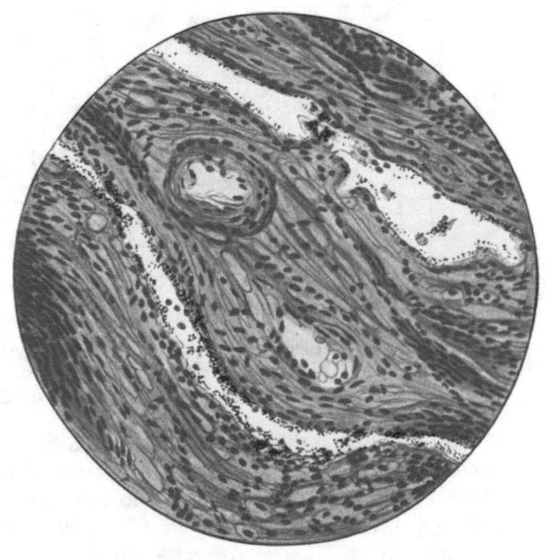

Abb. 87. Streptokokken in den Lymphbahnen der Uterusmuskulatur bei einem Falle von Puerperalsepsis. (Schwache Vergrößerung.)

Die Darmserosa sowie der peritoneale Überzug von Uterus und Blase ist dabei gerötet und mit eitrigfibrinösen Flocken bedeckt.

Das peritonitische Exsudat, das meist ein dünner mit Fibrinflocken vermischter Eiter ist, sammelt sich zuerst im kleinen Becken und kann bei größeren Mengen durch Perkussion in den abhängigen Partien des Abdomens nachgewiesen werden. In länger dauernden Fällen kommt es zu vielfacher Verklebung und Verwachsung und zur Abkapselung des Exsudates, das dann eingedickt wird.

Meist schon am ersten oder zweiten Tage des Wochenbettes eröffnet ein heftiger Schüttelfrost die Szene. Die Temperatur steigt schnell bis auf 40° und hält sich, leicht remittierend, meist auf dieser Höhe, der Puls wird sehr frequent, 140—160, Kopfschmerz, große Mattigkeit stellen sich ein. Dazu kommen bald peritonitische Symptome: Aufgetriebenheit des Leibes, Spannung der Bauchdecken, starke, entsetzlich quälende Leibschmerzen und Druckempfindlichkeit des Abdomens bei leisester Berührung, Singultus, massenhaftes Erbrechen, zunächst von Speiseresten, später von grünlichen oder bräunlichen Massen, die durch Galle- und Blutbeimischung zustande kommen. Dabei sind oft Durchfälle vorhanden, mitunter aber kommt es zur Darmlähmung und damit zur Verstopfung und Windverhaltung. Schlaflosigkeit und große Unruhe schwächen die Patientin. In den Lochien sind hämolytische Streptokokken nachweisbar. Es folgt meist ein schneller Verfall, der in 4 bis 5 Tagen schließlich unter Kollapstemperaturen und immer schneller jagendem Pulse zum Tode führt.

In grellem Gegensatz zu dem entstellten Aussehen der Kranken, der Facies hippocratica, steht oft ihre Euphorie. Die Schmerzen lassen nach und eine leichte Trübung des Sensoriums täuscht sie über die Schwere ihres Zustandes.

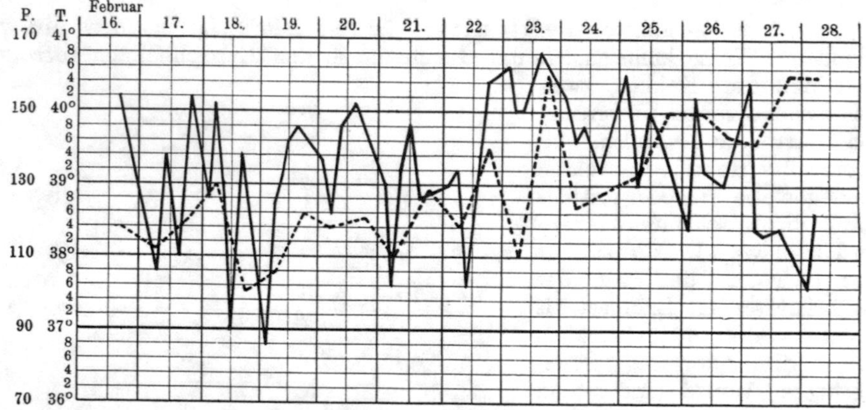

Abb. 88. Sepsis post abortum. Hämolytische Streptokokken im Blut. 25jähr. Frau. Krimineller Abort. Täglich Schüttelfröste. Multiple Hautblutungen. Ikterus. Nephritis. Bronchopneumonien.

Am Herzen kommt es bisweilen infolge der Streptokokkenbakteriämie zu endokarditischen Auflagerungen und damit zu Geräuschen. Die Milz ist geschwollen. Im übrigen können sich die mannigfachsten septischen Symptome einstellen. Haut- und Netzhautblutungen, Bronchopneumonien, Pleuritiden und Pleuraempyeme sind nicht seltene Erscheinungen. Bei der septischen Peritonitis finden wir nicht immer Streptokokken im Blut. Es richtet sich das nach der Art ihrer Entstehung. Ist sie auf dem Lymphwege entstanden, so werden die Erreger wohl stets auch in die Blutbahn gelangen. Ist sie durch Perforation des Uterus oder durch Fortpflanzung der Entzündung von der Tube aus verursacht, so ist das Blut gewöhnlich steril.

c) Lymphogene puerperale Allgemeininfektion ohne Parametritis und Peritonitis.

In vielen Fällen kommt es ohne Bildung von Parametritis oder Peritonitis zu einer Allgemeininfektion infolge direkten Übertritts der Streptokokken aus den infizierten Lymphwegen in die Blutbahn.

Man kann dabei akute, stürmisch verlaufende Fälle und mehr protrahierte Formen unterscheiden. 1 bis 2 Tage nach der Geburt, selten später, tritt plötzlich ein Schüttelfrost auf, ohne daß vorher krankhafte Erscheinungen bei der Wöchnerin bemerkbar gewesen wären. Die Temperatur steigt auf 40 und 41⁰ und lebhafte Pulsbeschleunigung (120—150) stellt sich ein. Die Schüttelfröste wiederholen sich bei remittierendem oder kontinuierlichem Fieber und es kommt zu den verschiedensten septischen Erscheinungen, wie Haut- und Netzhautblutungen, Erythemen oder anderen septischen Hautausschlägen, zu Milzschwellung und Albuminurie. Dagegen fehlen in der Regel die eitrigen Metastasen, die bei der thrombophlebitischen Sepsisform so häufig sind. Klagen über Kopfschmerzen, Gelenkschmerzen (ohne nachweisbarer Gelenkveränderung), Übelkeit, Appetitmangel, Durstgefühl sind die gewöhnlichen Symptome. Das Sensorium ist leicht benommen, die Kranken phantasieren viel. Auffällig ist auch hier wie bei der Streptokokkenperitonitis die Euphorie trotz dem schweren Zustande.

In sehr seltenen foudroyant verlaufenden Fällen, die schon nach 24 Stunden wie vergiftet zugrunde gehen, kann die Temperatursteigerung ganz ausbleiben, nur der Puls steigt zu höchsten Zahlen.

Die Geburtswunden sind mißfarben belegt. Die Lochien enthalten massenhaft Streptokokken. Sie können dabei putrid und stinkend sein oder von der Norm kaum abweichend, je nachdem die hämolytischen Streptokokken mit den putriden Streptokokken bzw. mit Koli zusammen oder allein am Werke sind. Im Blute sind die Streptokokken bei den akuten Fällen stets nachweisbar. Oft tritt schon nach 2—3 Tagen unter zunehmender Herzschwäche der Tod ein.

In den mehr protrahiert verlaufenden Fällen kann es zu vorübergehenden Fieberremissionen kommen, wenn der Organismus der Blutinfektion Herr wird. Erneute Einbrüche der Streptokokken ins Blut bringen aufs neue Schüttelfröste und Fieber. Hier entwickelt sich nicht selten auch das Bild der Endocarditis septica mit Geräuschen an der Mitralis oder der Aorta. Schnell zunehmende Blässe, oft auch Ikterus, starke Milz- und Leberschwellung, häufige Komplikationen, wie Bronchopneumonien, seröse oder serös-eitrige Pleuraergüsse, auch Nephritis parenchymatosa sind sehr gewöhnlich. Die Blutuntersuchung führt auf der Höhe des Fiebers in der Regel zu positiven Resultaten; tritt tagelang Fieberfreiheit ein, so ist auch das Blut steril. Die Prognose der lymphogenen Sepsis ohne Beteiligung der Parametrien ist meist infaust. Günstiger liegen die Formen, wo es zur Ausbildung eines abgekapselten Exsudates kommt. Die Fälle von septischer Peritonitis sind im allgemeinen prognostisch recht ungünstig, wenn auch eine rechtzeitige Operation bisweilen noch rettend wirken kann.

Diagnose der Puerperalsepsis. Die Diagnose des Puerperalfiebers ist meist unschwer zu stellen, da es sich stets an eine Geburt oder an einen Abort anschließt.

Tritt Fieber im Wochenbett auf, so wird die erste Maßnahme sein, festzustellen, ob Extragenitalerkrankungen auszuschließen sind, Tuberkulose, Typhus, Malaria, Scharlach. Die Differentialdiagnose ist auf S. 123 genauer besprochen.

In zweiter Linie sind die Genitalien zu untersuchen. Schmieriggrau belegte Risse an der Vulva oder in der Vagina werden die Diagnose stützen. Vor allem wichtig ist die Betrachtung der Portio mittels eines Spekulums, da sich in der Beschaffenheit der Portioschleimhaut die des Endometriums widerspiegelt. Auch hier ist der graue, ähnlich wie bei Diphtherie membranartige Belag der oberflächlichen Erosionen ein Zeichen für die nekrotisierende, durch pathogene Keime erzeugte infektiöse Entzündung. Wichtig ist ferner die Untersuchung des Lochialsekretes. Ist es mißfarben und stinkend, so spricht das für eine jauchige Zersetzung desselben, beweist aber noch nicht das Vorhandensein einer Endometritis, die erst durch die erwähnten ominösen Beläge der Geburtswunden an der Portio sichergestellt wird. Ferner ist die bakteriologische Untersuchung der Lochien vorzunehmen.

Will man eine Probe aus dem Uterus entnehmen, so wird ein Döderleinsches Röhrchen eingeführt und etwas Sekret mittelst eines Gummihütchens angesaugt. Besser aber ist es meines Erachtens, dieses Eingreifen zu unterlassen, da man doch gelegentlich damit schaden kann, und sich zu begnügen mit der bakteriologischen Untersuchung des Scheidensekretes oder des mit der Öse entnommenen Zervixsekretes.

Die Feststellung der Art der Erreger ist natürlich von Bedeutung für Prognose und Therapie, wie noch weiter unten zu besprechen ist.

Die bakteriologische Blutuntersuchung stellt fest, ob im Blute Mikroorganismen kreisen. Finden wir z. B. Streptokokken, so ist die Diagnose Streptokokkensepsis sicher. Ob es sich um eine Puerperalsepsis handelt, werden dann die anderen klinischen Beobachtungen, das Aussehen der Geburtswege, die Anamnese usw. feststellen.

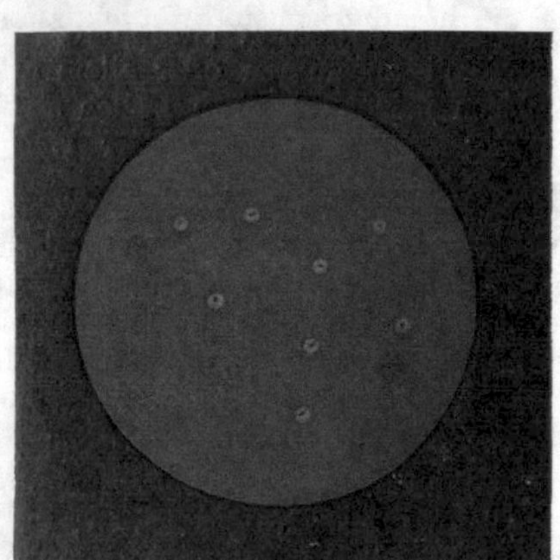

Abb. 89. Kolonien des Streptoc. vulgaris haemolyticus auf Blutagarmischplatten.

Der negative Ausfall der Blutuntersuchung beweist nun aber noch keineswegs, daß es sich nicht um Puerperalsepsis handelt. Die Blutuntersuchung kann bei manchen Fällen versagen, nur der positive Ausfall ist diagnostisch zu verwerten.

Eine genaue Abtastung der Parametrien und des Uterus gibt uns einen Anhalt dafür, ob die Infektion auf den Uterus beschränkt ist, oder ob parametritische oder thrombophlebitische Prozesse vorhanden sind. Die Form der Sepsis festzustellen, ob lymphogen oder thrombophlebitisch, ist für die Therapie von größter Wichtigkeit. Für die thrombophlebitische Form sprechen wiederholte Schüttelfröste. Unterstützend ist dabei die Möglichkeit, durch Palpation die Thromben der Venen feststellen zu können. Man kann (eventuell in Narkose) die Thromben der Spermatikalvenen palpieren. Tuben und Ovarien sind dabei normal. Die Parametritis, die puerperale Entzündung der Adnexe, tritt gewöhnlich doppelseitig auf und verursacht viel intensivere Druckempfindlichkeit als die Thrombophlebitis.

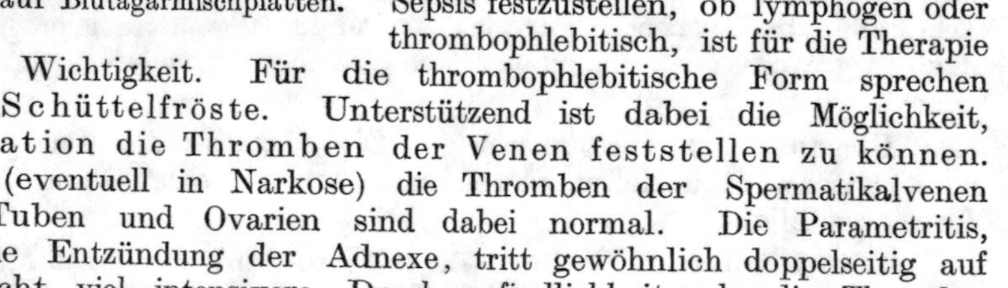

Prognose der Puerperalsepsis. Die Prognose des Puerperalfiebers ist im wesentlichen aus klinischen Kriterien zu stellen, doch sprechen auch die bakteriologischen Befunde ein Wort dabei mit. Die putriden oder septischen Endometritisformen mit Retention von Placentastückchen, Deciduaresten usw. haben eine relativ gute Prognose, falls beizeiten eine Entfernung des infektiösen Materials erfolgt.

Von den lymphogenen Allgemeininfektionen sind am günstigsten die mit Parametritis einhergehenden Fälle, während die Peritonitis meist ungünstig verläuft. Durch geeignete Therapie werden aber auch hier noch eine Reihe von Fällen gerettet (Spülung mit physiologischer Kochsalzlösung usw.).

Die metastasierende Sepsis (Pyämie) hat im allgemeinen eine schlechte Prognose (Mortalität 80—90 %), doch gelingt es zuweilen noch, durch rechtzeitiges Eingreifen (Unterbindung der Vena spermatica) die Kranken zu retten. Einzelne Fälle von spontaner Heilung kommen vor.

Frühzeitiges Auftreten von hohem Fieber und Schüttelfrost bald nach der Geburt gilt als ungünstiges Zeichen, weil es sich dabei meist um hochvirulente Keime handelt, doch darf man nicht vergessen, daß auch einfache Stauung des Lochialsekretes vorübergehend hohes Fieber erzeugen kann. Andererseits beweist ein mehrtägiges normales Verhalten der Temperatur nach der Geburt noch nichts für einen günstigen Verlauf des Wochenbettes, da die septische Thrombophlebitis oft erst nach 8 Tagen mit Schüttelfrost und Fieber einsetzt. Stark intermittierende Temperaturen mit wiederholten Schüttelfrösten sind ein ungünstiges Zeichen und sprechen für metastasierende Sepsis.

Starke Pulsbeschleunigung ist meist ein schlechtes Zeichen, das für eine septische Allgemeininfektion spricht. Man muß allerdings auch daran denken, daß nach starken Blutverlusten während der Geburt oft noch lange Pulsbeschleunigung besteht. Jaschke wies neuerdings auf die wichtige prognostische Bedeutung des Blutdrucks hin.

Wichtig ist auch die Beobachtung der Atmung. Solange die Atemfrequenz noch normal ist, dürfte eine drohende Gefahr nicht unmittelbar bevorstehen.

Sellheim benutzt auch die Reaktionsprüfung des Körpers nach hydriatischen Reizen zur Prognosenstellung. Wenn nach Applikation eines Umschlages mit zimmerwarmem Wasser Atmung und Puls und Temperatur sich merklich bessern, so ist die augenblickliche Prognose gut.

Das Auftreten von Eiweiß und Zylindern im Urin weist auf eine durch Toxine bedingte Schädigung der Nieren hin. Auch der Nachweis von Streptokokken ist von Bedeutung. Diese können sowohl auf dem Blutwege in die Nieren und von dort in den Harn gelangt sein (Nierenabszesse) oder auf dem Lymphwege von eitrigen Entzündungen im kleinen Becken her direkt durch die Blasenwand eingedrungen sein. In jedem Falle bedeuten sie eine ernste Prognose.

Die morphologische Blutuntersuchung bietet nur unsichere Anhaltspunkte für die Prognose.

Nach Kownatzky (Zur Prognose des Puerperalfiebers. Gesellsch. d. Charitéärzte 1905) bedeutet das Auftreten von Poikilocytose und starke Verminderung der roten Blutkörperchen ein ungünstiges Zeichen. Henkel u. a. haben jedoch sehr wechselnde Befunde in dieser Hinsicht gesehen, so daß die Beurteilung nach dem Blutbilde keineswegs zuverlässig erscheint.

Erhöhung der Leukocytenzahl finden wir in der Regel bei der lymphogenen Sepsis, namentlich bei der Peritonitis, jedoch auch bei der Parametritis. Im Laufe der Peritonitis kommt es gelegentlich zu einem Leukocytensturz. Das ist immer ein schlechtes Zeichen, da es für ein Nachlassen der Widerstandskraft des Körpers spricht. Die rein thrombophlebitische Form hat meist normale Leukocytenzahlen. Die prozentuale Auszählung der einzelnen Leukocytenarten bietet nach den Untersuchungen von Sachs an der Koblankschen Abteilung des Rud. Virchow-Krankenhauses in Berlin einen gewissen prognostischen Anhalt. Steigt z. B. bei der lokalen Streptokokkenendometritis, wo eine Allgemeininfektion droht, plötzlich bei normaler Gesamtzahl der Leukocyten die Zahl der Neutrophilen von 70 % auf 85—90 %, während die Lymphocyten zurücktreten und bei den Basophilen die großzelligen überwiegen, so gilt das für eine schlechte Prognose, die zu einem Eingreifen drängt.

Der Nachweis der Arnethschen Verschiebung des neutrophilen Blutbildes nach links gibt bisweilen ähnliche prognostische Fingerzeige, ist aber außerordentlich mühsam und erfreut sich noch nicht allgemeiner Anwendung.

Entscheidender als die morphologische Blutuntersuchung kann häufig die bakteriologische Blutuntersuchung für die Prognose werden. Diese in der bekannten Weise vorgenommene Untersuchung (20 ccm Blut mit flüssigem Agar vermischt, auf Petrischalen ausgegossen) bringt in einem großen Teile der Fälle positive Resultate. Unbedingt erforderlich ist es nach den neueren Untersuchungen Schottmüllers, stets auch eine anaerobe Aussaat des Blutes vorzunehmen, da der anaerobe Streptococcus putridus eine große Rolle bei der Puerperalsepsis spielt. Technik siehe Seite 107. Lenhartz sah unter 31 Fällen von Puerperalfieber, die während des Lebens untersucht wurden, 22 mit positivem Befunde, darunter 20 mit Streptokokken. Sachs hat bei 39 tödlichen Sepsisfällen 29 positive Blutkulturen an Lebenden gehabt.

Der positive Nachweis von hämolytischen Streptokokken im Blute beim Kindbettfieber trübt die Prognose namentlich dann, wenn bei wiederholten, in Abständen von einigen Tagen vorgenommenen Blutentnahmen stets Streptokokken wachsen. Es muß jedoch betont werden, daß bei der Endometritis septica und bei der lymphogenen Form einige wenige Keime auf den Blutplatten den günstigen Ausgang noch keineswegs ausschließen. Starke Überschwemmung des Blutes mit Streptokokken macht die Prognose zu einer letalen. Der Befund von Staphylokokken bedeutet fast regelmäßig das tödliche Ende.

Findet man den anaeroben Streptococcus putridus beim septischen Abort, im Blute, so bedeutet das noch keine ungünstige Prognose, da durch richtiges therapeutisches Handeln (sofortige Ausräumung des Uterus) der Zustand schnell gebessert werden kann. Der Befund von putriden Streptokokken bei der thrombophlebitischen Form gibt stets eine sehr ernste Prognose.

Wird der Streptococcus mitis im Blut gefunden, so ist ein relativ gutartiger Verlauf wahrscheinlich, vorausgesetzt, daß keine Endocarditis zur Ausbildung kommt, die schließlich den Exitus herbeiführt.

Andererseits darf man aus einem negativen Ausfall der bakteriologischen Blutuntersuchung nicht etwa auf eine günstige Prognose schließen. Besonders bei der mit Thrombophlebitis einhergehenden Sepsisform kommt es bisweilen vor, daß die Blutuntersuchung negativ ausfällt, obgleich bei der Autopsie die Thromben mit Streptokokken ausgestopft sind. Die infizierten Gefäße sind dann so fest mit Thrombenmassen ausgefüllt, daß keine Streptokokken in die Blutbahn gelangen können, außer wenn sich Partikelchen vom Thrombus loslösen.

Sehr viel diskutiert wird in neuerer Zeit die Prognose des Kindbettfiebers nach dem bakteriologischen Untersuchungsbefund des Lochialsekrets. Im Scheidensekret der gesunden Wöchnerin kommen neben Kolibazillen und anaeroben Stäbchen Staphylokokken und Streptokokken vor. Schottmüller wies darauf hin, daß man mit Hilfe der Blutagarplatten die virulenten von den weniger virulenten Streptokokken unterscheiden könne, indem die ersteren Hämolyse, die letzteren keine Hämolyse hervorrufen. Nun findet man aber auch im Lochialsekret der gesunden Wöchnerin bisweilen hämolytische Streptokokken, ohne daß die Frau an Fieber erkrankt (Sigwart).

Das soll nach Fromme darauf beruhen, daß es virulente und nichtvirulente hämolytische Streptokokken gibt, die man durch besondere, von ihm angegebene Nährböden auf Blutschwamm bzw. Lezithinbouillon voneinander unterscheiden könne. Praktische Bedeutung haben diese Verfahren bisher nicht erlangt.

Die Orientierung über den Keimgehalt des Scheidensekretes geschieht am besten in folgender Weise: Man vermischt eine Öse des Scheidensekretes, das mittelst des Döderleinschen Röhrchens entnommen wird, mit einem Tropfen Bouillon und überträgt je eine Öse davon

1. auf die Oberfläche einer Blutplatte, die aerob bei 37° gehalten wird,
2. auf eine anaerobe Blutplatte nach Lentz oder auf eine anaerobe Schüttelkultur.

Die Anwesenheit von hämolytischen Streptokokken beweist bei einer im übrigen gesunden Wöchnerin prognostisch nichts, bei einer kranken gilt es, bakteriologische und klinische Befunde richtig gegeneinander abzuwägen. Ein positiver Befund hämolytischer Streptokokken bei gut aussehenden Ulcera puerperalia und gutem Allgemeinbefinden ist nichts Schlimmes, dagegen bedingt die Feststellung hämolytischer Streptokokken bei septischer Endometritis mit Schüttelfrost und Fieber in schmierig belegten Geburtswunden eine ernste Prognose. Dasselbe gilt für den Nachweis des anaeroben Streptococcus putridus. Bei einer Parametritis ist der Nachweis hämolytischer Streptokokken noch keineswegs gleichbedeutend mit einer ungünstigen Prognose, da durch Operation rettend eingegriffen werden kann.

Wir sehen aus dem Gesagten, daß die Prognosenstellung aus der bakteriologischen Prüfung des Lochialsekretes im Zusammenhange mit den klinischen Kriterien gewisse Anhaltspunkte geben kann; nur ist vor einer Überschätzung der bakteriologischen Untersuchungsresultate zu warnen.

Prophylaxe. Die Verhütung der Puerperalsepsis fällt mit der Forderung der Asepsis bei allen Eingriffen am Geburtskanal zusammen. Das Kindbettfieber ist in Preußen anzeigepflichtig.

Therapie der Puerperalsepsis [1]. Zwei Gesichtspunkte kommen bei der Behandlung des Puerperalfiebers zur Geltung. Einmal muß versucht werden, die Quelle der Infektion zu verstopfen, und dann, die allgemeinen Schutzkräfte des Organismus zu kräftigen. Die Quelle der Infektion kann verstopft werden:

1. durch Beseitigung der pathogenen Keime an ihrer Eintrittspforte,
2. durch Entfernung des infizierten Uterus,
3. durch Unterbindung eines thrombosierten Venenstammes.

Die pathogenen Keime an ihrer Eintrittspforte durch Desinfektion abzutöten, ist nur in sehr beschränktem Maße möglich, da sie der kurzen Einwirkung unserer gebräuchlichen Desinfektionsmittel meist widerstehen. So wird das Hauptgewicht darauf zu legen sein, möglichst viel der pathogenen Keime rein mechanisch zu entfernen und im übrigen die Reaktion des Körpers, Anlockung von Leukocyten und Bildung eines Granulationswalles anzuregen. Dementsprechend wird bei der Endometritis nach Abort oder Partus das erste Erfordernis sein, festzustellen, ob nicht noch Plazentareste oder Deziduafetzen vorhanden sind. Sie sind dann manuell zu entfernen, ev. in Narkose; dann aber folgt eine gründliche Uterusspülung mit 1%iger Lysollösung oder 50%igem Alkohol; die Curette bleibt am besten fern. Danach sinkt in der Regel bald die Temperatur und es tritt eine Wendung zum Besseren ein. Ist dies nicht der Fall, so ist bisweilen eine permanente Spülung von Erfolg. Dabei

[1] Vergleiche hierzu die Ausführungen in dem Kapitel „Allgemeines über die Therapie der septischen Erkrankungen“ S. 126.

wird ein Glasrohr eingeführt und mit milden Desinfizientien, wie 2%igem Borwasser, ½%iger essigsaurer Tonerde stundenlang, ev. sogar mehrere Tage gespült. Ist die Infektion schon über den Uterus hinausgedrungen, so daß es zu Entzündungsprozessen in der Umgebung, Parametritis, Peritonitis oder schon zur Allgemeininfektion gekommen ist, so hat die Ausspülung des Uterus meist wenig Erfolg mehr.

Außer den Ausspülungen wird reichlich Ergotin subkutan oder per os gegeben, um die Kontraktionen des Uterus anzuregen. Demselben Zweck dient das Auflegen einer Eisblase. Einrisse und Wunden in der Vagina oder an der Portio, die schmierig belegt sind, werden mit Jodtinktur behandelt.

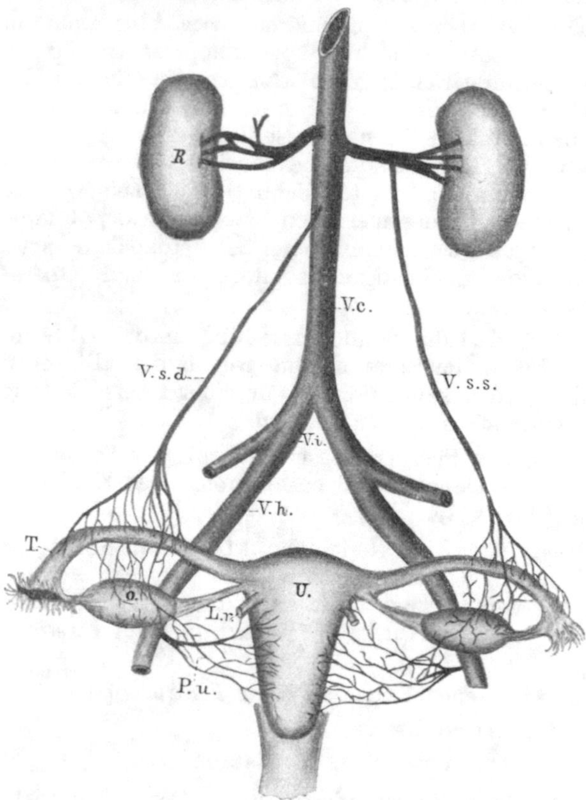

Abb. 90. Venen der weiblichen Genitalorgane: schematisch nach Lenhartz.
R Niere. *Vc.* Vena cava. *V.s.d.* Vena spermatica. *V.s.s.* Vena spermatica sinistra. *V.i.* Vena iliaca. *V.h.* Vena hypogastrica. *U.* Uterus. *T.* Tube. *O.* Ovarium. *L.r.* Ligament rotund. *P.u.* Plexus uterin.

Nicht unerwähnt soll bleiben, daß man neuerdings zu einer mehr konservativen Behandlung der septischen Endometritis rät, die sich auf Ergotin und Eisblase beschränkt (Fromme, Winter). Nur dann soll die Entfernung zurückgebliebener Plazentarreste vorgenommen werden, wenn Blutungen das Leben der Mutter gefährden.

Zwei Eingriffe kommen bei der Behandlung der ausgebrochenen Sepsis vor allem in Betracht: die Exstirpation des Uterus und die Unterbindung eines oder mehrerer abführender Venenstämme.

Die Exstirpation des Uterus, die Sippel zuerst empfahl, erfreut sich keiner allgemeinen Anerkennung. Es kommt das daher, weil es schwer ist, die Indikation zur Operation ganz richtig zu stellen. A priori hat es natürlich etwas sehr Bestechendes, die Quelle der Blutinfektion, das erkrankte Organ zu entfernen, wie man auch ein Glied mit einer Phlegmone gelegentlich amputiert, um das Leben des Kranken zu retten. Zwecklos ist die Operation aber bei der thrombophlebitischen Form der Sepsis, weil hier der entzündliche Prozeß im Uterus meist schon abgelaufen ist, wenn die Erscheinungen der septischen Thrombose auftreten. Die Entfernung der Gebärmutter hat natürlich auf diese Erscheinungen gar keinen Einfluß mehr. Von Wirksamkeit wird die Operation hauptsächlich sein bei der auf den Uterus beschränkten septischen Endometritis; auch bei der lymphogenen Form der Sepsis ist ein Versuch gerechtfertigt, wenngleich der Eingriff wegen der Gefahr der Infektion des Peritoneums gefährlich ist. Koblank hat bei 15 Kranken die Totalexstirpation vorgenommen, davon sind 6 geheilt und 9 gestorben.

Häufiger angewendet wird die Unterbindung der abführenden Venenstämme und besonders die der Spermatica bei der thrombophlebitischen Sepsisform. W. A. Freund hat zuerst versucht, analog der Unterbindung der Jugularis bei der otogenen Pyämie, auf diesem Wege die Heilung der Puerperalsepsis herbeizuführen. Trendelenburg hat mehrfach die Hypogastrica unterbunden. Die Unterbindung der Spermatica, die anfangs eine Reihe Mißerfolge brachte, hat sich zu einer jetzt häufiger geübten Operation ausgebildet, doch ist die Indikationsstellung dabei von größter Wichtigkeit. Von 51 Fällen, wo eine Venenunterbindung vorgenommen wurde, starben 32 = 62,7%, geheilt wurden 19 = 37,3%. Bei 115 von Venus angeführten Fällen betrug die Mortalität 66%. Nur auf Grund der Beobachtung einiger Schüttelfröste zu operieren, hat keinen Zweck; andererseits ist es aber zu spät, wenn die Thrombose bereits zur Kava reicht. Auch wenn schon vielfache eitrige Metastasen aufgetreten sind, kommt man meist zu spät. Auf den Zeitpunkt der Operation kommt also alles an. Bumm stellt die Indikation, dann zu operieren, wenn es in Narkose möglich ist, die thrombosierte Spermatica zu palpieren. Freilich fühlen sich verdickte Lymphstränge im Parametrium bisweilen ähnlich an. Differentialdiagnostisch wichtig wird dann nach Koblank die Leukocytenkurve. Wie oben schon erwähnt, ist sie bei der unkomplizierten Thrombophlebitis normal, während bei Parametritis und Peritonitis erhöhte Leukocytenzahlen gefunden werden.

Bumm empfiehlt bei beiderseitiger Thrombose die beiden Venae spermaticae und hypogastricae, bei einseitiger Thrombose die Iliaca communis neben der Spermatica zu unterbinden.

Bezüglich der Technik sei nur erwähnt, daß der transperitoneale Weg jetzt allgemein häufiger beschritten wird als der extraperitoneale [1]).

Bei Peritonitis ist die Eröffnung der Bauchhöhle mit nachfolgender Spülung mittelst körperwarmer physiologischer Kochsalzlösung und Dauerdrainage oft noch von Erfolg.

Über die Wirksamkeit des Streptokokkenserums sind die Meinungen noch sehr geteilt; das hängt meines Erachtens mit der Art seiner Anwendung zusammen. Bei starker Überschwemmung des Blutes mit Streptokokken und multiplen eitrigen Metastasen kann auch das Serum nicht mehr helfen, selbst wenn es in den höchsten Dosen gegeben wird; dagegen sieht man meiner Erfahrung nach von der Serumtherapie ermutigende Erfolge dort, wo die Sepsis erst im Beginn ist, bei der Endometritis septica und bei der lymphogenen Sepsisform, vorausgesetzt, daß erst wenige Keime ins Blut gedrungen sind. Bei der thrombophlebitischen Form und bei der septischen Peritonitis werden wir in der Regel keinen Erfolg erwarten können, weil immer wieder aufs neue infektiöses Material in den Kreislauf gelangt. Hier kann die Serumtherapie höchstens als unterstützendes Moment bei der operativen Behandlung gelten.

Für die Serumtherapie sind das Marmoreksche, das Aronsonsche, das Paltaufsche Serum und andere empfohlen worden. Ich bevorzuge das Höchster Serum nach Ruppel und Meyer, weil es im Tierversuch austariert werden kann. Nach meiner Erfahrung würde ich raten, das Höchster Serum sofort nach Feststellung einer Puerperalsepsis, nicht erst, wenn alle anderen Hilfs-

---

[1]) Genaueres bei Jochmann, Septische Erkrankungen im Handb. d. inn. Med., herausgeg. von Mohr u. Staehelin, Bd. I, Berlin 1911.

mittel erschöpft sind, in Dosen von 50 bis 100 bis 200 ccm subkutan oder 50 ccm intravenös zu geben. Diese Dosen können in den nächsten Tagen noch zwei- bis dreimal wiederholt werden. Dem Vorschlag, erst abzuwarten, ob die bakteriologische Blutuntersuchung Streptokokken nachweist, kann ich nicht beistimmen. Mein Standpunkt ist der: Lieber einmal zu viel als zu wenig Serum injizieren. Die Feststellung einer fieberhaften Endometritis im Wochenbette bei gleichzeitigem Gehalt der Lochien an hämolytischen Streptokokken ist meines Erachtens schon eine Indikation zur Serumtherapie. Vgl. im übrigen die Therapie der septischen Erkrankungen S. 126.

Otogene Sepsis.

Die otogene Sepsis nimmt meist ihren Ausgang von einer akuten oder chronischen Otitis media. Libman fand unter 272 Fällen im Otitiseiter 189mal Streptokokken (81%), 20mal Streptococcus mucosus, 19mal Pneumokokken (8%), in selteneren Fällen Staphylokokken, Pyocyaneus und Proteus. In ähnlichem Sinne äußern sich Leutert, Wittmaack u. a., nur daß nach einigen vielleicht die Pneumokokken in etwas höherem Grade beteiligt zu sein schienen. Neuerdings weist Schottmüller auf das häufige Vorkommen des Streptococcus anaerobius hin.

Der Weg, auf dem am häufigsten die Sepsis zustande kommt, ist die Entstehung einer Sinusthrombose. Nur ausnahmsweise kommt die Invasion der Keime in die Blutbahn ohne Bildung einer Sinusthrombose durch Infektion der kleinen Knochenvenen (Osteophlebitis Körners) oder direkt von der Schleimhaut aus in den Kreislauf zustande.

Oft ist es eine chronische Otitis mit Cholesteatombildung, die zur Sepsis führt, doch gibt auch die akute Otitis bisweilen Anlaß zu dieser Erkrankung. Der eitrige Prozeß geht vom Mittelohr auf die Zellen des Warzenfortsatzes über und führt entweder zunächst zu perisinuösen Abszessen oder zur eitrigen Sinusphlebitis. Am häufigsten ist der Sinus transversus, oft auch der Sinus petrosus superior ergriffen, auch das obere Drittel der Vena jugularis kann an dem Prozeß teilnehmen. Die Jugularis ist nach Jansen bei der Thrombose des Sinus transversus in 50% mit angegriffen. Selten ist die isolierte septische Thrombose der Fossa jugularis.

Die Sinusphlebitis beginnt plötzlich unter Übelkeit und Erbrechen, starken Kopfschmerzen und Schwindel. Ein heftiger Schüttelfrost tritt auf, und schnell steigt die Temperatur bis auf 40°. Dabei findet sich am Warzenfortsatz, besonders an seinem hinteren Rand, Druckempfindlichkeit, und am Ausgange des Emissarium mastoideum bemerkt man eine ödematöse Schwellung. Bei Beteiligung der Vena jugularis fühlt man eine strangförmige Schwellung derselben am vorderen Rand des Kopfnickers und schmerzhafte Drüsen.

Tritt die Sinusphlebitis nach akuter Otitis auf, so ist der Beginn oft nicht so leicht zu erkennen wie bei der chronischen Eiterung; immerhin kann man mit Wahrscheinlichkeit eine Sinusthrombose annehmen, wenn trotz Parazentese und guten Abflusses des Eiters die schweren Allgemeinerscheinungen, Fieber, Mattigkeit und Kopfschmerzen nicht weichen und häufige Schüttelfröste auftreten.

Ein sehr wichtiges Moment für die Diagnose spielt die bakteriologische Blutuntersuchung einer aus der Armvene entnommenen Probe. Es gelingt häufig, bei septischer Sinusthrombose die Erreger im Blute nachzuweisen. Libman hatte unter 26 Fällen von Sinusthrombose 9 positive Resultate, und zwar fand er stets Streptokokken im Blut. Zur Differentialdiagnose gegen andere hochfiebernde Erkrankungen empfiehlt Libman die gleichzeitige bakteriologische Untersuchung des Armvenenblutes und des durch Punktion aus dem Sinus gewonnenen Blutes. Im Sinusblut sind bei septischer Thrombose fast stets die Erreger nachzuweisen. Es muß jedoch möglichst tief in der Nähe des Bulbus venae jugularis punktiert werden. Ein negatives bakteriologisches Untersuchungsresultat des Sinusblutes beweist aber nichts gegen eine Thrombose; also nur positive Resultate sind zu verwerten.

Neben der Sinusphlebitis führt die fortschreitende Eiterung manchmal auch zu subduralen Abszessen oder Hirnabszessen. Wir finden dann häufig eine Stauungspapille. Auch Schwindelanfälle sind in der Regel dabei vorhanden. Das nicht seltene Auftreten einer eitrigen Meningitis kündigt sich durch Nackenstarre, Kernigsches Symptom, Hauthyperästhesie, Strabismus, Pupillendifferenz und andere Störungen im okulopupillarischen Gebiet, ferner Konvulsionen etc. an. Eine Lumbalpunktion, die trübes Exsudat und erhöhten Druck ergibt, sichert meist schnell die Diagnose. Außerordentlich oft macht die Sinusthrombose eitrige Metastasen, was ja erklärlich ist, da sich leicht Thrombuspartikelchen loslösen können und in den Kreislauf gelangen. Demgemäß sind die häufigsten Metastasen die Lungenabszesse, da hier am ehesten Teilchen der Thromben festgehalten werden können. Weiterhin sind metastatische Abszesse in den Muskeln, in den Gelenken und in den Schleimbeuteln nicht selten.

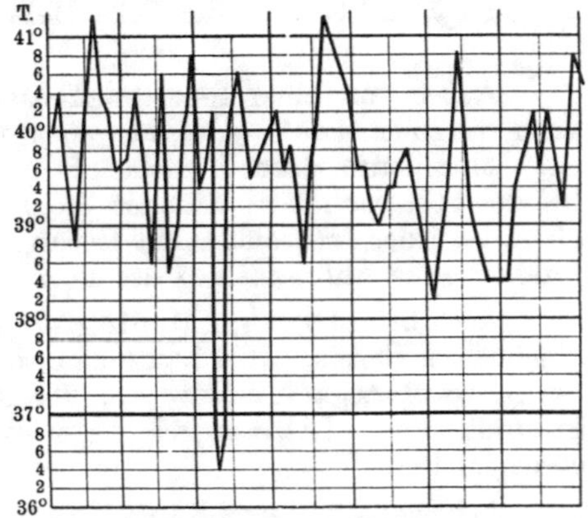

Abb. 91. Sinusthrombose. Streptokokkensepsis.

Körner unterscheidet eine pyämische und eine septische Verlaufsform, von denen die erstere vorwiegend durch die Metastasenbildung und das charakteristische pyämische Fieber mit raschen Temperatursteigerungen und Abfällen, die letztere durch die stürmische Verlaufsweise und schweren Vergiftungserscheinungen bei hohem, mehr kontinuierlichen Fieber gekennzeichnet ist. Nach unserer eingangs empfohlenen Nomenklatur würden diese Formen als Sepsis mit Metastasen bzw. ohne Metastasen zu bezeichnen sein. Bei der metastasierenden Sepsis unterscheidet Körner noch die an jungen Individuen beobachtete, prognostisch relativ günstige Form, bei der die Metastasen weniger in den Lungen als vielmehr in den Gelenken, Schleimbeuteln und Muskeln auftreten. Ich glaube, daß es schwer ist, hier an bestimmten, schematisch festgelegten Typen festhalten zu wollen, da alle Übergänge zwischen den genannten Typen vorkommen. Der häufigste Fiebertypus ist jedenfalls das intermittierende mit Schüttelfrösten einhergehende Fieber (vergl. Abb. 90). Ein konstantes Begleitsymptom ist der heftige Kopfschmerz. Störungen des Sensoriums wie Benommenheit und Delirien sind nicht selten.

Die Therapie der Sinusphlebitis besteht in breiter Eröffnung des thrombosierten Sinus und ev. anschließender Unterbindung der Vena jugularis.

Die Methode geht auf Taufal zurück, der sie 1884 bei eitriger Thrombose des Sinus transversus vorschlug.

Voraussetzung für einen guten Erfolg ist natürlich das möglichst frühzeitige Eingreifen. Sind erst multiple Metastasen im Körper aufgetreten, so ist auch von der Operation nichts mehr zu erwarten. Interessant sind die Beobachtungen Libmans, daß man den Effekt des operativen Eingriffs durch die bakteriologische Blutuntersuchung bisweilen kontrollieren kann. Wird in einem Fall mit positivem Streptokokkenblutbefund der Sinus breit eröffnet oder die Jugularis unterbunden, so schwinden die Streptokokken meist schnell aus dem Blut. Sind sie auch weiterhin nachzuweisen, so weist das auf eine bestehende septische Endocarditis oder auf andere schwere Komplikationen hin.

Die Prognose der septischen Sinusphlebitis, die bei nicht rechtzeitigem Eingreifen fast stets letal ist, wird durch die Operation sehr verbessert. Es gelingt, in etwa $^{3}/_{4}$ der Fälle Heilung herbeizuführen.

Außer von einer Sinusthrombose können otogene Allgemeininfektionen auch von einer Mastoiditis ausgehen, wie sie z. B. nach Scharlach sehr häufig ist. Man kann deshalb nicht oft genug darauf aufmerksam machen, daß bei der Scharlachotitis beizeiten die Parazentese gemacht wird, und daß vor allem bei jeder Mastoiditis mit Rötung und Druckempfindlichkeit des Warzenfortsatzes die Aufmeißelung des Prozessus vorgenommen wird.

Auch bei otogener Meningitis nach Otitis media kommt es häufig zur allgemeinen Sepsis. Hier kann man außer im Blut die Streptokokken auch in der Lumbalflüssigkeit nachweisen. Ich fand wiederholt dabei den hämolytischen Streptokokkus. Libman sah in zwei solcher Fälle den Streptococcus mucosus im Blut.

Am Schlusse dieses Kapitels möchte ich darauf hinweisen, wie wichtig es ist, bei septischen Krankheitsbildern, deren Ursprung unklar ist und bei denen Sepsiserreger im Blute gefunden werden, stets auch an das Gehörorgan zu denken, das nach dem Gesagten gar nicht selten zum Ausgange für Allgemeininfektionen wird.

Von den Harnwegen ausgehende Sepsisformen.

Neben örtlichen Entzündungen der Harnwege, wie Cystitis und Pyelitis, können besonders therapeutische Manipulationen, wie Bougieren, Katheterismus, Dilatationen, zur Entstehung von Blutinfektionen Anlaß geben. Man hat sich lange darüber gestritten, ob die nach solchen äußeren Eingriffen auftretenden plötzlichen Temperatursteigerungen, die unter dem Namen Katheterfieber bekannt sind, durch Infektion mit Bakterien oder durch Intoxikation mit Uringiften bedingt seien. Es mehren sich in neuerer Zeit die Beobachtungen, daß in den meisten Fällen von Katheterfieber von kleinen Schleimhautdefekten aus eine Einschwemmung von Bakterien in die Blutbahn stattfindet, und zwar hauptsächlich von Staphylokokken. Bertelsmann und Mau, Lenhartz und der Verfasser haben zur Kenntnis dieser Frage beigetragen. In den meisten Fällen von Katheterfieber widersteht der Organismus siegreich dem Ansturm der Bakterien, da er über genügend Schutzkräfte verfügt, die eine Vermehrung der Feinde nicht aufkommen lassen, sondern sie nach einiger Zeit abtöten. Klinisch macht sich dann die Einschwemmung der Keime ins Blut nur durch vorübergehende, ein bis zwei Tage anhaltende Fieberbewegungen bemerkbar. In anderen Fällen kommt es zur allgemeinen Sepsis und zum tödlichen Ausgang.

Die häufigsten Erreger der Sepsis der Harnwege sind der Staph. albus und aureus, teils allein, teils zusammen und in zweiter Linie Streptokokken und Kolibazillen, seltener Gonokokken.

In den meisten Fällen von Katheterfieber sind nicht lokale Eiterungen, sondern kleinste Schleimhautdefekte oder Einrisse die Eintrittspforte der Blutinfektion. Dabei braucht keineswegs immer eine therapeutische Manipulation voranzugehen, um den Anfall auszulösen. Es kommen vielmehr auch spontan, z. B. bei Patienten mit Harnröhrenstriktur plötzliche Fieberattacken mit nachfolgender Sepsis vor. Hier ist die Stauung die auslösende Ursache. Der Patient ist gezwungen, mit großer Anstrengung den Urin durch die verengte Stelle zu pressen, wobei er sich gelegentlich durch kleinste Risse oder Epithellücken pathogene Keime ins Gewebe und auf diesem Wege in die Blutbahn preßt. Der Weg, den die Kokken von hier aus nehmen, ist mitunter durch eine Thrombophlebitis im Plexus prostaticus gekennzeichnet. In sieben zur Sektion gekommenen Fällen von Katheterfieber fanden sich fünfmal nur kleinste Schleimhautdefekte an der Strikturstelle und zweimal Prostataabszesse. In einem von mir beobachteten Fall von Kathetersepsis (Staphyl. pyogen. alb.) fand sich eine 4 cm lange eingerissene Striktur in der Harnröhre[1]).

Meist ist das Bild der von den Harnwegen ausgehenden Blutinfektion das einer metastasierenden Sepsis mit Schüttelfrösten und eitrigen Metastasen in Lungen, Gelenken etc. Vor allem gefürchtet ist aber jene septische Metastase, die in der Regel die letale Prognose bedeutet: die Endocarditis. Unter sieben Fällen von Katheterfieber wurden fünfmal Endocarditis beobachtet.

Gar nicht selten erlebt man es, daß die Endocarditis während des Lebens nicht erkennbar ist und erst der autoptische Befund endocarditische Auflagerungen zeigt. Trotz relativ großen Effloreszenzen an den Klappen können Geräusche ganz fehlen.

Geht die Blutinfektion von den höheren Teilen der Harnwege, von der Blase oder vom Nierenbecken aus, so ist häufig die Stauung als auslösende Ursache anzusprechen. So sind Prostatiker mit chronischer Cystitis schwer bedroht, weil der in der Blase sich stauende bakterienhaltige Harn jeden Moment von der entzündlich veränderten Blasenschleimhaut aus das Blut mit septischen Keimen überschwemmen kann. Auch bei der durch Steine bedingten Pyelitis mit anschließender Sepsis spielt das Moment der Stauung eine wichtige Rolle. Ferner findet man auffällig häufig bei den im Anschluß an Cystitis auftretenden Sepsisformen eine von einer Gonorrhöe herrührende Harnröhrenstriktur, die nicht nur in ursächlichem Zusammenhange mit der Cystitis, sondern schließlich auch mit der nachfolgenden Sepsis steht. Ein lehrreiches Beispiel dieser Art der Sepsisentstehung ist in Kurve Abb. 79 wiedergegeben.

Die Prognose der von den Harnwegen ausgehenden Sepsisformen hängt zunächst davon ab, ob bereits Metastasen aufgetreten sind oder nicht. Die metastatischen Formen, namentlich die mit Endocarditis einhergehenden, sind wohl stets verloren. Die anderen Formen haben eine günstigere Prognose, doch hängt der definitive Ausgang davon ab, ob die Momente, die das Zustandekommen der Blutinfektion begünstigen (Stauung, Urethrastriktur, chronische Cystitis), beseitigt werden können oder fortbestehen.

---

[1]) Vergl. Jochmann, Septische Erkrankungen im Handb. d. inn. Med., herausgeg. von Mohr u. Staehelin, Bd. I, Berlin 1911.

Die Sepsis der Säuglinge.

Da die septischen Erkrankungen im Säuglingsalter eine Reihe eigener Züge besitzen, ist ihre gesonderte Besprechung nützlich. Als Erreger kommen hauptsächlich in Betracht: Staphylokokken, Streptokokken (darunter besonders die Darmstreptokokken Escherichs), Pneumokokken, Kolibazillen, die Bazillen der Paratyphus- und Gärtnergruppe, mitunter auch Gonokokken und Influenzabazillen, ferner der Friedländer, der Meningococcus und der Pyocyaneus, der wiederholt bei gehäuft auftretenden Fällen von Nabelsepsis in Entbindungsanstalten gefunden wurde.

Übertragung. Meist handelt es sich um ektogene Infektionen, bei denen die verschiedensten Momente: infizierte Hände, die Luft und die Milch eine Rolle spielen können. Die Kuhmilch enthält ganz gewöhnlich Eitererreger; bei stillenden Frauen können Bakterien von außen her in die Milchgänge einwandern, bei Mastitis können Eitererreger in die Milch übergehen. Aus der Blutbahn treten bei septischen Müttern nur dann Bakterien in die Milch über, wenn lokale Läsionen des Milchdrüsengewebes, z. B. durch lokale Blutungen, vorhanden sind. Das Auswaschen des Mundes ist eine häufige Infektionsquelle, seltener das Badewasser. Vor allem aber ist infektiöses Lochialsekret, das bekanntlich auch normalerweise oft Eiterkokken enthält, eine gefährliche Infektionsquelle für den Säugling entweder bei der Geburt selbst oder indirekt durch die Mutter. Schließlich können in Hospitälern von Fall zu Fall durch unreine Hände, Instrumente usw. Übertragungen erfolgen.

Die Empfänglichkeit der Säuglinge für septische Infektionen ist ungemein groß und erhöht sich noch bei Frühgeburten. Als Ursache dieser Erscheinung müssen verschiedene Momente gelten: Die leichte Durchgängigkeit der Haut (infolge der mangelnden Hornhautschicht [Hulot]), die Durchlässigkeit des Epithels der Magendarmschleimhaut, die, wie es scheint, schon normalerweise in den ersten Lebenswochen Bakterien passieren lassen kann (Czerny) und vor allem die geringe Fähigkeit, Schutzstoffe zu bilden (Halban und Landsteiner). Brustkinder sollen durch die in der Muttermilch reichlich enthaltenen bakteriziden Stoffe mehr geschützt sein als Flaschenkinder, die mit der an solchen Stoffen ärmeren Kuhmilch ernährt werden. Dadurch würde sich das häufige Vorkommen septischer Infektionen bei künstlich genährten Säuglingen zum Teil erklären. Dazu kommt bei Kindern der ersten Lebenstage die physiologische Wunde des Nabelstranges.

Damit sind wir bei den Eintrittspforten der Infektionen angelangt. In seltenen Fällen kann eine intrauterine Infektion des Kindes auf dem Wege der Placenta durch die im Blute kreisenden Bakterien der septischen Mutter erfolgen. Ein anderer Weg ist die Aspiration infizierten Fruchtwassers, besonders bei vorzeitigem Blasensprung und die dadurch entstehende septische Pneumonie. Die häufigste Form der Säuglingssepsis ist die Nabelsepsis, die teils bei noch haftendem Nabelstrang, teils nach Abfall desselben entstehen kann. Sie war eine früher in geburtshilflichen Anstalten sehr verbreitete Infektion und ist mit der besseren Asepsis seltener geworden. Im Durchschnitt einer großen Geburtenzahl beträgt sie heute noch etwa 1‰ (Bondy). Es handelt sich dabei meist um eine Phlebitis und eine Arteriitis umbilicalis, die mit geringen lokalen Symptomen am Nabel einhergeht. Auch die wenig widerstandsfähige Haut gibt zu leichten Einrissen, Abschilferungen und bei schlecht genährten Säuglingen zu Dekubitus, Ekzemen und Furunkulose Anlaß und führt dadurch nicht selten zu septischen Infektionen. Dasselbe gilt von den verschiedenen Schleimhautläsionen der Mundhöhle, mechanischen Abschilferungen bei der Reinigung, Bednarschen Aphthen, Stomatitis usw. Die Tonsillen dagegen treten an Bedeutung zurück; auch das Ohr ist nur selten der Ausgangspunkt einer Sepsis beim Säugling. Große Bedeutung wird von einigen Autoren (Czerny, Moser) der Magendarmschleimhaut als septischer Infektionsquelle beigemessen; dagegen ist in vielen Fällen eine Gastroenteritis der primäre Herd der Blutinfektion. In den Lungen können Bronchitis oder Bronchopneumonie den Ausgangspunkt der allgemeinen Erkrankung bilden. Gar nicht selten ist im Säuglingsalter die von den Harnwegen ausgehende Allgemeininfektion. Cystitis und Pyelitis sind, namentlich bei Säuglingen weiblichen Geschlechts, häufiger als früher bekannt die Eintrittspforten septischer Erkrankungen (Göppert).

Krankheitsbild. Die klinischen Erscheinungen der Sepsis beim Säugling sind sehr verschieden. Oft verläuft sie ganz wie eine akute Gastroenteritis mit Erbrechen, Durchfällen und hohem Fieber. Bei anderen stehen entzündliche Erscheinungen des Nabels, der Haut, der Lungen oder der Harnwege im Vordergrunde. Ist die Haut die Eintrittspforte, so ist bemerkenswert das Überspringen der Lymphbahnen; Lymphangitis und Lymphadenitis sind in der Regel nicht vorhanden. Thrombophlebitis ist nur bei der Nabelsepsis eine gewöhnliche Erscheinung.

Fieber ist im Beginn meist vorhanden und erreicht hohe Grade, um nachher bald abzufallen und unregelmäßig remittierenden Kurven zu weichen (Knöpfelmacher). Gegen Ende treten meist Kollapstemperaturen auf, Schüttelfröste fehlen. Das Sensorium ist meist benommen; Zustände heftiger Exzitation wechseln ab mit Apathie; Konvulsionen sind selten.

Auf der Haut macht sich häufig eine Gelbfärbung bemerkbar, bei der Nabelsepsis kann sich der Ikterus zu einem bronzefarbenen Ton steigern (Porak, Durante). Sehr häufig treten Blutungen auf, teils als Petechien, teils als größere Suffusionen. Häufig ist die Nabelsepsis von Erysipel begleitet (vgl. Abb. 245). Mannigfache septische Erytheme können das Bild variieren.

Auf den Lungen sind häufig Bronchopneumonien, die nur bei größerer Ausdehnung erkannt werden. Auch multiple Lungenabszesse entstehen oft, entziehen sich aber meist der Erkennung. Seröse und eitrige Pleuritiden sind sehr gewöhnlich. Am Herzen ist die Pericarditis weit häufiger und leichter nachweisbar als die Endocarditis.

Das Abdomen ist meist aufgetrieben; oft kommt es zu Peritonitis. Der Urin enthält sehr häufig Eiweiß. Von leichteren Albuminurien bis zu schweren parenchymatösen und hämorrhagischen Nephritiden gibt es alle Übergänge. Man denke auch an die Möglichkeit einer Cystopyelitis als Ausgangspunkt der septischen Erkrankung.

Eitrige Metastasen finden sich zuweilen in den Gelenken, wo sie sich durch ödematöse Schwellung, weniger durch Rötung verraten, ferner an der Parotis, seltener im Knochenmark.

Die bakteriologische Blutuntersuchung läßt beim Säugling wegen der Schwierigkeit, genügend Blut zu bekommen, oft im Stich. Post mortem gelingt es fast immer, die Erreger nachzuweisen.

Die Prognose ist stets sehr ernst. Die Prophylaxe fordert strenge Asepsis bei der Geburt und bei der Nabelbehandlung und unbedingte Reinlichkeit bei der Pflege des Kindes. Die Mundhöhle darf nicht ausgewaschen werden. In Anstalten ist Isolierung aller Säuglinge in Boxen geboten.

Literatur siehe bei:

Lenhartz, H., Die septischen Erkrankungen in Nothnagel, Spez. Pathol. u. Therap., Wien 1903. — Jochmann, G., Septische Erkrankungen im Handb. d. inn. Med., herausgeg. von Mohr u. Staehelin, Bd. I, Berlin 1911. — Lexer, E., Lehrb. d. allgem. Chir., 6. Aufl., Bd. I, Stuttgart 1912. — Mayer, A., Septische Erkrankungen in Erkrankungen des weiblichen Genitales in Beziehung zur inneren Medizin. Nothnagel, Spez. Pathol. u. Therapie, 2. Aufl., Suppl., Wien 1913. — Bondy, O., Die septische Allgemeininfektion und ihre Behandlung in Ergebn. d. Chir. u. Orthopädie, Bd. VII, Berlin 1913.

Akute Miliartuberkulose.

Die akute Miliartuberkulose entsteht durch die Überschwemmung des Blutes mit Tuberkelbazillen, die in die verschiedensten Organe verschleppt werden und dort die Entwicklung zahlloser miliarer Tuberkeln hervorrufen. Vorbedingung für diese Allgemeininfektion ist aber das Vorhandensein eines tuberkulösen Herdes im Körper, von dem aus die Bazillen in großer Menge ins Blut gelangen können.

Pathogenese. Den erwähnten Zusammenhang hatte bereits Buhl lange vor der Entdeckung der Tuberkelbazillen erkannt, als er im Jahre 1856 über die Miliartuberkulose schrieb: „Sie ist abhängig von dem vorherigen Bestehen eines nicht abgekapselten gelben Tuberkels oder einer Lungenkaverne und verhält sich zu dem Ausgangsherd wie die Pyämie zu einem Jaucheherd.“

Mit der Buhlschen Vorstellung war freilich die Pathogenese der Miliartuberkulose noch wenig erklärt, denn die einfache Resorption tuberkulösen Giftes aus einem Käseherd kann noch nicht Miliartuberkulose bedingen, sonst müßten alle Phthisen in Miliartuberkulose übergehen. Ein Bindeglied zwischen Käseherd und Miliartuberkulose entdeckte erst Weigert, als er als Quelle der Allgemeininfektion die Gefäßtuberkeln erkannte, die sich in der Nähe tuberkulöser Herde entwickelten.

Der Einbruch der Tuberkelbazillen in die Blutbahn kann auf verschiedene Weise erfolgen. Entweder wird inmitten einer käsig zerfallenen Lymphdrüse oder einer käsigen Lungenpartie durch Arrosion der Venenwand eine Eingangspforte geschaffen, oder es kommt zur Erweichung und Ulzeration von tuberkulösen Herden der Gefäßwand (Intimatuberkeln), oder drittens der Einbruch in die Blutbahn erfolgt indirekt vom tuberkulös erkrankten Ductus thoracicus aus, indem die Bazillen in die Vena subclavia verschleppt werden.

Der direkte Einbruch eines Käseherdes in die Vene ist relativ selten; häufiger kommt es erst zur Bildung von Gefäßtuberkeln, namentlich der Lungenvenen oder des Ductus thoracicus, die dann erweichen und ihren Inhalt ins Lumen austreten lassen.

Die Entstehung eines Gefäßtuberkels kann auf zweierlei Weise zustande kommen. Sie kann von einem außen gelegenen Herde direkt fortgeleitet sein oder allmählich die Gefäßwand bis zur Intima durchsetzen (Periangitis tuberculosa). Das betrifft namentlich jene Fälle, wo man die Verlötung großer Käseknoten, besonders von Lymphdrüsen, mit der Gefäßwand ohne weiteres makroskopisch erkennen kann. Dann aber können Intimatuberkeln der Venen auch auf metastatischem Wege durch vorübergehend im Blute kreisende Tuberkelbazillen entstehen (Endangitis tuberculosa). Diese Entstehungsart, auf die besonders Benda aufmerksam gemacht hat, ist uns heute um so verständlicher, als wir wissen, daß gar nicht selten Tuberkelbazillen bei tuberkulösen Personen vorübergehend im Blute kreisen. Eine solche metastatisch entstandene Intimatuberkulose oder, wie sie Benda bezeichnet, eine Endangitis tuberculosa, kann durch Wucherungen und thrombotische Auflagerungen hanfkorngroß und noch größer werden oder gar flächenhaft sich ausbreiten und nach der Erweichung enorme Massen von Tuberkelbazillen ins Blut entladen.

Auch die Intimatuberkeln des Ductus thoracicus, die Ponfick (1875) als häufigen Befund bei der Miliartuberkulose erhob, aber erst Weigert in ihrer Bedeutung als Quelle der Allgemeininfektion erkannte, entstehen nur in der Minderzahl der Fälle durch direkte Fortleitung von einem anliegenden Käseherd aus. Am häufigsten führen verkäste Lymphdrüsen, deren Filter undicht geworden ist, dem Ductus thoracicus tuberkelbazillenhaltige Lymphe zu, so daß Gelegenheit zur Entstehung solcher Wandtuberkeln gegeben wird, die dann erweichen und große Massen von Bazillen an die Lymphe abgeben können.

Bei der großen Häufigkeit der Drüsen- und Lungentuberkulose, die mit der Bildung vieler käsiger Herde einhergehen, müßte es nach dem Gesagten fast verwunderlich erscheinen, daß die Miliartuberkulose doch ein recht seltenes Ereignis darstellt, wenn wir nicht wüßten, daß der Körper über bestimmte Schutzvorrichtungen verfügt, die nicht nur das Übergreifen der Tuberkelbazillen auf größere Gefäßstämme zu einer Seltenheit machen, sondern selbst nach dem Zustandekommen eines Gefäßtuberkels noch eine Abdämmung des Herdes gegen den Blutstrom ermöglichen. Es ist bekannt, daß die Gefäße in der Umgebung tuberkulöser Herde, so z. B. in Kavernen, infolge des entzündlichen Reizes eine starke Wandverdickung erfahren, die dem Vordringen der Tuberkelbazillen einen großen Widerstand entgegensetzt. Ferner wissen wir, daß auf tuberkulösen Gefäßherden und namentlich auf ulzerierten Stellen der Intima thrombosierte Auflagerungen sich festsetzen, die im Verein mit reaktiven Wucherungsvorgängen oft zur Obliteration des Lumens führen und bei größeren oft noch den Einbruch der Bazillen eindämmen können. Das Einbrechen der Periangitis tuberculosa in das Gefäß ist daher nur bei sehr schnell fortschreitender Erweichung der Käsemassen und nur bei großen Gefäßen möglich. Auch bei der Endangitis tuberculosa spielen nach Benda thrombotische Auflagerungen eine große Rolle und verhindern oft die Ausschwemmung größerer Bazillenmassen und lassen es nur zu schubweisen kleineren Entladungen kommen. Ist aber in einem größeren Gefäßtuberkel die Verkäsung weit fortgeschritten, so ist auch die Möglichkeit eines plötzlichen Massenausbruches von Bazillen gekommen.

Die Weigertsche Anschauung von der plötzlichen Entstehung einer Miliartuberkulose durch eine einmalige Masseneinschwemmung von Tuberkelbazillen in die Blut- und Lymphbahn ist im Laufe der Zeit etwas modifiziert worden. Die Tatsache, daß man bei manchen Miliartuberkulosen Tuberkeln verschiedensten Alters findet, daß man z. B. im Lungenparenchym, namentlich aber in der Intima der Lungenpartien, bald ganz frische, bald schon verkäste Tuberkeln sieht, läßt darauf schließen, daß zu wiederholten Malen ein Schub von Tuberkelbazillen in die Blutbahn getreten ist. Benda hat dieses schubweise Abgeben von Tuberkelmaterial namentlich für die von ihm beschriebene Endangitis tuberculosa wahrscheinlich gemacht.

Ribbert, der im Gegensatz zu Weigert die allmähliche Entstehung der Miliartuberkulose vertritt, hatte ursprünglich die Vorstellung, daß eine gewisse Disposition zur Erkrankung an Miliartuberkulose gehöre, und daß bei disponierten Individuen schon einige wenige in den Kreislauf gelangte Bazillen genügen, um sich im Blute und an Stellen, wohin sie verschleppt werden, zu vermehren und dann dauernd den Kreislauf zu überschwemmen. Diese Auffassung hat er fallen gelassen (1906); denn das Blut ist für die Tuberkelbazillen kein geeigneter Nährboden, sondern lediglich ein Transportmittel. Eine Vermehrung der Tuberkelbazillen im strömenden Blut ist daher völlig ausgeschlossen. Aber auch an der Möglichkeit, daß Bazillen in gewissen Schlupfwinkeln, z. B. in den Nierenkapillaren sich vermehren können, konnte er nicht mehr festhalten, da die in den Nierenglomerulis gefundenen Bakterien häufig keinerlei Reaktionserscheinungen in der Umgebung auslösten. Dagegen wies er auf die Bedeutung der Intimatuberkeln hin, von denen in wiederholten Schüben Bazillen angeschwemmt werden können. In diesem Punkte berührt sich jetzt seine Anschauung mit der Bendaschen Lehre der Endangitis tuberculosa.

So viel wird man aber sagen müssen, daß die Entstehung ungeheurer Mengen gleich großer Tuberkeln in den verschiedensten Organen eine plötzlich erfolgte gleichzeitige Aussaat ungeheurer Mengen von Tuberkelbazillen voraussetzt. Sind nebenher noch zahlreiche jüngere Entwicklungsstadien von Tuberkeln vorhanden, so läßt sich auf eine nach dem ersten Einbruch weiter dauernde schubweise Einschwemmung schließen. Eine solche Entladung in Schüben ist auch in vielen Fällen klinisch wahrscheinlich, wo der Krankheitsverlauf und namentlich das Fieber auffällig unregelmäßig und schwankend ist.

Die Entstehung der Miliartuberkulose ist also in erster Linie abhängig von dem Vorhandensein eines primären tuberkulösen Herdes, ganz gleichgültig, ob er klein oder ausgedehnt ist, in zweiter Linie von dem Zustandekommen einer Gefäßtuberkulose, sei es durch direktes Übergreifen des tuberkulösen Prozesses oder durch metastatisch entstandene Intimatuberkeln.

Dieser Zusammenhang der Miliartuberkulose mit der Gefäßtuberkulose ist seit den ersten Mitteilungen Weigerts in einem immer wachsenden Prozentsatz festgestellt worden. So berichtet Schmorl, daß es in 97% seiner Fälle gelungen sei, als Ausgangspunkt der Allgemeininfektion eine tuberkulöse Gefäßerkrankung zu entdecken. Die tuberkulöse Erkrankung der Lunge und der Bronchialdrüsen stellen die häufigste Quelle der Blutinfektion dar. In den Lungenvenen kommt es in der Nachbarschaft käsiger Herde zur Entwicklung größerer Gefäßtuberkeln, wie sie Weigert beschrieb, oder aber zu miliaren Intimatuberkeln, wie sie von Mügge zuerst gesehen wurden. Tritt dann eine Bazillenentladung ein, so werden die Keime sofort ins linke Herz und von hier aus in den großen Kreislauf getragen. Mehrmals wurde auch die Verlötung käsiger Bronchialdrüsen mit Lungenvenen und das direkte Übergreifen des Prozesses auf die Venenwand beobachtet. Ein Übertreten der Bazillen durch die unversehrte Gefäßwand von Venen und Arterien im Bereich erweichter tuberkulöser Bronchialdrüsen sahen Koch und Berghammer. Auch die Arteria pulmonalis mit ihren Verzweigungen wird nicht selten der Sitz tuberkulöser Gefäßveränderungen und damit zum Ausgang allgemeiner Miliartuberkulose, indem die Bazillen nach dem Passieren der weiten Lungenkapillaren in den großen Kreislauf gelangen. Auch hier handelt es sich um tuberkulöse Arrosionen der Gefäßwand innerhalb von Kavernen oder Käseherden oder aber um Intimatuberkeln, deren Häufigkeit in den Lungenarterien besonders Ribbert betont.

Neben den Lungen und Bronchialdrüsen kommen vor allem die tuberkulösen Erkrankungen des Ductus thoracicus als häufigste Quelle der Miliartuberkulose in Frage. Die Verwachsung mit tuberkulösen Drüsen der Umgebung und damit das direkte Übergreifen des Prozesses aus der Nachbarschaft auf die Ductuswand spielt hier nur eine geringe Rolle. Häufiger ist die Entstehung von Wandtuberkeln und ausgedehnten Wandverkäsungen infolge der Infektion mit tuberkelbazillenhaltiger Lymphe, die von der Pleura und vom Peritoneum her oder von verkästen Mediastinaldrüsen aus zuströmt.

Vom Ductus aus gelangen die Bazillen in die Vena cava und auf dem Wege über das rechte Herz in die Lunge, wo sie zu einer miliaren Aussaat, gleichzeitig aber auch nach Passieren der Lungenkapillaren zur allgemeinen Miliartuberkulose führen.

Tuberkulöse Darmerkrankungen pflegen seltener von Miliartuberkulose gefolgt zu sein, weil die in das Pfortadersystem gelangenden Bazillen von dem großen Filter der Leber abgefangen werden. Nur wenn auch die Mediastinaldrüsen tuberkulös erkranken oder erweichen, kann es zur Allgemeininfektion kommen, weil dann auf dem Lymphwege der Ductus thoracicus infiziert wird.

Ein häufiger Ausgangspunkt der Miliartuberkulose sind tuberkulöse Knochen- und Gelenkerkrankungen, ferner die Meningitis tuberculosa und namentlich auch tuberkulöse Mittelohrerkrankungen. Nebennierentuberkulose kann auf dem Venenwege zur Allgemeininfektion führen.

Ein seltenes Ereignis dürfte der Durchbruch einer tuberkulösen Halslymphdrüse in die Jugularis mit nachfolgender Miliartuberkulose sein (Kaufmann).

In gleicher Weise können an den verschiedensten Körperstellen verkäste Drüsen oder tuberkulöse Abszesse zu Ausgangspunkten der Allgemeininfektion werden.

Zu den Seltenheiten gehören diejenigen Fälle, wo die Eintrittspforte der Miliartuberkulose in großen Tuberkeln der Aortenwand oder des Herzens gefunden wurde. Diese Gefäßtuberkeln sind auf hämatogenem Wege durch Verschleppung einzelner zufällig in den Kreislauf gelangter und der Intima aufgelagerten Bazillen entstanden. Im Herzen fanden sie sich sowohl parietal, wie auch im Septum oder in vereinzelten Fällen auch auf dem Klappenendokard.

Disposition. Es kann nicht bestritten werden, daß alle Vorgänge, die zur akuten Ausdehnung eines tuberkulösen Prozesses beitragen, auch die Entstehung einer Miliartuberkulose begünstigen können. In diesem Sinne kann man mit Ribbert von einer individuellen Disposition zur Erkrankung an Miliartuberkulose sprechen. Wenn wir an die oben besprochenen Schutzvorrichtungen des Körpers denken, die Neigung zu thrombotischen Auflagerungen und reaktiven entzündlichen Wucherungen, die zur Obliteration tuberkulös erkrankter Gefäße führen, so können wir uns vorstellen, daß dort, wo schwächende Momente aller Art die Widerstandsfähigkeit des Körpers herabsetzen, der rapide käsige Zerfall von Gefäßtuberkeln beschleunigt und der Eintritt der Miliartuberkulose unterstützt werden kann, während in anderen Fällen selbst ein entwickelter Gefäßtuberkel noch durch thrombotische Auflagerungen und zellige Wucherungen abgedämmt werden kann. So kommt es, daß schlechte Ernährung, große Blutverluste, Kummer und Sorge und schwächende Krankheiten die Entstehung einer Miliartuberkulose begünstigen können, immer natürlich unter der Voraussetzung, daß ein tuberkulöser Herd im Körper bereits vorhanden ist. So läßt sich sogar ein zeitweilig gehäuftes „epidemieartiges“ Auftreten von Miliartuberkulose durch die gleichartige Wirkung allgemeiner Bedingungen erklären, indem z. B. schlechte Witterungsverhältnisse, ungenügende Ernährung oder irgendwelche vorangegangenen Epidemien unter vielen mit chronischer Tuberkulose behafteten Individuen zuweilen bei einer gehäuften Anzahl das gleiche Resultat, die Entstehung einer akuten Miliartuberkulose, zeitigt.

So kommt es, daß die verschiedensten Infektionskrankheiten, wie Typhus, Masern usw., die Entstehung einer Miliartuberkulose begünstigen. Außer der Schwächung der allgemeinen Widerstandskraft mag beim Typhus die Eröffnung der Lymphbahnen durch die Darmulzerationen, bei den Masern die entzündliche Reizung der Respirationswege der Ausbreitung der Tuberkulose

Vorschub leisten. Auch *Gram* und *Sorgen*, die mit einer Schwächung des Allgemeinzustandes einhergehen, disponieren zu einer Verallgemeinerung einer Tuberkulose. Ferner können rein *mechanische Momente* die Entstehung der Miliartuberkulose befördern. So wird z. B. nicht ganz selten im Anschluß an eine Operation von tuberkulösen Knochenherden, Gelenken, verkästen Lymphdrüsen, auch von Mastdarmfisteln das Auftreten von Miliartuberkulose beobachtet. Der Vorgang ist dabei aber für die meisten Fälle nicht so zu denken, daß die bei der Operation im kranken Gewebe ins Blut gelangenden Bazillen selbst zur Miliartuberkulose führen; dazu dürfte ihre Zahl meist nicht hinreichen. Es ist vielmehr anzunehmen, daß sie zunächst eine Gefäßtuberkulose verursachen, von der erst die Allgemeininfektion ausgeht. Auch ein *Trauma* kann unter Umständen bei schon bestehender Gefäßtuberkulose eine plötzliche Entladung des Bazilleninhalts bewirken. Ein mechanisches Moment spielt auch bei der schnellen Resorption großer tuberkulöser Pleuraexsudate eine Rolle, wobei die plötzliche, starke Erweiterung der Lymphbahnen Gelegenheit zur Infektion des Ductus thoracicus mit Tuberkelbazillen gibt und auf diese Weise zur Miliartuberkulose führt.

Obwohl die Miliartuberkulose in jedem Alter auftreten kann, so sieht man sie doch im allgemeinen häufiger bei Kindern als bei Erwachsenen, besonders oft bei Säuglingen. Der Grund dafür mag zum Teil darin liegen, daß es sich bei kleinen Kindern um die erste Infektion handelt, während Erwachsene durch Überwindung wenig ausgedehnter tuberkulöser Infektionen häufig eine relative Immunität gegen die rapide Ausbreitung tuberkulöser Prozesse erworben haben. Damit hängt es zusammen, daß die Reaktionserscheinungen des umliegenden Gewebes, die wir als Schutzvorrichtungen des Körpers kennen lernten, so gering sind, und daß die Tuberkeln, namentlich die Gefäßtuberkeln, sehr rasch wachsen und schnell einschmelzen. Möglicherweise spielen die weiten und zugänglichen kindlichen Lymphgefäße für den schnellen Transport der Bazillen in die Lymphdrüsen und nach deren Erweichung in den Ductus thoracicus und damit in den Kreislauf eine große Rolle.

Pathologische Anatomie. Wie wir aus der Pathogenese der iliartuberkulose ersehen, sind die *tuberkulösen Gefäßerkrankungen* als Quelle der Allgemeininfektion von der größten Wichtigkeit und müssen deshalb hier kurz besprochen werden. Ihre äußere Erscheinungsform ist nach *Benda* von der größten Mannigfaltigkeit. Sie können als *miliare Tuberkeln*, als *diffuse käsige Entzündungen* und als *Konglomerattuberkeln* auftreten. Auch ihre Größenverhältnisse sind sehr verschieden. So variiert in den Lungenvenen ihre Ausdehnung von den kleinsten, kaum sichtbaren Knötchen bis zu mehrere Zentimeter langen Wucherungen. Auch die Zahl der einzelnen Herde vaskulärer Tuberkeleruptionen differiert. Die miliaren Intimatuberkeln sind meist in der Mehrzahl vertreten, während die Konglomerattuberkeln oft solitär sind. Bei beiden Formen herrscht eine Mischung von echten tuberkulösen Prozessen mit einfach proliferierenden, exsudativ entzündlichen. Die größeren Konglomerattuberkeln bekommen durch den Blutstrom eine polypenartige Form. *Benda* teilt die verschiedenen Formen der Gefäßtuberkeln in zwei Gruppen. Die eine, die in der Regel von einem außen gelegenen Herde fortgeleitet sein dürfte, beginnt in der Umgebung der Gefäße als käsige Entzündung und kann somit als *Periangitis caseosa* bezeichnet werden. Sie greift als tuberkulöse oder käsige Entzündung auf die Media über. Sie wird durch die dichteren elastischen Lamellen an der Außenseite der Intima meist abgegrenzt und affiziert die Intima gewöhnlich nur als einfache produktive oder thrombosierende Entzündung. Zuweilen tritt nach der Zerstörung der Elastica eine Nekrose der oberflächlichen Schicht auf, so daß die Verkäsung bis an das Lumen herantritt. *Die andere Form beginnt in der Intima* und erreicht in ihr ihre Hauptentwicklung. Es entwickelt sich zuerst ein Intimatuberkel, der aus kleinen Intima-Proliferationen mit epitheloiden Zellen, poly-

und mononukleären Leukocyten besteht. Er ist oberflächlich entweder von dem Endothel des Gefäßes oder von kleinen thrombotischen Auflagerungen bedeckt. In seiner weiteren Entwicklung treten sehr bald echte Riesenzellentuberkeln und Verkäsung darin auf. In dieser Form kann er ein außerordentliches Wachstum betätigen, so daß jene polypösen Formen daraus hervorgehen. Gegen das Lumen zu sind sie teilweise mit zelligen Schichten bedeckt, die aber nicht als Intima aufzufassen sind, sondern als gewucherte Intimazellen; stellenweise reichen die Verkäsungen bis an das Lumen. Häufig, besonders in den polypösen Tuberkeln, kommen zentrale Erweichungsherde vor, die nur von einem dünnen, bei der Untersuchung leicht zerreißbaren Belag bedeckt sind. Ziemlich selten, vorwiegend nur im Ductus thoracicus, findet sich in größerer Ausdehnung ein wirklicher ober-

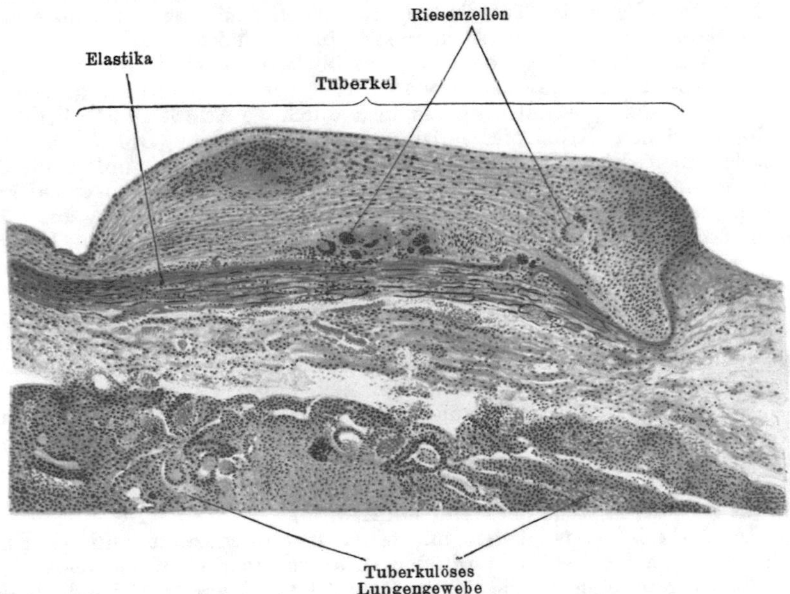

Abb. 92. Tuberkel in der Wand einer Lungenvene.

flächlicher Zerfall des Käses, so daß ein typisches käsiges Geschwür entsteht. Viel gewöhnlicher erfolgt an den oberflächlich erweichten Stellen eine Auflagerung von Fibrin. Letzteres zeigt anfänglich die gewöhnliche faserige Beschaffenheit mit eingelagerten roten und weißen Blutkörperchen. Wahrscheinlich sintert es aber schon schnell zu einer grob trabekularen oder homogen hyalinartigen Masse zusammen. Diese schmiegt sich den Unebenheiten des ulzerierten Tuberkels gefällig an und wird an der Oberfläche vom Blutstrom abgeschliffen, so daß das oberflächliche makroskopische Aussehen des Herdes völlig glatt und glänzend erscheint und die erfolgte Ulzeration nur mikroskopisch festzustellen ist (Benda).

Die Intimatuberkeln entstehen in der Regel durch hämatogene oder lymphogene Infektion. Die ausgeprägtesten Veränderungen kann man am Ductus thoracicus finden. Hier beobachtet man

bald größere, in das Lumen vorspringende ulzerierte käsige Knoten der Wand und oberhalb derselben Klappenverkäsungen und Intimatuberkeln,
bald Klappenaffektionen und Intimatuberkeln ohne größere Knoten,
bald streckenweise Wandverkäsungen, käsige Ulzerationen und Thromben und daneben miliare Knötchen.

Makroskopisches Bild. Die akute allgemeine Miliartuberkulose charakterisiert sich nach Weigert als eine Überschüttung des Körpers mit einer großen Menge miliarer und submiliarer Knötchen, die in auffälliger Regelmäßigkeit bestimmte Organe befallen, von denen nur ganz ausnahmsweise eines oder das andere ohne Tuberkeln ist, in erster Linie Lungen, Milz, Leber, Nieren, Chorioidea, Schilddrüse, Knochenmark, Herz und Meningen. Die Knötchen sind jetzt nach Alter und Entwicklungsstadium von kaum sichtbarer Größe, bis hirsekorn- und stecknadelkopfgroß, zuerst grau und transparent, später, wenn Verkäsungsprozesse auftreten, mehr gelblich. Die Größe der Tuberkeln schwankt auch bei gleichem Alter der einzelnen Knötchen je nach den einzelnen Organen und kann sogar in demselben Organ, z. B. in der Lunge, verschieden sein. Bei schubweise erfolgender Einschwemmung der Bazillen kann man neben älteren, größeren und oft schon verkästen Tuberkeln stets auch jüngere, kleinere Knötchen nachweisen. Dort aber, wo neben vielen kleinen Miliartuberkeln viele große verkäste Herde in den Organen sich finden, handelt es sich nicht um eine akute Miliartuberkulose, sondern um eine chronische allgemeine Tuberkulose mit frischer miliarer Aussaat, eine Form, wie man sie namentlich öfter bei kleinen Kindern findet.

Die Lungen sind fast stets am reichlichsten befallen, da sie sowohl vom Ductus thoracicus aus, wie auch beim Einbruch der Bazillen in die großen Körpervenen in erster Reihe betroffen werden und durch die Arterien auch bei der Infektion des arteriellen Kreislaufes infiziert werden können. Die Lokalisation der Tuberkeln entspricht meist den Lymphknötchen der Lungen, indem die Bazillen in den feinen Kapillaren derselben stecken bleiben und dort schnell zur Zellwucherung und Obliteration der Gefäße führen. Die Beobachtung, daß die Knötchen in den Oberlappen oft größer sind als in den Unterlappen, hängt damit zusammen, daß die Spitzen weniger mit Blut versorgt sind, als die Unterlappen, namentlich wenn z. B. bei bettlägerigen Kranken hypostatische Blutanschoppungen stattgefunden haben; daß durch Blutreichtum aber, z. B. durch Stauung, die Entwicklung der Tuberkeln gehemmt wird, ist bekannt. Die Knötcheneruption pflegt von starker Hyperämie und fibrinöser Exsudation begleitet zu sein.

In Kehlkopf und Rachen finden sich selten Tuberkeln. In der Leber, die durch das Pfortadersystem und durch die Leberarterien mit Bazillen überschwemmt werden kann, sind in der Regel sehr zahlreiche Tuberkeln vorhanden, doch erreichen sie wegen des reichlichen Blutgehaltes meist nicht die Größe der Lungentuberkeln. Der Sitz ist im interacinösen Gewebe: von dort aus können sie in die peripheren Teile der Acini eindringen.

Die Milz ist stets übersät mit einer dichten Aussaat miliarer Knötchen. Das ganze Organ ist dadurch vergrößert und von weicher Konsistenz.

In der Niere im interstitiellen Gewebe von Mark und Rinde finden sich zahlreiche Tuberkeln, die an der Oberfläche als grau-weiße Knötchen imponieren und auf dem Schnitt eine längliche Gestalt besitzen.

Sind die Meningen beteiligt, so sieht man kleinste in Reihen gestellte Knötchen längs der Gefäße der Pia und Arachnoidea, namentlich an der Hirnbasis, und zwar besonders in der Fossa Silvii. Daneben kommt es zur Hyperämie und zu sulzig-serös-fibrinösen oder eitrig-fibrinösen Exsudationen in die Zwischenräume der weichen Hirnhäute. Die Meningen der Konvexität und des Rückenmarkes sind nur wenig beteiligt. In der Substanz von Hirn und Rückenmark können sich vereinzelte Tuberkeln nachweisen lassen.

Am Herzen kommen namentlich subendocardiale und endocardiale Tuberkeln zur Beobachtung, die den Intimatuberkeln der Gefäße entsprechen; aber auch Myokardtuberkeln sind nicht selten. Pleura und Peritoneum sind von Knötchen häufig dicht übersät. Die Schleimhaut des Magendarmkanals beteiligt sich nur selten; zuweilen hat man vereinzelte Knötchen in der Magenschleimhaut gefunden. Die Beteiligung der Haut ist im klinischen Teile näher beschrieben. Schilddrüse, Knochenmark, Chorioidea zeigen fast stets miliare Tuberkeln.

Bildung des Tuberkels. Die Knötchenbildung kommt in folgender Weise zustande. Durch Einwirkung der Tuberkelbazillen kommt es zunächst zur Wucherung der fixen Gewebszellen, die zur Bildung epitheloider und Riesenzellen führen. Das bindegewebige Stroma des alten Gewebes wird dabei auseinandergedrängt und aufgelöst, so daß die einzelnen Zellen nur durch spärliche Fasern voneinander getrennt werden, deren Anordnung eine netzförmige ist, so daß man von einem Reticulum des Tuberkels spricht (Ziegler). Zwischen und in den Zellen liegen die Tuberkelbazillen. Trotz der üblichen Zellwucherung kommt es aber nicht zur Bildung neuer Kapillaren innerhalb der Knötchen. Bald erfolgt nun eine Einwanderung von kleinen Rundzellen, die bisweilen die großen Zellen ganz verdecken können. Aus dem großzelligen wird dadurch ein kleinzelliger oder lymphoider Tuberkel. Hat der Tuberkel eine gewisse Größe erreicht, so kommt es im Zentrum zu regressiven Veränderungen, die zur Verkäsung führen. Die Tuberkeln sind dann meist an der Grenze des abgestorbenen und des lebenden Protoplasmas angehäuft.

Symptomatologie. Die Krankheitserscheinungen der akuten Miliartuberkulose sind zum Teil eine Folge der allgemeinen Intoxikation durch die im Blute kreisenden Toxine der Tuberkelbazillen, zum Teil sind sie bedingt durch die multiple Tuberkelbildung und die damit verbundene Schädigung der verschiedensten Organe. Die Allgemeinvergiftung beginnt mit dem Momente des Einbruchs der Tuberkelbazillen und ihrer Toxine in die Blutbahn und wird nach der Vollendung der miliaren Aussaat weiter unterhalten durch die Giftabgabe der über den ganzen Körper verstreuten Tuberkeln. Da bis zur vollen Entwicklung der neuen Tuberkelknötchen eine gewisse Zeit verstreicht, so werden die ersten klinischen Symptome rein toxischer Natur sein; erst später stellen sich die Symptome der Tuberkelaussaat ein, die je nach den besonders betroffenen Organen verschieden sein können. Das Fieber erreicht in den meisten Fällen von Miliartuberkulose hohe Grade, zeigt aber im übrigen kein charakteristisches Verhalten. Oft beginnt es ganz akut mit ein- oder mehrmaligem Schüttelfrost und steigt sofort auf 39—40°; in anderen Fällen aber erfolgt ein langsamer Anstieg. Im weiteren Verlauf hat es meist eine unregelmäßig remittierende Kurve, oder aber es nimmt die Form einer hohen Continua an. Auch intermittierender Verlauf mit täglichen Schüttelfrösten und Schweißausbrüchen bei der Temperatursenkung kommen vor. Dabei wird nicht selten ein Typus inversus beobachtet mit hohen Morgentemperaturen und abendlichen Remissionen. Charakteristisch ist aber, daß im Einzelfall der einmal eingeschlagene Fieberverlauf oft nicht beibehalten wird, sondern daß der Typus wechselt. Hohe, kontinuierliche Temperaturen sind im allgemeinen bei starker Toxinvergiftung vorherrschend, während die Beteiligung der Meningen oft nur mit mäßiger Temperaturerhöhung oder schwankendem Fieberverhalten einhergeht. Sehr geringes Fieber und selbst fieberloser Verlauf wird zuweilen bei alten Menschen mit Herzmuskelentartung beobachtet; man hat sogar von einer ambulanten Form der akuten Miliartuberkulose gesprochen (Leichtenstern).

Bestand schon vorher eine Phthisis oder sonst eine Organtuberkulose mit Fieber, so erfährt die Kurve durch die hinzutretende Miliartuberkulose oft nur eine geringe Steigerung.

Am Zirkulationsapparat sind meist von vornherein erhebliche Störungen vorhanden. Man erkennt das oft schon auf den ersten Blick an der Zyanose der Haut und der Lippen, die schon frühzeitig auftritt und mit Zunahme der Stauungserscheinungen im kleinen Kreislauf stärker zu werden pflegt. Fast regelmäßig besteht eine starke Pulsbescheunigung, oft sogar in höherem Grade als es der Temperatur entsprechen würde; 130—160 Pulsschläge sind in der Minute zu zählen. Dabei wird der Puls bald klein, weich und leicht unterdrückbar. Der Blutdruck sinkt; nicht selten ist eine Dilatation des rechten Ventrikels nachweisbar, die zuweilen von systolischen Geräuschen an der Spitze und über dem Sternum begleitet ist. Die genannten Störungen beruhen einmal auf toxischen Einflüssen, dann aber nach Vollendung der miliaren Aussaat in der Lunge vor allem auf Stauung im kleinen Kreislauf, die durch die Verkleinerung des Stromgebietes beim Untergange zahreicher Lungenkapillaren bedingt ist.

Im Blute finden sich entweder normale Leukocytenwerte oder eine mäßige Leukocytose; namentlich bei meningitischen Formen werden höhere Werte (8—20000) beobachtet. Matthes sah bei fortlaufender Zählung durch mehrere Tage hindurch auffallende Schwankungen der Leukocytenzahlen. Derselbe Autor stellte eine erhebliche relative Verminderung der Lymphocyten im Blute und die entsprechende Vermehrung der polynukleären Zellen fest. Diese Polynukleose bei der Miliartuberkulose ist um so interessanter, als auch bei sonstigen tuberkulösen Erkrankungen das Vorhandensein einer Polynukleose der Vorläufer eines ungünstigen Ausganges zu sein pflegt, während eine Lymphocytose auf einen günstigen Verlauf hoffen läßt (Steffen) [1]).

Meist gelingt es, im strömenden Blute Tuberkelbazillen nachzuweisen. Über Methodik und diagnostischen Wert vgl. S. 222.

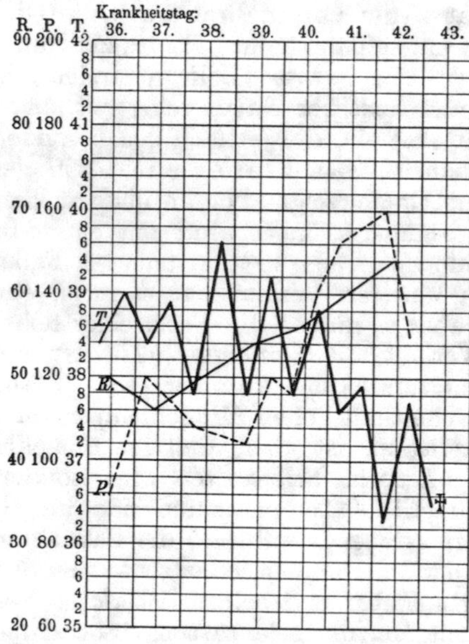

Abb. 93. Steigerung der Atemfrequenz bei der Miliartuberkulose. (Ein Stück der Kurve 98.) Der rote Strich zeigt die Atemfrequenz.) Gegen das Ende hin steigt Puls und Atmung, während die Temperatur fällt.

Am Respirationsapparat fällt vor allem die Steigerung der Atemfrequenz und die Dyspnoe auf, die oft in gar keinem Verhältnisse zu dem objektiv nachweisbaren Befunde stehen. Wir zählen 40—60, bei Kindern sogar oft 80 Atemzüge in der Minute; die Nasenflügel spielen. Bei jüngeren Kindern mit weichem Brustkorb werden die seitlichen Thoraxpartien und das Epigastrium beim Inspirium eingezogen. Die Dyspnoe kann sich bis zur Orthopnoe steigern. Dabei quält ein heftiger, hartnäckiger, trockener Husten ohne Auswurf, der zu akuter Lungenblähung führen kann, den Kranken. Als Ursache dieser Erscheinungen ist die Verringerung der Respirationsfläche durch die zunehmende Tuberkelentwicklung in der Lunge und die Reizwirkung der Toxine anzusehen.

Die physikalische Untersuchung gibt im Anfange oft gar kein Bild von den tatsächlich vorliegenden Veränderungen. Mit der Zunahme der Tuberkeln stellt sich an Stelle des sonoren Perkussionsschalles nicht selten ein mehr oder weniger deutlich gedämpft tympanitischer Schall ein als Folge der durch die Einlagerung der miliaren Knötchen erzeugten Entspannung des Lungengewebes. Eine etwaige akute Blähung der Lungen kann durch Verkleinerung der Herzdämpfung deutlich werden. Auskultatorisch finden sich die Zeichen einer Bronchitis, die durch das Aufschießen der Tuberkeln entstanden ist. Aus den feineren Verzweigungen des Bronchialbaumes klingt fein- und mittelblasiges Rasseln herauf. Grobe Rhonchi, Giemen und Schnurren stammen aus den großen Bronchialästen. Auffällig ist dabei im Gegensatz zu anderen Bronchitiden, daß die Oberlappen besonders reichlich befallen sind. Eine miliare Aussaat auf der Pleura kann auch zu pleuritischen Reibegeräuschen Anlaß geben. Jürgensen beschreibt ein auffallend weiches Reiben als pathognomisch für Pleuratuberkeln. In manchen Fällen sind die genannten physikalischen Erscheinungen nur sehr geringfügig oder gar nicht nachzuweisen.

[1]) Deutsches Archiv f. klinische Medizin. Bd. 98.

Auswurf fehlt entweder ganz oder ist nur sehr spärlich vorhanden. Er ist farblos, schleimig, seltener durch Blutbeimengungen streifig rot gefärbt. Bei längerem Verlauf kann es zu schleimig-eitrigem Sputum kommen.

Einen Fortschritt in der Erkennung der Lungenveränderungen bei der Miliartuberkulose verdanken wir den Röntgenstrahlen, besonders seitdem es möglich geworden ist, Momentaufnahmen zu machen und so ein Bild bei angehaltener Atmung herzustellen.

Während das Röntgenbild bei Zeitaufnahmen eine diffuse Trübung der Lungenfelder und eine eigentümliche Marmorierung erkennen läßt, ergeben Momentaufnahmen nach Matthes [1]) folgende charakteristische Zeichnung: Helle Stellen von der Größe eines Stecknadelkopfes bis zu der eines Graupenkornes wechseln im Negativ mit dunkleren Partien. Die hellen Schatten sind weich; sie konfluieren wohl stellenweise miteinander und werden dann zu netzförmigen Zeichnungen, aber von einer Marmorierung kann man nicht sprechen. Die kleinen Knötchen, die im Röntgenbilde sichtbar werden, stellen wahrscheinlich die einzelnen den Platten naheliegenden Tuberkelknötchen dar. Andere vertreten die Anschauung, daß diese knötchenartigen Schatten Kombinationsbilder von hintereinander gelegenen Tuberkeln seien. Dieser charakteristische Röntgenbefund ist diagnostisch um so wertvoller, als er oft schon erhalten werden kann, ehe noch irgend ein objektives Zeichen auf die Beteiligung der Lungen hinweist (Dietlen).

Verdauungsorgane. Der Appetit liegt völlig danieder. Die Zunge ist grauweiß belegt, trocken und rissig. Im Anfange erfolgt zuweilen Erbrechen, ebenso im Verlaufe, wenn die Meningen sich beteiligen. Der Stuhl ist meist angehalten, seltener sind toxische Diarrhöen. Kommt es gleichzeitig zu einer tuberkulösen Peritonitis, so stellen sich Schmerzen im Unterleibe, Meteorismus, eventuell auch Durchfälle ein. Zuweilen läßt sich auch ein Exsudat in der Bauchhöhle nachweisen.

Die Tuberkelknötchen in der Leber machen klinisch gar keine Veränderungen, ebensowenig die der Nieren. Der Urin ist hochgestellt und gibt meist eine starke Diazoreaktion; febrile Albuminurie ist nicht selten. Mitunter gelingt es, Tuberkelbazillen im Urin nachzuweisen, deren sich der Körper auf dem Wege durch die Nieren entledigt.

Die anatomisch immer nachweisbare Milzvergrößerung läßt sich perkussorisch fast stets feststellen; die Palpation ist wegen der Weichheit des Organes intravitam nicht ausschlaggebend.

Die Haut ist namentlich im Gesicht und an den Extremitäten infolge der Stauung im kleinen Kreislauf fast stets zyanotisch. Als initiales Symptom kann Herpes auftreten. Die interessanteste Hauterscheinung ist die akute disseminierte Miliartuberkulose der Haut. Nach Leiner und Spieler, welche die relativ spärlichen, darüber vorhandenen Literaturangaben von Leichtenstern, Rensburg, Nägeli, Hedinger u. a. kürzlich zusammenstellten [2]), tritt die Miliartuberkulose der Haut in den verschiedensten Formen auf. Punktförmige, knötchenartige, bläschenförmige, bräunliche Effloreszenzen, selbst größere Blasen, Pusteln und furunkelähnliche Infiltrate und Geschwüre verschiedener Größe sind vertreten. Charakteristisch ist aber stets eine regressive Metamorphose bzw. Nekrose im Zentrum der Effloreszenzen, durch die es zu einer zentralen Dellenbildung kommt.

Histologisch findet man dabei bald typische tuberkulöse Veränderungen — kutane und subkutane Tuberkeln mit und ohne Verkäsung — bald ganz uncharakteristisches junges Granulationsgewebe und allgemein entzündliche Gewebsreaktion in der Umgebung. Tuberkelbazillen sind oft sehr reichlich, dann wieder spärlich, mitunter auch gar nicht gefunden worden.

---

[1]) Medizinische Klinik. 1912. Nr. 44.

[2]) Ergebn. d. inn. Med. u. Kinderheilk. 7. Bd.

Diese Form der akuten Miliartuberkulose der Haut gleicht sowohl klinisch wie histologisch völlig den in der Literatur unter dem Namen Folliklis bekannten papulo-nekrotischen Tuberkuliden der Haut, die bei tuberkulösen Individuen vorkommen und ebenfalls als disseminierte, hämatogene, bazilläre Dermatosen aufzufassen sind.

Nur wenig abweichend davon sind die Fälle akuter hämorrhagischer Miliartuberkulose der Haut, die Leiner und Spieler 1909 mitgeteilt haben. Sie unterscheiden sich von der Folliklis klinisch nur durch ihren hämorrhagischen Cha-

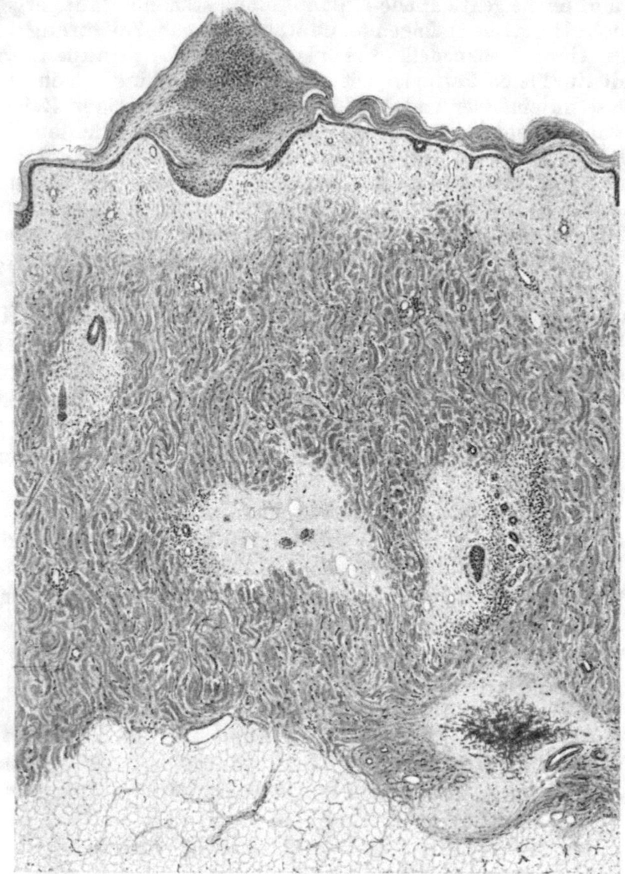

Abb. 94*). Akute hämorrhagische Miliartuberkulose der Haut. In der Nähe der Cutis ein Nekroseherd mit 2 thrombosierten, Tuberkelbazillen führenden Gefäßen, ein zweiter an der Grenze von Cutis und Subcutis mit dichten Tuberkelbazillenrasen.

rakter, histologisch durch den Befund reichlich bazillenführender Nekrosen und die Abwesenheit für Tuberkulose charakteristischer Zellformen. Sie werden von den Autoren wie folgt beschrieben:

„Das disseminiert an Stamm und Extremitäten, ev. auch im Gesicht auftretende Exanthem hat im allgemeinen purpuraähnlichen Charakter. Die einzelnen Effloreszenzen sind durchschnittlich stecknadelkopf- bis hirsekorngroß, ganz flach, kaum über das Hautniveau prominierend, lividrot bis rotbraun gefärbt, auf Fingerdruck nicht vollständig abblassend, zentral teils nur einen helleren Farbenton, teils eine kleine Delle, teils Krüstchen oder Schüppchen zeigend. Sie

*) Abb. 94 und 95. Nach Leiner und Spieler in Ergebn. d. inn. Med., Bd. VII.

sind ziemlich dicht gestellt, stellenweise zu kleinen Plaques gruppiert und können innerhalb weniger Tage mit Hinterlassung zentral gedellter Pigmentfleckchen abheilen. Das Exanthem ist im allgemeinen wenig auffällig, daher namentlich von Laien leicht zu übersehen, weshalb auch die Anamnese in unseren Fällen jegliche Angabe über den Zeitpunkt seines Auftretens vermissen läßt.

Histologisch entsprechen den Effloreszenzen teils knotenförmige, teils streifenförmig ramifizierte Nekroseherde in Cutis und Subcutis, im Zentrum derselben meist thrombosierte Gefäße mit stark verdickten, hyalin degenerierten Wandungen. Die Nekroseherde zeigen eine schlecht tingible, äußerst kernarme, z. T. homogene Grundsubstanz ohne für Tuberkulose charakteristische Zellformen. Den

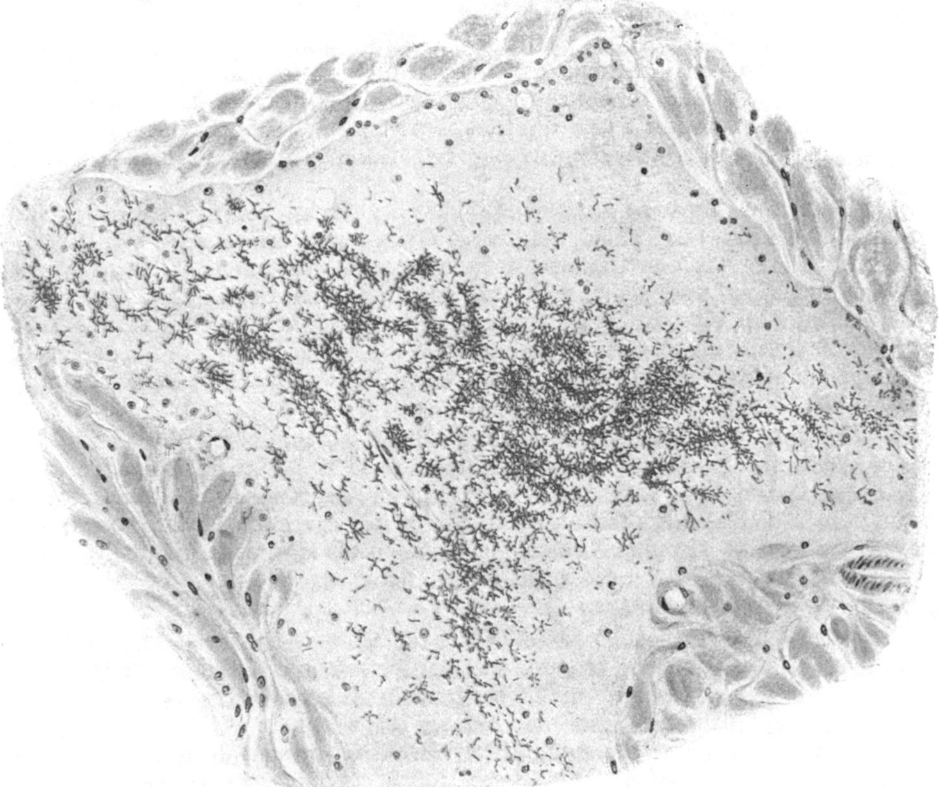

Abb. 95. Akute hämorrhagische Miliartuberkulose der Haut. Der Nekroseherd mit Tuberkelbazillen von Abb. 94 bei starker Vergrößerung.

tiefen Nekroseherden entsprechen in der Epidermis und dem angrenzenden Papillarkörper vielfach ganz ähnliche, zentral nekrotische Infiltrate mit linsenförmiger Einlagerung in das hyper- und parakeratotisch veränderte Stratum corneum, wie wir sie auch bei der Folliklis gefunden, und wie sie auch Leichtenstern in seinem Falle von Miliartuberkulose der Haut beschreibt. Das Gewebe in der Umgebung der Nekroseherde zeigt geringe, namentlich perivaskuläre, kleinzellige Infiltration, z. T. strotzend gefüllte, erweiterte Blutgefäße, z. T. Blutaustritte in das Gewebe bis in die oberflächlichsten Epidermisschichten. Tuberkelbazillen finden sich in außerordentlich großer Menge, große Gruppen und stellenweise förmliche Rasen bildend, sowohl in den nekrotischen Epidermisveränderungen, als in den tiefen Nekroseherden in der Kutis und Subkutis und — was das Bedeutungsvollste ist — auch in den Gefäßthromben.“

Die genannten Herde entstehen danach infolge von Embolisierung kleiner Hautgefäße durch die Tuberkelbazillen, die bei dem endarterienähnlichen Verhalten der Gefäße notwendig zu rascher Nekrose führen müssen, daher auch die für Tuberkulose uncharakteristische Gewebsstruktur; denn bei der plötzlichen Unterbrechung der Gewebsernährung durch Bazillenembolie ist zur Ausbildung spezifischer Zellprodukte keine Zeit gegeben, und nur das Vorhandensein zahlloser Tuberkelbazillen, die keine Gelegenheit zu spezifischer Zellproduktion haben, verrät die tuberkulöse Ätiologie der rasch fortschreitenden Nekrose.

Möglicherweise sind die beschriebenen Formen von disseminierter Miliartuberkulose der Haut früher zuweilen mit Roseola typhosa oder mit septischen Exanthemen verwechselt worden.

Störungen des Zentralnervensystems werden bei Miliartuberkulose einmal durch die Toxinwirkung, dann aber durch die Tuberkelaussaat auf den Meningen verursacht. Kopfschmerzen, Schwindel, Somnolenz, später zunehmende Benommenheit sind die toxischen Symptome. Die meningitischen Erscheinungen sollen bei Besprechung der meningitischen Verlaufsform beschrieben werden.

Im Augenhintergrund finden sich in einem großen Teil der Fälle miliare Tuberkeln, ein Befund, den zuerst Cohnheim und Manz beschrieben haben. Sie haben die Gestalt graugelber oder weißlicher, stecknadelkopfgroßer Fleckchen und sitzen meist an der Seite von Netzhautgefäßen. Sie werden zuweilen von streifigen Hämorrhagien begleitet. Oft befinden sie sich an der Peripherie der Netzhaut, so daß es sich empfiehlt, vor dem Augenspiegel Atropin zu geben und die Iris zu erweitern. Bei den meningitischen Formen entwickelt sich zuweilen eine Neuroretinitis.

Verlauf. Der Krankheitsverlauf der Miliartuberkulose ist sehr verschieden, je nachdem die Überschwemmung des Blutes mit Tuberkelbazillen und Toxinen plötzlich in massiger Weise oder mehr allmählich oder in Schüben erfolgt; auch die Widerstandskraft des Organismus spielt dabei eine Rolle. Vor allem aber variieren die Krankheitsbilder, je nachdem die allgemeinen Intoxikationserscheinungen oder mehr die lokalen Symptome der einzelnen besonders betroffenen Organe überwiegen.

Schon der Beginn der Krankheit kann sehr verschieden sein. Wie ein Blitz aus heiterem Himmel kann sie mitten in scheinbarer Gesundheit Menschen befallen, die eine latente Bronchialdrüsentuberkulose oder eine klinisch ausgeheilte Lungentuberkulose besitzen. So hat Grawitz z. B. Soldaten beobachtet, die bis wenige Tage vor ihrem an Miliartuberkulose erfolgten Tode noch vollen Militärdienst verrichteten. In anderen Fällen gehen Prodromalerscheinungen, Unlust zu körperlicher und geistiger Arbeit, Verdrießlichkeit, Schwächegefühl, Kopfschmerzen und bei vorwiegender Beteiligung der Lungen quälender Hustenreiz dem schweren Zustand voraus. Schließlich kann die Miliartuberkulose sich auch in kaum merklicher Weise aus chronischer Lungentuberkulose oder Drüsentuberkulose entwickeln, wobei oft nur eine geringe Steigerung des schon bestehenden Fiebers den Beginn der Katastrophe andeutet.

Man unterscheidet gewöhnlich drei verschiedene Verlaufsformen, die typhoide, pulmonale und meningeale Form. Daß diese Einteilung sehr viel Schematisches an sich trägt, wird aber jeder zugeben, der häufig in die Lage kommt, Miliartuberkulose zu sehen. Gar nicht selten findet man gleichzeitig sowohl pulmonale wie meningitische Symptome; auch kann die eine Form in die andere übergehen. So treten z. B. oft zu einem typhoiden Krankheitsbilde die Erscheinungen der Meningitis hinzu. Aber der besseren Übersicht halber ist es empfehlenswert, die althergebrachte Einteilung beizubehalten.

Bei der typhoiden Form herrschen die allgemeinen Vergiftungssymptome vor. Entweder akut oder nach einem kurzen Prodromalstadium mit Kopfschmerzen, Mattigkeit und Frösteln steigt die Temperatur auf 39,5—40^0 und hält sich zunächst kontinuierlich oder wenig remittierend auf dieser Höhe.

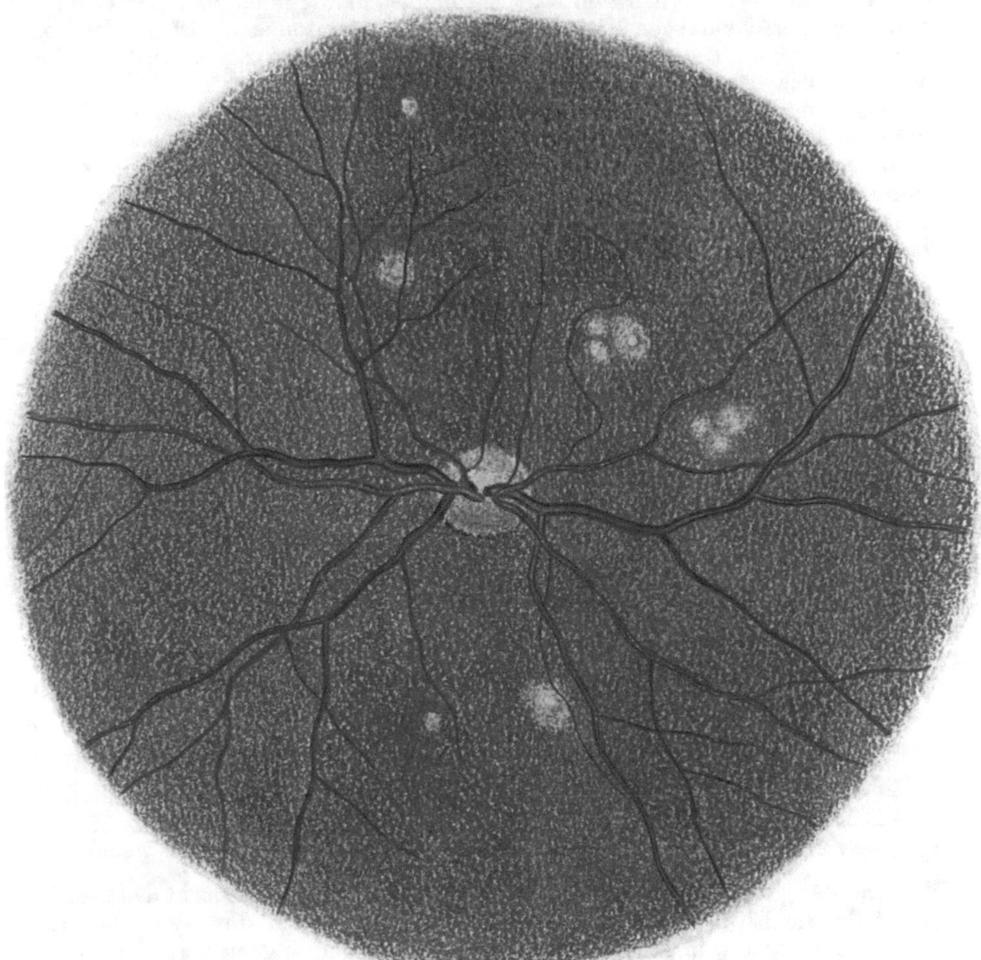

Abb. 96. Miliartuberkel im Augenhintergrund. R. Auge, umgekehrtes Bild.
10 Miliartuberkel, verschiedenen Alters, vorwiegend im hinteren Augenpol, wie gewöhnlich. Die jüngsten stellen sich im Augengrunde dar als sehr kleine, ganz verwaschen begrenzte hellgelb-rötliche Fleckchen, die älteren sind größer und heller mit weißem Zentrum; oft ist hier ein kleines scharf umschriebenes Knötchen sichtbar, als Zeichen, daß das Pigmentepithel auseinandergedrängt ist. Die Netzhautgefäße ziehen über die Tuberkel fort. Stellenweise konfluieren mehrere Tuberkel zu einem größeren Knötchen. (Nach einer Eigenbeobachtung gezeichnet von Dr. O. Fehr.)

Der Puls ist stark beschleunigt, meist mehr, als es dem Fieber entspricht. Auch die Atmung ist meist sehr frequent; schon frühzeitig stellt sich Zyanose ein. Der Kranke wird meist bald benommen und sehr unruhig, nachts stellen sich Delirien ein. Die Ähnlichkeit mit dem Typhus wird durch die häufig nachweisbare Milzvergrößerung und oft durch Meteorismus und Diarrhöen vergrößert. Sogar roseolaähnliche Effloreszenzen als Ausdruck einer miliaren Hauttuberkulose (vgl. S. 213) können vorkommen. Die Zunge ist meist belegt und trocken und häufig fuliginös. Meist stellen sich im weiteren Verlaufe große Temperaturschwankungen ein, und schließlich kommt es bei Fällen, die erst nach 3—4 Wochen zum Exitus kommen, häufig noch zum Hervortreten von Lungenerscheinungen oder meningitischen Symptomen. Erfolgt der Tod schon in wenigen Tagen bis einer Woche, so kann bis zum Schluß der typhoide Verlaufstypus bewahrt bleiben.

Bei der pulmonalen Form stehen im Vordergrunde die durch die multiple Tuberkelaussaat auf den Lungen bedingten, schon oben genauer besprochenen Symptome. Das Fieber steigt langsamer an als bei der erstgenannten Form, ein quälender Hustenreiz geht neben anderen unbestimmten Prodromalerscheinungen oft dem Temperaturanstieg voraus, die Atmung wird bald sehr frequent. Ein anfallsweise auftretender Husten ohne Auswurf pflegt

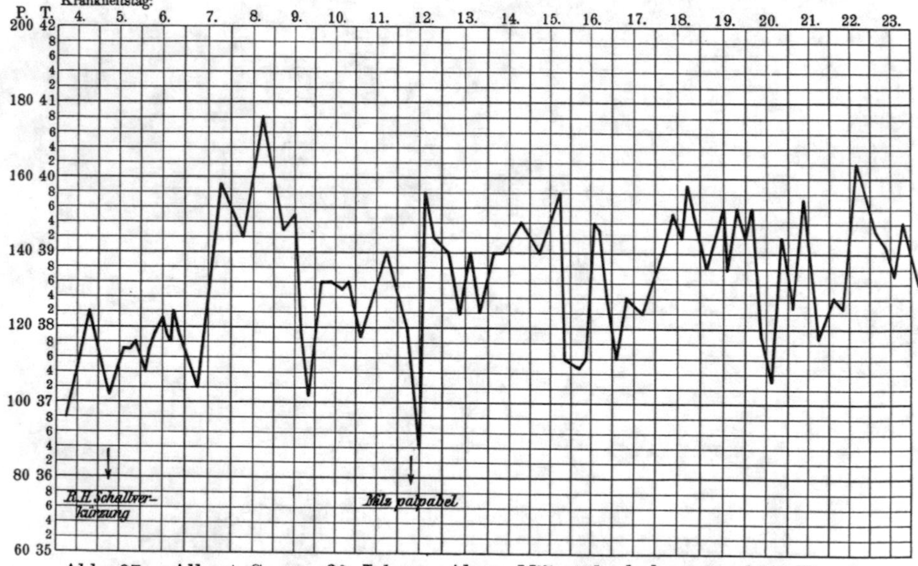

Abb. 97. Albert Seeger, 20 Jahre. Akute Miliartuberkulose (typhöse Form).

während des ganzen Verlaufes vorhanden zu sein. Zyanose bedeckt das Gesicht und färbt die Lippen blau, von Tag zu Tag steigert sich die Dyspnoe, alle Hilfsmuskeln treten in Aktion, die Atmung ist tief und angestrengt, die Nasenflügel spielen; über den Lungen sind zuweilen ältere tuberkulöse Veränderungen nachweisbar. Daneben aber sind nun die Zeichen einer diffusen Bronchitis ausgesprochen. Perkutorisch kann man über den Unterlappen stellenweise gedämpft tympanitischen Schall nachweisen. Auch stellt sich nicht selten eine akute Lungenblähung ein, die man durch eine Verkleinerung der Herzdämpfung nachweisen kann. Das Bewußtsein bleibt oft länger als bei den anderen Formen erhalten. Die Kräfte verfallen rapide und die Kranken magern zusehends ab. Schließlich treten aber auch hier die Zeichen der Allgemeinvergiftung, Trübung des Sensoriums, Delirien usw. in den Vordergrund. Der Tod erfolgt nach einer 3—7wöchentlichen Krankheitsdauer unter den Erscheinungen des Lungenödems und der Ateminsuffizienz. Oft kommt es zum Schluß zu einem hyperpyretischen Fieberanstieg oder zu Kollapstemperaturen. Die pulmonale Form mit wenig ausgebreiteten Allgemeinerscheinungen findet man namentlich oft bei älteren und geschwächteren Personen.

Bei der **meningealen Form** der Miliartuberkulose beherrscht die Tuberkelaussaat auf den Meningen das Krankheitsbild. Wir finden diese Form mit Vorliebe bei Kindern. Oft ist es im Anfang der Krankheit nicht ganz leicht,

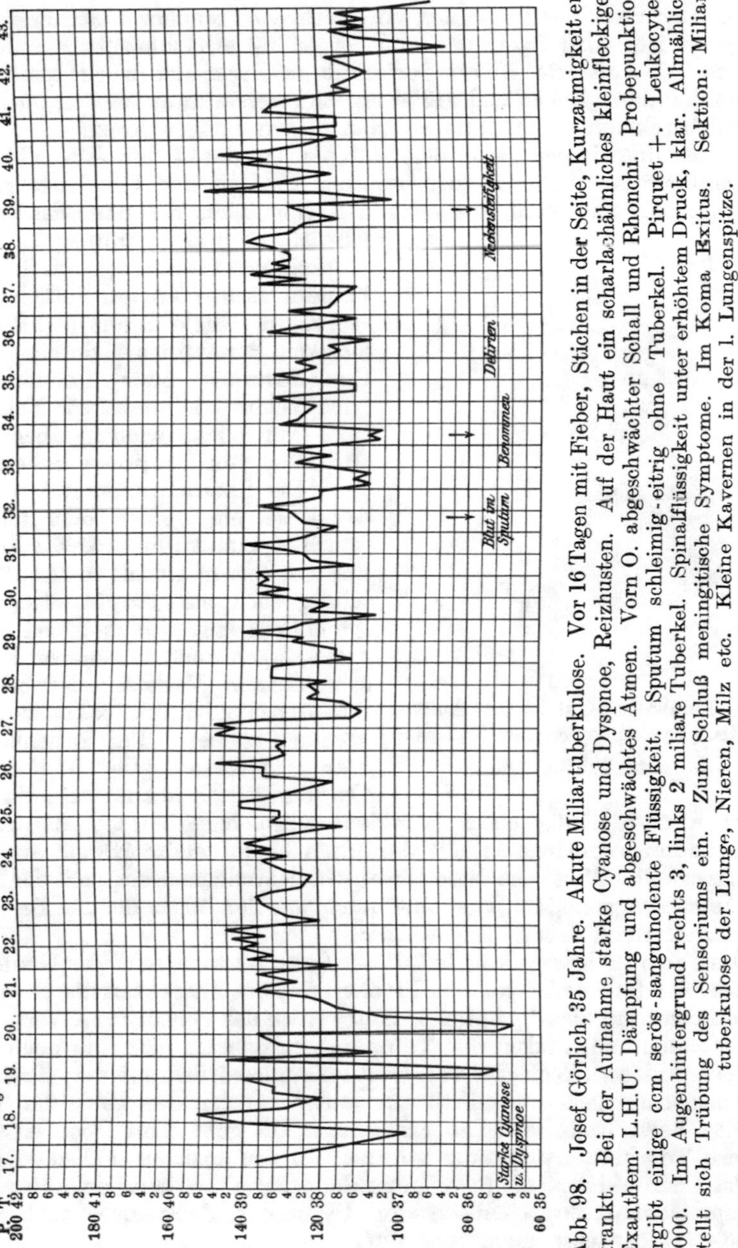

Abb. 98. Josef Görlich, 35 Jahre. Akute Miliartuberkulose. Vor 16 Tagen mit Fieber, Stichen in der Seite, Kurzatmigkeit erkrankt. Bei der Aufnahme starke Cyanose und Dyspnoe, Reizhusten. Auf der Haut ein scharlachähnliches kleinfleckiges Exanthem. L.H.U. Dämpfung und abgeschwächtes Atmen. Vorn O. abgeschwächter Schall und Rhonchi. Probepunktion ergibt einige ccm serös-sanguinolente Flüssigkeit. Sputum schleimig-eitrig ohne Tuberkel. Pirquet +. Leukocyten 6000. Im Augenhintergrund rechts 3, links 2 miliare Tuberkel. Spinalflüssigkeit unter erhöhtem Druck, klar. Allmählich stellt sich Trübung des Sensoriums ein. Zum Schluß meningitische Symptome. Im Koma Exitus. Sektion: Miliartuberkulose der Lunge, Nieren, Milz etc. Kleine Kavernen in der l. Lungenspitze.

die Miliartuberkulose mit Beteiligung der Meningen von der reinen tuberkulösen Meningitis zu unterscheiden. Beide können mit einem ausgesprochenen, tage- und wochenlang vorangehenden Prodromalstadium: Verdrießlichkeit, allgemeines Krankheitsgefühl, Appetitlosigkeit, Kopfschmerzen und Erbrechen beginnen und die meningealen Erscheinungen sind bei beiden die gleichen. Meist aber treten schnell die Zeichen der allgemeinen Überschwemmung des Organismus mit Tuberkelbazillen hervor. Das Sensorium wird benommen, Delirien stellen sich ein. Der Puls, der im Anfang von normaler Frequenz und zuweilen sogar verlangsamt ist, wird frequenter und ist häufig arhythmisch; auf der Haut kann eine disseminierte Miliartuberkulose in Form der oben beschriebenen gedellten, hanfkorngroßen und größeren Effloreszenzen auftreten; oft kommen noch die Anzeichen der Tuberkelaussaat in den Lungen hinzu.

Die meningitischen Symptome entsprechen denen der rein tuberkulösen Basillarmeningitis. Hier wie dort bestehen Nacken- und Gliederstarre, Hauthyperästhesie, besonders an den unteren Extremitäten, Kernigsches Symptom, Einziehung und Spannung der Bauchmuskeln und Lähmungen im Gebiete der basalen Hirnnerven, namentlich Pupillenstörungen, Ungleichheit und Reaktionslosigkeit, Paresen des Abducens, Internus, Oculomotorius- oder Fazialislähmung. Nicht selten kommt es zur Neuritis optica, vor allem wichtig aber ist das Auftreten von Chorioidealtuberkeln.

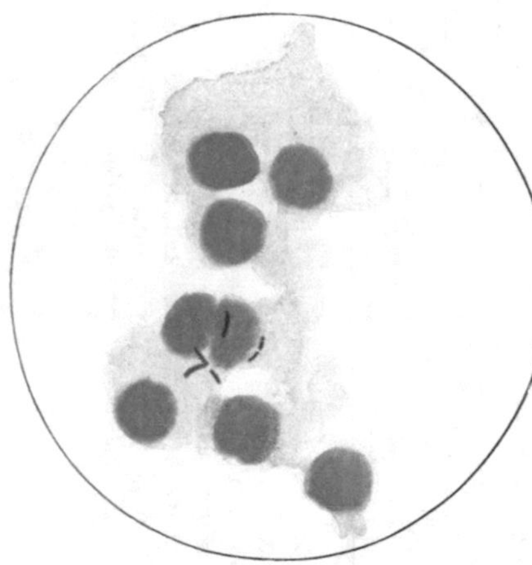

Abb. 99. Lumbalpunktat bei tuberkulöser Meningitis. Lymphocyten mit Tuberkelbazillen.

Die Spinalpunktion fördert in der Regel eine klare oder nur wenig getrübte Lumbalflüssigkeit zutage, die unter erhöhtem Druck steht oder ebenso häufig auch nur tropfenweise abfließt. Sie enthält stets überwiegend Lymphocyten, wenn auch in seltenen Fällen bei sehr akutem Verlauf oder bei Mischinfektionen polynukleäre Leukocyten vorkommen können. Bei Stehenlassen des klaren Punktates pflegt sich ein feines Gerinnungsnetz abzusetzen, das Lymphocyten und häufig auch Tuberkelbazillen beherbergt. Als Ausdruck der Entzündungsvorgänge enthält der klare Liquor mehr Eiweiß als normale Spinalflüssigkeit. Man kann diese Eiweißvermehrung entweder mit der Nonneschen Aussalzungsreaktion oder aber auch mit der Methode der Bestimmung der Goldzahl nach Lange nachweisen.

Das Fieber bewegt sich bei dieser Form öfter in mäßigen Graden, doch sind auch hier Schwankungen des Fieberverhaltens charakteristisch. Vorübergehende Besserung aller Symptome, Klarwerden des Sensoriums, Verschwinden der Kopfschmerzen, Sinken der Temperatur kommen hier wie auch bei der reinen tuberkulösen Meningitis vor, sind aber nur vorübergehend; Kräfteverfall und Abmagerung gehen unaufhaltsam weiter. Gegen das Ende der Tragödie pflegt das Bewußtsein völlig zu erlöschen. Oft geht dem Tode eine hyperpyretische Temperatursteigerung voraus. In den meisten Fällen macht sich gegen das Ende hin auch die Beteiligung der Lungen deutlich bemerkbar. Neben den besprochenen Erscheinungen der Dyspnoe und Zyanose tritt zuweilen Cheyne - Stokesscher Atemtypus auf.

Die Dauer der Miliartuberkulose ist sehr verschieden. Es gibt Formen, die nach Stunden oder wenigen Tagen zugrunde gehen, andere wieder halten sich 3—4 Monate. Im Durchschnitt kommen die Fälle in 2—3 Wochen zum Exitus. Zuweilen kommt es zu auffälligen Besserungen. Das zeitweilige Vorübergehen meningitischer Erscheinungen wurde schon oben erwähnt, aber auch einzelne Lungenerscheinungen, der quälende Husten, die Dyspnoe können zeitweilig eine Besserung erfahren. Auch können Fieber und Störungen des Sensoriums tagelang wieder verschwinden. Solche Remissionen im Krankheitsverlauf sind trügerischer Natur; fast ausnahmslos ist der Ausgang der Tod.

Die Möglichkeit, daß bei Überwindung der ersten Toxinüberschwemmung und bei partieller Verteilung der miliaren Aussaat auf den Lungen noch eine Heilung oder ein Übergang in chronische Lungentuberkulose eintritt, muß zugegeben werden, nachdem wir die Heilung rein tuberkulöser Meningitis erlebt haben. Ich sah im Eppendorfer Krankenhause eine durch den Nachweis von Tuberkelbazillen im Spinalpunktat festgestellte tuberkulöse Meningitis ausheilen [1]).

Die **Prognose** der Miliartuberkulose ist nach dem Gesagten absolut schlecht.

Die **Diagnose** der akuten Miliartuberkulose ist häufig nicht ganz leicht, weil in vielen Fällen die allgemeinen Symptome überwiegen, während die lokalen Erscheinungen zurücktreten oder nicht deutlich sind. Der Verdacht auf Miliartuberkulose wird sich ergeben, wenn wir einen hochfiebernden Kranken mit den Zeichen einer schweren Allgemeinvergiftung vor uns haben, der durch Tachykardie und starke Beschleunigung der Atmung auffällt, ohne daß irgend ein Organbefund den schweren Zustand hinreichend erklären würde. Ein hartnäckiger Hustenreiz, starke Dyspnoe, vor allem aber Zyanose der Haut, werden den Verdacht um so mehr verdichten, als die objektive Lungenuntersuchung in einem Mißverhältnisse zu diesen Erscheinungen zu stehen pflegt und außer einer Bronchitis mäßigen Grades im Anfange wohl nichts Objektives feststellt.

Bewegen sich die differentialdiagnostischen Erwägungen in der Richtung auf Miliartuberkulose, so müssen zunächst anamnestische Erhebungen oder

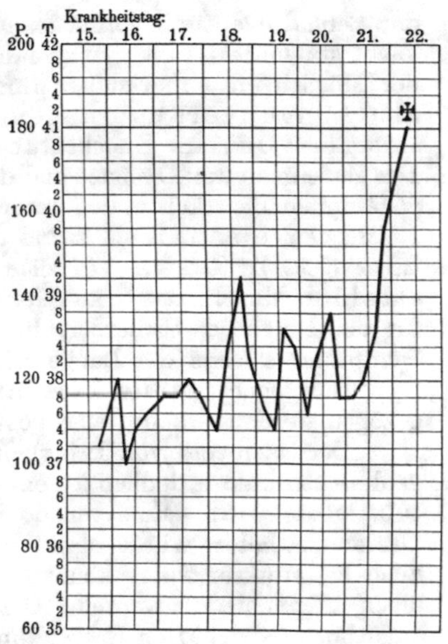

Abb. 100. Lisbeth Güvan. Akute Miliartuberkulose, meningitische Form. Völlig benommen eingeliefert. Seit 14 Tagen Fieber und Reizhusten, seit 8 Tagen benommen, Nackenstarre. Beiderseits Neuritis optica. Rechts mehrere gelbe miliare Chorioidealtuberkel. Lumbalpunktionsflüssigkeit unter erhöhtem Druck, klar, enthält Lymphocyten.

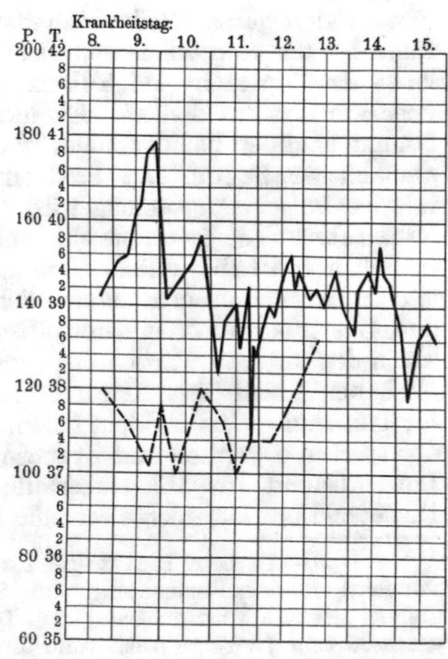

Abb. 101. Gertrud Bab. (Akute Miliartuberkulose meningitische Form.)

[1]) Der betreffende Fall ist dann neun Jahre später an einer Lungentuberkulose gestorben.

der Befund eventuell vorhandener sonstiger tuberkulöser Affektionen den Verdacht stützen. Es ist also zu fahnden nach tuberkulöser Belastung oder nach der Möglichkeit tuberkulöser Infektion. Ferner muß untersucht werden auf alte Lungenveränderungen, Drüsentuberkulose, Narben alter, vereiterter, skrofulöser Drüsen, Knochentuberkulose oder frischer Urogenitaltuberkulose. Das Zunehmen der Dyspnoe und der Bronchitis, das Auftreten von tympanitisch gedämpften Bezirken in den unteren Lungenlappen, der trockene, unaufhörliche Reizhusten, eventuell ein zartes Pleurareiben kann den Verdacht auf Miliartuberkulose bestärken. Vor allem aber wird die Untersuchung mit Röntgenstrahlen durch das charakteristische Bild der multiplen Knötchenaussaat für die Diagnose Sicherheit bringen. In manchen Fällen freilich sind die Symptome seitens der Lunge sehr gering.

Eine nachweisbare Milzvergrößerung kann zur Diagnose mit herangezogen werden, ebenso eine positive Diazoreaktion.

Der Nachweis von Tuberkelbazillen im Harn wird zunächst an eine Urogenitaltuberkulose denken lassen, die ja nicht selten zum Ausgange von Miliartuberkulose wird. Eine genaue Untersuchung mit dem Cystoskop und dem Ureterenkatheter würde dann hierüber Aufschluß zu bringen haben. Aber auch bei intakter Niere können im Laufe einer Miliartuberkulose Tuberkelbazillen ausgeschieden werden. Der Nachweis von Tuberkelbazillen im Urin bei einer hoch fieberhaften Erkrankung mit schweren Allgemeinsymptomen spricht also mit größter Wahrscheinlichkeit für Miliartuberkulose. Die Feststellung der Tuberkelbazillen im Blute, die früher als sicheres Zeichen für Miliartuberkulose galt, ist jetzt nicht mehr absolut beweisend, nachdem, wie wir durch Liebermeister u. a. wissen, auch bei mittelschweren Formen der Lungentuberkulose gelegentlich Tuberkelbazillen im Blute kreisen. Technik siehe unten[1]).

Differentialdiagnose. Differentialdiagnostisch kommt in erster Linie der Typhus in Betracht. Hohes Fieber mit schweren Allgemeinerscheinungen bei relativ geringem Organbefund, Vergrößerung der Milz, Bronchitis, roseolaartige Effloreszenzen können bei beiden Krankheiten vorkommen. Aber doch gibt es eine ganze Reihe Anhaltspunkte, die einen Unterschied ermöglichen. Zunächst die rein klinischen: Der Nachweis tuberkulöser Organerkrankungen lenkt den Verdacht auf Tuberkulose, eine herrschende Typhusepidemie läßt zuerst an Typhus denken. Ein akuter Beginn mit Schüttelfrost und Erbrechen kommt häufiger bei der Miliartuberkulose vor, während für Typhus ein mehr allmählicher Beginn mit Prodromalerscheinungen charakteristisch ist. Eine relative Pulsverlangsamung wird stets mehr für Typhus sprechen, da bei der Miliartuberkulose fast stets eine hohe Pulsfrequenz zu beobachten ist, die selbst in Fällen von tuberkulöser Meningitis nur selten reduziert wird. Die bronchitischen Erscheinungen, namentlich kleinblasige Rasselgeräusche, pflegen bei der Miliartuberkulose in den Spitzen und Oberlappen stärker ausgeprägt zu sein als in den unteren Partien der Lungen, während beim Typhus das umgekehrte Verhalten üblich ist. Pleuritische und pericardiale Reibegeräusche würden für Tuberkulose ins Gewicht fallen. Vor allem aber wird stets das Mißverhältnis der starken Dyspnoe und Zyanose gegenüber dem relativ geringen objektiven Lungenbefund für Miliartuberkulose und gegen Typhus einnehmen. Mit der Diazoreaktion ist nichts anzufangen, da sie meist bei beiden Krankheiten

[1]) 10—15 ccm Blut werden mit der doppelten Menge 3 %iger Essigsäure vorsichtig unter Vermeidung von Schaumbildung geschüttelt, dann 1/2 Stunde stehen gelassen und zentrifugiert. Das Sediment schwemmt man mit Wasser auf, setzt 60 ccm 15 %ige Antiforminlösung zu, bringt die Mischung 1 Stunde in den Brutschrank, zentrifugiert, wäscht das Sediment 2mal im Wasser aus, zentrifugiert wieder und färbt (Stäubli-Schnitter).

positiv ist. Auch die Leukocytenzahl gibt wenig Anhalt, doch ist der Befund einer Polynukleose für Miliartuberkulose zu verwerten. Die Stuhlverhältnisse bringen wenig Aufschluß. Reichliche Diarrhöen von der Farbe der Erbsenbrühe werden natürlich mehr für Typhus sprechen, doch verlaufen bekanntlich viele Fälle von Typhus dauernd mit Verstopfung und andererseits kommen auch bei Miliartuberkulose gelegentlich Diarrhöen vor.

Die Milz ist beim Typhus fast regelmäßig sowohl perkutorisch sowie palpatorisch nachzuweisen, während bei der Miliartuberkulose das vergrößerte Organ wegen seiner Weichheit häufig nicht zu palpieren ist. Roseolen, die schubweise um die Mitte der zweiten Woche auftreten, sind fast stets als ein sicheres Typhussymptom anzusehen, denn die Roseola, die bei der Miliartuberkulose erscheint, ist sehr selten und hängt an keinem Termine, hat auch meist ein anderes Aussehen (vgl. oben.)

Kann man den fraglichen Fall mehrere Tage beobachten, so spricht eine regelmäßige, kontinuierliche Kurve für Typhus, während der unregelmäßige Verlauf des Fiebers, der in starken Remissionen, mitunter selbst mit Typus inversus zum Ausdruck kommt, durchaus für Miliartuberkulose spricht. Meningitische Erscheinungen sind noch nicht ohne weiteres für die Diagnose Meningitis und Miliartuberkulose zu verwerten. Denn beim Typhus können meningeale Symptome auftreten, die wir unter der Bezeichnung Meningismus kennen, und die der Meningitis zum Verwechseln ähnlich sind: Benommenheit, Nackenstarre, Hyperästhesie, Kernigsches Symptom usw. Die Untersuchung der Lumbalflüssigkeit pflegt aber dabei außer einem zuweilen gesteigerten Druck nichts Abnormes festzustellen, während bei der tuberkulösen Meningitis Lymphocyten und eventuell Tuberkelbazillen gefunden werden.

Wenn auch in vielen Fällen die genannten klinischen Unterscheidungsmerkmale ausreichend für die Diagnosenstellung sein werden, so ist doch oft die bakteriologische Diagnostik unentbehrlich. Am schnellsten dürfte die Untersuchung des Blutes zum Ziele führen. Der Nachweis von Typhusbazillen gelingt mit dem Galleanreicherungsverfahren (vgl. S. 47) nach 20—24 Stuuden, und klärt auf diese Weise schnell die zweifelhafte Situation. Ein gleichzeitiges Vorkommen beider Krankheiten bei demselben Individuum ist ein so seltenes Ereignis, daß damit in der Praxis nicht gerechnet zu werden braucht.

Aber als Kuriosum sei noch erwähnt, daß Busse Typhusbazillen im Blute gefunden hat bei einem Typhusbazillenträger, der an Miliartuberkulose litt, bei dem also die Typhusbazillen wahrscheinlich durch tuberkulöse Darmgeschwüre in den Kreislauf gelangt waren — wieder ein Hinweis darauf, daß die Diagnose am Krankenbett gemacht werden soll und nicht allein im Laboratorium.

Auch für die Widalsche Reaktion hat das Geltung. Sie kann nur von der Mitte der zweiten Krankheitswoche an mit Vorteil verwendet werden. Es kann aber auch bei bestehender Miliartuberkulose ein positiver Widal vorhanden sein, weil der Kranke einige Zeit vorher einen Typhus überstand. Ebenso wie ein positiver Befund von Typhusbazillen im Blut ist natürlich der Nachweis derselben im Harn und im Stuhl zu verwerten; negative Resultate sind zur Diagnose nicht zu verwenden.

Der Befund von Tuberkelbazillen im Blut spricht im Rahmen der anderen klinischen Symptome für Miliartuberkulose.

Nicht minder ähnlich wie der Typhus kann die Sepsis der Miliartuberkulose sein. Hohes Fieber, starke Pulsfrequenz und schwere Allgemeinsymptome, Milzschwellung, Erbrechen, Pleuritis kommen bei beiden Krankheiten zur Beobachtung. Auf Miliartuberkulose deuten Spitzendämpfungen, ausgebreitete Bronchitis und auffällige Zyanose, während endocarditische Erscheinungen für eine septische Erkrankung sprechen. Der Augenspiegel stellt bei der Sepsis häufig Retinablutungen, bei der Miliartuberkulose eventuell Chorioidealtuberkeln fest. Hautblutungen sprechen für Sepsis, ebenso häufige Schüttelfröste und regelmäßige Fieberremissionen. Auch wird es bei der Sepsis häufig gelingen, die pathogenen Keime im Blute nachzuweisen.

Zuweilen kann auch die Verwechslung mit Malaria in Betracht kommen. Akuter Beginn, hohes Fieber, geringer Organbefund, Vergrößerung der Milz werden daran erinnern; gegen Malaria würden aber Dyspnoe und Zyanose sprechen. Im weiteren Verlauf ist bei der Tertiana und Quartana die typische wiederkehrende Fieberkurve mit Schüttelfrösten charakteristisch, während die Miliartuberkulose ein unregelmäßiges Fieberverhalten zeigt. Bei der Tropica freilich ist der Fieberverlauf ebenfalls oft recht unregelmäßig. Der Nachweis von Plasmodien im Blut ist entscheidend für die Diagnose. Bei der Tropica, wo dieser Nachweis häufig nicht gelingt, leiten Blutveränderungen (basophile Körnelung der Erythrocyten) auf die richtige Fährte.

Croupöse Pneumonien, wenn sie im Beginn und zunächst zentral gelegen sind, können ebenfalls zuweilen zu Verwechslungen Anlaß geben, solange keine Lungenerscheinungen deutlich sind. Selbst die Anwesenheit von rostbraunem Sputum braucht nicht gleich gegen Miliartuberkulose zu sprechen, da das auch bei dieser gelegentlich vorkommen kann. Zyanose und Pulsbeschleunigung, sowie die diffuse Ausbreitung der Bronchitis sprechen immer für Miliartuberkulose. Meningitische Erscheinungen können auch bei der Pneumonie vorkommen, und zwar sowohl in Form von Meningismus wie auch als Pneumokokkenmeningitis. Hier würde erst die Untersuchung des Spinalpunktes Aufschluß bringen. Auch der Nachweis von Pneumokokken im Blut, der bei Pneumonie relativ oft gelingt, kann die Diagnose stützen. Entscheidend für Miliartuberkulose ist stets der Nachweis von Chorioidealtuberkeln (siehe Abb. 96).

Bei der meningitischen Form der Miliartuberkulose kommt zunächst die Unterscheidung von den verschiedenen eitrigen Meningitiden in Frage. Meist wird hier die Untersuchung des Lumbalpunktats und der Nachweis von polynukleären Leukocyten und von Eitererregern Klarheit bringen. Genauere Differentialdiagnose vgl. unter Genickstarre S. 592. Nur auf eines soll hier aufmerksam gemacht werden. Bei der epidemischen Genickstarre ist im hydrocephalischen Stadium die Lumbalflüssigkeit völlig klar, ebenso wie bei der tuberkulösen Meningitis. Vor Verwechslung schützt aber das allgemeine Krankheitsbild dieser hydrocephalischen Genickstarrekranken, die Fieberlosigkeit, die hochgradige Abmagerung, die Flexionskontrakturen an den unteren Extremitäten, das periodenweise Auftreten von Erbrechen usw.

Die rein tuberkulöse Meningitis auseinander zu halten von der allgemeinen Miliartuberkulose mit Beteiligung der Meningen ist zuweilen recht schwer. Zyanose und Dyspnoe, vor allem der Nachweis von Chorioidealtuberkeln spricht für gleichzeitige Miliartuberkulose.

Verwechslungen der Miliartuberkulose mit der akuten diffusen Kapillarbronchitis ist bei kleinen Kindern nicht ausgeschlossen. Der Nachweis anderer tuberkulöser Affektionen und hereditäre Verhältnisse, das hohe Fieber, rasch fortschreitender Kräfteverfall und Überwiegen der bronchitischen Rasselgeräusche in den Spitzen werden für die Diagnose einer Miliartuberkulose einnehmen. Sicherheit würde erst der Nachweis von Tuberkeln im Augenhintergrund bringen. Der Ausfall der Pirquetschen kutanen Reaktion kann in zweifelhaften Fällen dieser Art nicht verwendet werden, da die Probe auch bei Miliartuberkulose zuweilen negativ gefunden wird. In seltenen Fällen kann aber auch die Miliartuberkulose im einfachen Gewande der diffusen Bronchitis gehen, und die Verwechslung ist um so leichter möglich, wenn nur geringes oder gar kein Fieber besteht. Man sieht das zuweilen z. B. bei alten Leuten mit Arteriosklerose und Emphysem.

Die seltenen Komplikationen der Miliartuberkulose mit anderen fieberhaften Infektionskrankheiten ist meist sehr schwer zu erkennen, und es empfiehlt sich deshalb, eine solche Diagnose nur dann zu stellen, wenn absolut sichere Kriterien vorliegen.

So sah ich z. B. bei einem hoch fiebernden jungen Offizier mit schweren Delirien und starker Puls- und Atemfrequenz Vereiterung eines Schultergelenkes mit Staphylokokken und konnte gleichzeitig Tuberkeln im Augenhintergrund und Tuberkelbazillen im Blute nachweisen. Die Autopsie bestätigte die Diagnose Miliartuberkulose und Sepsis.

Tritt zum Typhus eine Miliartuberkulose hinzu, so wird die Dyspnoe und Zyanose, die tuberkulöse Veranlagung des Betroffenen und hohe Pulsfrequenz den Verdacht auf Miliartuberkulose erwecken und der Befund von Tuberkeln im Augenhintergrund ihn bestätigen.

Therapie. Da wir mit der Behandlung der Miliartuberkulose den letalen Ausgang leider nicht verhindern können, so besteht unsere Aufgabe darin, dem Kranken seine Leiden nach Möglichkeit zu erleichtern.

Eine roborierende Diät soll den Kräftevorrat möglichst lange erhalten. Gegen das hohe Fieber empfehlen sich hydropathische Verfahren, wie kühle Packungen, Kreuzbinden oder öfter gewechselte Prießnitzumschläge. Von den Antipyreticis eignet sich am besten das Pyramidon in Dosen von 0,3, 1—2 mal pro die. Bei starken Kopfschmerzen gibt man eine Eisblase auf den Kopf. Der quälende Hustenreiz wird mit Kodein oder Morphium bekämpft. Kodein wird als Sirup oder in Tropfenform oder als Pulver gegeben. Codein. pur. 0,2; Spiritus 5,0; Sirup. vini ad 100,0, mehrmals täglich einen Eßlöffel. Als Pulver verordnet man: Pulv. cod. pur. 0,01—0,05 mit Saccharum lactis 0,5. Als Tropfen wird gegeben Cod. phosphor. 0,6; Aqua dest. Elixir pector. āā 10; dreimal täglich 10—20 Tropfen.

Stehen die meningealen Erscheinungen im Vordergrunde, so ist es ratsam, öfter eine Lumbalpunktion vorzunehmen; da der Druck der Spinalflüssigkeit meist erhöht ist, so kann man durch Ablassen von 20—30 ccm oft eine Linderung der dadurch bedingten Erscheinungen, der Kopfschmerzen und der Nackenstarre erzielen. Auch warme Bäder sind in solchen Fällen wohltuend.

Literatur siehe bei:

Benda, Die Miliartuberkulose in Lubarsch-Ostertag, Ergebn. der Allgem. Pathol., Bd. 5, 1900. — Cornet, Die akute allgemeine Miliartuberkulose. Wien 1913. — Ribbert, Deutsche med. Wochenschr. 1906, Nr. 1. — Steinitz und Rostoski, Die akute Miliartuberkulose im Handb. d. inn. Med., herausgeg. von Mohr u. Staehelin, Bd. I, Berlin 1911.

Maltafieber.

Undulant fever. Mittelmeerfieber.

Als Maltafieber wird eine an allen Küsten des Mittelmeers vorkommende akute Infektionskrankheit bezeichnet, die durch einen im Blute kreisenden Kokkus verursacht wird und charakterisiert ist durch den Wechsel von Fieberperioden mit fieberfreien Intervallen.

Ätiologie. Der Erreger ist der von Bruce entdeckte Mikrococcus melitensis, ein sehr kleines, kokkenähnliches Gebilde von elliptischer Gestalt. Oft ist man zweifelhaft, ob man Stäbchen oder Kokken vor sich hat. Er ist unbeweglich und entfärbt sich nach Gram. Er wächst auf künstlichen Nährböden langsam und bildet auf Agar kleine, zarte Kolonien, die erst nach mehreren Tagen konfluieren; Gelatine wird nicht verflüssigt. Auf Bouillon tritt erst nach 5—8 Tagen eine leichte Trübung ein. Vor Licht und Austrocknung geschützt, halten sich die Kulturen monatelang.

Tierpathogenität. Bei Affen läßt sich durch subkutane und intravenöse Injektion ein Krankheitsbild erzeugen, das dem Maltafieber des Menschen mit seinen charakteristischen Fieberattacken sehr ähnlich ist.

Epidemiologie. Die Krankheit findet sich nicht nur an den Küsten des Mittelmeeres, sondern auch in China (Hongkong, Shanghai), Indien, Süd-Afrika, Amerika. Die genauesten epidemiologischen Beobachtungen sind in Malta angestellt worden. Danach kommt die Krankheit das ganze Jahr hindurch vor, ist aber am häufigsten in der heißen Jahreszeit. Die Hauptquelle der Ansteckung ist die Milch kranker Ziegen. 50 % der Ziegen in Malta leiden an Melitensis-Septikämie, 10 % davon enthalten in ihrer Milch den spezifischen Erreger. Auf den Menschen wird die Krankheit manchmal durch den Genuß ungekochter Milch oder durch den daraus bereiteten Rahmkäse übertragen, manchmal kommen auch Verletzungen an den Händen, z. B. bei Melkern in Betracht. Welche Rolle die Milch bei der Verbreitung der Krankheit spielt, lehren die Erfahrungen bei der Garnison in Malta, wo infolge des Verbotes der Ziegenmilch seit 1906 die Krankheit sofort um 80 % sank und jetzt fast gar nicht mehr auftritt, während sie früher sehr verbreitet war. Die Zivilbevölkerung dagegen, die auch heute noch sehr viel ungekochte Milch konsumiert, wird stark von der Seuche heimgesucht. Im Jahre 1909—1910 erkrankten 463 Menschen.

Da Personen, die das Mittelmeerfieber überstanden haben, häufig noch lange im Urin den spezifischen Kokkus beherbergen, so kommt auch die Ansteckung durch solche Bazillenträger in Betracht. An diese Ansteckung muß man an Orten denken, wo Ziegenmilch als Infektionsquelle ausgeschlossen ist.

Krankheitsbild. Am häufigsten beginnt die Krankheit allmählich. Mehrere Tage lang gehen Prodromalerscheinungen, wie Mattigkeit, Kopfschmerzen, Verstopfung, Ziehen in den Gliedern, Schlaflosigkeit dem Fieberanstieg voraus. Dann beginnt eine staffelförmige zunehmende Steigerung der Abendtemperaturen mit morgendlichen Remissionen, bis etwa 40 und 41° erreicht sind. Bei den täglichen Morgenremissionen, die oft mehrere Grade betragen, kommt es zu starken Schweißausbrüchen. Ist die Höhe erreicht, so tritt meist bald ein treppenförmiger Abstieg ein, bis die Morgentemperaturen wieder normal sind. Diese erste Fieberattacke dauert durchschnittlich 2—3 Wochen, auch länger. Manchmal ist damit die ganze Krankheit erledigt; viel häufiger aber folgt nach einem fieberfreien Intervall von 10—14 Tagen ein Rückfall, der alle Charakteristica des ersten Anfalls trägt, jedoch meist viel kürzere Zeit dauert und weniger heftig ist. So können noch mehrfach Fieberperioden mit fieberlosen Zeiten abwechseln. Oft herrschen auch während der Intervalle zwischen den Fieberattacken leichte subfebrile Temperaturen zwischen 37 und 37,6°. Allmählich werden auch die Fieberattacken immer milder und erreichen nur geringere Temperaturgrade und schließlich stellen sich normale Temperaturen ein. Die Krankheitsdauer kann im ganzen sechs Wochen bis sechs Monate, ja, bis zu einem Jahre betragen.

Die Zunge ist während des Fiebers trocken und mit einem dicken weißen Belage bedeckt. Die Schleimhaut des Pharynx ist gerötet, die submaxillaren

Lymphdrüsen vergrößert und schmerzhaft. Meist besteht Verstopfung, mit der auf der Höhe des Fieber häufige Diarrhöen abwechseln können. Die Milz ist meist vergrößert und palpabel; auch die Leber läßt sich in der Regel als vergrößert nachweisen. Der Puls ist etwas beschleunigt, entspricht aber in seiner Frequenz meist nicht der Fieberhöhe, so daß also auch hier, wie in vielen

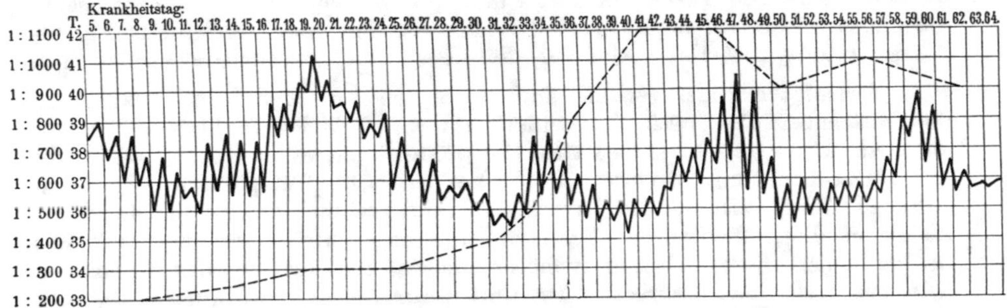

Abb. 102. Mittelmeerfieber [1]). C. John, Seemann. Geheilt.
Dicke Linie = Temperatur. Punktierte Linie = Agglutinationstiter des Serums.

anderen Symptomen, eine Ähnlichkeit mit dem Typhus abdominalis vorhanden ist.

Die Schädigungen, die der im Blute kreisende Kokkus und seine Toxine im Körper verursachen, sind von mannigfacher Art. Eine häufige Begleiterscheinung sind Entzündungen der peripheren Nerven. Plötzlich treten heftigste Schmerzen im Gebiete des Nervus ischiadicus oder auch im Nervus axillaris auf, die 1—2 Tage anhalten, um dann in geringerem Maße oft noch wochenlang den Kranken zu quälen. Auch Gelenkerkrankungen sind häufig beim Mittelmeerfieber. Sprunghaft, nach Art des Gelenkrheumatismus,

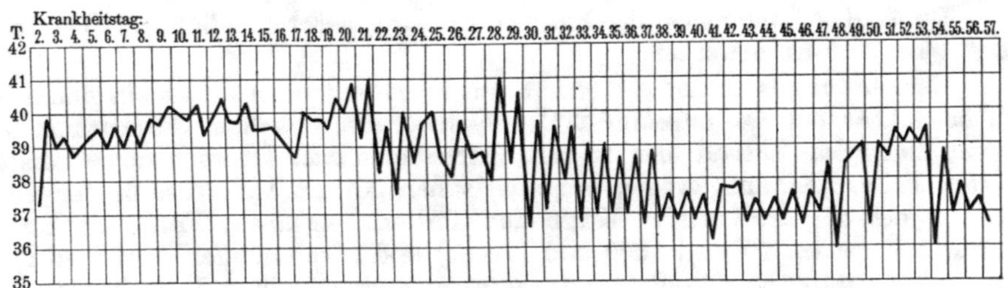

Abb. 103. Mittelmeerfieber. W. Bertram. Genesung.

erkrankt bald das eine, bald das andere Gelenk mit Schwellung und Schmerzhaftigkeit, in seltenen Fällen auch mit serösen Ergüssen, in denen gelegentlich die spezifischen Erreger nachgewiesen werden konnten. Die Gelenkentzündungen müssen also wohl zum Teil als Metastasen des Erregers aufgefaßt werden. Weitere Metastasen sind die nicht seltenen Entzündungen des Hodens und Nebenhodens, die sehr schmerzhaft sein können. Der Urin enthält in vielen Fällen den Micrococcus melitensis in großer Menge, ohne daß dadurch krankhafte Veränderungen bedingt zu sein brauchen.

Die Wiederholung der Fieberattacken bringt noch eine starke Anämie mit sich; die Zahl der roten Blutkörperchen sinkt beträchtlich, der Hämoglobin-

[1]) Die Kurven 102 und 103 stammen von J. W. H. Eyre.

gehalt nimmt ab, dabei sind die Leukocyten, speziell die mononukleären, vermehrt.

In den Perioden zwischen den einzelnen Anfällen fühlen sich die Kranken meist matt und abgeschlagen, der vorhandene Milztumor verursacht oft Stiche und Schmerzen, und die Erscheinungen der sekundären Anämie treten in den Vordergrund. Die Blässe der Haut und der Schleimhäute fällt auf, leichte Ödeme, besonders an den Füßen stellen sich ein. Mitunter kommt es zu Thrombosen. Häufig tritt Haarausfall auf, der aber später meist wieder ersetzt wird.

Verschiedenartiger Verlauf. Außer dem oben geschilderten Verlauf kann das Mittelmeerfieber noch viele andere Krankheitsbilder darbieten. Es gibt auch sehr akut beginnende Fälle, die plötzlich aus voller Gesundheit heraus mit einem Schüttelfrost einsetzen. Dabei steigt die Temperatur schnell auf 40° und mehr, während ein starkes Krankheitsgefühl, heftiger Kopfschmerz, Ziehen in allen Gliedern den Kranken aufs Lager wirft. Es entwickelt sich bei kontinuierlichem Fieber ein typhöser Zustand mit Apathie oder Benommenheit, eventuell auch Delirien. Urin und Fäces gehen unwillkürlich ab. Die Zunge ist fuliginös belegt, die Milz ist stark vergrößert. Dieser Zustand kann in günstig verlaufenden Fällen eine Wendung zum Bessern erfahren, indem das Fieber allmählich lytisch absinkt, so daß sich die oben beschriebene Verlaufsart mit später erfolgenden Rückfällen entwickelt. In ungünstigen Fällen stellen sich ziemlich rasch Erscheinungen von Herzschwäche ein, indem der sonst relativ verlangsamte Puls auffällig beschleunigt und klein wird, und nach kurzer Zeit versagt die Herztätigkeit oft unter hyperpyretischen Temperaturen, oder es führen Komplikationen, wie Bronchopneumonie, Lungenödem ein schnelles Ende herbei.

Auch ambulatorische Fälle kommen vor, bei denen die Fieberattacken nur als wenige Tage anhaltende subfebrile Temperaturen auftreten und die Diagnose nur aus dem Agglutiningehalt des Blutes und dem Nachweis der oft recht zahlreich vorhandenen Kokken im Urin gestellt werden kann.

Durch das Überstehen der Krankheit wird wahrscheinlich eine beträchtliche Immunität erworben.

Der Ausgang ist in den meisten Fällen trotz der langen Dauer ein günstiger; die Mortalität beträgt ungefähr 2 %. Schwer bedroht sind die Formen mit typhusähnlichem Verlauf und die mit Pneumonie oder Herzschwäche komplizierten Fälle. Einen gewissen prognostischen Anhalt hat man in der Feststellung der agglutinierenden Kraft des Patientenserums. Fälle mit hohem Agglutinationstitre (über 1 : 500 und höher) und zunehmender Agglutinationskurve liegen günstig, Absinken des Titres deutet auf einen Rückfall hin.

Bei der Differentialdiagnose kommen klinisch hauptsächlich die Malaria, der Typhus abdominalis, Paratyphus und Gelenkrheumatismus in Betracht. Die Malaria, deren tropische Form dem Maltafieber oft recht ähnlich sieht (Milztumor, Anämie, Fieberattacken) läßt sich durch Feststellung der Parasiten im Blut oder durch die erfolgreiche Chininbehandlung vom Maltafieber unterscheiden. Ferner ist das Maltafieber einem Typhus abdominalis während der Continua oder im Stadium der steilen Kurven zum Verwechseln ähnlich (Milztumor, typhöser Zustand des Sensoriums, relative Pulsverlangsamung). Klarheit kann hier nur die bakteriologische Untersuchung, der Nachweis des Erregers im Blut oder Stuhl oder die Agglutinationsreaktion bringen; dasselbe gilt für die paratyphösen Infektionen. Der Gelenkrheumatismus, an den die häufigen Gelenkkomplikationen des Maltafiebers denken lassen könnten, hat keine so stark remittierende Fieberkurve, auch geht er häufiger mit serösen Ergüssen einher.

Die bakteriologische Diagnose des Mittelmeerfiebers basiert auf der Züchtung der spezifischen Kokken im Blut oder im Urin oder auf dem Nachweis der spezifischen Agglutinine im Serum der Kranken. Die Agglutinine sind meist in großer Menge im Serum der Patienten vorhanden, so daß oft noch Verdünnungen des Serums von 1 : 1000 und höher positive Resultate geben. Sie treten gewöhnlich erst gegen Ende der ersten Krankheitswoche auf. Da häufig auch normales Serum den Coccus melitensis in niedrigen Verdünnungen agglutiniert, so empfiehlt es sich, erst einen Agglutinationstiter von 1 : 500 als beweisend für Maltafieber anzusprechen (Saisawa).

Am sichersten wird die Diagnose durch den Nachweis der Erreger im Blute erbracht. Man nimmt 20 ccm Blut aus einer gestauten Armvene und verteilt sie auf sieben Röhrchen flüssigen Agars, den man auf Petrischalen ausgießt. In der Tiefe des Agars wachsen die Kokken in zarten gelblichen, wetzsteinförmigen Kolonien.

Pathologische Anatomie. Die Organe der an Maltafieber Verstorbenen zeigen nur wenig Charakteristisches. Die Milz ist stets stark vergrößert, weich und brüchig und enthält massenhaft die spezifischen Kokken. In der Mucosa und Submucosa des Darmes finden sich oft kleine entzündliche Herde in Form von Blutungen. Bei langem Bestande kommt es zu oberflächlichen Nekrosen und Ulzerationen.

Prophylaxe und Therapie. Die Prophylaxe ergibt sich nach den oben erwähnten epidemiologischen Erfahrungen von selbst. Der Genuß von ungekochter Ziegenmilch und Ziegenkäse ist in den gefährdeten Orten aufs strengste zu vermeiden. In Gegenden, wo die Krankheit endemisch ist, wird es auf jeden Fall ratsam sein, sich auch im übrigen vor dem Genuß ungekochter Nahrungsmittel zu hüten. Da die Krankheit auch von der äußeren Haut eintreten kann, so ist unter anderen den Bakteriologen, die mit dem Kokkus arbeiten, Vorsicht ans Herz zu legen. Um der Verbreitung der Krankheit durch Bazillenträger vorzubeugen, ist Isolierung der Kranken und Desinfektion ihrer Ausscheidungen dringend geboten. Außerdem wird die Abschlachtung aller kranken Ziegen, die durch die Anstellung der Agglutinationsprobe ausfindig gemacht werden, anzustreben sein.

Die Behandlung des Fiebers kann nach ähnlichen Grundsätzen wie beim Typhus abdominalis geleitet werden. Hydrotherapeutische Maßnahmen müssen auch hier im Vordergrunde stehen, während Antipyretika nur als Unterstützungsmittel gegen Kopfschmerzen oder neuralgische Beschwerden herangezogen werden. Chinin und Arsen sind auf das Fieber ohne Einfluß. Auch die Ernährung ist in ähnlicher Weise wie beim Typhus abdominalis durchzuführen. Eine spezifische Behandlung der Krankheit mittelst eines hochwertigen Serums ist durch Wright versucht worden. Die Resultate waren zweifelhaft. Wirksamer scheint die Vaccinationstherapie zu sein, die Keid u. a. mit gutem Erfolge versucht haben. Man beginnt mit kleinen Dosen abgetöteter Melitensiskulturen (5—10 Millionen Kokken) und steigt in Abständen von 4—5 Tagen allmählich bis zu 50 Millionen. Die Einspritzungen sollen die Fieberanfälle vermindern und die Krankheitsdauer abkürzen.

Literatur siehe bei:

J. W. H. Eyre, Mittelmeerfieber im Handb. d. pathog. Mikroorganismen, herausgeg. von Kolle u. Wassermann, Bd. IV, Jena 1912. — Schilling, Maltafieber im Handb. d. inn. Med., herausgeg. von Mohr u. Staehelin, Bd. I, Berlin 1911.

Pest.

Die Pest ist eine akute Infektionskrankheit, deren Erreger teils von der äußeren Haut, teils von den Schleimhäuten und den Luftwegen aus in den Körper eindringen und in der Nähe der Eintrittspforte entzündliche Drüsenschwellungen (Bubonen) erzeugen. Sehr häufig gelangen die Pestbazillen von dort aus in die Blutbahn und verursachen ein schweres septisches Krankheitsbild, das mit multiplen hämatogen entstandenen Bubonen einhergeht. Die gefährlichste Form ist die Lungenpest.

Geschichtliches. Die Pest ist eine schon seit den ältesten Zeiten bekannte Seuche, die, ursprünglich im Orient heimisch, zu wiederholten Malen auch in Europa festen Fuß faßte und ungeheuere Opfer forderte. Sichere Nachrichten über eine in Ägypten und Syrien herrschende Beulenpest stammen bereits aus dem Anfange des dritten Jahrhunderts unserer Zeitrechnung. Eine allgemeine Verbreitung auf europäischem Boden fand die Seuche zur Zeit Justinians in der zweiten Hälfte des sechsten Jahrhunderts. Sie drang damals von Unterägypten über Palästina und Syrien nach Europa vor und „entvölkerte Städte und verwandelte das Land in eine Einöde" (Warnefried). Aus dem Mittelalter ist jener Seuchenzug am bekanntesten geworden, der unter dem Namen des „schwarzen Todes" im 14. Jahrhundert die ganze damals bekannte Erde überzog und nach Heckers Schätzung 25 Millionen Menschen, den vierten Teil der damaligen Bevölkerung, dahinraffte. Im 15. und 16. Jahrhundert schwand die Beulenpest niemals ganz aus Europa. Immer wieder erhob sie ihr Haupt und verursachte kleinere und größere Epidemien. Vom Ende des 17. Jahrhunderts an zieht sich die Seuche nach dem Südosten Europas zurück, um hier ab und zu noch in kleineren Kreisen epidemisch aufzutreten. Die letzte Epidemie im Südosten Europas hauste im Winter 1878/79 im russischen Gouvernement Astrachan. Westeuropa ist seit Mitte des 18. Jahrhunderts frei von größeren Ausbrüchen der Seuche geblieben. In Asien und Afrika dagegen haben sich bis heute endemische Pestherde erhalten, von wo immer wieder aufs neue große Epidemien ihren Ausgang nehmen. Zu erinnern ist an die große Epidemie in Hongkong 1894, in Bombay 1896, in der Mandschurei 1910/11.

Auf die wichtigsten Herde der Pest und die Verbreitungsweise der Seuche wird bei Besprechung der Epidemiologie genauer eingegangen. Hier sei nur darauf hingewiesen, daß die modernen Verkehrsstraßen zu Wasser und zu Lande jederzeit auch für Europa die Gefahr einer Verschleppung der Seuche in den Bereich der Möglichkeit rücken. So sind denn auch in den verschiedensten europäischen Häfen in den letzten 10 Jahren vereinzelte Pestfälle, die aus verseuchten Gegenden kamen, festgestellt worden. Pflicht der staatlichen Behörden ist es deshalb, namentlich den Schiffsverkehr auf das Sorgfältigste zu überwachen und im Falle der Einschleppung eines Pestkranken sofort alle erforderlichen Maßnahmen zu treffen, um einer Weiterverbreitung der Seuche vorzubeugen. Für die Ärzte aber erwächst die Forderung, sich mit dem Wesen dieser Krankheit vertraut zu machen, damit eine frühzeitige Erkennung eingeschleppter Fälle ermöglicht und weitere Ansteckungsgefahr verhindert wird.

Trotz der ungeheueren Literatur, die über die Pest existiert, ist das klinische Bild der Seuche eigentlich erst durch Griesinger um die Mitte des vorigen Jahrhunderts in klarer Weise gezeichnet worden. Bis dahin war eine Unzahl verschwommener Schilderungen vorhanden, die größtenteils auf spekulativer und philosophischer Grundlage aufgebaut waren. Große Verdienste um die pathologisch-anatomische Erforschung der Krankheit hat sich Clot-Bey, der Gründer der Medizin-Schule in Kairo, erworben, während die epidemiologische Seite der Pestforschung namentlich durch Hecker, Haeser und Hirsch gefördert wurde. Völlige Klarheit über die Pathogenese brachte erst die Entdeckung des Pestbazillus. Im Jahre 1894 bei einer Epidemie in Hongkong gelang es Kitasato und gleichzeitig Yersin, den Erreger der Seuche zu finden. Als dann im Jahre 1896 in Bombay eine große Pestepidemie einsetzte, entsandten Deutschland, Österreich, Rußland und Ägypten wissenschaftliche Kommissionen, die bald eine fruchtbringende Forschertätigkeit entfalteten und mit Hilfe der neugewonnenen ätiologischen Kenntnisse unser Wissen über die Natur und Verbreitung der Krankheit, sowie über ihre Klinik und pathologische Anatomie bereicherten und ausbauten. Später hat namentlich die englische Pestkommission wertvolle Beiträge zur Epidemiologie der Seuche geliefert.

Bakteriologie. Der Erreger der Pest ist ein plumpes, an den Enden abgerundetes, kurzes Stäbchen, das im gefärbten Ausstrichpräparat die Eigentümlichkeit hat, sich an beiden Polen stärker als in der Mitte zu färben. Am besten kommt diese Polfärbung zum Vorschein, wenn man die Ausstrichpräparate ½ Minute mit Alcohol absolutus bedeckt, den man nachher durch Verdunsten in der Nähe einer Flamme entfernt, um nun mit einer dünnen Karbolmethylenblaulösung (Verdünnung 1 : 10) zu färben. Die genannte färberische Eigentümlichkeit, sowie seine Neigung, ins Blut des infizierten Organismus überzugehen und septische Blutungen zu erzeugen, kennzeichnen ihn als Angehörigen der Gruppe der hämorrhagischen Septikämie. Er ist unbeweglich und färbt sich nicht nach Gram. Eine besondere Eigenart des Pestbazillus ist seine Neigung, unter ungünstigen Wachstumsbedingungen, so z. B. in älteren Kulturen oder in der Leiche, Involutionsformen zu bilden, die weder in Größe, noch in Gestalt an seine Ursprungsform erinnern und keulen- oder bläschenförmige, mitunter auch große stabähnliche Gebilde darstellen.

Am besten gedeiht der Pestbazillus bei Luftzutritt auf schwach alkalischem Agar, auf dessen Oberfläche er tautropfenähnliche Kolonien bildet, die ein dunkleres granuliertes Zentrum und eine durchsichtige, breite Randzone besitzen. Das Temperatur-Optimum liegt zwischen 25—30° C. Genau dieselben Oberflächen-Kolonien wie auf der Agarplatte bildet er auch auf der Oberfläche der Gelatine. Er wächst auf allen gebräuchlichen Nährböden. Auf Bouillon bildet er lange, streptokokkenähnliche Ketten; Milch wird nicht zur Gerinnung gebracht.

Resistenz. Die Pestbazillen sind gegen Austrocknung sehr empfindlich; vollkommene Eintrocknung tötet sie in wenigen Stunden. Dagegen halten sie sich, vor Trockenheit geschützt, in der Außenwelt lange, z. B. in Butter oder in Milch mehrere Wochen; an Kleidungsstücken oder mit Eiter beschmutztem Verbandzeug sind sie monatelang haltbar. Die obere Wachstumsgrenze liegt bei 40°. Beim Erwärmen auf 60° sterben sie in 10 Minuten ab; Siedehitze tötet sie sofort. Durch Desinfizientien kann der Pestbazillus schnell vernichtet werden, so z. B. in 1%iger Sublimatlösung in wenigen Sekunden, in 1%iger Karbolsäure in 12 Minuten. Kalkmilch vermag pestbazillenhaltige Fäces in 1—2 Stunden zu sterilisieren.

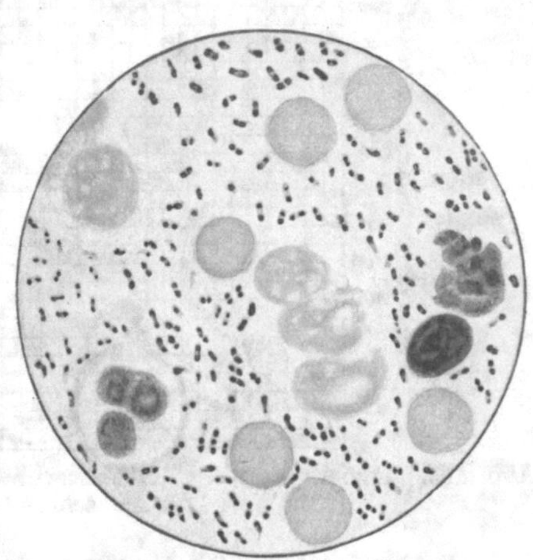

Abb. 104. Bubonen-Eiter mit Pestbazillen.

Toxine. Die Pestbazillen sezernieren kein echtes Toxin; alle Giftwirkungen beruhen vielmehr auf den in den Bazillenleibern enthaltenen Giftstoffen. Die Virulenz ist nicht konstant; schon bei den direkt aus menschlichem und tierischem Material gezüchteten Stämmen ist die Virulenz sehr verschieden. Auch sieht man, ebenso wie bei der Züchtung der Meningokokken, sehr oft, daß virulente Kulturen plötzlich ihre Virulenz verlieren, während andere sie lange Zeit behalten.

Tier-Pathogenität. Am empfänglichsten für die Infektion mit Pestbazillen sind Meerschweinchen und Ratten. Außer diesen können noch spontan an Pest erkranken: Katzen, Mäuse, Ziesel, Murmeltiere (arctomys bobak).

Meerschweinchen gehen bei subkutaner Einverleibung kleiner Mengen von Pestbazillen in wenigen Tagen zugrunde; ebenso durch Schwanzwurzelstich infizierte Ratten. Man findet dann an der Injektionsstelle ein hämorrhagisches Exsudat, stark geschwollene Lymphdrüsen in der Umgebung und zahlreiche weißgraue miliare Knötchen in Milz, Leber und Lunge. Für die Sicherung der bakteriologischen Pestdiagnose ist von Bedeutung, daß die Pestbazillen auch bei subkutaner Infektion, auf die rasierte Haut des Meerschweinchens verrieben, die Krankheit übertragen und den Tod des Tieres bewirken. Diese Methode ist namentlich dort am Platze, wo es gilt, in einem mit vielerlei Bakterien verunreinigten Material, z. B. Fäces oder Leichenteile, die Pestbazillen festzustellen. Nachdem auf der Haut des Versuchstieres zuerst vakzineähnliche Bläschen entstanden sind, schwellen die benachbarten Lymphdrüsen an, die Haut wird infiltriert und nach 3—4 Tagen erfolgt der Tod.

Pathogenese. Die Pest entsteht in den meisten Fällen in der Weise, daß Pestbazillen von der äußeren Haut aus auf dem Wege der Lymphbahnen in den Körper eindringen, in die nächstgelegenen Lymphdrüsen gelangen und hier eine entzündliche Schwellung, einen Bubo, erzeugen. Dieser Prozeß kann in selteneren Fällen lokal bleiben. Viel häufiger gelangen die Erreger von hier aus, nachdem sie sich in dem Drüsengewebe vermehrt haben, in die Blutbahn und verursachen das Bild einer schweren septischen Erkrankung, die mit zahlreichen Blutungen in den verschiedensten Organen einhergeht und charakterisiert ist durch multiple hämatogen entstandene Drüsenschwellungen.

Die eigentliche Eintrittspforte der Bazillen ist fast nie zu erkennen. Eine Lymphangitis, die zu der ersten geschwollenen Lymphdrüse, zum primären Bubo, hinführt und so den Gang der Infektion andeuten könnte, ist in der Regel nicht vorhanden. Der Bubo ist vielmehr stets der erste Proliferationsherd des eingedrungenen Virus. Kleinste Verletzungen und Kontinuitätstrennungen der Haut, Flohstiche usw. genügen, um dem Pestbazillus Einlaß zu gewähren. Außer von der äußeren Haut dringen die Keime nicht selten auch von der Schleimhaut aus in den Organismus ein. Mund- und Rachenhöhle, die Nasenschleimhaut, die Tonsillen, selbst die Konjunktiva können als Eintrittspforte dienen.

Eine zweite Form der Infektion kommt von den Luftwegen aus zustande. Der Auswurf von Pestkranken mit entzündlichen Lungenerscheinungen, sowie die Flüssigkeit des terminalen Lungenödems enthält massenhaft Pestbazillen, die, beim Aushusten in feinsten Sputumtröpfchen verteilt, Personen der Umgebung infizieren können.

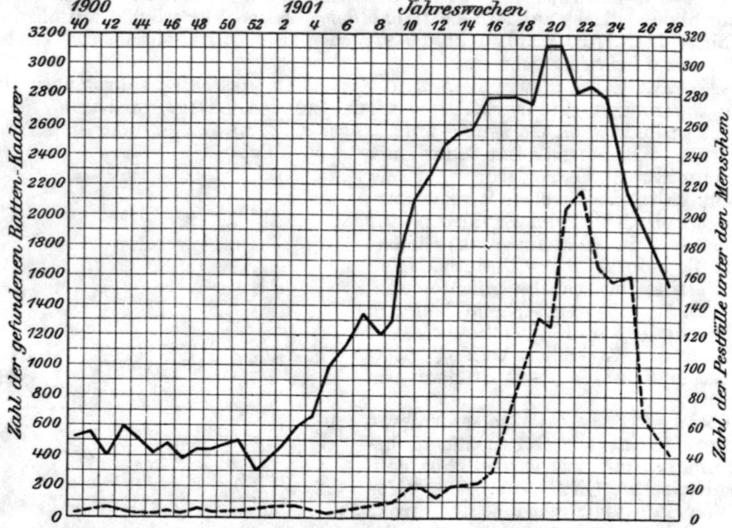

Abb. 105. Beziehungen der Rattensterblichkeit (ausgezogene Linie) zur Pestmortalität des Menschen (punktierte Linie).

Epidemiologie. Die Pest hat die Eigentümlichkeit, daß sie von gewissen Zentren aus, wo sie endemisch herrscht, auf den großen Verkehrsstraßen und unter Bedingungen, die ihrer Entwicklung günstig sind, also dort, wo die allgemeine Hygiene zu wünschen übrig läßt, ihre epidemische Ausbreitung findet. Wir kennen zurzeit vier endemische Pestherde. Der erste liegt in der chinesischen Provinz Yünnan. Hier ist die Pest unter den Murmeltieren, den Tarbaganen, sehr verbreitet. Die Eingeborenen wußten seit langem, daß Jäger, die diese Tarbaganen erlegen, häufig sehr schnell erkranken und nach wenigen Tagen zugrunde gehen. Daß es sich dabei um Pest handelte, ist erst durch neuere Forschungen sichergestellt worden.

Ein zweiter Herd liegt in den westlichen Hochländern des Himalaya. Von hier aus hat schon die große Epidemie im 14. Jahrhundert ihren Ausgang genommen, die unter dem Namen des schwarzen Todes bekannt ist. Auch die 1896 in Bombay ausgebrochene Pest hat von hier aus ihre epidemische Ausbreitung gefunden. Dem Ausbruch der Seuche geht in diesen Bezirken meist ein großes Sterben unter den Ratten voraus. Dann verlassen die Eingeborenen ihre Dörfer und zerstreuen sich in andere Gegenden.

Dieselbe Beobachtung wurde bei einem dritten Pestherd gemacht, der in Zentralafrika gelegen ist und von Robert Koch entdeckt wurde. In Uganda, im Quellgebiet des Weißen Nil, herrscht die Pest unter den Negern endemisch und ist unter dem Namen Rubwunga den Eingeborenen seit undenklichen Zeiten bekannt. Die Negerdörfer wimmeln dort von Ratten, und jedesmal, bevor die Epidemie unter den Menschen wieder aufflackert, gehen Ratten in großer Menge zugrunde. Auch betrachten das die Einwohner als Warnungssignal und verlassen den durchseuchten Bezirk.

Ein vierter Pestherd liegt in der sehr unzugänglichen Gegend von Zentralarabien bis nach Mesopotamien hin.

Die Ausbreitung der Pest ist unabhängig von klimatischen Bedingungen, Wasser- oder Bodenverhältnissen. Bei ihrer Ausbreitung auf den Verkehrswegen, so besonders dem Schiffsverkehr, spielen die Ratten die größte Rolle. So kommt es, daß namentlich die Hafenplätze gefährdet sind, und daß hier

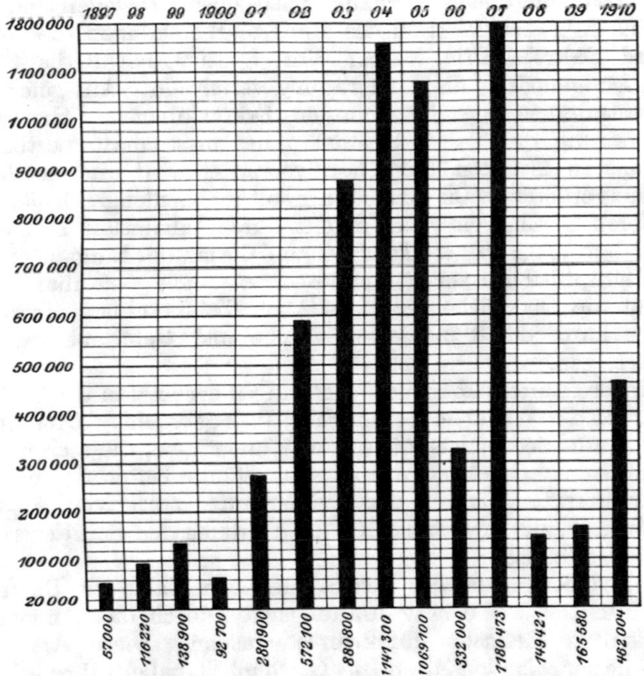

Abb. 106. Gang der Pest in Indien seit dem Jahre 1897.

besonders die mit dem Löschen der Ladung beschäftigten Arbeiter zuerst an der Pest erkranken. Ist die Seuche auf diese Weise irgendwo eingeschleppt worden, so kann sie bei mangelnder Bekämpfung eine langsam anschwellende Epidemie verursachen. Oft handelt es sich anfangs nur um Fälle in Familien der zuerst Erkrankten und um Personen, die sich bei der Pflege oder bei Besuchen der Kranken ansteckten. Bald aber pflegen, zunächst immer noch in geringer Zahl, in benachbarten Häusern oder in entlegeneren Quartieren Pesterkrankungen auch bei solchen Personen aufzutreten, bei welchen eine Beziehung zu früher Erkrankten in keiner Weise sich nachweisen läßt. So nistet die Seuche, wenn sie einen günstigen Boden findet und sich selbst überlassen bleibt, im Laufe von Wochen und Monaten allmählich sich ein, nimmt dann aber nicht selten verhältnismäßig schnell zu, um nach Erreichung ihres Höhepunktes wiederum erst schneller, dann langsamer abzunehmen. Ihr Erlöschen ist oft nur ein scheinbares. Nach einer Ruhezeit von Wochen oder Monaten beginnt nicht selten eine neue Epidemie, und auch dieser können weitere folgen. Den Gang der Pest in Indien seit dem Jahre 1897 zeigt Abb. 106.

Eine explosionsartige Ausbreitung, wie sie bei der Cholera oder beim Typhus durch Wasserinfektion bewirkt wird, kommt bei der Pest nicht vor.

Die Übertragung erfolgt entweder von Mensch zu Mensch oder von pestinfizierten Tieren aus. Hier sind in erster Linie die Ratten zu nennen. Weiterhin kommen für gewisse Bezirke die Murmeltiere oder Tarbaganen (arktomys bobak) in Betracht. Aber auch Katzen, Meerschweinchen und Mäuse können die Krankheit übertragen.

Die direkte Übertragung von Mensch zu Mensch spielt bei den leichteren Fällen von Bubonenpest eine relativ geringe Rolle, namentlich wenn die Bubonen nicht nach außen durchbrechen. Auch der Eiter perforierter Pestdrüsen enthält meist nur einzelne und wenig virulente Pestbazillen. Dagegen sind sehr infektiös die Fälle mit Allgemeininfektion des Blutes. Hier können die verschiedensten Sekrete und Exkrete, Urin, Fäces, Blut, Sputum, sowie die Flüssigkeit des terminalen Lungenödems die Übertragung vermitteln. Am gefährlichsten sind die mit Pestpneumonie einhergehenden Erkrankungen. Hier geschieht die Weiterverbreitung durch das Aushusten des massenhaft pestbazillenhaltigen Sputums, das in kleinsten Tröpfchen verspritzt wird und so die Umgebung aufs äußerste gefährdet. Die Einatmung solcher bazillengeschwängerter feinster Sputumtröpfchen führt entweder direkt durch Inhalation in die Lunge oder indirekt auf dem Wege über die Tonsillen und die mit der Lungenspitze korrespondierenden Lymphbahnen zur Pestpneumonie. Auch Verreibung solchen Pestsputums auf die Oberfläche der Haut kann die Krankheit übertragen.

Ferner kann durch infizierte Wäsche und Gebrauchsgegenstände eine Infektion erfolgen.

Viel Interessantes haben die Forschungen der letzten Jahre über die Rolle der Ratten bei der Weiterverbreitung der Pest gebracht. Drei Arten kommen in Betracht: mus decumanus, die graue Wanderratte, die sich in den Kloaken und unterirdischen Gewölben der großen Städte befindet; mus rattus, die schwarze Schiffsratte, die von der erstgenannten stark verdrängt wurde und mus alexandrinus, die ägyptische Ratte, die durch den Schiffsverkehr auch bei uns sehr verbreitet ist.

Für die Übertragung der Pestbazillen von Ratte zu Ratte nahm man bisher die Infektion auf dem Verdauungswege durch das Annagen infizierter Kadaver als den häufigsten Infektionsmodus an. Diese Art der Infektion liegt um so näher, als die Ratten die Gewohnheit haben, ihre erkrankten oder verendeten Artgenossen anzunagen. Nach den neueren Untersuchungen scheinen jedoch in sehr vielen Fällen die Flöhe als Überträger der Krankheit in Betracht zu kommen. Frühere Laboratoriumsversuche, die sich mit dieser Frage beschäftigten, waren sehr widersprechend, hauptsächlich deshalb, weil sie nicht den natürlichen Verhältnissen entsprachen. Nach neueren sehr sorgfältigen Untersuchungen einer englischen, auf Anregung des Lister Institutes in London zusammengetretenen Kommission ist jetzt festgestellt, daß der gemeine indische Rattenfloh (Pulex cheopis) die Pestbazillen von Ratte zu Ratte überträgt. Die Flöhe von toten oder kranken Ratten, die man in Pesthäusern fand, wurden im Laboratorium auf andere Ratten gesetzt mit dem Erfolge, daß auch diese an der Seuche erkrankten und Zervikalbubonen bekamen. Ferner wurden Meerschweinchen des Nachts in Häusern ausgesetzt, in denen Pestfälle unter Menschen vorgekommen waren. Unter 42 Versuchen wurden in 12 Häusern = 29 % eines oder mehrere Meerschweinchen, die am anderen Morgen große Mengen von Flöhen beherbergten, mit Pest infiziert und starben. Auch auf Affen wurde durch Flöhe von Pestratten die Krankheit übertragen. Jedenfalls ist jetzt nicht mehr daran zu zweifeln, daß die Flöhe die Krankheit von Ratte zu Ratte und in vielen Fällen von der Ratte auf den Menschen übertragen. Ob freilich die durch Rattenflöhe erfolgende Ansteckung den regelmäßigen Übertragungsmodus von der Ratte auf den Menschen darstellt, muß noch dahingestellt bleiben. Auffallend ist es, daß unter dem Pflegepersonal der Pestspitäler Pestinfektionen relativ selten sind, während man doch annehmen müßte, daß hier recht häufig, z. B. bei der Aufnahme von Pestkranken, Gelegenheit gegeben sein muß, durch Flöhe angesteckt zu werden. Für die europäischen Verhältnisse ist zu bedenken, daß bei unseren einheimischen Ratten der indische Pulex cheopis sich nicht findet, und daß die bei uns lebenden Rattenflöhe, Pulex irritans und ceratophyllus fasciatus bei Laboratoriumsversuchen nicht so regelmäßig die Krankheit von Ratte zu Ratte übertrugen.

Außer durch Flöhe kann die Krankheit auch durch direkte Berührung der Rattenkadaver von der Ratte auf den Menschen übertragen werden. Ferner können auch die Ausscheidungen der Ratten, die in großen Mengen Pestbazillen enthalten, die Krankheit weiter verbreiten. Die menschlichen Wohnungen können um so eher infiziert werden, als pestkranke Ratten erfahrungsgemäß die Scheu vor den Menschen verlieren, aus ihren Schlupfwinkeln hervorkommen und nicht selten in den Wohnungen verenden.

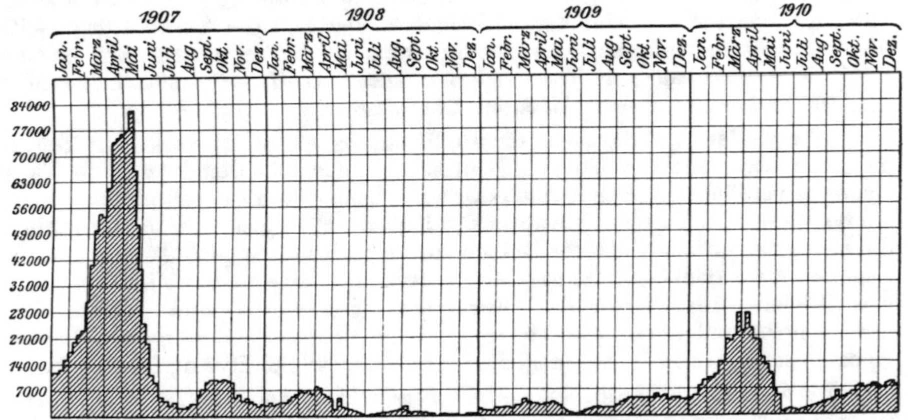

Abb. 107. Jahreszeitliche Verteilung der Pest in Indien 1907—1910.

Die jahreszeitliche Verteilung der Pest zeigt in den endemischen Pestherden einen immer wiederkehrenden Typus derart, daß vom Oktober an, dem Beginn der kalten Jahreszeit, die Zahl der Todesfälle langsam ansteigt und im Februar und März ihren Höhepunkt erreicht. April und Mai folgt dann ein rascher Abfall und während der Zeit von Mai bis September kommen nur wenige zerstreute Fälle vor. Vergl. Abb. 106.

Gottschlich stellt auf Grund seiner Beobachtungen bei den Pestepidemien in Ägypten (1899—1902) zwei verschiedene Typen auf: eine Sommerepidemie und eine Winterepidemie. Im Sommer sind die Fälle meist regellos über die ganze Ortschaft zerstreut; dabei handelt es sich fast ausschließlich um die Beulenpest, wobei als Infektionsträger die Ratten anzusehen sind. Bei den Winterepidemien spielt die Lungenpest die Hauptrolle, die durch Infektion von Mensch zu Mensch hervorgerufen wird. Der Grund liegt darin, daß die Menschen während der kalten Jahreszeit in ihren engen Wohnstätten sich zusammendrängen. Auch mag infolge der Witterungsverhältnisse noch eine erhöhte Prädisposition zu Erkrankungen der Atmungswege hinzukommen. Der Zusammenhang der Sommerepidemien mit der Rattenpest erklärt sich in folgender Weise. Während einer Pestepidemie geht der größte Teil der empfänglichen Ratten zugrunde; dementsprechend vermindert sich auch die Gelegenheit zur Infektion für den Menschen und die Seuche erlischt. In der seuchenfreien Zeit wird die Pest unter den Ratten erhalten in Form einzelner chronischer oder latenter Fälle, wie sie von Kolle und Martini im Laboratorium durch Versuche nachgewiesen worden sind, und wie sie sich auch unter natürlichen Verhältnissen finden. Im Frühjahr zur Wurfzeit, wenn eine neue empfängliche Generation von Ratten sich entwickelt, kann nun von einem einzelnen latenten Fall eine neue akute Pestepidemie unter den Ratten und damit gleichzeitig eine neue Epidemie unter den Menschen entstehen. Das Primäre ist in der Regel die Beulenpest. Kommt es bei dem einen oder dem anderen Falle zu einer sekundären Pestpneumonie, so kann diese zum Ausgangspunkt einer Lungenpestepidemie werden, die dann durch Tröpfcheninhalation von Mensch zu Mensch weiter übertragen wird.

Bekämpfung. Bei der Ausdehnung unseres modernen Weltverkehrs wird sich eine Einschleppung der Pest in Europa niemals ganz vermeiden lassen. Es wird also darauf ankommen, einzelne eingeschleppte Fälle sofort zu erkennen und die Weiterverbreitung der Seuche zu verhindern. Von den internationalen Abmachungen, die bei der Pariser Konvention im Jahre 1903 von den Mächten vereinbart wurden, ist eine der wichtigsten, daß sich die Staaten gegenseitig über etwaige Pesterkrankungen unterrichten, so daß gegebenenfalls prophylaktische Maßnahmen getroffen werden können. Die inneren staatlichen Maßnahmen sind den einzelnen Mächten überlassen.

Von großer Wichtigkeit ist die Beobachtung des Schiffsverkehrs. Schiffe, die aus pestverseuchten Ländern kommen, oder die in den letzten 10 Tagen einen pestverdächtigen Fall hatten oder solche, auf denen Rattenpest konstatiert wurde, werden 10 Tage in Quarantäne gelegt, die Passagiere werden beobachtet, die Ladung desinfiziert und die Ratten durch giftige Gase getötet. Dazu eignet sich besonders das Generatorgas (ein Gasgemisch aus Stickstoff, Kohlenoxyd und Kohlensäure); ferner das Claytongas (Schwefel-Dioxyd). Diese Gase werden in besonderen Apparaten, dem Nocht-Giemsaschen und dem Clayton-Apparat erzeugt und in das möglichst abgedichtete Schiff eingeleitet.

Die beste Handhabe für eine zielbewußte Bekämpfung der Pest bietet die richtige Erkennung der ersten Fälle von Übertragung der Seuche auf den Menschen. Zur richtigen Diagnose ist aber in erster Linie eine einwandfreie bakteriologische Untersuchung erforderlich, wie sie oben genauer geschildert wurde. Die Durchführung dieser Untersuchung geschieht in Preußen in amtlichen Pestlaboratorien, wo das verdächtige Material unter besonderen Vorsichtsmaßregeln verarbeitet wird.

Jeder Pestkranke oder pestverdächtige Fall muß in Deutschland nach dem Reichsseuchengesetz der Behörde angezeigt werden, die dann durch beamtete Ärzte die zur Verhinderung der Weiterverbreitung der Krankheit notwendigen Maßnahmen durchführen läßt. Als pestverdächtige Erkrankungen sind insbesondere schnell entstandene, mit hohem Fieber und mit schweren Störungen des Allgemeinbefindens verbundene Drüsenschwellungen anzusehen, sofern nicht andere Ursachen für diese Erscheinungen bestimmt nachgewiesen sind. Ferner haben nach dem Ausbruch einer Epidemie alle Erkrankungen und Todesfälle an Lungenentzündung, die in den gefährdeten Bezirken sich ereignen, als pestverdächtig zu gelten. Besonders wichtig ist es, bei den ersten Fällen in einem Ort Nachforschungen darüber anzustellen, wo und wie sich die Kranken infiziert haben, damit in erster Linie gegen die Infektionsquelle vorgegangen werden kann.

An Pest erkrankte oder krankheitsverdächtige Personen sind zu isolieren. Das geschieht am besten in einem eigens dazu eingerichteten Krankenhaus. Auch die Isolierung ansteckungsverdächtiger Personen, d. h. solcher, bei denen zwar keine verdächtigen Krankheitserscheinungen vorliegen, bei denen jedoch die Besorgnis gerechtfertigt ist, daß sie den Krankheitsstoff aufgenommen haben, kann in Preußen auf die Dauer von 10 Tagen angeordnet werden.

Das Haus, in dem ein Pestkranker gelegen hat, muß aufs genaueste nach Rattenkadavern untersucht werden. Der Vertilgung von lebenden Ratten, Mäusen und sonstigem Ungeziefer ist besondere Aufmerksamkeit zuzuwenden.

Alle Abgänge der Kranken sowie Gegenstände, die mit ihnen in Berührung gekommen sind, namentlich Bett- und Leibwäsche, Eß- und Trinkgeschirre, Verbandstoffe müssen aufs sorgfältigste desinfiziert werden. Von chemischen desinfizierenden Mitteln eignen sich besonders: verdünnte Karbolsäurelösung (3 %ig), auf die Hälfte verdünntes Karbolwasser sowie Chlorkalklösungen (2 % ig).

Alle Personen, die mit der Pflege des Kranken beschäftigt sind, müssen die allergrößte Vorsicht dabei beobachten. Jede kleinste, unbedeckte Wunde des Körpers kann zur Eintrittspforte des Pestbazillus werden. Gründliche Waschung und Desinfektion nach jeder Berührung des Kranken ist deshalb dringend erforderlich. Besonders gefährlich für die Umgebung sind die Kranken mit Lungenpest, weil kleinste, in der Luft suspendierte Teilchen des ausgehusteten Auswurfs die Bazillen übertragen können. Es empfiehlt sich deshalb, bei der Pflege solcher Kranken mit Mull bedeckte Drahtmasken zu tragen, die mit einer antiseptischen Flüssigkeit getränkt sind, um die Einatmung solcher in Tröpfchenform verstäubter Sputumpartikelchen zu verhindern.

Wegen der Möglichkeit der Pestübertragung durch Flöhe und andere Insekten ist es dringend geboten, sich durch gründliche Reinigung frei von Ungeziefer zu halten. In Pestgegenden schützt man sich vor dem Stiche der Flöhe durch Einreibungen mit Öl oder Fett. Allen Personen, die genötigt sind, in eine durchseuchte Gegend zu reisen oder mit Pestkranken in Berührung zu kommen, wie Ärzte, Schwestern, Pfleger, ist die aktive Immunsierung mit abgetöteten Pestkulturen dringend anzuraten, wie sie zuerst von Haffkine empfohlen wurde. Er verwendete 4—6 Wochen alte Bouillonkulturen, die 1 Stunde bei 60 ^{0} erhitzt und mit 0,5 %iger Karbolsäure versetzt wurden. Davon wurden Erwachsenen 2,5—3 ccm, Kindern 0,1—0,5 ccm subkutan injiziert; nach 8 Tagen wurde ein zweites Mal mit einer etwas höheren Dosis geimpft. Nach Haffkin ist die Morbidität der Geimpften um das Vierfache geringer als die der nicht Geimpften.

Kolle modifizierte diese Methode, indem er statt der 6 Wochen alten Kulturen frische, vollvirulente, durch Erhitzen abgetötete Agarkulturen verwendete. Die deutsche Pestkommission unter Gaffkys Leitung hat von dieser modifizierten Art der Haffkineschen Schutzimpfung ausgiebig Gebrauch gemacht und sie zum Schutze von kleineren Bevölkerungsgruppen empfohlen.

Nach der Einspritzung stellt sich eine schmerzhafte Infiltration in der Umgebung der Impfstelle ein, die erst nach mehreren Tagen zurückgeht. Die regionären Lymphdrüsen sind dabei häufig schmerzhaft und vergrößert. Einige Stunden nach der Injektion kann es zu einer Steigerung der Temperatur bis zu 38 und 39 ^{0} kommen, die indessen nach Ablauf von einigen Tagen zur Norm zurückzukehren pflegt. Als Allgemeinerscheinungen stellen sich Kopfschmerzen, Mattigkeit in den Gliedern und mangelnde Eßlust ein. Der Impfschutz tritt bei den auf diese Weise aktiv immunisierten Menschen nicht vor dem fünften Tage nach der Injektion ein und erreicht sein Maximum ungefähr am 10. Tage nach der Injektion.

In Fällen, wo es nur darauf ankommt, einen Impfschutz von 3—4 Wochen zu erzielen, kann man auch eines der Pestsera, das Pariser Serum oder das Berner Serum verwenden, die auf Seite 249 genauer besprochen werden.

Krankheitsbild. Die Inkubationsdauer der Krankheit beträgt 2—5 Tage, in seltenen Fällen bis zu 10 Tagen. Nur selten gehen dem ausgesprochenen Kranksein stunden- oder tagelang Vorboten wie Mattigkeit, Verlust des Appetits, Kreuzschmerzen, Kopfweh voraus. Die Krankheit setzt in der Regel plötzlich ein. Mitten in der Arbeit, scheinbar aus voller Gesundheit heraus, wird der Pestkranke von Schüttelfrost, heftigen Kopfschmerzen und von intensivem Schwindelgefühl befallen. Begleitet sind diese Symptome oft von Ekel und Erbrechen; bald danach stellt sich hohes Fieber ein. Seine Sinne umnebeln sich und auffallend schnell bemächtigt sich seiner eine große Schwäche. Das Gesicht wird schlaff und ausdruckslos, die Konjunktiven röten sich lebhaft, der Gang wird unsicher und taumelnd, die Sprache schwer und stammelnd. So bietet er das Bild eines Trunkenen. Dieser Eindruck wird oft noch dadurch verstärkt, daß Abschürfungen und blutige Beulen der Haut, die beim Schwanken und Hinstürzen des Kranken entstanden sind, das Aussehen entstellen. In einzelnen Ausnahmefällen bleibt das Allgemeinbefinden in den ersten Tagen, trotz hohem Fieber relativ wenig gestört.

So hebt Aumann[1]) die auffällige geistige Regsamkeit eines in Hamburg eingeschleppten Falles hervor, bei dem erst 6 Tage nach dem akuten Beginn und erst nach der Entwickelung eines großen Achselhöhlen-Bubo Benommenheit und stärkere Unruhe auftraten.

Die Zunge ist dick weiß belegt, wie mit Kalk betüncht, die Haut ist am ganzen Körper trocken und brennend heiß, oder sie zeigt bei hochgradiger Herzschwäche am Stamm Fieberhitze, während die peripheren Teile kühl und mit klebrigem Schweiß bedeckt sind. Der Puls ist stark beschleunigt, anfangs noch voll, später klein und leicht unterdrückbar.

Schon meist in den ersten Krankheitstagen, seltener 1—2 Tage später erscheinen diejenigen örtlichen Symptome, die dem weiteren Verlauf der Krankheit ihr besonderes Gepräge geben. Je nachdem es sich um eine Drüsengeschwulst, eine Hautpustel oder die Zeichen einer Lungenentzündung handelt, unterscheiden wir Drüsenpest, Hautpest oder Lungenpest.

Drüsenpest. Das wichtigste klinische Symptom der Pest stellt die Anschwellung einer oder mehrerer Lymphdrüsen dar. Sind in irgendeinem Körperbezirk Bazillen in die Haut oder Schleimhaut eingedrungen, so werden sie, ohne daß an der Eintrittspforte eine Gewebsreaktion erfolgt, durch die Lymphbahnen schnell zu den nächsten Lymphdrüsen transportiert, wo es zu einer starken Vermehrung der Bazillen und dadurch zu einer Entzündung meist hämorrhagisch-eitrigen Charakters kommt. Dieser erste Proliferationsherd des Pestbazillus wird als primärer Bubo bezeichnet.

Von hier aus schreitet meist das Verderben weiter seinen Weg; entweder kriecht der Prozeß in den Lymphwegen fort und führt zu weiteren Lymphdrüsenschwellungen (primäre Bubonen zweiter Ordnung nach Albrecht und Ghon), oder es kommt durch Einbruch der Bazillen ins Blut zu einer Allgemeininfektion, so daß nun durch Vermittelung der Blutbahn gleichzeitig eine große Anzahl von Lymphdrüsen infiziert und in den Zustand entzündlicher Schwellung versetzt werden kann (sekundäre Bubonen). Der primäre Bubo läßt sich bei der Bubonenpest meist schon zur Zeit des plötzlichen Krankheitsbeginnes nachweisen; selten tritt er erst später in Erscheinung. Charakteristisch ist die starke Schmerzhaftigkeit auf Druck, die meist schon bei sehr kleinen und schwer palpablen Drüsenschwellungen die Erkennung sehr erleichtert. Es gibt nur

[1]) Aumann im Zentralbl. f. Bakt. Bd. 69, Heft 5/6.

wenige Pestfälle, wo während des Lebens keine Bubonen nachgewiesen werden können; die anatomische Untersuchung vermag stets eine oder die andere Drüsenschwellung aufzudecken, außer in einzelnen Fällen von Pestpneumonie, auf die wir noch zu sprechen kommen.

Der häufigste Sitz des primären Bubo ist die Leistengegend oder das Oberschenkeldreieck; es folgt die Achselhöhle und schließlich die Gegend des Unterkieferwinkels. Seltenere Lokalisationen sind: die Ellenbeuge und die Kniekehle. Die Größe der Bubonen ist wechselnd. Mitunter sind sie so klein, daß nur die Schmerzhaftigkeit auf Druck sie erkennen läßt; in anderen Fällen können sie die Größe eines Gänseeies oder einer Männerfaust erreichen. Im Beginn kann man die einzelnen Drüsen in ihren Konturen noch gut abgrenzen. Die bedeckende Haut ist noch weich und geschmeidig; später wird die Haut verdickt, starr und weniger faltbar. Es bildet sich durch Entzündung und Infiltration des periglandulären Gewebes eine harte Resistenz um die Drüsen herum, deren Konturen sich jetzt nur noch undeutlich abgrenzen lassen. Schließlich ist eine harte, rasch zunehmende Prominenz sichtbar, in der die vergrößerten Drüsen eingepackt sind und in deren Nähe die Haut oft noch weit in die Nachbarschaft hinein teigig ödematös geschwollen ist. Bisweilen treten in der Umgebung noch Blutungen und Blaseneruptionen auf.

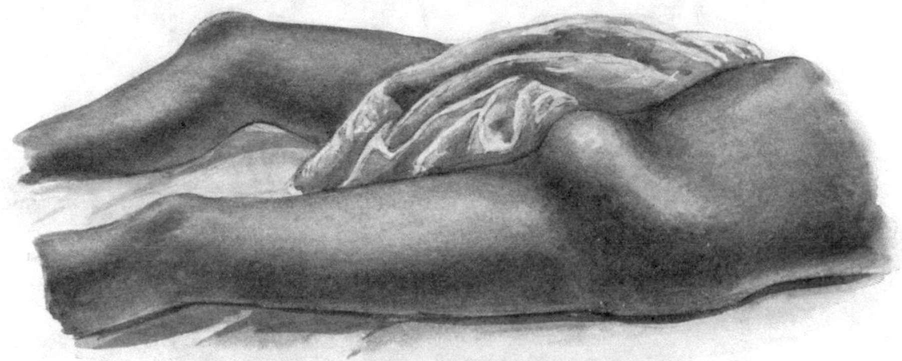

Abb. 108. Pestbubo in der Leistengegend.

Anatomisch ist der Bubo durch eine exsudative, mit Blutungen einhergehende und später nekrotisierende Entzündung charakterisiert. Oft sind mehrere Lymphdrüsen durch die exsudative Entzündung zu einem Paket vereinigt, bei dem die Grenzen der einzelnen Drüsen auf dem Durchschnitt kaum noch zu erkennen sind. Die Vergrößerung der Lymphdrüsen ist zum Teil auf Rechnung von Hämorrhagien zu setzen, die meist sehr ausgedehnt sind und die Drüsen auf dem Schnitt wie hämorrhagisch infarziert erscheinen lassen.

Das periglanduläre Gewebe wird meistens in Mitleidenschaft gezogen, indem die Hämorrhagien die Kapsel der Drüse durchbrechen und nun das umgebende Fett- und Bindegewebe mit Blut und Ödemflüssigkeit durchtränken. Gleichzeitig kommt es zu einer zellreichen, starken Infiltration des periglandulären Gewebes. Namentlich das subkutane Bindegewebe oberhalb primärer Bubonen ist stark infiltriert.

Beim Bubo der Leistenbeuge, der am häufigsten beobachtet wird, halten viele Kranke das Bein im Hüftgelenk gebeugt, um die entzündete Partie zu entspannen. Häufig sind dabei auch die iliakalen Drüsen in Mitleidenschaft gezogen. Sie können bisweilen zu großen, druckempfindlichen, durch die Bauchdecke hindurch tastbaren Resistenzen anschwellen, die, wenn sie auf der rechten Seite gelegen sind, an eine perityphlitische Geschwulst erinnern. Noch täuschender kann das Bild werden, wenn der primäre Bubo in der Leistenbeuge an Größe ganz zurücktritt oder gar nicht nachgewiesen werden kann.

Der Bubo der Achselhöhle entsteht durch Schwellung der axillaren Lymphdrüsen. Daneben sind meist die Glandulae pectorales, infraclaviculares und supraclaviculares und die zervikalen Lymphdrüsen sekundär infiziert. Typisch ist dabei das Verstreichen der Infraklavikulargrube und der Mohrenheimschen Grube und oft auch der Oberschlüsselbeingrube, das durch ödematöse Durchtränkung des periglandulären Gewebes zu erklären ist. Eine Folge dieser

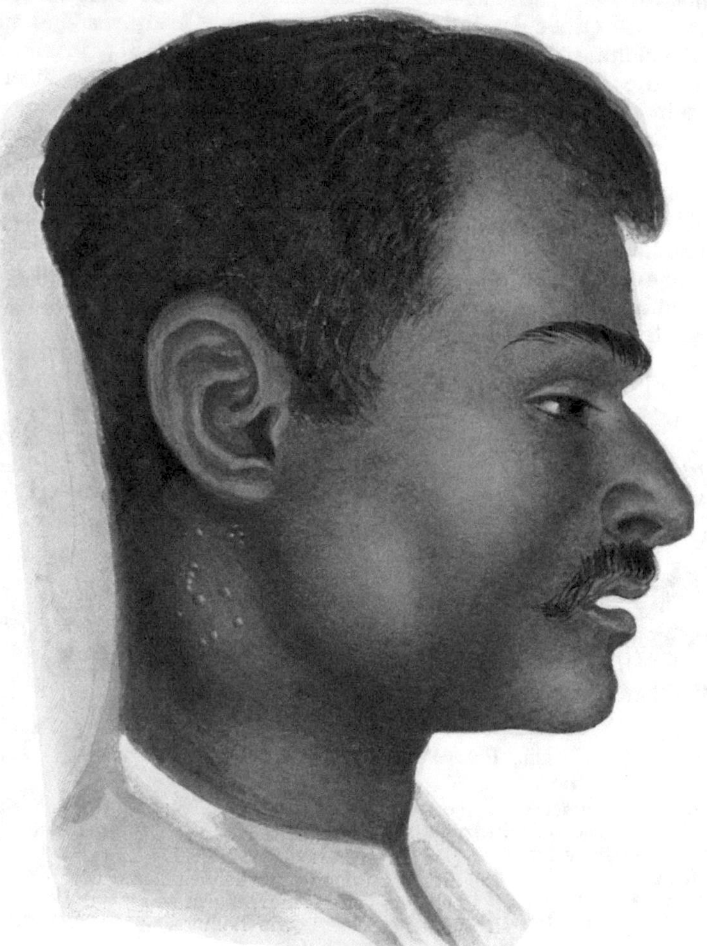

Abb. 109. Bubonen am Nacken und Kieferwinkel. Auf der Haut des Nackenbubo Bläschenbildung.

Durchtränkung des lockeren Zellgewebes der Axilla ist auch das sog. Gallertzittern der Haut. Die Haut zittert beim Beklopfen wie mit dem Finger angeschlagene Gallerte.

Die primären Halsbubonen, die namentlich bei Kindern häufig sind, entwickeln sich in der Regel an einem Kieferwinkel. Zuerst nur bohnen- oder taubeneiergroß, schwellen sie im Laufe weniger Stunden mächtig an. Auch die benachbarten Drüsen des ganzen Halses werden infiziert und vergrößern sich zusehends, um bald infolge der Infiltration und ödematösen Durchtränkung des periglandulären Gewebes in einer enormen teigigen Geschwulst unterzutauchen, die schließlich den ganzen Hals einpackt. Die Haut darüber ist gespannt und glänzend. Oft schreitet das Ödem der Haut und die Infiltration des Zellgewebes noch weiter in die Nachbarschaft bis in die Gegend der Brustwarzen hin oder über den Nacken bis zur Scapula. In vielen Fällen solcher primären Halsbubonen kommt es durch sekundäre Infektion mit Streptokokken zu nekrotischen Vorgängen an den Tonsillen, die mit schmierigen Belägen und tiefen Ulzerationen einhergehen und zu mehr oder minder starken Blutungen führen können. In manchen Fällen kommt es dabei auch zur ödematösen Schwellung der Uvula, der Gaumenbögen und zum Glottisödem, so daß furchtbare Atemnot und inspiratorische Einziehungen im Jugulum und Epigastrium auftreten und nach qualvollem Kampfe unter immer stärker werdender Unruhe, tiefer Cyanose des ganzen Körpers und immer elender werdendem Puls der Tod an Erstickung eintritt.

Die Lymphdrüsen der Ellenbeuge sind fast stets nur sekundär infiziert, entweder durch retrograden Transport auf den Lymphwegen von der Achselhöhle aus oder auf dem Blutwege. Primäre Bubonen finden sich hier seltener vor. Dasselbe gilt für die Kniekehlengegend.

Die sekundären Bubonen können sich schon wenige Stunden nach dem Krankheitsbeginn entwickeln. Da sie durch Verschleppung von Pestbazillen auf dem Blutwege entstehen, so kann man bisweilen beobachten, daß multiple Drüsenschwellungen gleichzeitig an mehreren Körperstellen auftreten. Das Erscheinen sekundärer Bubonen ist daher als ein Zeichen der allgemeinen Blutinfektion aufzufassen. Dementsprechend kann man auch in allen diesen sekundären Lymphdrüsenschwellungen Pestbazillen nachweisen. Da sich die sekundären Bubonen zeitlich später entwickeln als der primäre Bubo, so sind sie in der Regel auch erheblich kleiner als diese, und die Umgebung ist meist weniger verändert. Sie sind selten über haselnußgroß, können aber bei längerer Krankheitsdauer natürlich auch größere Ausdehnung gewinnen. Die anatomischen Veränderungen sind ebenfalls geringer als beim primären Bubo. Auf dem Durchschnitt erscheinen sie graurot und von einzelnen Blutaustritten durchsetzt. Das umgebende Fettbindegewebe ist in der Regel nur ödematös durchtränkt und nicht hämorrhagisch infiltriert wie beim primären Bubo, doch kommen auch darin Ausnahmen vor.

Das weitere Schicksal der Bubonen ist verschieden; in manchen Fällen tritt eine Rückbildung ein. Die periglanduläre Infiltration geht zurück; die vorher gar nicht oder undeutlich tastbaren Konturen der geschwollenen Drüsen werden wieder deutlich, die bedeckende Haut wird weicher und dünner und läßt sich wieder falten, und die Drüsen werden kleiner. Häufig kommt es zur Erweichung und Vereiterung.

Anatomisch kann man etwa nach 4—6 tägiger Krankheitsdauer im Innern der Drüsen nekrotische Vorgänge beobachten, die zur Einschmelzung einzelner Teile der Drüsen führen, so daß man auf dem Schnitt aus mehreren kleineren Einschmelzungsherden eitrig-bröckeligen Inhalt hervorquellen sieht. Schreitet dieser Prozeß fort, so kommt es schließlich zu einer richtigen eitrigen Einschmelzung der betreffenden Drüsen; auch die bedeckende Haut wird erweicht und es erfolgt ein Durchbruch des Eiters nach außen. Diese Vereiterung scheint allein als Folge der Einwirkung des Pestbazillus auftreten zu können, doch mögen zuweilen auch sekundäre Eitererreger wie Staphylokokken und Streptokokken eine Rolle dabei spielen.

Die genannten nekrotisierenden Prozesse brauchen jedoch keineswegs in allen Fällen zur völligen Erweichung und zum Durchbruch der Drüsen zu führen. Zweifellos können vielmehr kleinere nekrotische oder eitrige Einschmelzungsherde, die innerhalb der Bubonen auftreten, spontan bei intakter Haut zur Resorption gelangen.

Die primären Bubonen enthalten in den ersten Tagen stets enorme Massen von Pestbazillen. In nekrotischen und eitrig eingeschmolzenen Drüsen finden sich dieselben im allgemeinen nur spärlich. Auch beobachtet man hier die oben erwähnten Involutionsformen.

Haut. Eines der auffallendsten Hautsymptome, das jedoch bei den einzelnen Epidemien in sehr verschiedener Häufigkeit beobachtet wurde, sind die Hautblutungen. Sie scheinen in den Epidemien des Mittelalters häufiger gewesen zu sein als in der neueren Zeit. In Gestalt von blaurot bis blauschwarz gefärbten Flecken von Stecknadelkopf- bis Linsengröße sind sie besonders auf der Haut des Stammes und der oberen Extremitäten lokalisiert. Oft liegen sie in der Umgebung eines Bubo. Ihre Zahl ist verschieden; bald stehen sie ganz vereinzelt, bald sind sie in zahlloser Menge über die Haut des Körpers verstreut. Die Blutungen enthalten stets Pestbazillen, sind also als Pestmetastasen aufzufassen (Albrecht und Ghon).

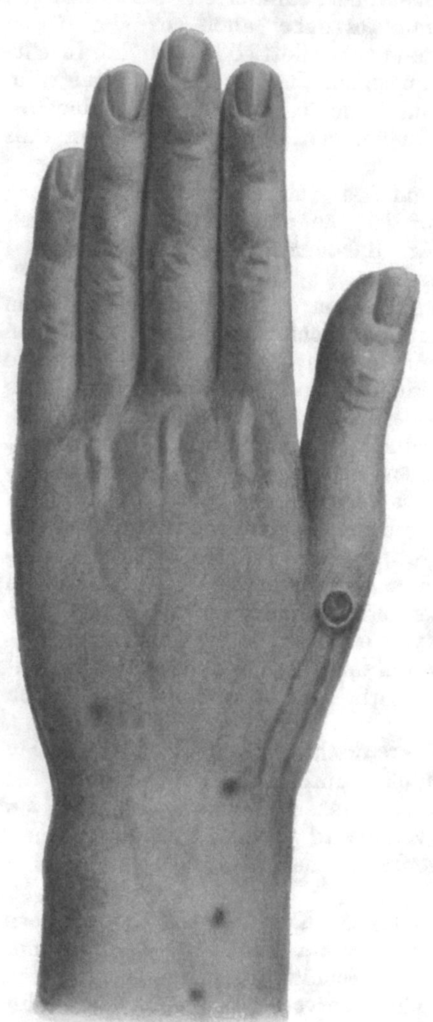

Abb. 110. Pestkarbunkel und Hautblutungen.

Dieselbe Art der Entstehung hat vermutlich in einem Teil der Fälle auch der Pestkarbunkel. Man bemerkt zunächst eine blaurot gefärbte, lebhaft schmerzende Hautinfiltration von Hanfkorn bis Markstückgröße, über der sich etwa nach Ablauf eines Tages die Epidermis als Bläschen abhebt. Kommt dann die Blase zum Platzen, wobei sich eine trübe, blutig-seröse Flüssigkeit mit massenhaft Pestbazillen entleert, so liegt als Geschwürsgrund das blaurot gefärbte Corium frei. In der Mitte des Geschwürs bildet sich ein schwarzer Schorf, während sich die Peripherie wallartig abhebt; in der Umgebung wird die Haut ödematös. Der Karbunkel, der spontan in der Regel keine Schmerzhaftigkeit zeigt, ist auf Druck lebhaft schmerzempfindlich.

Die Lymphdrüsen der Umgebung sind stark geschwollen. Häufig ziehen rote Lymphgefäßstreifen als Zeichen einer Lymphangitis zur nächsten geschwollenen Lymphdrüse. Die Größe der Karbunkel ist verschieden; sie schwankt zwischen Markstück- und Handtellergröße. Die Rückbildung erfolgt in den genesenden Fällen in der Weise, daß der Schorf sich abstößt, und die Geschwürsfläche granuliert und sich überhäutet.

Der Karbunkel, der dort, wo er als hervorstechendstes Symptom das Krankheitsbild beherrscht, zu der Bezeichnung Hautpest Veranlassung gibt, entsteht wahrscheinlich in der Mehrzahl der Fälle als Metastase auf dem Wege der Blutbahn; aber auch die Lymphwege kommen in Frage. Man findet nicht selten Karbunkel im Lymphgefäßbezirke von primären Bubonen, so z. B. bei primären inguinalen Bubonen an verschiedenen Stellen der unteren Extremitäten und über dem Os ilei. Dieselben sind auf dem Lymphwege durch retrograden Transport entstanden zu denken. Ein bezeichnender Fall dieser Art war z. B. folgender (H. C. Müller): Bei bestehendem primären Bubo in der Achselhöhle zeigte sich eine Lymphangitis am Oberarm mit Schwellung der Kubitaldrüse, über der schließlich ein Karbunkel aufschoß. Das fertige Bild hätte in diesem Falle leicht zu der Annahme verleiten können, daß der Karbunkel das Primäre gewesen sei und daß die Infektion der Achselhöhle erst sekundär von der Kubitaldrüse ausging, anstatt umgekehrt. Ob überhaupt primäre Karbunkel als erste Reaktion des Körpers auf das eingedrungene Pestvirus vorkommen, ist noch ein strittiger Punkt. Im allgemeinen ist ja die Eintrittspforte der Pestbazillen reaktionslos. Wir sahen oben bereits, daß nicht einmal eine Lymphangitis den Weg bezeichnet, den die Bazillen zum primären Bubo, ihrem ersten Proliferationsherd, genommen haben. Trotzdem ist aber natürlich die Möglichkeit nicht zu bestreiten, daß bei intensivem Verreiben von Pestbazillen in die Haut am Orte der Infektion ein primärer Karbunkel sich entwickeln kann. Die deutsche Pestkommission hat bei 376 Kranken 11 primär entstandene Karbunkel beobachtet; davon starben nur zwei. Es geht daraus schon hervor, daß die Fälle mit Karbunkeln im allgemeinen nicht zu den schwersten Erkrankungen gehören.

Nervensystem. Die Symptome des Nervensystems können bei der Pest sehr mannigfach sein. Die Erscheinungen im akuten Stadium wurden schon oben kurz erwähnt. Kopfschmerzen und Schwindel sind hier an erster Stelle zu nennen. Die Kopfschmerzen sind von wechselnder Intensität, aber meist vorhanden. Mit dem Schwindelgefühl, an dem die meisten Kranken, ganz unabhängig von den Kopfschmerzen, leiden, hängt die eigentümliche Unsicherheit des Ganges zusammen, die den Pestkranken schwanken und taumeln läßt. Diese Erscheinungen müssen als funktionelle Störungen aufgefaßt werden, die durch das Gift der Pestbazillen bedingt sind, denn anatomische Veränderungen am Gehirn lassen sich nicht nachweisen.

Das Verhalten des Sensoriums ist wechselnd. Völlig klares Bewußtsein ist selten. Meist sind die verschiedenen Grade des Status typhosus ausgesprochen, von einfacher Somnolenz bis zum tiefen Koma. Häufig sind Delirien, teils ruhiger Art, wobei die Kranken in stillem Traumleben vor sich hin murmeln, teils mit Erregungszuständen, motorischer Unruhe und lautem Lärmen einhergehend. Bekannt und von allen Autoren erwähnt ist der „Wandertrieb“ der Pestkranken. In dunklem Betätigungsdrange, der sie antreibt, nach Hause zu gehen oder sich an die Arbeit zu machen, stehen sie auf, wandeln umher und machen Fluchtversuche, so daß das Aufhalten und Zurückbringen der aufgestandenen Kranken in ein Pestspital zu den Hauptaufgaben des Personals gehört. Charakteristisch sind die Sprachstörungen der Pestkranken. Eine eigentümlich schwerfällige, lallende Sprache wird außerordentlich oft beobachtet. Sie findet sich sowohl bei günstigen wie bei tödlich endenden Fällen.

Nicht selten wird in den ersten Tagen Meningismus beobachtet: Nackenstarre, Kernigsches Symptom, Hyperästhesie. Aber auch echte Pestmeningitis kommt bisweilen vor, bei der die bakteriologische Untersuchung im Eiter der Meningen Pestbazillen nachweist.

Augen. Konjunktivitis ist fast bei allen Pestkranken mehr oder minder ausgesprochen. Die Conjunctiva bulbi wie die der Lider ist dabei in gleicher Weise beteiligt. Mitunter ist die Injektion so stark, daß die Bindehaut aus der Entfernung gleichmäßig rot erscheint. Die Alten sprachen von einem

„wilden Blick“ der Pestkranken, wobei wohl an solche Fälle von Konjunktivitis gedacht worden ist. Eine häufige Komplikation ist ferner die parenchymatöse Keratitis, die meist mit Iridokyklitis kombiniert beobachtet wird.

Ohren. An Komplikationen seitens des Ohres wurde in manchen Fällen Otitis media beobachtet; auch über zentrale Taubheit ist wiederholt berichtet worden.

Respirationsapparat. In manchen Epidemien sind die Erscheinungen seitens des Respirationsapparates gering. So berichtet Aoyama von der Hongkonger Epidemie z. B., daß die Lungen gewöhnlich intakt seien, und nur selten Bronchitis leichteren Grades bestehe. In anderen Epidemien aber können die Lungenerscheinungen im Vordergrunde des klinischen Krankheitsbildes der Pest stehen. Der dunkle, blutige Auswurf, der dabei entleert wird, hat dieser Form der Pest den Namen des „schwarzen Todes“ gegeben, und unter diesem Namen hat die Lungenpest im 14. Jahrhundert 25 Millionen Menschen, den vierten Teil der europäischen Bevölkerung, hinweggerafft. Trotzdem geriet die Tatsache in Vergessenheit, daß der schwarze Tod nichts anderes als die Pest war; erst Hecker stellte die Zusammengehörigkeit der beiden als höchst wahrscheinlich hin. Zum ersten Mal anatomisch und ätiologisch sichergestellt wurde das Vorkommen einer primären Pestpneumonie durch Childe in Bombay 1896/97. Eine größere Ausdehnung gewann die Lungenpest in der Mandschurei im Jahre 1910/11.

Die Lungenpest beginnt mit einem Schüttelfrost, ohne daß Prodromalerscheinungen vorausgehen. Daneben sind wie bei der Beulenpest intensiver Kopfschmerz, Schwindel und Erbrechen vorhanden. Das Sensorium ist auffallend häufig frei. Das allgemeine Bild der Pest kann mehrere Tage anhalten, bevor die spezifisch pneumonischen Erscheinungen sich geltend machen. Oft machen sich zunächst pleuritische Schmerzen bemerkbar. Das Auftreten der Lungenherde verrät sich in dem Husten mit blutigem Auswurf. In typischen Fällen gleicht die Form des Hustens einer Hämoptoe. Jeder Hustenstoß bringt reichliches, förmlich hervorquellendes, dünnflüssiges, schaumig-blutiges Sputum hervor. In anderen Fällen ist der Husten quälend, und das Sputum wird unter großen Anstrengungen herausgebracht. Daneben herrscht hochgradige Dyspnoe und Cyanose; Atemfrequenzen von über 50 bilden die Regel. Frühzeitig stellt sich eine hochgradige Herzschwäche ein mit enorm frequentem Puls und minimaler Spannung. Die Perkussion ergibt wechselnde Befunde. Bald sind die Erscheinungen einer katarrhalischen Bronchopneumonie, bald mehr die einer croupösen Pneumonie ausgesprochen. Auskultatorisch findet sich über den Herden Bronchialatmen oder scharfes vesikuläres Atemgeräusch, groß- und mittelbasiges Rasseln, Pfeifen und Schwirren. Die primäre Lungenpest endet in allen Fällen tödlich. Der Tod tritt in der Regel am 2.—5. Tage der Krankheit ein.

Da bei der Lungenpest primäre Bubonen häufig fehlen, so wird diese Form der Krankheit von manchen Autoren auch als „Pest ohne Bubonen“ bezeichnet. Diese Benennung besteht nicht zu Recht, da die Bronchialdrüsen meist infiziert sind und auch an anderen Körperstellen sekundäre Bubonen auftreten können. Das geht schon daraus hervor, daß bei der Pestpneumonie oft tagelang vor dem Exitus Bazillen im Blut nachgewiesen werden können, wodurch die Möglichkeit der Entwicklung von metastatischen Bubonen gegeben ist.

Die im Verlaufe der Drüsenpest auftretenden Pneumonien können verschiedener Natur sein. Einmal können es sekundäre durch den Pestbazillus erzeugte Pneumonien sein und zweitens Bronchopneumonien, wie sie auch bei anderen Infektionskrankheiten durch sekundäre Erreger, Pneumokokken, Streptokokken, Influenzabazillen hervorgerufen werden. Die sekundäre Pestpneumonie kann metastatisch auf dem Blutwege oder aber durch Aspiration bazillenhaltigen Rachenschleims hervorgerufen werden. Die perkussorischen und auskultatorischen Zeichen sind dieselben wie bei der primären Pestpneumonie. Das Sputum ist spärlich, zäh, glasig, von gelblich-eitrigen Flocken durchsetzt, meist nicht bluthaltig; nicht selten ist daneben Pleuritis sicca vorhanden. Trockenes Reiben geht mitunter den Verdichtungserscheinungen voraus. Die Prognose ist auch bei der Bronchopneumonie der Drüsenpest in der Regel infaust.

Von allen verderblichen Wirkungen, die der Pestbazillus im menschlichen Körper auszuüben vermag, ist die gefährlichste seine Einwirkung auf das Herz. Er bringt Drüsen zur Anschwellung und Vereiterung, er geht ins Blut über und umnebelt die Sinne, er bringt entzündliche Lungenerscheinungen hervor, aber alle diese Symptome reichen nicht hin, um seine todbringende Macht zu erklären. Sein Gift ist seine tödliche Waffe: Er vergiftet das Herz. Außer bei den ganz leichten, lokal bleibenden Erkrankungen beherrscht die Herzschwäche wenigstens gegen das Ende hin das klinische Bild; von der Widerstandskraft des Herzens ist die Prognose abhängig. Die Spannung des Pulses ist schon im Anfangsstadium meist herabgesetzt; häufig zeigt sich Dikrotie. Die Frequenz nimmt schnell zu. Im Anfang durchschnittlich 120 in der Minute, erreicht sie bei letal endenden Fällen oft Höhen von 200—210, um mitunter ganz kurz vor dem Tode auf 80 Schläge jäh abzufallen. Ein ungünstiges Zeichen ist es, wenn bei sinkender Temperatur, z. B. bei den Morgenremissionen der Puls hoch bleibt. Die Herzschwäche kann schon in den ersten Tagen, mitunter wenige Stunden nach dem Krankheitsbeginn zum Tode führen. Der Puls an der Radialis ist dann fadenförmig, für Augenblicke überhaupt unfühlbar, von rasender Schnelligkeit; infolge der schlechten Blutversorgung werden die peripherischen Körperteile kühl und cyanotisch. Arhythmien sind seltener und finden sich nur kurz vor dem Exitus, dagegen ist die Paradoxie des Pulses ein häufiges Symptom. Die schon normalerweise vorhandene Herabsetzung des arteriellen Druckes wird nach Gerhards Erklärung um so stärker sein, je größer die inspiratorischen Druckschwankungen und je schwächer der arterielle Druck ist. Ist der Blutdruck an sich schon sehr gering, so verschwinden an der Radialis des Pestkranken die auf das Inspirium fallenden Pulse häufig ganz. Besonders deutlich ist das bei der Pestpneumonie, wo die Verringerung der respiratorischen Fläche tiefe inspiratorische Druckschwankungen bedingt. In der Rekonvaleszenz wird oft eine Verlangsamung des Pulses beobachtet, ähnlich wie beim Erysipel. Statt dessen bleibt bei einzelnen Fällen für längere Zeit noch eine erhöhte Pulsfrequenz neben stark verminderter arterieller Spannung zurück. Eine Dilatation des Herzens wird in der Regel nicht beobachtet, ebensowenig auch Endocarditis und Pericarditis. Oft findet man Schwäche des ersten Tones bis zum völligen Verschwinden desselben. Systolische Geräusche an der Spitze, die als febrile Geräusche zu deuten sind, werden nicht selten bei der Auskultation wahrgenommen.

Die anatomischen Grundlagen für die schweren Störungen des Herzens sind gering und erklären die klinischen Erscheinungen nicht in zufriedenstellender Weise. Das Herz erscheint schlaff, in manchen Fällen dilatiert, die Muskulatur ist grau, wie gekocht (Albrecht und Ghon) oder graugelblich. Häufig sind perikardiale und endokarditische Blutungen. An den Ostien findet sich nichts Abnormes; dagegen zeigen die Venenwandungen in der Nachbarschaft von Bubonen Hämorrhagien, die dadurch entstanden sind, daß der hämorrhagisch-ödematöse Erguß, der das periglanduläre Gewebe durchsetzt, in die Adventitia der Gefäße einbricht und nun auch die anderen Gewebsschichten der Wandungen durchsetzt.

Die hochgradigen Erscheinungen von Herzschwäche sind bei der Geringfügigkeit der anatomischen Veränderungen vermutlich in erster Linie auf eine Intoxikation des Nervenapparates des Herzens und zugleich auf eine hochgradige vasomotorische Schwäche zu beziehen.

Fieber. Das Fieber steigt in der Regel steil an auf 39—40°. Es kann sich mehrere Tage (3—4) kontinuierlich halten; meist aber ist es durch starke Remissionen ausgezeichnet. Die Tagesschwankungen betragen dann 1—2° und noch mehr. Bisweilen zeigt die Kurve von vornherein intermittierenden Charakter: frühmorgens 37° und abends 39—40°. Schüttelfröste werden dabei, abgesehen von dem initialen Frost, nicht beobachtet. Bei den Fällen mit remittierendem Fieber pflegt vom dritten Tage an die Fieberkurve mit großen Remissionen lytisch abzufallen, ganz ähnlich dem Abfall des Fiebers beim Typhus. Eine kritische Entfieberung ist selten. Bisweilen werden terminale exzessive Temperaturen beobachtet, aber auch bei subnormalen Temperaturen kann der Tod eintreten. Eine prognostische Bedeutung kommt der Fieberkurve des akuten Stadiums nicht zu; ebensowenig den schon im Anfange auftretenden tiefen Morgenremissionen. Die Gesamtdauer des Fiebers ist sehr verschieden. Müller hat bei milden Fällen mindestens 6 Tage und bei schweren Fällen 28 Tage Dauer und darüber beobachtet. Bei verspätetem Auftreten sekundärer Bubonen kann es zu erneutem Fieberanstieg kommen. Sehr kompliziert wird mitunter der Fieberverlauf durch Mischinfektionen mit Eitererregern, Staphylokokken, Streptokokken u. dgl., die dann über längere Zeit ein stark remittierendes Fieber bedingen können.

Verdauungsapparat. Der Verdauungsapparat zeigt in der Regel keine speziell für die Pest charakteristischen Symptome. Der Appetit ist wechselnd. Während bei manchen schweren Fällen Appetitlosigkeit sich findet, leiden andere an Heißhunger. Großer Durst mit schmerzhaftem Hitzeempfinden im Magen und Unterleib ist häufig. Erbrechen kommt außer als initiales Symptom auch im weiteren Verlauf der Krankheit nicht selten vor. Müller faßt es als ein zerebrales, von dem begleitenden initialen Schwindelgefühl abhängiges Symptom auf, das keinen Zusammenhang hat mit Magen- und Darmveränderungen. Die Stuhlverhältnisse bieten nichts Charakteristisches. In vereinzelten Fällen wurden blutige Stühle gesehen. Häufig ist Meteorismus.

In einzelnen Epidemien scheinen Darmsymptome mehr im Vordergrunde zu stehen, so z. B. bei der Epidemie, die Wilms in Hongkong beobachtete. Er sah im Anfange häufig Diarrhöe und später Verstopfung. Die solitären Follikel fand er geschwollen; auch die Mesenterial- und die retroperitonealen Drüsen waren vergrößert und von blutigen Extravasaten umgeben. Wilms gewann aus diesen Befunden die Überzeugung, daß der Pestbazillus in der Mehrzahl der Fälle vom Darmtraktus her und nicht von der Haut aus in den Körper eindringt. Diese Verallgemeinerung trifft wohl sicher nicht das Richtige.

Nach den Untersuchungen von Albrecht und Ghon fanden sich bei der Epidemie in Bombay zwar oftmals Blutungen auf der Schleimhaut des Magens und des Dickdarms, weniger häufig im Blinddarm, aber die mesenterialen Lymphdrüsen waren nie derartig verändert, daß man daraus auf eine primäre Infektion vom Darmkanal hätte schließen können.

Die Zunge ist zu Beginn mit einem dicken grauweißen Belag bedeckt, wie mit Kalk übertüncht. Nach einigen Tagen pflegen sich die Ränder der Zunge sowie die Spitze zu reinigen. Ikterus wird sehr selten beobachtet. Da oft in der Gallenblase Pestbazillen gefunden werden und ihnen die Fähigkeit zukommt, Eiterung zu erzeugen, so wäre es denkbar, daß eine Cholecystitis zu Ikterus führt.

Die Milz ist fast stets perkussorisch nachweisbar vergrößert und palpabel, oft schon am ersten Tage.

Der Urin wird entsprechend der Polydipsie der Pestkranken meist in reichlicher Menge ausgeschieden und ist von niedrigem, spezifischem Gewicht. Er enthält häufig Spuren von Albumen. In schweren Fällen ist Nephritis häufig.

Anatomisch finden sich oft trübe Schwellung und fettige Degeneration der Nieren.

Das Blut zeigt eine mäßige Leukocytose.

In sehr vielen Fällen kommt es im Anschluß an den primären Bubo zu einer allgemeinen Blutinfektion. Albrecht und Ghon konnten mittelst einer sehr primitiven Methode (durch Untersuchung einiger aus der Fingerbeere entnommener Blutstropfen) in 45 % Pestbazillen im Blute nachweisen. Es ist also anzunehmen, daß sie bei besserer Methodik noch weit häufiger gefunden werden. Bei der Lungenpest sind sie wohl stets im Blute zu finden. In der Rekonvaleszenz und in leichten Fällen enthält das Blut keine Pestbazillen. Bei Mischinfektionen weist die Untersuchung neben den Pestbazillen noch andere Bakterien, meist Streptokokken, im Blute nach.

Diagnostisch kann die Untersuchung des Blutes von Bedeutung werden bei foudroyanten Fällen, wo noch vor Ausbildung der Bubonen die schwersten Allgemeinerscheinungen vorhanden sind und ein positiver Bazillenbefund die Diagnose entscheidet.

Krankheitsverlauf und -Dauer. Nachkrankheiten. Die Krankheitsdauer bei letal endenden Fällen ist sehr verschieden. Viele Fälle gehen wenige Stunden nach Beginn der Krankheit an Herzschwäche zugrunde. So kommt es, daß manche während der Arbeit oder auf dem Wege nach dem Spital vom Tode überrascht werden (Pestis siderans). Die größte Zahl der Todesfälle ereignen sich in den ersten acht Krankheitstagen; die Chancen auf Genesung wachsen demnach, wenn eine Woche überstanden ist; die mittlere Krankheitsdauer der genesenden Fälle ist 6—8 Tage.

Die Rekonvaleszenz bietet sehr wechselnde Verhältnisse. Häufig ist verlangsamter Puls, Labilität des Pulses und Irregularität vorhanden.

Andererseits berichtet Sticker von dauernden Lähmungen des hemmenden Vaguseinflusses auf das Herz. An nervösen Nachkrankheiten beobachtet man: halbseitige und doppelseitige Gaumenlähmung, Rekurrenslähmung, Aphasie, Paraplegie und Hemiplegie.

Rezidive kommen bei der Pest bisweilen vor. Sie treten oft spät in der Rekonvaleszenz nach mehreren Wochen auf und verlaufen dann stets tödlich.

Die Mortalität beträgt ca. 70—90 %. Nach Liebermeister sterben zu Beginn einer Epidemie oft fast alle Kranken. Die Lungenpest führt fast stets zum tödlichen Ausgang; nur äußerst selten kommt ein solcher Kranker mit dem Leben davon.

Prognose. Absolut infaust ist die Prognose bei der primären Pestpneumonie, beim primären Halsbubo, bei der Pestmeningitis und beim ulzerativen Zerfall der Tonsillen. Im übrigen richtet sich die Prognose nach dem Charakter der Epidemien, die nach ihrer Malignität sehr verschieden sein können. Sehr ernst ist die Prognose stets, wenn Pestbazillen ins Blut übergetreten sind, weil dann jederzeit die mannigfachsten Metastasen auftreten können. Vor allem hängt der Ausgang von der Widerstandskraft des Herzens ab. Von Anfang an abnorme Weichheit des Pulses, geringe Spannung, Paradoxie, Kühle an den peripheren Teilen des Körpers lassen auf einen ungünstigen Ausgang schließen. Dagegen berechtigt der Befund normaler Verhältnisse an Herz und Gefäßen nicht ohne weiteres zu der Hoffnung auf Genesung, denn schon wenige Stunden nach der Untersuchung kann die tödliche Herzschwäche hereinbrechen.

Bereits bestehende chronische Krankheiten wie Lungentuberkulose und Syphilis, ferner Potatorium verschlechtern die Prognose ganz erheblich.

Diagnose. Bei epidemischem Auftreten der Krankheit ist die Diagnose nicht schwer, wenn man den schweren Allgemeinzustand, die rauschartige Umnebelung der Sinne, den wankenden Gang, die lallende Sprache und die

Weichheit des Pulses in Betracht zieht und örtliche Symptome an Lymphdrüsen, Haut oder Lungen sich bemerkbar machen. Schwieriger ist jedoch die Erkennung der Krankheit bei den ersten Fällen einer Epidemie oder bei pestverdächtigen Einzelerkrankungen, z. B. auf einem Schiffe oder in einer Hafenstadt.

Differentialdiagnostisch können dann in Betracht kommen: mit Inguinalbubonen einhergehende Erkrankungen der Sexualorgane, Milzbrand, Pneumonie, Typhus u. a. m. Sicher wird die Diagnose stets erst durch den Nachweis von Pestbazillen. Der Nachweis geschieht am einfachsten durch die Punktion einer verdächtigen Drüse mittelst der Pravaz-Spritze und der Untersuchung des aspirierten Drüseninhalts. Oft kann man schon im direkten Ausstrichpräparat nach Fixierung in Alkohol und Färbung mit Karbol-Methylenblau massenhaft der charakteristischen polgefärbten Stäbchen nachweisen. Bei vereiterten Drüsen ist dieser Befund freilich meist weniger häufig, weil hier oft nur vereinzelte Bazillen vorhanden sind, die überdies noch meist Involutionsformen angenommen haben. Der Kulturversuch und die Verimpfung auf empfängliche Tiere (Ratten, Meerschweinchen) ist in jedem Falle zur Unterstützung der Diagnose heranzuziehen.

Man streicht einige Tropfen Drüsensaftes auf die Oberfläche von schwach alkalischem Agar aus und bringt die Platte für 24 Stunden in eine Bruttemperatur von 30 °. Sind verdächtige Kolonien mit der oben besprochenen Randbildung vorhanden, so muß ihre Identität festgestellt werden. Unbeweglichkeit, Polfärbung, Entfärbung nach der Gramschen Methode, Kettenbildung in Bouillon sind Zeichen, die für die Diagnose Pest sprechen. Den Schlußstein der Untersuchung bildet die Identifizierung durch ein hochwertiges, agglutinierendes Pestserum. Die Bazillen aus den verdächtigen Kolonien müssen bis zur Titergrenze durch das Serum makroskopisch deutlich agglutiniert werden.

Die Infektion der Meerschweinchen nimmt man durch Verreiben des Materials auf die rasierte Bauchhaut vor; Ratten werden durch Schwanzwurzelstich infiziert. Handelt es sich um Pest, so gehen die Tiere in der Regel unter den oben beschriebenen Erscheinungen in wenigen Tagen zugrunde.

Neben dem Drüsensaft kommt für die bakteriologische Untersuchung vor allem das Blut in Frage. Wir wissen, daß fast in allen schweren Fällen Pestbazillen im Blute kreisen. Man nimmt einige Kubikzentimeter Blut aus einer Vene der Ellenbeuge, verteilt sie auf mehrere Röhrchen alkalischer Bouillon und gießt einen Teil davon mit flüssig gemachtem Agar zusammen auf Platten aus. Außerdem empfiehlt es sich, direkt mit dem Blute Ratten intraperitoneal zu impfen.

Für die Diagnose der Lungenpest sind die starke Dyspnoe, die hämorrhagische Beschaffenheit des Sputums und der elende Puls pathognomisch. Den Ausschlag gibt die bakteriologische Untersuchung des Auswurfs und des Blutes. Im Sputum findet man bei Methylenblaufärbung massenhaft Pestbazillen mit typischer Polfärbung.

Auch die Serodiagnostik kann man bei der Krankenuntersuchung mit zur Diagnose heranziehen. Es muß freilich gleich hinzugefügt werden, daß ihre Ergebnisse für die Praxis nur von geringer Bedeutung sind; denn die Agglutinine entwickeln sich nicht gleich in den ersten Krankheitstagen, so daß man auf einen positiven Ausfall erst zu einer Zeit rechnen kann, wo die Diagnose meist schon gestellt ist. Als beweisend für Pest gilt eine positive Agglutinations-Reaktion in einer Verdünnung des Serums von 1:10.

Therapie. Die Behandlung der ausgebrochenen Krankheit ist in der Regel eine wenig dankbare. Abführmittel, Venaesektionen, Schwitzprozeduren, Quecksilberbehandlung, Öleinreibungen und viele andere warm empfohlene therapeutische Methoden haben völlig versagt. Von der internen Therapie gilt noch heute, was von ihr Duvigneau 1835 auf Grund seiner Beobachtungen in Ägypten sagte, daß nämlich dabei die Pest verläuft, „comme si l'on se fût borné à administrer de l'eau pure aux malades".

Das einzige Mittel, von dem man in einzelnen Fällen noch Heilung erhoffen kann, ist die spezifische Therapie, wie sie zuerst von Yersin versucht wurde. Freilich bleibt die günstige Wirkung auch dabei nur auf diejenigen Fälle beschränkt, die frühzeitig zur Behandlung kommen.

Durch Immunisierung von Tieren mit abgetöteten, später mit lebenden Pestkulturen in steigenden Dosen, erhält man ein Serum, das neben Agglutininen vor allem bakterizide Substanzen in größerer Menge enthält, vielleicht auch bakteriotrope Stoffe.

Das Pariser Pestserum wird im Institut Pasteur von Roux und Dujardin-Beaumetz durch Vorbehandlung von Pferden gewonnen. In derselben Weise wird das Berner Pestserum im Institut für Infektionskrankheiten zu Bern hergestellt. Speziell auf die Gewinnung eines antitoxischen Pestserums waren die Bestrebungen von Lustig und von Markl gerichtet. Lustig behandelte zu diesem Zwecke Pferde mit einem aus Pestkulturen gewonnenen Nukleoprotein und Markl immunisierte Tiere mit dem in die Kulturflüssigkeit übergegangenen Toxin der Pestbazillen.

Im Tierversuch am wirksamsten haben sich das Pariser und das Berner Serum erwiesen. Spritzt man Meerschweinchen oder Ratten vor der Infektion mit Pestbazillen eine wirksame Dosis des Pestserums intraperitoneal ein, so wird der Tod trotz der mehrfach tödlichen Menge von Pestkulturen verhindert. Es ist also zweifellos eine Schutzwirkung vorhanden. Nach erfolgter Infektion wirkt das Serum aber nur, solange die Pestbazillen sich nicht im Körper (in den Drüsen und Organen) verbreitet und vermehrt haben, also nur in den ersten Stunden nach Aufnahme der Pestbazillen in den Organismus.

Ganz entsprechend ist die Wirkung des Serums beim Menschen. Zur Schutzimpfung dort, wo es darauf ankommt, schnell einen wirksamen Impfschutz zu erzeugen, ist es sehr brauchbar, also z. B. bei den Angehörigen pestkranker Menschen, bei Ärzten, bei den Passagieren pestinfizierter Schiffe usw., wobei jedoch gleich hinzugefügt werden muß, daß die Dauer des Impfschutzes nur 3—4 Wochen beträgt, so daß es vorteilhafter ist, in Fällen, wo eine längere Dauer der Immunität erstrebt wird, zur aktiven Immunisierung zu greifen.

Therapeutisch kann das Serum nur dann günstig wirken, wenn es frühzeitig gegeben wird, d. h. bevor es zu einer Bakteriämie, zu einer Überschwemmung des Blutes mit Pestbazillen gekommen ist. Man gibt 30—40 ccm Serum intravenös oder intramuskulär und wiederholt diese Dosis in den nächsten Tagen mehrmals. In schweren Fällen kann man ohne Schaden die doppelte, auch dreifache Dosis geben.

In manchen Fällen von Bubonenpest hat diese Behandlungsmethode gute Resultate gebracht. Abfall der Temperatur, Besserung des Pulses, Klarerwerden des vorher benommenen Sensoriums wurden dabei beobachtet. Bei Lungenpest versagt die Serumtherapie fast stets, da hier die Überschwemmung des Blutes mit Pestbazillen zur Regel gehört.

Im übrigen muß die Therapie eine symptomatische sein. Das Fieber wird mit hydrotherapeutischen Maßnahmen, kühlen Packungen oder Bädern bekämpft. Die Ernährung ist die bei fieberhaften Infektionskrankheiten übliche. Die Bubonen behandelt man zunächst mit Eisumschlägen. Nach eingetretener Suppuration werden sie breit eröffnet und tamponiert. Eine frühzeitige Inzision des Bubo, noch ehe Eiterung eingetreten ist und Fluktuation beobachtet wird, ist besser zu unterlassen.

Injektionen antiseptischer Mittel in die geschwollenen Drüsen hinein haben keinen Zweck, da sie niemals alle Erreger abzutöten vermögen. Wichtig ist vor allem die Erhaltung der Herzkraft. Subkutane Injektionen von Coffein, Kampfer, Digalen usw. kommen hier in Betracht; der früher viel empfohlene

Alkohol hat sich als Stimulans nicht bewährt. Intravenöse oder subkutane Kochsalzinfusionen sind geeignet, den sinkenden Blutdruck zu erhöhen.

Literatur siehe bei:

Bericht über die Tätigkeit der zur Erforschung der Pest im Jahre 1897 nach Indien entsandten Kommission, erstattet von Gaffky, Sticker, Pfeiffer, Dieudonné. Arbeiten a. d. Kais. Gesundh.-Amte, Bd. 16, Berlin 1899. — Report of the commission sent by the Egytian Government to Bombay to study plague (Roger, Bitter, Ibrahim, Pascha Hassan, Cairo 1897). — Albrecht, H. und Ghon, A., Über die Beulenpest in Bombay im Jahre 1897. II. wissenschaftl. Teil des Ber. Bakt. pathol.-anat. Unters. mit Einschluß der pathologischen Histologie und Bakteriologie. Denkschrift d. math.-naturw. Klasse d. Kais. Akad. d. Wissensch., Bd. 66, Wien 1898. — Albrecht, H. und Ghon, A., Über die Beulenpest in Bombay im Jahre 1897. II. wissenschaftl. Teil des Ber. C. Studien über den Pestbazillus. Denkschrift d. math.-naturw. Klasse d. Kais. Akad. d. Wissensch. Wien 1900, Bd. 66. — Müller, H. F., Über die Beulenpest in Bombay im Jahre 1897. II. wissenschaftl. Teil des Ber. Klinische Untersuchungen. Denkschrift d. math. naturw. Klasse d. Kais. Akad. d. Wissensch. Wien 1898, Bd. 66. — Müller, H. F. und Pöch, Die Pest in Nothnagel, Spezielle Pathol. u. Ther., Wien 1900. — Kolle, W., Die Pest, Die Deutsche Klinik, Berlin und Wien 1903. — Dieudonné, A., Pest im Handb. d. path. Mikroorg., herausgeg. von Kolle u. Wassermann, Bd. 2 und 2. Ergänzungsband. — Sticker, G., Die Pest in Ebstein-Schwalbe, Handb. d. prakt. Med., Stuttgart 1906, Bd. 4. — Jochmann, Pest im Handb. d. inn. Med., herausgeg. von Mohr u. Staehelin, Bd. 1, Berlin 1911.

Rückfallfieber.

Febris recurrens.

Das Rückfallfieber ist eine akute Infektionskrankheit, ausgezeichnet durch plötzlich einsetzende und rekurrierende Fieberanfälle von meist mehrtägiger Dauer und durch die Anwesenheit von Spirochäten im kreisenden Blute.

Epidemiologie und Geschichtliches. In Europa ist das Rückfallfieber, das bereits im Jahre 1741 durch Rutty als selbständige Krankheit vom Flecktyphus und Typhus abdominalis abgegrenzt wurde, schon seit langer Zeit heimisch. Große Epidemien haben im 18. und 19. Jahrhundert in England geherrscht, so z. B. in Irland in den Jahren 1868—1873. Es ist eine Krankheit der armen und ärmsten Bevölkerungsschichten und ging deshalb auch vielfach unter dem Namen Hungertyphus. Deutlich ist das aus den Berichten über die Verbreitung des Rückfallfiebers in Rußland zu ersehen, wo es bis zum Ausgange des 19. Jahrhunderts ein häufiger Gast war und noch heute große Verbreitung hat. Von 3399 Fällen, die 1895/96 in St. Petersburg gezählt wurden, kamen 52% in Nachtasylen vor; auch unter 7895 mit 3% Mortalität im Jahre 1908 entfielen 35% auf Nachtasylgäste.

Das Rückfallfieber befällt mit Vorliebe Landstreicher, Gefängnisinsassen, Arbeiter in schlechten Baracken usw.; Männer werden deshalb im ganzen häufiger befallen als Frauen. In Deutschland war es noch bis zum Jahre 1880 viel verbreitet. Größere Epidemien herrschten 1868—1870, 1871—1873 z. B. in Breslau und Berlin, sowie 1878 und 1879. Auch hier wurden stets die ärmeren Bevölkerungsschichten bevorzugt. Die Hauptherde waren unsaubere Spelunken und Herbergen, wo allerlei fahrendes Volk, reisende Handwerker, Vagabunden usw. verkehrten. Seit 1880 ist das Rückfallfieber bei uns fast ganz verschwunden. Zurzeit kommt es in Europa außer in Rußland nur noch in Bosnien und der Herzegowina häufiger vor,

im Jahre 1892: 17366 Fälle mit 1706 Todesfällen,
„ „ 1904: 5995 Kranke mit 679 „ ;

auch in Asien, Afrika und Amerika kommen Rückfallfieber vor, die durch verschiedene Spielarten von Rekurrensspirochäten verursacht werden, aber klinisch nur geringe Unterschiede vom europäischen Rückfallfieber zeigen.

Ätiologie des europäischen Rückfallfiebers. Der Erreger der Rekurrens wurde im Jahre 1868 von Otto Obermeier entdeckt. Er fand im Blute der Rückfallfieberkranken „feinste Eigenbewegung zeigende Fäden", die er als Spirillum Febris recurrentis im Jahre 1873 genauer beschrieb.

Der Beweis für die ätiologische Bedeutung dieser Spirochäte wurde durch Übertragungsversuche erbracht. Metschnikoff injizierte sich selbst zweimal das spirillenhaltige Blut von Rückfallfieberkranken und erkrankte drei bzw. fünf Tage danach; im Blute konnte er die Obermeierschen Spirillen nachweisen. Auch durch Verimpfung des Blutes rekurrenskranker Menschen auf Affen konnte Rückfallfieber erzeugt werden (Carter und Koch, 1878).

Untersucht man ein Tröpfchen Blut des Rekurrenskranken mit etwas physiologischer Kochsalzlösung verdünnt im hängenden Tropfen, so präsentieren sich die korkzieherartig gewundenen Spirochäten in lebhaftester Bewegung teils in rotierender Schraubendrehung um die Längsachse, teils wellenartig vor- und rückwärts gleitend, teils durch Zusammenrollen Schlingen und Schleifen bildend. Im gefärbten Präparat sieht man unregelmäßig geschlängelte Fäden von 10—20 μ Länge. Man bedient sich am besten der Giemsafärbung nach vorheriger Fixierung in Alkohol und Äther, doch sind auch andere Anilinfarben geeignet. Eine sehr brauchbare Methode zum Nachweis ist auch das Burrische Tuscheverfahren, wobei das spirochätenhaltige Blut mit einer Aufschwemmung von chinesischer Tusche gemischt wird. In dem getrockneten Ausstrich erscheinen dann die Spirochäten als helle, gewundene Fäden (vgl. die Abbildung der Spirochäten bei der Angina Vincenti, Abb. 137). Bei spärlichem Spirochätengehalt empfiehlt sich die Untersuchung im dicken Blutstropfen, den man auf dem Objektträger gut lufttrocken werden läßt und nachher mit destilliertem Wasser oder in $^1/_2{}^0/_0$iger Essigsäure 5 Minuten lang auslaugt, dann wieder trocken werden läßt und nun erst mit einer der bekannten Methoden, Giemsa oder Karbolfuchsin, färbt.

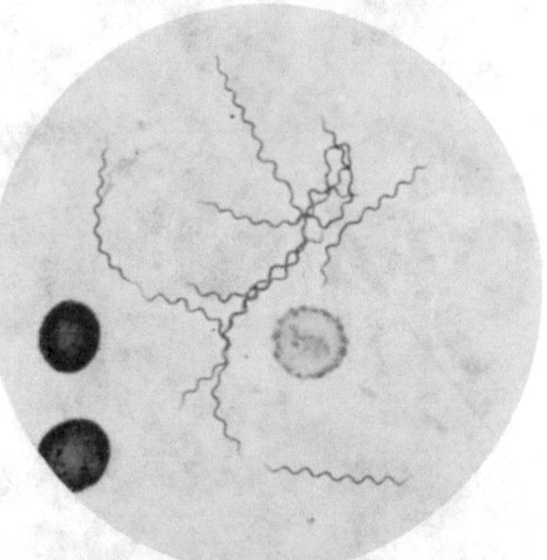

Abb. 111. Rekurrensspirillen im Blut des Menschen. (Photogr. von Zettnow.)

Ob die Bewegung der Spirochäten durch einen geißelartigen Fortsatz zustande kommt (Doflein) ist noch strittig. Eine Züchtung außerhalb des menschlichen Körpers ist noch nicht gelungen. Die Spirillen halten sich jedoch wochenlang lebend, wenn sie im Blutserum gehalten werden; im Innern von Blutegeln vermehren sie sich und halten sich über 100 Tage.

Im Tierversuch sind besonders Affen für Rekurrens empfänglich. Andere Tiere verhalten sich verschieden, je nachdem es sich um die europäischen Rekurrensspirochäten oder die afrikanischen oder amerikanischen handelt, ein Beweis für das Vorhandensein verschiedener Spielarten der Rekurrenserreger. Die Spirochäte der afrikanischen Rekurrens z. B. ist für Mäuse und Ratten pathogen, die des europäischen Rückfallfiebers nicht. Erst nach einer Affenpassage vermag die europäische Rekurrensspirochäte Ratten und Mäuse zu infizieren.

Die natürliche Übertragung der Spirillen auf den Menschen erfolgt in der Regel nicht durch Kontaktinfektion, sondern durch Zwischenträger. Strümpell berichtet, daß bei der letzten Epidemie Ende der 70er Jahre über

250 Rekurrenskranke behandelt wurden und, trotzdem die Isolierung keineswegs streng durchgeführt werden konnte, kein einziger Fall von Ansteckung vorgekommen war. Robert Koch konnte zeigen, daß beim afrikanischen Rückfallfieber, das durch die Spirochaeta Duttoni verursacht wird, eine Zecke Ornithodorus moubata (vgl. Abb. 112) die Krankheit überträgt. In analoger Weise geschieht wahrscheinlich auch beim europäischen Rückfallfieber die Infektion durch ein blutsaugendes Insekt. Flöhe und Wanzen kommen auf Grund von Tierexperimenten nicht in Frage, dagegen scheinen die Läuse, Pediculi capitis und vestimenti, die Überträger zu sein. Sergent und Foley konnten durch die Läuse die Krankheit auf Affen übertragen. Diese Art der Infektion würde es auch erklärlich machen, daß gerade die sozial am niedrigsten stehenden Menschenklassen mit Vorliebe von der Krankheit befallen werden.

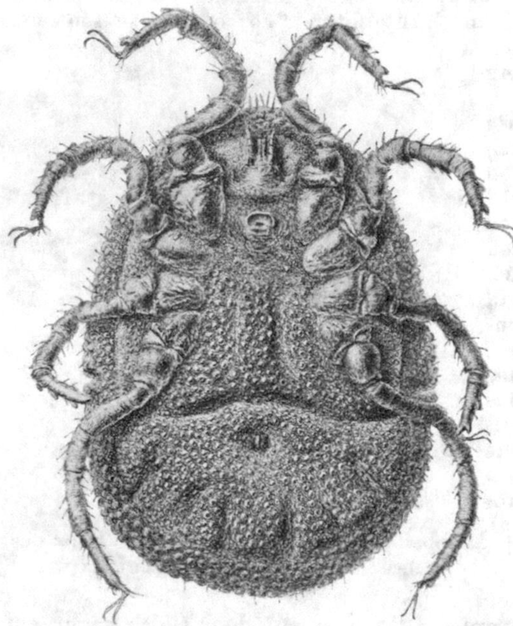

Abb. 112. Ornithodorus moubata nach Zeichnung von Dönitz (Unterseite, ca. 8mal vergrößert).

Nach Dönitz könnte vielleicht auch beim europäischen Rückfallfieber eine Zecke, Argas persica, als Zwischenträger in Frage kommen.

Ausnahmsweise können Kontaktinfektionen zustande kommen, wenn spirochätenhaltige Blutstropfen in eine Wunde gelangen, z. B. bei Sektionen. Möglicherweise kann sogar eine Infektion durch die unverletzte Haut zustande kommen.

Vorkommen im menschlichen Körper. Beim europäischen Rückfallfieber sind die Spirochäten während der Krankheit in reichlicher Menge im Blut vorhanden; bei der afrikanischen Rekurrens sind sie viel spärlicher, so daß der Nachweis bedeutend schwieriger ist und nur im dicken Blutstropfen gelingt. Kurz vor der Krise, in der Regel während des Schweißausbruches und während des kritischen Abfalls, verschwinden die Spirochäten aus dem zirkulierenden Blute ganz. Zuweilen sieht man noch einzelne im Zerfall begriffene Exemplare. Bei ihrem Zugrundegehen wird eine große Menge giftiger, in ihren Leibessubstanzen enthaltener Stoffe (Endotoxine) frei, die durch Intoxikation den letalen Ausgang herbeiführen können. Nach gut abgelaufener Krisis sind in dem fieberfreien Intervall nur wenige vereinzelte Spirillen nachweisbar. Beim Beginn der nächsten Fieberattacke vermehren sie sich wieder; in den Se- und Exkreten des Körpers sind sie nicht nachzuweisen.

Krankheitsbild. Nach einer Inkubationszeit von 5—7 Tagen setzt die Krankheit in der Regel plötzlich ein. Nur selten gehen Prodromalerscheinungen, wie eingenommener Kopf, Appetitlosigkeit, Abgeschlagenheit, dem Sturm voraus. Ein heftiger Schüttelfrost eröffnet die Szene und im Verlauf von 1—2 Stunden steigt die Temperatur schnell bis zu hohen Graden an (39—40°). Die Kranken klagen über heftige Kopfschmerzen, große Abgeschlagenheit, Kreuzschmerzen,

Glieder- und Muskelreißen. Namentlich die Wadenmuskeln zeigen eine auffällige Hyperästhesie, besonders auf Druck. Dazu gesellen sich oft Übelkeit und Erbrechen, großer Durst und Hitzegefühl. Manchmal wird über schmerzhafte Spannung in der Milz geklagt. Wegen der heftigen Kopf- und Muskelschmerzen besteht völlige Schlaflosigkeit. Der Kranke magert hochgradig ab, das Sensorium ist in der Regel nur wenig in Mitleidenschaft gezogen, eine gewisse Apathie ist meist vorhanden. Manchmal treten auch Delirien auf, namentlich kurz vor der Krise. Die Zunge ist mit einem dicken, weißen Belage bedeckt und trocken. Der Puls ist frequent, 120—140 Schläge. Die Milz ist stets stark vergrößert; der weiche, palpable Milztumor überragt oft um 3—4 Querfingerbreite den Rippenbogen und ist auf Druck empfindlich. Auch die Leber pflegt anzuschwellen; sie ist bei der Perkussion vergrößert und druckempfindlich. Meist besteht Obstipation, doch beobachtet man auch nicht selten Durchfälle. Auf den Lungen entwickelt sich oft eine Bronchitis. Die Haut fühlt sich heiß an und ist in vielen Fällen ikterisch. Häufig wird Herpes labialis beobachtet. Die Harnmenge ist vermindert, der Urin ist hoch gestellt und enthält mäßige Mengen Eiweiß (febrile Albuminurie). Das Blutbild zeigt während des Fieberanstiegs neben einer Verminderung der Erythrocyten und des Hämoglobingehalts eine beträchtliche Leukocytose, die im fieberfreien Intervall wieder zurückgeht.

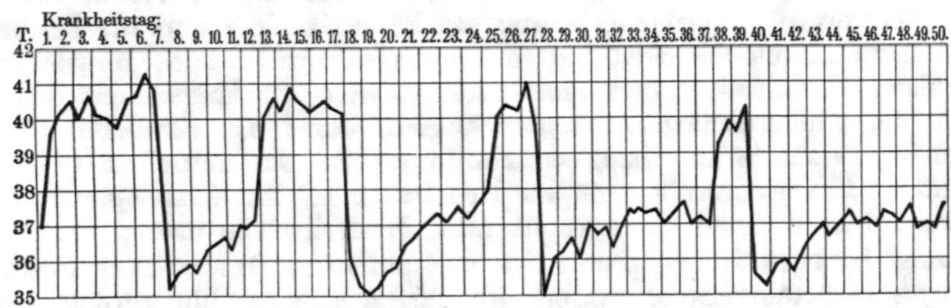

Abb. 113. Europäisches Rückfallfieber. Typischer Fall. (Nach Eggebrecht.)

Die erste Fieberattacke beim europäischen Rückfallfieber hält gewöhnlich 5—7 Tage, an und zwar in Form einer Continua oder einer leicht remittierenden Kurve. Oft steigt die Temperatur noch kurz vor der Krise erheblich an, so daß extreme Grade, 41 und sogar 42⁰ erreicht werden (Perturbatio critica); dabei steigern sich die Beschwerden noch erheblich: die Kopfschmerzen werden unerträglich, das Sensorium trübt sich, Delirien treten auf, der Puls wird klein und oft aussetzend. Dann erfolgt plötzlich unter heftigem Schweißausbruch ein kritischer Umschwung. Das Fieber sinkt in wenigen Stunden bis zur Norm oder meist sogar bis auf subnormale Temperaturen (36—35⁰), so daß zuweilen ein Temperatursturz von 6—7⁰ erfolgt, und schnell bessern sich alle Erscheinungen (vgl. Kurve Abb. 113). Die Apyrexie tritt ein, die Pulsfrequenz macht oft einer Bradykardie Platz, wobei 60—50 gezählt werden, die Kranken fühlen sich wohl, wenn auch sehr ermattet und geben sich einem erquickenden Schlummer hin. Der Appetit hebt sich, der Milztumor verkleinert sich zusehends, die Leber ist nicht mehr druckempfindlich, die Temperatur hält sich in subnormaler oder normaler Höhe.

In Ausnahmefällen erschöpft sich die Krankheit mit der ersten Fieberattacke (nach Dehio in 13%). Meist folgt dem Stadium der Apyrexie in 4 bis 6 Tagen ein neuer Anfall, der als Relaps bezeichnet wird. Er setzt ebenso wie der erste mit Schüttelfrost ein und bringt eine Wiederholung aller Erscheinungen, verläuft aber meist etwas kürzer. Die Milz schwillt dabei aufs neue an, sogar häufig noch mehr als bei der ersten Attacke, und nach 3 bis 5 Tagen erfolgt wiederum unter Schweißausbruch ein jäher Temperatursturz. In 40—55% der Fälle ist mit diesem zweiten Anfall die Krankheit beendet. In anderen Fällen aber kommt es nach 10—12 Tagen zu einem dritten und nach weiteren 14 Tagen zu einem vierten Anfall, ja, sogar eine fünfte Attacke kann auftreten. Die Relapse pflegen sowohl an Dauer wie an Intensität hinter dem ersten Fieberanfall zurückzutreten. Nach Eggebrecht, der aus zahlreichen Literaturangaben die Durchschnittswerte berechnete, dauerte

der 1.	Anfall	durchschnittlich	6,2 Tage
„ 2.	„	„	4,3 „
„ 3.	„	„	2,98 „
„ 4.	„	„	1,9 „
„ 5.	„	„	1,8 „

Die fieberfreien Intervalle, die Apyrexien, zwischen den einzelnen Anfällen werden dabei immer länger bis zu 17 Tagen.

Das reguläre Bild des Rückfallfiebers kann durch mancherlei **Abweichungen** und **Komplikationen** variiert werden. Kurz vor der Entfieberung treten manchmal typische Fieberremissionen auf (Pseudokrisen), wobei die Temperatur jedoch nach wenigen Stunden wieder steil ansteigt. In Ausnahmefällen treten bei der kritischen Entfieberung außer dem enormen Schweißausbruch noch andere, schwerere Erscheinungen auf: starkes Erbrechen und die Zeichen der akuten hämorrhagischen Diathese mit blutigen Durchfällen, Hautblutungen, Nasenbluten, Genitalblutungen und meningitische Blutungen mit den Symptomen der Pachymeningitis haemorrhagica, wobei die Kranken unter zunehmender Bewußtseinstrübung zugrunde gehen. In manchen Fällen tritt während der Krisis ein Kollaps ein, die Prostration hat ihren Höhepunkt erreicht, Schwindel tritt auf und unter wachsender Herzschwäche erfolgt der Tod.

Am Zirkulationsapparat ist die auffällige Bradykardie zur Zeit der Apyrexie bemerkenswert, wobei 40—50 Schläge gezählt werden. Sie beruht auf einer gewissen Muskelermüdbarkeit des Herzens und geht meist mit einer auffälligen Labilität einher, so daß bei kleinen Erregungen eine Erhöhung auf 100 und mehr Schläge erfolgt; auch systolische, später wieder verschwindende Geräusche sind dabei nicht selten. Bei den schwersten Fällen kommt es zuweilen, besonders zur Zeit der Krise, zu einer akut einsetzenden Herzschwäche mit äußerst frequentem und kleinem Puls, die zum Exitus führen kann. Die auffällige Neigung der Rekurrenskranken zu Ödemen an den unteren Extremitäten, die mit Vorliebe in der Apyrexie auftreten, scheinen mit der Zirkulationsschwäche nicht zusammenzuhängen, vielmehr auf einer enormen Durchlässigkeit der Kapillarwände zu beruhen. In der Moskauer Epidemie von 1894 zeigten 12% der Kranken solche Ödeme.

Eine häufige Komplikation im Laufe der Rekurrens ist profuses Nasenbluten.

Auf den Lungen kommt es außer der so häufigen begleitenden Bronchitis nicht selten zu lobulären und lobären Pneumonien, einer Komplikation, die eine nicht geringe Gefahr bedeutet, denn nach Hödlmoser gehen 37% der davon befallenen Rekurrenskranken zugrunde.

Die Milz verdoppelt und verdreifacht während des Fieberanfalls häufig ihr Volumen, ja, es kann sogar durch die Schwellung zum Einreißen der Kapsel kommen, wodurch Blutungen oder Peritonitis entstehen können. In manchen Fällen bilden sich unter starker Schmerzhaftigkeit des Organs blande Milzinfarkte. Eine Vereiterung derselben kommt bei septischen Mischinfektionen vor und kann nach Durchbruch der Kapsel zur Peritonitis führen.

Während der Darm sich in der Regel nur wenig am Krankheitsprozeß beteiligt, abgesehen von gelegentlich auftretenden Durchfällen, können zuweilen auch schwere schleimig-blutige, dysenterieähnliche Entleerungen auftreten, die ihren Grund in hämorrhagisch-nekrotisierenden Schleimhautveränderungen haben.

Die Nieren, die in den meisten Fällen intakt bleiben, werden manchmal schwer ergriffen in der Form einer hämorrhagischen Nephritis.

Auf der Haut sieht man zuweilen urticariaähnliche Erytheme. Das häufige Vorkommen von Herpes labialis wurde schon erwähnt. Petechien und ausgedehnte Hautblutungen kommen gelegentlich als Ausdruck einer hämorrhagischen Diathese vor, die auch mit Schleimhautblutungen einhergeht.

Eine besonders schwere Form des Rekurrensfiebers ist das sog. biliöse Typhoid, das Griesinger zuerst in Ägypten beobachtet hat. Es ist ausgezeichnet durch einen intensiven Ikterus, der wenige Tage nach Beginn des Fiebers einsetzt, sowie durch starke Benommenheit und schnelles Versagen der Herzkraft. Oft stellen sich auch Erbrechen, Diarrhöen von dysenterischem Charakter und nephritische Symptome dabei ein. Nach Eintritt des Ikterus nehmen alle Erscheinungen zu, Delirien oder starke Somnolenz treten auf. Mitunter begleiten noch Haut- und Schleimhautblutungen die schweren Symptome, oder es gesellt sich eine Pneumonie hinzu und der Kranke geht an Herzschwäche zugrunde; oft führt schon der erste Anfall zum tödlichen Ende. Mitunter geht aber die erste Fieberattacke vorüber, und erst im Rezidiv stellen sich die schwereren Erscheinungen ein, die dann meist zum Exitus führen.

Das schwere Krankheitsbild ist als eine maligne Form des Rückfallfiebers aufzufassen. Seine Zugehörigkeit zur Rekurrens ergibt sich aus einem Versuch von Moczutkowsky, der das Blut eines Rückfallfieberkranken mit biliösem Typhoid einem Gesunden einimpfte und dabei einen nicht besonders schweren Rekurrensanfall erzeugte.

In manchen dieser Fälle mag eine Komplikation des Rückfallfiebers mit septischen Mischinfektionen vorliegen, denn anatomisch findet man häufig dabei multiple Abszesse und parenchymatöse Entzündungen aller Organe.

Die **Prognose** des Rückfallfiebers ist im ganzen eine günstige. Die Mortalität betrug in den letzten Epidemien vor Einführung der Salvarsantherapie 2—5%. Der tödliche Ausgang wird am häufigsten durch Pneumonie oder durch frühzeitiges Versagen der Herzkraft während der Krise bewirkt, seltener durch septische Prozesse, Peritonitis nach Erweichung eines Milzinfarktes, schwere nekrotische Darmerkrankungen usw. Durch andere Krankheiten geschwächte Personen und Potatoren sind besonders gefährdet. Kinder überstehen die Krankheit auffallend gut.

Diagnose. Die Diagnose des Rückfallfiebers ist zur Zeit gehäuften Auftretens der Krankheit relativ leicht. Eingeschleppte, sporadische Fälle werden bei uns manchmal schon deshalb nicht sofort erkannt, weil bei der Seltenheit des Leidens nicht gleich an Rekurrens gedacht wird. Der plötzliche Beginn mit Schüttelfrost, die stark vergrößerte Milz lassen differentialdiagnostisch Malaria, Sepsis und eventuell Paratyphus in Erwägung ziehen. Ist der Verdacht auf Rekurrens erst erweckt, so bringt die Untersuchung des Blutes meist schnell die Entscheidung. Typhus exanthematicus unterscheidet sich durch seinen weniger stürmischen Beginn und durch das am 4.—5. Tage auftretende Exanthem. In späteren Krankheitsstadien leitet der charakteristische Fieberverlauf auf die Diagnose hin. Neuerdings kann man auch die Komplementbindungsmethode mit zur Diagnose heranziehen. Nach Kolle und Schatilow treten nach dem zweiten Anfall komplementbindende Stoffe im Serum

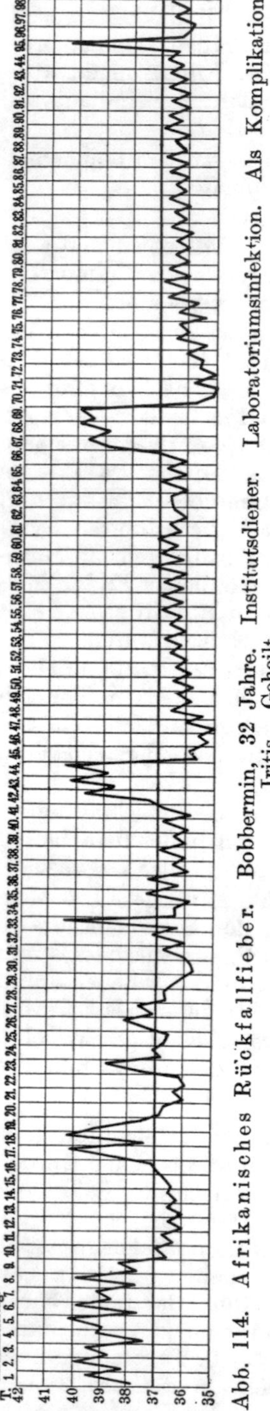

Abb. 114. Afrikanisches Rückfallfieber. Bobbermin, 32 Jahre. Institutsdiener. Laboratoriumsinfektion. Als Komplikation Iritis. Geheilt.

auf, die dann nachträglich die Diagnose und eventuell die Differenzierung der verschiedenen Varietäten des Rekurrenserregers ermöglichen.

Überstehen der Krankheit verleiht keine dauernde Immunität. Schon nach $1^1/_4$—6 Monaten ist Reinfektion möglich. Nach Janssoff (zitiert bei Mühlens) [1]) waren in der Moskauer Epidemie im Jahre 1908 $^1/_3$ aller Erkrankten Reinfizierte.

Pathologische Anatomie. Die am meisten charakteristische Veränderung ist die starke Vergrößerung der Milz, die auf das Drei- bis Fünffache angeschwollen sein kann. Sie ist weich und zeigt auf dem Durchschnitt eine starke Follikelschwellung. Häufig sieht man die Milz durchsetzt mit verschieden großen, scharf abgegrenzten Infarkten, die teils dunkelrot, teils gelblich-weiß sind. Vereiterung der Infarkte kommt in der Regel nur bei septischen Mischinfektionen vor. Die Kapsel der Milz ist meist verdickt und oft durch perisplenitische Veränderungen mit den Nachbarorganen verlötet. In der Leber, die meist etwas vergrößert ist, finden sich kleine nekrotische Herde; auch im Knochenmark sind nekrotische Erweichungsherde nachzuweisen. Im Herzmuskel findet sich zuweilen Trübung und fettige Entartung.

Die durch die verschiedenen Varietäten der Spirochaeta Obermeieri erzeugten Rückfallfieber unterscheiden sich klinisch nur wenig von der europäischen Rekurrenz. Daß aber tatsächlich biologische Unterschiede unter den Erregern bestehen, geht daraus hervor, daß die Immunisierung einer Ratte mit der einen Spirochäte nicht gegen die Infektion mit einer Varietät schützt. Das afrikanische Rückfallfieber wird durch die Spirochaeta Duttoni erzeugt, die erheblich spärlicher im Blute auftritt als die Spirochaeta Obermeieri. Im Ausstrichpräparat erscheint sie bisweilen etwas länger Sie wird durch eine blutsaugende Zecke, Ornithodorus moubata, übertragen, die in den Ritzen der Wände von Eingeborenenhütten nistet und des Nachts ihr Opfer mit schmerzhaften Stichen angreift (vgl. Abb. 112). Die Erreger gehen auch in die Eier der Zecke über, und so kann ihre Infektiosität bis zur fünften Zeckengeneration vererbt werden. Die einzelnen Fieberattacken bei der afrikanischen Rekurrens sind kürzer als beim europäischen Rückfallfieber und oft durch lange Apyrexien getrennt. Illustriert werden diese Verhältnisse durch die Kurve eines Laboratoriumsdieners im Institut für Infektionskrankheiten, der sich beim Arbeiten mit infizierten Zecken Rückfallfieber zuzog, und u. a. eine interessante Komplikation, die bei der afrikanischen Rekurrens häufig ist, eine Iritis bekam. Der Verlauf ist meist günstig.

Das indische Rückfallfieber, das durch die Spirochaeta Carteri verursacht wird, gilt als erheblich bösartiger als das europäische und afrikanische. Der erste Anfall dauert 6—7 Tage, die späteren kürzere

[1]) Mühlens, Rückfallfieber-Spirochäten im Handb. d. path. Mikroorg., herausgeg. von Kolle u. Wassermann, Bd. VII, Jena 1913.

Zeit. Die Prostration ist auffällig groß, auch Kollapse sind häufig, und die biliöse Form ist nicht selten. Nach Choslay (zitiert bei Mühlens) ist in der letzten Bombay-Epidemie eine Mortalität von 30,7% festgestellt worden.

Die amerikanische Rekurrens, als deren Erreger die Spirochaeta Novyi anzusprechen ist, unterscheidet sich klinisch nicht von dem europäischen Rückfallfieber.

Prophylaxe. Da das europäische Rückfallfieber hauptsächlich durch Läuse von Fall zu Fall übertragen wird, andererseits aber auch die direkte Übertragung von Blut eines Erkrankten auf die irgendwie lädierte Haut eines Gesunden die Krankheit auslösen kann, so ergeben sich daraus die Maßnahmen zur Verhütung der Verbreitung der Seuche.

Die Prophylaxe muß vor allem auf die Vernichtung von Ungeziefer in den Wohnungen und Herbergen und auf die Desinfektion befleckter, etwa durch Geschwüre u. dgl. verunreinigter Wäsche und Kleidungsstücke zielen. Der Kranke ist zu isolieren und alle Personen, die gezwungen sind, mit ihm in Berührung zu kommen, müssen die größte Vorsicht im Verkehr mit ihm obwalten lassen.

Das afrikanische Rückfallfieber wird von einer Zecke, s. S. 252, übertragen, die im Fußboden der menschlichen Wohnungen lebt und des Nachts am Menschen saugt. Eine gewisse Rolle bei der Verbreitung der Krankheit scheinen auch die Ratten zu spielen, an denen die Zecke sich infizieren kann. Zum Schutze gegen das Rückfallfieber empfiehlt es sich danach, nicht in „Rasthäusern" zu übernachten, wo sich meist viele Zecken aufhalten, sondern im eigenen Zelt, das man abseits von infizierten Wohnungen aufschlägt. In den infizierten Häusern müssen die Zecken nach Möglichkeit vernichtet werden; in feucht gehaltenen und geölten Fußböden gehen dieselben schnell zugrunde.

Das indische Rückfallfieber wird durch die Kleiderlaus übertragen, deren Beseitigung also mit allen Mitteln anzustreben ist.

Therapie. Die Behandlung des Rückfallfiebers, die bisher eine rein symptomatische war, ist durch die Ehrlichsche Chemotherapie mit einem Schlage zu einer der dankbarsten Aufgaben des Arztes geworden. Schon das Atoxyl und das Arsacetin hatte in den Versuchen von Iversen eine abtötende Wirkung auf die Spirochäten im Blute des Menschen gezeigt. Bei Verwendung des Atoxyls waren in 15% der Fälle die Spirochäten durch die Injektion vernichtet worden, so daß Rezidive nicht mehr auftraten; mit Arsacetin gelang das schon bei 52% der Kranken. Geradezu glänzende Resultate aber brachte das Ehrlichsche Dioxydiamidoarsenobenzol, das jetzt unter dem Namen Salvarsan in den Handel kommt. Nachdem es von Hata im Tierexperiment geprüft und festgestellt war, daß mit Rekurrensspirillen infizierte Ratten und Mäuse durch eine einzige Injektion geheilt wurden, brachte Iversen[1]) an einem großen Krankenmaterial den Nachweis, daß es mit mathematischer Sicherheit die Spirochäten des Rückfallfiebers im lebenden Blute des Menschen vernichtete, ohne ihm zu schaden und so tatsächlich eine Therapia sterilisans magna ermöglicht, wie sie Ehrlich vorschwebte. Das Salvarsan ist nach den Beobachtungen von Iversen imstande, bei einem Rekurrenskranken an einem beliebigen Tage eines beliebigen Anfalls eingespritzt, innerhalb 7—14, spätestens aber in 20 Stunden den Anfall zu kupieren und in 92% aller Fälle einen weiteren Anfall zu verhüten. Eine einzige Injektion vermag also das Blut eines mit Rekurrensspirochäten infizierten Menschen zu sterilisieren. Die therapeutische Dosis beträgt bei der Rekurrens 0,2—0,3 g des Mittels. Nach Injektion dieser Menge verschwinden die Spirochäten innerhalb 4—10 Stunden aus dem Blute

[1]) Chemotherapie der Rekurrens in Ehrlich-Hata, die experimentelle Chemotherapie der Spirochaeten. Berlin 1910.

vollständig und können nicht mehr nachgewiesen werden. 3—4 Stunden nach der intramuskulären und eine halbe Stunde nach intravenöser Injektion tritt bei den meisten Kranken ein Schüttelfrost ein, der kurze Zeit dauert; die Temperatur steigt noch etwas an, dann fällt sie sukzessive im Verlauf von 7 bis 14 Stunden, spätestens aber nach 20 Stunden unter profusem Schweiß ohne

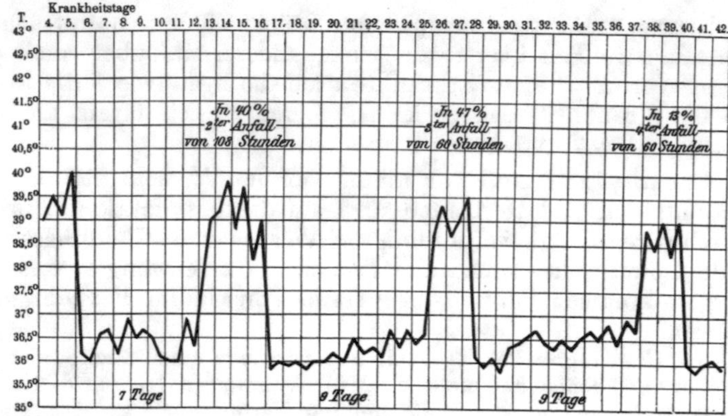

Abb. 115. Kombinationskurve aus 30 symptomatisch behandelten Rekurrensfällen. (Nach Iversen.)

Kollapserscheinungen bis unter die Norm; gleichzeitig schwinden alle subjektiven Beschwerden. In 92% der Fälle traten bei Iversens Material keine Rezidive ein und die Kranken wurden durch eine einzige Injektion schon von der Krankheit befreit.

Zur Illustration der Salvarsanwirkung dienen folgende bezeichnende Kurven, die sehr schön den Vergleich der früheren symptomatischen Therapie mit der Salvarsanbehandlung ermöglichen. Iversen hat sie in der Weise gewonnen, daß er aus 30 symptomatisch behandelten Fällen einerseits und aus 20 Salvarsanfällen andererseits Kurven kombinierte (Abb. 115 u. 116).

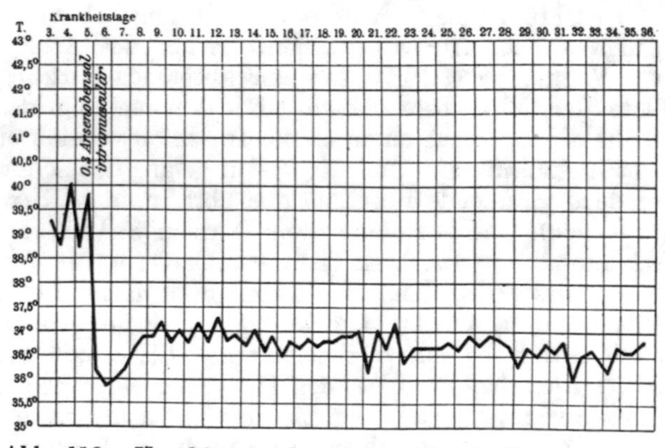

Abb. 116. Kombinationskurve aus 20 mit Salvarsan behandelten Rekurrensfällen. (Nach Iversen.)

Das Salvarsan übt in den meisten Fällen bei subkutaner oder intramuskulärer Injektion an den Injektionsstellen einen lokalen Reiz aus, der sich in Schmerzhaftigkeit und Infiltraten äußert, die individuell sehr variabel sind und in manchen Fällen längere Zeit bestehen. Die intravenöse Injektion des Salvarsans ist völlig schmerzlos. Außerdem tritt die Wirkung 3—4 Stunden schneller als bei der intramuskulären Injektion auf. Danach ist die intravenöse Einspritzung von 0,3 g Salvarsan als die beste Behandlungsmethode des Rückfallfiebers zu bezeichnen.

Die **Technik** ist folgende: 0,3 g des Mittels, das als hellgelbes Pulver in Vakuumröhrchen in den Handel kommt, wird in ca. 15 ccm frisch destillierten Wassers gelöst und tropfenweise mit Normalnatronlauge versetzt, bis sich der

Niederschlag löst. Darauf neutralisiert man den Laugenüberschuß tropfenweise mit 1%iger Essigsäure (ca. 2 ccm der 1%igen Lösung auf 0,3 Salvarsan) und gießt diese Lösung zu einem halben Liter auf 40° erwärmter, steriler, physiologischer Kochsalzlösung.

Die Infusion geschieht mittelst einer in die Vene geführten Hohlnadel, am besten mit Hilfe des Wechselmannschen Kugelventilapparates[1]), den ich aus eigener Erfahrung aufs wärmste empfehlen kann (Abb. 117).

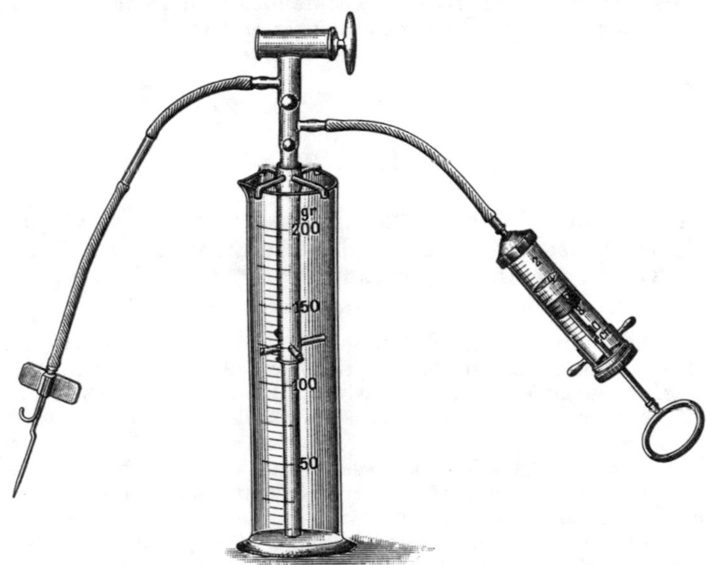

Abb. 117. Kugelapparat nach Wechselmann zur intravenösen Salvarsan-Injektion.

Durch einen kurzen Gummischlauch verbindet man diesen Apparat mit der Hohlnadel, die am besten bajonettförmig abgebogen ist. Nach vorheriger Stauung der Venen des Armes durch einen um den Oberarm gelegten Gummischlauch, der durch eine Klemme fixiert wird, führt man die Hohlnadel in die Vena mediana in der Ellenbeuge oder in eine der Venen des Unterarmes ein. Liegt die Nadel in der Vene, so entfernt man die Klemme des Gummischlauches und injiziert die Salvarsanlösung.

Gegenüber der Behandlung mit dem genannten Mittel treten alle früher empfohlenen Behandlungsmethoden an Bedeutung zurück. Die Antipyretica setzen zwar das Fieber etwas herab, aber sie vernichten die Erreger der Krankheit nicht. Das von Gabriczewski empfohlene, von Löwenthal am Kranken geprüfte Serum brachte einige ermunternde Resultate, die sich aber mit den Erfolgen der Chemotherapie in keiner Weise vergleichen lassen.

Die Ernährung ist auf der Höhe des Fiebers flüssig (Schleimsuppen, Milch, Kakao); man gibt den Kranken reichlich zu trinken, um der starken Schweißabsonderung und dem Durstgefühl Rechnung zu tragen.

Kollapserscheinungen werden mit Kampferöl, Digalen oder Koffein bekämpft.

Bei starken Durchfällen kann man von der gerbsauren Enteroklyse nach Cantani Gebrauch machen und ³/₄—1 Liter einer 1%igen auf 40° erwärmten Tanninlösung in den Mastdarm einlaufen lassen (siehe Cholerabehandlung).

[1]) Zu haben bei Edgar Hirsch & Co., Berlin N 39. Siehe Wechselmann in Deutsche med. Wochenschr. 1911. Nr. 11.

Gegen Erbrechen verordnet man das Schlucken von Eisstückchen und warme Umschläge auf den Leib.

Die Behandlung der Komplikationen geschieht nach bekannten Regeln.

Literatur siehe bei:

Mühlens, Rückfallfieber - Spirochäten im Handb. d. path. Mikroorg., Bd. VII, Jena 1913. — Schilling, Rückfallfieber im Handb. d. Tropenkrankheiten, Bd. 3, herausgeg. von Mense, Leipzig 1905/06.

Malaria.

Unter Malaria oder Wechselfieber verstehen wir akute Infektionskrankheiten, die durch das Eindringen von Protozoen in die roten Blutkörperchen verursacht werden und durch ihren charakteristischen Fieberverlauf ausgezeichnet sind.

Geschichte. Bis zur Entdeckung der Malaria-Plasmodien durch Laveranne galt die Malaria als eine miasmatisch-kontagiöse Krankheit, die durch die Ausdünstung von Sümpfen verursacht wird. 1880 sah Laveranne im Blute von Malariakranken zum ersten Male spezifische Gebilde, die er als die Erreger des Leidens ansprach. Durch die weiteren Forschungen von Celli, Marchiafavi, Golgi wurde dann festgestellt, daß den verschiedenen klinischen Formen der Malaria auch verschieden gestaltete Erreger entsprechen, und daß die periodische Wiederkehr der Anfälle durch die Entwicklung neuer Parasitengenerationen bedingt sei. Ronald Roß und Grassi konnten zeigen, daß die Malariaparasiten im Körper einer bestimmten Mückenart, der Anophelesmücke, einen geschlechtlichen Entwicklungsgang durchmachen, um dann erst durch den Stich der Mücke auf den Menschen übertragen zu werden. Die Lehre von der Bekämpfung der Malaria knüpft sich vor allem an den Namen Robert Koch.

Ätiologie. Als Ursache der verschiedenen Formen der Malaria kommen drei Parasiten in Frage, die zu den Protozoen und zwar zur Gattung Plasmodium gehören. Wir unterscheiden:

1. den Erreger der Febris tertiana, Plasmodium vivax;
2. den Erreger der Febris quartana, Plasmodium malariae;
3. den Erreger der Febris tropica, Plasmodium immaculatum.

Der Entwicklungsgang dieser Parasiten ist schematisch in beifolgender Abbildung dargestellt. Wir sehen daraus, daß sich die Entwicklung der Malariaparasiten in zwei verschiedenen Formen abspielt:

1. als geschlechtliche Entwicklung (exogener Entwicklungsgang oder Sporogenie) in dem Körper der Anophelesmücke;

2. ungeschlechtliche Entwicklung (endogener Entwicklungsgang oder Schizogonie) im Blute des Menschen.

Die jüngste Entwicklungsstufe des Erregers die (Merozoiten) dringt in die roten Blutkörperchen des Menschen ein und nimmt dann durch das Auftreten einer Ernährungsvakuole Ringform an. Die ringförmigen Parasiten vergrößern sich und bilden Pigment. Dann verschwindet allmählich die Vakuole und die Plasmodien schicken sich zur Teilung an, indem sie die Form einer Maulbeere oder einer Margueritenblume annehmen. Die einzelnen Teilprodukte, die Merozoiten, dringen nun wieder in die roten Blutkörperchen ein, und der ganze Kreislauf der Schizogonie beginnt aufs neue. Ein bei der Teilung übrigbleibender pigmenthaltiger Restkörper wird von Phagocyten aufgenommen und in innere Organe, z. B. in der Milz abgelagert.

Neben den ungeschlechtlichen Formen, den Schizonten, treten aber auch geschlechtliche Formen, die Gameten (von γαμέω = erzeugen) auf. Sie besitzen zum Unterschiede von den Schizonten keine Vakuolen und sind schon in ihren jüngsten Entwicklungsstufen durch Pigmentgehalt ausgezeichnet. Die

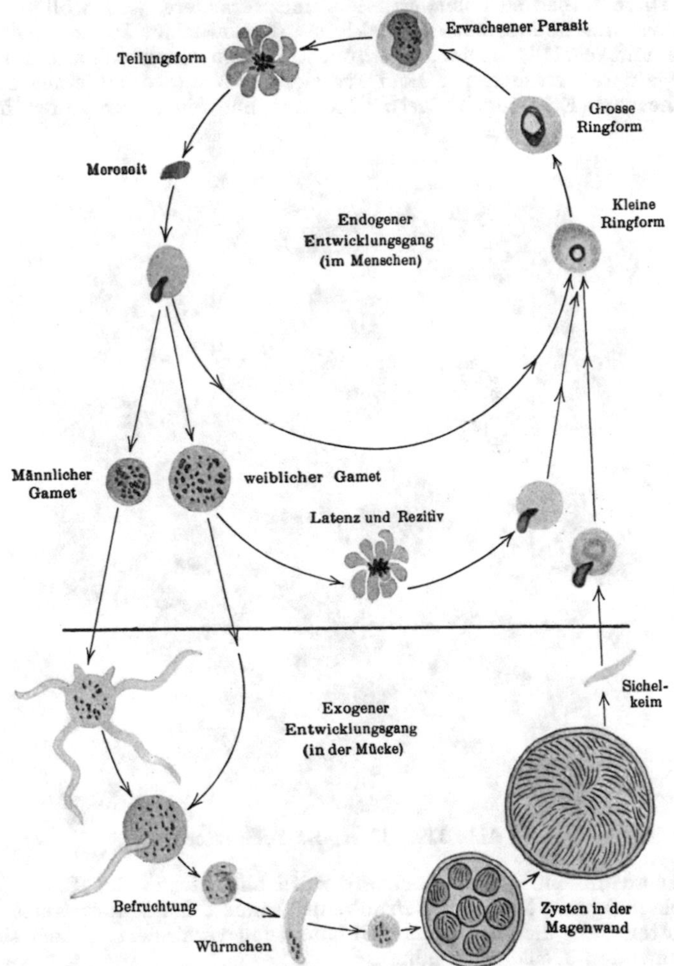

Abb. 118. Schematische Darstellung des Entwicklungsganges des Malariaparasiten. (Nach Kolle-Hetsch.)

männlichen Gameten haben ein homogenes Protoplasma und einen deutlichen Kern, die weiblichen besitzen ein dichter gefügtes Protoplasma, hinter dem der Kern zurücktritt. Bei der Tropica nehmen die Gameten Halbmondform an. Die Gameten dienen vor allem zur geschlechtlichen Weiterentwicklung der Parasiten in dem Körper der Anophelesmücke; außerdem figurieren sie aber auch als Dauerformen, die im Blute des Menschen, ohne Fieber zu erregen, lange Zeit verweilen können und dann durch Teilung wieder neue Merozoiten bilden und auf diese Weise die Rezidive bewirken.

Die geschlechtliche Entwicklung in der Mücke. Eine Weiterentwicklung der Gameten im Magen der Anophelesmücke, die das Blut eines Malariakranken gesaugt hat, kann nur dann stattfinden, wenn Gameten beim Saugakt aufgenommen worden sind. Die männlichen Gameten, Mikrogametocyten, lassen aus ihrer Peripherie 4—6 lange, dünne, lebhaft bewegliche Geißelfäden hervorschießen, die größtenteils aus Kernsubstanz bestehen und sich schließlich losreißen, um sich, wie Spermatozoen, dem weiblichen Gameten, dem Makrogameten, zu nähern. Diese haben sich mittlerweile auch verändert. Es wölbt sich aus der Kernsubstanz des Makrogameten ein kleiner buckelartiger Höcker hervor, der sich abschnürt und zerfällt. Die abgestoßene Kernsubstanz scheint zur Anlockung der Mikrogameten zu dienen. Dann streckt der Makrogamet einen zackenartigen Fortsatz hervor (Empfängnishügel). Kommt nun ein Makrogamet in die Nähe,

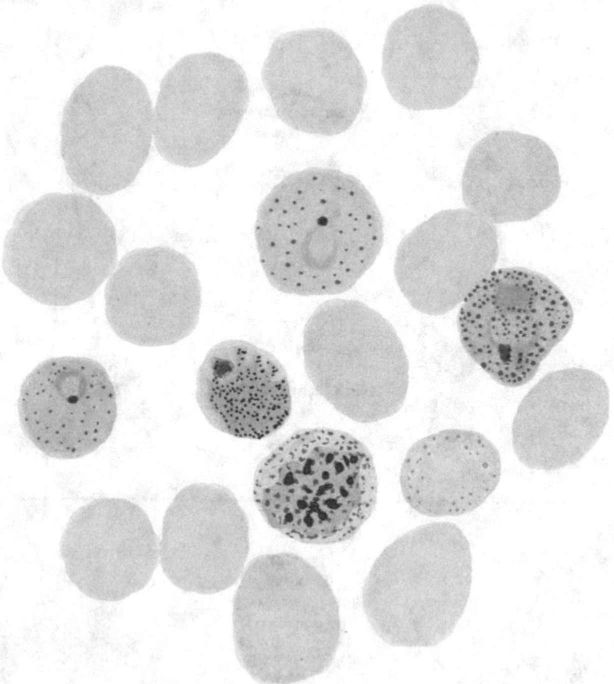

Abb. 119. Tertiana-Schizonten[1]).

so bleibt er an diesem Hügel haften und wird blitzartig in das Plasma des Makrogameten eingezogen. Nach der Befruchtung sondert der Makrogamet eine gallertartige Substanz ab, die eine weitere Befruchtung verhindert, indem sie die in die Nähe kommenden Geißelfäden lähmt.

Die befruchteten Makrogameten nehmen dann im Laufe von etwa ein bis zwei Stunden die Gestalt von Würmchen an, Ookineten, die sich nun durch die Magenwandung der Mücken hindurchbohren und an deren Außenseite kleine pigmentierte Cysten von der Größe eines roten Blutkörperchens bilden. Diese Cysten wachsen dann zu Kugeln heran, die das Sechsfache der ursprünglichen Größe haben und in ihrem Innern Tochtercysten bilden. Innerhalb dieser Tochtercysten entstehen dann nach 6—7 Tagen kleine, sichelförmige Gebilde, die sog. Sichelkeime, die sich nach dem Platzen der gereiften Cysten in die Leibeshöhle der Mücken entleeren. Von hier aus dringen sie vermöge ihrer Eigen-

[1]) Abb. 119—124 u. 133 entnehme ich mit gütiger Erlaubnis des Verf. aus Schilling, Malaria im Handbuch d. inneren Med., herausgeg. von Mohr u. Staehelin, Bd. I, Berlin 1911.

bewegung in die Speicheldrüsen der Mücke ein. Im Ausführungsgang der Speicheldrüse können sie oft in großer Masse gefunden werden. Sticht nun die Mücke einen gesunden Menschen, dann gelangen durch den Stachel die Sichelkeime aus der Speicheldrüse in das Blut des Menschen, wo sie in die roten Blutkörperchen eindringen und nun die Schizonten heranwachsen und den beschriebenen ungeschlechtlichen Entwicklungsgang durchmachen.

Der Parasit der Febris tertiana (Plasmodium vivax) präsentiert sich auf seiner jüngsten Entwicklungsstufe in Präparaten, die nach Romanowski gefärbt sind, als kleines ovales Körperchen, dessen Durchmesser etwa dem sechsten Teil eines roten Blutkörperchens entspricht. Bald darauf nimmt es Ringform an (kleiner Tertianring). Dabei ist gewöhnlich die eine Hälfte des Ringes dicker als die andere, während in der zarten Hälfte ein leuchtend rot gefärbtes Chromatinkorn liegt, so daß so die Form eines Siegelringes zustande kommt. Im ungefärbten Präparat zeigen sich die lebenden Parasiten lebhaft

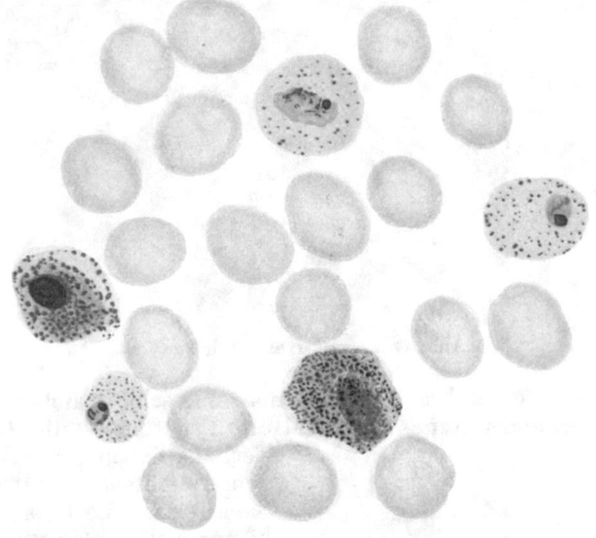

Abb. 120. Tertiana-Gameten.

beweglich, nach allen Seiten Protoplasmafortsätze vorstreckend. Dadurch kommen in schnell fixierten Präparaten manchmal absonderliche Formen, Kaulquappenformen, Papierdrachenformen usw. zustande. Die kleinen Ringformen wachsen nun zu größeren, meist unregelmäßigen und mehr pigmentierten Gebilden heran (großer Tertianring). Beim weiteren Wachstum verkleinert sich die Vakuole, so daß die Ringform verschwindet und nach etwa 40 Stunden unregelmäßig begrenzte Scheiben gebildet werden, die viel Pigment enthalten. Das befallene Blutkörperchen vergrößert sich dabei bis zur doppelten Größe und zeigt eine deutliche Aufhellung im Vergleich zu den freien Erythrocyten. Gleichzeitig tritt bei Romanowskifärbung eine gleichmäßige rote Tüpfelung (die Schüffnersche Tüpfelung) im Protoplasma auf, die für Tertiana charakteristisch ist und durch Ausfällen spezifischer Farbkörnchen zustande kommt. Nach 48 Stunden erfolgt die Teilung. Das Pigment des Parasiten sammelt sich entweder in der Mitte oder lagert sich radspeichenförmig. Der Kern teilt sich in 15—20 Tochterkerne, um die sich das Protoplasma gruppiert, während vom Rande her eine Einkerbung des Parasiten erfolgt; so entsteht eine Form, die als Maulbeerform (Morulaform) bezeichnet wird. Nun platzt das rote Blutkörperchen, und es treten die einzelnen ovalen Teilprodukte aus, um neue

Blutkörperchen zu infizieren und sich in junge kleine Tertianringe umzuwandeln. Ein mit Pigmentklumpen gefärbter Restkörper bleibt zurück und wird phagocytiert. Mit dem Ausschwärmen der jungen Parasitengeneration beginnt der zweite Anfall.

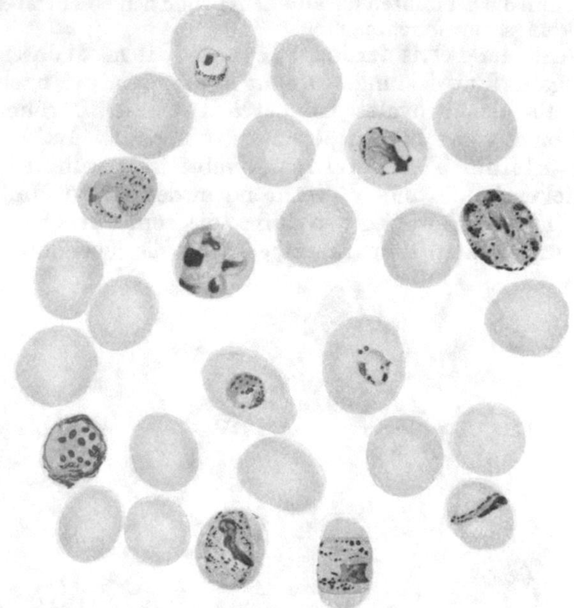

Abb. 121. Quartana-Schizonten.

Die neben den bisher beschriebenen ungeschlechtlichen Formen, den Schizonten, vorhandenen geschlechtlichen Formen, die Gametcn der Tertiana haben große Ähnlichkeit mit den erwachsenen asexualen Parasiten. Sie erreichen die Größe von $1\frac{1}{2}$ Blutkörperchen, ermangeln aber der Nahrungsvakuole, sind meist rundlich und enthalten mehr Pigment als die Schizonten. Die männlichen Gameten, die Mikrogametocyten, haben viel Chromatin und ein helles Plasma, während die weiblichen Gameten, die Makrogameten, weniger Chromatin und ein dunkleres Plasma besitzen.

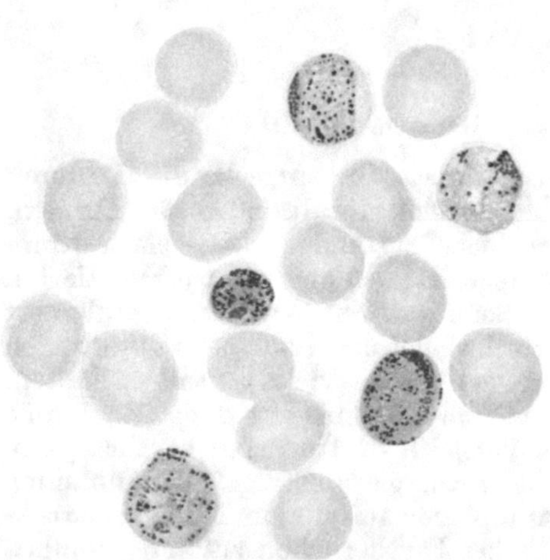

Abb. 122. Quartana-Gameten.

Der Parasit der Febris quartana (Plasmodium malariae) gleicht in seinen jüngsten Entwicklungsformen völlig dem der Tertiana. Wenn die Parasiten größer werden, so kann als Unterscheidungsmerkmal zunächst das Verhalten der befallenen Blutkörperchen gelten. Während bei der Tertiana die betroffenen Erythrocyten sich vergrößern und blasser werden, bleiben sie bei der Quartana unverändert. Ferner pflegen die Quartanaparasiten beim Heranwachsen die Form von bandförmigen Gebilden anzunehmen, die sich quer über das Blutkörperchen von einem Rande bis zum anderen herüberziehen und sehr pigmentreich sind. Nach 60 Stunden haben sie die Größe eines Erythrocyten erreicht. Dann teilen sie sich, indem sie die Form einer Margaretenblume annehmen, in etwa acht Teilprodukte.

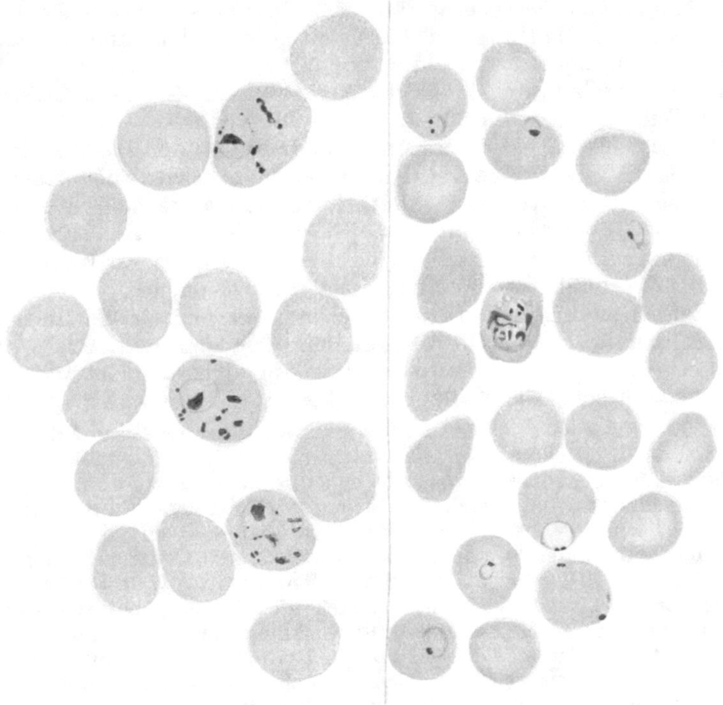

Abb. 123.

Große Tropica-Ringe mit Maurerscher Perniciosa-Fleckung. Kleine und mittlere Tropica-Ringe; beginnende Teilung.

Die Gameten der Quartana sind gröber pigmentiert als die Tertiangameten, aber sie bleiben kleiner als jene, da sie niemals die Größe eines Blutkörperchens überschreiten.

Der Parasit des Tropenfiebers (Plasmodium immaculatum) unterscheidet sich schon in seinen jüngsten Entwicklungsformen als kleiner Tropicaring von den anderen Parasiten durch die geringe Ausbildung seines Protoplasmas. Wir sehen auf der Höhe des Fieberanfalls nach Romanowskifärbung außerordentlich zarte Ringe von $^1/_6$ Blutkörperchendurchmesser. Die eine Hälfte des Ringes ist etwas dicker als die andere. Die dünnere Hälfte trägt eine knopfartige, bei Romanowskifärbung leuchtend rot gefärbte Verdickung, mitunter auch zwei. Inner-

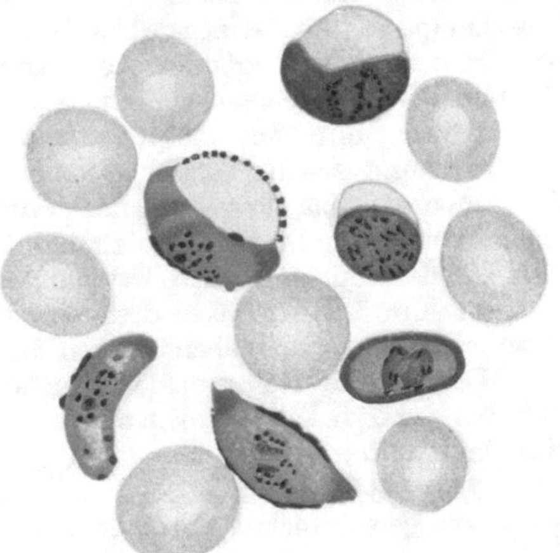

Abb. 124. Tropica-Gameten (Halbmonde).

halb von 40 Stunden wächst der Parasit bis zu etwa ⅓ Blutkörperchendurchmesser an und wird zum mittelgroßen Tropicaring, der manchmal eine hufeisenförmige Gestalt besitzt, indem sich die Ringform an einer Stelle öffnet. Die großen Tropicaringe (gegen Ende des Fieberanfalls und in der fieberfreien Zeit) sind ½—⅓ so groß wie ein rotes Blutkörperchen. Die Teilung der Parasiten geht in den inneren Organen, Milz, Leber, Knochenmark und Gehirn vor sich. Dort findet man die Parasiten als runde Scheiben von ½ Erythrocytendurchmesser mit zartem Pigment. Bei der Teilung entstehen 20—25 junge Teilprodukte.

Ein sehr charakteristisches Aussehen haben bei der Tropica die Gameten. Sie nehmen die Gestalt eines Halbmondes an, in dessen Mitte klumpenförmiges Pigment sitzt. Bei Romanowskifärbung färben sie sich häufig rot-violett. Die Halbmonde sind oft doppelt so groß wie ein rotes Blutkörperchen. Meist liegen sie frei; mitunter haftet aber auch noch der Rest der befallenen Erythrocyten auf der konkaven Seite an. Die männlichen und weiblichen Gameten unterscheiden sich in ihrer Struktur ebenso wie bei der Tertiana.

Die befallenen Blutkörperchen, die ihre normale Größe beibehalten, zeigen bei intensiver Romanowskifärbung dunkelviolett-rote, zackige, ungleich große Flecke, die Maurersche Pernitiosa-Fleckung.

Züchtung der Malaria-Plasmodien. In neuester Zeit ist es Baß[1]) gelungen, die Plasmodien der Malaria längere Zeit auf künstlichen Nährböden entwicklungsfähig zu halten, und, wie er angibt, auch zur Vermehrung zu bringen. Er erreicht die Züchtung durch Zerstörung des Komplements des zur Verwendung kommenden Blutes. Das plasmodienhaltige Blut wird mit Natrium citricum gemischt und eine halbe Stunde bei 40⁰ gehalten, mit Dextroselösung versetzt und unter anaerobe Bedingungen gebracht. Rocha und Werner, die eine Nachprüfung der Angaben vornahmen, konnten die Züchtung in vitro nicht bestätigen. Sie konstatierten jedoch eine Weiterentwicklung der Schizonten bis zur Teilung. Eine Sporulation jenseits der ersten Schizontenteilung konnten sie nicht feststellen. Die Annahme von Baß, daß seine Befunde auf eine erneute Sporulation in vitro jenseits der ersten Teilung schließen lassen, erklären sie mit einer Verlangsamung der Schizontenentwicklung in der Kultur.

Epidemiologie. Die Quelle der Ansteckung ist der erkrankte Mensch. Von ihm aus wird die Krankheit durch Vermittlung der Anophelesmücke auf gesunde Menschen übertragen. Dazu sind aber noch besondere Bedingungen erforderlich, vor allem eine hinreichend hohe Außentemperatur, die der Entwicklung der Parasiten in der Mücke förderlich ist. Die Tertiana- und Quartanaparasiten verlangen mindestens eine Temperatur von 16⁰ C für ihre Entwicklung, die Erreger des Tropicafiebers etwa 25⁰ C. Deshalb ist in unseren Breiten das Auftreten der Malaria an die warmen Sommermonate von Juli bis Oktober gebunden und in kalten Klimaten, also jenseits des 60. Grades nördlicher und des 40. Grades südlicher Breite fehlt die Malaria ganz. Je höher die Temperatur ist, desto schneller geht der Entwicklungsgang in der Anophelesmücke vor sich. Deshalb erfolgt der Anstieg der Neuerkrankungen in Tropenländern viel schneller nach Erreichung der geeigneten Lufttemperatur (nach Robert Koch bei 27⁰ C in drei Wochen) als bei den niedrigen Temperaturen unserer Breiten (in Wilhelmshaven in 28 Tagen).

Eine große Reihe epidemiologisch wichtiger Züge der Malaria erklärt sich aus der Biologie der Anophelesmücke, die als eigentlicher Wirt der Malariaparasiten aufzufassen ist.

Die Gattung Anopheles unterscheidet sich von der Gattung Culex, zu der unsere gewöhnlichen Stechmückenarten gehören, durch verschiedene charakte-

[1]) Journ. trop. méd. Hyg. 15. VI.

ristische Eigentümlichkeiten. Beim Sitzen an der Wand hält der Culex der Körper parallel der Wandfläche, während der Leib des Anopheles in einem Winkel von 45° zu ihr steht. Die Flügel der meisten Culexarten sind ungefleckt, die der Anopheles gefleckt. Wichtig ist noch die Betrachtung der Palpen, die zu beiden Seiten des Stechapparates sitzen und mit borstigen Haaren besetzt sind. Nach außen von ihnen steht beiderseits der Fühler oder die Antenne, die mit Haaren bedeckt sind. Das Weibchen hat kurze Antennenhaare, das Männchen lange. Sie können also gut zur Feststellung des Geschlechtes dienen. Wichtig ist nun

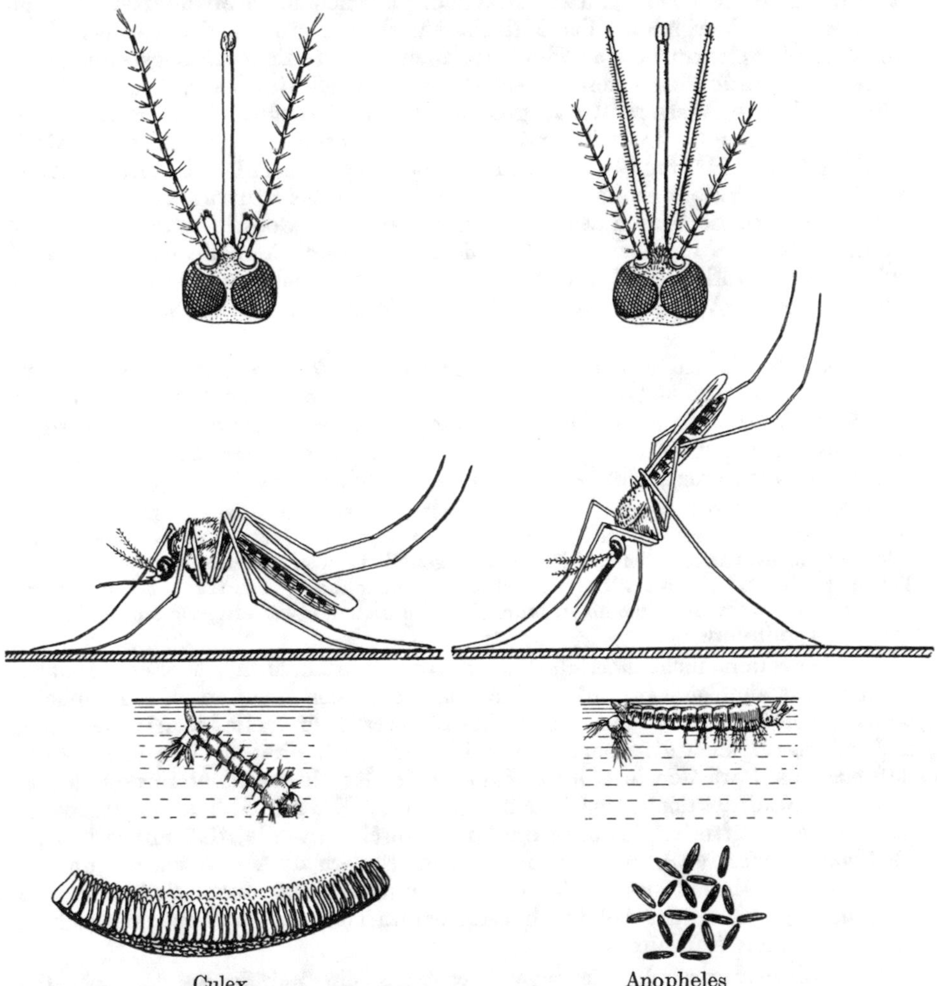

Abb. 125. Darstellung der Unterschiede zwischen der Gattung Anopheles und der Gattung Culex. (Nach Schilling.)

das Kennzeichen, daß bei der Gattung Culex die Palpen beim Männchen 1½ mal so lang sind wie der Rüssel, während das Weibchen nur sehr kurze Palpen besitzt. Beim Anopheles haben beide Geschlechter gleich lange Palpen, die auch der Länge des Rüssels entsprechen (vgl. Abbildung). Auch Larven und Eier der beiden Arten sind leicht zu unterscheiden. Die Eier von Anopheles werden einzeln abgelegt, die von Culex zusammenhängend in „Schiffchen". Die Larve der Anophelesmücke liegt parallel zur Wasseroberfläche, die des Culex hängt fast senkrecht zur Wasseroberfläche.

Die Übertragung der Malariaplasmodien erfolgt durch den Saugakt. Nur die weiblichen Stechmücken saugen Blut, die männlichen ernähren sich hauptsächlich durch das Saugen an Früchten. Vorbedingung für die Weiterentwicklung der Parasiten in dem Magen einer Mücke, die von einem Malariakranken Blut gesaugt hat, ist das Vorhandensein von Gameten. Waren zur Zeit des Saugaktes nur ringförmige Parasiten im Blute des Menschen, so gehen diese in der Mücke zugrunde. Die Infektion erfolgt gewöhnlich abends oder des Nachts, denn am Tage sitzen die Mücken in ihren dunklen Schlupfwinkeln. Die Verbreitung der Malaria hängt zum großen Teil von der Frage ab, ob die Anophelesmücke an dem befallenen Ort gute Entwicklungsbedingungen findet. Sie braucht zum Absetzen ihrer Eier stehende Gewässer, Teiche, Gräben, Tümpel, kleine Wasserpfützen; größere (meist bewegte) Wasserflächen sind weniger bevorzugt. Deshalb sind besonders sumpfige Gegenden von Malaria befallen. Die Häufung von Malariaerkrankungen bei Deichbauten, Kanalarbeiten usw. erklärt sich dadurch, daß hier durch das Aufwühlen der Erdoberfläche viele kleine Wasserlachen durch Regen- und Gebrauchswasser gebildet werden, die dann als Brutplätze für die Anophelesmücken dienen. Sind dann zufällig zugewanderte, malariainfizierte Arbeiter vorhanden, wie z. B. bei den Deichbauten in Wilhelmshaven, so ist die Entstehung einer Epidemie unvermeidlich.

Daß die Städte, selbst wenn sie inmitten verseuchter Landbezirke liegen, stets eine geringere Malariamorbidität zeigen als das offene Land, erklärt sich ebenfalls daraus, daß die Anophelesmücke auf dem Lande weit günstigere Bedingungen für die Entwicklung ihrer Brut findet als in der Stadt. Wo keine Anopheles vorkommt, gibt es auch keine Malaria.

Ein bekanntes Beispiel für diesen Satz ist die Insel Barbardos, die frei von endemischer Malaria ist, obgleich vielfach von auswärts Malariakranke hingelangen. Die Anophelesmücken können dort nicht gedeihen, weil sie daselbst einen natürlichen Feind in Gestalt kleiner Fischchen, Barrokudos, besitzen, die in großen Massen dort überall vorkommen und das Einnisten etwa eingeschleppter Stechmücken verhindern.

Aber auch nicht überall, wo Anopheles hinkommt, herrscht Malaria, denn es hat sich gezeigt, daß die Malariaerreger sich nicht in allen Anophelesarten gleich gut entwickeln. Daß in kühlerer Jahreszeit Malariainfektionen ausbleiben, obgleich die Anophelesmücke noch sticht, hat darin seinen Grund, daß sich die Parasiten in kühlen Monaten in der Mücke nicht fortentwickeln.

Die Neuinfektionen, die in Norditalien im Mai bis Juli jeden Jahres gehäuft wieder auftreten, kommen einmal dadurch zustande, daß infizierte Anophelesmücken an warmen Orten, in Ställen, Kellern usw. überwintern und die Sichelkeime während dieser Zeit in entwicklungsfähigem Zustande beherbergen oder häufiger dadurch, daß frisch ausgeschwärmte Anophelesmücken sich an Rezidivkranken infizieren.

Verbreitung. In wie enger Beziehung die Malaria zu den Lebensbedingungen der Anopheles-Mücke steht, lehrt auch die geographische Verbreitung. Wärme und Feuchtigkeit brauchen die Moskitos zu ihrer Entwicklung. Deshalb sind warme Länder, und zwar namentlich in den Küstenstrichen und in der Umgebung der großen Flüsse besonders heimgesucht, während hohe Berge und trockene Steppengebiete frei bleiben. Schlecht kultivierte Landbezirke mit feuchtem Boden und Sumpfland, z. B. die berüchtigten pontinischen Sümpfe in Italien, wurden zu Brutstätten der Malaria. So hat sie denn ihre größte Verbreitung in den Tropen und zeigt eine vom Äquator zu den Polen fortschreitende Abnahme ihrer Extensität und Intensität bis zu einer Grenze, die ungefähr durch die Isotherme von 15—16° C dargestellt wird. In Europa werden besonders die Mittelmeerländer von der Seuche heimgesucht. In Italien sind namentlich die feuchte Ebene des Po und die ganze Westküste von den Sümpfen der Arnomündung bis nach Kalabrien, ferner Sizilien, Korsika, Sardinien, Kreta und Malta befallen; auch die Küstengebiete Istriens, Dalmatiens, Albaniens, ferner die wasserreichen Gegenden Griechenlands, Bosnien, Herzegowina, Serbien, Bulgarien, Rumänien leiden sehr. In Spanien sind vornehmlich die südlichen und westlichen Küstenstriche, die Niederungen des Tajo und die sumpfigen Ufer des Guadalquivir und Guadiana verseucht; auch in Frankreich ist die Süd- und Westküste besonders befallen. In Rußland, Ungarn, Siebenbürgen und im Kaukasus herrscht die Malaria endemisch. Im nördlichen Europa findet man sie in den russischen Ostseeprovinzen, in Südschweden (an den großen Seen), ferner an der belgischen Küste und über die Niederlande, Frankreich und Dithmarschen verbreitet. England und Norwegen sind frei von Malaria. In Afrika ist namentlich die gesamte tropische Ost- und Westküste befallen, aber auch in den Seegebieten und Flußtälern ist sie häufig. Nur trockene Steppengegenden und besonders hoch gelegene Gebiete sind verschont. Das Kapland ist nahezu frei, ebenso einige Inseln, z. B. St. Helena; auch der Norden, Tunis, Tripolis und Algier ist reich an Malaria. In Asien herrscht die Malaria besonders in Persien, Indien und im indischen Archipel. In Amerika ist die Ostküste Südamerikas, besonders Guayana, schwer heimgesucht. Die Küste des mexikanischen Golfes, die atlantische Küste Zentralamerikas sind befallen. In Nordamerika herrscht sie besonders längs des Kolorado und Mississippi. Auch in Australien und auf vielen Inseln des Stillen Ozeans ist sie stark verbreitet.

In manchen Gegenden, wo sie früher endemisch war, ist die Malaria infolge Trockenlegung des Bodens und Regulierung von Flußläufen verschwunden, so z. B. in Deutschland in den Gegenden des Rheins und seiner Nebenflüsse, in Posen, Schlesien, Pommern, wo sie früher stark geherrscht hatte. Aber es gibt auch Gebiete, wo sie nach jahrzentelangem Erlöschen infolge von Neueinschleppungen wieder endemisch zu werden droht, so z. B. in den Marschgebieten der Nordsee, wo sie bei Gelegenheit von Deichbauten wieder häufiger beobachtet wurde.

Immunität. Die Tatsache, daß in den Küstengebieten Ostafrikas die erwachsenen Eingeborenen nur selten und dann nur leicht an Malaria erkranken, ließ den Gedanken aufkommen, daß die Neger eine natürliche Immunität gegenüber der Malaria besitzen. R. Koch hat jedoch gezeigt, daß es sich hier um eine erworbene Immunität handle. Schon als Kinder machen die Eingeborenen fast sämtlich (in einzelnen Gegenden zeigten sich 100 % der Kinder infiziert) Malaria durch. Ein Teil der Infizierten geht zugrunde, andere aber erlangen durch fortwährende Neuinfektionen und Rezidive allmählich einen hohen Immunitätsgrad. Eine solche aktive Immunisierung tritt aber nur dann ein, wenn die Neuinfektionen lange Zeit hindurch ständig erfolgen. In Gegenden, wo malariafreie Zeiten mit Malariazeiten abwechseln (Saisonmalaria), z. B. in Italien, kommt die Immunisierung nicht zustande (Dempwolff). Bei Europäern kommt es in der Regel nicht zur Ausbildung einer aktiv erworbenen Immunität. Die erworbene Malariaimmunität richtet sich nur gegen diejenige Malariaform, die sie entstehen ließ. Ein gegen Tropica immuner Neger ist noch empfänglich für Tertiana und Quartana.

Klinik. Das Charakteristische an dem Krankheitsbild der Malaria ist das Fieber, das durch seinen Wechsel zwischen anfallsweise auftretenden hohen Temperaturen und fieberfreien Intervallen auch zu der Bezeichnung Wechselfieber geführt hat. Da die Febris tertiana und quartana in ihren Krankheitsbildern sich nicht unwesentlich von der Febris tropica unterschieden, so soll das Tropenfieber getrennt behandelt werden.

Die Inkubationszeit der Malaria, die Zeit, die von dem Stich der Anophelesmücke bis zum ersten Fieberanfall verstreicht, beträgt etwa zwölf Tage.

Tertiana und Quartana. Dem Fieberanfall gehen häufig, aber nicht immer gewisse Vorboten voraus, die in Mattigkeit, Kopfschmerzen, Frösteln, Ziehen in den Gliedern bestehen und sich mehrere Stunden vor dem Fieberanstieg, seltener schon 2—3 Tage vorher bemerkbar machen. Das „Erstlingsfieber“, wie der erste Anfall der Tertiana und Quartana im Gegensatz zu den Rezidiven genannt wird, setzt stets mit einem heftigen Schüttelfrost ein, der meist nur von kurzer Dauer ist, mitunter aber auch stundenlang anhalten kann. Mit den Zähnen klappernd, am ganzen Körper zitternd, die Nase spitz, die Augen tiefliegend, mit blauen Lippen und Nägeln, flüchten die Kranken ins Bett, um sich in Kissen und Decken zu vergraben. Dabei ist der Puls klein und sehr frequent. Bald wechseln Frostschauer mit Hitzewellen ab, die Körpertemperatur steigt in wenigen Stunden zu hohen Graden, 40 und 41° sind nicht selten. Die Haut des Gesichts rötet sich und wird wieder sukkulent, der Puls wird frequenter (bis 140 Schläge) und voller, die Atmung ist oberflächlich, schnell, die Haut des Körpers ist brennend heiß und trocken. Starke Kopfschmerzen und heftiger Durst quälen den Patienten. Meist besteht große Unruhe, die sich manchmal zu Delirien steigern kann. Brennen in den Augen, Schwindel, Schmerzen in den Gliedern und im Rücken sind häufige Klagen. Fast konstant treten Schmerzen in der Milzgegend auf. Die Milz ist bei den späteren Anfällen regelmäßig, seltener schon beim ersten Anfall perkutorisch vergrößert und palpabel. Übelkeit, oft auch Erbrechen, manchmal Durchfälle kommen hinzu.

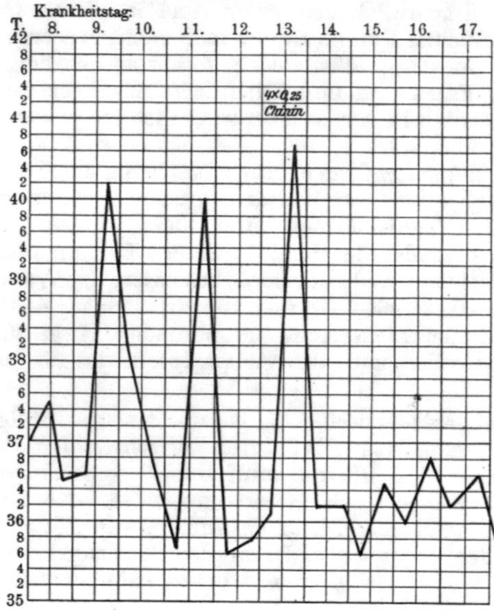

Abb. 126. Paul Desortzew, 23 Jahre. Febris tertiana.

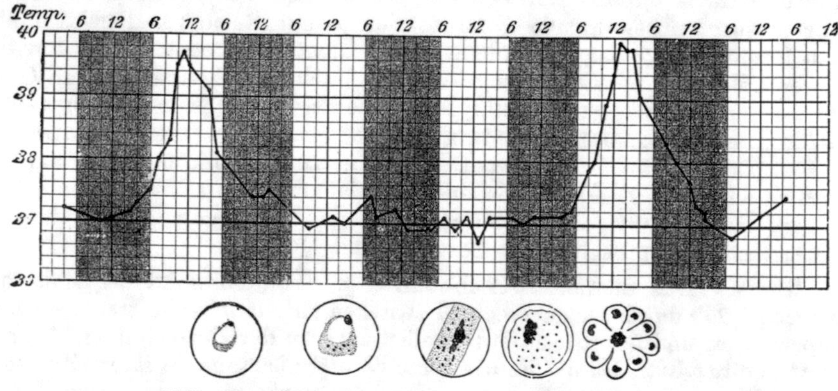

Abb. 127. Quartana simplex (nach Silvestrini).

Das Frost- und Hitzestadium dauert durchschnittlich 5—6 Stunden; zuweilen ist es erheblich kürzer. Dann beginnt das Schweißstadium. Zuerst an der Stirn und unter den Achselhöhlen, bald auch am ganzen Körper bricht ein starker Schweiß aus. Dabei fällt die Temperatur schnell ab und sinkt meist unter die Norm. Puls und Atmung werden ruhiger, die subjektiven Beschwerden lassen nach und meist verfallen die Kranken in einen tiefen Schlaf, aus dem sie noch etwas matt, aber doch mit einem Gefühl der Genesung erwachen.

Während des fieberfreien Intervalls fühlen die Kranken sich meist ganz wohl. Bei Tertiana folgt etwa 48 Stunden nach Einsetzen der ersten Attacke ein neuer Anfall, bei Quartana nach 72 Stunden. Dabei wiederholen sich die geschilderten Symptome. Während bei dem Erstlingsfieber meist ein ziemlich pünktliches Einsetzen der Temperatursteigerung beobachtet wird, pflegen die späteren Anfälle nicht mehr zu der gleichen Tagesstunde einzusetzen. Sie beginnen vielmehr um einige Stunden früher oder später, als das nach der Art des vorliegenden Fiebers erwartet wurde. Man spricht dann von anteponierendem und postponierendem Fieber. Der Grund dafür liegt darin, daß der Entwicklungsgang der im Blute kreisenden Parasiten einmal etwas

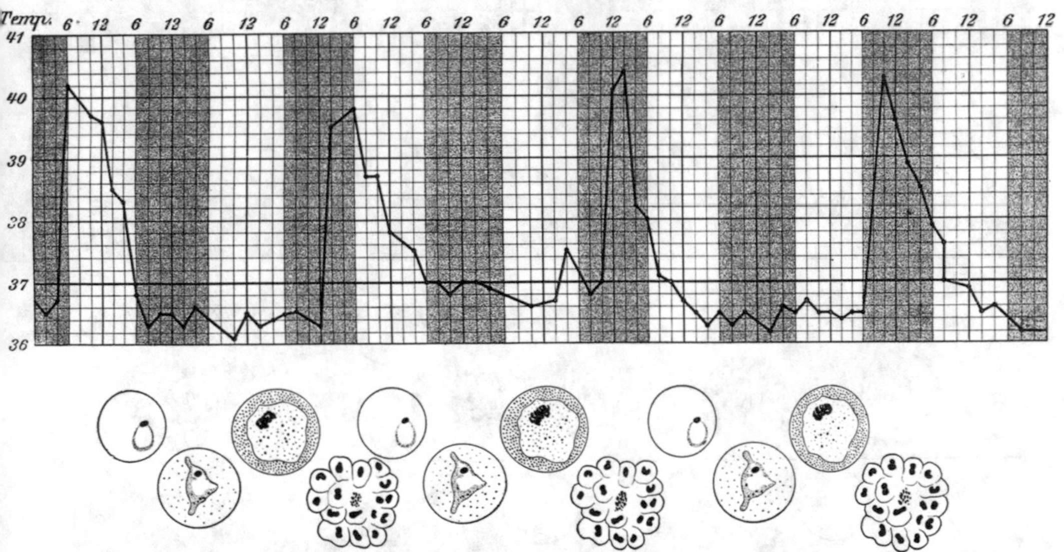

Abb. 128. Tertiana simplex anteponens (nach Mannaberg). (Unter der Kurve sind die entsprechenden Stadien der Schizogonie eingezeichnet.)

früher bis zur Teilung gediehen ist (Febris anteponens) und das andere Mal etwas später (Febris postponens), denn der Gang des Fiebers entspricht ganz der Entwicklung der im Blute befindlichen Erreger. Das Fieber beginnt zur Zeit der Parasitenteilung und ist bedingt durch die dabei freiwerdenden Toxine. Die Abhängigkeit des Fiebers von der Entwicklungsstufe der jeweilig im Blute kreisenden Parasiten illustriert die beistehende Kurve.

Treten bei einem Malariakranken täglich Fieberanfälle auf (Febris quotidiana), so handelt es sich nicht um die Infektion mit einem besonderen Erreger, sondern um das Vorhandensein mehrerer Parasitengenerationen der Tertiana oder der Quartana. Ist z. B. derselbe Mensch kurz hintereinander zweimal mit Tertianparasiten infiziert in der Weise, daß die zweite Infektion 24 Stunden später als die erste geschah, dann sind zwei Generationen von Plasmodien vorhanden, deren einzelne Entwicklungsphasen in ihrem Alter um 24 Stunden differieren. Die zweite Generation kommt also 24 Stunden später zur Teilung als die erste und ruft dadurch schon 24 Stunden nach dem ersten Fieberanfall einen neuen hervor. Es sind also um die Zeit des Fieberanstiegs gleichzeitig halberwachsene Ringe der ersten Generation und Teilungsformen der zweiten Generation im Blute (vgl. Kurve). Es handelt sich also hier um eine Tertiana duplex.

Bei der Quartana kann durch die gleichzeitige Anwesenheit von drei Generationen eine Febris quotidiana (Quartana triplex) zustande kommen.

Mitunter entstehen Quotidianafieber nicht durch mehrmalige Infektion mit verschiedenen Parasitengenerationen, sondern dadurch, daß einzelne Parasiten jedesmal bei der Teilung zurückbleiben, bis allmählich eine neue Generation vorhanden ist, deren Entwicklung um 24 Stunden von der anderen differiert.

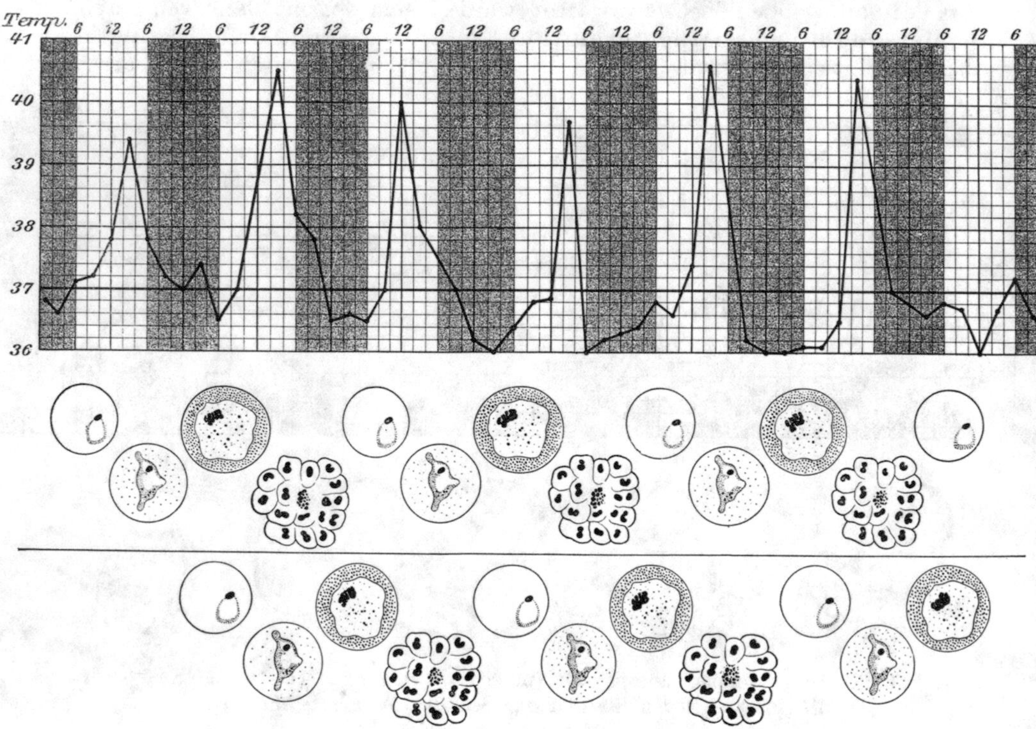

Abb. 129. Tertiana duplex (Quotidiana) nach Marchiafava und Bignami. (Obere Reihe: 1. Generation im peripheren Blut. Untere Reihe: 2. Generation im peripheren Blut.

Durch Unregelmäßigkeiten in der Entwicklung kann es auch kommen, daß der erste Anfall noch nicht abgelaufen ist, wenn schon der zweite beginnt (Febres subintrantes). Die Folge ist, daß die Temperatur nicht bis zur Norm absinkt, sondern nur eine kurze Remission erfährt, um gleich wieder anzusteigen; so kommt eine remittierende Fieberkurve zustande. Liegen die Teilungen zweier verschiedener Generationen noch dichter zusammen, so kann es zu einem kontinuierlichen Fieber kommen. Nur durch genaue mikroskopische Blutuntersuchungen ist es möglich, bei solchen Fieberkurven die richtige Diagnose zu stellen. Namentlich die Verwechslung mit der Febris tropica liegt bei solchen remittierenden und kontinuierlichen Fiebern sehr nahe, um so mehr als das Krankheitsbild dabei immer mehr den pernitiösen Formen des Tropenfiebers ähnelt.

Werden die durch Tertian- oder Quartanparasiten verursachten Malariafieber nicht mit Chinin behandelt, so wiederholen sich die Anfälle in regelmäßigen Zeiträumen, bis sie nach einer Dauer von etwa drei Wochen an Intensität abnehmen und schließlich ganz aufhören. Es hat sich eine aktive Immunisierung ausgebildet. Das geschieht aber nicht ohne große Schädigung des ganzen Organismus. Vor allem entsteht eine hochgradige Anämie, die durch den massenhaften Zerfall von roten Blutkörperchen bedingt wird und schon äußerlich durch die fahle, grau-gelbliche Farbe des Malariakranken angedeutet wird. Der Hämoglobingehalt ist um 40—50% herabgesetzt, die starke Milzschwellung geht nur langsam zurück, die allgemeine Schwäche hält noch lange Zeit an. In vielen Fällen kommt es trotz einer solchen Spontanheilung nach einiger Zeit zu Rezidiven, die durch die im Körper vorhandenen Gameten veranlaßt werden. Die häufige Wiederholung solcher Rezidive bei ungenügender Behandlung führt dann allmählich zu einem schweren Zustande, der als Malariakachexie bezeichnet wird. Wir kommen auf dieses traurige Krankheitsbild im Anschuß an die Beschreibung der Tropica noch zurück, weil das Tropicafieber die häufigste Ursache desselben ist.

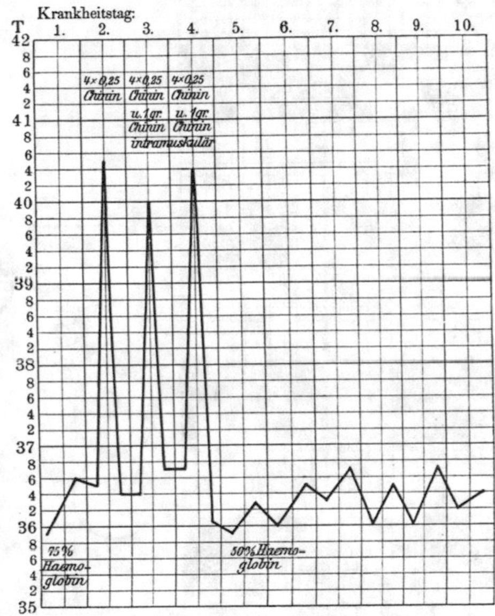

Abb. 130. Max Hiebendahl, 30 Jahre. Tertiana duplex. In Brasilien acquiriert. Bisher trotz Chininkuren häufig rezidiviert.

Febris tropica. Das Tropenfieber, das identisch ist mit dem Aestivo-Autumnalfieber Italiens, unterscheidet sich von der Tertiana und Quartana durch die Form des Fieberverlaufs und noch einige andere wichtige Züge, namentlich durch die Schwere der toxischen Erscheinungen. Es wird deshalb auch als perniziöse Malaria bezeichnet. Als Prodromalerscheinungen können auch hier heftige Kopfschmerzen, Ziehen in den Gliedern, Mattigkeit vorausgehen. Charakteristisch für die Tropica ist aber, daß der initiale Schüttelfrost fehlt. Der Anfall beginnt mit leichtem Frösteln. Dann folgt schnell das Hitzestadium. Die Kranken sind äußerst matt und klagen über Gliederschmerzen, Hitzegefühl und lebhaften Durst. Übelkeit ist meist vorhanden und steigert sich oft zu heftigem Erbrechen. Quälend sind ferner heftige Kopfschmerzen und vor allem eine große Unruhe, die dem Kranken den Schlaf raubt. Dazu können sich Katarrhe des Respirationstraktus, Schnupfen, Husten usw. gesellen. Der Harn ist hoch gestellt und enthält zuweilen Eiweiß. Der Fieberverlauf, dessen charakteristische Eigentümlichkeiten Robert Koch an einigen unbehandelten Fällen genauer studieren konnte, ist folgender: Der Anstieg des Fiebers ist nicht so steil wie bei der Tertiana und Quartana. Die Temperatur steigt allmählich bis zu 40°, um nach etwa 10—18 Stunden bis auf 38° heruntergehen (pseudokritische Einsenkung). Dann steigt sie von neuem auf etwa 40° an und hält sich etwa 12—18 Stunden auf dieser Höhe. Erst 30—36 Stunden nach Beginn des Anfalls erreicht die Temperatur oft unter Schweißausbruch wieder die Norm, und schon 8—10 Stunden später schließt sich der

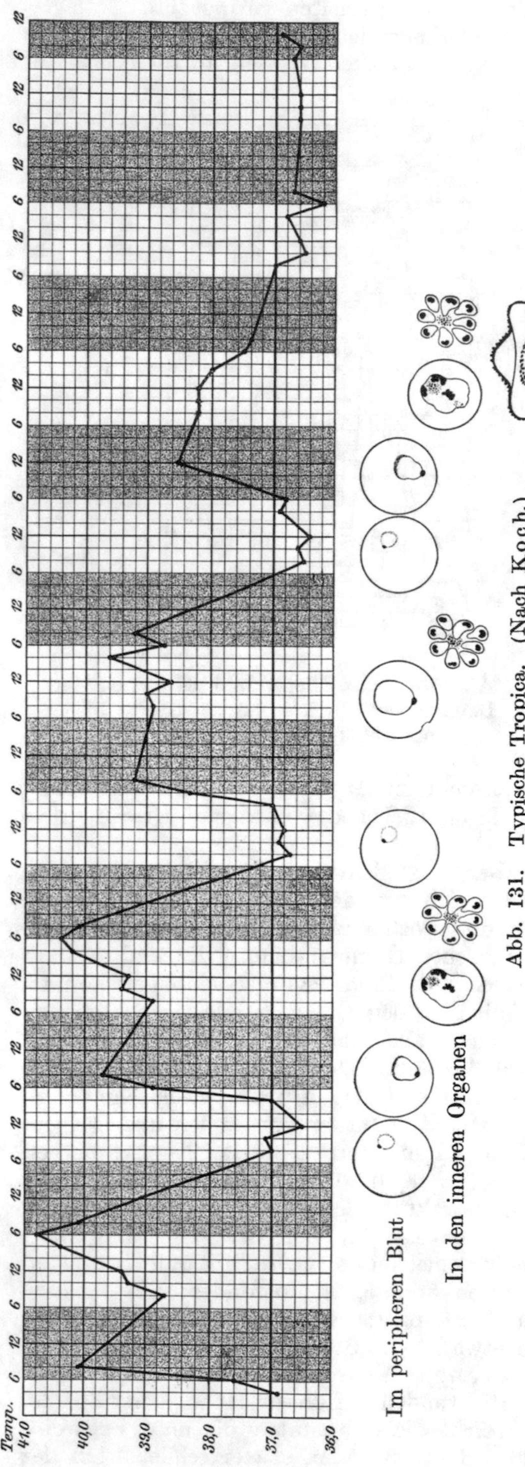

Abb. 131. Typische Tropica. (Nach Koch.)

zweite Anfall an. Oft kommt es überhaupt nicht zu einer Apyrexie, sondern der zweite Anfall setzt schon ein, während vom ersten noch 38 oder 38,5° Fieber vorhanden ist. Typische Fieberkurven sieht man nur bei Neuerkrankungen; später verwischen sich die Charakteristika immer mehr. Da die Tropicaparasiten in ihrer Entwicklung sehr die Neigung zum Anteponieren und Postponieren haben, so kommen ganz unregelmäßige Fieberkurven zustande. Untersucht man bei einem Neuerkrankten im ersten Fieberanstieg das Blut, so findet man oft gar keine Parasiten. Erst nach mehreren Stunden hohen Fiebers zeigen sich spärliche „kleine Tropicaringe“, und erst gegen Ende des Fieberanfalls und im fieberfreien Intervall finden sich „große Tropicaringe“. Teilungsformen werden in der Regel im peripheren Blute überhaupt nicht gefunden, weil sich die Teilung der Tropicaparasiten in den inneren Organen, in den Kapillaren der Milz, Leber, des Gehirns und des Knochenmarks abspielt. Im ganzen ist die Menge der nachweisbaren Parasiten im peripheren Blut überhaupt sehr gering im Vergleich zu den anderen Malariaformen. Es gibt freilich besonders schwere Tropicaformen, wo man fast in jedem Blutkörperchen Tropicaringe findet; ich sah in einem Falle sogar viele Blutkörperchen mit 2—3 Ringen besetzt. Teilungsformen werden nur in den seltensten Fällen ins periphere Blut ausgeschwemmt.

Die Febris tropica hat im allgemeinen einen schwereren Verlauf als die Tertiana und Quartana. Toxische Einflüsse werden dabei in der Hauptsache beteiligt sein. Wenn man sieht, wie gerade bei der Tropica die feinsten Kapillaren der inneren Organe, besonders im Gehirn, ausgestopft sind mit pigmenthaltigen Parasiten, Blutpigmentschollen, und wie in den Endothelien der Hirngefäße das Pigment zerstörter Blutkörperchen sich anhäuft, so daß die Hirnrinde dadurch oft eine grau-violette Farbe bekommt, so kann man die Intensität der Giftwirkung verstehen. In manchen Fällen mag auch die rein mechanische Verstopfung kleinster Gefäße durch die Pigmentschollen eine Rolle spielen. Die lange Dauer der Anfälle und die kurzen Intervalle lassen den Kranken nicht recht zur Erholung kommen. So bildet sich schnell eine hochgradige Anämie aus, und ohne Behandlung kann in kurzer Zeit der Tod an Herzschwäche erfolgen. Von der verschiedenartigen Gestalt, die solche perniziösen Formen annehmen können, soll später noch die Rede sein. In vielen Fällen freilich kommt es sogar ohne Behandlung wie bei den anderen Malariaformen zur Selbstheilung. Die Anfälle werden allmählich schwächer und seltener und hören schließlich ganz auf. Der Kranke erholt sich, und so kann eine Spontanheilung eintreten. Weit häufiger aber kommt es nach einiger Zeit zu Rezidiven, indem die im Blute vorhandenen Gameten die Halbmondform verlieren, zu Schizonten werden und sich teilen. Rezidive sind bei der Tropica an der Tagesordnung. Sie treten in unregelmäßigen Zwischenräumen auf und führen, wenn sie nicht genügend behandelt werden, zur Malariakachexie, die nachher noch genauer beschrieben werden soll.

Eine große Mannigfaltigkeit können die perniziösen Malariaformen durch besonders hervorstechende Erscheinungen einzelner Organsymptome gewinnen. Bei allen schweren Malariafällen und besonders bei der Febris tropica stehen toxische Gehirn- und Nervensymptome im Vordergrunde. Außer heftigen Kopfschmerzen und Schlaflosigkeit kommt es nicht selten zu starken Erregungszuständen und furibunden Delirien mit Bettflucht usw. Diese deliranten Formen haben nach Maillot eine hohe Mortalität (in Algier bis 23 %). In anderen Fällen (komatöse Formen) stellt sich nach vorangehenden heftigen Kopfschmerzen und Schwindel bald Somnolenz und völlige Bewußtlosigkeit ein; dazu können sich Nackenstarre, Pupillenerweiterung, Hauthyperästhesie und Kernigsches Symptom gesellen, also Anzeichen von Meningismus. Diese Erscheinungen verschwinden meist mit dem Absinken des Fiebers, kehren aber dann oft mit dem neuen Anfall wieder, und der Kranke geht bei einer zweiten oder dritten Fieberattacke im tiefen Koma zugrunde. Gegen das Ende hin beobachtet man nicht selten Cheyne-Stokessches Atmen, und mehrmals sah ich einen stundenlang anhaltenden ominösen Singultus. Bei malariakranken Kindern sieht man häufig Konvulsionen. Seltenere Störungen im Gebiete des Zentralnervensystems sind Hemiplegien, Paraplegien der unteren Extremitäten mit Blasen- und Mastdarmlähmung, Lähmungen verschiedener Hirnnerven, Neuralgien und Neuritiden.

Manche Formen gehen mit schweren Störungen des Herzens und der Gefäße einher. Bei der sog. algiden Form kommt es schon beim ersten Anfall zu einer rapiden Blutdrucksenkung. Der Puls ist äußerst frequent und kaum fühlbar. Die Kranken liegen mit livid verfärbter Haut, mit kühlem Schweiß bedeckt da und die Extremitäten fühlen sich kalt wie Marmor an; schon wenige Stunden nach Beginn der Erkrankung kann der Tod eintreten. Das Bewußtsein bleibt bis zum Ende erhalten.

Bei der synkopischen Form tritt infolge starker Toxinwirkung eine schnelle Trübung des Bewußtseins ein und nach wenigen Stunden stirbt der Kranke im Koma.

In vielen Fällen rücken schwere Magen-Darmstörungen in den Vordergrund des Krankheitsbildes, die zum Teil durch Toxinwirkung bedingt sind, zum Teil durch Zirkulationshindernisse in den Kapillargebieten des Darmes infolge Verstopfung mit infizierten Blutkörperchen und Pigmentschollen. So wird z. B. nicht selten über heftige Kardialgien geklagt.

Von choleriformer Malaria spricht man, wenn das Fieber von massenhaften, oft sogar reiswasserähnlichen diarrhoischen Entleerungen, starkem unstillbaren Erbrechen und Wadenkrämpfen begleitet wird. Der Kranke verfällt dabei schnell, die Nase wird spitz, die Augen liegen tief in den Höhlen, die Haut wird kühl und livide, der Puls klein und frequent, ein Bild, wie es auch schwere Choleraanfälle gewähren. Der Tod erfolgt relativ selten unter solchen Symptomen; oft bessern sich mit eintretender Apyrexie die Erscheinungen und eine langsame Genesung setzt ein, oder aber nach mehrfachen Rezidiven entwickelt sich eine Malariakachexie.

Auch dysenterieähnliche Formen kommen vor. Schleimig blutige Durchfälle treten auf, die mit häufigem Tenesmus entleert werden. In einem Teil dieser Fälle sind Gefäßverstopfungen und nachfolgende Schleimhautnekrosen die Ursache der Erscheinungen, in einem anderen Teil dürfte es sich um Mischinfektionen mit bazillärer oder Amöbendysenterie handeln.

Als Febris gastrica biliosa bezeichnen die Engländer eine Tropicaform, bei der neben einer Kontinua ein rasch zunehmender Ikterus, Erbrechen gallig gefärbter Massen und Durchfälle die Szene beherrschen.

Als Malariatyphoid wird von Billet u. a. eine Tropicaform beschrieben, die rein äußerlich eine Reihe von Symptomen mit dem Typhus gemein hat, sonst aber keine ätiologischen Beziehungen zu ihm besitzt. Es sind Fälle, die mit einer Kontinua und starker Benommenheit, oft auch mit Delirien einhergehen, und bei denen Diarrhöen, Erbrechen und Meteorismus vorherrschen. Die Milzschwellung kommt hinzu, um die Ähnlichkeit des Krankheitsbildes zu vervollständigen.

Wir sehen, daß das Bild der Malaria tropica außerordentlich variieren kann. Von wichtigen Organstörungen, die teils durch die Erreger selbst, teils durch sekundäre Infektionen bedingt werden, sind noch folgende zu erwähnen: Auf der Lunge entwickeln sich nicht selten Bronchitiden und Bronchopneumonien. Ob hier eine Anhäufung der Parasiten in den Kapillaren der Lunge als auslösendes Moment angesprochen werden soll, muß dahingestellt bleiben. Mit dem Abfall des Fiebers pflegen auch die entzündlichen Erscheinungen der Bronchien zu verschwinden; seltener sind Pleuritiden beobachtet worden. Entwickeln sich pneumonische Erscheinungen, so handelt es sich meist um katarrhalische Bronchopneumonien, seltener um fibröse Pneumonien.

Die Leber ist in der Regel geschwollen. Der Ikterus, der sich im Laufe der Anfälle einzustellen pflegt, hat seinen Grund darin, daß die Leber die große Menge des in den Blutkörperchen gebildeten Pigments nicht mehr zu bewältigen vermag.

Akute Nephritis wird bei frischer Malaria nur selten beobachtet, häufig dagegen ist febrile Albuminurie.

Bei schwangeren Frauen kommt es etwa in der Hälfte der Fälle zu Frühgeburten oder Aborten.

Eine Kombination der Malaria mit anderen Infektionskrankheiten ist namentlich in den Tropen nicht selten. Dysenterie, Leberabszesse, Typhus kommen dabei vor allem in Betracht.

Als larvierte Malaria werden Erkrankungsformen bezeichnet, bei denen die Anfälle unter der Maske von regelmäßig wiederkehrenden Neuralgien auftreten. Fieberattacken bleiben dabei aus, und nur die periodische Wiederkehr erinnert an Malaria. Zuweilen treten gleichzeitig Übelkeit und Erbrechen auf. Meist handelt es sich um neuralgische Schmerzen im Trigeminusgebiet, besonders Supraorbitalis und Infraorbitalis, seltener im Gebiete des Nerv. alv.

inf. oder Nerv. ling. als Zahn- und Zungenschmerzen. Die Anfälle dauern mehrere Stunden und schwinden nachher, um in rhythmischer Weise wiederzukehren (z. B. nach dem Tertian- oder Quartantypus). Auch Interkostalneuralgien, Okzipitalschmerzen und Ischiasanfälle können in ähnlicher Weise auftreten. Wahrscheinlich sind diese Neuralgien nicht durch die Teilung der Parasiten im peripheren Blute bedingt, sondern dadurch, daß in den inneren Organen Teilungen stattfinden. Die dabei produzierten Giftmengen reichen zwar aus, um einen schon vorher geschädigten Nerven in einen neuen Reizzustand zu versetzen, genügen aber nicht, um Fieberanfälle hervorzubringen. Möglicherweise sind auch migräneartige Kopfschmerzen, Kardialgien und noch andere Schmerzen der verschiedensten Art larvierte Malariaformen, doch muß man sich hüten, mit dieser Diagnose bei alten Malarikern mit nervösen Beschwerden allzu freigebig zu sein.

Chronische Malaria. Bei mangelhafter Behandlung der Krankheit nimmt die Malaria aller Formen, besonders aber die Tropica, oft einen chronischen Verlauf. Die Rezidive werden dabei allmählich immer unregelmäßiger, so daß von einem charakteristischen Fiebertypus keine Rede mehr sein kann. Ganz unberechenbar wechseln fieberfreie Zeiten mit längeren Fieberperioden ab, wobei die Fieberkurve meist einen remittierenden Charakter trägt und vielleicht infolge einer teilweisen aktiven Immunisierung sich oft in relativ niedriger Höhe bewegt. Das Aussehen solcher chronischer Malariakranken ist sehr charakteristisch. Es wird vor allem bedingt durch die hochgradige Anämie, die eine Folge des Untergangs zahlreicher roter Blutkörperchen ist. Das dabei frei werdende Pigment der Erythrocyten lagert sich zum Teil in der Haut ab, die Leber vermag den massenhaft zugeführten Blutfarbstoff nicht zu bewältigen und so kommt es zu einem leichten Ikterus. So resultiert aus der Anämie. der Pigmentablagerung und der ikterischen Nuance der Haut ein eigentümlich fahles, gelblich-braunes Kolorit, das für den chronisch Malariakranken charakteristisch ist. Die Milz ist stark geschwollen, auch die Leber ist vergrößert. Chronische Magen-Darmstörungen und chronische Bronchitiden, mitunter auch Nephritis gesellen sich hinzu, der Ernährungszustand leidet immer mehr, und so entwickelt sich allmählich das Bild der Malariakachexie, wenn es nicht gelingt, noch beizeiten mit einer energischen Chininbehandlung einzugreifen.

Malariakachexie. Dieser schwere Zustand, der als Folge chronischen Malaria, aber auch schon nach wenigen Anfällen perniziöser Formen auftreten kann, ist in erster Linie durch eine hochgradige Anämie ausgezeichnet. Die Haut hat die eben geschilderte fahle, gelblich-braune Färbung; bei starker Pigmentablagerung erscheinen die Kranken fast grau. Die Lippen und sichtbaren Schleimhäute sind von extremer Blässe. Die Kranken sind matt und hinfällig und ermüden bei der geringsten Anstrengung; ihre Stimmung ist deprimiert und leicht gereizt. Der Appetit liegt gänzlich darnieder. Am Herzen ist oft eine Dilatation nachzuweisen, die zuweilen mit akzidentellen Geräuschen einhergeht. Die Milz ist stark vergrößert und deutlich palpabel; manchmal ragt sie tief ins Becken hinab. Sie verursacht häufig drückende und stechende Schmerzen. Auch die Leber ist meist vergrößert. In manchen Fällen kommt es zu sekundärer Zirrhose.

Der Hämoglobingehalt des Blutes ist stark herabgesetzt, die Zahl der roten Blutkörperchen aufs äußerste vermindert bis auf eine Million, ja $\frac{1}{2}$ Million pro cbmm. Die Leukocytenzahl ist schwankend. Als Folge der Anämie und Hydrämie stellen sich, besonders an den Extremitäten, Ödeme ein; auch das Gesicht ist gedunsen. Ferner können Ergüsse in die serösen Höhlen erfolgen. Nicht selten tritt ein beträchtlicher Ascites auf, bedingt durch Pfortaderstauung, die ihre Ursache in der Verstopfung zahlreicher Pfortaderäste durch Pigmentschollen und pigmenthaltige Phagocyten hat. Eine weitere Folge der Anämie ist die Neigung zu marantischen Thrombosen, die eine große Gefahr bedeutet. So können Thrombosen der Vena cruralis durch Lungenembolie schnell den Tod herbeiführen, oder es kommt nach Thrombenbildung im Herzen zu Hirnembolien. Die Verstopfung größerer arterieller Gefäße, z. B. der Arteria brachialis kann zur Gangrän ganzer Extremitäten Anlaß geben. Die mangelhafte Ernährung der Gefäßwände begünstigt das Auftreten von Blutungen. Multiple Hautblutungen, heftiges Nasenbluten usw. sind die Folge. Bei vielen Patienten herrschen chronische Diarrhöen vor und setzen den schlechten Ernährungszustand noch mehr herab. Weitere Begleiterscheinungen sind rheumatische Schmerzen, Neuralgien, Bronchitiden. Die Temperatur ist oft lange Zeit normal. Dann kommen wieder Zeiten mit leichten unregelmäßigen Temperatursteigerungen und zuweilen setzt ein Rezidiv ein. Diese Rezidive zeigen bei der Malariakachexie, wie schon bei der chronischen Malaria erwähnt wurde, ein sehr unregelmäßiges Verhalten, da meist uncharakteristisches oder kontinuierliches Fieber vorherrscht, in welchem die einzelnen Anfälle sich nicht mehr deutlich markieren.

Die **Prognose** der Malariakachexie ist ungünstig. In den meisten Fällen gelingt es nicht mehr, eine Besserung zu erzielen; allgemeine Erschöpfung führt allmählich zum Tode oder aber Sekundärinfektionen, Pneumonien, Nephritis, Amyloid geben dem erschöpften und wenig widerstandsfähigen Organismus den letzten Rest. Mitunter führt auch ein Rezidiv mit schwer toxischen Erscheinungen einen schnellen Tod herbei. Bei Thrombenbildungen drohen die erwähnten Embolien.

Pathogenese und pathologische Anatomie. Die Pathogenese ist bei der vorangehenden Besprechung schon wiederholt berührt worden. Es bleibt nur übrig, sie hier zu rekapitulieren und die wichtigsten Momente für das Zustandekommen der Krankheitserscheinungen und der pathologischen Organveränderungen hervorzuheben. Wir sahen, daß der Fieberanfall bedingt wird durch das Ausschwärmen der jungen Plasmodiengenerationen im Anschluß an den Teilungsvorgang. Offenbar treten dabei zugleich mit dem ausgestoßenen Restkörper fiebererregende Giftstoffe ins Blut über. Daß der Teilungsvorgang die Hauptrolle beim Zustandekommen des Fiebers spielt, zeigte Ruge dadurch, daß er bei einem Quartanafieber kurz vor dem Anfall Methylenblau gab. Dadurch wurde die Teilung verhindert, und das Fieber blieb aus, obgleich noch längere Zeit Schizonten verschiedener Größe und Gameten im Blute kreisten.

Die periodische Wiederkehr der Anfälle ergab sich, wie wir sahen, aus dem rhythmischen Entwicklungsgang der Schizonten. Die Anfälle wiederholen sich bei Fehlen der Behandlung so lange, bis durch Selbstimmunisierung genügend Antikörper gebildet sind, um die Weiterentwicklung zu hemmen; das ist etwa nach drei Wochen der Fall. Dann bleibt der Kranke fieberfrei, bis die hypothetischen Antikörper ausgeschieden sind und ein Rezidiv einsetzt.

Die Rezidive beruhen nicht auf einer Neuinfektion, kommen vielmehr nach Schaudinn dadurch zustande, daß die sexualen Gameten sich teilen und in asexuale Schizonten verwandeln, von denen aus ein neuer ungeschlechtlicher Entwicklungsgang beginnt. Der Zeitpunkt für das Auftreten eines Rezidivs hängt offenbar ab von der Menge der gleichzeitig vorhandenen parthogenetisch sich teilenden Makrogameten. Wahrscheinlich spielt aber auch die Höhe der Selbstimmunisierung, die Menge der gebildeten hypothetischen Antikörper, die vermutlich nach einiger Zeit wieder ausgeschieden werden, eine Rolle. Meist liegen Wochen und Monate zwischen erstem Anfall und Rezidiv. Die Zahl der Rezidive ist sehr verschieden, und sie ist natürlich in der Hauptsache abhängig von der Chininbehandlung. Die Quartana rezidiviert am häufigsten und hartnäckigsten. Der Typus der Rezidive ist meist kein so regelmäßiger wie beim ersten Anfall, da oft mehrere Generationen gleichzeitig vorhanden sind, so daß Quotidianfieber und andere Unregelmäßigkeiten zustande kommen.

Wirkung auf das Blut. Die Hauptschädigung, die der Organismus durch die Anwesenheit der Malariaplasmodien erleidet, ist die hochgradige Anämie. Sie ist nicht allein dadurch bedingt, daß die befallenen Blutkörperchen der Zerstörung anheim fallen. Auch die nicht von Plasmodien besetzten Erythrocyten erleiden durch Toxinwirkung schwere Schädigungen und gehen in großer Menge zugrunde. Man erkennt das schon äußerlich an dem Auftreten feiner grau-blauer Tüpfelchen bei Romanowskifärbung, die man als basophile Körnung bezeichnet, eine Veränderung, wie man sie auch bei anderen schweren Blutkrankheiten, Bleivergiftung, Karzinom, Leukämie usw. findet. Der Degenerationszeichen, die in den infizierten Erythrocyten auftreten (Schüffnersche Tüpfelung, Vergrößerung und Abblassen der roten Blutkörperchen bei Tertiana und Perniziosafleckung bei Tropica) ist schon oben gedacht worden.

Als Zeichen der hochgradigen Anämie und der Störungen der blutbildenden Organe finden wir ferner kernhaltige rote Blutkörperchen und Poikilocyten. Die Leukocytenzusammensetzung erfährt bei der Malaria folgende Verschiebung: Während zu Beginn des Fiebers eine geringe polynukleäre Leukocytose einsetzt, folgt auf der Höhe und beim Abfall des Fiebers eine Leukopenie mit relativer Vermehrung der großen Mononukleären. Die letzteren können nach Roß bis zu 60—80 % aller weißen Blutkörperchen betragen, so daß diagnostische Anhaltspunkte daraus gewonnen werden können.

Die Verschiebung des Zahlenverhältnisses der einzelnen Formen der weißen Blutkörperchen im Vergleich zum normalen Blut lehrt folgende Tabelle:

	bei Malaria	im normalen Blut
kleine mononukleäre Leukocyten (Lymphocyten)	10—19 %	20—25 %
große „ „	26—41 %	4—10 %
polymorphkernige „	39—55 %	65—70 %
eosinophile „	0,4—0,6%	0,4 %

Folgezustände der Anämie sind: die Neigung zu allgemeinen Ödemen, zur Thrombenbildung und zu Blutungen. Durch die starke Pigmentbildung der Malariaplasmodien innerhalb der roten Blutkörperchen und durch den Zerfall großer Mengen von Erythrocyten wird eine Menge Pigment frei, das sich in den inneren Organen und in der Haut ablagert, und auf dem das graue Kolorit der Malariakranken beruht.

Man muß zwei verschiedene Pigmentsorten unterscheiden:

1. das schwarzbraune klumpige Melanin, das die Parasiten innerhalb der Erythrocyten bilden, und das eisenfrei ist (denn es gibt mit Ferrocyankalium keine Berlinerblaufärbung). Man findet es in den Endothelien der Kapillaren und in den Kupfferschen Sternzellen der Leber;
2. das Hämosiderin, das Eisen enthält und in den Zellen von Nieren, Leber, Milz, Pankreas gefunden wird.

Die Pigmentablagerung und die Neigung der infizierten Blutkörperchen, an den Wandungen der Gefäße kleben zu bleiben, führt zuweilen zur Verstopfung von Kapillaren und zu Zirkulationshindernissen, auf die manche schweren Symptome, z. B. des Gehirns (Hemiplegien) oder der Leber (Ascites durch Pfortaderstauung) und des Magendarmkanals (Schleimhautnekrosen) zurückzuführen sind.

Die starke Pigmentbildung innerhalb der roten Blutkörperchen hat auch eine graubraune Färbung aller inneren Organe zur Folge. Am deutlichsten sieht man das im Gehirn, dessen Rindensubstanz eine schiefergraue bis bräunliche

Farbe bekommt, während das Mark von grauen Streifen (den Gefäßen) durchzogen wird. Das Pigment ist in den Endothelien der Gehirnkapillaren enthalten und außerdem in den parasitenhaltigen Blutkörperchen, mit denen die Kapillaren vielfach ganz ausgestopft sind. Die damit in Zusammenhang stehende abnorme Durchlässigkeit der Gefäßwände führt zu punktförmigen Blutungen in Rinde und Marksubstanz.

Neben der starken Pigmentierung beherrscht die Milzvergrößerung das autoptische Bild der Malaria. Ihr Gewicht beträgt das Zwei- bis Fünffache des normalen. Die Pulpa ist weich, zerfließlich, von schwarzbrauner Farbe. Die Follikel sind geschwollen. Im Pulpagewebe herrschen vor allem die großen Mononukleären vor, die stark mit Pigmentschollen beladen sind. Durch Verstopfung von Gefäßen kommt es zu Hämorrhagien und nekrotischen Herden.

Bei der chronischen Malaria und der Malariakachexie ist die Milz in einen derben, großen Tumor verwandelt, der 2—3 kg schwer sein kann. Diese Veränderung kommt dadurch zustande, daß das bindegewebige Gerüst stark hyperplasiert, während die lymphatischen Elemente reduziert werden und die pigmenthaltigen Makrophagen größtenteils zugrunde gehen. Das Pigment ist in der Umgebung der Gefäße zusammengeklumpt, die Kapsel ist derb von schwieligen Verdickungen und ist meist mit der Umgebung verwachsen.

Die Leber, die ebenfalls eine graubraune Färbung besitzt durch die Anhäufung von Melanin in den Kapillarendothelien und von Hämosiderin in den Leberzellen, ist in der Regel etwas vergrößert. Bei der chronischen Malaria entwickelt sich häufig durch Bindegewebsvermehrung eine Zirrhose. Die Nieren sind infolge der starken Farbstoffablagerung fleckig und streifig pigmentiert. Bei der chronischen Malaria entwickelt sich zuweilen eine Schrumpfniere oder Amyloid. Im Darm kann es durch Verstopfung von Gefäßen mit pigmenthaltigen Erythrocyten und Pigmentschollen zu Nekrosen der Schleimhaut und dysenterieähnlichen Substanzverlusten kommen. Am Herzen finden sich meist keine besonderen Veränderungen. In den chronischen Fällen sieht man oft Dilatation. Das Knochenmark ist von braunroter Farbe, weich und zerfließlich.

Die **Diagnose** der Malaria ist bei typischem Verlauf durch die charakteristischen, periodisch wiederkehrenden Fieberanfälle, namentlich bei Tertiana und Quartana, und den in der Regel palpablen Milztumor relativ leicht. Ist der Verdacht auf Malaria erst erweckt, dann wird eine mikroskopische Blutuntersuchung meist schnell die Sachlage aufklären. In vielen Fällen freilich, wo der Fieberverlauf nicht so charakteristisch ist oder gar ein dauernd remittierendes oder kontinuierliches Fieber vorherrscht wie so häufig bei der Tropica, stößt die Erkennung des Leidens auf erheblich größere Schwierigkeiten. Ist eine Anamnese zu erheben, so wird natürlich die Angabe, daß sich der Kranke in Malariagegenden aufgehalten und bereits an periodisch auftretenden Fieberanfällen gelitten hat, von Bedeutung sein. Ist der Kranke benommen, oder ergibt die Anamnese keine Anhaltspunkte, so kommen differentialdiagnostisch hauptsächlich septische, tuberkulöse und typhöse Erkrankungen in Betracht. So vermag eine durch Tertiana oder Quartana verursachte Quotidiana eine Sepsis vorzutäuschen, die mit gleichem Fiebertypus, Schüttelfrösten und Milztumor einhergehen kann. Die Hauptsache ist dabei, daß überhaupt an Malaria gedacht wird, dann bringt die mikroskopische Blutuntersuchung meist schnell Aufschluß. Daß umgekehrt eine Sepsis für Malaria gehalten wird, dürfte weniger oft vorkommen. Der Nachweis septischer Metastasen, von Haut- und Netzhautblutungen, endokardialen Geräuschen, vor allem aber der Nachweis septischer Erreger im Blute leitet auf die richtige Fährte. Auch die Miliartuberkulose mit ihrem stark remittierenden, unregelmäßigen Fieber und ihrer Milzvergrößerung kann zur Verwechslung mit Malaria Anlaß geben. Tuberkulöse Organsymptome, vor allem der Nachweis von Choreoidealtuberkeln, klärt oft die Sachlage. Daß die Malaria, namentlich die Tropica, auch mit dem

Typhus eine große Ähnlichkeit haben kann, sahen wir schon oben. Ich erinnere an die schweren perniziösen Tropicaformen, die neben ihrem oft mehrere Tage kontinuierlichem Fieber und starker Milzschwellung mit profusen Durchfällen einhergeht. Man denke bei der Differentialdiagnose daran, daß der Typhus mit relativer Pulsverlangsamung einhergeht. Die Untersuchung des Blutes auf Typhusbazillen mit dem Galleanreicherungsverfahren dürfte schnell die Entscheidung bringen. Die in den Tropen gelegentlich vorkommende Verwechslung des Rückfallfiebers mit Malaria wird durch die Blutuntersuchung und den Nachweis von Spirochäten im Blute vermieden. Die choleriforme Malaria ist von der Cholera durch das Fieber und durch den Nachweis von Cholerabazillen im Stuhl zu unterscheiden.

Der **Nachweis der Malariaparasiten im Blut** zum Zwecke der Diagnose geschieht am einfachsten mittelst einer dünnen Borax-Methylenblau-Lösung nach Manson oder, wenn man zur besseren Differenzierung die chromatinhaltigen Teile der Plasmodien zur Anschauung bringen will, mit der Romanowskyfärbung.

Um gleichmäßig dünne Blutausstriche zu erhalten, verfährt man in folgender Weise: Man macht, am besten kurz vor dem zu erwartenden Fieberanstieg, in die mit Äther gut gereinigte Haut der Fingerbeere oder des Ohrläppchens einen kleinen Stich und nimmt den austretenden Blutstropfen mit der Unterseite der Kante eines gut gereinigten Deckgläschens auf. Diese, den Blutstropfen tragende Deckgläschenkante setzt man in einem Winkel von 45^0 auf einen

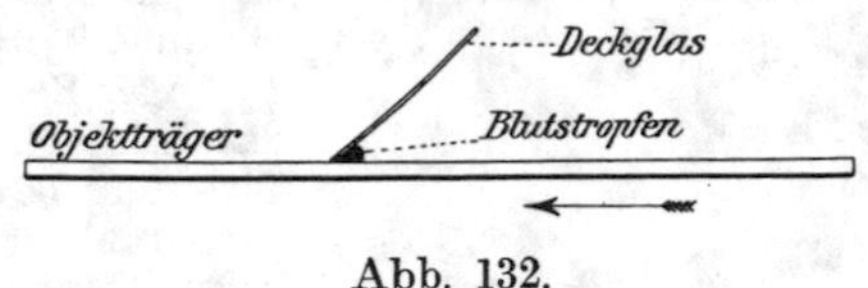

Abb. 132.

mit Alkohol gereinigten Objektträger auf, so daß sich das Blut langsam auf der Berührungsfläche strichförmig ausbreitet. Dann zieht man das Deckgläschen in der Winkelstellung schnell über den Objektträger hin, nach der dem stumpfen Winkel entsprechenden Richtung. Auf diese Weise bilden die roten Blutkörperchen keine Geldrolle, sondern legen sich einzeln nebeneinander. Nun muß das Präparat lufttrocken gemacht werden und dann fixiert man es 10 Minuten in Alkohol und Äther zu gleichen Teilen.

Zur Mansonschen Borax-Methylenblaufärbung braucht man eine Farblösung, die durch Kochen von 2,0 Methylenblau med. pur. Höchst in 100 cbcm Höchster 5 %iger Boraxlösung hergestellt ist. Sie wird vor dem Gebrauch so verdünnt, daß sie in 1 cbcm dicker Schicht im Reagenzglase eben durchsichtig erscheint. Man färbt die Ausstrichpräparate 10—15 Sekunden lang und spült dann gut mit Wasser ab. Auf diese Weise werden die roten Blutkörperchen grünlich, die Kerne der Leukocyten und die Blutparasiten kräftig blau.

Die Romanowskyfärbung beruht auf der Mischung von Eosin und einer Methylenblaulösung; das wirksame Prinzip ist das durch Zersetzung des Methylenblau entstandene „Rot aus Methylenblau", Methylenblauazur.

Schilling empfiehlt folgende Methode: Man braucht zwei Lösungen:

1. Lösung: Methylenblau medicinale Höchst 0,4 g
Borax 0,5 g
Wasser 1000 g.
2. Lösung: Eosin B A extra Höchst 0,2 g
Wasser 1000 g.

Lösung 1 und 2 mischt man zu gleichen Teilen und bringt sofort nach der Mischung, oder besser noch im Momente der Mischung das Gemisch auf die Blutschicht und färbt etwa 10 Minuten. Die Erythrocyten erscheinen dabei mattrosa, manchmal auch blaß-bläulich, während sich die Malaria-Plasmodien durch ihre kräftig blaue

Färbung scharf von ihnen abheben. Leuchtend rot sind die chromatinhaltigen Teile der Parasiten, ebenso die Schüffnersche Tüpfelung und die Perniziosa-Flecken. Die Kerne der Leukocyten färben sich dabei dunkelblau.

Noch einfacher ist die „Giemsa-Farblösung für die Romanowskyfärbung", die unter diesem Namen von Dr. Grüblers Laboratorium in Leipzig zu beziehen ist, und die wirksame Farbstoffe in einer einzigen gebrauchsfertigen Lösung vereinigt enthält. Man verdünnt die Farblösung in einem weiten graduierten Meßzylinder mit destilliertem, auf 30—40° C angewärmtes Wasser in der Weise, daß man pro ccm einen Tropfen des Farbgemisches zufließen läßt und umschüttelt. Die in Alkohol und Äther fixierten Präparate werden aus der Fixierflüssigkeit herausgenommen, mit Fließpapier abgetupft und sofort mit der Farblösung übergossen. Man färbt etwa 15 Minuten und spült dann mit Wasser ab.

Bei spärlichem Vorhandensein von Plasmodien bewährt sich die Methode des „dicken Tropfens" (nach Roß-Ruge). Sie gestattet die Untersuchung größerer Quantitäten Blut und führt deshalb oft schneller zum Ziel. Man läßt 3—4 Blutstropfen auf einen gut gereinigten Objektträger fallen, verteilt sie in dicker Schicht mit einer Platinöse und läßt sie lufttrocken werden. Dann kommt das Präparat mit der Schichtseite nach unten für einige Minuten in eine 2%ige Formalinlösung mit ½%iger Essigsäure. Dadurch wird das Hämoglobin entfernt und eine Fixierung bewirkt. Man kann das Präparat auch einfach in gewöhnliches Wasser stellen, wodurch sich das Hämoglobin löst und das Präparat farblos wird. Man muß dann nachher mit absolutem Alkohol fixieren. Nun folgt die Färbung nach Romanowsky. Die ausgelaugten Blutkörperchen sind nur schwach gefärbt, die Plasmodien blau mit roten Chromatinkernen und die Kerne der Leukocyten violettrot (vgl. Abbildung).

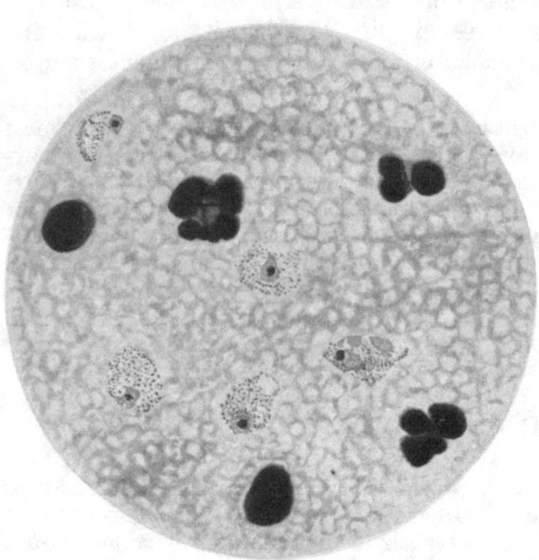

Abb. 133. „Dicker Tropfen", nach Romanowsky gefärbt. (Protoplasma der Tertianparasiten blau, Chromatin und Schüffnersche Tüpfelung rot.)

Therapie. Die Malaria gehört zu den wenigen Infektionskrankheiten, bei denen wir ein sicher wirkendes Mittel zur Beseitigung der Krankheitsursache besitzen. Das Chinin, ein basisches Alkaloid der Rinde des Chinabaumes, ist ein Spezifikum, das sich gegen die Malariaparasiten richtet und die meisten Entwicklungsformen derselben vernichtet. Man kann unter dem Mikroskop beobachten, wie die jüngsten, eben entwickelten, ungeschlechtlichen Parasiten (Schizonten) unter der Chininwirkung gezackte und bizarre Formen annehmen und schließlich in Massen zugrunde gehen. Weniger beeinflußt werden die älteren Schizonten und sehr resistent gegen das Chinin sind die erwachsenen Geschlechtsformen (Gameten).

Daraus geht schon hervor, daß das Chinin am intensivsten wirken muß, wenn es kurz vor der Teilung der Parasiten gegeben wird. Das entspricht klinisch der Zeit kurz vor dem zu erwartenden Temperaturanstieg.

Weiter ergibt sich daraus, daß bei dem Vorhandensein zahlreicher Geschlechtsformen (Gameten) selbst die beste Chininkur nicht vor Rezidiven schützt. Es muß also dahin gestrebt werden, so früh wie möglich, d. h. tunlichst schon beim ersten Anfall Chinin zu geben, damit es nicht erst zur Entwicklung zahlreicher Gameten kommt.

Schließlich ist noch die Tatsache von Bedeutung, daß das Chinin trotz seiner vernichtenden Wirkung auf die im Blute kreisenden Malariaerreger die in der Milz sitzenden Parasiten nur wenig zu beeinflussen vermag. Auch dieses Moment ist bei der Erklärung der Rezidive trotz richtig durchgeführter Chininkur nicht zu vergessen.

Von den verschiedenen Chininpräparaten sind die gebräuchlichsten: das Chininum hydrochloricum, das Chininum sulfuricum und die freie Chininbase. Letzteres ist fast geschmacklos und wird gut resorbiert. Das Chininum hydrochloricum und das Chininum sulfuricum wird des bitteren Geschmackes wegen in Oblaten, Tabletten, Gelatinekapseln oder Pillen gegeben. Die Darreichung in Zigarettenpapier ist nicht zu empfehlen, da solche Chininpäckchen häufig unversehrt im Stuhl wiedergefunden werden. Tabletten und fertige Pillen müssen in Wasser in wenigen Minuten zerfallen, wenn sie eine gute Resorption des darin enthaltenen Chinins gewährleisten sollen. Gelatinekapseln müssen weich sein und sind in den Tropen unter Luftabschluß aufzubewahren, damit sie nicht verschimmeln oder zerfließen.

Ein in Italien viel gebrauchtes Präparat ist das von Celli empfohlene Chinintannat, das, in Schokoladenplätzchen gereicht, namentlich in der Kinderpraxis gern genommen wird. Da jedoch sein Gehalt an Alkaloid kein ganz gleichmäßiger ist, so sind die anderen Präparate vorzuziehen.

Von den Chininderivaten ist das Euchinin brauchbar, das jedoch in 1½fach größerer Dosis gegeben werden muß als das Chininum hydrochloricum und dabei über viermal teurer ist.

Anwendungsweise. Das Chinin kann per os, subkutan, intramuskulär oder intravenös gegeben werden. In den meisten Fällen kommt man mit der internen Behandlung aus. Sie sei deshalb an erster Stelle besprochen.

Die interne Darreichung des Chinin geschieht nach den Vorschriften von Robert Koch etwa in folgender Weise: Man gibt an der Hand der mikroskopischen Blutuntersuchung zu der Zeit, wo die größten Schizontenformen im Blute kreisen, also 4—6 Stunden vor dem zu erwartenden Anfall eine kräftige Dosis auf einmal, für Erwachsene 1 g, für Kinder soviel Dezigramm, als sie Jahre zählen. Kann man wie beim Tropicafieber den Eintritt des nächsten Anfalles nicht voraussehen, so wird möglichst bald nach dem Abklingen des gerade beobachteten Fieberanfalles Chinin gereicht. Man gebe das Chinin niemals auf vollen Magen, weil dadurch die Resorptionsbedingungen verzögert werden. Nun wird 6—7 Tage täglich 1 g Chinin auf einmal gegeben. Darauf pausiert man drei Tage, um dann wieder zwei Chinintage à 1 g einzuschieben. Nun wird vier Tage pausiert, dann fünf Tage, dann sechs Tage, dann sieben Tage, und dazwischen schieben sich immer wieder zwei Chinintage à 1 g. Im Anschluß an die Chinindarreichung empfiehlt es sich, stets etwas Salzsäure zu geben, um die Resorption des Mittels zu beschleunigen.

Diese längere Zeit hindurch fortgesetzte Nachbehandlung ist deshalb erforderlich, weil man mit ein- oder zweimaligen Chinindarreichungen fast niemals alle Parasiten abzutöten vermag. Eine solche Therapia sterilisans magna ist allenfalls denkbar, wenn die Behandlung sofort beim ersten Anfall einsetzte, noch ehe sich Gameten gebildet haben. Aber selbst dann bleiben, namentlich in der Milz, immer noch Parasiten am Leben. Sind erst Gameten vorhanden, so kann nur die länger fortlaufende Chininbehandlung, die immer wieder die neu entwickelten Formen abtötet, zur Heilung führen.

Die eben beschriebene Art der Malariabehandlung hat den Vorteil, daß sie dem Kranken ausreichend Chinin zuführt, ohne ihn dabei in seiner Arbeitsfähigkeit zu beeinträchtigen. Wollte man die ganze Zeit über täglich Chinin geben, so würde man den Patienten schwächen und eventuell die Ausbildung chininfester Parasiten begünstigen. So beobachtete Nocht, daß während und trotz einer lange Zeit fortgesetzten täglichen Chininmedikation Parasiten im Blute erschienen und Fieberanfälle auftraten. Die Kochsche Methode der Chininkur hat sich in den meisten Fällen gut bewährt. Nur ein Nachteil ist damit verbunden. Die großen Chiningaben (1 g auf einmal) bringen bei manchen Kranken unangenehme Nebenwirkungen, Ohrensausen, Schwindel, Zittern der Hände, Erbrechen mit sich und sind bedenklich bei der drohenden Gefahr des Schwarzwasserfiebers. In Fällen besonderer Überempfindlichkeit sieht man auch skarlatiniforme oder urtikarielle Exantheme oder Haut- und Schleimhautblutungen auftreten. Es ist ein Verdienst Nochts, gezeigt zu haben, daß man mit kleineren, oft wiederholten Chiningaben dasselbe erreichen kann wie mit einer einmaligen großen Dosis. Giemsa und Schaumann wiesen sogar nach, daß bei einer auf einmal genommenen Chinindosis weniger Chinin ausgeschieden und mehr in unwirksame Stoffwechselprodukte verwandelt wird, als wenn man das Mittel in refracta dosi gibt.

Die Nochtsche Methode der Chininbehandlung besteht danach in folgendem Schema: Man gibt sofort nach Feststellung der Diagnose fünfmal täglich 0,2 g Chinin. Man kann eventuell die vollste Chininwirkung auf die Zeit der Teilung der Schizonten konzentrieren, indem man zehn Stunden vor dem zu erwartenden Anfall mit der fraktionierten Chininmedikation beginnt. Im übrigen verfährt man nach dem oben aufgestellten Schema der interpolierten chininfreien Pausen und der Einschiebung dreier Chinintage; also fünfmal 0,2 g Chinin sieben Tage hintereinander, dann drei Tage Pause und drei Tage Chinin, dann vier Tage Pause und drei Tage Chinin, dann fünf Tage Pause und drei Tage Chinin, dann sechs Tage Pause und drei Tage Chinin, dann sieben Tage Pause und drei Tage Chinin. Diese Methode hat sich bisher überall gut bewährt. Sie hat den Vorzug, von den Kranken gut vertragen zu werden und läßt die Gefahr des Schwarzwasserfiebers leichter vermeiden, da ja das Chinin sofort ausgesetzt werden kann, sobald sich die ersten Anzeichen dafür, Albuminurie, Schmerzen in Nieren und Leber bemerkbar machen.

Andere Methoden der Chinindarreichung. Die intravenöse Einspritzung des Chinins in eine gestaute Vene der Ellenbeuge wurde von Baccelli empfohlen. Das Rezept der Injektionsflüssigkeit lautet: Chinin. mur. 1,0, Natr. chlorat. 0,075, Aqu. dest. 10,0; vor der Injektion zu filtrieren und aufzukochen. Die Methode hat jedoch in der allgemeinen Praxis nicht viel Anhänger gefunden, weil sie für den Kranken unbequem ist und auch technische Schwierigkeiten bietet, namentlich bei fettreichen Frauen- und Kinderarmen. Vor der internen Einführung des Mittels hat sie keine Vorzüge.

Dagegen ist die subkutane oder intramuskuläre Einverleibung des Chinins in manchen Fällen der Darreichung per os vorzuziehen; so bei schwer benommenen Kranken, denen durch den Mund nichts beizubringen ist, oder bei Personen, die beständig brechen und auch die eingeführten Medikamente wieder von sich geben. Eine schnellere Resorption des Mittels wird bei dieser Art der Einführung nicht erzielt. Das Mittel wird vielmehr langsamer aufgenommen und seine Ausscheidung zieht sich längere Zeit hin.

Bei den bisher zur Injektion verwendeten Präparaten kam es häufig zu Abszessen und schmerzhaften Infiltrationen. Seit man neuerdings als Lösungsmittel für das schwer lösliche Chinin das von Gaglio dazu empfohlene Urethan, einen nahen Verwandten des Harnstoffes, verwendet, werden die Injektionen gut vertragen.

Die Giemsasche Vorschrift, die ich aus eigener Erfahrung warm empfehlen kann, ist folgende: Chin. muriat. 10 g, Aqu. dest. 18 g, Äthylurethan 5 g. Bei Zimmertemperatur nimmt die Lösung ein Volumen von 30 ccm ein und enthält in 1,5 ccm 0,5 g Chinin. Man kann die Flüssigkeit ½—1 Stunde im Dampf sterilisieren, ohne daß die Wirkung geschädigt wird.

Will man eine Chininkur mittelst intramuskulärer Injektionen durchführen, so würde man also sieben Tage hintereinander täglich 3 ccm dieser Lösung einspritzen und dann eine Nachbehandlung in der bekannten Weise mit Einschiebung der besprochenen Pausen und Chinintage einschließen.

Neuerdings wird empfohlen, bei komatösen und kollabierten Malariakranken die Injektion mit Urethan und Chinin mit einer Infusion von physiologischer Kochsalzlösung zu verbinden. Man würde dann z. B. 3 ccm der obengenannten Lösung zusammen mit 200 ccm physiologischer Kochsalzlösung intravenös oder intramuskulär infundieren.

Eine für die Chininbehandlung der Malaria wichtige Beobachtung machte Nocht neuerdings, als er das Vorhandensein von chininresistenten Malariafällen feststellte. Deutsche Bahnarbeiter, die sich aus dem Innern Brasiliens Malaria geholt hatten, bekamen trotz der Anwendung von hohen oralen und subkutanen Chinindosen während der Behandlung Rezidiv auf Rezidiv. Eine solche Chininfestigkeit kann nur so erklärt werden, daß in Brasilien seit Jahrhunderten der prophylaktische Chiningebrauch sehr stark ist, so daß allmählich die dortigen Malariaparasiten chininfest geworden sind.

Ersatzmittel des Chinins. Machen sich die Zeichen von Idiosynkrasie gegen das Chinin bemerkbar, starkes Erbrechen, Schwindel, Ohrensausen, Haut- und Schleimhautblutungen, oder ist Schwarzwasserfieber vorangegangen, vor allem aber auch bei chininfesten Malariaformen, so besteht das Bedürfnis nach einem Ersatzmittel des Chinins. Hier ist in erster Linie das Salvarsan, die jüngste Bereicherung unserer Malariamittel zu nennen. Es hat sich herausgestellt, daß das Ehrlichsche Mittel bei Tertiana vorzügliche Wirkung hat, bei Tropica dagegen recht schwankende Resultate bringt. Die Plasmodien verschwinden bei der Tertiana nach Salvarsaninjektionen schneller als bei oraler Darreichung von Chinin. Die Zerstörung der Parasiten betrifft dabei in gleicher Weise Schizonten wie Gameten, die Dauer des Verschwindens sämtlicher Plasmodien aus dem peripheren Blut beträgt nach einer intravenösen Injektion von 0,5 Salvarsan ca. 15 Stunden. Nach dreimaliger intravenöser Verabreichung von 0,5 Salvarsan (in Intervallen von zehn Tagen) hat Werner keine Rezidive beobachtet. Es liegt nahe, an die Anwendung des Salvarsans beim Schwarzwasserfieber und bei chininfesten Fällen zu denken. Leider ist die Beeinflussung bei der Tropica, wo gerade die Schwarzwassergefahr größer ist als bei Tertiana, keine nachhaltige. Nur in der Hälfte der Fälle verschwinden die Parasiten der Tropica für wenige Tage aus dem Blute. Auffälligerweise besteht eine Parallele zwischen der Salvarsanwirkung und der Wassermannschen Reaktion bei Malaria. Bei der Tertiana, wo Salvarsan sehr wirksam ist, wird auch die Wassermannsche Reaktion häufiger positiv gefunden als bei Tropica, wo die Salvarsanwirkung nur gering ist. Eine Erklärung dieser Tatsache steht noch aus.

Das Methylenblau medicinale wirkt langsamer als das Chinin. Es bringt die jüngsten Schizonten zum Absterben, hat aber keinen Einfluß auf ältere Formen, auch nach seiner Darreichung ist in seltenen Fällen Schwarzwasserfieber beobachtet worden. Es reizt die Harnröhre und den Magendarmkanal etwas und wird deshalb am besten mit Muskatnuß zusammen gegeben. Man verabreicht es in Dosen von 0,2 g 4—5mal täglich.

Arsen, das in der Therapie der Malaria ebenfalls eine große Rolle spielt, hat nicht die Fähigkeit, Malariaerreger abzutöten. Es ist jedoch ein wertvolles Mittel bei der Behandlung der Malariaanämie, das später noch berücksichtigt werden soll.

Symptomatische Behandlung. Während des Anfalles legt man eine Eisblase oder einen kühlen Umschlag auf den Kopf, um Hitzegefühl und Kopfschmerzen zu lindern. Bei starken Aufregungszuständen ist mitunter etwas Morphium von wohltätiger Wirkung. Die Verwendung anderer Antipyretika wie Antipyrin, Salizyl usw. neben dem Chinin ist nicht anzuraten. Gegen den quälenden Durst gibt man Limonaden, kalten Tee, kohlensaure Wässer, wohl auch etwas verdünnten Sekt. Schwitzprozeduren haben keinen Zweck; dagegen werden kühle Abwaschungen des ganzen Körpers oder lauwarme Vollbäder wohltuend empfunden. Bei schweren mit Koma verbundenen Formen kann ich aus eigener Erfahrung Bäder (35^0 C) mit kühlen Übergießungen sehr empfehlen. Die häufige Obstipation wird durch warme Einläufe bekämpft. Das oft recht quälende Erbrechen wird durch Schlucken von Eisstückchen oder Jodtinktur (ein Tropfen auf ein Weinglas voll Wasser) gemildert; auch Magenspülungen führen zum Ziele. Von guter Wirkung soll nach Ziemann folgende Schüttelmixtur sein: Chloroform 10, Gummi arabic. 10, Zucker 20, in einem Mörser zu zerreiben und mit Aquae āā 200 zu versetzen; vor dem Gebrauch gut durchzuschütteln; ein- bis zweistündlich ein Teelöffel bis zum Aufhören des Erbrechens. Das beste Mittel gegen das Erbrechen ist natürlich die möglichst rasche Beseitigung der Parasiten im Blut, was in solchen Fällen am sichersten durch die oben beschriebenen subkutanen Injektionen von Chininurethan zu erreichen ist.

Bei Herzschwäche empfiehlt sich der Gebrauch von Digalen 2—3mal täglich 1 ccm subkutan oder Coffeinum natriobenzoicum 2—3mal täglich 0,2 g. Bei plötzlichen Kollapserscheinungen sind subkutane Injektionen von Kampferöl oder intramuskuläre Einspritzungen von Epirenan (von der 1 ‰igen Lösung 1 ccm) von Nutzen. Husten wird mit Codein bekämpft.

Eine wichtige Aufgabe erwächst dem Arzt nach Beseitigung des akuten Anfalles meist noch in der Bekämpfung der zurückbleibenden Anämie und der nervösen Erscheinungen. Nach einem einmaligen Anfall pflegen sich die Kranken bei richtiger Chininanwendung in der Regel schnell zu erholen, so daß schon nach einigen Tagen der Milztumor zurückgeht und der Hämoglobingehalt sich hebt. Sind aber schon mehrere Rezidive aufgetreten, dann sind die blutbildenden Organe schwerer in Mitleidenschaft gezogen. Als Mittel zur Förderung der Blutbildung sind vor allem das Arsen und das Eisen im Gebrauch. Das Arsen kann in den verschiedensten Formen genommen werden. Bei gutem Zustande des Magendarmtraktus gibt man es als Solutio Fowleri (Sol. arsenic. Fowleri 5 Aqu. ment. pip. 10) dreimal täglich 2—15 Tropfen ansteigend und wieder absteigend; oder man verordnet Pilulae asiaticae (Acid. arsenicosi 0,05. Piper. nigr. pulv. 1,5. Rad. liq. pulv. 3,0. Muc. gum. arab. qu. s. F. pilul. No. 50, jede Pille = 1 mg Acid. Arsenic.). Auch die Dürkheimer Maxquelle in steigenden und später wieder fallenden Dosen (beginnend mit 3 × 10 ccm) ist zu empfehlen, ebenso Leviko-Wasser.

Bei weniger intaktem Darmkanal gibt man das Arsen lieber subkutan als Arrhenal oder besser noch als Natron kakodylicum in Dosen von 0,02 bis 0,05 pro die.

Von Eisenpräparaten empfehlen sich die Pilulae Blaudii, dreimal täglich zwei Pillen, das Liquor ferri albuminati, dreimal täglich ein Kaffeelöffel, ferner die Arsenferratose und andere.

Von großer Wichtigkeit bei der Behandlung von Malariarekonvaleszenten und chronischen Malariakranken ist neben den besprochenen Verfahren natürlich auch die hygienisch-diätetische Behandlung.

Eine kräftige Ernährung ist vor allem erforderlich. Dabei muß sorgfältig auf den Stuhlgang geachtet werden, der besonders in den Tropen infolge der starken Schweißsekretion häufig angehalten ist. Wassereinläufe, Glyzerinklystiere, eventuell salinische Abführmittel sind dabei am Platze. Man vergesse auch nicht, reichlich frisches Obst und Gemüse als Beikost zu geben. Häufig ist es von großem Vorteil, den Malaria-Rekonvaleszenten, der in den Tropen lebt, in einen hoch gelegenen Gebirgsort (ca. 1000 m) zu bringen, einmal um ihn vor einer neuen Infektion zu schützen, und zweitens um durch die anregende Wirkung des Höhenklimas seinen Schlaf und Appetit zu bessern und die Blutbildung zu befördern. Daneben ist natürlich die Fortführung der Chininbehandlung unbedingt geboten. Es kommt da in erster Linie das Schweizer Hochgebirge in Betracht (Arosa, St. Moritz, Davos).

Prophylaxe. Die persönliche Prophylaxe besteht einmal in rein mechanischen Mitteln, durch die man sich vor dem Stich der Anophelesmücke schützt und zweitens in der richtig durchgeführten Chininprophylaxe. Die Anophelesmücken, die Wirte der Malariaparasiten, stechen besonders gegen Abend und des Nachts. Darnach muß man sich auch mit der Kleidung richten. Hohe Schuhe, Nackenschleier oder hohe Hemdkragen des Abends, auch Schleierhandschuhe und Kopfschleier gewähren einen gewissen Schutz. Die Fenster der Wohnungen sind mit Drahtgaze zu überspannen. Unbedingt erforderlich ist ein Moskitonetz um das Bett.

Einen guten Schutz bietet die Chininprophylaxe, wie sie von Robert Koch eingeführt wurde. Nach dem Stich einer infizierten Anophelesmücke vergehen ungefähr zehn Tage, bis sich eine so große Anzahl von jungen Parasiten entwickelt hat, daß durch ihre gleichzeitige Teilung ein Fieberanfall ausgelöst wird. Wenn man also vor diesem Zeitpunkt durch eine kräftige Chinindosis die jungen Schizonten abtötet, so kann der Anfall verhütet werden. Koch ließ deshalb jeden neunten und zehnten Tag je 1 g Chinin nehmen. Neuerdings sind diese Intervalle noch verkürzt worden, und man gibt an jedem sechsten und siebenten Tage je 1 g Chinin, das man am besten auf fünf kleine Einzeldosen, also auf 0,2 g pro die einmal verteilen kann. Dieses Verfahren hat sich außerordentlich bewährt. Sind die Infektionschancen besonders groß, so gibt man nach Nocht jeden vierten Tag fünfmal 0,2 oder viermal 0,25 Chinin.

Daneben gibt es noch eine Reihe ähnlicher Methoden. In Italien reicht man täglich 0,2—0,6 g Chinin (Erwachsene 0,4, Kinder 0,2). Am Kongo werden täglich 0,25 g Chinin genommen. Diese Dosis scheint für die Tropen am empfehlenswertesten, weil höhere Dosen oft von unangenehmen Nebenerscheinungen begleitet werden. Es sei aber darauf aufmerksam gemacht, daß überall in den Tropen, wo eine ausgesprochene „Saisonmalaria“ herrscht, nur während der Zeit der frischeren Infektionen Chinin genommen zu werden braucht.

Ein Moment, auf das Nocht besonders aufmerksam macht, darf bei der Chininprophylaxe nicht unberücksichtigt bleiben. Mitunter gelingt es durch die Prophylaxe nicht, alle Parasiten abzutöten. Es kommt dadurch zu einer chronischen Malariainfektion, die eines Tages bei der Zufuhr der gewohnten prophylaktischen Chinindosis Schwarzwasserfieber auslösen kann. Trotz der

Prophylaxe muß also peinlichst auf eventuelle Temperatursteigerungen oder sonstige Zeichen der Malaria geachtet werden, um dann sofort eine gründliche Chininkur in der oben besprochenen Weise zu beginnen.

Bekämpfung. Die Bekämpfung der Malaria, die bei der großen volkswirtschaftlichen Bedeutung der Seuche in den betroffenen Ländern mit allen Mitteln ins Werk gesetzt werden muß, hat sich in zwei Richtungen zu bewegen: einmal muß darauf hingewirkt werden, daß die infizierten Menschen systematisch mit Chinin behandelt werden, damit den Mücken die Gelegenheit genommen wird, sich an den Kranken zu infizieren, und zweitens muß nach Möglichkeit die Vernichtung der Anophelesmücken und ihrer Brut angestrebt werden.

Die Kochsche Malariabekämpfung stellt die erstgenannte Forderung in den Vordergrund und es gelang ihm z. B. Stephansort auf Neu-Guinea sowie die Insel Brioni durch die Chininbehandlung aller infizierten Menschen malariafrei zu machen. Auch in anderen weniger leicht übersehbaren Landstrichen hat sich diese Form der Malariabekämpfung bewährt. Welche guten Erfolge eine systematisch durchgeführte Chininprophylaxe im Verein mit sachgemäßer Behandlung aller Malariakranken zeitigt, lehrt die Mortalitätszahl Italiens, wo der Staat die Chininprophylaxe in die Hand genommen hat, indem er Chinin an die nomadisierende Bevölkerung, zum Teil unentgeltlich, verteilt. Mit dem von Jahr zu Jahr steigenden Chiningebrauch sind die Mortalitätszahlen an Malaria von 15865 Todesfällen im Jahre 1900 auf 4160 im Jahre 1907 zurückgegangen.

Die Vernichtung der Anophelesmücken und ihrer Brut geschieht vor allem durch Austrocknung der Sümpfe, Vermeidung unnötiger Wasseransammlungen in der Nähe von menschlichen Wohnungen, Übergießen aller wirtschaftlich entbehrlichen Gruben und Tümpel mit Petroleum und Einführung der natürlichen Feinde der Mückenlarven. Zu dem letztgenannten Zwecke bevölkert man Wasseransammlungen, die zur Entnahme von Trink- und Gebrauchswasser dienen, mit Wasserkäfern, Notonekten (Rückenschwimmern), Wasserwanzen, Wasserskorpionen usw.

Schwarzwasserfieber.

Als Schwarzwasserfieber bezeichnet man eine unter Schüttelfrost und Fieber akut einsetzende Hämoglobinurie, die mit der Malaria in engstem Zusammenhange steht und bedingt wird durch einen plötzlichen massenhaften Zerfall roter Blutkörperchen und Ausscheidung der Zerfallsprodukte durch die Nieren. Die Leber vermag das massenhaft anstürmende Hämoglobin nicht zu bewältigen, und so kommt es schnell zu einem starken Resorptionsikterus. Der alarmierende Symptomenkomplex ist nicht etwa als eine besonders schwere Form von Malaria aufzufassen, wie das früher sehr zum Schaden der Kranken geschah, wo man infolge dieser falschen Vorstellung hohe Chinindosen gegen das Leiden gab; die bestehende oder vorangegangene Malaria stellt vielmehr nur die Disposition dazu dar, auslösendes Moment ist nach den Erfahrungen von Robert Koch u. a. fast stets die Zuführung von Chinin, seltener spielen Antipyrin oder Methylenblau dabei eine Rolle. Eine bestehende oder früher überstandene, ungenügend behandelte Malaria schafft im Verein mit klimatischen Faktoren eine Intoleranz gegen die genannten Mittel, und so genügen schon geringe Mengen Chinin, um einen Schwarzwasserfieberanfall auszulösen. Meist handelt es sich um Tropenfieberfälle, doch können auch Tertianakranke davon betroffen werden. In der Regel sind es Personen, die schon seit lange an Malaria leiden und einen starken Milztumor haben. Völlig klar sind die Bedingungen für das Zustandekommen des Schwarzwasserfiebers noch keineswegs. So ist z. B. noch rätselhaft, warum dieser Zustand in den Tropen viel häufiger als in Italien auftritt, obgleich hier wie dort die gleiche Malariaform, die Tropica, herrscht; es müssen also auch klimatische Faktoren eine Rolle spielen. Andererseits aber kommt keineswegs in allen Tropengegenden, wo Malaria herrscht, auch Schwarzwasserfieber vor.

Das Auftreten des Schwarzwasserfieberanfalls ist unabhängig von der Schwere und der Zahl der überstandenen Malariaanfälle. In der Regel sind schon mehrere Fieberattacken vorangegangen, aber auch schon beim ersten Fieberanfall ist Hämoglobinurie beobachtet worden. Mit der Dauer des Bestehens der Malariainfektion wächst die Neigung zum Schwarzwasserfieber; nach einigen Jahren aber klingt die Disposition wieder ab.

Es liegt nahe, nach bekanntem Muster an eine Überempfindlichkeit gegenüber dem Chinin zu denken, wie wir das gegenüber dem Quecksilber und allen möglichen Giften heute kennen. Auch diese Erklärung leidet Schiffbruch, denn man hat beobachtet, daß dieselbe Dosis Chinin, die bei einem Malariker Hämoglobinurie hervorrief, wenige Tage später anstandslos vertragen wurde. Auch die Vorstellung, daß Hämolysine, die sich infolge der Malariainfektion bilden, die Ursache des Blutzerfalles seien, muß abgelehnt werden, da das Blutserum eines Schwarzwasserfieberkranken weder die eigenen noch fremde Blutkörperchen auflöst. Es bleibt also bei der Erklärung der Hämoglobinurie noch manches dunkel.

Krankheitsbild. Der Schwarzwasserfieberanfall beginnt 1—3 Stunden nach der Chininaufnahme plötzlich mit einem starken, mehrere Stunden währenden Schüttelfrost, und schnell steigt die Temperatur zu hohen Graden. Ein äußerst heftiger Kopfschmerz quält den Kranken und heftiges, fast unstillbares Erbrechen stellt sich ein; häufig treten auch Durchfälle hinzu. Puls und Atmung werden auffällig frequent. Schon nach 2—3 Stunden gibt ein schnell zunehmender Ikterus, von den Skleren beginnend und rasch über den ganzen Körper sich ausbreitend, der Haut des geängstigten Kranken ein gelbliches und später bräunliches Kolorit. Gleichzeitig tritt Hautjucken auf. Der Urin, der während des Anfalls entleert wird, ist dunkelrot wie Burgunder und nachher dunkelbraun wie englischer Porter, der Schüttelschaum ist schmutzig gelb. Er enthält massenhaft Hämoglobin (zuerst Oxyhämoglobin, später Methämoglobin) und viel Eiweiß. Mikroskopisch sieht man granulierte Zylinder von brauner Farbe, Blasen- und Nierenepithelien, spärliche hyaline und Epithelzylinder und fast gar keine roten Blutkörperchen. In kurzer Zeit entwickelt sich eine hochgradige Anämie durch den enormen Zerfall der Erythrocyten. Der Hämoglobingehalt sinkt oft auf 20 %, die Zahl der roten Blutkörperchen auf ein Fünftel des Normalen. Die Milz schwillt schnell zu bedeutender Größe an, auch die Leber vergrößert sich.

Der **Verlauf** ist verschieden. In leichteren Fällen kann schon nach wenigen Stunden eine Besserung der bedrohlichen Zeichen auftreten, indem sich die dunkle Färbung und damit der Hämoglobingehalt des Urins vermindert und das Fieber absinkt; nur eine große Schwäche bleibt lange zurück. In schweren Fällen meldet sich nach einigen Tagen ein neues bedrohliches Symptom; das Sinken der Harnmenge. Die massenhaften Pigmentzellen, die in der Niere nach Ausscheidung verlangen, verstopfen die Harnkanälchen, und so kommt es zur Oligurie und mitunter sogar zur Anurie. Auffälligerweise vermindert sich dabei in der Regel auch die Hämoglobinmenge des ausgeschiedenen, noch stark eiweißhaltigen Urins; selbst in schwersten Fällen, wo nur noch wenige cbcm Harn ausgeschieden werden, kann seine Farbe ganz hell sein, da das Hämoglobin in den verstopften Harnkanälchen sitzen bleibt. Die Temperatur stellt eine unregelmäßig remittierende Kurve dar, kann aber auch in den ersten zwei Tagen schon abfallen und sich in niedriger Höhe halten. Der Ausgang richtet sich meist nach der Dauer dieses Zustandes. Bei fortbestehender Oligurie und häufigem Erbrechen, das jede Flüssigkeitsaufnahme durch den Mund unmöglich macht, nimmt die Schwäche zu, der Kranke wird apathisch und somnolent und unter zunehmender Herzschwäche erfolgt der Tod. In anderen Fällen aber, bei denen es unter Verschwinden der Hämoglobinurie zur Oligurie gekommen ist, können nach Schilling noch 10—13 Tage bei relativem Wohlbefinden vergehen, ehe bedrohliche Anzeichen von Herzschwäche, allgemeines Anasarka, Dyspnoe und Pulsverschlechterung auftreten; dann aber kommt es schnell zum letalen Ausgang.

Bei der Autopsie findet man die Harnkanälchen ausgestopft mit bräunlich gefärbten Pigmentmassen, während die Glomeruli und die Epithelien der Harnkanälchen meist intakt sind.

In günstig verlaufenden Fällen kann sich trotz eingetretener Oligurie nach zwei Tagen Kopfschmerzen und Erbrechen bessern. Allmählich steigt dann auch die Harnmenge wieder, das Erbrechen läßt nach, der quälende Durst kann wieder gestillt werden und die Rekonvaleszenz beginnt. Hochgradige Schwäche bleibt noch lange zurück, bis sich das geschädigte Blut wieder regeneriert hat; auch der Ikterus hält noch eine Weile an.

Die Prognose richtet sich nach der Schwere des Anfalls und der Dauer der Oligurie. Die Mortalität beträgt etwa 5—10 %.

Prophylaxe. Die Prophylaxe des Schwarzwasserfiebers fällt zusammen mit der der Malaria, denn erfahrungsgemäß erkranken mit wenigen Ausnahmen nur solche Kranken an Schwarzwasserfieber, die eine Malariainfektion durchgemacht haben, und die eine Intoleranz gegen das Chinin oder andere Antipyretika besitzen. Vor allem ist nach erfolgter Malariainfektion eine gründliche Chininkur geboten, um dem Schwarzwasserfieber vorzubeugen. Bei ungenügend durchgeführter Chininprophylaxe besteht nach Nocht nicht selten eine latente Malaria, die von den Kranken gar nicht bemerkt wird, weil stärkere Fieberbewegungen infolge des prophylaktisch genommenen Chinins nicht zustande kommen. Trotzdem aber geht die Infektion wegen der unzureichenden Chininmenge immer weiter, führt zu Milzschwellung und Anämie und kann eines Tages bei der Einnahme der gewohnten prophylaktischen Chinindosis zu Schwarzwasserfieber führen.

Diese Beobachtung mahnt also, die Chininprophylaxe recht gründlich in der oben beschriebenen Form durchzuführen und andererseits auch auf jede verdächtige Fieberbewegung zu achten und gegebenenfalls sofort eine ausreichende Chininkur einzuleiten.

Therapie. Sind bei einem Malariakranken infolge der spezifischen Intoleranz gegen Chinin oder ein anderes Antipyretikum wie Antipyrin, Aspirin u. dgl. die Symptome des Schwarzwasserfiebers aufgetreten, so ist das erste Gebot das Aussetzen des betreffenden Mittels. Der Kranke kommt ins Bett, um nicht durch Erkältungsmöglichkeiten der Hämoglobinurie noch mehr Vorschub zu leisten. Nun gilt es vor allen Dingen, eine Verdünnung des im Blute kreisenden hämolytischen Giftes durch reichliche Flüssigkeitszufuhr zu erzielen und die drohende Anurie zu beseitigen. Man gibt also den Kranken große Mengen Limonaden, leichten Tee, kohlensaure Wässer und macht subkutane oder besser intravenöse Infusionen mit physiologischer Kochsalzlösung. Letzteres empfiehlt sich besonders bei unstillbarem Erbrechen; man kann dann 300—500 ccm Kochsalzlösung in eine Vene der Ellenbeuge einfließen lassen. Auch hohe Darmeingießungen (3/4—1 l physiologische Kochsalzlösung) sind zu empfehlen. Ich bevorzuge die permanenten Darmeinläufe, bei denen der zuführende Schlauch durch einen Quetschhahn so weit abgeklemmt wird, daß die Flüssigkeit nur tropfenweise in den Darm eintreten kann. Dabei werden große Mengen Flüssigkeit gut resorbiert, ohne Peristaltik zu erzeugen (1 l in 2—3 Stunden). Zur Bekämpfung der Oligurie empfiehlt sich die Kombination von diuretisch wirksamen Mitteln mit Herztonicis, z. B. Diuretin 1,0 und Pulv. fol. dig. 0,1, dreimal täglich, oder Theocin. nat. acet. 0,3, dreimal täglich kombiniert mit Digalen. Ist es wegen des unstillbaren Erbrechens nicht möglich, solche Medikamente per os zu geben, so müssen subkutane Injektionen gemacht werden, also z. B. Digalen dreimal 1 ccm oder Coffein. natr. benz. 0,2 dreimal täglich. Bei bedrohlicher Herzschwäche sind dann auch häufige Kampferinjektionen dazwischenzuschieben. Ist völlige Anurie eingetreten, kann bei gutem Kräftezustand schließlich noch ein Versuch mit der Nephrotomie und Dekapsulation der Niere gemacht werden, um die intrarenale Hyperämie und die dadurch bedingte Kompression der Harnkanälchen zu beseitigen. Die Operation scheint freilich nur dann Aussicht auf Erfolg zu haben, wenn die Anurie noch nicht länger als 24 Stunden besteht (Ziemann).

Das Erbrechen wird bekämpft durch Schlucken von Eisstückchen und durch Magenspülungen, die häufig große Mengen Schleim zutage fördern.

Auch die Ziemannsche Chloroformmischung ist sehr wohltuend: Chloroform 10, Gummi arabic. 10, Zucker 20, in einem Mörser zu zerreiben und mit Aqua āā 200 zu versetzen. Vor dem Gebrauch gut umzuschütteln, 1—2stündlich 1 Teelöffel bis zum Aufhören des Erbrechens.

Kommt der Kranke trotzdem nicht zur Ruhe, so muß eventuell etwas Morphium gegeben werden, das außer dem Erbrechen auch die quälenden Kopf- und Lendenschmerzen lindert.

Nach dem Schwarzwasserfieberanfall sind die Kranken infolge des massenhaften Zerfalles roter Blutkörperchen im höchsten Grade anämisch und schwach. Sie müssen daher auf das Sorgfältigste gepflegt und geschont werden. Geboten sind also: absolute Bettruhe und Vermeidung jeder körperlichen Anstrengung, kräftigende, aber für die Nieren unschädliche, also reizlose Kost. Mächtige Unterstützungsmittel sind dabei das Arsen und das Eisen (über die Form ihrer Anwendung vergleiche die Malariabehandlung).

In der Zeit nach dem Schwarzwasserfieberanfall muß man allmählich den Kranken wieder an Chinin gewöhnen, weil es wenigstens bei der Tropica das einzige Mittel ist, das seine Malariainfektion und damit auch seine Disposition zum Schwarzwasserfieber sicher beseitigen kann.

Bei Schwarzwasser nach Tertiana wird man natürlich lieber mit Salvarsan vorgehen. Die Chinin-Gewöhnungskur bei Schwarzwasser nach Tropica erfordert große Geduld und Vorsicht, weil man stets unter der Schwellendosis Chinin bleiben muß, die bei dem Kranken Schwarzwasserfieber auslöst. Man beginnt mit Dosen von 0,1 g pro die, die man am besten noch in 5 Teilen zu 0,02 g gibt. Wird die Dosis gut vertragen, so macht man einen Tag Pause und steigert dann die Chininmenge. Manchmal tritt schon bei 0,1 g pro die Hämoglobinurie auf. Dann muß man mit noch kleineren Dosen als 0,1 g pro Tag beginnen. Peinlichste Beobachtung von Temperatur und Urin ist bei der Gewöhnungskur erforderlich. Sobald sich Fieber zeigt oder Eiweiß im Urin auftritt, macht man zwei Tage Pause und gibt das nächste Mal nicht eine höhere, sondern dieselbe Dosis. Diese Chininmenge wird dann mit eingeschobenen Pausen von 1—2 Tagen so lange wiederholt, bis sie fieberfrei vertragen wird. Nachher wird langsam gesteigert, bis man allmählich dahin kommt, daß der Kranke 1 g Chinin pro die ohne Hämoglobinurie verträgt. Nun kann zu einer richtigen Chininkur, wie sie bei der Besprechung der Malaria beschrieben wurde, übergegangen werden.

Während bei den meisten Fällen von Schwarzwasserfieber auf den Anfall zunächst eine fieberfreie Zeit folgt, weil mit dem massenhaften Zerfall roter Blutkörperchen auch die meisten Parasiten zugrunde gehen, gibt es auch Kranke, bei denen noch genügend Parasiten übrig bleiben, um Fieberattacken hervorzurufen. Dann ist man gezwungen, trotz der Neigung zu Schwarzwasserfieber gegen die Malaria vorzugehen. Da dies wegen der geringen Chinintoleranz nicht mit ausreichenden Mengen Chinin geschehen kann, so muß versucht werden, mit Salvarsan und Methylenblau der Infektion Herr zu werden.

Literatur siehe bei:

Ruge, Reinhold, Malariaparasiten im Handb. d. path. Mikroorg., herausgeg. von Kolle u. Wassermann, Bd. VII, Jena 1912. — Schilling, Malaria im Handb. d. inn. Med., herausgeg. von Mohr u. Staehelin, Bd. I, Berlin 1911. — Ziemann, Malaria und Schwarzwasserfieber im Handb. d. Tropenkrankheiten, herausgeg. von Mense, Bd. 3, Leipzig 1905/06. — Loeffler, Die Malariakrankheiten. Deutsche Klinik, I. Bd., 1903.

Zweiter Teil.

Die verschiedenen Formen von Angina.

Unter Angina[1]) verstehen wir eine entzündliche Erkrankung der Tonsillen oder des gesamten lymphatischen Rachenringes.

Anatomische Vorbemerkungen. Die an lymphatischem Gewebe reiche Gaumen- und Rachenschleimhaut, welche Rachenöffnung und Choanen umgibt, und in den Rachenmandeln und den Gaumenmandeln zu tumorartigen Gebilden anschwillt, wird als lymphatischer Rachenring bezeichnet. An der Oberfläche der Mandeln senkt sich das mehrschichtige Pflasterepithel in vielen blindsackartigen Krypten oder Lakunen in das lockere lymphatische Zellgewebe. Dicht unter der Oberfläche und in der Umgebung der Krypten liegen zahlreiche Lymphfollikel, aus denen lymphatische Zellen durch das Epithel nach der Oberfläche und in die Krypten wandern. Ein Blick auf die schematische Abbildung läßt die pathologischen Verhältnisse leichter verstehen.

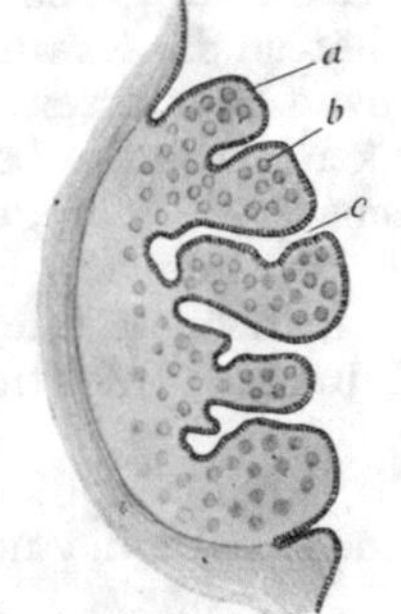

a Pflasterepithel, b Follikel, c Lakune.

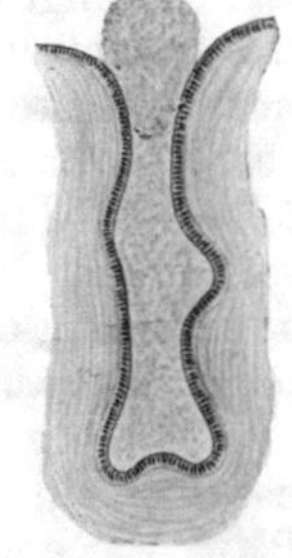

Eine Lakune der Tonsille.

Abb. 134. Schematische Darstellung der Tonsille.

Die **Ätiologie** der verschiedenen Formen von Angina ist keine einheitliche. Sofern es sich nicht um eine Angina als Teilerscheinung einer allgemeinen Infektionskrankheit handelt und spezifische Entzündungserreger, wie Influenzabazillen, Meningokokken, Typhusbazillen, Scharlacherreger in Betracht kommen, sind meist Streptokokken, Pneumokokken, Staphylokokken beteiligt. Daß man die Anginen zu den Infektionskrankheiten rechnen muß, geht schon aus der gelegentlichen Neigung zu epidemischem und endemischem Auftreten hervor. In Familien, in der Schule, in Krankensälen wird oft eine ganze Reihe von Personen kurz hintereinander davon befallen. In vielen Fällen kommt die Angina aber auch durch Selbstinfektion zustande, indem gewisse Schädlichkeiten, besonders Erkältungen, z. B. durch Naßwerden der Füße, Sprechen in feuchter, kalter Luft die lokale Resistenz des Racheneewebes herabsetzen und den schon normalerweise dort sitzenden Krankheits-Dregern Gelegenheit zur Entfaltung ihrer pathogenen Eigenschaften geben. graß auch die Staubinhalation eine nicht geringe Rolle spielt, geht aus

[1]) Von angere = verengern, würgen.

der Beobachtung hervor, daß in staubfreier Luft, an der See oder im Hochgebirge, Anginen zu den Seltenheiten gehören.

Eine Gelegenheitsursache für die Entstehung von Anginen sind auch endonasale Operationen oder die Abtragung der Rachenmandel. Die postoperative Angina, die durch Wundinfektion an der Operationsstelle und Weiterverbreitung des infektiösen Prozesses auf die Gaumenmandel entsteht und durch die erzwungene Mundatmung nach solchen Operationen noch begünstigt wird, ist oft eine recht unerwünschte Operationsfolge.

Jugendliche Individuen erkranken häufiger als ältere jenseits des 35. Lebensjahres. Unter den Kindern sind besonders solche mit lymphatischer Diathese zu häufiger Anginaerkrankung disponiert.

Krankheitsbild. Den meisten Anginen gemeinsam sind folgende Symptome, die natürlich in sehr verschiedener Intensität auftreten. Zunächst die Schluckbeschwerden: Die Kranken haben bei jeder Schlingbewegung einen stechenden Schmerz, der mitunter bis ins Ohr ausstrahlt. Das Schlucken erfolgt langsam und mühselig. Oft ist das Leerschlucken noch schmerzhafter als das Hinunterbefördern eines Quantums Flüssigkeit. Der Schmerz läßt in schwereren Fällen auch in der Zwischenzeit nicht ganz nach. Die Sprache hat gewöhnlich einen nasalen Beiklang, weil infolge der herabgesetzten Beweglichkeit des weichen Gaumens der Abschluß gegen die Nasenhöhle kein ganz vollständiger ist; es klingt dann, als hätten die Kranken einen Kloß im Munde. Meist macht das Sprechen den Kranken Schmerzen, so daß sie sich darin nur auf das Allernotwendigste beschränken. Häufig besteht starke Salivation infolge gleichzeitig vorhandener Stomatitis. Sehr gewöhnlich ist ein übler Geruch aus dem Munde. Die Allgemeinerscheinungen, Frieren oder Schüttelfrost, Fieber, Kopfschmerzen, Mattigkeit, manchmal auch Milztumor sind als Ausdruck dafür aufzufassen, daß es sich um eine Infektionskrankheit handelt. Wir unterscheiden folgende Formen:

Angina catarrhalis, Angina follicularis, Angina lacunaris, Angina retronasalis, Angina phlegmonosa, Angina necroticans und gangraenosa und Angina Plaut-Vincenti.

Die **Angina catarrhalis** geht in ihren leichtesten Formen mit einer gleichmäßigen oder fleckigen Röte der Schleimhaut von Tonsillen, hinterer Rachenwand, Uvula und weichem Gaumen einher. Die Röte ist mitunter an den Gaumenbögen am deutlichsten. Die Tonsillen sind dabei entweder geschwollen oder aber von normaler Größe. Die Lymphdrüsen am Halse sind entweder gar nicht oder nur in geringem Maße vergrößert. Eine solche einfache Angina kann ohne Fieber verlaufen und außer durch Schluckbeschwerden und einem leichten Gefühl von allgemeinem Unbehagen den Betroffenen nur wenig in seiner gewöhnten Beschäftigung stören. Sie pflegt nach 1—2 Tagen wieder verschwunden zu sein.

In anderen schwereren Fällen kann das Bild aber weit ernster aussehen. Die Erkrankung beginnt mit Unbehagen, Kopfschmerzen, Halsschmerzen und Frieren. Oft setzt auch ein plötzlicher Schüttelfrost ein, der die Kranken dazu nötigt, sich zu Bett zu legen. Die Temperatur steigt schnell auf 39—40°. Bei Kindern beobachtet man oft recht alarmierende Erscheinungen, sehr hohes Fieber und zuweilen Krämpfe; auch sieht man häufig bei ihnen initiales Erbrechen und eventuell auch Diarrhöe. Der lokale Rachenbefund zeigt außer der Rötung der Schleimhaut vor allem eine starke Schwellung der Tonsillen, die mitunter so stark sein kann, daß der Pharynxeingang fast ganz verlegt wird und das Zäpfchen von den in der Mitte zusammentretenden Tonsillen nach vorn gepreßt wird. Mitunter sind eine oder beide Tonsillen mit einer dünnen Schicht eitrigen Schleimes bedeckt, der sich leicht abstreifen läßt. Das Schlucken kann dabei fast ganz unmöglich sein. Meist ist auch die Schleimhaut des weichen Gaumens und der Uvula stark ödematös und geschwollen; die Uvula kann auf das Doppelte ihrer Größe angeschwollen sein. Auf der Schleimhaut des weichen Gaumens, die einen feuchten ödematösen Glanz zeigt, präsentieren sich zuweilen stecknadelkopfgroße bläschenartige Gebilde, die zum Teil durch geschwollene Follikel gebildet werden, manchmal aber auch wirkliche Bläschen darstellen, die durch Epidermisabhebung entstanden und mit klarer Flüssigkeit gefüllt sind (Angina herpetica, meist von Herpes labialis begleitet). Die submaxillaren Lymphdrüsen sind oft haselnuß- bis walnußgroß und auf Druck empfindlich. Der Puls ist von mäßiger Frequenz und guter Spannung.

Die etwas schwereren Formen der Angina catarrhalis, die mit starker Schwellung der Tonsillen einhergehen, pflegen nach 4—5 Tagen abzuklingen. Das Fieber sinkt ziemlich rasch, die Schwellung geht zurück und der Kranke ist genesen.

Unter **Angina follicularis** ist eine katarrhalische Angina zu verstehen, bei der die Lymphfollikel auf den Tonsillen stark anschwellen und sich als graue, später gelbliche, runde, über die Oberfläche hervorragende Punkte präsentieren. Sie können auch eitrig zerfallen und auf diese Weise keine oberflächliche Geschwüre bilden. Fälschlicherweise wird oft die Angina lacunaris als follicularis bezeichnet.

Angina lacunaris. Die Angina lacunaris ist außer durch Rötung und Schwellung einer oder beider Gaumenmandeln durch das Auftreten gelblicher Fleckchen in den Lakunen der Mandeln ausgezeichnet. Mitunter sieht man 2—3, manchmal aber auch 10—12 und noch mehr solcher weiß-gelblichen Fleckchen. Sie erscheinen oft als Pfröpfe, die aus den als Lakunen bezeichneten kleinen Höhlen der Mandeln hervorragen (vgl. Abb. 134 und 135). Quetscht man mit einem Spatel einen solchen Pfropf heraus, so erhält man einen weißen Brei, der aus Eiterkörperchen, Epithelzellen, Detritus und massenhaft Bakterien besteht. Oft verschmelzen mehrere nebeneinander liegende Pfröpfe zu einem membranähnlichen, gelblich-weißen Belag, der sehr diphtherieähnlich aussehen und zu Täuschungen Anlaß geben kann. Charakteristisch ist aber, daß er sich im Gegensatz zur diphtherischem Membran leicht und ohne Blutung von der Unterlage abstreifen läßt. Auch beschränkt er sich stets auf die Tonsillen und läßt die angrenzenden Teile des Pharynx frei. Die submaxillaren Lymphdrüsen sind stets vergrößert. Mitunter verursachen einzelne der Pfröpfe durch Vereiterung ihrer nächsten Umgebung kleine, oberflächliche Geschwüre. Durch Konfluenz mehrerer vereiterter Lakunen kann es sogar zu ausgedehnteren geschwürigen Defekten in den Tonsillen kommen. Manche von häufig rezidivierenden lakunären Anginen befallenen Tonsillen haben deshalb ein zerklüftetes Aussehen.

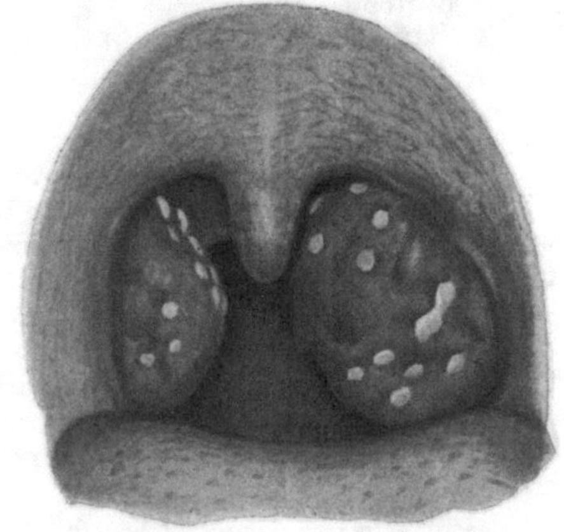

Abb. 135. Angina lacunaris.

Die Angina lacunaris geht gewöhnlich mit hohem Fieber und stark gestörtem Allgemeinbefinden, Appetitlosigkeit, Kopfschmerzen einher; aber schon am 3.—4. Tage tritt ein Umschwung ein. Die Auflagerungen auf den Tonsillen verschwinden, wenn auch die Rötung und Schwellung zunächst noch zurückbleibt. Das Fieber sinkt, die Allgemeinerscheinungen bessern sich und die Lymphdrüsenschwellungen am Halse gehen in den meisten Fällen bald zurück.

Bei der **Diagnose** hüte man sich vor der Verwechslung mit Diphtherie, die bekanntlich manchmal völlig unter dem Bilde einer lakunären Angina auftreten kann und deshalb in zweifelhaften Fällen nur durch die bakteriologische Untersuchung des Rachenabstriches zu erkennen ist. Weiteres über Differentialdiagnose vgl. bei Diphtherie S. 422. Betonen möchte ich aber auch hier, daß man in zweifelhaften Fällen lieber einmal zu viel als zu wenig vom Serum Gebrauch machen soll.

Therapie. Bei der Behandlung der Angina catarrhalis und lacunaris ist man immer mehr davon abgekommen, durch lokale antiseptische Pinselungen oder dgl. den Prozeß zu beeinflussen. Man beschränkt sich darauf, durch Gurgelwässer möglichst viel Schleim und Beläge von den Mandeln abzuspülen und die Ansiedelung neuer Krankheitserreger zu verhüten. Das Bestreben, die in der Tiefe der Lakunen festsitzenden Erreger der Angina abzutöten, wird stets ein frommer Wunsch bleiben. Deshalb kommt es auch gar nicht so sehr auf die Art der zur Verwendung kommenden Gurgelwässer an. Ich bevorzuge wegen der starken Schaumbildung und guten Reinigung das Wasserstoffsuperoxyd (Hydrogenium peroxydatum solutum ein Eßlöffel auf ein halbes Glas Wasser) oder Perhydrol (ein Eßlöffel auf ein Glas Wasser); man kann aber auch mit Cal. chloric. (ein abgestrichener Teelöffel auf ein Glas) oder essigsaurer Tonerde (½ Teelöffel auf ein Glas Wasser) oder einer dünnen Lösung von Calium hypermanganicum gurgeln lassen. Auch einfache Abkochungen von Salbeitee oder Kamillentee genügen vollkommen. Angenehm ist es den Kranken, zur Milderung der Schlingbeschwerden kleine Eisstückchen zu schlucken. Bei Kindern, die noch nicht gurgeln können, sind Pergenol-Kautabletten recht angenehm, die langsam im Munde zergehen und zu 4—6 an der Zahl am Tage genommen werden können. Sie entwickeln beim Zerschmelzen Wasserstoffsuperoxyd; auch Formaminttabletten werden gern genommen. Bei starken Schluckbeschwerden wird gern von Inhalation mit Zusatz anästhesierender Mittel Gebrauch gemacht, z. B. 0,1 Kokain, Natrium bromaticum 6 auf 200 Wasser, mit einem kleinen Dampfinhalationsapparat zu inhalieren. Mentholtabletten, Ritserts Anästhesintabletten oder kokainhaltige Pastillen verfolgen ebenfalls diesen Zweck. Folgende Rezepte sind empfehlenswert (Brünings):

Mentholi 0,5	Cocaini hydrochlor. 0,02—0,04
Natrii bicarbon. 2,5	Antipyrini 2,0
Gummi arabici 0,5	Sacchari vanillisat. 20,0
Sirupi simpl. q. s.	Sirupi siml. q. s.
m. f. pillulae No. XXV	m. f. trochisci No. X

Um den Hals empfiehlt sich eine Eiskrawatte (Gummischlauch mit kleinen Eisstückchen) oder ein Prießnitzscher Umschlag, der dreimal am Tage gewechselt wird. Bei Fieber ist Bettruhe geboten. Starke Kopfschmerzen und sehr hohes Fieber können mit Aspirin, 3—4mal 0,5, oder Antipyrin, 3—4mal 0,5, bekämpft werden. Wegen der starken Schmerzhaftigkeit beim Schlucken beschränkt man sich auf flüssige Kost. Am wenigsten Schmerzen machen kühle Getränke, eisgekühlte Milch, Limonaden. Man gibt ferner Mehl- und Milchsuppen, geschlagene Eier, Zitronencreme, Weingelee usw. Das genügt für die ersten Tage. Sobald die Schmerzen nachlassen, kann man schnell zu normaler Kost übergehen.

Die **Angina retronasalis** oder Pharyngitis superior, die Entzündung der Rachenmandel, die sich manchmal mit der Angina catarrhalis kombiniert oder ihr vorangeht, häufig aber, besonders bei Kindern in den ersten

Lebensjahren, als isolierte Erkrankung auftritt, kündigt sich an durch nasal klingende Stimme, Stiche in den Ohren, eventuell eitrigen Nasenausfluß. Die Rachenmandel zeigt sich bei der Rhinoscopia posterior geschwollen, gerötet und mit eitrigem Schleim oder mit Pfröpfen bedeckt. Die Halsdrüsen sind dabei geschwollen. Diese Angina retronasalis mit ihren begleitenden Drüsenschwellungen kann wochenlanges, stark remittierendes Fieber bedingen. Solche langen Fieberzustände, die meist unter der Bezeichnung „Drüsenfieber" (E. Pfeiffer) gehen, sind in letzter Linie meist auf eine Erkrankung der Rachenmandel zurückzuführen.

Unter **Angina phlegmonosa,** Tonsillarabszeß, Peritonsillitis verstehen wir eine durch Eitererreger verursachte Entzündung des submukösen Bindegewebes der Tonsillen und ihrer Umgebung. Die Krankheit beginnt plötzlich mit Frieren oder Schüttelfrost, heftigen Halsschmerzen und schnell ansteigendem Fieber. Im Rachen zeigt sich starke Rötung und Schwellung einer oder beider Mandeln und des weichen Gaumens. Die submaxillaren Lymphdrüsen sind geschwollen, vielleicht fühlt man aber schon die stärkere Schmerzhaftigkeit und Schwellung einer Seite. Am nächsten Tage zeigt sich deutlich eine Vorwölbung der Mandel und der angrenzenden Teile des weichen Gaumens, die Schwellung und Rötung dieser vorgewölbten Partien nimmt immer mehr zu, so daß die Uvula ganz nach der anderen Seite gedrängt wird und nach einigen Tagen (4—7) kann man mit dem Finger an einer Stelle des vorderen Gaumensegels Fluktuation nachweisen. Mitunter erfolgt eine spontane Perforation nach der Mundhöhle oder nach hinten zu; besser ist es jedoch, durch Inzision den Eiter zu entleeren. Je nachdem sich die Eiterung in der Tonsille selbst oder in dem Bindegewebe zwischen Tonsille und Gaumenbogen entwickelt, spricht man von Tonsillarabszeß oder Peritonsillarabszeß.

Die subjektiven Beschwerden der Kranken pflegen bei der Angina phlegmonosa außerordentlich stark zu sein. Sie empfinden beständig ein heftiges Brennen im Halse, das sich bei jeder Schlingbewegung zu den heftigsten stechenden Schmerzen steigert. Schon dadurch ist jeder Versuch, breiige oder flüssige Nahrung hinabzubefördern, mit Qualen verknüpft. So wird in manchen Fällen, namentlich bei doppelseitigen Prozessen durch die entzündliche Schwellung der Rachengebilde im Verein mit dem starken Ödem der Schleimhaut die Passage so verengert, daß schon rein mechanisch das Schlucken selbst flüssiger Nahrung fast ganz unmöglich wird. Um so quälender ist die fast stets vorhandene starke Salivation. Der Patient, der den vielen Speichel wegen der Schmerzen nicht verschlucken kann, ist genötigt, ihn in kurzen Zeiträumen aus dem Munde zu geben, oder er läßt ihn einfach zu den Mundwinkeln heraus fließen. Das Sprechen klingt nasal und kloßig und verursacht ebenfalls lebhafte Schmerzen, um so mehr als meist infolge der entzündlichen Schwellung eine starke Mundklemme vorhanden ist, die nur ein geringes Öffnen des Mundes gestattet. Beängstigend aber wird die Situation, wenn durch die Enge des Racheneinganges auch die Atmung behindert wird. Besonders während des Schlafes macht sich oft ein starker Stridor bemerkbar, der sich zeitweise zu bedrohlichen Anfällen von Luftmangel steigert. Durch ein plötzlich auftretendes Glottisödem kann es in seltenen Fällen zum Exitus kommen. Bei regulärem Verlauf wird ein solches Ereignis durch rechtzeitiges therapeutisches Eingreifen stets vermieden werden können.

Die Prognose ist demnach trotz den bedrohlichen Erscheinungen meist günstig zu stellen, weil es fast stets gelingt, durch Entleerung des Eiters mit einem Schlage die Beschwerden zu heben. In einzelnen Fällen freilich kann, besonders bei doppelseitiger, tiefliegender Eiterbildung und Übergreifen des entzündlichen Ödems auf den Kehlkopf, ein Glottisödem das Ende herbeiführen.

Die **Therapie** ist in den ersten Tagen dieselbe wie bei der gewöhnlichen Angina (Prießnitz, Gurgelungen). Bei lebhaften Schmerzen und starker Ödembildung lasse ich häufig Pinselungen mit Novokain und Adrenalin machen, die als wohltuend empfunden werden. Wölbt sich eine Stelle am weichen Gaumen stark vor und fühlt man Fluktuation, so ist die Inzision geboten; aber in vielen Fällen wird schon vor der nachweisbaren Fluktuation bei hochgradiger Schwellung eine multiple Skarifikation von Nutzen sein, die eine Entspannung des Gewebes bringt. Man umwickelt zu diesem Zweck ein Skalpell bis 1 cm von der Spitze entfernt mit Heftpflaster und macht dann in die geschwollene Partie vier bis acht ½ cm lange oberflächliche Schnittchen. Nachher läßt man mit warmer Salbeiteeabkochung gurgeln. Ist der Tonsillarabszeß reif zur Entleerung, was gewöhnlich nach 5—7 Tagen der Fall zu sein pflegt, so sucht man sich durch Tasten mit der Sonde die schmerzhafteste Stelle aus und macht mit dem eben beschriebenen geschützten Messer parallel dem vorderen Gaumenbogen einen 1—2 cm tiefen Schnitt. Man läßt dann häufig gurgeln und erweitert am besten die klaffende Öffnung noch etwas mit einer Kornzange, damit sie sich nicht vorzeitig schließt und eine neue Inzision erforderlich wird. Durch die Entleerung des Eiters ändert sich das Bild mit einem Schlage. Die Schluckbeschwerden sind viel geringer, so daß der Patient besser trinken kann und die Atmung ist freier. Es empfiehlt sich nicht, bei der Bildung eines Tonsillarabszesses bis zur spontanen Entleerung des Eiters zu warten, da der Durchbruch eventuell im Schlaf erfolgt und durch Hinunterfließen in den Kehlkopf zu Erstickungsanfällen oder zur Aspiration mit nachfolgender Lungengangrän oder Abszeßbildung führen kann.

Unter **Angina necroticans** verstehen wir eine meist durch Streptokokken verursachte Form von Angina, bei der es zur schichtweisen Nekrose der Schleimhaut kommt. Der Prozeß beschränkt sich oft nicht nur auf die Tonsillen, sondern kann auch auf die Gaumenbögen und Uvula übergreifen. Am häufigsten beobachtet man diese Anginaform beim Scharlach, dessen Krankheitsbild oft eine unheilvolle Wendung dadurch erfährt. Daß aber nekrotische Anginen auch spontan und ohne Zusammenhang mit Scharlach, durch Streptokokken verursacht, auftreten können und in gar nicht seltenen Fällen zu schweren septischen Zuständen führen, ist eine Tatsache, die viel zu wenig bekannt ist Man beobachtet außer Schwellung und Rötung der Rachengebilde zunächst weißlich-graue, später mehr mißfarbene Stellen, an denen das Epithel nekrotisch geworden ist. Der Belag kann nicht im ganzen abgewischt werden, vielmehr lösen sich meist nur einzelne kleine Partikelchen, die aus Streptokokken, Detritus und Eiterkörperchen bestehen. Durch das Fortschreiten der Nekrose in die Tiefe bilden sich mehr oder weniger tiefe Ulzera, die mit mißfarbenem, schmierig-grauem nekrotischem Gewebe ausgekleidet sind. Die Drüsen am Halse sind dabei stark geschwollen, mitunter bis walnuß- und gänseeigroß. Bisweilen kommt es zur Vereiterung der einen oder anderen Drüse. Auch Angina Ludovici (vgl. S. 310) kann sich aus einer solchen Angina necroticans entwickeln.

Meist geht die nekrotisierende Angina mit hohem Fieber und stark gestörtem Allgemeinbefinden einher, und oft entwickelt sich daraus eine Sepsis, die zum Tode führt. In günstig verlaufenden Fällen beträgt die Dauer etwa acht Tage, dann reinigen sich die nekrotischen Stellen allmählich. In schwersten Fällen von Nekrose kann man von **Angina gangraenosa** reden. Dabei entstehen zunächst schmierig belegte Ulzera, die sich schnell nach der Breite und Tiefe ausdehnen und zu Blutungen neigen. Bald sind die Tonsillen in ein schwarzes, pulpöses, leicht blutendes Gewebe umgewandelt. Ein aashafter Gestank entströmt dem Munde des Kranken. Starke Schwellung der Halsdrüsen, Fieber und schwere Störungen des Allgemeinbefindens begleiten diese ernste Affektion, die meist zum Tode an Sepsis führt.

Bei der Behandlung hat sich mir die lokale Anwendung von Salvarsan (0,1 auf 5,0 Glyzerin auf die Tonsillen gepinselt) gut bewährt. Vgl. im übrigen die Therapie der Angina lacunaris.

Angina Plaut-Vincenti. Unter Angina Plaut-Vincenti verstehen wir eine in neuerer Zeit immer häufiger beobachtete ulzero-membranöse Angina, die eine große Ähnlichkeit mit der Diphtherie und der tertiär-syphilitischen Angina hat und wahrscheinlich durch die Symbiose von fusiformen Stäbchen und Spirillen verursacht wird. Sie befällt in erster Linie jugendliche Erwachsene und besitzt eine gewisse, wenn auch geringe Kontagiosität. Dafür spricht das mehrfach beobachtete gruppenweise Auftreten in Familien, Pensionaten, Kasernen. Vincent hat sie in 2,6 % seiner Anginafälle beobachtet.

Ätiologie. Die von Plaut und Vincent beschriebenen, als Ursache dieser Erkrankung angesprochenen fusiformen Stäbchen und Spirillen sind in großer Massenhaftigkeit sozusagen in Reinkultur im direkten Rachenabstrich zu finden. Zum Nachweis genügt ein einfacher Objektträgerausstrich, der mit Karbolfuchsin gefärbt wird. Man sieht dann an beiden Enden zugespitzte, in der Mitte etwas verdickte spindel- oder spießförmige Stäbchen von 8 bis 12 μ Länge und daneben massenhaft Spirochäten. Sehr schön gelingt der Nachweis dieser Symbiose auch durch das Burrische Tuscheverfahren.

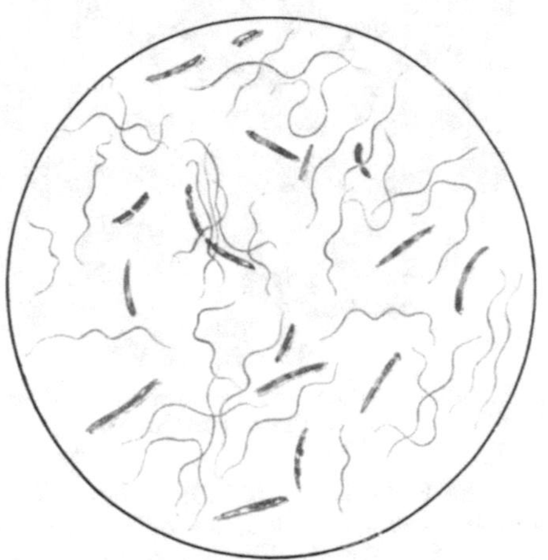

Abb. 136. Spirillen und fusiforme Stäbchen bei Angina Vincenti.

Man nimmt gute, flüssige, chinesische Tusche, verdünnt sie mit 9 Teilen Aqua destillata, kocht sie und läßt abstehen, bis alle gröberen Teilchen sich absetzen. Ein Tropfen der obenstehenden Flüssigkeit wird mit einigen Ösen des Rachenbelages auf dem Objektträger gemischt, ausgebreitet und an der Luft getrocknet. Dann kann das Präparat sofort mit Ölemersion untersucht werden, wobei die Spirochäten und Stäbchen weiß auf dunklem Grunde erscheinen (vgl. Abb. 137). Die fusiformen Stäbchen färben sich oft nicht ganz gleichmäßig, so daß hellere Stellen mit dunkleren abwechseln. Der Gramfärbung gegenüber verhalten sie sich negativ. Gute Bilder gibt auch die Romanowskyfärbung (Technik s. Malaria S. 281), bei deren Anwendung in dem blau gefärbten Protoplasma rote Chromatinkörnchen auftreten. Ellermann, Mühlens u. a. ist die Züchtung des Bacillus fusiformis unter anaeroben Bedingungen in Stichkulturen auf Serumnährböden bei 37° gelungen. Sie wachsen in Form von gelblich-weißen Kolonien, von denen strahlenartige Ausläufer ausgehen, und verbreiten einen fauligen Geruch, daher die drastische Bezeichnung „Stinkspieße“ für diese fusiformen Stäbchen. Tierpathogenität besteht nicht.

Die mit den spindelförmigen Gebilden zusammen auftretenden Spirochäten sind nicht etwa als Entwicklungsstadien der ersteren aufzufassen, sondern nach den Untersuchungen von Mühlens wahrscheinlich identisch mit der in jeder Mundhöhle, namentlich in kariösen Zähnen und im Zahnbelag vorkommenden Spirochaeta dentium. Auch diese Spirochäten lassen sich unter anaeroben Bedingungen auf serumhaltigen Nährboden in Form perlschnurartiger Kolonien züchten.

Dieselben fusiformen Stäbchen und Spirillen findet man nach Untersuchungen auf meiner Abteilung, die Blühdorn[1]) angestellt hat, sowie nach Erfahrungen von Mühlens gelegentlich auch im Rachenabstrich Gesunder und fast regelmäßig im Zahnbelag an der Grenze des Zahnfleisches der gesunden Mundhöhle. Man findet sie manchmal in Begleitung einer reichlichen Bakterienflora bei den verschiedensten anginösen Erkrankungen, Diphtherie, Scharlach und besonders häufig bei der syphilitischen Angina. Ferner sind sie bei ulzerösen Mundprozessen, Stomatitis ulcerosa, in großer Menge zu finden. Ihre ätiologische Bedeutung für die Angina Vincenti wird deshalb von manchen als zweifelhaft hingestellt. Ich muß aber doch betonen, daß bei der als Angina Vincenti imponierenden Tonsillenerkrankung das Vorkommen von Spirochäten und fusiformen Stäbchen absolut konstant ist, und sie dabei fast stets in Reinkultur nachgewiesen werden können, während sie bei anderen anginösen Erkrankungen meist spärlicher oder noch von einer großen Menge anderer Bakterien begleitet sind. Für ihre ätiologische Bedeutung spricht auch die prompte Wirkung des Salvarsans, nach dessen Anwendung der sonst so hartnäckige Belag schnell verschwindet. Diese Wirkung läßt darauf schließen, daß hauptsächlich die Spirochäten als Krankheitserreger anzusprechen sind. Die Tatsache, daß dieselben Mikroorganismen auch als Bewohner der normalen Mundhöhle angetroffen werden, braucht nicht gegen ihre ätiologische Bedeutung für die Angina Vincenti zu sprechen, denn wir wissen auch von anderen Bakterien, so z. B. von Streptokokken und Pneumokokken, daß sie sich in der Mundhöhle des gesunden Menschen finden, und unter gewissen Umständen bei herabgesetzter lokaler Resistenz, z. B. bei Erkältungen od. dgl. zu gefährlichen Krankheitserregern werden.

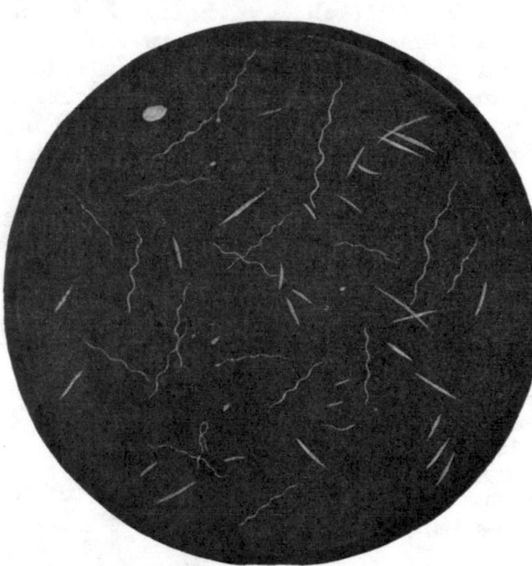

Abb. 137. Spirillen und fusiforme Stäbchen (Burris Tuscheverfahren).

Ob auch die fusiformen Stäbchen allein, ohne Begleitung von Spirillen, die Krankheit erzeugen können, muß dahingestellt bleiben. Vincent führt die diphtheroide Form seiner Angina auf die alleinige Wirkung der fusiformen Stäbchen zurück, und Reiche hat ähnliche Befunde. Ich habe bei meinen Fällen auch bei der diphtheroiden Form der Angina Vincenti die Spirillen nie vermißt.

Man unterscheidet gewöhnlich zwei verschiedene Formen von Angina Vincenti: eine diphtheroide und eine ulzeröse Form, die freilich häufig Übergänge zeigen. Bei der diphtheroiden Form treten auf einer, seltener auf beiden geröteten und geschwollenen Tonsillen diphtherieähnliche, schmierig grau-weiße, zähe Pseudomembranen auf, die aber nicht so fest sitzen wie bei der Diphtherie und nur wenig Fibrin enthalten. Die Abstoßung der Beläge erfolgt oft erst nach 10—14 Tagen. Dabei sind meist nur geringe Schluckbeschwerden vorhanden. Charakteristisch ist auch das wenig gestörte All-

[1]) Blühdorn, Zur Frage der Spezifizität der Plaut-Vincentschen Anginaerreger. Deutsche med. Wochenschr. 1911, Nr. 25.

gemeinbefinden, das geringe Fieber, das nur selten über 38^0 steigt und meist schon nach wenigen Tagen trotz Fortbestehen der Beläge abklingt. Die Drüsen am Halse sind nur wenig geschwollen.

Auch bei der ulzerösen Form sind die relativ geringen Schluckbeschwerden trotz tiefer geschwüriger Defekte charakteristisch. Das Fieber hält sich stets in niedrigen Grenzen und klingt oft nach 3—4 Tagen bereits ab, obgleich die schmierig belegten Ulzera noch wochenlang sichtbar sind. Das Allgemeinbefinden ist nur wenig alteriert. Auf der befallenen Tonsille bilden sich durch eine mit Exsudation einhergehende Nekrose ziemlich rasch in die Tiefe greifende kraterförmige Ulzera, die mit schmierigen gelblich- oder grünlich-grauen Belägen bedeckt sind. Die obersten Schichten dieser Beläge sind meist weich und lassen sich leicht abkratzen. Sie enthalten neben Zelldetritus massenhaft Spirillen und fusiforme Stäbchen und nur wenig Fibrin.

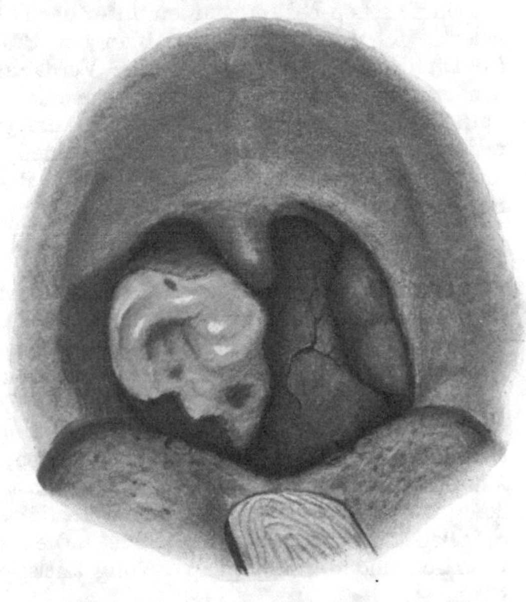

Abb. 138. Angina Plaut-Vincenti, diphtheroide Form.

Von vielen Autoren wird die Einseitigkeit als charakteristisch für Angina Vincenti angegeben. Diese Eigenschaft ist nach meinen und anderer Erfahrungen nicht konstant, doch pflegt auch bei doppelseitiger Beteiligung die Ausdehnung der ulzerösen Prozesse auf der einen Seite meist zu überwiegen. Auch pflegt sich der Prozeß keineswegs immer an die Tonsillen zu binden. Zuweilen greift die Erkrankung auf die Gaumenbögen über oder erstreckt sich auch auf die Uvula. Gar nicht selten besteht gleichzeitig eine Stomatitis ulcerosa in Form einzelner mehr oder weniger tiefer, grau belegter Geschwüre auf der Schleimhaut der Wangentaschen oder an den Rändern der Zunge. Sehr charakteristisch ist ein fauliger Fötor ex ore, der erklärlich ist, wenn man bedenkt, daß die Reinkulturen der Spirillen sowohl wie der fusiformen Stäbchen außerordentlich übel riechen.

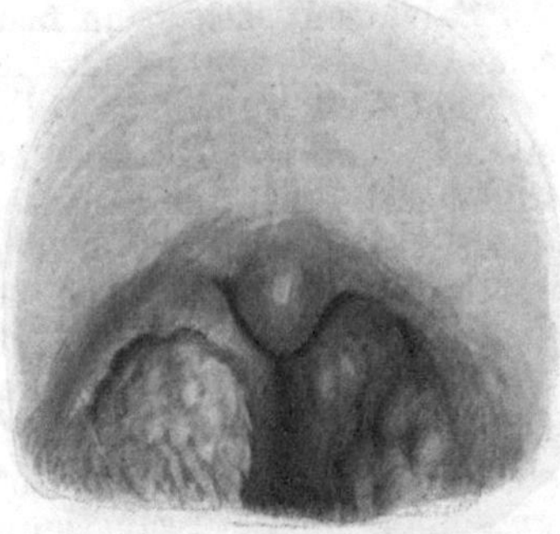

Abb. 139. Angina Vincenti, ulceröse Form.

Bezeichnend für die beiden Formen von Plaut-Vincentscher Angina, besonders aber für die ulzeröse, ist der milde und protrahierte Verlauf. Die Beläge stoßen sich nur sehr langsam ab, die Reinigung dauert oft bis in die zweite oder dritte Woche, in einzelnen Fällen noch erheblich länger (bis zu drei Monaten). Auch die große Neigung zu Rezidiven ist sehr bemerkenswert. Einer meiner Patienten hatte innerhalb eines Jahres vier Rezidive.

An Komplikationen beobachtete Reiche dreimal eine nephritische Reizung unter 25 Fällen; die von mir gesehenen Fälle (30) waren frei davon.

Bei der **Diagnose** der Plaut-Vincentschen Angina droht die Verwechslung mit Diphtherie oder mit tertiär-syphilitischer Angina. Die meisten Fälle, die ich zu sehen bekam, wurden unter der Diagnose Diphtherie auf die Abteilung gelegt. Ich bin überzeugt, daß in der Praxis die Angina Vincenti fast stets für Diphtherie gehalten wird. Der Verdacht, daß es sich nicht um Diphtherie, sondern um Plaut-Vincentische Angina handelt, wird erweckt durch das auffällig gute Allgemeinbefinden und die geringen Schluckbeschwerden trotz relativ ausgedehnten nekrotischen Belägen, vor allem aber durch die etwaige anamnestische Angabe, daß der Prozeß schon seit mehreren Tagen oder länger in gleicher Weise besteht. Dazu kommt die geringe Anschwellung der regionären Lymphdrüsen und die einseitige bzw. vorwiegend einseitige Lokalisation. Die Diagnose Plaut-Vincentsche Angina darf nur dann gestellt werden, wenn im direkten Rachenabstrich massenhaft Spirillen und fusiforme Stäbchen sich finden und die kulturelle, stets vorzunehmende Untersuchung die Abwesenheit von Diphtheriebazillen ergeben hat.

Tertiär-syphilitische Prozesse auf den Tonsillen erinnern klinisch mitunter ebenfalls außerordentlich an Plaut-Vincentsche Angina. Die schmierig belegten Ulzera, die Hartnäckigkeit, die geringen Beschwerden, die Fieberlosigkeit sind bei beiden in gleicher Weise vorhanden. Hier bringt auch die mikroskopische Untersuchung des Rachenabstrichs noch nicht die Entscheidung, denn häufig sehen wir bei solchen tertiär-syphilitischen Anginen massenhaft Spirillen und fusiforme Stäbchen. Die Anamnese, die Wassermannsche Reaktion und die prompte Wirkung antisyphilitischer Mittel sichern dann die Diagnose.

Die **Prognose** ist fast stets günstig zu stellen; nur bei kachektischen Kindern sind zuweilen ausgebreitete Nekrosen mit tödlichem Ausgange beobachtet worden.

Therapie. Außer der bei Angina üblichen Behandlung (Prießnitz-Umschläge, Gurgeln mit Wasserstoffsuperoxyd) ist man in neuerer Zeit dazu übergegangen, die Angina Vincenti mit Salvarsan zu behandeln. Bei dieser auch von uns in vielen Fällen versuchten Behandlung (intravenöse Injektion von 0,3 Salvarsan) sieht man fast stets schon in wenigen Tagen eine frappierend schnelle Reinigung der ulzerierten Partien, wie sie bei der Hartnäckigkeit der Beläge früher niemals beobachtet wurde. Da es aber immerhin etwas heroisch erscheinen könnte, bei dieser prognostisch relativ günstig erscheinenden Affektion sofort mit Salvarsan-Injektionen vorzugehen, so wird neuerdings empfohlen, lokale Pinselungen mit Salvarsan (0,1 auf 5 Glyzerin) mehrmals am Tage vorzunehmen (Citron); auch damit gelingt es in vielen Fällen, den Heilungsprozeß zu beschleunigen.

Komplikationen und Nachkrankheiten der verschiedenen Anginaformen. Die meisten akuten Anginen bleiben auf die Rachenorgane beschränkt, ohne noch in anderen Körperbezirken Unheil zu stiften; in manchen Fällen aber werden sie zum Ausgangspunkt weiterer Organschädigung. So kann es durch direktes Fortschreiten der Tonsilleninfektion auf die Rachenmandel und auf die Tuba Eustachii zur Otitis media mit allen ihren vielfachen Folgeerscheinungen kommen. Auch sekundäre Drüsenvereiterungen am Halse, die auf dem Lymphwege zustande kommen, werden zuweilen beobachtet.

Bedenklicher sind die Fernwirkungen, welche von der Angina ausgehen und durch toxische Einflüsse oder aber durch vorübergehend ins Blut gelangte Erreger der Mandelentzündung verursacht werden. In erster Linie sind die Nierenschädigungen zu nennen. Spuren von Eiweiß finden sich auf der

Höhe des Fiebers oft. Mitunter aber entwickelt sich eine akute Nephritis mit reichlicher Albuminurie, granulierten und hyalinen Zylindern, oft auch verbunden mit Hämaturie. Meist tritt auch in solchen Fällen nach 14 Tagen bis drei Wochen völlige Heilung ein. Es gibt aber auch einzelne Beobachtungen, wo sich daraus eine chronische Nephritis entwickelte.

Der innige Zusammenhang zwischen Angina und Gelenkrheumatismus ist bekannt. Genaueres über das Zustandekommen dieser Beziehungen harrt noch der Aufklärung. Gar nicht selten kommt es im Anschluß an Angina zu septischen Erkrankungen. Die Streptokokkensepsis sowohl wie die Staphylokokkensepsis kann ihren Ausgang von der Tonsillitis nehmen. Nicht nur die Angina phlegmonosa und necroticans, sondern auch die gewöhnliche Angina kommt dabei in Betracht. Mit Vorliebe schließt sich besonders die als Endocarditis lenta bezeichnete Sepsisform an Anginen an, wobei eine besondere Streptokokkenart, der Streptococcus viridans, von den entzündlichen Mandeln auf dem Lymphwege ins Blut gelangt und auf alten Klappenveränderungen des Herzens eine frische Endocarditis verrucosa erzeugt (vgl. S. 138).

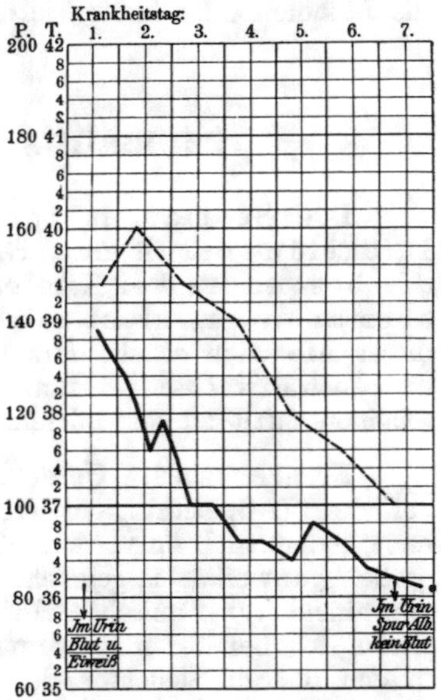

Abb. 140. Anna Sternberg, 21 Jahre. Angina lacunaris mit hämorrhagischer Nephritis und toxischem urtikariellem Exanthem. Geheilt.

Daß überhaupt bei den akuten Anginen die Infektionserreger häufiger als man früher glaubte, vorübergehend im Blute kreisen, ist nach unserer Kenntnis bei anderen Infektionskrankheiten mehr als wahrscheinlich. Auf diese Weise erklären sich die nach Anginen beobachteten Fälle von Osteomyelitis, Pleuritis, akuter Endocarditis, vielleicht auch der neuerdings nicht selten beobachtete Zusammenhang mit Perityphlitis.

Eine nicht zu unterschätzendee Rolle spielt die in ihrer Bedeutung für viele pathologische Prozesse erst in neuerer Zeit immer mehr gewürdigte **chronische lakunäre Angina,** die sich nicht selten aus der akuten Form entwickelt. Die Mandeln sind dabei meist blaß, entweder verdickt oder von normaler Größe und enthalten eitrige oder schleimig-eitrige Pfröpfe, die als weißliche Knöpfe aus den Lakunen hervorragen. Oft bleiben sie aber auch verborgen und quellen erst als wurstförmige Massen heraus, wenn man mit einem Instrument gegen die Tonsille drückt. Die Fäulnisprodukte, die sich in den Pfröpfen bilden sind oft die Ursache von übelriechendem Atem. Auch können sie Schlund- und Kehlkopfreizungen verursachen. Mitunter führen sie zu zirkumskripten kleinen Entzündungen, die beim Schlucken stechende Schmerzen bedingen. Auch ein reflektorischer Husten kann durch Mandelpfröpfe ausgelöst werden. Pässler bringt eine große Reihe der verschiedenartigsten sekundären Erkrankungen in Zusammenhang, so z. B. abgesehen von der schon erwähnten Polyarthritis rheumatica und septischen Erkrankungen, auch Ischias, Erythema nodosum, Chorea minor, Herzneurosen, akute und chronische Endokarditis und Myokarditis, Thrombophlebitis, Nephritis, Appendizitis, Erregungs- und Depressionszustände. Der Beweis für diesen Kausalnexus wird darin gesehen, daß die Beseitigung der chronischen Tonsillitis die genannten Krankheitszustände zu heilen vermag.

Die einzige sicher wirkende Therapie dieser chronischen Tonsillitis ist die radikale Tonsillektomie, die Herausschälung der Mandeln aus ihrer Kapsel. Der Einwand, daß man damit dem Körper einen Schutzwall gegen Infektionen raubt, besteht nicht zu recht, da schädliche Folgen dieses Vorgehens nie beobachtet wurden. Auch ist das Gewebe solcher Mandeln meist so verändert, daß sie nicht mehr als Schutzorgan angesehen werden können. Früher begnügte man sich damit, die Mandelpfröpfe herauszudrücken oder schlitzte die Lakunen oder kauterisierte sie mit dem Galvanokauter.

Stomatitis aphthosa (Mundfäule).

Die Stomatitis aphthosa stellt eine relativ harmlose auf Infektion beruhende Erkrankung der Mundschleimhaut dar, die besonders bei Kindern in der Dentitionsperiode vorkommt, aber auch gar nicht selten Erwachsene befällt. Die Kontagiosität dieser Affektion erhellt daraus, daß oft in derselben Familie mehrere Kinder oder auch Erwachsene erkranken. Mangelhafte Mundpflege, gastrische Störungen scheinen dazu zu disponieren. Der Erreger ist nicht bekannt.

Krankheitsbild. Unter Fieber und leichten Störungen des Allgemeinbefindens (Appetitlosigkeit) erscheinen ziemlich plötzlich auf der Mundschleimhaut, namentlich im vorderen Teile der Mundhöhle, stecknadelkopf- bis linsengroße, grauweiße bis gelbliche, runde oder ovale leicht erhabene Plaques, die von einem hyperämischen Hof umgeben sind. Die Auflagerungen charakterisieren sich bei der mikroskopischen Untersuchung als ein fibrinöses Exsudat in den oberen Schichten des Epithels. Sie können vereinzelt bleiben oder sich stark vermehren und in Konglomeraten zusammenfließen, so daß sie z. B. manchmal flächenhaft das Zahnfleisch der Vorderzähne oder die Innenseite der Lippen bedecken. Gelegentlich können sie sich auch auf den Tonsillen etablieren und dort entweder in Gestalt vereinzelter Plaques auftreten oder zu grauen Belägen zusammenfließen, so daß sie manchmal den Verdacht auf Diphtherie erwecken. Die aphthösen Stellen pflegen recht schmerzhaft zu sein, so daß oft die Nahrungsaufnahme darunter leidet und auch die Nachtruhe gestört wird. Außerdem besteht starke Salivation und ein übler Fötor, daher auch der Name „Mundfäule“. Die submaxillaren Lymphdrüsen sind etwas geschwollen. Meist vermehren sich die Aphthen in den ersten Tagen der Erkrankung noch beträchtlich, so daß sie allenthalben auf der Innenfläche der Lippen, auf der Wangenschleimhaut, auf der Zunge und an ihren Rändern zu sehen sind. Die Dauer der Krankheit beträgt etwa 1½ Woche bis 14 Tage. Die oberflächlichen Auflagerungen stoßen sich ab, und es bleibt eine leichte Rötung zurück, die bald verschwindet.

In ernsteren Fällen, namentlich bei wenig widerstandsfähigen Kindern, können sich auch schwerere Krankheitsbilder entwickeln. Unter hohem, tagelang anhaltenden, kontinuierlichem Fieber fließen dann auf verschiedenen Schleimhautbezirken, namentlich an den Lippen, die dicht zusammenstehenden Aphthen zu ausgedehnten membranösen Auflagerungen zusammen, so daß man vorübergehend an Diphtheriemembranen denken muß. Die befallenen Lippen schwellen an und bedecken sich mit blutigen Rhagaden, die submaxillaren Lymphdrüsen sind stark geschwollen. Durch Mischinfektion kann sich das Bild einer schweren ulzerösen Stomatitis entwickeln. Die Prognose ist aber selbst in so schweren Fällen trotz langem Verlauf meist gut.

Die **Diagnose** hat zunächst die Verwechslung mit Diphtherie zu berücksichtigen, einmal bei der Lokalisation der Aphthen auf den Tonsillen und dann bei den eben genannten ausgedehnten membranösen Belägen. Die Feststellung zirkumskripter runder Plaques und in zweifelhaften Fällen die kulturelle bakteriologische Untersuchung entscheidet die Sachlage. Große Ähnlichkeit hat auch die Stomatitis herpetica, die unter leichten Fieberbewegungen in Begleitung von Herpes labialis oder facialis nicht selten bei Kindern auftritt und nach dem Platzen der Bläschen ähnliche Eruptionen auf der Mundschleimhaut macht. Sie sind jedoch kleiner (stecknadelkopfgroß) und stehen stets in Gruppen zusammen. Auch die Unterscheidung von der Stomatitis epidemica (Maul- und Klauenseuche) stützt sich auf das Vorhandensein von Bläschen. Genaueres darüber vgl. S. 955.

Die Behandlung kann sich auf einfache Spülungen mit Kamillentee oder die Anwendung antiseptischer Lösungen: 1%ige Wasserstoffsuperoxydlösung, 1%ige Lösung von übermangansaurem Kali, 5 %iges Borwasser beschränken, mit denen man bei Kindern am besten den Mund ausspritzt. Gern wird auch mit Tinctura ratanhiae und Tinctura myrrhae (zu gleichen Teilen) gepinselt. Leidet wegen der Schmerzen die Nahrungsaufnahme sehr, so sind Pinselungen mit 1 %igem Novokain oder 10 %igem Anästhesin-Glyzerin zu empfehlen. Man gibt nur flüssige reizlose Kost. Wegen der großen Kontagiosität empfiehlt es sich, den Kranken von den Geschwistern zu trennen und ihm eigenes Eß- und Trinkgeschirr zu geben.

Soor.

Mit Soor bezeichnet man eine hauptsächlich bei Säuglingen beobachtete, durch den Soorpilz verursachte Erkrankung des Schleimhautepithels der Mundhöhle. Bei älteren Kindern und bei Erwachsenen findet sie sich nur dann, wenn es sich um kachektische, durch andere Krankheiten geschwächte Individuen handelt. Auch bei Säuglingen gehört eine gewisse Disposition dazu, die meist durch Darmstörungen gegeben ist. Aber selbst bei vorhandener Disposition ist für das Haften des Soorpilzes noch eine Läsion des Mundepithels erforderlich, die den Krankheitserregern Eingang verschafft. Diese Läsion geschieht in der Regel durch die schlechte Angewohnheit des Mundauswischens, denn seit man auf die Auswaschung des Mundes der Säuglinge verzichtet, ist der Soor viel seltener geworden.

Krankheitsbild. Es handelt sich um stecknadelkopfgroße oder größere wie Körnchen über die Schleimhaut verbreitete Auflagerungen und bei längerem Bestehen um streifige oder flächenhafte weiße, sammetartig glänzende Plaques, die ziemlich fest auf der Unterlage haften, so daß man sie nicht abstreifen, sondern nur durch Abkratzen teilweise entfernen kann. Sie sitzen auf dem Zahnfleisch, auf der Lippenschleimhaut, der Innenfläche der Wangen und an den Zungenrändern; auch können sie auf der Schleimhaut des harten Gaumens lagern. Manchmal sieht man bei schwer fieberhaften, schlecht genährten Kranken diese Soorbeläge auch auf den Tonsillen; Anginen können ebenfalls mit Soor kompliziert sein, wobei die Soorplaques durch ihr sammetartiges Aussehen und ihre blendend weiße Farbe auffallen. Mikroskopisch besteht der Belag aus Mycelfäden und Hefepilzen.

Ätiologie. Der Soorpilz erscheint, ebenso wie in den Belägen, so auch in der Kultur, in zwei verschiedenen Formen, sowohl als Hefe wie auch als Mycelbildner. Deshalb ist seine Stellung im System, ob Hefe- oder Schimmelpilz, umstritten. Plaut ist der Anschauung, daß er zum Genus Monilia, also zu den Hyphenpilzen gehöre. Er läßt sich leicht auf Bierwürz-Gelatine, Agar, Kartoffel usw. züchten. Auf festen Nährböden bildet er sproßpilzähnliche Formen, auf Bouillon wächst er in langen, dichotomisch geteilten Fäden.

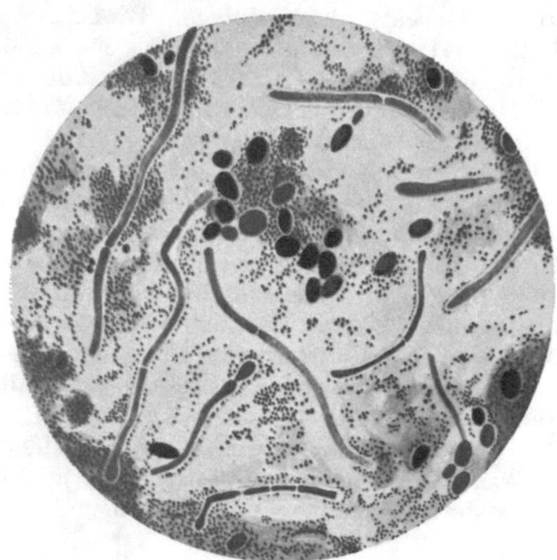

Abb. 141. Direkter Abstrich von Soorbelag. Mycelfäden und Hefeformen (Färbung mit Karbolfuchsin).

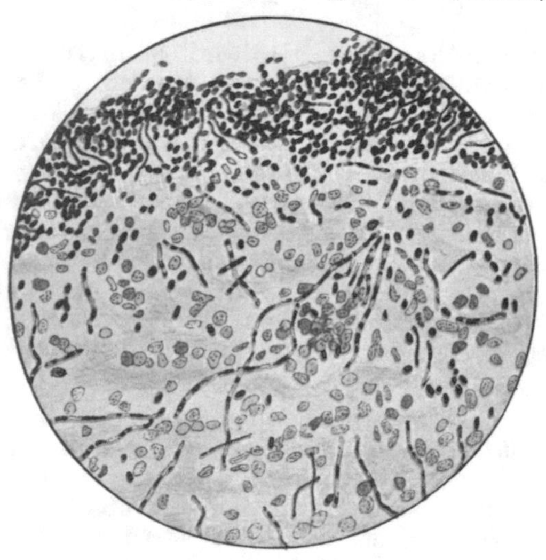

Abb. 142. Schnitt durch eine Zunge mit Soorbelag. In den oberflächlichen Partien viel Hefeformen, in der Tiefe mehr Mycelfäden.

Außer in der Mundhöhle des Säuglings kommt er als Parasit in der Vagina schwangerer Frauen vor, wo er eine leichte, mit Jucken und Brennen verbundene Mykose verursacht, aber auch symptomlos vegetieren kann. In der Mundhöhle dringt er zwischen die oberen und mittleren Schichten des Pflasterepithels ein, zwischen denen er oft ein dichtes Flechtwerk bildet, um allmählich in die Tiefe zu gehen, ohne freilich in die eigentliche Mucosa vorzudringen (vgl. Abbildung). Nur äußerst selten kommt er auch ins submuköse Gewebe, wo er in die Gefäße hineinwuchert und so Metastasen bilden kann.

Im ganzen stellt die Soorkrankheit eine relativ harmlose Erkrankung dar, nur ausnahmsweise beobachtet man z. B. bei atrophischen Säuglingen, daß die dicken, häutigen Beläge zu Membranen zusammenfließen und über den Kehldeckel hinweg in den Kehlkopf vordringen und zur Glottisverengerung führen. Auch wird zuweilen der ganze Pharynx und Ösophagus damit austapeziert, so daß starke Schluckbeschwerden auftreten. Auch die Magenschleimhaut kann in ausgedehnter Weise befallen sein. Eine Allgemeininfektion, ein Übertritt der Pilze ins Blut gehört zu den größten Seltenheiten, doch hat Heubner z. B. bei einem unter schweren Allgemeinerscheinungen zugrunde gehenden Kind, das Soormassen auf den Tonsillen zeigte, in den Glomerulis der Nieren Soorpilze nachgewiesen.

Die **Diagnose** ist relativ leicht. Der sammetartige Glanz und das feste Haften an der Unterlage unterscheidet den Soor von ähnlichen Auflagerungen z. B. von Milchresten. Vor Verwechslung des Rachensoor mit Diphtherie schützt die mikroskopische Untersuchung.

Die Behandlung besteht am einfachsten darin, daß man 3—4 mal täglich nach vorherigem Ausspülen der Mundhöhle mit abgekochtem Wasser die Schleimhaut mit 25 % iger Boraxlösung pinselt (2,5 Natr. biborac. auf 10 g Glyzerin)

(Heubner). Das gleiche erreicht man durch Pinseln mit Kalium hypermanganicum 0,1 auf 15 oder (bei Erwachsenen) mit Sublimat 1 : 5000. Bei Säuglingen empfiehlt Escherich das Vermeiden jeglichen Auswischens und die Anwendung eines Borglyzerin-Schnullers.

Stomatitis ulcerosa.
(Stomacace).

Die Stomatitis ulcerosa ist eine nekrotisierende Entzündung der Mundschleimhaut, die zu mißfarbig belegten, in die Tiefe greifenden Geschwüren am Zahnfleisch und seiner Umgebung führt und ätiologisch wahrscheinlich mit der Angina Plaut-Vincenti zusammengehört. Sie findet sich häufig bei älteren Kindern mit schon vorhandenem Gebiß (nach dem 6. Lebensjahr) und bei jugendlichen Erwachsenen und ist als eine kontagiöse Krankheit zu betrachten, denn sie findet sich gruppenweise und endemisch auftretend in Familien, Kasernen usw.

Ätiologie. Als Erreger kommen wahrscheinlich die von Plaut und Vincent beschriebenen fusiformen Stäbchen in Gemeinschaft mit Zahnspirochäten in Betracht, denn man findet beide Mikroben meist in überwiegender Menge im direkten, mit Karbolfuchsin gefärbten Ausstrichpräparat der mißfarbenen Beläge. Genaueres über Wesen und Art dieser Mikroorganismen siehe bei Angina Plaut-Vincenti S. 299.

Krankheitsbild. Das erste ist meist eine Gingivitis an einem kariösen Backenzahn, die sich durch Schwellung und Gelbfärbung des Zahnfleischsaums kundgibt. Schnell kommt es nun zur Nekrose des Gewebes und es bildet sich ein mit mißfarbenen, stark stinkenden, graugelblichen oder schwärzlich grünlichen Massen bedecktes Geschwür, das die Zahnwurzel frei legt und die nächste Umgebung ödematös anschwellen läßt. Eine Lieblingsstelle ist auch die Wangentasche, weil die gegenüber liegenden kariösen, scharfkantigen Zahnkronen leicht Verletzungen machen und dadurch Infektionspforten erschließen. Auch die am Zungenrande sitzenden Geschwüre haben ihren Sitz meist an einer Stelle, die einer zackigen Zahnkrone gegenüber liegt. Die Geschwüre an der Wangenschleimhaut greifen mehr oder weniger kraterartig in die Tiefe, sind unregelmäßig begrenzt, schmierig grau belegt und von einem roten, infiltrierten wallartigen Rand umgeben. Manchmal ist gleichzeitig auch auf den Tonsillen und am Gaumenbogen ein kleines Geschwür vorhanden (Angina Vincenti). Die übrige Mundschleimhaut ist auch bei solitär auftretenden Geschwüren katarrhalisch entzündet, aufgelockert und geschwollen, so daß die Wangenschleimhaut die Eindrücke der Zähne sehen läßt. Das Zahnfleisch blutet leicht. Starke Salivation und ein scheußlicher Fötor ex ore sind charakteristisch. Der Verlauf dieser leichteren auf ein oder zwei Geschwüre beschränkten Formen ist gutartig, das Allgemeinbefinden wenig gestört, Fieber meist nicht vorhanden, doch zieht sich die Reinigung der Ulzera oft über viele Wochen hin.

In schweren Fällen erstreckt sich die Entzündung über die gesamte Mundschleimhaut. Das Zahnfleisch schwillt allenthalben an und bedeckt sich mit schmierigen grauen Belägen, unter denen der nekrotische Prozeß mehr oder weniger in die Tiefe greift, die Zähne lockern sich und fallen zum Teil aus, das entzündete Zahnfleisch blutet bei jeder Berührung und das aussickernde Blut vermischt sich mit den nekrotischen Belägen zu schmierigen, schwärzlichen, furchtbar stinkenden Massen, mit denen die erkrankten Partien der Mundschleimhaut überzogen sind. Die Zunge ist fuliginös und trocken und zeigt eventuell an den Rändern noch geschwürige Defekte. Die äußeren Kieferbedeckungen schwellen und die submaxillaren Lymphdrüsen sind stark vergrößert Dabei besteht hohes Fieber und schlechtes Allgemeinbefinden, das durch die geringe, mit Schmerzen verbundene Nahrungsaufnahme noch mehr beeinträchtigt wird. Auch solche Fälle können nach 2—3 Wochen oft noch zur Heilung kommen. Mitunter aber entwickeln sich septische Komplikationen, eine Milzschwellung, Hautblutungen treten auf, Diarrhöen kommen hinzu, das Kind verfällt und geht unter zunehmender Herzschwäche zugrunde.

Bei der **Behandlung** hat sich mir folgendes Verfahren gut bewährt. Alle erkrankten Partien werden mit $^1/_2$%iger Chromsäure und sofort nachher mit 1—2%iger Argentum nitricum-Lösung bestrichen. Darauf folgt eine Spülung des Mundes mit Kochsalzlösung. Diese Prozedur kann an mehreren Tagen vorgenommen werden. Außerdem wird mehrmals täglich mit desinfizierenden Mundwässern, Wasserstoffsuperoxyd oder Perhydrolmundwasser, gespült. Dazu können einfache Spülungen mit Kamillentee oder Salbeitee oder essigsaurer Tonerdelösung vorgenommen werden. Auf Erhaltung des Kräftezustandes durch kräftige flüssige Nahrung, nahrhafte Suppen, geschlagenes Eigelb mit Zucker, Sahne usw. ist besonderes Gewicht zu legen. Um die Weiterverbreitung der Krankheit zu verhindern, ist vor allem darauf zu achten, daß die Kranken eigenes Eß- und Trinkgeschirr benützen und nach Möglichkeit von den Angehörigen getrennt werden.

Noma oder Wasserkrebs

wird die furchtbarste aller infektiösen Mundkrankheiten, die Stomatitis gangraenosa, genannt, die namentlich bei schlecht genährten Kindern oder jugendlichen Personen im Gefolge erschöpfender Infektionskrankheiten, besonders nach Masern, Typhus, Tuberkulose, gelegentlich auch nach Diphtherie, beobachtet wird. Auch auf dem Boden einer ulzerösen Stomatitis kann sie entstehen. Es handelt sich dabei um einen von der Schleimhautoberfläche ausgehenden, schnell in die Tiefe fortschreitenden Gewebstod, dem kein Gewebe, selbst der Knochen nicht widerstehen kann.

Die **Ätiologie** dieser schweren Affektion ist noch nicht mit Sicherheit erklärt. Meist findet man die fusiformen Stäbchen (Plaut-Vincent), begleitet von Spirillen, in großer Massenhaftigkeit dabei vor. Ob sie aber die alleinige Ursache darstellen, bleibt zweifelhaft. So wird z. B. auch von cladothrixartigen, in Fäden auswachsenden Bakterien berichtet, die massenhaft an der Grenze zwischen brandigem und gesundem Gewebe gefunden wurden. In einigen Fällen hat man auch Diphtheriebazillen dabei beobachtet. Sicher ist, daß gewisse Schädigungen der oben genannten Art, vorangegangene Infektionskrankheiten und Ernährungsstörungen den Boden dafür vorbereiten.

Krankheitsbild. Die Krankheit beginnt mit einer schmutziggrau verfärbten, kleinen Infiltrierung der Wangenschleimhaut gewöhnlich gegenüber dem vorderen Backenzahn. Meist wird diese erste Phase gar nicht bemerkt, sondern man sieht als erstes einen runden bläulichen Fleck auf der äußeren Wange, der auf den von innen nach außen fortschreitenden Gewebstod hindeutet; denn schnell hat sich der primäre Herd an der Wangenschleimhaut schwarz verfärbt, und die Nekrose ist rasch in die Tiefe gegangen und hat die Wange durchdrungen. Aber nicht nur im Zentrum, sondern auch an der Peripherie schreitet der Prozeß mit großer Geschwindigkeit weiter, so daß in wenigen

Tagen ausgedehnte Gewebspartien der Mundschleimhaut und der äußeren Wange in schwarze, mortifizierte Massen verwandelt werden und nach Abstoßung der stinkenden gangränösen Massen das Mundinnere frei zutage liegt. Die gesunde Umgebung des schwarzen Brandherdes ist meist blaß und ödematös und zeigt keine entzündliche Reaktion. Die fortschreitende Zerstörung macht auch vor dem Knochen nicht Halt. Der vom Periost entblößte Ober- und Unterkiefer verfällt der Nekrose, die gelockerten Zähne fallen aus, Knochensequester werden abgestoßen, die ganze Gesichtshälfte kann so in kurzer Zeit dem Brande zum Opfer fallen, wenn nicht schon vorher der Tod Einhalt gebietet. Der fortschreitende gangränöse Prozeß gibt den schon normalerweise in der Mundhöhle sitzenden Sepsiserregern willkommene Gelegenheit zur Vermehrung. So können Streptokokken, Fäulniserreger usw. in Massen ins Blut übergehen. Unter toxischen Erscheinungen, hohem Fieber, Störungen des Sensoriums und fortschreitendem Kräfteverfall, der durch die verringerte Nahrungsaufnahme noch beschleunigt wird, naht das Ende des qualvollen Zustandes. Ein spontaner Rückgang des Prozesses wird nur in seltensten Fällen beobachtet.

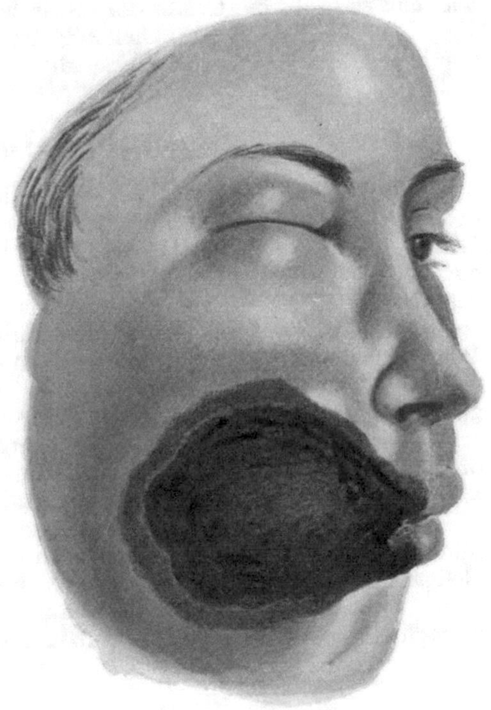

Abb. 143. Noma.

Therapie. Antiseptische Spülungen mit Wasserstoffsuperoxyd, Ätzungen mit Lapis und dem Glüheisen halten den Prozeß nicht auf. Sind die Zerstörungen noch nicht zu weit fortgeschritten, so ist es dringend geboten, den Versuch einer Exzision der gangränösen Stelle zu machen. Dabei muß die brandige Partie im Gesunden umschnitten werden. v. Ranke hatte dabei einzelne günstige Heilerfolge. Neuerdings wird empfohlen, intravenöse Salvarsaninjektionen zu machen. Auch lokale Salvarsanpinselungen sind zu versuchen.

Stomatitis phlegmonosa.

Im Gefolge schwerer Mund- und Rachenaffektionen, namentlich nach ulzerösen Entzündungen der Schleimhaut, entwickeln sich zuweilen tief greifende phlegmonöse Prozesse im submukösen Gewebe, als deren Ursache meist Streptokokken anzusprechen sind. So können die Lippen, die Wangenschleimhaut oder die Zunge phlegmonös infiltriert werden. Die starke Schwellung und vor allem die bretthharte Infiltration des Gewebes sind dafür charakteristisch. Oft ist die Umgebung ödematös, so z. B. die Augenlider bei einer Phlegmone der Wangenschleimhaut. Die Lymphdrüsen sind stark geschwollen. Hohes Fieber begleitet gewöhnlich diese schwere Affektion. Kommt es nicht bald zur Abszedierung, so breitet sich die Phlegmone weiter aus, und es droht die Gefahr der septischen Allgemeinerkrankung.

Ein gefürchtetes Krankheitsbild ist die Phlegmone des Mundbodens und der benachbarten Teile am Halse, die sogenannte

Angina Ludovici.

Sie beginnt meist mit der Schwellung einer submaxillaren Drüse, von der aus sich außerordentlich schnell unter hohem Fieber eine phlegmonöse Infiltration der gesamten Halsseite entwickelt. Diese Infiltration, in welcher einzelne Drüsen nicht mehr abgetastet werden können, trifft sich in der Mitte des Halses mit einem von der anderen Seite kommenden gleichen Infiltrat, so daß der Hals wie von einem Panzer umgeben wird. Durch Weitergehen des Prozesses und Ödem der Umgebung kann es unter Umständen zur Kompression des Kehlkopfes und Erstickungsgefahr kommen. Durch Senkung entsteht zuweilen eine eitrige Mediastinitis. Kommt es an einer Stelle zur eitrigen Einschmelzung und entleert sich eine größere Menge Eiter, so ist das gewöhnlich die Einleitung zur Rückbildung, in den meisten Fällen aber gehen die Kranken an Sepsis zugrunde. Streptokokken sind fast stets die Ursache.

Die **Therapie** muß vor allem bestrebt sein, eine Erweichung herbeizuführen. Das geschieht am besten durch heiße, öfter gewechselte Breiumschläge. Gelingt das nicht, so empfiehlt Garré breite und tiefe Entspannungsschnitte, in der Mittellinie unter dem Kinn und seitlich unter den Kieferrändern, und stumpfes Vordringen durch das sulzig infiltrierte Gewebe.

Parotitis epidemica (Mumps).

Die Parotitis epidemica ist eine akute kontagiöse Erkrankung der Ohrspeicheldrüse, die meist epidemisch, seltener sporadisch auftritt und im allgemeinen nur jugendliche Individuen und Kinder befällt. Die Bezeichnungen: Mumps, Ziegenpeter, Bauernwetzel usw., die das Leiden im Volksmunde führt, Bezug nehmend auf die durch die Anschwellung der Parotis verursachte, komisch wirkende Entstellung des Gesichts, zeigen schon, daß man es verstand, sich über die relativ harmlose Erkrankung mit gutem Humor lustig zu machen. Neben der Parotis können gleichzeitig auch die Submaxillaris und die Sublingualis von der Anschwellung ergriffen werden.

Ätiologie. Der Erreger ist noch unbekannt.

Die von verschiedenen Autoren, z. B. von Bein und Michaelis beschriebenen verschiedenen Diplo- und Streptokokken, die im Sekret des Ausführungsganges gefunden worden sind, entstammen wohl sicherlich der Mundhöhle. Ich habe mehrmals die geschwollene Parotis von außen punktiert, ohne jedoch im Ausstrich oder bei kulturellen Versuchen Bakterien zu finden. Die Eintrittspforte des Erregers ist wahrscheinlich die Mundhöhle und der Weg, auf dem das Virus zur Stätte seiner Wirksamkeit gelangt, der Ausführungsgang der Drüse, der Ductus stenonianus.

Anatomische Befunde liegen bei der Gutartigkeit des Leidens nur in sehr beschränkter Zahl vor. Nach Virchow ist die früheste Veränderung eine starke Hyperämie, wobei die Drüse selbst und das Zwischengewebe stark durchleuchtet und leicht geschwollen erscheint. Die roten Drüsenläppchen setzen sich sehr scharf von der mehr gelblich durchschimmernden Zwischensubstanz ab und sehen auf dem Durchschnitte wie rote, gruppenweise gestellte Körner aus. In den

Ausführungsgängen der Drüsenläppchen häuft sich mehr und mehr katarrhalisches Sekret, eine zähe, fadenziehende, neben den sog. Speichelkörperchen auch Eiter führende Flüssigkeit. Zu einer stärkeren Eiterbildung in den Drüsengängen kommt es im allgemeinen nicht. Andere Autoren, wie Trousseau und Gerhard, legen mehr Gewicht auf die Entzündung des interacinösen und periglandulären Zellgewebes, während sie die Beteiligung der Drüsenzellen nur für sehr geringfügig halten. Die Befunde Virchows haben durch Untersuchungen von Loschner an sechs Fällen eine Stütze erhalten.

Nur in seltenen Fällen kommt es durch Mischinfektionen mit Eitererregern zu Abszeßbildungen in den Drüsen.

Epidemiologie. Die Krankheit ist ansteckend, beschränkt sich jedoch meist auf geschlossene Kreise, wo viele Menschen dicht gedrängt beieinander leben (Schulen, Pensionate, Waisenhäuser, Kasernen), während eine Ausbreitung von diesen Herden aus in die Umgebung seltener erfolgt. Besonders häufig sind Kasernenepidemien. Auch auf Ozeanschiffen sind oft umfangreiche Massenerkrankungen an Mumps beobachtet worden.

So berichtet Jobard z. B. über zwei solcher Schiffsepidemien. Die eine betraf den Dampfer „Contest“, auf welchem fünf Tage nach der Abreise von Carrical der erste Fall von Parotitis vorkam, worauf von den 471 Passagieren 83 erkrankten. An Bord der „Medusa“ entstand 23 Tage, nachdem das Schiff den Hafen verlassen hatte, eine Mumpsepidemie, wobei von 512 Personen 67 erkrankten.

Breitet sich eine Epidemie in einem Dorf oder in einer Stadt weiter aus, so erfolgt die Verbreitung nur langsam und schrittweise. In abgeschlossenen Anstalten pflegt die Seuche in einigen Wochen oder Monaten zu erlöschen. Ist die Parotitis in einer Stadt epidemisch ausgebrochen, so pflegt die Epidemie wegen des langsamen Fortschreitens mitunter 2—3 Jahre zu dauern.

Die Ansteckung erfolgt meist direkt von Person zu Person. In der Hauptsache dürfte dabei die Tröpfcheninhalation beim Sprechen eine Rolle spielen; aber auch indirekte Übertragung durch gesunde Mittelpersonen kommt vor. Seltener vermitteln leblose Gegenstände, Kleider, Spielzeug u. dgl. die Weiterverbreitung. Die langsam schleichende Ausbreitung der Seuche hat ihren Grund hauptsächlich darin, daß die Übertragung von Mensch zu Mensch eine Hauptrolle spielt. Wasser und Nahrungsmittel haben mit der Verbreitung der Seuche nichts zu tun.

In der kälteren Jahreszeit ist die Krankheit häufiger als in der warmen. Wie lange das Virus bei Rekonvaleszenten persistiert, ist noch nicht sicher, doch spricht für eine relativ lange Dauer der Kontagiosität folgende Beobachtung (Comby):

Drei Kinder einer Familie wurden nacheinander wegen Mumps behandelt. Wegen der Ansteckungsgefahr werden die Kranken isoliert. Nach Verlauf von sechs Wochen fragten die Eltern, ob ihre Kinder ohne Gefahr die Familie ihres Onkels besuchen könnten, der auf dem Lande wohnte. Sie gingen hin und teilten ihren zwei kleinen Vettern die Krankheit mit.

Am empfänglichsten für die Krankheit sind Kinder im Alter von 6 bis 15 Jahren. Die Erkrankung im frühesten Kindesalter, namentlich im ersten Lebensjahre, gehört zu den Seltenheiten. Ob daran die saure Reaktion der Mundhöhle bei Säuglingen Schuld trägt wie bei der Diphtherie, oder ob die geringe Entwicklung der Parotis und die Enge des Ausführungsganges die Bedingungen der Infektion erschwert, wie Soltmann es will, muß dahingestellt bleiben. Über einen Ausnahmefall berichtet Falkenhain, der einen siebenmonatigen Säugling erkranken sah.

Überstehen der Parotitis verleiht eine spezifische Immunität, die in der Regel das ganze Leben hindurch dauert; nur in vereinzelten Fällen sind Wiedererkrankungen bekannt geworden.

Die einzelnen Epidemien unterscheiden sich oft durch bestimmte Eigentümlichkeiten, so z. B. ist in der einen Epidemie die begleitende Orchitis häufiger als in der anderen. Ein anderes Mal wieder häufen sich die Vereiterungen der Parotis.

Die Inkubationszeit ist von langer Dauer; sie beträgt im Durchschnitt 18—22 Tage.

Krankheitsbild. Meist gehen uncharakteristische Prodromalerscheinungen dem Beginn der Parotisanschwellung einen oder mehrere Tage voraus, es stellen sich leichte Fieberbewegungen ein und der Kranke klagt über Kopfschmerzen, Mattigkeit, Schlaflosigkeit, mitunter auch über Halsschmerzen. Bei Kindern bemerkt man Unlust am Spielen, motorische Unruhe, mitunter auch Erbrechen; Nasenbluten wird ebenfalls häufig als Initialsymptom beobachtet. Soltmann beobachtete in schweren Fällen sogar eklamptische Anfälle, sowie partielle und allgemeine Fazialiskrämpfe. Auch Diarrhöen können in einzelnen Epidemien den Beginn begleiten. Einzelne Fälle beginnen ohne alle Prodromalerscheinungen. Das erste, was man bemerkt, ist die charakteristische Schwellung, aber mag sich die Krankheit mit oder ohne Vorboten entwickeln, stets pflegt mit dem Einsetzen der spezifischen lokalen Parotisentzündung die Temperatur anzusteigen. Unter Frösteln, seltener unter einem Schüttelfrost erhebt sich die Eigenwärme auf 39° oder noch höher, und nun entwickelt sich unter einem leichten Spannungsgefühl zunächst nur auf einer Seite die charakteristische Schwellung der Parotisgegend. Dabei schwillt gewöhnlich zuerst die dem aufsteigenden Unterkiefer fest aufsitzende Partie der Drüse an und schnell breitet sich die Schwellung über das ganze Organ aus, überschreitet dann die Grenze der Drüse und führt zur Infiltration des benachbarten Gewebes. Oft wird das Ohrläppchen nach aufwärts oder nach der Seite verdrängt. Auf der Höhe der Entwicklung füllt die Geschwulst die Gegend zwischen Processus mastoideus und aufsteigendem Unterkiefer fast bis zum Kieferwinkel aus und kann sich nach oben zu fast bis ans Auge erstrecken (Abb. 144). Dadurch wird das Gesicht stark verbreitert und bekommt ein etwas tölpelhaftes, bäurisches Aussehen, das zu den oben erwähnten spöttischen Bezeichnungen des Leidens geführt hat. Bei Berührung fühlt sich die Schwellung etwas teigig an, doch kann man oft die etwas härtere Drüse aus dem weicheren infiltrierten umgebenden Gewebe herausfühlen.

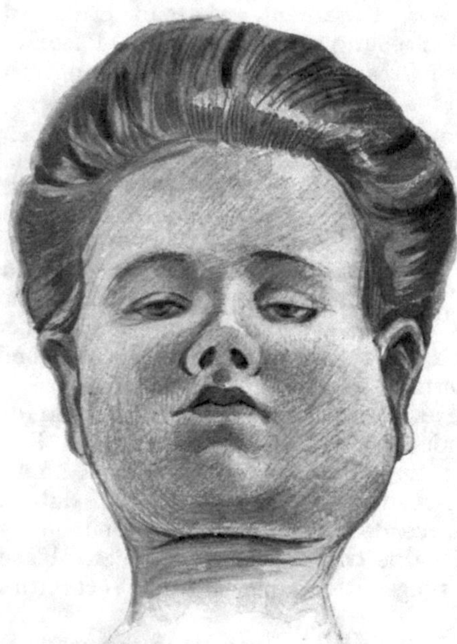

Abb. 144. Einseitige Parotitis epidemica.

In seltenen Fällen kann die Schwellung weit größere Dimensionen annehmen. Sie erstreckt sich dann hinauf bis zur Orbita, so daß die Lidspalte verengt wird, zieht über die Wange hinüber bis zum Mundwinkel, geht nach unten auf die Submaxillaris über und von dort auf den Hals, wo sie bis zur Clavicula hinabsteigt. Am Halse kann die Schwellung so gewaltig sein, daß bei doppelseitiger Affektion der Halsumfang den des Kopfes übertrifft.

Die Haut über der Schwellung ist gespannt und glänzend, bleibt aber blaß und sieht leicht gedunsen aus. Auf Druck besteht leichte Schmerzempfindlichkeit. Subjektiv besteht in den meisten Fällen nur geringe Schmerzhaftigkeit und Spannungsgefühl. Stärker werden diese Beschwerden beim Versuch, den Mund weit zu öffnen, z. B. zum Zwecke der Rachenbesichtigung, und beim Kauen. Bei sehr starker Schwellung sind natürlich die Beschwerden stark vermehrt. Es stellen sich dann anfallsweise auftretende, ziehende Schmerzen in der Geschwulst ein, die bis ins Ohr ausstrahlen; der Mund kann kaum geöffnet werden, so daß die Nahrungszufuhr Schwierigkeiten macht und auch die Sprache behindert ist und einen näselnden Beiklang bekommt. Schottmüller beobachtete vermehrte Schmerzen nach der Nahrungsaufnahme. Er bringt diese Beobachtung zusammen mit der beim Essen vermehrten Speichelabsonderung. Wenn durch das entzündliche Ödem der Austritt des Speichels aus dem Ausführungsgange behindert sei, so müsse in der Drüse eine Stauung eintreten, die zu lebhaften Schmerzen führt.

Mund und Rachen bieten meist nichts Abnormes. Zuweilen finden wir Rötung und Schwellung der Tonsillen und der hinteren Rachenwand und eine leichte Stomatitis. Je nach dem Grade der Angina bestehen mehr oder weniger lebhafte Schluckbeschwerden. Setzt sich die in der Gegend der Parotis auftretende Schwellung weit nach innen fort, so kommt es zur Vorwölbung der entsprechenden Tonsille und der seitlichen Rachenwand. Dadurch kann, namentlich bei doppelseitiger Affektion, eine starke Atembehinderung eintreten. In seltenen Fällen kommt es sogar zum Übergreifen des Ödems auf den Larynx und zum Glottisödem.

Eine Veränderung in der chemischen Beschaffenheit des Speichels besteht nicht, doch kommt es zuweilen zu profusem Speichelfluß.

Mitunter bleibt der Prozeß auf eine Seite beschränkt; oft aber folgt schon am zweiten oder dritten Tage nach Beginn der ersten Parotisschwellung auch die zweite nach, oder aber die zweite Schwellung entwickelt sich erst, nachdem die erste abgeklungen ist. Da bis zu diesem Zeitpunkte oft 5—6 Tage verstreichen, kann dann die ganze Affektion 14 Tage bis 3 Wochen dauern. Die Entzündung kann sich aber auch in beiden Ohrspeicheldrüsen gleich entwickeln.

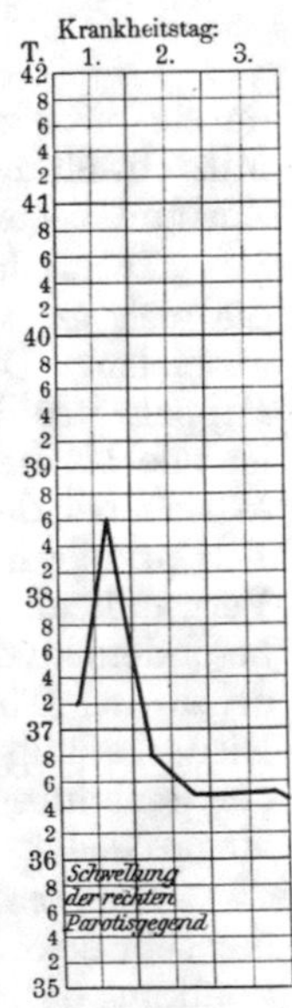

Abb. 145. Emilie Baier, 18 Jahre. Parotitis epidemica.

Der Fieberverlauf hat gar nichts Charakteristisches. Daß Fälle ohne jede Temperatursteigerung vorkommen, möchte ich fast bezweifeln, da zuweilen die Temperatursteigerung nur ganz vorübergehend ist und schon nach einigen Stunden abgeklungen sein kann (vgl. Kurve 145). In den meisten Fällen steigt die Temperatur mit dem Beginn der Drüsenschwellung auf 38—39°, um nach 1—2tägigem Bestehen wieder abzufallen, noch ehe die lokalen Symptome ganz verschwunden sind, oder aber das Fieber beginnt zugleich mit der Drüsenschwellung und bleibt während der Dauer derselben bestehen und fällt lytisch ab entsprechend dem langsamen Verschwinden der Geschwulst. Gesellt sich zur Parotitis nach dem Abklingen der Schwellung auf der entgegengesetzten Seite eine zweite Anschwellung hinzu, so steigt die bereits gesunkene Temperatur aufs neue wieder an. Es gibt aber auch Fälle, die mit hohem, kontinuierlichem Fieber einhergehen, so lange die Drüsenschwellung anhält. Das sind namentlich die mit Hodenentzündungen komplizierten Formen (vgl. Abb. 147).

Häufig erkrankt gleichzeitig mit der Parotis die Glandula submaxillaris, die mächtig anschwillt und als harter Tumor am Unterkieferwinkel gefühlt werden kann. Auch eine isolierte Erkrankung der Submaxillaris ohne gleichzeitiges Befallensein der Parotis kommt im Verlaufe von Mumpsepidemien vor; ebenso wie die Submaxillaris kann auch die Sublingualis ergriffen werden. Auch die Halsdrüsen der Nachbarschaft, die maxillaren, jugularen und zervikalen Drüsen pflegen in etwas schwereren Fällen anzuschwellen. Die Milz ist häufig vergrößert und palpabel; das Blut zeigt nach Pick auch in schweren Fällen keine Leukocytose.

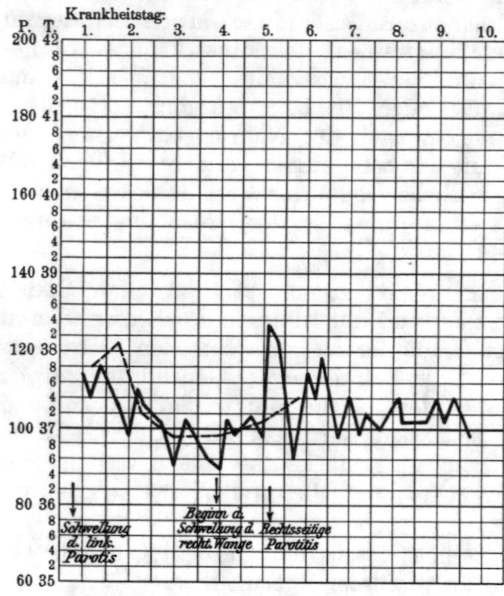

Abb. 146. Paul Naunitz. Parotitis epidemica; erst links, dann rechts.

Verlauf und Dauer der Krankheit ist sehr verschieden. Sie verläuft bei Kindern im allgemeinen leichter als bei Erwachsenen. Die Mehrzahl der einseitigen Erkrankungen klingt nach etwa 4—6 Tagen ab, die der doppelseitigen nach 8—14 Tagen und sind von mäßigen lokalen und geringen allgemeinen Beschwerden begleitet. Aber es gibt auch abnorm leichte und abnorm schwere Fälle. Bei den abnorm leichten Erkrankungen kann die Schwellung schon nach einem Tage sich wieder zurückbilden, die abnorm schweren Fälle erinnern lebhaft an Typhus abdominalis, da sie mit starken Kopfschmerzen, Schwindel, hohem kontinuierlichen Fieber, Milzschwellung und sogar mitunter Durchfällen einhergehen. Man findet diesen Zustand besonders bei begleitender Orchitis.

Damit kommen wir zu den eigenartigen Begleiterscheinungen des Mumps, die sich an verschiedenen drüsigen Organen, am häufigsten aber am Hoden abspielen. Diese seltsame Kombination der Parotitis und Orchitis war schon Hippokrates bekannt; aber der innere Zusammenhang beider Erkrankungen ist uns bis heute rätselhaft geblieben. Aller Wahrscheinlichkeit nach handelt es sich bei der Parotitis um eine allgemeine Blutinfektion. Der Erreger, der sich primär in der Parotis niederläßt, hat eine bestimmte Avidität (chemische Verwandtschaft) zu gewissen drüsigen Organen, außer zu den Speicheldrüsen besonders zu dem Drüsengewebe des Hodens, vielleicht auch zu dem der Schilddrüse, der Thymus und der Tränendrüse. Gelangt er nun von seiner ersten Niederlassung aus ins Blut, so wird er entweder bald abgetötet, oder vermöge der genannten Avidität zu einem jener Organe, am häufigsten zum Hoden, hingezogen, wo er dann seine pathologischen Wirkungen entfalten kann.

Die Orchitis kommt fast ausschließlich bei geschlechtsreifen Personen und nur sehr selten im Kindesalter vor. Mit besonderer Häufigkeit finden wir die Erkrankung daher bei Kasernenepidemien, doch waltet auch hier der Genius epidemicus; bald erkranken viele, bald nur wenige der mumpskranken Männer an Orchitis.

Bei einer kleinen Mumpsepidemie, die Noble an Bord eines Schiffes auf der Reise nach Montevideo beobachtete, erkrankten 12 Personen an Parotitis und alle ohne Ausnahme bekamen Hodenentzündung.

Man kann nach den Berechnungen von Comby und denen von Védraine sagen, daß etwa 26—30% der erwachsenen männlichen Mumpskranken von Orchitis betroffen werden. Die Erkrankung ist im Gegensatz zur Parotitis im allgemeinen häufiger einseitig als doppelseitig.

Die Hodenentzündung entwickelt sich meist erst dann, wenn die Parotisschwellungen schon im Abklingen sind und die Temperatur bereits wieder normal geworden ist, also etwa am 6.—10. Tage. Die Temperatur steigt dann mit dem Beginn der Hodenentzündung hoch an bis auf 39 oder 40°. In manchen Fällen aber tritt die Orchitis auch gleichzeitig mit der Parotisschwellung auf.

Unter mäßigen Schmerzen und einem leisen Gefühl von Spannung und Schwere vergrößert sich der Hoden im Laufe von mehreren Tagen um das Doppelte und kann in manchen Fällen sogar Gänseeigröße erreichen. Nach etwa einer Woche beginnt die Abschwellung, die wieder einige Tage erfordert und gewöhnlich von lytischem Fieberanfall begleitet wird. So beträgt die Dauer dieser Affektion 8—14 Tage. Das erkrankte Organ ist lebhaft druckempfindlich. Mitunter geht die Entzündung auch auf den Nebenhoden und auf den Samenstrang über, und in seltenen Fällen kommt es zur ödematösen Schwellung der Scrotalhaut. Nebenstehende Kurve illustriert den Verlauf eines schweren mit Orchitis einhergehenden Mumpsfalles, der wegen seiner nervösen Allgemeinerscheinungen und seines kontinuierlichen Fiebers lebhaft an Typhus erinnerte.

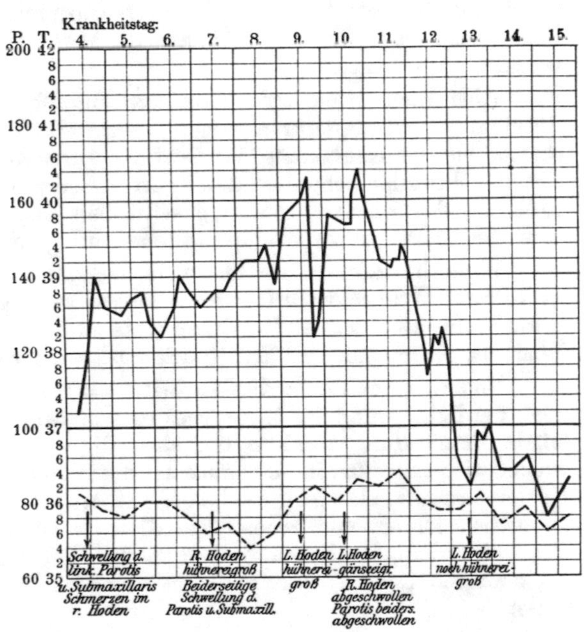

Abb. 147. Otto Ziebel, 24 Jahre. Doppelseitige Parotitis epidemica mit Orchitis duplex.

Es handelte sich um einen 24jährigen Mann, der akut mit Fieber und Halsschmerzen erkrankt war, am zweiten Tage eine linksseitige Schwellung der Parotis und Submaxillaris und am dritten Tage gleichzeitig eine Schwellung der rechten Parotisgegend und Schmerzen im rechten Hoden bekam. Er litt an starken Kopfschmerzen und großer Unruhe, delirierte nachts und war am Tage oft somnolent. Der rechte Hoden schwoll im Laufe von drei Tagen bis auf das Dreifache seiner Größe an, um dann schnell abzuschwellen. Vom 5. Tage an zeigte sich am linken Hoden eine Schwellung, die bis zum achten Tage bis zu Gänseeigröße anwuchs, während die Ohrspeicheldrüsen um diese Zeit schon abgeschwollen waren. Nach weiteren acht Tagen waren wieder normale Verhältnisse vorhanden. Das kontinuierlich hohe Fieber, der auffällig langsame Puls, die Milzschwellung und die Störungen des Sensoriums ließen an Typhus denken, doch sprachen der weitere Verlauf, der negative Widal und die Leukocytenzahl (6000) dagegen.

Während in vielen Fällen die Orchitis mit dem Abschwellen des Organs schnell abheilt, kommt es in anderen Fällen zu einem sehr fatalen Ausgang, nämlich zur Atrophie des Hodens, die in den einzelnen Epidemien mit verschiedener Häufigkeit auftritt. Nach den Berechnungen von Comby ist sie in durchschnittlich 63%, nach Granier in 44% der an Hodenentzündung erkrankten Fälle zu erwarten. Um so verhängnisvoller kann dieser Ausgang werden, wenn beide Hoden der Atrophie verfallen. Das geschrumpfte Organ ist hart und in der Regel schmerzlos. In seltenen Fällen jedoch kann es derartige Schmerzen verursachen, daß es, wie in einem Falle von Stolz, entfernt werden mußte.

Über analoge Komplikationen beim weiblichen Geschlecht liegen nur sehr spärliche Mitteilungen vor. In seltenen Fällen soll eine einseitige Schwellung des Ovariums bei mumpskranken Frauen beobachtet sein. Daß Wechselbeziehungen zwischen diesen beiden Organen bestehen, könnte aus der Beobachtung hervorgehen, daß nach Ovariotomie mitunter Entzündungen der Speicheldrüsen auftreten. Einseitige Mastitis ist nach Parotitis mehrfach beschrieben worden.

Aber auch noch andere drüsige Organe können in seltenen Fällen im Anschluß an Mumpserkrankungen anschwellen. Der Vorgang ist vermutlich ebenso wie die Entstehung der Orchitis durch Infektion vom Blute aus zu erklären. Zuweilen schwellen die Tränendrüsen einerseits oder beiderseits an; dabei ist das obere Augenlid geschwollen und nach dem Umstülpen findet man die höckerige, druckempfindliche und geschwollene Drüse vorliegend.

Weiterhin können die Thymus und die Schilddrüse in Zusammenhang mit Parotitis anschwellen; auch die gleichzeitige Erkrankung des Pankreas in der Form einer akuten Pankreatitis mit heftigen Schmerzen im Epigastrium, Übelkeit, Erbrechen und Durchfällen ist wiederholt beobachtet worden.

Von den im Laufe der Parotitis auftretenden Komplikationen lehrt auch die Beteiligung der Niere, daß es sich bei der Parotitis nicht um eine rein lokale Entzündung, sondern um eine allgemeine Infektion handelt. Es entwickelt sich zuweilen im Anschluß an die Parotitis, und zwar gewöhnlich in der Rekonvaleszenz, eine hämorrhagische Nephritis, die ähnlich der Scharlachnephritis verläuft und ebenso wie diese meist von gutartigem Charakter ist. Sie steht nicht im Zusammenhange mit der febrilen Albuminurie, die man bei manchen hochfiebernden Fällen von Mumps auf der Höhe der Krankheit findet.

Auch schwere Erscheinungen seitens des Zentralnervensystems können im Verlaufe der Mumpserkrankung vorkommen. Schon oben wurde über cerebrale Erscheinungen berichtet, die an den Status typhosus erinnern und namentlich bei begleitender Orchitis beobachtet werden. Diese Erscheinungen können sich zu den heftigsten Delirien steigern und den Tod im Koma herbeiführen.

Außerdem sind in der Literatur eine ganze Reihe von Beobachtungen niedergelegt, die über Meningo-Encephalitis im Anschlusse an Orchitis berichten. Es handelt sich um Pupillenstörungen, wie Mydriasis, Pupillenstarre und Augenmuskellähmungen; ferner verschiedenartige Lähmungserscheinungen, z. B. halbseitige, spastische Lähmungen der Extremitäten oder schlaffe Lähmungen des Fazialis, Hemianästhesie. Dazu kommen noch meningitische Symptome, verlangsamter Puls, kahnförmig eingezogener Leib, Bewußtseinsstörungen. Das Vorkommen solcher Komplikationen bei der Parotitis, die sich aus rein meningitischen Symptomen und encephalitischen Herderscheinungen zusammensetzen, überrascht uns um so weniger, als wir ja auch bei anderen Infektionskrankheiten, Typhus, Scharlach, Masern etc., ähnliches beobachten. Vermutlich ist es der im Blute kreisende Erreger selbst, der durch Infektion der Meningen und durch Bildung kleiner entzündlicher Herde im Gehirn die Störungen hervorruft.

Auch periphere Nervenlähmungen sind in seltenen Fällen beobachtet worden, namentlich Paresen des Fazialis, der zuweilen direkt durch Übergreifen der Entzündung aus der Nachbarschaft, besonders bei Vereiterung der Parotis affiziert wird.

Wichtiger noch als diese relativ seltenen Vorkommnisse sind die Affektionen des Gehörorgans. Die harmloseste Störung ist die Verlegung des äußeren Gehörganges durch entzündliches Ödem bei ausgebreiteter Parotisschwellung. Eine gewöhnliche Komplikation ist auch die Otitis media, die durch Fortleitung auf dem Wege der Tuba Eustachii von der initialen katarrhalischen Pharyngitis her zustande kommt; sie kann gelegentlich zur Schwerhörigkeit führen. Bedenklicher als diese Affektion ist die Erkrankung des inneren Ohres im Verlaufe der Parotitis, die völlige Taubheit mit sich bringt. Sie entsteht entweder ohne alle subjektiven Beschwerden, oder aber eingeleitet durch Symptome, die dem Ménierschen Symptomenkomplex gleichen: Erbrechen, Schwindel, Gleichgewichtsstörungen, Ohrensausen, Kopfschmerzen. Die Ursache für diese Störung dürfte in der Entzündung des Nervus acusticus durch das im Blute kreisende Mumpsgift liegen. Die Affektion, die sich in jeder Phase der Krankheit abspielen kann, ist unabhängig von dem Sitze der Parotitis; es können bei einseitiger Parotisschwellung beide Ohren erkranken und umgekehrt.

An den Augen kommt außer der schon erwähnten spezifischen Entzündung der Tränendrüsen nicht selten eine Conjunctivitis im Laufe der Parotitis vor. Sie erklärt sich in der Regel durch Übergreifen der bis zur Orbita vorgeschrittenen Entzündung. Es kann dabei zu starker Schwellung der Bindehaut und Chemosis kommen. Die Schwellung in der Umgebung des Auges kann aber noch zu einer anderen Augenstörung führen; sie kann durch Zirkulationsstörungen im Innern des Auges eine Verringerung des Sehvermögens bewirken. Ophthalmoskopisch sieht man dann eine Hyperämie der Papille (Tournié). Schließlich kann die Schwellung des retrobulbären Bindegewebes der Orbita eine Exophthalmie bedingen. Auf eine direkte Einwirkung des Mumpsgiftes ist das verhängnisvolle, aber seltene Vorkommen einer Neuritis optica mit nachfolgender Erblindung zurückzuführen.

Endokarditis und trockene Perikarditis scheint in seltenen Fällen bei Parotitis vorzukommen, wenigstens spricht dafür die Tatsache, daß mitunter gleichzeitig mit den am Herzen festgestellten Geräuschen auch Gelenkschmerzen beobachtet werden. Einige der in der Literatur vorhandenen Angaben über Endokarditis lassen freilich auch die Deutung zu, daß es sich hier nur um Dilatation und akzidentelle Geräusche gehandelt hat.

Gelenkentzündungen im Anschluß an Parotitis, die in den verschiedensten Gelenken, namentlich denen der Extremitäten auftreten, werden mehrfach beschrieben. Sie stellen sich entweder schon auf der Höhe der Parotisschwellung ein oder erst nach Ablauf des Mumps etwa am 15. Tage. Sie befallen dann sprungweise nacheinander verschiedene Gelenke, sind von geringer Intensität und gehen ohne größere Ergüsse einher. In seltenen Fällen gehen die Gelenkschmerzen dem Auftreten der Parotitis voraus. Gelegentlich zeigen sich auch gleichzeitig mit den Gelenkschmerzen Exantheme, die wir ja auch sonst nicht selten mit multiplen Gelenkentzündungen einhergehen sehen, Erythema nodosum und urticarielle Exantheme.

Abnormer Verlauf. Die Bildung eines Abszesses inmitten der Parotisschwellung gehört zu den Seltenheiten und ist durch Sekundärinfektion mit Eitererregern bedingt. Es treten dabei Rötung der Haut, Fluktuation und protrahierte Fieberbewegungen auf. Wird nicht indiziert, so kann der Eiter nach außen oder nach innen in die Mundhöhle oder schließlich in den äußeren

Gehörgang durchbrechen. Die Prognose wird durch Abszeßbildung nicht wesentlich getrübt. Dagegen verlaufen die Fälle stets letal, bei denen es zur Gangränbildung in der geschwollenen Parotis kommt. Dabei entsteht an der Oberfläche der Schwellung ein mißfarbiges Geschwür, das sich schnell vergrößert und in die Tiefe greift.

In seltenen Fällen verzögert sich die Rückbildung der geschwollenen Parotis; es kann sogar jahrelang ein Tumor sichtbar bleiben.

Die **Diagnose** ist aus den lokalen Erscheinungen relativ leicht zu stellen. Differentialdiagnostisch kommen zunächst in Betracht entzündliche Drüsenschwellungen am Unterkieferwinkel, Periostitis und Parulis. Für Parotitis ist stets die Lage der Schwellung charakteristisch, die ganz der anatomischen Lage der Speicheldrüse entspricht. Entzündete Lymphdrüsenpakete liegen niemals auf dem aufsteigenden Unterkiefer fest wie die Parotis, sondern unter oder hinter ihm. Vor Verwechslung mit der Parulis oder Periostitis schützt die genaue Untersuchung auf kariöse Zähne und Wurzeleiterungen.

Ist eine Parotisschwellung festgestellt, so handelt es sich noch darum, zu entscheiden, ob eine epidemische, eine toxische oder schließlich eine sekundäre Parotitis vorliegt.

Eine toxische Anschwellung der Speicheldrüsen kann durch Quecksilbervergiftung, ferner bei Bleiintoxikation und schließlich nach Jodgebrauch auftreten. Bei der Bleivergiftung pflegt die Parotisschwellung nicht schmerzhaft zu sein und lange Zeit anzuhalten. Die nach Jod auftretende Parotitis ist meist noch mit anderen Erscheinungen des Jodismus, Schnupfen, Halsschmerzen, Kopfschmerzen usw. verbunden.

Die sekundäre Parotitis kann einmal direkt von entzündeten Prozessen in der Nachbarschaft fortgeleitet oder metastatisch auf dem Blutwege entstanden sein. Direkt fortgeleitet wird sie z. B. von einer Otitis media (Durchbruch des Eiters in die Parotis auf dem Wege durch die Fissura Glaseri) oder aber vom Munde aus bei Schwerkranken mit schlecht gepflegter Mundschleimhaut. Die sekundäre Parotitis, die wir bei den verschiedensten Infektionskrankheiten beobachten (Scharlach, Typhus, Pocken, Sepsis, Dysenterie usw.), kann bald auf einer, bald auf beiden Seiten entstehen. Sie unterscheidet sich von der epidemischen Parotitis vor allem dadurch, daß dabei stets eine entzündliche Rötung der Haut über der Geschwulst vorhanden ist und schließlich Abszedierung eintritt.

Die **Prognose** der Parotitis epidemica ist nach dem Besprochenen im allgemeinen absolut günstig zu stellen. Durch hinzukommende Komplikationen, die aber zu den Seltenheiten gehören, Meningoencephalitis, Nephritis mit Urämie, Larynxödem, Gangrän, Sepsis usw. kann es zu tödlichem Ausgang kommen. Die Seltenheit dieser Ereignisse beleuchtet die Statistik von Ringberg, der unter 58337 Fällen nur sieben Todesfälle verzeichnete. Bei Kindern ist der Verlauf der Parotitis im allgemeinen leichter als bei Erwachsenen. Bei letzteren spielt die Orchitis eine bedenkliche Rolle, denn einmal gestaltet sie den Verlauf im allgemeinen schwerer und zweitens droht die Hodenatrophie und die Sterilität (in ca. 60% der Fälle).

Prophylaxe. Bei der relativ harmlosen Natur der Krankheit halten manche Autoren, wie Henoch und Lavaranne die Isolierung der an Mumps erkrankten Kinder für überflüssig. Ich möchte trotzdem dazu raten, die Kranken abzusondern. Die Möglichkeit einer Otitis mit nachfolgender Taubheit und andere Komplikationen sowie die Beobachtung, daß bei skrofulösen Kindern bisweilen Schwellung benachbarter Lymphdrüsen eintritt, die zur Verkäsung neigen, sind die Momente, die zur Vorsicht mahnen.

Behandlung. Die Behandlung der Parotitis epidemica hat die Aufgabe, das durch die Entzündung hervorgerufene Spannungsgefühl zu lindern und Schädlichkeiten fernzuhalten. Solange noch Fieber besteht, gehört der Kranke ins Bett. Die Anschwellung wird mit warmem Öl oder Vaseline bestrichen und mit Watte bedeckt oder mit Umschlägen von essigsaurer Tonerde behandelt.

Häufige Spülungen des Mundes und Gurgelungen mit $2\,^0/_0$iger Wasserstoffsuperoxydlösung oder $3\,^0/_0$ige Kalichlorikumlösung sollen das Eindringen eitererregender Keime in die Parotis verhindern und der Entwicklung einer Otitis vorbeugen, die bisweilen als Folge einer auf dem Wege durch die Tuba Eustachii fortgeleiteten sekundären Infektion entsteht.

Bei zögernder Resorption der geschwollenen Drüsengegend kann mit Calium jodatum oder Unguentum cinereum eingerieben werden. Tritt eine Vereiterung ein, so ist die Inzision erforderlich.

Bei komplizierender Orchitis muß das erkrankte Organ hochgelagert werden. Kühle Umschläge mit essigsaurer Tonerde werden angenehm empfunden.

Die Diät besteht auf der Höhe des Fiebers am besten aus flüssiger oder breiiger Nahrung. Für regelmäßigen Stuhlgang ist Sorge zu tragen.

Literatur siehe bei:

Schottmüller, Parotitis epidemica in Spez. Pathol. u. Ther., herausgeg. von Nothnagel, Bd. III, 2, Wien 1904. — Krause, P., Parotitis epidemica im Handb. d. inn. Med., herausgeg. von Mohr u. Staehelin, Bd. I, Berlin 1911.

Keuchhusten.

Pertussis, Tussis convulsiva, Coqueluche, Whooping cough.

Der Keuchhusten ist eine kontagiöse Infektionskrankheit, die durch charakteristische, anfallsweise auftretende krampfhafte Hustenattacken ihr Gepräge erhält und durch einen wochen- und monatelangen Verlauf ausgezeichnet ist.

Geschichte. Die Krankheit ist erst seit Ende des 16. Jahrhunderts bekannt. Die ersten Keuchhustenepidemien wurden von Guilleaume Baillou im Jahre 1578 in Paris beobachtet und vortrefflich beschrieben. 1658 trat in London eine größere Epidemie auf und von hier aus verbreitete sich die Krankheit über ganz England. Epidemien in den Jahren 1670 und 1679 hat Sydenham beschrieben. Aus dem Jahre 1730 stammt eine gute Beschreibung der Krankheit durch den Hallenser Arzt Friedrich Hoffmann. Die Krankheit ist seitdem fast auf der ganzen Erde endemisch geworden und pflegt alljährlich, namentlich in den Großstädten, epidemisch aufzutreten. Während in Europa, Nordamerika und Südamerika in jedem Jahre Epidemien wiederkehren, sind Mittelamerika und die Tropenländer Asien und Afrika weniger befallen. In Australien kennt man den Keuchhusten erst seit Mitte des 19. Jahrhunderts.

Epidemiologie. Daß der Keuchhusten eine kontagiöse Infektionskrankheit ist, bedarf heute wohl kaum noch des Beweises. Unzählige einwandfreie Fälle der nachgewiesenen Ansteckung von Person zu Person durch einzelne Keuchhustenkranke, das epidemische Auftreten und die Möglichkeit, beim Entstehen von Epidemien in vorher nicht befallenen Gegenden die Quelle der Einschleppung deutlich nachzuweisen, sprechen dafür zur Genüge. Die Keuchhustenepidemien fehlen, wo keine Gelegenheit zur Infektion vorhanden ist.

Deshalb ist z. B. auf den Faröerinseln im Laufe der ersten Hälfte des 19. Jahrhunderts nur zweimal eine Keuchhustenepidemie durch Einschleppung aufgetreten. Aus neuerer Zeit sei die Angabe Rahners erwähnt, der über eine Keuchhustenepidemie im Untermünstertal bei Freiburg im Breisgau berichtet, bei der die Einschleppung durch einen aus Freiburg stammenden Fall erwiesen war.

Die Übertragung der Krankheit geschieht in der Regel direkt dadurch, daß Sputumteilchen beim Husten versprüht werden und in die Respirationswege von Kindern der Umgebung gelangen. Der indirekte Übertragungsmodus durch angetrockneten Auswurf an Wäsche, Spielzeug u. dgl. scheint seltener vorzukommen.

Die Empfänglichkeit ist am größten in den ersten fünf Lebensjahren, deshalb sind die Quellen der Verbreitung des Keuchhustens alle jene öffentlichen Orte, wo Kinder des frühen Lebensalters in größerer Anzahl zusammenkommen: Spielschulen, Kindergärten, öffentliche Spielplätze, Kinderbewahranstalten. Hier erkranken die Kleinen und tragen die Krankheit auch in die Familie, wo sie ihre jüngeren Geschwister anstecken. Das erste Lebensjahr ist nicht ganz so häufig betroffen wie das zweite bis fünfte. Das liegt daran, daß gut behütete Säuglinge nicht so oft Gelegenheit haben, in nahe Berührung mit keuchhustenkranken Geschwistern zu kommen. Immerhin gehört z. B. auf meiner Keuchhustenabteilung stets etwa der vierte Teil dem ersten Lebensjahre an. Selbst Neugeborene können an Keuchhusten erkranken. So sah ich ein drei Wochen altes Kind bereits typische Keuchhustenanfälle produzieren. Vom sechsten Jahre an nimmt die Empfänglichkeit rapide ab, und Erwachsene erkranken relativ selten. Das liegt zum Teil daran, daß sehr viele Menschen im frühen Kindesalter Keuchhusten durchmachen und dadurch eine Immunität erwerben, zum Teil daran, daß der Erwachsene überhaupt weniger dazu disponiert ist, denn auch Personen, die in der Kindheit verschont geblieben sind, erkranken trotz gegebener Infektionsmöglichkeit relativ selten. Immerhin hat man auch bei Greisen schon Keuchhusten auftreten sehen.

Von meinem Material im Rudolf Virchow-Krankenhause waren im Alter von

0— 3 Monaten	48
3— 6 „	75
6—12 „	169
2 Jahren	171
3 „	102
4 „	77
5 „	49
6—10 „	49
über 10 Jahren	7

Eine Bevorzugung des weiblichen Geschlechts, die von einigen Autoren angegeben wird, konnte ich bei meinen 745 Fällen nicht feststellen, da sich die Beteiligung der Geschlechter die Wage hielt.

Der in allen Großstädten endemische Keuchhusten pflegt Jahr für Jahr in mehr oder weniger ausgedehnten Epidemien gehäufter aufzutreten. Nach meinen Beobachtungen herrscht im März und April sowie im Oktober die größte Morbidität. Das ist aber keine allgemein gültige Regel. Die Verhältnisse liegen an verschiedenen Orten verschieden. Ich möchte aber doch glauben, daß die Witterungsverhältnisse einen bestimmenden Einfluß haben. Zweifellos dauert die Krankheit im Winter regelmäßig länger als im Sommer, wo der ausgiebige Genuß der frischen Luft die Heilungschancen begünstigt. Die einzelnen Jahre zeigen Schwankungen in der Morbidität; es gibt Jahre, wo die Erkrankungsziffer außerordentlich gering ist und umgekehrt. Eine Periodizität in dem Sinne, daß vielleicht die Durchseuchung einer besonders großen

Zahl in dem nächsten Jahre zu einem starken Absinken der Erkrankungsziffer führt, ist freilich nicht nachzuweisen. Das beweist die Hamburger Säkularkurve (Abb. 148).

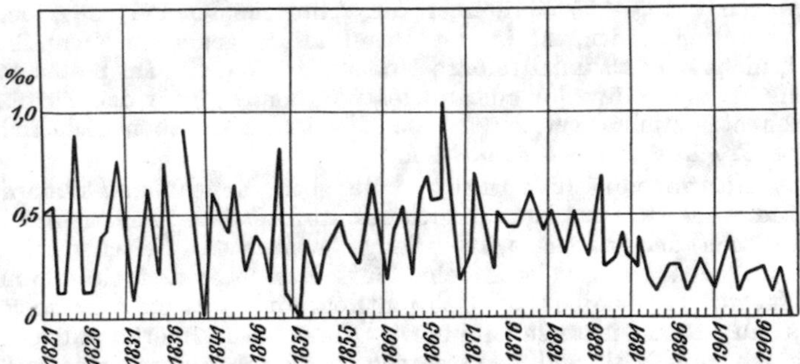

Abb. 148. Säkularkurve der Keuchhusten-Sterblichkeit in Hamburg 1821—1909.

Ätiologie und Pathogenese. Darüber, daß der Keuchhusten eine Infektionskrankheit ist, besteht heute bei der Mehrzahl der Autoren wohl kein Zweifel mehr. Es fragt sich nun: Ist er eine lokale, auf die Schleimhäute der oberen Luftwege beschränkte infektiöse Erkrankung, oder ist er eine infektiöse Allgemeinerkrankung, die erst zu einer Lokalisation in den Luftwegen führt? Die initiale Leukocytose, das Vorkommen leichter Fieberbewegungen im Beginn der Krankheit, die unabhängig sind von dem objektiven Befunde an den Respirationswegen, und die durch Überstehen der Krankheit erworbene Immunität sprechen für eine Allgemeininfektion, ebenso wie manche Veränderungen am Zentralnervensystem, auf die wir später noch zu sprechen kommen. Wodurch der typische Keuchhustenanfall zustande kommt, ist noch ein Rätsel. Hufeland und nach ihm Romberg faßten den Keuchhusten wegen der charakteristischen krampfhaften Art des Anfalles, der Aura, der Konvulsionen und des Erbrechens als eine nervöse Erkrankung auf und machten eine Reizung des Vagus entweder direkt durch Entzündung oder indirekt durch Kompression benachbarter Bronchialdrüsen für die Erkrankung verantwortlich. Beides trifft aber nicht zu; die geringe Schwellung der Trachealdrüsen und der Drüsen im vorderen Mediastinum, die man oft findet, genügt nicht zu einer Vaguskompression (Jochmann). Die von Biermer u. a. vertretene Theorie, daß der Keuchhusten ein spezifischer Katarrh der Atemwege sei, dessen Sekret eine merkwürdig gesteigerte reflektorische Erregbarkeit der respiratorischen Bahnen des Vagus und des Sympathicus bewirkt, wurde scheinbar gestützt durch laryngoskopische Befunde. Herff sah an sich selbst von den Choanen bis zur Bifurkation einen leichten Katarrh der Schleimhaut. Am auffallendsten zeigten sich die entzündlichen Erscheinungen in der Regio interarytaenoidea sowie an den unteren Flächen des Kehldeckels. Auch Rehn und Meyer-Hüni stellten bei ihren Untersuchungen einen Katarrh der Larynx- und Trachealschleimhaut fest, während andere jede Veränderung des laryngoskopischen Bildes bei Keuchhustenkranken leugneten. Auch über die Stelle, die als Reizpunkt für die Auslösung des Anfalles gelten soll, sind die Meinungen geteilt. Herff und R. Meyer verlegten sie zwischen die Stimmbänder in die Regio respiratoria, Meyer-Hüni oberhalb der Stimmbänder, Arnheim in die Hinterwand der Trachea, einige Zentimeter unterhalb der Glottis.

Ich möchte glauben, daß ein nervöser Faktor beim Zustandekommen des Keuchhustens mitspielt, der dem Anfall das charakteristische Gepräge gibt und sich durch die Aura, das Erbrechen, die eigentümlichen exspiratorischen Stöße und den krampfhaften Schluß der Glottis bekundet. Ich stelle mir vor, daß die Anwesenheit der spezifischen Keime eine starke Reizbarkeit der Schleimhaut der oberen Luftwege verursacht, teils auf toxischem Wege, teils rein mechanisch, so daß durch die leichtesten Reize ein Hustenanfall ausgelöst wird, der durch die Schädigung zentripetaler Nervenelemente, also vermutlich des Vagus, seine charakteristischen Eigenschaften erhält.

Pathologische Anatomie. Die pathologisch-anatomischen Befunde bringen uns im ganzen wenig Aufschluß über die Ätiologie der Pertussis, denn was wir bei den Autopsien finden, ist in der Regel als Folgen oder Komplikationen der Krankheit, nicht aber als unmittelbare Ursache zu deuten. Im besten Falle können wir einzelne als unterstützende oder auslösende Momente für das Zustandekommen des Keuchhustenanfalles betrachten; so die katarrhalischen Schleimhauterkrankungen der Trachea und der Bronchien.

Die Lungenveränderungen, die bei Keuchhustenkindern gefunden werden, sind wohl stets als Komplikationen aufzufassen. Emphysem, namentlich der Randpartien der Lungen, wird häufig beobachtet. Seltener ist die Ruptur einzelner ausgedehnter Lungenalveolen mit nachfolgendem interlobulären Emphysem oder gar Pneumothorax. Gelegentlich kommt es bei sehr lange dauernder Bronchitis zu Bronchiektasen-Bildung. Einen sehr merkwürdigen derartigen Fall habe ich mit Moltrecht zusammen beschrieben; hier war außer der Erweiterung der Bronchien eine eigenartige Fibrinbildung innerhalb der Bronchioluswand aufgetreten, die zusammen mit peribronchitischen Infiltrationsbezirken eine eigentümlich wallartige Umrahmung der Bronchien darstellte.

Während die fibröse Pneumokokken-Pneumonie und Pleuritis verhältnismäßig selten beobachtet werden, sind bronchopneumonische Herde der häufigste Befund bei der Autopsie von Keuchhustenkindern. Die Bronchopneumonien entsprechen makroskopisch und mikroskopisch im wesentlichen den von Pfeiffer bei Influenza beschriebenen Pneumonien. Nach meinen Beobachtungen war das Bild etwa folgendes: Makroskopisch graue oder gelblichgraue, über die Schnittflächen leicht prominierende Herde von verschiedenster Größe, derber Konsistenz und herabgesetztem Luftgehalt; wo eine Anzahl Herde konfluiert sind, größere Infiltrationen von grauroter Farbe und stark herabgesetztem Luftgehalt mit glatter Schnittfläche. Wo die Herde bis an die Pleura heranreichen, zarte graue Auflagerungen auf derselben, wo das nicht der Fall ist, bleibt sie glatt und spiegelnd. Häufig sieht man reichliche Ekchymosen in der Pleura. Die Bronchien sind selbst in den erkrankten Lungenabschnitten z. T. intakt, meist dagegen mehr oder weniger hochgradig verändert. Oft findet man, und zwar in einzelnen Fällen fast ausschließlich, eine teilweise oder völlige Desquamation des Epithels ohne tiefer greifende Veränderungen, an anderen Stellen eine Abhebung des Epithels durch Rundzelleninfiltrationen. In vorgeschritteneren Stadien geht dann diese Infiltration in die Tiefe der Bronchialwand, um endlich noch auf das peribronchiale Gewebe überzugreifen. Der Inhalt der Bronchien und der gleichartig erkrankten Bronchiolen ist meist ein eitriger, seltener ein blutiger. Zwischen und in den Zellen des Bronchialinhaltes findet man massenhaft influenzaähnliche Stäbchen. Untersucht man systematisch etappenweise den ganzen Bronchialbaum, so findet sich im Ausstrichpräparat des Schleimhautsekrets der Trachea und des Kehlkopfs ein Gemisch von Streptokokken, Lanceolatus und influenzaähnlichen Stäbchen, und je weiter man nach abwärts in die feineren Verästelungen der Bronchien geht, desto mehr überwiegt das influenzaähnliche Stäbchen, bis es im Lungengewebe fast allein in Reinkultur angetroffen wird.

Die an einigen Stellen recht reichliche Durchsetzung des peribronchialen Gewebes mit Rundzellen läßt sich vielfach weit in die benachbarten Alveolarsepten hinein verfolgen, die hierdurch und durch die Erweiterung der Gefäße stellenweise eine sehr erhebliche Breite angenommen haben.

Die erweiterten Alveolen verhalten sich sehr different. Dem schon bei schwacher Vergrößerung erkennbaren Unterschied zwischen Zentrum und Peripherie der Entwicklungsherde entspricht auch der Zellreichtum der Alveolen sowohl wie ihrer Septen. Während man in jenen an der Peripherie oft nur wenige Epithelien und im wesentlichen eine seröse Flüssigkeit vorfindet, sind die Alveolen, je weiter nach dem Zentrum, um so dichter mit Eiterkörperchen gefüllt, bis schließlich die mit gelblichem Exsudat vollgepropften Alveolen mit ihren ebenfalls dicht infiltrierten Septen die Lungenstruktur kaum mehr erkennen lassen. Neben solchem, vom Bilde der gewöhnlichen Bronchopneumonien kaum abweichenden Verhalten finden sich regelmäßig in den untersuchten Lungen größere und kleinere Bezirke, in denen der Alveolarinhalt völlig oder zum größten Teile aus roten Blutkörperchen besteht. Letztere finden sich dann auch, wie erwähnt, in den zugehörigen Bronchien. Die hämorrhagischen Lungenabschnitte zeigen meist nur geringe entzündliche Veränderungen. Fibrin ist in den bronchopneumonischen Herden sehr spärlich vorhanden. In den Alveolen findet man im Schnitt vereinzelte influenzaähnliche Stäbchen, meist frei, mitunter in Zellen liegend.

Eine Folge der starken venösen Stauung und der Widerstände im Lungenkreislauf, die das Herz zu überwinden hat, ist in nicht seltenen Fällen die Dilatation des rechten Ventrikels und damit im Zusammenhange auch fettige Degeneration des Myokards.

Eine häufige Komplikation des Keuchhustens und deshalb ein nicht seltener autoptischer Befund ist die Tuberkulose, und zwar besonders die der Lungen und der Bronchialdrüsen.

Schon oben erwähnt wurden die häufigen Ekchymosen unter der Konjunktion und Blutungen in die Haut des Gesichtes, ferner die weißlich-graue Erosion und Ulzeration des Zungenbändchens. Die Veränderungen am Zentralnervensystem sind bei der Besprechung der Komplikationen beschrieben (vgl. S. 333).

Bakteriologie. Viele Autoren haben in heißem Bemühen daran gearbeitet, den Erreger des Keuchhustens zu finden. Ich nenne aus der großen Zahl nur die Namen Afanasieff, Ritter, Vincenci, Czaplewski und Hensel, Spengler, Arnheim, Reiher, Jochmann und Krause und verweise im übrigen auf meine zusammenfassende Darstellung dieser Frage [1]). Die von den genannten Autoren beschriebenen Bakterien hatten im einzelnen Differenzen; ein Gemeinsames aber verbindet fast alle Beobachtungen: Das sind die mit überraschender Übereinstimmung fast überall gleichen Beschreibungen des im Sputumausstrichpräparat gesehenen Stäbchens. Sehr kleine, ovale, influenzabazillenähnliche Stäbchen, teils einzeln, oft auch zu zweien liegend, mitunter in Zellen eingeschlossen, bei schwacher Färbung manchmal als Diplokokken imponierend, da dann die Mitte ungefärbt bleibt, sehr reichlich im Sputum verteilt — diese Beschreibung paßt auf die im Sputum gesehenen Stäbchen fast aller Autoren. Mit Sicherheit ist also erwiesen, daß in dem Auswurf Keuchhustenkranker in überwiegender Menge influenzabazillenähnliche Stäbchen vorkommen. Nach den Untersuchungen von Jochmann und Krause, die ich jahrelang fortgeführt habe, ist der Influenzabazillus im Keuchhustensputum konstant zu finden, und zwar nicht nur im Stadium catarrhale, sondern auch im Stadium convulsivum. Welche Beziehungen der Influenza-Bazillus zur Ätiologie des Keuchhustens hat, das bleibt eine offene Frage. So viel ist nach meinen Untersuchungen sicher, daß die Lungenkomplikationen des Keuchhustens fast stets auf seine Rechnung zu setzen sind.

Zurzeit gilt allgemein der von Bordet-Gengou beschriebene influenzaähnliche Bazillus als mutmaßlicher Keuchhustenerreger, weil er der einzige der beschriebenen influenzaähnlichen Bazillen ist, bei dem mit Hilfe serologischer Methoden (Agglutination und Komplementbindung) nähere biologische Beziehungen zum Serum Keuchhustenkranker nachgewiesen werden können. Er ist ein kleines, ovoides, oft kokkenförmiges Stäbchen, etwas größer und plumper als der Influenza-Bazillus. Man findet ihn im Stadium catarrhale in großer Menge, größtenteils extrazellulär, später, zu Beginn des konvulsiven Stadiums, auch intrazellulär. Im weiteren Verlauf der Krankheit verschwindet er bald, so daß er während des größten Teiles des Stadium convulsivum nicht mehr zu finden ist. Er ist mit den gewöhnlichen Anilinfarben gut darstellbar, bei Anwendung von Karbolmethylenblau färbt er sich an den Enden stärker als in der Mitte (Polfärbung). Er ist nicht säurebeständig und nicht nach Gram färbbar, bildet keine Sporen und keine Geißeln. Er ist, ebenso wie der von Jochmann konstant im Auswurf der Keuchhustenkranken gefundene Influenzabazillus,

[1]) Ergebn. d. allg. Pathol. u. path. Anatomie, herausgeg. von Lubarsch-Ostertag, 9. Jahrg., Wiesbaden 1905.

ausgesprochen hämoglobinophil und gedeiht nur auf Blutagar unter aeroben Bedingungen. Bordet und Gengou züchteten ihn im Jahre 1906 zuerst auf Kartoffel-Glyzerin-Extraktagar und Blut. Hier entwickeln sich nach zweitägiger Bebrütung bei 37° sehr kleine, kaum sichtbare, stark gewölbte, runde, glänzende Kolonien. Zur Fortzüchtung eignen sich besonders Nährmedien, die Ascitesflüssigkeit und Serum enthalten. Das Wachstum der Bazillen wird dann immer üppiger, und schließlich gelingt die Kultur auch auf gewöhnlichem Agar. Während die Kolonien der Influenzabazillen bläulich und durchsichtig sind, präsentieren sich die Kolonien des Keuchhustenbazillus weißer und dicker. Der Bordet - Gengousche Bazillus wächst nicht oder nur kümmerlich auf Taubenblutagar, auf welchem der Influenzabazillus vorzüglich gedeiht.

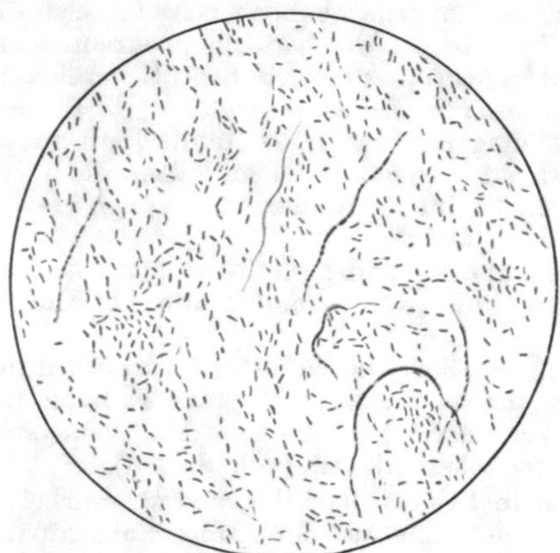

Abb. 149. Bordet-Gengousche Keuchhustenbazillen.

Pathogenität. Bei Verimpfung auf Versuchstiere (intraperitoneale Einverleibung bei Meerschweinchen) werden nur durch Verwendung großer Dosen Vergiftungserscheinungen ausgelöst (Blutungen in die inneren Organe, Pleuraergüsse usw.). Auf das Kaninchenauge verimpft, verursachen die Bazillen eine stürmische Reaktion, starke Trübung der Hornhaut, intensive Conjunctivitis. Klimenkow hat bei Hunden und Affen angeblich typischen Keuchhusten durch Einverleibung der Bordet-Gengouschen Bazillen hervorgerufen. Auch C. Fraenkel hat bei Affen durch Zerstäuben von Keuchhustenbazillen einen bellenden Husten ausgelöst. Andere Autoren hatten bei solchen Versuchen negative Resultate. Ich möchte überhaupt bezweifeln, ob es möglich ist, bei Tieren ein dem menschlichen Keuchhusten völlig gleiches Krankheitsbild zu erzeugen.

Weit wichtiger für die Beurteilung der Beziehungen des Bordet-Gengouschen Bazillus zur Ätiologie des Keuchhustens sind die Ergebnisse der Agglutination und Komplementbindung. Der Bazillus wird durch Rekonvaleszentenserum von Keuchhustenkranken agglutiniert, allerdings in recht schwacher Verdünnung, 1 : 32 war z. B. der höchste Titre, den Seifert konstatieren konnte. Ferner ergab die Komplementbindungsmethode mit Keuchhusten-Rekonvaleszentenserum gegenüber dem Bordet-Gengouschen Bazillus eine positive Reaktion, während sie mit dem Influenzabazillus negativ ausfiel. Diese mit Hilfe der Serologie erlangten Tatsachen könnten es immerhin wahrscheinlich machen, daß der Bordet-Gengousche Bazillus eine ätiologische Rolle beim Keuchhusten spielt. Allerdings muß man eine gewisse Vorsicht in der Beurteilung allein durch serologische Hilfsmittel erlangter Beweise walten lassen. Solche Reaktionen beweisen manchmal nur das Bestehen einer Wechselwirkung zwischen Bazillen und Organismus, ohne als Beweis für die Ätiologie gelten zu können. Eine solche Wechselwirkung kann auch bei rein sekundären Infektionen eintreten. Ich erinnere an die Streptokokken und ihre Beziehungen zum Scharlach, die zwar durch das Serum der Kranken agglutiniert werden, aber doch nicht als Erreger gelten können.

Ein Moment, das man gegen die ätiologische Bedeutung des Bazillus ins Feld führen kann, ist die Tatsache, daß man ihn nur im Stadium catarrhale und in den ersten Tagen des Stadiums convulsivum findet, daß er aber während der ganzen monatelangen Dauer des konvulsivischen Stadiums, also doch gerade in der charakteristischen Phase des Keuchhustens nicht mehr zu finden ist, auch in Fällen, wo Zahl und Intensität der Anfälle von Tag zu Tag zunehmen. Wie bestechend also der Ausfall der serologischen Reaktion ist und für die ätiologische

Bedeutung für den Keuchhusten einnehmen könnte, so sehr spricht dieses Moment dagegen, namentlich wenn man bedenkt, daß nach meinen Untersuchungen der Influenzabazillus fast konstant während der ganzen Dauer des Stadiums convulsivum zu finden ist. Die Frage der Keuchhusten-Ätiologie ist meines Erachtens noch ein ungelöstes Rätsel.

Krankheitsbild. In dem langen Verlaufe des Keuchhustens, der sich meist allen unseren therapeutischen Bestrebungen zum Trotz über Monate erstreckt, kann man drei verschiedene Stadien unterscheiden, die natürlich nicht unvermittelt ineinander übergehen, sondern fließende Übergänge zeigen: das Stadium catarrhale, das Stadium convulsivum und das Stadium decrementi.

Das **katarrhalische Stadium** beginnt akut mit Fieber und einem intensiven Katarrh der Respirationswege. Das Kind bekommt Schnupfen, verliert den Appetit und leidet an einem rauhen Husten. Inspektion der Mundhöhle ergibt dabei oft Röte der hinteren Rachenwand; manchmal ist Heiserkeit vorhanden. Die Laryngitis steigert sich zuweilen bei jüngeren Kindern sogar zum Pseudocroup und zu vorübergehender Dyspnoe und Einziehungen. Auskultatorisch ist entweder gar nichts nachzuweisen oder aber allenthalben verstreute trockene, bronchitische Geräusche. Die katarrhalischen Erscheinungen werden in der Regel von Fieber begleitet, das mehrere Tage bis 39^0 erreichen kann, um dann aber wieder abzuklingen. Zuweilen hält es sich in Form einer subfebrilen Kurve noch etwa 14 Tage. Nach etwa 7—10 Tagen pflegt das Stadium catarrhale in das Stadium convulsivum überzugehen. Damit bekommt die Krankheit erst ihr charakteristisches Gepräge, denn bis dahin war aus dem klinischen Bilde allein keine sichere Diagnose zu stellen.

Der Übergang vollzieht sich allmählich. Der Husten tritt nicht mehr so häufig auf, wird aber krampfartig und tritt in scharf abgesetzten Anfällen auf, die im Laufe der nächsten zwei Wochen intensiver und häufiger werden. Der typische Keuchhustenanfall spielt sich in folgender Weise ab: Oft gehen prämonitorische Erscheinungen dem Anfall voraus. Ältere Kinder oder Erwachsene schildern diese Vorboten als ein beängstigendes Beklemmungsgefühl, Kitzeln im Halse und Druck hinter dem Brustbein, auch wohl Würg- und Brechreiz. Jüngere Kinder unterbrechen ihr Spiel und eilen ängstlich zur Pflegerin, bettlägerige fahren angstvoll auf. Dann kommt ein kurzer Atemstillstand, dann ein tiefes, oft schon etwas ziehendes Einatmen und nun oft kurz hintereinander, durch kein Inspirium unterbrochen, 5—10 krampfhafte, laute Expirationsstöße, die unter Anspannung aller Inspirationsmuskeln den ganzen Oberkörper erschüttern. Die starke venöse Stauung, die durch den gesteigerten Druck im Thoraxinnern bedingt wird, läßt die Venen des Halses und des Kopfes mächtig anschwellen, das Gesicht und die Lippen verfärben sich tief zyanotisch, die Augen quellen aus den Höhlen und tränen, die Augenlider scheinen anzuschwellen und die bläulich verfärbte Zunge wölbt sich kahnförmig und wird weit zwischen den Zähnen hervorgestreckt. Nachdem durch solche krampfhaften Exspirationsstöße die gesamte eingeatmete Luft verbraucht ist, erfolgt eine tiefe, laut ziehende oder krähende Inspiration, die ihren eigentümlichen und für den Keuchhustenanfall so charakteristischen Ton dadurch erlangt, daß die beim Exspirium krampfhaft verengte Glottis diesen Krampf bei der Inspiration noch beibehält; das nach Atem ringende Kind muß also bei noch verengter Glottis die Luft einziehen. Dabei spannen sich alle Inspirationsmuskeln aufs äußerste an. Bei dem Mißverhältnis der starken Thoraxerweiterung und der ihr nicht entsprechenden inspirierten Luftmenge kommen im Jugulum, in den Schlüsselbeingruben und Zwischenrippenräumen Einziehungen zustande. Sofort folgt dann eine neue Serie forcierter Hustenstöße und schließlich kommt als Frucht dieser Anstrengungen etwas zäher, glasiger Schleim zutage, der unter Würgen oder Erbrechen herausbefördert wird. Oft tritt schon vor diesem Abschluß Ruhe ein, die aber nur scheinbar ist, denn nach einer Pause von wenigen Atemzügen wiederholt sich das Spiel der einander jagenden Exspirationsstöße mit darauffolgendem langgezogenen Inspirium, bis das Ziel erreicht ist und das zähe Sekret aus der Tiefe der Bifurkation oder von der Stimmritze her nach oben befördert ist. Diese nach wenigen Sekunden auftretende Wiederholung des Anfalls, die Reprise, ist für den Keuchhusten sehr charakteristisch. Die gewaltsame Muskelanstrengung verursacht eine Steigerung der Pulsfrequenz, oft ist auch Irregularität vorhanden. Die forcierte

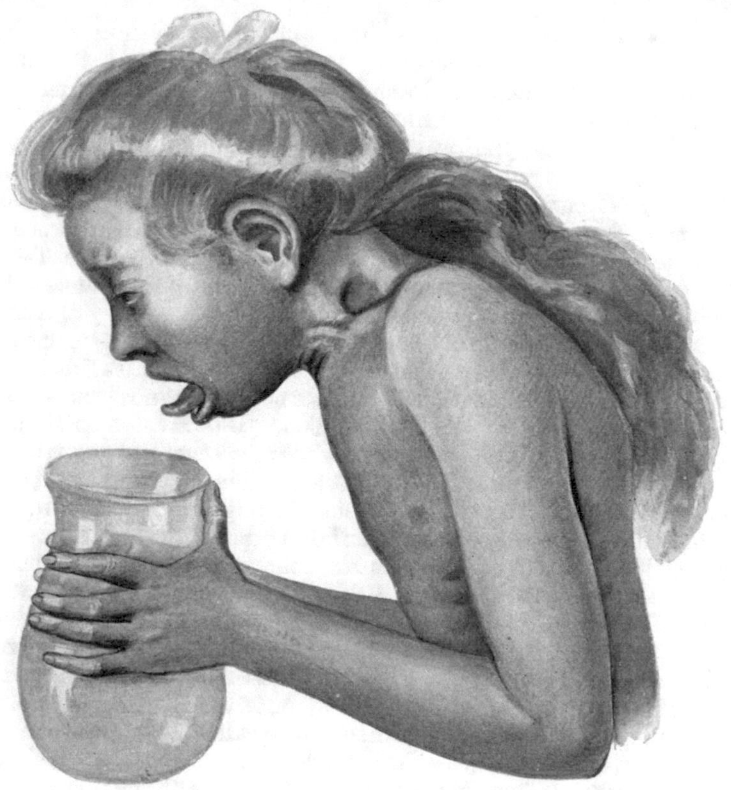

Abb. 150. Keuchhustenkind im Anfall.

Anspannung der Bauchmuskeln ruft manchmal unwillkürlichen Abgang von Stuhl und Urin hervor. Nach dem Anfall ist das Kind für einige Augenblicke erschöpft, hält sich still und zeigt eine beschleunigte Atmung, aber sehr schnell ist es wieder erholt und kehrt ruhig, als wenn nichts geschehen wäre, zu seinem Spiel zurück oder nimmt ohne Unbehagen die unterbrochene Mahlzeit wieder auf. Dieses subjektive Wohlbefinden der Kranken in den Pausen zwischen den einzelnen Anfällen ist pathognomisch für das Stadium convulsivum des unkomplizierten Keuchhustens, Appetit und Verdauung sind gut und die Temperatur normal. Abweichungen von diesem Verhalten deuten stets auf beginnende Komplikationen.

Die Anfälle können spontan auftreten, ausgelöst durch den Reiz des zähen Sekrets an einer der oben bezeichneten Hustenstellen, oder durch besondere Gelegenheiten verursacht werden. Dazu gehören die verschiedensten Reize, der Kitzel im Rachen durch eine trockene Brotkrume, einen Schluck kalten Wassers, das Hochnehmen des Kindes, psychische Alterationen, Schreck, Weinen oder starkes Lachen. Auf einen nervösen Einfluß deutet die Erfahrung, daß in einem Raume mit mehreren Keuchhustenkindern häufig der Ausbruch eines Anfalles geradezu ansteckend wirkt, indem ein Kind nach dem anderen zu husten anfängt. Diagnostisch wichtig ist die Tatsache, daß man mit dem Vorschieben eines Spatels in den Mund bis zur Larynxschleimhaut und Auslösen von Würgbewegungen leicht einen Anfall auslösen kann, ebenso durch Druck auf den Kehlkopf. Die Anfälle treten auch im Schlafe auf und sind sogar nachts häufiger als am Tage.

Die Zahl der Attacken ist sehr verschieden, je nach der Schwere der Erkrankung. Sie beträgt auf der Höhe des Stadium convulsivum oft nicht mehr als 10—15 in 24 Stunden, kann aber auch auf 50—60 steigen. Für den

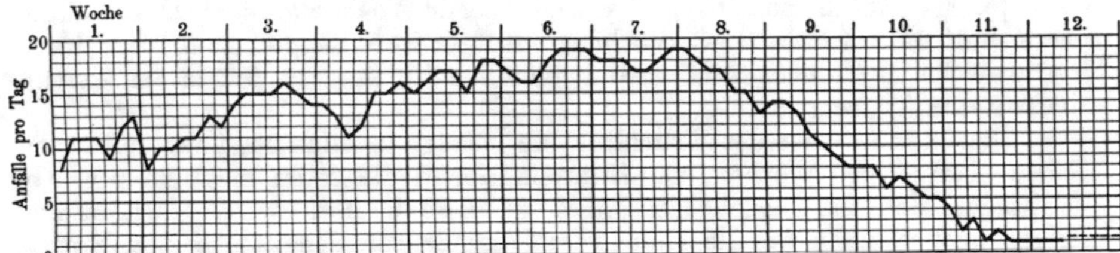

Abb. 151. Kurvenmäßige Darstellung der Zahl der Keuchhustenanfälle während einer 12wöchentlichen Krankheitsdauer.

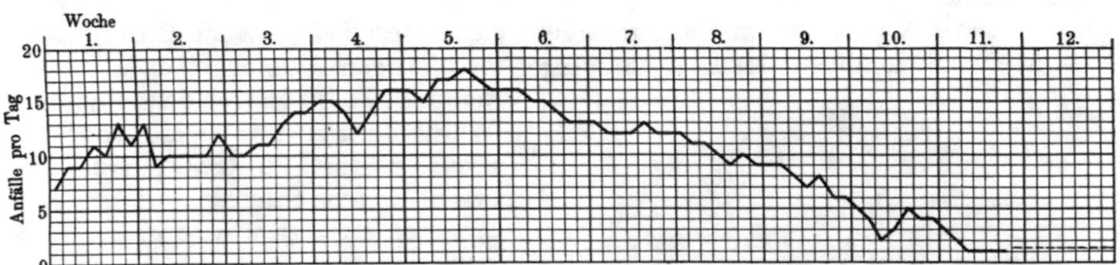

Abb. 152. Kurvenmäßige Darstellung der Zahl der Keuchhustenanfälle während einer 11wöchentlichen Krankheitsdauer.

Arzt ist es dringend geboten, zur genaueren Orientierung jeden Anfall auf der Fieberkurve durch einen Strich markieren zu lassen. Auch die Intensität der Anfälle ist recht verschieden. Die Zahl der kurz hintereinander folgenden Exspirationsstöße kann schwanken, das Inspirium hat nicht immer den laut krähenden Ton, das Erbrechen kann fehlen. Andererseits kann heftiges Erbrechen und Würgen jeden Anfall begleiten und jede Nahrungsaufnahme von Anfällen gefolgt sein, so daß die Kinder fast alle zugeführte Speise wieder von sich geben und in ihrer Ernährung sehr herunterkommen. Dazu trägt die Häufigkeit und Heftigkeit der Anfälle des Nachts bei, die den Kindern den notwendigen Schlaf raubt, so allmählich ihre Widerstandskraft herabsetzt und die Disposition zu Komplikationen schafft.

Die Dauer des Stadium convulsivum ist sehr verschieden; als Minimum müssen wir etwa drei Wochen rechnen. Allerlei Schädlichkeiten, Erkältungen, klimatische Einflüsse, Komplikationen können aber das Abklingen um Wochen und Monate hinausschieben.

Wenn man die Zahl der typischen Keuchhustenanfälle kurvenmäßig notiert, so kann man oft beobachten, wie etwa nach 4—6 Wochen eine abfallende Tendenz der Kurve bemerkbar wird, die dann freilich durch verschiedene Momente der obengenannten Art wieder eine Steigerung erfahren kann, bis dann schließlich ein ganz allmählicher lytischer Abfall der Kurve eintritt (vgl. Abb. S. 151 und 152).

Das **Stadium decrementi**, also die letzte Phase des Keuchhustens, in der die Häufigkeitskurve der Anfälle lytisch abklingt, ist, abgesehen von dem Seltenerwerden der Attacken, vor allem durch ihre mildere Form ausgezeichnet. Die Zahl der Exspirationsstöße ist geringer, die Reprise ist seltener, und allmählich schieben sich zwischen die Anfälle gewöhnliche Hustenattacken ein, die man kaum noch als Keuchhustenanfälle bezeichnen kann, weil das klingende, ziehende Inspirium fehlt. Dann erfolgt noch drei-, zwei-, einmal am Tage ein milder Anfall, und schließlich liegen zwischen den einzelnen Attacken mehrere Tage, während man in der Zwischenzeit nur noch einen lockeren Husten hört, der in nichts mehr einem typischen Keuchhusten gleicht und nach dem Schwinden der typischen Anfälle noch einige Tage oder sogar Wochen anhält. Das Stadium decrementi dauert etwa 2—3 Wochen, mitunter auch länger, kann aber durch irgendwelche Schädlichkeiten wieder plötzlich für längere Zeit in ein konvulsives Stadium übergehen.

Die Gesamtdauer des Keuchhustens beträgt in leichten, unkomplizierten Fällen etwa 8—10 Wochen, wo Komplikationen auftreten meist ganz erheblich länger. Sehr ins Gewicht fällt dabei vor allem die Jahreszeit. Nach unseren Erfahrungen können wir die Kinder im Sommer durchschnittlich zwei Monate eher entlassen als im Winter, weil natürlich in der guten Jahreszeit die Möglichkeit ausgiebigen Luftgenusses in größerem Maße vorhanden ist als im Herbst und Winter.

Gewisse pathognomische Anzeichen kann man bei genauer Beobachtung an vielen Keuchhustenkindern als Folge der häufigen Hustenattacken finden, wenn auch im ganzen das subjektive Wohlbefinden nur wenig oder gar nicht gestört zu sein pflegt. Die starke venöse Stauung, die bei jeder Attacke erzeugt wird und sich während des Anfalls in der Zyanose des Gesichts und der Schwellung der Halsvenen kundgibt, führt allmählich zu einem etwas gedunsenen Aussehen des Gesichts, das durch eine Lymphstauung an den Stellen mit lockerem Gewebe zustande kommt, besonders also an den Augenlidern, die polsterartig vortreten und um den Mund herum. Eine weitere Folge des stark erhöhten Druckes im venösen Kreislauf sind Blutungen in die Conjunctiva, die den Angehörigen mitunter einen großen Schreck einjagen, namentlich wenn sie nicht, wie gewöhnlich, nur als linsengroße Flecke auf der Bindehaut auftreten, sondern wenn die gesamte Bindehaut des Auges blutig suffundiert ist, so daß die Kornea aus einer blutroten Fläche hervorsieht. Seltener ist auch die Haut in der Umgebung der Augen und der Nase mit Blutpunkten bedeckt oder, wie

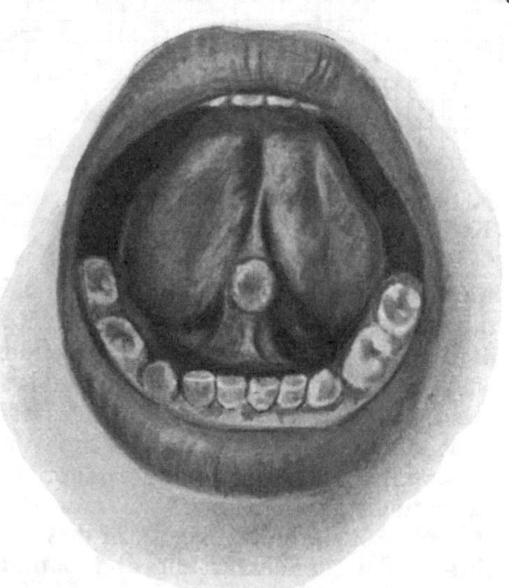

Abb. 153. Zungenbändchengeschwür bei Keuchhusten.

z. B. an den Augenlidern, blutig suffundiert. Ferner findet man gar nicht selten das charakteristische Zungenbändchengeschwür. Bei Kindern, die bereits die unteren Schneidezähne haben, reibt sich das Zungenbändchen während des Anfalls an den Kanten der Zähne, da die Zunge bei den kräftigen Exspirationsstößen krampfhaft nach vorn gestreckt wird. Dadurch entsteht eine Erosion und schließlich ein Geschwürchen, das speckig grauweiß belegt ist und etwas geschwollene Ränder zeigt und bis zu 5 mm Durchmesser haben kann (vgl. Abb. 153). Da es sich nur bei Keuchhustenkindern findet, so ist es ein wichtiges diagnostisches Merkmal.

Bei lange dauerndem Stadium decrementi findet man in schweren Fällen oft eine Verbreiterung des Herzens nach rechts zum Zeichen der Dilatation des rechten Ventrikels als Folge der Stauung im Lungenkreislauf, öfter auch eine Verstärkung des zweiten Pulmonaltones.

An der Lunge macht sich die Folge der häufig wiederholten forcierten Exspirationsstöße zuweilen durch die Zeichen einer Blähung (Volumen pulmonum auctum) geltend, Tiefstehen der Lungengrenzen, Vorwölbung der Schlüsselbeingruben.

Der Blutbefund ist beim Keuchhusten insofern charakteristisch, als meist eine starke Leukocytose besteht (im Durchschnitt etwa das Dreifache der Norm). Ich sah zweimal bis zu 30000 bezw. 35000 Leukocyten, ohne daß etwa eitrige Komplikationen vorhanden gewesen wären. Am Urin soll nach Blumenthal und Hippius eine gesteigerte Harnsäureausscheidung bemerkenswert sein; schon im Stadium convulsivum kann das 2—3fache der normalen Menge ausgeschieden werden. Da dieser Befund aber keineswegs konstant ist und im übrigen bei bestehendem Fieber nichts bedeutet, so ist der diagnostische Wert gering; auch die oft erwähnte Glykosurie ist keine konstante Erscheinung.

Abweichungen. Neben den regulär verlaufenden Fällen kommen auch Formen vor, die man als abortive oder als rudimentäre Fälle, formes frustes, bezeichnen kann. Die einzelnen Attacken haben hier nicht den typischen Keuchhustencharakter, weil die krähende Inspiration fehlt, dagegen sind die kurz hintereinander folgenden krampfhaften Exspirationsstöße vorhanden. Man findet solche Formen häufiger bei Erwachsenen als bei Kindern, besonders zur Zeit einer Epidemie. Die Dauer der Erkrankung ist viel kürzer als die des regulären Keuchhustens.

Auch Rezidive kommen beim Keuchhusten vor. Ich sah wiederholt Kinder, die wir ohne jeden Husten entlassen hatten, nach einiger Zeit mit typischen Keuchhustenattacken wiederkehren und wieder monatelang daran laborieren. Nicht zu den eigentlichen Rezidiven sind jedoch jene Fälle zu rechnen, wo nach überstandenem Keuchhusten eine gewisse Neigung zu krampfartigem, von ziehenden Inspirationen begleiteten Husten bestehen bleibt und sich auch bei relativ schnell vorübergehenden Erkältungskatarrhen geltend macht. Hier spielen zweifellos die nervöse Quote des Keuchhustens und die Bahnung des Hustenreflexes eine Rolle.

Komplikationen. Zunächst seien hier einige Abweichungen vom regulären Bilde besprochen, die durch die Heftigkeit der Keuchhustenattacken verursacht werden. Wir erwähnten u. a. schon oben die subconjunctivalen Blutungen und die Hautblutungen im Gesicht infolge der venösen Stauung. Auf dieselbe Ursache zurückzuführen ist das Nasenbluten, das wir zuweilen bei Keuchhustenkindern beobachten. Wird das Blut verschluckt und nachher beim Anfall herausgebrochen, so kann ein Magenbluten vorgetäuscht werden. Auch aus den Ohren können bei vorhandener Otitis und perforiertem Trommelfell Blutungen erfolgen. Mitunter kann sich auch das Sputum durch ein beim

Anfall berstendes venöses Gefäß blutig färben. Von Hirnblutungen soll nachher die Rede sein.

Die starke Anspannung der Bauchpresse während des Anfalls führt zuweilen zu Mastdarmprolaps, einer sehr unangenehmen Komplikation, da natürlich jeder Anfall den im Intervall wieder reponierten Darm aufs neue herauspreßt. Auch Nabelhernien sah ich bei Säuglingen im Verlaufe des Keuchhustens entstehen.

Die häufigsten Komplikationen, die dem Keuchhustenkinde drohen, haben ihren Sitz in den Respirationsorganen. Während für den normalen Verlauf des Keuchhustens im Stadium convulsivum die Fieberlosigkeit und das Wohlbefinden in den Intervallen charakteristisch sind, muß man auf eine Störung aufmerksam werden, sobald sich Fieber meldet und bei dem Kinde Appetitlosigkeit, Unlust zum Spiel, Mattigkeit und Dyspnoe in den Pausen zwischen den Anfällen bemerkt werden. Die leichteste der drohenden Lungenkomplikationen ist die Bronchitis der gröberen Bronchien, die mit diffusen giemenden Geräuschen und groben Rhonchis über der Trachea einhergeht. Die Temperatur pflegt sich dabei um 38° zu halten. Geht der Prozeß von den gröberen Verzweigungen des Bronchialbaumes auch auf die feineren Bronchien über, so entwickelt sich eine Bronchitis capillaris, die namentlich Kindern im frühesten Lebensalter (bis zu zwei Jahren) sehr gefährlich werden kann, weil hier die Enge der Luftwege den Verschluß der feineren Bronchien durch Sekret und die Ausschaltung mehr oder minder großer Lungenpartien begünstigt. Das wirkt natürlich um so verderblicher, wenn das gesamte Verzweigungsgebiet der Bronchien befallen ist. Das Fieber steigt dabei zu höheren Graden (39—40°), der Puls wird sehr frequent (160—180), die Frequenz der Atmung nimmt zu, die Nasenflügel spielen, die Keuchhustenanfälle verlieren ihren typischen Charakter insofern, als das krähende Inspirium jetzt fortfällt oder nur angedeutet ist, der Husten wird zuweilen von Schmerzäußerungen begleitet. Die seitlichen Thoraxpartien im Gebiete der unteren Rippen werden namentlich bei schwächlichen und rachitischen Kindern bei jedem Inspirium eingezogen. Das Kind verfällt rapid und wird äußerst matt. Mit eingesunkenen Augen, zyanotischen Lippen wirft es sich hin und her, mit fortschreitender Atembehinderung und zunehmender Kohlensäurevergiftung wird es apathisch und liegt oft lange Zeit somnolent da. Profuse Durchfälle gesellen sich hinzu, Konvulsionen treten auf, und so kann der Tod oft in wenigen Tagen erfolgen.

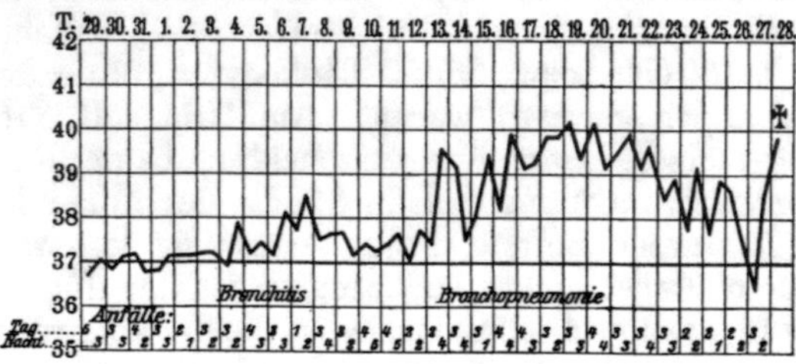

Abb. 154. Frieda Flader, 1 Jahr. Keuchhusten, zu dem sich erst eine Bronchitis und nachher eine Bronchopneumonie gesellte. Gestorben.

Weit häufiger kommt es nicht zu einer diffusen, über den ganzen Bronchialbaum verbreiteten Bronchitis capillaris, sondern zur umschriebenen Kapillarbronchitis und im Anschluß daran zur Atelektasenbildung und zu bronchopneumonischen Herden. Die Bronchopneumonie beim Keuchhusten entspricht in ihren klinischen und anatomischen Verhältnissen ganz der Masernpneumonie. Wegen der Wichtigkeit dieser Komplikation möchte ich aber trotzdem die wesentlichsten Punkte hier hervorheben. Sie geht mit hohem, oft remittierenden oder intermittierendem Fieber einher und bedingt starke

Dyspnoe, Nasenflügelatmen und große Atemfrequenz. Der Husten verliert häufig seinen Keuchhustencharakter, indem an die Stelle der häufigen, mit ziehenden Inspirationen einhergehenden Anfälle ein heftiger Reizhusten tritt, der freilich immer noch hier und da auffällig krampfhafte, staccatomäßig erfolgende Inspirationsstöße aufweist. Der weiche nachgiebige Thorax (meist handelt es sich um rachitische Kinder) wird dabei in den seitlichen unteren Partien, aber auch im Jugulum und in den Schlüsselbeingruben eingezogen.

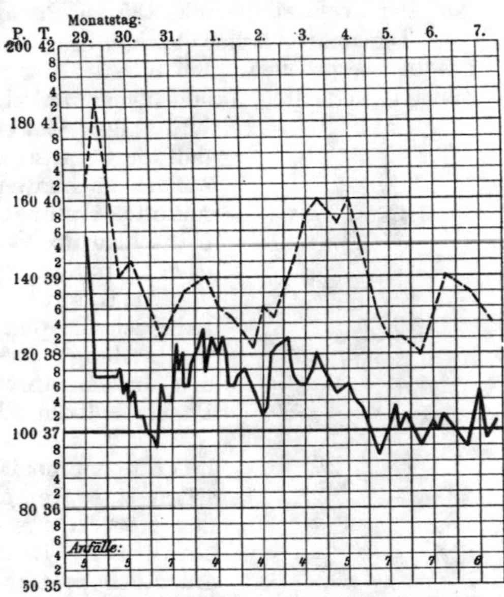

Abb. 155. Gerda Froböse, 9 Monate. Keuchhusten mit Bronchopneumonie. Geheilt.

Die Untersuchung der Lunge ergibt meist in den hinteren unteren Partien entweder ein- oder doppelseitig reichliches, feinblasiges Rasseln bei schwachem oder verschärftem Vesikuläratmen, häufig zunächst noch ohne deutliche perkutorische Schallabschwächung. Mit Zunahme der Infiltration durch Konfluenz der einzelnen Herdchen stellt sich dann eine deutlich umschriebene, perkutorische Dämpfung ein, in deren Bezirk die Rasselgeräusche klingenden Charakter angenommen haben und Bronchialatmen wahrnehmbar ist. Die Feststellung von Bronchialatmen beweist mit Sicherheit das Vorliegen eines pneumonischen Infiltrates, während der Nachweis abgeschwächten Perkussionsschalles bei schwachem Vesikuläratmen auch auf Atelektasenbildung hinweisen kann. Daß neben den bronchopneumonischen Herden oft auch mehr oder minder große atelektatische Partien im Anschluß an die Verlegung der feinsten Bronchien durch schleimig-eitriges Sekret sich entwickeln, während die Lungenränder vikariierend gebläht erscheinen, wissen wir aus den autoptischen Befunden.

Mit Ausbreitung der bronchopneumonischen Herde verschlechtert sich das Allgemeinbefinden. Das Kind ist sehr unruhig, blaß und hinfällig, die Nahrungsaufnahme ist gering. Dabei bestehen häufig Durchfälle. Bei unglücklichem Ausgange gesellen sich oft noch Delirien und Konvulsionen hinzu, oder das Kind verfällt in völliges Koma und unter den Zeichen der Herzschwäche tritt der Tod ein. In günstigen Fällen kommt es langsam zur Lösung der infiltrierten Lungenpartien, die Dämpfung hellt sich auf, die Rasselgeräusche verschwinden. Mitunter zieht sich dieser Resorptionsprozeß sehr lange, mehrere Wochen hindurch, hin, bis die letzten Reste der Entzündung verschwunden sind (asthenische Pneumonie nach Escherich). Besonders gefährlich sind natürlich jene Formen von Pneumonie, bei denen es durch Zusammenfließen mehrerer lobulärer Herde zu lobärer Ausbreitung des pneumonischen Prozesses kommt. Auf diese Weise können einer oder beide Unterlappen völlig infiltriert sein; seltener ist ein Oberlappen befallen. Die Dyspnoe tritt dann entsprechend intensiver auf und unter schweren Störungen des Sensoriums, Konvulsionen und Delirien kann es in wenigen Tagen zum Exitus kommen. Kräftige Kinder überstehen freilich auch diese schwere Komplikation oft noch in überraschender Weise.

Besonders gefährdet durch die Bronchopneumonie sind Säuglinge und rachitische Kinder und solche mit Magendarmstörungen, doch wird auch in diesen Fällen die Krankheit noch oft überwunden. Von 216 auf meiner Abteilung im Laufe des Keuchhustens Verstorbenen (bei einer Gesamtzahl von 769 Erkrankten) sind 125 an Pneumonie zugrunde gegangen.

Die anatomischen Verhältnisse der Bronchopneumonie sind auf S. 322 genauer besprochen. Ich möchte hier nur hervorheben, daß sehr häufig die multiple verteilten, bronchopneumonischen Herde sehr klein sind und durch lufthaltiges Gewebe voneinander getrennt werden, so daß die Perkussion keine deutlichen Dämpfungserscheinungen nachzuweisen vermag und man bei der Autopsie mitunter erstaunt ist, statt einer reinen Kapillarbronchitis eine große Anzahl kleiner pneumonischer Herdchen zu finden (vgl. beistehende Abb. 156).

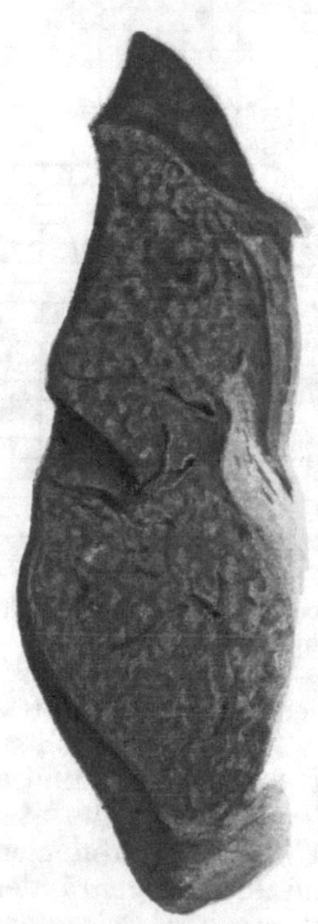

Abb. 156. Multiple bronchopneumonische Herde (die graugelblichen Flekken) in der Lunge eines Keuchhustenkindes.

Als Ursache dieser Keuchhustenpneumonien habe ich in den verschiedensten Epidemien, die ich in Hamburg, Breslau und Berlin untersuchte, stets den Influenzabazillus, zuweilen in Kombination mit Pneumokokken oder Streptokokken, gefunden.

Im Anschluß an die Kapillarbronchitis und die bronchopneumonischen Herde entwickelt sich nicht selten eine Komplikation, die als charakteristisch für den Keuchhusten gelten kann, die multiple Bronchiektasenbildung. Sie führt klinisch zu außerordentlich protrahiertem fieberhaften Verlauf mit reichlichem Husten und vielem Auswurf und läßt die Kinder meist nach langem Siechtum zugrunde gehen.

Ich setze diese Veränderungen in Parallele zu der bei Masern beobachteten multiplen Bronchiektasenbildung. Sie kommt so zustande, daß unter der Einwirkung von Bakterien (Influenzabazillen, Pneumokokken) die Bronchialschleimhaut ihr Epithel verliert und die Bronchialwand nach Schädigung ihrer muskulären und elastischen Elemente nachgibt, schlaffer wird und sich unter den forcierten Hustenstößen erweitert.

In Fällen mit günstigem Ausgange bleiben größere Bronchiektasen zurück, während an Stelle der entzündlichen Prozesse in der Umgebung der Bronchien bindegewebige Narben auftreten.

Lungenemphysem habe ich niemals als Folge von Keuchhusten zurückbleiben sehen, doch wurde es von anderen beobachtet. Daß während des Stadium convulsivum eine akute Lungenblähung zustande kommt, ist verständlich, aber sie pflegt mit dem Abklingen der Krankheit wieder zurückzugehen. Dasselbe gilt für die in der Nähe atelektatischer bronchopneumonischer Herde auftretenden emphysematös geblähten Lungenpartien, namentlich am Rande der Lunge, wie man sie autoptisch oft nachweisen kann. Interessant ist auch das Auftreten eines subpleuralen Emphysems im Anschluß an einen foudroyanten Keuchhustenanfall, das sich im subkutanen Gewebe als Hautemphysem über die ganze obere Körperhälfte verbreiten kann. Die Haut fühlt sich dabei polsterartig an, und man fühlt knisternde Luftblasen.

Bei der Besprechung der Lungenkomplikationen des Keuchhustens ist schließlich noch der Beziehungen der Krankheit zur Tuberkulose zu gedenken. Daß eine Komplikation mit Bronchitis und Bronchopneumonie zum Aufflackern einer Mediastinaldrüsentuberkulose und Ausbreitung derselben auf die Lunge Anlaß gibt, ist ein nicht seltenes Ereignis. Man wird deshalb bei protrahiert verlaufenden bronchopneumonischen Prozessen, die mit starkem Kräfteverfall einhergehen, stets an diese Möglichkeit denken müssen. Aber auch ohne vorangehende Lungenkomplikationen kann auf dem Boden eines Keuchhustens eine bestehende Drüsentuberkulose schnellen Fortgang nehmen oder zur Miliartuberkulose führen.

Mannigfache Gefahren drohen dem Keuchhustenkinde von seiten des Zentralnervensystems. Hier sind es vor allem die Konvulsionen, die eine recht fatale Komplikation darstellen. Sie treten besonders bei Säuglingen auf, meist im Stadium convulsivum, doch sind sie auch schon in der ersten Krankheitswoche beobachtet worden. Im Anschluß an eine heftige Hustenattacke setzen klonisch-tonische Krämpfe ein, die sich gleich epileptischen Krämpfen auf alle willkürlichen Muskeln erstrecken. Solch ein Krampfanfall pflegt nie vereinzelt zu bleiben. Die Konvulsionen wiederholen sich vielmehr bald wieder, entweder im Zusammenhang mit Keuchhustenanfällen oder aber auch ganz selbständig auftretend, und können schließlich mit kurzen Pausen stundenlang anhalten. In den Intervallen ist das Sensorium häufig getrübt. Die Kinder werden durch solche gehäufte eklamptische Anfälle sehr erschöpft und gehen häufig während eines Krampfes zugrunde. Die Lumbalpunktion ergibt in solchen Fällen regelmäßig einen gesteigerten Druck. Eckert hat daraus die therapeutische Konsequenz gezogen, bei diesen Konvulsionen etwas Spinalflüssigkeit abzulassen, um den Druck zu vermindern. Ich habe davon wiederholt recht gute Erfolge gesehen. Welche Momente diese eklamptischen Anfälle bedingen, ist nicht ganz sicher. Wahrscheinlich spielen Reizungen der Rindenzentren durch die Toxinwirkung des Keuchhustenvirus eine Rolle. In mehreren Fällen sah ich den allgemeinen Konvulsionen einen Laryngospasmus vorausgehen, aber auch selbständig auftretender Spasmus glottidis kommt mitunter bei Keuchhustenkindern vor. So sah ich ein Kind nach mehreren Attacken von Laryngospasmus in einem solchen Anfalle plötzlich zugrunde gehen. Weniger häufig als die Konvulsionen sind die verschiedenartigen Lähmungsformen beim Keuchhusten. Man beobachtet Hemiplegien, Paraplegien (Typus der zerebellaren Kinderlähmung), zum Teil mit bulbären Symptomen (Augenmuskelparesen). Auch schlaffe Lähmungen, wie wir sie von der spinalen Kinderlähmung kennen, sind wiederholt beobachtet worden.

So sah ich noch kürzlich bei einem Keuchhustenkinde eine Paraparese der Beine und Abducenslähmung mit günstigem Ausgange.

Sensibilitätsstörungen, Hyperästhesien in den Beinen, Blasen- und Mastdarmstörungen können solche schlaffen Lähmungen komplizieren, ganz wie bei der Poliomyelitis; auch eine aufsteigende Paralyse nach dem Landryschen Typus kann, ebenso wie dort, vorkommen. Es bleibt zu erwägen, ob nicht das Virus der Kinderlähmung hier doch gelegentlich eine Rolle spielt. Aufklärungen darüber sind nur durch die experimentelle Pathologie und Übertragung des Rückenmarkes solcher Fälle auf Affen zu erwarten.

Neurath, der neuerdings die Frage der zerebralen Pertussiskomplikationen bearbeitet hat, fand als häufigen Befund bei Fällen, die in vivo zerebrale Reizerscheinungen geboten hatten, eine meningitische Infiltration (von meist einkernigen Leukocyten), Hyperämie und durch die Entzündung bedingte meningeale Blutungen, Befunde, wie sie in analoger Weise auch bei anderen akuten Infektionskrankheiten erhoben wurden. Solche histologischen Befunde fanden sich mehrfach bei Fällen, die klinisch an eine interkranielle Blutung hatten denken lassen. Es scheint also nach Neurath diese Meningitis simplex für das Zustandekommen einer Anzahl zerebraler Komplikationen verantwortlich zu machen zu sein. Für einen Teil der Fälle kommen Embolien, Hämorrhagien und Encephalitis in Betracht.

In ihrer Häufigkeit überschätzt worden sind lange Zeit die Blutungen ins Gehirn, da man die erwähnten Hemiplegien, Paraplegien usw. größtenteils darauf zurückführte. Daß solche Blutungen vorkommen, steht außer Zweifel; ich habe die Sektion eines solchen Falles gesehen, bei dem eine ausgedehnte Hirnblutung bei einem Keuchhustenkinde zur Hemiplegie geführt hatte. In der Mehrzahl der Fälle von zerebralen Lähmungen finden sich jedoch, wie Neurath zeigte, keine Blutungen vor.

Psychische Störungen sind nach Keuchhusten relativ selten und bilden sich meist allmählich wieder zurück. Halluzinatorisches Irresein, Pavor nocturnus, Verblödung sind beobachtet worden.

Das Herz leidet unter der starken Stauung im Lungenkreislauf. Wir erwähnten schon, daß am rechten Ventrikel mitunter eine Dilatation gefunden wird, an die sich dann meist eine Hypertrophie anschließt. Geschieht dies nicht, so kann bei sehr dekrepiden Kindern, besonders wenn Lungenkomplikationen hinzukommen, ein plötzlicher Herztod eintreten. Endocarditis und Pericarditis sind sehr selten.

Seitens der Verdauungsorgane kommen Komplikationen am Magendarmkanal, Magendarmkatarrhe, in Betracht, die namentlich bei Säuglingen eine unheilvolle Rolle spielen, da sie bei längerer Dauer die Widerstandsfähigkeit des Körpers sehr herabsetzen und dadurch der Entwicklung von Komplikationen Vorschub leisten.

Die Niere ist in der Regel unbeteiligt; akute Nephritis, die mit Fieber einsetzen kann, ist sehr selten.

Das Gehörorgan kann sich mit einer Otitis media an den Komplikationen des Keuchhustens beteiligen. Ursache ist ein durch die Tuba Eustachii auf das Mittelohr fortgeleiteter infektiöser Katarrh. Die Symptome sind dieselben, wie sie z. B. bei der Scharlachotitis beschrieben werden (vgl. S. 656). Durch lange anhaltendes Fieber, vor allem aber durch Fortschreiten des Prozesses auf den Warzenfortsatz mit allen üblen Folgen (Sepsis, Sinusthrombose, Meningitis) kann die Otitis bei ungenügender Pflege zur Quelle der schwersten Störungen werden. Zweimal sah ich Keuchhustenkinder mit vernachlässigter Otitis an eitriger Streptokokkenmeningitis zugrunde gehen. In selteneren Fällen kommt auch eine Taubheit infolge von Blutungen in das innere Ohr zustande. Es wäre dies ein Analogon zu der plötzlichen Erblindung nach Keuchhusten infolge von Blutungen in die vordere Kammer.

Auf der Haut beobachtet man als Folge sekundärer Infektion Impetigo contagiosa, Pemphigus und bei sehr kachektischen Kindern ekthymaartige hämorrhagische Blasen, die zur Gangränbildung der Haut in der Form runder, wie ausgestanzter nekrotischer Geschwüre führen, wie wir sie auch im Anschluß an Varicellen beobachten (vgl. Abb. S. 790). Auch urtikariaähnliche Exantheme im Anschluß an Ernährungsstörungen kommen natürlich zur Beobachtung.

Das Hinzutreten von anderen Infektionskrankheiten zum Keuchhusten bedeutet stets eine ernste Komplikation. Ganz besonders gilt das von Masern und Diphtherie. Bei uns im Krankenhause ist es stets ein ominöses Ereignis, wenn durch Einschleppung auf der Keuchhustenabteilung Masern ausbrechen, denn leider geht dabei stets ein großer Teil von Kindern, besonders des zartesten Lebensalters infolge dieser Komplikation und der dadurch erhöhten Neigung zu Bronchopneumonien zugrunde.

Diagnose. So wünschenswert es im Einzelfalle ist, einen beginnenden Keuchhusten schon im katarrhalischen Stadium zu erkennen, so schwierig kann diese Aufgabe sein. Die nachgewiesene Infektionsmöglichkeit beim Verkehr mit anderen Pertussiskindern in der Schule oder beim Spiel wird an Keuchhusten denken lassen, der Blutbefund (Leukocytose) dann die Diagnose unterstützen. Der Nachweis von Bordet - Gengouschen Stäbchen, die ja in diesem Stadium besonders reichlich vorkommen sollen, kann einen Anhaltspunkt bieten, doch ist die Spezifizierung dieser Stäbchen recht schwierig, weil verschiedene influenzaähnliche Bazillen im Keuchhustenauswurf vorkommen; die einfache Färbung des Auswurfs kann also nicht zum Ziele führen. Im Stadium convulsivum ist die Diagnose des Keuchhustens relativ leicht. Oft kann schon der Anblick des gedunsenen Aussehens des Kindes, subconjunctivale Blutungen oder ein Zungenbändchengeschwür die Erkennung ermöglichen. Vor allem aber charakteristisch ist der Anfall, den man zur Sicherstellung der Diagnose künstlich hervorrufen kann. Das Einführen des Spatels in den Mund bis zur Schleimhaut des Pharynx oder ein Druck auf den Kehlkopf genügen meist, um einen Anfall zu erzielen. Dessen Charakteristica, die wiederholten, forcierten Expirationsstöße, die von Zeit zu Zeit von einer krähenden oder ziehenden Inspiration unterbrochen werden, das Blauwerden des Gesichts, das abschließende Herauswürgen glasigen Schleimes und vor allem die Reprise sind eigentlich kaum zu verkennen, so daß der Arzt selbst in dem Fall, wo er einen Anfall nicht zu sehen bekommt, schon durch die Beschreibung der Mutter des Kindes mit annähernder Sicherheit die richtige Diagnose stellen wird. Wichtig ist auch das auffällige Wohlbefinden des Kindes in den hustenfreien Intervallen und der negative Untersuchungsbefund bei der Perkussion und Auskultation der Lungen.

Ein keuchhustenähnlicher, krampfhafter Husten kommt bei der Bronchialdrüsentuberkulose vor, unterscheidet sich aber durch das Ausbleiben des ziehenden Inspiriums und der Reprise. Auch pflegt das Herauswürgen und Brechen am Schluß des Anfalls zu fehlen. Ferner kann man dabei mitunter Dämpfung und Bronchialatmen zwischen den Schulterblättern nachweisen und im Röntgenbilde verkalkte und vergrößerte Bronchialdrüsen erkennen.

Ein hysterischer Husten, wie er bei neuropathisch veranlagten Kindern mitunter durch den Nachahmungstrieb erzeugt wird, unterscheidet sich vor allem dadurch, daß im Schlafe keine Anfälle auftreten.

Prognose. Die Prognose des Keuchhustens ist bei sonst gesunden und kräftigen älteren Kindern im allgemeinen günstig zu stellen, doch muß man nie vergessen, die Angehörigen auf die lange Dauer des Leidens und die Möglichkeit von Komplikationen aufmerksam zu machen. Die jüngsten Altersstufen, besonders das Säuglingsalter, sind stärker gefährdet, weil hier die verschiedenen Lungenkomplikationen, Kapillarbronchitis und Bronchopneumonie, häufig den Tod herbeiführen. Aus demselben Grunde bietet der Keuchhusten für rachitische Kinder eine schwere Gefahr. Fast alle auf meiner Abteilung zugrunde gegangenen Keuchhustenkinder boten die Zeichen einer schweren Rachitis. Die Mortalitätsstatistik an einem Material von 749 Fällen, die ich im Rudolf Virchow-Krankenhause beobachtete, gestaltete sich folgendermaßen:

	Erkrankt:	Gestorben:
1. Lebensjahr	292	180 = 61,6%
2.—5. Lebensjahr	399	36 = 9,02%

Der enorme Unterschied zwischen dem ersten Lebensjahre (61% Mortalität) und den höheren Altersstufen (9,02% Mortalität) springt in die Augen. Es kommt allerdings hinzu, daß die Keuchhustenkinder des ersten Lebensjahres, die bei uns eingeliefert werden, zum großen Teil auch mit schweren Ernährungsstörungen hereinkommen.

Auch die Kombination mit anderen Infektionskrankheiten, besonders mit Masern, Diphtherie, Varicellen, bedeutet stets eine ernste Wendung.

Behandlung. Krankenpflege und Ernährung. Frische, wenig bewegte, staubfreie Luft ist eines der ersten Erfordernisse für eine rationelle Keuchhustenbehandlung. Das geht schon daraus hervor, daß im Sommer, wo die Kinder sich viel im Freien bewegen können, der Keuchhusten weit schneller zur Heilung kommt als im Winter, wo die Kranken ans Zimmer gefesselt sind. Die zwischen den einzelnen Hustenattacken liegenden Pausen sind beim Aufenthalt im Zimmer durchschnittlich dreimal kürzer als im Freien. Wenn Fieber besteht, so muß das kranke Kind natürlich das Bett hüten, kann aber bei gutem Wetter auf eine Loggia oder in den Garten gefahren werden. Ist das aber nicht der Fall, so muß ihm Gelegenheit gegeben werden, sich womöglich viele Stunden am Tage in frischer Luft zu bewegen. Erkältungsmöglichkeiten müssen dabei natürlich vermieden werden. Besonders sind die Kranken vor rauhen Winden sorgsam zu schützen. Ein Luftwechsel ist nur dann zu raten, wenn damit die Möglichkeit gegeben ist, das Kind in ein besseres Klima, d. h. in Verhältnisse zu bringen, die ihm erlauben, möglichst ausgiebigen Gebrauch von frischer staubfreier Luft zu machen. In der rauhen Jahreszeit, wo der Aufenthalt im Freien nicht möglich ist, empfiehlt sich das sogenannte Zweizimmersystem. Während das eine Zimmer benutzt wird, muß das andere bei weit geöffneten Fenstern gut gelüftet werden. Am zweckmäßigsten ist es, wenn man das eine Zimmer als Schlafzimmer für die Nacht benutzt und das andere als Tagesraum. Die Temperatur des Krankenzimmers soll 17° C nicht übersteigen. Nach Möglichkeit ist auch in der Nacht ein Klappfenster im Schlafzimmer zu öffnen, um dauernd frische Luft zuzuführen.

Die Kleidung muß der Jahreszeit entsprechen.

Die Nahrung soll leicht verdaulich und nahrhaft sein. Sie wird mit Vorteil auf häufige kleine Mahlzeiten verteilt, weil eine reichliche Nahrungsaufnahme und Überladung des Magens das Auftreten von Anfällen begünstigt. Man vermeidet krümelige und trockene Speisen, wie Kuchen, Kakes, Brotrinde u. dgl., um nicht zum Husten zu reizen. Bei Kindern, die viel erbrechen, ist besonders die Zeit nach einem Hustenanfall zur Nahrungsaufnahme auszunützen. Von großer Wichtigkeit ist bei spasmophilen Kindern eine milcharme, knappe Diät. Man reiche dabei auch Phosphorlebertran.

Das Baden der Kinder braucht während des Keuchhustens nicht unterbrochen zu werden. Bei Neigung zu Bronchitis empfehlen sich am Ende des Bades kurze kühle Übergießungen oder kühle Abreibungen und nachheriges Warmfrottieren.

Während des Anfalles muß das Kind unterstützt werden, am besten in der Weise, daß man die Hand gegen die Stirn legt und so dem vornüber gebeugten Kopf Halt gibt. Schon das Gefühl des Beistandes übt auf das Kind eine wohltuende psychische Beruhigung aus.

Medikamentöse Behandlung. Die Fülle der gegen den Keuchhusten empfohlenen Mittel ist so groß, daß schon daraus die Unzulänglichkeit unserer Therapie bei dieser langwierigen Krankheit hervorgeht.

Im Gebrauch sind erstens: Narkotika oder Antispasmodika, die den Hustenreiz unterdrücken und namentlich für die Nacht Ruhe schaffen sollen. Zweitens: Antimykotische Mittel, die womöglich den Erreger der Krankheit selbst angreifen und also die Ursache der Krankheit beseitigen sollen. Drittens: Antikatarrhalische Mittel.

Von den beruhigenden Mitteln, den Antispasmodika brauche ich mit Vorliebe die Brompräparate. Empfehlenswert ist folgende Mischung: Kalium bromat. 7,5, Natrium bromat. 5,0, Ammon. bromat. 2,5, Aqu. dest. ad 200,0; 3—5mal täglich ein Kinderlöffel. Auch folgende Mixtur hat sich bewährt: Natrium bromat., Ammon. bromat. āā 5,0, Aqua ad 100,0; dreimal täglich 10 ccm. Feer rechnet Bromnatrium in wässeriger Lösung für Säuglinge 0,3—1,0 pro die, älteren Kindern bis zu 3 g.

Ausgedehnter Anwendung erfreut sich seit langer Zeit das Bromoform, das Stepp in die Therapie einführte. Man gibt es nach der Formel dreimal x + 2 Tropfen, wobei x das laufende Lebensjahr bedeutet; z. B. ist bei zwei Jahre alten Kindern dreimal vier Tropfen, bei dreijährigen Kindern dreimal fünf Tropfen zu geben. In vielen Fällen sah ich zweifellos eine günstige Wirkung davon, in anderen Fällen versagte es wieder. Bei seinem Gebrauch ist Vorsicht am Platze, da zuweilen Vergiftungserscheinungen vorgekommen sind.

Bei sehr heftigen und häufigen Anfällen, namentlich wenn sie die Nachtruhe stören, ist ein gutes Unterstützungsmittel der Brompräparate das Chloral, das man als Chloralhydrat per os oder per clysma geben kann. So verordnet man z. B. Chloralhydrat 1,0, Sirup. 10,0, Aqua ad 100,0; dreistündlich einen Kinderlöffel. Oder man gibt als Klysma gegen Abend: Chloralhydrat 0,1—0,5 je nach dem Lebensalter mit Mucilago Salep 10,0 und Aqua 25,0.

Auch Morphium ist bei schweren Fällen sehr wirksam. Henoch, der, wie er schreibt, dahin gekommen war, sich nur noch auf dieses Keuchhustenmittel zu verlassen, verordnet davon folgende Mischung: Morph. hydrochlor. 0,01—0,03, Aqua. dest. 35,0, Sir. alth. 15,0; 2—4mal täglich einen Teelöffel. Immerhin ist bei Kindern große Vorsicht am Platze. Weniger gefährlich und in geeigneten Fällen auch zum Ziele führend, ist das Kodein, von dem man am Tage 0,005—0,01 verbrauchen kann. Soltmann rät z. B., von einem Kodeinsirup (Kodein 0,2, Alkohol 5,0, Sirup 95,0) etwa 10 g = 0,02 Kodein mit 50,0 Aqua in zwei Tagen zu verbrauchen. Man rechnet von Codein phosphor. für einen Säugling 2—3mal 0,001 pro dosi, bei einem zweijährigen Kind dreimal 0,002, bei einem fünfjährigen Kind dreimal 5—6 mg pro dosi.

Die Belladonnapräparate, die zuerst von Trousseau gegen Keuchhusten gebraucht und viel verwendet wurden, sind jetzt weniger im Gebrauch. Bei kleinen Kindern vermeidet man sie wegen der Vergiftungsgefahr lieber ganz. Gebräuchliche Verordnungsweisen sind: Extract. Bellad. 0,05—0,15, Aqua, Sir. alth. āā 30; 2—3mal täglich einen Teelöffel oder Atrop. sulfur. 0,003, Aqua 10,0; zweimal täglich 1—5 Tropfen langsam steigend.

Aus der zweiten Gruppe der Keuchhustenmittel, den antimykotischen Medikamenten, erfreut sich das Chinin seit langer Zeit des Rufes eines guten Keuchhustenmittels. Die bekanntesten Präparate sind: das Chininum muriaticum und das Chininum tannicum. Ersteres wird wegen seines bitteren Geschmackes gern in Form von Chininperlen oder in Schokoladentabletten (zu 0,05, 0,01, 0,02, 0,1 und 0,3) oder in Capsulis geloduratis gereicht. Kindern bis zu vier Jahren gibt man dreimal täglich soviel Dezigramm Chininum muriaticum, als das Kind Jahre, Kindern unter zwei Jahren zweimal täglich soviel Zentigramm, als das Kind Monate zählt.

Für kleine Kinder eignet sich das Chininum tannicum besser, weil es sich im Speichel nicht löst und deshalb geschmacklos ist. Es ist schwächer als das Chininum muriaticum und muß deshalb in doppelter Dosis gegeben werden. Empfehlenswerte geschmackfreie Präparate sind auch die kohlensauren Esther des Chinins, das Aristochin und das Euchinin, die ebenfalls in doppelt so starker Dosis wie das salzsaure Chinin gegeben werden müssen.

Neuerdings hat Lenzmann die intramuskuläre oder intravenöse Einführung des Chinins beim Keuchhusten empfohlen, um durch schnelle Resorptionsverhältnisse bessere Wirkungen zu erzielen. Die Erfolge, die wir damit hatten, waren recht ermunternd, wenn auch die Prozedur bei nervösen Kindern recht unbequem ist und viel Aufregung mit sich bringt.

Fertige Ampullen der verschiedenen Lösungen von Hydrochinin. hydrochloricum kommen zum Zwecke dieser Lenzmannschen Injektionen in den Handel unter dem Namen „Tussalvin"[1]. Man injiziert in den Glutaeus die ersten 4 und 5 Tage täglich, dann an jedem 2. Tage eine Injektion. Gewöhnlich sind nach Lenzmann 7—8 Einspritzungen erforderlich. Die Dosen betragen für Säuglinge von 3—4 Monaten 0,02, von 4—8 Monaten 0,05, von 9—15 Monaten 0,1, für Kinder im 2. Lebensjahre 0,15, im 3. Lebensjahre 0,2, für größere Kinder 0,25 Tussatoin. Bei Kindern von 10—14 Jahren und Erwachsenen können die Injektionen auch intravenös gemacht werden (0,1—0,15).

Weniger zu empfehlen ist der Gebrauch des Antipyrins, das in denselben Dosen wie das Chininum muriaticum verordnet wird. Obwohl ihm in einzelnen Fällen eine günstige Wirkung auf die Intensität der Anfälle nicht abzusprechen ist, versagt es andererseits noch öfter als das Chinin und ist nicht imstande, die Krankheitsdauer zu beeinflussen. Dagegen kann es bei wochenlanger Darreichung zweifellos Vergiftungserscheinungen, namentlich Herzstörungen und Kollapserscheinungen hervorrufen. Dasselbe gilt von dem mandelsauren Antipyrin, das unter dem Namen Tussol in den Handel kommt.

Auch das Citrophen, ein Derivat des Phenacetins, das in Dosen von 0,15 bis 0,5 gegeben wird, möchte ich zu wochenlanger Anwendung nicht empfehlen.

Von den antikatarrhalischen Mitteln erfreut sich das Pertussin (Extract. thymi saccharatum) vielfacher Anwendung. Man gibt davon mehrmals täglich einen Kinderlöffel. Statt dessen kann man auch das Dialysat Golaz herbae thymi et pingueculae mit Vorteil verabreichen. Die genaue Gebrauchsanweisung, auf deren Befolgung seitens der Anhänger des Mittels viel Wert gelegt wird, ist folgende:

1. Für Kinder bis zu fünf Jahren: Ein Tropfen morgens nüchtern und ein Tropfen abends nüchtern in einem Esslöffel voll kalten Wassers, bis die Anfälle nachlassen (3—6 Tage) darauf 2 bis 3 Tropfen morgens und 2 bis 3 Tropfen abends bis zur Heilung. Sollten sich wieder Hustenanfälle zeigen, während man noch 2 bis 3 Tropfen gibt, so gehe man zurück auf einen Tropfen morgens und einen Tropfen abends bis zum vollständigen Verschwinden der Krankheit.

2. Für Kinder über 5 Jahren und für Heranwachsende: Morgens 2 Tropfen und abends 2 Tropfen während 3 bis 6 Tagen, dann steigen auf 3 bis 4 Tropfen morgeus und 3 bis 4 Tropfen abends bis zur Heilung. Sollten während der Zeit, in welcher man 3 bis 4 Tropfen gibt, wieder Hustenanfälle auftreten, so gehe man zurück auf 2 Tropfen morgens und 2 Tropfen abends bis zur vollständigen Heilung.

Eine Beeinflussung der nervösen Quote des Keuchhustens wird dem Antitussin zugeschrieben, einer Salbe aus 5 Teilen Difluordiphenyl, 10 Teilen Vaseline und 85 Teilen Wollfett, die auf Hals, Brust und Rücken in haselnußgroßer Portion nach vorheriger Waschung der Haut mit warmem Seifenschaum eingerieben wird. Ich konnte keine günstige Wirkung damit erzielen, ebenso wenig wie P. Krause, der sogar Hautgeschwüre danach auftreten sah. Auch von den Vorzügen des Antispasmin (1 Mol. Narceinnatrium und 3 Mol. salizylsaures Natrium) konnte ich mich nicht überzeugen.

Neben der inneren Darreichung von Medikamenten hat von jeher auch die örtliche Anwendung von Keuchhustenmitteln eine Rolle gespielt. Die lokale Behandlung der Nase ging von der Annahme aus, daß der Keuchhusten

[1]) Chemische Fabrik von Simon, Berlin C 2, Probststr. 14.

durch reflektorische Vorgänge von der Nasenschleimhaut verursacht wird. Michael riet deshalb, durch ein gerades 20 cm langes Glasrohr Pulv. resinae benzoes in den unteren Nasengang einzublasen. Salge empfiehlt diese Methode namentlich bei Säuglingen. Auch Borsäure, Orthoform, Chinin (1), Magnesia (10) kann auf diese Weise eingestäubt werden. Ebenso sind Einblasungen von 0,25 des reinen Natrium sozojodolicum in die Nasenöffnungen mit gutem Erfolge vorgenommen worden (Gutmann).

Versuche mit Kokainpinselungen der Nase, die ich auf Koblanks Anregung hin unternahm, blieben in den meisten Fällen erfolglos, während bei einigen Kranken eine Herabsetzung der Intensität und Zahl der Anfälle konstatiert werden konnte.

Die örtlichen Pinselungen des Rachens mit 1%iger Resorzinlösung oder ähnlichem erfreuen sich keiner Beliebtheit mehr. Dagegen werden Inhalationen viel verwendet. Man benutzt dazu entweder Inhalationsapparate oder den Bronchitiskessel oder einfach Leinwandlappen, die mit der Inhalationsflüssigkeit getränkt und am Bette aufgehängt oder mit einem Band um den Hals des Kindes befestigt werden.

Auf diese Weise wird Karbolwasser 1 : 100 oder Salizylsäure 1 : 1000 verstäubt. Nach Soltmann bringt Zypressenöl Linderung (Zypressenöl 1: Alkohol 5, täglich viermal 15 g auf einen um den Hals des Kindes gehängten Latz aufzuträufeln). Kieferlatschenöl (Oleum pini pumil.) wird in derselben Weise inhaliert (2—3mal täglich 10—20 Tropfen); auch kann man das Wasser eines Bronchitiskessels mit 3—5 Tropfen davon beschicken.

Holzinol (35% Formaldehyd, 60% Methylalkohol und 5% Menthol) wird mit Hilfe eines besonderen Verdunstungsbrenners inhaliert.

Löffler empfiehlt folgende Inhalation: Argent. chlorat. recenter parat. 0,1, Natr. subsulfur. 1,0, Aq. dest. 300,0; 3mal täglich 1/4 Stunde inhalieren.

Ein neueres Verfahren bezweckt die Einatmung von verschiedenen Keuchhustenmitteln vermittelst des sogenannten Sanofix-Apparates[1]).

Ein zum Glühen gebrachter Platinkranz vergast die durch einen Docht aus der Flasche aufgesogene Flüssigkeit, die aus Weingeist, Menthol, Eukalyptol und Terpentinöl besteht, während gleichzeitig in einem darüberstehenden Vergasungstiegel ein Kondensationsprodukt des Kresols und Eukalyptols durch die Hitze verflüssigt wird.

Der Apparat kann die ganze Nacht im Gange bleiben. Dabei entwickeln sich Dämpfe, die von den Kindern gut vertragen werden und eine Linderung der Intensität der Anfälle bewirken. Ob eine Verkürzung der Krankheit dadurch bedingt wird, erscheint mir auch hier zweifelhaft. Die früher übliche Anordnung, Keuchhustenkinder in die Gasanstalten zu schicken, um dort die Destillationsprodukte des Steinkohlenteers einzuatmen, hat sich als unwirksam erwiesen.

Aus diesem Überblick über die gebräuchlichsten Keuchhustenmittel, den man mit Leichtigkeit um das Doppelte vergrößern könnte, geht hervor, daß ein spezifisches, die Dauer der Krankheit abkürzendes Mittel nicht existiert. Viele der aufgeführten Mittel haben die Eigenschaft, die Intensität der Anfälle zu lindern und ihre Zahl herabzusetzen. Ich selbst bevorzuge davon die Brompräparate, die ich in schweren Fällen mit kleinen Dosen Kodein oder Chloralhydrat kombiniere und in neuerer Zeit die erwähnte Löfflersche Inhalation.

In vielen leichteren Fällen ist eine medikamentöse Behandlung gar nicht erforderlich. Man kommt dann mit hygienisch-diätetischen Maßnahmen aus, unter denen an erster Stelle die Sorge für frische Luft zu nennen ist. Bei älteren Kindern läßt sich manchmal durch suggestive Beeinflussung ein Erfolg erzielen. Durch liebevolles, aber energisches Zureden können die Kinder daran

[1]) Zu haben durch die Apotheken bei der Fabrik Georg Hanning, Hamburg.

gewöhnt werden, den Hustenreiz zu unterdrücken, so daß die Zahl der Anfälle zweifellos dadurch herabgesetzt werden kann. Komplikationen werden symptomatisch behandelt. Bei starker Bronchitis ist ein Ipekakuanha-Infus oder Liquor ammoni anisatus am Platze. Daneben sind vor allem hydropathische Maßnahmen: lauwarme Bäder mit kühlen Übergießungen zu empfehlen; außerdem sind Prießnitzumschläge um die Brust zu verordnen.

Bei Herzschwäche gebe ich gern Kampfer-Benzoepulver oder Coffeinum natrio-benzoicum. Bei häufig wiederholten Krampfanfällen empfiehlt es sich, die Lumbalpunktion vorzunehmen und je nach der Stärke des Druckes einige Kubikzentimeter Flüssigkeit abzulassen. Beträgt der Druck über 150 mm, so läßt man 20—30 ccm Flüssigkeit ab und hat dadurch oft einen günstigen Erfolg. Bei starker Häufung der Krampfanfälle kann man eventuell auch zum Chloroform greifen und einige Tropfen davon vorsichtig einatmen lassen.

Prophylaxe. Da der Keuchhusten eine ansteckende Krankheit ist, so ist die Fernhaltusg des erkrankten Kindes von seinen gesunden Geschwistern und Spielgenossen geboten. Besonders gefährdet sind durch die Komplikationen und Folgen des Keuchhustens Säuglinge und schwächliche oder tuberkulös belastete Kinder. Sie sollten daher sorgsam vor der Ansteckung geschützt und zu Zeiten von Keuchhustenepidemien von öffentlichen Spielplätzen, Kindergärten, Spielschulen ferngehalten werden. Kleinkinderschulen bedürfen der ärztlichen Überwachung und müssen beim Ausbruch von Keuchhusten geschlossen werden.

Die Frage, ob man keuchhustenkranke Kinder der Luftveränderung wegen auf Reisen schicken soll, gehört insofern auch in das Kapitel der Prophylaxe, als durch ein zugereistes krankes Kind der Keuchhusten in Badeorte, Luftkurorte und Sommerfrischen verschleppt werden kann. Daher sollte man sich vor der Anordnung eines Luftwechsels erst sehr genau davon überzeugen, ob an dem Orte, der zu dem Aufenthalte des kleinen Patienten bestimmt wird, Gelegenheit gegeben ist, das kranke Kind in einem Einzelhause unterzubringen. In manchen Badeorten, z. B. in deutschen Nordseebädern, stößt die Unterbringung eines Keuchhustenkindes auf die allergrößten Schwierigkeiten, da die Einwohner nicht mit Unrecht das Auftreten einer Epidemie befürchten. Der Vorschlag, besondere Sanatorien an geeigneten Plätzen für Keuchhustenkranke zu schaffen, ist entschieden der Beachtung wert.

Literatur siehe bei:

Baginsky, Lehrbuch der Kinderkrankheiten. Leipzig 1905. — Bordet-Gengon, Der Mikrobe des Keuchhustens. Bull. acad. méd. de Belgique. Juillet 1906. — Heubner, Lehrbuch der Kinderheilkunde. Leipzig 1911. — Jochmann, Über Ätiologie und pathologische Anatomie des Keuchhustens in Ergebn. d. allg. Path. u. path. Anat., herausgeg. von Lubarsch u. Ostertag, 9. Jahrg., Wiesbaden 1903. — Sticker, Der Keuchhusten in Spez. Path. u. Ther., herausgeg. von Nothnagel, Bd. IV, 1, Wien 1896.

Influenza.

Die epidemische Influenza ist eine akute fieberhafte Infektionskrankheit, die, ursprünglich besonders in den Hinterländern Rußlands heimisch, von Zeit zu Zeit unter Steigerung der Virulenz des Erregers und Zunahme der Kontagiosität in gewaltigen Epidemien ganze Länder, ja sogar die ganze Erde überzieht.

Seitdem Pfeiffer während der letzten großen Pandemie 1888 bis 1890 als Erreger der Krankheit ein winziges, kleines Stäbchen, den Influenza-Bazillus entdeckt hatte, schien ohne weiteres eine sichere Grundlage für die Unterscheidung der echten Influenza von ähnlichen Krankheitsbildern gegeben, denn daß vielfach unter Ärzten und Publikum die Neigung besteht, jeden gewöhnlichen, etwas intensiveren Katarrh als Influenza oder Grippe zu bezeichnen, ist eine bekannte Tatsache. Nun stellte sich aber in den letzten 15 Jahren heraus, daß der Influenzabazillus keineswegs immer mit der gleichen Regelmäßigkeit bei klinisch als Influenza imponierenden Erkrankungen gefunden wurde. Zwar gibt es auch heute noch sporadische Fälle mit positivem Bazillenbefund und mit allen klinischen Erscheinungen der Influenza, wie sie bei der Pandemie beobachtet wurden. Auch gelingt es in einem Teil der gehäufter auftretenden Fälle von endemischer Influenza die Pfeifferschen Bazillen nachzuweisen. Aber bei der großen Mehrzahl der Beobachtungen von sog. endemischer Influenza werden sie nicht gefunden, so daß der Arzt unsicher wird und nicht weiß, ob er klinischen oder bakteriologischen Kriterien bei der Diagnose den Vorrang einräumen soll. Es kommt hinzu, daß der Pfeiffersche Bazillus auch als Saprophyt und als Erreger von Mischinfektionen bei einer ganzen Reihe anderer Krankheiten vorkommt, die klinisch gar nichts mit Influenza zu tun haben. Um aus allen diesen Skrupeln und Zweifeln herauszukommen, bleibt gar nichts anderes übrig, als in dem Kapitel Influenza folgende Krankheiten abzuhandeln:

1. die durch den Pfeifferschen Bazillus verursachte pandemische Influenza;
2. die endemische und sporadische Influenza, die durch denselben Erreger hervorgerufen wird;
3. die endemische Influenza unbekannter Ätiologie, bei der sich keine Influenzabazillen finden, die aber klinisch der zweiten Form völlig gleichen kann. Im Deutschen kann man die letztgenannte Form als Grippe im Gegensatz zu der echten, durch den Pfeifferschen Bazillus erzeugten Influenza benennen, doch ist daran zu erinnern, daß die Franzosen auch die echte Influenza mit „la grippe" bezeichnen;
4. die Grippe im Säuglingsalter.

Geschichte. Der Name Influenza wird zuerst in der Epidemie von 1743 gebraucht; er deutet auf die Ursache der Krankheit hin: Einfluß der Kälte — influenza di freddo — oder Einflüsse durch atmosphärische Vorgänge. Das Wort Grippe stammt aus Frankreich und kommt von „grippe" = erwischen, erhaschen. Andere Namen sind Catarrhus epidemicus, Febris catarrhalis epidemicus, Blitzkatarrh (1782) wegen des plötzlichen Krankheitsbeginnes, Schafshusten (1580) wegen des lauten Hustens.

Die älteste Geschichte der Influenza ist dunkel. Die ersten sicheren Influenza-Epidemien scheinen nach Biermer um das Jahr 1387 geherrscht zu haben; andere (Thomas, Zülzer usw.) lassen erst die Pandemie vom Jahre 1510 als solche gelten.

Die erste wirkliche Pandemie scheint 1580 geherrscht zu haben. Sie verbreitete sich zuerst im Orient und zog dann über Europa von Ost nach West und von Süd nach Nord. Das 17. Jahrhundert ist arm an Mitteilungen über Influenza; dagegen finden sich im 18. Jahrhundert mehrere kleine Pandemien verzeichnet. So zog z. B. 1781 bis 1782 eine Epidemie von China über Rußland, Deutschland, Schweden, England, Frankreich usw. Auch 1799 verbreitete sich eine Pandemie von Rußland aus über Deutschland, Frankreich, Dänemark, um nach fünfmonatlicher Pause in Form von ausgebreiteten Nachzüglerepidemien wieder aufzuflackern. Im 19. Jahrhundert herrschten mehrere große Pandemien, die in den Jahren 1830 bis 1833, 1836 bis 1837, von Rußland ausgehend, Europa von Ost nach West durchzogen, aber auch Nordamerika überfielen. 1847 bis 1848 herrschte die Seuche wieder in ganz Europa, aber auch in Nordamerika, Afrika, Westindien usw. Die bedeutendste aller Pandemien war die noch in unserer aller Erinnerung lebende Epidemie von 1889 bis 1890, auf die bei Besprechung der Epidemiologie genauer einzugehen ist.

Ätiologie. Der im Jahre 1892 von R. Pfeiffer entdeckte Influenzabazillus ist ein außerordentlich kleines, unbewegliches Stäbchen mit abgerundeten Enden, das nur zweimal so lang wie breit ist. Es färbt sich nicht nach Gram. Im Ausstrich von Sputum, Bronchial- oder Nasenschleim Influenzakranker liegen sie häufchenweise zusammen oder in großen Scharen.

Man färbt sie am besten in zehnfach verdünnter Karbolfuchsinlösung oder mit Löfflerschem Methylenblau. Der Influenzabazillus ist ausgesprochen hämoglobinophil; er gedeiht nur auf Nährböden, die Blut enthalten. Auf Blutagar (mit Taubenblut oder Menschenblut bestrichene Agarplatten) wächst er in Form von wasserhellen, tautropfenähnlichen Kolonien, die nur geringe Neigung zur Konfluenz zeigen (vgl. beistehende Abbild.). In der nächsten Um-

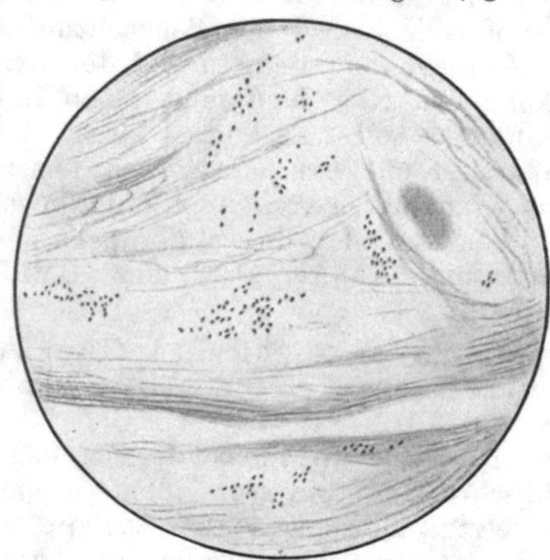

Abb. 157. Influenzabazillen im Sputum-Ausstrich.

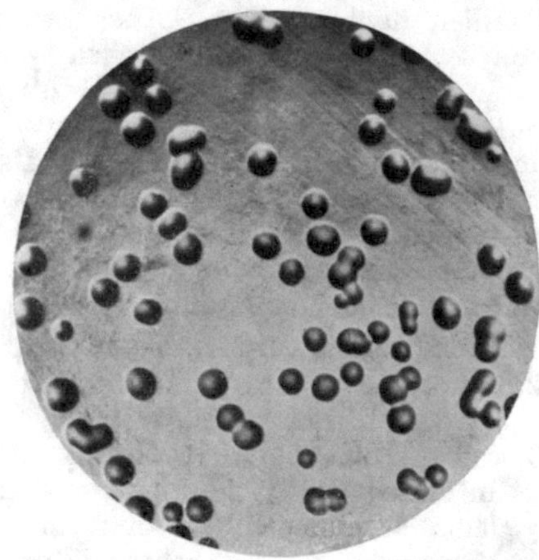

Abb. 158. Kolonien von Influenzabazillen auf Blutagar (50fache Vergrößerung).

gebung von Streptokokken- oder Pneumokokkenkolonien bildet er auffällig große, sog. Riesenkolonien. Der Pfeiffersche Bazillus ist streng anaerob und gedeiht nur bei Bruttemperatur (32 bis 37°).

Um die Bazillen aus Sputum zu züchten, empfiehlt es sich, die gelben Sputumflöckchen in mehreren Schalen mit steriler Kochsalzlösung zu spülen, um nach Möglichkeit die Begleitbakterien abzuschwemmen.

Resistenz. Der Influenzabazillus bildet keine Sporen. Er ist gegen Austrocknen sehr empfindlich; in getrocknetem Auswurf ist er nach 36 Stunden abgestorben.

Als Pseudo-Influenzabazillen beschreibt Pfeiffer feine Stäbchen, die er in großer Menge in den bronchopneumonischen Herden von drei Diphtheriekindern fand, und die etwas größer als die echten waren und eine ausgesprochene Neigung zu Scheinfädenbildung zeigten. Später hat es sich herausgestellt, daß auch die echten Influenzabazillen auf besonderen Nährböden (Pferdeblutserum) Scheinfäden bilden (Kolle), und manche Kulturen nach einigen Generationen plötzlich größere Formen annehmen können (Jochmann). Ein Unterschied zwischen Influenzabazillen und Pseudo-Influenzabazillen ist danach nicht mehr aufrecht zu erhalten. Auch das von Jochmann und Krause beschriebene influenzaähnliche Stäbchen, das beim Keuchhusten regelmäßig im Sputum und in bronchopneumonischen Herden gefunden wird, dürfte mit dem Influenzabazillus identisch sein.

Tierpathogenität. Der Pfeiffersche Bazillus ist für Tiere nicht pathogen, nur bei Verwendung großer Dosen von Bazillen kann man Affen unter Intoxikationserscheinungen töten. Interessant ist jedoch, daß man durch die gleichzeitige Einspritzung von Influenzabazillen und Streptokokken bei Mäusen eine Septikämie erzeugen kann, während die Infektion mit Pfeifferschen Influenzabazillen allein unschädlich ist.

Verhalten des Influenzabazillus im Körper des Influenzakranken. Die Pfeifferschen Bazillen sind während der Pandemie in erster Linie auf den entzündeten Schleimhäuten der oberen Luftwege nachgewiesen worden. Sie finden auch in großer Menge im Auswurf und im eitrigen Nasensekret; ferner sind sie massenhaft in den entzündlichen Herden der Influenzapneumonie nachgewiesen. Ob sie auch ins Blut übergehen und sich dort lebensfähig erhalten können, war lange eine umstrittene Frage.

Beweisend für die Möglichkeit einer Einwanderung von Influenzabazillen ins Blut sind jene Fälle, wo sie als Ursache klinisch sichergestellter besonderer lokaler Erkrankungsprozesse später post mortem in den betreffenden Organen gefunden wurden: So bei Encephalitis (Pfuhl), bei Endocarditis (Hanstein-Jehle) und bei Gelenkeiterungen. Intra vitam konnte Spaet bei einer im Anschluß an Influenza entstehenden Pyämie mit Endocarditis Influenzabazillen im Blute nachweisen; auch Saathoff konnte in einem Falle von Influenza mit Endocarditis, Encephalitis und Meningitis die Influenzabazillen post mortem aus der Milz in Reinkultur gewinnen und sie im Schnitt in den Herzklappen und im Gehirn nachweisen. Im allgemeinen ist das Eindringen des Influenzabazillus in die Blutbahn nicht häufig. Die mikroskopischen positiven Befunde Canons bei einer großen Zahl von Influenzakranken waren nicht einwandfrei. Noch mehr gilt das von den Angaben Ghedinis, der intra vitam in 28 Influenzafällen den Bazillus 18mal im Blute fand. Häufiger liest man Angaben über postmortale Blutbefunde. Rosenthal hat die Influenzabazillen fast konstant im Blute gefunden. Jehle fand sie post mortem als Komplikation von Scharlach, Masern, Varicellen, Keuchhusten und Diphtherie. Diesen postmortalen Befunden stehe ich etwas skeptisch gegenüber, denn mir selbst ist es in Hunderten von Fällen weder bei Influenza, noch bei Keuchhusten, bei Masern, Scharlach oder Diphtherie gelungen, post mortem Influenzabazillen im Blute nachzuweisen, obgleich ich beständig danach gefahndet habe. Auch Wohlwill berichtet, daß im Eppendorfer Krankenhause, wo seit Jahren bei fast jeder Sektion die bakteriologische Untersuchung des Herzblutes vorgenommen wird, nicht ein einziges Mal bei diesen nach mehreren Tausenden zählenden Untersuchungen Influenzabazillen gefunden wurden.

Danach scheint das Eindringen der Influenzabazillen in die Blutbahn doch recht selten zu sein. Im allgemeinen tötet das Blut die eingedrungenen Influenzabazillen recht schnell ab, und nur in wenigen Fällen kommt es zur Metastasierung und zur ausgesprochenen Sepsis.

Vorkommen des Influenzabazillus als Mischinfektion bei anderen Krankheiten. Pfeiffer betonte seinerzeit, daß er nur bei Influenzakranken und -rekonvaleszenten Influenzabazillen gefunden habe und fügte hinzu, daß diese Tatsache bei der Unmöglichkeit, beweisende Tierversuche vornehmen zu können, als Beleg für die spezifische Natur der von ihm gefundenen Mikroorganismen die größte Bedeutung habe. Nach den Untersuchungen der letzten 15 Jahre hat sich unsere Anschauung über diese Frage erheblich geändert. Es zeigte sich, daß bei den verschiedensten Infektionskrankheiten namentlich des Kindesalters die Mischinfektion mit Influenzabazillen eine große Rolle spielt.

Bei der Diphtherie wurden Influenzabazillen zuweilen im Tonsillenabstrich als Nebenbefund beobachtet, ohne daß etwa das Krankheitsbild deshalb an Influenza erinnerte (Jochmann, Auerbach). Auch fand man sie zuweilen in den bronchopneumonischen Herden von Diphtherieleichen. Oft sind Influenzabazillen im Bronchialsekret und in pneumonischen Herden bei Masernkindern bei der Autopsie gefunden worden (Süßwein, Jochmann), aber auch als Saprophyten auf den Tonsillen Masernkranker kommen sie häufig vor (Liebscher).

Bei Scharlach liegen die Verhältnisse ganz ähnlich, doch ist das Vorkommen der Pfeifferschen Bazillen hier nicht so häufig.

In einem besonderen Verhältnis steht der Keuchhusten zu den Influenzabazillen. Hier konnte ich in meinen über drei Jahre ausgedehnten Untersuchungen nachweisen, daß der Pfeiffersche Bazillus fast konstant im Pertussissputum vorkommt, und daß das nämliche Stäbchen auch fast stets die den Keuchhusten komplizierenden Bronchopneumonien hervorruft. Eine Bestätigung unserer Ergebnisse lieferten Max Neißer, Klieneberger u. a. Besonderen Wert möchte ich auf die Feststellung der Tatsache legen, daß beim Keuchhusten der Influenzabazillus konstant die Bronchopneumonien verursacht, während er bei den anderen infektiösen Kinderkrankheiten bald häufiger, bald seltener gefunden wird.

Nach diesen Befunden ist der Influenzabazillus also keineswegs spezifisch für Influenza in dem Sinne, daß man etwa sagen könne, wo Influenzabazillen, da Influenza. Er kommt vielmehr bei vielen Infektionskrankheiten teils als Saprophyt ohne pathogene Bedeutung, teils als Erreger von leichten und schweren Erkrankungen des Respirationsapparates vor, ohne daß die von ihm hervorgerufenen Erscheinungen sich von Pneumokokken- oder Streptokokkeninfektionen ähnlicher Art wesentlich unterscheiden oder etwa durch ihre Verquickung mit anderen an Influenza erinnernden Symptomen, also z. B. durch im Vordergrunde stehende subjektive Schmerzempfindungen, wie Gliederschmerzen, Neuralgien usw. zu der Diagnose einer Komplikation mit Influenza auffordern.

Unter ähnlichen Bedingungen, nur nicht mit derselben Häufigkeit wie im Kindesalter, finden wir in der nachepidemischen Periode in vielen Fällen auch beim Erwachsenen Influenzabazillen als Begleiter der verschiedenartigsten Erkrankungen.

Das bekannteste Beispiel dafür ist die Lungentuberkulose.

Pfeiffer machte 1892 darauf aufmerksam, daß tuberkulöse Individuen in vorgerückterem Stadium, wo es zur Bildung von Kavernen gekommen ist, mitunter recht lange, über Wochen und Monate hinaus, Influenzabazillen beherbergen. Er sprach damals von „chronischen Grippeerkrankungen". Der Krankheitsverlauf war klinisch jedoch nicht von dem anderer Patienten zu unterscheiden, nur die Sputumuntersuchung wies auf die bestehende Komplikation hin. Diesen Begriff der „chronischen Influenza der Phthisiker" haben dann viel spätere Autoren der nachepidemischen Periode aufgenommen.

Nach meinen Erfahrungen möchte ich keineswegs die Möglichkeit bestreiten, daß eine Phthise durch Influenzabazillen verschlimmert werden kann. nur möchte ich es nicht als Regel hingestellt sehen, daß die Anwesenheit von Influenzabazillen eine Phthise stets ungünstig beeinflußt. Sie spielen häufig dabei die Rolle von Saprophyten. Ich komme auf diese Verhältnisse noch einmal zurück bei der Besprechung des Begriffes der chronischen Influenza (S. 362). Auch bei Bronchiektasen der verschiedensten Herkunft kann man Pfeiffersche Bazillen häufig im Sputum nachweisen, ohne daß irgendwie auf Influenza hindeutende Symptome vorhanden sind.

Der Pfeiffersche Bazillus vermag demnach für den menschlichen Organismus eine recht verschiedene Bedeutung zu gewinnen. Das Bild, das wir jetzt von ihm erhalten haben, entfernt sich ziemlich weit von dem, was Pfeiffer uns zuerst beschrieb. Zweifeln wir auch nicht an seiner ätiologischen Bedeutung für die epidemische Influenza, so haben wir ihn doch auch in verschiedenen anderen Rollen kennen gelernt. Er ist keineswegs absolut spezifisch für die epidemische Influenza, etwa wie der Gonokokkus oder Tuberkuloseerreger für die Gonorrhöe bzw. Tuberkulose. Er wird gelegentlich als Schmarotzer auf den Tonsillen gefunden, sowohl bei Gesunden wie im Verlaufe von Infektionskrankheiten, ferner in den Kavernen der Phthisiker und in Bronchiektasen, ohne daß dadurch das Krankheitsbild beeinflußt zu werden brauchte. Er vermag ferner bei Erwachsenen sowohl wie besonders im Kindesalter leichtere und schwerere katarrhalische Bronchitiden und lobulär pneumonische Prozesse auszulösen, so z. B. im Verlaufe von Masern, Diphtherie und Keuchhusten, ohne daß dabei sonst irgend welche Erscheinungen ausgeprägt wären, die zu der klinischen Diagnose Influenza Veranlassung geben. Man sollte deshalb in solchen Fällen davon Abstand nehmen, von „Komplikation mit Influenza" zu sprechen, sondern lieber von Mischinfektion mit dem Pfeifferschen Bazillus reden und die Bezeichnung „Komplikation mit Influenza" für Fälle mit wirklich klinischer Influenza reservieren.

In einem auffallenden Mißverhältnisse zu der großen Zahl der positiven Influenzabazillenbefunde bei den akuten Infektionskrankheiten des Kindesalters stehen die bei der endemischen Influenza in den letzten 15 Jahren erhobenen bakteriologischen Befunde. Obgleich das Krankheitsbild der pandemischen Influenza völlig gleicht, finden sich die Pfeifferschen Bazillen entweder gar nicht oder nur in einem geringen Prozentsatz der Fälle. Es konnte daher nicht ausbleiben, daß manche Autoren, z. B. Sacquépée u. a. überhaupt die ätiologische Bedeutung des Influenzabazillus für die Influenza leugneten und die Pfeifferschen Bazillen für Infektionserreger sekundärer Natur erklärten. Wir deuteten schon in der Einleitung an, daß man sich aus den Zweifeln nicht anders helfen kann als mit der Annahme, daß influenzaähnliche Krankheitsbilder, selbst epidemischer Natur, nicht allein durch den Pfeifferschen Bazillus, sondern auch durch andere Erreger hervorgerufen werden können. Wir kommen bei Besprechung der endemischen Influenza noch einmal darauf zurück.

Epidemiologie und Pathogenese. Die epidemisch auftretende Influenza, deren letzte Pandemie wir im Jahre 1889 bis 1890 durchgemacht haben, nimmt ihren Ausgang meist von einem bestimmten Punkte der Erde aus, um dann mit rasender Schnelligkeit den ganzen Erdball zu überziehen. Nach Europa wurde die Seuche in den letzten Pandemien stets von den asiatischen Hinterländern Rußlands aus getragen. Dabei wurden entsprechend der bevorzugten Richtung des Verkehrs meist die nördlichen Länder zuerst befallen, während Italien und Spanien zuletzt an die Reihe kamen. Die alte Annahme, daß die Influenza sich ganz unabhängig von den Verkehrswegen durch die Luft fortpflanze, ist durch das Studium der Verbreitungsweise der Seuche während der jüngsten Epidemie als irrtümlich erwiesen worden. Die Schnelligkeit, mit der die Krankheit sich über die Länder ausbreitet, hat mit der Schnelligkeit unserer Verkehrsmittel zugenommen, aber nirgendwo war die Verbreitungsgeschwindigkeit der Influenza größer als die Geschwindigkeit unserer schnellsten Transportmittel. Da der Verkehr dem Fortschreiten der Seuche die Richtung gibt, so werden Großstädte und Handelsstädte am schnellsten befallen, während verkehrsarme Gegenden erst später erreicht werden.

Neben der großen Schnelligkeit, mit der sich die Seuche fortpflanzt, ist besonders charakteristisch, daß sie überall sofort zu ausgedehnten Massenerkrankungen führt. Diese Eigentümlichkeit der Krankheit erklärt sich durch die große Kontagiosität, die Leichtigkeit, mit der die Keime durch Husten, Niesen usw. in der Umgebung des Influenzakranken versprüht werden, durch die große Zahl der Leichtkranken, die ihre Bazillen nach allen Richtungen hin tragen, durch das sehr kurze nur ein- bis zweitägige Inkubationsstadium und durch die allgemeine Empfänglichkeit für die Seuche (Leichtenstern); weder alt noch jung, weder arm noch reich bleibt verschont. In Deutschland erkrankte 1888 bis 1890 über die Hälfte der Bevölkerung an Influenza. Fällt der Influenzakeim in eine Familie, so werden fast alle Familienmitglieder der Reihe nach davon betroffen. Lehrreich ist in dieser Beziehung auch die Verbreitungsweise der Seuche auf Schiffen.

Das Postschiff „St. Germain“ lief am 2. Dezember von St. Nazaire aus, legte am 5. Dezember vor Santander an und nahm hier, bei bestem Gesundheitszustande aller Schiffsinsassen, einen Reisenden aus Madrid auf, wo bereits die Influenza herrschte. Der Reisende erkrankte tags darauf an Influenza, vier Tage danach der ihn behandelnde Arzt und nach weiteren zwei Tagen begann die Krankheit sich dermaßen auf dem Schiffe auszubreiten, daß von 436 Passagieren 154 erkrankten, außerdem noch 47 Matrosen.

Von der Seuche verschont bleiben nur Örtlichkeiten, die vom Verkehr mit der Außenwelt völlig abgetrennt sind, so z. B. streng abgeschlossene Klöster. Der Gang einer Epidemie in einem leicht übersehbaren Bevölkerungsdistrikt ist etwa der, daß von dem Bekanntwerden der ersten Fälle an bis zu dem Beginn der Massenerkrankung etwa 14 Tage vergehen. Dann nimmt die Erkrankungszahl rapide zu, um in drei Wochen ihren Höhepunkt zu erreichen und in weiteren 14 Tagen schnell abzufallen. Die Gesamtdauer der Epidemie beträgt also sechs bis acht Wochen. Trotz der enormen Morbidität ist die Mortalität der Seuche relativ gering; am meisten gefährdet ist das höhere Lebensalter. Klima, Witterung und Jahreszeiten haben auf die Verbreitung der Pandemie keinen Einfluß, doch haben die verschiedenen, im Laufe der Zeiten von Rußland ausgehenden Pandemien am Orte ihrer Entstehung meist im Spätherbst oder im Winter begonnen.

Epidemiologie der Nachzüglerepidemien. Aus der Geschichte der Epidemien geht hervor, daß auf eine Pandemie meist noch für mehrere Jahre Nachzüglerepidemien auftreten, zwischen denen Intervalle von ein bis zwei Jahren liegen können. So folgte auf die Pandemie von 1889/90 eine Frühjahrsepidemie von 1891 und eine Winterepidemie von 1891/92. Diese Nachepidemien haben epidemiologisch insofern ein anderes Gesicht, als die Morbidität zweifellos dabei eine geringere ist. Auch bleiben sie auf ein kleineres Gebiet beschränkt; sie entstehen nicht so plötzlich, sondern entwickeln sich allmählich und ziehen sich monatelang hin. Aller Wahrscheinlichkeit nach spielen dabei die durch das Überstehen der Influenza erworbene Immunität, sowie die abnehmende Virulenz des Kontagiums eine wichtige Rolle. Mit der abnehmenden Virulenz würde freilich die Tatsache schlecht vereinbar sein, daß die Mortalität in den Nachzüglerepidemien im allgemeinen größer war als in der Pandemie. Seit den Nachepidemien ist die Influenza überall endemisch geblieben. Diese endemische Influenza ist nun aber im Gegensatz zur Pandemie insofern abhängig von der Jahreszeit, als ihr Ausbruch zum größten Teile in die Herbst-, Frühling- und Wintermonate fällt.

Die Immunitätsverhältnisse der Influenza sind noch recht unklar. Die einen sind der Meinung, daß das einmalige Überstehen der Influenza für längere Zeit vor Wiederholung der Krankheit schützt, die anderen sprechen sogar von einer Steigerung der Disposition für die Krankheit. Daß die Influenza eine große Neigung zu schnell hintereinander folgenden Rezidiven hat, ist bekannt, doch würde das noch nicht gegen die Ausscheidung einer Immunität sprechen. Eine natürliche Immunität gegen die Erkrankung kommt zweifellos vor.

Allgemeiner Verlauf und Beginn. Die Inkubationszeit der Influenza beträgt einen bis drei Tage. Gemeinsam ist allen Formen der plötzliche Beginn mit Frost und raschem Temperaturanstieg und die auffällige Mattigkeit. Nur in seltenen Fällen gehen Prodromalerscheinungen, wie Abgeschlagenheit oder Schnupfen voraus. Hervorzuheben ist noch, daß die Influenza zuweilen mit ganz abnormen Symptomen beginnt; eine tiefe Ohnmacht oder Konvulsionen oder ein plötzlich einsetzendes beängstigendes Schwindelgefühl mit nachfolgender Benommenheit können die Szene eröffnen. Auf solche atypisch beginnenden Fälle folgt mitunter ein leichter und schnell in Genesung abergehender Verlauf. Praktisch von großer Wichtigkeit sind auch die Fälle, die mit einer akuten Psychose, entweder mit Verworrenheit oder mit maniakalischen Aufregungszuständen u. a. beginnen. Da das Fieber erst einen bis zwei Tage nach dem Beginn dieser psychischen Störungen einsetzt, so kann es leicht zu Fehldiagnosen kommen.

Die Krankheitsdauer der unkomplizierten Influenza beträgt meist nur wenige Tage. Die Rekonvaleszenz tritt in der Mehrzahl der Fälle recht bald ein, so daß der Kranke seiner gewohnten Tätigkeit wieder nachgehen kann. Oft aber ist die Rekonvaleszenz sehr langwierig, indem Abgeschlagenheit, Hinfälligkeit, Schlaflosigkeit, Energielosigkeit und mancherlei nervöse Störungen, Neuralgien usw. wochen- und monatelang anhalten. In den Fällen, wo sich Herzschwäche geltend gemacht hat, dauert die Erholung des Herzens ungewöhnlich lange.

Rückfälle. Sehr häufig kommt es vor, daß einen oder mehrere Tage nach der Entfieberung ein neuer Fieberanstieg erfolgt, wobei sich dieselben Influenzasymptome wie vorher wiederholen oder neue, z. B. pneumonische, Erscheinungen sich hinzugesellen können. Ursache dieser Rezidive sind die noch im Körper zurückgebliebenen Influenzabazillen.

Krankheitsbild. Das Bild der Influenza ist außerordentlich wechselvoll je nachdem mehr die entzündlichen Erscheinungen des Respirationsapparate, oder des Magendarmkanals oder mehr toxisch-nervöse Symptome überwiegen. Die typische Influenza, wie sie sich im Jahre 1889/90 in der großen Mehrzahl der Fälle darstellte, schildert Leichtenstern, der klassische Zeuge jener gewaltigen Epidemie, als einen plötzlichen, mit Frost oder häufigem Frösteln einsetzenden Fiebersturm von ein- bis mehrtägiger Dauer, verbunden mit heftigen Kopfschmerzen, namentlich in der Stirngegend, Schwindel, Rücken- und Gliederschmerzen, mit unverhältnismäßig großer Hinfälligkeit, darniederliegendem Appetit. Der Urin ist hochgestellt und vermindert, die Milz häufig vergrößert. Dazu treten in einer großen Zahl von Fällen katarrhalische Erscheinungen des Respirationsapparates, Schnupfen, Tracheitis, Bronchitis. Es kommen freilich auch Fälle ohne jede Beteiligung der Luftwege vor. Schon nach 24 bis 48 Stunden klingt die Krankheit, bei vielen unter Schweißausbruch, ab, und es bleibt noch für einige Tage ein Gefühl großer Schwäche und Schmerzen in den Muskeln und Gelenken zurück.

In diesem Bilde können nun einzelne Symptomgruppen besonders hervortreten, so daß man verschiedene Erscheinungsformen der Influenza, je nach dem Vorherrschen der nervösen Symptome oder der katarrhalischen oder gastroenteritischen Erscheinungen unterscheidet. Dabei ist freilich hervorzuheben, daß diese verschiedenen Formen ohne scharfe Grenzen ineinander übergehen können, und daß zweitens bei derselben Form oft mehrere Symptomgruppen gleichzeitig beobachtet werden können. Der besseren Übersicht halber wollen wir aber auch hier an der alten Einteilung festhalten und unterscheiden:

1. die Influenza des Respirationsapparates, die durch Rhinitis, Laryngitis, Tracheitis und Bronchitis ansgezeichnet ist;
2. die gastro-intestinale Form, bei der dick belegte Zunge, Erbrechen, Diarrhöen im Vordergrunde stehen;
3. die nervöse Form der Influenza, bei der intensive nervöse Beschwerden, Kopfschmerzen, Rücken- und Gliederschmerzen, Gelenkschmerzen, Neuralgien, Schlaflosigkeit die Szene beherrschen, während katarrhalische Symptome und gastro-enteritische Erscheinungen fehlen.

Als vierte Form kann man mit **Leichtenstern** unter dem Namen „Influenza-Fieber“ noch jene leichten Fälle zusammenfassen, die außer einen bis zwei Tage währendem Fieber, Abgeschlagenheit, Mattigkeit und Gliederschmerzen sonst keine Influenzasymptome, namentlich keine katarrhalischen Erscheinungen zeigen.

Gemeinsam ist allen Formen auf der Höhe der Epidemie der plötzliche Beginn, das Frieren mit dem nachfolgenden Temperaturanstieg und die auffällige Hinfälligkeit. Mit dem Abklingen der Epidemie kommen auch Fälle vor, die langsam und schleichend anfangen und nur mit geringem Fieber einhergehen. Im folgenden wollen wir zunächst die wichtigsten Symptomgruppen, die bei der Influenza vorherrschen können, das **Fieber**, die **entzündlichen Erscheinungen des Respirationsapparates**, **des Zentralnervensystems** und die des **Magendarmkanals** besprechen, um nachher auch die Veränderungen an den übrigen Organen zu berücksichtigen.

Fieber. Die Temperatur steigt bei der Influenza meist nach einem Schüttelfrost steil bis auf 39 oder 40⁰ an, doch wird auch ein staffelförmiger,

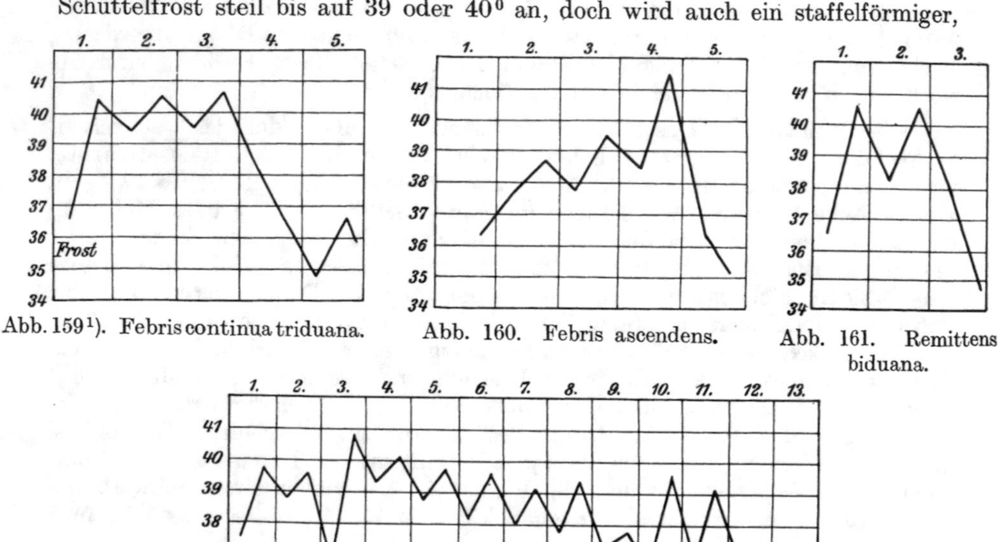

Abb. 159[1]). Febris continua triduana.

Abb. 160. Febris ascendens.

Abb. 161. Remittens biduana.

Abb. 162. Protrahiertes Influenzafieber.

allmählicher Anstieg beobachtet. Nach einem bis mehreren Tagen erfolgt der Abfall, der bald kritisch, bald lytisch einsetzt. Zwischen Fieberhöhe und den übrigen Symptomen besteht oft ein großes Mißverhältnis. So kann die Temperatur schon wieder normal sein, während die übrigen Influenzaerscheinungen noch anhalten. Bei mehrtägiger Fieberdauer kann die Kurve kontinuierlich oder remittierend sein. Ein fieberfreier Verlauf, der mehrfach angegeben wird, dürfte so zu erklären sein, daß die initiale Temperatursteigerung sehr flüchtig war und nicht bemerkt wurde; besonders gilt das für die Fälle, die angeblich nur mit Frieren begonnen haben. Hyperpyretische Temperaturen sieht man zuweilen dort, wo die Influenza unter schweren Gehirnerscheinungen verläuft.

---

[1]) Abb. 159—164 nach **Leichtenstern**.

Eine wichtige und fast pathognomische Verlaufsart der Fieberkurve besteht darin, daß die Temperatur für einen oder zwei Tage abfällt, wobei dann ein Fiebernachschub mit Exazerbation der Influenzasymptome erfolgt. Schon hier zeigt sich also die Neigung der Krankheit zu Rezidiven, die wir am ausgeprägtesten bei der intermittierenden Form der Influenza kennen lernen werden (vgl. S. 352). In seltenen Fällen stellt die Influenza ein protrahiertes fieberhaftes Allgemeinleiden ohne katarrhalische oder andere kom-

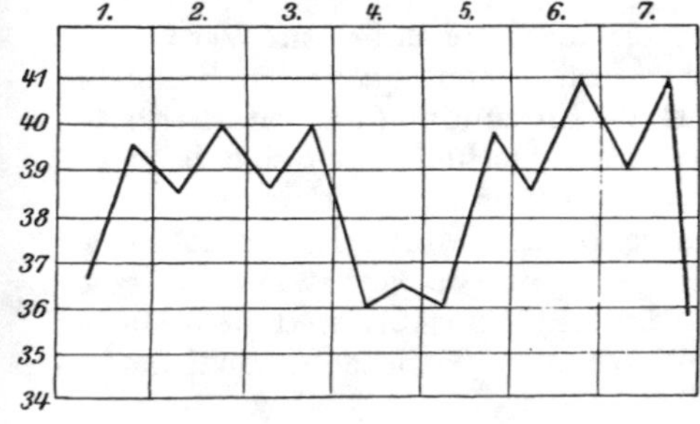

Abb. 163. Bileptische Influenza.

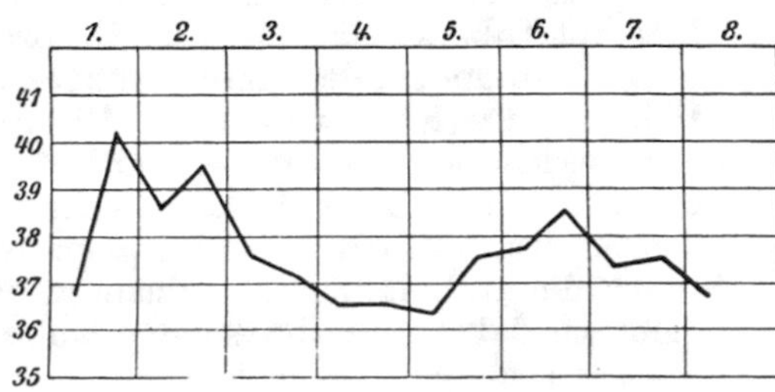

Abb. 164. Influenzarelaps.

plizierende Erscheinungen dar, selbst unter geringer Entwicklung von nervösen Symptomen. Ein hohes kontinuierliches Fieber erinnert dabei an Typhus. In anderen seltenen Fällen kann die Kurve das Bild einer Intermittens quotidiana annehmen, wobei ebenso wie bei der Malaria Frösteln beim Fieberanstieg und Schweißausbruch beim Fieberabfall erfolgt.

Die entzündlichen Erscheinungen des Respirationsapparates. Da die entzündlichen Erkrankungen des Respirationstraktus zu den häufigsten Begleitsymptomen der Influenza gehören, so gebührt ihnen hier die erste Stellung. Dabei ist vor allem die Erkenntnis wichtig, daß es sich keineswegs stets um von den oberen Luftwegen langsam nach der Tiefe zu steigende Prozesse handelt, daß vielmehr jeder einzelne Abschnitt der Respirationsschleimhaut für sich allein oder auch mit anderen Abschnitten kombiniert erkranken kann. In vielen Fällen besteht eine intensive Rhinitis. Die Kranken zeigen gerötete Naseneingänge, sie klagen über Brennen in den Augen, Schmerzen in der Nasenwurzel, leiden aber eigentlich nicht an dem häufigen Niesen und der ungemein reichlichen, wässerigen Sekretion des gewöhnlichen Schnupfens. Verschiedene Epidemien haben sich in dieser Beziehung verschieden verhalten. Häufig ist die Beteiligung der Nebenhöhlen. Die so außerordentlich oft lange Zeit persistierenden Stirnkopfschmerzen haben ihren Grund meist in einer entzündlichen katarrhalischen Erkrankung der Stirnhöhle; mitunter verbirgt sich dahinter freilich auch ein eitriger Prozeß. Empyeme der Stirnhöhle und der Oberkieferhöhle gehen oft lange unter der Flagge Supraorbital- und Infraorbitalneuralgie. Man kann in solchen Fällen im Empyemeiter Reinkulturen von Influenzabazillen finden. Heftiges Nasenbluten scheint in einzelnen Epidemien sehr häufig zu sein. Im Rachen findet sich eine starke, meist streifige Röte der Schleimhaut; auch die Tonsillen pflegen gerötet zu sein, doch bleiben sie meist ohne Beläge. Entzündliche Erkrankungen des Larynx mit Heiserkeit beobachtete Leichtenstern in 6% der Fälle. Laryngoskopisch finden sich intensive Hyperämie und Schwellungszustände. Relativ häufig ist eine hämorrhagische Laryngitis. In seltenen Fällen kann es zu akutem Glottisödem kommen. Im Gefolge der Laryngitis treten zuweilen Lähmungen einzelner Kehlkopfmuskeln auf.

Die tracheale Schleimhaut ist fast stets entzündet und zeigt laryngoskopisch eine intensive Rötung. Subjektiv macht sich die Tracheitis durch Brennen und Schmerzen hinter dem Brustbein bemerkbar. Druck auf das Sternum ist schmerzhaft und verursacht Hustenreiz. Die Bronchien beteiligen sich ebenso wie die Trachea fast regelmäßig an der katarrhalischen Entzündung. Die Bronchitis kann diffus über beide Lungen verbreitet sein, kann aber auch — und das ist charakteristisch für Influenza — auf einen Lungenlappen beschränkt bleiben.

Die Lokalisierung auf einen Oberlappen führt mitunter zur Verwechslung mit Tuberkulose. Meist ist die Bronchitis mit einem quälenden Krampfhusten verbunden, den Leichtenstern auf die Entzündung der Bifurkationsstelle der Trachea zurückführt. Die Auskultationserscheinungen sind ja nach der Ausdehnung des Prozesses auf die großen, mittleren und kleineren Bronchien und je nach der trockenen oder feuchten Beschaffenheit der Entzündung verschieden. Mitunter ist eine ganz auffällige Dyspnoe vorhanden, die sich durch die auskultatorischen Phänomene nicht erklären läßt, weil das Atemgeräusch dabei überall vesikulär bleibt und oft nur spärliche Rhonchi nachweisbar sind.

Biermer erklärte diese Erscheinungen durch das Auftreten von Lungenkongestionen, eine Auffassung, der sich auch Leichtenstern auf Grund eigener Beobachtungen anschließt.

Anatomisch findet man bei der Influenzabronchitis eine starke Hyperämie der Schleimhaut bis in die feinsten Bronchien und überall ein dickes, schleimig-eitriges, klumpiges Sekret. Mikroskopisch findet sich neben der Hyperämie, die häufig zu Blutextravasaten führt, reichlich zellige Infiltration.

Je nach dem Charakter der Bronchitis ist der Auswurf verschieden. Am häufigsten findet man ein in großer Menge ausgehustetes Sputum, das sich in drei Schichten im Glase absetzt. Über einer trüb serösen Schicht, in der eitrige Fetzen flottieren, steht weißer oder schmutziggrauer Schaum, während der Boden des Gefäßes mit einer dünnen Schicht glasigen Schleimes bedeckt ist; in anderen Fällen sehen wir ein rein eitriges, münzenförmig geballtes Sputum. Schließlich können blutige Streifen oder aus reinem Blut bestehende Ballen dem eitrigen oder schmutzig-serösen Auswurf beigemengt sein. Ursache dieser Blutungen sind durch die Hustenstöße bedingte kleine Gefäßzerreißungen innerhalb der stark hyperämischen Bronchialschleimhaut.

Durch Ausbreitung der Entzündung auf die feinsten Bronchien kann es zur Kapillarbronchitis kommen, die mit hochgradiger Dyspnoe und mit Cyanose einhergeht und bei schwächlichen rachitischen Kindern, bei Greisen und Potatoren nicht selten den Tod herbeiführt. Seltener ist die akute Entstehung von multiplen Bronchiektasen in den kleineren und mittleren Bronchien, die sich durch reichliche großblasende, klingende Rasselgeräusche bei relativ normalem Perkussionsschall verrät. Sie können sich trotz wochen- und monatelangem Bestehen wieder zurückbilden. Es handelt sich dabei um die gleichen Vorgänge, wie wir sie bei den Masern kennen lernen und abbilden werden (vgl. Abb. S. 723). Zuweilen ist auch eine Bronchitis fibrinosa mit oder ohne gleichzeitige Pneumonie im Laufe der Influenza beobachtet worden.

Die wichtigste und häufigste Influenzakomplikation, durch die die Mortalität der Krankheit meist bestimmt wird, ist die Pneumonie. Bis zur Entdeckung des Influenzabazillus wurde sie meist als Folge einer sekundären oder Mischinfektion mit Pneumokokken oder Streptokokken aufgefaßt, wenn auch einzelne Stimmen für ihren direkten Zusammenhang mit der Infektion selbst eintraten. Die Pfeiffersche Entdeckung brachte die Gewißheit, daß eine bestimmte, allein durch den Influenzabazillus verursachte Pneumonieform von der anatomischen Beschaffenheit der katarrhalischen Pneumonie vorkommt. Dabei kommt es zu zellig fibrinösen lobulären oder durch Konfluenz zu lobären Pneumonien. Die katarrhalische Influenzapneumonie ist durch ein Weiterschreiten der spezifischen Influenzainfektion von dem Bronchus aus auf das Lungengewebe entstanden.

Dementsprechend findet man in solchen Fällen in den infiltrierten Partien eine Reinkultur von Influenzabazillen neben ganz vereinzelten Streptokokken oder Pneumokokken. Manchmal sind diese Kokken neben den Influenzabazillen sogar in reichlicherer Zahl vorhanden. Es handelt sich um lobuläre Entzündungsherde, die entweder durch lufthaltiges Gewebe getrennt bleiben oder aber zu lobären Herden zusammenfließen. Die Schnittfläche ist glatt, bunt, aus dem Durchschnitt der Bronchien treten gelbe Eitertropfen hervor. Mikroskopisch sieht man Alveolenlumina sowie die Septen und das peribronchiale Bindegewebe mit Rundzellen überschwemmt. Fibrin ist nur in geringer Menge oder gar nicht vorhanden.

Neben dieser rein katarrhalischen lobulären Pneumonie kommen aber auch zweifellose Mischformen, d. h. zellig-fibrinöse lobuläre Pneumonien bei der Influenza vor, in deren Ätiologie sich Streptokokken und Pneumokokken mit den Influenzabazillen teilen.

Man sieht dann in denselben Infiltrationsherden katarrhalische und fibrinös infiltrierte Alveolen nebeneinander, so daß neben Partien mit glatter Schnittfläche solche mit gekörnter Schnittfläche erscheinen. In den nach Weigert gefärbten Schnitten sieht man dann einzelne Alveolen mit rein zelligen Infiltraten ohne oder nur mit geringem Fibrin und andere Alveolengruppen dicht mit Fibrin ausgefüllt. Zuweilen findet man auch in demselben Lungenlappen stellenweise lobuläre Herde vom Charakter der katarrhalischen Entzündung, während andere infiltrierte Partien rein lobären Charakter zeigen.

Die dritte, und wie es scheint, häufigste Form der Pneumonie bei Influenza ist die fibrinöse Pneumonie, die durch eine Mischinfektion von Influenzabazillen und Pneumokokken, oft auch von Streptokokken bedingt wird.

Sie unterscheidet sich nach Leichtenstern von dem Bilde der genuinen croupösen Pneumonie dadurch, daß sie oft nur lobulär auftritt und erst allmählich lobär wird. Sie ist häufig doppelseitig. Auf dem Schnitt durch den lobären Infiltrationsbezirk präsentiert sich oft noch deutlich die Zusammensetzung aus lobulären Herden verschiedenen Alters, indem neben rein hepatisierten Herden auch solche im Stadium der grauen Hepatisation vorhanden sind.

Da die entzündliche Anschoppung oft lange bestehen bleibt, ehe es zur festen Infiltration kommt, so hört man oft lange nur Knistern und Bronchialatmen und findet nur eine relative Dämpfung. Entsprechend dem schubweisen Fortkriechen dieser Pneumonie ist das Fieber auffällig remittierend und selbst intermittierend. Das Sputum ist häufig nicht rubiginös, sondern eitrig, entsprechend der starken Beteiligung der Bronchien mit ihrem massenhaften eitrigen Sekret. Die begleitende ausgebreitete Kapillarbronchitis verursacht oft starke Cyanose und Dyspnoe, die im Mißverhältnis zu der Kleinheit der pneumonischen Infiltrate steht. Die Lösung dieser fibrinösen Pneumonie vollzieht sich meist nicht kritisch, sondern ganz allmählich. Häufig sind begleitende seröse und eitrige Pleuraexsudate.

Klinik und Verlauf der Influenzapneumonie. Die Pneumonie kann gleichzeitig mit dem Beginn der Influenza einsetzen oder sich erst später hinzugesellen, ja sogar oft erst nach dem Influenzaanfall auftreten. Die gleichzeitig mit den ersten Influenzasymptomen beginnende Pneumonie, die sowohl katarrhalischer wie auch fibrinöser Natur sein kann, pflegt mit einem Schüttelfrost einzusetzen. Häufiger aber tritt zu einer bereits bestehenden Influenza die

Pneumonie hinzu. Dann ist der Beginn der entzündlichen Lungenerscheinungen ein schleichender, der Schüttelfrost bleibt aus, und das erhöhte Fieber, der vermehrte Husten und ein an zirkumskripter Stelle auftretendes Knisterrasseln zeigen den Beginn der Krankheit an. Oft drückt sich der Eintritt der Lungenentzündung nicht einmal in der Fieberkurve aus.

Dort, wo die Pneumonie erst nach dem Influenzaanfall beginnt, pflegt einen bis zwei Tage nach dem Überstehen der fieberhaften Influenza mit oder ohne Schüttelfrost ein plötzlicher Fieberanstig den Beginn der Pneumonie anzukündigen. Dyspnoe, stechende Schmerzen, rubiginöses Sputum sind oft schon vorhanden, wenn noch gar keine deutliche Lokalisation der Pneumonie nachweisbar ist. Die ersten Erscheinungen, die sich oft nur in kleinen, talergroßen Herden nachweisen lassen, bestehen in Knisterrasseln, relativer Dämpfung und schwacher Bronchophonie. Diese Symptome bleiben auch bei größerer Ausbreitung des Prozesses oft bis zum Abklingen der Entzündung bestehen, ohne daß man manchmal absolute Dämpfung oder Bronchialatmen nachweisen kann. Die meisten Influenzapneumonien, auch die croupösen, beginnen lobulär und kriechen nur langsam von Lobulus zu Lobulus fort. Charakteristisch ist auch die Doppelseitigkeit. Die Influenzapneumonie zieht sich oft sehr in die Länge. Das Fieber kann dabei nach einwöchentlicher Dauer abklingen oder remittierend weitergehen, während absolute Dämpfung und Bronchialatmen unverändert nachzuweisen sind und von einer Crepitatio redux nichts hörbar ist. Allmählich stellt sich dann Knisterrasseln ein, das noch eine bis zwei Wochen anhalten kann.

Einen weit rapideren Verlauf zeigt die von Anfang an doppelseitig einsetzende Pneumonie, die sich schnell über mehrere Lappen ausdehnt und den Tod durch Erstickung herbeiführen kann. Aber auch abortive, rudimentäre Formen werden beobachtet, die unter Schüttelfrost und plötzlichem hohem Temperaturanstieg einsetzen, mit Stichen in der Brust, Dyspnoe und den Zeichen einer lobulären Entzündung, Knisterrasseln oder sogar Bronchialatmen einhergehen und schon nach einer bis drei Wochen wieder für immer verschwunden sind.

Ganz besonders charakteristisch für die Influenza sind Pneumonien mit intermittierendem Verlauf, der sich in der intermittierenden Fieberkurve spiegelt und bedingt wird durch das sukzessive Fortschreiten der entzündlichen Herde von einem Lobulus zum andern. Zuweilen liegen dabei zwischen den einzelnen Pneumonien mehrere Tage, so daß man mit Leichtenstern von Pneumonia recurrens sprechen kann. Charakteristisch ist in dieser Beziehung folgende Eigenbeobachtung:

Eine 30jährige, im dritten Monat gravide Frau war ihrer Angabe nach akut mit hohem Fieber, Gliederreißen, Rückenschmerzen, großer Schwäche, Kopfschmerzen, Husten und reichlichem Auswurf erkrankt. Nach achttägigem Bestehen der Krankheit war plötzlich eine Blutung aus der Scheide eingetreten, und sie hatte abortiert. Nach einer Auskratzung des Uterus waren weitere Blutungen nicht mehr erfolgt. Kopfschmerzen, Husten und Schmerzen auf der Brust, sowie allabendliches hohes Fieber hatten jedoch nicht nachgelassen, so daß sie sich veranlaßt sah, drei Wochen nach Beginn der Erkrankung die Klinik aufzusuchen.

Hier zeigten sich bei der blassen, aber gut genährten Frau Zeichen einer diffusen Bronchitis. Außerdem war eine drei Querfinger breite Dämpfung im rechten Unterlappen mit Bronchialatmen und dichten mittelblasigen Rasselgeräuschen festzustellen. Temperatur 40°, Puls 124, Leukocyten 4400. In dem sehr reichlichen, schleimig-eitrigen, zum Teil etwas hämorrhagischen Auswurfe fanden sich massenhaft Influenzabazillen fast in Reinkultur. Die Temperatur hielt sich als Kontinua vier Tage und fing dann an, langsam lytisch abzufallen. Erst am 14. Tage ihrer Behandlung war die Frau fieberfrei. Die bronchitischen und pneumonischen Erscheinungen waren ebenfalls entsprechend langsam zurückgegangen. In der Folgezeit fühlte sich die Patientin außerordentlich angegriffen und erkrankte nach zehn fieberfreien Tagen aufs neue mit 38,5° Fieber, bronchitischen Geräuschen und wenig Rasselgeräuschen über dem untersten Teil des rechten Unterlappens. Dieser Anfall ging innerhalb von zwei Tagen schnell vorüber, so daß sie nach Hause entlassen werden konnte. 16 Tage später erschien sie wieder in der Klink mit 39,4° Temperatur, einer diffusen Bronchitis auf beiden Lungen und den deutlichen Zeichen einer Bronchopneumonie im linken Oberlappen. Im Auswurfe fanden sich massenhaft Influenzabazillen. Das Fieber fiel lytisch ab und wich nach fünf Tagen der Norm. Die Bronchitis war in gleicher Zeit verschwunden und die Dämpfungserscheinungen auf der Lunge hatten sich aufgehellt. Fünf Tage darauf erkrankte sie an heftigen Durchfällen, die ohne Temperatursteigerung verliefen und acht Tage anhielten. Nach zwölftägiger fieberfreier Periode bekam sie abermals eine Temperatursteigerung bis auf 39,4°, die sich zwei Tage hielt, ohne daß dabei mehr auf den Lungen nachgewiesen werden konnte als vereinzelte bronchitische Geräusche in der Gegend der noch bestehenden perkutorischen Schallabschwächung im linken Oberlappen. In der Folgezeit blieb die Patientin bei normaler Temperatur frei von Influenzaerscheinungen; auch die Dämpfung ging zurück, und sie erholte sich langsam; im Sputum fanden sich noch lange massenhafte Influenzabazillen.

Das Sputum bei der Influenzapneumonie gleicht im wesentlichen dem oben bei der Influenzabronchitis geschilderten, ist also bald kopiös, serös, schaumig, bald rein eitrig, mitunter etwas sanguinolent. Rubiginöses Sputum ist selbst bei den croupösen Pneumonieformen der Influenza nicht häufig, da das rein eitrige Sputum der begleitenden Bronchitis den Charakter des Auswurfs bestimmt. Influenzabazillen lassen sich im Auswurf meist in großer Masse nachweisen.

Von der genuinen croupösen Pneumonie unterscheidet sich die Influenzapneumonie außer durch die geschilderten Verlaufseigentümlichkeiten noch durch andere Züge. Der auffällige Krampfhusten, die von Anfang der Pneumonie an bestehende profuse Schweißsekretion sind der Influenza eigen. Vor allem aber ist auch die Art des Beginnes charakteristisch. Eine Krise wie bei der croupösen Pneumonie ist bei der Influenzapneumonie so gut wie niemals vorhanden. Die Lösung zieht sich oft sehr in die Länge, wobei Pseudokrisen mit plötzlicher Rückkehr der Temperatur zur Norm und nach mehreren Tagen aufs neue erfolgendem Anstieg vorkommen. Dämpfung und Bronchialatmen können sich über lobären Bezirken eine bis zwei Wochen ohne Zeichen von Lösung halten. Häufiger erlebt man, daß sich zwar die Dämpfung aufhellt, aber die nun auftretenden reichlichen klingenden Rasselgeräusche, die über einem ganzen Lappen nachweisbar sind, wochenlang bestehen bleiben, während dauernd ein geballtes eitriges Sputum ausgeworfen wird und remittierendes oder intermittierendes Fieber, verbunden mit Schweißen, diese verzögerte Lösung begleitet (chronische Influenza-Pneumonie). Der Ausgang dieser Form kann trotz wochenlangem Bestehen immer noch eine Restitutio ad integrum sein. In anderen Fällen entwickelt sich eine chronische intermittierende Pneumonie mit schiefriger bindegewebiger Induration größerer Lungenbezirke und Ausbildung von Bronchiektasen. Daß in solchen Fällen der Verdacht auf Tuberkulose naherückt, ist erklärlich, um so mehr als tatsächlich solche protrahiert verlaufenden Influenzapneumonien gar nicht selten zum Ausgangspunkt einer tuberkulösen Erkrankung werden, sei es, daß alte tuberkulöse Lungenherde dadurch aufflackern oder eine frische tuberkulöse Infektion haftet, nachdem ihr die Influenzapneumonie den Weg bereitet hat.

Ein anderer, gar nicht seltener Ausgang der Influenzapneumonie ist die Bildung von Lungenabszessen und Lungengangrän, die sich unter der Einwirkung von Mischinfektionen entwickeln.

Eine nicht seltene Komplikation der Influenzapneumonie ist die Meningitis, die in 11% der Fälle gefunden wurde, während die croupöse genuine Pneumonie in 0,5% der Fälle mit Meningitis kompliziert wird.

Die Häufigkeit der Influenza-Pneumonie betrug während der Pandemie in Berlin (Krankenhaus Friedrichshain) 22%, in Köln (Leichtenstern) 24%, in Riga (Kranhals) 4%.

Die Influenzasterblichkeit hängt in der Hauptsache ab von der Häufigkeit des Auftretens der Pneumonie. Nach Leichtenstern starben während der Pandemie 1889/90 im Bürgerhospital in Köln von 105 Influenzapneumonien 42 = 30%. Kranhals hatte in Riga in derselben Zeit eine Mortalität von 33,9% bei seinen Influenzapneumonien.

Pleuraerkrankungen. Sehr häufig treten sekundär im Gefolge der Influenza Pleuritiden auf, die teils seröser, teils eitriger Natur sind. Aber auch primäre Brustfellentzündungen kommen gleichzeitig mit der Influenzabronchitis ohne begleitende Pneumonien vor. Sie haben meist einen eitrigen Charakter, wobei sich bald Influenzabazillen in Reinkultur, bald Streptokokken oder Pneumokokken finden. Eine besondere Form der akuten primären Influenzapleuritis, die unter Schüttelfrost, hohem Fieber, Dyspnoe und Cyanose entweder gleichzeitig mit dem Influenzaanfall oder am zweiten oder dritten Tage desselben einsetzt, ist durch ein rapid ansteigendes Exsudat von lehmwasserfarbener Beschaffenheit ausgezeichnet, das oft doppelseitig auftritt. Die gleichzeitige Anwesenheit einer diffusen, oft kapillaren Bronchitis vermehrt die starke Dyspnoe, die schon durch das Exsudat bedingt ist, und so kommt es oft schnell zu äußerster Cyanose und Herzschwäche, so daß die Kranken binnen wenigen Tagen zugrunde gehen.

Störungen des Zentralnervensystems. Neben dem Respirationsapparat schädigt die Influenza mit besonderer Vorliebe oft das Nervensystem, an dem sich teils organisch bedingte, teils funktionelle Störungen abspielen. Die organischen Schädigungen werden entweder durch Ansiedlung der Influenzabazillen selbst hervorgerufen oder aber durch die Einwirkung ihrer Toxine, die als schwere Nervengifte aufzufassen sind (Polyneuritis); auch funktionelle Störungen sind durch diese Giftwirkungen verursacht.

An den sensiblen Nerven beobachtet man vor allem Neuralgien, ferner mannigfache Sensibilitätsstörungen. Die häufigste Begleiterscheinung der Influenza ist der Kopfschmerz, der namentlich in der Supraorbitalgegend sitzen und ganz extreme Grade erreichen kann. Daß er in einem Teil der Fälle mit Entzündungen der Stirnhöhle im Zusammenhange steht, wurde schon oben hervorgehoben. Ferner sind oft zu beobachten Interkostalneuralgien, Trigeminusneuralgien, Kreuz- und Rückenschmerzen, Ischias, Schmerzen in den unteren Extremitäten.

Unter dem Namen Mastodynie, Sakrodynie, Coccidynie usw. werden die verschiedenartigsten im Gefolge der Influenza auftretenden Schmerzen beschrieben. Jeder einzelne sensible Nerv kann während der Influenza zum Sitz einer Neuralgie werden.

Neben den Neuralgien spielen die Myalgien eine große Rolle. Beide haben die Eigentümlichkeit, daß sie zu bestimmten Stunden, namentlich des Nachts, exacerbieren. In den langen Rückenmuskeln, Wadenmuskeln, Oberschenkelmuskeln können die heftigsten Schmerzen wüten.

Manchmal findet man auch eine allgemeine Hauthyperästhesie oder eigenartige lokale Parästhesien und Anäshesien, ferner Verlust des Geschmacks, des Geruchs oder abnorme Sensationen im Gebiete dieser Sinnesorgane.

Störungen an den motorischen Nerven, die bei der Influenza vorkommen, sind neuritischen Ursprungs oder beruhen auf zerebralen oder spinalen Erkrankungen.

Die Influenzaneuritis kann teils als Polyneuritis, teils in der Form isolierter, auf einzelne Nerven beschränkter Lähmungen vorkommen. Die Polyneuritis nach Influenza entspricht in ihren klinischen Erscheinungen durchaus den nach der Diphtherie und anderen Infektionskrankheiten vorkommenden multiplen Neuritiden. Dementsprechend gibt es auch hier, je nach der Intensität und der Ausbreitung des Prozesses, sehr verschiedene Krankheitsbilder. Eine besonders foudroyante Verlaufsform kann, wie bei der Poliomyelitis, unter dem Bilde der akuten aufsteigenden Landryschen Paralyse gehen. Häufiger sind die Formen, die ganz den bei der Diphtherie beobachteten Lähmungen entsprechen. Paresen der unteren Extremitäten mit Ataxie und fehlenden Patellarreflexen kombinieren sich mit Lähmungen, die durch degenerative Prozesse in den motorischen Kernen des dritten und vierten Ventrikels verursacht werden: Paresen der Augenmuskeln (Akkommodations-, Internus-, Abducens-, Oculumotorius-), Gaumensegel- und Schlundmuskellähmungen. Dabei ist aber hervorzuheben, daß die Prognose dieser Influenza-Polyneuritis im allgemeinen günstiger ist als die ausgebreitete Diphtherie-Polyneuritis, weil bei der Influenza die gefürchtete Ausbreitung des Prozesses auf die Atemmuskeln in der Regel ausbleibt. Am häufigsten ist die Influenzaneuritis auf einzelne Nerven beschränkt, so daß isolierte Lähmungen der verschiedensten Art beobachtet werden. Akkommodationsparesen, Gaumensegel- und Schlundlähmungen, Parese oder Insuffizienz des Rectus internus, Trochlearis-, Abducens-, Oculumotoriuslähmung; ferner gleichzeitige Lähmung des Hypoglossus, Rekurrenslähmung, Fazialisparese, atrophische Lähmungen im Bereiche einzelner Schulter-, Brust- und Oberarmnerven, des Deltoideus, Supra- und Infraspinatus, Cucullaris, Serratus, Pectoralis; weiter isolierte und kombinierte Lähmungen des Radialis, Ulnaris, Medianus, des Peronaeus, Tibialis, Cruralis. Die durch Neuritis und Kernaffektionen bedingten Lähmungen treten erst nach Ablauf der Influenza auf.

Influenza-Encephalitis.

Die Influenza-Encephalitis kommt in der Weise zustande, daß sich unter der Einwirkung der auf dem Blutwege verschleppten Influenzabazillen in der grauen Substanz der Großhirnrinde oder der zentralen Ganglien kirschkern- bis taubeneigroße, graurötliche Erweichungsherde bilden, in deren Bezirk zahllose flohstichähnliche Blutpunkte zu sehen sind. Sekundär kann es dann zu einer größeren Blutung in den Herd hinein kommen.

Klinisch entspricht dieser Veränderung eine in der Regel akut einsetzende apoplektiform auftretende halbseitige Lähmung, die unter hohem Fieber und schweren Gehirnsymptomen (Schwindel, Kopfschmerzen, Delirien, Bewußtlosigkeit, Koma, epileptische Krämpfe) einsetzen. Das Bild erinnert also sehr an eine durch Gehirnhämorrhagien oder -embolien bedingte Apoplexie mit Hemiplegie, doch ist es leicht davon zu unterscheiden, da die Erscheinungen auf der Höhe des Influenzaanfalles unter Schüttelfrost und hohem Fieber auftreten oder sich an einen vorangehenden Influenzaanfall anschließen. Seltener tritt die Encephalitis mehr schleichend in Erscheinung, indem zuerst Schwindel, Delirien, Krämpfe, Schlaflosigkeit auftreten und dann erst die Lähmungserscheinungen sich anschließen. Je nach dem Sitze der Herde sind natürlich die Herderscheinungen sehr verschieden. Außer kompletten Hemiplegien kommen auch Lähmungen einzelner Nerven, wie des Hypoglossus, des Fazialis, auch reine Aphasie ohne Bewegungsstörung zur Beobachtung.

Mitunter verschont die Encephalitis sogar die motorischen Zentren und Bahnen ganz, so daß alle motorischen Reiz- und Lähmungserscheinungen ausbleiben.

So saßen in einem Falle von Leichtenstern die encephalitischen Herde im Stirnlappen, wobei klinisch hohes Fieber und Bewußtlosigkeit aufgetreten war, und der Tod im Koma erfolgte.

Neben der Encephalitis können bei der Influenza natürlich auch Embolien, Thrombosen, kleine Blutextravasate zu ähnlichen cerebralen Monoplegien und Hemiplegien führen.

Die Meningitis bei Influenza verdankt ihre Entstehung wohl meist der Verschleppung der Bazillen auf dem Blutwege, wie wir das auch bei der echten epidemischen Meningitis annehmen. Dieser Entstehungsmodus dürfte häufiger sein als der Transport auf dem Lymphwege von der Nasenhöhle aus. Akuter Beginn mit Schüttelfrost und hohem Fieber, frühzeitige Benommenheit, Nackenstarre, Kernigsches Symptom, Hauthyperästhesie, Schielen und Pupillenungleichheit sind hier wie bei der echten epidemischen Meningitis die häufigsten Symptome. Die Differentialdiagnose muß vor allem die Beschaffenheit des Lumbalpunktates berücksichtigen. Durch den Befund von Meningokokken, Pneumokokken oder anderen Eitererregern ist die Diagnose sofort auf die richtige Fährte gelenkt. Zuweilen gelingt es auch, Influenzabazillen im Spinalpunktat nachzuweisen. Natürlich ist zu bedenken, daß auch bei der Influenza sekundäre eitrige Meningitiden, z. B. von Mittelohreiterungen her, vorkommen können.

Große diagnostische Schwierigkeiten können jene Fälle machen, wo das klinische Bild durchaus die Charaktere der Meningitis trägt, während das Lumbalpunktat klar serös ist. Die bedrohlichsten klinischen Symptome: Benommenheit, Nackenstarre, Erbrechen können dabei nach wenigen Tagen verschwinden, so daß nur noch die Erscheinungen der Influenza übrig bleiben. In Fällen, die unter diesem Bilde ad exitum kamen, hat man nur eine Hyperämie der weichen Hirnhäute gefunden. Ob man hier von einer serösen Meningitis sprechen will oder von Meningismus, bleibt dem einzelnen überlassen. Ursache ist zweifellos eine Reizung der Meningen durch die spezifischen Toxine. Wir kennen das gleiche Krankheitsbild ja bei Masern, Scharlach, Typhus usw.

Zu den selteneren cerebralen Symptomen, die durch eine akute Vergiftung mit Influenzatoxin bedingt werden, gehört die hochgradige Somnolenz, die sich bis zum Koma steigern kann. Fälle von mehrtägiger Schlafsucht sind wiederholt beschrieben worden.

Bisweilen entwickelt sich im Anschluß an Influenza eine Epilepsie, die jedoch nach mehr oder weniger langer Dauer in Heilung auszugehen pflegt. Auch Tetanie, Myoklonus, Chorea kommen im Anschluß an Influenza mitunter vor. Daß die Influenza, namentlich wenn sie mit Pneumonie einhergeht, bei Potatoren nicht selten ein Delirium tremens auslöst, ist nicht verwunderlich; Erscheinungen von Hysterie und Neurasthenie treten häufig im Anschluß an Influenza zum ersten Male hervor, in manchen Beobachtungen sogar ohne daß vorher eine nachweisbare neuropathische Anlage bestand, in anderen Fällen bewirkte die Influenza eine Verschlimmerung dieser schon vorher bestehenden nervösen Zustände.

Über Erkrankungen des Rückenmarks infolge von Influenza liegen eine ganze Reihe von Beobachtungen vor. Wieviel hier auf zufälliges Zusammentreffen zu schieben und wieviel auf spezifische entzündliche Veränderungen, muß dahingestellt bleiben. Eine disseminierte hämorrhagische Myelitis mit zahlreichen kleinen Herden im Rückenmark würde der oben beschriebenen Encephalitis haemorrhagica entsprechen. Auch das Bild der Poliomyelitis anterior, die Myelitis transversa, schnell vorübergehende Paraparesen der unteren Extremitäten, isolierte Blasenlähmungen können durch das Influenzagift verursacht werden.

Relativ häufig im Vergleich zu anderen Infektionskrankheiten führt die Influenza zur Entwicklung von Psychosen. Sie können in den verschiedensten Perioden der Krankheit auftreten. Am seltensten ist die Einleitung der Influenza durch ein akutes, nicht von Fieber begleitetes Irresein depressiver Art mit Angstzuständen oder mit Erregtheit und Delirien. Die Dauer dieser akuten, durch toxische Wirkung ausgelösten Psychose beträgt einen oder mehrere Tage, um mit Beginn des Fiebers oder des Influenzaanfalles normalem psychischen Verhalten Platz zu machen.

Gastroenteritische Erscheinungen. Während die Influenza in den meisten Fällen nur vorübergehende Appetitstörungen mit sich bringt, gibt es doch eine Form, wo gastrointestinale Erscheinungen im Vordergrunde stehen. Die Zunge, die sonst bei der Influenza feucht und nur mäßig belegt ist, überzieht sich dann mit einem dicken grauweißen Belag, der Appetit liegt danieder, es besteht Foetor ex ore; häufiges Erbrechen stellt sich ein. Der Magen ist auf Druck schmerzhaft und Leibschmerzen und Diarrhöen quälen den Kranken. Das Fieber pflegt dabei mäßigen Grades, aber protrahierter zu sein als bei anderen Influenzaformen. Erreicht es hohe Grade und kombinieren sich mit diesen intestinalen Erscheinungen solche der nervösen Form (Kopfschmerzen, Delirien, Apathie), so kann die Verwechslung mit Typhus abdominalis nahe liegen (typhöse Form der Influenza), namentlich wenn, wie mehrfach beobachtet, noch Roseolen dazu kommen. Der plötzliche Beginn mit Schüttelfrost, die intensiven Glieder- und Kopfschmerzen, ev. Herpes und starke Neigung zum Schwitzen sprechen für Influenza. Zuweilen nimmt die gastrointestinale Form der Influenza das Bild eines schweren Brechdurchfalls an. In seltenen Fällen kann die Influenza auch zu akuter hämorrhagischer Enteritis mit Leibschmerzen und blutigen Diarrhöen führen.

Es kommt zu starker Hyperämie der Darmschleimhaut, besonders der Solitärfollikel und der Peyerschen Plaques und im Anschlusse daran zu nekrotischen Vorgängen und Geschwürsbildungen. Durch Übergreifen der hämorrhagischen Schleimhautentzündung auf die Darmserosa kommt es in seltenen Fällen zur Peritonitis, bei der sich fibrinöse Auflagerungen auf der entzündeten Darmschleimhaut bilden.

Das schwere Krankheitsbild, das sich aus Meteorismus, Erbrechen, blutigen Diarrhöen und nachher Obstipation in Form von Darmlähmung zusammensetzt, endet stets mit dem Tode. Ist diese hämorrhagische Enteritis auf die Gegend des Cökums beschränkt, so kann sie eine Perityphlitis vortäuschen. Aber auch echte Appendizitis, die nachweislich durch Influenzabazillen hervorgerufen wird, kommt zur Beobachtung.

Die Störungen des Magendarmtraktus bei der gastrointestinalen Influenza ziehen sich oft lange in die Rekonvaleszenz hinein und bedingen schwere Ernährungsschädigungen, verbunden mit starkem Gewichtsverlust, so daß bisweilen von Influenzakachexie gesprochen wurde.

Die Leber bietet klinisch meist keine Veränderungen. In seltenen Fällen kann sich in Verbindung mit der Enteritis haemorrhagica ein Leberabszeß entwickeln. Ikterus ist bei der Influenza im allgemeinen selten.

Über häufigere ikterische Verfärbung der Skleren berichtete Bäumler aus einer Freiberger Epidemie; auch aus anderen Orten ist gleiches mitgeteilt. Möglicherweise haben hier besondere lokale Einflüsse, Mischinfektionen, eine Rolle gespielt.

Die Milz ist bei dem Gros der leichteren Fälle nicht vergrößert. In etwa 15—20% der Fälle kann man sie palpatorisch und perkutorisch vergrößert nachweisen.

Herz- und Kreislaufstörungen. Herz und Gefäße werden bei der Influenza in der mannigfachsten Weise geschädigt.

Am Herzmuskel werden anatomisch myocarditische Veränderungen, parenchymatöse und fettige Degenerationen häufig mit konsekutiver Dilatation der Ventrikel gefunden, also dieselben Vorgänge wie bei anderen Infektionskrankheiten auch. In anderen Fällen bietet das Herz gar keine Veränderungen, so daß die klinischen Störungen mehr durch Toxinvergiftung der Herznerven und des Gefäßnervenapparates zu erklären sind.

Während des fieberhaften Stadiums ist in der Regel Pulsbeschleunigung vorhanden, eine Tachykardie, die größer ist, als der Temperatur entsprechen würde. Besonders ausgeprägt ist diese Tachykardie bei den Fällen mit diffuser Bronchitis, und es ist charakteristisch, daß die Pulsbeschleunigung auch trotz afebrilen und subfebrilen Verlaufs vorhanden sein kann.

Andererseits aber findet man außerordentlich häufig bei der Influenza eine Bradykardie, die teils absolut (bei afebrilen Fällen 48—60 Schläge), teils relativ ist (bei febrilem Verlauf, z. B. bei 39—41°, 80—120 Schläge). Sie pflegt ein bis zwei Wochen anzuhalten und meist von einer auffälligen Labilität der Pulsfrequenz begleitet zu sein (Steigerung der Schlagzahl von 80 bis auf 130 bei einfachem Aufrichten). Es sind das genau dieselben Erscheinungen, wie wir sie auch bei anderen Infektionskrankheiten, z. B. beim Scharlach, beobachten.

Bedrohlicher sind die Fälle mit starker Arhythmie, Tachykardie und Kleinheit des Pulses. Dabei kommt es gar nicht selten zu stenokardischen Anfällen und plötzlichem Herztod. Solche Erscheinungen plötzlicher Herzschwäche können bei vorher ganz herzgesunden Individuen, allein durch das Influenzagift bedingt, auftreten. Besonders gefährdet sind aber natürlich Personen, die schon vorher krankhafte Herzveränderungen darboten, wie Arteriosklerose, Klappenfehler usw.

Endocarditis und Pericarditis können primär durch Influenzabazillen bedingt werden, doch ist das ein relativ seltenes Vorkommnis. Ein solcher von mir beobachteter Fall war z. B. folgender:

Eine 26jährige Frau erkrankt plötzlich mit starkem Husten, Auswurf, Rückenschmerzen, Kopfschmerzen, hohem Fieber und großem Mattigkeitsgefühl.

Es findet sich eine diffuse Bronchitis. Im Auswurf massenhaft Influenzabazillen. Temperatur 40,6°.

Herzgrenzen: Oberer Rand der vierten Rippe, Mitte des Brustbeins, Spitzenstoß nach innen von der Brustwarzenlinie im IV. Interkostalraum. Systolisches Geräusch an der Spitze und über der Pulmonalis II. Pulmonalton kaum akzentuiert. Im Urin Spuren von Eiweiß.

In den nächsten Tagen treten die Zeichen einer hämorrhagischen Nephritis auf (fleischwasserfarbener Urin, rote und weiße Blutkörperchen im Harnsediment). Außerdem bildet sich hinten rechts eine exsudative Pleuritis aus, deren Dämpfung bis zum unteren Schulterblattwinkel reicht. Bald darauf kommen noch die Erscheinungen einer Bronchopneumonie im linken Oberlappen hinzu.

Vier Wochen nach Beginn der Beobachtung zeigt sich, daß der Spitzenstoß sehr verbreitert ist und bis einen Querfinger breit nach außen von der Mamillarlinie reicht, im V. Interkostalraum. Der II. Pulmonalton ist jetzt laut akzentuiert. Das systolische Geräusch ist an der Spitze und Pulmonalis erheblich lauter geworden und auch über dem Sternum zu hören. Stürmische, sehr frequente Herzaktion. Klagen über Herzklopfen. In den nächsten Wochen bleibt die hämorrhagische Nephritis noch bestehen, um dann allmählich abzuklingen. Die Pleuritis kommt nur sehr langsam zur Resorption.

Vier Monate nach Beginn der Erkrankung ist der Herzbefund folgender: Grenzen: Oberer Rand der III. Rippe, einen Querfinger nach rechts vom rechten Sternalrand. Hebender, verbreiterter Spitzenstoß im V. Interkostalraum, einen Querfinger breit außer der Mamillarlinie. An der Spitze blasendes systolisches Geräusch, lauter II. Ton mit leisem diastolischem Geräusch. II. Pulmonalton sehr verstärkt. Das systolische Geräusch ist auch über der Pulmonalis und Aorta hörbar.

Häufiger erfolgt die Infektion des Endokards und Perikards sekundär durch Streptokokken und Pneumokokken im Zusammenhange mit entzündlichen Prozessen der Lunge und der Pleura.

Nicht selten kommt es, ähnlich wie beim Typhus und anderen Infektionskrankheiten, zu Thrombophlebitis und zu Venenthrombosen. Die großen Venen der unteren Extremitäten sind besondere Prädilektionsstellen dafür, aber auch an den Venen der Arme sind bei der Influenza wiederholt thrombotische Vorgänge beobachtet worden. Auch arterieller Gefäßverschluß, z. B. Thrombose der Arteria brachialis mit nachfolgender Gangrän sind wiederholt beschrieben worden. Dieser Vorgang kommt entweder bei bestehender Endocarditis durch Embolie zustande, indem sich von den Klappenauflagerungen kleinste Teilchen losreißen und in den Kreislauf gelangen, oder es handelt sich um bakterielle Intimaerkrankungen, die zur Obliteration des Gefäßes führen (vgl. Abb. 73 auf S. 162).

Das Blut scheint bei der Influenza in der Regel nur wenig Veränderungen aufzuweisen. Die Leukocytenzahl bleibt meist normal, der Hämoglobingehalt und die Erythrocytenzahl sind in schwereren Fällen herabgesetzt. Die Neigung zu Blutungen (Nasenbluten, hämorrhagische Bronchitis, Encephalitis haemorrhagica) dürfen weniger auf Blutveränderungen als auf einer durch das Influenzatoxin bedingten Durchlässigkeit der Gefäße beruhen.

Eine mäßige Schwellung der Lymphdrüsen wurde häufig beobachtet. Strumitis mit Ausgang in Eiterung kommt bei der Influenza ebenso wie beim Typhus gelegentlich vor und ist durch Sekundärinfektion mit Eiterkokken bedingt.

Die Nieren werden relativ selten durch die Influenza geschädigt; selbst leichtere Albuminurie ist selten. Zuweilen wird hämorrhagische Nephritis beobachtet. Ich habe einen solchen Fall auf S. 358 beschrieben.

Durch den Influenzabazillus verursachte Cystitis und Urethritis wurde mehrfach beobachtet; auch spezifische Hodenentzündung, Orchitis grippalis, ist mehrfach beschrieben worden.

Der Einfluß der Influenza auf die weiblichen Sexualorgane besteht hauptsächlich in einer vorzeitigen Herbeiführung der Menstruation, die sich mitunter zu Hämorrhagien steigert. Öfter begünstigt die Influenza das Auftreten von Aborten.

Haut. Eine auffällige, von Hyperhidrosis begleitete Hautröte gehört zum Bilde der typischen Influenza. Diese Röte nimmt zuweilen die Form eines masern- oder scharlachähnlichen Exanthems an; ferner wird auch Urticaria nicht selten bemerkt. Diese Hautveränderungen dürften sämtlich in das Gebiet der toxischen Erytheme gehören (vgl. S. 762). Nicht selten ist Herpes labialis vorhanden (in $4^0/_0$ der Fälle, Leichtenstern). Herpes zoster tritt als Nachkrankheit der Influenza im Gefolge von Interkostalneuralgien öfter auf, seltener kommen Erythema nodosum, Erythema multiforme, Purpura haemorrhagica als Begleiterscheinungen der Influenza zur Beobachtung.

Gelenkerkrankungen sind eine große Seltenheit bei der Influenza, doch kommt Synovitis grippalis vor. In vereiterten Gelenken im Verlauf einer Influenzasepsis gelang es mehrmals, Influenzabazillen nachzuweisen.

Von Störungen des Gehörorgans ist die Otitis media ein häufiges Ereignis bei der Influenza. Dabei besteht eine auffällige Neigung zu Hämorrhagien, die mit der starken Hyperämie der erkrankten Schleimhaut der Paukenhöhle zusammenhängen. Auch in anderen Schleimhäuten führt ja diese Hyperämie bei der Influenza nicht selten zu Blutungen. Bemerkenswert ist aber, daß die Prognose der Ohrerkrankungen der Influenza günstig ist, erheblich besser z. B. als beim Scharlach.

An Augenerkrankungen wird häufig eine Conjunctivitis beobachtet. „Der feuchte Glanz der Augen" spielt bei den Beschreibungen der Krankheitsbildes der Influenza eine große Rolle. Mit der Conjunctivitis im Zusammenhang steht ein nicht seltenes Ödem der Augenlider. Viel seltener sind Hornhauterkrankungen, Iritis, Panophthalmie. Bei letzterer sind gelegentlich Influenzabazillen im Eiter nachgewiesen worden.

Sporadische und endemische Influenza.

Seit der großen Pandemie im Jahre 1889/90, der in den nächsten Jahren noch mehrere Nachepidemien folgten, sind in den letzten 20 Jahren auch in epidemiefreien Zeiten nicht selten sporadische Erkrankungen beobachtet worden, die dem Bilde der Influenza während der Pandemie völlig entsprachen und deshalb als sporadische Influenza bezeichnet wurden. Sie unterscheiden sich weder ätiologisch noch pathologisch-anatomisch von der epidemischen Influenza.

Wichtiger jedoch sind diejenigen Formen, die etwas gehäufter gewöhnlich in den Wintermonaten auftreten und vom praktischen Arzt der klinischen Erscheinungen wegen als Influenza bezeichnet werden, obgleich die ätiologischen Verhältnisse nicht ganz leicht zu beurteilen sind. Diese Form, die man als endemische Influenza zu bezeichnen pflegt, bietet folgendes Krankheitsbild, wie ich es im Jahre 1909 bereits geschildert habe [1]:

Die Krankheit beginnt gewöhnlich plötzlich mit Frieren, großer Mattigkeit, Gliederreißen, Augendrücken, starken Kopfschmerzen und Kreuzschmerzen; über Halsschmerzen wird nur selten geklagt. Die Temperatur ist in den leichtesten Fällen ein unregelmäßig remittierendes Fieber, das schon nach zwei bis drei Tagen der Norm weicht. In einzelnen Fällen steigt die Temperatur rasch bis auf 40° an, bleibt einen bis zwei Tage hoch, fällt hierauf für einen bis zwei Tage zur Norm zurück, um dann aufs neue eine Steigerung zu erfahren, die nach wenigen Tagen wiederum der Entfieberung Platz macht. Bei stärkeren entzündlichen Lungenerscheinungen ist ein länger dauerndes, hohes, remittierendes Fieber vorhanden. Eine große Neigung zu Rezidiven ist unverkennbar; nach einer fieberfreien Periode von mehreren Tagen sahen wir nicht selten wieder einen plötzlichen Fieberanstieg von einem bis zwei Tagen auftreten. Die Rekonvaleszenz ist meist langdauernd; Schwäche, Appetitlosigkeit, Neigung zum Schwitzen halten oft noch lange an.

Eine akute Rhinitis ist nur selten vorhanden. Meist besteht eine leichte Angina in Gestalt von Rötung und Schwellung der Mandeln ohne Belag. Larynx und Trachea pflegen katarrhalisch entzündet zu sein. Häufig sind die Erscheinungen einer Bronchitis vorhanden und zwar nicht nur diffus über die ganze Lunge verbreitetes Giemen und Schnurren, sondern in einzelnen Fällen auch nur auf einzelne Stellen der Lungen beschränkte Bezirke mit giemenden und feinblasigen Rasselgeräuschen. Die nicht ganz seltenen pneu-

---

[1] Jochmann, Beiträge zur Kenntnis der Influenza und Influenzabazillen. Deutsch. Arch. f. klin. Med. Bd. 84.

monischen Prozesse haben lobulären Charakter und einen auffallend protrahierten Verlauf. Der Auswurf ist dabei meist reichlich, zäh mit münzenförmigen Ballen, häufig mit kleinsten Blutstreifchen durchzogen, niemals rubiginös. Bisweilen haben diese entzündlichen Lungenerscheinungen einen intermittierenden Verlauf dergestalt, daß zwischen den einzelnen Fieberattacken mit pneumonischen Erscheinungen 8 bis 14 fieberfreie Tage des Wohlbefindens liegen. Ein Beispiel dieser intermittierenden Form der Influenza habe ich auf S. 352 beschrieben. In solchen bronchopneumonischen Herden finden sich Influenzabazillen oft in Reinkultur; in anderen Fällen sind sie mit Streptokokken oder Pneumokokken vermischt, oder aber es sind nur diese beiden Kokkenarten nachweisbar und Pfeiffersche Bazillen fehlen ganz. Pleuritis sicca ist eine nicht seltene Begleiterscheinung; auch exsudative Brustfellentzündung kann sich anschließen.

An Herzsymptomen werden außer funktionellen Störungen, wie Herzklopfen, Tachykardie, Bradykardie und leichter Arhythmie mitunter auch Fälle von Endocarditis beobachtet; dabei gelingt es zuweilen, Influenzabazillen auf den Herzklappen nachzuweisen. Hämorrhagische Nephritis, die schon bei der Pandemie relativ selten war, wird bei der endemischen Influenza nur ganz vereinzelt beschrieben.

Die gastrischen Erscheinungen treten bei der endemischen Influenza etwas zurück, während die katarrhalischen Symptome im Vordergrunde stehen. Erbrechen ist häufig eines der ersten Symptome. Appetitlosigkeit ist stets ausgesprochen und hält noch lange bis in die Rekonvaleszenz hinein an. Der Stuhl ist meist normal; nur in einzelnen Fällen treten Durchfälle auf. Die Milz ist nur selten vergrößert. An Hautveränderungen wird gelegentlich Herpes labialis beobachtet.

Die Zahl der Leukocyten war in der Mehrzahl meiner Fälle normal. Im Verlaufe von Bronchopneumonien war die Zahl etwas erhöht, zwischen 7000 und 11000. Von nervösen Störungen sind regelmäßig Kopfschmerzen, besonders in der Supraorbitalgegend, vorhanden, ferner Muskelschmerzen und zuweilen auch Neuralgien im Gebiete des Trigeminus, des Ischiadicus oder der Intrakostalnerven.

Wir sehen also, daß die endemische Influenza in ihren wechselvollen klinischen Erscheinungen viele Ähnlichkeit mit dem Bilde der pandemischen Influenza vom Jahre 1889/90 hat. In auffallendem Gegensatze dazu stehen aber die bakteriologischen Befunde. Nach den übereinstimmenden Bekundungen der verschiedensten Forscher werden die Pfeifferschen Bazillen nur höchst selten bei klinisch als Influenza imponierenden Fällen gefunden: So fand ich sie unter 36 Fällen 13 mal. Nur dort, wo sich bronchopneumonische Prozesse geltend machten, fanden sie sich häufiger.

Klieneberger stellte sie unter 22 Fällen nur achtmal fest. Wassermann versuchte, die auffallende Tatsache damit zu erklären, daß er annahm, die Bazillen verschwinden schnell wieder aus dem Sputum, weil das einmalige Überstehen der Krankheit eine Immunität nach sich zieht. Diese Anschauung trifft aber sicher nicht das Richtige, denn wenn überhaupt Influenzabazillen vorhanden sind, so können sie in der Regel längere Zeit hindurch nachgewiesen werden, und gegen die Annahme der schnellen Entwicklung der Immunität spricht vor allem die außerordentliche Rezidivfähigkeit der Grippe.

Meiner Anschauung nach sind die klinischen Erscheinungen der endemischen Influenza nicht in allen Fällen durch Pfeiffersche Bazillen verursacht. Finde ich die Influenzabazillen bei einer klinisch als Influenza imponierenden Affektion in überwiegender Menge in dem Sputum, so werde ich nicht zögern, sie als Erreger anzusprechen, aber in vielen Fällen wird man meines Erachtens auf Grund bakteriologischer Untersuchungen Pneumokokken, Streptokokken, vielleicht auch den Micrococcus catarrhalis für die Entstehung der Grippe verantwortlich machen müssen. Wir sehen ja auch sonst in der Pathologie häufig klinische Erscheinungen, die sich untereinader gleichen, durch verschiedene Bakterien bedingt. Ich erinnere an die ätiologisch verschiedenen, doch zum Teil so ähnlichen septischen Erkrankungen. Ich bin deshalb der Anschauung, daß man sich nicht auf den streng bakteriologischen Standpunkt stellen kann, um die Diagnose einer Grippe oder Influenza zu machen. Will man es durchaus, so kann man allenfalls für die Fälle mit positivem Influenzabazillenbefund das Wort „Influenza" reservieren und für die anderen, klinisch gleichen Fälle mit negativem Befund die Bezeichnung „Grippe". Das Wort „Pseudoinfluenza", wie es Jacksch vorschlägt, erscheint mir als klinischer Krankheitsbegriff nicht recht mundgerecht. Jede, selbst klinisch als typische Influenza imponierende Form, bei der keine Pfeifferschen Bazillen gefunden werden, von der Bezeichnung Influenza und Grippe auszuschließen, halte ich nicht für berechtigt. Es ist meiner Ansicht nach auch zulässig, von „Pneumokokkengrippe" zu sprechen, wie es Luzzatto tut, um dadurch eine Grippeform zu kennzeichnen, die durch gehäuftes Auftreten von Pneumokokken im Sputum charakterisiert ist.

Chronische Influenza.

Zum Schluß muß noch kurz auf die sog. chronische Influenza eingegangen werden. Daß nach dem Überstehen einer akuten Influenzaattacke die mannigfachsten Störungen, auffällige Schwäche, Verstimmungen im Verdauungsapparat, funktionelle Herzstörungen, Lungenindurationen, Bronchiektasenbildung, namentlich aber nervöse Erscheinungen, Parästhesien, Neuralgien etc. noch lange Zeit fortbestehen können, wurde bereits mehrfach besprochen. Diese Störungen verdienen aber besser den Namen Influenzafolgen. Besondere Krankheitsformen unter dem Namen „chronische Influenza" haben in neuerer Zeit Filatoff, Ortner und Felix Franke beschrieben.

Filatoff unterscheidet bei Kindern zwei Formen der chronischen Influenza: „Erstens ein wochen- oder monatelang remittierendes oder intermittierendes Fieber, das mit Schüttelfrost einsetzt und unter Schweißausbrüchen endigt oder auch sich in Frostanwandlungen mit geringen Temperatursteigerungen bis zu 37,2° und 37,4° äußert, in beiden Fällen von allgemeiner Schwäche, Husten und Gliederschmerzen begleitet wird, sodann in Form von Rezidiven mit erratischen Fieberanfällen von eintägiger bis dreitägiger Dauer, die hartnäckig jahrelang ohne Regelmäßigkeit wiederkehren."

Er spricht als chronische Influenza jede über vier Wochen sich erstreckende Influenzakrankheit an, bei der Pfeiffersche Bazillen auf den Schleimhäuten nachgewiesen oder — vermutet werden. Ich kann mich dabei des Gedankens nicht erwehren, daß bei solchen Fällen irgend eine latente Drüsentuberkulose noch mit im Spiele ist.

Franke hat bei solchen Fällen von chronischer Influenza ganz auf den Nachweis der Pfeifferschen Bazillen verzichtet, weil er ihm nicht gelang und stützt sich nur auf die klinische Diagnose. Das Bild, das er von der chronischen Influenza entwirft, ist etwa folgendes: Es handelt sich um Personen, die sich nach dem Überstehen einer heftigen Influenzaattacke nicht mehr recht erheben können, kraftlos bleiben, abmagern, eine graublasse Hautfarbe bekommen und auffallend empfindlich gegen Abkühlung und jeden Erkältungseinfluß werden. Sie klagen beständig über Frieren und bekommen bei der kleinsten Unvorsichtigkeit, nach Durchnässung, nach Niedersitzen im Freien einen neuen Influenzaanfall. Dazu können die verschiedensten Organsymptome kommen. Neben den bekannteren Influenzaerscheinungen, wie Druckempfindlichkeit eines oder mehrer Nervenstämme, namentlich an den Austrittsstellen des Infraorbitalis, Occipitalis und der Interkostalnerven, Parästhesien, Neuralgien usw. bezeichnet Franke noch folgende Symptome als charakteristisch: Das Influenzaknie, das sich durch eine quälende Schmerzhaftigkeit über dem Condylus internus femoris oder an beiden Kondylen äußert, Knochenschmerzen, z. B. Empfindlichkeit der unteren Schienbeinhälfte, die er auf eine umschriebene Periostitis zurückführt, Schmerzhaftigkeit und Steifigkeit der Schulter oder des Ellenbogens, Fußsohlenschmerzen, als deren Ursache Franke linsengroße Knoten in den Fascien nachweisen konnte. Ob die letztgenannten Beschwerden in der Tat mit Influenza zusammenhängen, muß ich dahingestellt sein lassen, doch halte ich ihre Erwähnung für geboten, damit bei Gelegenheit an diese Angaben gedacht werden kann. Besonderen Wert legt Franke bei der Diagnose der chronischen Influenza auf das Vorhandensein einer vergrößerten Milz, auf die Influenzazunge und auf den Influenzagaumen. In der Spezialisierung dieser Verhältnisse scheint mir Franke entschieden zu weit zu gehen. Je mehr man in eine Krankheit hineingeheimnist, desto undeutlicher werden ihre Grenzen. Franke unterscheidet drei Formen von Influenzazunge: 1. eine empfindliche Anschwellung der Zungenspitze mit Prominenz der Papillen, also eine Himbeerzunge, 2. eine glatte, hochrote Schinkenzunge, die ihre Hornschicht verloren hat und schmerzhaft ist, 3. eine Lingua scrotalis, wobei von der Raphe aus nach rechts und links tiefe Rillen ziehen, so daß die Oberfläche wie das unter Kältewirkung zusammengeschrumpfte Scrotum aussieht. Der Influenzagaumen besteht nach Franke in einer roten Streifung und Strichelung des weichen Gaumens und der Uvula mit oder ohne Schluckbeschwerden, Veränderungen, die mit jedem Anfall oder bei jeder Verschlimmerung wieder hervortreten.

Ob bei diesem von Franke beobachteten klinischen Bilde das Influenzaknie, die Knochenschmerzen, der Fußsohlenschmerz tatsächlich auf Influenza zurückzuführen sind, muß ich dahingestellt sein lassen, doch sollten diese Beobachtungen hier erwähnt werden, damit allgemeiner darauf geachtet werden kann.

Unter dem Begriff „chronische Influenza" werden neuerdings, meines Erachtens mit Unrecht, auch eine Anzahl von Lungenkrankheiten geführt, bei denen Influenzabazillen nachgewiesen werden konnten, ohne daß klinische Influenzasymptome bestehen, vor allem die chronische Influenza der Phthisiker. Pfeiffer machte 1892 darauf aufmerksam, daß tuberkulöse Individuen in vorgerückterem Stadium, wo es zur Bildung von Kavernen gekommen ist, mitunter recht lange über Wochen und Monate hinaus Influenzabazillen beherbergen. Er sprach damals von „chronischen Grippeerkrankungen". Der Krankheitsverlauf war klinisch jedoch nicht von den anderen Patienten zu unterscheiden; nur die Sputumuntersuchung wies auf bestehende Komplikation hin. Diesen Begriff der chronischen Influenza der Phthisiker haben dann viele spätere Autoren der nachepidemischen Periode meines Erachtens zu Unrecht aufgenommen.

Daß die Phthise durch das Hinzutreten akuter lobulärer pneumonischer Prozesse, die durch den Pfeifferschen Bazillus verursacht werden, verschlechtert und zum tödlichen Ende geführt werden kann, ist ja aus der Pandemie bekannt. Aber andererseits finden wir recht oft Influenzabazillen bei Phthisikern ohne jede klinischen Erscheinungen von Influenza.

Ich hatte diesen Befund z. B. bei 12 Fällen von Lungentuberkulose. Auch Klieneberger fand unter 13 Fällen von Tuberkulose achtmal Influenzabazillen, doch fehlten konstante Beziehungen zwischen besonders schweren Erkrankungen und dem Vorkommen von Influenzabazillen. Viermal waren bei den Influenzabazillen-Trägern Kavernen nachweisbar, in denen sich die Influenzabazillen mit Vorliebe anzusiedeln scheinen. Sehr bemerkenswert ist in diesem Zusammenhange auch die Beobachtung, daß in den sezierten Fällen Klienebergers der pathologische Anatom Verschiedenheiten in dem Lungenverhalten bei den Fällen mit Influenzabazillen-Befund und ohne denselben nicht festgestellt hat.

Nachdem wir jetzt wissen, daß Influenzabazillen gar nicht selten auch als Saprophyten vorkommen, ist es unbedingt geboten, bei der Deutung der Influenzabazillenbefunde im Verlaufe einer Lungentuberkulose eine gewisse Reserve zu bewahren und nicht in jedem Falle gleich von chronischer Influenza zu sprechen, wenn keinerlei klinische Erscheinungen dazu auffordern. Die Bezeichnung chronische Influenza ist meines Erachtens für Fälle zu reservieren, in denen wirklich lange Zeit hindurch immer wieder bei positivem Bazillenbefund als Influenzaattacken imponierende Anfälle auftreten.

Ortner spricht sogar von einer chronischen afebrilen Influenzabronchitis bei Emphysematikern, bei denen er Influenzabazillen im Sputum fand. Irgendwelche klinischen Merkmale, die diese Form von anderen bei Lungenemphysem vorkommenden Bronchitisarten unterscheiden läßt, waren nicht vorhanden.

Ich habe ebenfalls bei Emphysematikern mit chronischer Bronchitis gelegentlich Pfeiffersche Bazillen gefunden, ohne daß das Krankheitsbild ein anderes Aussehen bot als bei gleichartigen Kranken mit fehlendem Influenzabazillen-Befunde. Ich halte es daher nicht für angezeigt, die ganze Affektion nach den gefundenen Bazillen zu benennen.

Ich meine, so sehr es zu begrüßen ist, wenn klinische Begriffe durch ätiologische Forschungsergebnisse ergänzt und erweitert werden, so sehr ist vor einer Überschätzung bakteriologischer Tatsachen zu warnen, weil Gefahr vorhanden ist, daß dadurch die klinischen Krankheitsbegriffe verwaschen und undeutlich werden.

Diagnose. Zu Zeiten einer epidemischen Häufung von Influenzafällen macht die Erkennung der Krankheit in der Regel keine Schwierigkeiten. Der plötzliche Beginn mit Frieren und hohem Fieber, die große Hinfälligkeit, die starken Kopf- und Gliederschmerzen, oft ohne jede respiratorischen Erscheinungen, erwecken bereits den Gedanken an Influenza. Sieht man dann gleichzeitig mehrere mit den gleichen Symptomen, zum Teil vielleicht verbunden mit bronchopneumonischen Erscheinungen oder auch mit Durchfällen und anderen Magendarmsymptomen oder schließlich auch mit schweren Gehirnstörungen, Encephalitis, Meningitis u. dgl., so kann man schon aus diesem klnischen Bilde erkennen, daß es sich um eine Epidemie der Influenza vera handelt. In manchen Fällen wird dann auch die bakteriologische Untersuchung des Auswurfs die charakteristischen Pfeifferschen Stäbchen finden lassen. Es soll aber hier ausdrücklich noch einmal betont werden, daß der Befund der Pfeifferschen Bazillen nur im Rahmen der klinischen Symptome zur Diagnose Influenza berechtigt. Der Satz: Wo Influenzabazillen, da Influenza, ist keinesfalls immer richtig; denn wir sahen diese Bazillen bei den allerverschiedensten Erkrankungen, die gar nichts mit Influenza zu tun haben (vgl. S. 343). Andererseits aber wird in vielen Fällen auf Grund klinischer Symptome die Diagnose Influenza gestellt werden, obgleich die Pfeifferschen Bazillen nicht zu finden sind. Will man solchen Fällen eine besondere Stellung einräumen, so kann man sie mit „Grippe“ bezeichnen. Auf die Differentialdiagnose des Einzelfalles braucht hier nicht mehr näher eingegangen zu werden, da in den vorangehenden Kapiteln alles Wichtige besprochen ist.

Lungentuberkulose und Influenza. Der Verlauf der Lungentuberkulose wird durch die Influenza und ihre pneumonischen Komplikationen häufig in ungünstiger Weise beeinflußt; Lungentuberkulosen kommen zum Ausbruch, in Heilung begriffene flackern aufs neue auf und vorgeschrittenen

Fällen wird durch das Hinzutreten einer akuten Influenzapneumonie ein schnelles Ende bereitet. Diese Verhältnisse spiegeln sich in der Statistik, die eine beträchtliche Steigerung der Sterblichkeit an Lungenschwindsucht während der Pandemie 1889 bis 1890 aufweist. Andererseits muß betont werden, daß viele Phthisiker Pfeiffersche Bazillen in ihrem Sputum lange Zeit beherbergen können, ohne irgendwelche klinischen oder anatomischen Erscheinungen, die auf Influenza hindeuten. Genaueres darüber siehe unter chronischer Influenza S. 362.

Prophylaxe. Wirksame prophylaktische Maßnahmen, um der Erkrankung an Influenza vorzubeugen, gibt es nicht, da die vielen Leichtkranken, die nicht bettlägerig sind, zu Epidemiezeiten die Krankheit überallhin verschleppen. Auch die Immunitätsforschung hat uns kein Mittel an die Hand gegeben, die Krankheit etwa durch Immunisierungsverfahren zu verhüten. Es ist das ja auch erklärlich, da die Influenza zu denjenigen Krankheiten gehört, deren Überstehen eher zur Wiedererkrankung disponiert als dauernden Schutz verleiht.

Therapie. Wohl für keine Krankheit ist eine solche Menge von angeblich spezifisch wirkenden Mitteln empfohlen worden wie für die Influenza. Tatsächlich gebührt keinem einzigen der angepriesenen Medikamente der Ruf eines Spezifikums. Die Behandlung muß eine rein symptomatische sein.

Jedem Influenzakranken rate man dringend, das Bett zu hüten. Wenige Tage Bettruhe genügen oft, um eine Influenzaattacke zu beseitigen, während bei nicht genügender Schonung häufig die schwersten Schädigungen zustande kommen. Mehrfach sah ich Patienten an Influenzapneumonie zugrunde gehen, die bei den ersten fieberhaften und katarrhalischen Erscheinungen den ärztlichen Rat, sich zu Bett zu legen, in den Wind geschlagen hatten. Das Fieber und die nervösen Erscheinungen der Influenza, das allgemeine Krankheitsgefühl, die Neuralgien und Myalgien, die Kopfschmerzen und die Unruhe werden durch Antipyretica zweifellos günstig beeinflußt. Die Schmerzen werden gelindert und der Patient bekommt Ruhe. Drei Präparate mit ihren Derivaten kommen in Betracht: Das Antipyrin, das Phenacetin und die Salizylsäure.

Das Antipyrin (Pyrazolonphenyldimethylikum), von Knorr hergestellt und von Filehne als Antipyretikum eingeführt, galt während der großen Influenzapandemie 1889/90 als „Spezifikum". Die damals verwendeten hohen Dosen von 2 g sind jedoch nicht ratsam. Man kommt mit 0,5 g Antipyrin, drei bis viermal täglich gereicht, in der Regel aus. Da die akuten Erscheinungen nach einigen Tagen meist abklingen, so ist ein längerer Gebrauch des Mittels und damit die Auslösung von Nebenerscheinungen nicht zu befürchten. Von seinen Derivaten werden das Salipyrin und das Pyramidon viel gebraucht. Das Salipyrin (eine Kombination von Salizylsäure und Antipyrin), das die günstigen Eigenschaften seiner Komponenten vereinigen soll, erfüllt diese Aufgabe nicht ganz im Sinne des Erfinders. Es wirkt nach Löbisch [1]) nicht so prompt wie seine Komponenten einzeln genommen. Um antifebrile Wirkungen zu erzeugen, muß es in doppelt so großer Menge wie das Antipyrin gegeben werden.

Das Pyramidon (Dimethylamidonantipyrin) gibt man in Dosen von 0,3 zwei- bis dreimal täglich.

Das Phenacetin (Para-Acetphenetidin), ein Abkömmling des Anilins, das von Kast und Bäumler eingeführt wurde, wird in Dosen von 0,25 täglich verabreicht.

---

[1]) Neuere Arzneimittel Wien, 1895.

Von seinen Derivaten sind mit gutem Erfolg in Gebrauch: Das Laktophenin (Laktylverbindung des Phenetidins) in Dosen von 0,5 bis 1,0, dreimal täglich; das Citrophen (zitronensaures Acetphenetidin) in derselben Dosierung.

Von den Abkömmlingen der Salizylsäure werden das Aspirin (Acetylsalizylsäure) und das Acetopyrin (Kombination von Antipyrin und Aspirin) in Dosen von 0,5 bis 1,0 mehrmals täglich gegeben, ebenso das Diplosal.

Neben Bettruhe und einem der genannten Antipyretica können schweißtreibende Verfahren herangezogen werden. Ein heißes Bad mit nachfolgendem Einpacken in warme Decken und einhalbstündigem Nachschwitzen wirkt oft günstig. Es muß dabei natürlich auf die Konstitution des Kranken Rücksicht genommen werden; Herzanomalien, Arteriosklerose usw. sind Kontraindikationen. Die Behandlung mit kalten hydropathischen Verfahren, kühlen Bädern oder Packungen empfiehlt sich beim Influenzakranken nicht, weil eine auffällige Empfindlichkeit gegen kühle Temperaturen besteht. Selbst eine Eisblase oder ein kühler Umschlag auf den Kopf wird meist unangenehm empfunden. Dagegen sind Prießnitzumschläge um die Brust in der Form der Kreuzbinde gegen die bronchitischen Erscheinungen von Nutzen. Bei anginösen Beschwerden werden Prießnitzumschläge um den Hals verordnet.

Der quälende Hustenreiz wird am besten mit Kodein in Verbindung mit Ipecacuanha bekämpft. Man gibt diese Kombination entweder in Gestalt der Doverschen Pulver zu 0,3 bis 0,5 mehrmals täglich oder als Mixtur. Eine bewährte Formel ist die von Martius, der den Vorschlag macht, die Mischung erst abends, und zwar um acht, neun und zehn Uhr zu geben, um für die Nacht Ruhe zu schaffen (Infus. rad. Ipecac. 0,5/150; Codein. phosphor. 0,2; Syr. simpl. 20,0. M.D.S. abends drei Eßlöffel). Auch anästhesierende Inhalationen werden bisweilen gern verordnet, z. B. Cocain. 0,1; Natrium bromat. 0,6; Aqua dest. 200 (Matthes).

Bei Bronchitis und drohender Bronchopneumonie empfehlen sich lauwarme Bäder mit kühlen Übergießungen, um kräftige Inspirationen anzuregen und die Lunge gut zur Entfaltung zu bringen. Die Influenzapneumonie erfordert sorgfältige Beobachtung der Herzkraft. Sobald sich Störungen geltend machen, wird Digalen oder Dig. purat. intern oder intramuskulär verabreicht; Koffein und Kampfer sind bei Kollapserscheinungen angezeigt.

Bezüglich der Behandlung der zurückbleibenden Neuralgien oder neurasthenischen Erscheinungen muß auf die speziellen Kapitel verwiesen werden. Hier sei nur betont, daß natürlich das schablonenmäßige Weiterverordnen der Antipyretica, die im akuten Stadium von Nutzen waren, bei diesen chronischen Nachkrankheiten zu verwerfen ist. Alle die genannten Mittel eignen sich nicht zu längerem Gebrauch, weil Schädigungen seitens des Herzens und andere Nebenerscheinungen auftreten können.

Gastroenteritische Symptome, wie sie namentlich während der letzten Pandemie häufig waren, erfordern vor allem eine diätetische Behandlung, die auf den entzündeten Darm Rücksicht nimmt. So lange Durchfälle vorhanden sind, gibt man flüssige Kost, Schleimsuppen, kalten Tee mit Rotwein usw. Später wird langsam zu gemischter Kost übergegangen. Im Anfange kann man ev. versuchen, zunächst eine gründliche Entleerung des Darmes durch Rizinusöl oder Kalomel (0,2) herbeizuführen. Die Behauptung, daß man durch Kalomel die Krankheit kupieren könne, dürfte kaum zu Recht bestehen. Nachher empfiehlt es sich, zur Beruhigung des Darmes Opium- oder Tanninpräparate zu geben.

In der Rekonvaleszenz muß der Kranke sorgfältig vor Rückfällen geschützt werden. Auch ist daran zu denken, daß nicht selten als Folge der

Influenza eine Herzschwäche zurückbleibt. Die Kranken dürfen deshalb das Bett erst verlassen, wenn acht Tage nach dem Verschwinden aller akuten Erscheinungen und dem Absinken des Fiebers verstrichen sind und müssen auch dann noch mehrere Tage das Zimmer hüten. Die nicht selten lange zurückbleibenden allgemeinen Schwächezustände erfordern noch für längere Zeit weitgehende Schonung, roborierende Diät und ev. einen Kuraufenthalt in günstigen klimatischen Verhältnissen. Namentlich die Luft des Hochgebirges (Arosa, St. Moritz) ist hier von günstigem Einfluß.

Die Grippe im Säuglingsalter.

Wir verstehen unter dem Namen Grippe, auch im Säuglingsalter, gehäuft während der rauhen Jahreszeit auftretende Erkrankungsfälle, bei denen bald akute katarrhalische Erkrankungen der Luftwege, bald Magendarmstörungen, bald mehr nervöse, mit hohem Fieber einhergehende Erscheinungen in den Vordergrund treten. Die Grippe ist nicht eine ätiologische Einheit, sondern ein klinischer Begriff; sie spielt unter den infektiösen Erkrankungen des Säuglingsalters eine außerordentlich wichtige Rolle.

Ätiologie. Die Entscheidung der Frage, welche von den vielen verschiedenen dabei im Sputum oder bei der Autopsie im Parenchymsaft der entzündlich erkrankten Bronchien und Lungen gefundenen Bakterien ätiologisch verantwortlich zu machen sind, ist sehr schwer; bald treten Streptokokken, bald Pneumokokken, bald auch Influenzabazillen in den Vordergrund. Meist findet man ein Gemisch von diesen Bakterien

Pathogenese. Die Grippe wird meist von Erwachsenen, die an Schnupfen oder Pharyngitis leiden, oder von anderen grippekranken Kindern der Umgebung auf den Säugling übertragen. Sie ist außerordentlich kontagiös. In Unkenntnis über die große Gefahr, die dadurch dem Kinde droht, wird von katarrhalisch affizierten Müttern oder Ammen sehr häufig im Umgange mit Säuglingen die nötige Vorsicht außer acht gelassen. Die Tröpfcheninhalation dürfte die Hauptrolle bei der Übertragung spielen. Auf Kinderabteilungen kann eine schnupfenkranke Pflegerin oder ein neu eingeliefertes grippekrankes Kind explosionsartig eine große Hausendemie entfachen. Wie es gelingt, durch die Einführung des Boxensystems solche Endemien zu verhüten, soll bei der Prophylaxe besprochen werden. Eine andere Art der Entstehung ist so zu denken, daß eine plötzliche Herabsetzung der Widerstandsfähigkeit durch Erkältung den schon normalerweise auf den Schleimhäuten der Luftwege sitzenden Bakterien die Möglichkeit zur Entfaltung ihrer pathogenen Eigenschaften gibt. So sind jene Fälle zu erklären, wo z. B. das Versagen der Zentralheizung in kühlen Nächten bei einer großen Reihe von Säuglingen einer Kinderabteilung Grippeerkrankungen auslöst (Heubner). Die Grippe ist eine Saisonkrankheit des Winters; naßkalte, sonnenarme Tage bringen eine Häufung der Grippefälle.

Das Krankheitsbild der Grippe im Säuglingsalter ist sehr mannigfaltig. Um sein Studium haben sich namentlich Finkelstein, L. F. Meyer und besonders auch Risel verdient gemacht. Man kann, wie auch beim Erwachsenen, unterscheiden: Eine katarrhalische Form, eine intestinale Form und eine nervöse Form. Zuweilen sieht man gleichzeitig bei derselben Endemie, z. B. auf einer grippedurchseuchten Säuglingsabteilung, alle diese verschiedenen Typen nebeneinander, doch sei gleich im voraus bemerkt, daß die Bilder auch im Einzelfalle sehr mannigfaltig variieren können, indem Organsymptome dieser verschiedenen Formen bei demselben Individuum gleichzeitig erscheinen.

Die **Grippe mit vorwiegend katarrhalischen Symptomen** beginnt beim Säugling mit Appetitlosigkeit und Schnupfen. Man hört eine leicht schniefende und vielleicht schnarchende Atmung, der Rachen ist leicht gerötet und geschwollen. Ein seröses oder schleimig-eitriges Nasensekret fließt aus den Nasenöffnungen und exkoriiert zuweilen die Oberlippe. Die starke Sekretion im Nasen - Rachenraum veranlaßt das Kind zu häufigem Würgen und Räuspern. Daraus resultiert eine beständige Unruhe, schlechter Schlaf und Aufschrecken aus dem Schlummer durch das Gefühl der Luftbehinderung. Das Fieber, das diese Grippeform begleitet, kann sehr verschieden sein. Einmal handelt es sich um eine eintägige hohe Fieberspitze, die von normalen Temperaturen gefolgt ist. In anderen Fällen folgt auf einen akuten Anstieg bis auf 38,5° ein remittierendes Fieber zwischen 375, und 38°, und in manchen Fällen können die Schwankungen zwischen Morgen- und Abendtemperaturen so groß sein, daß ein intermittierender Fiebertypus wie bei gewissen Sepsisformen entsteht. Dieser pyämische Fiebertypus, auf den besonders Finkelstein aufmerksam gemacht hat, kann sich, ebenso wie die leicht remittierende Fieberkurve, länger als eine Woche hinziehen und dann abklingen, ohne daß irgendwelche schwerere Komplikationen in den tieferen Luftwegen nachzuweisen sind.

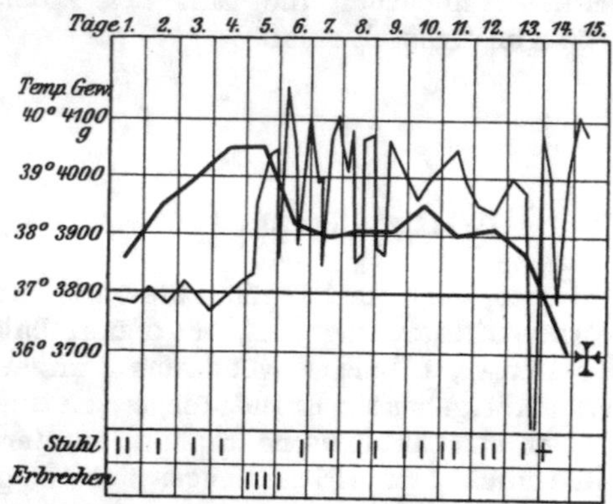

Abb. 165. Säuglingsgrippe. Pyämischer Fiebertypus (nach Erich Müller).

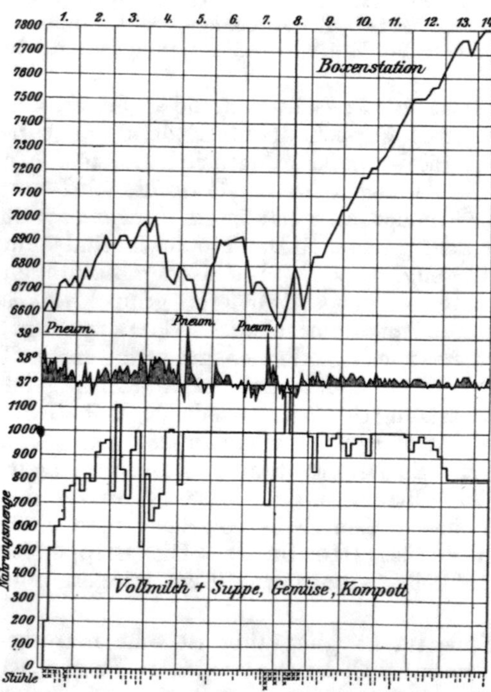

Abb. 166. Säuglingsgrippe mit rezidivierenden Pneumonien. Günstiger Einfluß der Isolierung auf der Boxenstation und Fernhaltung weiterer Infektionen: Anstieg der Gewichtskurve und Heilung der Grippe (nach L. F. Meyer).

In vielen Fällen freilich steigt der Prozeß tiefer. Die Trachea, die Bronchien, die Lungen werden befallen. Bei der Tracheitis sind häufig grobe, schnurrende und pfeifende Geräusche zu hören. Bei der Bronchitis und Bronchopneumonie der Säuglinge orientiert die Auskultation und Perkussion oft nur sehr ungenügend über die tatsächlich vorliegenden Veränderungen. Trotz multipel vorhandenen bronchopneumonischen Herden ergibt oft die Perkussion keine Dämpfungserscheinungen, und die Auskultation läßt nur einige spärliche krepitierende Geräusche vernehmen. Erst wenn die Herdchen in großer Ausdehnung konfluiert sind, werden die Dämpfungserscheinungen deutlicher. Das Auftreten der gefürchteten Kapillarbronchitis oder pneumonische Infiltration kündigt sich für den Diagnostiker außer durch höheren Fieberanstieg vor allem durch die veränderte dyspnoische Atmung an: Es tritt Nasenflügelatmung auf, die Atemzüge erfolgen keuchend und jagen sich in schneller Folge. Der Thorax wird durch die Hilfsmuskeln stark nach vorn gewölbt, während in den Flanken und am Sternum infolge der Weichheit des Knochengerüstes inspiratorische Einziehungen auftreten. Dabei wird das Kind auffallend blaß und bei vorwiegender Kapillarbronchitis livide verfärbt, Nägel und Lippen bekommen ein cyanotisches Aussehen. Bei zunehmender Kohlensäureintoxikation wird die Atmung oberflächlicher, das Kind verfällt in Sopor und es erfolgt der Exitus. Selten treten bei der Säuglingsgrippe croupöse Pneumonien auf.

Sehr häufig kombinieren sich die katarrhalischen Störungen mit intestinalen Erscheinungen, als deren Ursache wohl toxische Einflüsse der in den Respirationswegen sitzenden Infektionserreger angeschuldigt werden müssen. Die Prognose wird dadurch wesentlich getrübt. Es gibt aber auch **rein intestinale Grippenformen,** wo wir den Magendarmkanal selbst als den Sitz der Erreger ansprechen müssen. Im Vordergrunde des Krankheitsbildes steht dabei die große Appetitlosigkeit und häufiges, schubweise erfolgendes Erbrechen. Die Kinder sind dabei auffällig matt und hinfällig, von blasser Hautfarbe. Es erfolgen wässerige, später mehr schleimige oder schleimig-eitrige häufige Stühle, die massenhaft Leukocyten, manchmal auch rote Blutkörperchen und viel Schleim und Bakterien (Pneumokokken, Streptokokken usw.) enthalten. Das Fieber ist dabei entweder gering und bewegt sich zwischen 37 und 38^0, oder aber es nimmt jenen oben erwähnten stark remittierenden oder intermittierenden pyämischen Typus an. In vielen solchen Fällen wird es zunächst schwierig sein, zu sagen, ob die Magendarmerscheinungen Störungen alimentärer Art sind oder infektiöser grippaler Natur; auch kann zu einer alimentären Störung eine grippale Darminfektion hinzukommen, oder umgekehrt kann sich auf dem Boden einer infektiösen grippalen Magendarmerkrankung eine Störung alimentärer Art entwickeln. Durch Nahrungsänderung (Eiweißmilch) werden die Erscheinungen alimentärer Herkunft meist gebessert werden.

Das Vorwiegen **rein nervöser Erscheinungen** dürfte beim Säugling zu den Seltenheiten gehören; wenn man will, können jene protrahierten, mit hohem, intermittierendem Fieber verlaufenden Fälle hierher gerechnet werden, bei denen außer einem mäßigen Schnupfen ein objektiver Organbefund fehlt und nur die allgemeine Intoxikation im Vordergrunde steht. Im übrigen sind nervöse Erscheinungen sowohl bei der katarrhalischen wie bei der intestinalen Form stets vorhanden. Apathie und Hinfälligkeit, Appetitlosigkeit gehören hierher; auch eklamptische Anfälle, tonisch-klonische Zuckungen und Bewußtseinstrübungen sind zu nennen und beim letalen Ausgang nicht selten (Risel). Ferner kommt bei schweren Grippeerkrankungen Meningismus zur Erscheinung.

Komplikationen, die im Verlaufe einer Grippeinfektion eintreten können, sind sehr mannigfaltiger Natur. Zu den besprochenen Lungenerscheinungen können Empyeme hinzutreten. Häufig sind Mittelohrerkrankungen mit ihren mannigfaltigen Folgeerscheinungen, seltener Entzündungen der serösen Häute, des Peritoneums, der Bauchhöhle und der Gelenke. Öfter sieht man noch die Entzündung und eitrige Einschmelzung der Lymphdrüsen am Halse oder retropharyngeal an der Wirbelsäule. Das Pfeiffersche Drüsenfieber ist in der

Regel eine durch grippale Nasen-Rachenerkrankungen bedingte Lymphadenitis. Langdauernde Pyelitiden mit starkem remittierenden Fieber können das Leben gefährden; hämorrhagische Nephritis, Endocarditis, Osteomyelitis und Sepsis können metastatisch auf hämatogenem Wege entstehen. Die Grippe ist als die häufigste Ursache unklarer Fieberzustände im Säuglingsalter anzusehen (Risel).

Zuweilen flammt auf dem Boden einer Grippeinfektion ein diphtherischer Schnupfen auf. L. F. Meyer, ebenso E. Müller machten die Beobachtung, daß diphtheriebazillentragende Säuglinge, wenn sie an Grippe erkranken, sehr oft eine Nasendiphtherie mit eitrig-blutigem Ausfluß bekommen und durch diese Komplikation aufs höchste gefährdet werden. Der Vorgang ist dabei natürlich so zu denken, daß die Diphtheriebazillen, die bei vielen Säuglingen (auf Säuglingsabteilungen manchmal bei einem Drittel aller Insassen) auf der Nasenschleimhaut sitzen, ohne Krankheitserscheinungen auszulösen, durch die Grippeinfektion erst Gelegenheit finden, ihre Pathogenität zu entfalten.

Eine sehr unangenehme Eigenschaft der Grippeinfektion ist ihre große Neigung zu rezidivieren, wie wir das ja in gleicher Weise auch bei der echten Influenza und bei der endemischen oder sporadischen Influenza der Erwachsenen kennen. Durch das häufige Wiederaufflackern der Grippe zieht sich die Krankheit oft über Monate hin und kann die Kinder in ihrem Ernährungszustande außerordentlich schädigen und in ihrer Weiterentwicklung zurückbringen.

Die **Prognose** der Grippe im Säuglingsalter ist in vielen Fällen abhängig vom Ernährungszustande. Der Säugling, der infolge von Ernährungsstörungen reduziert ist, fällt ihr fast stets zum Opfer; aber auch bei jungen Säuglingen in den ersten Lebensmonaten, die bis dahin keine Ernährungsstörungen hatten, bringt die Grippe schwere Gefahr. Es ist ein Circulus vitiosus, der sich da abspielt. Durch die grippale Infektion wird eine erschwerte Nasenatmung bedingt, die zu häufigem Absetzen beim Saugen an der Brust und dadurch zu schneller Ermüdung führt, so daß die Nahrungsaufnahme sehr beeinträchtigt wird. Intestinale grippale Störungen kommen hinzu. So leidet die Ernährung und dadurch wird die Widerstandsfähigkeit herabgesetzt, so daß grippale Komplikationen aller Art einsetzen und die Katastrophe vollenden können. Aber auch sekundäre alimentäre Störungen können nach Ablauf der Grippe das Kind noch lange schädigen.

Prophylaxe. Bei der Sorge um die Verhütung der Grippeinfektionen im Säuglingsalter muß man vor allem die starke Infektiosität der Erkrankung berücksichtigen. An Schnupfen und katarrhalischen Affektionen erkrankte Erwachsene müssen dem Kinde fernbleiben, denn die Ansteckung geschieht fast stets auf dem Wege der Tröpfcheninhalation. Wieviel man durch das Fernhalten von Ansteckungsmöglichkeiten erreichen kann, zeigen die glänzenden Resultate auf Säuglingsabteilungen mit dem Boxensystem von Lesage. Das Prinzip dieser Isolierungsmethode beruht auf der Verhütung der Infektion durch Isolierung jedes Kindes und durch Dämpfung der Ventilation und Verhütung jeder stärkeren Luftbewegung. Die Fenster werden geschlossen gehalten, doch gestatten perforierte Glasscheiben den Eintritt der Luft. Durch ein großes mit Mull bespanntes Gestell vor dem Fenster wird der Luftstrom gedämpft. Eine einzige Tür, die noch mit einem Wandschirm verstellt ist und in einem Vorraum mündet, gestattet den Eintritt ins Zimmer. Die Isolierung der Kinder geschieht durch Glasboxen, die nach dem Mittelgang hin offen sind und eine Höhe von 2,50 m haben.

Literatur siehe bei:

Jochmann, G., Influenzabazillus in Ergebn. d. allg. Path. u. path. Anat., herausgeg. von Lubarsch u. Ostertag, Wiesbaden 1906. — Leichtenstern-Sticker, Influenza in Spez. Path. u. Ther., herausgeg. von Nothnagel, Wien 1912. — Deutscher Sammelforschungsbericht über die Influenzaepidemie 1889/91 von E. Leyden und Guttmann, Wiesbaden 1892. — L. F. Meyer, Zur Infektionsverhütung im Säuglingsspital in Heubner-Festschrift, Berlin 1913.

Diphtherie.

Unter Diphtherie verstehen wir eine akute, fieberhafte, kontagiöse Infektionskrankheit, die durch einen spezifischen Bazillus verursacht wird und durch die Bildung häutiger, fibrinhaltiger Beläge am Orte der Infektion sowie durch spezifische toxische Allgemeinerscheinungen gekennzeichnet ist. Der Sitz der Erkrankung ist in der überwiegenden Mehrzahl der Fälle die Schleimhaut des Rachens; häufig werden auch Nase und Kehlkopf befallen, seltener die Konjunktiva und die des Epithels beraubte äußere Haut.

Geschichte. Die Diphtherie ist vermutlich schon den Ärzten des Altertums bekannt gewesen. Wenigstens sprechen Beschreibungen von geschwürigen Prozessen im Rachen und hautartigen Belägen der Trachea, die mit Fieber einhergingen, sehr für das Krankheitsbild der Diphtherie. Artäus, ein Zeitgenosse des Galen, hat die Krankheit wegen ihrer Herkunft aus Ägypten und Syrien als Morbus aegyptiacus und Morbus syriacus beschrieben. In späteren Jahrhunderten waren es namentlich die Beteiligung des Kehlkopfes und die damit verbundenen Erstickungserscheinungen, die der epidemieartig auftretenden Krankheit ihren Stempel aufdrückten. Schwere Epidemien dieser Art überzogen im 16. und 17. Jahrhundert Spanien und Italien. Spanische Autoren nannten sie Garrotillo (nach dem Knüppel des Henkers), in Italien hieß sie Cynanche tracheale oder Morbus suffocatorius. Um das Jahr 1736 trat die Krankheit auch in Frankreich epidemieartig auf (Angine trachéale), 1744 in England, 1745 in Holland; von 1752 werden größere Epidemien auch in Deutschland, in der Schweiz und Amerika beschrieben. In Deutschland sprach man von Bräune oder häutiger Bräune, in Schweden von strypsjuka (Erdrosselungskrankheit). Der großen, im Jahre 1825 in Frankreich herrschenden Epidemie verdanken wir die klassische Beschreibung der Krankheit durch Brétonneau. Während bis dahin Croup und membranöse Angina, sowie die übrigen Formen der Diphtherie, als ganz verschiedenartige Krankheitsformen gegolten hatten, erkannte Brétonneau zum ersten Male die Einheit der verschiedenen Krankheitsformen (Rachendiphtherie, Kehlkopfdiphtherie, Nasendiphtherie) und schilderte als pathognomisch das Auftreten von lederartigen Häuten. Von ihm stammt auch der Name Diphtheritis (von διφϑέρα = Haut). Dieses Wort wurde später von Trousseau in Diphtherie umgewandelt. Trousseaus Arbeit brachte eine wertvolle Ergänzung zu den Beschreibungen Brétonneaus, indem er auch die bösartigen Formen mit schweren Zerstörungen im Rachen und toxischen Allgemeinerscheinungen beschrieb. Ein Markstein in der Geschichte der Diphtherie war die Entdeckung des Erregers der Krankheit. 1883 zuerst von Klebs in diphtherischen Pseudomembranen gesehen, wurde er von Löffler im Jahre 1884 rein gezüchtet. Der wichtigste Beweis für die ätiologische Bedeutung dieses Bazillus wurde durch Roux und Yersin erbracht. Sie konnten aus Reinkulturen des Löfflerschen Bazillus das spezifische Diphtheriegift isolieren und damit bei Tieren die charakteristischen diphtherischen Lähmungen hervorrufen. Die Kenntnis des Erregers und des von ihm produzierten Giftstoffes ermöglichte dann zehn Jahre später die Behringsche Großtat, die Entdeckung eines spezifischen Heilmittels gegen die Diphtherie.

Ätiologie. Der Löfflersche Diphtheriebazillus ist ein kleines, leicht gebogenes, an den Enden meist etwas verdicktes, unbewegliches Stäbchen, das sich leicht mit allen Anilinfarben färbt und sich der Gramfärbung gegenüber positiv verhält. Die Größe variiert etwas. Im Durchschnitt hat er die Länge der Tuberkelbazillen, in älteren Stämmen und auch im direkten Ausstrich aus dem Rachen von Dauerausscheidern erscheinen sie oft länger und plumper. Zuweilen zeigen sich nach längerer Fortzüchtung keulenartige Anschwellungen an den Enden. Aber auch bei frischen, aus Rachendiphtherie gezüchteten Stämmen kann man neben zarteren und kürzeren auch dickere und plumpere Individuen finden. Charakteristisch ist die segmentierte Färbung und die eigenartige Lagerung der Diphtheriebazillen. Bei der Färbung mit Anilinfarben wechseln stärker gefärbte Partien der Bazillusleiber mit schwächer gefärbten ab, weil der Farbstoff nicht gleichmäßig aufgenommen wird. So kommt ein segmentiertes, gekörntes Aussehen zustande; ganz junge Individuen färben sich gleichmäßig. Die einzelnen Bazillen lagern sich gern in ganz bestimmter Anordnung, entweder parallel zu-

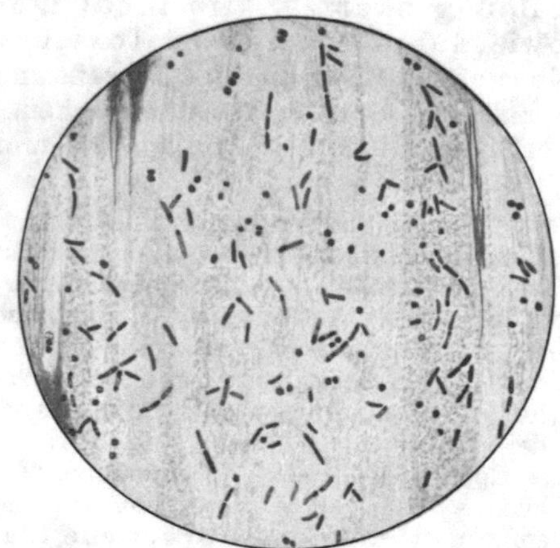

Abb. 167. Diphtheriebazillen im direkten Rachenabstrich. Erkennbar durch ihre Form und typische Lagerung.

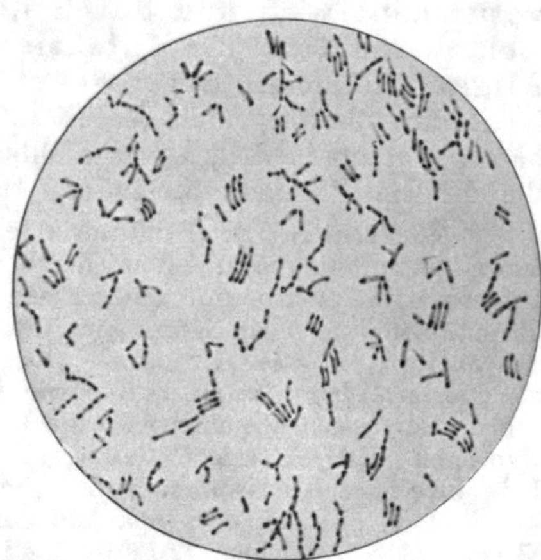

Abb. 168. Diphtheriebazillen. Neissersche Polfärbung.

einander, palisadenartig, oder aber so, daß mehrere Individuen mit dem einen Ende zusammenliegen, während die anderen Enden sich zu fliehen scheinen. So kommen Gruppen zustande, die wie gespreizte Finger oder wie ein V oder Y aussehen oder an die Verzweigungen eines Hirschgeweihes erinnern (vgl. Abbildung). In seltenen Fällen, namentlich bei Bazillenträgern, sah ich schon in der ersten Kultur Bildung von verzweigten und unverzweigten Fäden.

Zur Färbung eignet sich besonders Löfflers Methylenblau oder Ziehlsches Karbolfuchsin. Vor allem aber ist differentialdiagnostisch wichtig die M. Neißersche Polfärbung mit Chrysoidin und essigsaurem Methylenblau, die auf sehr schöne und deutliche Weise die Babes-Ernstschen Polkörner an den Enden des Bazillenleibes zur Darstellung bringen. Zwei dunkelblau gefärbte Punkte an je einem Pol des Bazillus heben sich dabei scharf von dem zart hellgelb gefärbten Bazillenleib ab. Am konstantesten ist diese Färbung bei Serumkulturen von Diphtheriebazillen, die nicht jünger sind als 8 und nicht älter als 18 Stunden, während diphtherieähnliche Stäbchen um diese Zeit keine Polkörnerfärbung zeigen.

Kultur. Die Diphtheriebazillen sind aerob und wachsen am besten bei alkalischer Reaktion des Nährbodens und bei einer Temperatur von 36°. Das üppigste Wachstum erfolgt zweifellos auf Löffler-Blutserum, einer Mischung von einem Teil 1 %iger Traubenzuckerbouillon und drei Teilen Hammelblutserum, die durch Erhitzen zum Erstarren gebracht werden. Dieser Nährboden stellt ein elektives Nährsubstrat für Diphtheriebazillen dar, weil die Begleitbakterien darauf viel weniger üppig als die Diphtheriebazillen gedeihen. Nach 12—24 Stunden entwickeln sich die Kolonien des Diphtheriebazillus als runde, weißliche Köpfchen von Stecknadelkopfgröße. Auf Bouillon wachsen sie in Form von kleinen Krümeln oder in Gestalt einer Oberflächenhaut. Dabei erfolgt eine Säuerung der Bouillon, die nach ca. 8 Tagen wieder in alkalische Reaktion umschlägt. Milch wird nicht zur Gerinnung gebracht.

Resistenz. Die Diphtheriebazillen vertragen die Kälte auffallend gut und zeigen auch bei monatelanger Einwirkung der Winterkälte keine Virulenzabnahme; dagegen tötet sie feuchte Hitze von 50° nach einigen Stunden und 65° sofort. Gegenüber den übrigen Desinfektionsmitteln zeigen sie keine besondere Widerstandsfähigkeit. Auffällig ist jedoch ihre Resistenz gegenüber der Austrocknung. In Membranstücken eingetrocknet und vor Licht geschützt, können sie sich monatelang halten; aber auch an Spielzeug, Büchern, Möbeln können sie lange lebensfähig bleiben. Abel zeigte z. B., daß an dem Stein eines Baukastens eingetrocknete Diphtheriebazillen noch nach Monaten entwicklungsfähig waren.

Tierpathogenität. Da Diphtherie bei Tieren nicht vorkommt, so war es nach der Entdeckung des Diphtheriebazillus notwendig, auf künstlichem Wege den Beweis für die ätiologische Bedeutung der Bazillen zu erbringen.

Löffler hat bereits durch intratracheale Verimpfung von Diphtheriebazillen bei Kaninchen nach vorangegangener Tracheotomie diphtherieähnliche Erscheinungen erzeugen können. Die Tiere gingen bereits nach zwei Tagen unter dyspnoischen Erscheinungen zugrunde. Dabei fand sich eine grauweiße, die ganze Trachea bedeckende Pseudomembran, die an der Impfstelle am dicksten war, und, allmählich dünner werdend, sich bis zur Teilungsstelle der Bronchien erstreckte. Die Umgebung der Tracheotomiewunde war von einem hämorrhagischen Ödem durchtränkt. Im Schnitt durch die Trachea fand sich das Epithel größtenteils erhalten und in der aufgelagerten fibrösen Membran waren viele Zellen, aber keine Diphtheriebazillen nachweisbar; letztere fanden sich ausschließlich in der Impfstelle an der Tracheotomiewunde.

Die gleichen Erscheinungen konnten Roux und Roger, Bayeux, Trumpp u. a. bei Kaninchen erzielen, wenn sie statt der Diphtheriebazillen ein bazillenfreies Kulturfiltrat nahmen. Dadurch wurde ein wichtiger Hinweis dafür erbracht, daß die Pseudomembran in der Hauptsache durch Giftwirkung zustande kommt. Auf die gleiche Bedeutung der Giftwirkung der Diphtheriebazillen wurde Löffler gleich bei seinen ersten Versuchen aufmerksam, als er kleine Mengen von Reinkultur Meerschweinchen subkutan oder intraperitoneal einverleibte. Er fand dabei an den unter Intoxikationserscheinungen zugrunde gehenden Tieren einen ganz typischen Sektionsbefund: Grauweiße, fibrinähnliche Beläge an der Impfstelle und hämorrhagisches Ödem in der Umgebung derselben. Entzündung der serösen Häute, namentlich Erguß in die Pleurahöhle, lobuläre braunrote Verdichtungen in den Lungen und Hyperämie der Nebennieren. Bei protrahiertem Verlauf der Krankheit zeigten sich bei den Tieren Lähmungserscheinungen, die ganz analog den postdiphtherischen Lähmungen beim Menschen waren. Da sich Diphtheriebazillen in den inneren Organen nicht vorfanden, so schloß Löffler bereits, daß ein an der Impfstelle produziertes Gift in dem Blutstrom zirkulieren müßte, das auf die Gefäßwände eine alterierende Wirkung ausübt und die beschriebenen Erscheinungen verursacht. Mäuse und Ratten verhalten sich gegenüber den Diphtheriebazillen und ihren Giften refraktär.

Toxin. Der Nachweis des Diphtheriegiftes und seine Trennung von den Diphtheriebazillen gelang Roux und Yersin. Jetzt erst, als es gelang, mit dem isolierten Toxin der Diphtheriebazillen im Tierexperiment pathologische Veränderungen zu erzeugen, die ganz denen an Diphtherie verstorbener Kinder glichen, Veränderungen des Herzens, der Nieren und der Nerven, und als man damit experimentell auch ganz ähnliche Lähmungserscheinungen hervorrufen konnte, wie beim Menschen, fand die Entdeckung des Löfflerschen Bazillus die gebührende Beachtung. Vor allem aber wurde der Nachweis des Diphtherietoxins zum Grundstein, auf dem Behring seine große Entdeckung aufbauen konnte. Das Diphtherietoxin ist nicht ein Bestandteil der Leibeshülle des Diphtheriebazillus, wie die Endotoxine des Typhusbazillus. Es ist ein Sekretionsprodukt der Bazillen und wird von ihnen an das Nährmedium abgegeben. Am schnellsten und besten kann man die Toxinbildung in Bouillonkulturen bei schwach alkalischer Reaktion und einer Temperatur von 35° beobachten. Das Maximum der Giftigkeit erreicht die Bouillon oft schon nach 4—7 Tagen, in manchen Fällen erst später. Die chemische Zusammensetzung des Diphtherietoxins ist nicht bekannt, da bis jetzt nur die Trennung von den Diphtheriebazillen, nicht aber seine Reindarstellung gelungen ist. Es handelt sich um einen hochmolekularen Körper, der sehr labil ist und durch Hitze, Säuren und Antiseptika schnell zerstört wird.

Die wichtigste Eigenschaft des Diphtheriegiftes ist die, im tierischen Organismus die Produktion von Antikörpern anzuregen, wenn es zum Zwecke der Immunisierung wiederholt in kleinen, nicht tödlichen Dosen eingeführt wird. Dadurch kommt eine Immunität, eine Widerstandsfähigkeit des tierischen Organismus gegenüber dem Toxin zustande. Die Möglichkeit, diese Immunität mit dem Serum des immunisierten Tieres auf den Menschen zu übertragen, führte zur Serumtherapie.

Einer kurzen Erwähnung bedürfen hier noch die sog. **Pseudo-Diphtheriebazillen,** die gelegentlich differentialdiagnostisch in Betracht kommen. Wahrscheinlich gibt es verschiedene Arten diphtherieähnlicher Stäbchen, die man als Pseudo-Diphtheriebazillen bezeichnen kann, u. a. gehören hierher die Xerosebazillen, die häufig im Konjunktivalsekret angetroffen werden, ferner die von Hofmann und Wellenhof u. a. beschriebenen Pseudo-Diphtheriebazillen. Diese sind etwas kürzer als die echten Diphtheriebazillen und wachsen auf gewöhnlichem Agar viel üppiger als jene. Bouillon wird beim Wachstum diffus getrübt. Kulturen auf Löfflerserum erscheinen nach 12stündigem Wachstum kleiner als die des Diphtheriebazillus und haben einen weniger gezahnten Rand. Meist gelingt es mit Hilfe der Neißerschen Polfärbung, die Entscheidung zu bringen. Pseudo-Diphtheriebazillen haben entweder gar keine Polfärbung oder nicht in so regelmäßiger Anordnung wie die Diphtheriebazillen. In zweifelhaften Fällen müssen noch andere bakteriologische Kriterien herangezogen werden, die aber der Kliniker natürlich in der Regel nicht ausführen kann, sondern speziellen Untersuchungsanstalten überlassen wird.

Ein gutes Unterscheidungsmerkmal bringt die Prüfung der fraglichen Bazillen auf Zuckernährböden, weil Diphtheriebazillen und Pseudo-Diphtheriebazillen sich dabei ganz verschieden verhalten. Zu empfehlen ist z. B. das von Rothe angegebene Verfahren. Je 10 ccm von 1 %igen Lösungen verschiedener Zuckerarten (Dextrose, Lävulose, Maltose, Rohrzucker usw.) in Lakmuslösung (Kahlbaum), die vorher an drei Tagen je 20 Minuten im Wasserbade filtriert wurde, werden mit 90 ccm Serumbouillon (4 Teile Rinderserum und 1 Teil neutraler, zuckerfreier Nährbouillon) vermischt und ebenso zu Platten verarbeitet, wie Löfflersches Serum. Echte Diphtheriebazillen greifen konstant Dextrose und Lävulose unter Säurebildung an und färben daher den blauen Nährboden rot. Pseudo-Diphtheriebazillen vergären zum Teil Maltose und Rohrzucker, kaum Dextrose und Lävulose, Xerosebazillen keine der genannten Zuckerarten.

Auch der Tierversuch gibt einen gewissen Anhalt, da Pseudo-Diphtheriebazillen keine Toxine bilden und deshalb nicht imstande sind, ebenso wie die Diphtheriebazillen das Meerschwein unter dem Bilde der Vergiftung zu töten. Nun gibt es aber unter den echten Diphtheriebazillen avirulente Stämme, die trotz ihrer pathogenen Eigenschaft gegenüber dem Menschen im Tierversuch versagen. Also kann man hier allein auf das Tierexperiment die Diagnose nicht stützen. Man muß dann die Prüfung auf Zuckernährböden vornehmen, oder versuchen, mit Hilfe hochwertiger agglutinierender Tiersera die Identifizierung herbeizuführen. Pseudo-Diphtheriebazillen werden vom agglutinierenden Diphtherieserum nicht agglutiniert (Lubowski).

Epidemiologie. Die Krankheit ist in allen Klimaten verbreitet, bevorzugt aber die gemäßigte und nördliche Zone. Während sie früher gewöhnlich in mehr oder minder abgegrenzten Epidemien auftrat, hat sie sich um die Mitte des 19. Jahrhunderts in Deutschland pandemisch verbreitet und herrscht heute in allen größeren Städten endemisch. Doch sind dabei große Schwankungen in der Heftigkeit ihres Auftretens zu beobachten. Im allgemeinen erfolgte um die Mitte des vorigen Jahrhunderts ein langsames Ansteigen der Diphtheriemorbidität und -mortalität, das im Jahre 1886 seinen Gipfel mit tausend Todesfällen erreichte. Von da an sank die Kurve allmählich wieder ab. Ganz ähnliche Verhältnisse spiegeln sich auch in der Mortalitätskurve der in Berlin seit dem Jahre 1861 vorgekommenen Diphtheriefälle. Vergl. Abb. 203.

Die wichtigste Quelle der Ansteckung ist der Mensch. Die Infektion erfolgt am häufigsten auf dem Wege der Flüggeschen Tröpfcheninhalation, wobei von Diphtheriekranken kleinste Flüssigkeitsteilchen beim Sprechen oder Husten in die Umgebung ausgesprüht werden und auf die Schleimhaut des Gesunden gelangen. Besonders gefährlich sind in dieser Beziehung die tracheotomierten Croupkranken, die bei Hustenstößen häufig kleinste Membranstückchen aus der Kanüle herausschleudern. Neben dieser direkten Infektion kann auch indirekt eine Übertragung vermittelt werden durch Eß- und Trinkgeschirre, Spielsachen u. dgl. Auch Wäsche, namentlich Taschentücher, die mit dem Mundsekret des Kranken in Berührung gekommen sind, kommen in Betracht. Auch der Urin der Diphtheriekranken, der nach den Untersuchungen Conradis gar nicht selten Diphtheriebazillen enthält, kann bei dem Pflegepersonal ebenfalls zu einer Infektion führen. Nahrungsmittel, Milch und Wasser, spielen nur eine untergeordnete Rolle.

Die Gefahr der Ansteckung durch Diphtheriekranke besteht nicht nur auf der Höhe der Krankheit, sondern auch in der Rekonvaleszenz und oft noch lange Zeit darüber hinaus. Die Beobachtung, daß die Diphtheriebazillen auf den Schleimhäuten der Rekonvaleszenten sich noch sehr verschieden lange Zeit in virulenter Form erhalten, ist eine wichtige Bereicherung unserer epidemiologischen Kenntnisse. Nehmen wir noch die Tatsache hinzu, daß auch gesunde Menschen in der Umgebung von Diphtheriekranken häufig Diphtheriebazillen auf ihren Schleimhäuten beherbergen, so erfahren manche bisher rätselhaften Züge in dem epidemiologischen Bilde der Diphtherie eine Aufklärung. Wenn z. B. früher in einer jahrelang diphtheriefreien Bevölkerung in einem Dorfe plötzlich eine Diphtherieepidemie aufflackerte, ohne daß die zuerst erkrankte Person auch nur einen Schritt aus dem Dorfe hinausgekommen wäre, so suchte man den Grund in allerlei hygienischen Mißständen, feuchter Bodenbeschaffenheit, schlechter Grundwasserversorgung. Jetzt erklärt sich die scheinbar unvermittelte Entstehung der Diphtherie durch die Vermittlung zugereister, bazillentragender Zwischenträger, sei es, daß es sich um sog. Dauerausscheider handelt, d. h. um Personen, die nach einer leichten, vielleicht gar nicht erkannten Diphtherieerkrankung wochen- und monatelang ihre Bazillen im Rachen beherbergen, oder um gesunde Bazillenträger, d. h. Personen, die, ohne selbst zu erkranken, durch Kontakt mit Diphtheriekranken oder mit anderen Bazillenträgern die spezifischen Keime akquiriert haben und sie lange Zeit auf ihren Schleimhäuten mit sich herumtragen. Nach Untersuchungen, die ich am Material des Rudolf Virchow-Krankenhauses ausführte, verlieren die Patienten durchschnittlich erst in der dritten bis vierten Woche ihrer Erkrankung die Diphtheriebazillen. Eine ganze Reihe von Fällen aber, etwa 15 %, zeigt erheblich längere Persistenz der Bazillen, so daß wir bei ihnen noch in der 5., 6., ja in der 7.—9. Woche Diphtheriebazillen vorfinden.

Meine Zahlen stimmen mit denen anderer Beobachter ziemlich genau überein. So konnte Scheller unter 339 untersuchten Diphtheriekranken Diphtheriebazillen nachweisen

weniger	als	10	Tage	bei	23 %
mehr	„	11	„	„	77 %
„	„	21	„	„	35 %
„	„	31	„	„	18 %
„	„	41	„	„	10 %
„	„	51	„	„	7,6 %
„	„	61	„	„	5 %
„	„	90	„	„	2 %

und bei den ca. 500 Fällen von E. Neißer verschwanden die Bazillen vom Krankheitsbeginn an gerechnet

nach	2	Wochen	bei	22,7 %
„	3	„	„	51,5 %
„	4	„	„	82,5 %
„	5	„	„	96,2 %

Daß solche Dauerausscheider, wenn sie zu frühzeitig entlassen werden, sehr geeignet sind, ihre Umgebung zu gefährden, lehrten uns verschiedene Beispiele, die ich für um so wichtiger halte, als ja noch öfter behauptet wird, die Virulenz der so lange auf den Schleimhäuten persistierenden Bazillen sei nur gering, und es handle sich dabei nur um harmlos schmarotzende Keime.

Zweimal verlegten wir Patienten, die über viele (6 bzw. 7) Wochen Diphtheriebazillen auf dem Rachen gehabt hatten, nachdem sie endlich nach dreimaliger Untersuchung negativen Befund gezeigt hatten, von der Diphtheriestation auf andere Stationen meiner Abteilung, um sie anderweitiger Affektionen wegen noch länger zu beobachten. Prompt erkrankten beide Male einige Tage darauf mehrere Patienten desselben Raumes, in welchen die Dauerausscheider gebracht worden waren, an Diphtherie, und als wir nun die verlegten Fälle wieder untersuchten, hatten sie beide Male wieder erneuten Bazillenbefund.

Es beweisen diese Fälle sicherer als alle Tierversuche, daß die Diphtheriebazillen der sog. Dauerausscheider noch recht infektiös sein können; außerdem lehren solche Beobachtungen, daß selbst trotz dreimal negativen Befundes noch in verborgenen Krypten der Tonsillen Bazillen persistieren können.

Ähnliches geht aus folgender Beobachtung hervor, die gleichzeitig das Vorkommen von Rezidiven innerhalb relativ kurzer Zeit nach der Ersterkrankung beweist.

Ein vierjähriger Knabe, Jean H., der am 6. II. 09 mit schwerer Rachendiphtherie aufgenommen war, bleibt nach dem Abstoßen der Beläge Dauerausscheider und wird deshalb mehrere Monate im Krankenhause gehalten. Am 9. VI. 1909 erkrankte er aufs neue an Tonsillardiphtherie mit starken Belägen.

Nicht geringere Beachtung als solche Dauerausscheider beanspruchen die gesunden Bazillenträger. Welche Gefahr von dieser Seite her droht, lehren z. B. die Untersuchungen Schellers[1]), der bei 38 % aller untersuchten Angehörigen von diphtheriekranken Personen Diphtheriebazillen feststellte. Was für Schaden solche Bazillenträger anrichten können, kann man am besten in geschlossenen Anstalten, Pensionaten, Irrenanstalten usw. beurteilen. Auch im Krankenhause habe ich wiederholt sehr unangenehme Erfahrungen damit gemacht, wenn z. B. auf einer Scharlachrekonvaleszentenabteilung plötzlich eine Diphtherie mit 10—15 mehr oder minder schweren Erkrankungen ausbrach und als Ursache ein neu eingestelltes Glied des Pflegepersonals entdeckt wurde, das sich als Bazillenträger entpuppte.

Die Untersuchungen über das Vorkommen von Bazillenträgern haben noch eine interessante Frage zur Lösung gebracht, die Frage nach der

[1]) Scheller, Zentralbl. f. Bakt., Bd. 40, Heft 1, 1904.

Ubiquität der Diphtheriebazillen. Wäre der Diphtheriebazillus ubiquitär, so könnte er sich auch bei gesunden Personen ohne einen Zusammenhang mit diphtheriekranken auf den Schleimhäuten finden. Wir wissen aber jetzt, daß nur solche Individuen zu Bazillenträgern werden, die mit Diphtheriekranken entweder direkt oder indirekt in Berührung gekommen sind.

Dafür sprechen u. a. z. B. die Untersuchungen von Hasenknopf und Rothe im Potsdamer Kadettenhause, die unter 177 Kadetten nicht einen einzigen Bazillenträger fanden. Auch Scheller fand bei gesunden Personen, bei denen ein Konnex mit Diphtheriekranken ausgeschlossen war, niemals Diphtheriebazillen.

So hat die Lehre von den Bazillenträgern unser epidemiologisches Denken vielfach befruchtet; aber zur restlosen Erklärung des epidemiologischen Verhaltens der Diphtherie gehören noch manche anderen Faktoren. So vor allem die Frage der Disposition.

Von großer Bedeutung für die Diphtherieempfänglichkeit ist das Lebensalter. Mit weit größerem Rechte kann man die Diphtherie eine Kinderkrankheit nennen als die Masern. Am meisten gefährdet sind die jüngsten Altersstufen vom 2.—5. Lebensjahre. Hier finden sich die höchsten Erkrankungsziffern und Mortalitätszahlen; etwas geringer ist die Erkrankungszahl bis zum 10. Lebensjahre; aber auch bis zum 15. Lebensjahre kommen noch recht häufig Diphtherieerkrankungen vor. Von da an sinkt die Diphtherieempfänglichkeit bedeutend. Zwar sind Erwachsene keineswegs gegen die Krankheit gefeit — oft genug sah ich gerade bei Erwachsenen maligne Formen mit schwerer Herzschwäche und tödlichem Ausgang — aber im ganzen ist die Erkrankungszahl jenseits des 20. Lebensjahres relativ gering. Ein Einfluß der Jahreszeiten auf die Erkrankungszahl macht sich insofern bemerkbar, als zweifellos die kälteren Monate und zwar besonders der November, Dezember und Januar ein Ansteigen der Erkrankungen und Todesfälle an Diphtherie erkennen lassen (vgl. Kurve). Besonders bei schnellem Witterungswechsel von warmem zu kaltem Wetter pflegt die Mortalitätskurve in die Höhe zu schnellen; es scheint, als ob die bei solcher Gelegenheit auftretenden katarrhalischen Erkrankungen der Nase und des Rachens das Haften der Diphtheriebazillen und ihre Entwicklung begünstigen.

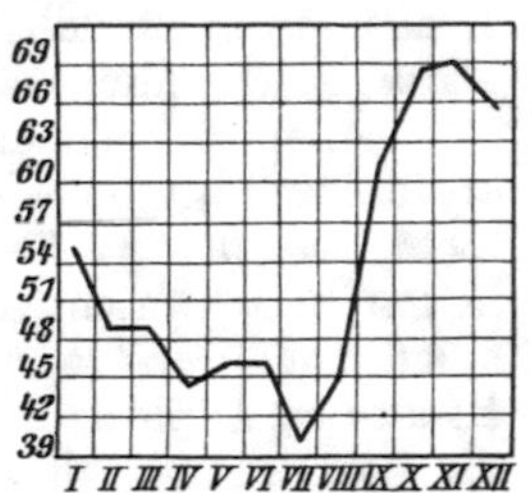

Abb. 169. Monatliche Zusammenstellung der gemeldeten Diphtheriefälle in Berlin 1886—1899. (Die monatl. Meldungen in den genannten Jahren sind addiert und in eine Kurve eingetragen[1]).

Man hat versucht, den Einfluß der Schule mit den jahreszeitlichen Schwankungen der Diphtheriemortalität in Zusammenhang zu bringen. Daß die Schule eine nicht geringe Bedeutung für die Weiterverbreitung der Diphtherie hat, ist aus den zeitweise auftretenden Schulepidemien bekannt und ebenso aus der Tatsache, daß es bei spärlichen Diphtherieerkrankungen in den Schulklassen häufig gelingt nachzuweisen, wie gerade nebeneinander sitzende Kinder in kurzen Zeitintervallen erkranken. Ob freilich die tiefe Senkung der Sterblichkeitszahl im Monat Juli, wie sie aus nebenstehender Kurve hervorgeht, als Ausdruck dafür aufgefaßt werden darf, daß in diesen Monat die großen Ferien fallen, wie das Schultz vermutet, erscheint mir zweifelhaft. Ich glaube vielmehr, daß der Grund in der günstigen Jahreszeit gelegen ist.

---

[1]) Nach Schultz, Schule und Infektionskrankheiten. Jahrb. f. Kinderheilk. 1907.

[2]) Hasenknopf u. Rothe, Jahrb. f. Kinderheilk., Bd. 16.

Die Empfänglichkeit für Diphtherie ist bei arm und reich die gleiche. „Aequo pulsat pede pauperum tabernas regumque turres.“ Daß freilich der Weiterverbreitung der Krankheit durch ungünstige äußere Lebensbedingungen, dichtes Zusammenwohnen und die damit verbundene Unsauberkeit usw. Vorschub geleistet wird, steht außer Frage.

Das Geschlecht hat keinen besonderen Einfluß auf die Erkrankungsziffer der Diphtherie, wenn auch in einzelnen Städten das weibliche Geschlecht etwas stärker beteiligt erscheint. Auch die Rasse ist ohne Einfluß auf die Disposition zur Diphtherieerkrankung; die Neger erkranken in gleicher Weise wie die Weißen. Dagegen kann die Empfänglichkeit für Diphtherie durch örtliche Verhältnisse der Schleimhäute stark beeinflußt werden. Die örtliche Disposition spielt eine nicht zu unterschätzende Rolle bei der Diphtherie. Wenn die Schleimhäute aufgelockert und entzündet sind, haften die Krankheitserreger leichter als bei intakter Beschaffenheit. Man spricht dann von gesteigerter Oberflächendisposition (Escherich). Auch die Hyperplasie des lymphatischen Rachenringes scheint eine solche gesteigerte Disposition zur Erkrankung mit sich zu bringen.

Als Ursache einer verminderten örtlichen Disposition finden wir die saure Reaktion der Mundhöhle bei Säuglingen, die weit häufiger an Nasendiphtherie als an Rachendiphtherie erkranken.

Aber die genannten Faktoren, die bei der Disposition zur Diphtherieerkrankung und bei der Ausbreitung der Seuche mitsprechen, reichen noch nicht aus, um die Tatsache zu erklären, daß die Zahl der Erkrankungen oft in gar keinem richtigen Verhältnis zu der Menge der Infektionsmöglichkeiten steht. Während wir auf der einen Seite in derselben Familie zuweilen alle Kinder an Diphtherie erkrankt sehen, machen wir andererseits gar nicht selten die Beobachtung, daß in sehr kinderreichen Familien nur ein oder zwei Kinder an Diphtherie erkranken und die anderen gesund bleiben, obgleich sie Diphtheriebazillenträger sind und sich in einem zur Erkrankung disponierenden Alter befinden. Auch macht man zuweilen die Beobachtung, daß trotz der Anwesenheit vieler Bazillenträger in einer geschlossenen Anstalt nur eine verschwindend kleine Zahl von Personen erkrankt.

So berichtet Lippmann z. B., daß innerhalb von 14 Wochen fast bei der Hälfte des 250 Kopf starken Personals des Hamburger Krankenhauses St. Georg Diphtheriebazillen gefunden wurden und nur fünf davon an Diphtherie erkrankten.

Viele Menschen erkranken eben trotz gegebener Infektionsmöglichkeit niemals in ihrem Leben an Diphtherie, weil sie eine angeborene Resistenz dagegen besitzen. Wassermann konnte nicht nur bei Diphtherierekonvaleszenten, sondern auch bei gesunden Erwachsenen und bei Kindern bis zum elften Lebensjahre, die niemals an Diphtherie erkrankt waren, spezifische Antitoxine nachweisen. Solche Antitoxine können sogar durch Diphtherierekonvaleszentenmütter auf das Kind übertragen werden und finden sich dann im Blute der Neugeborenen, verschwinden freilich nach relativ kurzer Zeit.

Wir müssen also sagen, die Empfänglichkeit für Diphtherie ist beim Menschen im ganzen keine große, doch kann sie durch mancherlei örtliche und allgemeine Ursachen eine Steigerung erfahren. Das Zusammenwirken vieler solcher begünstigenden Faktoren und der Virulenzgrad der Bazillen bestimmt den Charakter der Epidemie — den Genius epidemicus.

Pathogenese. Für das Verständnis der krankhaften Vorgänge bei der Diphtherie ist es zunächst notwendig, zu wissen, wo die Diphtheriebazillen im menschlichen Organismus hauptsächlich vorkommen und die Frage zu entscheiden, ob es sich um eine lokale Wirkung am Orte des ersten Eindringens oder um eine Allgemeininfektion handelt.

Die Untersuchungen ergaben, daß die Diphtheriebazillen mit Regelmäßigkeit im lokalen Herd, sei es im Rachen, in der Nase oder im Kehlkopf, zu finden sind, während sie im Blute während des Lebens nur selten und auch post mortem nicht gerade häufig gefunden werden. Daraus folgerte man, daß die Diphtheriebazillen sich hauptsächlich am Orte ihrer ersten Ansiedlung, also z. B. im Rachen, vermehren, dort ihr Gift produzieren und von hier aus den Körper mit Giftstoff überschwemmen. Durch das im Blute kreisende Toxin werden Intoxikationserscheinungen — Schädigung des Herzens, der Nieren und der peripheren Nerven — verursacht.

Diese Lehre schien in neuester Zeit einen kleinen Stoß zu erleiden, durch die Feststellung Conradis, daß man recht häufig im Urin Diphtheriekranker Diphtheriebazillen findet. Dieser Befund, den auch ich zwar nicht mit großer Häufigkeit, aber doch wiederholt erheben konnte, drängt zu dem Rückschluß, daß auch im Blute häufig Diphtheriebazillen vorhanden sein müssen. Darauf gerichtete systematische Untersuchungen, die ich habe anstellen lassen, konnten während des Lebens nur in ganz vereinzelten Fällen im Blute Diphtheriebazillen feststellen.

Die Sachlage ist also wohl so zu beurteilen, daß zwar nicht selten Diphtheriebazillen vom lokalen Herd aus ins Blut übertreten, daß sie dort aber keine günstigen Entwicklungsbedingungen vorfinden, sondern schnell durch die Nieren ausgeschieden werden, oder aber zum Teil in den Lungen sich festsetzen. In den Lungen von Diphtherieleichen werden sie sehr häufig angetroffen (Reye).

Im Vordergrunde aller durch die Diphtheriebazillen gesetzten krankhaften Störungen steht die Vergiftung durch das von ihnen abgegebene Toxin, das einmal lokale und zweitens allgemeine Schädigungen hervorruft.

Sind virulente Diphtheriebazillen in genügender Anzahl auf eine empfängliche Schleimhaut gelangt, so verstreicht bis zur Entwicklung der ersten Krankheitserscheinungen eine bestimmte Frist (Inkubationszeit), die zwischen zwei und sieben Tagen schwankt, je nach der Größe der Empfänglichkeit des Erkrankten und der Virulenz und der Zahl der Bazillen.

Die von den Diphtheriebazillen abgegebenen Giftstoffe verursachen entzündliche Vorgänge, die sich gleichzeitig in einer Schädigung des Epithels und einer Alteration der Gefäßwände der darunter gelegenen Schleimhautschichten äußern. Durch Quellung der einzelnen Epithelien werden die oberflächlichen Epithellager in ihrem Zusammenhange gelockert und gesprengt. Gleichzeitig ergießt sich in die Zwischenräume zwischen die einzelnen Epithelzellen ein fibrinhaltiges Exsudat, das seine Entstehung einer Schädigung der Wand der Gefäße verdankt, die man stets erweitert und prall mit Blut gefüllt findet. Außerdem wandert eine große Anzahl Rundzellen herbei, die sich zwischen die Epithelzellen lagern und zum Teil mit dem Exsudat zusammen an die Oberfläche steigen. So bildet sich zwischen den einzelnen Epithelzellen ein feines Fibrinnetz, das an der Oberfläche der Schleimhaut zu einer zusammenhängenden Membran zusammenfließt. Mitunter hebt das gerinnende Exsudat einen Teil des Epithels in die Höhe, so daß dann die äußere Membran schon sich als epithelzellenhaltig erweist. Viel häufiger aber gehen die obersten Epithelschichten unter der Wirkung des Diphtheriegiftes durch Nekrose zugrunde, und die aus Fibrin und Rundzellen bestehende Pseudomembran sitzt auf dem mehr oder weniger geschädigten tieferen Epithellager oder nach gänzlichem Schwund der Epithelzellen auf den subepithelialen Schichten der Schleimhaut auf. Man bezeichnet dann solche Membranen, wie sie z. B. im Beginn der Erkrankung und bei wenig in die Tiefe reichender Giftwirkung zur Beobachtung kommen, als der Schleimhaut aufgelagert. Sie lassen sich ohne Substanzverlust und oft sogar ohne Blutung bei vorsichtigem Vorgehen abziehen, da sie mit den darunter liegenden Schichten nur durch wenige Fibrinfäden verbunden sind. Anders ist es dagegen dort, wo die Giftwirkung bis in die Submucosa gedrungen ist und auch hier zur Alteration der Gefäßwände geführt hat. Da hängt die Pseudomembran fest mit den schon in der Submucosa gebildeten Fibrinmassen zusammen und läßt sich nicht ohne Blutung und ohne zurückbleibenden Gewebsdefekt entfernen. Sie ist der Schleimhaut eingelagert.

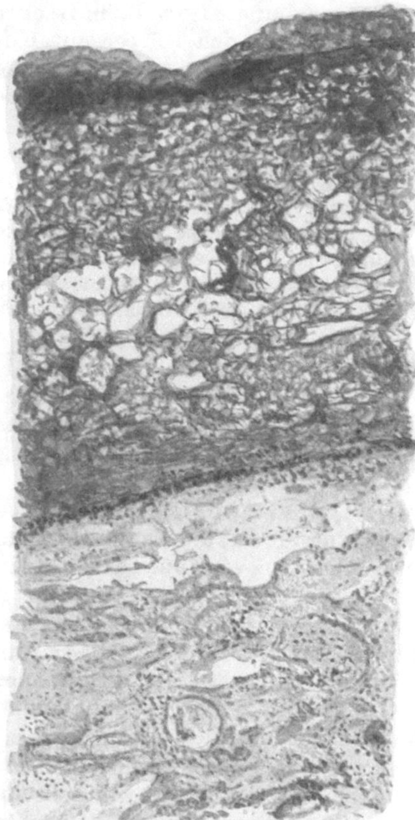

Abb. 170. Schnitt durch ein Diphtheriemembran. Fibrin rot gefärbt, Bestsche Färbung, nach E. Fraenkel[1]). Das Fibrin ist in der obersten Schicht sehr kompakt, dann kommt ein engmaschiges Fibrinnetz, in der Mitte mit etwas weiteren Maschen, die zum Teil Kerntrümmer enthalten.

Bei den malignen Diphtherieformen kommt es neben der Membranbildung zu gangränösen, weit in die Tiefe reichenden Zerstörungen, die zuweilen die Tonsillen, Uvula und angrenzenden Teile in ein dunkelbraunes oder schwarzes völlig nekrotisches Gewebe verwandeln. Wie weit hier im Einzelfalle das Diphtherietoxin allein oder wie weit Sekundärinfektionen mit Eiter und Fäulniserregern eine Rolle spielen, ist schwer zu sagen. Ich möchte jedoch ausdrücklich betonen, daß ich die Bedeutung der Mischinfektion bei diesen Vorgängen mit Behring und Heubner für geringer halte, als das vielfach angenommen wird. Roux hatte die Vorstellung, daß Streptokokken eine Symbiose mit den Diphtheriebazillen eingehen und die Virulenz derselben steigern. Ich glaube vielmehr, daß die Diphtheriebazillen allein schon weitgehende nekrotische Veränderungen verursachen können, und daß dann auf dem so vorbereiteten Boden die fast stets im Rachen anwesenden Streptokokken leichter eindringen und am Werke der Zerstörung mithelfen können. Zur Überschwemmung des Blutes mit Streptokokken und ausgesprochenen septischen Prozessen kommt es dabei selten. Der relativ häufige Befund von Streptokokken in Diphtherieleichen ist in der Mehrzahl der Fälle durch agonale Einwanderung und postmortale Vermehrung der Streptokokken bedingt. Selbst die durch Sekundärinfektion verursachte Vereiterung der mächtig geschwollenen Drüsen am Halse ist nicht häufig. Wer oft gesehen hat, wie bei energischer Diphtherieserumtherapie auch schwere, mit Nekrose einhergehende diphtheritische Prozesse im Rachen sich reinigen und mächtige Drüsenschwellungen am Halse mit periglandulärem Ödem völlig verschwinden, der wird der Mischinfektion nur eine bescheidene Rolle bei der malignen Diphtherie zusprechen.

---

[1]) Virchows Archiv CCIV, p. 197.

Im engsten Zusammenhange mit den besprochenen lokalen Wirkungen der Diphtheriebazillen pflegen die dem primären Sitz der Erkrankung benachbarten Lymphdrüsen anzuschwellen. Bei den malignen Formen wachsen sie zu großen Tumoren an, die in einem teigigen periglandulären Ödem eingebettet sind. Oft kann man in den Drüsen sowohl wie in diesem Ödem Diphtheriebazillen nachweisen.

Zu der lokalen Giftwirkung der Diphtheriebazillen treten in den meisten Fällen noch Zeichen einer allgemeinen Vergiftung, die durch das Übertreten des Toxins in die Lymph- und Blutwege bedingt werden. Solche Intoxikationssymptome sind: Fieber, Mattigkeit, Albuminurie und in schweren Fällen Schädigungen des Herzens. Dazu kommen noch die sog. postdiphtherischen Lähmungen, über deren Entstehungsgeschichte später noch berichtet werden soll (vgl. S. 410). Je nach der Virulenz der eingedrungenen Diphtheriebazillen, der Empfänglichkeit des Individuums und der primären Lokalisation der Erkrankung kann das Krankheitsbild sehr verschieden verlaufen. Bald stehen mehr die lokalen entzündlichen Symptome, bald die Intoxikationserscheinungen im Vordergrunde, und dann kann beides miteinander verquickt sein. In den meisten Fällen handelt es sich um eine rein lokale, auf die Tonsillen beschränkte diphtherische Entzündung mit nur geringen allgemeinen Symptomen. In anderen Fällen verbreiten sich die Bazillen fortwuchernd in die Umgebung, überall den spezifischen, mit Pseudomembranen einhergehenden Prozeß hervorrufend und befallen so nacheinander die Nase, den Kehlkopf und die Trachea, ja sogar die feinsten Verzweigungen des Bronchialbaumes. Ist der Kehlkopf beteiligt, so kann es durch entzündliche Schwellung der Schleimhaut und membranöse Auflagerungen zu Erstickungserscheinungen kommen, deren genauere Beschreibung bei der Schilderung des Kehlkopfcroups abzuhandeln ist. Die Verstopfung der Bronchien durch Pseudomembranen führt zur Ausschaltung großer Lungenbezirke und Atelektasenbildung, und dadurch zu schwersten dyspnoischen Erscheinungen und zu tödlichem Ausgange. Oder aber es kommt auf dem Umwege durch Ansiedlung der Diphtheriebazillen in der Lunge zur Entstehung von bronchopneumonischen Herden oft hämorrhagischen Charakters, die durch die Massenhaftigkeit der darin enthaltenen Diphtheriebazillen zu einer neuen Intoxikationsquelle für den Körper werden. In den schwersten Fällen stehen die durch Toxinvergiftung bedingten Allgemeinsymptome, die Schädigungen des Herzens und der Nieren, im Vordergrunde. Die Stärke der lokalen diphtherischen Entzündungserscheinungen und Intensität der Vergiftungssymptome gehen meist parallel, doch gibt es auch Ausnahmen. Man beobachtet zuweilen auch bei relativ geringer örtlicher Ausbreitung des Prozesses schwere Schädigungen an Herz und Nieren und andererseits kann man Fälle mit weit verbreiteter Membranbildung ohne stärkere Allgemeinsymptome verlaufen sehen.

Die Abheilung des lokalen Prozesses erfolgt durch die auf den bedrohten Herd geworfenen Schutzkräfte des Blutes. Neben unspezifischen Alexinen treten vor allen Dingen hier spezifische Antitoxine in Kraft, die als Reaktion auf das eingedrungene Diphtherietoxin entstehen und der Ausbreitung und Tiefenwirkung des Prozesses Halt gebieten. Unterstützt wird diese Naturheilung durch künstliche Einverleibung fertigen Antitoxins, also mit einem Worte durch die Serumtherapie. Bei der Abstoßung der Membranen spielen die Leukocyten eine große Rolle, die in großer Menge herbeiwandern und die Auflagerungen lockern, so daß es zur Abstoßung größerer zusammenhängender Membranstückchen kommt. Die fester sitzenden Beläge oder Auflagerungen schmelzen vom Rande her ein. Dabei spielt das beim Zerfall vieler Leukocyten frei werdende proteolytische Leukocytenferment eine große Rolle, indem es die Fibrinmassen auflöst und erweicht. In der Trachea hebt sich die auf der Schleimhaut lagernde Membran unter der vermehrten Sekretion der Schleimdrüsen oft in großen zusammenhängenden Streifen ab. Oberflächliche Defekte, die nach Abstoßung der Membranen und der angrenzenden ab-

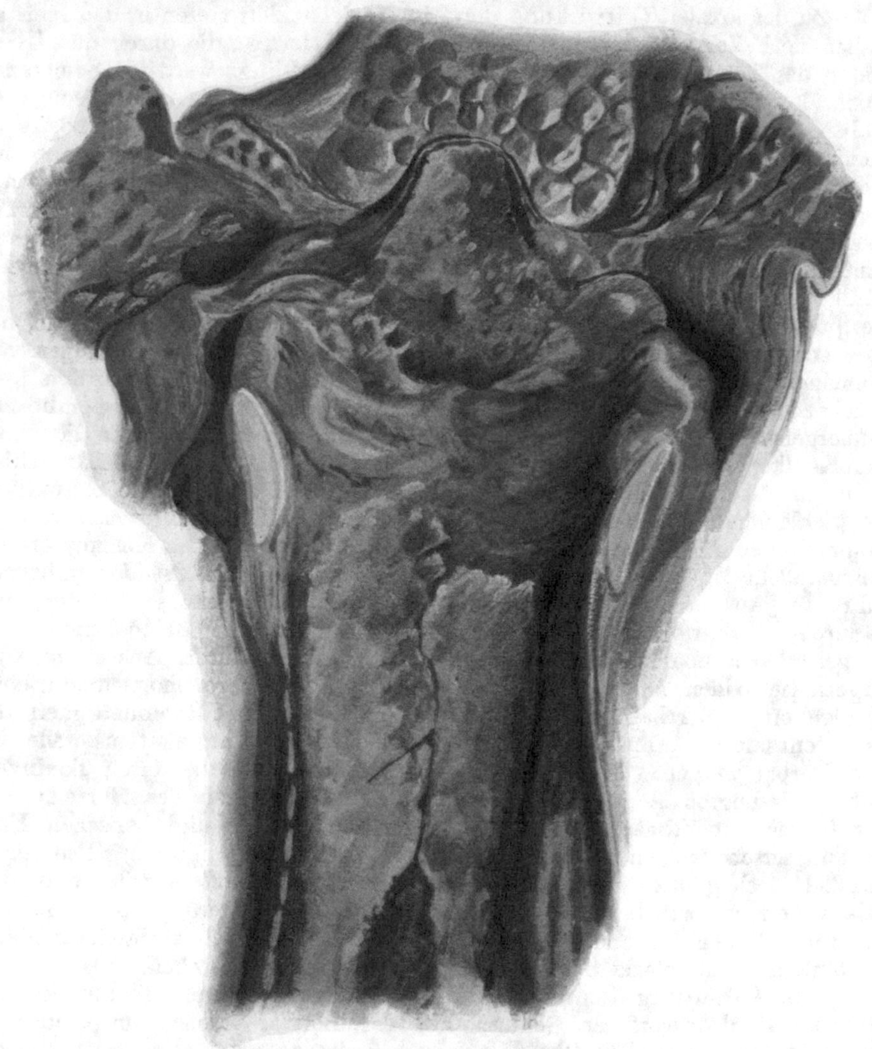

Abb. 171. Kehlkopf- und Rachen-Diphtherie. Die Membranen erstrecken sich weit in die Trachea hinein.

gestorbenen Epithellagen vorhanden sind, heilen meist schnell, indem sich von der Nachbarschaft her Epithel herüberschiebt. Bei tieferen Ulzerationen, die bis in die Submucosa gehen, bildet sich eine bindegewebige Narbe.

Die Abstoßung der Membranen und die Ausheilung des lokalen Prozesses ist unabhängig von dem Schwinden der Diphtheriebazillen. Diese halten sich vielmehr oft noch längere Zeit an den Stellen, wo sie sich zuerst eingenistet haben. Die Krypten der Gaumentonsillen sowie die Rachenmandel sind ihnen willkommene Schlupfwinkel. Hier halten sie sich bei Rekonvaleszenten durchschnittlich bis zur dritten Woche nach Beginn der Krankheit. In ca. 15 % der Rekonvaleszenten kann man jedoch auch noch nach vier, sechs, sieben Wochen und länger die Bazillen nachweisen (vgl. darüber auch S. 375). Wir sehen also den interessanten Vorgang, daß dieselben Krankheitserreger, die zuerst ein schweres mit Intoxikationserscheinungen einhergehendes Leiden verursacht haben, mit dem Ende der Krankheit auf die Stufe von Parasiten herabsinken, deren Anwesenheit dem Träger nichts mehr schadet, weil die Schutzkräfte des Körpers die Oberhand gewonnen haben.

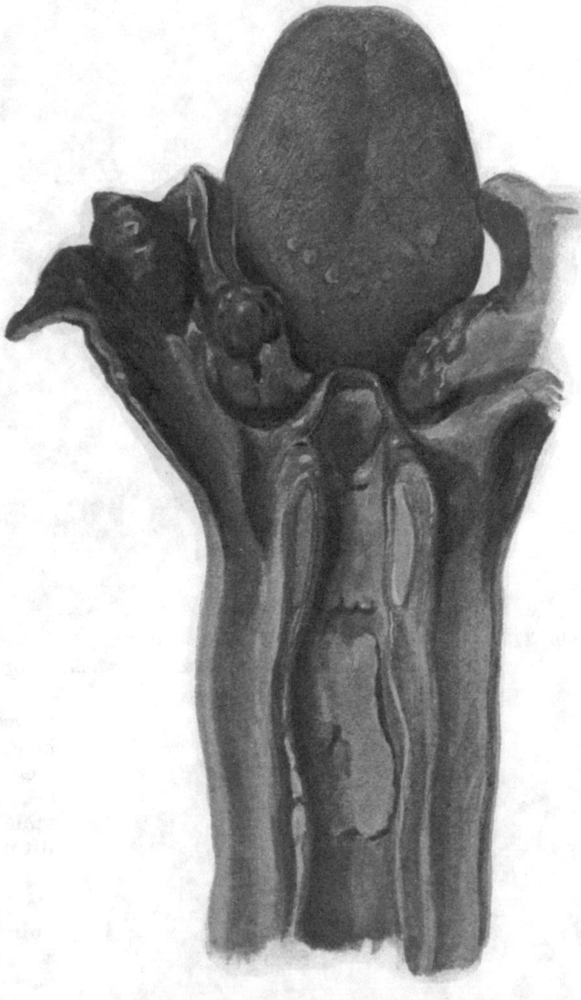

Abb. 172. Schwere Diphtherie des Rachens und Kehlkopfes. Auf den Tonsillen nekrotisierende Prozesse. In der Trachea Membranen.

Durch das Überstehen der Krankheit gewinnt der Körper eine gewisse Immunität. Wie lange diese andauert, ist schwer zu sagen, da sowieso jenseits des 15. Lebensjahres die Disposition zur Diphtherieerkrankung abnimmt; auch gibt es gar nicht selten Menschen, die zwei- und dreimal im Leben Diphtherie bekommen. Mitunter erkranken sogar bazillentragende Rekonvaleszenten 6—8 Wochen nach Ablauf der ersten Erkrankung bereits wieder an Diphtherie, ein Zeichen dafür, daß die immunisierenden Kräfte des Körpers dem Andringen der auf den Schleimhäuten persistierenden Bazillen nochmals unterlegen sind.

Andererseits aber gibt es viele Menschen, die niemals in ihrem Leben eine Diphtherieerkrankung durchmachen und offenbar eine angeborene Immunität gegenüber der Infektion mit Diphtheriebazillen besitzen.

Pathologische Anatomie. Bei der Sektion von Diphtheriefällen, die auf der Höhe der Krankheit gestorben sind, findet sich die Schleimhaut der Tonsillen, der Uvula und des Rachens mehr oder weniger livid rot verfärbt und oft von

Blutpunkten durchsetzt. Häutige Pseudomembranen von gelblich-weißer und bei mehr nekrotisierenden Prozessen von schmierig bräunlicher Färbung bedecken die mäßig vergrößerten Tonsillen, hüllen oft auch die Uvula ein und reichen weit auf den weichen Gaumen hinüber. Häufig ist der ganze Kehlkopf vom Kehldeckel an mit zusammenhängenden Membranen, die fest auf der Unterlage haften, aus-

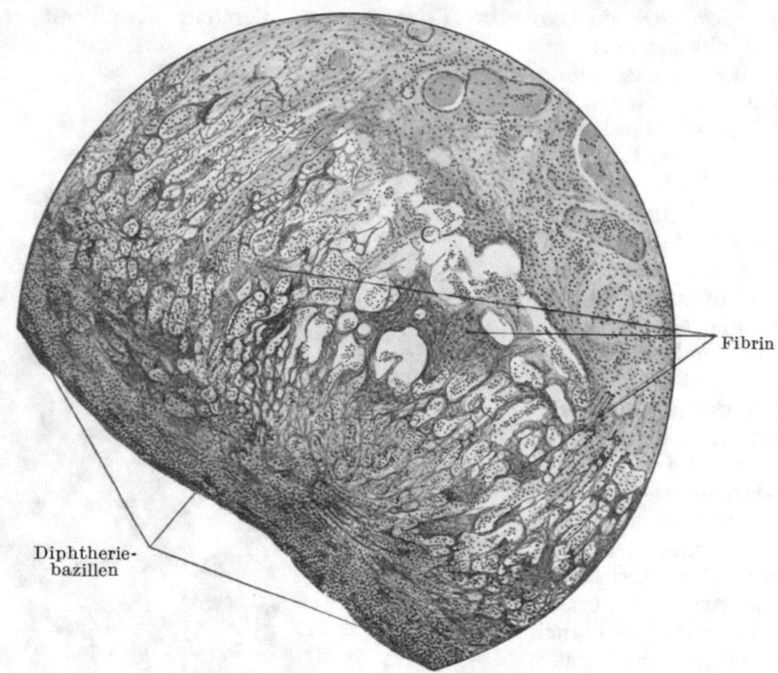

Abb. 173. Schnitt durch Diphtheriemembran (Weigertsche Fibrinfärbung). Fibrin und Bakterien blau. Schwache Vergrößerung.

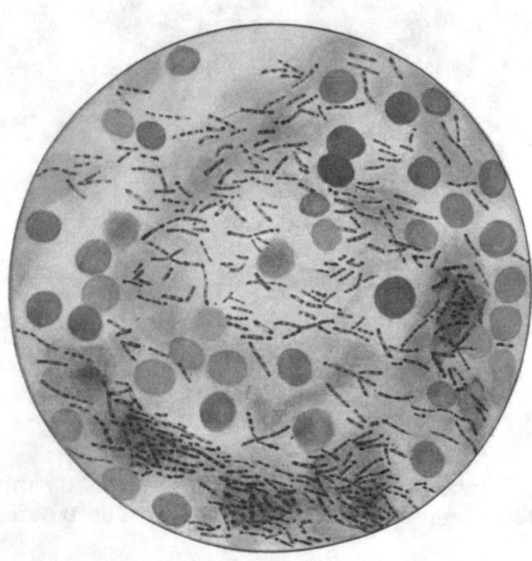

Abb. 174. Die oberste Schicht der obenstehenden Membran bei starker Vergrößerung (Ölimmersion). Man sieht massenhaft Diphtheriebazillen.

tapeziert. Die mebranöse Auskleidung der Trachea löst sich meist leicht von der Unterlage los, so daß sie in Form eines schlauchartigen Gebildes bis zur Bifurkation herabreicht.

Mikroskopisch setzt sich die Membran, entsprechend der oben erörterten Pathogenese, hauptsächlich aus Fibrin, nekrotischem Zelldetritus, Leukocyten und Bakterien zusammen. Man kann in der Regel drei Schichten unterscheiden: zu oberst eine Schicht aus Zelldetritus und Bakterien, namentlich zahlreiche Diphtheriebazillen, aber auch Streptokokken und Saprophyten, dann ein dichtes Netzwerk von Fibrin, das oft reichlich Diphtheriebazillen sozusagen in Reinkultur enthält, neben einzelnen der Nekrose verfallenen Epithelresten und gegen die Unterlage zu eine Schicht, bei der neben dem Fibrinflechtwerk reichliche Leukocyten und mehr oder weniger veränderte Epithelzellen auffallen.

Die Membranen sind entweder der Schleimhaut aufgelagert oder gleichzeitig eingelagert. Die erstere Form bezeichnete man früher als Croup, während die andere Form diphtheritische Entzündung benannt wurde (Virchow). Bei der aufgelagerten Membran pflegt nur die oberflächliche Epithelschicht nekrotisch zu sein, und die Pseudomembran hängt nur durch einige Fibrinfäden mit der Unterlage zusammen. Bei der anderen Form sind auch die tieferen Schichten des Schleimhautepithels von Entzündungsprodukten (fibrinösem Exsudat und Rundzellenansammlungen durchsetzt und werden nekrotisch. Der Prozeß kann sich bis in die Submucosa erstrecken. Die Gefäße sind erweitert und zum Teil thrombosiert, ihre Wandungen häufig hyalin degeneriert. An der Grenze zwischen nekrotischem Gewebe und gesundem Gewebe findet sich ein Leukocytenwall. Heute unterscheiden wir nicht mehr prinzipiell zwischen Croup und Diphtherie, sondern erblicken in beiden Prozessen nur die Wirkung derselben Ursache.

Die Lymphdrüsen sind geschwollen, stark durchfeuchtet, zuweilen mit Blut durchsetzt, in seltenen Fällen enthalten sie nekrotische Partien. Mikroskopisch sieht man hyaline Degeneration der Gefäßwände, Rundzellenherde und stellenweise kleine Nekrosen.

Vereiterung der Drüsen ist selten und stets bedingt durch Mischinfektion mit Streptokokken oder Staphylokokken. Das periglanduläre Gewebe ist ödematös durchtränkt, sulzig infiltriert, bisweilen hämorrhagisch. Die Blutgefäße können thrombosiert sein; dann findet man meist in ihrer Umgebung Blutungen.

Lungen. Sehr häufig sind lobuläre pneumonische Herde, die entweder von der gewöhnlichen Lobulärpneumonie sich nicht unterscheiden, oder aber häufiger einen hämorrhagischen Charakter haben. Man sieht dann besonders in den Unterlappen, manchmal aber auch in der ganzen Lunge auf der Schnittfläche erhabene dunkle Herde mit feingekörnter Oberfläche, die Linsen- bis Pfennigstückgröße haben können. Die Herde erweisen sich als völlig luftleer. Sie liegen zuweilen auch an der Oberfläche der Lungen und wölben die Pleura buckelförmig vor, so daß sie an Infarkte erinnern. Zum Unterschiede von den keilförmigen Infarkten haben sie jedoch eine runde Form. Mikroskopisch enthalten sie in den Alveolen rote und weiße Blutkörperchen, abgestoßene Epithelien und wenig Fibrin. Kulturell enthalten diese bronchopneumonischen Herde stets Diphtheriebazillen, die wir auch im Schnitt nachweisen konnten. Die Entstehung der Herde geschieht zweifellos auf dem Blutwege. Als wir nämlich in mehreren solchen Fällen sowohl die pneumonischen Partien als auch den Bronchialbaum etappenweise untersuchten, fanden sich nur in den Herden und in der Trachea bis zur Bifurkation Diphtheriebazillen, nicht aber in den feineren Verzweigungen

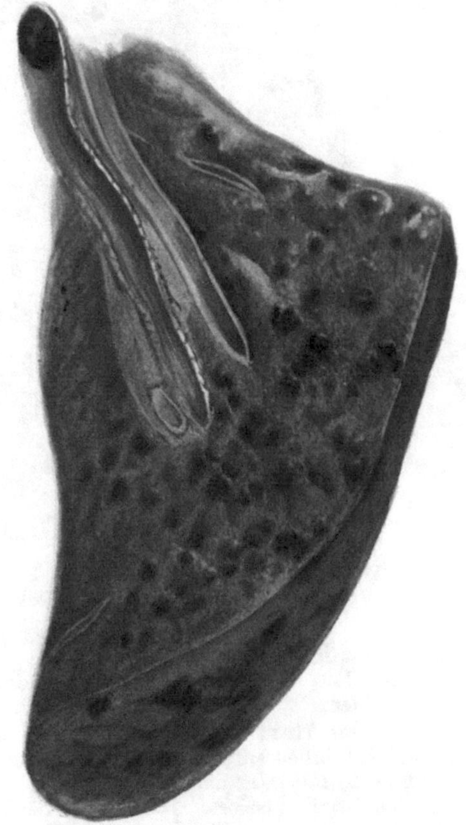

Abb. 175. Diphtherie-Lunge mit multiplen hämorrhagischen lobulärpneumonischen Herden.

der Bronchien. Daß man Diphtheriebazillen überhaupt sehr häufig in den Lungen findet, selbst in Fällen ohne Pneumonie, wurde oben schon erwähnt.

Die absteigende Bronchialdiphtherie, bei der man die Membranen bis in die feinsten Verzweigungen der Bronchien hin findet, so daß im Schnitt in dem Bronchiallumen die zusammengerollten Membranen gefunden werden, wurde schon oben erwähnt. In der Umgebung der verstopften Bronchien wird die Lunge atelektatisch, und aus den atelektatischen Herden entwickeln sich Bronchopneumonien (vgl. Abb. 175).

Auch Aspirationspneumonien, die zum Teil von Lungenabszessen oder Gangränbildung gefolgt sind, werden zuweilen beobachtet. Auf der Pleura findet

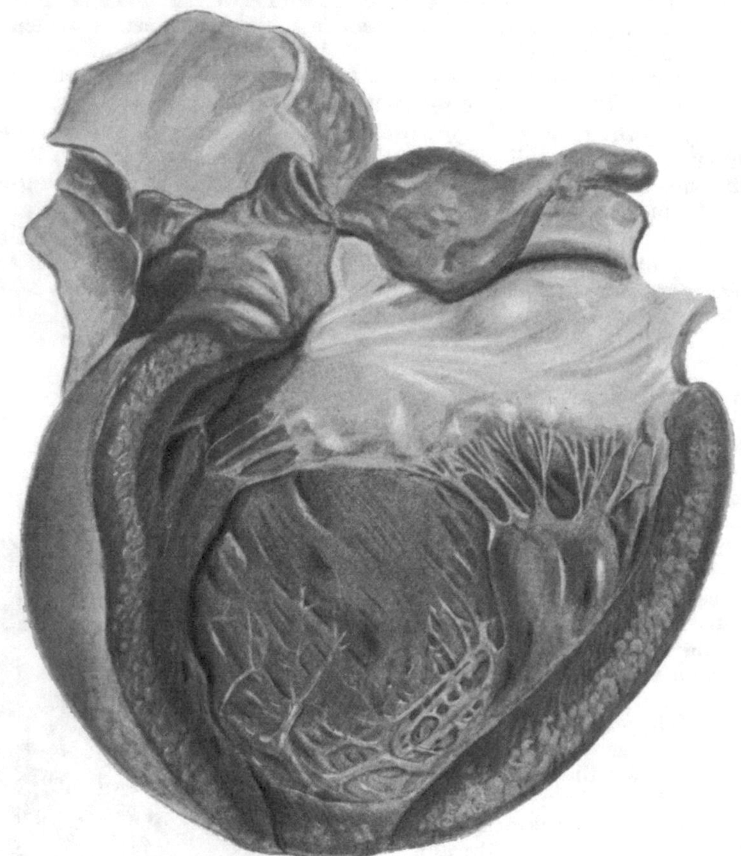

Abb. 176. Fall von postdiphtherischer Herzschwäche. Herz stark dilatiert. Muskulatur durchsetzt von graugelben Flecken und Streifen und von Blutungen.

man häufig subpleurale Blutungen. Die Pleurahöhlen enthalten ein geringes Transsudat. Exsudate mit Fibrinbildung sind seltener, ebenso hämorrhagische Pleuritiden.

Das Herz zeigt makroskopisch fast stets charakteristische Veränderungen. Zunächst fallen subperikardiale Blutungen ins Auge, die fast nie fehlen und hirsekorngroß, mitunter auch größer, sind. Der Herzmuskel ist schlaff und weich und in der Regel dilatiert. Die Schnittfläche ist grauweiß, wie gekocht, brüchig. In Fällen, die an postdiphtherischer Herzschwäche langsam zugrunde gehen, ist die Muskulatur auf dem Schnitt grau gefleckt und häufig auch von Blutungen durchsetzt. Ein derartig langsam verlaufender Fall von postdiphtherischer Herzschwäche, bei dem die Muskulatur von graugelben Streifen und Flecken durchzogen war, ist in Abb. 176 wiedergegeben. In seltenen Fällen extremer Herzschwäche finden sich in der Spitze und im Herzohr mitunter Thromben, die zu Embolien ins Gehirn und sekundärer Hirnerweichung führen können. Das Endokard zeigt meist wenig Veränderungen; häufig sind subendokardiale Blutungen. Endocarditis ist selten.

Die mikroskopischen Veränderungen des Herzmuskels sind recht charakteristisch. Bei Fällen, die auf der Höhe der Krankheit in den ersten Tagen gestorben sind, findet man nach unseren Untersuchungen ziemlich konstant eine Erscheinung, die Eppinger als Myolyse bezeichnet hat. Die Muskelfasern sind durch ein Ödem, das als entzündliche Exsudation aufgefaßt

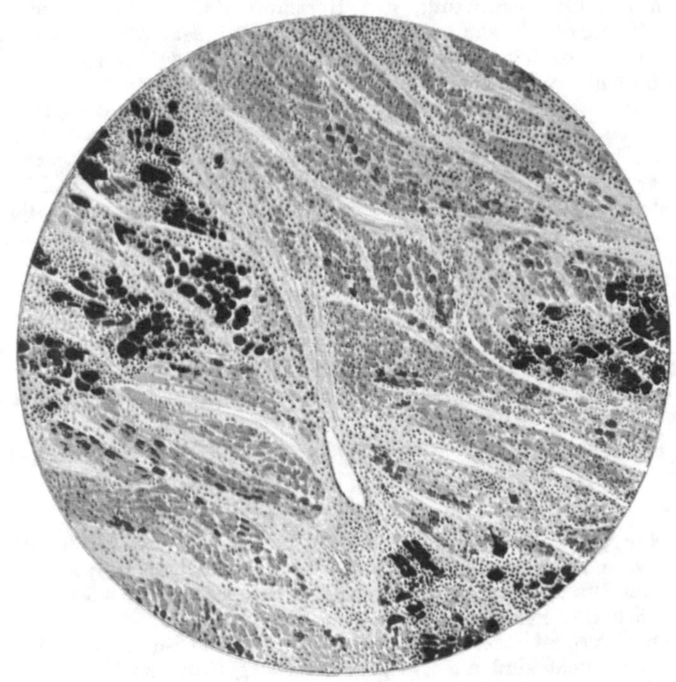

Abb. 177. Schnitt durch die Herzmuskulatur eines Falles von postdiphtherischer Herzschwäche. (Derselbe Fall wie Abb. 176.) Verfettung der Muskulatur (die mit Sudan rot gefärbten Stellen), Rundzellenansammlungen, Myolyse, Kernschwund. Die blauen Schollen sind Kalkablagerungen.

werden muß, auseinander gedrängt; bisweilen sieht man auch Fragmentation der Muskelfasern, wobei die Kontinuität der Muskeln in breiten, geschwungenen Linien völlig unterbrochen erscheint, so daß breite, von quergestreifter Muskelsubstanz freie Stücke entstehen. Verfettung haben wir bei unseren Untersuchungen bei Fällen mit kurzer Krankheitsdauer nur selten gesehen, während sie bei Fällen mit lang andauernder Herzschwäche sehr ausgedehnte Grade annehmen kann. Ferner findet man bei Fällen mit kurzer Krankheitsdauer zwischen den vom Ödem auseinandergedrängten Muskelfasern sehr häufig Herde von Rundzellen und polymorphkernigen Leukocyten eingesprengt; auch Blutungen sind nicht selten. So kann das Bild ein recht buntes werden: Aufgefaserte Muskelbündel, entzündliche Rundzellenherde, durch welche die Kontinuität der Fasern unterbrochen werden kann und Blutungen, die manchmal größere Gewebspartien zertrümmern. Diese Veränderungen finden sich über das ganze Herz verstreut, sowohl in der Wand der Ventrikel wie auch in den Vorhöfen und im Herzohr. Auch im Reizleitungssystem konnten wir gelegentlich, wenn auch nicht konstant, dieselben Veränderungen nachweisen.

In Fällen mit längerer Krankheitsdauer, die an Herzschwäche zugrunde gehen, können sehr hochgradige Zerstörungen Platz greifen. Hier ist es namentlich die Verfettung der Muskelbündel, die an vielen Stellen der Ventrikelmuskulatur und der Trabekel auffällt. Interessant ist es, daß in neuerer Zeit, wo man mehr auf das Atrioventrikularbündel geachtet hat, auch dort ausgedehnte Verfettungen gefunden wurden (Mönkeberg, Lubarsch), doch gehen oft auch Fälle an Herztod zugrunde, ohne daß im Reizleitungsbündel Verfettungen gefunden wurden (Rohmer[1])). Neben der Verfettung sieht man Kernschwund, Vakuolenbildung und schollige Entartung der Herzmuskelfasern, vor allem aber ist die interstitielle Myocarditis sehr ausgesprochen. Die Muskelfasern scheinen an vielen Stellen durch Rundzellenansammlungen wie auseinander gedrängt oder auch in ihrem Zusammenhang unterbrochen. An manchen Stellen haben sie bereits zu bindegewebiger Narbenbildung geführt. Auch Blutungen, die größere Gewebspartien zerstören, sind häufig. Gelegentlich kann es sogar in den schollig zerfallenen und von Rundzellen durchsetzten Gewebspartien zu Kalkablagerung kommen. Der Gang der Zerstörung ist wahrscheinlich der, daß die Toxinschädigung zunächst an den Muskelfasern angreift, sie schädigt, und daß dann sekundär die Rundzellen zuwandern, um Totes beiseite zu schaffen und durch Granulationsgewebe und Narbenbildung zu ersetzen.

Die Milz ist geschwollen und außer in septischen Fällen von fester Konsistenz; sie erscheint blutreich. Auf der Schnittfläche fällt regelmäßig die starke Follikelschwellung auf, die sich in Form von grauweißen Flecken von der dunkelroten Pulpa scharf abheben. Bei septischen, durch Mischinfektionen komplizierten Fällen ist die Milz groß, schlaff, die Pulpa zerfließlich, schmutzig braunrot, doch bleibt auch hier die Pulpaschwellung deutlich.

Die Leber zeigt keine für Diphtherie spezifischen Veränderungen. Neben ausgedehnter Verfettung und Trübung der Parenchymzellen finden sich Rundzellenanhäufungen, wie sie auch bei anderen Infektionskrankheiten vorkommen.

Die Nierenveränderungen sind nach Intensität und Ausdehnung sehr verschieden, doch möchte ich gegenüber der herkömmlichen Darstellung auf Grund sehr zahlreicher Untersuchungen betonen, daß die parenchymatösen Veränderungen bei der Diphtherie keineswegs stets vor den interstitiellen Veränderungen prävalieren. Die Niere ist meist groß und derb. Die fibröse Kapsel ist leicht abziehbar, an der Oberfläche sind die Blutgefäße stark gefüllt; auch sieht man oft schon mit bloßem Auge kleine Blutungen. Auf dem Durchschnitt ist die Zeichnung häufig trüb. In den frischen Fällen, die klinisch keinerlei Erscheinungen von seiten der Nieren bieten, sieht man im Schnitt einen auffallenden Kernreichtum der vergrößerten Glomeruli, die die Kapsel völlig ausfüllen und deren Schlingen prall mit Blut gefüllt sind. Das Parenchym ist nicht geschädigt, doch findet man häufig im Interstitium Rundzellenansammlungen und Blutungen. In länger sich hinziehenden Fällen mit Albumen im Urin und Zylindern finden sich ebenfalls auffällig kernreiche Glomeruli und in ihrer näheren und weiteren Umgebung Rundzellenansammlungen. Blutungen im Interstitium sind häufig. Dazu gesellen sich parenchymatöse Veränderungen. Die Harnkanälchen zeigen stellenweise Fettinfiltration, körnigen Zerfall und Trübung. In den geraden Harnkanälchen finden sich häufig hyaline Zylinder, dagegen sind Blutungen in den Harnkanälchen im Gegensatz zur Scharlachnephritis nur selten zu beobachten.

Die peripheren Nerven zeigen in manchen Fällen fettige Degeneration der Markscheiden, Quellung und Schwund der Achsenzylinder und interstitielle Wucherungen.

---

[1]) Zeitschr. f. exp. Path. u. Ther. 1912.

Die einfache, lokalisierte Rachendiphtherie.

Die Krankheit setzt in der Regel nicht akut ein, sondern hat einen mehr schleichenden Beginn insofern, als die örtlichen Entzündungserscheinungen im Rachen zunächst noch zurücktreten und mehr ein allgemeines Krankheitsgefühl vorherrscht. Das Kind zeigt eine gewisse Mattigkeit und Unlust zum Spielen oder Lernen, der Appetit fehlt, oft ist die Nase verstopft, die Stimme nasal; es hat den Anschein, als sei ein Schnupfen im Anzuge. So können 1—2 Tage verstreichen, ohne daß über den Hals geklagt wird. Seltener ist ein plötzlicher Anfang mit Schüttelfrost, hohem Fieber, Erbrechen, starken Kopfschmerzen. Aber auch hier pflegen sich Hals- und Schluckbeschwerden erst am Ende des ersten oder Anfange des zweiten Tages einzustellen. Die Temperatur erhebt sich bis auf 38 oder 39°, seltener zu höheren Graden. Hat man Gelegenheit, den Kranken schon am ersten Krankheitstage zu untersuchen, was im Krankenhause seltener möglich ist als in der Privatpraxis, so kann man folgende Veränderungen feststellen: der Kranke ist blasser als sonst und fühlt sich heiß an. Puls und Atmung sind entsprechend der Temperatur beschleunigt, auffällig ist ein übler Geruch aus dem Munde. Die Zunge ist etwas trocken und mäßig belegt, die Rachenschleimhaut ist leicht gerötet und zeigt vermehrte Schleimsekretion. Auf einer der Mandeln, mitunter auch schon auf beiden findet man linsen- oder bohnengroße, mattgraue, opalfarbige Überzüge oder auch eine graue Trübung, wie sie nach leichter Verätzung der Schleimhaut zustande kommt. Der Belag sitzt in diesem Stadium noch wenig fest und läßt sich ohne Läsion der Schleimhaut ablösen. Er stellt ein zartes Häutchen dar, das sich auf den Objektträgern nicht zu Brei verreiben läßt und mikroskopisch Fibrin, einige Epithelzellen und Leukocyten und daneben Diphtheriebazillen und Mundbakterien enthält. Schon am Ende des ersten oder Anfang des zweiten Tages ist aus diesem zarten Überzug eine fest auf der Unterlage sitzende, zusammenhängende Pseudomembran mit sammetartig glänzender Oberfläche geworden, die einen Teil oder die ganze Fläche der Tonsillen überzieht. Auffällig ist oft dabei die geringe entzündliche Reaktion der Schleimhaut in der Umgebung der Membran. Häufig beschränkt sich der Prozeß nicht auf eine oder beide Tonsillen, sondern es bedecken sich schnell auch die vorderen und hinteren Gaumenbögen und die Seitenränder der Uvula mit membranösen Auflagerungen. Oft ist das ganze Zäpfchen befallen und steckt in der grauweißen Membranhülle wie in einem Handschuhfinger. Aber dieser Vergleich hinkt, denn die Pseudomembranen lassen sich nicht einfach abstreifen wie ein Handschuh, sondern sie haften fest auf der Unterlage und können in der Regel nicht ohne Blutung und geringen Substanzverlust abgezogen werden. Die Beschwerden, die durch die Etablierung dieser membranartigen Beläge erzeugt werden, bestehen in Brennen und Schmerzen beim Schlucken. Sind die Mandeln irgendwie erheblicher geschwollen, so hat die Stimme einen gaumigen Klang und entsprechend dem entzündlichen Vorgange im Rachen schwellen die Hals-

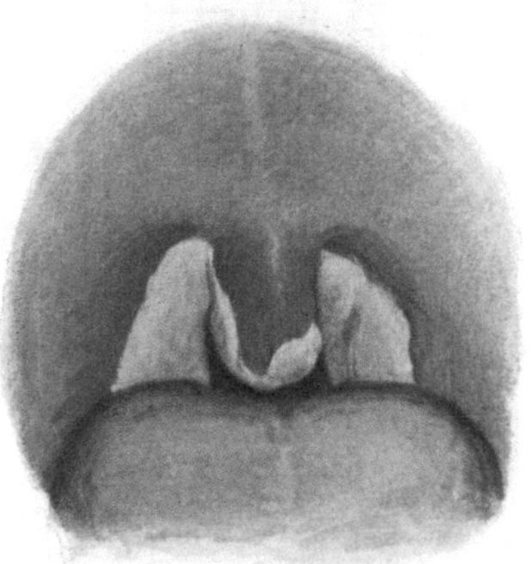

Abb. 178. Lokalisierte membranöse Rachendiphtherie.

lymphdrüsen, namentlich die angulären und submaxillaren Drüsen schon am ersten Tage an; je nachdem eine oder beide Gaumenhälften befallen sind, bilden sich auf der einen oder auf beiden Seiten schmerzempfindliche, harte, leicht verschiebliche Drüsenschwellungen von Bohnen- bis Haselnußgröße. Die Nasenschleimhaut beteiligt sich fast stets an der Entzündung, doch besteht diese Beteiligung in den leichteren Formen fast nur in der Sekretion einer schleimigen oder schleimig-eitrigen Flüssigkeit, die zuweilen zu Erosionen an den Nasenöffnungen führt. Meist ist die eine Nasenseite stärker befallen.

Außer diesen örtlichen Folgeerscheinungen der Infektion im Rachen finden sich stets auch in den hier beschriebenen leichteren und mittelschweren Formen von lokalisierter Rachendiphtherie allgemeine Symptome, die als Ausdruck der toxischen Wirkung des Diphtheriegiftes auf den Körper zu deuten sind. Das Fieber erreicht bei der Diphtherie 38—39⁰ und klingt schon nach zwei

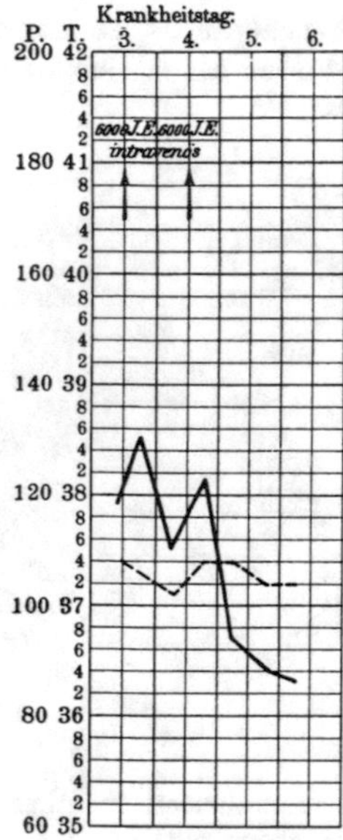

Abb. 179. Jakob Hess, 9 Jahre. Schwere Diphtherie mit ausgebreiteten Belägen auf Tonsillenuvula und weichen Gaumen. 2malige Serumgabe von je 6000 J. E. intravenös. Geheilt.

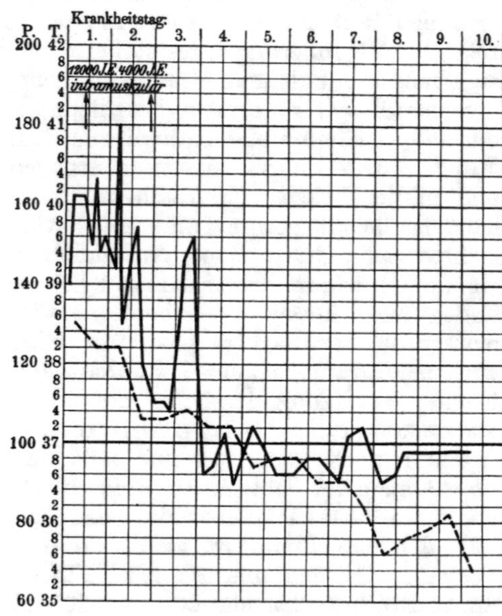

Abb. 180. Luise Schw. Schwere ausgebreitete Rachendiphtherie.

bis drei Tagen lytisch ab. In mittelschweren Fällen setzt es oft mit einem Schüttelfrost ein und steigt bis auf 40⁰ und kann von vorübergehenden Störungen des Sensoriums, Delirien, Somnolenz, verdrießlicher Stimmung begleitet sein. Bei Kindern kommen im Anfange zuweilen Konvulsionen vor. Aber auch in mittelschweren Fällen pflegt die Fieberkurve schon vom zweiten Tage an eine lytische Tendenz zu zeigen. Die Dauer des Fiebers wird wesentlich beeinflußt durch die Serumbehandlung.

Der Puls entspricht in seiner Frequenz meist der Fieberhöhe; bei Kindern ist er oft sogar noch etwas höher. Auch das angegriffene Aussehen der Diphtheriekranken, die Blässe und die halonierten Augen, die namentlich bei noch nicht bettlägerigen Kranken auffallen, weisen auf die toxische Schädigung hin. Im Blute findet sich meist eine mäßige Leukocytose. In günstigen Fällen pflegt der Prozentgehalt der Leukocyten gegenüber dem der Lymphocyten vermehrt zu sein. Das Auftreten von Myelocyten soll nach Engel ein prognostisch ungünstiges Zeichen darstellen. Da jedoch bei Leukocytose im Kindesalter häufig Myelocyten vorkommen, so dürfte diesem Befunde keine allzu große Bedeutung beizumessen sein, um so mehr als Reckzeh auch bei leichten Diphtheriefällen Myelocyten beobachtete. Sehr häufig ist die Niere in Mitleidenschaft gezogen. Eine leichte Albuminurie ist in über der Hälfte der Fälle vorhanden; man beobachtet sie oft schon am dritten Tage. Untersucht man den Urin von Anfang an mikroskopisch, so kann man häufig schon vor der Eiweißausscheidung hyaline Zylinder und Epithelzylinder nachweisen. Mit dem Absinken des Fiebers ist in den meisten Fällen auch die Albuminurie verschwunden. Über schwerere Nephritis siehe S. 410.

Verlauf. Wird die Serumtherapie rechtzeitig eingeleitet, so kommt der Prozeß schnell zum Stillstand. Die Membranen heben sich teils in Fetzen ab, teils schmelzen sie von den Rändern aus ein und werden zusehends kleiner. Am 3.—4. Tage sind sie bereits wieder verschwunden. Als letzte Reste bleiben zarte, grauweiße Einlagerungen, die das Niveau der Umgebung nicht überragen, von Linsen- oder Bohnengröße zuweilen noch einige Tage zurück. Nach Abstoßung der Membran präsentiert sich die darunter liegende Schleimhaut als stark gerötet. Der Abfall des Fiebers wird meist schon 24 Stunden nach der Seruminjektion eingeleitet. Am dritten Tage ist Temperatur und Puls häufig schon zur Norm zurückgekehrt; die Kranken fühlen sich gesund, bedürfen aber noch längere Zeit der ärztlichen Kontrolle. Die Tatsache, daß in einzelnen Fällen auch trotz des leichten Verlaufes später die gefürchtete Herzschwäche eintreten kann, veranlaßt mich, stets für Schonung des Herzens zu sorgen und auf 14tägige Bettruhe zu halten. Postdiphtherische Lähmungen, Gaumensegelparese, Akkommodationsparese und sogar ausgebreitete Lähmungszustände kommen auch bei leichten Fällen in der Rekonvaleszenz vor. Schließlich muß der Kranke in der Rekonvaleszenz auch noch bakteriologisch kontrolliert werden, da die Bazillen sich weit länger als die membranösen Beläge auf der erkrankten Schleimhaut halten. Im Durchschnitt verlieren die Rekonvaleszenten ihre Bazillen am Ende der dritten Woche; manche freilich entwickeln sich zu Dauerausscheidern. Genaueres darüber soll bei Besprechung der Prophylaxe erörtert werden.

Ist die Krankheit sich selbst überlassen, so ist der Verlauf protrahierter, die membranösen Beläge bleiben dann fast nie auf eine Seite beschränkt; nacheinander können sämtliche Rachengebilde davon überzogen werden. Dabei nehmen die Schluckbeschwerden einen erheblichen Grad an, so daß jeder Tropfen Flüssigkeit, der getrunken wird, heftige Schmerzen verursacht und die Nahrungszufuhr nur gering ist; auch besteht völliger Appetitmangel. Der Verlauf der Erscheinungen dauert bei solchen unbehandelten Fällen, wie sie aus der Vorserumzeit bekannt sind, 8—14 Tage. Ohne Serumbehandlung bleibt die Prognose stets zweifelhaft. Zwar heilt eine ganze Anzahl dieser Fälle von protrahierter Rachendiphtherie auch ohne spezifische Therapie, aber das Leben des Kranken ist von den mannigfachsten Störungen bedroht, der Prozeß kann jeden Moment auf den Kehlkopf übergreifen und zu Stenoseerscheinungen führen. Die zuerst gutartig erscheinende Rachendiphtherie kann sich in eine schwere toxische Form mit rapid sinkender Herzkraft und raschem tödlichem Ausgang verwandeln. Oder aber es entwickelt sich eine protrahiert verlaufende schwere Form mit Nephritis und postdiphtherischer Herzschwäche, die unter allgemeiner Entkräftung und zunehmender Schwäche des Zirkulationsapparates, Dilatation des Herzens, akzidentellen Geräuschen, Bradykardie und unaufhaltsam fallendem Blutdruck gegen Ende der zweiten Woche zum Tode führt.

Abweichungen. Nicht selten kommt es bei der lokalen Rachendiphtherie durch Sekundärinfektion mit Eitererregern zu schwerer parenchymatöser Mandelentzündung. Die mit Membranen bedeckten Tonsillen sind ungewöhnlich stark geschwollen, die stark gerötete Schleimhaut des Gaumensegels und weichen Gaumens erscheint ödematös, die Atmung ist durch die starke Schwellung der Rachenteile sehr erschwert und laut schnarchend, das Schlucken ist außerordentlich schmerzhaft. Es besteht hohes Fieber, große Unruhe und Schlaflosigkeit. Meist geht die Schwellung bald wieder zurück. In seltenen Fällen entwickelt sich ein Tonsillarabszeß, der durch die zunehmende Vorwölbung der einen Gaumenhälfte und die fühlbare Fluktuation zu erkennen ist und durch Inzision entleert wird.

Während die bei der Rachendiphtherie regelmäßig vorhandene Drüsenschwellung in den meisten Fällen bei richtiger Serumbehandlung in einigen Tagen abklingt, kommt es in einzelnen Fällen zur Vereiterung einer oder mehrerer Drüsen und durch Übergreifen des eitrigen Prozesses auf das benachbarte Bindegewebe zu einer Phlegmone am Hals. Diese Komplikation ist meist einseitig und bedingt in der Regel ein lange anhaltendes, remittierendes Fieber. Es kommt zu starker Schwellung der betroffenen Drüsengegend und starker Schmerzhaftigkeit. Die Haut über den betroffenen Partien rötet sich, Fluktuation tritt ein, und bei der Inzision entleert sich ein streptokokkenhaltiger Eiter. Daraus ist schon ersichtlich, daß es sich in diesem Falle um eine Sekundärinfektion mit Eitererregern handelt, die von dem Entzündungsprozesse am Halse her in die Drüsen gelangt sind. Ist eine der tieferen, subfazial gelegenen Halsdrüsen unter dem Sternokleidomastoideus betroffen, so kann sich der Prozeß lange der Erkennung entziehen, so daß die Deutung des Fiebers Schwierigkeiten macht wie bei nebenstehender Kurve. Solche Drüsenvereiterungen nach einfacher lokalisierter Rachendiphtherie pflegen die Prognose nur wenig zu trüben. Septische Zustände habe ich danach niemals beobachtet.

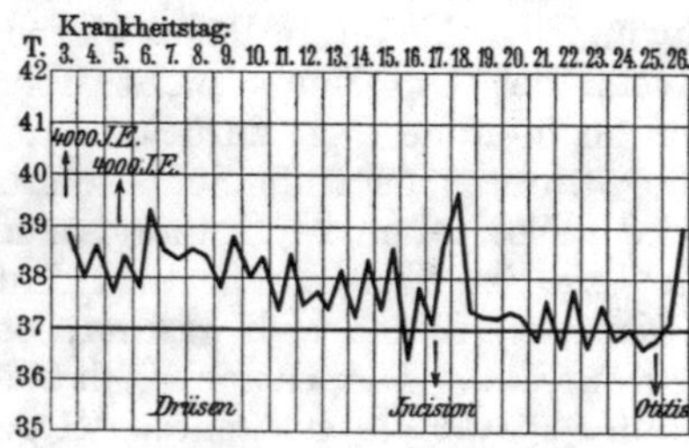

Abb. 181. Charlotte Schönrock. Rachendiphtherie mit nachfolgender Drüseneiterung auf der linken Halsseite.

Rudimentäre Form der Rachendiphtherie.

Die Rachendiphtherie tritt zuweilen in der Gestalt einer einfachen katarrhalischen Angina oder einer Angina lacunaris oder follicularis auf und ist dann mit Sicherheit nur mit Hilfe der bakteriologischen Diagnostik zu erkennen. Ich konnte solche Beobachtungen wiederholt bei Hausinfektionen im Krankenhause machen.

So erkrankten z. B. auf einer Abteilung im Laufe weniger Tage durch Einschleppung acht Patienten, drei bekamen eine typische, lokalisierte Rachendiphtherie mit mebranösen Belägen, ein Erwachsener hatte eine Anschwellung und Rötung der Tonsillen mit einem leicht abstreifbaren, bohnengroßen, graugelben Belage, der schon am nächsten Tage wieder verschwunden war, zwei andere Kranke hatten die Erscheinungen einer Angina lacunaris (beide Tonsillen mäßig gerötet und geschwollen und mit stecknadelkopfgroßen, grauweißen Pfröpfen besetzt) und zwei weitere Kranke hatten nur Rötung und mäßige Schwellung der Mandeln. Alle acht aber hatten Diphtheriebazillen auf der Rachenschleimhaut.

Gerade durch solche Hausinfektionen, als deren Ursache ich in zwei Fällen Bazillenträger unter dem Personal feststellen konnte, wird wie im Experiment die Tatsache demonstriert, daß die Infektion mit Diphtheriebazillen neben den typischen mit Membranen einhergehenden Krankheitsbildern auch spezifisch diphtherische Halsentzündungen hervorruft, die sich in nichts von der gewöhnlichen katarrhalischen oder lakunären Angina unterscheiden. Die Erkrankung geht mit Fieber bis zu 39°, häufig auch nur bis zu 38° einher, das im Verlauf der nächsten 2—3 Tage lytisch abklingt. Zuweilen kann sich an eine soche als Angina lacunaris imponierende Diphtherieerkrankung ein richtiger Kehlkopfcroup anschließen. Es empfiehlt sich daher, in Fällen von Angina, die in der Umgebung von Diphtheriekranken auftreten, regelmäßig den Rachenabstrich auf Diphtheriebazillen zu untersuchen, damit bei positivem Befunde eine sofortige Serumtherapie eingeleitet wird und üble Folgen verhindert werden können.

Die malignen Formen der Rachendiphtherie.

Die schwersten Formen der Rachendiphtherie erhalten ihren malignen Charakter einmal durch die große Ausbreitung des lokalen Prozesses und durch Vermischung mit nekrotisierenden Vorgängen und schließlich durch das Hervortreten der Intoxikationserscheinungen, die ihren Ausdruck vor allem in einer hochgradigen Herzschwäche und in der Schädigung der Nieren finden. Man unterscheidet am besten

1. die Diphtheria gravissima oder Diphtheria fulminans;
2. die protrahierte maligne Rachendiphtherie.

Die Bezeichnung septische Diphtherie, die lange Zeit für diese malignen Formen in Gebrauch war, ist irreführend, da sie von der falschen Vorstellung ausging, daß dabei eine Mischinfektion mit Streptokokken und anderen Eitererregern das Wesentliche sei. Heubner hat diese Auffassung bekämpft und darauf hingewiesen, daß auch ohne Mitwirkung der Streptokokken sehr schwere Zustände zustande kommen können. Auch Behring stellt sich schroff auf diesen Standpunkt und lehnt die Beteiligung der Streptokokken bei der Diphtherie vollkommen ab. Nach meiner Anschauung, die sich gleichzeitig auf eigene klinische Beobachtungen und bakteriologische Untersuchungen stützt, kann der schwere Zustand der malignen Diphtherie zweifellos in der Mehrzahl der Fälle allein durch das Diphtherietoxin bedingt werden, denn meist ist das Blut solcher Fälle intra vitam und oft auch post mortem steril. Auch gelingt es durch Diphtherieserum allein, den Prozeß bisweilen günstig zu beeinflussen, wenn auch nur selten zu heilen. Andererseits aber möchte ich betonen, daß in manchen Fällen von maligner Diphtherie, namentlich dort, wo schwere nekrotische Prozesse vorhanden sind, die Mitwirkung von Streptokokken gar nicht bestritten werden kann, denn man kann sie zuweilen sowohl während des Lebens wie post mortem im Blute nachweisen. Es handelt sich dann eben um eine sekundäre Sepsis bei einem durch das Diphtheriegift häufig schon schwer geschädigten Organismus. Eitrige Metastasen habe ich nie gesehen, jedoch brettharte, phlegmonöse Infiltrationen am Halse und Otitis media.

Das Krankheitsbild der **Diphtheria gravissima** ist folgendes:

Der Beginn kann ebenso wie bei der einfachen Rachendiphtherie ein schleichender sein. Das erste, was bemerkt wird, sind Allgemeinstörungen, Mattigkeit, Appetitlosigkeit, Schlafsucht. Dabei fällt die tiefe Blässe des Kranken auf. Die Frage nach Schluckbeschwerden wird in der Regel verneint, und doch findet man meist schon am Ende des ersten Tages die Rachenteile in weiter Ausbreitung mit Pseudomembranen belegt.

In anderen Fällen setzt die Tragödie stürmischer ein. Die Kinder erkranken mit hohem Fieber, heftigen Leibschmerzen, Erbrechen und klagen über starkes Kopfweh. Sie sind unruhig, schlaflos und verfallen schnell in eine hochgradige Schwäche. Die Schleimhaut der Rachenteile ist intensiv gerötet und mit Blutpunkten durchsetzt. Auf den enorm geschwollenenen Tonsillen der Uvula und dem weichen Gaumen breiten sich schnell schmierige, grau-gelbe Membranen aus. Die Nasenschleimhaut beteiligt sich zugleich in intensiver Weise an der Entzündung. Ein blutig-seröses Sekret beginnt, aus den Nasenöffnungen zu fließen.

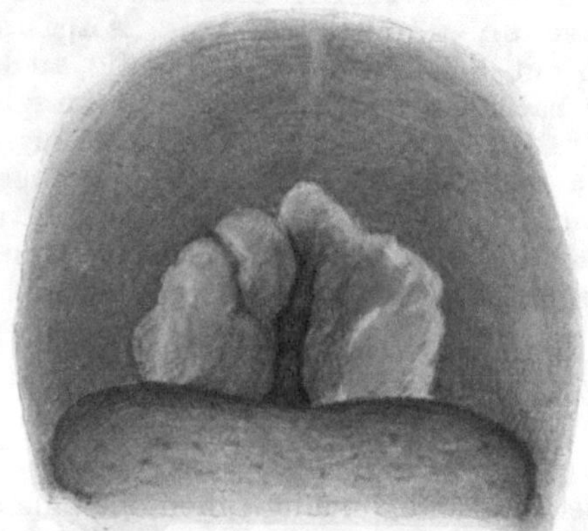

Abb. 182. Nekrotisierende Rachendiphtherie. Graugelb verfärbte Membranen.

Auf der Höhe der Entwicklung, etwa am Ende des zweiten Tages bietet sich folgendes furchtbare Bild: Der Kranke liegt apathisch und regungslos in tiefer Entkräftung da mit wachs-

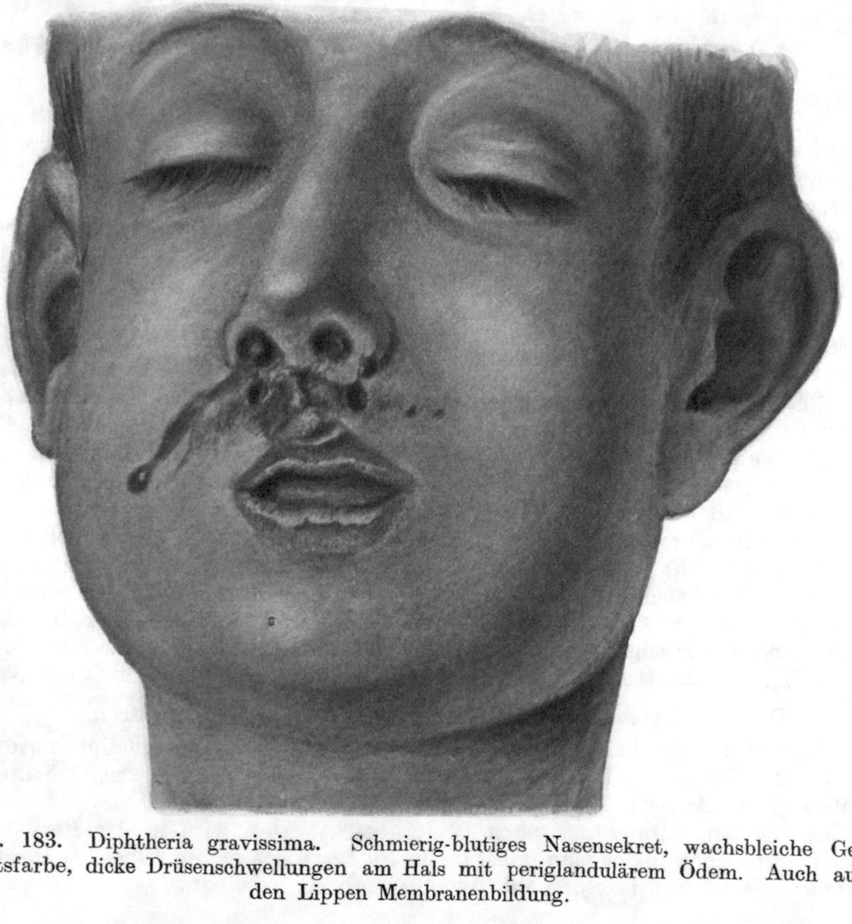

Abb. 183. Diphtheria gravissima. Schmierig-blutiges Nasensekret, wachsbleiche Gesichtsfarbe, dicke Drüsenschwellungen am Hals mit periglandulärem Ödem. Auch auf den Lippen Membranenbildung.

bleichem Gesicht von etwas gedunsenem Aussehen, mitunter besteht auffälliges Ödem an den unteren Augenlidern und auf dem Nasenrücken, infolge der Beteiligung der Nase. Aus den Nasenöffnungen ergießt sich ein schmieriges, blutigseröses oder blutig tingiertes, schleimig-eitriges Sekret, das die Nasenlöcher wund macht und die Oberlippe anätzt und zur Schwellung bringt. Mitunter sieht man kleine membranöse Auflagerungen auf erodierten Stellen der Umgebung der Nase; auch werden gelegentlich größere membranöse Stückchen beim Schnauben herausbefördert. Die Lippen sind trocken und rissig und bluten leicht. Mitunter finden sich auf exkoriierten Partien oder auf Rhagaden in den Mundwinkeln speckige, diphtheritische Membranen. Der Mund ist leicht geöffnet und läßt einen widerlich süßlichen, sehr charakteristischen Geruch entströmen. Die Zunge ist trocken und dick fuliginös belegt. Tonsillen, Gaumenbögen, Uvula, weicher Gaumen, hintere Pharynxwand sind mit einer dicken, grau-gelblichen Membran mit höckriger Oberfläche bedeckt, die durch Blutungen zum Teil bräunlich oder schwärzlich verfärbt ist und sich häufig noch weit auf den harten Gaumen hinüberschiebt. Blutungen und nekrotischer Zerfall verwandeln die Membran in schwersten Fällen in eine schwärzliche schmierig-pulpöse Masse, die die gesamten Rachenteile bedeckt und einen aashaften Gestank verbreitet.

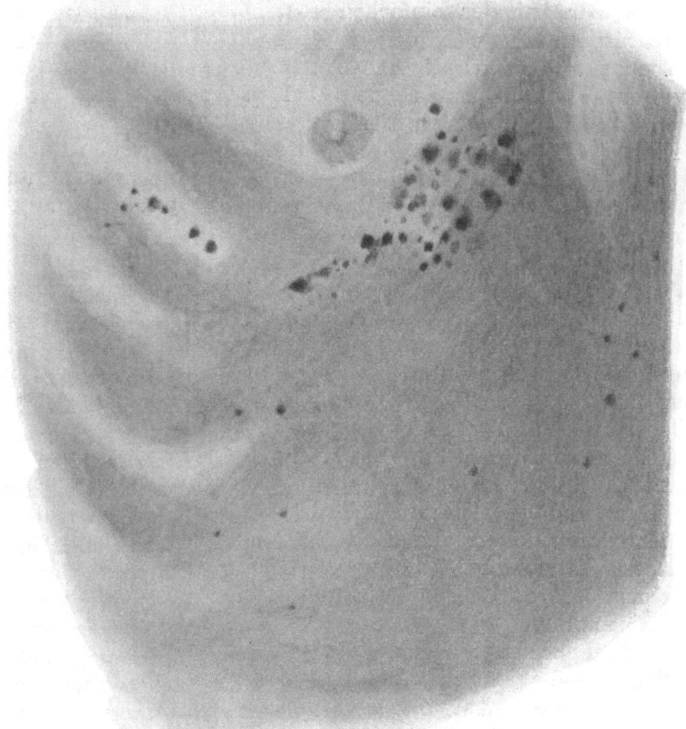

Abb. 184. Multiple Hautblutungen bei maligner Diphtherie.

Wo im Rachen Schleimhaut frei bleibt, ist sie mächtig geschwollen, stark gerötet und hämorrhagisch gesprenkelt. Durch die Schwellung und Austapezierung der Tonsillen und Uvula ist der Pharynxeingang stark verengt und die Atmung schnarchend.

Es besteht eine große Neigung zu Blutungen. Bei der Untersuchung mit dem Spatel blutet die Rachenschleimhaut leicht; oft stellt sich starkes Nasenbluten ein. Besonders charakteristisch aber ist die Neigung zu Hautblutungen. An den verschiedensten Stellen, besonders an den unteren Extremitäten, aber auch am Rumpf, an den Armen oder an der Stirn sieht man Blutungen von Stecknadelkopfgröße, die zum Teil diskret, zum Teil in großen Haufen beieinander stehen. Die Stellen, wo Serumeinspritzung vorgenommen wird, sind blutunterlaufen, Druck und geringfügiges Trauma, so z. B. ein Stoß gegen die Bettdecke, können blutige Suffusionen herbeiführen. Dazu können in seltenen Fällen von vorwiegend hämorrhagischer Diathese noch Blutungen aus dem Darm, der Blase, dem Mund usw. kommen. Der schwere Rachenprozeß wird stets von einer ausgedehnten Drüsenschwellung am Halse begleitet. Während man aber bei der einfachen Rachendiphtherie die einzelnen geschwollenen Drüsen stets gut abtasten kann, entwickelt sich hier neben den großen Drüsenpaketen ein starkes Ödem des gesamten periglandulären Bindegewebes, so daß die einzelnen Drüsen in einer teigigen Geschwulst untertauchen und der Kopf nach hinten gebeugt wird.

Das Fieber, das am ersten und zweiten Tage zuweilen hohe Grade erreicht, fällt um den dritten Tag herum meist ab und bleibt nun unter 38°. Die Extremitäten sind kühl und zyanotisch, und es mehren sich die Zeichen der Herzschwäche. Der Puls ist sehr frequent und klein, am Herzen läßt sich meist eine schnell zunehmende Dilatation beider Ventrikel nachweisen, die Herztöne werden leiser; an der Basis oder an der Spitze hört man häufig ein systolisches Geräusch. Der Blutdruck nimmt zusehends ab. Oft ist Galopprhythmus zu beobachten. Leber und Milz schwellen an. Zu den toxischen Schädigungen des Herzens gesellen sich solche der Nieren und des Magendarmkanals. Der Urin enthält fast stets reichlich Albumen und viel Zylinder. Die Menge des Eiweißes ist unabhängig von der Schwere des Falles. Oft stellen sich Diarrhöen toxischen Ursprungs ein. Ein ominöses Symptom, ein Vorbote des Todes, ist das Auftreten von Erbrechen, das sich mehrfach wiederholen kann. Das Bewußtsein ist meist bis zum Schluß erhalten, seltener gehen komatöse Zustände oder Konvulsionen dem Exitus voraus. In einzelnen Fällen werden die Qualen des Kranken noch durch das Übergreifen des Prozesses auf den Kehlkopf vermehrt, so daß noch Erstickungserscheinungen hinzukommen; aber auch die Tracheotomie vermag solche Kranken nicht mehr zu retten. Die Herzarbeit wird immer ungenügender, Blässe und Cyanose nehmen zu, der Puls wird auffällig langsam und immer matter, und schließlich tritt der Exitus ein.

Die eben beschriebenen Vorgänge spielen sich in etwa 4—5 Tagen ab. Rettung ist nur in den seltensten Fällen zu bringen. Große Serumdosen, Herztonika, Adrenalin versagen leider auch hier fast immer ihren Dienst.

Die häufigeren Formen der malignen Diphtherie verlaufen protrahierter und geben folgendes Bild: Zuerst die schon bekannten Erscheinungen der schweren Rachendiphtherie. Auf den stark geschwollenen Rachenteilen ausgedehnte dicke Pseudomembranen mit höckriger Oberfläche von grau-grüner Farbe, zum Teil auch bräunlich verfärbt und hämorrhagisch gesprenkelt, eine enorme Schwellung der Halsdrüsen mit periglandulärem Ödem, starke Nasendiphtherie mit blutig-eitrigem Ausfluß, mäßiges Fieber, tiefe Blässe der Haut, schwacher, frequenter Puls, mehr oder weniger hochgradige Albuminurie. Unter dem Einfluß der Serumbehandlung ändert sich die Situation, wie es scheint, in günstiger Weise. Die Membranen werden im Laufe von ca. sechs Tagen abgestoßen, herausgewürgt oder beim Gurgeln fortgespült, und es kommt eine stark geschwollene, hochrote, leicht blutende, an manchen Stellen ulzerierte Schleimhaut zum Vorschein. An einzelnen Partien,

z. B. an den Seitenrändern der Uvula, finden sich noch zarte graue Auflagerungen als Residuen des Prozesses. Der weiche Gaumen erscheint dort, wo vorher Membranen gesessen haben, hämorrhagisch gesprenkelt. Das Ödem am Halse geht zurück, auch die Drüsenschwellungen werden geringer, und man kann jetzt einzelne der noch vergrößerten Drüsen deutlich abtasten. Das Gesicht verliert sein gedunsenes Aussehen. Das Fieber kehrt zur Norm zurück oder hält sich nur wenig über 37°. Die Umgebung des Kranken atmet auf und hält ihn für genesen. Der erfahrene Arzt aber sieht mit Besorgnis die fortbestehende, in den nächsten Tagen noch zunehmende Blässe, die Apathie und große Hinfälligkeit. Stundenlang kann der Kranke regungslos auf demselben Fleck liegen und mit weiten, erstaunten Augen in die Luft starren; auffällig

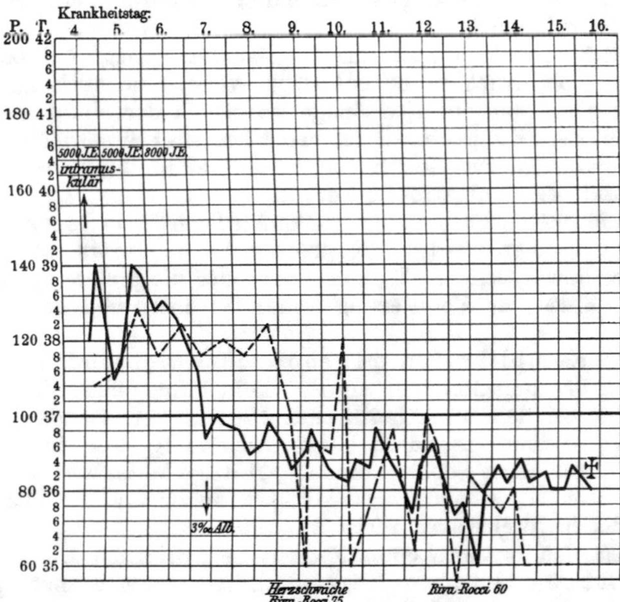

Abb. 185. Erich Becker, 15 Jahre. Maligne Diphtherie mit protrahiertem Verlauf. Sehr ausgedehnte breitgesprengelte Beläge, starke Halsdrüsenschwellungen mit periglandulärem Ödem. Hautblutungen. Starke Nephritis. Nach Serumbehandlung guter Rückgang der lokalen Erscheinungen. Abstoßung der Membranen. Zurückgehen der Drüsenschwellungen. Vom 5. Tage an Herzschwäche. Blutdruck sinkt. Puls arrhythmisch, klein. Erbrechen. Schmerzen im Epigastrium. Zunehmende Blässe und Schwäche. Gestorben.

ist dabei die starke Abmagerung, die sich oft in wenigen Tagen einstellt, so daß man mit Heubner von diphtheritischem Marasmus sprechen kann. Nur selten verlangt der Kranke zu essen oder zu trinken. Versucht man, ihm etwas flüssige Nahrung einzuflößen, so kommt oft ein Teil der Flüssigkeit wieder zur Nase heraus, denn häufig hat sich schon eine Gaumensegellähmung eingestellt, die sich auch durch den näselnden Klang der Stimme verrät. Läßt man bei der Racheninspektion den Kranken phonieren, so bleibt das Gaumensegel unbeweglich. Die Eiweißausscheidung ist unterdessen noch gestiegen, kann sich aber auch in niedrigen Graden bewegen. Vor allem zeigen sich aber nun bedrohliche Herzerscheinungen. Der Puls wird auffällig schwächer und fällt durch starke Frequenz auf; oft findet sich auch Arhythmie, doch ist das keineswegs immer der Fall. Das Herz dilatiert sich nach links und nach rechts, der Spitzenstoß erscheint verbreitert, die Herztöne werden leiser, besonders der erste Ton. Oft sind akzidentelle Geräusche zu hören. Hand in Hand damit geht eine zunehmende Vergrößerung der Leber, oft auch der Milz. Auch in diesem schweren Zustande kann noch eine Wendung zur Besserung und eine allmähliche Erholung eintreten. Ich sah sogar einen Fall noch in Heilung ausgehen, wo infolge der hochgradigen Herzschwäche eine Hirnembolie mit rechtsseitiger Hemiplegie erfolgte, verursacht durch ein in den Kreislauf gelangtes, im dilatierten Herzen gebildetes Blutgerinnsel. Häufiger aber ist der tödliche Ausgang, der entweder akut durch plötzlichen Herzstillstand oder aber angekündigt durch gewisse Vorboten eintreten kann.

Die fatalen Zeichen, die den Tod fast immer anzeigen, sind Erbrechen und Leibschmerzen. Nur äußerst selten sah ich einen Kranken mit dem Leben davonkommen, der in diesem Zustande ein oder mehrere Male erbrochen hatte. Woher die Leibschmerzen kommen, ist nicht mit Sicherheit zu sagen. Vermutlich handelt es sich um ein ins Epigastrium verlegtes Oppressionsgefühl. Nun sinkt der Blutdruck in bedenklicher Weise, eine auffällige Pulsverlangsamung tritt ein — 60, 50, 40 Schläge werden in der Minute gezählt — und bei erhaltenem Bewußtsein ohne Zeichen des Leidens erlischt plötzlich das Leben. In seltenen Fällen gehen Unruhe und Angstgefühl, Dyspnoe, zuweilen auch Krampfzustände der Katastrophe voraus.

Die gezeichneten Formen der malignen Diphtherie können durch Komplikationen variiert werden. Es kann sich eine Otitis mit Perforation des Trommelfelles hinzugesellen. Es kann eine oder die andere der geschwollenen Drüsen am Halse zur Vereiterung kommen, doch sind das relativ seltene Ereignisse.

Auch die Komplikation mit septischen Zuständen ist, wie gesagt, seltener, als früher angenommen wurde. Steht infolge einer Mischinfektion mit Streptokokken bei dem diphtheritischen Prozesse im Rachen die Nekrose im Vordergrunde, so kann es durch Überschwemmung des Blutes mit Streptokokken zur allgemeinen Sepsis kommen. Eitrige Metastasen in den Gelenken und serösen Höhlen, eitrige Perikarditis, Pleuritis und Endokarditis können dabei das Bild in furchtbarer Weise komplizieren.

Zwischen den beschriebenen Formen der malignen Diphtherie und der zuerst geschilderten einfachen Rachendiphtherie gibt es naturgemäß Übergänge. Die membranösen Gebilde können die beschriebene schmierige graugrüne Farbe mit Hämorrhagien zeigen, aber auf die Tonsillen beschränkt bleiben, sonst von allen den genannten Erscheinungen begleitet sein. In seltenen Fällen ist sie sogar nur einseitig und ruft entsprechend nur auf einer Seite Halsdrüsenschwellung und Ödem hervor.

Die Ausbreitung der Rachendiphtherie auf Mund, Nase, Zunge, Ohr.

Daß der diphtherische Prozeß in schweren Fällen vom Rachen aus sich weiter in die Umgebung verbreiten kann, wurde schon bei der Besprechung der malignen Diphtherieformen erwähnt. Hier sei nur noch in Kürze einzelner Besonderheiten gedacht.

In schweren Fällen kann eine dicke, graugrüne Membran vom weichen Gaumen her über den ganzen harten Gaumen hinweg bis zu den vorderen Zahnreihen sich erstrecken. Aber auch auf der Schleimhaut der Lippen, seltener der Wangen, kommen spezifische diphtherische Beläge vor, die zuerst als zarte, speckige Auf- oder Einlagerungen, später als richtige graugrüne Membranen von Linsen- bis Markstückgröße imponieren. Treten auf den Lippen oder in den Mundwinkeln Erosionen auf, so bedecken sie sich ebenfalls mit speckigen diphtherischen Belägen (vgl. Abb. 183). Das Zahnfleisch pflegt stets frei zu bleiben. Auch auf der Zunge können sich Membranen einstellen und zuweilen die ganze Oberfläche als speckige, graugrüne Auflagerungen überziehen. Versucht man, diese Gebilde abzuziehen, so erfolgt leicht eine Blutung. Dabei besteht der bekannte süßliche Fötor und Salivation.

Die Nase wird sehr häufig im Laufe einer Rachendiphtherie mitergriffen, indem der Prozeß an der seitlichen Rachenwand nach oben steigt oder von der vorderen Fläche des Gaumensegels aus auf die hintere übergeht. Auch eine primäre Erkrankung der hinteren Rachenwand kann der Ausgangspunkt sein. Der Prozeß ist oft einseitig. Klinisch macht er sich durch Verstopfung der Nase und Nasenlaufen bemerkbar. Das Sekret ist zuerst meist serös, dann eitrig und blutig verfärbt. Bei hämorrhagischen Formen strömt fast kontinuierlich reines Blut hervor. Oft werden kleine Membranstückchen, seltener große zusammenhängende membranöse Stränge beim Schnauben herausbefördert. Bei malignen Formen kann sich ein gangränöser Prozeß wie im Rachen so auch in der Nase abspielen. Dann bekommt das Sekret einen fauligen, höchst üblen Geruch und enthält schwärzliche, nekrotisch zerfallene Membranfetzen und viel Blut. Nasenrücken, Wangen und untere Augenlider werden dabei häufig ödematös, so daß man im ersten Moment an ein Erysipel denken muß. Naseneingänge und Oberlippe werden durch die beständig fließende ätzende Flüssigkeit wund und bekommen Erosionen. Die rhinoskopische Untersuchung ergibt eine Schwellung und Rötung der Schleimhaut der Muschel und des Septums und zarte grauweiße Auflagerungen in verschiedener Ausdehnung. In seltenen Fällen kommt es nach Abstoßung der Membran zu geschwürigen Prozessen, die zu Synechien des Septums mit den Muscheln, Verschluß der Tubenostien, partieller Verwachsung des weichen Gaumens mit der hinteren Rachenwand führen können (W. Anton). In seltenen Fällen entwickelt sich eine chronische, mehrere Monate währende Form der Nasendiphtherie mit schleimig-serösem Katarrh der vorderen Nasenhöhlen.

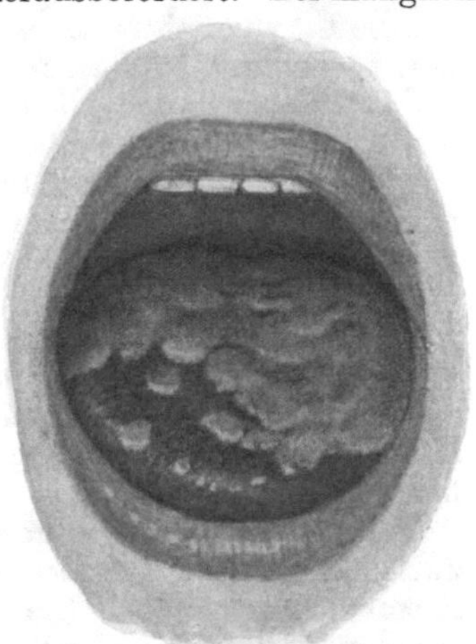

Abb. 186. Zungendiphtherie.

Das Ohr wird bei der Diphtherie nicht selten auf dem Wege durch die Tuba Eustachii hindurch infiziert. Stangenberg fand unter 1000 Fällen von Diphtherie in 24 % Störungen am Gehörorgan. Zum großen Teil (78 %) handelt es sich um katarrhalische Entzündung der Tuba Eustachii mit Einziehungen des Trommelfelles. Die Otitis diphtherica beginnt meist schleichend und zeigt sich oft erst, wenn Rachen- und Kehlkopfdiphtherie in Abheilung begriffen sind. Die zur Norm zurückgekehrte Temperatur steigt dann plötzlich wieder an; es treten Ohrenschmerzen auf, die aber meist nur gering sind und sehr schnell kommt es zur Perforation des Trommelfelles und zum Ausfluß einer serös-eitrigen, übelriechenden Flüssigkeit. Untersucht man vor dem Durchbruch, so findet sich seröse Durchtränkung, oft auch Vorwölbung des Trommelfelles. Nach der Perforation sieht man bisweilen diphtherische Pseudomembranen in der Tiefe der Paukenhöhle. Mitunter nimmt der Ausfluß durch Blutbeimengung eine sanguinolente Färbung an. Die Otitis bei Diphtherie ist im allgemeinen gutartiger Natur und hinterläßt nur selten Spuren in Gestalt von Schwerhörigkeit oder Taubheit. Mastoiditis und intrakranielle Eiterungen sind selten.

Ausbreitung der Diphtherie auf die Respirationsorgane.

Kehlkopfcroup. Im Anschluß an die einfache lokalisierte Diphtherie, seltener an die maligne Form, kann der Prozeß auch auf den Kehlkopf und die tiefer gelegenen Respirationswege übergehen. Diese Ausbreitung erfolgt in der Regel nicht so, daß die Entzündung kontinuierlich vom Rachen auf den Kehlkopf sich erstreckt, sondern sprungweise. Ob die örtliche Rachenerkrankung von größerer oder geringerer Ausdehnung war, ist für das Zustandekommen der Larynxdiphtherie nicht von Belang. Selbst bei scheinbar fehlender Rachenaffektion kann der Kehlkopf erkranken. Wir kommen darauf bei Besprechung der primären Kehlkopfdiphtherie zurück. Der Kehlkopfcroup, wie die Larynxdiphtherie seit Home genannt wird, wird selten im ersten Lebensjahr beobachtet, häufiger im 2.—7. Jahre und relativ selten beim Erwachsenen. Haben sich unter den schon beschriebenen lokalen und allgemeinen Symptomen die Erscheinungen der Rachendiphtherie entwickelt, so pflegt sich die Ausbreitung auf den Kehlkopf um den 3.—5. Tag herum durch folgende Symptome anzukündigen: Die Stimme verschleiert sich, ein kurzer, rauher, bellender Husten tritt auf, und bald stellt sich völlige Heiserkeit ein. Die Stimme wird tonlos, auch der Husten wird dumpfer. Dabei ist die Atmung zunächst noch frei. Kann man in diesem Stadium den Kehlkopf mit dem Spiegel untersuchen, so zeigen sich Schwellung und Blutüberfüllung der Schleimhaut an der Epiglottis, den Ary-Knorpeln und den Taschenbändern, vielleicht auch schon ein zarter, membranöser Belag auf den Taschen- oder Stimmbändern. Die Krankheit kann auf diesem Punkt stehen bleiben und abheilen, ohne zu Atemstörungen Anlaß zu geben. Meist aber stellen sich nach verschieden langer Frist, die zwischen wenigen Stunden und 2—3 Tagen schwanken kann, Zeichen der Atembehinderung ein. Die durch die Rima glottidis streichende Luft ruft ein laut tönendes Atemgeräusch hervor, das bald einen ziehenden oder keuchenden, mitunter auch sägenden Charakter trägt (Stridor). Zuerst nur beim Inspirium vernehmbar, ertönt es bald auch beim Exspirium in gleicher Stärke und ruft Besorgnis und Schrecken hervor. Um die Luft durch die enge Passage im Kehlkopf hindurch zu bringen, werden alle Atemmuskeln und Hilfsmuskeln angespannt. Die Sternokleidomastoidei kontrahieren sich mächtig und treten während der Inspiration stark hervor. Die Atemfrequenz ist im Beginn der Stenose meist verlangsamt, weil der Kranke mehr Zeit braucht, als gewöhnlich, um beim Inspirium und Exspirium die Luft durch die verengte Stimmritze hindurchzubringen. Später, wenn die Erstickungserscheinungen zunehmen und der Kranke erschöpft ist, wird die Atmung frequenter, aber auch oberflächlicher.

Dazu kommen nun bald als das wichtigste und alterierendste Symptom der fortschreitenden Verengerung die inspiratorischen Einziehungen. Während der Kranke in gierigem Lufthunger bei der Inspiration mit Aufbietung aller Hilfsmuskeln den Brustkorb kräftig erweitert, reicht die durch den verlegten Kehlkopf eindringende geringe Luftmenge nicht mehr hin, um den durch die Ausdehnung vergrößerten Thoraxraum auszufüllen. Der Druck im Thoraxinnern sinkt deshalb immer mehr unter den atmosphärischen Druck, und so müssen die weniger starren Teile nachgeben und einsinken. Solche Einziehungen beobachtet man daher besonders am Jugulum, über dem Schlüsselbein und am Epigastrium, sowie bei Kindern mit weichen Rippenbögen auch in den seitlichen Thoraxpartien. Praktisch von großer Wichtigkeit ist es, die Tatsache zu kennen, daß Einziehungen der seitlichen Thoraxgegenden sowie epigastrische Einziehungen auch ohne Stenose des Kehlkopfes bei Kindern mit sehr nachgiebigem Thorax, also im ersten Lebensjahr und bei rhachitischen Individuen nicht selten zur Beobachtung kommen, wenn eine Bronchopneumonie vorliegt. Die Einziehungen im Jugulum dagegen deuten stets auf Verlegung des Kehlkopfes hin.

Zuweilen ist das Phänomen der inspiratorischen Einziehungen mit einem Pulsus paradoxus verbunden. Bei jeder Inspiration wird der Puls kleiner oder verschwindet ganz. Es hängt das damit zusammen, daß der starke negative Druck im Thoraxinnern, der bei der Atmung erzeugt wird, eine starke Aspirationswirkung auf das Blut der peripheren Gefäße ausübt, so daß in der Aorta sich Blut anstaut, während die Füllung der peripheren Gefäße abnimmt.

Nimmt man in diesem dyspnoischen Stadium eine Kehlkopfuntersuchung vor, so finden sich meist ausgedehnte diphtheritische Beläge auf den Taschenbändern; auf den Aryknorpeln liegen gelbe membranartige Auflagerungen, in deren Umgebung die Schleimhaut stark gerötet ist. In schweren Fällen kann man sehen, wie die ganze hintere Epiglottiswand austapeziert ist und ein Membran über die falschen und wahren Stimmbänder hinweg in die Trachea läuft. In anderen Fällen aber sind nur wenige Beläge nachweisbar, so daß die stenotischen Erscheinungen aller Wahrscheinlichkeit nach weniger durch die Verlegung mit Membranen zustande kommen, sondern mehr auf Rechnung der Schleimhautschwellung und ödematösen Durchtränkung der subglottischen Partien zu setzen sind.

Marfan vertritt die Anschauung, daß noch ein dauernder Spasmus der Glottismuskulatur zur Verstärkung der Dyspnoe beiträgt.

Neben den genannten Symptomen der Dyspnoe kommt es nach kürzerem oder längerem Bestehen der Stenose zu Erstickungsanfällen, die in ihren leichteren Graden schnell (nach 1—2 Minuten) vorübergehen und durch vermehrten Stridor und starke Zunahme der Einziehungen und große Unruhe gekennzeichnet sind, in ihren schwereren Graden aber äußerst bedrohlich aussehen und zu sofortigem Eingreifen drängen. Das Atemgeräusch wird immer länger gezogen und mühsamer, ist von keuchenden und pfeifenden Tönen begleitet, die seitlichen Thoraxpartien werden beim Inspirium tief eingebuchtet, alle Hilfsmuskeln sind angespannt, der Kranke wälzt sich unruhig, mit angstverzerrtem Gesicht hin und her, wirft den Kopf nach rückwärts oder sucht das Fenster zu erreichen, um Luft zu bekommen. Plötzlich nimmt das bleiche Gesicht einen lividen Farbton an und bedeckt sich mit Schweiß, die Extremitäten werden zyanotisch, die Atmung stockt, und man glaubt, der Kranke müsse ersticken. Da wird aus dem Mund unter Husten und Würgen ein Membranstückchen herausgewürgt, und der Zustand bessert sich zusehends. Die livide Farbe schwindet, und die Atmung wird wieder besser, ohne freilich ganz frei zu sein. In unglücklichen Fällen, wo keine Erleichterung durch Ablösung einer Membran gebracht wird, kann bei solchen Anfällen der Tod eintreten, wenn nicht schnell genug durch Tracheotomie oder Intubation eingegriffen wird. In der Regel aber wiederholen sich solche Anfälle noch in immer kleiner werdenden Zeitabständen, zuerst alle 3—4 Stunden, später häufiger, und wenn nicht eingeschritten wird, so kann allmählich eine dauernde Kohlensäureüberladung, ein asphyktisches Stadium eintreten.

Die Ursache dieser Erstickungsanfälle ist keineswegs in allen Fällen in plötzlicher Verlegung der Rima glottidis durch losgerissene Membranstückchen zu suchen. Viel häufiger liegt nach Marfan der Grund in einem Spasmus der Glottismuskulatur. Auch in den Fällen, wo Membranteile beim Anfall herausgewürgt werden, kann man sich einen Zusammenhang mit spastischen Vorgängen so vorstellen, daß die losgelöste Membran durch mechanische Reizung den Spasmus ausgelöst hat. Für diese Erklärung sprechen auch die laryngoskopischen Beobachtungen, daß bei Patienten mit wiederholten Erstickungsanfällen oft nur geringfügige membranöse Beläge gefunden werden, die allein den plötzlichen Erstickungsanfall nicht erklären konnten. Das plötzliche Auftreten der Anfälle und ihr schnelles Verschwinden sprechen in vielen Fällen für ihren spastischen Charakter.

Asphyktisches Stadium. Die Atmung wird immer oberflächlicher und geringer. Die Dyspnoe erscheint besser, die Aufregung weicht einer unheimlichen Ruhe und Somnolenz, die dem Unerfahrenen eine Besserung vortäuscht, in Wirklichkeit aber ein Zeichen von Kohlensäureintoxikation ist. Die Extremitäten werden kühl und livid, das totenblasse Gesicht zyanotisch, der Puls jagt mit rasender Schnelligkeit und wird unregelmäßig, schließlich erfolgt der Tod im Koma, mitunter unter vorangehenden Konvulsionen, zuweilen auch in einem letzten schweren Erstickungsanfall. Selbst in diesem asphyktischen Stadium, das nach einigen Stunden, spätestens aber innerhalb eines halben Tages zum Exitus führt, kann die Tracheotomie und Sauerstoffzufuhr noch Hilfe bringen. Ein Versuch damit sollte deshalb in jedem Falle gemacht werden.

Es ist mir oft passiert, daß junge Assistenten bei der Einlieferung eines Kindes in diesem Stadium von der Tracheotomie Abstand nehmen wollten, weil die Atmung so auffällig ruhig war, und sie annahmen, der Zustand erkläre sich durch toxische Einwirkung des Diphtheriegiftes. Die Vornahme der Tracheotomie konnte dann in einzelnen Fällen noch Rettung bringen.

Variationen des Verlaufes der Kehlkopfdiphtherie. Nicht immer nimmt der Kehlkopfcroup den geschilderten Verlauf. Mitunter sind bellender Husten und Heiserkeit die einzigen Symptome, die bei geeigneter spezifischer Behandlung nach 2—3 Tagen verschwinden, ohne Serumtherapie aber sogar wochenlang bestehen können, um schließlich doch noch zu Erstickungsanfällen zu führen oder aber noch in Heilung auszugehen.

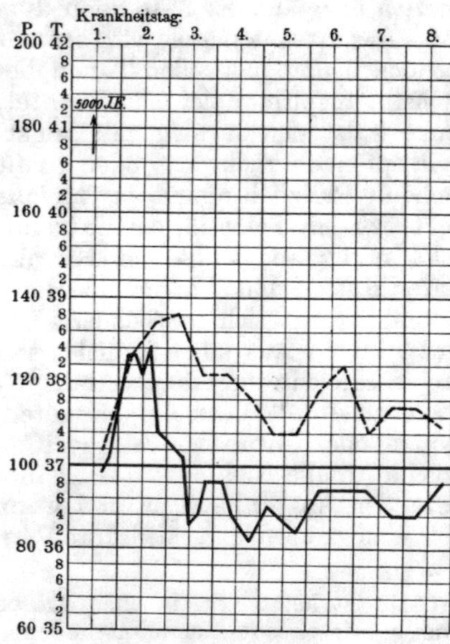

Abb. 187. Gertrud Werniak, 6 Jahre. Primärer Kehlkopfcroup.

In anderen seltenen Fällen bleibt infolge geringer Beteiligung der Stimmbänder an dem diphtherischen Prozeß die Stimme klar; nur der rauhe Crouphusten deutet auf die gefährliche Erkrankung hin. Dabei können Atemveränderungen, Einziehungen usw. vorhanden sein oder fehlen.

Wichtiger ist die scheinbar **primäre Larynxdiphtherie**, auf die man in vielen Fällen erst aufmerksam wird, wenn sich bereits dyspnoische Erscheinungen als Zeichen der Stenose einstellen. Ob die Diphtheriebazillen in solchen Fällen sich wirklich jedesmal zuerst im Larynx ansiedeln und dort zu der spezifischen Erkrankung führen, ist sehr zweifelhaft. Meist geht doch eine diphtheritische Erkrankung der höher gelegenen Luftwege voraus; selbst in den Fällen von Larynxcroup, wo man auf der Rachenschleimhaut und in der Nase nichts Entzündliches nachweisen kann, bleibt es sehr wahrscheinlich, daß der primäre Prozeß auf einer der Untersuchung schlecht zugänglichen Stelle der hinteren Rachenwand sitzt, von dem aus der Kehlkopf infiziert wird. Wir sprechen deshalb hier lieber von scheinbar primärem Larynxcroup, obgleich klinisch zweifellos die Larynxerkrankung in vielen Fällen die ersten nachweisbaren Erscheinungen macht.

Man beobachtet solche Fälle besonders bei Kindern im ersten Lebensjahr, die im ganzen nur selten an Rachendiphtherie erkranken, jedoch häufiger Bazillen in der Nase haben und dann mitunter eine Larynxdiphtherie bekommen. Dabei ist im Rachen häufig gar nichts Entzündliches nachzuweisen. Das erste, was man vernimmt, ist der verdächtige, bellende Husten, und bald kommen dyspnoische Erscheinungen, keuchendes, ziehendes Atmen, Einziehungserscheinungen usw. hinzu. Wenn man aufmerksam beobachtet, kann man freilich oft schon 1—2 Tage vorher einen verdächtigen Schnupfen feststellen, der sich von einem gewöhnlichen katarrhalischen Schnupfen in nichts zu unterscheiden braucht und oft erst durch den Nachweis von Diphtheriebazillen im Sekret erkannt wird. Ein anderes Mal kann die blutig-seröse Beschaffenheit des Sekrets oder das Wundwerden der Nasenlöcher auf die richtige Fährte lenken. Bei der Enge des Kehlkopfes im Säuglingsalter und der Neigung zu Spasmen ist der Larynxcroup beim Säugling stets sehr ernst zu nehmen und erfordert meist operativen Eingriff. Aber auch bei gelungener Besserung der Kehlkopfstenose durch Tracheotomie oder Intubation bleibt die Prognose stets zweifelhaft, weil sich die Larynxdiphtherie im ersten Lebensjahre sehr häufig mit Bronchopneumonie kompliziert.

Eine andere Gelegenheit zur Entwicklung der scheinbar primären Larynxdiphtherie bietet die oben beschriebene rudimentäre Form der Rachendiphtherie. Wir sahen, daß es Fälle gibt, wo die Infektion mit Diphtheriebazillen sich nur durch eine Rötung der Tonsillen oder unter dem Bilde einer gewöhnlichen Angina follicularis darstellt. Auch in solchen Fällen kann eine plötzlich auftretende Kehlkopfstenose dem Unerfahrenen eine unangenehme Überraschung bereiten.

Ferner sehen wir die Erscheinungen des Kehlkopfcroups als erstes Anzeichen der Diphtherieinfektion mit Vorliebe dort, wo sich die Diphtherie als Komplikation zu anderen Infektionskrankheiten hinzugesellt, namentlich bei den Masern und beim Keuchhusten. Sehr oft ist z. B. bei den Masern der Vorgang so, daß 6—8 Tage nach Erscheinen des Exanthems plötzlich zu einem schon bestehenden bellenden Husten Heiserkeit und inspiratorische Einziehungen hinzukommen und eine schleunige Tracheotomie erforderlich wird. Dabei ist im Rachen nichts Verdächtiges nachzuweisen, doch kann man im Nasensekret Diphtheriebazillen feststellen. Die Prognose dieser Komplikation ist wegen der Neigung zu Bronchopneumonien sehr ernst. Das gleiche gilt für den Keuchhusten.

Auch bei Bazillenträgern konnte ich als erstes klinisches Symptom der Diphtherie einen Larynxcroup beobachten.

So handelte es sich in einem Falle um einen fünfjährigen Jungen, der eine leichte Nasendiphtherie durchgemacht hatte und sechs Wochen nachher noch Diphtheriebazillen in der Nase beherbergte. Ohne jede Vorboten erkrankte er plötzlich an Heiserkeit und stenotischen Erscheinungen und mußte tracheotomiert werden. Im Rachen war dabei nichts nachzuweisen.

Verlauf des Kehlkopfcroups nach erfolgter Tracheotomie oder Intubation. Der Verlauf der Larynxdiphtherie nach erfolgter Operation ist abhängig von dem Grade der allgemeinen Intoxikation durch das Diphtheriegift und damit im Zusammenhange im wesentlichen von dem Zeitpunkte der eingeleiteten Serumtherapie, ferner von der Empfänglichkeit der Lungen für Sekundärinfektionen (Bronchopneumonie) und schließlich von dem Grade der Ausdehnung des diphtherischen Prozesses auf die tieferen Luftwege.

In den meisten Fällen wird unter dem Einfluß der segensreichen Operation und der dadurch bedingten guten Sauerstoffzufuhr im Verein mit der gleichzeitig eingeleiteten Serumbehandlung eine schnelle Besserung erzielt werden. Das Fieber sinkt innerhalb von 2—3 Tagen ab, die Ausbreitung des diphtherischen Prozesses kommt zum Stillstand, aus der Tube oder Kanüle werden reichlich Schleim und Membranfetzchen expektoriert und nach drei Tagen kann meist schon dekanülisiert oder extubiert werden. Das gilt für Fälle, die etwa am 2.—4. Tage nach Beginn der Diphtherie in Behandlung kommen.

Bei Kranken, die erst um den sechsten Krankheitstag herum oder noch später mit den Symptomen einer schweren Rachendiphtherie und Stenoseerscheinungen zur Behandlung kommen, wird die Beseitigung des Atemhindernisses zwar zunächst eine bessere Atmung und durch die reichliche Sauerstoffzufuhr eine vorübergehende Erleichterung bringen, aber die Schädigung des Herzens, die bereits entstanden ist, wird bei so später Serumbehandlung oft nicht mehr besserungsfähig sein, so daß trotz guter Durchlüftung der Lungen und Stillstand des diphtherischen Prozesses das Bild der protrahierten malignen Diphtherie sich entwickelt, wie wir es oben beschrieben haben und der Tod an Herzschwäche erfolgt. In anderen Fällen bringt zwar die Operation durch Beseitigung der Kohlensäurevergiftung zunächst eine deutliche Besserung. Die Serumbehandlung bringt die örtliche Ausbreitung des Prozesses zum Stehen, aber ein neuer Feind taucht auf in Gestalt einer Bronchopneumonie. Erreger können einmal die Diphtheriebazillen allein oder aber Streptokokken, zuweilen im Verein mit Pneumokokken, seltener mit Friedländerschen Kapselbazillen, sein. Dort wo es sich um die bei der pathologischen Anatomie besprochenen infarktähnlichen, hämorrhagisch gefärbten bronchopneumonischen Herde handelt, pflegen die Diphtheriebazillen selbst die Hauptrolle zu spielen.

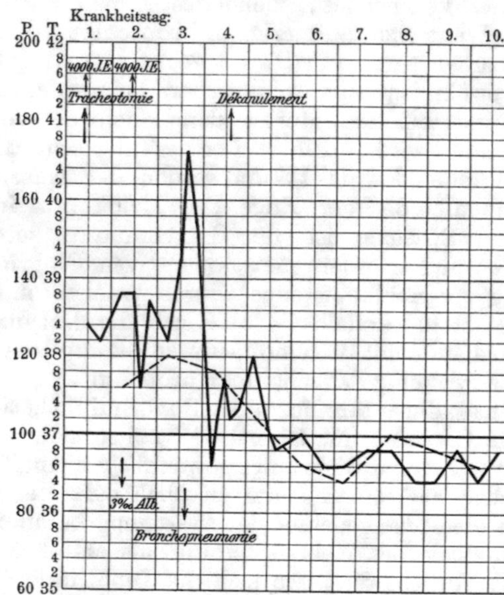

Abb. 188. Frieda Nestmann, 4 Jahre. Diphtherie mit Kehlkopfcroup. Tracheotomie und Bronchopneumonie. Nephritis. Geheilt.

Die Entwicklung der Bronchopneumonie wird durch die Widerstandsunfähigkeit des Organismus infolge der diphtherischen Intoxikation und ferner durch die behinderte Expektoration und Sekretstauung in den Bronchien begünstigt. Daraus folgt, daß man mit der Operation nicht lange zögern darf, sobald Stenoseerscheinungen dazu auffordern. Meist entsteht die Bronchopneumonie am zweiten oder dritten Tage nach der Tracheotomie. Das Fieber, das schon abfallende Tendenz zeigte oder bereits zur Norm zurückgekehrt war, geht wieder in die Höhe auf 39—40° und die Atemfrequenz steigt bis auf 50 und 60 Züge in der Minute; oft stellt sich Nasenflügelatmen ein. Diese Zeichen deuten mit großer Wahrscheinlichkeit auf die Lungenkomplikation hin. Die Auskultationserscheinungen sind zuweilen nicht ganz eindeutig, weil man bei tracheotomierten Kranken infolge der fast stets vorhandenen Tracheitis und Bronchitis, die mit starker Schleimbildung einhergehen, giemende und brummende Geräusche und Rasselgeräusche vorfinden kann. Meist aber deuten dichtere, feinblasige Rasselgeräusche über einem oder beiden Unterlappen auf den Sitz der lobulären Herde hin. Perkutorisch ist oft gar nichts nachzuweisen. Bei größerer Ausdehnung des Prozesses und Konfluenz der Herde hört man Schallabschwächung und Dämpfung und Bronchialatmen. Das Befallensein eines ganzen Lappens (pseudolobäre Pneumonie), entstanden durch Konfluenz zahlreicher kleinerer lobulärer Infiltrationen, ist selten.

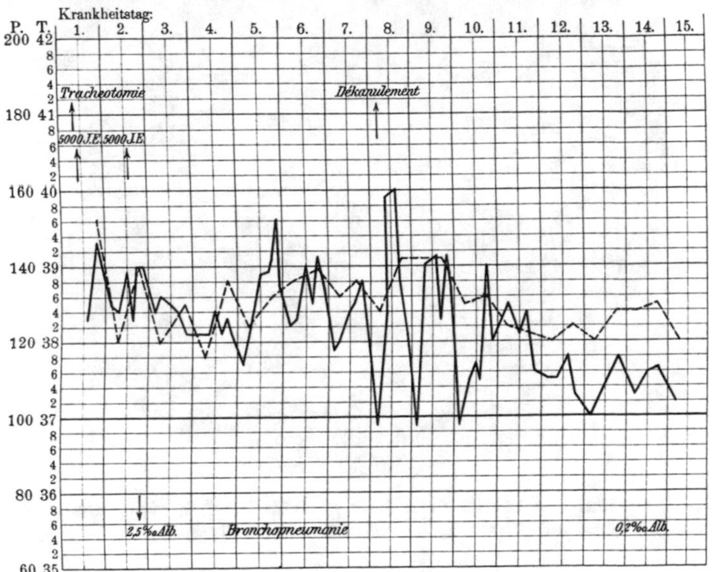

Abb. 189. Erna Perkun, 2 Jahre. Kehlkopfcroup, Tracheotomie und nachfolgende Bronchopneumonie. Geheilt.

Das Hinzutreten einer Bronchopneumonie bedeutet stets eine ernste Komplikation. In schweren Fällen führt sie oft schon nach 4—6 Tagen unter zunehmender Dyspnoe zum Tode; häufiger aber ist der Ausgang in Heilung. Sehr gefährlich ist das Hinzutreten der Bronchopneumonie beim Larynxcroup im Verlaufe von Masern. In seltenen Fällen können Pleuritis und Empyem den Verlauf noch weiter komplizieren. Abszesse und Gangräne entwickeln sich zuweilen dort, wo die Bronchopneumonie als Schluckpneumonie durch Aspiration von Speiseresten nach der Tracheotomie entstanden ist.

Die ominöseste Komplikation des Kehlkopfcroups ist die Ausbreitung auf die tieferen Luftwege, die **Tracheitis oder Bronchitis diphtherica.** Hat der Prozeß schon vor der Operation eine große Ausdehnung gewonnen, so sehen wir jene schrecklichen Fälle, wo trotz regelrecht ausgeführter Tracheotomie keine merkbare Besserung eintritt. Die Einziehungen, die Dyspnoe, die oberflächliche und beschleunigte Atmung, Zyanose bestehen weiter. Auskultatorisch kann man zuweilen, namentlich in den unteren Lappen, über große Bezirken abgeschwächtes oder aufgehobenes Atemgeräusch feststellen zum Zeichen, daß große Partien durch Verlegung von Bronchien atelektatisch geworden sind. In anderen Partien ist dann nicht selten Bronchialatmen und dichtes Rasseln zu hören als Ausdruck einer fast stets vorhandenen Bronchopneumonie. Nach wenigen Stunden erfolgt bei zunehmender Asphyxie der Exitus.

Bei der Autopsie findet man nicht nur den Kehlkopf mit großen Membranen austapeziert, eine dicke, makaroniartige Membran läuft auch die Trachea entlang und geht auf die großen Bronchien über. Macht man dann

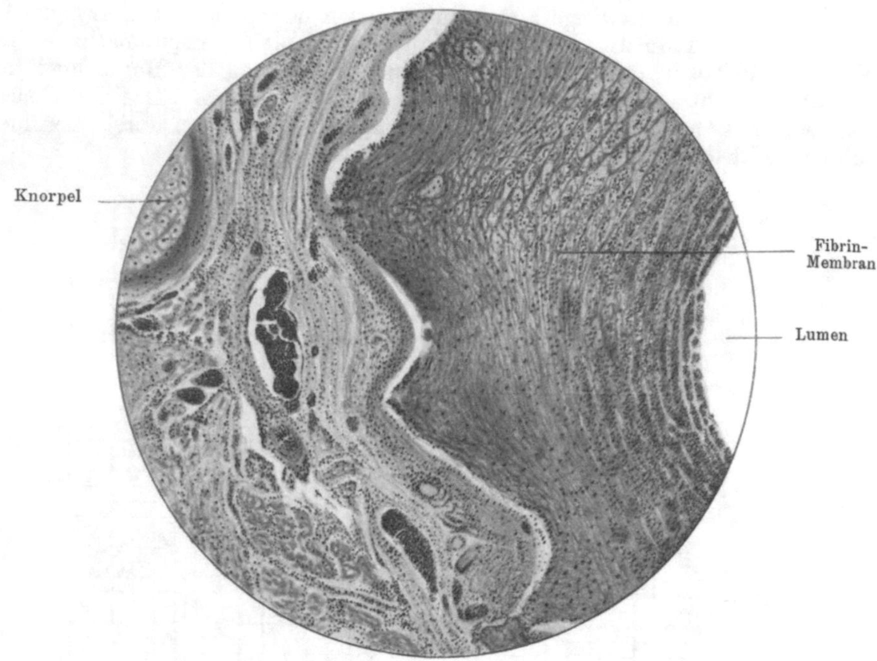

Abb. 190. Bronchial-Diphtherie. Die blau gefärbte Diphtheriemembran sitzt der Wand des Bronchus auf. Schwache Vergrößerung. (Färbung nach Weigert.)

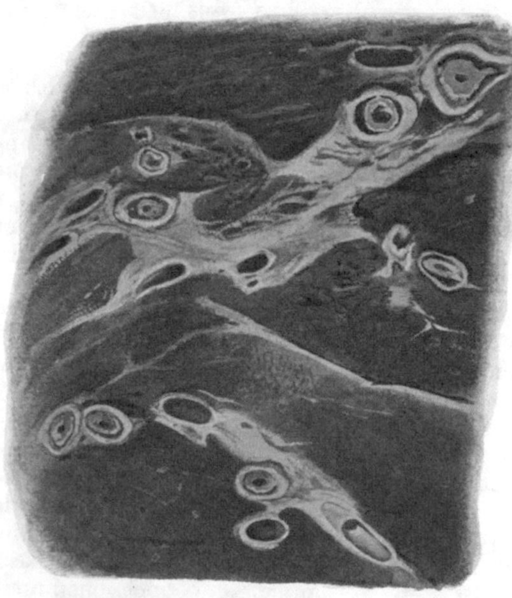

Abb. 191. Ausbreitung der Diphtherie auf die Bronchien. In den Bronchiallumina stecken zusammengerollte Membranen. Die umgebenden Lungenpartien sind atelektatisch.

einen Querschnitt durch die Lunge, so sieht man überall in den größeren und kleineren Bronchien die zusammengerollten Membranen stecken. In den größeren Bronchien füllen sie das Lumen nicht völlig aus, so daß es auf dem Querschnitt aussieht, als wenn ein durchgeschnittenes Pfeifenröhrchen im Lumen steckte. In den kleineren sind sie fest komprimiert, und es hat den Anschein, als stecke eine Nudel im Bronchiallumen. In der Umgebung solcher völlig ausgefüllter Bronchien ist das Lungengewebe atelektatisch, während es an anderen Partien vikariierend emphysematös erscheint.

Solche schwere Tracheobronchitis diphtherica sah ich häufiger bei Erwachsenen als bei Kindern.

Auch Marfan macht darauf aufmerksam, daß im allgemeinen

bei Erwachsenen mit Stenose einhergehender Kehlkopfcroup erheblich seltener ist als bei kindlichen Individuen, weil der erwachsene Kehlkopf viel weiter sei und nicht so leicht durch Pseudomembranen verlegt werden könne und vor allem weniger zu Spasmen neige als der kindliche. Wenn erst schwere stenotische Erscheinungen bei Erwachsenen auftreten, so sei das meist ein Zeichen der ausgebreiteten Tracheobronchial-Diphtherie.

Nicht in allen Fällen von Bronchitis diphtherica ist das Bild ein so schweres. Es werden nach gelungener Tracheotomie sehr oft große zusammenhängende Membranen abgelöst, die den Ausguß des Trachealrohres und sogar weitere Verzweigungen des Bronchialbaumes darstellen wie z. B. im beigegebenen Bilde Wenn also nicht zuviel Lungengewebe durch die Verstopfung von Bronchien ausgeschaltet ist, so bleibt immer noch Heilung möglich.

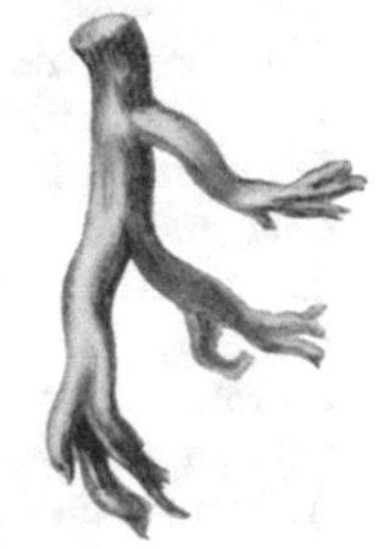

Abb. 192. Von einem Kinde ausgehustete Diphtheriemembran, die einen Ausguß der Bronchien darstellt.

Ohne spezifische Behandlung und bei nicht ausreichender Serumtherapie kommt es zuweilen auch nach der Tracheotomie noch zu einer absteigenden Tracheo-bronchial-Diphtherie. Das Bild ist dann folgendes: Zunächst tritt nach vollzogener Operation eine Beruhigung ein: die Atmung ist besser, das Fieber sinkt. Am nächsten oder übernächsten Tage steigt die Temperatur wieder an, und es stellen sich aufs neue Zeichen von Dyspnoe, Einziehungen, erhöhte Atemfrequenz, Zyanose ein. Auskultiert man, so ist zuweilen über größeren Partien der Lunge, namentlich im Unterlappen sehr abgeschwächtes oder gar kein Atemgeräusch zu hören, eine Folge der Atelektase. An anderen Partien hört man sehr verschärftes, von Rasselgeräuschen begleitetes Atmen. Unter zunehmender Kohlensäurevergiftung erfolgt dann in wenigen Stunden oder Tagen der Tod.

Aus dem Besprochenen geht hervor, daß die Prognose eines mit Stenoseerscheinungen einhergehenden Kehlkopfcroups um so günstiger ist, je früher und energischer die Serumtherapie vorgenommen wurde, denn dadurch wird der fortschreitenden Allgemeinintoxikation und der Ausbreitung des Prozesses auf die unteren Luftwege vorgebeugt. Ferner ist die rechtzeitige Vornahme der Tracheotomie oder Intubation von großer Wichtigkeit; denn je länger man wartet, desto größer ist die Kohlensäurevergiftung und die Sekretstauung in den Bronchien und damit die Disposition für die Entwicklung der Bronchopneumonie. Schließlich ist auch das Lebensalter von bestimmendem Einfluß auf die Prognose des Kehlkopfcroups. Sie ist ungünstig bei Kindern im ersten Lebensjahre und, wie ich mit Marfan aus den oben besprochenen Gründen hinzufügen muß, bei Erwachsenen.

Diphtherische Lähmungen.

Das Diphtheriegift hat die Eigentümlichkeit, sehr charakteristische Lähmungszustände hervorzubringen, die für die Krankheit pathognomisch sind. Man spricht von postdiphtherischen Lähmungen, weil diese Zustände in der Regel erst in der Rekonvaleszenz, ein oder zwei Wochen nach Abstoßung der Membranen, selten noch später, auftreten. Als Frühlähmungen werden die schon am dritten oder vierten Tage einsetzenden Paresen bezeichnet. Es sind das stets Gaumenlähmungen, die zuweilen bei der malignen Form der Rachendiphtherie zur Beobachtung kommen. In manchen Fällen mögen sie durch eine Entzündung des Muskels, nicht durch Nervenerkrankung verursacht sein. Die Häufigkeit der postdiphtherischen Lähmungen ist je nach dem Genius epidemicus verschieden. Im ganzen hat sie seit Einführung der Serumtherapie entschieden abgenommen. In der Vorserumzeit betrug sie nach Sanne etwa 20 %. Wir hatten im Rudolf-Virchow-Krankenhause in fünf Jahren unter 1624 Fällen 130 Lähmungen = 8%. Im ganzen kann man sagen, daß sich um so seltener schwere Lähmungszustände entwickeln, je frühzeitiger und energischer die Serumtherapie gehandhabt wird. Nach malignen Diphtherieformen mit ausgedehnten Belägen treten Lähmungen im allgemeinen häufiger auf als nach leichteren Erkrankungen, doch kann auch eine einfache, leichte Rachendiphtherie die schwersten, ja tödliche Lähmungszustände nach sich ziehen.

Die Lähmung beginnt in der Regel in dem Bezirk, der zuerst von der Diphtherie befallen wurde (Trousseau). Im Gefolge der Rachendiphtherie tritt zuerst eine Gaumenlähmung auf, und nach einer Hautdiphtherie an den Extremitäten wird meist zuerst die befallene Extremität paretisch. Die häufigste Form ist die Gaumenlähmung entsprechend dem primären Sitz der Diphtherie. Unter 130 postdiphtherischen Lähmungen waren bei uns 66 Gaumensegelparesen = 50,7%. Auch dort, wo es später noch zu anderen Lähmungen, Akkommodationsparese, Ataxie, Lähmungen der Extremitäten und Respirationsmuskeln kommt, beginnt der Reigen stets mit einer Gaumenlähmung. Der Eintritt der Gaumenlähmung verrät sich durch den näselnden Klang der Stimme und durch Störungen des Schluckaktes, die durch den unvollständigen Schluß des Nasenrachenraumes bedingt werden. Ein Teil der Flüssigkeit, die der Kranke versucht, hinunterzuschlucken, kommt zur Nase wieder heraus, er verschluckt sich und muß husten. Bei Inspektion des Rachens ist deutlich zu erkennen, wie das Gaumensegel einschließlich der Uvula schlaff beim Phonieren herunterhängt. Dabei kann man auch eine Herabsetzung der Empfindlichkeit der Schleimhaut des weichen Gaumens konstatieren. Die isolierte Gaumenlähmung dauert ca. 14 Tage bis drei Wochen, in seltenen Fällen bis zu zwei Monaten. Sie bildet sich dann langsam wieder zurück, indem zunächst die Schluckfähigkeit wieder besser wird. Der näselnde Klang der Stimme hält etwas länger an.

Treten weitere Lähmungen hinzu, so geschieht das gewöhnlich erst eine Woche nach Auftreten der Gaumenparese. An zweiter Stelle rangiert der Häufigkeit nach die Akkommodationslähmung. Auf 130 postdiphtherische Lähmungen entfielen bei uns 20 Akkommodationsparesen = 15,3 %. Die Kranken können in der Nähe nicht deutlich sehen und klagen vor allem, daß ihnen das Lesen unmöglich ist, da ihnen die Buchstaben verschwimmen. Bei Kindern, die noch nicht lesen können, wird diese Lähmungserscheinung oft übersehen. Die Akkommodationslähmung ist zuweilen begleitet von Strabismus (Abduzensparese), seltener von Ptosis oder Fazialislähmung. Zu den Raritäten gehört eine Neuritis optica.

Breiten sich die Lähmungen auch auf die Extremitäten aus, so werden gewöhnlich zuerst die Beine ergriffen. Unter Kribbeln, Ameisenlaufen, stellt sich eine Schwäche der Beine ein, die sich zunächst in rascher Ermüdbarkeit und ataktischem Gange bemerkbar macht. Die Kranken gehen unsicher wie Tabiker, schleudern die Füße bei der Vorwärtsbewegung und setzen sie stampfend auf, schwanken und taumeln bei geschlossenen Augen und führen Zielbewegungen nur schleudernd und im Zickzack aus. Die Patellarreflexe sind dabei stark herabgesetzt oder erloschen. Bei dieser „akuten Ataxie“ sind häufig eigentliche Lähmungen nicht vorhanden. Es handelt sich vielmehr um Störungen des Lagegefühls sowie um Anästhesie und Hypästhesie besonders an den distalen Teilen der Glieder. Eine weitere Ausbreitung des Prozesses braucht nicht in jedem Falle zu erfolgen. Nach vier- bis sechswöchentlichem Bestehen können sich allmählich wieder normale Verhältnisse einstellen. Die unteren Extremitäten waren bei uns unter 130 postdiphtherischen Lähmungen 20 mal befallen = 15,3 %. In schwereren Fällen kommt zur Ataxie eine Parese und eine degenerative Lähmung einzelner Muskelgruppen (Peronei usw.) hinzu. Die Kranken vermögen nicht mehr zu stehen. Es besteht eine schlaffe Lähmung mit partieller Entartungsreaktion, und nun werden meist auch die

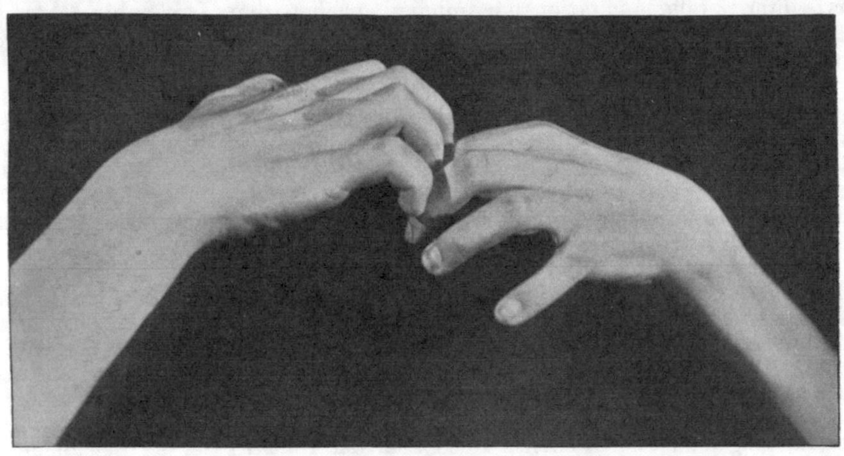

Abb. 193. Postdiphtherische Ulnarislähmung. Atrophie der Interossei. Krallenstellung.

oberen Extremitäten, ferner Rumpf und Nacken ergriffen. Die Arme werden schwach, die Hände zittern bei Zielbewegungen, die Kranken können sich nicht mehr selbst die Nahrung zum Munde führen, auch vermögen sie sich nicht mehr allein aufzurichten, weil der Iliopsoas seinen Dienst versagt. Der Kopf wird ihnen zu schwer infolge der Schwäche der Nackenmuskeln und fällt auf die Schultern. Auch in diesem Zustande tritt, namentlich bei der Verabreichung großer Serumdosen, meist noch Heilung ein, doch dauert die Rekonvaleszenz 2—3 Monate und mehr. Mitunter bleiben an den Händen nach Ulnaris-Lähmung noch lange Kontrakturen zurück infolge der Atrophie der Interossei (vergl. Abb. 193).

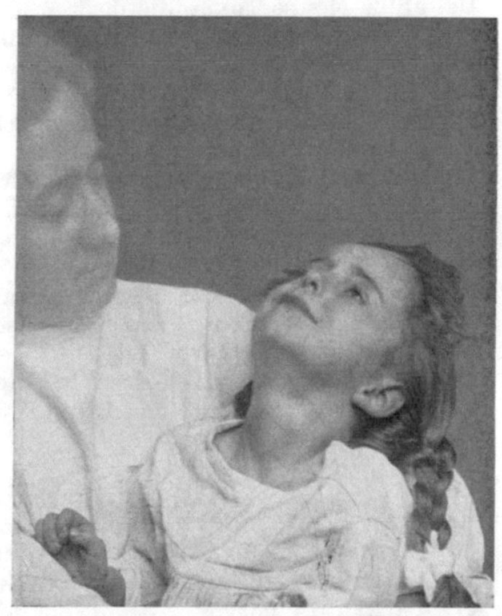

Abb. 194. Postdiphtherische Lähmung der Nackenmuskulatur.

Am furchtbarsten ist die Ausbreitung der Lähmung auf die Respirationsmuskeln (Parese der Intercostales) und besonders auf das Zwerchfell (Phrenikus). Sind die Thoraxmuskeln isoliert gelähmt, so bleibt der Brustkorb während der Inspiration fast unbeweglich; die Lähmung des Zwerchfells erkennt man an der fehlenden exspiratorischen Vorwölbung im Epigastrium, die Lähmung der Bauchmuskeln erschwert die Exspiration. Dazu gesellen sich oft noch Paresen der Kehlkopfmuskeln im Gebiete des Laryngeus recurrens, die übrigens auch ohne die Begleitung der generalisierten Lähmung vorkommen. Ihre Charakteristika sind Aphonie und ein klangloser, schwacher Reizhusten, oft verbunden mit dyspnoischen Erscheinungen, die durch Lähmung der Stimmbandöffner bedingt sind und eine Tracheotomie notwendig machen können. Der Zustand der Kranken mit diesen verbreiteten Lähmungen ist ein wahrhaft bejammernswerter Atemlähmung kann den Tod herbeiführen oder Aspirationspneumonien machen dem Leiden ein Ende. Wir sahen solche allgemeine Lähmungen unter 130 postdiphtherischen Paresen 5 mal = 3,8 %.

Der anatomische Befund gibt uns über die Pathogenese dieser Lähmungen keinen sicheren Aufschluß. Man findet bei den peripheren Nerven häufig fettige Degeneration der Markscheiden, Quellung und Schwund der Achsenzylinder, während das Zentralnervensystem trotz ausgesprochener generalisierter Lähmung völlig frei von Veränderungen sein kann. In anderen Fällen sind im Rückenmark im Gebiete der vorderen Wurzeln degenerative Veränderungen nachgewiesen worden.

Experimentell konnte Babonnaix zeigen, daß eine Einspritzung von Diphtherietoxin in einen peripheren Nerven beim Hunde zunächst ein Lähmung der betroffenen Extremität und erst allmählich nachfolgende Paresen anderer Gliedmaßen zur Folge hatte. Danach kann man sich vorstellen, daß das Gift sich zum Teil, ebenso wie beim Tetanus, auf dem Nervenwege langsam ausbreitet, zunächst zentripetal zum Zentralnervensystem aufsteigt und von dort wieder absteigend zentrifugal auf die peripherischen Nerven übergeht, wo es zu neuritischen Veränderungen führt. Zweifellos spielt aber der Blutweg bei der Schädigung der peripheren Nerven durch das Diphtheriegift auch eine nicht geringe Rolle. Das beweisen die im Tierexperiment durch intravenöse Toxininjektionen hervorgerufenen Lähmungen.

Wahrscheinlich ist die neuerdings festgestellte Tatsache, daß Diphtheriebazillen sich meist sehr lange im Körper, besonders in der Lunge, in großer Menge halten, für die Entwicklung der postdiphtherischen Lähmungen von Bedeutung. Die große Menge Toxin, die dort produziert wird, geht ins Blut über, tritt dann in die Nerven-Endapparate ein und führt in den dazu disponierten Nerven neuritische Schädigungen herbei. Ein Teil der Lähmungen, z. B. die Gaumensegellähmung, mag direkt durch das in der unmittelbaren Nähe produzierte Toxin bedingt werden. Dafür sprechen die Beobachtungen von Aubertin und Babonneix, die in sechs Fällen von unilateraler Angina diphtherica gleichseitige unilaterale Gaumensegellähmung konstatiert haben.

Ehrlich stellt sich vor, daß die Lähmungen nicht durch das gewöhnliche Toxin, sondern durch eine zweite Komponente des Diphtheriegiftes, das Toxon, erzeugt werden, das zum Unterschiede von dem Toxin eine geringere Avidität zur Körperzelle besitzt, also weniger giftig wirkt.

Eine besondere Form von Lähmungen bei Diphtherie sind die durch Embolie ins Gehirn entstandenen Hemiplegien, die als Folge von Thrombenbildungen im Herzen bei diphtherischer Herzschwäche zustande kommen. Sie sind ausführlicher in dem Kapitel über diphtherische Herzschwäche beschrieben (vgl. S. 413).

Die Nieren bei Diphtherie.

Wie oft in dem Bilde der Diphtherie die Erscheinungen einer allgemeinen Intoxikation durch das Toxin vorhanden sind, geht aus der Häufigkeit der Albuminurie hervor. Auch bei leichten Formen der Rachendiphtherie ist eine geringe Eiweißausscheidung sehr gewöhnlich. Wir finden sie in über der Hälfte der Fälle; bei den malignen Fällen wird sie so gut wie nie vermißt. Die Eiweißausscheidung beginnt in der Regel nicht vor dem dritten Krankheitstage. Es handelt sich in den meisten Fällen nur um mäßige Mengen Albumen $^1/_{10}$—$^1/_2$ ‰; dabei sind stets vereinzelte hyaline oder granulierte Zylinder und Epithelzylinder vorhanden, aber auch ohne gleichzeitige Eiweißausscheidung ist der Befund von Zylindern recht häufig.

Die Schwere der Diphtherieerkrankung geht nicht immer parallel mit der Intensität der Nephritis. Es gibt maligne Diphtheriefälle, die bis zum Tode nur Spuren von Eiweiß ausscheiden und andererseits mittelschwere Fälle von Rachendiphtherie, bei der es zu akuter, parenchymatöser Nephritis mit großen Eiweißmengen (8—10 ‰) Albumen), reichlichem Gehalt von Zylindern, Leukocyten und Erythrocyten kommt. Am häufigsten gehen aber die malignen Fälle mit größerer Eiweißausscheidung einher. Bei den protrahiert verlaufenden malignen Diphtheriefällen wird in der Regel bis zum Exitus durchschnittlich 2—3 ‰ Albumen täglich ausgeschieden. Urämische Erscheinungen sind bei der Diphtherienephritis außerordentlich selten. Die Wasserausscheidung ist bei starker Nephritis zwar vermindert, doch niemals so stark wie beim Scharlach. Das spezifische Gewicht ist erhöht, die Farbe ist hellgelb bis gelbbraun; Urobilinurie ist häufig. Fast niemals wird blutiger Harn ausgeschieden. Hämorrhagische Nephritis bei Diphtherie beobachtete ich nur zweimal; sie war beide Male durch ihre kurze Dauer — etwa 14 Tage — ausgezeichnet. Allgemeine Wassersucht gehört zu den Seltenheiten.

Die Diphtherienephritis dauert in Fällen, die nicht an Herzschwäche oder anderen Ursachen zugrunde gehen, etwa zwei Wochen, leichte Albuminurie oft nur wenige Tage. Der Übergang in eine chronische Form ist recht selten.

Diphtherische Herzschwäche.

Die verderblichste Eigenschaft des Diphtheriegiftes ist seine schädigende Wirkung auf das Herz. Die leichtesten Störungen bestehen, wie auch bei anderen Infektionskrankheiten, in vorübergehender Irregularität und akzidentellen Geräuschen.

Der gefürchtete diphtherische Herztod tritt in zwei verschiedenen Formen auf: entweder plötzlich, schlagartig, unerwartet oder vorbereitet durch lang andauernde Herzschwäche und angekündigt durch bestimmte typische Vorboten.

Schon im akuten Stadium in den ersten Tagen kann bei malignen Diphtheriefällen der Tod eintreten entweder plötzlich ohne Vorboten oder, wie oben schon beschrieben, unter den Zeichen der nachlassenden Herzkraft, rapide sinkenden Blutdruckes, Arhythmie, Dilatation, Auskühlung und livider Verfärbung der Extremitäten und Leberschwellung. Nicht selten sieht man auch bei Fällen, die ohne vorangegangene Serumtherapie erst am fünften oder sechsten Krankheitstage mit ausgebreiteten Rachenbelägen zur Behandlung kommen, plötzliche Todesfälle. Auch hier ist mir wiederholt aufgefallen, daß Puls und Herzuntersuchung keineswegs immer über die drohende Gefahr unterrichten. Der Puls ist zwar frequent, 120—140, aber regelmäßig und von guter Spannung, und doch erfolgt plötzlich beim Aufrichten des Kranken der Exitus.

Solch plötzlicher unerwarteter Herztod kommt auch in der Rekonvaleszenz zuweilen vor und zwar nicht nur bei malignen Formen, sondern auch bei Fällen, die einen relativ leichten Eindruck gemacht haben. Das Kind, das sich bis dahin gut erholt und keine Zeichen von Herzschwäche gezeigt hatte, auch schon wiederholt aufgestanden war, wird mitten im Spiele plötzlich blaß, setzt sich hin, läßt Urin und Fäces unter sich, schreit vielleicht noch auf und klagt über Leibschmerzen und sinkt tot um.

Häufiger aber kündigt sich die postdiphtherische Herzschwäche durch gewisse Vorboten an, wie wir sie bei der Besprechung der protrahiert verlaufenden Fälle der malignen Diphtherie beschrieben, Vorboten, die als Zeichen der allgemeinen Toxinvergiftung anzusprechen sind. Der Kranke wird auffällig blaß, hinfällig und apathisch und muß erbrechen. Dieses fatale Symptom des Erbrechens kann sich in den nächsten Tagen noch öfter wiederholen, meist wird auch über Magenschmerzen (epigastrische Beklemmungen) oder Leibschmerzen geklagt. Die Perkussion des Herzens weist meist eine schnell zunehmende Dilatation des Herzens nach rechts und nach links nach. Die Töne werden dumpf und leise, mitunter hört man akzidentelle Geräusche. Am Puls fällt vor allem der sinkende Blutdruck auf. Der Puls ist klein und leicht unterdrückbar. Mit dem Riva-Rocci gemessen, sinkt der Druck rasch auf 90, 80 und noch niedriger. Die Frequenz ist sehr verschieden. Perioden einer sehr frequenten irregulären Herzaktion können abwechseln mit solchen stark verlangsamter Tätigkeit; oft herrscht Galopprhythmus vor. Die Verlangsamung stellt sich gewöhnlich in den letzten Tagen des Lebens ein; man zählt 60, 50, 40 Schläge; dabei wird der Blutdruck immer niedriger und bei

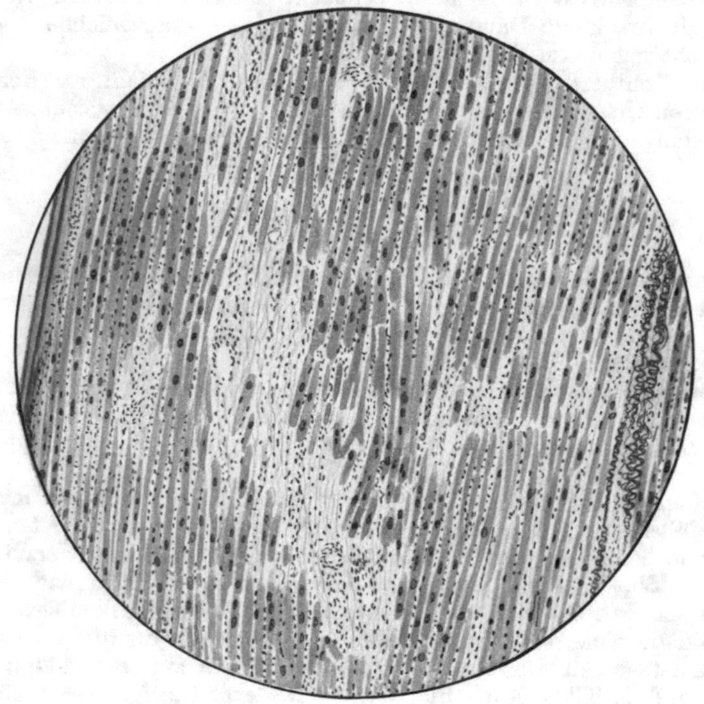

Abb. 195. Schnitt durch das Myokard eines an postdiphtheritischer Herzschwäche verstorbenen Falles (Rundzellenherde, frisch gebildetes Bindegewebe zwischen den Muskelbündeln).

erhaltenem Bewußtsein und zunehmender Schwäche erlischt das Leben. Neben dieser protrahiert verlaufenden Form von Herzschwäche gehen stets noch andere Zeichen der Toxinvergiftung einher. Außer dem ominösen Symptom des Erbrechens und der Leibschmerzen ist davor allem die enorme Abmagerung zu nennen, die Heubner mit Recht dem diphtherischen Marasmus der Meerschweinchen vergleicht, denen man wiederholt kleine Dosen Diphtherietoxin zugeführt hat. Auch die fast stets bestehende Nephritis ist als Ausdruck der Vergiftung aufzufassen. Außerdem laufen häufig nebenher noch toxische Lähmungserscheinungen, Gaumensegelparese, Ataxie, Lähmung der Respirationsmuskeln.

Als direkte Folge der Herzschwäche findet man die Leber fast stets stark vergrößert. In einzelnen Fällen, namentlich dort, wo stärkere Nephritis vorhanden ist, treten auch wassersüchtige Anzeichen auf.

Eine andere Folge von Herzschwäche, die in seltenen Fällen das Bild noch kompliziert, sind Thrombenbildungen im dilatierten Herzen mit sekundären Embolien. Hirnembolien haben halbseitige Lähmungen zur Folge, die meist den Tod herbeiführen. Einen Fall sah ich trotz schwerer Herzschwäche und halbseitiger Lähmung doch noch in Heilung ausgehen.

Erfolgt die Embolie in eines der großen Gefäße der Extremitäten (Arteria brachialis oder cruralis), so kommt es unter lebhaften Schmerzen zum allmählichen Absterben des betreffenden Gliedes. Eine Embolie in die Bauchaorta kann sich intra vitam durch starke Leibschmerzen in der Gegend des Nabels verraten. Marfan beobachtete einen Fall, bei welchem die Arteria abdominalis bis in die Iliaca hinein thrombosiert war. Auch Lungeninfarkte werden durch solche embolischen Infarkte verursacht.

Bei der Pathogenese der postdiphtherischen Herzschwäche sind wahrscheinlich in der Hauptsache zwei verschiedene Faktoren bezeichnend, einmal die direkte Schädigung des Herzmuskels selbst und zweitens die Schwäche der Vasomotoren. Die schweren Veränderungen, die wir bei langsam verlaufenden Fällen von postdiphtherischer Herzschwäche finden in Gestalt von massenhafter Rundzelleninfiltration des interstitiellen Gewebes, fettiger Degeneration der Muskeln und Fragmentation der Muskelzellen, machen es ja völlig verständlich, daß ein solches Organ nicht mehr weiter arbeiten kann. Anders ist es bei Fällen, die an akutem Herztod in den ersten Tagen zugrunde gehen. Hier ist die Rundzelleninfiltration und fettige Degeneration oft nur spärlich, dagegen spielt die von Eppinger beschriebene Myolysis, die Auflösung der Muskelfibrillen durch toxisches Ödem eine große Rolle (vergl. pathol. Anat. S. 387).

Hautdiphtherie. Wunddiphtherie.

Auf Hautpartien, die des Epithels entblößt sind, können sich durch Infektion mit Diphtheriebazillen spezifisch diphtherische Prozesse entwickeln. Von den grauen, zarten, speckigen Belägen auf erodierten Stellen der Oberlippe bei Nasendiphtherie wurde schon gesprochen. Auch auf der mazerierten Haut der Ohrmuschel nach Otitis diphtherica können sich solche Beläge entwickeln; ebenso auf Kratzeffekten, ekzematösen, impetiginösen Stellen, Intertrigo oder ähnlichen mit Epithelläsionen einhergehenden Hauterkrankungen. Die Hautdiphtherie ist häufiger bei Kindern als bei Erwachsenen. Namentlich Intertrigo in der Analgegend oder Genitokruralgegend spielt dabei eine große Rolle. Es entstehen Geschwüre von Pfennigstück- bis Talergröße oder größere, die speckig belegt sind und einen leicht infiltrierten Rand haben. Dabei wird meist eine sanguinolente, süßlich riechende Flüssigkeit sezerniert.

Eine sehr ausgesprochene, schwere Form von Hautdiphtherie habe ich in umstehendem Bilde festgehalten.

Das Kind, ein achtmonatlicher Säugling, dessen zwei Geschwister an Rachendiphtherie erkrankt waren, hatte Bazillen im Rachen, ohne selbst an Schleimhautdiphtherie erkrankt zu sein, war also Bazillenträger. Am Halse hatte sich ein Intertrigo entwickelt, auf dem sich nun eine weit in die Umgebung verbreitete, mächtige Hautdiphtherie etablierte, die zweifellos durch Infektion mit Speichel zustande gekommen war. Eine dicke, graugelbe Membran von 3 cm Breite lagerte auf der exkoriierten Haut. Wo sie an den Rändern sich etwas aufrollte, trat das blutende Corium zutage. Dabei wurde eine sanguinolente, äußerst übelriechende Flüssigkeit sezerniert, die die Umgebung anätzte und auf diese Weise zur weiteren

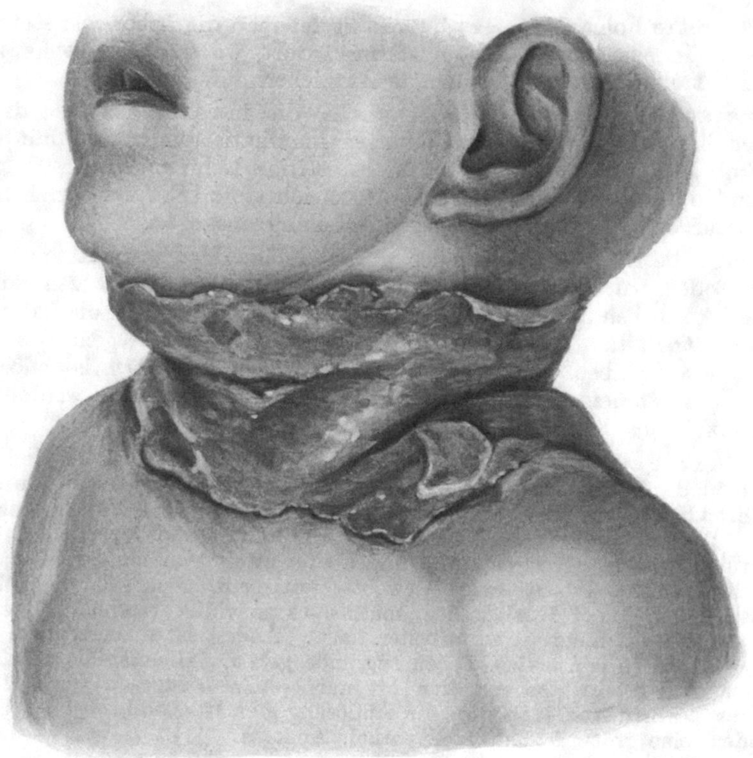

Abb. 196. Ausgebreitete Hautdiphtherie bei einem 8 monatlichen Säugling.

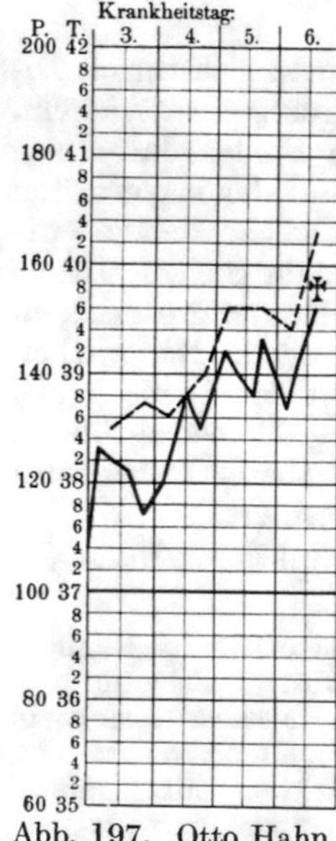

Abb. 197. Otto Hahn, 5 Monate. Schwere Hautdiphtherie mit tödlichem Ausgange. Vgl. Abb. 196.

Ausbreitung des Prozesses beitrug. Die umgebenden Halsdrüsen waren mächtig geschwollen. Der Fall ging trotz großer Serumdosen in wenigen Tagen an Allgemeinintoxikation zugrunde.

Bei einer so großen resorbierenden Fläche wie im vorliegenden Falle ist es verständlich, daß die Toxinvergiftung hohe Grade annehmen muß und zum Tode führen kann. In anderen Fällen hat man im Anschluß an Wunddiphtherie nicht selten postdiphtherische Lähmungen beobachtet, und zwar interessanterweise in der Nachbarschaft der infizierten Hautpartien beginnend. So sah Marfan z. B. Lähmung des Armes im Anschluß an eine Hautdiphtherie am Oberarm.

In seltenen Fällen entwickelt sich an den Fingern eine Hautdiphtherie, so bei Kindern mit Rachendiphtherie, die häufig die Finger zum Munde führen oder bei Ärzten im Anschluß an eine Intubation. Es entsteht ein roter, etwas schmerzhafter Fleck mit einem Bläschen. Dieses kommt bald zum Bersten, und es entsteht ein Geschwür, das mit speckigen, diphtheritischen Membranen belegt ist.

Diphtherie in der Genitalgegend. Auch an den Genitalien, namentlich an der Vulva, können sich durch sekundäre Übertragung spezifisch diphtherische Prozesse entwickeln. Dabei findet man auf den Labien ein oder mehrere linsen- bis markstückgroße tiefe Ulcera, die mit Pseudomembranen bedeckt sind und Diphtheriebazillen enthalten. Die Labien sind dabei gerötet und geschwollen; die benachbarten Lymphdrüsen sind vergrößert (vergl. Abb. 198). In schweren Fällen können durch Konfluenz der Geschwüre sehr ausgedehnte Partien der Vulva von einer zusammenhängenden graugrünen Membran bedeckt sein, unter der es zu tiefgreifenden Ulzerationen kommt. Die dabei sezernierte Flüssigkeit verbreitet einen widerlichen Geruch.

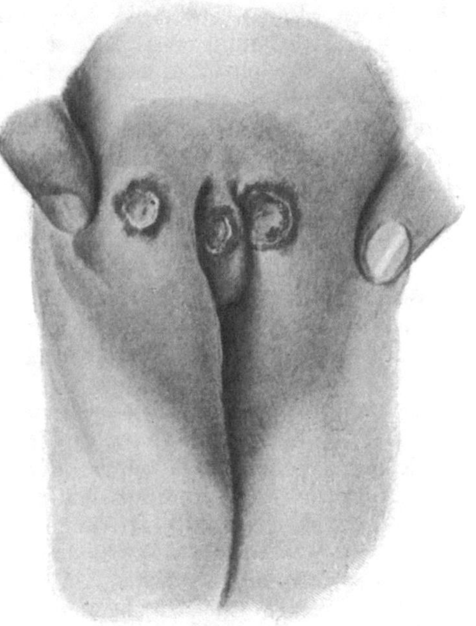

Abb. 198. Diphtherie der Vulva.

Auch am Penis, namentlich am Präputium, sah ich in mehreren Fällen oberflächliche mit Pseudomembranen bedeckte Geschwüre von Pfennigstückgröße.

Bei sehr ausgedehnter Geschwürsfläche kann es auch bei diesen Formen von Diphtherie zu Intoxikationserscheinungen kommen. Im allgemeinen verlaufen diese Prozesse jedoch ohne toxische Symptome. Sie finden sich fast nur bei Kindern, die an Rachen- oder Nasendiphtherie erkrankt sind. Sehr selten entstehen sie durch Übertragung von Diphtheriekranken auf eine gesunde Person.

Konjunktivaldiphtherie. Die Konjunktivaldiphtherie kann primär als Folge einer Infektion durch Diphtheriebazillen auftreten; häufig steht sie im Zusammenhange mit einer Rachen- oder Nasendiphtherie. Je nach ihrer Intensität kann man eine oberflächliche und eine tiefe Form unterscheiden.

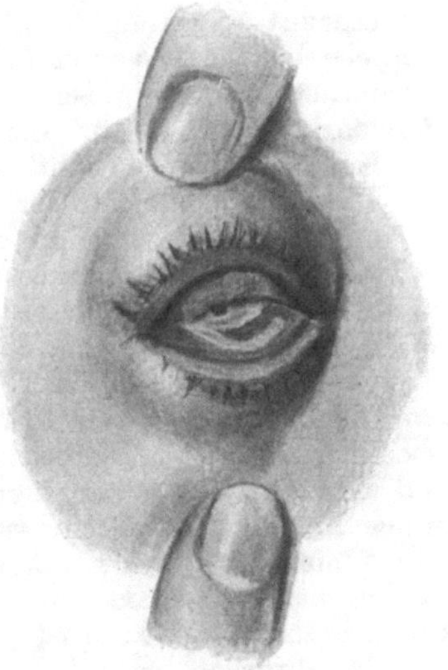

Abb. 199. Konjunktivaldiphtherie.

Oberflächliche Form (auch croupöse Form genannt). Sie beginnt stets an der Conjunctiva palpebralis und ist charakterisiert durch Rötung, Schwellung und Auflagerung einer zarten, grauweißen Membran, die viel Fibrin und wenig zellige Bestandteile enthält. Unter dieser Pseudomembran ist die Konjunktiva sammetartig aufgelockert, stark gerötet und leicht blutend. Im reichlichen eitrigen Konjunktivalsekret finden sich Diphtheriebazillen. Die membranösen Auflagerungen überziehen in der Regel die Conjunctiva tarsi, seltener auch die der Übergangsfalten. Sie werden nach etwa acht Tagen abgestoßen, und es bleibt zunächst das Bild einer heftigen katarrhalischen Entzündung, die ohne bleibende Veränderungen der Bindehaut heilt.

Bei der schwereren tiefen Form sind beide Augenlider stark gerötet, geschwollen und oft bretthart infiltriert, so daß es kaum möglich ist, sie umzustülpen. Versucht man, die Lidspalte zu öffnen, so entleert sich ein schmierig-seröses, oft sanguinolentes Sekret. Die gesamte Conjunctiva palpebralis ist von schmutzig-gelblichen oder durch Blutung stellenweise bräunlich verfärbten, speckigen Membranen überzogen, die fest in die Schleimhaut eingelagert sind und nicht ohne Blutung und Substanzverlust abgezogen werden können. Auch die Conjunctiva bulbi ist in Mitleidenschaft gezogen, geschwollen, gerötet und zuweilen ebenfalls mit Membranen bedeckt. Die benachbarten Lymphdrüsen vor dem Ohr und am Halse sind stets geschwollen. Nach 5—8 Tagen stellt sich an Stelle des serösen, blutigen Sekrets eine profuse Eiterung ein (Stadium blennorrhoicum), die Schwellung und brettharte Infiltration der Lider gehen zurück, die eingerollten Membranen werden abgestoßen, und an vielen Stellen bleiben durch Nekrose entstandene Substanzverluste in der Bindehaut zurück, die sich nun mit Granulationen bedecken und überhäuten. Dabei gibt es narbige Einziehungen, Verwachsungen der Lider und des Bulbus (Symblepharon, Entropium). Von schwerwiegender Bedeutung für den Ausgang des Prozesses ist die Beteiligung der Kornea. Zuweilen kommt es schon vor Eintritt des eitrigen Stadiums zur Geschwürsbildung oder infolge der starren Infiltration der Bindehaut und Kompression der Hornhautrandgefäße zu schneller Einschmelzung der Kornea. Iridochorioiditis und Verlust des Auges können die Folge sein. In anderen Fällen bleiben Narbenbildungen in der Kornea und schwere Sehstörungen zurück. Allgemeine toxische Erscheinungen können den schweren Prozeß begleiten. In manchen Fällen schließen sich an eine schwere isolierte Konjunktivaldiphtherie postdiphtherische Lähmungen an, und bei kleineren Kindern kann die Intoxikation den Tod herbeiführen. Seitdem ich die intravenöse Serumbehandlung mit einer lokalen Serumtherapie verbinde (Aufstreuen von karbolfreiem Trockenserum), habe ich die schwereren Formen nur selten noch gesehen.

Primäre Nasendiphtherie. Die Nasendiphtherie kommt nicht selten als erste und einzige Lokalisation der Diphtherieinfektion zur Beobachtung. Sie rangiert an Häufigkeit gleich nach der Rachendiphtherie und befällt mit Vorliebe Kinder im ersten Lebensjahre. Ausgangspunkt für die Infektion ist vermutlich auch hier, ebenso wie bei der Rachendiphtherie, der lymphatische Rachenring, doch scheint die saure Reaktion der Mundhöhle beim Säugling der Entwicklung der Diphtheriebazillen im Rachen hinderlich.

Die Erscheinungen sind zunächst die eines gewöhnlichen Schnupfens, ein schleimiger oder schleimig-eitriger Nasenfluß, doch fällt dabei oft schon auf, daß die Nasenlöcher wund sind und die Nase ungewöhnlich stark verstopft erscheint, was sich durch lautes, schniefendes Atmen verrät. Marfan macht ferner darauf aufmerksam, daß auffällig oft nur eine Nasenseite erkrankt sei. Dabei besteht mäßiges Fieber. In den nächsten Tagen entstehen unter weiterem remittierendem Fieber zarte membranöse Auflagerungen, die zunächst an den Choanen und an den Tubeneingängen auftreten, dann aber auch das Septum und die vorderen Nasenpartien befallen können und sich allmählich in dickere, graugelbe, hämorrhagisch gesprenkelte Membranen umwandeln. Das Nasensekret nimmt nun eine sanguinolente jauchige Beschaffenheit an, zuweilen werden zusammenhängende Stückchen der Pseudomembranen ausgeworfen. Die Umgebung der Nase ist gerötet und zeigt ein erysipelartiges Ödem über dem Nasenrücken bis auf die Stirn. In inkomplizierten Fällen tritt in der Regel nach ca. 14 Tagen Heilung ein, die Beläge stoßen sich ab, das Sekret verliert seine sanguinolente Beschaffenheit und wird wieder mehr katarrhalisch und versiegt schließlich ganz. Bei starker Nekrosenbildung bleiben Narben zurück.

Sehr häufig sind beim Säugling auch larvierte Formen, bei denen Schnupfen und mäßiges remittierendes Fieber die einzigen Erscheinungen sind. Aber auch ohne Krankheitssymptome auszulösen kommen Diphtheriebazillen nicht selten beim Säugling in der Nase vor.

Sehr häufig kommt es im Anschluß an die primäre Nasendiphtherie beim Säugling zum Kehlkopfcroup. Die Rachenschleimhaut wird dabei meist übersprungen. Dieser Sprung kann schon wenige Tage nach Beginn der Nasendiphtherie geschehen. In anderen Fällen geht dem Beginn der schweren Stenoseerscheinungen eine wochenlange larvierte Nasendiphtherie voraus, die unter dem Bilde eines gewöhnlichen Schnupfens verläuft, mitunter aber durch Wundwerden der Nasenlöcher oder leicht sanguinolente Färbung des Sekrets verdächtig ist. Unter erneutem, erhöhtem Fieberanstieg und akut einsetzender großer Blässe, starker Schwellung der regionären Lymphdrüsen am Halse kommt es schnell zu den Erscheinungen der Kehlkopfstenose, Dyspnoe, Zyanose, Einziehungen usw. und zu Erstickungsanfällen, die ein tödliches Ende herbeiführen, wenn nicht rasch eingegriffen wird.

In selteneren Fällen schließt sich an die primäre Nasendiphtherie eine maligne Rachendiphtherie an.

Im ganzen ist die Prognose der primären Nasendiphtherie beim Säugling schlecht. Heilung erfolgt in ca. 40 % der Fälle. Ebenso wie bei der Rachendiphtherie bleiben nach Überstehen der Nasendiphtherie oft noch wochenlang die Bazillen in der Nase nachweisbar. Nimmt man dazu die gesunden in der Nase Bazillen beherbergende Säuglinge, so wird die Zahl der Bazillenträger auf Säuglingsstationen oft erschreckend groß.

Ob auch die Rhinitis membranacea, bei der in der Mehrzahl der Fälle Diphtheriebazillen gefunden werden, eine spezifisch diphtherische Erkrankung darstellt, muß noch dahingestellt bleiben. Es handelt sich um eine sehr chronisch verlaufende, mit geringer Rötung und Schwellung der Nasenschleimhaut und Bildung von Pseudomembranen einhergehende Affektion, die stets auf die Nase beschränkt bleibt und keine toxischen Erscheinungen macht. Die Membranen lassen sich leicht ohne Blutung und Substanzverlust abziehen.

Diphtherie des Magens und Darms. In seltenen Fällen kann durch Verschlucken der Diphtheriebazillen im Magen und sogar im Darm eine spezifisch diphtherische Infektion zustande kommen. Ich sah einmal fast die gesamte Magenschleimhaut von einer dicken grauweißen Membran überzogen. Während des Lebens wird diese Komplikation wohl fast stets unbemerkt bleiben, denn Übelkeit, epigastrische Schmerzen und Erbrechen, die als charakteristisch angegeben werden, kommen in schweren Fällen auch ohne diese Komplikation vor. Reichliches Erbrechen von blutig-seröser, übelriechender Flüssigkeit mag in einem Einzelfalle auf die richtige Diagnose leiten.

Ähnliche Prozesse sollen auch im Darm vorkommen.

Exantheme. In seltenen Fällen kommen bei der Diphtherie flüchtige Exantheme vor, die masern-, scharlach-, rötelnartig oder urtikariaähnlich sein können. Man sieht sie gewöhnlich im akuten Stadium, jedoch nicht vor dem zweiten Krankheitstage. Sie haben mit dem Serumexanthem nichts zu tun, da sie auch ohne Serumbehandlung auftreten und schon in der Vorserumzeit beschrieben worden sind. Sie sind außerordentlich flüchtig, halten sich meist nur wenige Stunden, höchstens einen Tag lang und gehen ohne oder nur mit geringer Fiebersteigerung einher. Sie sind aufzufassen als toxische Erytheme bedingt durch das Diphtherietoxin.

Seit der Einführung der Serumbehandlung sieht man sehr häufig Serumexantheme, die ebenfalls bald scharlachähnlich, bald masern- oder rötelnartig, bald als Urtikaria auftreten. Im Einzelfalle ist es dann manchmal nicht ganz leicht zu sagen, ob es sich um ein Diphtherieexanthem oder um ein Serumexanthem oder endlich um Scharlach, Masern oder Röteln handelt. Die Erkennung der Serumexantheme wird erleichtert durch die Regelmäßigkeit, mit der sie sich an eine bestimmte Inkubationszeit halten. Bei Erstinjizierten verstreichen fast immer 8—12 Tage nach der ersten Injektion, bis die ersten Hauterscheinungen hervorkommen, bei Reinjizierten 4—6 Tage, manchmal freilich noch weniger. Genaueres darüber findet sich in dem Kapitel über die Serumkrankheit (S. 763). Am meisten differentialdiagnostische Schwierigkeiten macht das scharlachähnliche Exanthem, namentlich dann, wenn es wie häufig mit anderen Erscheinungen der Serumkrankheit, mit hohem Fieber (3—5-tägige Dauer), Lymphdrüsenschwellung und Angina verbunden ist. Für die Diagnose Serumexanthem spricht einmal die Feststellung der typischen Inkubationszeit, die seit der Seruminjektion verstrichen ist, dann das Fehlen der Himbeerzunge, schließlich das Fehlen von Urobilin und Urobilinogen im Harn, die beim Scharlach auf der Höhe des Exanthems fast regelmäßig nachgewiesen werden können. Bei einem masernartigen Exanthem würde nach katarrhalischen Erscheinungen der Nase und der Konjunktiva und nach Koplikschen Flecken zu fahnden sein; gegen Röteln würde das Fehlen von Nackendrüsen sprechen. Multiforme Ausschläge, die sich halb als Scharlach, halb als Masern präsentieren, sind wohl ohne weiteres als Serumexanthem erkennbar.

Kombination der Diphtherie mit anderen Infektionskrankheiten. Gar nicht selten sieht man Diphtherie mit anderen Infektionskrankheiten zusammen. Zu Scharlach kann die Diphtherie in jeder Periode hinzutreten. Am häufigsten sieht man die Kombination nach meiner Erfahrung in den ersten Scharlachtagen. Da wir im Krankenhause jeden Fall von Scharlach, der irgendwie verdächtige Beläge auf den Tonsillen hat, namentlich die Fälle mit Scharlachnekrose, bakteriologisch untersuchen, so finden wir nicht selten die genannte Kombination. Bei sofortiger Serumtherapie verlaufen diese Fälle nicht schwerer als ein Scharlach ohne diese Sekundärinfektion.

Kommt Scharlach zu Diphtherie hinzu, so ist die Prognose oft etwas ernster, denn mit Vorliebe entwickelt sich auf dem durch die Diphtherie bereits vorbereiteten Boden eine nekrotische Angina mit ihren mannigfachen Folgezuständen.

Eine besondere Disposition zur Erkrankung an Diphtherie haben die Masern. Die Katarrhe der Schleimhaut, die hier im Vordergrunde stehen, stellen einen Locus minoris resistentiae dar. Mit Vorliebe tritt die Diphtherie bei Masern in Form des scheinbar primären Larynxcroups auf; in etwa 60 bis 70 % der Fälle von Diphtherie bei Masern handelt es sich um Croup, der zuweilen noch von Nasendiphtherie begleitet bzw. eingeleitet wird. Man gebe sich durch die Annahme einer Masernlaryngitis nicht einer Selbsttäuschung hin. Treten bei Masern Aphonie, Dyspnoe und inspiratorische Einziehungen auf, so ist neben dem erforderlichen operativen Eingriff eine sofortige Serumbehandlung vonnöten, ohne erst die bakteriologische Untersuchung abzuwarten. Erscheinungen von Kehlkopfstenose bei Masern beruhen fast immer auf Diphtherie. Die Prognose dieser Komplikation ist stets ernst, weil erfahrungsgemäß häufig Bronchopneumonien hinzukommen.

Auch zum Keuchhusten pflegt die Diphtherie oft in ähnlich heimtückischer Weise hinzuzutreten. Der Pharynx bleibt öfter frei, dagegen ist eine behinderte Nasenatmung, eitrig-schleimiger Katarrh einer oder beider Nasenhälften häufig das erste Anzeichen der Infektion; wenn man das Nasensekret untersucht, so finden sich Diphtheriebazillen. Von der Nase aus springt der Prozeß zuweilen erst nach ein- bis zweiwöchentlichem Bestehen plötzlich auf den Kehlkopf über. Aus der „larvierten" Diphtherie wird ganz akut ein bedrohlicher Zustand; aber auch ohne die Vorboten einer klinisch bemerkbaren Nasendiphtherie können sich plötzlich stenotische Erscheinungen entwickeln. Die Prognose dieser Komplikation ist ernst, weil auch hier häufig Bronchopneumonie hinzukommt.

Tritt die Diphtherie zum Typhus in der Form eines Kehlkopfcroups hinzu, so hüte man sich vor Verwechslungen mit Laryngotyphus und denke beizeiten an die Serumtherapie.

Tuberkulose und Skrophulose scheinen die Empfänglichkeit für Diphtherie zu erhöhen.

Diagnose. Die Diagnose der Diphtherie ist in den meisten Fällen auf Grund der klinischen Untersuchung leicht zu stellen, namentlich dann, wenn ausgebreitete membranartige Rachenbeläge und stärkere Allgemeinerscheinungen vorhanden sind. Es gibt aber eine ganze Reihe von Fällen, wo es nicht leicht ist zu entscheiden, ob Diphtherie vorliegt oder nicht. Hierher gehören die rudimentären Diphtherieerkrankungen, die als katarrhalische oder lakunäre Angina imponieren. Dann wieder gibt es eine Anzahl von Anginen, die wegen ihrer diphtherieähnlichen Beläge den Verdacht auf Diphtherie erwecken, aber auf ganz andere Ätiologie zurückzuführen sind. Da wir aber heute mit der Diagnose Diphtherie die Forderung der sofortigen Serumbehandlung verbinden und außerdem prophylaktische Maßnahmen zum Schutze der Umgebung davon abhängen, so ist es unbedingt notwendig, das Leiden schnell und sicher zu erkennen. In zweifelhaften Fällen ist uns die bakteriologische Untersuchung des Rachenabstriches ein wertvolles Hilfsmittel zur Unterstützung der Diagnose geworden. Dabei sei aber gleich hervorgehoben, daß es sich dringend empfiehlt, in Fällen, wo klinisch der Verdacht auf Diphtherie besteht, nicht erst die bakteriologische Bestätigung der Diagnose abzuwarten, sondern sofort Serum zu geben. „Bis dat qui cito dat", heißt es in der Serumtherapie. Darum bleibt die Beherrschung der klinischen Differentialdiagnose bei der Diphtherie von größter Wichtigkeit, um so mehr als auch die bakteriologische Untersuchungsmethodik nicht unfehlbar ist und trotz vorliegender echter Diphtherie auch einmal negativ ausfallen kann.

Bakteriologische Diagnostik. Die bakteriologische Untersuchung gestaltet sich in folgender Weise: Zur sofortigen Orientierung empfiehlt sich die direkte Untersuchung des Rachenbelages. Man löst mit der Pinzette oder Platinöse zunächst ein kleines Stückchen des membranösen Mandelbelages ab, verreibt es zwischen zwei Objektträgern und färbt mit Methylenblau oder Karbolfuchsin. Handelt es sich um Diphtherie, so wird man neben vielen Fibrinfäden und einigen Mundbakterien diphtherieverdächtige Stäbchen mit ihrer bekannten Keulenform und in ihrer typischen Lagerung (palisadenartig, hirschgeweihartig) finden. Finden sich keine verdächtige Bazillen, so ist das noch kein Beweis gegen Diphtherie; es bleibt vielmehr der Kulturversuch abzuwarten. Findet man dagegen in großer Menge Spirillen und fusiforme Stäbchen, so handelt es sich um eine Angina Vincenti, die klinisch zuweilen der Diphtherie zum Verwechseln ähnlich sieht. (Vgl. Differentialdiagnose.)

Die kulturelle Untersuchung wird in der Weise vorgenommen, daß man einen gestielten, sterilen Wattetupfer an verschiedene Stellen des Tonsillenbelages andrückt und versucht, ein Fetzchen Membran mitabzustreichen und nun diesen Rachenabstrich auf einer Löfflerserumplatte verreibt. Nach 12 Stunden Aufenthalt im Brütschrank ist auf dieser Platte meist eine Mischkultur von Diphtheriebazillen, Streptokokken und einigen anderen Mundbakterien gewachsen. Man taucht dann eine Platinöse in verschiedene verdächtige Kolonien, streicht die Probe auf einen Objektträger aus und färbt mit der Neißerschen Polfärbung[1]), um die Babes-Ernstschen Körperchen sichtbar zu machen. Man findet dann im positiven Falle eine große Menge hellgelb gefärbter Diphtheriebazillen, die an jedem Ende ein schwarzblau gefärbtes Polkorn haben (vgl. Abb. 168). Diese Probe ist für klinische Zwecke hinreichend zuverlässig.

In Preußen bestehen staatliche Untersuchungsämter, die unentgeltlich die Diphtheriediagnose ausführen und sofort nach Feststellung des Resultates an den einsendenden Arzt berichten. Für diesen Zweck sind in allen Apotheken die zur Verschickung notwendigen Utensilien (Reagenzglas mit sterilem, an einem Draht befindlichen Wattetupfer, Holzetui und passende Einpackung) kostenfrei zu haben.

Differentialdiagnose. Die rudimentären Diphtherieformen, die in Gestalt einer Angina catarrhalis oder lacunaris auftreten, sind nur durch bakteriologische Untersuchung als zur Diphtherie gehörig festzustellen. Man muß daran denken, wenn sie bei Personen aus der Umgebung Diphtheriekranker auftreten.

Im allgemeinen kann man sagen, daß Fieber und subjektive Klagen relativ wenig Wert für die Unterscheidung zwischen Diphtherie und anderen Anginen besitzen. Zwar hält sich in den meisten Diphtheriefällen die Temperatur in mäßigen Graden, aber es können ebensogut Temperaturen bis 40^0 vorkommen. Die Klagen über Halsschmerzen pflegen bei der Diphtherie häufig geringer zu sein als bei anderen Anginen, doch es gibt eine Menge von Fällen, wo die lebhaftesten Schluckbeschwerden bestehen. Etwas mehr Anhalt bekommt man schon, wenn neben der Angina eine Coryza mit verdächtiger, d. h. leicht sanguinolenter, eventuell einseitiger Sekretion und wunden Nasenlöchern besteht, oder wenn gleichzeitig Heiserkeit vorhanden ist, oder schließlich wenn in der Umgebung der erkrankten Person Diphtheriefälle vorgekommen sind. Die wichtigsten Anginaformen, die mit Diphtherie verwechselt werden können, sind: die Angina Vincenti, die syphilitische Angina, die Angina necroticans beim Scharlach.

Die Angina Vincenti, die auf S. 299 genauer beschrieben worden ist, tritt meist einseitig auf und kennzeichnet sich durch membranartige, auf ulzerierter Unterlage liegende Beläge von graugrüner Farbe, die sich schlecht abstreifen lassen. Auch der dem Munde entströmende üble Geruch ähnelt sehr der Diphtherie. Differentialdiagnostisch wichtig ist ihre längere Dauer (ca. 14 Tage) und die geringen lokalen Beschwerden sowie geringes oder fehlendes Fieber. Entscheidend ist die mikroskopische Betrachtung des direkten Rachenabstriches. Das Vorhandensein von Spirillen und fusiformen Stäbchen in solcher Menge, daß man fast von einer Reinkultur sprechen kann, sichert die Diagnose (vgl. Abb. 137 auf S. 299). Von größter Wichtigkeit ist aber die Tatsache, daß man auch gar nicht selten bei Diphtherie vereinzelte Spirillen und

---

[1]) Polkörner-Färbung nach M. Neißer:

I. Färben mit einer Mischung von 2 Teilen Lösung A und 1 Teil Lösung B } etwa 1—2 Sekunden,

Lösung A =	Methylenblau	1,0
	Alkoh. absol.	20,0
	Aq. dest.	1000,0
	Ac. acet. glac.	50,0
Lösung B =	Kristallviolett	1,0
	Alkoh. absol.	10,0
	Aq. dest.	300,0

II. Abspülen mit Wasser und sofort
III. Nachfärben mit Chrysoidin (2,0 in 400 Aq. ferrid. gelöst u. filtriert) 3 Sekunden,
IV. Abspülen mit Wasser.

fusiforme Stäbchen findet und sogar so viele, daß man ohne die kulturelle Untersuchung die Diagnose Angina Vincenti stellen würde. Man versäume also nie, überall dort, wo man aus klinischen Gründen seiner Sache nicht ganz sicher ist, namentlich dort, wo nur spärliche Spirillen und fusiforme Stäbchen gefunden werden, auch kulturell auf Diphtheriebazillen zu fahnden!

Die syphilitische Angina, namentlich wenn sie bei Erwachsenen zur Beobachtung kommt, kann recht diphtherieähnliche Bilder machen, aber auch sehr an Angina Vincenti erinnern. Meist handelt es sich um Schleimhautplaques, die sich mit einem membranartigen, grauweißen Belage bedecken und nur geringe Schluckbeschwerden machen. Die lange Dauer dieser Beläge, die Abwesenheit von Fieber, das relative Wohlbefinden, die gleichzeitige Anwesenheit von anderen Schleimhautplaques an den Lippen oder Wangen, eventuell noch die Feststellung eines Primäraffekts oder eines spezifischen Ausschlages im Verein mit der Anamnese werden in der Regel zur sicheren Diagnose führen. Kommen noch starke geschwürige Veränderungen am weichen Gaumen hinzu, wie auf Abb. 200, so ist die Erkennung nicht schwer. In anderen Fällen, wo solche Beweise fehlen, wird eventuell die positive Wassermannsche Reaktion in Verbindung mit der negativen Prüfung auf Diphtheriebazillen die Sachlage aufklären. Seltener ist der Fall, daß ein Primäraffekt auf einer Tonsille zur Verwechslung mit Diphtherie Anlaß gibt. Hier kann das begleitende Fieber, die stärkere Halsdrüsenschwellung usw. den Verdacht verstärken. Die Abwesenheit von Diphtheriebazillen, das Auftreten von Roseolen und anderen sekundären Erscheinungen werden die Erkennung ermöglichen.

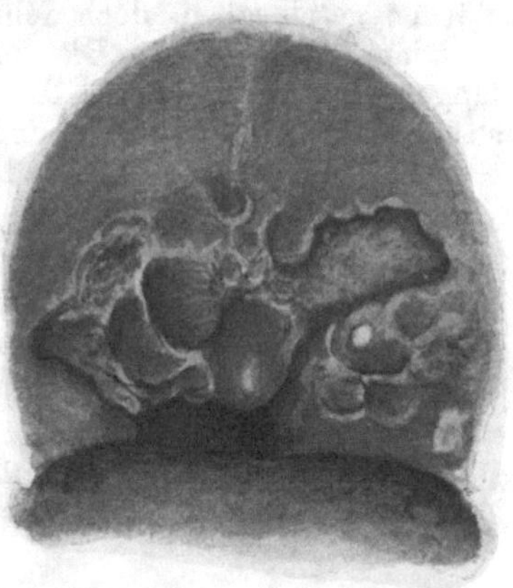

Abb. 200. Syphilis des Rachens.

Die Scharlachanginen werden gar häufig für Diphtherie gehalten, und zwar nicht nur die Angina necroticans, die ihr zuweilen wirklich recht ähnlich sehen kann, sondern auch die gewöhnliche Scharlachangina der ersten 2—3 Scharlachtage. Die gewöhnliche Scharlachangina unterscheidet sich von der Diphtherie durch die intensivere, dunklere Röte der Tonsillen und der Uvula, die sich oft noch bis zum harten Gaumen hin erstreckt und durch die Beschaffenheit des Belages. Die weißen Flecke von Bohnen- oder Linsengröße, die auf den geschwollenen Tonsillen lagern, bestehen aus puriformem Detritus, sind leicht abwischbar und enthalten kein Fibrin und keine Diphtheriebazillen.

Die Angina necroticans beim Scharlach, die sich um den dritten oder vierten Tag herum entwickelt, ist durch ihre gelblichgrauen, pseudomembranösen Beläge auf ulzerierter Basis ausgezeichnet. Entfernt man die oberflächlichen, abwischbaren Auflagerungen, so kommt man nicht auf einen entzündlich geröteten Geschwürsgrund, sondern auf ein schmierig grau verfärbtes Gewebe, weil es sich hier um eine in die Tiefe gehende Nekrose handelt. In einzelnen Fällen, wo ein zusammenhängender, grauweißer Belag die oberflächlich nekrotisierten Tonsillen überzieht, hat das Bild eine solche Ähnlichkeit mit Diphtherie, daß nur die bakteriologische Untersuchung die Entscheidung gestattet. Meist wird der Zusammenhang der Erscheinungen, das bestehende Scharlachexanthem, die charakteristische Fieberkurve (vgl. S. 649) die Erkennung ermöglichen.

Aber auch die ohne Scharlach vorkommende Form von Angina necroticans, die mit gangränöser Zerstörung der Tonsillen und der angrenzenden Pharynxteile und septischen Erscheinungen einhergehen, können mit Diphtheria gravissima große Ähnlichkeit haben. Auf den durch septische Bakterien tief ulzerierten Tonsillen lagern bräunlich-graue, zusammenhängende, membranartige Massen, die aber relativ leicht auf den Objektträgern zerdrückt werden können und keine Diphtheriebazillen enthalten. Der schwere Allgemeinzustand, das hohe Fieber, die starke Beteiligung der Mundschleimhaut und der Zunge, die sich ebenfalls mit solchen schmierig-braungrauen Belägen überzieht, der aashafte Gestank aus dem Munde können auch bei Diphtherie vorkommen. Die Halsdrüsen sind aber bei dieser gangränösen Angina meist stärker geschwollen, doch fehlt häufig das für Diphtherie charakteristische periglanduläre Ödem. Die Fälle mit gangränöser Angina halten sich meist länger als die Diphtherie, die Herzschwäche steht hier nicht von vornherein so im Vordergrunde wie bei der Diphtherie. In solchen Fällen ist nur die bakteriologische Untersuchung entscheidend.

Zuweilen mag auch die Angina lacunaris, die mit starker Rötung, Schwellung und Vorwölbung einer, seltener beider Tonsillen und weißen membranähnlichen Belägen und Ödem des weichen Gaumens einhergeht, den Gedanken an Diphtherie aufkommen lassen, doch spricht die Zerfließlichkeit und geringe Adhärenz der Beläge, die aus Schleim und abgestoßenen Epithelien bestehen, gegen Diphtherie.

Durchaus diphtherieähnlich kann auch eine eigenartige gangräneszierende Schleimhauterkrankung aussehen, die sich bei schweren

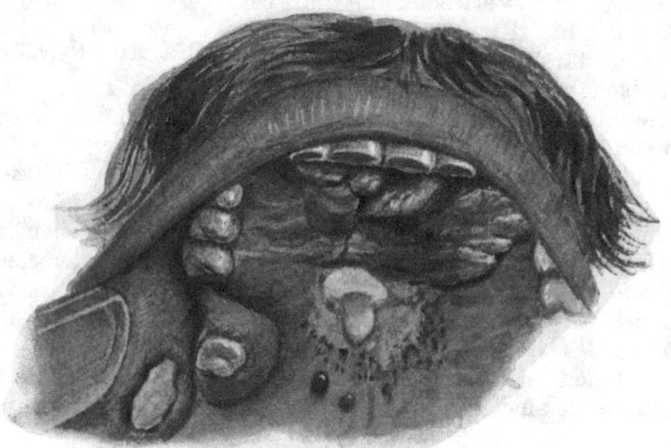

Abb. 201. Gangräneszierende Schleimhauterkrankung bei Leukämie.

Fällen von Leukämie entwickelt. Es handelt sich dabei um mehr oder weniger in die Tiefe greifende nekrotische Prozesse, die auf Tonsillen oder Wangenschleimhaut oder auf den Lippen erscheinen. Handelt es sich um akute Leukämie und ist die Nekrose allein auf die Tonsillen lokalisiert, so wird die Verwechslung um so eher möglich sein, als die Affektion manchmal bereits zur Ausbildung kommt zu einer Zeit, wo die Blut- und Organveränderungen, die auf Leukämie hindeuten, noch gar nicht vorhanden sind. Der Diphtherieverdacht wird in solchen akuten Fällen verstärkt durch das meist vorhandene Fieber und den rapiden Krankheitsverlauf, der bald zum Tode führt. Ich habe einen solchen Fall mit Blühdorn zusammen genauer beschrieben[1]). Die schmutzig grauweißen Auflagerungen auf den ulzerierten Partien sind nekrotisches Gewebe. Wenn man Teile davon entfernt und mikroskopiert, so zeigt sich, daß der aufliegende Brei nur Detritus darstellt und kein Fibrin enthält. Da diese gangräneszierenden Veränderungen außer auf den Tonsillen auch noch auf anderen Partien der Mundschleimhaut auftreten, so ist hierin eine Aufforderung zur Blutuntersuchung gegeben, die dann meist das Blutbild der Leukämie zeigt. Vergl. Abb. 201.

Seltener werden die Angina aphthosa und herpetica zu Verwechslungen Veranlassung geben. Bei der Angina aphthosa, die auf den Tonsillen runde oder ovale aphthöse, gelblich belegte Geschwürchen mit entzündlich gerötetem Hof hervorbringt, werden die außerdem noch auf der Wangenschleimhaut oder am Zungenrande nachweisbaren Aphthen den Zusammenhang mit einer Stomatitis aphthosa beweisen. Die Angina herpetica, die durch Entwicklung zahlreicher Herpesbläschen auf den Tonsillen verursacht wird, und bei der es nach dem Platzen derselben zu grauweißen Geschwürchen kommt, geht im Gegensatz zur Diphtherie meist mit starken Kopfschmerzen einher und zeigt gewöhnlich auch noch auf anderen Teilen der Mundschleimhaut Herpesbläschen. Schließlich kann gelegentlich auch ein auf den Tonsillen lagernder Soorbelag, wie er bei kachektischen Kranken oder bei Säuglingen vorkommt, ein diphtherieähnliches Bild machen, doch ist er im Gegensatz zur diphtheritischen Membran breiartig und enthält mikroskopisch Myzelfäden und Hefezellen.

Die grauweiß belegten Schnittwunden nach der Tonsillotomie sehen durchaus diphtherieverdächtig aus, werden aber natürlich durch die Anamnese stets leicht erkannt werden. Dasselbe gilt von Verätzungen der Tonsillen und des Pharynx durch Laugen oder Verbrennungen.

Differentialdiagnose des Kehlkopfcroups. Treten im Laufe einer gewöhnlichen Rachendiphtherie Erscheinungen von Kehlkopfstenose auf, so ist die Diagnose eines diphtheritischen Kehlkopfcroups nicht zu verfehlen. Schwieriger aber ist die Erkennung bei einer scheinbar primär auftretenden Larynxdiphtherie, denn Stenoseerscheinungen können auch auf anderer ätiologischer Grundlage sich entwickeln. Besteht gleichzeitig eine Coryza mit Nasenausfluß und wunden Nasenlöchern, so ist das schon sehr diphtherieverdächtig. Werden Membranstückchen herausgehustet, so kann dadurch die Diagnose gesichert werden, doch ist das ohne Intubation oder Tracheotomie selten der Fall. In vielen Fällen primären Kehlkopfcroups bringt die bakteriologische Untersuchung von Nasen- und Rachensekret Aufschluß; auch trotz fehlender entzündlicher Rachenerscheinungen kann der Tonsillenabstrich z. B. positiven Diphtheriebefund aufweisen. Verwertbar für die Diagnose sind natürlich nur positive Bazillenbefunde; negative Ergebnisse beweisen gar nichts. Auch im ausgehusteten Schleim können Diphtheriebazillen gefunden werden. Oft muß ohne sichere Diagnose wegen zunehmender Stenose die Tracheotomie oder Intubation vorgenommen werden. Dann wird meist die Untersuchung der aus Kanüle oder Tube herausgehusteten Schleim- oder Membranteilchen die Entscheidung bringen. Ist intubiert worden, so kann man aus der Untersuchung des an der Tube haftenden Schleimes Sicherheit gewinnen. Man muß zu diesem Zwecke extubieren und den Schleim bakteriologisch untersuchen. Die Abwesenheit von Diphtheriebazillen spricht mit großer Wahrscheinlichkeit gegen Diphtherie.

Als oberstes Gebot ist aber festzuhalten: Wo die klinischen Erscheinungen den Verdacht auf einen diphtheritischen Kehlkopf-

[1]) Folia haematologica. 12. Bd. I. T. Arch. 2.

croup erwecken, ist sofort Serum zu geben und nicht erst das Resultat einer bakteriologischen Untersuchung abzuwarten.

In manchen Fällen wird man nach genauerer klinischer Untersuchung den Verdacht auf Larynxdiphtherie fallen lassen, selbst wenn man im ersten Moment an diphtheritischen Larynxcroup gedacht hat. Veränderungen, welche gelegentlich das Bild des diphtheritischen Larynxcroups vortäuschen, können sowohl im Kehlkopf selbst als auch außerhalb desselben gelegen sein. Beide Gruppen sollen hier kurz besprochen werden. Nichtdiphtheritische Larynxaffektionen, die zu Stenoseerscheinungen führen, sind: der Laryngospasmus, die Laryngitis mit Pseudocroup, das Glottisödem. Der Laryngospasmus, der auf nervöser Grundlage bei Kindern zuweilen vorkommen kann, unterscheidet sich vom diphtheritischen Kehlkopfcroup vor allem durch das Klarbleiben der Stimme und die freie Atmung in dem Intervall zwischen den einzelnen Anfällen. Bei Larynxdiphtherie wird die Stimme fast stets heiser, und es stellt sich schnell Aphonie ein; nur in wenigen Ausnahmefällen bleibt die Stimme klar. Die gewöhnliche akute Laryngitis, die im ersten Stadium der Larynxdiphtherie differentialdiagnostisch in Betracht kommt, geht ebenso wie der diphtheritische Kehlkopfcroup mit Heiserkeit und „Crouphusten" einher. Bei der Diphtherie pflegt sich aber relativ schnell Aphonie einzustellen. Vor allem spricht das Hinzutreten dyspnoischer Erscheinungen, Stridor und Einziehungen für Diphtherie, ebenso das Auftreten von Drüsenschwellungen am Halse oder eine begleitende Coryza.

Eine größere Ähnlichkeit mit dem Bilde des echten diphtheritischen Kehlkopfcroups haben diejenigen Formen von Laryngitis, die man als Pseudocroup bezeichnet. Das Kind hat etwas rauhen Husten und eine leicht belegte Stimme und wird mitten im Schlaf durch einen plötzlich auftretenden Erstickungsanfall überfallen. Es schreckt plötzlich auf, bekommt Stridor, Zyanose und Einziehungen, und nach einem kräftigen Hustenanfall ist gewöhnlich die Attacke vorüber. Ursache war eine Schleimansammlung und akute entzündliche Schwellung in der Regio subglottica. Eine Wiederholung solcher Anfälle ist selten. Gegen Diphtherie sprechen die freie Atmung vor und nach dem Anfall, die geringe Heiserkeit und das plötzliche Auftreten während des Schlafes.

Besonders vorsichtig muß man bei Masern mit der Diagnose Pseudocroup sein. Die im Beginn der Masern, noch vor Erscheinen des Exanthems auftretende Laryngitis kann durch starke, entzündliche Schwellung und Ödem der Kehlkopfschleimhaut, namentlich in der subglottischen Gegend, zu Stenoseerscheinungen mit Stridor und Einziehungen führen. Man findet dann zuweilen auch kleine Geschwüre in der Regio subglottica. Einen gewissen Anhalt bietet der Zeitpunkt des Auftretens, da die mit Pseudocroup verbundene Laryngitis meist vor dem Ausbruch des Exanthems auftritt, doch kann man natürlich hiervon allein keine Diagnose abhängig machen. In zweifelhaften Fällen empfiehlt es sich, lieber einmal zu viel als zu wenig Serum zu injizieren.

Ein Ödem der Regio subglottica kommt zuweilen bei schwerer Laryngitis auch ohne Zusammenhang mit Masern zustande und äußert sich in starker Dyspnoe und Erstickungsanfällen. Die Unterscheidung von diphtheritischem Larynxcroup kann nur durch die bakteriologische Untersuchung des Larynxschleimes gebracht werden.

Die gefährlichste Affektion, die mit diphtheritischem Kehlkopfcroup verwechselt werden kann, ist das akute Glottisödem. Es kommt meist zustande im Anschluß an entzündliche oder eitrige Prozesse, die im Kehlkopf selbst oder in seiner Umgebung ihren Sitz haben. So kann z. B. ein Schleimhauterysipel vom Rachen aus auf den Kehlkopf übergreifen und plötzliche Stenoseerscheinungen bewirken, oder eine schwere Angina phlegmonosa führt akut zum Glottisödem. Rachen und Kehlkopfuntersuchung wird meist die richtige Diagnose ermöglichen.

Auch als Folge einer Schleimhauturtikaria bei der Serumkrankheit nach der Einspritzung von Diphtherieserum sah ich Glottisödem zustande kommen. In einem solchen Falle kann man um so eher an diphtheritischen Kehlkopfcroup denken, als die kurz vorangegangene diphtheritische Rachenerkrankung die Lokalisation und das Auftreten einer Larynxdiphtherie wahrscheinlich macht. Die gleichzeitig auftretenden anderen Serumerscheinungen, urtikarielle oder scharlachähnliche Exantheme, Ödem im Gesicht usw. werden die richtige Diagnose sichern. (Vgl. auch unter Serumkrankheit S. 763.)

Larynxpapillome, die im Kindesalter nicht selten sind, rufen im allgemeinen nur langsam zunehmende Stenoseerscheinungen hervor, können aber auch einmal plötzlich ventilartig die Rima glottidis verlegen und den Verdacht auf Larynxcroup erwecken. Die schon lange bestehende Heiserkeit spricht gegen Diphtherie.

Auch außerhalb des Kehlkopfes gelegene Affektionen können dyspnoische Erscheinungen verursachen und an Kehlkopfcroup denken lassen. Hierher gehört die akute Schwellung der Rachenmandel, die bei Säuglingen nicht selten vorkommt. Es besteht behinderte Nasenatmung und im Schlaf anfallsweise auftretende Atembehinderung durch Stauung des Sekretes im Additus pharyngis. Das Fehlen der Anfälle beim wachenden und aufgenommenen Kinde und die klare Stimme sprechen gegen Diphtherie.

Auch ein Retropharyngealabszeß, der durch Vereiterung retropharyngealer Lymphdrüsen (z. B. durch Infektion mit dem Finger beim Auswischen des Mundes) oder als Senkungsabszeß zustande kommt, kann zu Verwechslungen Veranlassung geben. Der Abszeß, der in der Regel in der Höhe des 3. oder 4. Halswirbels liegt, komprimiert den Kehlkopfeingang und verursacht Schluckbeschwerden, schnarchende Atmung und Dyspnoe. Oft markiert er sich schon äußerlich durch Schwellung einer Halsseite. Untersuchung mit dem Finger läßt Fluktuation nachweisen und ermöglicht so die Diagnose.

Seltener führt eine Bronchialdrüsentuberkulose durch Druck der Drüsenpakete auf die Trachea zu Stenoseerscheinungen, die an Kehlkopfcroup erinnern. Charakteristisch dafür ist ein laut tönendes, tutendes Exspirium, inspiratorische Einziehungen und ein etwas heiserer Husten. Im Gegensatz zur Larynxdiphtherie bleibt jedoch die Stimme klar, sofern nicht der Rekurrens komprimiert wird. Vor allem spricht aber der chronische Verlauf der Erkrankung gegen Diphtherie. Das Röntgenbild kann die Diagnose unterstützen.

In ähnlicher Weise kann eine Thymushyperplasie bei Säuglingen die Trachea komprimieren und den Verdacht auf Kehlkopfcroup erwecken. Auch hier kommt es, namentlich während des Schlafens, zu Einziehungen und Stridor und namentlich zu Erstickungsanfällen, die den Tod herbeiführen können. Die klare Stimme spricht gegen Diphtherie, das Röntgenbild unterstützt die Diagnose.

Schließlich kann auch eine Struma zu Stenoseerscheinungen Veranlassung geben, doch dürfte hier eine Verwechslung mit Diphtherie nur selten vorkommen, da das Leiden relativ leicht zu erkennen ist. Diagnostische Schwierigkeiten ergeben sich allenfalls bei Säuglingen. Nach Trumpp sind dabei die durch den Druck der Struma auf die Trachea entstehenden Stenosegeräusche verschieden laut, je nach der Haltung des Kopfes, d. h. je nach der Anspannung resp. Entspannung der die Struma gegen die Trachea anpressenden Musculi sternohyoidei.

Prognose. In der Vorserumzeit gehörte die Diphtherie zu den mörderischsten Krankheiten des Kindesalters. So betrug z. B. die Mortalität nach Bayeux damals 55 %. Seit der Einführung der Serumtherapie ist ein gewaltiger Umschwung eingetreten. So sank die Sterblichkeit im Kaiser und Kaiserin Friedrich-Krankenhause von 47,82 % auf 13,2 %. Im Rudolf Virchow-Krankenhause herrscht auf meiner Abteilung seit sechs Jahren eine Sterblichkeit von ca. 14 %. Aber auch heute noch wechseln schwere Epidemien mit leichten ab. Der Genius epidemicus bringt es mit sich, daß in dem einen Jahre die malignen Formen von Diphtheria gravissima sich häufen, in anderen Jahren nur leichte Fälle auftreten. Warum aber unter mehreren Geschwistern, die durch dieselbe Infektionsquelle mit Diphtherie angesteckt worden sind, die einen an der malignen Form, die anderen nur leicht erkranken, kann nur durch eine individuelle Disposition erklärt werden. Im allgemeinen kann man also sagen: Die Prognose der Diphtherie ist abhängig von dem Genius epidemicus, von dem Zeitpunkte der Seruminjektion und von der Disposition des Erkrankten. Einen gewissen Einfluß auf die Mortalität hat auch das Alter. Die größte Mortalität herrscht bis zum fünften Lebensjahre. Bei Säuglingen ist die Lokalisation der Diphtherie prognostisch von Bedeutung. Tritt die Krankheit hier nur als Nasendiphtherie auf, so ist die Prognose relativ günstig, während beim Kehlkopfcroup die Chancen auf Wiederherstellung sehr geringe sind.

Die einfache lokalisierte Rachendiphtherie hat bei frühzeitiger energischer Serumbehandlung im allgemeinen eine gute Prognose. Vor Überraschungen ist man freilich auch hier nicht geschützt, da zuweilen trotz der Serumtherapie eine postdiphtherische Herzschwäche eintritt; dagegen sah ich niemals ein Übergreifen des diphtherischen Prozesses auf den Kehlkopf, wenn bei einer Rachendiphtherie zur Zeit der Seruminjektion noch keine Larynxerscheinungen vorhanden waren.

Fälle mit Kehlkopfcroup sind bei rechtzeitigem therapeutischem Eingreifen, namentlich bei energischer Serumbehandlung prognostisch keineswegs ungünstig zu beurteilen. Unter **110** Fällen hatten wir **42,7**% Mortalität. Die geringsten Chancen auf Wiederherstellung haben bei Entwicklung des diphtherischen Kehlkopfcroups die Säuglinge, da hier meist Bronchopneumonien dem Leben ein Ende machen. Aber auch bei Erwachsenen, die im Laufe einer Diphtherie Stenoseerscheinungen bekommen, ist die Prognose oft ungünstig, weil die Dyspnoe hier meist schon auf eine Ausbreitung des Prozesses auf die feineren Verzweigungen des Bronchialbaumes hindeutet. Fällen von Tracheobronchialdiphtherie bringt auch die Tracheotomie keine Besserung; sie sind fast stets verloren.

Sehr reserviert muß man sich mit der Vorhersage stets auch bei den Fällen von einfacher Rachendiphtherie verhalten, die erst nach dem vierten oder fünften Tage in die Behandlung kommen. Das späte Einsetzen der Serumbehandlung trübt hier häufig die Prognose, weil es leicht zu plötzlich einsetzender Herzschwäche kommt.

Eine ungünstige Prognose haben von vornherein die malignen Fälle mit starker Ausdehnung und schmieriger Verfärbung der Beläge, mächtigen Drüsenschwellungen am Halse und periglandulärem Ödem. Ein übles Zeichen sind stets auch Hämorrhagien der Haut. Gehen solche Fälle nicht schon in den ersten Tagen zugrunde, so droht ihnen die postdiphtherische Herzschwäche.

Therapie. Bis zu der Entdeckung Behrings stand der Arzt dem Wüten der Diphtherie fast gänzlich machtlos gegenüber. Wohl konnte er in einzelnen Fällen von Kehlkopfstenose bei Larynxdiphtherie mit operativem Eingriff lebensrettend wirken, sei es mit Hilfe der von Bretonneau, Trousseau und Guersant eingeführten Tracheotomie oder der von Bouchut empfohlenen und von O'Dwyer vervollkommneten Intubation. Aber ein Mittel, die für die Krankheit charakteristischen Vergiftungserscheinungen zu verhindern, stand nicht zu Gebote. Bezeichnend für die Erfolglosigkeit der Therapie vor der Einführung des Diphtherieserums ist die im Jahre 1874 niedergeschriebene Äußerung Henochs: „Nach meinen Erfahrungen leisten alle von mir bisher empfohlenen Mittel absolut nichts in den schweren Fällen der Krankheit, und darauf kommt es doch allein an, da die leichteren auch ohne Zutun der Kunst heilen.“ Selbst die Entdeckung des Diphtheriebazillus durch Löffler im Jahre 1884 änderte zunächst nichts an dieser traurigen Tatsache. Zwar versuchte man, mit lokalen antiseptischen Pinselungen die Vermehrung der Diphtheriebazillen im Larynx aufzuhalten, aber den im Blute kreisenden Toxinen, die erst die Schwere des Krankheitsbildes bedingen, konnte man nicht beikommen. Das gelang erst mit dem Behringschen antitoxischen Heilserum. Zur Behandlung diphtheriekranker Menschen wurde es zum ersten Male im Jahre 1894 in Berliner Krankenhäusern verwendet. Die günstigen Resultate, über die am 27. Juni 1894 in der Berliner medizinischen Gesellschaft berichtet wurde, entfachten eine lebhafte Kontroverse. Namentlich von pathologisch-anatomischer Seite wurde die Möglichkeit, die Diphtherie mit einem Serum heilen zu können, heftig bestritten. Die Zahlen mußten beweisen. Nach Baginsky war im Kaiser und Kaiserin Friedrich-Krankenhause die Mortalitätsziffer nach Einführung der Serumbehandlung von 47,82 % auf 13,2 % gesunken. Rudolf Virchow sprach damals das Wort: „Alle theoretischen Betrachtungen müssen zurücktreten gegenüber den brutalen Zahlen, die so eindringlich sprechen, daß sie alle Widersprüche zurückschlagen.“

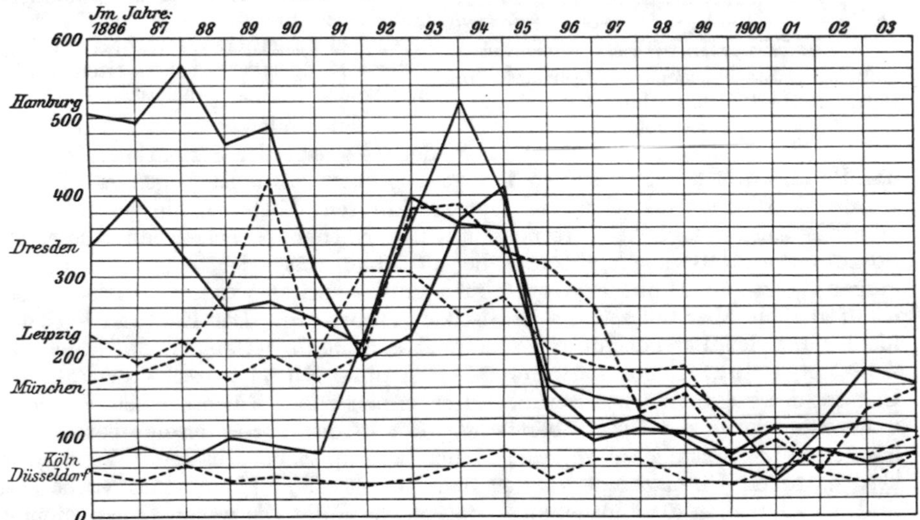

Abb. 202. Diphtherie-Mortalitätskurve in verschiedenen Städten Deutschlands. Deutlicher Einfluß der im Jahre 1894 eingeführten Serumtherapie. (Nach den Veröffentlichungen des Kaiserlichen Gesundheitsamtes.)

Seitdem hat die spezifische Behandlung der Diphtherie einen Siegeszug durch alle Kulturländer angetreten und überall, wo sie sachgemäß durchgeführt wurde, sank die Mortalität.

Einige Zahlen sollen das demonstrieren. An der Heubnerschen Klinik sank die Sterblichkeit von 39,5 % auf 11,5 %. Siegerts Statistik, die an 42 000 Diphtherierkrankungen umfaßt, ergibt in den vier Jahren vor der Einführung des Serums eine Mortalität von 41,5 % und in den vier Jahren nach der Serumeinführung eine solche von 16 %. Die Sammelforschung des Kaiserlichen Gesundheitsamtes ergibt nach Dieuxdonné eine Sterblichkeit von 15,5 % nach Einführung des Serums.

Diesen Erfolgen gegenüber fehlten natürlich auch die Skeptiker nicht. Gottstein, Kassowitz u. a. suchten das Absinken der Sterblichkeit damit zu erklären, daß der Charakter der Epidemie ein milderer geworden sei, und daß bei den wellenförmigen Schwankungen, denen die Mortalitätskurve der Diphtherie unterliegt, die Einführung des Serums gerade in eine absteigende Phase gekommen sei. Dieser Einwand verliert seinen Halt, wenn man überlegt, daß in allen Staaten und Ländern gerade in dem Zeitraum ein Absinken der Sterblichkeit zu erkennen war, wo die Serumtherapie eingeführt wurde. Von Interesse ist in diesem Zusammenhang Kurve 202, die den Einfluß der Serumtherapie in den verschiedenen Städten Deutschlands beweist.

Auch vergleichende Untersuchungen bei derselben Epidemie sprachen zugunsten des Serums. In einem Triester Hospital starben von 236 serumbehandelten Kranken 22 %. Als eines Tages der Vorrat an Serum erschöpft war und nicht sofort ergänzt werden konnte, stieg die Sterblichkeit sofort auf 50 %.

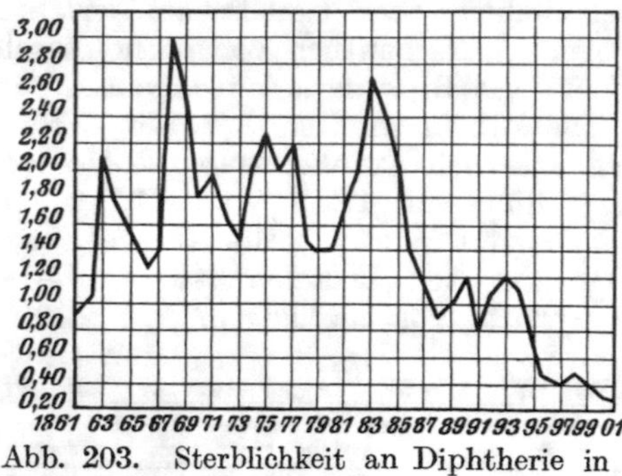

Abb. 203. Sterblichkeit an Diphtherie in Berlin 1861—1901 auf 1000 Lebende beberechnet.

Sehr bezeichnend sind auch die Zahlen von Fiebiger aus dem Blegdam-Hospital in Kopenhagen, der eine Zeitlang versuchsweise nur die Zugänge jedes zweiten Tages mit Serum behandelte und dabei unter 201 nicht spezifisch behandelten Fällen eine Mortalität von 7 %, unter 204 spezifisch behandelten Fällen eine solche von 2 % bekam.

Ein anderes Moment, das von den Gegnern der Serumtherapie gegen die Beweiskraft der Statistiken ins Feld geführt wird, ist folgendes: Früher wurde die Diagnose „Diphtherie“ nur auf klinische Kriterien hin gestellt, jetzt gibt die bakteriologische Untersuchung des Rachenabstriches den Ausschlag. So kommt es, daß viele leichtere Fälle, die früher unter der Diagnose „Angina“ gingen, jetzt zur Diphtherie gerechnet und gespritzt werden. Viele solcher leichten Fälle aber müssen die Statistiken verbessern. Der Einwand entbehrt nicht ganz der Berechtigung. Man mußte deshalb verlangen, daß auch bei dem Vergleich zweifellos schwerer mit und ohne Serum behandelter Fälle ein Unterschied zugunsten des Serums zu erkennen war. Einen solchen Vergleich kann man durch die Gegenüberstellung der in der Vorserumzeit operativ behandelten Larynxstenosen mit denen der Serumperiode erhalten. Wenn auch hier natürlich Unterschiede in der Schwere des Krankheitsbildes vorhanden sind, so kann man doch annehmen, daß solche Fälle, die wegen Larynxstenose tracheotomiert oder intubiert werden mußten, nicht zu den leichten Diphtherieerkrankungen zu rechnen waren. Nach Körte starben in der Vorserumperiode von den tracheotomierten Kindern 77,5 %, seit Einführung des Serums 52,4 %. Schönholzer berechnet die Mortalität der operierten Larynxstenose unter dem alten Regime auf 66,16 % und in der Serumära auf 32,54 %. Über das größte Zahlenmaterial verfügt die Siegertsche Sammelstatistik, die unter 17499 operierten Larynxstenosen der Vorserumzeit eine Sterblichkeit von 60,38 % verzeichnet und unter 12870 Fällen der Serumperiode eine Mortalität von 36,32 %.

Anwendungsweise und Dosierung. Das Serum, das nach Behring zur Bekämpfung der Diphtherie verwendet wird, ist ein antitoxisches. Es richtet sich also gegen diejenigen Gifte, die von den Diphtheriebazillen am Orte ihres ersten Eindringens im Pharynx oder Larynx produziert werden und von da aus ins Blut übergehen. Die erste Aufgabe der Serumtherapie besteht also darin, möglichst viel von dem Toxin der Diphtheriebazillen abzufangen, bevor es an lebenswichtige Zellen gebunden wird. Die zweite Aufgabe, eventuell auch dann noch heilsam zu wirken, wenn größere

Mengen des Giftes bereits an lebenswichtige Zellen gebunden sind, stößt auf größere Schwierigkeiten. Das lehrten schon die klassischen Versuche von Dönitz. Wohl kann eine lockere Bindung zwischen Zelle und Toxin noch gesprengt werden, indem z. B. Meerschweinchen, die mit der 1½fach tödlichen Toxindosis vergiftet sind, doch nach 6—8 Stunden nach der Vergiftung durch große Antitoxindosen gerettet werden können, bei festerer Bindung aber, d. h. bei längerer Einwirkung des Toxins auf die Nervenzentren können selbst die größten Dosen Antitoxin keine Heilung mehr bringen. Je stärker die Vergiftung ist, desto kürzer ist die Zeit, innerhalb deren noch eine Rettung durch große Antitoxindosen gelingt. Bei der Injektion der siebenfach tödlichen Dosis ist es schon nach 1½ Stunden nicht mehr möglich, mit den größten Antitoxinmengen das Tier am Leben zu erhalten. Und F. Meyer zeigte, daß frühzeitige große Serumdosen bei 10—20facher Vergiftung, den Tod, die Herzveränderungen und die Kachexie vermeiden lassen. Die Erfolge werden also um so größer sein, je früher die Behandlung einsetzt. Daß dem so ist, geht aus allen Statistiken hervor, die über diesen Punkt publiziert wurden.

Nach Kossel wurden geheilt:

von Fällen, die am	1.	Tage gespritzt wurden,	100 %
,, ,, ,, ,,	2.	,, ,, ,,	96 ,,
,, ,, ,, ,,	3.	,, ,, ,,	87 ,,
,, ,, ,, ,,	4.	,, ,, ,,	77 ,,
,, ,, ,, ,,	5.	,, ,, ,,	60 ,,
,, ,, ,, ,,	6.	,, ,, ,,	47 ,,
,, ,, ,, ,,	7.—14.	,, ,, ,,	51 ,,

Nach Baginski starben:

von 111	am 1.	Tage	Gespritzten	3	oder	2,7 %
,, 134	,, 2.	,,	,,	14	,,	10,45 ,,
,, 92	,, 3.	,,	,,	13	,,	14,3 ,,
,, 52	,, 4.	,,	,,	12	,,	23,07 ,,
,, 39	,, 5.	,,	,,	14	,,	35,9 ,,
,, 6	,, 9.	,,	,,	4	,,	66⅔ ,,

Diese Zahlen mahnen uns besser, als Worte es tun können, die kostbare Zeit bei der Diphtheriebehandlung nicht nutzlos verstreichen zu lassen, selbst dann, wenn die bakteriologische Bestätigung der Diagnose noch nicht erfolgt ist. Die Zeit, die uns gegeben ist, um einem deletären Verlauf der Krankheit vorzubeugen, ist kurz. Ich würde es daher für einen Kunstfehler halten, wollte man in einem leicht erscheinenden Fall abwarten, ob der Prozeß nicht auch von selbst günstig ablaufen wird, um erst dann zu spritzen, wenn schwere Erscheinungen auftreten. Will man in zweckmäßiger Weise spezifische Therapie treiben, so gilt es, den geeigneten Zeitpunkt nicht zu verpassen, denn fast immer zu spät kommt derjenige, der zögert und sich zur Injektion erst dann entschließt, wenn die Diphtheriesymptome bedrohlicher werden. Auch muß man bedenken, daß manche Fälle der geringen Lokalerscheinungen wegen, klinisch zuerst einen relativ leichten Eindruck machen, und trotzdem später in der Rekonvaleszenz die schwersten auf toxischer Basis beruhenden Lähmungserscheinungen bekommen. Je frühzeitiger und energischer das Serum gegeben wird, desto seltener kommen solche postdiphtherischen Lähmungen zur Beobachtung. Das geht auch deutlich aus den von Römer jüngst mitgeteilten Versuchen hervor, bei denen im Tierexperiment durch große Serumdosen die Lähmungen vermieden, durch kleine in ihrem Auftreten verzögert werden konnten.

Die gebräuchlichste Form der Einführung des Serums war bisher die subkutane Injektion. Empfehlenswerter ist nach neueren Erfahrungen die intramuskuläre oder noch besser die intravenöse Einverleibung des Serums. Nach Morgenroth kommt bei intramuskulärer Einführung das Antitoxin 5—7 mal schneller zur Wirkung als bei der subkutanen Injektion. Der Grund dafür liegt darin, daß bei intramuskulärer Injektion das Serum schneller resorbiert wird als bei der Einspritzung unter die Haut. Bei der subkutanen Methode wird nach Untersuchungen am Seruminstitut in Kopenhagen das Maximum des eingespritzten Serums erst nach 2—3 Tagen resorbiert. Da wir wissen, wie kostbar die Zeit bei der Diphtheriebehandlung ist, so muß natürlich alles versucht werden, um Zeit zu sparen und eine möglichst rasche Wirkung zu erzielen. Die schnellste Wirkung erreicht man durch die intravenöse Einspritzung. Das geht klar aus Tierversuchen von Dönitz und besonders von Berghaus hervor. Letzterer zeigte, daß bei intravenöser Injektion die giftneutralisierende Wirkung des Serums 500 mal stärker ist als bei subkutaner. So erstrebenswert es nach diesen Ausführungen auch ist, in jedem Falle von Diphtherie die Serumeinspritzung intravenös vorzunehmen, so scheitert diese Forderung doch an mancherlei äußeren Umständen. Namentlich macht die Technik manchmal Schwierigkeiten besonders bei kleinen Kindern und fettreichen Frauenarmen.

Man zieht das Serum in eine 10—20 ccm-Spritze, die vorher gekocht oder trocken sterilisiert ist (Rekord-Spritze oder Luersche Glasspritze), staut dann mit einem Gummischlauch, der am Oberarm angelegt wird, die Venen der Ellenbeuge und sticht in die gestaute Vena mediana ein. Liegt die Kanüle richtig, so muß Blut in die Spritze treten und das Serum rot färben. Dann wird der Gummischlauch abgenommen und das Serum injiziert.

Der Karbolgehalt des Serums braucht kein Hinderungsgrund zu sein. Das Serum enthält 0,5 % Karbol. Nach Versuchen an der Heubnerschen Klinik, die ich zu bestätigen vermag, kann man jedoch bis zu 9000 I. E. = 18 ccm 500faches Serum auf einmal injizieren, ohne daß Karbolharn auftritt.

Nach dem Vorgange von Frankreich und anderen Ländern wird auch bei uns jetzt ein steriles, karbolfreies Serum hergestellt.

Für die Praxis wird in den meisten Fällen die intramuskuläre Injektion in Frage kommen, die an der Außenseite des Oberschenkels vorzunehmen ist, wo man wenig Gefäße oder Nerven verletzen kann oder in den Glutaeus. Bei schwer toxischen Fällen oder Patienten, die schon mehr als vier Tage krank sind, bei denen also höchste Eile geboten ist, rate ich jedoch unbedingt zur intravenösen Einspritzung des Serums, eventuell bei technischen Schwierigkeiten nach Freilegung einer Vene in der Ellenbeuge.

Dosierung. Bei der Dosierung des Diphtherieserums wird nach Immuneinheiten (I.-E.) gerechnet. Dabei wird ausgegangen von einem Normaltoxin, d. h. von einer Giftmenge, die in 1 ccm die tödliche Dosis für 100 Meerschweinchen von je 250 g Gewicht enthält. Unter Normalantitoxin versteht man dann ein Heilserum, von dem 1 ccm genügt, um 1 ccm des Normalgiftes zu neutralisieren. Das Normalantitoxin enthält im Kubikzentimeter 1 I.-E. Um nun möglichst viele I.-E. mit einem möglichst geringen Quantum Serum einverleiben zu können, ist das Bestreben der Fabriken darauf gerichtet, recht hochwertige Sera in den Handel zu bringen. Bisher waren hauptsächlich 400fache Sera gebräuchlich, d. h. also solche, die in einem Kubikzentimeter 400 I.-E. enthalten. In neuerer Zeit sind 500fache und 1000fache Sera erhältlich. Die Höchster Farbwerke stellen ein 500faches Serum her, Schering, Berlin, ein 500faches und ein 1000faches, Ruete-Enoch, Hamburg, ein 500faches und ein 750faches Serum, die sächsischen Serumwerke in Dresden ein 1500faches.

Die moderne Behandlung der Diphtherie arbeitet mit höheren Dosen, als das früher üblich war. Wir haben uns gewöhnt, erheblich größere Dosen anzuwenden, da die Erfahrung gelehrt hat, daß mit der höheren Dosierung auch die Erfolge wachsen. Selbst wenn schon Vergiftungserscheinungen aufgetreten und beträchtliche Mengen des Diphtheriegiftes bereits an lebenswichtige Zellen gebunden sind, gelingt es bei dreister Dosierung noch zuweilen, die Bindung zwischen Körperzelle und Toxin zu sprengen. Selbst Fälle mit Hautblutungen, elendem Puls, Erbrechen, dicken Drüsenerkrankungen am Halse und ausgebreiteten, scheußlich stinkenden Rachenbelägen habe ich nach hohen, intravenös injizierten Serumdosen, wenn auch selten, noch heilen sehen. Ich gebe bei Fällen von lokalisierter einfacher Rachendiphtherie, die einen leichten Eindruck machen und am ersten oder zweiten Krankheitstage zur Behandlung kommen, 1500—2000 I.-E., die eventuell am nächsten Tage wiederholt werden. Bei mittelschweren Fällen werden 4000—6000 I.-E. gegeben, die am nächsten oder übernächsten Tage wiederholt werden können, falls sich keine Besserung der lokalen Erscheinungen zeigt. Bei schweren toxischen Fällen empfiehlt es sich, sofort intravenöse Dosen von 8000 bis 9000 I.-E. zu geben und dieselben am gleichen oder am nächsten Tage zu wiederholen. Dazu sind natürlich hochwertige Sera notwendig. Ich verwende dafür das 1000fache Serum der Höchster Firma.

Wichtig für die Höhe der Dosierung ist auch der Krankheitstag, an welchem die Patienten zur Behandlung kommen. Sind schon mehrere Tage verflossen, ehe zur Serumbehandlung geschritten wird, so müssen sofort hohe Dosen injiziert werden. Ich rate dringend, Fälle, die am 4.—7. Krankheitstage mit starker Membranbildung im Rachen zur Behandlung kommen und vorher kein Serum erhalten haben, sofort intravenös mit Dosen von 6000—8000 I.-E. zu injizieren, selbst wenn der Puls gut ist, und die Kranken sich wohl fühlen. Bei subkutaner oder intramuskulärer Einverleibung selbst größerer Serumdosen habe ich in solchen Fällen leider zu wiederholten Malen schon am ersten oder zweiten Tage des Krankenhausaufenthaltes einen plötzlichen Herztod eintreten sehen, offenbar deshalb, weil die Serumbehandlung zu spät kam. Bei intravenöser Einführung des Serums hingegen sah ich auch bei solchen spät behandelten Fällen noch gute Erfolge.

Ein Schema für die Behandlung der Diphtherie ist natürlich nicht aufzustellen; nur die Krankenbeobachtung lehrt, ob im gegebenen Falle noch Serum erforderlich ist. Sehr ausgedehnte oder schmierig aussehende nekrotische Beläge, die den Rachen oder die Uvula überziehen und von blutig-eitrigem Nasenausfluß und dicken Drüsenpaketen am Halse begleitet sind, gebieten natürlich von vornherein größere Dosen als geringere Erscheinungen. Ebenso sind bei den geringsten Anzeichen einer Larynxdiphtherie sofort hohe Dosen, 6000—8000 I.-E., zu geben, um eine weitere Propagation des Prozesses aufzuhalten. Die höchste Dosierung erfordern die schwer toxischen Fälle mit elendem Pulse, schweren Rachenerscheinungen, blasser Gesichtsfarbe, multiplen Hautblutungen, die als Diphtheria gravissima bezeichnet werden.

Auch die postdiphtherischen Lähmungen werden nach dem Vorgange französischer Autoren (Comby u. a.) jetzt von vielen mit hohen Dosen Serum bekämpft. In Deutschland hat Kohts gute Erfahrungen darüber berichtet. Es sind dazu die höchsten Serumdosen erforderlich. Durch zweimal täglich injizierte 9000 I.-E., an mehreren Tagen hintereinander wiederholt, bei einer Gesamtmenge von 40000—60000 I.-E. sind schwere Lähmungen prompt gebessert worden. Ich habe in den letzten Jahren wiederholt Gelegenheit gehabt, bei schwersten ausgebreiteten Lähmungen die Wirksamkeit hoher Serumdosen zu erproben und muß danach sagen, daß ich mehrmals überrascht war, zu sehen, wie trotz weit vorgeschrittenen Lähmungen, die außer dem Gaumensegel die unteren und oberen Extremitäten, Rumpf- und Nackenmuskulatur und einen Teil der Respirationsmuskeln betrafen, noch völlige Heilung eintrat. Wir gaben an zwei aufeinander folgenden Tagen je 18000 I.-E. intramuskulär. Die intravenöse Einverleibung unterläßt man dabei lieber, weil die Kranken zu Beginn der Rachendiphtherie ja meist Serum bekommen haben und man schwerere anaphylaktische Erscheinungen vermeiden muß.

Die Behandlung der Lähmungen mit großen Dosen Serum entbehrt nicht der theoretischen Unterlage. Morgenroth fand, daß die Bindung zwischen Toxin und Antitoxin in saurer Lösung wieder getrennt werden kann, also reversibel ist und erklärt sich deshalb das Zustandekommen der Lähmungen in der Weise, daß gewisse Mengen von Toxin, die bereits im Körper, z. B. im Muskel gebunden waren, infolge chemischer Umsetzungen, also beispielsweise durch Säurebildung, wieder frei werden und die Lähmungen verursachen. Da wir ferner durch neuere Untersuchungen wissen, daß Diphtheriebazillen in großer Menge häufig in der Lunge noch lange nach Abklingen der lokalen Rachenerkrankungen sich halten, so könnten auch von dort große Toxinmengen in den Kreislauf kommen. Es liegen also verschiedene Möglichkeiten vor, die es wünschenswert erscheinen lassen, neue ungebundene Toxinmengen durch große Antitoxingaben zu neutralisieren.

Einwirkung der Serumtherapie auf den Krankheitsprozeß.

Die Hauptwirkung des Serums wird stets darin zu suchen sein, daß es die Ausbildung schwerer Intoxikationserscheinungen verhindert. Dieser Eigenschaft ist es hauptsächlich zuzuschreiben, daß die Sterblichkeit an Diphtherie seit seiner Einführung um etwa 40 % gesunken ist. Die Diphtheriebazillen werden durch das Serum zwar nicht getötet, aber ihr Toxin wird gebunden, und dadurch wird die Reaktionsfähigkeit des vorher durch die Giftwirkung geschwächten Organismus gehoben. Der Körper wird in den Stand gesetzt, seine natürlichen Schutzkräfte wieder voll in Tätigkeit treten zu lassen und nun auch die Bazillen selbst, namentlich durch Phagocyten unschädlich zu machen.

Die unmittelbare Wirkung auf vorhandene Krankheitserscheinungen zeigt sich einmal in der mächtigen Beeinflussung des lokalen Prozesses und zweitens in der Einwirkung auf toxische Symptome. Die rasche Abstoßung der Membranen, die einer allmählichen Einschmelzung verfallen und die prompte Verhinderung der weiteren Ausbreitung des diphtherischen Prozesses ist der wichtigste Lokaleffekt der Therapie. Während die Abstoßung der membranösen Beläge in unbehandelten Fällen durchschnittlich acht Tage dauert, vollzieht sich derselbe Prozeß bei behandelten Fällen in durchschnittlich fünf Tagen. Dabei sieht man zunächst eine demarkierende Röte den diphtherischen Herd umgrenzen und die vorher graugelbe bis graugrüne Farbe der Pseudomembran nimmt eine hellgelbere Färbung an. Dann lockert sich die Pseudomembran, scheint zu quellen, hebt sich und löst sich in kleineren oder größeren Fetzen von der Unterlage, manchmal unter leichter Blutung. Oft bleibt für ein paar Tage dort, wo die Membranen gesessen haben, noch eine weißgraue Färbung der Schleimhaut zurück. Sie wird bedingt durch die Nekrose der oberflächlichen Epithelschichten und verschwindet mit dem Abstoßen der nekrotisierten Partien. Auch die Nasendiphtherie wird günstig beeinflußt. Das blutig-seröse, ätzende Sekret, das aus den Nasenöffnungen hervorfließt, wird dickflüssiger und schwindet bald ganz. Dadurch, daß der diphtherische Prozeß zum Stillstand kommt, was meist schon innerhalb von drei Tagen geschieht, wird vor allem die Ausbreitung auf den Larynx und damit die gefürchteste Komplikation der Diphtherie verhindert. Ich habe an einem Material von 5000 Fällen bisher noch niemals nach genügender Serumbehandlung eine Ausbreitung des Prozesses vom Rachen auf den Larynx gesehen. Aber auch dort, wo die Kinder erst zur Behandlung kommen, nachdem stenotische Erscheinungen seitens des Kehlkopfes aufgetreten sind, gelingt es uns noch oft, durch die Serumbehandlung die Kranken ohne Tracheotomie oder Intubation zu retten. Man kann sagen, daß fast die Hälfte der Kranken mit Stenoseerscheinungen bei rechtzeitiger Serumbehandlung noch vor der Tracheotomie bewahrt bleiben. Aber auch die oben erwähnte Statistik der operierten Larynxstenosen lehrt den guten Einfluß der Serumbehandlung.

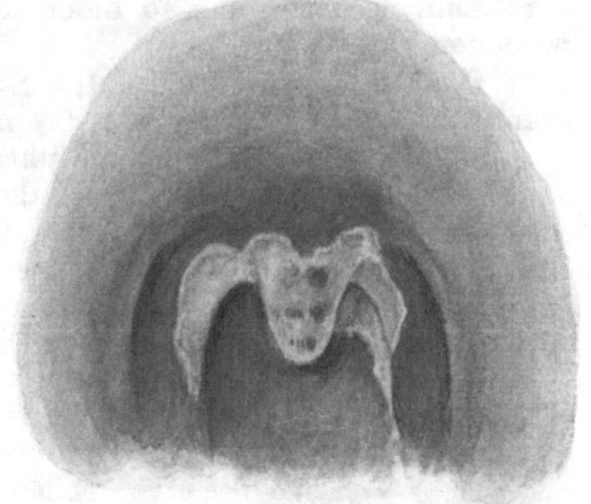

Abb. 204. Abheilende Diphtherie. Die Membranen sind abgestoßen und man sieht die oberflächlichen Nekrosen des Epithels in Gestalt grauweißer Trübungen.

Während vor Einführung derselben etwa 60% der Kinder starben, beträgt die Sterblichkeit jetzt nur noch ca. 40% der operierten Larynxdiphtherien.

Zugleich mit der schnellen Abstoßung der Membran schwindet meist auch der eigentümlich süßlich riechende scheußliche Foetor ex ore und die Drüsenschwellungen am Halse gehen zurück. Das Fieber fällt bei den mit Serum behandelten Kindern meist kritisch zur Norm ab. Entsprechend der guten Wirkung auf die Lokalerscheinungen hebt sich das Allgemeinbefinden. An die Stelle der anfänglichen Teilnahmlosigkeit tritt wieder Interesse für die Umgebung. Daß selbst schwere Vergiftungserscheinungen noch gebessert werden können, zeigt einmal die Ausheilung toxischer Nephritis unter der Serumbehandlung und vor allem die erstaunlichen Erfolge, die man gelegentlich noch bei der Diphtheria gravissima erzielen kann.

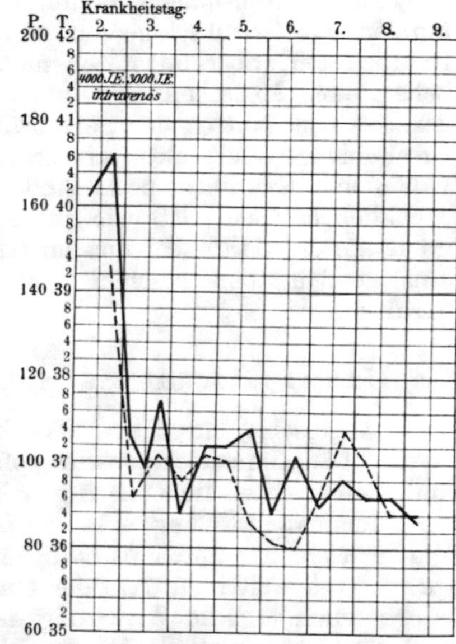

Abb. 205. Walter Sellin, 5 Jahre. Schwere Rachendiphtherie und Nasendiphtherie mit ausgebreiteten Membranen. Kritischer Temperaturabfall nach intravenöser Serumgabe.

Daß wir trotz der Serumtherapie noch postdiphtherische Lähmungen und namentlich die gefürchtete Herzschwäche auftreten sehen, hängt damit zusammen, daß leider nicht jeder Fall vom ersten Tage an der spezifischen Behandlung unterzogen werden kann. Ist aber erst eine größere Menge von Toxin an lebenswichtige Zellen des Herzens und des Zentralnervensystems gebunden, so kann es die Serumbehandlung nur schwer wieder losreißen, und wenn nun auch die im Blute kreisenden Toxine gebunden werden, und der lokale Prozeß zum Stillstand kommt, das an die Nervenzellen gebundene Gift wirkt weiter und führt schwere Störungen herbei. Für diese Erklärung würde die Tatsache sprechen, daß die Zahl der Lähmungen sich um so mehr häuft, je später mit der Serumbehandlung begonnen wurde.

Die Nebenwirkungen des Serums werden in dem Kapitel „Serumkrankheit", S. 763, ausführlich besprochen. Gerade bei der Behandlung der Diphtherie ist es von größter Wichtigkeit, über all diese Nebenerscheinungen: Exanthem, Fieber, Gelenkschmerzen, Ödem, Drüsenschwellungen, Albuminurie usw. auf das genaueste orientiert zu sein, um nicht durch das eine oder das andere Symptom überrascht zu werden, und namentlich, um ängstliche Gemüter damit beruhigen zu können, daß diese Symptome in der Regel schnell und spurlos vorübergehen.

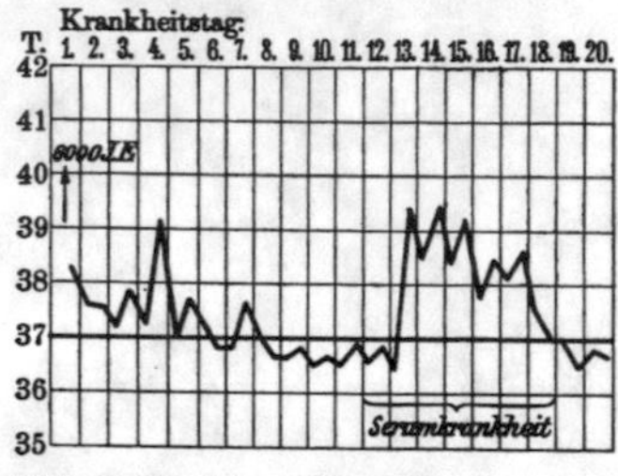

Abb. 206. Max Schmidt, 2 Jahre. Diphtherie mit Varizellen und Serumkrankheit.

Die Furcht vor der Anaphylaxie beherrscht jetzt den Praktiker in viel zu hohem Grade. Es ist meines Erachtens eine ganz unnötige Beunruhigung in die Kreise der Praktiker hineingetragen worden dadurch, daß man Beobachtungen am Tierexperiment auf den Menschen übertrug. Die kleinen Unbequemlichkeiten, ein Serumexanthem, eventuell sogar verbunden mit Gelenkschmerzen und zwei- bis dreitägigem Fieber, die wir bei Reinjizierten, aber auch gar nicht selten bei zum ersten Male mit Serum behandelten Menschen beobachten, wird jeder ruhig mit in Kauf nehmen, der von dem Nutzen der Serumtherapie überzeugt ist. Wirklich bedrohliche Erscheinungen mit akut einsetzender Herzschwäche, Zyanose, allgemeinem Ödem und Exanthem usw. sind außerordentlich selten, und ich muß nachdrücklich betonen, daß wir unter den vielen tausend Seruminjektionen, die im Laufe der Jahre bei uns im Krankenhause gemacht wurden, nur zweimal ernstere Symptome gesehen haben, die jedesmal gut ausgingen. Genaueres darüber siehe S. 772.

Unterstützende Maßnahmen neben der Serumtherapie.

Allgemeine Pflege und Ernährung. Jeder Diphtheriekranke gehört ins Bett. Die Zimmertemperatur soll 15—17° C nicht übersteigen. Die Luft muß durch Lüften stets frisch gehalten werden; auch ist für die Beschleunigung der Membranabstoßung eine gewisse Feuchtigkeit der Luft wünschenswert. Man erreicht das durch Aufhängen nasser Tücher, Verwendung eines Dampfsprays (vgl. weiter unten) oder eines Inhalationsapparates. Eine gute Hautpflege durch tägliche Waschung des ganzen Körpers oder bei Leichtkranken auch durch häufige Bäder ist von Wichtigkeit. Dabei ist aber darauf zu achten, wie überhaupt bei der Pflege Diphtheriekranker, daß sie möglichst wenig angestrengt werden, um die Herzkraft zu schonen.

Die Ernährung besteht, solange das Fieber anhält, hauptsächlich in flüssiger Nahrung, die bei starken Schlingbeschwerden am besten kalt gegeben wird. Milch, Kakao, Milchsuppen sind dazu geeignet. Wenn die Schluckbeschwerden sich bessern, können breiige Speisen, wie Grießbrei, Reisbrei, Apfelmus, Kartoffelpurée, Spinat, Karotten und junge Schoten in Puréeform gereicht werden. Nach ca. acht Tagen, wenn der Appetit sich hebt, kann dann zur gemischten Kost, leicht verdaulichen Fleischsorten und zarten Gemüsen übergegangen werden. Als Getränk während der Fieberperiode dient Brunnenwasser mit etwas Zitronensaft und Zucker; auch nehmen die Kranken gern Eisstückchen in den Mund, um Schmerzen und Brennen zu lindern.

Lokale Behandlung. Zur Beseitigung der Membran und Desinfektion des Rachens wurden früher allerlei mechanische und chemische Mittel empfohlen. Man ist aber von eingreifenderen Maßnahmen, wie Pinselungen mit Ichthyol oder Sublimatabreibungen des Rachens u. dgl. immer mehr zurückgekommen. Versuche, die im Rachen sitzenden Bazillen abzutöten, sind doch meist vergeblich, weil sie in den Krypten und Buchten der Tonsillen sitzen und von den Desinfizientien nicht erreicht werden. Dagegen sind Gurgelungen und eventuell auch Ausspritzungen des Mundes mit leichten antiseptischen Lösungen sehr zu empfehlen. Das rein mechanische Moment des Wegschwemmens abgelöster Membranfetzchen und Abspülens abgestoßener Bazillen spielt

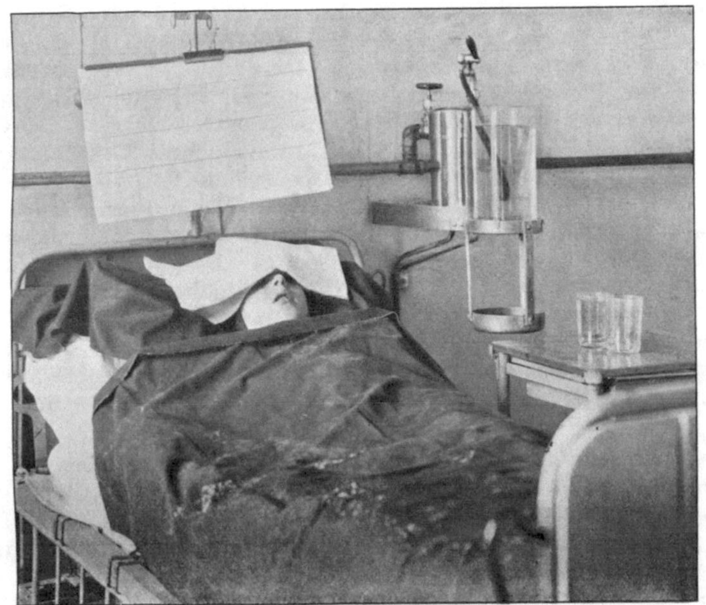

Abb. 207. Spray mit eigener Dampfzuleitung auf der Infektionsabteilung des Rudolf Virchow-Krankenhauses-Berlin.

für die Reinigung der Mundhöhle eine nicht zu unterschätzende Rolle. Ich beschränke mich bei meinen Kranken auf einfache Gurgelungen mit 1 % iger Wasserstoffsuperoxydlösung. Die Kranken werden angehalten, alle Stunde damit zu gurgeln und den Mund zu spülen. Wo das nicht möglich ist, z. B. bei Kindern, die nicht gurgeln können oder bei Schwerkranken, die zu schwach dazu sind, lasse ich die Mundhöhle mit einer warmen Wasserstoffsuperoxydlösung ausspritzen. Der Strahl der Flüssigkeit wird dabei gegen die Wangenschleimhaut gerichtet. Statt Wasserstoffsuperoxydlösung können auch Lösungen von Kalium permanganicum oder 3 % iges Borwasser verwendet werden. Die Zähne sind nach jeder Mahlzeit mit der Bürste zu reinigen.

Sehr ausgiebigen Gebrauch mache ich bei der Behandlung der Diphtheriekranken von der Verwendung der Inhalationsapparate. Es ist dies eines der besten Mittel, um die Abstoßung der Membran und die Reinigung der Mundhöhle und Nase zu unterstützen. In modernen Krankenhäusern hat der Dampfsprayapparat meist eine eigene Dampfzuleitung, so daß man den Kranken viele Stunden lang bequem unter seiner Wirkung liegen lassen kann. Zur Verstäubung eignet sich 1 %ige Wasserstoffsuperoxydlösung, Kalkwasser oder einfache Kochsalzlösung. In der Privatpraxis kann auch jeder Inhalationsapparat zu dem gleichen Zwecke benutzt werden. Der Strahl des Sprayapparates muß direkt auf das Gesicht des Kranken gerichtet werden, wobei Bett und Wäsche durch Gummitücher zu schützen sind. Eine Eiskrawatte um den Hals oder ein Prießnitzumschlag wird stets verordnet.

Gegen das Fieber einzuschreiten, ist in der Regel nicht notwendig. Steigt es zu höheren Graden an, so ist es mit hydrotherapeutischen Maßnahmen, häufig gewechselten Prießnitzumschlägen und kühlen Einpackungen zu bekämpfen.

Der wesentlichste Punkt bei der Behandlung der Diphtherie ist neben der Serumtherapie die Bekämpfung der Herzschwäche. Sowie sich Anzeichen dafür geltend machen, bestehend in Arrhythmie, Weicherwerden des Pulses, ist sofort dagegen einzuschreiten. Digalen ist in Tropfenform (dreimal täglich so viele Tropfen, wie das Kind Jahre alt ist) oder subkutan mehrere Tage hintereinander zu geben. Statt dessen sind auch Ext. dialys. Golacz dreimal täglich 5—10 Tropfen oder Tinctura strophanti 3—4mal täglich 4—8 Tropfen geeignet. Auch Coffeinum natrobenzoicum 0,05—0,2 dreimal täglich in Pulverform oder subkutan ist zu empfehlen. Bei starker Blutdrucksenkung sind die Nebennierenpräparate von guter Wirkung. Adrenalin oder Epirenan in Lösungen von 1 : 1000 mehrmals täglich ½—1 ccm subkutan habe ich in den letzten Jahren sehr oft mit gutem Erfolg gegeben. Auch in Verbindung mit Kochsalzinfusionen, wie sie Pospischill empfahl, ist Adrenalin mit Vorteil anzuwenden (150 g physiologische Kochsalzlösung mit 2 g Adrenalin). Bei plötzlichen Kollapserscheinungen sind Injektionen von Kampfer, Äther oder Tinctura moschi, Sauerstoffinhalationen sowie starker Kaffee und Wein am Platze.

Sind Herzstörungen vorhanden, so ist dringend zu raten, für möglichst lange Zeit absolute Ruhe zu verordnen. Die Kranken dürfen für viele Wochen das Bett nicht verlassen, bis der Blutdruck sich gehoben hat und der Puls regelmäßiger geworden ist. Sie sind vor jeder körperlichen Anstrengung und psychischen Erregung zu hüten und müssen kräftig ernährt werden.

Bei postdiphtherischen Lähmungen kann ein Versuch mit den oben besprochenen großen Serumdosen gemacht werden. In der Regel wird Strychninum nitricum 0,01, Aqua 10 jeden dritten Tag ½—1 Spritze verordnet. Bei Extremitätenlähmungen sind Massage, Faradisation und Bewegungsübungen, eventuell im warmen Bade, angezeigt. Bei Schlinglähmungen ist die Anwendung des galvanischen Stromes von Vorteil. Die Anode wird dabei im Nacken aufgesetzt, die Kathode gleitet an der Trachea und dem vorderen Rande des Sternokleidomastoideus herab. In jeder Sitzung wird durch Schließen des Stromes 12—15mal der Schluckakt ausgelöst. Zwei Sitzungen am Tage genügen. Ist die Lähmung eine hochgradige, so daß sich der Kranke häufig verschluckt, und die Gefahr der Aspirationspneumonie droht, so muß an die Stelle der gewohnten Nahrungsaufnahme die Ernährung mit der Schlundsonde treten. Die einzelne Mahlzeit besteht dabei aus ½ l Milch mit zwei Eidottern und einem Glase Ungarwein. Um der Wasserverarmung vorzubeugen, ist es angezeigt, nebenher Wasserklystiere zu geben, die möglichst lange gehalten werden sollen. Nimmt trotzdem die Wasserarmut der Gewebe zu, so sind subkutane Kochsalzinfusionen (2—300 ccm) zu geben.

Bei Albuminurie und Nephritis empfiehlt sich eine Diät, die im wesentlichen aus Milch und Milchsuppen, Obstsuppen, Grießbrei, Reisbrei, Apfelmus besteht. Daneben kann etwas Weißbrot mit ungesalzener Butter gegeben werden. Fleisch, Eier und Bouillon sind zu vermeiden, bis die Albuminurie zurückgeht. Bei urämischen Symptomen ist ein Aderlaß von 100—200 ccm und daran anschließend eine subkutane Kochsalzinfusion indiziert (vgl. im übrigen die Behandlung der Scharlachnephritis).

Bei der Diphtherie des Larynx und der Trachea, die mit Heiserkeit, bellendem Husten, Stridor, mehr oder weniger hochgradigen Stenoseerscheinungen, inspiratorischen Einziehungen einhergeht, sind sofort größere Serumdosen zu geben, am besten intravenös. Von größter Wichtigkeit sind aber dabei auch die unterstützenden Maßnahmen. Um ableitend zu wirken, lasse ich die Kranken sofort nach der Injektion des Serums, falls nicht sehr hohes Fieber besteht, in eine heiße Packung legen. Auf das Bett kommt eine wollene Decke, darüber ein Gummituch und zu oberst ein Laken, das in heißes Wasser (so heiß, als es die Hand ertragen kann) getaucht ist. Auf dieses wird das Kind gelegt und sofort bis ans Kinn hineingewickelt. Sehr schwächliche Kinder wickelt man besser in ein trockenes warmes Tuch und gibt ihm schweißtreibende Getränke (Lindenblütentee oder heißes Zitronenwasser). In der Einpackung bleiben die Kranken 1—2 Stunden. Gleichzeitig wird sofort eine Inhalationsbehandlung eingeleitet entweder mit dem Dampfspray oder einem Inhalationsapparat. Die stundenlang fortgesetzte Einwirkung des Dampfes hat im Verein mit der Serumwirkung noch oft den Erfolg, daß beginnende Stenoseerscheinungen wieder verschwinden. Werden die Anzeichen der Stenose immer größer, treten tiefe inspiratorische Einziehungen im Epigastrium und im Jugulum auf und verschlechtert sich der Puls, so muß dem Kranken durch Operation Luft geschafft werden. Zwei Operationen stehen zur Verfügung: die Intubation und Tracheotomie.

Tracheotomie. Man unterscheidet eine Tracheotomia superior und inferior, je nachdem man oberhalb oder unterhalb der Schilddrüse zur Trachea vordringt.

Tracheotomia superior. Ein festes rundes Kissen wird unter die Schultern des Patienten geschoben, damit Kopf und Hals zurückfallen. Die Desinfektion des Operationsfeldes geschieht mit Äther oder besser noch durch Einpinseln mit Jodtinktur; in den meisten Fällen wird man eine Narkose vornehmen. Scheut man das wegen des Herzens, so muß in Lokalanästhesie operiert werden. Man infiltriert dann beiderseits seitlich von der Mittellinie Haut und Unterzellgewebe mit 30—50 ccm ½ %iger Novokain-Adrenalin-Lösung (Braun). Bei schon asphyktischen Kranken ist wegen der Kohlensäure-Intoxikation jede Anästhesie entbehrlich.

Zur Operation erforderlich sind: 1 Hautskalpell, 1 Hohlsonde, 2 Hakenpinzetten, 1 Bosescher Sperrhaken, 1 Lidhalter, 2 scharfe und 2 stumpfe Häkchen, Schieberpinzetten, Umstechungsnadeln und Trachealkanülen.

Beim Erwachsenen ist der Schildknorpel der prominenteste Punkt, beim Kinde der Ringknorpel. Vom Ringknorpel ab schneidet man genau in der Mittellinie 3—5 cm nach abwärts. Nach Durchtrennung der Haut dringt man stumpf zwischen zwei Längsvenen, die vorsichtig zur Seite geschoben werden, durch das Unterhautfettgewebe bis zur oberflächlichen Halsfaszie vor. Diese wird in der Mitte zwischen den beiden Venen mit zwei Pinzetten erhoben und angeschnitten und auf der Hohlsonde gespalten; dann liegt die Linea alba, die sehnige Verbindung der Musculi sternothyreoidei und sternohyoidei vor. Diese dient als Richtlinie. Man schneidet sie an und nimmt nun die Muskeln mit zwei mehrzinkigen Haken oder mit dem Boseschen Sperrhaken auseinander.

Nun kommt man schon auf die Schilddrüse, deren mittlerer Rand als braunrotes Gebilde unterhalb des weißlich schimmernden Ringknorpels sich vorwölbt. Um zu den Trachealknorpeln vorzudringen, muß die Schilddrüse vom Ringknorpel abgelöst werden. Das geschieht mittelst des Bose-Müllerschen Querschnittes. Mit flach gehaltenem Messer wird durch schabende Schnitte die Faszie durchtrennt, welche die Schilddrüse mit dem Ringknorpel verbindet. Nun setzt man einen Lidhalter an und zieht damit die Schilddrüse kräftig nach abwärts; dann schimmern schon die ersten 3—4 Trachealringe durch, und es ist nur noch nötig, das Terrain noch etwas zu reinigen, damit die Trachealknorpel noch deutlicher hervortreten. Nun wird beiderseits je ein einzinkiger scharfer Haken in die Trachea eingesetzt, so daß man sie fixieren und in das Niveau der Wunde ziehen kann. Dann wird das Messer senkrecht aufgesetzt, und man durchtrennt die ersten drei Trachealknorpel. Die Knorpelwundränder zieht man mit stumpfen Haken auseinander, und nun wird sofort das schlürfende Geräusch der eintretenden Luft hörbar. Ein Hustenstoß befördert gewöhnlich Schleim und Membranstücke heraus, so daß für die Umgebung Vorsicht geboten ist. Dann tritt für ½—1 Minute Apnoe ein, die durch die plötzliche Übersättigung mit Sauerstoff verursacht wird und den Unerfahrenen ängstigen kann. Manchmal gelingt es, mit der Pinzette, eine etwa sichtbare Membran in der Trachea zu fassen und herauszuziehen. Ein vorsichtiges Eingehen mit ausgekochten Taubenfedern oder Gänsefedern lockert zuweilen Membranstückchen, die dann durch Hustenstöße herausbefördert werden. Dann wird die Kanüle eingeführt und mit einem Leinenbändchen um den Hals befestigt, so daß man bequem noch einen Finger zwischen Hals und Band schieben kann. Zwischen Kanülenschild und Wunde kommt ein Läppchen mit Jodoformgaze. Soweit es möglich ist, wird die Wunde durch Naht geschlossen.

Zwischenfälle. Unangenehm sind Blutungen aus den gestauten Venen oder aus der Schilddrüse. Man vermeidet sie am besten durch möglichst stumpfes Arbeiten. Sieht man, woher die Blutung kommt, so sind größere Gewebspartien abzuklemmen; eine Unterbindung ist dann meist nicht nötig. Ist Blut in die Trachea geflossen, so muß es durch Aufsaugen mit einem Nélaton-Katheter, an den eine Spritze angesetzt ist, herausbefördert werden. Asphyxien während der Operation sollen den Operateur nicht nervös machen, da auch nach 1—2 Minuten langer Asphyxie die nach Eröffnung der Trachea vorgenommene künstliche Atmung in der Regel schnell die Kranken ins Leben zurückruft. Tritt trotz eingeführter Kanüle keine Besserung der Atmung ein, so kann der Grund eine falsche Lage der Kanüle sein, wenn nämlich beim Einschneiden der Trachea das Messer schräg statt senkrecht angesetzt wurde. So geschieht es manchmal, daß nur die Knorpel, nicht aber die Schleimhaut durchtrennt werden, so daß beim Einsetzen der Kanüle diese zwischen Knorpelwand und Schleimhaut eindringt (Décollement). In anderen Fällen kann durch die Kanüle die Membran zusammengerollt werden, so daß sie die Trachea verstopft. Dann muß man sofort mit der Kanüle herausgehen und mit einer Pinzette oder ausgekochten Gänsefedern versuchen, das Hindernis zu entfernen. Falsche Wege der Kanüle, z. B. Einführung in den Ösophagus nach Durchtrennung der hinteren Trachealwand, können nur bei völliger Kopflosigkeit des Operateurs vorkommen. Hautemphysem, das sich zuweilen einstellt, pflegt stets nach kurzer Zeit zu verschwinden.

Nachbehandlung. Der tracheotomierte Kranke bedarf einer ständigen Überwachung. Um die Bildung trockener Krusten zu vermeiden und die Expiration von Schleim und Membranfetzchen zu erleichtern, empfiehlt sich die stundenlange Anwendung eines Sprayapparates (Kalkwasser- oder Kochsalzlösungen oder dünne Wasserstoffsuperoxydlösungen). Die Kanüle muß mindestens alle zwei Stunden entfernt und mit Taubenfedern, die in Borwasser getaucht sind, von Membranstückchen und Sekret befreit werden. Bei Dyspnoe und asphyktischen Anfällen in der Nachbehandlungsperiode muß versucht werden, mit Taubenfedern einzugehen und so eventuell Membranen zu entfernen. Gelingt es nicht, so muß auch die äußere Kanüle herausgenommen werden, wobei man manchmal daranhängende Membranen mit entfernt. Die Entfernung der äußeren Kanüle darf aber nur unter Assistenz geschehen. Die Wiedereinführung ist in den ersten Tagen, wenn der Wundkanal noch nicht starr geworden ist, oft nicht ganz leicht. Sehr geeignet ist dazu der Trousseausche Dilatator, eine Zange mit drei Branchen.

Sehr wünschenswert ist es, so bald wie möglich zu dekanülisieren, da die Entfernung der Kanüle um so schwieriger vertragen wird, je länger sie gelegen hat. Nach drei Tagen soll man bereits versuchen, das Dekanülement vorzubereiten. Zu dem Zwecke führt man eine Sprechkanüle ein, d. h. eine auch nach dem Kehlkopf zu gefensterte Kanüle und verstopft das Lumen der äußeren Kanüle durch einen Korken. Wird dieser 24 Stunden ohne Atemnot vertragen, so kann man die Kanüle entfernen. Ein leichter Schutzverband deckt die Wunde, die schon nach einer Woche meist verheilt ist. Erschwertes Dekanülement kann dadurch bedingt sein, daß der obere Rand der Trachealwand nach abwärts gedrückt wird und einen ventilartigen Verschluß der Trachea bedingt. Ferner können Granulationswucherungen in der Umgebung der Trachealwände, die durch die Kanüle bei Seite gehalten werden, nach Entfernung der Kanüle Atemhindernisse abgeben. Schließlich können Dekubitalgeschwüre durch den unteren Kanülenrand an der vorderen Trachealwand entstehen, die zu Granulationswucherungen und damit zu Atemnot führen. Um die Bildung solcher Dekubitalgeschwüre zu vermeiden, muß man bei längerem Tragen der Kanüle mit verschieden langen Kanülen abwechseln, damit nicht stets dieselbe Stelle gedrückt wird. Granulationen müssen ausgekratzt werden.

Tracheotomia inferior. Die Tracheotomia inferior dringt unterhalb der Schilddrüse ein. Man sucht sich auch hier die Linea alba und geht genau in der Mittellinie möglichst stumpf in die Tiefe, bis die Trachealknorpel zum Vorschein kommen. Die Schilddrüse muß dabei mit dem Lidhalter nach oben gezogen werden. Bei der Nachbehandlung kommt es mitunter zur Dekubitalnekrose der Trachealwand, die auf eines der großen Gefäße, namentlich die Anonyma, übergreifen und tödliche Blutungen nach sich ziehen kann. Ich habe dieses Ereignis bereits zweimal gesehen und bevorzuge deshalb die Tracheotomia superior.

Von Tracheotomia transversa wird gesprochen, wenn man den Hautschnitt nicht in der Längsrichtung des Halses, sondern quer legt. Dieses Vorgehen hat entschieden bessere kosmetische Resultate, als der Schnitt in der Längsrichtung, denn die Hautfalten am Hals verlaufen ebenfalls quer. Wir haben deshalb seit einigen Jahren den Hautschnitt zur Tracheotomia superior fast stets quer dicht unter dem Ringknorpel angelegt, nachher aber genau so operiert, wie oben beschrieben.

Intubation. Die von O'Dwyer eingeführte Intubation muß zuerst am Phantom und an der Leiche gründlich geübt werden, ehe man einen Versuch am Kranken wagen darf. Das Verfahren besteht in der Einführung eines Metalltubus in den Kehlkopf vom Munde aus.

Die dazu nötigen Instrumente sind: ein Satz von Tuben, der Intubator, der Extubator und ein Mundsperrer. Die Tuben verteilen sich auf die verschiedenen Lebensalter wie folgt:

Nr.						
Nr.	I	für ein	Kind	von	1	Jahr
„	II	„	„	„	2	Jahren
„	III	„	„	„	3—4	„
„	IV	„	„	„	5—7	„
„	V	„	„	„	8—10	„
„	VI	„	„	„	10—12	„

Die Tube stellt eine Hohlröhre aus versilberter Bronze dar und besitzt einen Kopf, einen Hals und eine bauchige Anschwellung. Die Einführung geschieht in folgender Weise: Das Kind wird von einer Pflegeperson auf den Schoß genommen, die mit der einen Hand den Kopf, mit der anderen die Arme festhält und ein Bein über die Füße des Kindes schlingt. Nun wird ein Mundsperrer in den geöffneten Mund des Kranken geschoben, dann geht der linke Zeigefinger des Operateurs bis tief in den Rachen hinter die Glottis. Der mit der Tube armierte Intubator wird unter Leitung des Zeigefingers bis an den

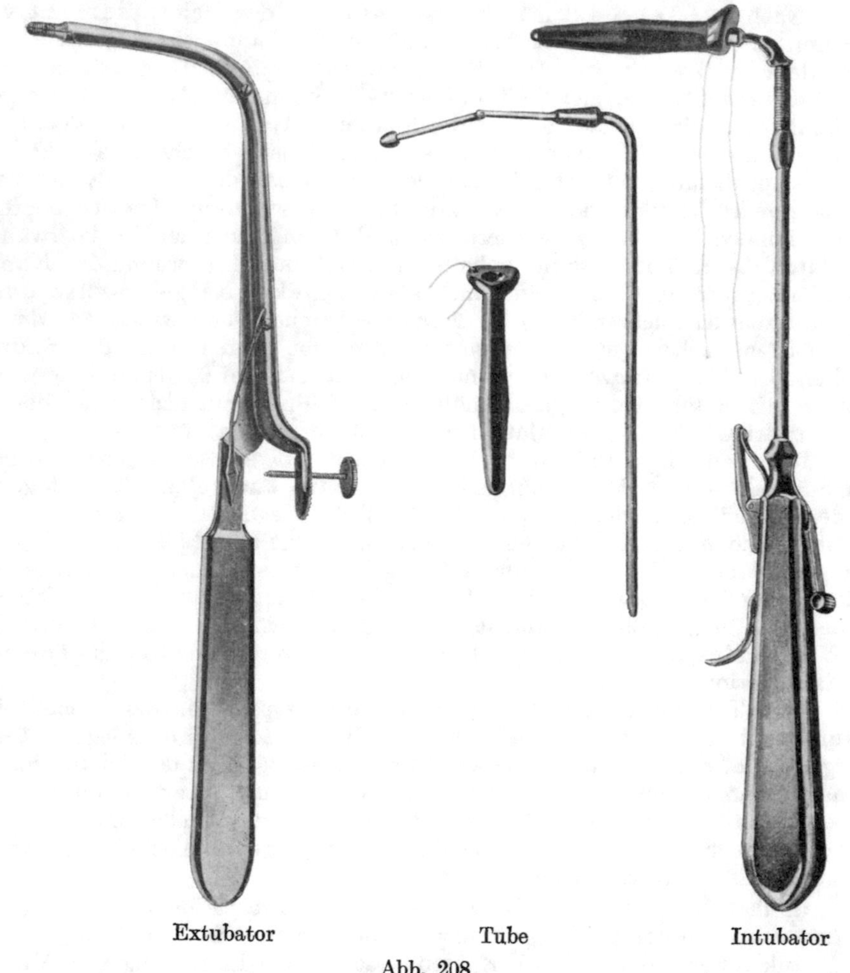

Abb. 208.

Kehlkopfeingang herangeführt. Der Tubus berührt nun den Nagel des Zeigefingers. Jetzt läßt man das Tubenende um den radialen Rand des Zeigefingers herumgehen, so daß es zwischen Fingerspitze und Epiglottis zu liegen kommt. Nun muß der Griff des Intubators stark gehoben werden, damit das Tubenende in die Stimmritze gleiten kann. Geschieht das nicht, so gerät der Tubus stets in die Speiseröhre. Auch ist es dringend notwendig, genau in der Mittellinie zu bleiben, damit der Tubus nicht in den Sinus pyriformis abgleitet. Sowie der Tubus im Kehlkopfeingange sitzt, drückt der Daumen auf die Schiebervorrichtung und stößt damit den Tubus ab oder aber die Zeigefingerspitze besorgt das Abstoßen allein, und nun entfernt man den Intubator, während der Zeigefinger noch langsam nachdrückt, bis der Kopf des Tubus auf der Glottis sitzt. Ist die Intubation richtig gelungen, so tritt die Luft mit einem schlürfenden Geräusch ein, und es erfolgt zunächst ein krampfhafter Husten, der aber nach wenigen Minuten einer ruhigen Atmung Platz macht. Ist man in die Speiseröhre gelangt, so bleibt der Husten aus, und es treten Würgbewegungen auf. Die Fäden werden nicht so straff angezogen, damit sie nicht in die Epiglottis einschneiden können und werden zwischen zwei Zähnen festgeklemmt,

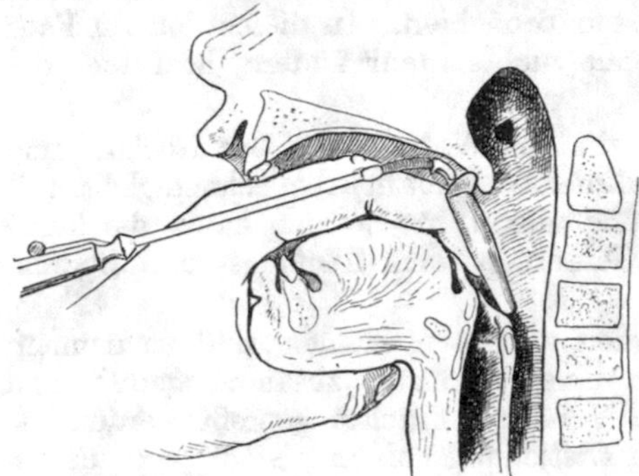

Abb. 209. Intubation.

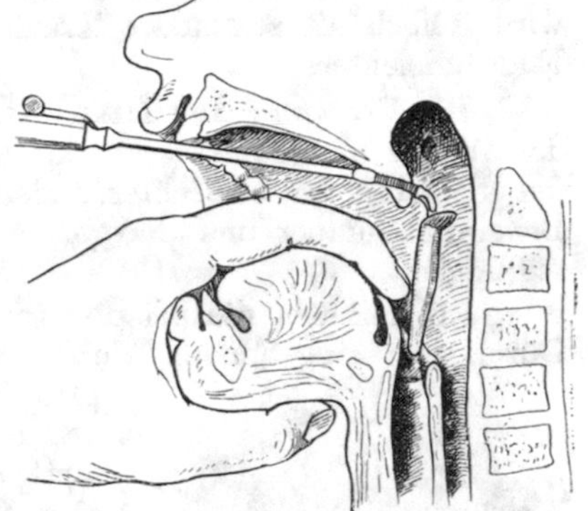

Abb. 210. Hebung des Griffes des Intubators.

dann aus dem Münde herausgeleitet und ans Ohr geschlungen. Die Hände der Kinder müssen eventuell festgebunden werden, damit sie den Tubus nicht herausreißen, oder aber man legt Papprollen um die gestreckten Arme, so daß das Kind die Arme zwar bewegen, aber nicht ins Gesicht greifen kann. Die ganze Intubation dauert ca. 20 Sekunden. Gelingt es nicht, eine freie Atmung zu erzielen, so muß tracheotomiert werden.

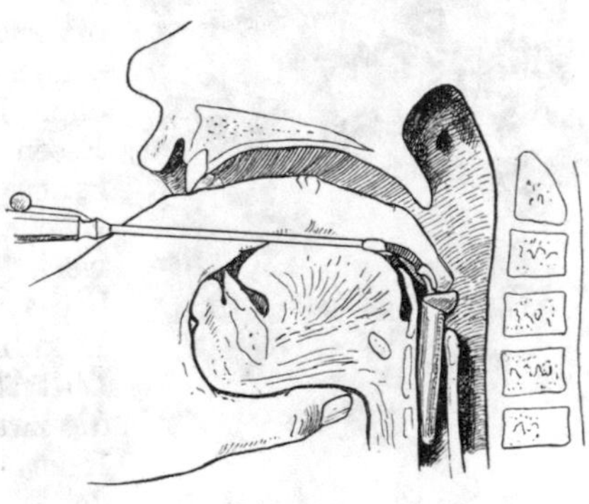

Abb. 211.

Die Nachbehandlung erfordert große Aufmerksamkeit. Wird die Tube herausgehustet, so muß oft noch einmal intubiert werden. Um die Gefahr der Dekubitalgeschwüre zu vermeiden, sucht man schon nach 36 Stunden die Extubation vorzunehmen. Ist dann die Atmung noch nicht frei, so muß eventuell die Intubation wiederholt werden. Dazu ist man nicht selten mehrmals gezwungen.

Die Extubation geschieht entweder durch einfachen Zug am Faden oder dadurch, daß man den Kehlkopf und die obersten Trachealringe zwischen Daumen und Finger nimmt und mit sanfter Gewalt nach oben streicht. Ist die Tube gelockert und tritt sie aufwärts, so faßt die freie Hand in den Mund und zieht sie heraus. Gelingt das nicht, so muß der Extubator benutzt werden, eine kleinbranchige Zange, die geschlossen bis ins Tubenlumen geführt wird und durch das Öffnen der Branchen den Tubus festklemmt. Diese Art der Extubation geschieht ähnlich wie die Intubation unter Führung des linken Zeigefingers, der das Tubenlumen abtasten muß. Manchmal gleitet eine zu kleine

Tube bei Extraktionsversuchen in den Bronchus, dann muß sofort tracheotomiert werden. Ist es nach einem Zeitraum von fünf Tagen noch nicht möglich, zu extubieren, so empfiehlt es sich, die sekundäre Tracheotomie vorzunehmen, da natürlich mit dem längeren Liegen der Tube die Gefahr des Dekubitus näherrückt. Eine weitere Indikation zur sekundären Tracheotomie ist eine trotz richtiger Intubation eintretende schwere Dyspnoe, die auch durch Extubation und nochmalige Intubation nicht behoben wird. Das Atemhindernis kann dann entweder durch eine mit der Tube in die Trachea hinabgestoßene und zusammengerollte Membran entstanden sein oder aber durch das Hinabsteigen der Membranen bis in die feinsten Bronchien. In diesem letzten Falle wird freilich die sekundäre Tracheotomie nichts mehr ändern, höchstens das Ende erleichtern.

Die Vorzüge der Intubation sind die Vermeidung der Narkose und der Wunde und damit auch der Wundinfektionsgefahr, die Schnelligkeit, mit der sie selbst bei schlechter Beleuchtung ausgeführt werden kann, die kurze Behandlungsdauer und die geringere Gefahr späterer Atmungs- und Sprachstörungen.

An Zufällen, die bei der Intubation auftreten können, sind zu nennen: Durch den eingeführten Tubus kann eine Membran zusammengerollt und pfropfenartig in die Trachea gepreßt werden, so daß akute Erstickungsgefahr besteht und die sofortige Tracheotomie erforderlich wird. Ferner sind die Fälle häufig, wo nach der Intubation der Tubus durch eine ausgehustete Membran verlegt wird. Die Ernährung nach der Intubation bietet oft Schwierigkeiten, da die Kranken sich verschlucken und Hustenanfälle bekommen. In solchen Fällen ist den Kranken zu raten, sich beim Essen nach vorn zu beugen, oder bei der Nahrungsaufnahme auf den Bauch zu liegen. Halbweiche Nahrung: Brei, Mus, eingeweichtes Backwerk ist dabei besser als flüssige Nahrung. Schließlich treten nicht selten als Folgen der Intubation Dekubitusgeschwüre an der vorderen Wand der Luftröhre oder des Kehlkopfes auf (vgl. Abb. 212), die zwar meist gutartig verlaufen, aber auch durch Knorpelnekrose zur Sepsis und nach Perforation der Wand zu Mediastinaleiterungen führen können.

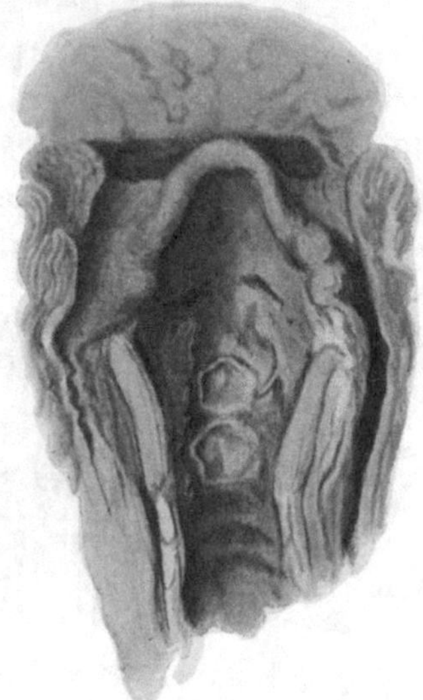

Abb. 212. Durch die Tube erzeugte Dekubitusgeschwüre in der Trachea.

Ganz abgesehen von solchen Zufällen erscheint mir als der Hauptnachteil der Intubation, daß zur Behandlung eines intubierten Kindes fast beständig ein Arzt ans Krankenbett gehört; denn es passiert sehr häufig, daß nach erfolgreicher Intubation, wenn der Operateur sich bereits entfernt hat, der Tubus ausgehustet wird, und nun aufs neue Erstickungsanfälle auftreten.

Ein wichtiger Nachteil ist die nicht ganz leichte Technik, die man erst nach langer Übung an der Leiche und am Phantom beherrschen lernt.

Kontraindiziert ist die Intubation bei schwer affzierten Rachenorganen, bei Pneumonie und bei Säuglingen.

Die Tracheotomie bringt zwar den Nachteil, daß eine Wunde gesetzt wird, aber sie hat den Vorzug, daß abgesehen von den Fällen mit bis in die Bronchien und Bronchiolen hin reichender Membranbildung stets Luft geschafft wird, und daß nach gelungener Operation eine Wiederholung der Erstickungsanfälle nur selten vorkommen kann.

Welche Operation ist vorzuziehen? In der Hand technisch gut ausgebildeter Ärzte halten sich die Resultate, die mit der Intubation und Tracheotomie erzielt werden, etwa die Wage. Ich habe im Krankenhause bei dem häufigen Wechsel der Assistenten auf der Diphtherieabteilung jedoch die Erfahrung gemacht, daß man mit der Bevorzugung der Tracheotomie im allgemeinen besser fährt. Anders ist es, wenn ein Arzt, der die Technik der Intubation gut beherrscht, jahrelang auf der Diphtherieabteilung tätig sein kann. Für die Privatpraxis rate ich, gute Übung vorausgesetzt, zunächst zur Intubation, der man aber nach Möglichkeit gleich eine Tracheotomie anschließen soll, nachdem man dem Kind fürs erste Luft geschaffen hat und Zeit gewonnen hat, die Ausführung der sekundären Tracheotomie genügend vorzubereiten und sich eventuell Assistenz dazu zu besorgen. Ein intubiertes Kind nur der Aufsicht einer Schwester und der Angehörigen zu überlassen, ist nicht angängig, weil die Gefahr besteht, daß der Tubus ausgehustet oder durch eine Membran verstopft werden kann. Ist es nicht möglich, an die Intubation sofort die Tracheotomie anzuschließen, so muß unbedingt die Überführung des Patienten in ein Krankenhaus gefordert werden, damit er bis zur Tracheotomie stets unter ärztlicher Aufsicht bleibt.

Um die Expektoration des Schleimes und der Membranfetzchen den Kindern zu erleichtern, empfiehlt sich nach der Tracheotomie oder Intubation die stundenlange Anwendung des Sprayapparates. Außerdem kann man ein Ipekakuanhainfus 0,5: 180, viermal täglich einen Kinderlöffel, oder Sol. ammon. chlorat. 5 : 150 und Sirup. liquirit. ad 200, dreistündlich einen Kinderlöffel, verabreichen. Sind die Kranken nach den genannten Operationen sehr unruhig, so empfiehlt sich die Erlenmeyersche Bromlösung (dreimal einen Kaffeelöffel).

Bei der Diphtherie der Konjunktiva hat sich nach meinen Erfahrungen die Behandlung mit trockenem Diphtherieserum sehr bewährt, das zweimal täglich eingestäubt wird. Außerdem sind auch intramuskulär Seruminjektionen zu machen. Das erkrankte Auge bekommt einen Verband mit kalter Borwasserlösung, das gesunde Auge wird mit einer Zelluloidkappe geschützt.

Bei Wunddiphtherie, wie sie z. B. an der Vulva und am Penis bisweilen vorkommt, wird mit antiseptischen Umschlägen wie Sublimat und mit Diphtherietrockenserum behandelt.

Otitis. Bei der Rötung des Trommelfelles ist eine Einträufelung von warmem Glyzerin 1 : 10 oder von Thymolwasser, 2—3 mal täglich, anzuraten. Bei Vorwölbung des Trommelfelles ist die Parazentese erforderlich; nach erfolgtem Durchbruch des Eiters Austupfen mit in Wasserstoffsuperoxyd getauchtem Gazestreifen.

Bei Nasendiphtherie ist der Gebrauch von Sprayapparaten von großem Nutzen. Daneben sind mehrmals täglich vorzunehmende Einblasungen mit Natrium sozojodolicum 1,0 zu Saccharum 20 zu empfehlen. Sind die Nasenöffnungen und die Oberlippe durch das Sekret angeätzt, so ist Goldcreme oder Unguentum glycerini aufzustreichen. Um die Verstopfung der Nase durch die geschwollenen Schleimhäute zu lindern, werden Pinselungen mit schwachen Kokainlösungen vorgenommen.

Prophylaxe. Um die Weiterverbreitung der Diphtherie einzuschränken, ist es nötig, die Wege abzuschneiden, auf denen die Bazillen übertragen werden können. Da die Übertragung in der Hauptsache von Mensch zu Mensch erfolgt und in zweiter Linie erst durch Gebrauchsgegenstände, Geschirr u. dgl., so ist das erste Gebot die Isolierung der Diphtheriekranken und die zweite Forderung die Desinfektion ihrer Umgebung. Das Reichsseuchengesetz, das in Deutschland aufs genaueste die Bekämpfung der Diphtherie regelt, macht die Anzeige jeder Diphtherieerkrankung den Ärzten zur Pflicht. Um die bakteriologische Diagnose der Diphtherie zu erleichtern, sind Zentraluntersuchungsstellen eingerichtet worden, die unentgeltlich die Untersuchung ausführen und unverzüglich über das Resultat berichten.

Zur Einsendung der Proben sind mit Wattebausch versehene, in Reagenzgläsern eingeschlossene und mit diesen sterilisierte Kupferdrahtstäbe, sowie zur Verschickung geeignete Holzhülsen und Briefumschläge in den Apotheken unentgeltlich zu haben.

Die Absonderung der Kranken hat derart zu erfolgen, daß der Patient mit anderen als den zu seiner Pflege bestimmten Personen nicht in Berührung kommt. Wo das im Privathause nicht möglich ist, muß die Überführung in ein Krankenhaus angeordnet werden.

Große Schwierigkeiten erwachsen den Ärzten bei der Bekämpfung der Diphtherie erstens aus der Tatsache, daß sich bei vielen Diphtherierekonvaleszenten Bazillen noch wochenlang auf der Schleimhaut des Rachens halten und zweitens, daß es gesunde Bazillenträger gibt, d. h. Personen, die sich durch den Kontakt mit den Diphtheriekranken infiziert haben, ohne selbst zu erkranken und noch lange Zeit die ansteckenden Keime mit sich herumtragen können. Die Verhütung der Bazillenpersistenz bei Diphtherierekonvaleszenten und die Behandlung der Bazillenträger sind deshalb wichtige Fragen bei der Bekämpfung der Diphtherie.

Durch regelmäßige vom Anfange der Krankheit an folgende, aber auch nach der Abstoßung der Membran dauernd fortgesetzte häufige Gurgelungen mit antiseptischen Lösungen, z. B. mit 1 %iger Wasserstoffsuperoxydlösung, oder auch mit indifferenten Mitteln, wie Kamillenteeabkochungen, muß man versuchen, das Verschwinden der Bazillen zu beschleunigen. Die meisten Personen verlieren durchschnittlich innerhalb 3—4 Wochen nach Beginn der Erkrankung ihre Bazillen. Einzelne freilich beherbergen sie noch bis zu sieben Wochen und länger. Genaueres darüber haben wir bei Besprechung der Epidemiologie, S. 375, berichtet. Eine von mir an 300 Rekonvaleszenten vorgenommene Prüfung der zur Beseitigung der Bazillenpersistenz empfohlenen Mittel ergab für alle etwa das gleiche unbefriedigende Resultat. Argentum nitricum Lösung (2—10 %), Jodtinktur Natr. sozojodolicum, Löfflersche Toluolalkoholmischung, Natr. perboricum, auch Pyocyanase, Pergenol, Formaminttabletten haben versagt. Ob das neuerdings so gepriesene Yatren mehr leisten wird, erscheint mir nach meinen bisherigen Erfahrungen zweifelhaft. Es liegt das nicht an der mangelnden desinfizierenden Kraft der Präparate, sondern an der Unmöglichkeit, die verwendeten Lösungen in alle die versteckten Krypten der Tonsillen und der Rachenmandel hineinzubringen und so eine Berührung mit den dort nistenden Bazillen herbeizuführen. Alle lokal angewendeten Mittel, für deren Wirksamkeit die Berührung mit den zu vernichtenden Diphtheriebazillen Bedingung ist, werden deshalb wohl stets unsicher in ihrem Erfolg bleiben.

Auch die lokale Behandlung mit bakterizidem oder agglutinierendem trockenen Diphtherieserum hat nach meinen Erfahrungen keinen Erfolg, ebensowenig die Einspritzung von bakterizidem Serum. Wir pflegen bei Dauerausscheidern außer den genannten Gurgelungen Einblasungen von Natrium sozojodolicum mit gleichen Mengen Borax zu machen und geben außerdem täglich 6—8 Pergenoltabletten (Chemische Werke Bick), die bei langsamem Zergehen im Munde Wasserstoffsuperoxyd abspalten. Diese Mittel können zwar ebensowenig wie die anderen die Bazillenpersistenz mit Sicherheit verhindern, aber sie unterstützen die Beseitigung der Diphtheriebazillen noch am besten.

Nach den Untersuchungen meines Assistenten Dr. Kretschmer ist es empfehlenswert, etwa von der dritten Woche an die besprochenen antiseptischen Maßnahmen mit der Ausquetschung der Tonsillen zu kombinieren, wodurch man auch an in der Tiefe der Krypten sitzende Bazillen herankommt.

Man bedient sich dazu des Hartmannschen Tonsillenquetschers, der sich durch die Einfachheit seiner Anwendung auszeichnet. Das Instrument besteht aus einem ca. kirschkerngroßen kugeligen Knopf, der an einem langen geraden Stiel mit Griff befestigt ist. Das Ganze ist aus Metall. Die Anwendung besteht darin, daß der Knopf unter Druck vom lateralen Ende der Tonsille nach der Mitte zu bewegt wird, am besten von der vorderen und hinteren Seite des Gaumensegels nacheinander. Zweckmäßig sind auch streichende Bewegungen von oben nach unten. Bei dieser Behandlung sieht man bei einem Teil der Kranken deutlich die schon genannten Pfröpfe aus den Lakunen herausspringen, bei den übrigen entleert sich ein Sekret, oft ist auch nach mehrmaligem Quetschen nichts Besonderes zu sehen; doch kann man auch in solchen Fällen sich durch sofortiges Abstreichen und mikroskopische Untersuchung von dem Vorhandensein des Sekrets, ev. der Bazillen überzeugen.

Die Quetschungen können selbstverständlich erst nach Abstoßung der Beläge und dem Verschwinden aller entzündlichen Erscheinungen vorgenommen werden.

Ob die von Petruschky empfohlene aktive Immunisierung mit abgetöteten Bazillen tatsächlich die „Entkeimung" der Bazillenträger in der überwiegenden Mehrzahl der Fälle herbeiführen kann, muß die Zukunft lehren.

Die Isolierung der bazillentragenden Rekonvaleszenten bis zu dem Moment, wo sie bei dreimaliger Untersuchung frei von Bazillen sind, wäre zur Verhütung der Ausbreitung der Diphtherie dringend wünschenswert. In der Praxis ist diese Forderung leider meist nicht zu erreichen und selbst in großen Krankenhäusern kann sie teils aus finanziellen Gründen, teils zu Epidemiezeiten wegen Raummangels schwer durchgeführt werden. Um wenigstens die im Krankenhaus aufgenommenen Diphtheriepatienten lange genug isolieren zu können, müßte daher immer wieder angestrebt werden, Rekonvaleszentenstationen zu schaffen, wo die Rekonvaleszenten oder wenigstens das Gros derselben bis zur Bazillenfreiheit verbleiben können. Im Rudolf-Virchow-Krankenhause war es trotz großer Epidemien in den letzten Jahren möglich, das Gros unserer bazillentragenden Rekonvaleszenten bis zur Bazillenfreiheit im Krankenhause zu halten, da wir noch Doekkersche Baracken zu Hilfe nehmen konnten. Wenn man sich überlegt, daß nach unseren Untersuchungen ein großer Teil der Kranken schon nach 2—3 Wochen die Bazillen verliert und daß nach 3—4 Wochen durchschnittlich 75 % der Fälle frei sind von Bazillen, so sehen wir, daß durch die Möglichkeit, bei bestehender Bazillenpersistenz die Isolierung wenigstens bis zu vier Wochen ausdehnen zu können, schon viel gewonnen ist.

Die wenigen Dauerausscheider, die bis zur sechsten, achten Woche und noch länger ihre Bazillen behalten, wird man für gewöhnlich nicht so lange isolieren können. Das ist aber auch nur ein kleiner Teil der bazillentragenden Rekonvaleszenten. Für die Prophylaxe der Diphtherie ist schon viel erzielt, wenn wir die überwiegende Mehrzahl der bazillentragenden Rekonvaleszenten bis zur Bazillenfreiheit isolieren. Was für traurige Folgen die frühzeitige Entlassung bazillentragender Rekonvaleszenten haben kann, lehren zahlreiche von uns erlebte Beispiele, wo anderweitig schon am 6.—12. Krankheitstage entlassene Diphtherierekonvaleszenten schwere, zum Teil tödlich verlaufende Erkrankungen in ihren Familien verursacht haben.

Gesunde Bazillenträger zu isolieren, haben wir keine gesetzliche Handhabe, doch sind sie auf die Gefahr hinzuweisen, die sie für ihre Umgebung bilden, und dazu aufzufordern, ihren Rachen regelmäßig mit 1 %iger Wasserstoffsuperoxydlösung auszuspülen sowie Wäsche, vor allem Taschentücher, und Gebrauchsgegenstände sorgfältig reinigen und desinfizieren zu lassen. Bazillentragende Schulkinder müßten vom Schulbesuch fern gehalten werden. Dazu ist es dringend erforderlich, stets die Geschwister erkrankter Schulkinder auf Bazillen zu untersuchen. Bei Dauerausscheidern, die über fünf Wochen hinaus Bazillen tragen, wird die Fernhaltung von der Schule oft nicht möglich sein. Dann bleibt nur Belehrung und Mahnung zur Vorsicht und Reinlichkeit übrig.

Von nicht geringer Wichtigkeit ist ferner eine gründliche Desinfektion der Umgebung des Kranken. Abgesehen von der Wäsche, Kleidung, den persönlichen Gebrauchsgegenständen und dem Wohnzimmer sind bei der Desinfektion besonders Nasen- und Rachenschleim sowie die Gurgelwässer des Kranken zu berücksichtigen. Nach der Genesung des Kranken oder nach seinem Tode muß eine gründliche Schlußdesinfektion stattfinden. Genauere Bestimmungen über die Ausführung derselben siehe im Anhang.

Ein sehr wirksames Mittel, um Personen, die mit Diphtheriekranken in Berührung kommen müssen, vor der Ansteckung zu schützen, ist die prophylaktische Schutzimpfung mit Diphtherieserum. Die intramuskuläre Injektion von etwa 500 I.-E. verleiht den Geimpften für die nächsten drei Wochen Schutz gegen die Diphtherieerkrankung. In Krankenhäusern, in Schulen, Kasernen, Gefängnissen, Pensionaten, sowie in kinderreichen Familien, wo einzelne Personen erkrankt sind, ist die prophylaktische passive Immunisierung mit Serum von unschätzbarem Nutzen. Auf Masernabteilungen in Krankenhäusern wird sie nach dem Vorgange Heubners vielfach durchgeführt, um den gerade bei Masern so verderblichen Diphtherieerkrankungen vorzubeugen. Auch auf anderen Kinderstationen führe ich, um Hausinfektionen zu vermeiden, vorbeugende Seruminjektionen dann aus, wenn ein Diphtheriefall eingeschleppt wurde.

Die Forderung, die gefährdeten Kinder in Familien, wo eine Diphtherieerkrankung vorgekommen ist, prophylaktisch mit Serum zu behandeln, stößt vielfach auf Schwierigkeiten. Einmal spielt die Geldfrage eine große Rolle und zweitens scheut sich mancher Praktiker jetzt, wo soviel von Anaphylaxie gesprochen wird, bei den ihm anvertrauten Kindern durch die Seruminjektion einen allergischen Zustand hervorzurufen, der später bei einer etwa notwendig gewordenen Reinjektion eine schwere Serumkrankheit nach sich ziehen könnte.

Damit die Schutzbehandlung nicht an der Kostenfrage scheitert, hat sich die Stadt Berlin in dankenswerter Weise entschlossen, unentgeltlich die Angehörigen von Diphtheriekranken mit Diphtherieserum in den Krankenhäusern behandeln zu lassen. Solche prophylaktische Injektionen sind z. B. im Rudolf-Virchow-Krankenhause seit über Jahresfrist durchgeführt; allein im letzten Vierteljahre haben wir über 100 Fälle prophylaktisch mit Diphtherieserum in Dosen von 600 bis 1000 Immunisierungseinheiten gespritzt. Soweit uns bisher durch Nachfragen bekannt geworden ist, sind innerhalb der gewöhnlichen Schutzfrist von drei Wochen keine Diphtherieerkrankungen bei den immunisierten aufgetreten, während wir sonst recht häufig nacheinander mehrere Angehörige aus derselben Familie mit Diphtherie ins Krankenhaus bekommen, sobald einmal ein Familienmitglied eingeliefert wurde. Die gleichen Beobachtungen machte Braun am Krankenhause Friedrichshain.

Die prophylaktische Schutzimpfung allein wird freilich die Ausbreitung der Diphtherie nicht verhindern können, wenn immer noch die Rekonvaleszenten dem allgemeinen Verkehre zurückgegeben und aus der Isolierung entlassen werden, bevor sie frei geworden sind von Bazillen.

Der durch die prophylaktische Immunisierung erzeugte Schutz reicht etwa drei Wochen. Kommen also bazillentragende Diphtherierekonvaleszenten nach drei Wochen wieder in die Familie, so sind die Geschwister, bei denen der Impf-Schutz schon wieder nachläßt, aufs neue bedroht und können an Diphtherie erkranken, und daß solche Diphtherieerkrankungen bei Kindern, die drei Wochen vorher prophylaktisch immunisiert worden waren, keineswegs immer milde Formen sind, lehrten zwei Beobachtungen an prophylaktisch bei uns im Krankenhause gespritzten Patienten, die am 16. bis 18. Tage nach der Einspritzung infolge von Hausinfektion an schwerer Diphtherie erkrankten.

Die prophylaktischen Maßnahmen: Isolierung der bazillentragenden Rekonvaleszenten und prophylaktische Serumbehandlung müssen also Hand in Hand gehen.

Aber nun zu der wichtigen Frage: Wie wir uns mit der Möglichkeit abfinden, durch die prophylaktische Einspritzung von Serum einen allergischen Zustand zu schaffen. Die Tierexperimente von Ascoli u. a. haben gezeigt, daß nur die Reinjektion des Serums der gleichen Tierart anaphylaktische Erscheinungen auslöst, daß aber die Reinjektion des Serums einer anderen Tierart unschädlich ist. Es lag also nahe, Diphtheriesera herzustellen, die von verschiedenen Tieren gewonnen wurden, um bei der Notwendigkeit einer Reinjektion das Serum einer anderen Tierart wählen zu können.

Da zur Herstellung des therapeutischen Serums Pferde benutzt werden, so ging man daran, zur Herstellung von Prophylaktikerserum Hammel und Rinder zu verwenden. Bei beiden Tierarten ist die Immunisierung jedoch nicht leicht, da die Tiere sehr empfindlich sind und häufig dabei zugrunde gehen.

In größerem Maßstabe wird ein durch Immunisierung von Rindern hergestelltes Diphtherieserum neuerdings von den Höchster Farbwerken abgegeben, das in Abfüllungen von 500 I.-E. in den Handel kommt. Der Einführung eines solchen Rinderserums stellt sich aber eine neue Schwierigkeit entgegen. Rinderserum soll beim Menschen toxisch wirken und namentlich bei Kindern im ersten Lebensjahre Kollapserscheinungen auslösen können. Diese in verschiedenen Abhandlungen über Serumtherapie wiederkehrende Bemerkung, die manchen von der Anwendung des Serums abhalten mußte, entbehrt aber der Begründung. Ich habe bisher ca. 200 Kinder, darunter 32 Säuglinge, prophylaktisch damit behandelt und niemals Schädigungen gesehen. Die neueste prophylaktische Maßnahme, die v. Behring empfohlen hat, ist die Immunisierung der Kinder mittelst eines Toxin-Antitoxingemisches, wodurch nach drei Wochen eine langdauernde Immunität entstehen soll. Das Verfahren unterliegt noch der Nachprüfung, scheint aber berufen zu sein, ein wichtiger Faktor in der Diphtheriebekämpfung zu werden.

Literatur siehe bei:

Baginsky, A., Diphtherie, Wien 1913. — Behring, Diphtherie, Bd. 2 der Bibliothek von Coler-Schjerning, Berlin 1901. — Nuttal, C. H. F. und G. S. Graham-Smith, The Bacteriology of Diphtheria, Cambridge 1908. — Marfan, Leçons Cliniques sur la Diphtérie, Paris 1905.

Tetanus (Starrkrampf).

Der Tetanus[1]) ist eine akute, durch einen spezifischen Bazillus verursachte Wundinfektionskrankheit. Sie beruht auf einer Schädigung der motorischen Ganglienzellen von Rückenmark und Gehirn durch das Tetanustoxin. Daraus resultiert eine gesteigerte reflektorische Erregbarkeit der motorischen Zentren und ein tonischer Krampf der Muskulatur.

Geschichte. Der Wundstarrkrampf war schon den Alten wohlbekannt. In den Schriften des Hippokrates und anderer Autoren des Altertums finden sich bereits sorgfältige Beschreibungen des eigenartigen Krankheitsbildes. In dem Bestreben, verschiedene Formen des Krankheitsprozesses aufzustellen, ging man zuerst von rein äußerlichen Gesichtspunkten aus, indem man z. B. die Verteilung des Krampfes auf verschiedene Körperregionen als Einteilungsprinzip wählte. So unterschied der Cappadozier Aretäus einen Opisthotonus und einen Emprosthotonus, je nachdem Rücken- oder Bauchmuskeln betroffen waren. Später versucht man, mehr die Ursachen der Krankheit in den Vordergrund zu stellen. Der im Anschluß an Verletzungen auftretende Starrkrampf — Tetanus traumaticus — wurde getrennt vom Tetanus rheumaticus, den man durch Erkältungen verursacht wähnte, und was in keine dieser Gruppen paßte, wurde Tetanus idiopathicus genannt und auf psychische Einflüsse, Schrecken od. dgl. zurückgeführt. Die eigentliche Ursache der Krankheit blieb lange verborgen; auch die Fortschritte der pathologisch-anatomischen Forschung um die Mitte des 19. Jahrhunderts vermochten keine Klärung zu bringen. Lange Zeit herrschte die Vorstellung, daß es sich beim Wundstarrkrampf um einen durch Reizung peripherischer Nerven entstandenen Krankheitsprozeß handle, der durch Eindringen von Fremdkörpern entstehe (Romberg). Aber auch diese Hypothese fand keine experimentelle Bestätigung, da man das Krankheitsbild im Tierversuch durch Reizung peripherischer Nerven nicht erzeugen konnte.

Die Anschauung, daß die eigentliche Ursache des Tetanus eine Infektion mit einem lebenden Organismus sei, tauchte um die Mitte der sechziger Jahre des vorigen Jahrhunderts auf (Griesinger, Strümpell). Ihren experimentellen Beweis erhielt sie durch Carlé und Rattoni, die bei Kaninchen durch intramuskuläre Einverleibung von Gewebssaft einer Aknepustel eines Tetanuskranken die typischen Symptome des Starrkrampfes erzeugten. Nikolaier glückte es 1885 zum ersten Male, den Erreger zu Gesicht zu bekommen. Er vermochte mit Proben von Gartenerde bei Mäusen und Kaninchen Tetanus zu erzeugen und fand in der Umgebung der Infektionsstelle feine Bazillen, die er als Ursache der Krankheit ansprach. Julius Rosenbach wies dann (1886) dieselben Bazillen im Wundsekret beim Tetanus des Menschen nach. Die Reinzüchtung des Bazillus gelang im Jahre 1887 dem Japaner Kitasato, der durch die gelungene Übertragung von Reinkulturen auf Tiere den definitiven Beweis für die spezifische Bedeutung dieser Bakterien erbrachte.

Ätiologie. Der Erreger des Tetanus ist ein schlankes Stäbchen mit leicht abgerundeten Enden, das sich mit allen Anilinfarben gut färbt und sich der Gramfärbung gegenüber positiv verhält. Durch eine große Anzahl peritrich angeordneter Geißeln, die sich durch besondere Färbemethoden darstellen lassen, ist ihm eine lebhafte Eigenbewegung möglich. Drei Merkmale an ihm sind vor allem von Bedeutung für die Pathogenese des Wundstarrkrampfes: Seine Sporenbildung, sein anaerobes Wachstum und seine Fähigkeit, Toxine abzuscheiden. Er bildet Sporen, die sich am Ende des Stäbchens entwickeln und ihm das Aussehen eines Trommelschlägels verleihen. Diese Sporen, die sich schon nach 24 Stunden

---

[1]) *Τέτανος* von *τείνω* ich spanne.

entwickeln und in älteren Kulturen an Menge zunehmen, haben eine außerordentliche Resistenz gegen Austrocknung und andere Schädigungen. So erklärt sich die Tatsache, daß sie sich auch in trockenem Straßenstaub lange lebensfähig erhalten, und daß infizierte trokkene Holzsplitter noch nach Jahren Starrkrampf erzeugen können. Die Sporen vertragen Temperaturen von 60 bis 70°, werden aber in strömendem Wasserdampf von 100° nach 5 Minuten abgetötet und auch durch direktes Sonnenlicht schnell vernichtet.

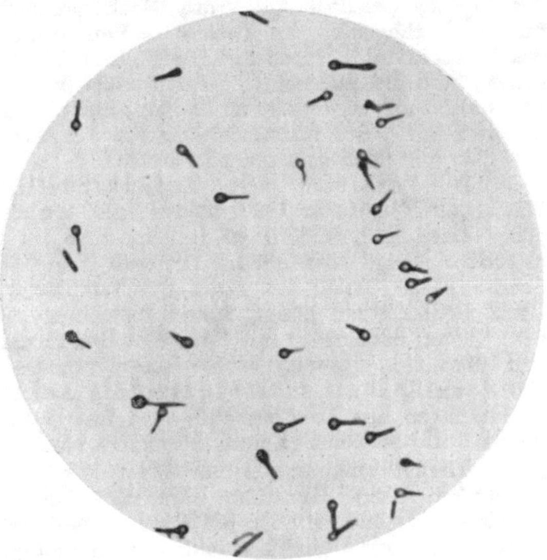

Abb. 213. Tetanusbazillen mit Sporen (Trommelschlägelform).

Der Tetanusbazillus vermag sich nur unter anaeroben Wachstumsbedingungen zu vermehren; am besten eignen sich zu seiner Züchtung Nährböden, die reduzierende Bestandteile enthalten, z. B. Traubenzuckeragar, ameisensaurer Agar (0,3%) usw. Er bildet auf diesen Nährböden Gas, das den Kulturen einen widerlich süßlichen Geruch gibt. Auf Agarmischkulturen bildet er weißliche Kolonien, die mikroskopisch ein dunkleres Zentrum und eine in ein Fadengewirr aufgelöste Peripherie zeigen. In Agarstichkulturen gehen von den Stichkanälen zahlreiche Ausläufer nach den Seiten aus, so daß die Kultur das Aussehen eines umgekehrten Tannenbaumes bietet.

Für die Pathogenese von Bedeutung ist die Tatsache, daß der Bazillus, mit Eitererregern vermischt, auch unter aeroben Bedingungen wachsen kann, wobei der vorhandene Sauerstoff von den Symbionten verbraucht wird, so daß auf diese Weise anaerobe Bedingungen geschaffen werden.

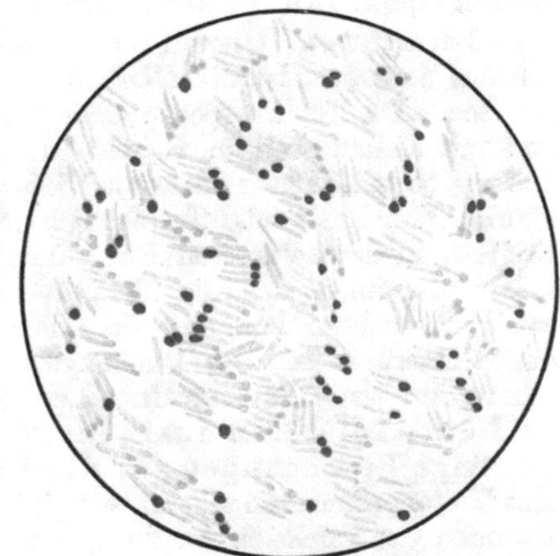

Abb. 214. Tetanusbazillen (Reinkultur). Sporen rot gefärbt.

Die wichtigste Eigenschaft ist seine Fähigkeit, Toxine zu bilden. Filtriert man eine Bouillonkultur von Tetanusbazillen, so ist das Filtrat hochgradig giftig; es enthält die von den Bazillen sezernierten wasserlöslichen Toxine. Die chemischen Eigenschaften des Tetanusgiftes sind noch wenig geklärt, da es bisher noch nicht gelungen ist, dasselbe chemisch rein darzustellen. Dagegen sind wir über seine Wirkungen im Tierkörper ziemlich genau unterrichtet dank den Arbeiten von Kitasato, Brieger, Behring, Roux, Tizzoni usw. Die einzelnen Tierarten verhalten sich in ihrer Empfindlichkeit gegen das Tetanustoxin sehr verschieden. Das Pferd ist das empfänglichste Tier und ist zwölfmal empfindlicher als die Maus, während diese wieder 30 000 mal empfindlicher als das Huhn ist.

Nach Ehrlich sind im Tetanusgift Substanzen mit ganz verschiedener biologischer Wirkung enthalten. Das eigentliche krampferregende Gift, das Tetanospasmin, ist durch seine besondere chemische Affinität zum Zentralnervensystem ausgezeichnet, auf die wir bei Besprechung der Pathogenese der Krankheit noch zurückkommen. Eine zweite Komponente des Giftes, das Tetanolysin, dagegen, das die Eigenschaft besitzt, rote Blutkörperchen aufzulösen, hat keine Bedeutung für die Pathogenese des Tetanus. Von größter Bedeutung für die Behandlung des Starrkrampfes wurde die Eigenschaft des Tetanustoxins, im Körper empfänglicher Tiere die Bildung von Antitoxinen zu bewirken, wenn es zum Zwecke der Immunisierung wiederholt in kleinen, nicht tödlichen Dosen eingeführt wird. Wir kommen auf dieses Antitoxin und die Art seiner Gewinnung bei der Abhandlung der Therapie noch genauer zu sprechen.

Die Verbreitung des Tetanusbazillus in der Außenwelt ist sehr groß. Wie schon Nikolaier 1887 nachwies, ist der Bazillus fast regelmäßig in der Erde von Gärten und Feldern zu finden; auch im Straßenschmutz ist er gewöhnlich in großer Menge vorhanden. Dagegen findet er sich seltener im Waldboden und überhaupt an Orten, die wenig durch tierische Exkremente verunreinigt werden. Diese Beobachtung hängt damit zusammen, daß die Tetanussporen häufig mit dem Futter, namentlich mit Gras und Heu in den Darm unserer Haustiere gelangen und dort ein saprophytisches Leben führen. Der Kot von Pferden und Rindern enthält fast regelmäßig Tetanussporen. So kommt es, daß Verletzungen mit Straßenstaub, dem fast stets tierische Exkremente in fein verteilter Form beigemengt sind, besonders häufig Tetanus nach sich ziehen.

Tierpathogenität. Außer beim Menschen beobachtet man Tetanus auch bei einigen unserer Haustiere, namentlich bei Pferden (z. B. nach Kastration, Hufverletzungen) und seltener bei Rindern und Schafen. Da Tetanussporen im Kot dieser Tiere stets vorhanden sind, so ist die Möglichkeit der Infektion irgendwelcher Verletzungen sehr nahegerückt. Experimentell lassen sich fast alle Tierarten infizieren, nur Hühner und Tauben, sowie Kaltblüter verhalten sich refraktär. Infiziert man eines unserer gebräuchlichen Versuchstiere, Maus oder Meerschweinchen, mit Tetanusbazillen, so tritt die tonische Muskelstarre nach einer Inkubationszeit von 1—3 Tagen zunächst an der Impfstelle auf, um von hier aus allmählich erst dieser benachbarte Muskelgruppen zu ergreifen, im Gegensatz zum Tetanus des Menschen und der oben genannten Haustiere, bei denen die ersten tetanischen Erscheinungen unabhängig von der Eintrittspforte zuerst in ganz bestimmten Muskelgruppen (Kaumuskeln) auftreten.

Pathogenese. Überall da, wo offene Wunden mit Tetanusbazillen in Berührung kommen, ist die Möglichkeit der Entstehung des Wundstarrkrampfes gegeben. Da Tetanussporen eine große Verbreitung in der Außenwelt haben und mit Leichtigkeit in Gartenerde oder Straßenstaub nachgewiesen werden können, so müßte man daraus schließen, daß der Wundstarrkrampf eine überaus häufige Krankheit sei. Tatsächlich gehört der Tetanus, wenigstens in unseren Breiten, zu den selteneren Erkrankungen. Das hängt vor allem mit der Tatsache zusammen, daß die Tetanusbazillen im menschlichen Körper sich nur wenig vermehren können; sie fallen dort schnell den bakteriziden Kräften des Blutserums und der Phagozytose zum Opfer. Außerdem ist ihre Eigenschaft, nur unter Sauerstoffabschluß zu gedeihen, der Vermehrung hinderlich. Soll eine Infektion zustande kommen, so müssen ganz besonders günstige Bedingungen für die Entwicklung der Bazillen vorliegen. Aus Tierexperimenten wissen wir, daß namentlich drei Momente das Zustandekommen der Infektion begünstigen:

1. die Übertragung einer ungewöhnlich großen Menge von Tetanussporen, zu deren Abwehr die in der Wunde wirksamen Schutzkräfte nicht ausreichen;
2. die Anwesenheit von Fremdkörpern, Holzsplittern u. dgl., durch welche die Leukocyten angelockt und deshalb von der Phagocytose ferngehalten werden. In ähnlichem Sinne wirkt eine starke Gewebsschädigung der Wunde;

3. das gleichzeitige Eindringen aerober Bakterien, besonders von Eitererregern, die den Sauerstoff an sich reißen und auf diese Weise für die Tetanusbazillen anaerobe Entwicklungsbedingungen herstellen.

Früher nahm man an, daß besonders tiefe Verletzungen, Schußwunden u. dgl. dem Eindringen der Tetanuskeime günstig seien, weil in der Tiefe der Krypten und Buchten eher anaerobe Wachstumsbedingungen vorhanden seien. Diese Annahme hat sich aber als irrtümlich herausgestellt.

Nach erfolgter Infektion keimen die Tetanussporen zu Bazillen aus und produzieren bei günstigen Wachstumsbedingungen in der infizierten Wunde ihr Toxin, das dann ins Zentralnervensystem gelangt und dort die charakteristischen Erscheinungen auslöst. Die Bazillen dringen in der Regel nicht in die Blutbahn ein. Nur in einzelnen Fällen, z. B. beim Tetanus puerperalis ist es bisweilen gelungen, aus dem Blute Tetanusbazillen zu züchten. Meist erliegen sie schnell den Schutzkräften des Blutes. Es handelt sich also beim Tetanus nicht um eine Bakteriämie wie beim Typhus, sondern um eine Toxinämie. Die Tetanuserkrankung besteht im wesentlichen in einer Steigerung der reflektorischen Erregbarkeit der motorischen Zentren von Gehirn und Rückenmark. Diese Störung kommt durch Bindung des Tetanustoxins an das Protoplasma der motorischen Ganglienzellen zustande. Das an die Zellen verankerte Gift schädigt sie und bedingt die motorischen Reizerscheinungen. Die Bindung des Giftes an die genannten Zellen hat ihren Grund in einer hochgradigen Affinität des Toxins zu der Nervensubstanz von Gehirn und Rückenmark.

Man kann diese chemische Affinität durch folgenden Tierversuch illustrieren: Wenn man einem empfänglichen Tiere die zehnfach tödliche Dosis Tetanustoxin gleichzeitig mit 1 ccm Meerschweinchengehirn einspritzt, so bleibt das Tier am Leben, weil die mit dem Toxin gleichzeitig eingeführte Gehirnsubstanz alles Gift an sich gerissen und fest gebunden hat.

Der Weg, den das Toxin von der Wunde aus bis zu den Ganglien der Medulla nimmt, geht nach den Versuchen von Meyer und Ransom hauptsächlich durch die peripheren motorischen Nervenbahnen, indem das Gift am Achsenzylinder entlang bis zum Zentralnervensystem wandert.

Meyer und Ransom injizierten einer Anzahl Meerschweinchen Tetanusgift unter die Haut eines Hinterschenkels, töteten die Tiere in bestimmten Zeiträumen und verimpften Blut, Stücke der Nervi ischiadici, brachiales, sowie von Gehirn und Rückenmark auf weiße Mäuse. Nur mit dem N. ischiadicus der geimpften Seite und mit Blut erhielten sie Tetanus.

Diese Art der Giftleitung bis zu den motorischen Zentren erklärt auch die Aufeinanderfolge der tetanischen Symptome beim Menschen. Gelangt das an irgend einer infizierten Körperwunde produzierte Tetanustoxin ins Blut, so wandert es in alle vom Blut umspülten Endapparate der motorischen Nerven hinein und von da am Achsenzylinder entlang ins Zentralnervensystem. Dabei ist natürlich die Länge der Nerven von Bedeutung für die Reihenfolge der Tetanussymptome, weil das im Blut zirkulierende Gift durch die kürzesten Nerven am schnellsten zu den Zentren fortgeleitet werden kann. So kommt es, daß Trismus, der Krampf der Kaumuskeln, und Opisthotonus, der Krampf der Nackenmuskeln, die ersten Zeichen des ausbrechenden Tetanus sind (Sawamura).

Epidemiologie. Der Tetanus tritt meist nur in sporadischen Fällen auf. Ein gehäuftes epidemieartiges Auftreten beobachtete man oft zu Kriegszeiten, wenn die Wunden durch Straßenstaub oder Erde verunreinigt werden. Tetanusepidemien kamen in vorantiseptischer Zeit bisweilen auch in Krankenhäusern

29*

und in Gebäranstalten zum Ausbruch; durch infizierte Instrumente oder Verbandstoffe wurde die Krankheit von einem Falle zum anderen übertragen, und zahlreiche Erkrankungen an Tetanus puerperalis und Tetanus neonatorum waren die Folge. In Deutschland gehört der Tetanus zu den selteneren Erkrankungen. Verletzungen der Füße beim Barfußgehen, Quetschungen und Verwundungen bei Straßenunglücksfällen durch Überfahren usw. spielen dabei die Hauptrolle. Auch durch Injektion von Medikamenten wird bisweilen Starrkrampf übertragen. So sind eine Reihe von Tetanuserkrankungen bekannt geworden nach der Einspritzung von nicht genügend sterilisierter Gelatine, die zur Stillung von Blutungen einverleibt wurde. In den warmen Ländern ist der Tetanus weit häufiger als bei uns; die farbigen Rassen scheinen besonders dafür disponiert zu sein. Vielleicht spielt aber auch der Umstand eine große Rolle, daß dort der größte Teil der Bevölkerung barfuß geht und in Erdhütten wohnt, so daß bei Verletzungen reichlich Gelegenheit zur Infektion mit sporenhaltiger Erde gegeben ist. So ist in Cayenne der Starrkrampf eine häufige Krankheit. Im Gebiet des Senegal soll der Tetanus puerperalis unter der eingeborenen Bevölkerung zahlreiche Opfern fordern. In Bombay starben in den Jahren 1848—53 3,9% der Gesamtzahl der Toten an Tetanus.

Inkubationszeit. Die Inkubationszeit schwankt zwischen 6 und 14 Tagen. Dabei spielt die Virulenz und die Menge der eingedrungenen Keime sowie die Art der Verwundung eine nicht geringe Rolle. Nach unseren Kenntnissen von der Pathogenese der Erkrankung ist es verständlich, daß bei der Anwesenheit einer nur geringen Menge von Tetanussporen und bei Verhältnissen, die ihrer Entwicklung ungünstig sind, weit längere Zeit zur Produktion der krankmachenden Giftmenge gebraucht wird als umgekehrt. Sind große Mengen von Keimen eingedrungen und können sie sich rasch vermehren, so wird schnell ein großes Giftquantum produziert und die Inkubationszeit ist kurz. Damit hängt es aber auch zusammen, daß Fälle mit kurzer Inkubationszeit im allgemeinen schwer sind und solche mit langer Inkubationszeit prognostisch günstiger liegen.

Es gibt außerdem noch einzelne Fälle, wo noch längere Zeit (2—4 Wochen) nach der erlittenen Verletzung Starrkrampf ausbricht. Man kann das nur so erklären, daß die Tetanussporen gelegentlich sich längere Zeit in der Wunde oder Narbe oder in benachbarten Lymphdrüsen halten, ohne sich zu entwickeln, und daß erst besondere Gelegenheitsursachen, Trauma od. dgl. einen Anstoß zur Vermehrung und Entfaltung ihrer pathogenen Wirksamkeit geben. Einen Schlüssel zur Erklärung solcher Fälle finden wir in den Tierexperimenten von Vaillard und Rouget. Sie konnten bei Versuchstieren Tetanussporen in die Wunde einheilen, die dann erst nach Monaten, wenn die Wunde gereizt oder die Widerstandsfähigkeit des Körpers durch irgendwelche äußeren Bedingungen herabgesetzt wurde, auskeimten und Starrkrampf erzeugten.

Während der Inkubationszeit machen sich in der Regel keinerlei tetanische Erscheinungen geltend. Die Verletzungen, die den Ausgangspunkt der Krankheit bilden, verheilen manchmal schon während der Inkubationszeit, so daß man beim Auftreten der ersten Erscheinungen nur noch eine kleine Narbe findet. Häufiger beobachtet man Wunden mit starker Gewebsschädigung, an denen die Kranken noch laborieren, wenn schon die ersten Tetanussymptome auftreten. Wiederholt konnte ich bei solchen Fällen noch Holzsplitter aus der Wunde des Kranken entfernen.

Krankheitsbild. Mitunter gehen dem Ausbruch der Krankheit Unruhe Schlaflosigkeit und ziehende Schmerzen in der Wunde voraus. Das erste Symptom, das der Kranke bemerkt, ist in der Regel ein Gefühl der Steifigkeit und Spannung im Gebiete der Kaumuskeln. Der Patient vermag den Mund nicht mehr wie sonst zu öffnen; bald wird der Kinnbackenkrampf stärker und die Kiefer können nur noch einige Millimeter weit voneinander entfernt werden (Trismus). Dadurch ist das Sprechen erschwert. Vor allem aber wird die Nahrungsaufnahme immer schwieriger. Die weitere Ausbreitung des tonischen Krampfes auf andere Muskeln des Körpers erfolgt nun in gesetzmäßiger Weise, eine Muskelgruppe nach der anderen ergreifend, aber mit wechselnder Schnelligkeit. In schweren Fällen kann schon nach 24 Stunden das Krankheitsbild entwickelt sein, in anderen dauert es mehrere Tage. Zunächst stellt sich auch in der übrigen Gesichtsmuskulatur ein Gefühl der Spannung ein, und das Gesicht erhält einen ungemein charakteristischen Ausdruck. Die Stirn wird gerunzelt, die Lidspalte verengert, die Augen sind starr geradeaus gerichtet, die Nasolabialfalten vertieft, die Nasenflügel heben sich, und der Mund wird zu einem schmerzlichen Lächeln in die Breite gezogen (Risus sardonicus). Fast gleichzeitig mit dem beginnenden Trismus macht sich eine Spannung der Nackenmuskulatur bemerkbar, die dem Kranken anfangs nur zum Bewußtsein kommt, wenn er das Kinn der Brust zu nähern versucht. Bald aber wird der Spannungszustand stärker, der Nacken wird steif gehalten und der Kopf nach rückwärts gezogen; dann dehnt sich die Starre auf Rücken-, Brust- und Bauchmuskeln und schließlich auch auf die Beine aus. Die langen Rückenmuskeln sind fest kontrahiert, so daß die Wirbelsäule, besonders in ihrem Lendenteile, nach vorn gekrümmt wird und der Brustkorb sich vorwölbt (Opisthotonus). In schweren Fällen ruht der Körper nur auf Kopf und Kreuzbein, und man kann zwischen Wirbelsäule und Bett die Faust unterschieben. Der Leib ist kahnförmig eingezogen, die Bauchmuskulatur bretthart gespannt, so daß Stuhl- und Harnentleerung bis zur Retention behindert sein können. Der Kranke liegt starr wie ein Stock im Bett; sich aufzurichten ist ihm völlig unmöglich. Die Beteiligung der Brustmuskulatur schränkt die Exkursionsfähigkeit des Brustkorbs ein, so daß die Atmung oberflächlich wird. An den Beinen ist die Starre besonders stark in den Streckmuskeln des Kniegelenkes; auch die Adduktoren sind drahthart gespannt. Der Versuch, die Beine im Hüft- und Kniegelenk zu beugen, gelingt entweder nur mit großer Mühe oder gar nicht. Zehen und Füße bleiben meist von der Starre verschont; auch Unterarme und Hände sind gewöhnlich frei. In der Muskulatur des Schultergürtels und der Oberarme ist die Steifigkeit meist nicht so ausgeprägt wie in den unteren Extremitäten. Die Kranken haben jedoch auch hier häufig ein Gefühl der Spannung und Steifigkeit, und man bemerkt bei passiven Bewegungen einen deutlichen Widerstand. Der beschriebene tonische Krampf der Muskulatur löst sich nur im Schlaf oder in der Narkose.

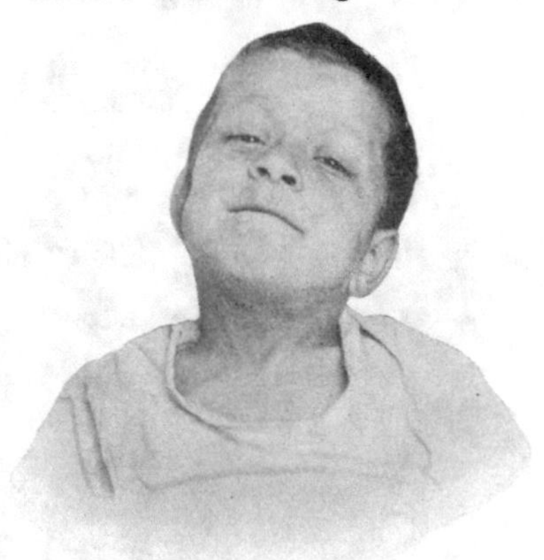

Abb. 215. Tetanuskranker Junge. Risus sardonicus.

Zu der dauernden Starre kommen in den meisten Fällen noch ruckweise auftretende Exazerbationen des Krampfzustandes, die bald scheinbar spontan, bald durch äußere Reize veranlaßt einsetzen. Die geringsten Reize, die leiseste Erschütterung des Bettes, ein unbedeutendes Geräusch, der Lichtreiz, der durch die Türe eindringt, können die heftigsten tonischen, selten auch klonischen Krampfanfälle auslösen. Die Wirbelsäule wird noch stärker lordotisch gekrümmt, der Kopf tief in die Kissen gebohrt, die Arme dicht an den Rumpf gezogen und krampfhaft gestreckt, die Finger zur Faust geballt und der Daumen eingeschlagen. Die Beine strecken sich krampfhaft. Dabei wird die Starre der Gesichtsmuskulatur noch ausgeprägter. Schaumiger Speichel tritt vor den Mund, und eine tiefe Zyanose überzieht das Gesicht, hervorgerufen durch den Krampf der Atemmuskulatur. Wenn die Kehlkopfmuskeln an dem Krampf sich beteiligen und plastischer Glottisverschluß eintritt, oder der Krampf des Zwerchfells hohe Grade erreicht, so können die Kranken im Anfalle an Asphyxie zugrunde gehen. In einzelnen schweren Fällen, namentlich nach infizierten Kopfverletzungen, kommt es auch noch zu Krämpfen der Schlund- und Zungenmuskulatur, ganz ähnlich wie bei der Lyssa (Tetanus hydrophobicus). Jeder Versuch, einen Schluck Flüssigkeit zu genießen, ruft einen Krampf der Schlingmuskulatur hervor, so daß die Kranken schon aus Furcht vor der Wiederholung solcher Anfälle jede Nahrungsaufnahme verweigern.

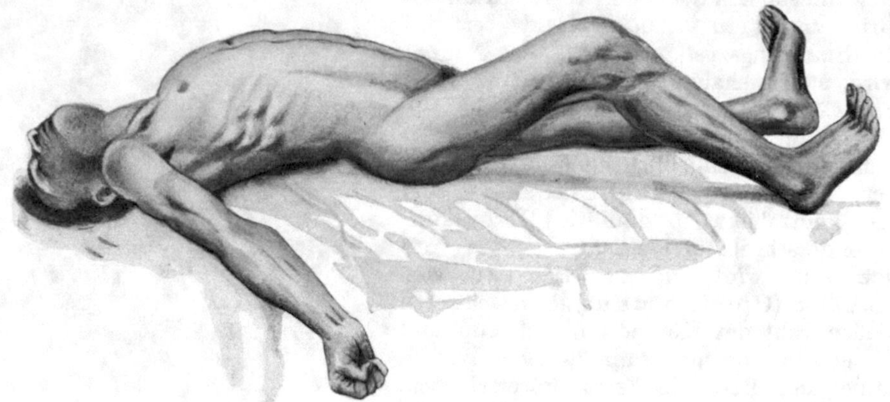

Abb. 216. Tetanuskranker während eines tonischen Krampfanfalles.

Derartige Attacken sind infolge der starken Spannung der Muskulatur äußerst schmerzhaft, so daß selbst harte Männer weinen und vor Schmerzen klagende Laute ausstoßen, soweit die Kieferklemme das zuläßt. Besonders quälend und beängstigend für den Kranken sind die Schmerzen in der Herzgegend und im Epigastrium, die durch krampfhafte Kontraktionen des Zwerchfelles bedingt werden. In schweren Fällen von Tetanus können sich solche Anfälle in mehr oder minder großer Heftigkeit öfter, d. h. 3—4mal in der Stunde wiederholen. Ich sah einen Fall mit 40 Anfällen in der Stunde. In anderen Fällen sind sie seltener oder nur angedeutet. Auch hinsichtlich der Dauer sind sie sehr verschieden. Es gibt Fälle, wo solche Attacken vermehrter tonischer Spannung wie kurze Stöße nur eine Sekunde lang den Körper durchzittern, dabei sich aber sehr häufig wiederholen, dann wieder schwere Anfälle der oben beschriebenen Art mit Dyspnoe und Zyanose, die mehrere Minuten anhalten können. Die Starre der Muskulatur ist regelmäßig begleitet von einer enorm erhöhten Schweißproduktion, die beständig die Leib- und Bettwäsche durchnäßt und die Gefahr der Erkältung und der Erkrankung an Bronchopneumonien mit sich bringt. Das Freibleiben des Sensoriums macht die Leiden des Kranken nur noch furchtbarer. Zu allem Unglück bleibt auch der Schlaf dem Kranken meist fern, und nur durch hohe Dosen von Morphium und Chloral wird es möglich, ihm einigermaßen Ruhe zu verschaffen.

Die Schweißproduktion tritt auch schon bei Leuten auf, die lediglich Trismus zeigen, scheint also weniger durch die Muskelkrämpfe als durch toxische Reizung spinaler Zentren der Schweißsekretion bedingt zu sein.

In ganz seltenen Fällen können die tetanischen Erscheinungen, ähnlich wie beim experimentellen Tetanus unserer Versuchstiere, in denjenigen Muskelgruppen zuerst auftreten, die in der Nähe der Infektionsstelle liegen (lokaler Tetanus). Hier wird das Gift nach Meyer in überwiegender Menge allein von dem in der Nähe der Injektionsstelle liegenden großen peripherischen Nervenstrange aufgenommen, und es gelangt am Achsenzylinder entlang zum Rückenmark, wo es die entsprechenden Vorderhornzellen in gesteigerte Erregbarkeit ver-

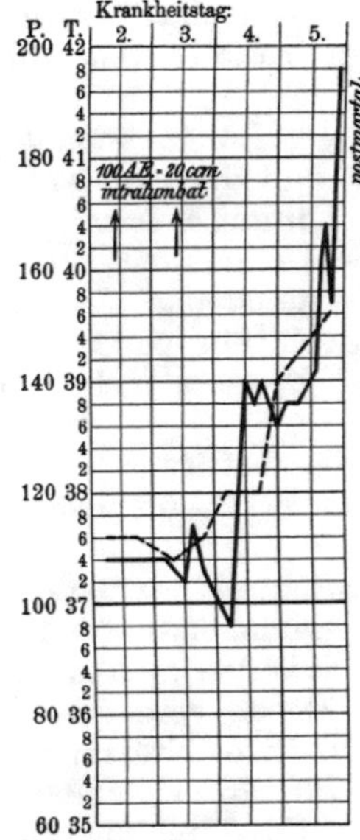

Abb. 217. Alb. Thiele, 34 Jahre. Tetanus. Inkubationszeit 10 Tage. Gestorben. Starke postmortale Temperatursteigerung.

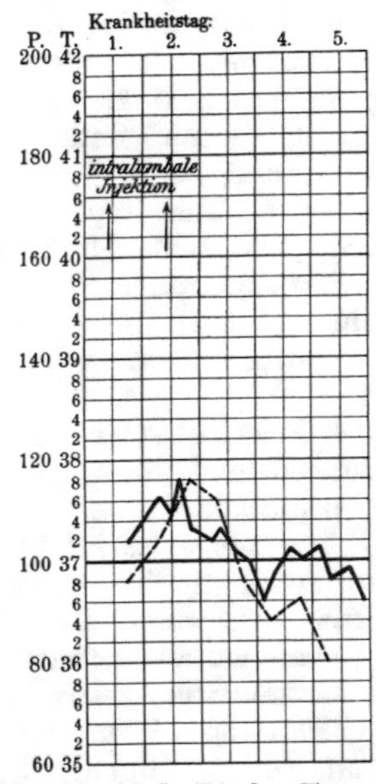

Abb. 218. Rob. Bieck. Tetanus. Inkubationszeit 14 Tage. 2 × 100 Antitoxin-Einheiten = je 20 ccm Tetanusserum intralumbal injiziert. Auf die Wunde Trockenserum gepulvert. Geheilt.

setzt. Bemerkenswert ist noch die Beobachtung von Halban, bei welcher der Tetanus fast nur auf eine Körperhälfte beschränkt war. Ich konnte Derartiges nie beobachten.

Die Sensibilität ist in den meisten Fällen normal. Mitunter soll die Tast- und Temperaturempfindung etwas herabgesetzt sein. Die Sehnenreflexe sind stark gesteigert, besonders die Patellar- und Achillessehnenreflexe. Manchmal läßt sich Fußklonus auslösen; das Phänomen verursacht dem Kranken lebhafte Schmerzen. Die Hautreflexe sind häufig gesteigert. Die Bauchdeckenreflexe sind infolge der starken Spannung der Bauchdecke oft nicht auszulösen.

Die Temperaturverhältnisse sind sehr wechselnd. Ich habe schwere Fälle bis zum Tode mit völlig normaler Temperatur verlaufen sehen. Meist findet man im Beginn der Krankheit mäßige Temperaturen (um 38°), die dann bei schweren Fällen weiter ansteigen und kurz ante exitum oft hyperpyretische Werte annehmen, vermutlich infolge der Lähmung wärmeregulierender Zentren, ganz ähnlich wie bei der Lyssa. Nach dem Tode findet in vielen Fällen noch eine weitere Steigerung der Temperatur statt, so daß Werte von 43 und 44° erreicht werden. Solche postmortale Hyperpyrexie kann auch in Fällen beobachtet werden, die bis zum Tode normale Temperatur zeigten.

Der Puls, der zu Beginn der Krankheit oft noch normal ist, steigt dann entsprechend der Temperatur auf höhere Werte; Zahlen von 120—150 sind nicht selten. Namentlich während der Anfälle ist die Frequenz stark erhöht. In schweren Fällen zeigt sich bisweilen Arhythmie als Zeichen beginnender Erschöpfung der Herzkraft.

Die Respiration ist in der Regel erschwert infolge des tonischen Krampfes der Atemmuskeln, die den Brustkorb in Inspirationsstellung fixieren. Namentlich während der oben beschriebenen Anfälle führt diese erhöhte Spannung zu starker Dyspnoe und Zyanose.

Infolge der ungenügenden Durchlüftung der Lunge kommt es leicht zu Sekretstauung und zu diffuser Bronchitis und Bronchopneumonien. Besonders in den Fällen mit Schlingkrämpfen kommt es leicht zu Aspirationspneumonien. Ein recht selten vorkommendes Ereignis ist ein plötzlich auftretender Glottiskrampf, der zu schwerster Dyspnoe und Erstickungserscheinungen führen kann. Sehr gefürchtet ist auch ein plötzlicher Zwerchfellkrampf, der unter zunehmender Dyspnoe und Zyanose nicht selten den Tod herbeiführt.

In der Muskulatur kann es durch die heftigen Krampfzuckungen zu Zerreißungen und Blutungen kommen, so z. B. im Ileopsoras, rectus abdominis, pectoralis.

Die Harnmenge ist infolge der starken Schweißproduktion vermindert, die Entleerung oft durch die Starre der Bauchmuskulatur und den Krampf des Sphinkters erschwert. Der Urin enthält bisweilen Spuren von Albumen, auch Saccharum wurde mitunter in geringer Menge gefunden. Urobilin ist vermehrt. Gesteigerte Ausscheidung von Harnsäure, Kreatin und Kreatinin konnte nicht nachgewiesen werden. Die Harnstoffausfuhr verläuft nach Senator unabhängig von den Krampfanfällen, da durch die erhöhte Muskeltätigkeit der Eiweißzerfall nicht gesteigert wird. Mendl[1]) kommt freilich, auf Grund eines genau untersuchten Falles, neuerdings zu ganz entgegengesetzten Resultaten. Er fand einen vermehrten Zerfall von Körpereiweiß. Der Stuhl ist infolge der tonischen Spannung der Bauchmuskulatur angehalten. Der Appetit bleibt im Beginn der Krankheit meist gut, der Durst ist sehr gesteigert; doch stößt die Ernährung der Kranken per os wegen des Trismus und der häufigen Krampfanfälle auf große Schwierigkeiten oder wird zur Unmöglichkeit infolge von Schlingkrämpfen.

Im Blut wird nach Bennecke[2]) fast regelmäßig eine neutrophile Leukocytose gefunden.

Verlauf. Die schweren Fälle von Tetanus verlaufen ohne Serumbehandlung meist innerhalb weniger Tage letal. Die Starre breitet sich sofort über den ganzen Körper aus, so daß oft schon am ersten Tage sämtliche Erscheinungen ausgeprägt sind, und die Anfälle sind durch ihre Dauer, Häufigkeit und Schwere ausgezeichnet. Aber auch schwere Fälle können, namentlich bei sachgemäßer Serumbehandlung, in Heilung ausgehen. Man kann sagen,

---

[1]) Mendl in Zeitschr. f. klin. Med., 1908, Bd. LXV.

[2]) Bennecke in Mitteilungen aus den Grenzgeb. d. Med. u. Chir., 1912, Bd. 24.

daß sich die Chancen auf Heilung bessern, wenn seit Beginn des Trismus bereits eine Woche verstrichen ist. Die Mehrzahl der Fälle dauert 2—7 Wochen. In unglücklichen Fällen tritt der Tod gewöhnlich unter den Zeichen der Atemlähmung während eines Anfalles ein; in anderen Fällen gehen die Kranken an Herzlähmung zugrunde. Bei protrahiert verlaufenden Fällen ist zuweilen eine komplizierende Bronchopneumonie die Todesursache. In manchen Fällen von starkem Trismus und Schlingkrämpfen trägt auch die ungemein erschwerte Nahrungszufuhr dazu bei, die Prognose zu verschlechtern und eine allmähliche Erschöpfung herbeizuführen. In den in Heilung ausgehenden Fällen bleiben zunächst die Anfälle aus. Dann schwindet allmählich die Spannung in den unteren Extremitäten und in der Rumpfmuskulatur; am längsten hält sich die Spannung der Gesichtsmuskeln. Bei der leichteren Form des Tetanus treten alle Erscheinungen von vornherein milder auf und breiten sich langsamer aus; bisweilen ist die Krankheit nur durch Krampf der Kau-, Gesichts- und Nackenmuskeln gekennzeichnet, während tonische Krämpfe in den Rumpfmuskeln nur angedeutet oder gar nicht vorhanden sind. Der Kranke kann schon nach wenigen Tagen genesen sein. Da aber aus einem leichten Fall plötzlich immer noch ein schwerer werden kann, so empfiehlt es sich, mit der Prognosestellung vorsichtig zu sein.

Auch Tetanusrezidive kommen zur Beobachtung. So berichtete Sick von einem Fall, der mit Pausen von 6 Wochen dreimal an Tetanus erkrankte. Ursache sind in solchen Fällen wahrscheinlich zurückgebliebene lebensfähige Sporen.

Die **Prognose** ist in jedem Fall von Tetanus ernst. Vor der Serumbehandlung betrug die Mortalität ca. 80—90%; in welcher Weise sie durch die spezifische Behandlung beeinflußt wird, soll später erörtert werden. Im allgemeinen gilt als ein vielfach bestätigtes Gesetz die von Rose aufgestellte Beobachtung: je länger die Inkubationszeit, desto besser die Prognose und umgekehrt. Rose berechnet, daß 91% aller Fälle gestorben sind, die in der ersten Woche nach der Verletzung an Tetanus erkrankten, 82,3% von denen, die erst in der zweiten Woche nach der Infektion erkrankten und 50% von denen, deren Inkubationszeit länger als zwei Wochen betrug.

Nachkrankheiten. Zuweilen bleiben dauernde Verkürzungen einzelner Muskelkruppen noch jahrelang zurück, z. B. Kieferklemme (de Brun), Risus Sardonicus (Grober); durch Verkürzung der Rekti und des Diaphragma kam es in einem Fall von Schudorff zu Kyphose der Brustwirbelsäule. In der Rekonvaleszenz beobachtete Romberg neuritische Erscheinungen in den Beinen.

Besondere Verlaufsarten des Tetanus. Der Tetanus puerperalis unterscheidet sich in seinem Verlaufe nicht von dem eines schweren Tetanus traumaticus. Er kommt zustande durch die Infektion der Geburtswunden mit Tetanusbazillen. Versuche, einen kriminellen Abort einzuleiten, aber auch manuelle Eingriffe bei der Entbindung können dazu Veranlassung geben. Es gelingt in solchen Fällen meist unschwer, aus den Lochien Tetanusbazillen zu isolieren. Die Prognose ist meist ungünstig.

Dasselbe gilt vom Tetanus neonatorum, der durch die Infektion der Nabelwunde verursacht wird. Unsaubere und unhygienische Verhältnisse begünstigen das Zustandekommen dieser gefährlichen Wundinfektionskrankheit. Man beobachtet sie deshalb häufiger in den ärmeren Bevölkerungsschichten. Häufiger als bei uns in Europa tritt der Tetanus neonatorum in den Tropen auf. So gehen in Cayenne 10—25% aller von Negern gezeugten Kinder daran zugrunde. Der Tetanus neonatorum tritt am häufigsten am Ende der ersten und Anfang der zweiten Lebenswoche auf, da unter normalen Verhältnissen in vier oder fünf Tagen die Nabelschnur abfällt und die Stelle bis zu ihrer Überhäutung, also bis zum Ende der zweiten Woche eine offene Wunde darstellt. Das charakteristische Anfangssymptom besteht darin, daß die an die Mutterbrust gelegten Kinder plötzlich die Kiefer zukneifen, die dazwischenliegende Warze pressen und dann loslassen, ein Zeichen des beginnenden Masseterkrampfes. Sie sind dann nicht mehr zum Trinken zu bewegen. Bald stellt sich auch die charakteristische Gesichtsverzerrung ein, der Mund tritt oft rüsselartig vor und nun breitet sich, gesetzmäßig fortschreitend, der tonische Krampf auf Rücken-, Bauch- und Extremitätenmuskeln aus. Die Exazerbation dieser Muskelstarre, die plötzlich einsetzenden kurzen Stöße können beim Tetanus neonatorum eine außerordentlich große Häufigkeit erreichen. Die Prognose ist schlecht; die Kinder gehen im Verlaufe von 3—4 Tagen, mitunter schon am zweiten Tage, zugrunde.

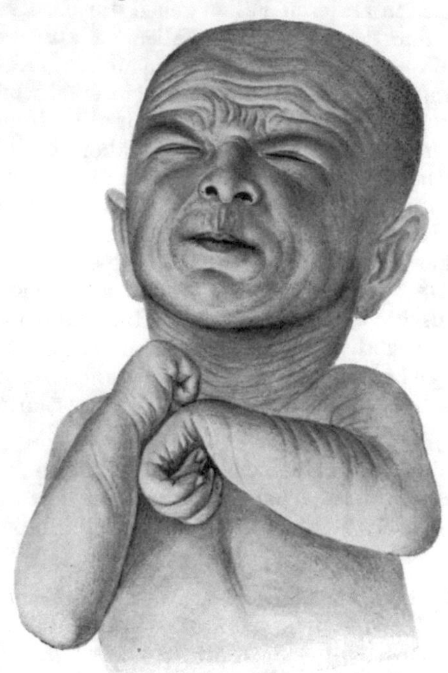

Abb. 219. Tetanus neonatorum. (16 Tage alter Säugling, nach Knöpfelmacher.)

Der Tetanus facialis ist eine von Rose aufgestellte Form des Tetanus, die man bei Kopfverletzungen beobachtet. Sie ist vor allem dadurch ausgezeichnet, daß zuerst eine Lähmung des Fazialis auf der Seite des Sitzes des Traumas eintritt. Eine weitere Besonderheit besteht darin, daß hier mit Vorliebe Schlingkrämpfe auftreten. Rose betont die verhältnismäßig längere Dauer, sowie den leichteren Verlauf der Erkrankung.

Außer diesen nach ihrem Ausgangspunkte verschiedenen Formen findet man bisweilen Fälle, bei denen trotz aller Nachfragen und Nachforschungen es unmöglich ist, die Eintrittspforte nachzuweisen. Man nannte solche Fälle früher Tetanus idiopathicus oder rheumaticus und führte sie meist auf Erkältung zurück, ohne sich über die Ursache klar zu sein. Auch diese Formen sind sicherlich bedingt durch eine Infektion mit Tetanusbazillen, mögen sie nun durch eine ganz geringfügige, der Kenntnis des Kranken und unserer Untersuchung entgangene Verletzung eingedrungen und in benachbarten Lymphdrüsen deponiert oder zunächst latent in der Narbe verblieben sein, oder mögen sie ihren Weg durch die katarrhalisch affizierten Schleimhäute genommen haben. Zweifellos werden Tetanussporen häufig mit Straßenstaub eingeatmet, und so besteht die Möglichkeit, daß sie auf der durchgängig gewordenen Schleimhaut der Tonsillen oder Bronchien oder an einer exkoriierten Stelle der Nasenschleimhaut unter der Mitwirkung von Begleitbakterien zur Infektion führen. Daß Erkältungen, Durchnässungen, Erschütterungen, ferner gewisse Krankheiten wie Angina, Diphtherie u. dgl. und andere Momente, die früher als Ursache der Krankheit angesprochen wurden, das Zustandekommen des Tetanus begünstigen können, ist möglich, weil dadurch die allgemeine Widerstandsfähigkeit des Körpers herabgesetzt wird. Die Hauptsache bleibt aber natürlich immer die Infektion mit den spezifischen Erregern.

Diagnose. Die Diagnose des Tetanus ist auf der Höhe der Entwicklung des Krankheitsprozesses wegen der dauernden Muskelstarre leicht zu stellen. In seinem ersten Beginn oder in Fällen, die sich auf einen Krampf der Kaumuskeln und der Gesichts- und Nackenmuskulatur beschränken, können bei der Abwägung der Diagnose Zustände in Betracht kommen, die ebenfalls mit einem Kinnbackenkrampf einhergehen: schwere Anginen, Zahnerkrankungen, Zungenentzündungen, Parotitis und Entzündungen des Kiefergelenkes führen gelegentlich zu einer Kieferklemme, die sehr an Tetanus erinnert. Die Überlegung, daß beim Starrkrampf außer dem Trismus meist noch andere tonische Krämpfe der Gesichtsmuskeln und Nackenmuskeln bestehen, wird im Einzelfalle entscheiden.

Zu einer Verwechslung mit Meningitis cerebrospinalis kann die Starre der Nacken- und Rückenmuskeln Veranlassung geben. Das Fehlen der zerebralen Störungen, der Kopfschmerzen, des Erbrechens, der Bewußtseinstrübung, sowie die Abwesenheit von Hauthyperästhesie, Herpes und Pupillenveränderungen und das Vorhandensein der gesteigerten reflektorischen Erregbarkeit werden jedoch für Tetanus sprechen.

Manche Erscheinungen der Lyssa erinnern lebhaft an den Starrkrampf, so besonders die gesteigerte Reflexerregbarkeit und die Schlingkrämpfe. Dagegen fehlt bei der Lyssa die tonische Muskelstarre in den Pausen zwischen den einzelnen Anfällen. Auch sprechen die psychischen Exaltationszustände und das Fehlen des Trismus gegen Tetanus.

Große Ähnlichkeit mit dem Bilde des Wundstarrkrampfes hat auch die Strychninvergiftung. Wichtig ist hier vor allem die Anamnese. Ferner ist zu überlegen, daß bei der Strychninvergiftung von vornherein gesteigerte Reflexerregbarkeit vorhanden ist, daß die Krämpfe in den Extremitäten, namentlich in den Händen im Vordergrunde stehen, daß zwischen den Krampfanfällen völlig krampffreie Pausen vorhanden sind, und daß der ganze Sturm der Krampferscheinungen in wenigen Stunden vorüberbraust, so daß eine schnelle Entscheidung herbeigeführt wird, ob die Intoxikation mit Genesung oder Tod endet.

Schließlich können mitunter auch tonische Krämpfe bei Hysterie den Gedanken an Tetanus aufkommen lassen. Das Vorhandensein hysterischer Stigmata, das Fehlen der tonischen Starre in der anfallsfreien Zeit werden schnell den richtigen Fingerzeig für die Diagnose geben.

Bakteriologische Methoden zur Sicherung der Diagnose Tetanus. Um die klinische Diagnose Tetanus zu erhärten, sind verschiedene Wege gegeben: Erstens der Nachweis der Bazillen im Wundsekret, zweitens der Nachweis des Tetanustoxins im Blut oder in der Cerebrospinalflüssigkeit des Kranken. Im Wundsekret kann man die Tetanusbazillen durch Züchtung oder durch den Tierversuch nachweisen. Die direkte mikroskopische Untersuchung führt nur selten zum Ziele, da die Bazillen nur sehr spärlich in der Gewebsflüssigkeit enthalten sind. Bei der Züchtung aus Wundsekret gilt es vor allem, die vorhandenen Tetanusbazillen vor der Überwucherung von Begleitbakterien zu schützen. Dazu verhilft uns die große Widerstandsfähigkeit ihrer Sporen. Man bringt Gewebssaft der Wunde oder kleine exzidierte Gewebsstückchen in Traubenzuckerbouillon, die zum Zwecke des Sauerstoffabschlusses mit Paraffin oder sterilem Öl überschichtet und für 24 Stunden im Brütschrank bei 37° gehalten wird, um eine Anreicherung zu erzielen. Dann werden durch Erhitzen der Kulturflüssigkeit auf 70° alle vegetativen Formen abgetötet und es bleiben nur die widerstandsfähigen Tetanussporen zurück. Verimpft man dann Teile der Kulturflüssigkeit auf Traubenzuckeragar, so wächst eine Reinkultur von Tetanusbazillen. Einfacher und aussichtsreicher ist es, das Wundsekret bei einer Anzahl von Mäusen an der Schwanzwurzel zusammen mit einer kleinen Menge sterilen Bimssteinpulvers unter die Haut zu verimpfen. Die Auslösung der charakteristischen Tetanuserscheinungen nach 2—3 Tagen sichert dann die Diagnose.

Der Nachweis der Tetanusbazillen im Blut und Cerebrospinalflüssigkeit wird ebenfalls durch den Tierversuch erbracht, indem man etwa 1—2 ccm des Materials Meerschweinchen subkutan einverleibt.

Pathologische Anatomie. Der pathologisch-anatomische Befund ist beim Tetanus völlig negativ, außer bei Fällen, die infolge von Komplikationen, wie Bronchopneumonie, Lungenödem u. dgl., zugrunde gegangen sind. Die feineren mikroskopischen Veränderungen, die von Goldscheider und Flatau mittelst der Nißlmethode an den Ganglienzellen des Zentralnervensystems gefunden wurden, sind nicht spezifisch, sondern finden sich auch bei anderen Krankheiten, Vergiftungen mit Strychnin, Aalgift usw.

Prophylaxe. Die sorgfältige Reinigung und Desinfektion jeder Wunde ist eine so selbstverständliche Handlung, daß sie nicht unter den prophylaktischen Maßnahmen zur Verhütung des Tetanus beschrieben zu werden braucht. Wo tetanusverdächtiges Material mit der Wunde in Berührung gekommen ist, erhebt sich die Forderung der prophylaktischen Serumbehandlung. Da Tetanusbazillen in großer Menge im Darm unserer Haustiere vegetieren, so findet man Tetanussporen überall dort, wo Fäkalien hingelangen, also in Gartenerde, Dünger, Straßenstaub etc. Bei dem Verdacht einer Tetanusinfektion, also bei Verletzungen mit Holzsplittern, mit einer Mistgabel oder bei Verunreinigungen mit Mist und Straßenstaub muß in die Umgebung der infizierten Wunde Tetanusserum eingespritzt werden (20 A.-E.). Auch empfiehlt es sich, die Wunde selbst mit trockenem Tetanusserum zu bestreuen. Nach Marx sind während der Expedition in China bei den deutschen Truppen durch prophylaktische Serumbehandlung aller mit Straßenstaub infizierten Wunden Tetanuserkrankungen völlig verhütet worden, obgleich die Krankheit in jenem Lande sehr häufig zur Beobachtung kommt. Auch bei Schußwunden ist die prophylaktische Antitoxinbehandlung anzuraten, da nicht selten in den Filzpfropfen der Patronen und Platzpatronen Tetanussporen enthalten sind.

Die Behandlung des Wundstarrkrampfes hat im wesentlichen drei Aufgaben:

1. Die Tetanuskeime womöglich schon an der Eintrittspforte zu beseitigen;
2. zu verhindern, daß das Tetanusgift bis ans Zentralnervensystem gelangt und dort fest verankert wird;
3. die gesteigerte reflektorische Erregbarkeit herabzusetzen.

Die Beseitigung der Tetanusbazillen an der Eintrittspforte macht schon deshalb manchmal Schwierigkeiten, weil beim Ausbruch der tetanischen Erscheinungen nicht mehr mit Sicherheit zu erkennen ist, wo der Ausgangspunkt der Infektion war. Die kleinen Wunden oder Risse, die als Eintrittspforte gedient haben, sind dann bereits verheilt. In den meisten Fällen freilich ist die Wunde noch vorhanden und muß dann energisch mit Ätzmitteln (rauchender Salpetersäure) oder mit dem Paquelin behandelt werden. Sicherer ist die Exzision der Wunde, weil einzelne Tetanusbazillen, die in Falten und Buchten versteckt sind, der Vernichtung entgehen können. Ausgedehnte Exzisionen sind zum Zwecke der Entfernung der Tetanuskeime nicht erforderlich, da wir wissen, daß sie sich nur in der Wunde selbst vermehren. Mit der früher empfohlenen Amputation ganzer Glieder geht man natürlich erst recht zu weit. Handelt es sich freilich um einen Tetanus puerperalis, bei dem man im Uterus die spezifischen Keime nachweisen kann, so würde ich auch heute noch zur Entfernung des Uterus raten, da hier eine sichere Vernichtung der spezifischen Keime auf andere Weise kaum durchzuführen ist.

Spezifische Therapie. Die spezifische Behandlung besteht beim Tetanus in der Einführung eines antitoxischen Serums, das die von den Tetanusbazillen produzierten Toxine zu binden vermag. Wir wissen, daß die spezifischen Erreger beim Wundstarrkrampf meist nicht selbst ins Blut eindringen, sondern in der infizierten Wunde ein Toxin abgeben, das von hier aus ins Zentralnervensystem gelangt.

Das an der Eintrittspforte produzierte Toxin geht also ins Rückenmark und Gehirn und wird dort an den motorischen Ganglienzellen fest verankert. Die Hauptstraße, auf der das Gift in das Zentralnervensystem vordringt, sind die peripherischen Nerven; daneben spielt aber auch der Blut- und Lymphweg eine nicht unbeträchtliche Rolle. Die Aufgabe der antitoxischen Serumbehandlung besteht aber darin, zu verhindern, daß Toxin in größerer Menge zu den motorischen Zellen des Gehirns und Rückenmarks gelangt, d. h. also auf dem Wege dorthin möglichst viel Toxine abzufangen, und zweitens zu versuchen, dort, wo eine Bindung zwischen Körperzelle und Toxin bereits zustande gekommen ist, diese Bindung zu sprengen.

Je früher wir mit der Serumtherapie einsetzen, desto besser wird der Erfolg sein, denn desto leichter ist es, der ersten Aufgabe gerecht zu werden. Nur dort vermag das eingespritzte Antitoxin das Toxin zu neutralisieren, wo es in ausgiebige Berührung mit ihm kommt. Da nun aber das Toxin auf dem Nervenwege zum Zentralnervensystem vordringt, während das Antitoxin nur in Blut- und Lymphbahnen kreist, nicht aber in das Nervensystem einzudringen scheint, so ist das Toxin am besten erreichbar, wenn es noch im Blute kreist und noch nicht an der Nervensubstanz verankert ist. Von großem Interesse sind für diese Frage die Versuche von Meyer und Ransom. Dabei wurde einer Katze intravenös Antitoxin einverleibt und nachträglich in den Ischiatikus Toxin eingespritzt, wobei sorgfältig verhindert wurde, daß Toxin aus den Nerven austrat und etwa auf anderem Wege zur Resorption gelangte. Obgleich ein enormer Überschuß von Antitoxin im Blute kreiste erkrankte das Tier an Tetanus. Die zweite Aufgabe, die Bindung des Giftes an lebenswichtige Zellen eventuell noch zu sprengen, ist weniger denkbar. Das lehren schon die klassischen Versuche von Dönitz: Einer Reihe von Kaninchen wurde die gleiche Menge Toxin in eine Ohrvene gespritzt und in die andere Ohrvene nach verschiedenen Zeiten Antitoxin. Bei Verwendung großer Toxinmengen (12fach letale Dosis) war es nötig, um die Tiere am Leben zu erhalten, bei einem Zeitintervall von 4 Minuten zwischen Toxin- und Antitoxininjektion bereits das 2fache, von 8 Minuten das 6fache, von 1 Stunde das 24fache jener Antitoxindosis zu injizieren, die im Anfang erforderlich war, um das Tier vor der Vergiftung zu retten. Bei kleineren Toxinmengen (2fach letale Dosis) konnten die Tiere noch nach 20 Stunden gerettet werden, aber nur noch mit der 3000fachen Antitoxindosis. Bei mit Sporen infizierten Tieren, die bereits tetanische Erscheinungen zeigten, konnte Dönitz nur die Hälfte durch große Serumdosen retten.

Die Herstellung eines antitoxischen Tetanusserums geschah zum ersten Male durch Behring und Kitasato. Es wird durch Immunisierung von Pferden mit dem Toxin der Tetanusreinkulturen gewonnen. Als Toxineinheit wird diejenige Menge eines Tetanusgiftes bezeichnet, welche die tödliche Dosis für 40 Millionen Mäusegewicht darstellt. Eine Tetanus-Antitoxineinheit

(A.-E.) ist diejenige Menge eines Tetanusserums, welche im stande ist, eine Toxineinheit zu neutralisieren. Die gebräuchlichsten Sera sind folgende:

1. Das Tetanusserum der Höchster Farbwerke. Das flüssige Tetanusantitoxin Höchst kommt als Heildosis zu 20 ccm = 100 A.-E. in den Handel und als prophylaktische Dosis zu 20 A.-E. Sehr empfehlenswert ist auch das von derselben Fabrik abgegebene Trockenserum zu 100 A.-E. Da das flüssige Serum nicht unbegrenzt haltbar ist und in eiligen Fällen oft unnötig viel Zeit mit der Beschaffung frischen Serums vergeht, so ist es ratsam, solches Trockenserum vorrätig zu halten, das dann bei Bedarf nur in physiologischer Kochsalzlösung aufgelöst zu werden braucht und ein guter Ersatz für ein frisch bezogenes flüssiges Serum ist. Zur Auflösung des 100 A.-E. enthaltenden Pulvers sind 4—5 ccm steriler Kochsalzlösung erforderlich. Als Streupulver für infizierte Wunden wird es zu 20 A.-E. abgegeben.

2. Die Präparate des Behringwerkes in Marburg a. d. Lahn. Das Tetanusserum wird hier in genau derselben Dosierung wie die eben genannten Präparate sowohl in flüssiger als auch in fester Form abgegeben.

3. Das Tizzoni-Cattanische Serum, hergestellt bei Merck in Darmstadt.

Anwendung. Wenn wir möglichst viel Tetanusgift auf dem Wege von der Wunde zum Zentralnervensystem abfangen wollen, so wird es sich empfehlen, in die Umgebung der Wunde subkutan oder intramuskulär Serum zu injizieren und außerdem das im Blute kreisende Gift durch intravenös einverleibtes Antitoxin zu neutralisieren. Ist das Gift erst ins Zentralnervensystem gelangt, so wird weder die subkutane noch intravenöse Einverleibung des Antitoxins wesentliche Wirkung haben, weil das Zentralnervensystem vom Blut her kein Antitoxin aufnimmt. Selbst nach den größten intravenös gegebenen Dosen von Antitoxin finden sich im Liquor cerebrospinalis nur Spuren. Man wird deshalb versuchen, durch intralumbale Einführung des Serums auch diejenigen Toxinmengen zu treffen, die bereits ins Zentralnervensystem gelangt sind. Ob das freilich gelingt ist nach Meyer und Ransom zweifelhaft, da es nur dann in die Nervensubstanz gelangen soll, wenn es direkt in dieselbe gespritzt wird. Immerhin scheint mir, nach meinen klinischen Erfahrungen, die intralumbale Injektion am empfehlenswertesten.

Die alte Form der Anwendung des Serums, die subkutane Methode, hat, allein angewendet, keine absolut günstigen Resultate gezeitigt. Wie die Statistiken lehren, lagen die Verhältnisse in der Vorserumzeit so, daß Fälle mit langer Inkubationszeit (14—28 Tage) nicht selten mit dem Leben davonkamen, während Kranke mit kurzer Inkubationszeit (bis acht Tage) in der Regel starben. Dasselbe Verhältnis war auch nach der Einführung des Serums bei der alleinigen Anwendung des subkutanen Injektionsverfahrens zu konstatieren. Ein auffälliges Sinken der Gesamtmortalität tritt nicht ein. Die zweifelhaften Erfolge der subkutanen Einverleibung beim ausgebrochenen Tetanus erklären sich zum Teil aus der langsamen Resorption des unter die Haut gespritzten Serums, zum Teil daraus, daß das Antitoxin gerade ins Nervensystem, also dorthin, wo seine Wirkung beim ausgebrochenen Tetanus am meisten erwünscht ist, nur in sehr geringer Menge gelangt. Eine schnellere Resorption des Serums kann durch intramuskuläre und intravenöse Einverleibung erzielt werden. Aber diese Methoden treffen lediglich das im Blute kreisende, oder noch in der Umgebung der Wunde befindliche Toxin, während gerade an die am meisten beschädigten Zentren in Gehirn und Rückenmark nur wenig Antitoxine gelangen.

Man kombiniert deshalb die intramuskuläre Anwendung des Tetanusserums vielfach mit der intralumbalen Injektion, die von Blumenthal und Jacob empfohlen wurde. Die subkutane Anwendung bleibt für prophylaktische Zwecke reserviert, wo sie von besten Resultaten begleitet ist.

Die Technik der intralumbalen Serumbehandlung ist folgende:

Zunächst wird eine regelrechte Lumbalpunktion vorgenommen und so viel Spinalflüssigkeit abgelassen, als man nachher Serum einzuspritzen beabsichtigt, also etwa 20 ccm. Dann wird die Punktionsnadel durch einen 4 cm langen Gummischlauch mit der vorher gefüllten Luerschen Glasspritze verbunden und das auf Körpertemperatur erwärmte Serum langsam injiziert. Man gibt in der Regel 20 ccm = 100 A.-E. Die Technik dieses Verfahrens ist manchmal nicht ganz einfach. Der Tetanuskranke liegt meist mit stark opisthotonisch gebogenem Rücken da, so daß man die für die Lumbalpunktion nötige Fiedelbogenstellung des Rückens, wobei Kinn und Knie sich nähern sollen, nicht erreichen kann. Auch treten oft schon bei den Vorbereitungen zu dem Eingriffe oder bei der Punktion selbst heftige Krämpfe auf, bei denen der Opisthotonus noch hochgradiger wird. Ich rate deshalb, in den Fällen mit großer Reflexerregbarkeit vor der Ausführung der Injektion eine Chloroformnarkose vorzunehmen. Freilich ist dabei zu bedenken, daß die Narkose für einen Tetanuskranken keineswegs gleichgültig ist, da während des Exzitationsstadiums Krämpfe auftreten können. Will man keine Narkose vornehmen, so muß vorher wenigstens eine Dosis Chloralhydrat, 2 g per Clysma, und etwas Morphium, 0,01, gegeben werden.

Ich spritze als erste intralumbale Dosis 20 ccm = 100 A.-E. ein und wiederhole diese Dosis täglich oder einen um den anderen Tag, solange noch häufige tonische Krampfanfälle und Spasmen vorhanden sind. Oft genügt eine Injektion, in schweren Fällen sind bisweilen 3—5 Injektionen und noch mehr erforderlich. Während der Injektion wird meist vom Kranken über Schmerzen in den Beinen geklagt. Diese Schmerzen, die durch Reizung der austretenden Nervenwurzeln bedingt werden, gehen meist schnell vorüber. Nach der Injektion wird das Fußende des Bettes durch Klötze hochgestellt, damit das Serum auch die höheren Teile des Rückenmarkkanales bespült. Etwa auftretende Kopfschmerzen werden mit Morphium bekämpft.

Gleichzeitig mit der intralumbalen Behandlung gebe ich täglich in die Umgebung der infizierten Wunde intramuskulär je 100 A.-E., um möglichst viel Toxin abzufangen, und spritze in den ersten Tagen noch 1—2 mal je 20 ccm = 100 A.-E. intravenös ein, um das im Blute kreisende Toxin zu neutralisieren. Die Wunde selbst wird mit Trockenserum bestreut, nachdem sie vorher in der oben besprochenen Weise desinfiziert und gereinigt worden ist.

Die endoneurale Serumbehandlung rechnet mit der Tatsache, daß ein großer Teil des Tetanusgiftes nach den Tierversuchen von Meyer und Ransom auf dem Wege der peripherischen Nervenbahnen am Achsenzylinder entlang ins Zentralnervensystem gelangt. Es wird also vorgeschlagen, den in der Nähe der infizierten Wunde gelegenen großen Nervenstamm freizulegen und das Serum in den Nerven zu injizieren. Einzelne Erfolge werden darüber berichtet. Die Methode ist im ganzen wegen der Umständlichkeit und Schmerzhaftigkeit wenig beliebt, auch genügt sie keineswegs als alleiniges Injektionsverfahren. Um das im Blute kreisende Toxin zu treffen und eventuell auch auf das Zentralnervensystem einzuwirken, muß gleichzeitig auch intravenös oder intralumbal injiziert werden.

Der Vollständigkeit halber sei noch die intracerebrale Einführung des Serums erwähnt, bei der man nach Trepanation des Schädels Antitoxin in die Gehirnsubstanz einspritzt. Ich halte die Methode nicht für hinreichend begründet. Die Symptome des Tetanus werden in der Hauptsache durch die Schädigungen der Zellen in der Medulla oblongata hervorgerufen, so daß die Einspritzung ins Gehirn keinen wesentlichen Einfluß auf die Krankheit haben kann. Die Erfolge sind denn auch wenig ermutigend, so daß der Eingriff jetzt nur noch selten vorgenommen wird.

Die zweckentsprechendste Serumbehandlung des Tetanus ist die Kombination der intralumbalen Injektionsmethode mit der intramuskulären. „Il ne fut pas de donner l'antitoxine, il faut la mettre au bon endroit" (Roux und Borell). Ich würde in jedem Falle von Tetanus zunächst die intralumbale Einspritzung von 100 A.-E. machen, die dann eventuell noch mehrfach zu wiederholen ist und gleichzeitig intramuskulär in die Umgebung der Wunde täglich 100 A.-E. injizieren.

Eventuell können in den ersten Tagen der Behandlung noch 1—2 intravenöse Injektionen von je 20 ccm Serum gemacht werden.

Die Erfolge der Antitoxintherapie sind nicht so glänzende wie bei der Diphtheriebehandlung. Während von unbehandelten Fällen etwa 80% starben, ist die Mortalität bei behandelten Tetanuskranken durchschnittlich noch 45%. Der Grund liegt darin, daß oft schon zuviel Toxin an die Ganglienzellen verankert ist, das selbst durch große Serumdosen nicht mehr losgerissen

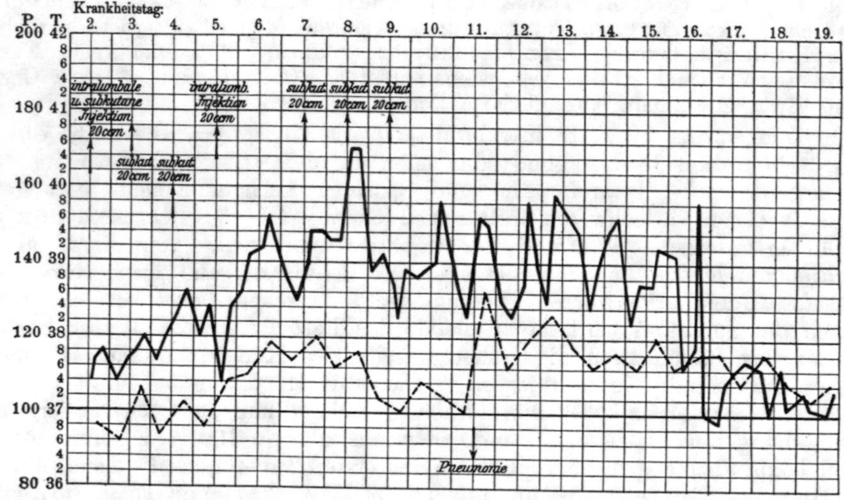

Abb. 220. Theod. Pritzkan, 49 Jahre. Tetanus nach Quetschwunde am Zeigefinger, kompliziert mit Bronchopneumonie. Inkubationszeit 14 Tage, Trismus, Schluckbeschwerden. Opisthotonus. Starke Spasmen in den Beinen. 2mal intralumbale und 6mal subkutane Seruminjektionen (je 100 Antitoxin-Einheiten = 20 ccm). Bei den wegen starken Opisthotonus in Narkose ausgeführten lumbalen Injektionen jedesmal im Beginn der Narkose schwerer Krampfanfall mit Asphyxie. Vom 10. Krankheitstage an Bronchopneumonie im rechten Unterlappen. Geheilt.

werden kann. Je früher und energischer die Serumtherapie in der besprochenen kombinierten Weise durchgeführt wird, desto besser werden die Erfolge sein. Zunächst bessert sich in der Regel der Trismus. Die Zahnreihen können weiter voneinander entfernt werden, so daß die Nahrungsaufnahme leichter wird. Auch das Spannungsgefühl und die Starre der Nackenmuskulatur wird geringer. Etwa vorhandene, schwere, tonische Krampfanfälle nehmen an Intensität ab. Dann lassen allmählich die Spasmen in den Beinen und in der Rückenmuskulatur nach, so daß die Extremitäten wieder frei bewegt werden können. Einige durch Serumbehandlung geheilte Fälle mögen das Gesagte illustrieren.

Symptomatische Behandlung. Die symptomatische Behandlung, die zur Unterstützung der spezifischen Therapie notwendig ist, hat vor allem die Aufgabe, der gesteigerten reflektorischen Erregbarkeit des Kranken Rechnung zu tragen und sie nach Möglichkeit herabzusetzen. Alle äußeren

Reize, die den Patienten irritieren können, sind ihm fernzuhalten. Der Kranke muß in einem ruhig gelegenen Zimmer untergebracht werden, das halb verdunkelt wird. Der Fußboden muß mit Teppichen bedeckt sein, unter die Bettpfosten wird Filz gelegt, um alle Erschütterungen zu vermeiden. Äußerste Beschränkung des Besuches, leises Sprechen und Hantieren ist geboten. Alle Verrichtungen am Kranken sind leise und behutsam vorzunehmen, die Ernährung ist flüssig: Milch, Kakao, Gelbeier mit Zucker und Wein, Beeftea; daneben kalter Tee, Limonaden, keine kohlensäurehaltigen Getränke, die leicht Regurgitationen machen und Schluckkrämpfe auslösen. Trotz dem Trismus kann man meist den Kranken sehr gut per os ernähren. Dazu empfehlen sich aber nicht die bekannten Schnabeltassen aus Porzellan, die bei einem plötzlichen Anfall leicht zerbissen werden können. Geeigneter ist vielmehr die Ernährung aus einer Flasche mit Gummipfropfen, aus der sich der Kranke die Nährflüssigkeit heraussaugt.

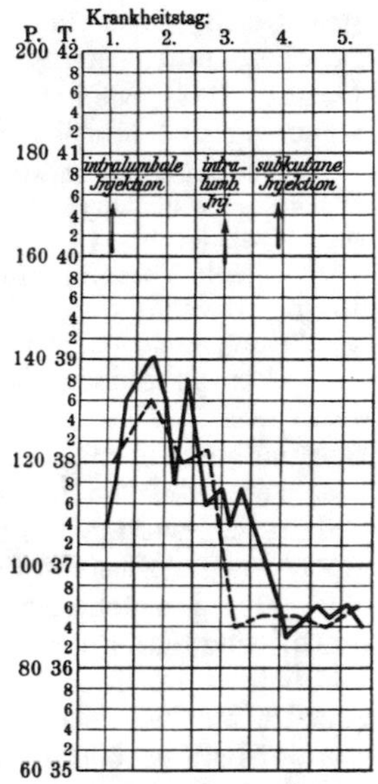

Abb. 221. Arthur Adolpf, 9 Jahre. Tetanus. Starker Trismus, Opisthotonus-Nackenstarre. Viel Anfälle. Inkubationszeit: 7 Tage. 2mal intralumbale Injektion von 100 Antitoxin-Einheiten = 20 ccm und 2mal subkutan dieselbe Dosis. Geheilt.

Bestehen **Schlingkrämpfe**, so verzichtet man für ein paar Tage lieber ganz auf die Ernährung per os, um Schluckpneumonien zu verhüten und gibt Nährklystiere und hohe Wassereinläufe in den Darm. Daneben sind subkutane Kochsalzinfusionen anzuraten, um dem Wasserbedürfnis zu genügen. Auch die subkutane Infusion sterilen Öles (bis 200 g) ist wegen der hohen damit einverleibten Kalorienzahl geeignet, um die Kräfte zu erhalten.

Die Gelegenheit der zur intralumbalen Serumbehandlung vorgenommenen Narkose kann man auch mit Vorteil benutzen, um die Schlundsonde einzuführen und eine genügende Menge Nährflüssigkeit: Milch, geschlagene Eier mit Wein usw. einzuverleiben.

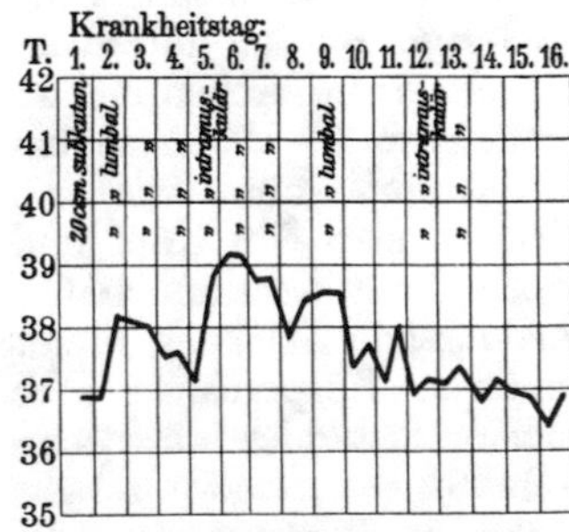

Abb. 222. Tetanus Traumatikus. 20jährige Patientin. Inkubationszeit 8 Tage. Starker Trismus. Opisthotonus. Häufige tonische Zuckungen. Geheilt durch intralumbale Seruminjektion.

Die von manchen Autoren empfohlenen **heißen Bäder** sind bisweilen von gutem Einfluß auf die Muskelstarre, doch ist dabei äußerste Vorsicht am Platze, weil jede Erschütterung des Kranken Krampfanfälle auslösen kann. Also nur da, wo man den Kranken mit guter Unterstützung direkt aus dem Bett in die Wanne heben kann, sind sie anzuraten. Weniger irritierend für den Kranken und von beruhigender Wirkung sind heiße Packungen von ½-stündiger Dauer.

Um Krampfanfälle zu verhüten, empfiehlt es sich, den Kranken beständig in einem halbsoporösen Zustande zu halten. Dabei schwindet die Starre der Muskulatur, der Trismus wird geringer und der Patient vermag wieder zu schlucken. Am geeignetsten dazu sind **Morphium** und **Chloralhydrat**. Bei der Dosierung muß man sich nach der Zahl der Starrkrampfanfälle richten. Im allgemeinen werden von Tetanuskranken große, selbst die Maximaldosis übersteigende Dosen dieser Mittel sehr gut vertragen. Chloralhydrat gibt man als Klysma oder als Suppositorium 2 g pro die, 3—5 mal täglich, aber auch weit höhere Dosen sind schon wiederholt gegeben und vertragen worden. Auch das Morphium gibt man in großen Dosen, 0,02, mehrmals täglich subkutan. Empfehlenswert ist es, die Anwendung des Morphiums mit der des Chloralhydrats zu kombinieren.

Nicht ganz so sicher wie diese beiden Präparate sind in ihrer beruhigenden Wirkung: das Amylenhydrat, 6—10 g pro die, das Chloraldehyd bis 10 g pro die, das Urethan bis 15 g pro die und das Trional bis 4 g pro die.

Auch Veronal, Medinal (0,5—1,0 in Zuckerwasser), Chloreton (bis 5 g pro die in Olivenöl gelöst, per rectum), Bromkalium (3,0 pro die) können zur Abwechslung gegeben werden.

Bei gehäuften Anfällen ist die Chloroformnarkose sehr wohltuend, die dann am besten gleichzeitig zur intralumbalen Serumbehandlung und zur Schlundsondenernährung mitbenutzt wird. Man muß sich jedoch darüber klar sein, daß auch die Narkose für den Tetanuskranken unter Umständen bedenklich werden kann. Ich verlor dabei einen Patienten an einer plötzlich eintretenden Zwerchfellähmung.

Der Empfehlung des Curarin (0,001—0,1 pro die) als Mittel gegen die motorische Erregbarkeit kann ich mich nicht anschließen, da die Präparate inkonstant in ihrer Wirkung sind und vorher jedesmal erst im Tierversuch geprüft werden müssen. Auch das Physostigminum salicylicum, ein Präparat aus der Kalabarbohne, das zur Behandlung des Tetanus empfohlen wird (0,001 pro die) verwende ich nicht wegen seiner ungünstigen Wirkungen auf Herz und Atmung.

Seit einiger Zeit scheint auch die von Meltzer 1905 empfohlene und von Theodor Kocher in Europa eingeführte Methode der Behandlung des Tetanus mit Magnesiumsulfat Boden zu gewinnen. Magnesiumsulfat bewirkt, intraspinal eingespritzt, eine Erschlaffung der Muskeln, führt zu tiefem Schlaf und allgemeiner Anästhesie, kann aber bei hoher Dosis den Tod durch Lähmung des Atemzentrums herbeiführen. Mit Vorsicht angewendet scheint es nach den Erfahrungen von Blake, Kocher, Arndt u. a. tatsächlich auffällig günstige Wirkungen zu erzielen[1]). Von 22 Fällen sind nach Arndt nur 5 gestorben. Die Tetanusvergiftung wird zwar nicht selbst beeinflußt, aber die erschöpfenden Krämpfe werden unterdrückt, so daß der Organismus Zeit gewinnt, sich selbst durch Antitoxinbildung zu entgiften. Die Einspritzungen können in Intervallen von $1-1^1/_2$ Tagen mehrfach wiederholt werden. Die Wirkung des Magnesiumsulfats kann, wie es scheint, durch die Körperlage modifiziert werden. Lagert man den Kopf und den Oberkörper tief, so daß die Flüssigkeit nach oben fließt, so kann man die kopf- und thoraxerschlaffende, sowie die schlaferzeugende Wirkung erzielen, während umgekehrt nur die Erschlaffung der unteren Körperhälfte herbeigeführt wird. Um die Gefahr des plötzlichen Atemstillstandes abzuwehren, läßt Kocher während des Magnesiumsulfatschlafes Sauerstoff inhalieren und hält eine intramuskuläre Injektion von Atropin 0,001 in Bereitschaft, falls die Herztätigkeit sich in gefahrdrohender Weise verlangsamen sollte. Arndt empfiehlt bei bedrohlicher Atemverlangsamung Auswaschen des Lumbalsackes durch Spinalpunktion und Spülungen mit physiologischer Kochsalzlösung.

Für den praktischen Arzt ist der erwähnten Gefahren wegen die intraspinale Einverleibung des Magnesiumsulfates kaum geeignet, doch kommt ein Versuch mit subkutaner Injektion des Mittels in Betracht, wie ihn Patterson und Arndt empfohlen haben. Man nimmt von einer 10%igen Lösung Magne-

[1]) Literatur vergl. bei Berger in Berl. klin. Wochenschr. Nr. 44, 1913.

siumsulfat 2—4mal täglich 2 ccm. Ich halte diese Methode für geeignet, zusammen mit der intralumbalen Serumbehandlung versucht zu werden und habe selbst in einigen Fällen gute Resultate damit erzielt.

Der Vollständigkeit halber sei noch die Karbolinjektion nach Baccelli erwähnt, die in Italien große Verbreitung als Tetanusmittel besitzt, in Deutschland aber wohl wenig Anhänger hat. Von einer 2 %igen Karbolsäurelösung werden alle 2—3 Stunden 1 ccm subkutan injiziert. Dabei sollen Krämpfe und tonische Starre bald nachlassen, während Intoxikationserscheinungen durch die Karbolsäure völlig fehlen sollen. Von italienischer Seite wird diese Behandlung als eine antitoxische aufgefaßt, da Karbolsäure in vitro nach Kitasatos Untersuchungen ein chemisches Antidot des Tetanusgiftes ist. Es sollen günstige Resultate damit erzielt worden sein. In Deutschland hat die Methode noch nicht genügend Nachprüfungen für ein endgültiges Urteil erfahren.

Literatur siehe bei:

Leyden-Blumenthal, Der Tetanus in Spez. Pathol. u. Ther., herausgeg. von Nothnagel. Wien 1900. — Lingelsheim, Tetanus im Handb. der pathogenen Mikroorganismen, Bd. IV, herausgeg. von Kolle u. Wassermann, Jena. — v. Stenitzer, Tetanus in Kraus u. Brugsch, Spez. Pathol. u. Ther. innerer Krankh., 1913.

Dysenterie (Ruhr).

Die Dysenterie oder Ruhr ist eine infektiöse, meist auf den Dickdarm beschränkte Entzündung der Darmschleimhaut, die mit häufigen, blutig-schleimigen Entleerungen einhergeht.

Geschichtliches. Die Krankheit war schon Hippokrates bekannt. Sie hat sich im Mittelalter in verheerenden Epidemien und Endemien in allen Ländern ausgebreitet und als gefürchtete Geißel kriegführender Heere unzählige Opfer gefordert. Während man früher Durchfälle der verschiedenartigsten Ätiologie unter dem Namen Dysenterie zusammenfaßte, reservierte man diese Bezeichnung mit dem Fortschreiten der pathologisch-anatomischen Kenntnisse im 19. Jahrhundert für die diphtherischen und geschwürigen Erkrankungen der Dickdarm - Schleimhaut. Aber es zeigte sich, dass auch diese Affektionen nicht sämtlich in den Rahmen der Dysenterie paßten. Es gab diphtherische Dickdarmentzündungen bei Quecksilbervergiftung, die nichts Infektiöses an sich hatten; auch bei der Urämie kamen Veränderungen im Dickdarm vor, die als diphtherisch im anatomischen Sinne bezeichnet werden mußten, und schließlich zeigte sich, daß auch die echten infektiösen Ruhrfälle keineswegs immer diphtherische Veränderungen im Dickdarm aufwiesen. Die wichtigsten Tatsachen aber für die genauere Fixierung des Krankheitsbildes der Dysenterie brachten die in der Ära Robert Kochs einsetzenden ätiologischen Forschungen. Koch und Cartulis gelang es, in Ägypten in den breiigschleimigen Entleerungen sowie in der Darmwand der Ruhrkranken Amöben nachzuweisen und durch das Tierexperiment ihre Pathogenität sicherzustellen. Schon vorher hatte Loesch in Petersburg Amöben in den Darmgeschwüren Ruhrkranker beschrieben, ohne jedoch ihren ätiologischen Zusammenhang mit dem Krankheitsprozeß beweisen zu können. Die einwandfreie Feststellung der Amöbenätiologie für die ägyptische Ruhr brachte Cartulis in einer Reihe wichtiger Arbeiten. Seine Ergebnisse wurden von Osler, Quincke und Roos u. a. bestätigt. Bald aber zeigte sich, daß wohl bei den meisten Ruhrendemien die Amöben als Krankheitsursache gefunden wurden, daß aber bei epidemisch auftretender Ruhr dieser Nachweis nicht gelang. Auch fiel es auf, daß gewisse anatomische Besonderheiten die endemische von der epidemischen Dysenterie unterschieden, so daß man als Ursache für diese verschiedenen Formen auch verschiedene Erreger vermutete. Endlich gelang es, den Schleier ganz zu lüften, der über der Ätiologie der verschiedenen Ruhrformen lag. Der Japaner Shiga untersuchte 1898 bei einer heftigen Ruhrepidemie in Japan systematisch die Entleerungen der Kranken. Während er dabei niemals Amöben finden konnte, gelang es ihm, aus den blutigschleimigen Fäces einen Bazillus zu isolieren, der von dem Serum der Kranken noch in hohen Verdünnungen agglutiniert wurde. Er sprach ihn daher als den Erreger der epidemischen Ruhr an. In Deutschland fand dann Kruse zwei Jahre später bei einer Ruhrepidemie im rheinisch-westfälischen Industriegebiet ganz ähnliche Bazillen und etwa zu gleicher Zeit isolierte Flexner auf den Philippinen bei Ruhrkranken Bazillen, die sich nur wenig von den Shiga-Kruseschen unterschieden.

Schließlich haben Hiss und Russel in Amerika als Ruhrerreger einen Bazillus beschrieben, der den genannten morphologisch völlig gleich, aber durch biologische Eigenschaften von ihnen verschieden ist.

So können wir auf Grund dieser Forschungen zwei verschiedene Formen der Dysenterie aufstellen:

1. die durch Bazillen verursachte epidemische Ruhr;
2. die durch Amöben hervorgerufene endemische Ruhr oder Amöben-Enteritis, die namentlich in den Tropen zu Hause ist, aber auch in unseren Breiten zur Beobachtung kommt.

Im folgenden sollen die beiden ihrer Ätiologie nach verschiedenen Formen der Dysenterie getrennt behandelt werden, da sie sich auch in bezug auf Klinik, pathologische Anatomie und Epidemiologie unterscheiden.

Bazillen-Ruhr.

Ätiologie. Die epidemische Ruhr wird durch Bazillen hervorgerufen, unter denen wir nach dem heutigen Standpunkt unserer Kenntnisse drei verschiedene Typen unterscheiden müssen und zwar:

1. den Shiga-Kruseschen Bazillus;
2. den Flexnerschen Bazillus;
3. den Y-Bazillus (Hiss, Russel).

Der Shiga-Krusesche Bazillus ist ein kurzes unbewegliches Stäbchen von der Größe des Typhusbazillus, aber dicker und plumper als dieser, ohne Geißeln und ohne Sporenbildung. Vgl. Abb. 223. Er färbt sich mit allen Anilinfarben, wenn auch nicht in allen Exemplaren gleichmäßig; bei der Färbung nach Gram entfärbt er sich. Hervorzuheben ist die auffallend lebhafte Molekularbewegung, die Shiga seinerzeit irrtümlicherweise veranlaßt hat, die Bazillen als beweglich zu bezeichnen, während Kruse die mangelnde Eigenbewegung feststellte. Sie wachsen gut auf den gebräuchlichen Nährböden, am besten bei 37°. Charakteristisch ist den Kulturen ein deutlicher Spermageruch, der auch den Entleerungen der Ruhrkranken eigen ist. Auf Traubenzuckeragar bildet der Ruhrbazillus kein Gas, Milch wird nicht zur Gerinnung gebracht, Lackmusmolke wird durch die Dysenteriebazillen in demselben Grade gerötet wie durch Typhusbazillen. Auf Lackmus-Milchzucker-Agar verhalten sich die Bazillen ähnlich wie die Typhusbazillen. Sie wachsen in tautropfen-ähnlichen Kolonien, ohne die Färbung des Agars zu verändern.

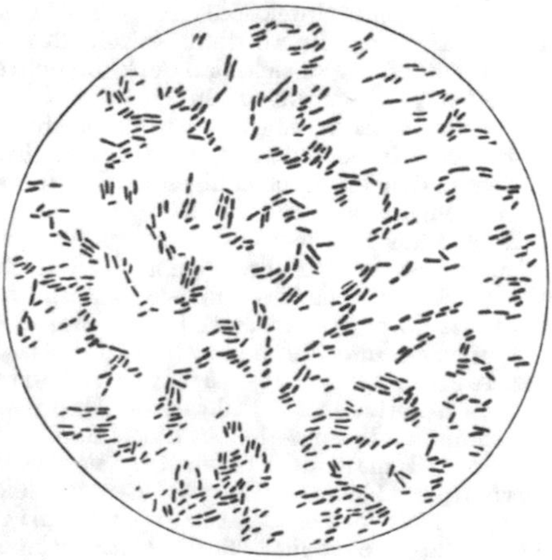

Abb. 223. Shiga-Krusesche Dysenteriebazillen.

Der Flexnersche Ruhrbazillus und der Bazillus Y sind von dem eben beschriebenen Shiga-Kruseschen Typus morphologisch nicht verschieden, wenn sie auch vielleicht eine Spur schlanker erscheinen als der erstbeschriebene. Auch auf den bisher genannten Nährböden verhalten sie sich völlig gleich.

Differenzierung der drei Typen. Der Typus Flexner und der Bazillus Y bilden in wenige Tage alten Bouillonkulturen Indol, während der Shiga-Krusesche Bazillus kein Indol bildet. Weit sicherer aber gestattet eine Unterscheidung das Verhalten der verschiedenen Ruhrbazillen gegenüber verschiedenen Kohlehydraten, die man zu lackmushaltigen Nährböden hinzufügt. Nach Lentz gibt folgende Tabelle die Unterschiede deutlich wieder:

Lackmusagar mit Zusatz von	erscheint in der Kultur des Bazillus			
	Shiga-Kruse	Y	Flexner	Strong
Mannit	blau	rot	rot	rot
Maltose	blau	blau	rot	blau
Saccharose	blau	blau	blau	rot

Man erhält diese Unterschiede am besten durch Ausstreichen der frisch aus menschlichem Stuhl gezüchteten Bazillen auf die Oberfläche von Agarplatten, denen Mannit bzw. Maltose oder Saccharose zugesetzt ist.

Außer durch kulturelle Merkmale kann man die genannten Typen auch vermittelst der Immunitätsreaktionen, namentlich durch die Agglutination, voneinander unterscheiden. Es sind zu diesem Zwecke zwei Sera erforderlich: ein durch Immunisierung mit dem Shiga-Kruseschen Stamm gewonnenes Serum und ein durch Immunisierung mit dem Flexnerschen Stamm erhaltenes. Man verwendet zur Immunisierung am besten Ziegen oder Hammel. Will man einen aus Ruhrentleerungen gewonnenen Stamm vermittelst der Agglutinationreaktion prüfen, so muss sein Verhalten gegenüber diesen beiden Seris geprüft und etwa vorhandene Agglutination bis zu den Grenzwerten genau austitriert werden, da die nahe Verwandtschaft der einzelnen Typen Gruppenwirkung mit sich bringt. Ein Shiga-Serum 1 : 1000 beeinflußt einen Flexner-Stamm noch 1 : 100. Der Typus Y ist von dem Flexnerschen Bazillus durch die Agglutinationsreaktion nicht zu unterscheiden, da die beiden Typen einen zu ähnlichen Rezeptorenapparat besitzen. Hier müssen also die kulturellen Unterscheidungsmerkmale hinzugezogen werden.

Lebensfähigkeit außerhalb des Körpers. Die Ruhrbazillen haben wenig Widerstandsfähigkeit gegen äußere Einflüsse. In trockenem Zustande gehen sie nach 8—10 Tagen zugrunde, dagegen können sie sich feucht mehrere Monate lang halten. Direktes Sonnenlicht zerstört sie in ca. 30 Minuten; gegen Kälte sind sie widerstandsfähig. In eingefrorenem Zustande können sie sich mehrere Monate lang halten.

Giftbildung und Pathogenität. Eine für die Pathogenese und für die Serumtherapie wichtige Tatsache ist die Giftbildung der Ruhrbazillen. Der Shiga-Krusesche Bazillus sezerniert ein lösliches Gift, während die beiden anderen Typen diese Fähigkeit nicht besitzen. Durch Verfütterung von Reinkulturen der Ruhrbazillen gelingt es nicht, bei Tieren eine dysenterische Erkrankung hervorzurufen, dagegen gelingt es durch intravenöse oder subkutane Einverleibung von lebenden oder abgetöteten Kulturen, Giftwirkungen zu erzielen. Diese Giftwirkungen sind namentlich bei dem Shiga-Kruseschen Bazillus äußerst charakteristisch. Verwendet man genügend große Mengen von lebenden Kulturen, so gehen die Tiere, z. B. Kaninchen, akut unter Lähmungserscheinungen an den Extremitäten, Durchfällen, zum Teil mit Schleim und Blut vermischt, und Temperatursturz zugrunde, und man findet eine diffuse Hyperämie im ganzen Darmtraktus mit Schwellung der Darmschleimhaut und der Peyerschen Plaques. Aus Blut und inneren Organen sind die Bazillen zu züchten. Wählt man die Injektionsdosis kleiner, so gelingt die Züchtung der Bazillen aus Darminhalt und den inneren Organen nicht immer. Wir finden aber infolge des protrahierten Krankheitsverlaufes vereinzelte Verdickungen der Darmschleimhaut, Verschorfungen und Nekrose des Epithels mit Geschwürsbildung im Dickdarm, im Cökum und in den ersten zwei Dritteln des Processus vermiformis. Interessant ist nun die Tatsache, daß man dieselben Veränderungen bekommt durch die Injektion der bakterienfreien Filtrate von Kulturen des Shiga-Kruseschen Bazillus. Es sind also die Darmveränderungen als eine Giftwirkung aufzufassen, und wir erkennen, daß der Dickdarm die Prädilektionsstelle für die dysenterischen Veränderungen ist, daß also die Dysenteriegiftstoffe eine spezifische Affinität zu den Zellen der Dickdarmschleimhaut haben müssen.

Vorkommen im Körper des Menschen. Die Bazillen sind enthalten in dem glasigen Schleim der Ruhrstühle; ferner findet man sie in der Tiefe der Geschwüre der Darmwand und in den geschwollenen Mesenterialdrüsen. Sie finden sich niemals im Blute der Kranken und ebensowenig in der Milz und im Urin. Die Ruhr verhält sich also in ihrer

Pathogenese ganz anders wie der Typhus. Während beim Typhus stets eine Bakteriämie zustande kommt und dadurch ein großer Teil der klinischen Erscheinungen erklärt wird, handelt es sich bei der Ruhr um eine lokale Erkrankung der Dickdarmschleimhaut und der Mesenterialdrüsen. Von hier aus gehen die Toxine ins Blut über und verursachen Vergiftungserscheinungen.

Agglutination. Das Serum der Patienten erreicht oft recht beträchtliche Agglutinationswerte gegenüber dem infizierenden Dysenterie-Bazillus im Verlauf der Krankheit, namentlich in der Rekonvaleszenz; in den ersten Tagen der Erkrankung ist davon noch nichts nachzuweisen. Verdünnungen des Serums von 1 : 500 bis 1 : 1000 haben nicht selten noch positive Agglutinations-Reaktionen ergeben. Als beweisend für das Vorliegen einer Bazillen-Dysenterie kann nach Lentz bei verdächtigen Krankheitserscheinungen (nach Feststellung des höchsten Serumtiters vermittelst aller in Betracht kommenden Krankheitserreger) die Agglutination des Shiga-Kruseschen Bazillus in der Serumverdünnung 1 : 50, die des Flexnerschen und Y-Bazillus in der Serumverdünnung 1 : 100, angenommen werden. Für die beiden letztgenannten Typen ist ein höherer Titer als für den ersten Typus zur Diagnose deshalb erforderlich, weil oft schon normales menschliches Serum den Flexnerschen und Y-Bazillus noch in Verdünnungen von 1 : 30 bis 1 : 50 agglutinieren kann.

Epidemiologie. Die Hauptinfektionsquelle ist der Mensch. Das ist die wichtigste Tatsache für das Verständnis der Epidemiologie der Bazillenruhr. Wo ruhrkranke Menschen sich aufhalten, ist tausendfältige Gelegenheit zur Kontaktinfektion der Umgebung. Die ungemein häufigen Entleerungen der bazillenreichen Stühle und die plötzlichen Anfälle von Stuhldrang machen es oft selbst den reinlichsten Kranken unmöglich, Bett oder Wäsche ganz ohne Verunreinigungen zu lassen. So kommt es, daß selbst bei bester Pflege durch geschulte Schwestern Infektionen des pflegenden Personals nicht selten sind. Zweimal sah ich auf meiner Abteilung bei der Pflege von Dysenteriekranken die pflegende Schwester erkranken. Um wieviel größer ist die Ansteckungsmöglichkeit dort, wo unter schlechten hygienischen Verhältnissen Menschen dicht gedrängt beieinander wohnen! So kommt es, daß die Ruhr besonders unter den armen Bevölkerungsschichten, die, wie Robert Koch sagt, „nicht verstehen, mit ihrem Kot umzugehen“, die größte Verbreitung hat, daß sie zu den gefürchtetsten Kriegsseuchen zählt, und daß sie schließlich auch in Gefängnissen, Strafanstalten u. dgl. ein bekannter Gast ist. Die Häufung der Erkrankungen in einzelnen Häusern und Anstalten erklärt sich dadurch, daß durch die kotbeschmutzten Finger gemeinsame Gebrauchsgegenstände und Geräte, Nahrungsmittel usw. infiziert werden; auch die Fliegen spielen dabei eine nicht zu unterschätzende Rolle.

Eine ebenso wichtige Rolle wie die bettlägerigen Ruhrpatienten spielen die Leichtkranken, die nur an einer abgeblaßten Form des Krankheitsbildes, leichter Kolik und Diarrhöen leiden und weder selbst an Ruhr denken, noch den Arzt konsultieren. Da sie jedoch mit ihren schleimigen Stühlen Bazillen ausscheiden, so sind sie natürlich eine schwere Gefahr für die Umgebung. Solche leichten Fälle werden häufig gegen Ende einer Epidemie beobachtet. Namentlich in der kalten Jahreszeit verläuft die Ruhr oft unter so leichten Symptomen, daß Shiga z. B. von der Winterdiarrhöe als einer besonderen Ruhrform spricht. Weiterhin sind von großer Bedeutung für die Verbreitung der Krankheit vor allem auch Personen, die lange Zeit nach überstandener Ruhr noch Bazillen ausscheiden, die sog. Dauerausscheider. Es sind das meist Personen, die nur wenig unter ihrer Krankheit leiden und gelegentlich eines leichten Rezidives mit schleimigem Durchfall Bazillen ausscheiden. Solche Leute sind sich oft gar nicht der Gefahr bewußt, die sie für ihre Umgebung bilden. Es sind in den letzten Jahren mehrere Epidemien beschrieben, die ihren Ausgang von solchen chronischen Bazillenträgern genommen haben.

Lentz fand in Saarbrücken bei einem Soldaten, der bereits während der Rekonvaleszenz nach einer Y-Dysenterie fünf Wochen nach klinischer Genesung noch Ruhrbazillen ausgeschieden hatte, fünf Monate, nachdem die Ausscheidung sistiert hatte, Ruhrbazillen im Stuhl, als der Betreffende an einem leichten Rezidiv litt, das sich in geringen schmerzhaften Anfällen, z. B. in der Gegend des Colon descendens und in häufigerem dünnbreiigen Stuhlgang äußerte.

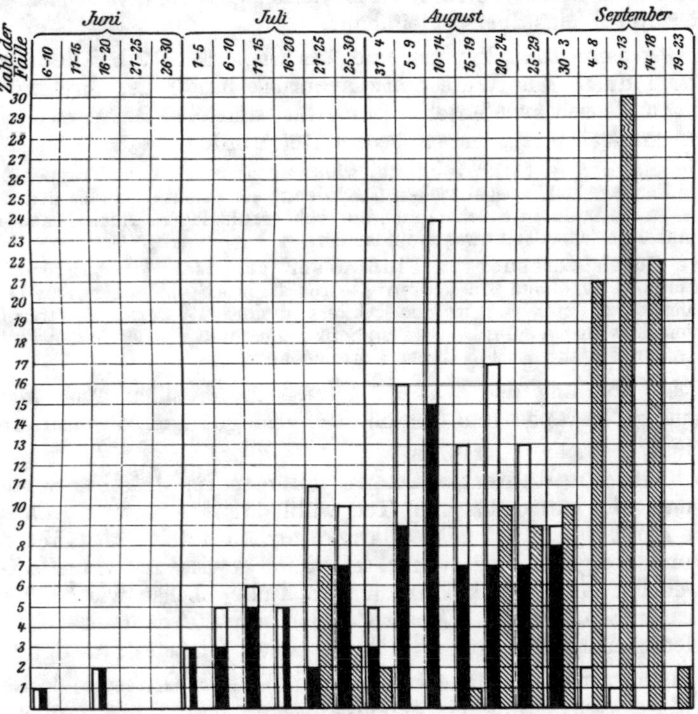

Abb. 224. Verhältnis der Zahl der Kranken zur Zahl der Bazillenträger bei der Ruhr-Epidemie in Hagenau 1908.

Gesunde Bazillenträger.

Kranke mit negativem Bazillenbefund.

Kranke mit positivem Bazillenbefund.

Neben diesen kranken Bazillenträgern können nun aber auch gesunde Personen, die, ohne selbst an Ruhr zu erkranken, Ruhrbazillen in ihre Verdauungswege aufgenommen haben, die Krankheit verbreiten. Das unterliegt nach den vortrefflichen Beobachtungen bei der Ruhrepidemie in Hagenau vom Jahre 1908 keinem Zweifel mehr.

Nur ein Beispiel: Auf einer Stube der Infanteriekaserne war ein Mann mit ruhrverdächtigen Erscheinungen erkrankt. Als später seine gesunden Stubengenossen bakteriologisch untersucht wurden, fanden sich unter ihnen nicht weniger als sechs Bazillenträger.

Bei derselben Epidemie, bei der im ganzen bei 234 Personen Ruhrbazillen vom Typus Y im Stuhl gefunden wurden, stellte sich das Verhältnis der Bazillenträger zur Zahl der an Ruhr und an ruhrverdächtigen Erscheinungen Erkrankten auf 139 : 171 = 1 : 1,23. Umstehende Tabelle gibt ein deutliches Bild von dem Anwachsen der Zahl der Bazillenträger, namentlich nach dem Abklingen der Epidemie. Die Ausscheidung kann sich bei solchen gesunden Bazillenträgern über Wochen und Monate hinziehen.

Der Ort, wo die Ruhrbazillen bei den Dauerausscheidern und Bazillenträgern sich vermehren, ist nicht wie beim Typhus die Gallenblase, sondern die Darmwand. Bei chronischen Ruhrkranken kommen besonders atonische Darmgeschwüre in Betracht. Lentz sah im Rektoskop bei zwei Dauerausscheidern noch 4—8 Wochen nach klinischer Genesung vereinzelt Geschwüre auf der hochroten Mastdarmschleimhaut.

Im Gegensatz zum Typhus und zur Cholera tritt bei der Bazillenruhr die Infektion durch das Wasser etwas zurück hinter der direkten Kontaktinfektion von Mensch zu Mensch. Immerhin sind eine Reihe zweifelfrei nachgewiesener Trinkwasserepidemien beobachtet worden.

So gelang es z. B. Schmiedecke, während einer auf dem Truppenübungsplatze Döberitz im Sommer 1907 ausgebrochenen Epidemie als Infektionsquelle den Ziehbrunnen eines Hauses zu ermitteln, in welchem mehrere Ruhrkranke lagen. Auch Cartulis berichtet über eine Anzahl solcher Trinkwasserepidemien.

Eine durch verseuchtes Flußwasser verursachte Ruhrepidemie hat Shiga beschrieben. In einem Flusse Japans waren die mit Stuhlentleerungen beschmutzten Kleider Ruhrkranker gewaschen worden. Unterhalb dieser Waschstelle waren bald darauf Hunderte von Einwohnern eines Dorfes zum Schwimmen und Fischen in den Fluß gegangen. Vier Tage später erkrankten 413 dieser Dorfbewohner.

Durch Verteilung des Wassers können die Bazillen auch in die Milch oder auf andere Nahrungs- und Genußmittel gelangen und so weitere Infektionen veranlassen.

Die häufigsten Ruhrerkrankungen kommen im Juli bis September zur Beobachtung. Es hängt das zum Teil wohl damit zusammen, daß um diese Jahreszeit die Neigung zu Magendarmkatarrhen infolge des überreichlichen Trinkens und Obstgenusses gesteigert ist. Eine gewisse individuelle Disposition gehört zweifellos auch zur Erkrankung an Ruhr ebenso wie bei der Cholera und ähnlichen Krankheiten. Ebenso finden um die genannte Jahreszeit oft größere Menschenansammlungen statt: Manöver, Erntefeste u. dgl.

Daß namentlich schwache Individuen, Kinder, Greise, schlecht genährte Personen durch die Krankheit gefährdet sind, wurde schon oben erwähnt.

Symptomatologie. Bei der epidemischen Ruhr haben wir zwischen einer akuten und einer chronischen Form zu unterscheiden.

Akute Form. Die akute Form beginnt nach einer Inkubationszeit von 2—7 Tagen zunächst mit wenig alarmierenden Erscheinungen: Appetitlosigkeit, belegte Zunge, Mattigkeit, Unregelmäßigkeit des Stuhles mit Neigung zu Durchfällen sowie kolikartige Schmerzen ohne Fiebererscheinungen lassen den Patienten an einen Magendarmkatarrh denken, ohne daß er deshalb das Bedürfnis fühlt, sich ins Bett zu legen. Schon nach 2—5 Tagen ändert sich aber meist das Bild. Die anfallsweise auftretenden Leibschmerzen nehmen an Heftigkeit zu, so daß sich die Kranken vor Schmerzen krümmen, die Durchfälle werden immer häufiger, so daß der Patient 20 mal und öfter zur Stuhlentleerung gedrängt wird. Dabei verlieren die Stühle allmählich ihren fäkulenten Charakter. Nicht mehr reichliche, dünnbreiige kotige Massen, sondern nur wenige Eßlöffel glasigen Schleimes mit einzelnen Blutstreifen oder auch bei fortgeschrittener Geschwürbildung mit reichlichen Blutbeimengungen werden unter quälendem Brennen und Schmerzen im After (Tenesmus) herausgepreßt. Mitunter kommt es infolge des starken Drängens und Pressens zum Prolapsus ani.

Die Entleerungen haben einen eigentümlich faden Geruch, den man als spermaähnlich bezeichnen kann. Mikroskopisch enthalten sie Epithelien und Eiterkörperchen, rote Blutkörperchen, reichlich Bakterien und Detritus. Auf der Höhe der Krankheit bestehen die Entleerungen meist aus einer serösen Flüssigkeit, in der Schleimklümpchen von Sagogröße bis Bohnengröße und Schleimhautfetzen schwimmen. Dieselben sind häufig etwas blutig gefärbt. Froschlaichähnliche Gebilde stellen Schleimausgüsse geschwürig zerfallener Follikel dar.

Der Tenesmus, der durch die Entzündung der Mastdarmschleimhaut und den reflektorischen Krampf des Sphincter ani bedingt wird, peinigt die Patienten auch zwischen den einzelnen Defäkationen. Dazu gesellt sich häufig Blasenkrampf, der teils durch den stark reizenden, sehr konzentrierten Urin ausgelöst wird, teils durch Übertragung des Sphinkterspasmus des Anus auf den Blasenausgang. Die immer schneller sich folgenden Schleimentleerungen, die

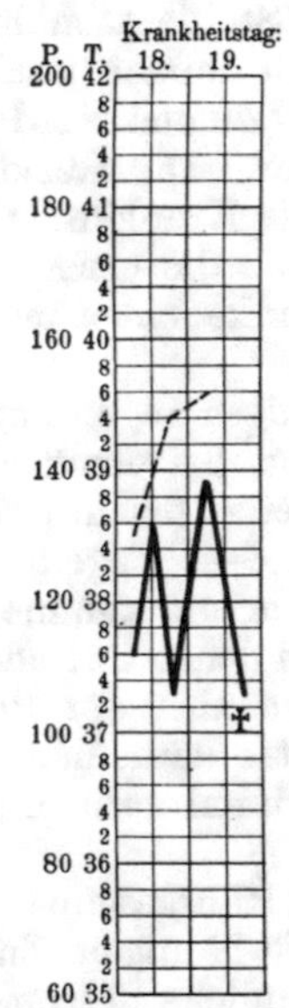

Abb. 225. Bazillenruhr. 30jährige Frau. Gestorben.

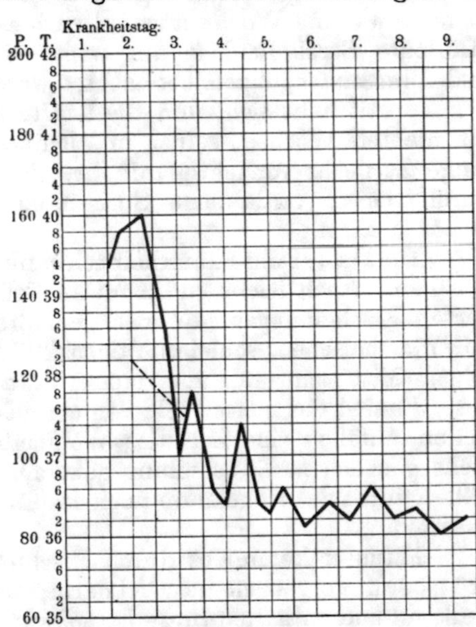

Abb. 226. Bazillenruhr. 5jähriges Kind. Geheilt.

namentlich in den Abendstunden und des Nachts auftreten, bis zu 100 am Tage, lassen den Kranken trotz allem Ruhebedürfnis nicht zum Schlafen kommen und schwächen ihn aufs äußerste, um so mehr als auch die Nahrungsaufnahme völlig darniederliegt; nur einige Schluck Flüssigkeit nimmt der von Durst Gepeinigte zu sich. So verfallen die Kranken schnell, werden blaß und fahl, die Haut wird kühl und spröde und verliert ihren normalen Turgor, der Puls wird beschleunigt und klein, die Augen liegen tief in den Höhlen, die Stimme wird schwach und heiser, und die Körperkräfte schwinden rapid. Die Zunge ist dabei trocken und grauweiß belegt. Mitunter tritt Erbrechen und in schweren Fällen auch Singultus auf. Der Leib ist eingesunken und druckempfindlich, besonders an den Umbiegungsstellen des Dickdarmes. Bisweilen kann man auch das Kolon als pralles Gebilde in der linken Unterbauchgegend abtasten. Die Milz ist nicht geschwollen. Der Urin ist spärlich und hochgestellt und enthält häufig Indikan.

Das Sensorium ist meist frei und kann bis zum Ende ohne Störung bleiben.

Die Körpertemperatur bietet nichts Charakteristisches. Oft bestehen nur geringe subfebrile Temperaturen; auch subnormale Temperaturen werden namentlich bei den schwersten Fällen beobachtet. In der Regel besteht ein leicht remittierendes unregelmäßiges Fieber zwischen 38 und 39°.

Ausgang. Der geschilderte Zustand kann nach 2—3 Wochen unter allmählich immer mehr zunehmender Schwäche des Kranken zum Tode führen. Die Temperatur ist gegen das Ende oft subnormal. Der Puls wird immer kleiner und schwächer, die Extremitäten werden kühl und zyanotisch.

Wenig widerstandsfähige Individuen, Kinder, Greise und schlecht genährte Personen fallen der Krankheit leichter zum Opfer als Menschen von kräftiger Konstitution. Den Einfluß des Alters auf die Mortalität zeigt eine Zusammenstellung von Kriege. Von 100 Gestorbenen kamen 35 auf das Alter von 1—10 Jahren und 22 auf das Alter von 10—50 Jahren.

Der häufigere Ausgang ist die Heilung. Nachdem der geschilderte Zustand etwa eine Woche angehalten hat, nehmen die Stühle allmählich wieder fäkulente Beschaffenheit an, wenn auch gelegentlich immer noch Schleim- und Blutbeimengungen beobachtet werden; die Entleerungen werden seltener, der Appetit hebt sich, und die Kräfte kommen wieder. Die Rezidive dauern oft mehrere Wochen, selbst in leichteren Fällen. Die Kranken müssen noch lange Zeit sehr vorsichtig mit ihrer Ernährung sein, da die geringste Reizung durch schwer verdauliche Speisen oder kühle Getränke einen neuen Anfall auslösen kann.

Die Dauer der Krankheit schwankt zwischen wenigen Tagen und mehreren Wochen. Auch leicht rudimentäre Fälle kommen vor, bei denen die geschilderten Erscheinungen nur in abgeblaßter Form auftreten (leichte Kolikanfälle mit diarrhoischen, schleimhaltigen Stühlen) und nach 3—4 Tagen Heilung erfolgt. Mittelschwere Fälle dauern etwa 14 Tage. Sehr oft kommen Rezidive vor. Es sind das meist Fälle von chronischer Ruhr, bei denen zwischen den einzelnen Anfällen eine Zeit des Wohlbefindens liegt, wo aber der Prozeß noch nicht gänzlich zur Ausheilung gekommen ist. Mitunter kann man in solchen Fällen durch das Rektoskop noch atonische Geschwüre im Mastdarm nachweisen (Lentz).

Mitunter kommt es durch Mischinfektionen der Ruhrgeschwüre zu gangränösen Vorgängen im Dickdarm; dabei werden die häufigen Entleerungen stinkend und enthalten brandige schwärzliche und bräunliche Fetzen der Darmschleimhaut, Eiter und zersetzte Massen. Solche Fälle sind meist verloren. Unter Kollapserscheinungen erfolgt der Tod.

Komplikationen und Nachkrankheiten. Eine relativ häufige Komplikation ist der Ruhrrheumatismus, der in etwa 3 % der Fälle beobachtet wird. Es sind das multiple Gelenkschwellungen, die meist erst in der Rekonvaleszenz auftreten und am häufigsten die Fußgelenke, Knie und Hüftgelenke, seltener die Gelenke der oberen Extremitäten ergreifen. Meist sind es seröse Ergüsse in die Gelenkhöhle, mitunter auch periartikuläre Entzündungen. Eine nachbleibende Störung der Funktion der Gelenke ist selten. Ferner sind Sehnenscheidenentzündungen oft beobachtet, die jedoch meist schnell wieder zurückgehen.

Störungen des Herzens, namentlich solche nervöser Natur, sind in einzelnen Epidemien in auffallender Häufigkeit aufgetreten. Aber auch Dilatationen, Klappen- und Muskelerkrankungen sind als Folge der Ruhr beobachtet worden; auch auffallende Bradykardie ist in der Rekonvaleszenz wiederholt festgestellt worden.

Von Nachkrankheiten im Gebiete des Nervensystems sind Paraplegien, Monoplegien, Hemiplegien und Lähmungen einzelner Muskelgruppen beobachtet.

Über akute neuritische Symptome im Peroneus- und Kruralisgebiet berichten Luce und Meinecke.

Relativ häufig ist die Konjunktivitis als Nachkrankheit. Bei der Döberitzer Epidemie fand sie sich in 2½ % der Fälle doppelseitig; auch Iridozyklitis kommt vor.

Die bisher genannten Begleiterscheinungen sind durch toxische Einwirkungen des Ruhrbazillus zu erklären. Anders ist es bei den vereinzelt beobachteten eitrigen Komplikationen, die wohl sämtlich durch sekundäre Infektion mit Eitererregern verursacht werden; so z. B. die eitrige Parotitis (Shiga), die eitrige Pleuritis (Haßler).

Eitrige Leberabszesse, diese gefürchtete Nachkrankheit der Amöbenruhr, kommen bei der Bazillenruhr fast nie zur Beobachtung. Buchanan sah sie unter 1130 Fällen nicht ein einziges Mal. Da, wo Leberabszesse beobachtet wurden (Haßler, Morgenroth), waren es multiple Abszesse, die wohl zweifellos als septische Metastasen aufzufassen waren, da man Kolibazillen und Streptokokken im Eiter gefunden hat.

Verschiedener Verlauf je nach der Ätiologie. Eine erst in den letzten Jahren gemachte Beobachtung ist die, daß die einzelnen Epidemien in ihrer Schwere erheblich differieren, je nach der Art des Erregers, der dabei die ätiologische Rolle spielt. Namentlich amerikanische Ärzte, die Gelegenheit hatten, nebeneinander oder kurz hintereinander Dysenterien verschiedenen Ursprungs zu beobachten, berichten über diese interessante Tatsache: Die schwersten Erscheinungen macht der Shiga-Krusesche Bazillus, während die giftarmen Typen unter den Dysenterie-Bazillen, der Typus Flexner und der Typus Y, eine mildere Erkrankungsform verursachen. Daß natürlich auch die beiden letztgenannten Typen gelegentlich, besonders bei geschwächten Individuen, schwere Krankheitsbilder erzeugen können, ist kaum nötig hinzuzufügen. Die Shiga-Krusesche Dysenterie ist nach Lentz durch die schwere Störung des Allgemeinbefindens, durch die äußerst gehäuften Durchfälle (bis 200 und mehr in 24 Stunden) und durch die infolge des Flüssigkeitsverlustes bedingte Prostration ausgezeichnet. Dementsprechend ist die Mortalität dabei erheblich höher als bei den anderen Formen. Während bei der Shiga-Kruseschen Dysenterie 10—15 % angegeben werden, beträgt die Mortalität bei den anderen Formen 0—5 %, selten mehr. Ich habe auf meiner Abteilung in Berlin wiederholt Fälle von Y-Dysenterie gehabt (15 mal), von denen nur ein einziger ungünstigen Ausgang nahm (Abb. 225).

Chronische Form. Bei manchen Personen entwickelt sich eine chronische Erkrankung. Sie sehen blaß und mager aus, leiden an Schwäche und wechselndem Appetit; vor allem haben sie über Unregelmäßigkeit des Stuhlganges zu klagen. Verstopfung wechselt ab mit leichten Durchfällen; auch treten zeitweise mäßige Leibschmerzen auf. Dabei finden sich oft im Stuhl kleinste Beimengungen von Schleim und Blut, die massenhaft Dysenteriebazillen enthalten. Solche Patienten achten oft gar nicht auf ihren anomalen Zustand, bis sie durch ein plötzliches stärkeres Aufflackern ihrer Krankheit daran erinnert werden. Ein kühler Trunk, eine etwas schwerere Mahlzeit, Überanstrengungen od. dgl. können ein plötzliches Rezidiv einer Dysenterie mit allen ihren Erscheinungen hervorrufen. Wiederholen sich solche Rezidive oft, so können die Kranken hochgradig kachektisch werden und an Herzschwäche zugrunde gehen. In derartigen Fällen kann die chronische Ruhrerkrankung aber auch monate- und sogar jahrelang anhalten und schließlich ausheilen, ohne daß die Kranken so schwerem Siechtum verfallen wie bei der chronischen Amöbenruhr. Von großer Bedeutung sind die Fälle von chronischer Ruhr für die Epidemiologie, da solche Kranken die Krankheit und ihre Übertrags-

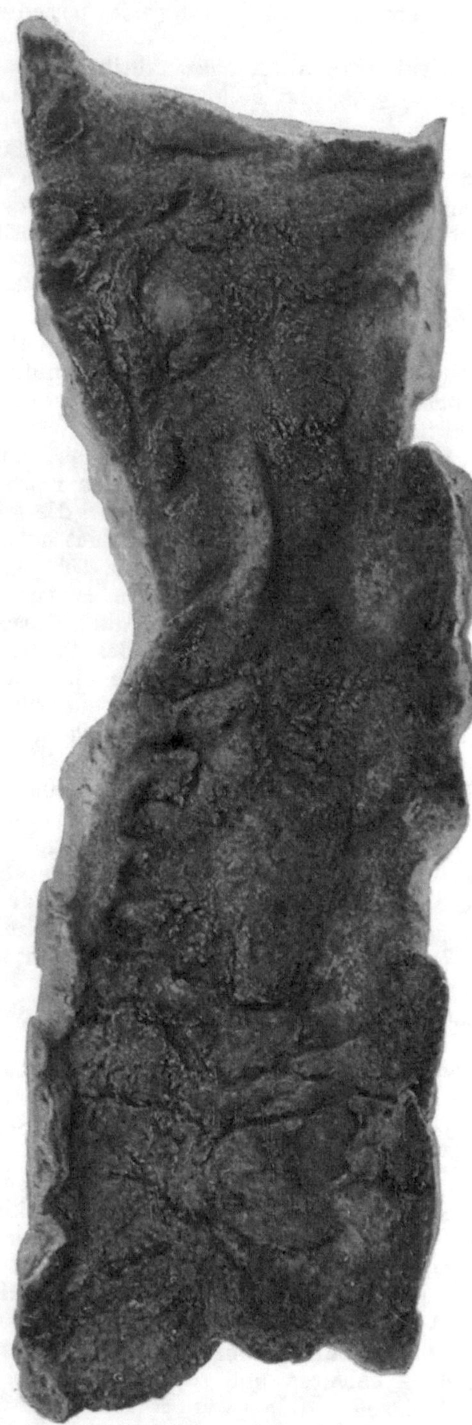

Abb. 227. Dysenterische Dickdarmentzündung, Bazillen-Ruhr.

möglichkeit gar nicht kennen und oft unbewußt ihre Bazillen verbreiten und Epidemien hervorrufen.

Pathologische Anatomie. Die Bazillenruhr ist eine auf den Dickdarm lokalisierte diphtherische Erkrankung der Schleimhaut. Im Gegensatz zu der Amöbenruhr, wo in erster Linie die Submucosa erkrankt, tritt bei der Bazillenruhr die Epithelaffektion in den Vordergrund. In seltenen Fällen ist der Prozeß nicht auf den Dickdarm beschränkt, sondern geht auch auf die benachbarte Schleimhaut des Ileums über.

Man kann drei Grade der Erkrankung unterscheiden. Bei dem ersten Grade findet sich lediglich eine Hyperämie und eine beginnende Infiltration der Schleimhaut. Der zweite Grad ist durch Schwellung der Lymphfollikel und Epithelnekrose gekennzeichnet, und der dritte Grad charakterisiert sich durch Bildung von Geschwüren und diphtheritischen Auflagerungen. Nicht immer kommt es zur Ausbildung dieser drei Stadien. Es gibt auch leichtere Ruhrerkrankungen, bei denen z. B. nur das erst genannte Stadium ausgebildet ist. Wir finden dann die Schleimhaut, namentlich auf der Höhe der Falten, hochgradig injiziert und mit Ekchymosen durchsetzt, mit grauem Schleim bedeckt und entzündlich geschwollen, so daß sie sammetartig aussieht und stark gefaltet erscheint. Auch die Submucosa ist hyperämisch und entzündlich geschwollen. Mikroskopisch ist das Epithel getrübt und in der Submucosa findet sich Rundzellenvermehrung.

Im zweiten Stadium (vgl. Abb. 227) ist die Entzündung erheblich fortgeschritten und eine Nekrose des Epithels eingetreten. Die Schleimhautfalten werden durch die entzündliche Schwellung zu erhöhten groben Runzeln und bedecken sich mit kleienartigen Schuppen, die aus zugrunde gegangenen Epithelzellen und aus Schleim bestehen. Blutungen von verschiedenster Ausdehnung treten auf. Die Follikel sind stark geschwollen und beginnen einzuschmelzen; durch stärkere Rundzellenanhäufungen in der Submucosa erscheint die ganze Darmwand verdickt. Zu den kleienförmigen Auflagerungen gesellen sich massigere, zum Teil durch fibrinöse Ausschwitzung bedingte mißfarbene Borken; nun kommt es im dritten Stadium zur Bildung von Geschwüren, teils durch Tiefergreifen der allenthalben einsetzenden Schleimhautnekrose, teils durch nekrotische Einschmelzung der geschwollenen Follikel. Es entstehen unregelmäßig gezackte seichte Geschwüre, deren Ränder nicht unterminiert sind wie bei der Tropenruhr, und die besonders auf der Höhe der Schleimhautfalten sich etablieren. Sie sind, bevor es zu größerer Flächenausdehnung kommt, in der Regel quer gestellt; die Geschwürsränder sind infiltriert. Ihre Größe schwankt zwischen der einer Linse und eines Talers. Sie können in seltenen Fällen bis zur Mucosa reichen. Dann erscheint der Grund quergestreift. Ja selbst bis zur Serosa können sie vordringen. Dann werden sie schon von außen durch die starke Injektion und schwarzbläuliche Verfärbung der Darmserosa erkannt. Dieses „in die Tiefegreifen" ist jedoch bei der Bazillenruhr erheblich seltener als bei der Amöbenruhr.

Die stärksten Zerstörungen finden sich dort, wo die Schleimhaut den größten Insulten durch den vorbei passierenden Kot ausgesetzt ist, an den Flexuren und am Mastdarm.

Tritt Heilung ein, so bleiben pigmentierte flache Narben zurück, die epithelialisiert sind, aber der Drüsenschläuche entbehren. Oft bleiben ganze Partien der Darmwand stark verdickt; auch kann es durch Narben noch zu einer Verengerung des Darmes und durch Abknickung zum Verschluß desselben kommen.

Die Veränderungen an den anderen Organen sind relativ gering im Vergleich zu den beschriebenen pathologischen Vorgängen. Die Mesenterialdrüsen sind geschwollen und hyperämisch, die Nieren zeigen Hyperämie, die Leber ist meist frei von Veränderungen. Außerordentlich selten kommt es bei Vereiterung der Darmgeschwüre infolge von Mischinfektion zur Pylephlebitis und dabei zu multiplen Leberabszessen. Die Milz ist in der Regel geschwollen. Im übrigen zeigen die Organe die Zeichen der Anämie.

Prognose. Die Prognose richtet sich, wie aus vorstehendem ersichtlich, teils nach der Art des Erregers, teils nach der Widerstandsfähigkeit des Erkrankten, schließlich auch nach den äußeren Verhältnissen, unter denen die Kranken leben. Die Shiga-Krusesche Dysenterie hat eine relativ ernstere Prognose als die durch Typus Flexner oder Y hervorgerufene. Geschwächte Individuen, Greise, Insassen von Gefängnissen sind mehr gefährdet als Menschen in gutem Ernährungszustande. Subnormale Temperaturen, Singultus und Herzschwäche, sowie die gangränöse Form der Ruhr geben eine schlechte Prognose.

Diagnose. Die Diagnose kann oft schon aus den charakteristischen klinischen Symptomen, den häufigen Entleerungen, dem starken Tenesmus und den schleimigblutigen spärlichen Stühlen mit großer Wahrscheinlichkeit gestellt werden. Unumgänglich notwendig ist jedoch im Interesse der Verhütung einer Epidemie die bakteriologische Diagnose. Die Dysenteriebazillen finden sich nicht im Blute und nicht im Harn; wir sind also auf die Untersuchung des Stuhles angewiesen. Die Bazillen sind in dem blutigglasigen Schleim der Entleerungen enthalten. Zu ihrer Identifizierung ist die Kultur unerläßlich. Man fischt sich eine Schleimflocke heraus, wäscht sie in einer 3—4 mal gewechselten Schale mit steriler physiologischer Kochsalzlösung und macht dann eine Aussaat auf Platten von Lackmus-Milchzucker-Agar und Lackmus-Mannit-Agar. Die weitere Identifizierung der gewachsenen Kolonien wurde bereits oben besprochen.

Bekämpfung und Prophylaxe. Aus dem Besprochenen ergeben sich von selbst die zur Bekämpfung nötigen Maßregeln. Die Kranken müssen isoliert werden, um Kontaktinfektionen zu vermeiden, und müssen von Personen gepflegt werden, die über den Ansteckungsmodus genau unterrichtet sind. Vor allem ist auf die Desinfektion der Darmentleerungen und der Wäsche das Hauptgewicht zu legen. Die tägliche Reinigung der Aborte mit Kresol-Seifen-Lösung ist geboten. In Preußen dürfen die Ruhrkranken nicht eher aus der Behandlung und Isolierung entlassen werden als bis sie bei zwei in Abständen von einer Woche vorgenommenen Untersuchungen bazillenfrei sind. Ist dies nach

10 Wochen vom Beginn der Erkrankung an gerechnet, noch nicht der Fall, so ist die Absonderung aufzuheben und der Rekonvaleszent zu äußerster Reinlichkeit anzuhalten.

Außerdem aber sind die gesunden Bazillenträger ausfindig zu machen; dazu ist es notwendig, auch diejenigen Personen zu untersuchen, die in der Umgebung von Ruhrkranken gewesen sind. Auch bei Leuten, die an Ruhr erkrankt waren, ist nach einiger Zeit eine Nachuntersuchung des Stuhles vorzunehmen. Den Bazillenträgern ist eine regelmäßige Desinfektion ihrer Entleerungen mit Chlorkalk und peinlichste Sauberkeit (Waschen der Hände nach der Defäkation, Sorge für reine Wäsche etc.) zur Pflicht zu machen.

Ein sicheres Mittel, um die Bazillenträger von ihren Bazillen zu befreien, gibt es nicht. Lentz empfiehlt hohe Einläufe mit Argentum nitricum-Lösung 1:2000, auf die man zur Neutralisation des Argentum nitricum 2—5 Minuten später eine hohe Mastdarmspülung mit 1 l Kochsalzlösung folgen läßt. Nach Ford hat die Eingießung folgender Lösung guten Erfolg:

Eucalyptoli	1,5
Eucalypti gummi	2,5
Aqu. dest. ad	1500,0.

Schließlich ist die allgemeine Hygiene der größte Feind der Ruhr. Gute Wasserversorgung, helle geräumige Wohnungen, zweckentsprechende Abwässerbeseitigung u. dgl. spielen dabei eine große Rolle. Daß die energische Durchführung allgemein hygienischer Maßnahmen im Verein mit der Unschädlichmachung der Infektionsträger imstande ist, einen früher stark verseuchten Bezirk in relativ kurzer Zeit (3 Jahren) annähernd ruhrfrei zu machen, hat Bornträger im Regierungsbezirk Danzig bewiesen.

Auch Schutzimpfungen (aktive Immunisierungen) zum Schutze größerer geschlossener Verbände und unmittelbar von der Ruhr bedrohter Gegenden sind empfohlen worden. So hat Shiga in einer von Ruhr hart heimgesuchten japanischen Provinz 10 000 Menschen mittels seiner sog. Simultanmethode immunisiert. Er erreichte durch seine Impfungen ein Sinken der Mortalität bei den Geimpften auf Null gegenüber einer solchen von 40 % bei den Nichtgeimpften. Auch dem Schutz- und Pflegepersonal ist bei der hohen Infektiosität der Ruhr die aktive Immunisierung anzuraten. Namentlich in größeren Anstalten, z. B. Irrenanstalten scheint sie sich nach Lucksch und Shiga als ein wirksames Mittel gegen die dort oft sehr hartnäckige und allen Bekämpfungsmaßnahmen trotzende Krankheit zu erweisen.

Therapie. Pflege der Kranken. Der Ruhrkranke gehört auch in leichten Fällen ins Bett und muß warm gehalten werden. Warme Breiumschläge auf den Leib oder Thermophore werden meist angenehm empfunden und lindern die Leibschmerzen und den Tenesmus. Auch das Zimmer ist warm zu halten (15° R), damit die Kranken bei der Defäkation sich nicht erkälten. Nach jeder Entleerung ist die Umgebung des Anus auf das sorgfältigste, am besten mit Watte, zu reinigen. Wird trotzdem die Gegend wund, so ist Borsalbe anzuwenden; auch Umschläge von essigsaurer Tonerde (2 %ig) sind zu empfehlen. In länger dauernden Fällen ist es ratsam, die Patienten auf ein Wasserkissen zu legen, um Dekubitus zu verhüten.

Ernährung. In den ersten Tagen des akuten Stadiums sind die Kranken auf eine möglichst reizlose Diät zu setzen. Haferschleim, Gerstenschleim, Bouillon, Milchsuppen sind zu verordnen. Als Getränk kann etwas kalter Tee, Eiweißwasser, Reiswasser gegeben werden. Doch empfiehlt es sich, die Getränke nicht kühl zu verabreichen, da dadurch Peristaltik und Tenesmus hervorgerufen wird. Milch wird in unverdünntem Zustande meist schlecht vertragen; man kann sie jedoch auf $1/3$ mit Wasser oder Tee verdünnen und den Kranken lauwarm verabreichen. Dauern Durchfälle und Tenesmus länger als 5—6 Tage, so muß man etwas konzentriertere Nahrung geben, um den Kräftezustand zu heben. Durch das Sieb gegebener Reisbrei, Grießbrei, Zusätze zu den Suppen in Gestalt von Eigelb oder Nährpräparaten wie Somatose, Hygiama, Plasmon u. dgl., auch etwas Beeftea oder frisch ausgepreßter Fleischsaft wird gern genommen. Wird der Stuhl wieder breiig und schwindet der Tenesmus, so gibt man fein geschabtes Fleisch, Taube, Huhn, später Kalbfleisch, Zwieback, dazu Reisbrei, Maronenpüree u. dgl. und kehrt so langsam zur normalen Kost zurück. Saure, fette und stark gewürzte Speisen sowie gröbere Hülsenfrüchte sind noch auf lange Zeit zu vermeiden.

Medikamentöse Therapie. Seit altersher erfreuen sich Kalomel, Ipekakuanha neben salinischen Abführmitteln eines guten Rufes bei der Behandlung der Ruhr.

Beginnen wir mit dem ältesten dieser Mittel, der Ipekakuanha, die namentlich bei der Tropenruhr gebräuchlich ist, aber auch von vielen Seiten bei der Bazillenruhr verordnet wird. In Deutschland wird sie relativ wenig mehr verwendet. Ruge empfiehlt ein Infus von 4,0 : 160,0. Stärker darf dasselbe nicht sein, da sonst Erbrechen eintritt. Als Korrigens wird Ol. menth. pip. hinzugesetzt. Von dem Infus müssen 3mal täglich 80 ccm gegeben werden. Bestehen heftige Leibschmerzen, so gibt man zu gleicher Zeit oder kurz vor jeder Infusdosis je 0,3 pulv. Doweri. Auch in Bolusform kann die Ipekakuanho gegeben werden und zwar 1,0—2,0 morgens und abends, wobei aber vorher 20—30 Tropfen Tinct. opii verabreicht werden müssen, um das Erbrechen zu verhüten. Der Kranke muß 3—4 Stunden nachher ruhig liegen und Eisstückchen schlucken.

In manchen Fällen von Bazillenruhr soll die Ipekakuanha ganz spezifisch wirken.

Ein neueres „Spezifikum“ gegen die Ruhr ist Uzara, das aus der Wurzel einer afrikanischen Pflanze hergestellt wird und in Form von Liquor, Tabletten und Suppositorien in den Handel kommt. Es wird sowohl gegen die Bazillenruhr wie auch gegen die Amöbenruhr besonders in den Tropen jetzt viel gegeben. Dosierung: für Erwachsene 2stündlich 3—4 Tabletten, Kinder 2stündlich 1 Tablette oder von dem Liquor Uzara Erwachsene 2stündlich 10—30 Tropfen.

Ich gebe ebenso wie Scheube, Cartulis, Plehn u. a. dem Kalomel den Vorzug. Es erscheint mir als die rationellste Therapie, zunächst den Darm gründlich zu entleeren und damit so viel wie möglich von den Krankheitserregern mechanisch zu entfernen, um nachher zu Adstringentien überzugehen. Man gibt Kalomel zu 0,2—0,3 alle vier Stunden, wobei jedoch peinlichste Mundpflege (häufiges Spülen mit essigsaurer Tonerdenlösung) unerläßlich ist, um eine Stomatitis mercurialis zu verhindern, die den Kranken außerordentlich quälen kann. Tritt während der Kalomelkur Verstopfung ein, was selten geschieht, so muß sofort Rizinusöl gegeben werden. Plehn empfiehlt das Kalomel 3 Tage lang in kleinen Dosen zu 0,03 12mal am Tage zu geben.

Statt des Kalomels geben viele Autoren auch einfach nur Rizinusöl, um gründliche Entleerungen zu erwirken. Andere Abführmittel, Rhabarber, Senna u. dgl., sind nicht anzuraten. Allenfalls kommt noch ein starkes Rheum-Infus 10 : 100 in Betracht.

In neuerer Zeit sind schließlich auch die salinischen Abführmittel beliebt. Z. B. Natr. sulf. zu 10 g in Aqu. dest. 200 4mal in dreistündlichen Zwischenräumen (Gruet). Buchanan gibt bei frischen Fällen Magn. oder Natr. sulf. in Dosen von 3,5 g täglich 4—6 mal in einem Eßlöffel von Fenchelwasser bis die Stühle wieder fäkulent werden. Wenn anzunehmen ist, daß Geschwüre im Darm vorhanden sind, so gibt er das Mittel nicht. Ford zieht das Natr. sulf. dreistündlich 4,0 in Aqu. cinnamm allen anderen Mitteln vor.

Nachdem mehrere Tage lang für eine gründliche Reinigung des Darmes mit einem der genannten Mittel, nach meiner Erfahrung am besten mit Kalomel, bewirkt ist, empfiehlt es sich, Adstringentien anzuwenden. Hier ist das Tannin nach Cantani, in ½ %iger Lösung als Klysma verabreicht, an erster Stelle zu nennen. Ich habe von solchen Tannineinläufen wiederholt gute Erfolge gesehen. Man schiebt ein weiches, gut geöltes Darmrohr aus Gummi möglichst hoch in den Mastdarm hinauf und läßt aus einem Irrigator ½—1 l der lauwarmen ½ %igen Tanninlösung 2 mal täglich einlaufen. Der Kranke muß versuchen, den Einlauf möglichst lange zu halten.

Die Versuche, per Klysma Lösungen von Argentum nitr. oder Plumbum aceticum einzuführen, haben wenig befriedigt. Zu empfehlen sind jedoch neben den Tannineingießungen als Adstringentien: das Tanningen (0,5 4 mal täglich) oder Tannalbin (1,0 3 mal täglich); ferner das Tannismut. In hartnäckigen Fällen, bei denen eine Abwechslung in der Therapie erwünscht ist, kann mit gutem Erfolge Wismut gegeben werden. 10 g Bismuth. subnit. mit 100 Wasser als Schüttelmixtur frühmorgens nüchtern gegeben, empfiehlt Nenninger, während v. Strümpell folgende Mixtur angibt: Bism. sub. 5, Muc. Gumm. arab. u. Sir. simpl. āā 15,0 Aqu. dest. 120,0.

Will man den Patienten vorübergehend, namentlich für die Nacht, etwas Ruhe verschaffen, so empfiehlt es sich, in einem Decoctum amylaceum etwa 10 Tropfen Opiumtinktur als Klystier zu geben. Auch Suppositorien aus Ol. Cacao mit Zusatz von Extr. opii oder Kokain vermögen den Tenesmus zu lindern. Opii puri 0,03—0,01, Ol. Cakao 2,0 oder Cocain hydrochlor. 0,05—0,01, Ol. Cakao 2,0.

Die Herzschwäche ist mit den üblichen tonisierenden Mitteln zu bekämpfen. Ich bevorzuge das Digalen, das zu ½—1 ccm als Injektion verabreicht wird; ferner Coffein natr. benz., das in 20 %iger Lösung in Dosen von 0,2 g eingespritzt werden kann. Bei akuten Kollapsen ist Kampfer, Äther usw. am Platze. Gegen hartnäckiges Erbrechen und Singultus ist Morphium zu geben.

In manchen Fällen ist es notwendig, um den starken Wasserverlust auszugleichen, bei den Patienten subkutan oder intravenös sterile physiologische Kochsalzlösung einzuführen. Man gibt davon ca. ½ l, auf Körpertemperatur erwärmt, am besten unter die Brusthaut.

Außer den bisher besprochenen Mitteln zur Behandlung der Ruhr ist noch der Serumtherapie zu gedenken, die erst in allerjüngster Zeit empfohlen und angewendet wurde und bereits derartig günstige Erfolge gezeitigt hat, daß es geboten erscheint, hier ausführlich darauf einzugehen.

Serumtherapie der Bazillenruhr. Durch Immunisierung von Pferden mittelst abgetöteter Ruhrbazillen vom Typus Shiga-Kruse gelingt es, ein wirksames Heilserum herzustellen. Seitdem sich herausgestellt hat, daß der wichtigste Bestandteil dieses Serums ein hoher Gehalt von Antitoxin ist, sind zur Herstellung von Ruhrseris mancherlei Variationen verwendet worden, die darauf ausgingen, einerseits die antitoxische Quote zu erhöhen, andererseits auch die bakterizide zu steigern. Daher immunisieren die einen mit Bouillonkultur-Filtraten, die anderen abwechselnd mit Agarkulturen und Bouillonkultur-Filtraten.

Die Sera zeigen nach Rosenthal, Lüdtke, Kolle u. a. sämtlich einen hohen Antitoxingehalt, sind bakterizid und agglutinieren den Shiga-Kruseschen Bazillus in hohen Verdünnungen.

Man gibt das Serum, z. B. das Höchster Antidysenterieserum subkutan oder intravenös, in leichten Fällen 20—30 ccm, bei Schwerkranken 80—100 ccm, ev. zu wiederholten Malen. Der Erfolg besteht nach Lentz, in dessen Bericht sich die Erfolge der meisten Beobachter widerspiegeln, darin, daß schon wenige Stunden nach der Injektion die nervösen Beschwerden verschwinden und einer auffallenden Euphorie weichen. Innerhalb der ersten 24 Stunden lassen auch gewöhnlich die Leibschmerzen und der quälende Tenesmus nach, Blut und Schleim verschwinden aus den Stühlen, und die Zahl der Defäkationen geht stark zurück. Die Entleerungen nehmen wieder fäkulenten Charakter an, so daß 2—5 Tage nach der Seruminjektion der Stuhl der Kranken wieder normal wird.

Ein wenig skeptischer drücken sich Fischer, Hohn und Stade aus, die bei einer Ruhrepidemie in Essen 1909 in 17 Fällen das Serum anwendeten und dabei nur bei einzelnen der Erkrankten eine prompte Serumwirkung feststellten. Die Dosis ist freilich, wie es scheint, bei ihren weniger günstig verlaufenden Fällen nicht oft genug wiederholt worden. Die Mortalität bei den mit Seris behandelten Kranken beträgt nach Lentz 2—5 %.

Sollten diese günstigen Erfolge der Serumtherapie, über die schon eine große Reihe von Ärzten aus Deutschland, Frankreich, Rußland, Japan übereinstimmend berichten, auch weiterhin sich bestätigen, so würden wir damit ein äußerst wirksames Mittel gegen die Ruhr gewonnen haben.

Die Nebenwirkungen, die mitunter auftreten können, bestehen in den bekannten Erscheinungen der Serumkrankheit, urticariaähnlichen Erythemen, leichten Gelenkschmerzen und gelegentlich in vorübergehendem Fieber. Vergl. die Abhandlung über Serumkrankheit Seite 763.

Das besprochene Serum eignet sich aber nur zur Behandlung von Fällen, die durch den Shiga-Kruseschen Bazillus hervorgerufen sind. Ist der Flexnersche Bazillus der Erreger, so muß ein Flexnerheilserum verwendet werden, wie es durch Gay zuerst hergestellt wurde. Es lag nahe, auch die Herstellung polyvalenter Dysenteriesera zu versuchen, um möglichst für alle ätiologisch verschiedenen Formen der Ruhr das gleiche Serum benutzen zu können. Shiga ist die Herstellung solcher polyvalenten Sera gelungen dadurch, daß er zwei polyvalente Sera mischte, von denen das eine durch Immunisierung von Pferden mit je einem Shiga-Kruseschen und Flexnerschen Stamm, das andere in gleicher Weise mit einem Shiga-Kruseschen und Y-Stamm gewonnen ist. Er hat damit gegen verschiedene Formen von bazillärer Dysenterie gute Erfolge erzielt.

Die Serumtherapie der Dysenterie hat zweifellos noch eine große Zukunft.

Therapie der chronischen Ruhr. Bei der chronischen Ruhr ist die Diätfrage die Hauptsache. Die Mahlzeiten müssen nach Ewald ganz regelmäßig alle zwei Stunden eingenommen werden, damit immer nur ein kleines Quantum genossen wird und der unverdaute Rest nicht durch Gärung und Zersetzung schadet. Fette, saure, stark gewürzte, sehr zellulosehaltige Gemüse und Fleisch mit langer Faser sind daher zu vermeiden, ebenso Obst. Ein Diätzettel, wie ihn Ewald z. B. empfiehlt, lautet folgendermaßen:

Erstes Frühstück.

250 ccm Eichelkakao, ein weiches Ei oder
300 ccm Milch mit Rahm,
50 g geröstetes Brot.

Zweites Frühstück.

50 g feingeschabtes, gekochtes Fleisch mit etwas Salz,
50 „ Fleischgelee,
100 ccm Milch.

Mittags.

180 g Schleimsuppe mit Einlage von ca. 10 g Nutrose, Sanatogen usw. ev. ein Ei.
125 „ gewiegte Hühnerbrust, Kalbsmilch, Fisch (Hecht, Forelle, Barsch, frische Flundern),
75 „ Kartoffel- oder Maronenpüree.

Nachmittags 4 Uhr.

250 g Eichelkakao.

Nachmittags 6 Uhr.

250 g dreitägigen Kefir oder Milch mit Kalkwasser, ev. zwei Teile Milch und ein Teil Rahm.

Abends 8 Uhr.

200 g Suppe mit Pepton, Ei und ähnlichem oder Tee mit Zucker und Milch,
100 „ geröstetes Brot mit Butter.

Abends 10 Uhr.

180 g Milch, Kefir oder Mehlsuppe oder 30—40 g Kakes.

Zur medikamentösen Behandlung kommen hauptsächlich Adstringentien in Betracht. Einläufe von Tanninlösungen in derselben Weise wie beim akuten Stadium sind empfehlenswert, nach Ford auch Eingießungen mit Eukalyptol und Oleum Gautheri (Euc. 1,5, Ol. Gauth. 2,0, Aqu. dest. ad 1500). Innerlich ist Bismuthum subnitricum anzuraten.

Lentz empfiehlt besonders warm die Tuschierung ev. vorhandener atonischer Geschwüre, soweit man sie mit dem Rektoskop erreichen kann, mit 2 %iger Argentum nitricum-Lösung oder auch mit dem Lapisstift. Wo öftere Rektoskopie nicht angängig ist, sollen dafür Einläufe mit Argentum nitricum 1 : 2000 und nachfolgende Kochsalzspülung gemacht werden. Genaueres darüber ist schon im Kapitel der Bekämpfung der Bazillenruhr erwähnt. Die oft verordneten Karlsbader Kuren sind bei der chronischen Bazillenruhr weniger anzuraten, solange immer noch blutigschleimige Entleerungen stattfinden.

Bei chronischer Neigung zu starken Blutungen wird reichlich Gelatine in Geleeform verabreicht. Wiederholen sich die Blutungen sehr oft, so daß der Kräftezustand erheblich reduziert wird, so ist schließlich die Kolotomie angezeigt, um die Geschwüre direkt behandeln zu können. Bleibt nach Ausheilung aller entzündlichen Erscheinungen noch Darmträgheit zurück, so muß unbedingt für regelmäßigen Stuhl gesorgt werden; hier sind dann auch abführende Wässer wie Karlsbader, Marienbader usw. angebracht.

Amöben-Ruhr.

Ätiologie. Die in den Tropen endemisch vorkommende Dysenterie wird durch Amöben hervorgerufen.

Der erste, der Amöben im Stuhl bei Ruhrkranken gefunden und sie als Erreger angesprochen hat, war Loesch (1875). Er nannte die von ihm gesehene Art Amoeba coli. Acht Jahre später konnten Koch und Cartulis in Ägypten feststellen, daß in den Darmgeschwüren und in den Entleerungen der Ruhrkranken konstant Amöben vorhanden sind. Obwohl ihre Befunde in der Folgezeit vielfache Bestätigung erfuhren, fehlte es doch nicht an Autoren, die an der Pathogenität der Amöben zweifelten. Den gelungenen Versuchen von Cartulis, durch amöbenhaltiges Material Katzen zu infizieren, wurde entgegen gehalten, daß die Begleitbakterien vielleicht die Ursache der ruhrähnlichen Erkrankungen der Versuchstiere sei. Darauf züchteten Kruse und Pasquall alle Bakterien, die sie neben den Amöben in dem Übertragungsmaterial fanden, in Reinkultur und benutzten sie zur intrarektalen Einspritzung bei Katzen. Dysenterie wurde dadurch nicht hervorgerufen, während das bei Verwendung amöbenhaltigen Stuhles stets der Fall war. Dem anderen Einwand, daß die Amöben nur sekundär in die bereits vorher erkrankte Schleimhaut einwanderten, konnte Jürgens begegnen, indem er die Amoeba dysenteriae bei ihrem Eindringen in die gesunde Darmwand beobachtete. Trotzdem blieb immer noch als Haupteinwand gegen die Pathogenität die Tatsache bestehen, daß auch im Darm von gesunden Menschen Amöben zu finden seien. Schon Conncilman und Lafleure kamen deshalb zu der Überzeugung, daß zwei Amöben zu unterscheiden seien, eine Amoeba dysenteriae und eine nicht pathogene Art. Quincke und Roos unterschieden sogar drei Arten: eine pathogene Amoeba coli (Loesch), die für Katzen und Menschen pathogen ist, eine für den Menschen harmlose, bei den darmgesunden Menschen vorkommende Amoeba vulgaris und eine Amoeba coli mitis, die sie bei einem Fall von chronischer Diarrhöe fanden. Die beiden letzteren waren nicht pathogen für Katzen. Heute kann man zu diesem Befunde sagen, daß aller Wahrscheinlichkeit nach die erstgenannte Art die Dysenterieamöbe gewesen ist und daß die beiden letzten identisch waren.

Erst Schaudinn (1903) konnte durch seine glänzenden Untersuchungen sicherstellen, daß im menschlichen Darm zwei Arten von Amöben vorkommen, die in Bau und Entwicklung durchaus verschieden sind, und von denen die eine harmlos ist und die andere nur bei der ulzerösen Dysenterie gefunden wird. Die harmlose Art nannte Schaudinn Entamoeba coli, die er jedoch nicht identifiziert wissen wollte mit der unzureichend beschriebenen Amoeba coli Loesch, und die pathogene Art bezeichnete er als Entamoeba histolytica. 1907 hat dann Viereck noch eine dritte Art von Darmamöben beschrieben, die er als Ursache der Dysenterie fand und die er als Entamoeba tetragena bezeichnete. Weitere Untersuchungen (Darling, Hartmann, Walker) ergaben aber die Identität der Entamoeba histolytica und der tetragena. Es stellte sich heraus, daß Schaudinn nur bestimmte End- und Anfangsstadien der Dysenterieamöben vor sich gehabt hatte, wobei es sich zum größten Teile um Degenerationsformen handelte. Danach gibt es also nur eine Dysenterie-Amöbe, die Entamoeba histolytica heißen muß, wenn auch zu ihr sämtliche als Entamoeba tetragena beschriebene Stadien gehören.

Entamoeba histolytica. (Abb. 228.)

Fig. 1—4. Vegetative Individuen aus Dysenterie-Fäces.

Fig. 1a u. b. Vegetatives Individuum in zwei aufeinanderfolgenden Stadien der amöboiden Bewegung nach dem Leben. Sehr deutlich ist das homogene, stark lichtbrechende Ektoplasma von dem Entoplasma abgesetzt. Die Bewegung geschieht durch sog. Bruchsack-Pseudopodien. Dabei reißt die Oberflächenhaut an einer Stelle und das darunterliegende Ekto- und Entoplasma fließt heraus und breitet sich wie ein Bruchsack nach beiden Seiten über die alte Oberflächenhaut aus, so daß dann eine Ektoplasmazone unter eine Entoplasmazone zu liegen kommt. Die Grenze verschwindet dann und das alte Ektoplasma wandelt sich dann in Entoplasma um, umgekehrt das darüberliegende Entoplasma in Ektoplasma. Das Entoplasma ist wabig gebaut und enthält allerhand körnige und tropfige Inhaltsgebilde (Nahrungsreste, Stoffwechselprodukte) und einen noch unverdauten Erythrocyten. Der Kern ist meist auch im Leben sichtbar, stets kugelig und von einer deutlichen Membran begrenzt. Im Zentrum findet sich ein Karyosom, das von einem hellen Hof umgeben ist (zyklische Veränderungen). Der Außenkern bildet ein wabiges Lininwerk, in dem besonders an der Membran größere und kleinere Chromatinkörner liegen.

Fig. 2. Vegetatives Individuum nach fixiertem und gefärbtem Präparat. Auch das Ektoplasma weist wabige Struktur auf (Ausfüllung); im Ektoplasma liegt oben ein Erythrocyt. Der Kern zeigt dieselbe Struktur wie im Leben.

Fig. 3a u. b. Kerne von vegetativen Individuen bei stärkerer Vergrößerung, um die genauere Struktur und die zyklischen Veränderungen am Karyosom zu zeigen. Bei Fig. 3a sieht man ein deutliches Zentriol im Karyosom und um letzteres einen hellen Hof. Die äußere Begrenzung desselben (Körnerschicht) ist die ursprüngliche Grenze des Karyosoms und hat sich durch die zyklischen Veränderungen von ihm abgespalten. Fig. 3b zeigt weitere Abspaltungen vom Karyosommaterial an den Außenkern und Umwandlung des vorherigen hellen Hofs in Linin. Um den Rest des Karyosoms (Zentriol) bildet sich durch zentropetale Strömungen aber wieder bereits ein neues Karyosom.

Fig. 4. Großes vegetatives Individuum (fixiert und gefärbt) kurz nach vollendeter Kernteilung. Im oberen Kerne hat das Karyosom noch nicht seine kompakte Natur wieder erhalten. Die Zelle steht offenbar kurz vor der Teilung.

Fig. 5. Bildung vegetativer Chromidien durch Abgabe von Chromatin vom Außenkern (siehe oben) und Beginn der Kernteilung, die durch eine Teilung des Zentriols im Karyosom eingeleitet ist.

Fig. 6 u. 7. Kleine Amöbenform, sogenanntes Minutastadium, tritt nach Ablauf der akuten Dysenterieerscheinungen auf. Daraus bildet sich dann die Cystenform.

Fig. 8. Minutaform wie 6 und 7, unterscheidet sich von den oben abgebildeten größeren Formen des akuten Stadiums (Fig. 1—4) durch den Bau des Kernes, der ziemlich chromatinarm ist und die zyklischen Veränderungen am Karyosom nur selten morphologisch erkennen läßt, nie mit der Deutlichkeit wie bei den größeren Stadien. Im Plasma unten ist ein gefressener Erythrozyt.

Fig. 9. Kernteilung einer Minutaform. Das Karyosom befindet sich im Hantelstadium und ist ganz an die Membran des sich gleichfalls durchschnürenden Außenkernes gerückt.

Fig. 10. Soeben gebildete Cyste. Der Kern (Sykaryon) zeigt wieder die normale Struktur, und die vegetativen Chromidien haben sich zu großen kompakten Körpern, sog. Chromidialkörpern (in diesem Falle drei) zusammengeballt, was für diese Amöbe sehr charakteristisch ist.

Fig. 11. Zweikernige Cyste kurz nach der Kernteilung. Die Kerne weisen das für die Telophase charakteristische Bild auf, bei dem Karyosom und Außenkern noch getrennt nebeneinander liegen.

Fig. 12. Reife vierkernige Cyste. Sie dient der Neuinfektion.

Fig. 13 u. 14. Sogen. Chromidien- und Cystenbildung von Entamoeba histolytica nach Schaudinn. Es handelt sich dabei um Degenerationsformen, wie sie häufiger vor allem bei behandelten Fällen auftreten.

Die Entamoeba histolytica, die im vegetativen Zustande ein ovales oder rundes Gebilde von wechselnder Größe ist, unterscheidet sich von der Entamoeba coli, der später noch zu besprechenden harmlosen Darmamöbe des Menschen dadurch, daß sie ein deutlich abgesetztes Ektoplasma besitzt, das sich durch seine stärkere Lichtbrechung vom Entoplasma sondert. Das Ektoplasma ist zähflüssig, macht einen glasigen Eindruck und bildet die Pseudopodien, die bruchsackähnlich ausgestülpt werden und die zur Nahrung geeigneten Partikel der Umgebung zwecks Aufnahme umfließen. Als Nahrung dienen Bakterien, rote und weiße Blutkörperchen usw. Das Entoplasma ist entweder körnig oder mit Nahrungsvakuolen erfüllt.

Die Fortpflanzung geschieht nach Schaudinn durch Zweiteilung niemals aber durch Schizogonie (Zerfallteilung) wie bei der Entamoeba coli. Bei der Teilung findet eine amitotische Kernvermehrung statt; das Karyosom nimmt dabei Hantelform an.

Bildung von Dauerformen tritt wie bei anderen Protozoen erst dann auf, wenn die äußeren Lebensbedingungen schlechter werden, d. h. also bei der Dysenterie, wenn der Prozeß in Heilung übergeht. Die Bildung dieser Dauerformen geschieht in folgender Weise. Das Karyosom rückt an den Rand des Kernes und gibt chromatinhaltiges Material (Chromidialbrocken) an das Plasma ab. Die Chromidialbrocken vermehren sich und füllen allmählich das ganze Plasma an. Infolge der Vermehrung der Chromidien, d. h. also der Chromatinelemente des Protoplasmas, wächst die Amöbe und erreicht eine Größe von 20—30 μ.

Bei der Dysenterie-Amöbe sind nach den Untersuchungen der letzten Jahre also drei Hauptstadien zu unterscheiden. Zu Beginn der Erkrankung sehen wir große Formen mit deutlichem Kern und gut erkennbarer Kernmembran und zyklischen Veränderungen (Fig. 1—4). Diese dringen vorzugsweise in die Darmwand und die darunter liegenden Gewebe ein und verursachen die eigentlichen Dysenterieerscheinungen. Aus ihnen gehen bei dem Abklingen des akuten Stadiums die kleineren sogen. Minutaformen hervor, die sich intensiv vermehren und nicht mehr in die Darmwand eindringen, sondern im Darmlumen bleiben. Bei diesem Minutastadium kann die Infektion monatelang verbleiben, häufig ohne jede Krankheitssymptome. Aus den kleinen Minutaformen gehen die Cysten hervor, indem im Plasma Massen einer chromidial stark färbbaren Substanz ausgeschieden

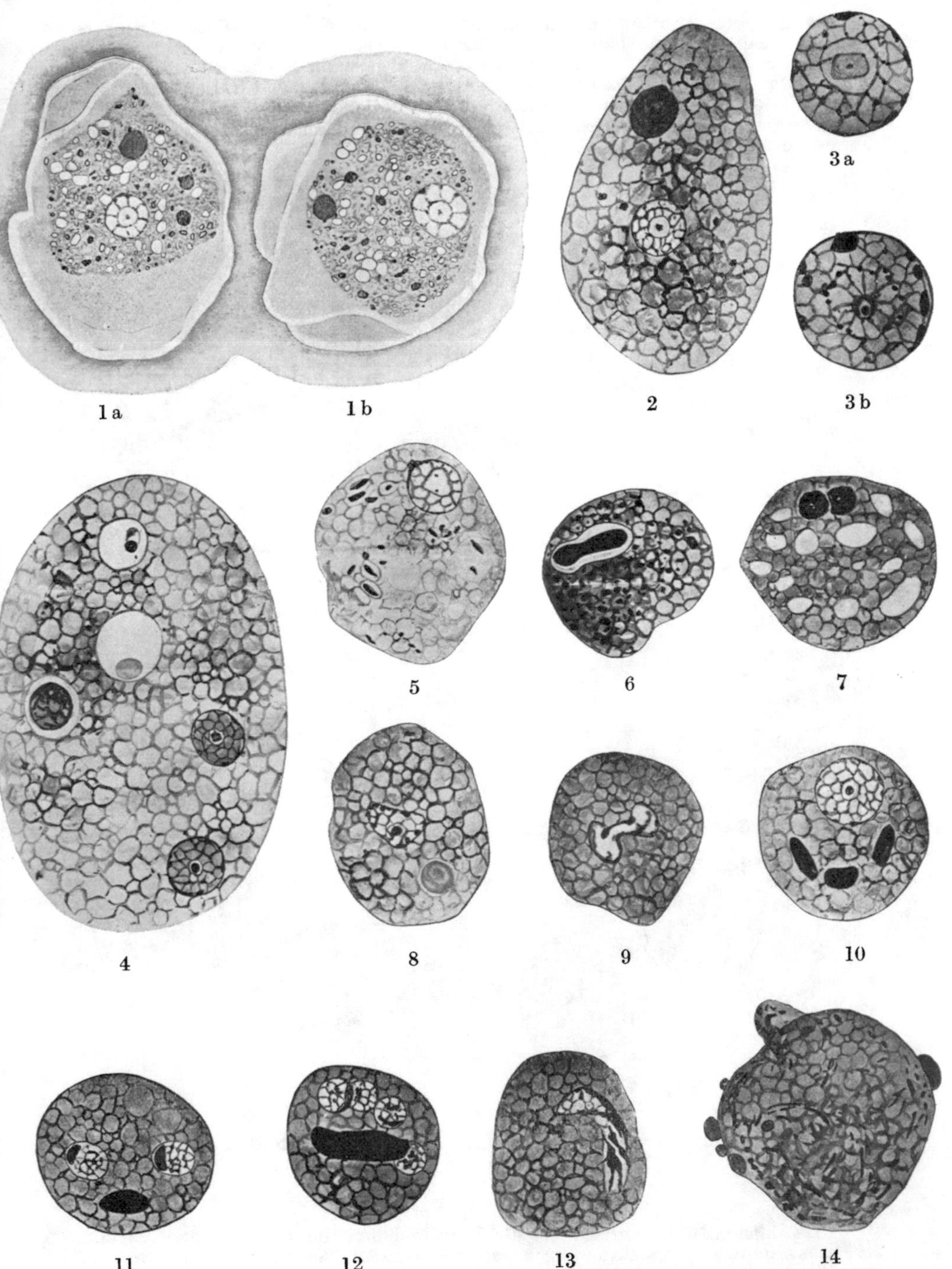

Abb. 228. Entamoeba histolytica (nach Schaudinn).

Die Vergrößerung ist bei Fig. 1, 2 und 4 sowie bei 8, 9, 13, 14 1000fach, bei Fig. 3a und b 2600fach und bei Fig. 5—7, 10—12 2000fach.

werden und eine Cystenmembran gebildet wird. Innerhalb der Cyste kommt es zu einer zweimaligen Kernteilung, so daß die reife Cyste vier Kerne besitzt. Die Cysten dienen der Neuinfektion. Die Minutaform kann sich umgekehrt auch wieder in die große Form des akuten Stadiums zurückverwandeln und damit ein Rezidiv auslösen. Neuere Untersuchungen haben ferner gezeigt, daß die Minutaformen gegenüber den therapeutischen Mitteln, speziell Emetin, sehr resistent sind im Gegensatz zu den großen Formen des akuten Stadiums.

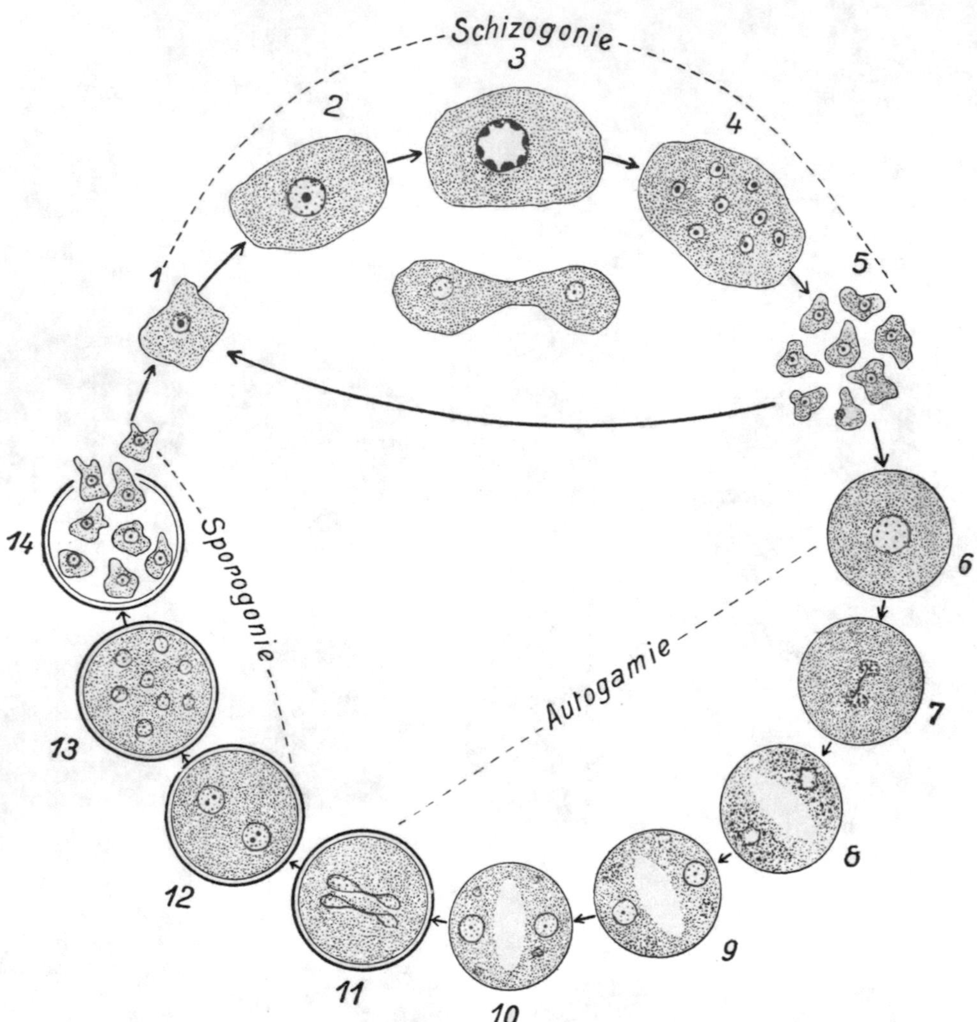

Abb. 229. Entwicklungszyklus der Amoeba coli (nach Hartmann).

Entamoeba coli.

Da differentialdiagnostisch bei der Untersuchung von menschlichem Darminhalt die Entamoeba coli von Bedeutung ist, so wird dadurch auch die Kenntnis dieser Amöbe unerläßlich. Sie findet sich im Darm gesunder Menschen in verschiedener Häufigkeit, in Berlin z. B. in 20% der Fälle, in Budapest in 60%. Normalerweise kommt sie im oberen und mittleren alkalisch reagierenden Abschnitt des Kolons vor. Die ganze Amöbe ist schwach lichtbrechend, eine Sonderung in Ekto- und Entoplasma ist an ihr im ruhenden Zustande nicht zu erkennen; auch bei der Bewegung ist die Unterscheidung nur angedeutet. Der Kern hingegen ist schon am lebenden Objekt gut zu erkennen wegen seines großen Chromatingehalts und seiner derben Membran. Im gefärbten Präparat zeigt er ein großes Karyosom, und an der Kernmembran sind einzelne Chromatinbrocken verteilt.

Der Entwicklungszyklus der Amöbe ist sehr mannigfaltig. Vgl. Abb. 229. Die vegetativen Formen vermehren sich erstens durch Schizogonie oder Zerfallteilung und zweitens durch einfache Zweiteilung. Bei der ersten Art teilt sich die chromatische Substanz des Kernes in acht Teile, die Kernmembran löst sich auf, die Chromidialteile zerstreuen sich im Plasma und bilden acht Tochterkerne, dann tritt eine Teilung in acht junge Amöben ein. Diese Teilung nennt man Schizogonie oder Zerfallteilung (Fig. 1—5). Die andere Art der Vermehrung geschieht durch Zweiteilung mit primitiver Mitose des Kernes.

Bei ungünstigen Lebensbedingungen bildet auch die Entamoeba coli Dauerformen. Sie umgibt sich nach Abstoßung aller Fremdkörper mit einer Schleimhülle. Der in diesem Stadium sehr deutlich sichtbare Kern teilt sich durch Mitose in zwei Tochterkerne, die dabei auseinander rücken und eine linsenförmige Lücke im Protoplasma zurücklassen. Der Cysteninhalt ist unvollständig in zwei Teile, Gameten, geteilt, deren Kerne chromatische Substanz in Form von Chromidien an das Protoplasma abgeben. Beide Kerne teilen sich noch je zweimal und bilden dadurch zwei Restkerne, die entweder im Plasma resorbiert oder ausgestoßen werden. In diesem Stadium verwandelt sich die äußere Schleimhülle in eine feste Cystenwand, die Lücke im Protoplasma verschwindet, jeder der beiden Kerne teilt sich mitotisch und nach wechselseitigem Austausch der männlichen und weiblichen Spindelhälften entstehen zwei Befruchtungskerne oder Synkarien. Es ist also eine Doppelbefruchtung vor sich gegangen, die ihren Ausgang genommen hat von einer Selbstbefruchtung eines einzelnen Individuums, Autogamie. In der Cyste kommt es zu einer weiteren Teilung, bis sich acht Kerne gebildet haben. Diese achtkernigen Cysten, die man im Stuhl findet, sind ungemein charakteristisch für die Entamoeba coli und kommen bei keinem anderen Darmparasiten vor. Man kann damit Menschen und Katzen per os infizieren. Dabei platzen die Cysten im Ausgangsteil des Dickdarms und zerfallen in acht junge Amöben; wir nennen diesen Vorgang Sporogonie.

Technik der Untersuchung. Die Untersuchung der genannten Amöben im Leben gelingt am besten, wenn man einen Tropfen des Materials auf einen planen Objektträger bringt, mit einem Deckglas bedeckt und sofort mit etwas Vaseline umrandet. In den Stühlen der Ruhrkranken sind die Amöben in glasigen Schleimklümpchen enthalten. Der Stuhl muß frisch, höchstens 1—2 Stunden nach der Entleerung untersucht werden, weil die Amöben ihre Beweglichkeit verlieren und aufquellen.

Bei der Herstellung von Dauerpräparaten muß von der Lufttrocknung völlig abgesehen werden. Nur feucht fixiertes Material ist brauchbar. Der Ausstrich auf dem Deckglas wird sofort, noch feucht, fixiert und bis zu seiner Einbettung in Kanadabalsam feucht gehalten. Zur Fixierung wird die heiße Schaudinnsche Sublimatlösung: zwei Teile gesättigte wässerige Sublimatlösung, ein Teil absoluten Alkohols gebraucht; man läßt die Deckgläschen mit der bestrichenen Seite auf die 60—80^0 heiße Lösung fallen, sie einige Sekunden darin verweilen, führt sie für 1—2 Minuten in die kalte gleiche Sublimatlösung, für 10 Minuten in verdünnten Jodalkohol und dann in 60%-igen Alkohol über, in dem sie aufbewahrt werden können. Zum Studium der genaueren Struktur, besonders des Baues der Kerne, ist die Eisenhämatoxylinmethode gebräuchlich und zwar entweder die alte Heidenhainsche, die für Cystenuntersuchung am meisten zu empfehlen ist, oder deren Modifikationen nach Breinl und Rosenbusch. Nach Heidenhain beizt man 6—12 Stunden in $2\frac{1}{2}$%-iger Eisenalaunlösung, färbt dann bis zu 24 Stunden in alter 1% wässeriger Hämatoxylinlösung und differenziert dann wieder in der Eisenalaunlösung und zwar unter Beobachtung unter dem Mikroskop (starkes Trockensystem).

Vorkommen im Körper des Menschen. Die Ruhr-Amöben finden sich während des akuten Stadiums als vegetative Form in den glasigen Schleimpartikeln des Stuhles und in der Darmwand. Später, wenn die Stühle breiig werden, beobachtet man daneben noch die beschriebenen Dauerformen (Cysten). Außer im Darm sind die Amöben noch in dem Eiter der Leberabszesse und der Gehirnabszesse sowie in den Abszesswänden zu finden. Bricht ein Abszeß in die Lunge, so kann man sie gelegentlich sogar im Auswurf nachweisen.

Die Lebensfähigkeit außerhalb des Menschen ist gering. Die vegetativen Formen sterben schnell ab, die Dauerformen halten sich einige Wochen. Schaudinn konnte mit vier Wochen altem Ruhrstuhl, der Dauerformen enthielt, bei Katzen durch Verfütterung noch Ruhr erzeugen.

Beweise für die Pathogenität der Ruhramöben. Die Amoeba histolytica findet sich niemals bei Gesunden, stets aber in Entleerungen und in der Tiefe der Darmwand von Ruhrkranken. Die Anschauung, daß etwa Bakterien erst den Amöben den Weg bereiten, und die Amöben nur Nosoparasiten seien, ist nicht richtig, denn man kann, wie Jürgens zeigte, die Amöben ohne alle Begleitbakterien in die gesunde Darmwand eindringen sehen. Schließlich ist vor allem die Tierpathogenität der Ruhramöben von Bedeutung. Zwar kommt Dysenterie als spontane Tierkrankheit nicht vor, aber sie läßt sich ohne Schwierigkeiten auf Tiere übertragen. Dazu eignen sich am besten nach Besser und Cartulis Katzen und Hunde. Spritzt man Amöben des vegetativen Stadiums, am besten also amöbenhaltigen Stuhl (etwa 0,1 bis 0,15 ccm) einer jungen Katze ins Rektum, so entwickelt sich nach ca. fünf Tagen eine typische Dysenterie, mit blutigschleimigem Stuhl, die zum Tode führt und anatomisch eine geschwürige Entzündung der Dickdarmschleimhaut darstellt. Auch durch Einspritzungen mit amöbenhaltigem Leberabszess - Eiter kann man dieselben Veränderungen hervorrufen. Dagegen gelingt die Infektion nicht, wenn man Stuhl mit Amöben des vegetativen Stadiums verfüttert. Durch Verfütterung gelingt nur dann eine Infektion, wenn man Fäces benutzt, die Cysten, also die Dauerformen der Amöben, enthalten. Auch Leberabszesse können bei Tieren durch die Infektion hervorgerufen werden. Bei den Versuchstieren von Marchoux entstanden Leberabszesse, wenn die Krankheit länger als 15 Tage dauerte.

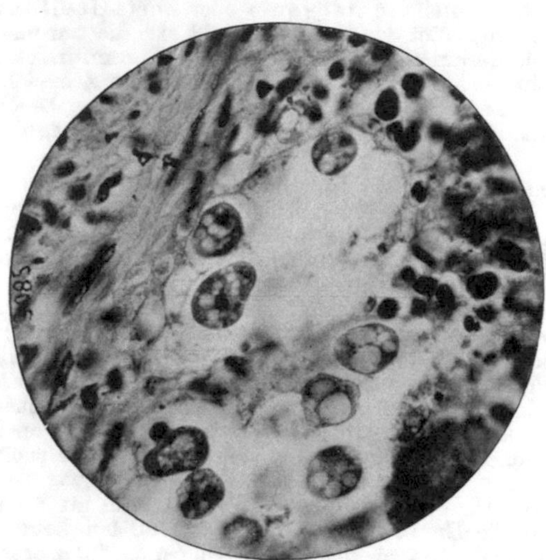

Abb. 230. Ruhramöben (500 mal vergrößert) (photogr. von Zettnow).

Epidemiologie. Die Amöbenruhr ist vorwiegend eine Erkrankung der tropischen und subtropischen Länder; dort herrscht sie endemisch. In Afrika, Asien und im tropischen Amerika ist sie zu Hause. Aber auch in der gemäßigten Zone ist Amöbenruhr beobachtet worden. Aus Österreich, Italien, Frankreich, Rumänien liegen Beobachtungen vor; auch in Deutschland werden gelegentlich einige Fälle beobachtet. Bei dem regen Reiseverkehr, der zwischen den Tropen und unseren Breiten besteht, ist es ja nicht verwunderlich, wenn gelegentlich eine Einschleppung erfolgt. Am häufigsten freilich bekommen wir die chronischen Fälle zu sehen.

Auf welche Weise die Übertragung erfolgt, ist nicht für alle Fälle ersichtlich. Es hat den Anschein, als ob im Gegensatz zur Bazillenruhr die Übertragung durch das Wasser die größte Rolle spielt. Eine große Reihe von Beobachtungen sprechen dafür.

So zeigen die Berichte der englischen Armee in Indien, daß seit Verbesserung der Wasserversorgung die Sterblichkeit an Ruhr im Heer ganz auffallend gesunken, während sie bei den Eingeborenen noch gleich hoch ist wie früher. Ferner erwähnt Barthelmy, daß bei den französischen Truppen während der Expedition in Dahomey die Soldaten so lange von der Ruhr verschont wurden, als sie abgekochtes Wasser tranken, dann aber, als sie keine Zeit mehr zum Abkochen hatten, trat bei ihnen die Krankheit auf.

Die Übertragung durch das Wasser kann nur so gedacht werden, daß die Dauerformen der Amöben, die Cysten, mit dem Wasser zugleich in den Magendarmkanal gelangen. Wir wissen, daß dieselben bis zu vier Wochen lebensfähig bleiben, während die vegetativen Formen schnell absterben.

In manchen Fällen kann auch eine direkte Kontaktinfektion von Mensch zu Mensch eine Rolle spielen. Dopter hat z. B. berichtet, daß drei Soldaten in Frankreich, die mit Amöbenruhrkranken zusammen auf einem Zimmer lagen, später an Amöbenruhr erkrankten. Festzuhalten ist aber, daß die Kontaktinfektion nicht im entferntesten so oft die Übertragung vermittelt wie bei der Bazillenruhr.

Symptomatologie. Wir unterscheiden auch bei der endemischen Ruhr eine akute und eine chronische Form.

Akute Form. Das akute Krankheitsbild beginnt im Gegensatz zu der epidemischen Form in der Regel plötzlich mit gallig gefärbten Durchfällen, denen Schleimflocken und etwas Blut beigemengt sind. Dabei bestehen kolikartige Schmerzen, besonders in der Nabelgegend, und peinigender Tenesmus, der sich durch einen brennenden, vom After ins Kreuz ausstrahlenden Schmerz kennzeichnet. Die gesamte Kolongegend ist druckempfindlich, die Zunge ist trocken und belegt, der Puls frequent. Mitunter besteht im Anfange auch Erbrechen, das aber meist bald wieder nachläßt.

Die Temperaturverhältnisse bieten ebenso wie bei der epidemischen Ruhr nichts Charakteristisches. Es gibt Fälle, die nur mit geringem Fieber und ganz ohne Temperaturerhöhungen verlaufen; Steigerungen über 39,5° kommen kaum vor. Auch in fieberhaften Fällen stellt sich nach 2—3 Tagen bereits wieder normale Temperatur ein, außer wenn Komplikationen oder Mischinfektionen vorhanden sind.

Die Zahl der Durchfälle ist verschieden (6—20—50 in 24 Stunden). Dabei ist die Menge der entleerten Fäces sehr gering und beträgt oft nur 10—15 g. Anfangs setzen sich die Durchfälle aus zwei Bestandteilen zusammen, einem fäkulenten Teil von galliger Farbe und einem blutigschleimigen Teil. Später mit dem Fortschreiten der ulzerösen Entzündung verschwindet allmählich der fäkulente Anteil. Die Stühle werden mehr fleischwasserähnlich und enthalten zusammengeballte, blutig tingierte Schleimmassen, zum Teil von Sago- und Froschlaichform oder in Flocken, und flüssiges Blut. Manchmal wird auch reines Blut von Schokoladenfarbe entleert.

Mikroskopisch enthalten die Stühle Darmepithelzellen, viele rote und weiße Blutkörperchen, Bakterien, Leyden-Charkotsche Kristalle und Amöben, die in frischen noch nicht abgekühlten Stühlen durch ihre Größe und Bewegung sich leicht von den Leukocyten unterscheiden lassen. Man findet sie hauptsächlich in dem blutigen Schleim der Fäces. Solange die Stühle noch kotige Beimengungen enthalten, sind sie übelriechend, die schleimigblutigen Entleerungen sind ohne Geruch. Durch Beimengung nekrotischer Massen können sie aber stark stinkend werden.

Die häufigen Entleerungen und der ständige Stuhldrang erschöpfen die Patienten, die auch nachts fast gar nicht zur Ruhe kommen. Beständig haben sie ein Gefühl, als ob ein Fremdkörper im Anus stecke, den sie durch Drängen herauspressen können. Mitunter ist der Versuch, durch Drängen Stuhl zu entleeren, ganz erfolglos, dagegen kommt es bisweilen zum Prolaps der geröteten und geschwollenen Schleimhaut des Mastdarmes, dessen Reposition wegen der Entzündung äußerst schmerzhaft ist.

Die Kranken werden allmählich blaß und matt, die Haut verliert ihren normalen Turgor, der Puls wird klein und frequent, die Atmung beschleunigt, die Nahrungsaufnahme liegt gänzlich darnieder, nur starker Durst ist vorhanden. Die Gegend des Kolons ist druckempfindlich; der Urin ist hochgestellt und enthält viel Indikan.

So kann die Krankheit wochen- und monatelang anhalten. Oft steigern sich noch die Beschwerden; die Stuhlgänge werden häufiger, besonders des Nachts und am Morgen. Sie enthalten mit dem Fortschreiten der Entzündung außer Blut und Schleim oft große nekrotische Schleimhautfetzen und münzenförmige Pseudomembranen, die als abgestoßene Geschwürsschorfe aufzufassen sind. Der Allgemeinzustand leidet immer mehr, da Kolikschmerzen, Durchfälle und Tenesmus die Kranken nur wenig zur Ruhe kommen lassen. Oft quält sie auch ein starker Blasenkrampf, der teils durch den konzentrierten Urin, teils durch Übergreifen des Tenesmus auch auf den Sphinkter der Blase hervorgerufen wird. Der Kranke wird aufs äußerste hinfällig und liegt mit klebrigem Schweiß bedeckt apathisch, aber bei vollem Bewußtsein da. Die Leber ist meist geschwollen; auch die Milz kann vergrößert sein.

Choleraähnliche Form. Eine andere Form der Tropenruhr beginnt nach Cartulis mit choleriformen Erscheinungen. Schüttelfrost und Temperatursteigerung auf 39—40^0 leiten die Krankheit ein. Daneben tritt Erbrechen auf und Durchfälle (20—40 Stühle in 24 Stunden). Die Farbe der Stühle ist zunächst gallig, erst nach 1—2 Tagen nehmen sie die für Dysenterie charakteristische schleimigblutige Beschaffenheit an; auch der Tenesmus fehlt bei dieser Form am ersten und zweiten Tage und stellt sich erst zusammen mit den charakteristischen Stühlen ein. Mitunter ist Herpes labialis vorhanden. Die Zunge ist weiß belegt und trocken. Die Patienten klagen über quälenden Durst und starken Wadenschmerz. Der Puls ist weich und frequent.

Gangränöse Form. Nicht ganz selten kommt es bei der Tropenruhr zu Gangrän ganzer Darmabschnitte, die größtenteils durch Mischinfektion mit Darmbakterien erzeugt wird. Das gibt dann die schwersten Krankheitsbilder. Die häufigen Entleerungen sind aashaft stinkend, von bräunlicher oder schwärzlicher Farbe und enthalten nekrotische Schleimhautfetzen verschiedenster Größe. Amöben sind darin in der Regel nicht mehr nachzuweisen, da die Bakterien sie überwuchert haben. Dabei verfallen die Kranken schnell in einen Zustand äußerster Schwäche. Der Puls wird fadenförmig, die Temperatur ist subnormal (Kollapstemperatur). Die Kranken liegen völlig apathisch, aber bei vollem Bewußtsein da mit bleichem Gesicht, in den Höhlen liegenden Augen und lassen alles unter sich gehen. Der Urin ist spärlich, konzentriert und enthält häufig Eiweiß. Oft kommt es durch Darmperforation zur Peritonitis mit ihren charakteristischen Symptomen: Erbrechen, starker Druckempfindlichkeit des Leibes, Singultus. Der Ausgang ist in den meisten dieser Fälle letal.

Chronische Form. Die Amöbenruhr hat eine große Neigung, chronisch zu werden. Die mildesten dieser Fälle sind solche, wo nach einem akuten Anfall noch viele Wochen lang mehrere schleimigblutige Stühle am Tage auftreten, wo aber schließlich nach 4—5 Monaten ein Stillstand und Heilung des Leidens erfolgt.

Die anderen Formen sind die immer wieder rezidivierenden Fälle, bei denen Zeiten der Besserung und der Latenz abwechseln mit starken Verschlimmerungen, wo schleimigblutige, oft eitrige Stühle wieder in gehäufter Menge auftreten und die Kranken nicht zur Ruhe kommen lassen; dabei fehlt oft der bei der akuten Form vorhandene Tenesmus. Das sind diejenigen Formen, die wir in Europa weit häufiger als die akuten zu sehen bekommen. Seeleute,

Soldaten aus den Kolonien, Kaufleute, die lange in den Tropen gelebt haben, laborieren nicht selten an diesem Übel. Sie magern dabei ab und bekommen ein gelblich fahles Kolorit. Das chronische Leiden macht sie zu Hypochondern. Der Leib ist druckempfindlich, namentlich in der Nabelgegend. Das Kolon ist oft als harter Strang zu fühlen. Die Temperatur bleibt meist normal oder subnormal, außer wenn Komplikationen oder Nachkrankheiten sich hinzugesellen.

Die wichtigste Komplikation der Amöbenruhr ist der Leberabszeß, der durch Verschleppung der Amöben ins Lebergewebe verursacht wird, wo es zur Nekrose und zur Vereiterung kommt. Außerdem können die Amöben noch in die Lungen, ins Gehirn und in die Milz verschleppt werden und Abszesse erzeugen. Der Leberabszeß ist aber die bei weitem häufigste Nachkrankheit der Dysenterie. Er kann schon nach wenigen Tagen der Erkrankung auftreten, aber auch erst Monate nachher sich bemerkbar machen. Die Leber schwillt an und wird schmerzhaft; sehr bald tritt auch der ungemein charakteristische Schulterschmerz auf der rechten Seite auf. Auch in die ganze rechte Brustseite können die Schmerzen ausstrahlen. Dabei nehmen die Kranken eine sehr charakteristische Haltung an. „Es sieht aus, als trügen sie ihren Leberabszeß unterm Arm,“ sagte Robert Koch in seiner plastischen Ausdrucksweise. Meist ist es ein einziger Abszeß, der gewöhnlich im rechten Leberlappen lokalisiert ist. Die Größe schwankt zwischen Apfel- und Kindskopfgröße. Multiple Abszesse sind sehr selten. In der Abszeßwand, seltener im Eiter findet man Amöben. Ein unregelmäßig remittierendes Fieber, mitunter mit Schüttelfrost einhergehend, stellt sich ein. Die Kranken verfallen und werden ikterisch. Oft zeigt sich eine ganz zirkumskripte Druckempfindlichkeit an der Leber. Gelingt es, durch die Probepunktion Eiter zutage zu fördern, so ist die Diagnose gesichert. Oft aber ist es trotz wiederholten Punktierens der Leber nicht möglich, den Abszeß nachzuweisen. Die operative Entleerung der Abszesse ist unbedingt geboten, da sonst ein Durchbruch nach verschiedenen Gegenden erfolgen kann. Der Eiter kann in die Pleura durchbrechen und eitrige Pleuritis verursachen. Bisweilen, wenn Leber, Zwerchfell und Lunge durch den fortschreitenden eitrigen Prozeß miteinander verkleben, kommt es zu Lungenabszessen und gelegentlich auch zum Durchbruch in die Bronchien, so daß die Kranken große Eitermassen aushusten. Sehr gefürchtet ist das Platzen des Abszesses und die Entleerung des Eiters in die freie Bauchhöhle mit nachfolgender eitriger Peritonitis. Dazu kommt es aber relativ selten, wenn besondere Ursachen, eine plötzliche Erschütterung, ein Schlag oder ein Fall das Unglück herbeiführen. Weniger selten ist der subphrenische Abszeß, der sich bei allmählicher Perforation des Eiters ins Peritoneum entwickelt. Der Durchbruch in den Darm ist nicht häufig.

Auch Gehirnabszesse bei gleichzeitig vorhandenem Leberabszeß sind nichts Seltenes (Cartulis), dagegen scheinen Milzabszesse nur ausnahmsweise vorzukommen.

Nicht ganz selten treten auch neuritische und myelitische Erscheinungen bei den chronischen Dysenteriekranken auf. Es kommt zu Paraplegien und Hemiplegien an den unteren Extremitäten teils auf myelitischer, teils auf polyneuritischer Basis.

Auch Gelenkerkrankungen kommen vor. Sie beschränken sich oft auf 1—2 Gelenke; die großen Gelenke, besonders die Knien werden am meisten betroffen. Es sind das äußerst langwierige Erkrankungen, die aber schließlich in Heilung ausgehen. Herzkomplikationen sind dabei nicht zu beobachten.

Ausgang. Das Leben der chronischen Dysenteriekranken ist, wie wir sahen, auf die mannigfaltigste Weise bedroht. In den Fällen, die nicht zur Ausheilung kommen, erfolgt der Tod entweder durch eine der genannten Komplikationen, oder es wird infolge des immer mehr zunehmenden Marasmus allmählich durch Herzschwäche das Ende herbeigeführt.

Pathologische Anatomie. Sitz der dysenterischen Veränderungen ist der Dickdarm. Hier sind es wieder gewisse Prädilektionsstellen, an denen mit Vorliebe die für die Tropenruhr charakteristischen Geschwüre auftreten: die Flexura sigmoidea, das Cökum und der Wurmfortsatz sind besonders bevorzugt. Mitunter ist nur die eine oder die andere dieser Stellen befallen, und der ganze übrige Dickdarm ist frei von Veränderungen. Stirbt der Kranke schon im katarrhalischen Stadium, so finden sich lediglich die Zeichen einer katarrhalisch-hämorrhagischen Entzündung: Hyperämie der Schleimhäute, Blutungen verschiedener Größe und auf der Höhe der Schleimhautfalten blutiger Schleim. Die Submukosa ist in der Regel injiziert und geschwollen. Die charakteristischen Veränderungen finden sich jedoch erst, wenn es zur Geschwürsbildung gekommen ist. Da ist vor allem festzustellen, daß der ulzeröse Prozeß in der Submucosa seinen Sitz hat. Geschwüre von verschiedenstem Umfange, von Erbsen- bis Talergröße, reichen in die Submucosa, seltener bis in die Muskularis hinein.

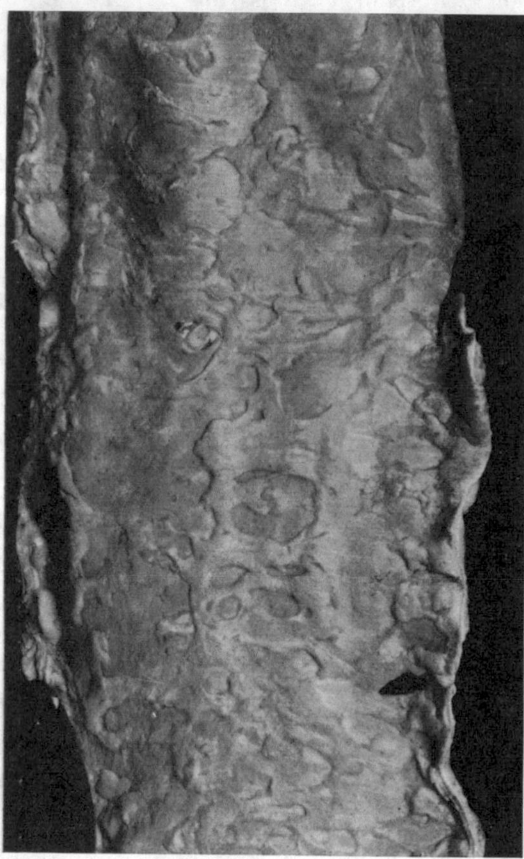

Abb. 231. Dysenterische Geschwüre des Dickdarmes ($^3/_4$ natürl. Größe). (Aus Jores, Anat. Grundlagen wichtiger Krankheiten.)

Der Rand der Geschwüre ist aufgeworfen und hart, der Grund ist bisweilen mit einem nekrotischen schmutzig gelben Schorf bedeckt. Geht man mit der Sonde unter den etwas aufgeworfenen Rand der Geschwüre ein, so findet man die Schleimhaut in der Umgebung unterminiert, und oft hängen mehrere Geschwüre durch solche Minengänge zusammen. So sind häufig weite Strecken der Mucosa abgehoben, ohne selbst zerstört zu sein. Bisweilen ist nach dem Darmlumen zu nur ein stecknadelkopfgroßes Loch vorhanden. Die untersuchende Sonde kann aber von dieser Öffnung aus unter der Mucosa nach verschiedenen Seiten hin Exkursionen machen, ein Zeichen, daß der Hauptsitz des Geschwüres die Submucosa ist. Sie ist in der Umgebung der Ulcera entzündlich verdickt und serös durchtränkt. Auch bis zur Serosa hin kann der geschwürige Prozeß reichen. Auf diese Weise können leicht Perforationen und allgemeine Peritonitis entstehen, oft aber kommt es nur zu Verklebungen und Verwachsungen in der nächsten Umgebung.

Die Beteiligung der Follikel an dem dysenterischen Prozeß wird von den Autoren verschieden aufgefaßt. Die einen, wie Councilman und Lafleur, sind der Anschauung, daß die Geschwüre niemals von Follikeln ihren Ausgang nehmen, während Kruse und Pasquall, denen sich auch Cartulis anschließt, die Ansicht vertreten, daß geschwollene Follikel einschmelzen und zu Geschwüren werden können. Häufig sind Blutungen in der Schleimhaut von kleinsten Hämorrhagien bis zu großen Blutbeulen beobachtet.

Ausgedehnte diphtherische Veränderungen, Nekrose des Epithels mit fibrinösem Exsudat, die für die Bazillenruhr so charakteristisch sind, kommen bei der Amöbenruhr selten vor. Auch gangränöse flächenhafte Zerstörung größerer Schleimhautpartien sind nicht häufig. Sie sind in der Regel das Werk von Begleitbakterien, von Streptokokken und Staphylokokken, die dann in den schwarzen, nekrotischen Fetzen, in die sich die Darmschleimhaut verwandelt, in Massen zu finden sind.

Histologisches. Die Basis der Geschwüre ist in der Regel die Submucosa. Sie besteht aus nekrotischen Fetzen, Detritus mit Bazillen und Amöben; letztere liegen zum Teil auch in den Lymphgefäßen, die sich vom Grunde des Geschwüres in die Mucosa hineinziehen. Die Submucosa in der Umgebung des Geschwüres ist stark verdickt teils durch seröse Durchtränkung, teils durch Wucherung der Bindegewebszellen; ferner durch starke Füllung der Blut- und Lymphwege und durch Blutungen. Die Rundzelleninfiltration ist nur gering.

Über die Art, wie die Amöben ihr Zerstörungswerk ausführen, hat Cartulis folgendes beobachtet:

Man findet häufig auf der Submucosa bereits ausgedehnte Entzündungen und Einschmelzungserscheinungen, während die darüber liegenden Schichten, die Mucosa und die Muscularis mucosae nur wenig entzündet sind. Dabei finden sich Amöben in großer Menge im Grunde des Einschmelzungsherdes in der Submucosa und wenige in der Muscularis mucosae. Sie zerstören zunächst das Epithel der Schleimhaut und gelangen in die Zwischenhaut der schlauchförmigen Drüsen ohne nennenswerte Zerstörungen derselben; dann durchbrechen sie die Muscularis mucosae, die sie nur wenig lädieren, und setzen sich nun in der Submucosa fest. Hier entsteht durch die Nekrose ein Erweichungsherd, der sich immer weiter ausdehnt; endlich erweicht auch die Mucosa und durch eine anfangs nur kleine, später sich erweiternde Öffnung in der Schleimhaut kommt es endlich zur Kommunikation zwischen dem Erweichungsherd der Submucosa und dem Darmlumen. Hoppe-Seyler hat für diese Geschwüre den sehr bezeichnenden Ausdruck „flaschenförmig". Der Bauch der Flasche ist der Geschwürsgrund und der Hals die Öffnung in den Darm.

Auch im Tierexperiment ist ein ganz ähnlicher Gang des Prozesses nachzuweisen. So hat Roos bei Katzen, die er mit amöbenhaltigem Material infizierte, beobachtet, daß unter der Einwirkung der Amöben das Epithel der Darmschleimhaut an vielen Stellen schnell nekrotisch wird und daß sie bis zur Muscularis mucosae vordringen. Hier findet eine kurze Stockung und Ansammlung der Amöben statt wegen der Straffheit des Gewebes; bald wird auch dieses Hindernis überwunden, und sie siedeln sich in der Submucosa an, wo sie ausgedehnte entzündiche Schwellung und Nekrose verursachen können. Durch Zerfall der nekrotischen Massen und Durchbruch in den Darm entsteht dann das Geschwür.

In chronischen Fällen findet man neben ausgedehnten Heilungsvorgängen, wie linearen und sternförmig pigmentierten Narben, vor allem eine starke Reizung der Submucosa und der Muskularis. Die Ränder der noch vorhandenen Geschwüre sind verdickt und pigmentiert, der Geschwürsgrund granulierend.

Daß der Leberabszeß ebenfalls durch die Amöbe verursacht wird, steht außer Zweifel. Auch bei Katzen hat man durch intrarektale Einverleibung von amöbenhaltigem Material die Abszesse entstehen sehen. Der Weg, auf dem die Amöben in die Leber gelangen, ist noch nicht ganz klar. Daß sie auf dem Wege der Pfortader eindringen, ist nach Roger deshalb nicht wahrscheinlich, weil dann vermutlich zahlreiche Abszesse entstehen würden. Den Lymphweg lehnen Councilman und Lafleur ab, weil in den Lymphdrüsen keine Amöben gefunden werden. Bleibt noch die direkte Einwanderung durch die Flexura hepatica des Darmes, was ja nicht unwahrscheinlich ist, da die Amöben, wie wir sahen, unaufhaltsam durch die Darmwand durchzuwandern vermögen. Oft finden sich in den Leberabszessen noch andere Mikroorganismen, wie Staphylokokken, Kolibazillen u. dgl.

Diagnose. Die Diagnose Amöbenruhr kann allein auf klinische Symptome hin nicht gestellt werden. Es ist dazu unbedingt eine mikroskopische Untersuchung der schleimigen Entleerungen der Kranken auf Amöben erforderlich. Der Gang dieser Untersuchung ist in dem Kapitel Ätiologie S. 487 genauer beschrieben.

Prognose. Die Prognose ist immer zweifelhaft zu stellen, da man bei der Amöbenruhr niemals weiß, ob nicht später noch ein Leberabszeß sich entwickeln oder eine chronische Ruhr sich ausbilden wird; auch droht die Perforationsperitonitis. Sehr schlecht sind die Aussichten auf Besserung bei den gangränösen Formen mit stinkenden Entleerungen, in denen nekrotische Fetzen schwimmen. Subnormale Temperaturen, Singultus, Benommenheit trüben ebenfalls sehr die Prognose.

Bekämpfung und Prophylaxe. Das Bestreben, die endemische Ausbreitung der Amöbenruhr zu bekämpfen, muß im wesentlichen drei Gesichtspunkte berücksichtigen.

Vor allem ist es geboten, die Übertragungsmöglichkeit durch das Wasser auf ein Minimum einzuschränken und durch eine gute Wasserversorgung in durchseuchten Gegenden die Hauptquelle der Infektion zu beseitigen. Soldaten auf den Märschen, im Manöver und im Kriege ist in ruhrverdächtigen Gegenden nur abgekochtes Wasser zu verabreichen. Dabei ist aber auch darauf zu achten, daß Geschirr und andere Eßgerätschaften nur mit abgekochtem Wasser gereinigt werden.

An zweiter Stelle ist es notwendig, die Kontaktinfektion, die zwar weniger häufig als bei der Bazillenruhr vorkommt, aber doch zweifellos eine Rolle bei der Weiterverbreitung spielt, möglichst einzuschränken. Da die Krankheit namentlich in tropischen Gegenden vorkommt mit einer Eingeborenenbevölkerung, deren Sinn für Reinlichkeit und allgemeine Hygiene noch wenig entwickelt ist, so ist die Prophylaxe auf diesem Gebiet mit besonderen Schwierigkeiten verbunden. Die dazu nötigen Maßnahmen decken sich mit denen, die für die Bekämpfung der Bazillenruhr von mir empfohlen wurden.

Schließlich ist durch rechtzeitige Behandlung der akuten Form dafür zu sorgen, daß die Ausbildung der chronischen Ruhr möglichst vermieden bleibt, weil gerade die chronischen Fälle, die sich über Monate und Jahre hinausziehen können, beständig eine Gefahr für die Umgebung sind.

Therapie. Bei der Besprechung der Therapie der Amöbenruhr kann ich mich kurz fassen, da sie von denselben Gesichtspunkten ausgeht wie die der Bazillenruhr, nur daß wir noch nicht in der Lage sind, eine spezifische Therapie anwenden zu können.

Die Hauptsache ist auch hier die Ernährung des Kranken mit reizloser Diät, wie wir sie bei der Bazillenruhr geschildert haben. Als medikamentöse Behandlung ist auch hier zunächst eine gründliche mechanische Entleerung des Darmes mittelst Kalomel, Rizinusöl oder salinischen Abführmitteln anzuraten, um dann später zu adstringierenden und desinfizierenden Darmspülungen überzugehen. Mit dem Kalomel steigt man nach Ruge im Laufe von 10 Tagen von zweimal 0,05 bis zu dreimal 0,2 und reicht zu Anfang und zu Ende der Kur je 40 g Oleum ricini. Die Plehnsche Vorschrift, die ich aus eigener Erfahrung sehr empfehlen kann, lautet 3 Tage hintereinander stündlich 0,03 Kalomel von früh 8 Uhr bis abends 7 Uhr. Nachher Bismuth. subnitr. 0,5 stündlich, also 12 mal pro die, so lange als der Stuhl noch Schleim enthält. Sehr zu achten ist dabei auf die Vermeidung einer Stomatitis mercurialis. Bei dieser Behandlung werden die Stühle seltener und weniger blutig, die Amöben nehmen an Zahl ab, es zeigen sich mehr encystierte Formen, und schließlich sind sie nach 8 Tagen verschwunden, um freilich nach mehrtägiger Aussetzung des Mittels oft wieder zu erscheinen.

Neben dem Kalomel wird in den Tropen die Ipekakuanhawurzel in der bei der Bazillenruhr beschriebenen Form viel gegeben. Außerdem werden als Spezifika einige ausländische Drogen wie Simaruba- und Granatwurzeln gerühmt, die aber vor dem Kalomel keinen wesentlichen Vorzug haben. Die Versuche, eine desinfizierende Wirkung im Darm auszuüben durch Salol, mehrmals täglich 1 g, Naphthalin 0,25—1,5 g pro die und Naphthol bis zu 2 g pro die haben keinen allseitig anerkannten Erfolg erzielt.

Per klysma gibt man nach mehrtägiger Kalomelbehandlung am besten Tannin in 0,5 %iger Lösung, wie es im Abschnitt „Bazillenruhr" beschrieben wurde. Auch Klystiere mit Chininum hydrochloricum, die besonders deletär auf die Amöben wirken sollen, werden von vielen gegeben. Man verabreicht sie in einer Konzentration von 1 : 200, muß aber so viel Tropfen Opiumtinktur hinzusetzen als Dezigramm Chinin in dem Klystier enthalten sind. Auch Klystiere mit Eukalyptusgummi (0,1 — 0,4 %ig) werden sehr empfohlen (Ford). Weniger gut vertragen wird Argentum nitricum in Lösungen von 0,5 — 1 g auf 1000.

Neuerdings erfreut sich das Emetin, das Alkaloid der Ipekakuanha großer Beliebtheit. Es wird nach den Mitteilungen von Rogers[1]), Baermann-Heinemann[2]) u. a. als stark amöbotropes bezw. amöboides Mittel gerühmt, das bei subkutaner und besonders intravenöser Applikation die meisten in der Darmwand enthaltenen Amöben abtötet. Die Zysten werden von Emetin nicht zerstört.

Man gibt nach dem Vorschlage von Baermann 1—2 intravenöse oder subkutane Injektionen von 0,15 - 0,20 g Emetinhydrochlorid (Merck) für die intravenöse Applikation in 100 ccm physiologischer Kochsalzlösung. Daran anschließend im Verlauf von 8—10 Tagen in 2—3 tägigen Intervallen je nach dem Befund 4—5 subkutane Injektionen von je 0,1—0,12 g. Diese Nachkuren müßten eventuell intermittierend wiederholt werden, und zwar nach der Erfahrung der Autoren in Abständen von 3—4 Wochen. Eine genaue Überwachung des Stuhles ist hierbei unbedingt nötig und muß sich über Monate erstrecken. Die intravenöse Maximaldosis ist 0,25 g pro 60 kg Körpergewicht.

Bei der chronischen Amöbenruhr ist vor allem ein Klimawechsel erforderlich, da in den Tropen immer wieder Rezidive auftreten. Die Versetzung in ein günstiges Klima, z. B. das Mittelgebirge, wird den Allgemeinzustand, die Anämie und Kachexie günstig beeinflussen, namentlich wenn man den Organismus noch mit Eisen- und Arsenpräparaten zu kräftigen versucht. Das Hauptgewicht ist auf eine gute Ernährung zu legen, die mit peinlicher Sorgfalt geregelt werden muß, da ein jeder Diätfehler eine neue Attacke auslösen kann. Die Diätvorschriften decken sich mit denen der Bazillenruhr, auf die deshalb hier verwiesen werden kann.

Die Neigung zu Obstipation, die abwechselnd mit Diarrhöen vorhanden ist, wird am besten mit Rizinusöl bekämpft, doch kann man auch eine Trinkkur in Karlsbad, Marienbad, Neuenahr, Kissingen, Homburg mit Nutzen verordnen, namentlich wenn damit eine zweckentsprechende Regelung der Diät, womöglich unter ärztlicher Aufsicht, verbunden wird.

Literatur siehe bei:

Jochmann, Dysenterie im Handb. d. inn. Med., herausgeg. von Mohr u. Staehelin, Bd. I, Berlin 1911.

---

[1]) Rogers in British Medical Journal 1912, I, p. 1424.

[2]) Baermann-Heinemann in Münchner mediz. Wochenschrift 1913, S. 1132 und 1210.

Cholera asiatica.

Geschichtliches. Die Heimat der Cholera ist Vorderindien. Im Gangesdelta hat sie wahrscheinlich schon seit Jahrtausenden endemisch geherrscht. Von hier aus mag sie schon im Altertum wiederholt in Asien epidemische Ausbreitung gewonnen haben. Einwandfreie Aufzeichnungen besitzen wir über Choleraepidemien in Indien aus dem 16., 17. und 18. Jahrhundert; aber erst das Jahr 1817 brachte die pandemische Ausbreitung, bei der die Seuche die Grenzen ihrer Heimat überschritt und fast den ganzen bewohnten Erdball überzog. Seitdem hat die Cholera in sechs großen Seuchenzügen von Indien her, die Verkehrsstraßen verfolgend, die Welt mit Tod und Schrecken heimgesucht. Die erste Pandemie, bei der die Seuche in Europa noch keine größere Ausbreitung gewann, wütete von 1817—1823; bei der zweiten Pandemie 1826—1837 wurden besonders Europa und Amerika schwer betroffen. Nach Europa gelangte sie über Kleinasien, die Türkei und Rußland. Ein neuer Seuchenzug überflutete 1846—1862 Europa, Asien, Amerika und Afrika. Die vierte große Pandemie herrschte in den Jahren 1864—1875. Dabei gelangte sie nicht auf dem Landwege durch Rußland, sondern auf dem Seewege von dem durch Mekkapilger verseuchten Ägypten aus nach Europa. 1892 bis 1894 sollen 800 000 Menschen allein im russischen Europa an Cholera gestorben sein. Der Weg der Seuche ging über Ägypten, Kleinasien und Rußland nach Deutschland, wo im Jahre 1892 in Hamburg eine explosionsartig aufflammende, gewaltige Epidemie einsetzte. Im Laufe eines Vierteljahres wurden damals 18 000 Personen von der Krankheit befallen und über 7000 Menschen sind daran gestorben.

Ein sechster Seuchenzug begann im Jahre 1902. Sie trat damals in Mekka heftig auf, wahrscheinlich eingeschleppt durch mohammedanische Pilger, die aus dem Morgenlande kamen und wurde nach Ägypten verschleppt, wo ihr fast 40 000 Menschen erlagen. Von Ägypten aus gelangte sie im Jahre 1903 über Syrien und Palästina später nach Kleinasien und ans Schwarze Meer, um 1904 auf den großen Karawanenstraßen von Samarkant und Baku zur unteren Wolga vorzudringen. Von da aus machte sie sich in Rußland in den Jahren 1904—1909 heimisch und verursachte alljährlich, namentlich im Hochsommer, kleinere und größere Epidemien, von denen wiederholt Einschleppungen nach Deutschland und Österreich erfolgten. Außer in Rußland ist es aber in Europa seit 1893 nicht mehr zu größerer Ausbreitung gekommen dank den prophylaktischen Maßnahmen, wie sie auf Robert Kochs Initiative eingeführt wurden. Eine zielbewußte Bekämpfung der Cholera konnte erst einsetzen, als es gelungen war, den Erreger der Seuche zu finden und sein Vorkommen im menschlichen Körper und die Wege seiner Verbreitung näher zu studieren. (Vergl. auf Seite 497 die Tabelle über die Cholera in Preußen seit 1866.)

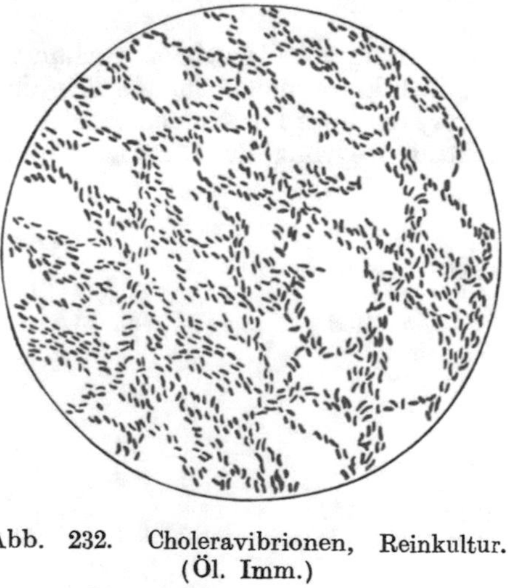

Abb. 232. Choleravibrionen, Reinkultur. (Öl. Imm.)

Der Cholerabazillus wurde im Jahre 1883 durch Robert Koch entdeckt. Als Führer der von Deutschland entsandten wissenschaftlichen Kommission konnte er in Ägypten bereits die Ursache der Seuche in einem kommaförmigen Bazillus feststellen, der sich im Darminhalt und auf der Darmschleimhaut der Choleraleichen konstant findet. Als dann die Seuche in Ägypten erlosch, setzten Koch und seine Begleiter Gaffky und Fischer ihre Studien in Indien fort und bauten die Lehre von der Ätiologie der Cholera bereits in der vollkommensten Weise aus.

Cholera in Preußen seit 1866.

Jahr	Zahl der befallenen				Es wurden amtlich festgestellt				Strom Überwachg. Stellen
	Provinzen	Reg.Bez.	Kreise	Ortschaft.	Erkrank.	Verstorb.	Gesunde Vibr.Träg.	Sämtl. Infiziert.	
a) Vor der Entdeckung des Choleravibrio.									
1866	9					114683			
1867	5	6				7000			
1873	11	24	205	1859	54676	28790			
b) Nach der Entdeckung des Choleravibrio und unter dem Einfluß der von R. Koch inaugurierten modernen Cholerabekämpfung.									
1892	11	22	92	230	1508	866	—	1508	46
1893	11	21	61	107	620	289	33	622	55
1894	10	21	64	155	1001	487	52	1053	38
1905	6	10	36	73	174	85	38	212	66
1909	2	3	6	9	27	9	7	34	12
1910	4	4	4	6	25	14	22	47	5

Ätiologie. Der Choleravibrio (Kommabazillus, Cholerabazillus) ist ein leicht gekrümmtes, kurzes Stäbchen von 1,5 μ Länge, 0,4 μ Breite, das den Teil einer Schraubenwindung darstellt, so daß seine Enden in verschiedenen Ebenen liegen (Abb. 233). Im Deckglasausstrichpräparat hat er ungefähr die Form eines Komma. Ältere Kulturen verlieren mitunter ihre Krümmung ganz und erscheinen als ovoide Stäbchen. Den Choleravibrionen ist eine lebhafte Beweglichkeit eigen, so daß sie — nach Robert Kochs Vergleich — im hängenden Tropfen wie die Mücken in einem Mückenschwarm hin und her schwirren. Sie verdanken diese Beweglichkeit einer einzigen langen, endständigen Geißel (vgl. Abb. 233). Bei der Geißelfärbung werden die Hüllen der Bakterienleiber mitgefärbt, so daß der Leib des Bazillus auffällig plump aussieht. Die Färbung des Cholerabazillus gelingt gut mit allen Anilinfarben; bei der Gramschen Färbung entfärbt er sich.

Die Kommabazillen gedeihen auf allen gebräuchlichen Nährböden, vorausgesetzt daß eine leicht alkalische Reaktion vorhanden ist. Ihr Temperaturoptimum liegt zwischen 35 und 36° C. Sie sind streng aerob. Auf der Agaroberfläche wachsen sie als blasse, bei auffallendem Licht opaleszierende Scheiben. Milch wird trotz üppigem Wachstum der Vibrionen äußerlich nicht verändert; auf Kartoffel bilden sie einen grauen, fadenziehenden Belag. Erstarrtes Blutserum verflüssigen sie mittelst eines peptonisierenden Ferments. Großer diagnostischer Wert wurde früher dem Wachstum auf Gelatine beigelegt; heute wissen wir, daß auch choleraähnliche Vibrionen dieselben Eigentümlichkeiten zeigen. Der Cholerabazillus bildet auf der Gelatine bei 22° helle, stark lichtbrechende Kolonien, deren Oberfläche bei schwacher Vergrößerung fein granuliert und wie mit kleinen Glasstückchen bestreut erscheint. Ältere Kolonien sind mehr gelblich und haben einen unregelmäßigen Rand. Allmählich wird die Gelatine durch das peptonisierende Ferment der Bazillen verflüssigt und die Kolonien sinken ein.

Bouillon wird durch das Wachstum der Choleravibrionen getrübt, und auf der Oberfläche bildet sich ein transparentes Häutchen.

Differentialdiagnostisch von größerem Wert ist das Wachstum auf 1%iger Peptonlösung geworden, die einen elektiven Nährboden für die Vibrionen darstellt. Hier kommt es zu einer sehr reichlichen Entwicklung der Kommabazillen, die sich infolge ihres Sauerstoffbedürfnisses und ihrer Eigenbewegung an der Oberfläche der Flüssigkeit ansammeln. Schottelius empfahl deshalb das Peptonwasserkölbchen zur Anreicherung von Choleravibironen aus einem Gemisch von Bakterien, z. B. aus Cholerastühlen.

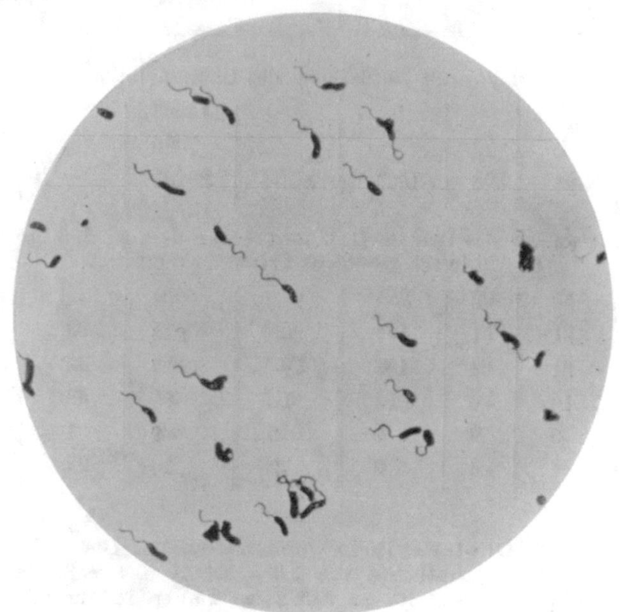

Abb. 233. Choleravibrionen mit Geißeldarstellung (photogr. von Zettnow).

Die sog. Cholerarotreaktion spielte früher bei der Differentialdiagnose eine große Rolle. Setzt man einer Bouillonkultur von Cholerabazillen geringe Mengen konzentrierter Schwefelsäure und Salzsäure hinzu, so tritt eine burgunderrote Färbung ein. Diese kommt in folgender Weise zustande: Der Choleravibrio bildet Indol und gleichzeitig reduziert er die in dem Nährmedium enthaltenen Nitrate zu Nitriten. Dabei wird salpetrige Säure frei, die mit dem Indol zusammen das rote Nitrosoindol bildet. Dieselbe Reaktion geben auch choleraähnliche Vibrionen.

Die Giftwirkung, die der Cholerabazillus im menschlichen Körper ausübt, ist an seine Leibessubstanz gebunden, er sezerniert also kein lösliches Toxin wie der Diphtheriebazillus, sondern erst beim Zerfall der Bakterienleiber werden die Giftstoffe, Endotoxine, frei, auf deren Rechnung die toxischen Erscheinungen des Choleraanfalles zu setzen sind. Damit hängt es zusammen, daß die Filtrate junger Cholerakulturen für Tiere ungiftig sind, während ältere Kulturen, in denen also schon viele Vibrionenleiber zerfallen sind, toxisch wirken.

Tierpathogenität. Bei Tieren kommt die Cholera spontan nicht vor. Nur unter ganz besonderen, künstlich hergestellten Bedingungen, Abstumpfung der Salzsäure des Magens mit Sodalösung und Ruhigstellung der Darmperistaltik durch Opium gelang es Robert Koch, bei Meerschweinchen und jungen Kaninchen nach Einführung der Cholerabazillen mit der Schlundsonde ein choleraähnliches

Bild zu erzeugen. Nach 24 Stunden gingen die Tiere im Kollaps zugrunde und zeigten bei der Sektion eine stark gerötete Dünndarmschleimhaut, die vielfach des Epithels verlustig gegangen war. Ganz das gleiche Krankheitsbild kann man bei jungen Kaninchen dadurch erzeugen, daß man ihnen Cholerabazillen in eine Ohrvene injiziert. Auch durch Verfütterung läßt sich bei ganz jungen Kaninchen Darmcholera erzeugen, wenn man ihnen alkalisches, cholerabazillenhaltiges Wasser zu trinken gibt.

Differentialdiagnostisch wichtig ist es, daß der Cholerabazillus für Tauben nicht pathogen ist, während gewisse choleraähnliche Vibrionen, z. B. der Vibrio Metschnikoff, Tauben bei Einimpfung in den Brustmuskel unter dem Bilde der Septikämie tötet.

Experimentelle Cholerainfektionen beim Menschen. Die ätiologische Bedeutung des Kommabazillus für die menschliche Cholera ist teils in absichtlich angestellten Selbstversuchen verschiedener Forscher, teils durch unfreiwillige Laboratoriumsinfektionen erwiesen worden.

Von den freiwilligen Selbstinfektionen mit Cholera sind die bekanntesten die Beobachtungen, die Pettenkofer und Emmerich am eigenen Leibe angestellt haben. Pettenkofer nahm 1 ccm Cholerabouillonkultur, nachdem er vorher den Magensaft mit Natrium bicarbonicum alkalisiert hatte und erkrankte 16 Stunden nachher an heftigen Durchfällen, erholte sich aber bald wieder. Gefährlicher war die Infektion von Emmerich, der nach 20 Stunden ein bedrohliches Krankheitsbild mit massenhaften reiswasserähnlichen Entleerungen, völliger Aphonie, spärlicher Urinsekretion und großer Schwäche zeigte. Eine Reihe anderer Selbstversuche, sowie von mehreren Forschern an anderen Personen angestellte Experimente hatten teils positive, teils negative Resultate. Metschnikoff sah in einem Falle, dem er Cholerabazillen per os gegeben hatte, neben starken Durchfällen Wadenkrämpfe, Aphonie, Erbrechen und Anurie. Von tödlichem Ausgange nach solchen künstlichen Infektionen ist nichts bekannt geworden.

Weit ernster verlief eine Reihe von unfreiwilligen Laboratoriumsinfektionen. So infizierte sich z. B. in Hamburg im Jahre 1895 Dr. Orgel beim Arbeiten mit Cholerakulturen und ging im Stadium algidum zugrunde.

Pathogenese. Die Cholerainfektion kommt beim Menschen durch Aufnahme des Erregers per os durch Vermittlung von Nahrungsmitteln oder Wasser zustande. Da die Choleravibrionen gegen Säure sehr empfindlich sind (Salzsäure tötet sie noch in Verdünnungen von 1 : 10000 in wenigen Sekunden), so geht ein großer Teil durch die Magensäure zugrunde. Anazidität begünstigt also das Zustandekommen der Infektion. Die Bazillen können aber auch bei normaler Magensaftsekretion unbehelligt durchwandern, wenn sie in Nahrungsbestandteile eingehüllt oder mit kühlen Getränken, die sehr schnell den Pylorus passieren, in den Darm gelangen. Im Dünndarm treffen sie nun auf die denkbar günstigsten Entwicklungsbedingungen: alkalische Reaktion und als Nährboden die Peptone des Dünndarminhalts. Es kommt deshalb zu einer starken Vermehrung der Vibrionen, die wahrscheinlich den Grund für die häufig dem eigentlichen Anfall vorangehenden starken Durchfälle abgibt (prämonitorische Diarrhöen). Darin besteht aber noch nicht das Charakteristische der Cholerainfektion; die Cholera ist vielmehr als eine Epithelinfektion anzusprechen. Die Vibrionen dringen unter gewissen Bedingungen (lokale Disposition, die durch Diätfehler, Exzesse in Baccho usw. herbeigeführt werden kann) ins Epithel ein, vermehren sich darin und zerstören die oberflächliche Epitheldecke mitunter in weiter Ausdehnung. Durch den Zerfall unzähliger Bakterienleiber wird eine große Menge Endotoxine frei, die nun nach Verlust der schützenden Epitheldecke von den Lymphgefäßen aufgenommen werden, ins Blut gelangen und eine schwere Vergiftung des ganzen Organismus erzeugen. Ein Übertritt der Bazillen selbst ins Blut, eine Bakteriämie, findet nicht statt. Die schwere Intoxikation mit den Giftstoffen der Kommabazillen, die schon R. Koch als das wichtigste der Cholera gravis erkannte, führt die bekannten Erscheinungen, Herzschwäche, Erbrechen, Muskelkrämpfe, Schädigung der Nieren und die Störungen der wärmeregulierenden Zentren herbei. Auf Rechnung der starken Wasserverarmung ist der Elastizitätsverlust der Haut und die Vox cholerica zu setzen.

Epidemiologie mit historischen Vorbemerkungen. Bevor die Kochsche Entdeckung des Cholerabazillus und die Kenntnis von der Art seiner Verbreitung Licht in die epidemiologischen Verhältnisse der Cholera brachten, galt hauptsächlich die Pettenkofersche „lokalistische" Anschauung, daß nicht nur die Einschleppung des Krankheitsstoffes, sondern auch eine gewisse örtliche Disposition zur Entstehung einer Epidemie gehöre. Begründet wurde diese Vorstellung durch die Beobachtung, daß die Seuche niemals gleichmäßig über das Land verbreitet war, sondern daß gewisse Ortschaften und Städte bei den verschiedensten Seuchenzügen stets verschont blieben. Als Beispiel wurden in der Regel Hannover, Stuttgart und Lyon genannt. Die örtliche Disposition sah Pettenkofer in ganz besonderen Feuchtigkeitsverhältnissen des Bodens und einem ganz bestimmten Grade der Verunreinigung des Bodens mit organischen Stoffen, die das Choleravirus erst zu einem infektionstüchtigem Keime heranreifen lassen. Die Übertragung sollte dann auf dem Luftwege geschehen. Diese Anschauungen haben ihren Boden verloren, nachdem sich gezeigt hat, daß der Cholerabazillus gegen Trockenheit sehr empfindlich ist, so daß also eine Übertragung durch die Luft mittelst trockener Staubteilchen ganz ausgeschlossen ist. Auch die Bodenbeschaffenheit hat gar beinen Einfluß auf die Entwicklung der Cholerabazillen. Das sprunghafte Wandern der Seuche und das Verschontbleiben einzelner Ortschaften haben lediglich ihren Grund in der Tatsache, daß der inifizierte Mensch und seine Dejekte hauptsächlich als Infektionsquelle in Betracht kommen und es von rein äußerlichen Zufälligkeiten abhängt, wo nun cholerabazillenhaltige Fäces entleert werden und durch direkte Kontaktinfektion oder indirekt durch Verunreinigung eines Brunnens oder einer Wasserleitung zu Epidemien Anlaß geben.

Überall, wo die Cholera auftritt, ist der infizierte Mensch im letzten Grunde die Quelle der Ansteckung. Mit den Stuhlentleerungen verlassen unzählige Mengen von Choleravibrionen den Körper des Kranken und gelangen in die Außenwelt. Von ihnen droht deshalb für die Umgebung die größte Gefahr. Auch in Erbrochenem sind zuweilen Bazillen zu finden, doch werden sie hier meist durch die saure Reaktion des Magensaftes in ihrer Virulenz abgeschwächt sein. Der Urin dagegen enthält die Erreger im Gegensatz zum Typhus nicht; aus den Fäces verschwinden die Kommabazillen meist innerhalb 14 Tagen. Dauerausscheider wie beim Typhus, die noch monate- und jahrelang nach überstandener Krankheit die Bazillen bei sich beherbergen, gibt es bei der Cholera nicht. Nur ausnahmsweise konnten nach 40, 50 und 60 Tagen noch Vibrionen im Stuhl nachgewiesen werden. Eine wichtige Rolle für die Epidemiologie spielen die gesunden Bazillenträger. Ebenso wie beim Typhus gibt es in der Umgebung Cholerakranker gar nicht selten gesunde Personen, die, ohne selbst zu erkranken, die Infektionskeime bei sich beherbergen und mit dem Stuhl ausscheiden. So fanden sich bei der Epidemie vom Jahre 1905, bei der sämtliche verdächtigen Personen in der Umgebung der Kranken untersucht wurden, nach R. Pfeiffer unter 174 Choleraerkrankungen 38 Cholerabazillenträger. Diese Personen können natürlich um so mehr die Krankheit weiterverbreiten, als sie meist gar nicht krankheitsverdächtig sind und selbst nichts von der Gefahr wissen, die sie für ihre Umgebung bedeuten. Es ist noch ein Glück, daß solche Bazillenträger die Vibrionen nur beschränkte Zeit, d. h. nicht länger als die Cholerarekonvaleszenten, also im Durchschnitt 14 Tage in ihrem Darme beherbergen, sehr im Gegensatz zum Typhus, wo sich die Bazillen manchmal viele Jahre im Organismus gesunder Typhuswirte halten.

Die Übertragung des Cholerakeimes kann auf direktem oder indirektem Wege geschehen. Der direkte Weg ist die Kontaktübertragung, durch die die Kommabazillen aus den Entleerungen infizierter Menschen in den Mund gesunder Personen kommen. Ganz besonders gefährdet sind natürlich Pflegepersonal und die Hausgenossen des Erkrankten, Wäscherinnen des Bettzeuges, die mit den Dejektionen in Berührung kommen und mit der infizierten oder nicht genügend gereinigten Hand dann ganz unbewußt den Keim in den Mund bringen. Mangelhafte Reinlichkeit, enges Zusammenwohnen in wenig günstigen hygienischen Verhältnissen, z. B. in Arbeiterwohnungen, Irrenanstalten, Auswandererschiffen, fördert natürlich die Infektion. Peinliche Sauberkeit vermindert die Gefahr. Bei den Epidemien, die durch Kontaktinfektionen zustande kommen, den sog. **Kontaktepidemien**, reihen sich die einzelnen Fällen wie die Glieder einer Kette aneinander. Es kommt also nicht zu einem plötzlichen Ausbruch vieler gleichzeitigen Erkrankungen, sondern die Cholerainfektionen verteilen sich mehr auf einzelne Gruppen und beschränken sich auf einzelne Häuser oder einzelne Familien. Dabei kann man oft den Gang der Ansteckung von einem Cholerahaus in das nächste durch Zwischenglieder (Bazillenträger) nachweisen.

Eine größere Bedeutung als der direkte Weg hat die indirekte Übertragung durch infizierte Nahrungs- und Genußmittel, vor allem durch das Wasser. Robert Koch hat zum ersten Male in dem Wasser eines indischen Tanks, der als Infektionsquelle für zahlreiche in der Umgebung vorgekommenen Cholerafälle in Betracht kam, Choleravibrionen nachgewiesen und damit das erste Beispiel einer **Wasserepidemie** gezeigt. Später sind bei größeren Epidemien wiederholt in Fluß- und Leitungswasser und in Brunnen Kommabazillen gefunden worden, so z. B. bei der Epidemie in der Irrenanstalt Niedleben im Jahre 1893, bei der Cholerabazillen im Leitungswasser gefunden wurden. Die Infektion kam dadurch zustande, daß die offenen Filter des Wasserwerkes bei strenger Winterkälte eingefroren und funktionsuntüchtig geworden waren, wobei das durch cholerainfizierte Schiffer verunreinigte Saalewasser in die Leitung eindrang.

Die Infektion des Wassers geschieht durch die Fäces cholerakranker Menschen oder von Bazillenträgern, beschmutzte Wäsche u. dgl. Aus Dunggruben können die Bazillen mit dem Wasser ins Erdreich eindringen und schlecht gedichtete Brunnen infizieren oder in das Quellgebiet eines Flusses gelangen und, weithin verschleppt, die Krankheit verbreiten, wenn das Wasser in nicht genügend filtriertem Zustande genossen wird. Auch die Gewohnheit der Schiffer, alle Dejekte ohne weiteres ins Wasser zu gießen und nachher unbekümmert das unfiltrierte Flußwasser zu trinken, wird häufig zur Quelle der Infektion.

Auch bei der Übertragung durch Nahrungsmittel spielt infiziertes Wasser eine wichtige Rolle. So können Salat, Gemüse und Früchte, die beim Waschen mit verseuchtem Wasser in Berührung kamen, die Krankheit übertragen. Auch Milch, die mit infiziertem Wasser versetzt wird oder in Kannen aufbewahrt wird, die mit solchem Wasser gereinigt wurden, veranlaßt zuweilen ein gehäuftes Auftreten der Cholera. Trinkwasserepidemien, sofern sie durch Verseuchung einer ganzen Wasserleitung verursacht werden, verlaufen gewöhnlich explosionsartig. In steilem Anstieg steigt die Kurve der Erkrankung an, weil gleichzeitig eine große Anzahl von Menschen infiziert wird und ebenso steil pflegt auch die Kurve nachher wieder abzufallen. Aber auch Wasserepidemien können mehr in kettenartiger Ausbreitung nach dem Typus der Kontaktepidemien verlaufen, wenn die Entwicklungsbedingungen, die der Cholerabazillus im Wasser findet, weniger günstig sind, oder wenn es sich um einen langsam strömenden, buchtenreichen Fluß handelt. Gewöhnlich laufen bei jeder größeren Epidemie beide Arten der Ausbreitung nebeneinander her. Sehr schön illustriert wird das durch die Verhältnisse bei der Epidemie von Hamburg-Altona im Jahre 1892. Die Hamburger Kurve gibt das klassische Beispiel einer Wasserepidemie: explosionsartiges Auftreten massenhafter Erkrankungen im Anschluß an die Infektion der Wasserleitung durch unfiltriertes infiziertes Elbwasser. Die Erkrankungskurve von Altona dagegen, das eine einwandfreie Trinkwasserversorgung hatte und nur durch Kontaktinfektion von Hamburg aus infiziert wurde, zeigt den Typus der Kontaktepidemie: eine kettenförmig aneinander gereihte Ausbreitung der Seuche. Ferner lehrt die Hamburger Kurve, daß gewöhnlich an die plötzlich aufgetretene Trinkwasserepidemie noch eine Zeit hindurch Kontaktinfektionen reihenweise sich anschließen.

Die Entstehung der Hamburger Epidemie ist vermutlich auf russische cholerainfizierte Auswanderer zurückzuführen, die mit ihren Dejekten das Hafenwasser verunreinigt hatten. Die ersten Erkrankungen ereigneten sich unter den Elbschiffern. Die Hamburger Wasserleitung entnahm damals das Wasser oberhalb der Stadt und führte es unfiltriert in das Versorgungsnetz. Möglicherweise ist durch Stauung des

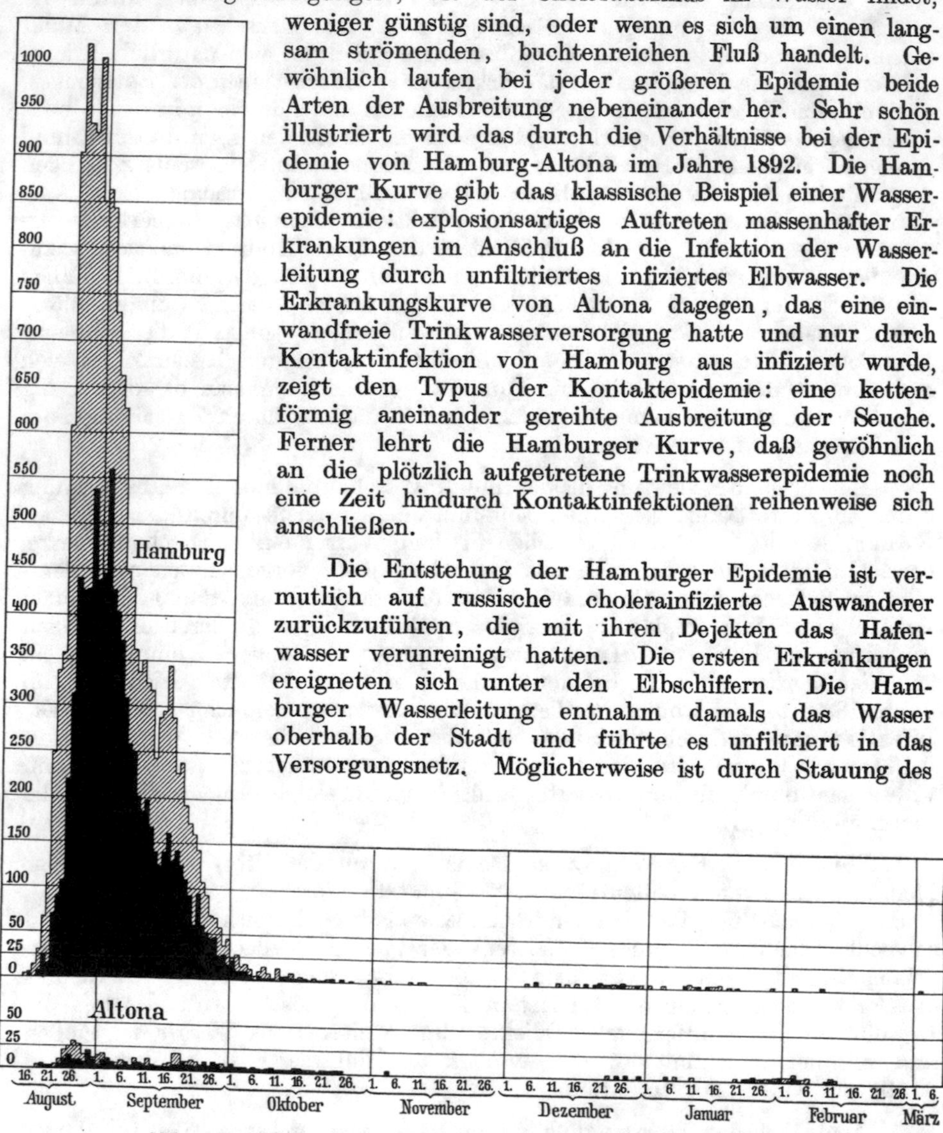

Abb. 234. Verlauf der Choleraepidemie in Hamburg und Altona. (hellschraffiert: Krankheitsfälle, schwarz: Todesfälle.)

Hafenwassers bei der Flut auch die Entnahmestelle mit dem bazillenhaltigen Hafenwasser überschwemmt worden.

Aus den Heimatländern der Cholera dringt der todbringende Gast fast alljährlich auf den Verkehrswegen nach dem Westen vor und klopft an die Tore Europas, und es bedarf der sorgsamsten Wachsamkeit der Behörden, eingeschleppte Fälle sofort zu erkennen und die Entstehung von Epidemien zu verhüten. Der Seeweg, den die Krankheit nimmt, führt gewöhnlich über Ägypten; von Suez aus, das wegen seines großen Schiffsverkehrs und wegen seiner Lage an der großen Pilgerstraße nach Mekka, wohin alljährlich Tausende von Mohammedanern strömen, häufig mit Cholera infiziert wird, droht die Verschleppung der Seuche nach den europäischen Mittelmeerhäfen. Noch häufiger hat die Cholera in den letzten Jahren auf dem Landwege Europa bedroht. Von Arabien über Syrien, Kleinasien und das südliche Rußland nach dem europäischen Rußland vordringend, steht sie schnell an Deutschlands Ostgrenze. Hier leistet der rege Schiffahrts- und Flößerverkehr auf der Weichsel und ihren Nebenflüssen der Ausbreitung der Seuche Vorschub, denn gerade die auf Schiffen und Flößen lebende Bevölkerung hat die Gewohnheit, ihre Dejekte in den Fluß zu entleeren und nachher das rohe Flußwasser unbekümmert zu trinken. Der Choleravibrio vermag sich aber im Wasser, namentlich in langsam strömenden Buchten und bei günstiger Außentemperatur, also besonders im Hochsommer, gut zu halten und sich auch zu vermehren, und so kann es nicht nur zur Infektion der Schiffsbevölkerung, sondern auch zur Verseuchung der an den Flußläufen gelegenen Ortschaften und weiterhin zur epidemischen Ausbreitung kommen.

Der Gang der Choleraepidemie ist, wie wir sahen, verschieden, je nachdem es sich um Kontaktepidemien handelt oder um Wasserepidemien. Meist gehen aber den explosionsartigen Wasserepidemien vereinzelte isolierte Erkrankungsfälle voraus, so z. B. in Hamburg unter den Hafenarbeitern. Der Ausgang der Epidemie erfolgt meist in einer langsam abfallenden Kurve. Die Dauer einer Epidemie kann Wochen und Monate betragen, dann aber pflegt sie in der Regel völlig zu erlöschen. Dauernd endemisch ist die Cholera nur in ihrem Heimatlande Indien, wo die schlechten hygienischen Verhältnisse, die schlechte Trinkwasserversorgung, die rituellen Waschungen, die Unreinlichkeit und Sorglosigkeit der Bevölkerung ihrer Entwicklung dauernd Vorschub leisten. Daß ungünstige äußere Lebensverhältnisse, dichtes Beieinanderwohnen, Unsauberkeit usw. auch in anderen Breiten die Entwicklung der Krankheit begünstigen, lehrt die Erfahrung, daß zu Zeiten von Epidemien die ärmeren Schichten weit mehr heimgesucht werden als die besser situierten Kreise. Außerdem sprechen bei der Entstehung von Epidemien zweifellos äußere atmosphärische Bedingungen, die das Wachstum und die Verbreitung der Cholerabazillen in der Außenwelt begünstigen, mit. So konnte schon Pettenkofer feststellen, daß der größte Anstieg der Choleraerkrankungen in Indien stets im Anschluß an die Regenperiode zu erfolgen pflegt, und daß in Mitteleuropa die Epidemien fast immer im Spätsommer und im Herbst auftreten.

Krankheitsbild. Die Dauer der Zeit, die vom Moment der Infektion bis zum Ausbruch der ersten klinischen Erscheinungen verstreicht, ist bei der Cholera wohl in der Hauptsache abhängig von der Menge der eingedrungenen Erreger, die sich erst hinreichend vermehren müssen, um eine pathogene Wirkung auszuüben. So sind die Angaben über die Länge der Inkubationsdauer verschieden.

Die oben erwähnten Selbstversuche von Pettenkofer und Emmerich, bei denen es 60 bzw. 46 Stunden nach der Aufnahme der Bazillen zu den ersten Erscheinungen kam, können nicht ohne weiteres in eine Reihe mit den natürlichen Infektionsbedingungen gestellt werden, weil dabei eine zu mäßige Infektion erfolgte; im Durchschnitt verstreichen 2—5 Tage.

Die Gestaltung der klinischen Bilder, die durch die Infektion mit Cholera verursacht werden, ist sehr verschieden und richtet sich nach der Schwere der Infektion und der Disposition des Erkrankten. Dabei spielen sowohl die allgemeine Widerstandsfähigkeit als auch die allgemeine Disposition des Darmepithels eine Rolle. Es ist eine alte Erfahrung, daß Personen, die durch andere Krankheiten geschwächt sind, ferner Kinder und Greise besonders leicht von der Cholera ergriffen werden und daran zugrunde gehen; aber auch die lokale Resistenz, Herabsetzung durch Diätfehler, enteritische Störungen kann das Zustandekommen der Krankheit begünstigen.

Man unterscheidet nach der verschiedenen Schwere der Krankheitserscheinungen folgende Bilder:

1. die einfache Choleradiarrhöe,
2. die Cholerine,
3. die Cholera gravis oder asphycta oder algida,
4. die Cholera siderans.

Choleradiarrhöe. In den leichtesten Fällen kommt es unter Kollern im Leibe und Flatulenz zu häufigen dünnflüssigen, gallig gefärbten, breiigen Entleerungen, die 4—10 an der Zahl mehrere Tage hindurch den Kranken beunruhigen. Es besteht stark vermehrtes Durstgefühl, schlechter, pappiger Geschmack im Munde, dick belegte Zunge; der Appetit liegt danieder. Die Erkennung solcher Fälle als Cholera ist natürlich nur möglich mit Hilfe der bakteriologischen Stuhluntersuchung, die mikroskopisch und kulturell Kommabazillen nachweist. In den meisten Fällen erholen sich die Kranken in wenigen Tagen und sind genesen. In anderen Fällen sind die Diarrhöen als Vorboten eines schwereren Choleraanfalles, als prämonitorische Diarrhöen, aufzufassen. Dann gesellen sich Fieberbewegungen, Schweißausbrüche, Ziehen in den Waden hinzu, und allmählich entwickelt sich das schwere Bild der asphyktischen Cholera, das wir noch kennen lernen werden.

Einen schwereren Charakter zeigt schon diejenige Form von Cholera, die man als **Cholerine** bezeichnet. Nach kurzen Prodromalerscheinungen, wie Abgeschlagenheit, Appetitlosigkeit, Übelkeit stellen sich plötzlich Diarrhöen ein, die zunächst noch gallig gefärbt sind, bald aber das gallige Aussehen verlieren und die für Cholera charakteristische reiswasserähnliche Beschaffenheit zeigen. Bald nach dem Einsetzen der Durchfälle tritt häufig Erbrechen auf, das zunächst alle genossenen Speisen und dann gallig gefärbte, dünnflüssige Mengen von bitterem Geschmack herausbefördert. Die Temperatur steigt an, der Puls wird etwas frequenter und kleiner, die Extremitäten fühlen sich kühl an, die Urinsekretion wird wegen des starken Wasserverlustes geringer, schmerzhaftes Ziehen in den Waden tritt auf. Der Kranke wird matt und kraftlos und vermag nur mit tonloser Stimme (Vox cholerica) zu sprechen. Diese Erscheinungen halten einige Tage an, um dann allmählich zurückzugehen, oder aber es entwickelt sich daraus der schwere typische Choleraanfall.

Die **Cholera gravis, der typische Choleraanfall (asphyktische Cholera)**, entsteht in etwa der Hälfte der Fälle aus den eben beschriebenen Formen der Choleradiarrhöe und der Cholerine. Handelt es sich zunächst nur um diarrhoische, gelbgefärbte Stühle, so spricht man, wie bereits erwähnt, von prämonitorischen Diarrhöen. Auch Prodromalerscheinungen von ein- oder mehrtägiger Dauer, wie Mattigkeit, Übelkeit, Frösteln, können dem Sturm vorausgehen; mitunter aber setzt die Attacke plötzlich ein. Dabei kann es ganz akut zu profusen Durchfällen kommen. Diese verlieren schnell ihre gallige Färbung und nehmen die bekannte reiswasserähnliche Beschaffenheit an; sie folgen sich in großer Häufigkeit 10—20 mal am Tage. Sie werden ohne Schmerzen, nur mit einem Gefühl von Kollern im Leibe entleert, doch tritt nach längerer

Dauer der Krankheit oft ein quälender Tenesmus, ähnlich wie bei der Dysenterie, anf. Die Reiswasserstühle haben meist eine alkalische Reaktion und enthalten Tripelphosphate. Die suspendierten Flöckchen bestehen aus Schleim, Leukocyten und Darmepithelien, die oft in großen Zusammenhängen abgestoßen sind, so daß man mikroskopisch schlauchförmige Drüsen und Zotten erkennt. Außerdem findet man darin meist massenhafte Choleravibrionen. Gar nicht selten sieht man auch, namentlich bei schwereren Fällen, durch Blut gefärbte „Fleischwasserstühle" von rötlichgrauer Farbe. Schließlich kommt es auch vor, daß trotz schwerer, zum Tode führender Erkrankung, dauernd fäkulente, dunkelbraune, wenn auch flüssige Stühle entleert werden (Hesse)[1]). Gleichzeitig mit den Durchfällen oder häufiger bald nach deren Beginn setzt heftiges Erbrechen ein, das den Kranken durch seine Häufigkeit außerordentlich quält und ermattet. Zuerst noch Speisereste enthaltend, wird das Erbrochene bald molkenartig oder reiswasserähnlich und stellt ein trübes Exsudat aus Magen- und Darmkanal dar, in welchem manchmal Cholerabazillen zu finden sind. Der Brechakt erfolgt spontan oder nach Flüssigkeitszufuhr. Da ein peinigender Durst die Kranken quält, so machen sie oft den Versuch, Flüssigkeit einzunehmen; fast jedesmal erfolgt ein heftiges Erbrechen. Ein anhaltender Singultus, meist ein ungünstiges Symptom, gesellt sich zuweilen hinzu und erhöht die Qual. Der Appetit liegt ganz danieder. Die Zunge ist trocken, dick belegt und oft cyanotisch. Der Leib ist eingesunken und gibt beim Betasten Plätschergeräusche über dem schwappend gefüllten Darm. Nun kommt es schnell infolge des großen Wasserverlustes und der Vergiftung des Organismus durch die Überschwemmung mit Endotoxinen der Choleravibrionen zu jenem schweren Krankheitszustand, der als Stadium asphycticum oder algidum bekannt und gefürchtet ist. Der Kranke verfällt schnell, das Gesicht wird schmal und spitz, die Nase tritt scharf hervor und fühlt sich kühl an. Die Augen sinken tief in die Höhlen ein und sind von einem tiefblauen oder blaugrauen Ring umrändert. Die Gesichtsfarbe ist livide, die Lippen sind bläulich verfärbt. Die Extremitäten kühlen aus und werden cyanotisch. Die kühle, oft mit klebrigem, harnstoffreichen Schweiß bedeckte Haut verliert ihre Elastizität, so daß aufgehobene Falten stehen bleiben. Eine auffällige Runzel- und Faltenbildung zeigt sich an den Fingern, die dadurch an die viel im Wasser arbeitenden Hände der Wäscherinnen erinnern, außerdem bläulich verfärbt sind und graublaue Nägel haben (vgl. Abb. 235). Die Stimme wird matt und heiser und schließlich ganz tonlos infolge der Eintrocknung und Schwäche der Stimmbänder. Die Urinsekretion nimmt immer mehr ab und versiegt in schwersten Fällen ganz. Gelingt es, eventuell durch den Katheter etwas Harn zur Untersuchung zu bekommen, so enthält er meist reichlich Albumen, gewöhnlich auch Indikan und zahlreiche hyaline und granulierte Zylinder neben vielen Epithelien und Zelldetritus, seltener rote Blutkörperchen. Die Temperatur sinkt bis zu subfebrilen Werten (bei Achselhöhlenmessung sogar bis auf 32° C und noch weniger). Dabei ist aber die Beobachtung interessant, auf die Reiche aufmerksam machte, daß Rektummessungen zuweilen eine um mehrere Grade höhere innere Eigenwärme angeben und auf diese Weise oft eine Fiebertemperatur von 38 und 39° nachgewiesen werden kann, während die periphere Temperatur bei der Messung in der Achselhöhle subnormal erscheint. Der leicht beschleunigte Puls (90—100 Schläge, selten mehr), wird allmählich immer kleiner und schließlich fadenförmig; die Herztöne werden leiser, der zweite Ton ist fast unhörbar oder durch

[1]) O. Hesse, Beiträge zur Kenntnis der Cholera asiatica in Beitr. zur Klinik der Infektionskrankheiten, herausgeg. von Brauer, 1914.

ein hauchendes Geräusch ersetzt. Der Blutdruck ist so gering, daß angeschnittene Arterien kaum spritzen, die Kranken klagen oft über Palpitation in der Herzgegend und schmerzhafte Beklemmungsgefühle.

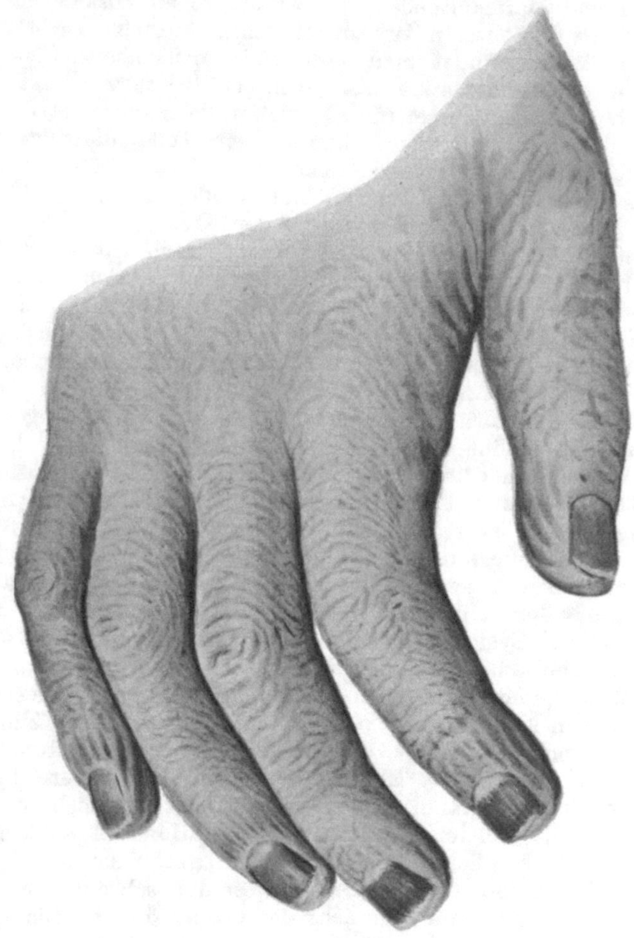

Abb. 235. Cyanose und Faltenbildung der Haut bei Cholera (nach Froriep).

Das Blut zeigt infolge der Konzentration eine Vermehrung der roten Blutkörperchen, ferner eine Zunahme der Leukocyten mit Vermehrung der polynukleären und kleinen einkernigen Zellen und Verminderung der Lymphocyten. Chemisch kann man einen erhöhten Harnstoffgehalt nachweisen.

Auffällig ist die Dyspnoe der Kranken. Die Atemfrequenz ist stark erhöht und beträgt 50 Atemzüge und mehr in der Minute; der Atem ist oberflächlich. Ein auffälliges Oppressionsgefühl ängstigt den Kranken und steigert sich zuweilen zu stärkster mit Unruhe und Präkordialangst verbundener Atemnot. Als Vorbote des Todes tritt zuweilen Cheyne-Stokessches Atmen auf.

Außerordentlich quälend sind die schmerzhaften, tonischen Muskelzusammenziehungen, die besonders an den Schenkel- und Wadenmuskeln, aber auch an den Zehen- und Bauchmuskeln, seltener an den Armen und Händen und im Gesicht auftreten und für mehrere Sekunden die Muskulatur bretthart kontrahieren. Ihre Ursache liegt wohl hauptsächlich in toxischen Einflüssen. Die Wasserverarmung kann keine so große Rolle dabei spielen, da manche Autoren, z. B. Reiche, die Wadenkrämpfe in großer Heftigkeit auch bei der stürmisch verlaufenden Cholera sicca beobachteten, wo nur wenig oder gar keine flüssigen Entleerungen auftreten.

Das Sensorium bleibt oft lange klar, meist sind die Kranken sehr aufgeregt, unruhig und schlaflos; dann aber kommen Stunden, wo sie apathisch und somnolent daliegen. Auch stärkere Exzitationszustände und Delirien können auftreten, namentlich bei Potatoren. Andere Kranke sind beständig in einem Zustande dauernder Teilnahmslosigkeit, ohne daß das Bewußtsein geschwunden ist, da sie auf Anruf reagieren. Meist besteht eine auffällige Hyperästhesie, so daß die subkutane oder intravenöse Wasserinfusion ohne jede Schmerzäußerung hingenommen wird. Dieser schwere Zustand dauert in der Regel nicht länger als 1—2 Tage. Bei den meisten Kranken geht das Krankheitsbild schon in der zweiten Hälfte des ersten Tages in das pulslose Stadium über. Während die reiswasserähnlichen Entleerungen etwas nachlassen und die Krämpfe seltener auftreten, nimmt die blaugraue Verfärbung des Kranken immer mehr zu, Lippen, Nägel, Zehen werden immer hochgradiger cyanotisch, die Extremitäten sind von leichenhafter Kälte, die Pupillen sind erweitert und reagieren nicht mehr auf Lichteinfall, die Lider schließen unvollkommen, so daß die Cornea infolge des Lagophthalmus trocken wird und sich trübt, der Puls ist nicht mehr zu fühlen, in tiefer Entkräftung, meist im Koma erfolgt das Ende.

In anderen, weniger stürmisch verlaufenden Fällen kommt die Krankheit zum Stehen, und der Kranke tritt in das Regenerations- oder Reparationsstadium ein. Oft ist der Umschwung zum Bessern ein auffällig plötzlicher.

So berichtet Hesse von dem frappierenden Eindruck, den man im Lazarett zu Sofia oftmals hatte, Kranke, die gestern oder vorgestern noch pulslos waren, plötzlich außer Bett zu sehen, Tabak rauchend und keine Diätregel beobachtend.

Die Durchfälle verlieren ihre Reiswasserbeschaffenheit und werden wieder fäkulenter und seltener, das Erbrechen hört auf, Unruhe und Oppressionsgefühl weichen. Der Puls wird wieder kräftiger, das cyanotische Aussehen und die Auskühlung der Extremitäten verschwindet; ein wohltuender, warmer Schweiß tritt auf, und die Urinsekretion setzt wieder ein, um zunächst einen spärlichen, stark eiweißhaltigen Harn mit hyalinen und körnigen Zylindern zutage zu fördern. Diese Harnbeschaffenheit pflegt aber nach wenigen Tagen meist schon wieder der Norm zu weichen und nur seltener dauernde Störungen zu hinterlassen. Eine große Mattigkeit bleibt noch einige Tage zurück; bis auf geringe Darmstörungen pflegt die Rekonvaleszenz nach 5—10 Tagen vollendet zu sein. Die Vibrionen schwinden durchschnittlich nach 14 Tagen, nur einzelne Rekonvaleszenten beherbergen sie länger.

Die längste Dauer der Bazillenpersistenz betrug in Sofia unter 155 Kranken 44 Tage (Hesse).

Oft aber ist der Kranke trotz mehrtägiger scheinbarer Besserung noch nicht außer Gefahr. Es drohen Rezidive, die nach mehrtägiger Ruhepause mit allen Erscheinungen aufflammen und das tödliche Ende herbeiführen können, oder der Kranke geht trotz dem Nachlassen der schweren Erscheinungen an Entkräftung zugrunde. Das betrifft besonders alte und durch andere Krankheiten geschwächte Personen. Schließlich kann an Stelle der endgültigen Genesung ein neues, nach dem bisherigen Verlauf fast fremdartig wirkendes Krankheitsbild treten, das mit dem Namen Choleratyphoid bezeichnet wird. Rumpf nennt es Stadium comatosum.

Das Choleratyphoid (Stadium comatosum), das sich in vielen Fällen an das Stadium algidum anschließt, und zwar in einem Moment, wo die lokalen Darmsymptome nachzulassen scheinen und die Entleerungen seltener und fäkulenter werden, stellt einen fieberhaften Zustand dar, bei dem besonders die Allgemeinintoxikation mit dem Choleragift, und zwar namentlich sensorielle Störungen im Vordergrunde stehen. Die starke Trübung des Bewußtseins, der vorherrschende Status typhosus, hat diesem Krankheitsbild den Namen Choleratyphoid verschafft. An die Stelle der subnormalen Temperaturen treten hohe Fiebergrade. Der Kranke ist benommen oder somnolent, der Puls ist kräftig, regelmäßig und nur wenig beschleunigt. Die im asphyktischen Stadium blaugraue und kühle Haut ist rot und warm. Die Conjunctiven sind stark injiziert. Tiefe, laut ächzende Atemzüge, oft mit hohlem trachealem Beiklang bieten das Bild der „großen Atmung" wie beim Coma diabeticum. Die diarrhoischen Entleerungen bestehen noch fort, jedoch in verminderter Zahl. Häufig tritt nun, meist in der zweiten Woche, ein neues Symptom hinzu, das sog. Choleraexanthem. Teils urticariaähnliche, teils scarlatiniforme oder morbilliforme Ausschläge treten zuerst am Halse auf und verbreiten sich dann über den Rumpf und die Extremitäten. Diese merkwürdige Erscheinung ist nach unseren heutigen Kenntnissen zweifellos zu den toxischen Überempfindlichkeitserythemen zu rechnen, wie sie im Anschluß an die verschiedensten Noxen (Arzneimittelvergiftungen, Serumjektionen) und auch im Anschluß an andere Infektionskrankheiten zuweilen beobachtet werden. Sie gleichen klinisch völlig den Serumexanthemen (Abb. 373). Reiche sah diese Cholera-exantheme bei der Hamburger Epidemie bei 8% der Kranken. Der Ausschlag verblaßt gewöhnlich nach 3—4 Tagen und hinterläßt nur dann vereinzelte Verfärbungen, wenn er mit Petechien verbunden war.

Häufig treten während des Choleratyphoids die toxischen Schädigungen der Nieren, die Choleranephritis in den Vordergrund; die Harnmenge ist vermindert, der Urin enthält reichlich Eiweiß, Zylinder, Nierenepithelien und in vielen Fällen auch rote Blutkörperchen. Kommt es dabei zu urämischen Erscheinungen, so ist der Tod die fast unausbleibliche Folge. Starke Benommenheit des Sensoriums, Kopfschmerzen, Erbrechen, Muskelzuckungen, allgemeine Konvulsionen als Ausdruck der Urämie sind dann die Vorboten des tödlichen Endes. Differentialdiagnostisch von Interesse ist es, daß Amaurose und Augenhintergrundsveränderungen in solchen Fällen stets fehlen.

Mitunter führt die Choleranephritis in der Zeit des Reparationsstadiums zur Urämie ohne daß andere Zeichen des Typhoids, Fieber oder Exantheme auftreten. Die Temperaturen können sogar subnormal bleiben.

Noch andere sekundäre Organstörungen, die von dem Grundleiden unabhängig sind, können den Gang des Choleratyphoids schwer komplizieren. So kann es durch Mischinfektion im Darm zu geschwürigen nekrotischen Veränderungen kommen, die zu ruhrartigen Krankheitsbildern führen. Blutige, stinkende Stühle werden dabei entleert, die zuweilen lamellenartig abgestoßene nekrotische Fetzen enthalten. Die Prognose dieser Komplikation ist meist sehr ungünstig.

Ist der Ausgang des Choleratyphoids ein günstiger, so klingt allmählich das Fieber ab und die Genesung tritt ein. Die Dauer der Krankheit beträgt bei unkompliziertem Choleratyphoid 4—8 Tage; in anderen komplizierten Fällen kann sich das Leiden bis zu drei Wochen und länger hinziehen.

Über die **Pathogenese** des Choleratyphoids sind die Meinungen geteilt. Ich glaube in dem Auftreten des Choleraexanthems einen Fingerzeig für die Deutung dieses Zustandes zu sehen. Vergleicht man das Choleraexanthem mit dem Serumexanthem und das Typhoid mit der Serumkrankheit, so läßt sich in Anlehnung an die bekannte Pirquetsche Auffassung vom Zustandekommen der Serumerscheinungen (vgl. S. 770), folgende Entstehungsweise des Typhoids annehmen:

Die Cholerainfektion veranlaßt in dem Körper des Kranken die Bildung von Antikörpern, Bakteriolysinen. Der Organismus ist während des asphyktischen Stadiums durch den fortwährenden Zerfall von Choleravibrionen und das dadurch bedingte Freiwerden von Endotoxinen überempfindlich geworden. Um die kritische Zeit ist die Produktion der Lysine so stark geworden, daß dadurch plötzlich eine große Menge Endotoxine aus den noch vorhandenen Choleravibrionen freigemacht werden, die in dem jetzt überempfindlichen Organismus schwere toxische Überempfindlichkeitserscheinungen, Fieber, sensorielle Störungen, Exanthem und Verschlimmerung der vorhandenen Nephritis verursachen. Zu diesen Symptomen kommen noch die aus dem asphyktischen Stadium her persistierenden Krankheitserscheinungen hinzu. Für diese Theorie sprechen eine Reihe von Tatsachen: 1. Die Beobachtung, daß zur Zeit des Choleratyphoids stets noch Vibrionen vorhanden sind (aus denen die Endotoxine frei werden können); 2. das Gebundensein des Typhoids an bestimmte Termine; 3. das gesetzmäßige Auftreten des Choleraexanthems um den zehnten Tag herum und schließlich die Beobachtung, daß mitunter nephritische Erscheinungen, die in den ersten Tagen der Krankheit vorhanden waren und dann wieder verschwanden, um die Zeit des Typhoids plötzlich wieder in akutester Form, oft sogar mit Urämie verbunden, auftreten.

Die **Cholera siderans**, die schwerste Form der Cholera, führt foudroyant in wenigen Stunden zum Tode. Die Betroffenen erkranken akut mit Erbrechen und Durchfällen, werden schnell benommen und verfallen bei sinkender Temperatur rapide; unter Cyanose, Auskühlung der Extremitäten und sinkendem Blutdruck entflieht das Leben. Bei manchen foudroyant verlaufenden Fällen können sogar Erbrechen und Stuhlentleerungen ganz oder fast völlig fehlen, so daß man von Cholera sicca gesprochen hat.

Komplikationen und Nachkrankheiten. Das Krankeitsbild der Cholera kann namentlich in der Zeit des Choleratyphoids durch Komplikationen mannigfach variiert werden. So kommen lobuläre, seltener lobäre Pneumonien zur Beobachtung, die nach Reiche häufig trotz ausgedehnter Anschoppung ohne Husten verlaufen. Diphtherische Entzündungen der Blase, die zuweilen beobachtet werden, lassen sich durch die Entleerung von blutigem Urin erkennen. Ulzeröse diphtherische Prozesse in der Vagina geben zu schmierigblutigem Ausfluß Veranlassung. Seltenere Komplikationen sind septische Erkrankungen, die von den Darmläsionen ihren Ausgang nehmen, Parotitiden, Phlegmonen, Gangrän in den peripheren Körperteilen. Bei Frauen sind Uterusblutungen im Laufe der Cholera recht häufig. Anatomisch findet man dabei hämorrhagische Infarzierungen des Endometrium. Bei Schwangeren kommt es oft zu Abort oder Frühgeburt.

Die Cholera kann sich natürlich mit den verschiedensten Infektionskrankheiten kombinieren und wird dadurch meist in ungünstiger Weise beeinflußt. In der Hamburger Epidemie wurde relativ häufiger die Kombination mit Typhus abdominalis gesehen, meist so, daß an den Choleraanfall der Typhus sich anschloß.

Nachkrankheiten sind relativ selten. Zuweilen entwickeln sich chronische Darmstörungen, die mit wechselnder Verstopfung und Durchfällen einhergehen. Rumpf beobachtete neurasthenische Zustände im Anschluß an einen überstandenen Choleraanfall. Auch psychische Anomalien von melancholischem Charakter sind mitunter dabei beobachtet worden.

Abweichungen. Bei Kindern und Säuglingen stehen die Zeichen der Intoxikation, Benommenheit und Unruhe im Vordergrunde. Durchfälle und Erbrechen, auch Muskelkrämpfe sind geringer als beim Erwachsenen (Reiche). Bei Cholerakranken in höherem Lebensalter ist ein frühzeitiger Sopor an der Tagesordnung. Die Cyanose tritt zurück; auch ist die Respiration weniger beeinflußt.

Prognose. Die einfache Cholerадiarrhöe und die Cholerine haben zwar meist einen günstigen Ausgang, doch ist es ratsam, mit der Stellung einer guten Prognose etwas vorsichtig zu sein, weil aus der einfachen Diarrhöe der schwerste Choleraanfall sich entwickeln kann. Je mehr sich das Krankheitsbild dem Stadium algidum nähert, desto schlechter wird die Prognose. Einen gewissen Anhalt hat man in der Konzentration des Harns. Rumpff sah in 57,2% den Tod bei Patienten eintreten, bei denen völlige Anurie bestand, während Kranke ohne Anurie nur in 4,7% starben. Tiefe Cyanose und reaktionslose Pupillen künden meist den nahenden Tod an. Blutige und stinkende Stühle geben eine schlechte Prognose. Die meisten Todesfälle ereignen sich in den ersten zwei Krankheitstagen, in späteren Tagen sterben nur noch ein Fünftel der Kranken. Die meisten gehen im asphyktischen Stadium zugrunde. In der Hamburger Epidemie erholten sich aus diesem Stadium nach Reiche nur noch 21%. Ein Drittel der Fälle sterben in der als Choleratyphoid bezeichneten zweiten Krankheitswoche. Die Mortalität des ausgebildeten Choleraanfalls ist sehr groß. Sie beträgt durchschnittlich 50—60%. Bei Kindern und alten Leuten sind die Heilungschancen am schlechtesten. Anderweitige Erkrankungen, Darmleiden, Schwangerschaft verschlechtern die Aussicht auf Wiederherstellung. Von großem Einfluß ist natürlich die rechtzeitig eingeleitete Behandlung und die äußeren hygienischen Verhältnisse, unter denen die Kranken leben.

Diagnose. So leicht die Erkennung der Cholera bei typischem Verlauf zur Zeit gehäuften Auftretens ist, so schwierig kann sie bei sporadischen Erkrankungen oder bei den praktisch so wichtigen ersten Fällen einer beginnenden Epidemie sein, namentlich dann, wenn der Kranke nicht auf der Höhe des asphyktischen Stadiums, sondern während des Choleratyphoids oder gar mit urämischen Symptomen zur Beobachtung kommt.

Große klinische Ähnlichkeit mit der Cholera hat die Cholera nostras, die choleraähnliche Form der bakteriellen Nahrungsmittelvergiftung, bei der besonders Paratyphusbazillen eine große Rolle spielen. Auch dort kommen Wadenkrämpfe, Reiswasserstühle, Auskühlung der Extremitäten, Cyanose vor. Auch gewisse Vergiftungen, z. B. Arsenikvergiftungen, haben Ähnlichkeit, doch sind dabei die heftigen Magenschmerzen, das Brennen und die Trockenheit im Pharynx, die fehlende Anurie und das Einsetzen des Erbrechens vor den Durchfällen charakteristisch; auch die Sublimatvergiftung kann an Cholera erinnern. Das Choleratyphoid unterscheidet sich vom Typhus abdominalis, mit dem es die sensoriellen Störungen gemein hat, durch das Fehlen des Milztumors, der Roseolen, des Meteorismus. Entscheidend ist die bakteriologische Untersuchung von Blut und Stühlen. Die Unterscheidung der echten Urämie von der Choleraurämie ist schwierig, doch fehlen bei der letzteren die Augenhintergrundsveränderungen. Ausschlaggebend ist in allen choleraverdächtigen Fällen nur die bakteriologische Untersuchung des Stuhles auf Kommabazillen. Dies geschieht am besten in den öffentlichen Untersuchungsämtern, die z. B. in Preußen den Praktikern überall zur Verfügung stehen [1]).

Nachweis des Erregers. Oft gelingt es schon im direkten Ausstrichpräparat der in den Reiswasserstühlen suspendierten Flöckchen, die Cholerabazillen in großer Menge nachzuweisen. Eine einfache Färbung mit verdünnter Karbolfuchsinlösung läßt häufig bereits massenhaft die charakteristisch gefärbten Vibrionen erkennen (vgl. Abb. 236). Bleibt der Befund zweifelhaft, so muß die kulturelle Untersuchung vorgenommen werden. Das geschieht am besten nach vorheriger Anreicherung des Materials auf Peptonwasserkölbchen.

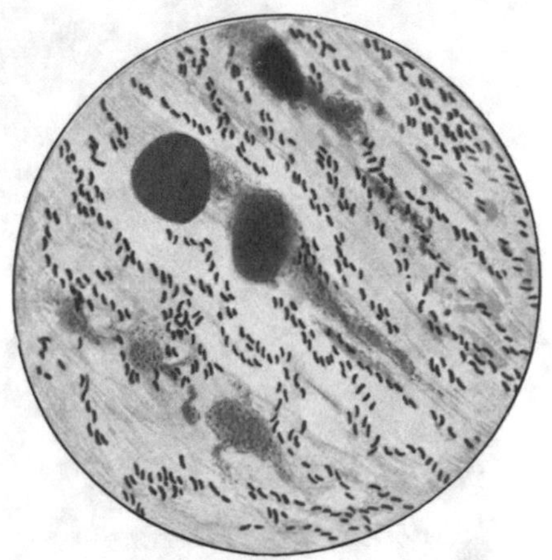

Abb. 236. Choleravibrionen im direkten Stuhlausstrich (gefärbt mit Karbolfuchsin) Öl. Imm.

Je 1 ccm der Fäces werden in je ein Kölbchen mit 50 ccm Peptonlösung gebracht und für 6—10 Stunden im Brütschrank bei 37° belassen. Infolge des Sauerstoffbedürfnisses sammeln sich die Vibrionen an der Oberfläche der Peptonlösung an.

Finden sich nun bei der Untersuchung dieser Anreicherungsflüssigkeit im hängenden Tropfen bewegliche Spirillen, so ist das außerordentlich verdächtig auf Cholera, da choleraähnliche Vibrionen in der Regel im Stuhl nicht vorkommen. Eine genauere Identifizierung ist aber natürlich notwendig. Einige Ösen der Anreicherungsflüssigkeit werden auf Agarplatten ausgesät, um Reinkulturen zu gewinnen. Zur näheren Identifizierung wird dann die Prüfung der Agglutinationsfähigkeit mit einem hochwertigen Choleraimmunserum und der Pfeiffersche Versuch herangezogen. Die Agglutinationsfähigkeit wird am einfachsten durch die orientierende Agglutinationsprobe (vgl. Typhus S. 51) festgestellt.

Man benutzt ein hochwertiges, durch die Immunisierung von Ziegen hergestelltes Choleraserum und verreibt Teilchen der verdächtigen Kultur in einem Tropfen des Serums in einer Verdünnung von 1 : 100 und gleichzeitig in einem Tropfen physiologischer Kochsalzlösung. Bei positivem Ausfall tritt in dem Serumtropfen eine Krümelbildung ein, während das Kontrolltröpfchen eine homogene Emulsion darstellt.

Der Pfeiffersche Versuch besteht darin, daß man zwei verschiedenen Serien von Meerschweinchen intraperitoneal die gleichen Mengen Choleravibrionen einspritzt und der einen Serie gleichzeitig ein gewisses Quantum eines hochwertigen Choleraimmunserums injiziert, während die andere Serie nur normales Pferdeserum erhält. Untersucht man dann in kleinen Zeitintervallen das Peritonealexsudat der Versuchstiere, so findet man, daß in der Bauchhöhle der durch das Choleraserum geschützten Tiere die Kommabazillen aufquellen, sich auflösen und verschwinden, während bei den ungeschützten Tieren eine Vermehrung der Bazillen zustande kommt, die in kurzer Zeit den Tod der Versuchstiere herbeiführt. Die geschützten Tiere bleiben am Leben.

---

[1]) „Eine Anleitung zur bakteriologischen Feststellung der Cholerafälle" ist vom Preußischen Ministerium durch Ministerialerlaß vom 6. November 1902 herausgegeben worden.

Die **Serodiagnose** spielt bei der Cholera keine solche Rolle wie beim Typhus abdominalis. Sie ist vielmehr zur nachträglichen Feststellung abgelaufener choleraverdächtiger Fälle geeignet, weil auf der Höhe der Krankheit oft noch nicht genügend Agglutinine gebildet sind, um eine positive Agglutinations-

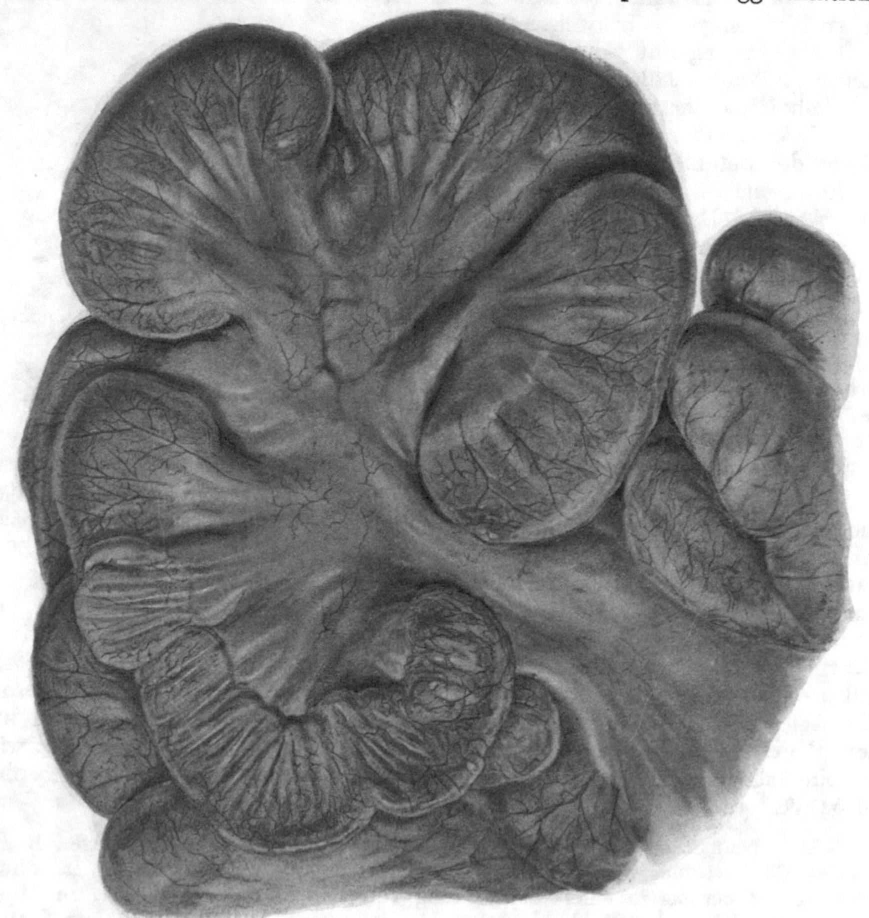

Abb. 237. Choleradarm mit Gefäßinjektion und pfirsichroter Färbung.

reaktion zu geben, vor allem aber weil der Nachweis der Choleraerreger im Stuhl durch das Peptonwasseranreicherungsverfahren eine rasche und sichere Diagnose ergibt.

Pathologische Anatomie. Die Leichen der im Stadium asphycticum Verstorbenen haben schon äußerlich gewisse Eigentümlichkeiten. Die Totenstarre tritt früh ein. Abnorme Haltung der Glieder, „Fechterstellungen", stark gekrümmte Finger fallen auf. Die Leichen faulen langsam, die Haut ist noch von blaugrauer Farbe, die Muskulatur ist trocken. Auf den serösen Häuten und im Parenchym der verschiedenen Organe finden sich vielfach kleine Hämorrhagien.

Die Serosa des Dünndarmes zeigt eine pfirsichrote Färbung und ist stark injiziert (vgl. Abb. 237). Ein fadenziehender Überzug bedeckt die Serosa der Därme, so daß sie sich seifig anfühlen. Die Därme sind meist schwappend mit reiswasserähnlichem Inhalt angefüllt. Die Darmschleimhaut, namentlich im unteren Ileum, zeigt bei den in den ersten Krankheitstagen Verstorbenen Rötung und Schwellung und eine ausgedehnte Epitheldesquamation. Die Solitärfollikel sind angeschwollen. In späteren Stadien finden sich nekrotische Veränderungen der Darmschleimhaut und flächenhafte Ulzerationen, auch Verschorfungen der Mucosa, die durch Mischinfektionen entstanden sind. Die Kommabazillen findet man im mikroskopischen Schnitt der vom Epithel entblößten Darmpartien nicht nur auf der Oberfläche, sondern auch in der Tiefe, besonders in den Lieberkühnschen Drüsen; oft dringen sie bis zur Muscularis. Der Magen ist gewöhnlich nicht verändert; nur ausnahmsweise finden sich ähnliche Prozesse wie im Darm. Die Milz ist in der Regel nicht vergrößert und enthält keine Cholerabazillen; auch die Leber bietet nichts Abnormes.

Die Nieren zeigen bei Leichen der in den ersten Tagen Verstorbenen makroskopisch keine Veränderungen, dagegen finden sich mikroskopisch in den Harnkanälchen herdweise oder auch schon diffuse Schwellungen und Auflockerungen des Epithels mit Verlust der Kernfärbung in den Glomerulis. Sind Kapsel und Gefäßknäuel intakt, so enthalten sie mitunter scholliges Material. In den Interstitien finden sich keine Zeichen der Entzündung. Später, bei Leichen, die nach dem 2.—4. Krankheitstage verstorben sind, finden sich dann weitgehendere Epitheldegenerationen und Verfettungen, und in vielen Harnkanälchen liegen Zylinder und Detritus. Die Niere ist dann im ganzen vergrößert. Die Rinde zeigt charakteristische Verbreiterung von graugelber und rötlichgelber Farbe im Gegensatz zu der scharf sich abhebenden tiefroten Marksubstanz.

Im Myokard finden sich in einem Teil der Fälle fettige Degenerationen, auf dem Epikard sind fast stets punktförmige Blutungen festzustellen.

Die Muskulatur des Kehlkopfes und des Zwerchfelles zeigt nach Boltz häufig feinkörnige Trübungen.

Von selteneren Komplikationen finden sich ulzeröse Vaginitiden, diphtherische Veränderungen der Blasenschleimhaut und bei erwachsenen Frauen Blutungen in das Lumen der Uterushöhle und hämorrhagische Infarzierungen des Endometriums.

Die lobären und lobulären pneumonischen Veränderungen der Lungen, die sich gelegentlich finden, bieten anatomisch das gewöhnliche Bild.

Bekämpfung und Prophylaxe. Die Bekämpfung der Cholera im großen Stil konnte erst einsetzen, nachdem Robert Koch die Entstehungsweise der Epidemien und ihren Zusammenhang mit den Verbreitungswegen des Erregers gelehrt hatte. Der Grundstein der Prophylaxe ist die frühzeitige sichere Erkennung jedes einzelnen Cholerafalles.

Deshalb bestimmen die von der Dresdener Cholerakonferenz 1893 und bei der Pariser Konferenz 1903 international vereinbarten Abwehrmaßregeln, daß die einzelnen Staaten sich über die Bildung von Choleraherden, d. h. also über das Vorkommen einer größeren Zahl von zusammenhängenden Choleraerkrankungen zu benachrichtigen haben.

Von einer Sperrung der Landesgrenze und langdauernden Quarantänemaßregeln wird heute abgesehen, weil das Vorkommen infektionsfähiger Bazillen im Darmkanal von gesunden Bazillenträgern schon alle Absperrmaßregeln illusorisch machen würde. Man beschränkt sich auf Zurückhaltung Choleraverdächtiger, die aus verseuchten Gegenden kommen und auf ihre fünftägige ärztliche Überwachung. Schiffe werden dann als verseucht angesehen, wenn in den letzten sieben Tagen vor ihrer Ankunft, als verdächtig, wenn in der vorhergehenden Zeit Choleraerkrankungen an Bord vorkamen. Die Passagiere werden dann fünf Tage lang ärztlich beobachtet und die notwendigen Desinfektionsmaßregeln angeordnet.

Die Aufgaben, die dem Staat bei der Bekämpfung der Cholera zufallen, sind vor allem: die Überwachung des Verkehrs an den Grenzen infizierter Länder, und zwar namentlich die Beobachtung des Schiffs- und Flößerverkehrs, ferner die Bekämpfung der einzelnen Choleraausbrüche durch geschulte Sachverständige und schließlich die Kontrolle und Regelung der Trinkwasserversorgung.

Droht im Sommer von Rußland her die Einschleppung der Cholera nach Deutschland, wie das in der letzten Zeit fast alljährlich der Fall war, so wird ein Netz von Beobachtungsstationen an den von Rußland kommenden Flüssen ausgebreitet und alle Flößer und Schiffer werden überwacht. Sind verdächtige Erkrankungen vorgekommen, so werden die Betroffenen untersucht und nicht eher aus der Quarantäne entlassen, als bis eine dreimalige Untersuchung das Freisein der Dejekte von Vibrionen ergeben hat. Ferner wird nach Bazillenträgern gefahndet und dann in der gleichen Weise verfahren. Auf allen Fahrzeugen müssen besondere Behälter zur Aufnahme von Fäkalien mitgeführt werden. Abgänge und Schmutzwässer dürfen nicht in den Fluß entleert werden, sondern sind an besonders kenntlich gemachten Uferstellen abzugeben, wo sie unschädlich beseitigt werden. Trink- und Gebrauchswasser aus dem Fluß zu entnehmen, ist streng untersagt. Zu solchen Zwecken wird vielmehr geeignetes Wasser an bestimmten Stellen für die Schiffer bereit gehalten.

Für die Bekämpfung der einzelnen Choleraausbrüche und die Einhaltung aller Isolierungs- und Desinfektionsvorschriften haben beamtete Ärzte zu sorgen. Alle choleraverdächtigen Krankheitsfälle unterliegen der Meldepflicht. Zur Meldung sind nicht nur Ärzte, sondern auch Haushaltungsvorstände verpflichtet. Erstes Erfordernis für die Prophylaxe ist dann natürlich die Diagnose.

Für die bakteriologischen Untersuchungen zur Sicherung der Diagnose „Cholera“ und für die im Verlaufe der Krankheit erforderlichen weiteren bakteriologischen Untersuchungen stehen im Deutschen Reiche dem Arzte amtliche Untersuchungsstellen zur Verfügung, an die das Untersuchungsmaterial (etwa 50 ccm des verdächtigen Stuhles) einzusenden ist. Zur Verpackung am geeignetsten sind starkwandige Pulvergläser mit eingeschliffenem Glasstöpsel und weitem Halse, in ihrer Ermangelung Gläser mit glattem, zylindrischen Halse, welche mit gut passenden, frisch ausgekochten Korken zu verschließen sind. Die Gläser müssen vor dem Gebrauche frisch ausgekocht sein, dürfen dagegen nicht mit einer Desinfektionsflüssigkeit ausgespült werden. Jeder Cholerafall, sowie jeder verdächtige Fall ist der Behörde anzuzeigen, die dann durch beamtete Ärzte die erforderlichen Maßnahmen zur Verhütung der Weiterverbreitung ausführen läßt.

An Cholera erkrankte Personen oder krankheitsverdächtige Fälle sind zu isolieren. Läßt sich die Absonderung in der eigenen Behausung nicht durchführen, so ist darauf hinzuwirken, daß der Kranke in ein geeignetes Krankenhaus geschafft wird. Geht die Krankheit in Genesung über, so wird die Isolierung aufgehoben, wenn sich die Entleerungen des Patienten in drei aufeinander folgenden Tagen frei von Krankheitskeimen erwiesen haben. Von den Cholerakranken getrennt werden diejenigen untergebracht, die irgend welche choleraverdächtigen Krankheitssymptome aufweisen (die Krankheitsverdächtigen) und wieder in einem anderen Raume Personen, die zwar völlig gesund erscheinen, bei denen aber die Möglichkeit einer Ansteckung vorhanden war (Ansteckungsverdächtige). Fällt bei diesen die zweimalige bakteriologische Untersuchung negativ aus, so werden sie nicht länger interniert, sondern nur für fünf weitere Tage einer ärztlichen Untersuchung ohne Aufenthaltsbeschränkung unterworfen. Die Isolierung von Cholerarekonvaleszenten und gesunden Bazillenträgern darf nicht eher aufgehoben werden, als bis die mehrmalige Untersuchung ihrer Fäces das Fehlen von Choleravibrionen festgestellt hat.

Alle Ausscheidungen der Cholerakranken und -bazillenträger (Stuhlentleerungen, Erbrochenes, Harn) müssen vor ihrer Beseitigung sorgfältig desinfiziert werden. Dasselbe gilt für alle mit dem Kranken in Berührung kommenden Gegenstände, namentlich Kleidungsstücke, Bett- und Leibwäsche,

Eß- und Trinkgeschirr usw.; auch das Badewasser und die Badewanne dürfen dabei nicht vergessen werden. Die Desinfektion geschieht nach den im Anhange befindlichen Regeln.

Die Wohnungsdesinfektion ist bei Cholera nicht erforderlich, da der Kommabazillus nur eine geringe Resistenz besitzt und eine Verstaubung der infektiösen Abgänge nicht in Betracht kommt.

Die große Wichtigkeit einer einwandfreien Trinkwasserversorgung und die Gefahr ungenügender Filtration des Wassers ist an dem Beispiel der Hamburger Epidemie bereits schlagend illustriert worden.

Die persönliche Prophylaxe der Cholera gipfelt in der Hauptsache darin, zu vermeiden, daß Cholerabazillen durch den Mund in den Verdauungskanal aufgenommen werden. Es ist also dringend geboten, sich in Cholerazeiten vor jeder Mahlzeit die Hände zu waschen und Speisen und Getränke möglichst nur in gekochtem Zustande zu sich zu nehmen; namentlich Obst, Gemüse, Milch darf man nur nach vorheriger Abkochung genießen; auch das Trinkwasser sollte stets vor dem Gebrauch gekocht werden. Brot kann man durch einstündiges Erwärmen in einem Bratofen bei 70—80° keimfrei machen. Eß- und Trinkgeschirre müssen mit einwandfreiem oder gekochtem Wasser gereinigt werden.

In Räumlichkeiten, in denen Cholerakranke liegen, sollte man keine Speisen und Getränke zu sich nehmen. Niemand besuche ein Cholerahaus, den nicht seine Pflicht dort hinführt. Ebenso empfiehlt es sich, zu Cholerazeiten Orte zu vermeiden, wo größere Anhäufungen von Menschen stattfinden, Messen, Märkte usw., weil dadurch häufig der Infektion Vorschub geleistet wird. Da alle Verdauungsstörungen die Erkrankung an Cholera begünstigen, so ist zu Epidemiezeiten eine möglichst geregelte Lebensweise dringend geboten. Man hüte sich vor allem, was Magendarmerkrankungen und besonders Durchfälle hervorrufen kann, wie Übermaß von Essen und Trinken, Genuß von schwer verdaulichen Speisen usw. Da der Mißbrauch von Alkohol eine Disposition zu der Erkrankung schafft, so ist vor Exzessen in dieser Hinsicht zu warnen. Eine absolute Abstinenz vom Alkohol ist nicht notwendig. Wer daran gewöhnt ist, täglich ein mäßiges Quantum Wein oder Bier zu sich zu nehmen, soll davon auch zu Cholerazeiten nicht absehen. Vor dem Gebrauch alkoholhaltiger Schutzmittel, wie Choleraschnaps usw., ist jedoch dringend zu warnen.

Für Personen, die der Infektion in besonders hohem Grade ausgesetzt sind, kommt die prophylaktische Schutzimpfung, die aktive Immunisierung mit abgetöteten Cholerabazillen in Frage.

Die ersten Versuche, bei einer ausgebrochenen Choleraepidemie prophylaktisch gegen die Krankheit zu impfen, wurden mit lebenden Cholerabazillen vorgenommen. Dieses gewagt erscheinende Experiment konnte deshalb ohne Schaden versucht werden, weil die Choleravibrionen im Gegensatz zu den Typhusbazillen im menschlichen Blute sich nicht vermehren, sondern zugrunde gehen, und weil die Infektion lediglich vom Darmtraktus aus erfolgt. So hat Ferran in den Jahren 1885—92 gegen zwei Millionen Menschen mit lebenden Cholerakulturen prophylaktisch geimpft. Auch Haffkin hat in Indien lebende Kulturen zur Präventivimpfung verwendet. Er nahm zwei Injektionen in Abständen von fünf Tagen vor und injizierte das erste Mal Bazillen, die durch Sauerstoffdurchleitung abgeschwächt waren, das zweite Mal vollvirulente Bakterien. Zahlreiche Statistiken über diese Methode berichten über gute Erfolge.

Ungefährlicher als diese Verfahren, die mit lebenden Bazillen arbeiten, ist die Kollesche Methode. Kolle konnte zeigen, daß auch durch Erhitzen abgetötete Cholerakulturen, wenn man sie in kleinen Dosen dem Körper subkutan einverleibt, bakterizide Stoffe erzeugen. Nach seiner Vorschrift wird die Schutzimpfung in folgender Weise vorgenommen: 2 mg einer 24stündigen, virulenten, auf Agar gewachsenen Cholerakultur werden in 1 ccm physiologischer Kochsalzlösung aufgeschwemmt, eine Stunde lang auf 50° erhitzt und subkutan injiziert. Will man die Impfstoffe konservieren, so kann man 0,5% Phenol zusetzen. Nach der ersten Injektion von 2 mg folgt 6—8 Stunden später eine zweite von 4 mg. Als Reaktion stellt sich 8—10 Stunden nach der Einspritzung Fieber ein, das aber selten so hohe Grade erreicht wie bei der Typhusschutzimpfung; daneben bestehen Kopfschmerzen, Mattigkeit und eventuell Erbrechen, die jedoch nach einem Tage wieder vergehen. An der Injektionsstelle entstehen Rötung, Schwellung und Schmerzhaftigkeit.

In großem Maßstabe wurde die Schutzimpfung in Japan durch Muratta durchgeführt, der während einer großen Epidemie über 7000 Personen impfte. Die Morbidität betrug bei den Ungeimpften 0,13%, bei den Geimpften 0,06%; die Mortalität betrug bei den erkrankten Ungeimpften 75%, bei den Erkrankten Geimpften 42,5%.

Die von manchen Autoren, z. B. von Wright, vertretene Annahme, daß nach der ersten Injektion von Cholerabazillen zunächst eine erhöhte Empfänglichkeit für die Infektion aufträte, eine sog. negative Phase, scheint nach Pfeiffer nicht zu Recht zu bestehen. Es würde also das Bedenken fortfallen, während einer Epidemie den Geimpften für einige Tage durch die erhöhte Disposition zur Erkrankung zu gefährden. Die Indikation für die präventive Choleraschutzimpfung wurde eingangs schon angedeutet. Sie ist indiziert überall dort, wo bei ausgebrochener Epidemie die durch die Hygiene vorgeschriebenen prophylaktischen Maßnahmen nicht hinreichend durchgeführt werden können; besonders also in Kriegszeiten. Aber auch sonst ist sie allen zu empfehlen, die gezwungen sind, in nahe Berührung mit Cholerakranken bezw. ihren Dejekten zu kommen. In erster Linie kommen also Pflegepersonal und Ärzte in Betracht; auch Reisende, die sich in ein Choleragebiet begeben müssen, machen vielfach von der Schutzimpfung Gebrauch. So habe ich in den letzten Jahren, während in den Sommermonaten die Cholera in Rußland herrschte, sehr häufig Gelegenheit gehabt, Russen, die nach ihrer Heimat reisten, auf ihren Wunsch zu immunisieren.

Therapie. Bei der Behandlung der Cholera muß uns als Ziel vorschweben:

1. möglichst viele der im Darm sitzenden Bazillen samt ihren Toxinen aus dem Verdauungskanal zu entfernen;
2. den Wasserverlust der Gewebe und die Eindickung des Blutes zu verhindern;
3. die Toxinvergiftung zu beheben;
4. die sinkende Herzkraft zu stärken.

Die Desinfektion des Darmes mit antiseptischen Mitteln, wie sie früher oft versucht wurde, so z. B. mit Wismut, Kreosot, Salizylsäure, Kreolin, Salol, Kalium hypermanganicum ist ohne Erfolg. Dagegen ist die rein mechanische Entfernung größerer Mengen von Bazillen und Toxinen durch Abführmittel erreichbar.

Man gibt eine einmalige Dosis von 1—2 Eßlöffeln Rizinusöl oder nach Niemeyer Kalomel in kleinen Dosen von 0,03—0,05, 3—4mal täglich. Auf die früher angenommene, tatsächlich aber kaum vorhandene desinfizierende Eigenschaft des Kalomels ist dabei weniger Gewicht zu legen als auf seine entleerende Wirkung; man hüte sich aber vor größeren Dosen, um Quecksilbervergiftungen zu vermeiden. Bei manchen Kranken wird man nach einer gründlichen Entleerung dazu übergehen können, dem Darm durch Opiumpräparate bald Ruhe zu verschaffen. Es ist das aber nur dann zu raten, wenn keine Intoxikationserscheinungen bestehen. Verschwindet trotz der Abführmittel die aschfahle Farbe nicht, besteht die Zirkulationsschwäche noch weiter, so muß auf andere Weise eine mechanische Reinigung des Darmes erstrebt werden. Hier ist die gerbsaure Enteroklyse nach Cantani sehr zu empfehlen. Man läßt $1^1/_2$—2 Liter einer $1^0/_0$igen Tanninlösung bei einer Temperatur von 39—40° durch den Irrigator in den Mastdarm einlaufen und wiederholt dieses mehrmals täglich. Bisweilen gelingt es dabei, die Iliocökalklappe zu überwinden und die erkrankte Dünndarmschleimhaut direkt zu beeinflussen, namentlich wenn man nach Rumpf den Einlauf nur unter geringem Druck und möglichst langsam vornimmt. In den meisten Fällen dürfte diese ursprünglich von Cantani beabsichtigte Dünndarmspülung nicht erzielt werden. Zu einem guten Erfolge des Klysma ist das aber gar nicht erforderlich; die günstige Wirkung, die in einer Beruhigung des Darmes besteht, beruht teils auf der Reinigung des Dickdarmes durch die adstringierende Tanninlösung, teils auf der Resorption einer nicht unbeträchtlichen Flüssigkeitsmenge und der Zufuhr von Wärme. Das Verfahren hat sich bei der Choleraepidemie in Hamburg sehr bewährt und kann aufs wärmste empfohlen werden. Man halte sich dabei an die Vorschrift Cantanis, die Enteroklyse schon in einem frühen Stadium der Krankheit, also bei den Anfangsdiarrhöen vorzunehmen und bei einem Wiederauftreten der Durchfälle einige Tage mit der Behandlung fortzufahren. Auf diese Weise wird sich in vielen Fällen der Eintritt des Stadiums algidum vermeiden lassen.

Ein noch energischeres Vorgehen empfiehlt Genersich. Er zeigte, daß es bei jedem Menschen möglich ist, den Dünndarm vom After her zu spülen, wenn man eine große Menge Flüssigkeit unter hohem Drucke eingießt. Das von ihm als Diaklysmos bezeichnete Verfahren besteht in folgendem:

Auf 38—40° erwärmte 1—$2^0/_0$ige Tanninlösung wird unter einem Druck von 80—100 ccm Wasser in den Mastdarm irrigiert, wobei der After um das Ansatzrohr kräftig zusammengedrückt werden muß. Tritt Unbehagen beim Kranken auf, so wird das Einfließen zeitweilig unterbrochen. Nach einiger Zeit erfolgt Erbrechen der in den Mastdarm eingelaufenen Flüssigkeit. Entfernt man das Ansatzrohr aus dem After, so fließen große Mengen von Flüssigkeit heraus, doch bleiben noch durchschnittlich 2—3 Liter im Mastdarm zurück. Die Erfolge von Genersich fordern dazu auf, diese Modifikation der Cantanischen Enteroklyse im Falle einer Epidemie zu versuchen.

Im Stadium algidum der Cholera gilt es, die Vergiftungserscheinungen durch Verdünnung der im Blute kreisenden Toxine zu bessern und den Wasserverlust der Gewebe, sowie die Eindickung des Blutes zu beheben. Als geeignete Verfahren stehen uns dazu die intravenöse und subkutane Kochsalzinfusion zur Verfügung. Am schnellsten und sichersten wirkt die intravenöse Infusion, die zuerst von dem englischen Arzte Thomas Latta bei der Epidemie des Jahres 1831/1832 erprobt und später von Mac Kintosh, Dujardin-Beaumetz, Heyen empfohlen wurde. Die ausgedehnteste Verwendung fand sie während der Hamburger Epidemie im Jahre 1892. $1^1/_2$—2 Liter sterile physiologische Kochsalzlösung werden in eine Vene der Ellenbeuge infundiert.

Nach neueren Erfahrungen über die Technik der intravenösen Salvarsaninjektionen möchte ich als ganz besonders geeignet für die Vornahme der intravenösen Kochsalzinfusionen das von Wechselmann empfohlene Instrument mit dem Kugelventil empfehlen. Man kann dabei ohne Freilegen der Vene und ohne einen einzigen Hahn öffnen oder schließen zu brauchen, beliebig große Mengen Flüssigkeit infundieren, wobei die Gefahr einer Luftembolie völlig ausgeschlossen ist. Vergl. Abb. 117.

Die Temperatur der Flüssigkeit soll 40^0 C betragen, da sie sich auf ihrem Wege durch den 1—2 m langen Schlauch des Irrigators noch um ca. 1^0 abkühlt, und die Zufuhr von Wärme beabsichtigt wird. Der Effekt der Infusion ist oft erstaunlich. „Es ist in der Tat das reine Totenerwecken", schreibt Schede. Der völlig somnolente, fast pulslose Kranke mit aschfahler Gesichtsfarbe nimmt wieder eine gesunde Farbe an, der Puls hebt sich, die Atmung wird tief und ruhig, und das Bewußtsein kehrt zurück. Diese günstige Wirkung stellt sich aber nicht bei allen Kranken ein, bei manchen bleibt jede Reaktion aus. In wenigen Fällen genügt eine einzige Infusion, um die Genesung einzuleiten. Bei den allermeisten Kranken ist jedoch leider die Wirkung nur eine vorübergehende; schon nach 3—4 Stunden kehrt der alte Zustand wieder und macht eine neue Infusion erforderlich. Solange es gelingt, die eben beschriebene Reaktion dadurch hervorzurufen, darf man die Hoffnung nicht aufgeben und muß immer wieder infundieren. Trotz der augenblicklichen zauberhaften Wirkung sind die Dauererfolge der Kochsalzinfusionen weniger glänzend als man erwarten sollte. Von 1659 Kranken, die im Jahre 1892 in Hamburg in der besprochenen Weise behandelt wurden, sind nach Sick 1277 gestorben; das bedeutet eine Mortalität von fast $70^0/_0$. Trotzdem muß das Verfahren in jedem Falle versucht werden, da uns im Stadium algidum der Cholera nichts Besseres zur Verfügung steht. Die früher gleichfalls empfohlene interarterielle Kochsalzinfusion wird nicht mehr angewendet.

Eine große Rolle spielt neben der intravenösen Kochsalzeingießung die subkutane Infusion, die zuerst 1865 von Cantani vorgeschlagen wurde.

Cantani benutzte zur subkutanen Injektion steriles auf 38—40^0 erwärmtes Wasser, dem 4 g Kochsalz und 3 g Natrium carbonicum zugesetzt werden. Ein Liter dieser Lösung wird auf einmal infundiert, wobei man die Flüssigkeit am besten gleichzeitig an zwei Stellen einfließen läßt. Zu diesem Zwecke muß der Schlauch des Irrigators sich mittelst eines T-Rohres gabeln, so daß man an zwei Endschläuchen eine Hohlnadel anbringen kann. Als Einstichstellen eignen sich die Bauchhaut, die Haut des Oberschenkels und die Infraclaviculargegend.

Die Wirkung tritt nicht so schnell ein wie bei der intravenösen Infusion; das Maximum des Erfolges ist erst nach einigen Stunden erreicht. Es wird sich daher empfehlen, bei dringendster Indikation, wo also nur durch sofortiges Eingreifen die Zirkulation gehoben und die Intoxikation beseitigt werden kann, die intravenöse Infusion anzuwenden. In weniger schweren Fällen ist die subkutane Infusion am Platze; mit Vorteil kann man aber auch beide Methoden kombinieren, indem man zunächst durch eine intravenöse Injektion die Zirkulation wieder in Gang bringt, um dann täglich subkutane Kochsalzeingießungen vorzunehmen, bis die Gefahr vorüber ist. Durch die eingeführte Flüssigkeitsmenge, deren Wärme für die Herstellung der Zirkulation nicht ohne Bedeutung ist, wird man in den meisten Fällen der Wasserverarmung der Gewebe vorbeugen, die Ausscheidung der Toxine befördern und die sinkende Herzkraft heben.

In wirksamer Weise unterstützt werden diese Verfahren durch die Anwendung hydropathischer Maßnahmen, besonders von heißen Bädern und von schweißtreibenden Prozeduren. Auch hier spielt die Zufuhr der Wärme eine große Rolle. Sie erweitert die stark verengten Hautgefäße und bringt die ominöse blaugraue Farbe der kühlen Extremitäten zum Verschwinden. Man kann nach Rumpf mit der Temperatur des Bades bis auf 35—36^0 R steigen und seine Dauer bis zu einer Viertelstunde ausdehnen. Um den Hautreiz zu erhöhen, können dem Bade noch 100—200 g Senfmehl zugesetzt werden, das in kaltem Wasser zu einem Brei angerührt und in einem Leinwandsack in das Bad ausgedrückt wird. Beklemmungen und Krämpfe lassen im heißen Bade meist nach und die subnormale Temperatur steigt um $1/_2$—1° C. In manchen Fällen treten jedoch Ohnmachtsanfälle auf, die eine weitere Anwendung der Bäder verbieten. Nach dem Bade ist es ratsam, den Kranken in ein Leinentuch und in eine wollene Decke zu hüllen und nachschwitzen zu lassen. Gleichzeitig werden reichlich heiße Getränke und Milch gereicht.

Ob mit der vermehrten Schweißsekretion Toxine in größerer Menge zur Ausscheidung kommen, die durch die geschädigten Nieren nur unvollkommen entfernt werden können, muß dahingestellt bleiben. Jedenfalls werden die schweißtreibenden Maßnahmen wohltätig empfunden.

Kühle Abreibungen des Körpers mit Wasser unter 12° R und kalte Übergießungen des Kopfes, wie sie von Hydrotherapeuten empfohlen werden, scheinen sich weniger zu bewähren. Auch die Übergießungen mit eiskaltem Wasser im warmen Bade erfreuen sich keiner allgemeinen Anwendung.

Medikamentöse Behandlung einzelner Symptome. Eines der quälendsten Symptome stellt das Erbrechen dar, das oft jeden Schluck der zugeführten Flüssigkeit wieder herausbefördert und den Kranken in bedenklicher Weise aufregt und erschöpft. Da reichliches Trinken den Zustand mitunter noch verschlimmert, so gebe man die Getränke lieber nur in kleinen Quantitäten und häufiger. Gelingt es nicht, durch Schlucken von Eisstückchen Beruhigung zu erzielen, so muß Morphium in Dosen von 0,005—0,01 gegeben werden, das meist von wohltuender Wirkung ist; auch Chloroform (zu zehn Tropfen verabreicht) hat in manchen Fällen gute Erfolge. Magenausspülungen gegen das Erbrechen ist wegen des Schwächezustandes der Kranken in der Regel weniger empfehlenswert.

Zur Bekämpfung der Herzschwäche im Stadium algidum müssen außer der intravenösen oder subkutanen Kochsalzinfusion auch medikamentöse Maßnahmen herangezogen werden. Wiederholte Einspritzungen von Kampferöl und Coffeinum natriumbenzoicum (in 20%iger Lösung) sind hier am Platze. Besonders empfehlen möchte ich die Anwendung der Nebennierenpräparate, die den gesunkenen Blutdruck in die Höhe reißen; so kann man Epirenan mehrmals täglich $1/_2$—1 ccm intramuskulär injizieren.

Die Ernährung muß in sorgfältigster Weise geregelt werden, um die entzündete Darmschleimhaut zu schonen. Schleimsuppen von Hafer- oder Gerstenmehl, eventuell mit etwas Rotwein, Reissuppen, Milch, Kakao sind in erster Linie zu nennen. Als Getränk dienen nebenher: heißer Tee mit Rotwein, Eiweißwasser (Wasser, in welchem das Eiweiß von mehreren Eiern verrührt ist) und Heidelbeerwein, der eine adstringierende Wirkung ausübt. Alcoholica in konzentrierter Form sind nicht zu empfehlen, da sie zweifellos die Widerstandsfähigkeit des Körpers herabsetzen. Hebt sich der Appetit, so kann etwas gewiegtes zartes Fleisch (Huhn, Taube, Kalbfleisch, Ochsenfilet) und Reisbrei, Grießbrei, Kartoffelpüree gegeben werden.

Bei den mehr chronischen Diarrhöen, die sich oft an die Cholera anschließen, vermeide man möglichst lange mechanisch reizende und schlackenreichere Kost, namentlich die schwerer verdaulichen Kohlehydrate, so z. B. Schwarzbrot. Nur etwas Weißbrot oder Zwieback ist erlaubt; im übrigen wird Geflügel und Kalbfleisch, ferner Kartoffelbrei und Reisbrei gegeben. Als Kompott sind die gerbsäurehaltigen Heidelbeeren und Preißelbeeren am Platze. Von Medikamenten, die als unterstützende Mittel bei diesem Zustande in Frage kommen, sind besonders das Opium und das Wismut zu nennen. Wismut gibt man entweder allein in Dosen von 2—3 g, dreimal täglich oder in Kombination mit Opium, z. B. nach Rumpf: Opii 0,015, Bismutum subnitricum 0,3, dreimal täglich ein Pulver. Von neueren Opiumpräparaten ist besonders das Pantopon hervorzuheben, das die Gesamtalkaloide des Opium enthält und in Dosen von 0,02, dreimal täglich, gegeben werden kann.

Bei wohlhabenden Kranken dieser Art empfiehlt Ziemßen den Aufenthalt in einem Solbade mit mildem Gebirgsklima, um durch die Fernhaltung beruflicher und häuslicher Sorgen und die gleichzeitige klimatische Einwirkung vor allem die nervösen Funktionen zu beeinflussen, die bei solchen Nachkrankheiten oft eine nicht unbeträchtliche Rolle spielen. In der rauhen Jahreszeit sind die südlichen Kurorte, namentlich die Oberitaliens, zu empfehlen.

Spezifische Therapie. Die Serumtherapie der Cholera hat noch keine allgemein anerkannten Erfolge aufzuweisen. Der Grund liegt darin, daß es bisher noch nicht gelungen ist, ein stark wirksames antitoxisches Choleraserum zu gewinnen. Da die Vergiftungserscheinungen bei der Cholera im Vordergrunde der Erscheinungen stehen, so würde gerade die antitoxische Quote der wichtigste Bestandteil eines Serums sein, das die Krankheit bekämpfen soll. Bakteriolytische Cholerasera herzustellen, ist verhältnismäßig leicht, aber damit ist für die Therapie noch wenig gewonnen. Zwar ist es sehr wünschenswert, die im Körper sich vermehrenden Choleravibrionen abzutöten, aber das wird durch ein subkutan oder intravenös einverleibtes bakterizides Serum schwerlich gelingen, weil die Hauptmenge der Bazillen im Darmkanal nistet. Dorthin vermag nur wenig Serum zu dringen, und selbst wenn größere Mengen in den Darm ausgeschieden werden sollten, so fehlt noch das zur Wirkung unbedingt notwendige, im Normalblutserum enthaltene Komplement, das sehr wenig widerstandsfähig ist und im Darmsaft zugrunde geht.

Viele Versuche sind gemacht worden, um ein antitoxisches Choleraserum herzustellen. Die Frage, ob die Cholerabazillen überhaupt ein echtes Toxin abscheiden, oder ob es sich nur um Endotoxine handelt, ist noch nicht einmal mit Sicherheit entschieden. Der wesentlichste Punkt für die Herstellung eines antitoxischen Serums ist die Gewinnung eines stark wirkenden Toxins. Da ein solches aus Cholerakulturen nur in sehr geringer Wirksamkeit zu erhalten ist, so hat Krauß neuerdings das Toxin eines choleraähnlichen Vibrio benutzt, der aus dem Darminhalt dysenteriekranker Mekkapilger zu El Tor gezüchtet worden war. Dieser von den Cholerabazillen biologisch nicht zu unterscheidende Bazillus bildet ein starkes Toxin, mit dem man durch Immunisierung von Pferden ein antitoxisches, auch das Choleratoxin neutralisierendes Serum gewinnen kann.

Mit einem solchen antitoxischen Choleraserum nach Krauß sind ermunternde Resultate in St. Petersburg erzielt worden. Die Angaben über die dabei beobachtete Mortalität schwanken zwar außerordentlich, je nach den Autoren, die sich mit dieser spezifischen Therapie beschäftigt haben, aber im ganzen scheinen die Erfahrungen nicht ungünstig zu sein; jedenfalls hat sich das Serum als unschädlich erwiesen. Krauß empfiehlt, möglichst frühzeitig 60 ccm Serum zusammen mit 1000 ccm physiologischer Kochsalzlösung intravenös zu infundieren. Jegunow gibt noch größere Dosen: 140 ccm Serum mit 500—700 ccm Kochsalzlösung und macht innerhalb der nächsten 24 Stunden noch eine zweite Injektion von 80—120 ccm Serum.

Literatur siehe bei:

Kolle und Schürmann, Cholera asiatica im Handbuch der pathogenen Mikroorganismen, herausgegeben von Kolle u. Wassermann, Bd. 4, Jena 1913. — Krause und Rumpf, Cholera im Handbuch der Tropenkrankheiten, herausgeg. von Mense, Bd. 2, Leipzig.

Erysipel.

Unter Erysipel (Rotlauf, Rose) verstehen wir eine auf dem Lymphwege weiterwandernde akute Entzündung der Haut und des Unterhautzellgewebes, die durch Rötung, Schwellung und Schmerzhaftigkeit charakterisiert ist und die Neigung hat, sich flächenhaft auszubreiten. Neben der äußeren Haut werden bisweilen auch benachbarte Schleimhäute, wie z. B. die Rachenschleimhaut, befallen. Der Name kommt von ἐρυθρὸς (rot) und πέλας (Haut).

Geschichtliches. Die Krankheit war schon Hippokrates bekannt, der bereits zwischen idiopathischem und traumatischem Erysipel unterscheidet und Witterungseinflüsse als Ursache ansieht. Galen unterscheidet zwischen Erysipel und Phlegmone und führt die Krankheit auf Anomalien des Blutes zurück, die auf Störungen der Leberfunktion beruhen sollten. Diese Lehre hielt sich das ganze Mittelalter hindurch, ja sogar bis in die Zeit, da sich schon die Vorstellung Bahn gebrochen hatte, daß ein Kontagium bei der Entstehung des Leidens eine Rolle spielt. Als Kuriosum sei erwähnt, daß noch 1881 in dem Handbuch von Chelius wörtlich stand: „Die eigentliche Ursache der echten Rose ist Gallenreiz, Störungen der Funktionen der Leber, Anhäufung kranker Unreinlichkeiten.“ Schon Ende des 18. Jahrhunderts sprachen John Hunter und Gregory in England die Vermutung aus, daß es sich um eine kontagiöse Erkrankung handle. Ihr schlossen sich Velpeau und Trousseau in Frankreich an, die besonders den Zusammenhang des idiopathischen Erysipels mit kleinen Hautverletzungen betonten. In Deutschland vertraten Billroth und Volkmann (1869) die Anschauung, daß es sich um eine örtliche, von den Wirkungen eines besonderen Giftstoffes abhängige Störung handle. Hueter sprach dann den Gedanken aus, daß ein niederer Organismus aus der Klasse der Spaltpilze die Ursache sei. Aber erst die Ära Robert Kochs brachte die Entscheidung. Mit Hilfe der Methodik dieses genialen Forschers gelang es Fehleisen, die Tatsache festzustellen, daß ein Streptokokkus der Erreger sei, den man regelmäßig in den Lymphbahnen der erkrankten Hautbezirke, nie aber in der Blutbahn findet.

Ätiologie. Fehleisen isolierte diesen Streptokokkus in Reinkultur und nannte ihn Streptococcus erysipelatis. Den Nachweis für die Pathogenität des gefundenen Mikroorganismus erbrachte er dadurch, daß er am Kaninchen echtes Erysipel damit hervorrufen konnte. 36—48 Stunden nach der Impfung entwickelte sich unter Temperaturanstieg die charakteristische, scharf begrenzte Rötung, die langsam bis zur Ohrmuschel weiter wanderte. In Schnittpräparaten durch das amputierte Ohr konnten die Kokken ebenso wie in der erkrankten menschlichen Haut nachgewiesen werden. Der letzte Beweis für die ätiologische Rolle des Streptokokkus beim Erysipel wurde von Fehleisen dadurch erbracht, daß er bei sechs kranken Menschen, die an Lupus bezw. Karzinom litten, durch Impfung mit der Reinkultur dieser Streptokokken echtes Erysipel erzeugte.

Fehleisen war der Meinung, daß der Streptococcus erysipelatis streng zu trennen sei von dem Streptococcus pyogenes, den man bei Eiterungen, Sepsis u. dgl. findet. Diese Trennung konnte in der Folgezeit nicht mehr aufrecht erhalten werden. Von Eiselsberg erzeugte mit phlegmonösem Eiter typisches Erysipel am Kaninchenohr, E. Fränkel mit peritonitischem Eiter. Daß andererseits der Streptococcus erysipelatis beim Menschen Eiterungen erzeugen konnte, lehrten Beobachtungen wie die von Hoffa, der in dem Eiter einer Kniegelenksentzündung Erysipelstreptokokken fand, mit denen er am Kaninchenohr wieder Erysipel erzeugen konnte. Ferner fand Simone bei einer Sepsis nach Erysipel dieselben Kokken in den inneren Organen. Widal sah bei einem phlegmonösen Abszeß nach Erysipelas cruris dieselben Streptokokken wie in der erysipelatösen Haut.

Der wichtigste Beweis gegen die Fehleisensche Lehre, daß der Streptococcus erysipelatis spezifisch und von dem Streptococcus pyogenes zu trennen sei, stand aber noch aus. Gelang es, mit Streptokokken, die aus nicht erysipelatös erkrankten Herden des Menschen stammten, durch Überimpfung auf einen anderen Menschen typisches Erysipel zu erzeugen, so war deutlich erwiesen, daß der Streptococcus erysipelatis und pyogenes identisch sind. Diesen Nachweis brachte Petruschky (1896), indem er zwei Karzinomkranken mit einer aus peritonitischem Eiter herrührenden Streptokokkenkultur impfte und ein typisches, rasch über Brust und Rücken wanderndes Erysipel hervorrief. Wir wissen also seitdem, daß Erysipel nicht ausschließlich nur durch Streptokokken hervorgerufen wird, die von einem erysipelkranken Menschen stammen, sondern auch erzeugt werden kann durch Streptokokken, die von einer Eiterung herrühren. Damit werden auch die Beziehungen des Erysipels zur Phlegmone klarer. Beide Krankheiten haben denselben Erreger. Auch die allgemeine Sepsis, die bisweilen im Gefolge des Erysipels auftritt, rückt in ein anderes Licht; sie kommt einfach zustande durch Überschwemmung des Blutes mit Erysipelstreptokokken, die dann zu mannigfachen metastasierenden Eiterungen Anlaß geben können. Schließlich sehen wir den inneren Zusammenhang zwischen Erysipel und Puerperalsepsis und verstehen das gleichzeitige Auftreten dieser Krankheiten in gewissen Hospitälern. Warum es in dem einen Fall zum Erysipel kommt, in dem anderen zur Sepsis, das hängt außer von der verschiedenen Virulenz der Kokken, auf die Widal zuerst hingewiesen hat, von der lokalen und allgemeinen Disposition des Organismus ab. Schließlich ist noch der Tatsache zu gedenken, daß im Tierversuch nicht nur mit Streptokokken, sondern auch mit anderen Mikroorganismen Erysipel erzeugt werden kann. Jordan, Felsenthal, Petruschky haben am Kaninchenohr mit Staphylokokken typisches Erysipel hervorgerufen. Neufeld erzeugte mit Pneumokokken ebenfalls typische Wundrose am Kaninchenohr, und Petruschky gelang dasselbe Experiment mit Bacterium coli.

In der menschlichen Pathologie dürfte fast ausschließlich der Streptokokkus als Erreger des Erysipels angesprochen werden. Es gibt nur einige wenige Beobachtungen, die für die Möglichkeit eines durch Staphylokokken entstandenen Erysipels sprechen. Bonome, Bordoni-Uffreduzzi, Jordan, Felsenthal, Jochmann haben solche Fälle beschrieben.

Ausgangspunkt. Die Eintrittspforte für die Erysipelerreger bilden stets kleinere oder größere Kontinuitätstrennungen der Haut und einiger der äußeren Haut benachbarten Schleimhäute. Dort, wo die ursächlichen Hautläsionen so geringfügig waren, daß man sie nicht mehr sicher erkennen konnte, sprach man früher von idiopathischem Erysipel, während die von deutlich wahrnehmbaren Wunden ausgehende Rose als traumatisches Erysipel bezeichnet wurde. Diese Bezeichnungen haben nur noch historisches Interesse.

Am häufigsten erkrankt das Gesicht an Erysipel, einmal deshalb, weil hier die Haut weit häufiger als an bedeckten Stellen kleinen Verletzungen, Kratzwunden, Insektenstichen, Abschürfungen etc. ausgesetzt ist und zweitens weil nicht selten Ohren- und Nasenerkrankungen zum Ausgangspunkt der Rose werden. Akute und chronische Katarrhe der Nase, die mit Exkoriationen der Haut an den Nasenöffnungen einhergehen, Nebenhöhleneiterungen, Otitis media spielen eine große Rolle bei der Entstehung des Erysipels. Am Kopfe sind es häufig Traumen, die namentlich bei Arbeitern durch herabfallende Steine u. dgl. zur Erkrankung an Rose führen. An den unteren Extremitäten werden oft Ulcera cruris zum Ausgangspunkt von Erysipel, besonders bei Frauen. Bei Neugeborenen ist die Nabelwunde die häufigste Eintrittspforte, weiterhin wund gelegene Hautstellen am Gesäß. Ferner können von jeder durch Operation gesetzten Wunde Erysipele ausgehen. Die Zeiten sind noch nicht so fern, wo die Rose eine der gefürchtetsten Nachkrankheiten bei Operierten war. Es gab Hospitäler, wo die große Mehrzahl der Operierten an Erysipel erkrankte. Oft kam es vor, daß ein Erysipelfall, der in einen Saal mit operierten Kranken verlegt wurde, schließlich sämtliche Insassen des Raumes infizierte. Diese Gefahr wird seit Einführung der Asepsis und Antisepsis auf ein Minimum beschränkt. Notwendig ist allerdings dabei, daß jeder Erysipelkranke sofort aus der Umgebung Operierter entfernt und isoliert wird, damit nicht durch die Hand des pflegenden Personals der Keim auf aseptische Wunden übertragen wird.

Disposition. Zur Erkrankung am Erysipel gehört zweifellos eine gewisse Disposition. Es gibt Menschen, die trotz häufiger Berührung mit Erysipelkranken (Ärzte, Pfleger, Schwestern) niemals in ihrem Leben an Rose erkranken. Andererseits ist es eine bekannte Erfahrung, daß Leute, die einmal an Erysipel gelitten, relativ häufig ein Rezidiv bekommen. Kaum eine andere Krankheit neigt so zu Rezidiven wie das Erysipel. Die Disposition zur Erkrankung an Rose scheint ererbt werden zu können. Schwalbe konnte bei drei Generationen einer Familie ein habituelles Erysipel feststellen (Zülzer).

Die Frauen haben im allgemeinen eine größere Neigung, am Erysipel zu erkranken, als die Männer.

Inkubation. Für die Berechnung der Inkubationsdauer sind zunächst die Übertragungsversuche Fehleisens zu verwerten. Bei seinen sechs Kranken, die er mit Reinkultur von Streptokokken impfte, sah er nach 15—61 Stunden die ersten Krankheitserscheinungen, Schüttelfrost und Fieber, auftreten. Bisweilen freilich kommt die Krankheit erst sechs bis acht Tage nach der Verletzung zur Erscheinung. Irgend welche Beziehung zwischen Dauer der Inkubation und Schwere des Verlaufes etwa wie beim Tetanus bestehen nicht. Auch Alter und Geschlecht spielen keine Rolle.

Krankheitsbild. Die Krankheit beginnt meist mit einem plötzlichen Fieberanstieg, der die gleichzeitig auftretende charakteristische Hautveränderung begleitet. In der Regel geht ein derber Schüttelfrost oder Frösteln der Temperaturerhöhung voraus. Bisweilen bemerkt der Kranke aber schon vorher ein gewisses Spannungsgefühl und Druckempfindlichkeit an der befallenen Hautpartie, und erst mehrere Stunden später treten Fiebererscheinungen auf. An einer zirkumskripten Stelle der Haut, beim Gesichtserysipel, z. B. an der Wange oder der Nase, rötet sich die Haut, wird heiß und schwillt

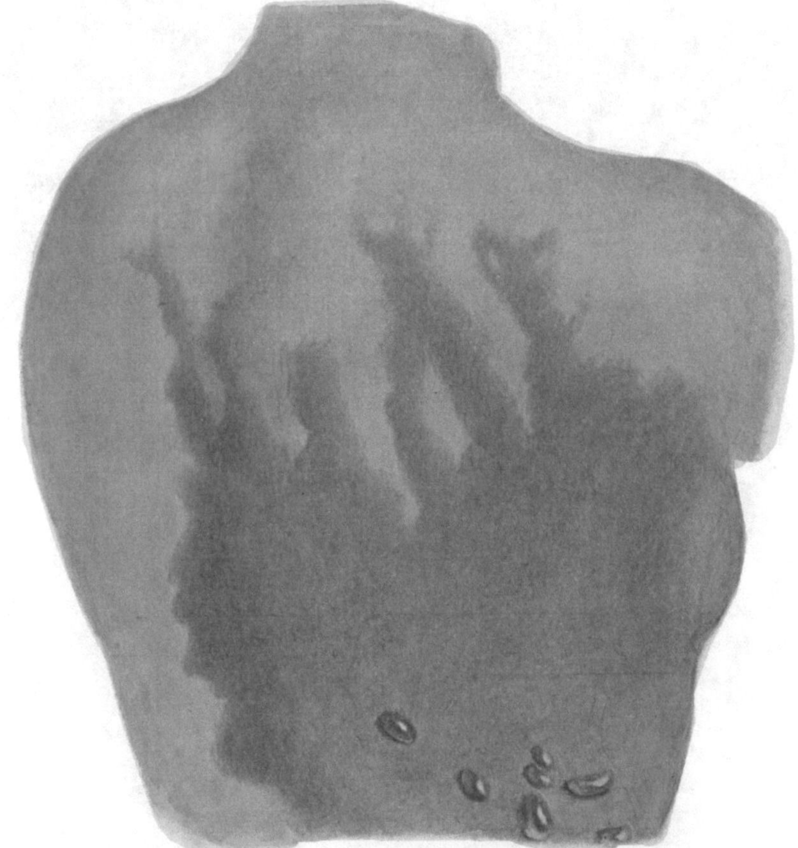

Abb. 238. In Zacken- und Zungenform fortschreitendes ausgedehntes Erysipel mit Blasenbildung.

an, so daß sie glänzt und sich über das Niveau der normalen Umgebung etwas erhebt; dadurch kommt eine scharf markierte, wallartige Abgrenzung gegen die

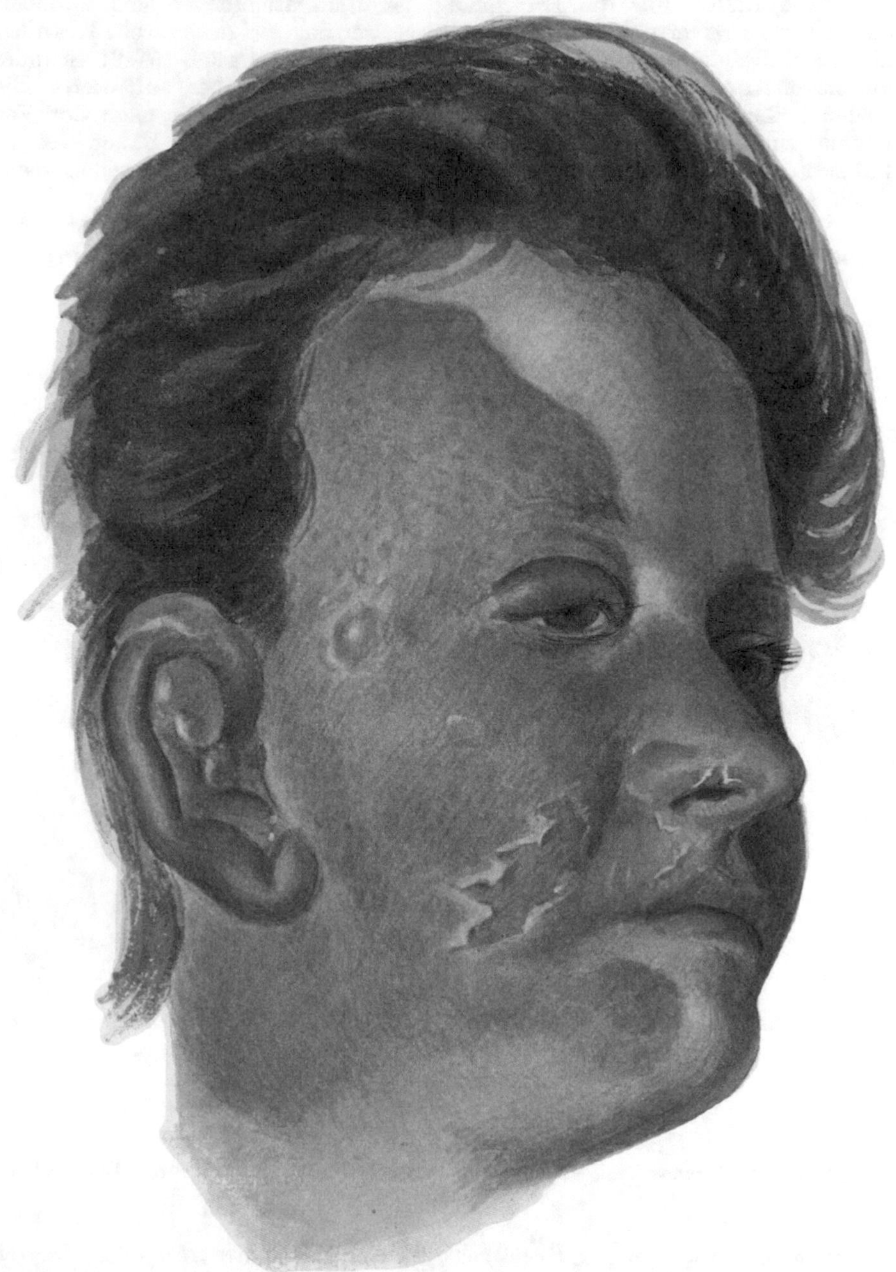

Abb. 239. Gesichtserysipel mit Blasenbildung.

gesunde Haut zustande. Nun rückt die Entzündung meist schnell in die Umgebung vor. Das geschieht in der Regel nicht in einer breiten Front, sondern so, daß Vorposten in Gestalt zungenförmiger roter Flecke und Zacken vom Rande der erkrankten Partie aus ins Gewebe vorgeschoben werden (vgl. Abb. 238). Bisweilen treten auch in der Umgebung einzelne kleine unregelmäßig konturierte rote Stellen und Streifen auf, die durch Lymphstränge mit dem Hauptherde zusammenhängen oder auch ohne Zusammenhang scheinen und die bald größer werden und konfluieren. So breitet sich die Rose oft von einem Tage zum anderen über eine ganze Gesichtshälfte aus, befällt die Augenlider, die stark ödematös werden, geht auf das Ohr über, das unförmig anschwillt, und wandert bis zur Haargrenze.

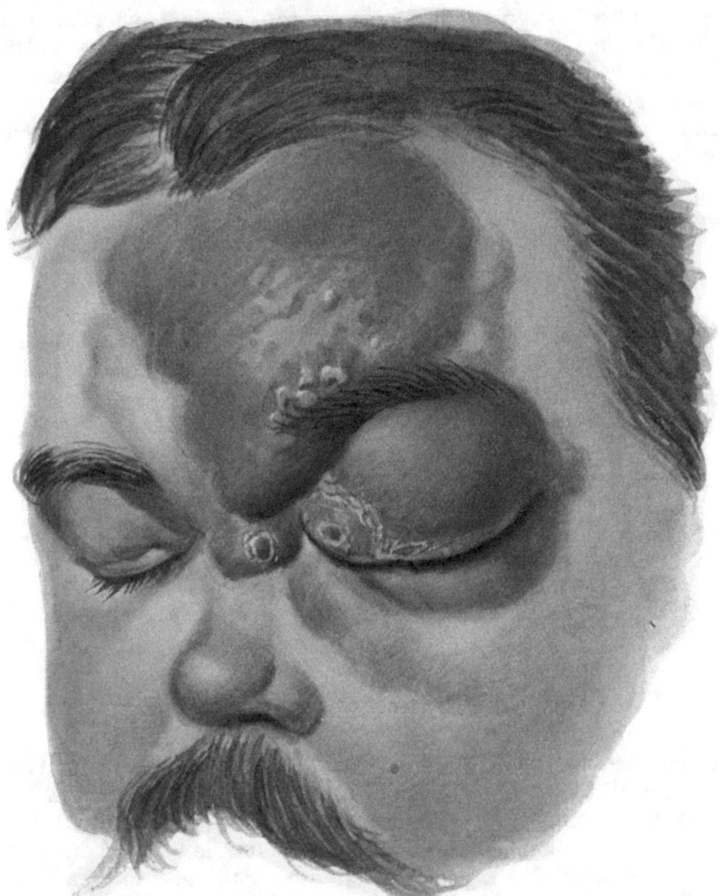

Abb. 240. Erysipel der Stirn und des Auges mit starkem Lidödem.

Auf die Ausbreitung haben die verschiedenen Spannungsverhältnisse der Haut, die von Langer und Pfleger genauer studiert worden sind, einen gewissen Einfluß. Dort, wo die Haut gleichmäßig gespannt ist, breitet sich die Rose gern diffus aus, während sie bei unregelmäßiger Spannung mehr in Gestalt von Zacken, Ausstülpungen usw. weiterschreitet. Damit hängt es auch zusammen, daß dort, wo die Haut fester auf der Unterlage haftet, häufig ein Stillstand des Erysipels erfolgt. So kommt es, daß der obere Teil des Halses und das Kinn in der Regel frei bleiben. Auch über das Ligamentum Poupartii hinaus wandert das Erysipel nur selten, ebenso macht es an der Haargrenze aus demselben Grunde bisweilen Halt. Viel öfter freilich ist dieses Haltmachen nur ein kurzes Stocken in der Vorwärtsbewegung, dann schreitet es auch in das Gebiet des Kapillitium weiter. Hier ist die Rötung sehr schwer zu sehen; auch die Schwellung setzt sich nicht so scharf gegen die Umgebung ab wie im Gesicht, doch markiert sie sich durch den speckigen Glanz der infiltrierten Partie und durch die Druckempfindlichkeit.

Wir sehen also, wie je nach der Beschaffenheit der Haut das Erysipel sehr verschiedene Formen zeigt: Auf der Wange eine über das Niveau der gesunden Umgebung sich erhebende Rötung und Schwellung, auf der behaarten Kopfhaut eine speckig glänzende Fläche, an den Augenlidern mit ihrem lockeren Gewebe ein Ödem, das bisweilen so starke Grade erreicht, daß die Augen überhaupt nicht geöffnet werden können (Abb. 240). Die Haut der halbkugelig vorgewölbten Lider wird dadurch oft dermaßen gespannt, daß es zu einer oberflächlichen Nekrose kommt, wie ich das in mehreren Fällen beobachten konnte.

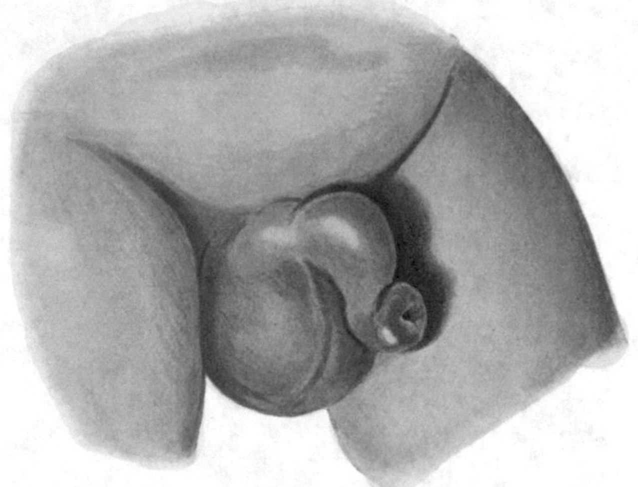

Abb. 241. Erysipel des Skrotum und Penis.

Ähnliche Verhältnisse finden wir am Scrotum und an den Labien; besonders am Scrotum, wo das Erysipel auch in Form eines starken Hautödems auftritt, das zu oberflächlicher Hautgangrän führen kann (vgl. Abb. 241). Bei Individuen mit sehr schlechtem Ernährungszustande, Karzinom-Kachexie u. dgl. ist oft die Rötung des Erysipels so gering, daß sie kaum zu erkennen ist.

Das Bild des Erysipels kann aber noch in anderer Weise sehr variieren. Sehr häufig hebt sich auf der Höhe der Entzündung die Epidermis in Blasen ab, die in ihrer Größe sehr verschieden sind, von kleinsten miliaren Bläschen an bis zu taubeneigroßen, mit serösem Inhalt gefüllten Blasen. In dem Blaseninhalt sind häufig Streptokokken nachzuweisen; bisweilen ist derselbe aber auch steril. Je nach der Größe der Blasen spricht man von Erysipelas vesiculosum und bullosum.

Kommt es stellenweise zur Nekrose und zur Gangrän der Haut, so spricht man von Erysipelas gangraenosum. Ich erwähnte schon, daß an den Augenlidern und am Scrotum solche oberflächliche Hautgangrän gelegentlich zu beobachten ist, vermutlich infolge der starken Spannung der Haut durch das

Ödem. Verhältnismäßig häufig sah ich Hautgangrän auch bei denjenigen Erysipelformen, die nach Ulcera cruris bei Varizenbildung auftraten, namentlich bei Frauen. Hier lokalisiert sich der Prozeß ja von vornherein in einem durch die chronischen Entzündungsvorgänge und Zirkulationsstörungen widerstandsunfähigen Gewebe, und so kommt es leichter zur Hautgangrän. Die dadurch entstehenden Defekte sind oft nur zehnpfennigstück- bis talergroß, können aber auch handtellergroß und größer werden und sind dann durch Transplantation wieder zu bedecken.

Während das Erysipel in der Peripherie weiter fortschreitet, blaßt die zuerst ergriffene Stelle meist schon nach ein bis zwei Tagen ab, etwa vorhandene Blasen trocknen ein, und die vorher entzündete Partie kehrt unter Schuppung wieder zur Norm zurück. Die meisten Erysipele haben nur eine beschränkte Ausdehnung und kommen nach vier bis acht Tagen zum Stillstand. Dabei ist z. B. nur eine Gesichtshälfte ergriffen oder die vordere Fläche des Unterarms oder die Vorderseite des Unterschenkels bei Ulcus cruris. Ein unaufhaltsames Weiterwandern, wie wir es später noch beim Erysipelas migrans kennen lernen werden, ist seltener.

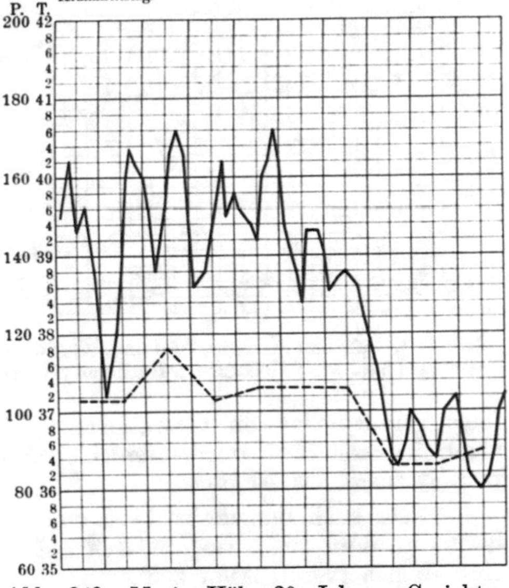

Abb. 242. Marie Höh, 20 Jahre. Gesichtserysipel. Klingt zugleich mit dem Fieber ab.

Die Lymphdrüsen der Umgebung sind in der Regel geschwollen und schmerzhaft, doch erreicht diese Schwellung niemals hohe Grade; sie schwindet mit dem Rückgange der Krankheitserscheinungen. So schwellen die submaxillaren Drüsen am Hals an beim Gesichtserysipel, die retrozervikalen Drüsen, wenn die Rose vom Hinterkopf nach dem Nacken zu verläuft.

Das Fieber ist im Anfange meist hoch; 40^0 und mehr sind nichts Seltenes. Oft ist es kontinuierlich, meist aber stark remittierend. Mit dem Abblassen der Rose fällt es oft kritisch ab, aber auch lytischer Abfall ist häufig. Mitunter ist das Fieber bereits abgesunken, bevor der erysipelatöse Prozeß ganz verschwunden ist. Völlig fieberlose Fälle sind selten, kommen aber zweifellos vor. Ich sah unter 463 Beobachtungen 34 fieberfreie Fälle.

Der Puls entspricht in seiner Häufigkeit auf der Höhe der Krankheit der Fiebersteigerung. In der Rekonvaleszenz ist er meist auffällig verlangsamt, zwischen 50 und 65 Pulsschläge.

Im Anfange ist der Kranke oft stark benommen, motorische Unruhe und Delirien sind besonders bei Potatoren häufig. Apathie, Schlafsucht und Sopor sind zur Zeit des hohen Fiebers sehr gewöhnlich. Kopfschmerzen begleiten das Erysipel fast stets und können sich beim Kopferysipel zu exzessiven Graden steigern. Was dabei mehr auf Toxinwirkung oder auf lokale Schmerzhaftigkeit der Kopfschwarte zurückzuführen ist, bleibt im einzelnen Falle schwer zu entscheiden.

Sehr gewöhnlich sind Störungen des Verdauungsapparates. Appetitlosigkeit, Durst, mitunter Erbrechen, auch Durchfälle werden beobachtet. Die

Milz ist häufig geschwollen und perkussorisch vergrößert, in schweren Fällen auch palpabel. Der Harn verhält sich meist normal, kann aber zur Zeit des Fiebers Spuren von Albumen enthalten.

Eine besondere, relativ seltene Lokalisation der Entzündung ist das Schleimhauterysipel. Es kommt bisweilen vor, daß die Rose mit anginösen Beschwerden beginnt. Der Kranke verspürt zunächst lebhafte Schluckbeschwerden, bekommt hohes Fieber, starke Coryza, und erst ein oder zwei Tage nachher zeigt sich ein Erysipel an der Nase. Hier ist also die Rose von den Mandeln durch den Nasenrachenraum und über die Schleimhaut der Nase nach außen gewandert. Im Rachen findet sich dabei eine scharf gegen die normale Umgebung abgesetzte Rötung; die Mandeln sind stark geschwollen und bisweilen finden sich Bläschen auf der Rachenschleimhaut. Die Schleimhaut des weichen Gaumens ist stark gerötet und zuweilen ödematös. Auch fällt in einzelnen Fällen die starke Schmerzhaftigkeit des Rachens auf. Besonders häufig sah ich solche mit einer Angina einsetzenden Erysipele, die dann durch die Nase aufs Gesicht überwandern im Gefolge von endonasalen Operationen. Die Infektion erfolgt dabei an der Operationsstelle auf der Nasenschleimhaut und das Schleimhauterysipel imponiert zuerst als Angina.

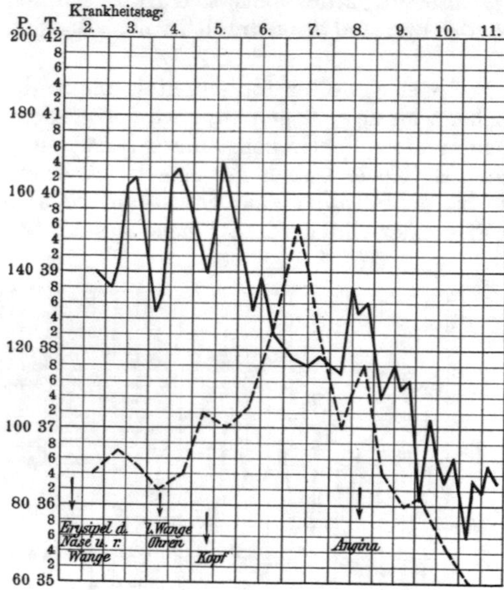

Abb. 243. Valentin Krieger, 24 Jahre. Gesichtserysipel mit anschließendem Rachenerysipel.

Aber auch umgekehrt läuft das Erysipel gelegentlich von der Gesichtshaut aus durch die Nase hindurch auf den Rachen über und verursacht dort eine Angina (vergl. Abb. 243).

Vom Rachen kann das Erysipel gelegentlich auch durch die Tuba Eustachii ins Mittelohr laufen und nach einer Otitis media mit Perforation des Trommelfelles auf die Haut der Ohrmuschel übergehen. Freilich ist es in diesem Falle bisweilen nicht ganz leicht zu entscheiden, ob die ursprüngliche Angina erysipelatöser Natur war, oder ob hier nicht die Otitis an sich mit ihrem streptokokkenhaltigen Sekret die Ursache für das Erysipel am äußeren Ohr geworden ist. Den letztgenannten Zusammenhang sah ich zweimal bei Scharlach bzw. Masern, eine Otitis, an die sich ein Erysipel des äußeren Ohres anschloß.

Zu den gefährlichsten Formen der Rose gehört das Erysipel des Larynx, weil hier ein akut einsetzendes Glottisödem plötzlich zum Tode führen kann. Es gibt ein primäres und ein sekundäres Larynxerysipel. Beim sekundären Larynxerysipel kann der Prozeß von einer erysipelatösen Angina aus auf den Kehldeckel und auf die aryepiglottischen Falten übergehen und damit zu starkem Ödem dieser Gebilde führen. Während man hier durch die vorangehenden Rachenerscheinungen schon gewarnt ist und bei drohendem Glottisödem unverzüglich zur Tracheotomie schreiten kann, ist das primäre Larynxerysipel weit tückischer.

Die Erscheinungen der Larynxstenose treten bisweilen nach kurzem Fieber und geringen Schluckbeschwerden so plötzlich auf, daß eine Rettung des Kranken nicht mehr möglich ist.

Mir ist von meiner Assistentenzeit lebhaft ein Fall in Erinnerung, wo eine an Diabetes leidende Frau eines Tages plötzlich Fieber bekam und über geringe Schluckbeschwerden klagte, ohne daß ich einen Grund dafür finden konnte, und die wenige Stunden nachher an Glottisödem infolge eines Larynx-Erysipels zugrunde ging, noch bevor eine Tracheotomie vorgenommen werden konnte.

Vom Rachen und vom Larynx aus kann das Schleimhauterysipel auch auf die Bronchien überwandern und zur Entstehung von Bronchitis und bronchopneumonischen Herden Veranlassung geben. Diese Art der Entstehung entzündlicher Lungenherde ist jedoch recht selten.

Eine andere erheblich häufigere Lokalisation des Schleimhauterysipels ist die Schleimhaut des weiblichen Genitalapparates. Hier geben namentlich die während der Geburtsvorgänge auftretenden Wunden die Möglichkeit zur Entstehung der Rose. Warum in einem Falle Erysipel auftritt, im anderen eine Puerperalsepsis, ist schwer zu entscheiden. Die Rose geht dabei stets von der Vulva aus. Die Labien schwellen infolge des entzündlichen Ödems unförmig an, und die geschwollenen hellroten Fleischwülste setzen sich scharf gegen die Umgebung ab.

Bisweilen kann es auch durch Spannung des Gewebes zur oberflächlichen Nekrose der Labien kommen. Von der Vulva kann das Erysipel weiter nach dem Bein oder dem Rücken und dem Bauch übergehen. Durch Fortpflanzung des Erysipels auf die Scheide oder häufiger durch Fortkriechen der Streptokokken in den Lymphwegen der Parametrien kommt es zur Parametritis oder Peritonitis, d. h. also zur lymphogenen Puerperalsepsis. Die Bezeichnung: Erysipelas puerperale grave interum, die Virchow gebrauchte, ist für die letztgenannten Prozesse wohl nicht mehr anwendbar. Es handelt sich dann eben nicht mehr um ein Erysipel, sondern um Prozesse, die zwar durch denselben Erreger hervorgerufen sind, die wir aber als septische Prozesse auffassen. Dieser schwere Ausgang ist aber nicht der regelmäßige. Ich habe bei zwei Wöchnerinnen Erysipel der Vulva gesehen, ohne daß sich eine Puerperalsepsis anschloß. Übrigens habe ich auch wiederholt Gebärende mit Gesichtserysipel in Behandlung gehabt, die trotz der Rose eine normale Entbindung und ein normales Wochenbett durchmachten, ohne ein Erysipel der Geburtswunden oder Sepsis zu bekommen.

Abweichungen und Komplikationen. Erysipelas migrans. In nicht ganz seltenen Fällen wandert das Erysipel von dem Ort seiner Entstehung über einen großen Teil des Körpers. Daß es vom Gesicht aus über den behaarten Kopf bis zur Haargrenze am Nacken wandert, ist nichts Ungewöhnliches. Schwerer sind schon die Fälle, wo es noch weiter über den Rücken und ev. auf die Arme übergeht. Auch von einer unbedeutenden Mastitis aus bei stillenden Frauen sah ich wiederholt schwere Wandererysipele über die Brust, den Rücken und die Arme laufen. Der Prozeß geht dann in der Regel so vor sich, daß die ersten Stellen der Entzündung längst verblaßt sind, während die Peripherie weiterwandert. Sehr häufig flackert dann die Entzündung an den erst ergriffenen Stellen aufs neue wieder auf. Je mehr Körperfläche gleichzeitig vom Erysipel befallen wird, desto schwerer ist der Zustand, was ja erklärlich ist, da die Menge der in den Lymphbahnen vorhandenen virulenten Streptokokken zu schwerer Toxinvergiftung führen muß.

Das Fieber ist in diesen Fällen von Erysipelas migrans meist stark remittierend, seltener kontinuierlich. Sehr oft tritt bei diesen Wandererysipelen vorübergehende Fieberfreiheit ein, der dann wieder ein Aufflackern des Prozesses und damit erneute Temperatursteigerung folgt. Solche Rückfälle können sich sehr oft wiederholen. Die Folge ist, daß die Wanderrose wochen-, ja monatelang bestehen und dabei den Patienten natürlich aufs äußerste schwächen können. In der Fieberkurve spiegelt sich im allgemeinen der Gang des Prozesses, dergestalt, daß hohen Temperaturen ein Fortbestehen des Prozesses entspricht und beim Sinken des Fiebers auch die Entzündungserscheinungen nachlassen.

Allerlei Komplikationen, die den Zustand des Kranken verschlechtern können, kommen hinzu. Bronchopneumonien, Nephritis, Pleuritis sind recht häufige Begleiterscheinungen. Vergl. Abb. 244.

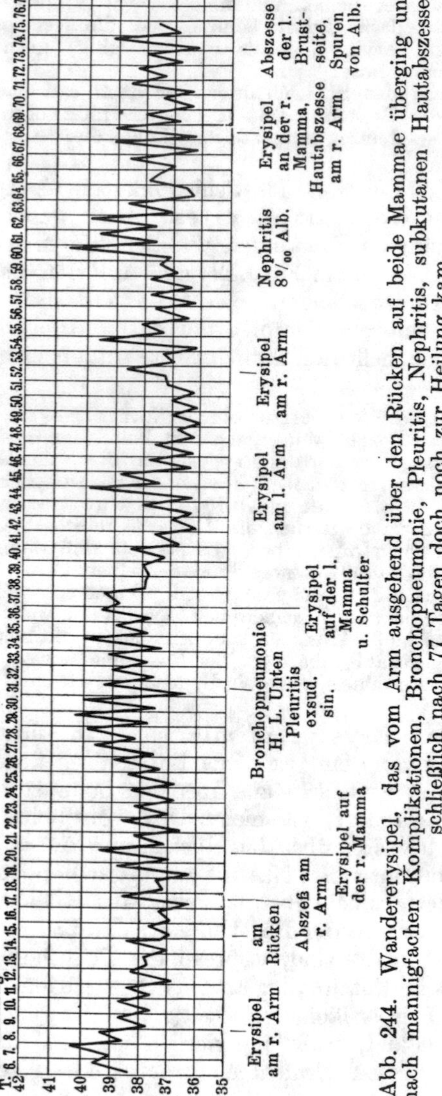

Abb. 244. Wandererysipel, das vom Arm ausgehend über den Rücken auf beide Mammae überging und nach mannigfachen Komplikationen, Bronchopneumonie, Pleuritis, Nephritis, subkutanen Hautabszessen schließlich nach 77 Tagen doch noch zur Heilung kam.

Sehr oft treten nach dem Abblassen des Erysipels subkutane Hautabszesse in größerer Menge auf. Ich habe wiederholt den Eindruck gehabt, daß diese multiple Abszeßbildung in der letzten Periode des Wandererysipels eine Art Selbsthilfe der Natur darstellt, denn bei der Eröffnung dieser meist oberflächlich gelegenen Abszesse entleeren sich mit Eiter stets enorme Mengen Streptokokken.

Haut: Neben der Bildung größerer Blasen beim Erysipel, deren wir schon oben gedacht haben, sind die wichtigsten Veränderungen der Haut, die im Anschluß an das Erysipel auftreten, Abszesse, Nekrosen und Phlegmonen.

Subkutane Abszesse finden sich besonders häufig beim lange dauernden, rezidivierenden Wandererysipel und zwar namentlich an dem Rücken und an den Extremitäten, kommen aber auch beim lokalisierten Erysipel, so z. B. auf dem behaarten Kopf oder auf den oberen Augenlidern, häufiger zur Beobachtung.

Schwerwiegender sind die phlegmonösen Prozesse, die sich gelegentlich im Anschluß an das Erysipel entwickeln. Sie kommen zustande durch die Infektion der tieferen subfaszial gelegenen Gewebsschichten. Oft sind Traumen die Ursache, daß die Erreger auch in die tieferen Gewebspartien gelangen. Sie werden im allgemeinen häufiger an den Extremitäten beobachtet, doch sah ich auch schwere Kopfphlegmonen im Anschluß an Erysipel, namentlich nach schweren Kopfverletzungen, z. B. bei Maurern durch herabfallende Steine.

Eine nicht seltene Begleiterscheinung ist ferner die schon oben erwähnte Nekrose der Haut und das oberflächliche Hautgangrän. Auffallend häufig sind Nekrose und Gangrän, wie ich schon oben sagte, bei denjenigen Erysipelformen, die nach Ulcera cruris mit Varizenbildung auftreten. Der Grund für die Disposition dieser Hautpartien zur Gangrän beruht auf zwei Momenten. Erstens liegt die Haut hier unmittelbar der Tibia auf ohne ein schützendes Fettpolster, ist also bei entzündlicher Anschwellung der Spannung besonders stark ausgesetzt. Zweitens handelt es sich hier bei der im Gebiet der Varizenbildung liegenden Haut schon von vornherein um ein durch die chronischen Entzündungsvorgänge und die Zirkulationsstörungen wenig widerstandsfähiges

Gewebe. Die durch die Nekrose entstehenden Defekte können sehr verschieden groß sein, von Markstück- bis zu Handtellergröße.

Im Anschluß an Gangrän und subkutane Abszesse kommt es bisweilen zur Vereiterung von Lymphdrüsen, selten ist die Ausbildung eines purulenten Ödems. Harmlosere Hautveränderungen, die gelegentlich auftreten, sind der Herpes labialis und die Urtikaria.

Augen: Den Augen drohen vom Gesichtserysipel aus die schwersten Gefahren. Abgesehen von dem mehrfach erwähnten entzündlichen Ödem der Augenlider und mäßiger Konjunktivitis ist vor allem zu fürchten die Neuritis optica und die Entzündung des retrobulbären Zellgewebes, die beide durch Vermittlung der Blut- und Lymphwege von einer Gesichtsrose aus entstehen können und im Falle der Erhaltung des Lebens zu den schwersten Sehstörungen bis zur völligen Erblindung führen können. Grounow stellt im Handbuch von Graefe-Saemisch 53 derartiger Fälle zusammen.

Bei der Vereiterung des Orbitalgewebes kann die entstehende Amaurose entweder durch entzündliche Prozesse am Sehnerven oder durch Zirkulationsstörungen im Gebiete der Zentralgefäße bedingt werden, die entweder durch den bloßen Druck des entzündlichen Gewebes oder durch Thrombose bzw. Embolie hervorgerufen sind und sekundär zu einer Atrophie des Sehnerven führen.

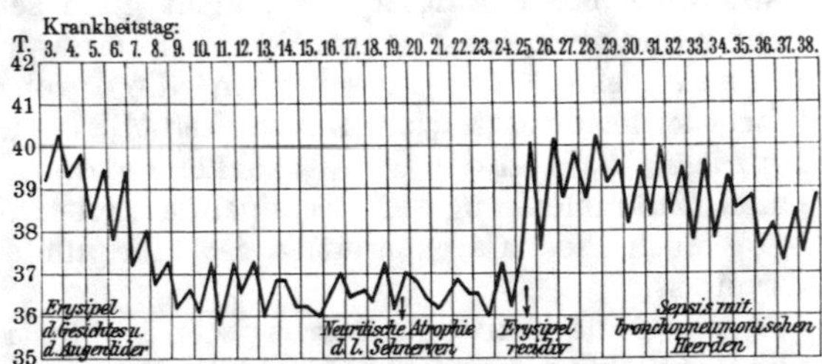

Abb. 245. Martha Jaenicke, 32 Jahre. Gesichtserysipel mit anschließender Neuritis optica und Erblindung auf d. l. Auge. Später Rezidivieren des Erysipels auf der l. Gesichtshälfte, pneumonische Infiltration beider Lungen, Sepsis und Tod.

Der Vorgang der nach Erysipel auftretenden Erblindung ohne Vereiterung des retrobulbären Zellgewebes ist in der Regel folgender: Beim Öffnen der bis dahin verschwollen gewesenen Augenlider bemerkt der Patient, daß er auf einem oder beiden Augen überhaupt nicht mehr oder erheblich schlechter als zuvor sehen kann. Dabei scheint das Auge äußerlich völlig intakt, während zuvor meist eine mehr oder weniger ausgesprochene Protrusio bulbi beobachtet worden ist, oder ev. auch Lidabszesse oder Nekrosen vorhanden waren.

Sepsis nach Erysipel ist ein relativ seltenes Ereignis. Denn das Erysipel ist eine lokal bleibende Streptomykose. Zahlreiche systematische bakteriologische Blutuntersuchungen beim unkomplizierten Erysipel ergaben uns stets negativen Befund. Unter 463 Fällen hatte ich 16 Fälle von Sepsis. Teils waren das Fälle, bei denen es zu Eiterungen im subkutanen Gewebe gekommen war, teils solche, die zu Phlegmonen geführt hatten. Aber auch reine Erysipelfälle ohne jede Eiterung können zur Sepsis führen. Es sind das meist verlorene Fälle, doch kommen auch Heilungen vor. Von meinen 16 Fällen starben 11. Das Fieber zeigt dabei hohen kontinuierlichen oder sehr stark remittierenden Verlauf und ist oft von Schüttelfrösten begleitet. Das Sensorium ist stark benommen. Die Milz wird palpabel. Haut- und Netzhautblutungen, Gelenkeiterungen, Lungenabszesse, Endocarditis können auftreten. Nicht selten ist auch eine Nephritis haemorrhagica.

Auch die eitrige Entzündung des retrobulbären Zellgewebes führt mitunter zur Sepsis, die dann meist von Meningitis begleitet ist. Letztere entsteht durch Fortleitung der Entzündung längs des Sehnerven auf die Hirnhäute.

Ein anderer Weg zur Entstehung der Meningitis nach Erysipel ist die Otitis media, die im Anschluß an das Erysipel des Rachens, aber auch nach dem des äußeren Ohres entstehen und sich auf den Sinus und die Meningen ausbreiten kann.

Herz: Die Widerstandskraft des Herzens spielt bei den schweren und über große Flächen ausgedehnten Erysipelformen und bei der Wanderrose eine große Rolle. Bisweilen findet man perkussorisch Dilatationen und hört blasende Geräusche an der Spitze oder an mehreren Ostien. Diese Geräusche bedeuten aber nicht ohne weiteres eine Endocarditis, sondern können auch allein durch muskuläre Schwäche bedingt sein und bei entsprechender Ruhe und Schonung wieder verschwinden. Endocarditis nach Erysipel ist selten. Sie kann die Folge des Übertritts der Streptokokken ins Blut sein, sich also bei allgemeiner Sepsis entwickeln und bietet dann meist eine schlechte Prognose. Dasselbe gilt von der Pericarditis.

Sehr auffällig ist die beim Erysipel fast stets zu beobachtende Rekonvaleszenten-Bradykardie. Der Puls geht auf 60 und 50 Schläge zurück, ein Ermüdungssymptom des durch die Toxine angegriffenen Herzens.

Lungen: An den Lungen kommen bronchopneumonische Prozesse, namentlich bei Wandererysipel, nicht ganz selten zur Beobachtung; weniger häufig sind croupöse Pneumonien. An eine primäre erysipelatöse Pneumonie, wie sie einzelne Autoren beschreiben, die durch doppelseitiges serpiginöses Fortschreiten der Hepatisation und starken Milztumor ausgezeichnet sein soll, glaube ich nicht. Es sind das Streptokokkenpneumonien, bei denen mir der Versuch, einen Zusammenhang mit Erysipel zu konstruieren, überflüssig erscheint.

Auch Pleuritis exsudativa ist eine nicht seltene Begleiterscheinung des Erysipels.

Nieren: Akute hämorrhagische Nephritis ist eine weniger häufige Komplikation. Ich sah sie unter 463 Fällen 8 mal. Sie hat keine unbedingt schlechte Prognose, sondern kann wieder völlig ausheilen. Von meinen 8 Fällen starben 5.

Interessant ist die Beobachtung, die ich wiederholt machte, daß Fälle von chronischer interstitieller Nephritis beim Auftreten eines Erysipels oft eine akute Verschlimmerung erfahren, mit starker Zunahme des Eiweißgehaltes und der Zylinder, zum Teil sogar mit Hämaturie.

Gefäße. Beim Erysipel an den unteren Extremitäten kommt es zuweilen zur Thrombose der Vena femoralis mit starkem Ödem des ganzen Beines. Gefahrdrohend ist dabei der Eintritt einer Lungenembolie.

Rezidive. Eine besondere Eigentümlichkeit des Erysipels ist seine Neigung zu Rezidiven. Daß eine von der Rose befallene Stelle, die bereits abgeblaßt ist und zu schuppen beginnt, plötzlich wieder aufflammt, wobei der ganze Prozeß mit Fieber und Störung des Allgemeinbefinden wieder von neuem beginnt und sogar noch weiter wandert als zuvor, ist gar kein ungewöhnliches Ereignis. Bei der Wanderrose sehen wir oft dieselbe Stelle wiederholt ergriffen werden. Diese Rückfälle (rechutes der Franzosen) pflegen sich kurz hintereinander zu wiederholen, so daß also zwischen dem Abblassen einer Gesichtsrose und dem Wiederaufflammen der erkrankten Partie nur wenige Tage liegen. Weit entfernt davon, durch einmalige Erkrankung an Erysipel eine Immunität gegen die Wiedererkrankung zu bekommen, scheint der Organismus eher eine gewisse Disposition dafür zu erlangen. Es ist eine bekannte Erfahrung, daß Menschen, die einmal an Rose gelitten haben, sie mehrfach wiederbekommen. Ich kenne eine ganze Reihe von Personen, die jedes Jahr an der Nase oder am Ohr oder an der Wange ihre Rose wiederbekommen, ohne daß sie besonderen Schädigungen oder Übertragungsmöglichkeiten ausgesetzt wären. Der Vorgang ist in vielen Fällen meiner Auffassung nach so zu denken, daß bei solchen Personen einzelne, wenn auch abgeschwächte Streptokokken in der erkrankt gewesenen Haut zurückbleiben und nun bei Gelegenheit sich wieder vermehren und Erysipel verursachen. Außerdem mögen bei manchen Personen noch Gelegenheitsursachen hinzukommen: chronische Ekzeme, Ulcera cruris, ein chronischer Schnupfen, Ocaena, oder dgl., also Affektionen, die zu oberflächlichen Kontinuitätstrennungen der Haut führen und damit zum Eindringen neuer Erreger Veranlassung geben können.

Eine Folge solcher immer wiederkehrenden habituellen Erysipele sind häufig elephantiastische Veränderungen der Haut, die durch die chronischen Entzündungsprozesse in den Lymphwegen bedingt werden. Solche Verdickungen kann man an den Extremitäten und am Skrotum, seltener auch im Gesicht z. B. an der Oberlippe beobachten (Abb. 246).

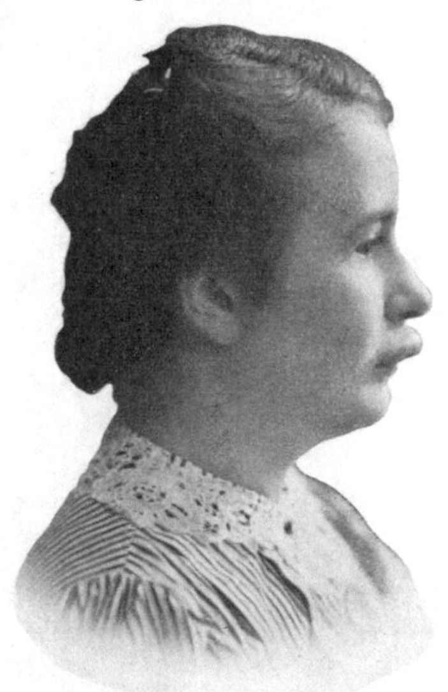

Abb. 246. Chronische elephantiastische Schwellung der Oberlippe infolge häufig rezidivierter Erysipele.

Erysipel der Säuglinge. Besonders widerstandsunfähig gegen das Erysipel sind Kinder im ersten Lebensjahre und speziell Neugeborene. Hier geht in der großen Mehrzahl der Fälle die Erkrankung von der Nabelwunde aus und kann schon bei der Geburt durch streptokokkenhaltiges Lochialsekret oder später durch unreinliche Behandlung verursacht werden (vgl. Abb. 247). Daß gleichzeitig die Mutter an Puerperalsepsis und das Kind an Erysipel erkrankt, ist ein nicht ganz seltenes Ereignis. Schon Trousseau wies darauf hin, daß dabei wohl das gleiche Agens die ursächliche Rolle spielt. Heute wissen wir, daß dieselben Streptokokken sowohl Sepsis wie Erysipel erzeugen können. Oft fehlt dem Erysipel bei Neugeborenen die charakteristische Schwellung. Man sieht nur eine mäßige Rötung, die sich mitunter nicht einmal deutlich abgrenzt und sich erst in den nächsten Tagen von der normalen Umgebung allmählich markiert. Das Erysipel wandert von der Nabelwunde häufig über den ganzen Rücken, oft auch über die unteren Extremitäten. Hohes Fieber und Durchfall, Erbrechen, große Unruhe und Schwäche sind dabei zu beobachten. Schließlich kommt es oft noch zu multiplen subkutanen Abszessen. Die Krankheit dauert selten länger als eine Woche und führt fast stets zum Tode.

Auch jenseits der ersten Lebensmonate ist die Prognose bei Säuglingen meist recht ungünstig. Als Ausgangspunkt kommen noch in Betracht: Ekzeme am Kopf, Rhagaden an der Lippe bei Skrofulösen, wunde Stellen an der Vulva oder am Gesäß. Ferner gibt die Schutzpockenimpfung gelegentlich bei unreinlichen Menschen Veranlassung zum Erysipel und ebenso die rituelle Beschneidung des Penis. Außer den erwähnten subkutanen Abszessen neigt das Erysipel in diesem Lebensalter oft auch zu Hautnekrosen. Ich sah über tellergroße Nekrosen auf dem Rücken eines Säuglings im Anschluß an Erysipel; auch am Scrotum, am Knöchel und an der Ohrmuschel werden dieselben beobachtet. Die Kinder sterben entweder an der Schwere der Infektion oder an komplizierenden Krankheiten, wie Bronchopneumonie, Sepsis und Peritonitis.

Sekundäres Erysipel. Kommt das Erysipel sekundär zu bereits bestehenden Krankheiten hinzu, so beeinflußt das die Prognose oft in ungünstigem Sinne, namentlich dann, wenn die erste Krankheit die Kräfte schon sehr erschöpft hat. Eine geringe Widerstandsfähigkeit gegen die Rose scheinen die Lungentuberkulösen zu haben. Ich sah wiederholt Phthisiker des zweiten und dritten Stadiums, die an Erysipel erkrankten, an dieser Komplikation zugrunde gehen. Ähnlich ist es beim Karzinom. Gefürchtet ist das Hinzutreten der Rose bei Nierenkranken mit Ödemen, die ganz besonders zur Erkrankung an Erysipel neigen. Auch Herz- und Leberkranke sind durch diese Komplikation

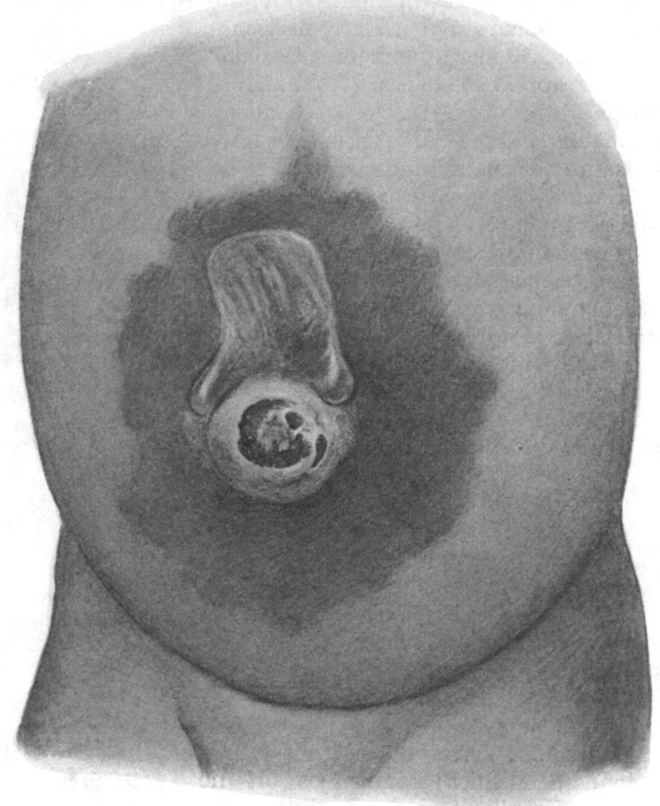

Abb. 247. Nabelerysipel bei einem Säugling.

schwer gefährdet. Chronisch Bettlägerige, namentlich bei schweren nervösen Leiden bekommen von Dekubituswunden aus nicht selten Erysipel, das bei den durch langes Krankenlager geschwächten Patienten oft einen ungünstigen Verlauf nimmt. Auch Typhuskranke können durch Infektion von Dekubitusstellen aus Erysipel akquirieren. Von der guten Krankenpflege hängt es ab, ob diese Komplikation des Typhus häufig ist oder nicht.

Das Vorkommen des Erysipels beim Scharlach gilt für eine große Seltenheit, und es hat nicht an Leuten gefehlt, die daraus schlossen, der beim Scharlach so oft gefundene Streptokokkus sei spezifisch und könne eben nur Scharlach, nicht aber Erysipel hervorrufen; das ist natürlich ein Fehlschluß. Die Seltenheit des Erysipels beim Scharlach hängt damit zusammen, daß Kinder, ausgenommen Säuglinge, überhaupt relativ selten an Erysipel erkranken. Heubner sah während einer 15jährigen distriktspoliklinischen Tätigkeit nur in 16 Fällen Kinder an Wundrose erkranken. Andererseits sind, wenn auch selten, zweifellose Erysipelfälle beim Scharlach beobachtet worden (Rikochon, Haller, Lenhartz). Ich selbst sah in acht Fällen Scharlach mit Erysipel kompliziert. Dreimal ging dabei das Erysipel vom Ohr aus durch Vermittlung des streptokokkenhaltigen Sekretes bei der Otitis media im Laufe des Scharlachs.

Pathologische Anatomie. Das Erysipel ist pathologisch-anatomisch eine akute Hautentzündung, die durch das Eindringen von Streptokokken in die Lymphgefäße der Haut bedingt wird und ausgezeichnet ist durch eine zellig-exsudative Entzündung. Im Gegensatze zur Phlegmone, die durch eine eitrige Entzündung der

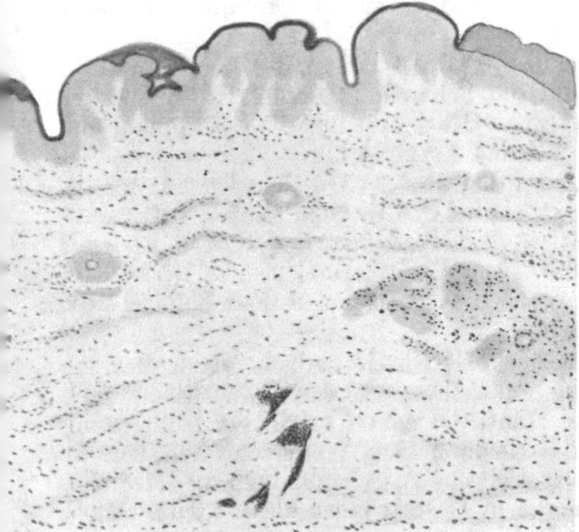

Abb. 248. Schnitt durch Erysipelhaut. Die dunkelblau gefärbten dreieckigen Stellen in der Tiefe sind mit Streptokokken gefüllte Lymphräume. (Vgl. das nächste Bild.)

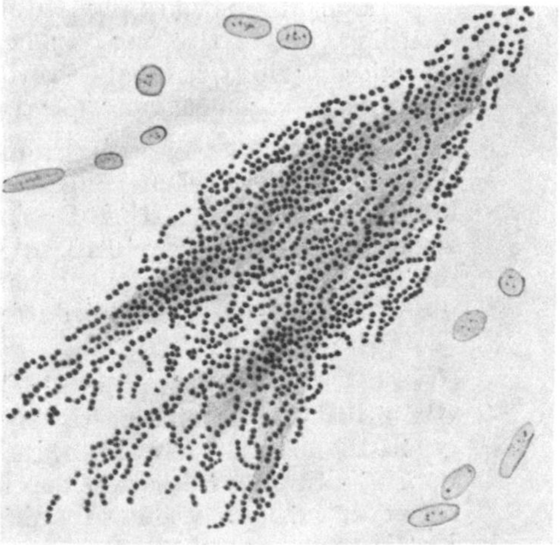

Abb. 249. Erysipelstreptokokken in den Lymphgefäßen der Haut. Starke Vergrößerung eines der dunkelblau gefärbten Herde des vorigen Bildes.

Haut und vornehmlich des subkutanen Gewebes gekennzeichnet ist, kommt es beim Erysipel nicht zur Vereiterung. Nachdem durch irgend welche Kontinuitätstrennungen der Haut Streptokokken in die Lymphbahn eingedrungen sind, entsteht eine entzündliche Hyperämie und eine kleinzellige, mitunter auch zelligfibrinöse Infiltration der Haut und vornehmlich des Koriums, die sich bis in das subkutane Fettgewebe fortsetzt. Bei einem während des Lebens aus der erysipelatös erkrankten Stelle entnommenen Hautstückchen finden wir die Lymphgefäße und Lymphspalten der Haut vollgestopft mit Streptokokken, während die Blutgefäße stets frei von Kokken sind. In der Umgebung der streptokokkenhaltigen Lymphgefäße sind mehr oder weniger kleine Rundzellenansammlungen zu sehen (Abb. 248).

Die Anschwellung der erkrankten Partie ist bedingt durch das entzündliche Exsudat, das in der erkrankten Kutis die Gewebsfasern auseinanderdrängt. Schneidet man von dem wallartigen Rande einer erysipelatös erkrankten Stelle ein Stückchen heraus, so kann man in dem makroskopisch noch unveränderten Bezirk die Einwanderung der Streptokokken in die Lymphgefäße erkennen, die hier noch keine entzündliche Reaktion ausgelöst hat. Auf der Höhe des Grenzwalles aber sieht man außer den mit Streptokokken angefüllten Lymphgefäßen das oben beschriebene Bild der Zellinfiltration und der serösen Durchtränkung des Gewebes.

Die Bläschenbildung beim Erysipelas vesiculosum kommt so zustande, daß die Zellen des Rete Malpighii aufquellen, sich verflüssigen und Hohlräume bilden. Das Dach dieser mit einem zellig serösen Exsudat erfüllten Hohlräume wird von den obersten Epidermisschichten gebildet und hebt sich von der Umgebung in Bläschenform ab. Wenn der Blaseninhalt vereitert, so entsteht eine Pustel, Erysipelas pustulosum. Bei Gangränbildung kommt es unter dichtester Zellinfiltration zur Nekrotisierung des Gewebes.

Der Ausfall der Haare an den vom Erysipel befallenen Partien der behaarten Kopfhaut erklärt sich dadurch, daß die Haarbälge von den Wurzelscheiden durch Exsudat getrennt werden und so eine Lockerung der Haare eintritt.

Das klinisch so prägnante Bild des Erysipels ist an der Leiche weniger deutlich, da die Rötung verblaßt und die Schwellung abnimmt, so daß die Markierung des Grenzwalles verloren geht. Oft deutet nur die Schuppung und bräunliche Pigmentierung der Haut auf das Erysipel hin.

Die Milz ist meist geschwollen. An den übrigen Organen finden sich oft parenchymatöse Veränderungen, wie wir sie bei den meisten akuten Infektionskrankheiten sehen, fettige Degeneration des Myokards, der Nieren und der Leber, Entzündung der serösen Häute. Die Veränderungen, wie wir sie bei der Sepsis nach Erysipel beobachten, werden eingehender in dem Kapitel über die septischen Erkrankungen besprochen.

Diagnose. Die Diagnose des Erysipels ist relativ einfach, wenn man die charakteristischen Symptome: Rötung, Schwellung und den dadurch bedingten Glanz und die Schmerzhaftigkeit der Haut, die scharf markierte Abgrenzung gegen die gesunde Umgebung und die Neigung zum Weiterschreiten berücksichtigt. Mitunter erleichtert die charakteristische Bläschenbildung die Diagnose. Bisweilen gelingt es, den Ausgangspunkt in Gestalt einer kleinen Hautläsion, Kratzwunde, Pustel od. dgl. festzustellen.

Nicht ganz leicht ist mitunter die Unterscheidung von phlegmonösen Entzündungsprozessen, die auch mit Schwellung, Rötung und Schmerzhaftigkeit und Fieber einhergehen. Namentlich dort, wo die Haut dünn ist, haben die phlegmonösen Entzündungen große Ähnlichkeit mit dem Erysipel. Im allgemeinen ist bei der Phlegmone die Schwellung härter als beim Erysipel, die Rötung hat einen dunkleren Ton und ist vor allem nicht so scharf gegen die gesunde Umgebung abgesetzt wie bei der Rose. Geht die phlegmonöse Schwellung in Eiterung über, so ist natürlich die Diagnose nicht mehr zu verfehlen.

Auch die Lymphangitis macht bisweilen, besonders an den Extremitäten, differentialdiagnostische Schwierigkeiten, weil auch hier Rötung, Schwellung, Schmerzhaftigkeit und Fieber besteht. Die Lymphangitis zeigt meist eine ausgesprochen streifige Rötung im Gegensatz zu der diffusen Röte des Erysipels. Auch kann man die entzündeten Lymphgefäße bei der Lymphangitis als harte Stränge deutlich abtasten. Die auf die oberflächlichen Lymphkapillaren beschränkte retikuläre Form der Lymphangitis ist vom Erysipel zu trennen einmal durch die netzartig miteinander verbundenen roten Flecke im Gegensatz zu der diffusen Rötung des Hauptherdes bei der Rose und dann durch die weniger scharfe Abgrenzung.

Auch der Milzbrand kann erysipelähnliche Bilder erzeugen, doch ist hier die brettharte ödematöse Schwellung und vor allem die Pustula maligna mit ihrem eingesunkenen nekrotischen Zentrum charakteristisch. Auch die Lymphdrüsenschwellung pflegt beim Milzbrand viel stärker zu sein als beim Erysipel. Schließlich vermag die bakteriologische Untersuchung des Pustelsekrets oder des Ödems in der Regel bald Aufklärung zu schaffen.

Schließlich kommen Erytheme zur Unterscheidung vom Erysipel in Betracht, wenn auch ihre Flüchtigkeit meist vor Verwechslungen schützt. Das Erythema exsudativum multiforme besteht aus vielfachen roten Effloreszenzen, deren Zentrum bald einsinkt und sich bläulich verfärbt, während die hellrote Peripherie weiterschreitet und mit anderen Effloreszenzen konfluiert. Dadurch kommen sehr charakteristische Bilder zustande, so daß nur selten die Unterscheidung vom Erysipel schwierig ist. Auch fehlt dabei Fieber und Schmerzhaftigkeit der erkrankten Hautstelle auf Druck.

Beim Erythema nodosum spricht schon von vornherein das multiple Auftreten der einzelnen, auf Druck schmerzhaften Knoten in der Haut gegen Erysipel; auch fehlt die Tendenz zum Fortschreiten in der Peripherie.

Schwierig ist oft die Unterscheidung des Erysipels vom Erysipeloid. Diese zuerst von F. J. Rosenbach beschriebene Hautentzündung tritt besonders bei Leuten auf, die viel mit Wild, Fleisch und Geflügel, Austern, Heringen u. dgl. in Berührung kommen, also bei Schlächtern, Geflügelhändlern, Gastwirten, Köchinnen usw. Sie beginnt in der Regel an den Endgliedern der Finger in Gestalt einer bläulichroten, scharf abgesetzten Schwellung, die langsam bis zum Handrücken fortschreitet und Jucken und Spannungsgefühl verursacht, ohne jedoch von Fieber und Allgemeinerscheinungen begleitet zu sein. Im Gesicht breitet sich der Prozeß meist in schmetterlingsflügelartiger Form von der Nase auf eine, seltener auf beide Wangen aus. Da es weder Fieber noch Allgemeinerscheinungen macht, so kommt diese Erkrankung namentlich dort differentialdiagnostisch in Betracht, wo ein fieberloses Erysipel vorzuliegen scheint.

Die Diagnose des Schleimhauterysipels ist wohl nur dann mit Sicherheit zu machen, wenn eine Rose der benachbarten äußeren Haut vorangegangen ist, denn Rötung und Schwellung der Rachenorgane mit Fieber und schweren Allgemeinerscheinungen berechtigen allein noch nicht zur Diagnose einer erysipelatösen Schleimhauterkrankung. Einen Anhalt hat man bisweilen in der auffallend großen Schmerzhaftigkeit des Pharynx, die nicht nur beim Schlucken, sondern dauernd vorhanden ist.

Prognose. Die Prognose des Erysipels ist im allgemeinen nicht ungünstig. Die Mortalität beträgt bei Gesichtserysipel etwa 3—5 %.

Auf einer aus inneren und chirurgischen Erysipeln gemischten Abteilung sah ich von 463 Fällen 65 sterben = 14,3 %. Diese höhere Sterblichkeit erklärt sich aus den schweren komplizierten „chirurgischen“ Erysipeln, zu denen die infolge von Traumen, Quetschungen u. dgl. entstandenen Fälle gehören. Selbst schwere Wandererysipele können bei guter Herzkraft trotz monatelanger Dauer noch zur Heilung kommen. Gefährdet sind Potatoren, Greise und Säuglinge. Von neun Säuglingen, die ich an Erysipel erkranken sah, starben acht. Ungünstig ist die Prognose des Erysipels bei Individuen, die durch andere Krankheiten, wie Karzinom, Tuberkulose, Typhus, schon schwer geschädigt sind. Genauer wurde das bereits in dem Kapitel über das sekundäre Erysipel besprochen. Auch die Sepsis nach Erysipel hat natürlich eine schlechte Prognose. Von meinen 16 septischen Fällen, bei denen Streptokokken im Blut gefunden wurden, starben 11.

Therapie. Für die Behandlung der Wundrose ist eine Unzahl von Mitteln empfohlen worden. Die Beobachtung, daß bei der Anwendung der verschiedensten Behandlungsmethoden Erfolge gezeitigt wurden, spricht aber meines Erachtens weniger für die Güte des verwendeten Verfahrens als vielmehr für die Tatsache, daß die Rose sehr oft von selbst abklingen kann. Drei Wege sind hauptsächlich zur Bekämpfung des Erysipels beschritten worden:

1. der Versuch, durch desinfizierende Mittel die Streptokokken in der Haut abzutöten,
2. dem Weiterwandern des erysipelatösen Prozesses durch mechanische Mittel Einhalt zu gebieten,
3. die natürlichen Schutzkräfte des Organismus zu unterstützen.

Die für die Abtötung der Streptokokken empfohlenen Desinfektionsmittel alle aufzuzählen, hat wenig Wert, da die meisten Verfahren bereits nicht mehr angewendet werden. Immerhin sei hier ein kurzer Überblick der hauptsächlichsten Vertreter dieser Mittel hier gegeben.

Ein- bis zweimal täglich wiederholte Injektion einer 2%igen Karbolsäurelösung in Dosen von 1—2 ccm wurde von Hueter empfohlen. Dieses früher viel gebrauchte Verfahren ist heute verlassen, da es unnötige Schmerzen macht, unsicher im Erfolg ist und die häufige Einspritzung von Karbolwasser die Nieren schädigen kann. Ganz dasselbe gilt von den durch Küster in derselben Weise applizierten 1%igen Sublimatinjektionen und von der Kraskeschen Methode, Stiche und Einschnitte in die entzündete Partie zu machen, sie mit 5%igem Karbolwasser zu pinseln und hinterher noch Umschläge mit 2,5%iger Karbolsäure auf den entzündeten Bezirk zu legen. Ähnlich verfuhr Gluck, der nach ausgiebiger Stichelung des entzündeten Gewebes und zahlreichen Einschnitten, auch in die gesunden Grenzgebiete, 60%ige Ichthyolsalbe in dicken Schichten auflegte.

Das Ichthyol hat sich überhaupt längere Zeit sehr großer Beliebtheit bei der Anwendung zur Behandlung der Rose erfreut. Es wird entweder in einer 10—50%igen Kollodiummischung oder als Ammonium sulfoichthyolicum mit Vaseline mehrmals täglich in dicker Schicht auf die erkrankte Hautpartie und die Umgebung aufgepinselt. Nußbaum, der diese Behandlungsweise empfahl, erklärte ihren günstigen Erfolg durch die reduzierende Wirkung des Ichthyols, die den Nährboden für das weitere Wachstum der Streptokokken ungeeignet macht. Die Methode wird noch heute viel geübt, nachdem Klein, Feßler u. a. nach Erfahrungen an großen Versuchsreihen Günstiges darüber berichtet haben. Ich habe das Ichthyol teils in der erwähnten Form, teils als 10%iges Ichthyolglyzerin vielfach versucht, kann mich aber den begeisterten Stimmen nicht ganz anschließen. Abgesehen davon, daß ein schnelleres Abheilen der Rose unter der Ichthyolbehandlung nicht erzielt werden konnte, wurde als störend empfunden, daß durch die bräunliche Farbe der mit Ichthyol bedeckten Partie oft die Übersicht erschwert und die Grenze des Prozesses verwischt wurde.

Von weiteren Desinfizientien, die zur Behandlung der Rose empfohlen wurden, seien der Vollständigkeit halber genannt: Kreolin, Resorzin, Jodtinktur, Terpentinöl und absoluter Alkohol.

So empfahl Rosenbach, eine 5%ige Karbolvaseline auf die entzündete Partie zu legen, Koch ein Kreolinjodoformlanolin in einer Mischung von 1 zu 4 zu 10. Acidum carbolicum und Alkohol zu gleichen Teilen pinselte Amici auf die an Rose erkrankte Haut und sah bei zweistündiger Wiederholung dieser Prozedur gute Erfolge. Eine ätherische Sublimatlösung wurde durch Cayet und Talamon auf die entzündeten Bezirke aufgestäubt, und zwar in einer Mischung von Sublimat. corros., acet. citr. āā 1,0, Alcohol. abs. 5; Aether sulf. ad 100 zwei- bis dreimal täglich aufzustäuben. Fraipont berieselte die erkrankten Partien mit einer dünnen Sublimatlösung. Eine 30—50%ige Resorzinglyzerinlösung empfahl Schwimmer. Jodtinktur wurde von Hamburger ein- bis zweimal täglich an den Grenzbezirk der Rose in einer Ausdehnung von 2—3 cm eingepinselt und soll das Weiterwandern verhindert haben. Gereinigtes Terpentinöl vier- bis fünfmal täglich von der gesunden zur kranken Haut hin eingepinselt, soll nach Lücke gute Erfolge gehabt haben. Absoluten Alkohol benutzte von Langsdorf zur Behandlung, indem er Leinwandkompressen damit tränkte und sie unter einer Schutztaffetbinde auf die erysipelatösen Stellen applizierte. Behrendt sah Gutes bei wiederholten Waschungen mit absolutem Alkohol.

Von dieser großen Zahl von Desinfizientien benutze ich auf meiner Abteilung, nachdem ich in vielen Jahren eine Methode nach der anderen ausprobiert habe, jetzt nur noch eine geringe Auswahl, von der Beobachtung ausgehend, daß die einfachsten Mittel zu demselben Ziele führen wie die kompliziertesten. Das Gros der Fälle wird mit kühlenden Umschlägen von essigsaurer Tonerde oder Borwasser behandelt, die häufig gewechselt werden. Die Patienten empfinden das als die angenehmste Prozedur. Statt essigsaurer Tonerde kann man auch eine dünne Sublimatlösung (1 : 1000) nehmen, ohne daß freilich dadurch eine bessere Wirkung zu erwarten wäre. Auch Salbeneinwickelungen, am besten mit Borvaseline, werden viel gebraucht. Für das Gesicht verwendet man dabei dicken, mit der Salbe bestrichenen Pflastermull, der in Maskenform zurechtgeschnitten ist.

Von den mechanisch wirkenden Mitteln, die das Weiterwandern des Erysipels verhindern sollen, sind in erster Linie die von Wölfler 1889 empfohlenen Heftpflasterstreifen zu nennen. Dieses Verfahren entspringt zweifellos einem richtigen Gedanken. Wir sahen eingangs, daß die natürlichen Spannungsverhältnisse der Haut eine nicht geringe Rolle bei der Ausbreitung der Rose spielen und daß dort, wo die Haut straffer gespannt ist, häufig ein Stillstand des Erysipels erfolgt. Dadurch, daß man nun nach Wölfler Heftpflasterstreifen in der Umgebung des Erysipels, womöglich ringförmig, anlegt und dadurch die Haut scharf spannt, soll die Weiterverbreitung der Streptokokken in den Lymphbahnen verhindert werden. Wölfler hat auf diese Weise Gesicht- und Kopferysipel ausnahmslos zum Stillstand gebracht. Ich habe bei wirklicher Wanderrose trotz der Heftpflasterstreifen sehr häufig den Prozeß nach kurzem Stocken weiterwandern sehen. In einzelnen Fällen gelang es jedoch, den Prozeß zum Stehen zu bringen. Ich mache daher auch heute noch bei geeigneten Fällen, so z. B. besonders bei der auf die Extremitäten übergreifenden Wanderrose von diesem Verfahren Gebrauch. Es muß aber dabei beachtet werden, daß die Streifen so lange fest liegen müssen, bis die Rose völlig abgeblaßt ist. Eine Lockerung der Streifen, etwa damit die Haut sich erholen kann, darf nicht vorgenommen werden. Macht das Erysipel an der Grenze des Heftpflasterstreifens halt, so kommt es dort oft zu einer mehr oder weniger starken Schwellung, die sogar zur Nekrose führen kann und dann bisweilen doch eine Lösung der Streifen erforderlich macht.

Zu den mechanischen Bekämpfungsmitteln des Erysipel kann auch die Behandlung mit elastischen Stauungsbinden zählen, die ich in der letzten Zeit häufig angewendet habe. Es kommen dabei zweierlei Wirkungen in Betracht: einmal die Spannungsänderung der Haut dadurch, daß dieselbe fest gegen ihr Unterlage gepreßt wird, und zweitens Hyperämie, die ja eine Reihe von Heilwirkungen mit sich bringt. Ich habe versuchsweise 100 Fälle von Erysipel mit Stauung behandelt. Dieselbe wurde durch Anlegen der bekannten elastischen Binden um den Hals resp. die obersten Teile der befallenen Extremitäten vorgenommen und fast durchweg von den Patienten 22 Stunden lang täglich gut vertragen, namentlich wenn das unbequeme erste Schnürgefühl überwunden war. Das Hitzegefühl bei der Stauung am Hals wurde durch Auflegen von Eisbeuteln auf den Kopf gelindert. Nur ganz ausnahmsweise war empfindlicheren Personen die Umschnürung des Halses so unleidlich, daß die gewöhnliche Dauer von 22 Stunden bei ihnen abgekürzt werden mußte. Am wichtigsten bei einer rationellen Stauung ist die Geschicklichkeit und Sorgfalt, mit der die behandelnde Person die Umschnürung vornimmt, da es darauf ankommt, eben denjenigen Grad anzuwenden, der bei möglichster Schonung des Kranken doch eine ausgiebige venöse Stauung veranlaßt. Es muß eine kräftige heiße Stauung mit lebhafter Rötung und Schwellung der Haut entstehen, ohne daß besondere subjektive Beschwerden auftreten. Das Gesicht sieht dabei gedunsen aus. Wir benutzten 5½ cm breite Gummibinden und bei einer kurzhalsigen Person 3½ cm breite. Das Ergebnis dieser Behandlungsversuche ist dahin zusammenzufassen, daß in der Mehrzahl der Fälle schnelle Heilung erfolgte, charakterisiert durch raschen Temperaturabfall und Besserung des Allgemeinbefindens, daß jedoch ¼ der behandelten Fälle keine Besserung erkennen ließ. Es hat also den Anschein, als ob in den leichteren und mittelschweren Fällen von Rose die venöse Stauung und die dadurch hervorgerufene Hyperämie die Widerstandsfähigkeit des befallenen Körperteiles gegen die Streptokokkeninfektion zu steigern und die Heilung zu beschleunigen vermag, daß aber diese Unterstützung bei sehr schweren Infektionen nicht ausreicht.

Auf eine andere Art hat Ritter neuerdings die Hyperämie zur Behandlung des Erysipels herangezogen. Er behandelt es mit heißer Luft. Bei den Gliedmaßen wurden die Bierschen Kästen angewendet und für das Gesicht ein Schornstein, der die heiße Luft einer Spirituslampe fortleitet. Er wurde so weit vom Gesicht entfernt aufgestellt, daß der heiße Luftstrom noch eben erträglich empfunden wurde. Dabei wurden die Augen, wenn sie nicht verschwollen waren, besonders geschützt. Auf diese Weise wurde zwei- bis dreimal am Tage ½—1 Stunde geheizt. Auffallend war nach Ritter der rasche Temperaturabfall und die prompte Heilung. Von den Patienten wurde die Heißluftbehandlung sehr angenehm empfunden. Daß erysipelatöse Prozesse gegen Hitze nicht sehr empfindlich sind, kann ich bestätigen. Ich habe schon vor neun Jahren im Eppendorfer Krankenhause auch in der Absicht, Hyperämie anzuwenden, meine Erysipelkranken mit heißen Breiumschlägen behandelt und dabei gefunden, daß sie gut vertragen wurden und in vielen Fällen zur Heilung führten. Ich habe auf Grund der Ritterschen Empfehlung auch die Behandlung mit heißer Luft an ca. 100 Fällen angewendet. Für das Ges cht benutze ich den bekannten elektrischen Föhnapparat, der in sehr bequemer Weise die Zuführung heißer Luft gestattet. Die Resultate waren nicht ungünstig, doch kann ich dieser Art der Behandlung keine besondere Überlegenheit vor anderen Verfahren nachrühmen.

Die Behandlung des Erysipels mit Antistreptokokkenserum hat bisher nicht zu allgemein anerkannten Erfolgen geführt. Chantemesse der mit dem von Marmorek hergestellten Serum arbeitete, hatte auf Grund der Behandlung von 500 Kranken den Eindruck, daß der Heilungsprozeß abgekürzt wurde, daß schon nach 24 Stunden Rötung, Schwellung und Schmerzhaftigkeit nachließen und daß schon wenige Stunden nach einer Einspritzung von 20—40 ccm das Fieber sinkt und das Allgemeinbefinden sich bessert. Eine Bestätigung dieser Angaben konnte weder von Petruschky, noch von Lenhartz erbracht werden.

Ich habe bei schweren Wandererysipelen und bei hochfiebernden Fällen, die einen septischen Eindruck machten, in letzter Zeit das Höchster Serum nach Meyer und Ruppel verwendet und dabei vereinzelte günstige Resultate erzielt, die ich auf Rechnung des Serums setzen zu müssen glaube. Das genannte Serum hat den Vorzug, daß es im Tierversuch austariert werden kann und aus menschenpathogenen Streptokokken hergestellt ist. Ich habe es in Dosen von 50 ccm subkutan gegeben und diese Dosen ein- bis zwei- bis viermal an jedem zweiten Tage wiederholt. Dabei schien mir weniger die Einwirkung auf den Lokalprozeß von Bedeutung zu sein, als vielmehr die Beeinflussung des Allgemeinbefindens; die Störungen des Sensoriums und der Puls besserten sich. Es schienen also hauptsächlich die toxischen Symptome günstig beeinflußt zu werden. Es mag auffällig erscheinen, daß gerade beim Erysipel, dieser exquisiten Streptomykose, das Antistreptokokkenserum auf den Lokalprozeß relativ wenig zu wirken vermag. Ich glaube mit Wolff-Eisner, daß die geringe Vaskularisation der Haut die Antistoffe des Serums nicht in genügender Menge an den Ort des erysipelatösen Prozesses gelangen läßt, dagegen vermag das Serum gegenüber den im Blute kreisenden Toxinen besser zur Wirkung zu kommen.

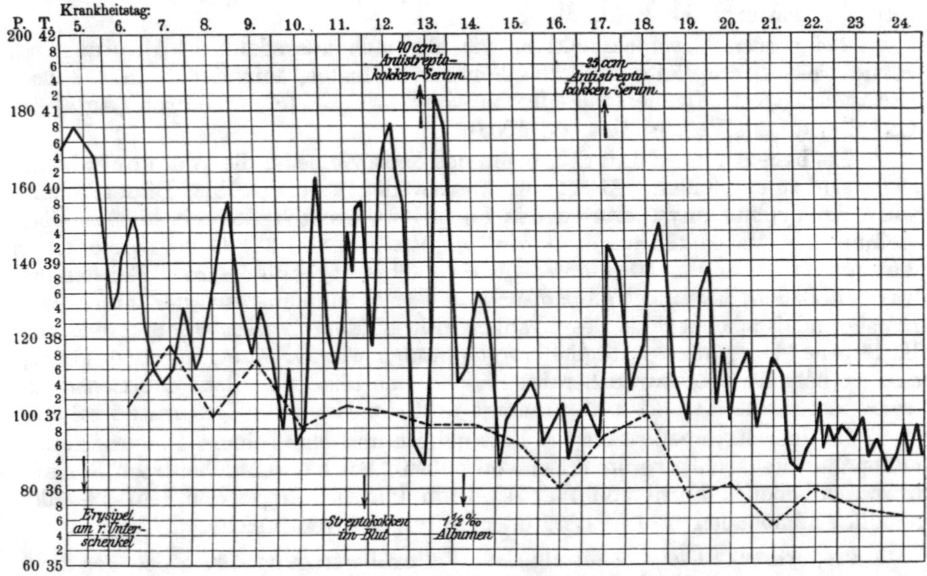

Abb. 250. Richard Creck. Erysipel mit Streptokokkensepsis und Nephritis haemorrhagica. Geheilt nach Einspritzung von Antistreptokokkenserum.

In einzelnen, sich über viele Wochen hinziehenden Fällen von Wandererysipel habe ich die Serumtherapie kombiniert mit der Vakzinebehandlung nach Wright, indem ich bei 60° abgetötete menschenpathogene Streptokokkenkulturen verschiedenster Herkunft, beginnend mit $^1/_{10}$ Öse, subkutan einspritzte und in Abständen von fünf Tagen diese Injektion wiederholte bzw. auf $^2/_{10}$ und $^3/_{10}$ Öse anstieg. Die günstigen Erfahrungen, die ich dabei in einzelnen Fällen gemacht habe, werden mich veranlassen, bei so schweren und schwersten Fällen den Versuch dieser Behandlung zu wiederholen.

Wenn ich also mein Urteil über die Serumtherapie beim Erysipel kurz zusammenfassen soll, so würde ich sagen: Bei allen den Fällen, wo es lediglich darauf ankommt, den Lokalprozeß zu beeinflussen, ist vom Serum kein Nutzen zu erwarten; dort aber, wo schwerere Störungen des Sensoriums, schlechter Puls etc. auf toxische Einflüsse schließen lassen, ist ein Versuch mit der Serumtherapie, am besten mit Höchster Serum, angebracht. Besonders angezeigt ist ein solcher Versuch auch beim Schleimhauterysipel und bei Fällen, die einen septischen Eindruck machen.

Symptomatische Therapie. Bei Herzstörungen, Unregelmäßigkeit oder Weichheit des Pulses geben wir Digalen (Cloetta) in Dosen von dreimal 15 Tropfen täglich mehrere Tage hintereinander oder Coffeinum natrio benzoicum (0,2) zwei- bis dreimal täglich oder in 20%iger Lösung subkutan. Bei Kollapsen ist Kampfer, Äther u. dgl. am Platze. Auch das Adrenalin in 1‰iger Lösung, (2—3 × 1 ccm) intramuskulär zu injizieren, brachte uns bisweilen bei schweren Kollapsen gute Erfolge. Gegen die Kopfschmerzen wird eine Eisblase verordnet. Sind die Schmerzen sehr heftig, so kann gelegentlich Pyramidon, 0,3, oder Antipyrin, 0,5, gegeben werden. Für regelmäßigen Stuhlgang ist zu sorgen und, wenn nötig, mit Glyzerinzäpfchen, Wasser- oder Seifeneinläufen nachzuhelfen.

Phlegmonöse Prozesse, die sich mit Erysipel kombinieren, erfordern natürlich chirurgische Behandlung.

Bei großen Erysipeldefekten, wie sie nach ausgedehnten Hautnekrosen zurückbleiben, empfiehlt sich die Scharlachrotsalbe, mit der man oft noch erstaunlich große Flächen zur Überhäutung bringt. (Scharlachrot (Agfa) 8,0, Ol. oliv. qu. s., Vaselin flav. ad 100,0).

Bei hohem Fieber und Störungen des Sensoriums ist die Wasserbehandlung sehr zu empfehlen. Man kann sie entweder in Form kühler Bäder, ähnlich wie beim Typhus, anwenden oder in Form lauwarmer Bäder mit kühlen Übergießungen. Als Abkühlungsbad wird ein Vollbad von 32° C verabreicht, das langsam im Laufe von 10 Minuten bis auf 26° C abgekühlt wird. Bei den lauwarmen Bädern ist eine Temperatur von 33° C empfehlenswert. Dabei wird Brust- und Nackengegend des Kranken mit kühlem Wasser übergossen. Die Bäderbehandlung, die ev. täglich vorgenommen werden kann, hat den Vorzug, daß sie hohe Temperaturen herabsetzt, daneben aber vor allem das Sensorium freier macht, die Expektoration anregt und die Haut vor Dekubitus schützt.

Daß der Erysipelkranke ins Bett gehört und eine seinem Fieberzustande angepaßte Diät erhält, versteht sich von selbst. Milch und Milchsuppen, Fleischbrühe, Alkohol in Form von Wein sind am Platze. Gegen den Durst werden reichlich Limonaden und Wasser oder kalter Tee verabreicht.

Prophylaxe. Die Verhütung der Weiterübertragung der Rose geschieht am besten durch die Isolierung der Kranken. Diese Anschauung hat sich bei der Einrichtung moderner Krankenhäuser immer mehr Bahn gebrochen. So werden z. B. im Berliner Rudolf Virchow-Krankenhause sämtliche Erysipele, sowohl die Gesichtsrosen und die erysipelatöse Angina, die sonst dem inneren Mediziner gehören, als auch die chirurgischen Erysipele sofort nach Feststellung der Diagnose auf eine besondere Station der Infektionsabteilung gelegt. Das ist sicherlich das radikalste Mittel, um Übertragungen zu vermeiden. Daß man Operierte und Verletzte durch Fernhaltung von Erysipelkranken vor Ansteckung zu schützen hat, ist ja wohl allgemein anerkannt. Auf den inneren Abteilungen der Krankenhäuser ist die Isolierung der Rosekranken aber nicht so allgemein durchgeführt; immerhin empfiehlt sich das auch hier auf das dringendste. Abgesehen davon, daß Kranke mit Dekubituswunden auf inneren Abteilungen eine Disposition zur Erkrankung bieten können, gibt es doch auch unter den inneren Kranken viele mit Hautrissen, Rhagaden u. dgl., die für die Infektion empfänglich sind. Aber auch außerhalb der Krankenhäuser ist der Erysipelkranke streng zu isolieren und allen denen, die mit dem Patienten in Berührung kommen, ist strengste Reinlichkeit und vor allem gute Händedesinfektion nach dem Anfassen der Kranken zur Pflicht zu machen. Namentlich

Wöchnerinnen und Neugeborene sind vor der Berührung mit Rosekranken zu schützen.

Bei Personen, die an immer wiederkehrendem Erysipel leiden, gilt es, gewisse Reizzustände auszuschalten, die zur Wiedererkrankung Veranlassung geben könnten. Sachgemäße Behandlung der Rhagaden, an denen z. B. skrofulöse Kinder mit habituellem Erysipel leiden, ist hier zu nennen. Ferner die Behandlung von Nebenhöhlenentzündungen und chronischen Nasenkatarrhen, die häufig immer wieder zu einem neuen Ausbruch der Rose Veranlassung geben. Lenhartz empfiehlt solchen Leuten mit chronischen Nasenkatarrhen und Neigung zum habituellen Erysipel, früh und abends etwas Goldcream aufzuschnüffeln, um dadurch der Rhagadenbildung vorzubeugen.

Literatur siehe bei:

Lenhartz, Erysipelas (Rose, Rotlauf) in Spez. Pathol. u. Therap., herausgeg. von Nothnagel, Bd. 3, Wien. — Schütze, A., Über Erysipel. Deutsche Klinik, Bd. 2. — Unverricht, Erysipel im Handb. d. prakt. Med., herausgeg. von Ebstein u. Schwalbe, Bd. 4, Stuttgart. – Jochmann, Erysipel im Handb. d. inn. Med., herausgeg. von Mohr u. Staehelin, Bd. I, Berlin 1911.

Der akute Gelenkrheumatismus.

(Polyarthritis rheumatica, Rheumatismus articulorum acutus.)

Der akute Gelenkrheumatismus ist eine fieberhafte, nicht kontagiöse Infektionskrankheit. Er ist charakterisiert durch die sprunghaft auftretende seröse Entzündung einer großen Anzahl von Gelenken, durch die Neigung zu entzündlichen Veränderungen am Endokard und durch die Eigenschaft, auf Salizylpräparate in der Regel prompt zu reagieren.

Anatomisch handelt es sich bei der Polyarthritis rheumatica um eine seröse Synovitis. Die Synovialmembran ist injiziert, und das seröse Gelenkexsudat enthält in der Regel nur etwas Fibrin und einige Leukocyten.

Geschichtliches. Die Krankheit war schon den alten griechischen Ärzten bekannt, doch wurde sie mit unter dem Sammelnamen Arthritis geführt, zu der man auch die Gicht rechnete. Später trennte Ballonius (1632) den akuten Gelenkrheumatismus von der Arthritis urica ab, aber immer noch fiel eine ganze Reihe von Affektionen unter denselben Begriff, die wir heute davon zu unterscheiden gelernt haben: Die septischen Gelenkerkrankungen, der Tripperrheumatismus und die Rheumatoide. Als Ursache des Gelenkrheumatismus nahm man lange Zeit die Erkältung an (Cullen, 1784) und stellte sich vor, daß die Verengerung der Blutgefäße durch Erkältung eine Störung der Zirkulation herbeiführt, die eine Entzündung der Gelenke erzeugt. Später wurde die Gelenkaffektion als rein nervöse Störung infolge von abnormer Innervation der sensiblen vasomotorischen und trophischen Nerven aufgefaßt (Mitchell [1831], Froriep u. a.). Friedländer (1885) wußte diese Vorstellung von der nervösen Entstehung in Einklang zu bringen mit der Annahme einer Infektion. Andere führten die Krankheit auf chemische Einflüsse zurück. Prout und besonders Fuller (1852) stellte die These von der Milchsäureanhäufung auf. Durch die Erkältung, so nahm man an, wird die Tätigkeit der Schweißdrüsen gehemmt, so daß die Milchsäure, das Produkt der Muskeltätigkeit, nicht ausgeschieden werden kann und sich anhäuft; das sei die Ursache des Gelenkrheumatismus. Mit Beginn der bakteriologischen Ära trat an die Stelle dieser Theorien die Annahme, daß ein infektiöses Agens die Ursache des Gelenkrheumatismus sei. Namentlich Hueter setzte sich für diese Auffassung ein. Die Art des Fiebers, das stets gleichzeitig mit dem Auftreten der Gelenkentzündung einsetzt, die charakteristischen Komplikationen am Herzen und an der Pleura, das endemische und häufig auch epidemische Auftreten, vor allem aber die Beobachtung, daß tatsächlich eine Reihe ganz ähnlicher Gelenkentzündungen, namentlich die septischen, durch spezielle Erreger erzeugt werden, sprachen für eine Infektionskrankheit. Dabei lernte man das Bild des Gelenkrheumatismus immer genauer umschreiben. Die durch

Staphylokokken und Streptokokken bedingten Entzündungen im Verlaufe der Sepsis schieden us, ebenso der Tripperrheumatismus, als dessen Ursache der Neißersche Gonokokkus erkannt wurde. Auch die im Verlauf anderer Infektionskrankheiten auftretenden, dem Symptombilde der Polyarthritis rheumatica ähnlichen Krankheitszustände, die Rheumatoide (Gerhardt) wurden abgetrennt. Wir kommen auf diese Gelenkaffektionen, die nach Scharlach, Pneumonie, Typhus, Dysenterie, Syphilis und Meningitis cerebrospinalis beobachtet werden, gelegentlich der Besprechung der Differentialdiagnose zurück.

Ätiologie. Etwas ausführlicher muß hier auf die Versuche eingegangen werden, den Erreger des Gelenkrheumatismus zu finden. Diesem Ziel wurden in den letzten Dezennien unzählige Arbeiten gewidmet, seitdem Robert Koch die Wege gewiesen hatte, auf denen man zur Auffindung unbekannter Krankheitserreger gelangt. Das Gelenkexsudat, die Tonsillen, das Blut, das Exsudat der rheumatischen Pleuritis, der Harn und vor allem die endokarditischen Auflagerungen wurden Gegenstand sorgfältigster bakteriologischer Durchforschung. Das Resultat ist negativ geblieben; der Erreger des akuten Gelenkrheumatismus ist noch nicht bekannt. Diese Anschauung wird zwar nicht von allen Forschern geteilt, aber sie basiert auf ruhiger Abschätzung der realen Tatsachen, ohne sich ins Gebiet der Spekulation zu begeben. Einige wenige Daten, deren kritische Würdigung am Schlusse erfolgt, sollen kurz über den Gang der Untersuchungen orientieren.

Bei der Untersuchuug des durch Punktion gewonnenen Gelenkinhaltes fanden Streptokokken Krause, Lion, Buday, Menzer; Staphylokokken wies Sahli in einem Falle nach. Singer konnte ein Gemisch von Streptokokken, Staphylokokken und Kolibazillen aus der abgeschabten Synovialwand eines Kniegelenks züchten. Völlig negative Resultate hatten mit der Aussaat des Gelenkexsudates Chvostek, Michaelis, Jochmann und viele andere.

Da bei den meisten Fällen von Gelenkrheumatismus eine Angina vorausgeht, so unternahm es eine Anzahl von Autoren, auf den Tonsillen nach den spezifischen Erregern zu fahnden. Fr. Meyer nahm Tonsillenschleim, übertrug ihn auf Bouillonnährboden und spritzte das in der Bouillon gewachsene Bakteriengemisch Kaninchen in die Venen und unter die Haut. Er erzeugte dadurch bei den Tieren nach Ablauf von einer Woche Gelenkergüsse, die bei frühzeitiger Punktion, d. h. innerhalb der ersten 3 Tage, einen zarten Streptokokkus enthielten. Mit diesem konnten bei Weiterimpfung wiederum Gelenkschwellungen bei Kaninchen hervorgerufen werden. Nach Ablauf von 3 Tagen war das Exsudat stets steril. In ¼ der Fälle entstand bei den Versuchstieren Endocarditis verrucosa; Blut und Organe waren im übrigen steril. Die Ergüsse gingen bei den Tieren in 10—12 Tagen zurück, und die Gelenke zeigten dann normalen Befund. Auch Poynton und Paine gelangen ähnliche Experimente. Glaser jedoch konnte sowohl mit Streptokokken aus den Tonsillen Gelenkrheumatismuskranker als auch mit Streptokokken von normalen Tonsillen seröse Gelenkergüsse bei Tieren nicht erzeugen. Auch Menzer hat in 11 Fällen von Angina rheumatica mit den von den Tonsillen gezüchteten Streptokokken Kaninchen infiziert und häufig Gelenkergüsse, Entzündungen der serösen Haut und Endocarditis erzeugt. Er hat aber dabei Exsudate beobachtet, die im Gegensatz zu den Meyerschen Resultaten dauernd bakterienhaltig waren, und hat mehrfach lokale Eiterungen, Lungenabszesse usw. gesehen. Seiner Anschauung nach haben sich die Streptokokken der rheumatischen Angina im Tierexperiment wie gewöhnliche Eitererreger verhalten.

Bei der bakteriologischen Untersuchung des Blutes Gelenkrheumatismuskranker fand Lyon Streptokokken, Sahli Staphylococcus pyogenes citr., Singer unter 66 Fällen 7 mal Staphylococcus pyogenes und 2 mal Streptokokken. Die Singersche Methode der Blutaussaat entsprach jedoch nicht den heutigen Anforderungen einwandfreier Technik. Achalm (1897) fand einen anaeroben Bazillus, der von einigen Autoren bestätigt, von den meisten aber abgelehnt wurde. Negative Resultate hatten Chvostek, Michaelis, Kraus, Schottmüller, Jochmann.

Im Harn hat Singer unter 88 Fällen 49 mal Kokken gefunden und zwar meist Staphylococcus pyogenes albus, seltener aureus und Streptokokken. Seine Annahme, daß diese Kokken aus der Niere stammen und als eine Ausscheidung der spezifischen Erreger aus dem Blut in den Harn aufzufassen sei, ist vollkommen irrig. Die Befunde, die er erhob, sind zweifellos Verunreinigungen gewesen; schon der häufige Befund des Staphylococcus albus spricht dafür. Seine Resultate wurden denn auch von verschiedensten Seiten nicht bestätigt: Chvostek, Kraus, Franz, Menzer u. a.

Am wichtigsten scheint mir die Untersuchung der erkrankten Herzklappen bei der rheumatischen Endocarditis. Gelenkrheumatismus und Endocarditis gehören klinisch so eng zusammen, daß ihre gemeinsame Ätiologie im höchsten Grade wahrscheinlich ist und man mit Recht annehmen kann, in dem Erreger der Endocarditis auch den des Gelenkrheumatismus zu finden. Freilich hat Leube noch 1893 die rheumatische Endocarditis als eine Sekundärinfektion der durch den Gelenkrheumatismus hierzu disponierten Herzklappen angesehen. Er suchte sich auf diese Weise abzufinden mit den Angaben vieler Autoren, die bei den endokarditischen Auflagerungen Bakterien nachgewiesen hatten. Ich verzichte darauf, die älteren Mitteilungen hier wiederzugeben. Ich erwähne nur, daß v. Leyden (1897) in 3 Fällen bei frischer verruköser Endocarditis, die sich an einen akuten Gelenkrheumatismus anschloß, in den Klappenvegetationen post mortem zarte Diplokokken nachwies, daß Poynton und Paine (1900) in 8 Fällen Diplokokken fanden und daß Bartel (1901) bei 4 Fällen rheumatischer Endocarditis Streptokokken feststellte, während er bei 7 weiteren Fällen negative Resultate hatte. Wassermann (1897) züchtete bei einem zur Sektion gekommenen Falle von Chorea nach Gelenkrheumatismus aus den zarten endokarditischen Effloreszenzen einen Streptokokkus, der, bei Kaninchen in die Blutbahn gebracht, in 5—8 Tagen multiple Gelenkergüsse erzeugte, während das Blut der Tiere steril blieb. Sehr interessant waren die Befunde Littens, der zwar vorzüglich beobachtet, aber, wie wir später sehen werden, seine Befunde nicht richtig gedeutet hat. Er beschrieb Fälle, wo typischer Gelenkrheumatismus in einen septischen Zustand überging und unter den Symptomen einer akuten Endocarditis zum Exitus führte. Er fand dabei feine Streptokokken auf den Herzklappen; das anatomische Bild der Endocarditis ist dabei wesentlich anders wie bei der rheumatischen Endocarditis. Weit vorgeschrittene Zerstörungen, Zerreißungen von Sehnenfäden, Klappenperforationen wurden festgestellt. Trotzdem hielt Litten diese ulzeröse Endocarditis nicht für septisch, sondern für eine besonders schwere Form des Gelenkrheumatismus und bezeichnete sie als Endocarditis maligna rheumatica. Charakteristisch für diese maligne Endocarditis ist nach Litten das Fehlen der Vereiterung der Metastasen und der Gelenke; auch die auftretenden Infarkte sind bland und vereitern nicht.

Negative Resultate bei der Durchforschung der Auflagerungen von rheumatischer Endocarditis hatten Königer, Lenhartz, Schottmüller u. a.

Wir sehen aus der Aufzählung dieser Befunde, daß die Meinungen über die Ätiologie des akuten Gelenkrheumatismus wirr durcheinander gingen. Auch jetzt sind die Anschauungen noch keineswegs einheitliche. Die einen halten den Gelenkrheumatismus auf Grund der Kokkenbefunde in den Herzklappen, im Blut und in den Gelenkexsudaten für eine abgeblaßte Form der Pyämie (Sahli), also für eine septische, durch Eiterkokken erzeugte Erkrankung. Besonders heftig hat Singer diese Ansicht verfochten.

Heute werden diese Anschauungen wohl nur wenig Anhänger mehr haben. Von der Auffassung, daß die Staphylokokken mit dem Gelenkrheumatismus etwas zu tun haben, ist man, glaube ich, im allgemeinen zurückgekommen. Anders ist es mit der Annahme der Streptokokkenätiologie. Noch heute hält eine ganze Anzahl von Forschern den Streptokokkus für den Erreger des Gelenkrheumatismus; aber auch hier wieder differieren im einzelnen die Meinungen. Menzer vertritt die Ansicht, daß die gewöhnlichen, auch auf den normalen Tonsillen vorkommenden Streptokokken bei genügender Virulenz zur Erkrankung an Polyarthritis führen können, vorausgesetzt, daß eine gewisse persönliche Disposition (Insuffizienz des lymphatischen Rachenringes, Erkältung usw.) vorhanden sei, wodurch die Keime instand gesetzt wären, in das tonsilläre und peritonsilläre Gewebe einzudringen. Dieselbe Vorstellung überträgt Menzer auch auf den Scharlach, den er sich ebenfalls durch die gewöhnlichen Streptokokken infolge einer gewissen Disposition für diese Erkrankung entstanden denkt. So sehr es zu begrüßen ist, wenn auch die Reaktionsfähigkeit des menschlichen Körpers, die Disposition, bei der Lehre von den Infektionskrankheiten gebührend berücksichtigt wird, so scheint mir bei den Menzerschen Erklärungsversuchen doch eine erhebliche Überschätzung des Wesens der Disposition vorzuliegen. Andere Forscher glauben mehr an einen spezifischen Streptokokkus. Die gelungenen Tierexperimente, auf die sich die Autoren dabei stützen und die eine gewisse Affinität der Streptokokken für die Gelenke zeigen, beweisen meines Erachtens gar nichts für die Ätiologie des Gelenkrheumatismus, denn auch die septischen Gelenkerkrankungen werden häufig durch die Streptokokken hervorgerufen. Im übrigen können auch dieselben Gelenkerscheinungen wie durch die angeblich spezifischen Streptokokken bei den Versuchstieren auch durch Pneumokokken, Friedländer-Bazillen, Meningokokken usw. erzeugt werden.

Notwendig ist es nun aber, zu erfahren, warum einige Autoren, an deren zuverlässiger Methodik nicht gezweifelt werden kann, Streptokokken auf den Herzklappen bei rheumatischer Endocarditis gefunden haben. Solche Befunde wie die von Leyden, Litten, Bartel erklären sich meiner Ansicht nach ungezwungen auf folgende Weise: Es gibt einen besonderen Streptokokkus, den von Schottmüller gefundenen sog. Streptococcus mitis, der eine eigentümliche, schleichend verlaufende Form von Herzklappenentzündung, Endocarditis lenta, verursacht, und den man sowohl im Blut wie auf den Herzklappenauflagerungen findet. Das Krankheitsbild geht häufig mit Gelenkschmerzen einher und führt unter zunehmender Anämie meist erst nach vielen Monaten zum Tode. Pleuraexsudate, Milzschwellungen, Nephritis haemorrhagica sind dabei häufige Begleiterscheinungen. Charakteristisch ist, daß fast nie eitrige Metastasen auftreten, und daß die häufig vorkommenden Infarkte stets bland und nicht vereitert sind. Fast alle an dieser Krankheit Leidenden haben früher bereits an Gelenkrheumatismus gelitten. Es ist äußerst wahrscheinlich, daß die Mehrzahl von Forschern, welche feine Streptokokken auf den Auflagerungen von rheumatischer Endocarditis gefunden haben, dieses Krankheitsbild vor sich hatten. Ganz sicher gilt das für die Fälle von Litten, ferner von Bartel, dessen vier Beobachtungen von rheumatischer Endocarditis mit positiven Streptokokkenbefund geradezu typische Fälle dieser septischen Endocarditis lenta sind, und so werden auch die anderen Beobachtungen von positiven Streptokokkenbefunden auf den Herzklappen oder im Blute und Gelenkinhalt zu erklären sein. Es waren das also offenbar Fälle, die früher an Gelenkrheumatismus mit Endocarditis erkrankt waren und nach einem oder mehreren Rezidiven desselben eine Sekundärinfektion mit dem Streptococcus mitis akquirierten. Diese neue Erkrankung führte dann zur septischen Endocarditis lenta, die unter Gelenkschmerzen, mäßigen Fieberbewegungen und zunehmender Anämie schließlich zum Tode führte.

Meine durch jahrelange klinisch-bakteriologische Untersuchungen begründete Meinung ist die: Es kann heute gar keinem Zweifel mehr unterliegen, daß der Erreger der rheumatischen Endocarditis und damit auch des Gelenkrheumatismus noch unbekannt ist. Die genaueste bakteriologische Untersuchung der Klappenauflagerungen bei der rheumatischen Endocarditis ergibt fast durchgehend einen negativen Befund. Wo in einzelnen Fällen Kokken gefunden wurden, ist ein Zweifel an der richtigen Diagnose: rheumatische Endocarditis berechtigt und der Gedanke an die eben erwähnte Endocarditis lenta sehr naheliegend. In einzelnen seltenen Fällen mag es verkommen, daß auf den Klappen postmortal eingewanderte Kokken gefunden werden; dann kann man jedoch an der Lagerung derselben meist schon erkennen, daß sie irgendwelche Beziehungen zu den vorhandenen Veränderungen im Leben nicht gehabt haben. Vor allem aber ergibt die regelmäßig durchgeführte systematische Blutuntersuchung bei Gelenkrheumatismuskranken und Leichen niemals einen positiven Befund. Es beweisen das hundertfältige Untersuchungen, wie sie Schottmüller, Jochmann, Simmonds u. a. gemacht haben. Wäre der Gelenkrheumatismus tatsächlich nur ein abgeblaßtes Bild der Pyämie, so müßte man doch ein einziges Mal die Kokken im Blute finden, die man bei der Pyämie fast regelmäßig nachweisen kann, und die namentlich bei der dem Gelenkrheumatismus in mancher Beziehung so ähnlichen Endocarditis lenta stets im Blute zu finden sind. Ergo: Der Erreger des akuten Gelenkrheumatismus ist nicht bekannt.

Pathogenese und Epidemiologie. Obgleich wir den Erreger nicht kennen, bieten uns die neueren Forschungen über die Anaphylaxie und die Serumkrankheit Hinweise, um wenigstens die Hauptsymptome des Gelenkrheumatismus, Gelenkentzündungen und Fieber, zu erklären. Die Serumkrankheit, deren genaueres Studium wir v. Pirquet verdanken, hat mit ihren Gelenkschmerzen und ihrem Fieber zweifellos viel Ähnlichkeit mit der Polyarthritis rheumatica. Es liegt also sehr nahe, hier Vergleiche zu ziehen. Die Gelenkentzündungen bei der Serumkrankheit sind, wie die ganze Serumkrankheit überhaupt, toxischer Natur, und zwar erklären wir uns mit Pirquet den Vorgang so, daß auf die Einverleibung eines artfremden Serums Reaktionskörper im Blute des Menschen entstehen, die das artfremde Serum abbauen und daraus erst die toxische Substanz frei machen, die nun die Serumkrankheit auslöst. Genaueres darüber siehe S. 763.

Übertragen wir diese Anschauung auf den Gelenkrheumatismus, wie das z. B. Weintraud tut, so können wir uns vorstellen, daß die auf den Tonsillen sitzenden Erreger die Produktion von Antikörpern anregen und daß die so entstandenen Antikörper die bakteriellen Erreger angreifen, abbauen und aus ihnen Toxine frei machen, die eine Entzündung der Gelenke und Fieber verursachen. Man könnte dann noch anaphylaktische Vorgänge zur Erklärung zu Hilfe nehmen und sagen: Je häufiger solche Vorgänge sich abspielen, desto allergischer wird der Organismus, d. h. desto schneller und intensiver bildet er Antikörper. Damit würden sich die Rezidive des Rheumatismus als anaphylaktische Erscheinungen erklären. Durch eine solche Hypothese ist freilich das Rätsel der Ätiologie des Gelenkrheumatismus noch lange nicht gelöst. Irgendeinen Hinweis auf die Art des Erregers bekommen wir natürlich durch diese Erklärung nicht. Vor allem bleibt das Zustandekommen der rheumatischen Endokarditis dadurch unaufgeklärt. Die Endokarditis können wir nicht durch anaphylaktische Vorgänge erklären. Sie muß durch eine Metastasierung der lebenden Erreger bedingt sein, und gerade der Umstand, daß es nie gelingt, in einwandsfreien Fällen von rheumatischer Endokarditis die Erreger im Blute oder auf den Herzklappen zu finden, ist und bleibt ein Hinweis darauf, daß der spezifische Erreger der Polyarthritis noch unbekannt ist; denn dort, wo wirklich bekannte Mikroorganismen, namentlich Streptokokken, ins Blut gelangen und septische Endokarditis erzeugen, finden wir sie so gut wie regelmäßig im Blute und auf den Herzklappen (Endocarditis lenta).

Die Eintrittspforte des spezifischen Gelenkrheumatismuserregers ist aller Wahrscheinlichkeit nach die Rachenhöhle (Mandeln und Rachentonsillen), finden wir doch in etwa 80% der Fälle eine Angina als Vorboten der Gelenkerkrankung. Dabei spielen zweifellos Erkältungseinflüsse eine begünstigende Rolle. Sowohl einmalige starke Erkältungen, wie z. B. vollständige Durchnässung und plötzliche Abkühlung nach starkem Schwitzen als auch namentlich dauernde Erkältungsmöglichkeiten, der Aufenthalt in feuchten Wohnungen, dauernde Tätigkeit in nasser Umgebung kommen in Frage. Daher sind gewisse Berufsarten besonders zur Erkrankung an Polyarthritis disponiert: Droschkenkutscher, Dienstmädchen, Wäscherinnen, Kellner usw.

Weiterhin sind auch Ermüdung und Überanstrengung der Gelenke begünstigende Momente. Die Heeresstatistiken lehren, daß besonders nach großen Märschen die Erkrankungen an Gelenkrheumatismus sich häufen. Auch das Trauma disponiert zu dieser Krankheit insofern, als das durch stumpfe Gewalt geschädigte Gelenk unter schmerzhafter Schwellung erkranken und einen generalisierten fieberhaften Gelenkrheumatismus nach sich ziehen kann.

Das Geschlecht spielt bei der Erkrankung an Gelenkrheumatismus keine Rolle; dagegen ist das Lebensalter von Bedeutung. Jugendliche Personen im Alter von 16—35 Jahren neigen besonders zur Erkrankung, und namentlich zwischen dem 16. und 20. Jahre ist die Krankheit relativ häufig. Bei Kindern bis zum 6. Jahre ist der Gelenkrheumatismus selten, ebenso bei Greisen.

Das einmalige Überstehen der Krankheit hinterläßt keine Immunität, sondern steigert im Gegenteil die Disposition zur Wiedererkrankung sehr erheblich. Bisweilen spielt zweifellos auch eine erbliche Disposition eine Rolle. Es ist wiederholt beobachtet worden, daß in einzelnen Familien durch mehrere Generationen hindurch Erkrankungen an Gelenkrheumatismus gehäuft aufgetreten sind.

Die Polyarthritis kommt namentlich in den Ländern der gemäßigten Zone vor, doch ist sie auch hier sehr ungleichmäßig verbreitet. In Belgien, dem südwestlichen Teile von England und in einigen Gegenden Rußlands soll sie fast ganz unbekannt sein. Die Polargegenden sind ganz frei, und auch in den Tropen ist die Krankheit wenig verbreitet, doch scheint sie in einzelnen tropischen Ländern, z. B. in Indien, wieder häufiger zu sein. Die Krankheit herrscht in den genannten Ländern endemisch, wobei jedoch gelegentlich eine epidemieartige Häufung der Fälle beobachtet wird. Dabei ist hervorzuheben, daß man im allgemeinen nicht von schweren und leichten Epidemien sprechen kann, wie z. B. beim Scharlach. Wir finden vielmehr auch bei solchem epidemieartigen Anschwellen die verschiedensten Grade der Krankheit, schwere und leichte Fälle durcheinander; auch das auf einzelne Häuser oder Stadtviertel beschränkte endemische Auftreten ist beobachtet. Von Person zu Person ansteckend, also kontagiös, ist der Gelenkrheumatismus nicht.

Die Jahreszeiten spielen insofern eine gewisse Rolle für die Ausbreitung des Gelenkrheumatismus, als die Frühlingsmonate eine besondere Häufigkeit der Krankheit mit sich bringen; aber auch in trockener Sommerhitze sind Epidemien beobachtet worden. Die Kälte scheint keinen begünstigenden Einfluß auf die Morbidität auszuüben. Das geht z. B. auch aus einer Zusammenstellung von Mosler hervor, der an dem Material des Rudolf Virchow-Krankenhauses in den kalten Wintermonaten nicht entfernt so viel Erkrankungen verzeichnete wie im Frühling. Auch die Feuchtigkeit der Luft, gemessen an den Niederschlagsmengen der einzelnen Monate, hat keine deutlichen Beziehungen zur Erkrankungsziffer.

Krankheitsbild. Die Erkrankung beginnt entweder plötzlich aus voller Gesundheit heraus unter Frösteln und hohem Fieber mit Schwellung, Schmerzhaftigkeit und Steifigkeit mehrerer Gelenke oder nach einer vorangehenden katarrhalischen oder follikulären Angina. Entzündliche Rachenerscheinungen finden sich als Vorboten in etwa 80% der Fälle; doch differieren darin die Angaben sehr, Weintraud z. B. spricht nur von 15%. Seltenere Prodrome sind Laryngitis oder Otitis. Mitunter können auch andere Prodromalerscheinungen von mehrtägiger Dauer wie herumziehendes Gliederreißen, allgemeines Unbehagen und subfebrile Temperaturen vorangehen.

Die Gelenkerkrankung lokalisiert sich in der Regel zuerst an einem oder mehreren der größeren Extremitätengelenke, wobei die unteren Extremitäten bevorzugt werden. Bald aber werden auch an den Armen einzelne Gelenke ergriffen. Am häufigsten werden Knie- und Fußgelenke befallen, dann rangieren der Häufigkeit nach die Handgelenke, die Schulter- und Hüftgelenke und schließlich die Fingergelenke. Stark in Anspruch genommene Gelenke erkranken früher als die anderen (Weintraud), bei Soldaten die Gelenke der unteren Extremitäten, bei Waschfrauen die Handgelenke. In leichteren Fällen werden nur zwei oder drei Gelenke ergriffen; in schwereren können manchmal alle Gelenke des Körpers ergriffen werden. Dann sieht man auch die Gelenke des Stammes affiziert, die Wirbelgelenke, besonders die der unteren Wirbel, aber auch die des Halsteils, ferner das Sternoklavikulargelenk; auch die Kiefergelenke können in Mitleidenschaft gezogen sein. In seltensten Fällen sah ich sogar die Rippenknorpelansätze erkrankt, so daß jeder tiefe Atemzug schmerzte, ferner die Symphysis pubis und sacroiliaca,auch die Articulatio crico-arytaenoidea kann beteiligt sein. Charakteristisch für das Fortschreiten des Gelenkrheumatismus ist das Sprunghafte. Nie werden alle befallenen Gelenke gleichzeitig ergriffen. Er geht nicht der Reihe nach etwa vom Fußgelenk beginnend zum Kniegelenk und Hüftgelenk usw. zentralwärts, sondern regellos springt er von einem zum anderen Gelenk über. Während das eine Gelenk nach einigen Tagen der Entzündung oft bereits in der Besserung ist, erkrankt das andere Gelenk mit um so größerer Heftigkeit. Oft sind die erst befallenen Gelenke bereits völlig wieder normal, wenn die zuletzt ergriffenen noch stark geschwollen sind und die größten Schmerzen verursachen. Ja, mehrfache Wiedererkrankungen desselben Gelenkes im Verlaufe eines Krankenlagers sind nicht selten. Hat so die Affektion in den meisten Fällen etwas ungemein Flüchtiges, so setzt sie sich mitunter in einem Gelenk mit um so größerer Zähigkeit fest und will oft wochenlang nicht daraus weichen.

Das erkrankte Gelenk ist meist geschwollen, die Haut darüber ist gerötet und fühlt sich heiß an. Die Schwellung ist bedingt teils durch seröse Durchtränkung der Synovia und der Gelenkkapsel, teils durch Ausfüllung der Gelenkhöhle und der Gelenkfortsätze mit serösem Exsudat, teils durch Durchtränkung der umgebenden Weichteile (periartikuläres Ödem), das z. B. besonders an dem Hand- und Fußgelenk meist deutlich ausgesprochen ist. Überhaupt ist die Entzündung nicht immer auf die Gelenke beschränkt, sondern dehnt sich auch auf die Sehnenscheiden und die Schleimbeutel, mitunter auch auf Faszien und Muskeln aus. An größeren, von Muskulatur nicht umhüllten Gelenken kann man den Erguß durch Fluktuation nachweisen; am Kniegelenk z. B. weist man das Tanzen der Patella nach. Die Schwellung kann sehr verschieden ausgesprochen sein. Häufig finden wir auch bei mittelschweren Fällen und lebhafter Schmerzempfindlichkeit objektiv gar keine deutliche Schwellung. Das konstanteste Symptom ist der Schmerz, der schon spontan in der Ruhelage vorhanden ist und sich bei der leisesten Bewegung zu größter Heftigkeit steigern kann; besonders auf Druck besteht lebhafte Empfindlichkeit. So können die Kranken, wenn eine größere Zahl von Gelenken befallen ist, einen äußerst hilflosen Eindruck machen. Steif wie ein Stück Holz liegen sie im Bett mit im Knie und Hüftgelenk gebeugten Beinen und plantar flektierten Füßen und sind ohne fremde Hilfe oft zu keinerlei aktiver Bewegung fähig. Bei starker Beteiligung der Hand- und Fingergelenke sind sie auch zur Nahrungsaufnahme nicht imstande und müssen gefüttert werden. Die leiseste Bewegung aktiver und passiver Art, ja, schon jedes stärkere Auftreten des dem Bett sich Nähernden ruft lebhafte Schmerzäußerungen hervor, so daß die Kranken ängstlich jeden Bewegungsversuch vermeiden und Erschütterungen fürchten. Die notwendigsten Veränderungen der Lage, so beim Umbetten oder bei der Defäkation und beim Urinieren, verursachen die quälendsten Schmerzen und psychische Erregung.

Außerordentlich charakteristisch für die Krankheit ist die Neigung zu starkem Schwitzen. Beständig fließt ein eigentümlich säuerlich riechender, meist auch stark sauer reagierender Schweiß, ohne daß dabei etwa Temperatureinflüsse, kritische Fiebererscheinungen wie bei anderen Infektionskrankheiten eine Rolle spielen. Dieser profuse Schweiß ist für den Kranken sehr lästig und bringt auch noch die Gefahr mit sich, daß durch Erzeugung von Verdunstungskälte, z. B. beim Lüften der Bettdecke, leicht wieder eine Abkühlung und damit eine Verschlimmerung der Schmerzen verursacht werden kann.

Die Gelenkerkrankung geht stets mit Fieber einher. Die Temperatur erreicht selten hohe Grade; sie steigt in der Regel nicht höher als 39,5° und hat einen unregelmäßig remittierenden Verlauf. Eine Ausnahme machen die seltenen hyperpyretischen Fälle, für die ich bei der Besprechung der Zerebralsymptome ein Beispiel gebe. Die Ausdehnung der Gelenkerkrankungen spiegelt sich meist in der Fieberkurve, indem beim Befallen neuer Gelenke ein erneuter Anstieg erfolgt, während beim Rückgange der entzündlichen Erscheinungen ein langsamer Abfall der Temperatur eintritt. Der Puls bleibt in mittlerer Höhe, entsprechend der Temperatur und ist von guter Spannung, regelmäßig, oft dikrot. In der Rekonvaleszenz findet sich oft Bradykardie. Die Atmung ist oberflächlich, entspricht aber in ihrer Häufigkeit der Höhe der Fieberbewegungen.

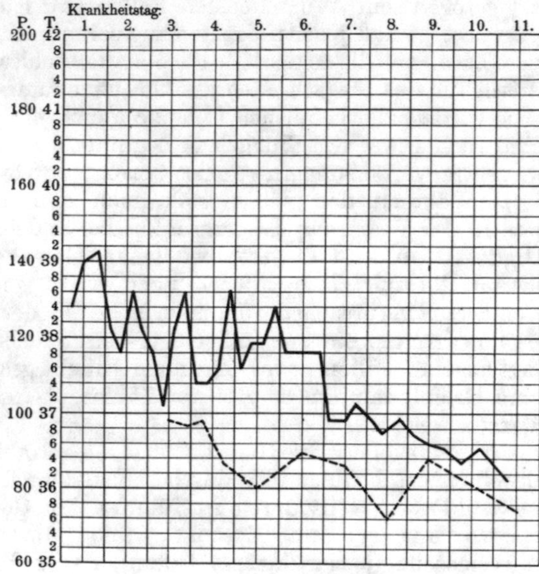

Abb. 251. Hermann Witt. Unkomplizierter Gelenkrheumatismus.

Das Sensorium ist auch in schweren Fällen meist klar. Bisweilen kommen Erregungszustände vor, von denen noch zu sprechen ist. Die Zunge ist leicht belegt, aber in der Regel feucht; nur bei unbehandelten Fällen kann man trockene, selbst fuliginöse Zungen zu sehen bekommen. Der Appetit ist schlecht, doch besteht größeres Durstgefühl. Am Herzen hört man schon im Beginn der Krankheit oft akzidentelle Geräusche, die nichts zu tun haben mit den endokarditischen Geräuschen, die so häufig beim Gelenkrheumatismus auftreten und auf die wir noch zu sprechen kommen. Die Milz ist bisweilen geschwollen. Der Urin ist konzentriert, reagiert sauer und enthält auf der Höhe des Fiebers bisweilen etwas Albumin. Diazoreaktion fehlt.

Verlauf. Der einfache, unkomplizierte Verlauf einer Polyarthritis ist der, daß in beständigem Wechsel die befallenen Gelenke abschwellen und frische Gelenke erkranken und dementsprechend das Fieber bald absinkt, bald wieder ansteigt, und daß endlich, nachdem eine Reihe von Gelenken hintereinander befallen wurde, Fieber und Gelenksymptome allmählich verschwinden. Die Krankheit kommt nicht in raschem Abfall der Erscheinungen zur Entscheidung, sondern verläuft gleichsam im Sande. Dieser Verlauf dauert gewöhnlich drei bis sechs Wochen, kann aber auch monatelang anhalten, wobei oft dasselbe Gelenk wiederholt erkrankt, und andererseits kann in leichteren Fällen schon nach einer Woche die Rekonvaleszenz eintreten. Die Intensität und Extensität der Gelenkerkrankungen ist in den einzelnen Fällen sehr verschieden. Noch vielgestaltiger kann die Krankheit durch Hinzutreten von Komplikationen werden.

Komplikationen. Herz: Keine Infektionskrankheit mit Ausnahme der Sepsis bringt so mannigfaltige Störungen seitens des Herzens mit sich wie der Gelenkrheumatismus. Die Endocarditis und Pericarditis gehören zu den häufigsten Komplikationen dieser Krankheit und legen in sehr vielen Fällen den Grund zu einem Herzfehler, der den Kranken fürs ganze Leben schädigt. „Le rhumatisme aigu lèche les jointures, la plèvre, les méningues même, mais il mord le coeur“ (Lasègue).

Přibram berechnet die Zahl der Herzkomplikationen, die im Verlaufe des Gelenkrheumatismus auftreten, auf 34,3%; bei Kindern ist der Prozentsatz noch ganz erheblich höher. 60—80% der Fälle von kindlichem Gelenkrheumatismus erkranken an Endocarditis, und über die Hälfte behält einen Herzfehler zurück. Das Verdienst, die Endo- und Pericarditis als zum Bilde der Krankheit gehörig beschrieben zu haben, gebührt Bouillaud (1836), er schrieb:

„1. Im akuten Gelenkrheumatismus, wenn er heftig und generalisiert ist, ist die Koinzidenz einer Endocarditis, Pericarditis oder Endopericarditis das Gesetz und die Nichtkoinzidenz die Ausnahme.

2. Im akuten Gelenkrheumatismus, wenn er leicht, partiell und apyretisch auftritt, ist die Nichtkoinzidenz einer Endocarditis, Pericarditis oder Endopericarditis die Regel und die Koinzidenz die Ausnahme.“

Nach unserem heutigen Standpunkt können wir sagen: in jedem Falle von Gelenkrheumatismus kann eine Endocarditis auftreten, ganz unabhängig davon, ob die Krankheit schwer oder leicht verläuft, und andererseits kann sie auch in den schwersten Fällen fehlen. Auch der Zeitpunkt des Auftretens ist ganz verschieden. Mitunter machen sich die Erscheinungen der Herzstörung gleich zu Beginn der Erkrankung bemerkbar, oft aber erst in einem späteren Stadium; nach Ablauf von drei Wochen ist ihr Auftreten selten. Es sind sogar Fälle beschrieben, wo die Herzerkrankung der Gelenkaffektion bis zu 14 Tagen vorausgegangen ist, doch sind das Ausnahmen; das häufigste Auftreten der Endocarditis fällt in die erste Woche.

Endocarditis. Der Beginn der Endocarditis ist für den Kranken oft noch ganz ohne subjektive Erscheinungen, während der sorgfältig beobachtende Arzt bereits Geräusche feststellen kann. Es gibt freilich Fälle, wo trotz beginnender Endokarditis keinerlei deutliche Geräusche gefunden werden. Ja es kann vorkommen, daß trotz genauer Untersuchung weder während der Krankheit noch in der Rekonvaleszenz des Gelenkrheumatismus Zeichen einer Endokarditis bemerkt wurden und erst Monate nachher ist ein Herzfehler vorhanden. Oft bemerkt der Kranke aber Herzklopfen, Atembeklemmung, Schmerzen in der Herzgegend. Auch weist ein plötzliches Ansteigen der Temperatur auf entzündliche Vorgänge im Endokard hin, ebenso Steigerung der Pulsfrequenz, Kleinerwerden des Pulses und wenn auch selten unregelmäßige und ungleiche Herzaktion.

Die häufigste Lokalisation der Endocarditis ist die Mitralklappe. Sie macht sich in einem blasenden systolischen, mitunter auch präsystolischen Geräusch an der Spitze bemerkbar, bei dem man freilich zunächst oft im Zweifel sein kann, ob es akzidentell ist oder durch organische Veränderungen bedingt. Daß akzessorische Geräusche gar nicht selten bei der Polyarthritis vorkommen, wurde schon oben erwähnt. Für eine entzündliche Endocarditis werden die genannten subjektiven Erscheinungen, ferner der Fieberanstieg und die Veränderungen des Pulses sprechen. Absolut beweisend ist natürlich z. B. eine Verbreiterung des Herzens nach rechts und eine Verstärkung des zweiten Pulmonaltones. Diese Erscheinungen, die auf einen ausgebildeten Herzfehler hinweisen, beobachtet man freilich meist erst in der Rekonvaleszenz, wenn der Patient wieder beginnt aufzustehen und sich zu bewegen. Nicht immer kommt es zur Ausbildung einer Mitralinsuffizienz; die Endocarditis kann auch zur Ausheilung kommen. Etwas seltener ist die Erkrankung der Semilunarklappen der Aorta, die sich durch ein diastolisches Geräusch an der typischen Auskultationsstelle anzeigt. Man hüte sich jedoch dabei vor Verwechslung mit perikarditischen Geräuschen.

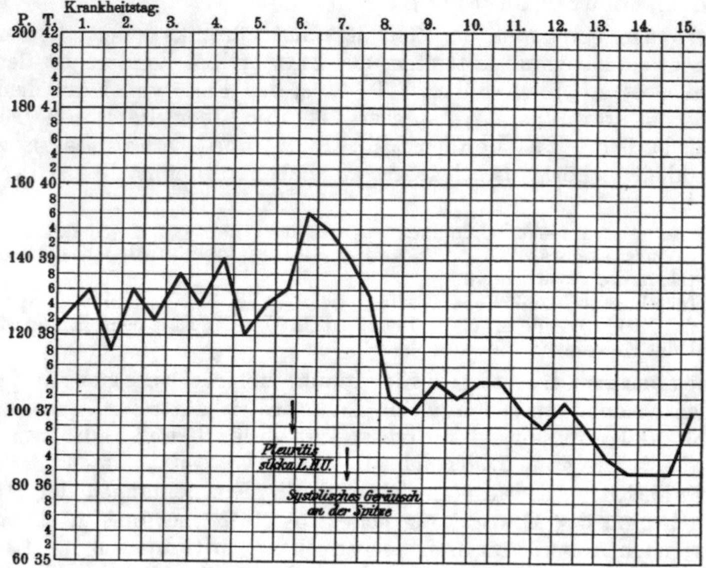

Abb. 252. Franz John, 20 Jahre. Akuter Gelenkrheumatismus mit Pleuritis sicca und Endocarditis. Beide Schultergelenke, Ellenbogengelenke, Hände, Knie und Fußgelenke schmerzhaft.

Der Puls ist bei der Endocarditis meist erhöht und auch in Fällen, wo das nicht der Fall ist, sehr labil, so daß schon bei kleinen Anstrengungen, Aufsetzen etc. eine starke Steigerung der Frequenz auffällt. Die Temperatur kann auf das Vorhandensein einer Endocarditis aufmerksam machen, wenn sie aus niederer Höhe plötzlich ansteigt, ohne daß neue Gelenkentzündungen auftreten. Hohe intermittierende Kurven als Zeichen der Endocarditis sind selten, meist handelt es sich um ein remittierendes Fieber.

Pathologisch-anatomisch handelt es sich bei der Endocarditis, die im Verlaufe des Gelenkrheumatismus auftritt, um die sogenannte verruköse Form (von verruca = die Warze). Man findet dabei graurötliche Auflagerungen von Stecknadelkopf- bis Kirschgröße, die auf den Klappen, namentlich auf den freien Schließungsrändern sitzen und auf diese Weise in leichten Fällen nur einen feinen Saum wärzchenähnlicher Exkreszenzen, bei stärkerer Ausbildung blumenkohlähnliche Gebilde darstellen. Zu tiefergreifenden Zerstörungen der Herzklappen, Perforation, Zerreißung von Sehnenfäden u. dgl. kommt es bei der rheumatischen Endocarditis in der Regel nicht, im Gegensatz zu der ulzerösen Endocarditis bei der Sepsis.

Histologische Veränderungen. Unter der Einwirkung des spezifischen Virus kommt es zunächst zu einer Nekrose des Endothels und der unmittelbar darunter liegenden Schichten der subendothelialen Schicht und der zarten obersten Bindegewebsschicht. Die nekrotischen Partien verwandeln sich nach Königer in ein eigentümlich homogenes, fibrinähnliches und strukturloses Gewebe. Diese Homogenität kommt dadurch zustande, daß aus dem Gewebssaft der Klappen eine gerinnbare Flüssigkeit ausgeschieden wird, welche mit dem nekrotischen Material verschmilzt. Die Subendothelialschicht beginnt zu wuchern; auch in der homogenen Masse findet man gewucherte fixe Gewebszellen. Gleichzeitig erscheinen in der Umgebung der nekrotischen Partien Leukocyten. Während die homogene Masse an Umfang zunimmt und beginnt, sich nach außen über die Umgebung vorzuwölben, lagern sich Blutplättchen und Fibrin aus dem vorbeiströmenden Blut auf diese veränderten Stellen der endokarditischen Oberfläche ab und verschmelzen mit dem nekrotischen Material, wobei jedoch die Hauptmasse der Erhebung von den Thromben gebildet wird. Solche thrombotische Auflagerungen können leicht zu Embolien Veranlassung geben. Nun beginnt bald die Organisation dieser weichen Auflagerungen; feine Kapillargefäße dringen in die vorher gefäßlose Klappe vor und es kommt zu einer Durchwucherung der Klappe und der Auflagerungen durch ein gefäßreiches Granulationsgewebe, das sich später in ein schwieliges Gewebe verwandelt und an die Stelle der Effloreszenzen eine starke Bindgewebsverdickung setzt. An alten, auf diese Weise verdickten Klappen spielen sich bei Rezidiven mit Vorliebe wieder frische Prozesse ab. Auf den schwieligen Verdickungen kommt es zur Nekrose, zur mäßigen Entwicklung eines homogenisierten Gewebes und dadurch zur Entstehung von Effloreszenzen.

Von der septischen Endocarditis, die wir gelegentlich der Besprechung der septischen Erkrankungen näher kennen lernen werden, unterscheidet sich die rheumatische Endocarditis nach Königer anatomisch durch den Charakter der Nekrosen: Durch das gänzliche Fehlen hyaliner Nekrosen und durch die gesetzmäßige, frühzeitig einsetzende Homogenisierung des ganzen nekrotischen Gewebes, vor allem aber durch die weniger ausgebreitete und tiefgreifende Nekrotisierung. Charakteristisch ist ferner für die rheumatische Endocarditis die Multiplizität der Herde, die sich bei genauer histologischer Untersuchung über das ganze Endokard, nicht etwa nur auf die Schließungslinien ausdehnen. An den Schließungsrändern der Klappen führt der Prozeß nur deshalb häufiger zur Ausbildung von Effloreszenzen, weil hier die Reibung ihre Entstehung begünstigt.

Als Folge der Endocarditis kann es in seltenen Fällen zu embolischen Vorgängen kommen, die zum Teil recht bedrohliche Erscheinungen, Hirnembolie, Apoplexie verursachen. Auch blande Milz- und Niereninfarkte können so entstehen. Klinisch zeigen sie sich durch schmerzhafte Stiche in den befallenen Organen an.

Pericarditis. Die Pericarditis steht an Häufigkeit der Endocarditis etwas nach. Přibram sah sie in 5% der Fälle. Im Kindesalter kommt sie ungleich häufiger vor als beim Erwachsenen; hier begleitet sie etwa 10—20% der Fälle. Sie beginnt oft mit Schmerzen in der Herzgegend, die meist in die linke Schulter und den Arm ausstrahlen. Für die objektive Untersuchung erscheint in der Regel an der Basis, mitunter aber auch an der Spitze ein kratzendes, schabendes Reibegeräusch, das nur zum Teil mit den Herztönen zusammenfällt, vielmehr die Pause zwischen diesen mehr oder weniger ausfüllt. Mit dem Fortschreiten der Entzündung bildet sich nun bald ein seröses Exsudat, das die beiden mit zottigen Fibrinauflagerungen bedeckten Perikardblätter auseinanderdrängt, so daß die Reibegeräusche verschwinden, und nunmehr die Erscheinungen des Ergusses in den Vordergrund treten. Der Spitzenstoß wird schwach und verschwindet allmählich, die Herztöne werden leiser, vor allem aber ist eine Vergrößerung der Herzdämpfung nachzuweisen mit der bekannten Dreieckform. Die Spitze des Dreiecks liegt am Jugulum, während die seitlichen Schenkel nach unten und außen divergieren.

Die Prognose ist in der Regel gut. Es ist oft erstaunlich, wie schnell große Ergüsse bei geeigneter Behandlung zurückgehen. Bisweilen freilich bleibt eine Obliteration des Herzbeutels mit ihren Folgeerscheinungen zurück. Man kann dann bisweilen mit der Kardiolyse nach Brauer noch Rettung bringen.

Bei der Polyarthritis der Kinder kommt es relativ häufig zu starker Verwachsung des Perikards im Anschluß an die Pericarditis; hier ist dann auch die Prognose erheblich weniger gut als bei Erwachsenen. Die Neigung zur bindegewebigen Veränderung der fibrinösen Entzündungsprodukte führt zu starker Verdickung des Perikards, zu zottenartigen Auflagerungen (Cor villosum), schließlich zu völliger Verwachsung der Perikardblätter (Concretio pericardii). Dabei kommt es zur Hypertrophie und Degeneration des Herzmuskels, und schließlich muß die Kraft des Herzens erlahmen.

Die Entstehung der Pericarditis ist ebenso wie die der Endocarditis auf dem Blutwege zu denken. Eine Fortpflanzung vom Endokard her, etwa von den entzündeten Aortenklappen aus, ist weniger wahrscheinlich.

Myocarditis. Daß bei Endokarditis und Perikarditis im Laufe des Gelenkrheumatismus auch das Myokard nie ganz unbeteiligt bleibt, wissen wir durch Krehls und Rombergs Untersuchungen. Aber auch eine reine Myokarditis kann sich in seltenen Fällen im Laufe des Gelenkrheumatismus entwickeln. Man wird hierauf aufmerksam, wenn eine dauernde Irregularität des Pulses auftritt, ohne daß Geräusche nachzuweisen sind.

Nach Aschoff und Tawara finden sich im Herzen von Rheumatikern eigentümliche Knötchenbildungen, die als spezifisch für Myocarditis rheumatica bezeichnet werden. Die Herde bestehen aus großen Konglomeraten rundlicher bis ovaler, meist einkerniger Zellen mit mächtig entwickeltem, basophil gefärbtem Protoplasma. Bei größeren, völlig ausgebildeten Knötchen sieht man eine Neigung zu kranzförmiger Anordnung der Zellen. Im ersten Stadium der Entwicklung liegen dazwischen Leukocyten und Lymphocyten, von denen letztere an Zahl stark überwiegen. Die Herde finden sich ausschließlich in dem perivaskulären Bindegewebe in nächster Nähe der Gefäße. Von Wichtigkeit ist der vorzugsweise subendokardiale Sitz und die dadurch bedingte Möglichkeit der Schädigung des hier verlaufenden Reizleitungssystems. Mancher plötzliche Herztod bei Gelenkrheumatismus könnte hierdurch seine Erklärung finden. Solche Herde finden sich nicht regelmäßig bei allen Herzen von Polyarthritis rheumatica, sie kommen jedoch nur bei rheumatischen Infektionen vor und sind für sie charakteristisch. Bei anderen Infektionskrankheiten und septischen Erkrankungen wurden sie nicht gefunden (Bracht u. Waechter). Aschoff u. Tawara, Die heutige Lehre v. d. path.-anat. Grundlagen d. Herzschwäche 1906. — Bracht u. Waechter, Beitr. zur Pathol. u. Ätiologie d. Myocarditis rheumatica. Dtsch. Arch. f. klin. Med. Bd. 96.

Seröse Häute. Bei der Polyarthritis können alle serösen Häute erkranken. Von der Pericarditis wurde schon gesprochen. Bisweilen tritt im Zusammenhang mit ihr eine seröse Pleuritis auf, die meist linksseitig, mitunter aber auch doppelseitig ist. Der Beginn kennzeichnet sich subjektiv durch Stechen auf der Brust und Kurzatmigkeit; objektiv sind Reibegeräusche, späterhin Dämpfungserscheinungen, abgeschwächtes Atmen und abgeschwächter Stimmfremitus zu beobachten. Solche Fälle sind meist mit Endocarditis und, wie schon oben angedeutet, mit Pericarditis vergesellschaftet und durch die Schwere der Erscheinungen gekennzeichnet. Doch wird die Prognose durch die Pleuritis allein nicht sonderlich getrübt, da die Exsudate in der Regel schnell resorbiert werden.

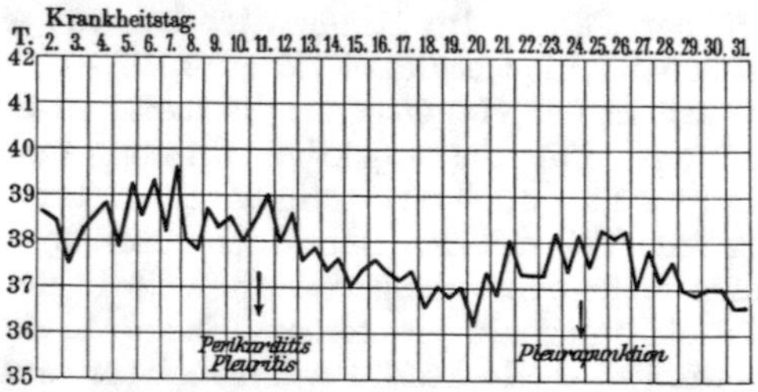

Abb. 253. Mähr, 19 Jahre. Akuter Gelenkrheumatismus mit Polyserositis (Pleuritis exsud. und Pericarditis. Nachdem in den ersten Tagen multiple Gelenkschwellungen und Schmerzen bestanden haben, stellte sich am 11 Tage unter Atemnot eine Pericarditis und Pleuritis exsud. sin. ein. Am 25. Tage ablassen von 500 ccm Exsudat. Geheilt entlassen.

Polyserositis. Das gemeinsame Auftreten von Pericarditis und Pleuritis scheint in neuerer Zeit häufiger zu sein als früher. Mosler hat im Berliner Rudolf-Virchow-Krankenhaus in 18 Monaten unter 142 Erkrankungen an Gelenkrheumatismus 15 derartige Fälle gesehen.

Plötzlich auftretende heftige Stiche in der Herzgegend, die für die leiseste Berührung äußerst überempfindlich geworden ist, bis zur Orthopnoe sich steigernde Atemnot und Exazerbation des schon vorhandenen Hitzegefühls waren die subjektiven Symptome. Die starke Atemnot war dabei hauptsächlich auf Rechnung der schmerzhaften Pericarditis, weniger auf die der exsudativen Pleuritis zu setzen, denn auch bei sehr geringem Pleuraerguß trat Atemnot auf. Ein Übergreifen der Entzündung von Perikard auf die dicht unterhalb desselben liegenden Geflechte des Nervus vagus und sympathicus, die den Herzplexus bilden, schien dabei eine Rolle zu spielen. Objektiv hörte man sofort perikarditisches und pleuritisches Reiben und Dämpfung über den unteren Lungenpartien bei leiser Perkussion. Am zweiten Tag war dann in der Regel stark ausgeprägtes perikardiales und pleuritisches Reiben gleichzeitig mit dem Auftreten einer stärkeren Dämpfung in den hinteren unteren Lungenpartien festzustellen. Während nun in der Mehrzahl der Fälle das perikardiale Reiben im Laufe der Erkrankung andauert, verschwindet in der überwiegenden Mehrzahl bald das pleuritische Reiben bei Fortbestehen oder Zunahme der Dämpfung und Schwächerwerden des Pektoralfremitus über den unteren Lungenabschnitten: Die Pleuritis sicca hat sich also in eine exsudativa verwandelt. Das Endokard verhielt sich dabei verschieden; teils war es unbeteiligt, teils zeigten sich auch hier entzündliche Erscheinungen. Myocarditis, charakterisiert durch unregelmäßigen Puls, Dikrotie und Bigeminie wurde dabei in allen Fällen beobachtet. Wo das Endokard verschont blieb, heilten die Fälle nach 14 Tagen bis spätestens 6 Wochen aus. War die Erkrankung mit einer Myocarditis kompliziert, so bedurfte es längerer Zeit zur Heilung. Oft heilte der Prozeß unter Bildung einer durch die Herzdehnung entstandenen Mitralinsuffizienz.

Pleuritis. Eitrige Pleuritis ist selten und dann stets die Folge einer Sekundärinfektion. Das durch Punktion gewonnene Exsudat der rheumatischen serösen Pleuritis ist steril. Die Pleuritis wie überhaupt Erkrankungen der serösen Häute beim Gelenkrheumatismus sind zweifellos bedingt durch den spezifischen und noch nicht bekannten Erreger, nicht etwa durch sekundär hineingelangte Keime.

In seltensten Fällen kommt es zu einer Peritonitis, die durch serösen Flüssigkeitserguß, Schmerzhaftigkeit und Aufgetriebenheit des Leibes ausgezeichnet sein soll (Marmonier). Ich habe sie nie gesehen.

Haut. Die starke Neigung der Gelenkrheumatismuskranken zum Schwitzen wurde schon erwähnt. Damit in Zusammenhang steht das häufige Auftreten von Schweißbläschen, Sudamina. Eine besondere Eigentümlichkeit ist das Auftreten von Erythemen. In nicht ganz seltenen Fällen sehen wir im Verlaufe eines Gelenkrheumatismus das Erythema nodosum auftreten, linsen- bis walnußgroße Flecke, über denen die Haut nicht verschieblich ist und die auf Druck lebhaft empfindlich sind. Sie sind von derber Konsistenz, so daß auch die kleineren Knoten dem tastenden Finger nicht entgehen können, und haben eine blaßrötliche, später bläulichrote Färbung (Abb. 378). Sie finden sich meist an den Unterschenkeln und auf dem Fußrücken, seltener auf den Oberschenkeln und Armen. Die Knoten beginnen schon nach wenigen Tagen sich zu resorbieren, verkleinern sich und machen dasselbe Farbenspiel durch wie Blutextravasate in der Resorption, von der bläulichen Verfärbung über Grüngelb bis zur braunen Pigmentierung. Vergl. im übrigen Seite 777.

Rheumatismus nodosus. Auf eine eigenartige Hauterscheinung, subkutane Knotenbildung, hat zuerst Meynet (1875) aufmerksam gemacht. Diese fast nur im Kindesalter vorkommende Form des Gelenkrheumatismus ist unter dem Namen Rheumatismus nodosus durch Hirschsprung, Barlow, Rehn und namentlich durch englische Autoren in der Folgezeit bekannter geworden. Es handelt sich meist um schwere, mit Endocarditis einhergehende Gelenkrheumatismen. Gewöhnlich erst in der dritten Woche der akuten Polyarthritis, oft auch noch später, treten hanfkorngroße bis haselnußgroße, schmerzlose, subkutane Knoten unter der unveränderten Haut auf, die sehr rasch entstehen (oft über Nacht) und in der Umgebung der erkrankten Gelenke zum Teil den Sehnen und Gelenkkapseln, zum Teil dem Periost aufsitzen; aber auch auf der Haut des Schädels und der Skapula sind solche Knoten beobachtet worden. Sie bestehen aus einem fibrinösen, zum Teil faserknorpeligen Gewebe. Sie verschwinden gewöhnlich rasch wieder. Ihre Zahl schwankt zwischen einzelnen wenigen bis zu 50.

Eine andere Art von Erythem, die gelegentlich bei Gelenkrheumatismus vorkommt, ist das Erythema exsudativum multiforme. Ferner kommen Hautblutungen vor in Gestalt linsengroßer Petechien, die namentlich auf der Streckseite der Extremitäten und in der Umgebung geschwollener Gelenke auftreten.

Es gibt Fälle, wo eine Trennung von den sog. hämorrhagischen Erkrankungen, von der Purpura rheumatica oder Peliosis rheumatica (Schönlein) sehr schwer ist. Die Purpura rheumatica, die nach Henoch besonders bei Kindern beobachtet wird, beginnt nach einige Tage dauernden Vorboten wie Appetitlosigkeit, Erbrechen, Gliederschmerzen mit geringem Fieber und den charakteristischen Blutflecken. Besonders auf den Unterschenkeln und Füßen, oft aber auch auf dem Bauch und den Armen und am allerehesten in der Umgebung der Extremitätengelenke sieht man viele kleine, stecknadelkopf- bis linsengroße, düsterrote und bläuliche runde Flecke. Auf Fingerdruck bleiben sie unverändert und zeigen hier und da im Zentrum eine papillöse Härte und Prominenz. Die Gelenkschwellungen und Schmerzen treten bald vor der Eruption der Flecke, bald hinterher auf. Meist sind die Fuß- und Kniegelenke befallen. Nach Hecker soll es sich dabei nicht um eine Entzündung der Gelenke handeln, sondern um eine seröse Infiltration der periartikulären Gewebe. Ob dieser Unterschied berechtigt ist, lasse ich dahingestellt. Auch die Knochen, namentlich die Tibia und die Knöchel sind auf Druck empfindlich. Nicht selten sind Ödeme, die am Scrotum und an den Knöcheln sowie auch an den Augenlidern auftreten können, ohne daß dabei gleichzeitig Albuminurie vorhanden ist. Nach einigen Tagen verblassen die Flecke. Oft aber erfolgt nach dem Verschwinden aller Erscheinungen ein Rezidiv mit neuen Flecken und Gelenkschwellungen. Namentlich frühzeitiges Aufstehen begünstigt nach Henoch diese neuen Eruptionen. So dauert die Krankheit oft mehrere Wochen. Die Affektion geht meistens ganz ohne Fieber einher; in seltenen Fällen wurden Temperaturen bis 39° beobachtet. Die Prognose ist gut. Solange wir den Erreger des Gelenkrheumatismus nicht kennen, wird eine Abtrennung der Polyarthritis von der Peliosis rheumatica, namentlich wenn sie mit Fieber und starken Gelenkschmerzen einhergeht, stets auf Schwierigkeiten stoßen. Zweifellos besteht zwischen ihnen eine sehr nahe Verwandtschaft.

Schon weniger in den Rahmen des Gelenkrheumatismus paßt die von Henoch beschriebene abdominale Form der rheumatischen Purpura, die mit Erbrechen, Darmblutungen und Kolik einhergeht und häufig Nephritis verursacht. Trotz der schweren Erscheinungen ist die Prognose dabei gut zu stellen.

Bei der Purpura haemorrhagica und Purpura fulminans sind die Gelenke in der Regel nicht beteiligt.

Muskeln. Bei länger bestehenden Gelenkentzündungen findet man stets eine Atrophie der bei der Bewegung der Gelenke beteiligten Muskeln; namentlich die Gelenkstrecker sind befallen. Größtenteils wird dabei eine Inaktivitätsatrophie im Spiele sein, jedoch hat Charcot trophische Beziehungen zwischen Muskeln und Gelenken zur Erklärung herangezogen und angenommen, daß reflektorisch von den erkrankten Gelenken aus trophische Zentren im Rückenmark beeinträchtigt werden. Diese Erklärung ist wenig wahrscheinlich; eher kommen örtliche Einflüsse, Übergriffe des Entzündungsprozesses auf die Muskeln und Sehnen in Betracht (Strümpell). Am häufigsten ist die Atrophie des Musculus deltoideus nach Erkrankung des Schultergelenkes beobachtet worden. Die Kranken können nach Ablauf der Gelenkerscheinungen den Oberarm aktiv nicht mehr heben, und erst sehr allmählich stellt sich die alte Funktionsfähigkeit wieder her. Wiederholt sah ich Atrophie im Extensor cruris quadriceps. Auch in den kleinen Handmuskeln werden solche Zustände beobachtet. Anzeichen von Entartungsreaktion bieten solche atrophischen Muskeln nicht.

Lungen. Die an den Lungen beobachteten Störungen sind sekundärer Natur. Zwar wird eine rheumatische Pneumonie beschrieben, eine lobäre Entzündung der Lungen, die bei schweren Fällen bisweilen vorkommt. Der Zusammenhang derselben mit dem noch unbekannten Gelenkrheumatismusvirus ist natürlich nicht zu beweisen und auch wenig wahrscheinlich. Es handelt sich vermutlich dabei entweder um eine Komplikation mit croupöser Pneumonie oder aber um konfluierende lobulärpneumonische Herde, die durch sekundäre Keime, wie Streptokokken oder Pneumokokken hervorgerufen werden. Auch hypostatische lobuläre Pneumonien und Aspirationspneumonien kommen gelegentlich vor und können bei den schon geschwächten Kräften das Leben gefährden. Auch Bronchitis wird bisweilen beobachtet, ohne daß dabei besondere Beziehungen zu der Grundkrankheit nachzuweisen wären.

Nieren. Akute parenchymatöse Nephritis ist eine sehr seltene Komplikation des Gelenkrheumatismus. Sie kann vollkommen wieder zur Ausheilung gelangen, führt aber bisweilen zur chronischen Nephritis. Mitunter kommt es durch Verschleppung von Thromben, die sich von endokarditischen Auflagerungen losreißen, zu blanden Infarkten, die sich dann durch Schmerzen in der Nierengegend, Albuminurie und Hämaturie anzeigen können. Sie sind immer ein ungünstiges Zeichen, weil dabei meist auch in anderen Organen Embolien erfolgen.

Gehirn, Nervensystem. Von Erscheinungen seitens des Zentralnervensystems sind zunächst Erregungszustände zu nennen, die bei empfindlichen Personen als Folge der heftigen Schmerzen und der damit verbundenen

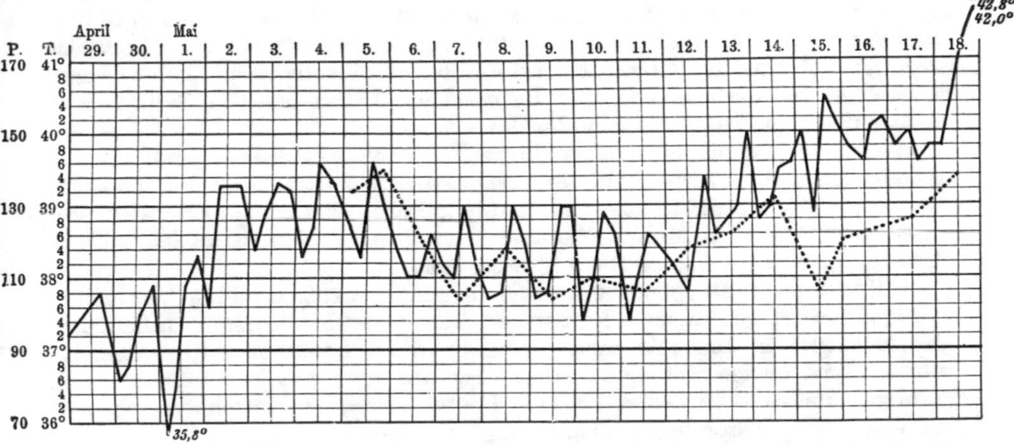

Abb. 254. Adam Wölfel, 32 Jahre. Hyperpyretischer Gelenkrheumatismus. Am 13. Mai perikarditisches Geräusch über der Herzbasis und systolisches an der Spitze. An Herzschwäche gestorben bei 42,8 Temperatur.

Schlaflosigkeit, vielleicht auch unter dem Einfluß von toxischen Einflüssen zustande kommen, die in der Hauptsache wohl aber eine hysterische oder neurasthenische Grundlage haben.

Fieberdelirien werden bei Potatoren im Verlaufe des Gelenkrheumatismus ebenso wie bei anderen Infektionskrankheiten häufig beobachtet. Ob dabei toxische Einflüsse eine Rolle spielen, die das durch den Alkohol geschädigte Gehirn treffen und so die Aufregungserscheinungen auslösen, sei dahingestellt.

Jedenfalls außer allem Zusammenhang mit Alkohol sind jene eigentümlichen, glücklicherweise nur seltenen Fälle von Gelenkrheumatismus, die man wegen ihrer schweren Gehirnsymptome Zerebralrheumatismus oder wegen des exzessiven Fiebers als hyperpyretischen Gelenkrheumatismus bezeichnet. In jedem Stadium der Krankheit, ganz gleichgültig, ob es sich um einen leichten oder um einen schweren Fall handelt, kann dieser gefürchtete Zustand eintreten, wobei das Fieber unaufhaltsam auf 40, 41, 42° und noch höher steigt. Dabei kommt es zu größter motorischer Unruhe und Delirien, oft auch zu motorischen Reizerscheinungen, wie Konvulsionen, Meningismus u. dgl., Symptome, wie sie auch beim Hitzschlag wahrnehmbar sind. Der Puls wird jagend und klein und unter Kollapserscheinungen erfolgt der Tod. Die Dauer dieses Zustandes beträgt oft nur wenige Stunden, kann sich aber auch über Tage erstrecken. Da die anatomische Untersuchung des Gehirns solcher Fälle gar keinen Aufschluß gibt, so bleibt nichts übrig, als eine ungemein schwere Giftwirkung des Gelenkrheumatismuserregers auf das Zentralnervensystem und die wärmeregulierenden Zentren anzunehmen.

Auf ähnliche toxische Einflüsse ist auch die Entstehung einer Chorea im Verlaufe des Gelenkrheumatismus zu beziehen. Früher glaubte man, daß die so häufig nebenher beobachtete Endocarditis durch embolische Vorgänge im Gehirn zur Entstehung der Chorea Veranlassung gäbe. Diese Anschauung erwies sich jedoch als irrig, da einerseits bei Choreaerkrankungen, die zur Sektion kamen, von Embolien nichts zu finden war, und andererseits Chorea nach Gelenkrheumatismus gar nicht selten auch ohne komplizierende Endocarditis vorkommt. Namentlich beim Gelenkrheumatismus findet sich diese Komplikation recht häufig; etwa die Hälfte aller Choreafälle hängt mit akutem Gelenkrheumatismus zusammen. Es ist also wohl ein ätiologischer Zusammenhang anzunehmen und die Chorea nicht nur als durch Sekundärinfektion bedingt aufzufassen. Der Verlauf dieser mit Polyarthritis einhergehenden Choreafälle ist gewöhnlich schwerer, länger dauernd und leichter rezidivierend als bei Choreafällen ohne Gelenkrheumatismus. In manchen Fällen hat das Salizyl dabei einen außerordentlich günstigen Einfluß.

Auch für die bisweilen beobachteten akuten Psychosen sind als auslösendes Moment toxische Einflüsse verantwortlich zu machen. Sie verlaufen entweder mit Halluzinationen und maniakalischen Erregungszuständen oder unter dem Bilde von Melancholie und Stupor. Sie dauern meist mehrere Monate, laufen aber in der Regel günstig aus.

Meningitische Symptome sind in einigen wenigen Fällen beschrieben worden, dürften wohl aber mit unter den Begriff des Meningismus fallen, d. h. also meningitische Erscheinungen darstellen, die auf toxischen Einflüssen beruhen. Tritt eitrige Meningitis auf, so ist das stets eine Sekundärinfektion. Häufiger kommen Hirnembolien zur Beobachtung, die durch verschleppte endokarditische Thrombenpartikel erzeugt werden.

Neuritische Erkrankungen kommen sowohl in der Form von Polyneuritis als auch in der Gestalt von Mononeuritiden und Neuralgien beim Gelenkrheumatismus vor und sind vermutlich auf Rechnung des spezifischen Virus der Polyarthritis zu setzen. Eine Polyneuritis kann schon in den ersten beiden Wochen der Polyarthritis auftreten und mit Schmerzen im Bereiche der erkrankten Nerven, Lähmungen und Muskelatrophien verbunden sein. Die Prognose dieser Komplikation ist günstig.

Die im Bereiche einzelner Nerven auftretenden neuritischen Erscheinungen, wie Trigeminusneuralgie, Ischias, Okulomotoriuslähmung geben ebenfalls eine günstige Prognose.

Unter dem Namen „larvierter Rheumatismus" hat Immermann akut auftretende Trigeminus-Neuralgien beschrieben, die er zu Zeiten von epidemischem Gelenkrheumatismus auftreten sah. Sie gingen mit Fieber und Abgeschlagenheit, einmal sogar mit Endocarditis einher und wurden durch Salizylpräparate günstig beeinflußt.

Auf interessante Beziehungen des Gelenkrheumatismus zur Schilddrüse ist man neuerdings aufmerksam geworden. Vincent sah in $^2/_3$ aller Fälle von Polyarthritis Zeichen von Hyperthyreoidismus: Anschwellung der Schilddrüsenlappen, die auf Druck schmerzhaft ist, Zittern der Hände, Gefäßpulsationen am Hals, akzidentelle Geräusche. Auch Sergent sah bei rezidivierendem Gelenkrheumatismus wiederkehrende Anzeichen von Hyperthyreoidismus.

Augen. Am Auge kommt im Zusammenhang mit dem Gelenkrheumatismus hauptsächlich Iritis vor, die sich durch große Schmerzen und das Auftreten eines gerinnenden Exsudates in der vorderen Augenkammer auszeichnet. Sie tritt entweder gleichzeitig mit dem Gelenkrheumatismus oder abwechselnd mit ihm auf und neigt sehr zu Rückfällen; oft rezidivieren die Anfälle jahrelang in derselben Jahreszeit. Embolien in die Arteria centralis mit Erblindung kommen im Anschluß an rheumatische Endocarditis vor, sind aber glücklicherweise selten. Ihre Prognose ist ungünstig. Auch Neuritis optica kommt gelegentlich vor und kann zur Atrophie führen; selten ist Episcleritis.

Blut. Die Veränderungen in der Blutbeschaffenheit werden von verschiedenen Autoren verschieden angegeben. Nach Grawitz bleibt Hämoglobingehalt, Erythrozytenzahl und spezifisches Gewicht meist normal. Die Krankheit geht in der Regel mit einer mäßigen Leukozytose einher. Das blasse Aussehen bei längerer Dauer der Krankheit soll nach Krowiki durch eine Kontraktion der Blutgefäße bedingt sein. Takeno findet ebenso wie Hayen einen Parallelismus zwischen Schwere der Erkrankung und schlechter Blutzusammensetzung: herabgesetzten Hämoglobingehalt und Hyperleukozytose.

Variationen des Verlaufes. Überblicken wir die eben angeführten mannigfachen Symptome der einzelnen Organe, so ist daraus zu ersehen, ein wie wechselvolles Bild der Gelenkrheumatismus in seinem Verlaufe bieten kann. Die Fälle mit protrahiertem Verlauf gehen meist mit häufigen Rückfällen einher. Die Krankheit verläuft dann etwa so, daß nach drei bis vier Wochen zunächst ein Fieberabfall und Nachlassen aller Gelenkerscheinungen stattfindet, und daß dann nach fünf- bis sechstägiger Fieberfreiheit plötzlich aufs neue Gelenkschwellungen an einem oder an mehreren Gelenken mit gleichzeitigem Fieber auftreten, die dann nach etwa einer Woche wieder verschwinden. Nach kurzer fieberfreier Pause wiederholt sich dann das Spiel.

So sah ich z. B. bei einem 20jährigen Mädchen, bei dem in dreiwöchentliche Krankheitsdauer nacheinander Knie-, Schulter-, Ellenbogen- und Handgelenke befallen waren, die Temperatur absinken. Nach achttägiger Pause schwoll unter Temperaturanstieg auf 39° das linke Kniegelenk an und blieb 5 Tage geschwollen. Dann gingen Schwellung und Fieber für 8 Tage wieder zur Norm zurück, um dann wieder zu rezidivieren. Das wiederholte sich nun mehrmals, so daß die Gesamtdauer der Krankheit drei Monate betrug.

Während hier die Rückfälle immer nur in einem Gelenk sich lokalisierten, erkranken in anderen Fällen dabei gleichzeitig mehrere Gelenke, oder eine andere Lokalisation, eine Pleuritis, Pericarditis oder Endocarditis tritt auf. Der Verlauf kann also außerordentlich variieren.

Nicht selten kommt es vor, daß die Gelenkerkrankung in einem einzigen Gelenk sich schließlich festsetzt, nachdem alle anderen bereits wieder normal geworden sind, und daß nun dieses eine Gelenk noch wochenlang geschwollen und schmerzhaft bleibt. Die Dauer der Krankheit ist außer von den Gelenkerkrankungen natürlich auch abhängig von den Komplikationen. Hier ist in erster Linie die Endocarditis zu nennen, die auch in günstig verlaufenden Fällen eine lange Schonung nötig macht. In seltenen Fällen kommt es durch eine Endocarditis zu plötzlichem Herztod, wenn Teile der Klappenauflagerungen sich losreißen und eine Hirnembolie erzeugen. Weit häufiger entwickelt sich eine chronische Endocarditis mit einem Herzfehler, der den Kranken für das ganze Leben mehr oder weniger in seiner Leistungsfähigkeit beeinträchtigen kann, je nachdem das Vitium gut kompensiert ist oder nicht.

Bei sehr hartnäckigen Gelenkerkrankungen kommt es ausnahmsweise durch Kapselverdickung, Erkrankung der Gelenkbänder, Verwachsung usw. zu dauernder Gelenkversteifung, zu Ankylosen einzelner Gelenke.

Rezidive. Eine besonders wichtige Eigenschaft des Gelenkrheumatismus ist die Neigung, zu rezidivieren; von den im Verlaufe desselben Krankenlagers so häufig auftretenden Rückfällen wurde schon gesprochen. Noch häufiger aber ist die Neigung des einmal an Gelenkrheumatismus Erkrankten, nach einiger Zeit ein Rezidiv aller Krankheitserscheinungen zu bekommen. Durch die einmalige Erkrankung an Polyarthritis wird geradezu eine Disposition zur Wiedererkrankung erworben, so daß solche Leute drei-, fünf- und achtmal an Gelenkrheumatismus erkranken können. Bei 142 im Rudolf-Virchow-Krankenhaus beobachteten Fällen von Gelenkrheumatismus handelte es sich bei 82 Kranken um den ersten Anfall, bei 60 Kranken um Rückfälle. Diese Neigung zu Rezidiven ist besonders wegen der Möglichkeit der Entstehung einer Endocarditis mit ihren Folgen recht verhängnisvoll. Ist bei einem Rheumatismus einmal eine Endocarditis aufgetreten und haben sich Klappenveränderungen, wenn auch leichter Natur, ausgebildet, so ist gelegentlich eines Rezidives die Chance, neue Auflagerungen auf den alten Veränderungen zu bekommen, natürlich erheblich vergrößert und die Gefahr, einen schweren Herzfehler zu bekommen, sehr nahe gerückt. Auch neigen solche alten Klappenveränderungen bekanntlich sehr zur Erkrankung an septischer Endocarditis.

Prognose. Aus dem Gesagten erhellt, daß die Prognose beim Gelenkrheumatismus im allgemeinen günstig ist. Bei geeigneter Behandlung gehen die Gelenkerscheinungen in der Regel völlig zurück. Die Angaben über die Mortalität schwanken zwischen 1,3 und 3,6% der Befallenen. Zweifelhaft wird die Prognose, wenn das Herz in Mitleidenschaft gezogen wird, wenn sich also Endocarditis und Pericarditis hinzugesellen. Dann kann entweder plötzlich durch Hirnembolie oder durch Herzlähmung der Tod eintreten, oder erst später setzt eine Herzinsuffizienz als Folge des ausgebildeten Herzfehlers dem Leben ein Ziel. Von schlechter Prognose sind die Fälle von hyperpyretischem Gelenkrheumatismus, die meist ein schnelles Ende herbeiführen, wenn es nicht gelingt, durch energische, die Temperatur herabsetzende Mittel Besserung zu bewirken.

Diagnose. Die Diagnose des ausgebildeten Gelenkrheumatismus ist im allgemeinen recht leicht zu stellen, wenn das typische Krankheitsbild mit Fieber, multiplen Gelenkschwellungen und ev. noch mit Endocarditis zusammen vorliegt. Immerhin kommen namentlich bei weniger ausgeprägtem Symptomenkomplex Verwechslungen mit anderen Krankheiten in Frage. Es ist bekannt, daß eine ganze Reihe von akuten und chronischen Infektionskrankheiten zu Gelenkschwellungen Veranlassung geben; man faßt diese Zustände unter dem Namen Rheumatoide (Gerhardt) oder Pseudorheumatismus (Bouchard) zusammen.

Der Scharlachrheumatismus, jene im Verlaufe des Scharlachs gewöhnlich zwischen dem fünften und zehnten Krankheitstage mit lebhaften Schmerzen und bisweilen auch mit serösen Ergüssen auftretende Gelenkaffektion wird nur selten differentialdiagnostisch in Betracht kommen, weil meist das charakteristische Exanthem oder aber typische Abschuppung besteht, wenn solche Gelenkerscheinungen sich einstellen.

Andere Rheumatoide. Schmerzhafte Gelenkschwellungen kommen weiter vor im Verlaufe von Pneumonie, Typhus, Meningitis cerebrospinalis, Dysenterie, doch ist ja hier die vorliegende Grundkrankheit meist sofort erkennbar. Schwieriger kann unter Umständen die Unterscheidung von septischen Prozessen sein, die auch gar nicht selten mit Gelenkerscheinungen einhergehen. So kommen Schmerzen, Gelenkschwellungen und seröse Ergüsse häufig bei der Streptokokkensepsis und Pneumokokkensepsis vor; seltener bei der Staphylokokkensepsis, wo sich mehr eitrige Gelenkentzündungen ausbilden. Namentlich beim Puerperalfieber, das ja in der Mehrzahl der Fälle sich als Streptomykose darstellt, sind Gelenkschwellungen nicht selten. Die ganze Anamnese, der

Fiebertypus, ev. Schüttelfröste, Netzhautblutungen und schließlich die bakteriologische Blutuntersuchung werden hier den Ausschlag bei der Diagnose geben.

Bei der akuten Osteomyelitis kommen Gelenkschwellungen in der Umgebung der eitrigen Knochenmarksherde vor. In zweifelhaften Fällen ist da die bakteriologische Blutuntersuchung entscheidend, die bei Osteomyelitis stets positive Resultate gibt.

Eine Verwechslung des Gelenkrheumatismus mit der Gicht ist selten. Die Anamnese (Erblichkeit, Alkohol, Bleivergiftung), die stärkere Rötung der Haut über den erkrankten Gelenken, das Befallensein des Metatarsophalangealgelenkes der großen Zehe, das Beschränktbleiben auf die erkrankten Gelenke im Gegensatz zu dem multiplen, sprunghaften Auftreten des Gelenkrheumatismus werden die Diagnose Gicht sichern.

Für den gonorrhoischen Gelenkrheumatismus ist das monoartikuläre Auftreten wichtig. Es ist also in jedem Falle, wo nur ein Gelenk befallen ist, zunächst an den Tripperrheumatismus zu denken und eine Untersuchung der Genitalien vorzunehmen. Eine Prädilektionsstelle ist das Kniegelenk, doch sah ich wiederholt auch gonorrhoische Erkrankungen der Handgelenke und Ellenbogengelenke.

Aber auch die tuberkulösen Gelenkerkrankungen beschränken sich oft auf ein Gelenk. Hier wird die langsame Entstehung der Krankheit, der Mangel hoher Temperaturen und schließlich die spezifische Diagnostik mit Hilfe des Tuberkulins die Entscheidung herbeiführen.

Weiter ist daran zu erinnern, daß auch die Syphilis im sekundären Stadium Gelenkentzündungen verursacht. Der Nachweis anderer sekundärer Symptome, Papeln, Roseola, die Wassermannsche Reaktion, ev. auch die Erfolglosigkeit der Salizyltherapie geben hier den Ausschlag.

Eine Abgrenzung des Gelenkrheumatismus gegen das Erythema nodosum, die Purpura und Peliosis rheumatica wird immer etwas Unbefriedigendes haben, solange wir über die Erreger dieser Krankheiten noch im unklaren sind. So viel ist mit Sicherheit anzunehmen, daß sie ätiologisch sehr nahe verwandt sind. Ausführlicheres über die Trennung vom Erythema nodosum siehe Seite 779.

Eine Verwechslung mit Gelenkneurosen auf hysterischer Basis, die durch ihr multiples Auftreten und die lebhaften Schmerzen gelegentlich zu Täuschungen Anlaß geben könnten, wird wohl selten vorkommen, weil dabei wirkliche Gelenkschwellungen und Fieber fehlen.

Da auch eine isolierte Erkrankung der Wirbelgelenke als Ausdruck des Gelenkrheumatismus vorkommt, so kann die damit verbundene Schmerzhaftigkeit und Nackensteifigkeit im Verein mit dem Fieber den Gedanken an eine beginnende Meningitis aufkommen lassen. Das Fehlen sonstiger meningitischer Symptome, wie Kopfschmerzen, Kernigsches Symptom, Hauthyperästhesie, Pupillendifferenz, vor allem aber das Resultat einer Lumbalpunktion werden die Meningitis jedoch bald ausschließen.

Schließlich ist noch einer fieberhaften Gelenkaffektion zu gedenken, die in neuerer Zeit viel von sich reden gemacht hat und die unter dem Namen der Serumkrankheit bekannt ist. Es treten in einem oder mehreren Gelenken schmerzhafte Schwellungen auf, die mitunter mit Fieber verbunden sind und sehr häufig von urtikariaähnlichen Exanthemen begleitet werden; auch zeigt sich dabei meist eine allgemeine Drüsenschwellung. Die große Flüchtigkeit der Erscheinungen — sie sind meist nach drei bis vier Tagen abgeklungen — sowie die Überlegung, daß eine Seruminspritzung vorangegangen ist, werden vor Verwechslungen dieser Gelenkaffektionen mit der Polyarthritis schützen.

Therapie. Die Behandlung des akuten Gelenkrheumatismus hat im Laufe der Jahrhunderte mit den wechselnden Anschauungen über seine Entstehung mancherlei Wandlungen erfahren. Lange Zeit wurde die Krankheit mit antiphlogistischen Maßnahmen bekämpft. Namentlich der häufig wiederholte Aderlaß wurde nach Bouillaud empfohlen. Um der stattgehabten Erkältung entgegenzuarbeiten, wurde der Kranke in Wolle gewickelt und diaphoretischen Prozeduren unterworfen, die den Kranken nur schwächten, ohne ihm zu nützen. Bei hohem Fieber gab man Kalium nitricum als kühlendes Getränk; auch Calomel und Sublimat, Tartarus stibiatus erfreuten sich vielfacher Anwendung. Unter dem Einfluß der oben berührten Theorie, daß die Anhäufung von Milchsäure Schuld an der Krankheit trägt, gab man später Alkalien in großen Dosen. Kalium carbonicum und aceticum wurden systematisch verabreicht, bisweilen zusammen mit Chinin. Ferner wurden dem Sublimat, dem Jodkalium, dem Colchicum und dem Zitronensaft eine spezifische Wirkung beim Gelenkrheumatismus zugesprochen. Von allen diesen Mitteln wird heute bei der Behandlung des Gelenkrheumatismus gelegentlich nur noch die Tinctura colchici, das Sublimat und das Jodkali verwendet, letzteres in Dosen von 1,5—2 g pro die in wässeriger Lösung am besten der Milch zugesetzt. Es soll die Resorption der Gelenkexsudate beschleunigen. Das Sublimat wird besonders von italienischer Seite als gutes Heilmittel gerühmt. Man gibt es besonders bei schweren Fällen intravenös in Dosen von ½ Zentigramm.

Ein wirklich spezifisches Mittel wurde in der Salizylsäure gefunden, die durch Buß, Ries und Stricker in die Therapie eingeführt wurde, nachdem Kolbe 1874 ein einfaches Verfahren zu seiner Darstellung angegeben hatte. Die spezifische Beeinflussung des Gelenkrheumatismus durch dieses Mittel ist in den meisten Fällen nicht zu verkennen, wenn die Wirkung auch nicht stets mit der gleichen Promptheit einzutreten pflegt. In manchen Fällen ist der Erfolg geradezu zauberhaft. So in die Augen springend ist die Wirkung der Salizylpräparate, daß man bei ihrer Anwendung in zweifelhaften Fällen ex juvantibus die Diagnose akuter Gelenkrheumatismus stellen könnte. Jedenfalls ist z. B. bei septischen Gelenkerkrankungen und beim Tripperrheumatismus in der Regel gar keine Einwirkung der Salizylsäure zu erkennen.

Man gibt das Salizyl heute nur selten noch als Acidum salicylicum, weil die reine Salizylsäure in größeren Dosen schlecht vom Magen vertragen wird und leicht Nierenreizungen verursacht. Besser verträglich sind das von Senator eingeführte Natrium salicylicum und das Aspirin. Weiterhin kommen als Ersatzpräparate Salol, Salophen, Diplosal und Melubrin in Betracht.

Bei der Verwendung von Salizylpräparaten zur Behandlung des Gelenkrheumatismus sind sich wohl die meisten Autoren darüber einig, daß man von vornherein mit großen Dosen vorgehen muß. Meinungsverschiedenheiten bestehen nur darüber, ob man nach Sinken des Fiebers und Schwinden der Schmerzen sofort mit der Salizyltherapie aufhören soll, um erst bei neu einsetzenden Schmerzanfällen wieder anzufangen, oder ob man noch längere Zeit mit der Darreichung fortfahren soll, obgleich Gelenkschmerzen und Fieber geschwunden sind. In der Regel gelingt es, schon nach 3—4 Tagen bei Verwendung größerer Salizylgaben die Schmerzen und das Fieber zum Schwinden zu bringen. Freilich folgen dann meist bald neue Gelenkschmerzen, Schwellungen und Temperatursteigerung. Viele Autoren stehen auf dem Standpunkte, daß durch lange Zeit fort gegebene Salizyldarreichung die Rezidive eingeschränkt werden können, andere, wie Lenhartz, sind der Anschauung, daß man die Rezidive doch nicht verhindern könne und deshalb lieber nach dem Schwinden der Schmerzen gleich ganz aussetzen und erst bei neu eintretenden Entzündungserscheinungen große Dosen geben soll, um nicht durch kleine Dosen die Empfänglichkeit für das Mittel zu schwächen. Ich habe früher ebenfalls dieser letzten Anschauung gehuldigt, glaube jedoch, auf Grund weiterer Erfahrungen, daß fortgesetzte Salizylgaben die Zahl der Rückfälle einschränken, wenn auch natürlich niemals ganz verhüten.

Eine Einwirkung auf die Vorgänge im Endokard haben die Salizylpräparate nicht, auch trotz ihrer Anwendung kann Endokarditis entstehen. Sie können jedoch insofern die Gefahr einer komplizierenden Herzerkrankung verringern, als durch ihren Einfluß die Krankheit zweifellos häufig abgekürzt wird.

Weintraud empfiehlt, in den ersten Tagen 6—8 g Natr. salicyl. oder Aspirin mindestens 3—4 Tage lang zu geben (eventuell bei Fortdauer des Fiebers und der Gelenkschwellungen auch 7—8 Tage lang) und dann noch 2—3 Wochen die Salizyltherapie fortzusetzen, indem die Tagesdosis alle 3—4 Tage um 1 g vermindert wird. Andere gehen nach dem Schwinden der Schmerzen und des Fiebers, also meist nach 3—4 Tagen, auf 2—3 mal täglich 1 g Natr. salicyl. oder Aspirin herunter, das sie noch einige Zeit hindurch geben, um beim Einsetzen von Rezidiven sofort wieder auf große Dosen zu steigen.

Die Nebenwirkungen, die bei Salizyldarreichungen oft auftreten, bestehen in Ohrensausen, Schwerhörigkeit, profusem Schweiß und Magenverstimmung (Übelkeit, Erbrechen); auch Durchfälle kommen gelegentlich vor. Ferner werden zuweilen Hauterscheinungen, wie urtikaria- oder scharlachähnliche Exantheme, sogar begleitet von hohem Fieber und Schüttelfrost, beobachtet. Diese Erscheinungen sind an sich nicht weiter bedrohlich, machen aber unter Umständen einen Wechsel des Präparates erforderlich. Eine Unterbrechung der Salizyltherapie ist jedoch dringend geboten, wenn es zu schwereren Intoxikationssymptomen kommt. Ein bedrohliches Zeichen von Salizylintoxikation ist in der Salizyl-Dyspnoe zu sehen, wobei die Atmung auffällig tief und beschleunigt wird und Cyanose auftritt. Auch Erregungszustände mit heiterer Verstimmung, Delirien, Verwirrtheit treten gelegentlich auf, namentlich bei neuropathischer Veranlagung. Eine seltene Nebenerscheinung ist die Albuminurie.

Bezüglich der einzelnen Präparate sei noch folgendes bemerkt. Das heute nur selten gebrauchte Acidum salicylicum gibt man in Oblaten oder Capsulis amylaceis oder in Gelatinekapseln (Capsulae geloduratae) zu 0,5 g und läßt etwas Wasser oder Milch nachtrinken. Diese Dosis wird stündlich gegeben, etwa 10 mal pro die. Eine Besserung wird dadurch meist schon nach 2—3 Tagen erzielt. Ein Nachteil des Präparates ist es, daß es in größeren Dosen schlecht vertragen wird und leicht Albuminurie erzeugt.

Besser vertragen wird das Natrium salicylicum. Man gibt davon in den ersten Tagen des Gelenkrheumatismus bei Erwachsenen täglich 6—8 g und zwar am besten stündlich 1 g. Dabei werden am ehesten Übelkeit und Erbrechen vermieden, doch werden auch größere Dosen auf einmal (2 g) meist ganz gut vertragen, so daß man auch 3—4 mal 2 g verordnen kann. Seines widerlich süßen Geschmackes wegen gibt man es entweder in Oblaten oder in Gelatinekapseln; auch in Lösungen mit einem Zusatz von Aqua Menth. pip. kann es verabreicht werden (10,0: 100,0 und Aqua Menth. pip. 50). Entstehen bei der Darreichung des Mittels Appetitlosigkeit und Brechneigung, so kann man das Präparat auch per Klysma geben, wenn man nicht vorzieht, ein Ersatzpräparat zu wählen. Man verordnet dann 4,0 g Natr. salicyl. in 50 g Wasser mit einigen Tropfen Tinctura opii.

Auch die intravenöse Einführung ist von einzelnen Autoren (Mendel) versucht worden. Man benutzt dazu eine unter dem Namen Attritin in den Handel kommende Solution, die aus Natr. salicyl. 17,5, Coffein. 2,5 und Aqua dest. ad 100 besteht. Davon werden 2 ccm in Zwischenräumen von 12 Stunden bis 3 Tagen injiziert. Die Wirkung ist zweifellos keine so sichere wie die Darreichung per os, weil keine genügende Salizylkonzentration im Blute erzielt wird.

Großer Beliebtheit erfreut sich das Aspirin (Acetsalizylsäure), das in denselben Dosen wie das Natr. salicyl. verabreicht werden muß, um nachhaltige Wirkungen zu erzielen. Es wird meist gut vertragen und entbehrt stärkerer Nebenwirkungen. Es wird im sauren Magensaft fast gar nicht, sondern erst vom alkalischen Darmsaft gespalten, so daß der Magen in der Regel in keiner Weise belästigt wird. Acidum acetylosalicylicum ersetzt das Bayersche Fabrikpräparat Aspirin und ist 5 mal billiger als dieses.

Viel verwendet wird in letzter Zeit auf die Empfehlung von Löning hin das Melubrin in Dosen von 1,0 g (6 mal pro die), das ein gutes Ersatzpräparat darstellt.

Das Salol als Ersatz für die Salizylsäure empfiehlt Sahli, um Nebenwirkungen zu vermeiden. Es wird in Dosen von 2,0 g drei- bis viermal pro die gegeben. Im Körper spaltet es sich in seine Komponenten: Salizylsäure und Karbolsäure. Der Harn wird bei Salolgebrauch durch den Phenolgehalt grünlichschwarz. Es wirkt milder und langsamer und soll erst dann gegeben werden, wenn die Hauptwirkung mit Salizyl schon erreicht ist.

Als gutes Ersatzmittel wird ferner das Salophen zu 1,0 g vier- bis fünfmal am Tage gerühmt. Es ist geschmacklos und ohne Nebenwirkungen. Es wird langsam gespalten, so daß eine protrahierte Salizylwirkung zustande kommt.

Auch Diplosal, 0,5—1,0 g pro dosi viermal täglich, wird neuerdings viel gebraucht.

Neben Salizylpräparaten kommen noch Antipyretica zur Behandlung des Gelenkrheumatismus in Betracht. Sie sind jedoch mehr als Ersatzpräparate nicht zur alleinigen Anwendung zu empfehlen, weil sie bei protrahierter Darreichung nicht unbedenkliche Nebenwirkungen haben. Antipyrin, Phenacetin, Antifebrin sind empfohlen worden. Das Antipyrin zu 3—5 g täglich gereicht setzt das Fieber herab und bessert die Gelenkschmerzen unter profusem Schweiß ganz ähnlich wie das Salizyl. Bei lange dauernden Fällen kann es gelegentlich zur Abwechslung in Dosen von 0,5 3—4 mal täglich gegeben werden, auch in Lösungen, z. B. 3—4 : 180, zweistündlich einen Eßlöffel. Davor zu warnen ist, es längere Zeit hintereinander nehmen zu lassen, da es dann für den Herzmuskel nicht unbedenklich ist. Auch urtikaria-, scharlach- und masernähnliche Ausschläge mit Fiebersteigerungen werden bei längerem Gebrauch beobachtet. Bei Kindern bis zu fünf Jahren gibt man zwei- bis dreimal so viel Dezigramm, wie das Kind Lebensjahre zählt.

Auch Antifebrin in Dosen von 0,25 g mehrmals täglich ist gelegentlich verwendbar, doch können dadurch leicht vasomotorische Störungen, Cyanose der Lippen und Wangen, Sinken der Körpertemperatur auftreten.

Das Phenacetin gibt man in Dosen von 0,5—1,0 g dreimal täglich. Schmerzen, Gelenkschwellungen und Fieber werden günstig beeinflußt. Außerdem hat es den Vorzug, daß Nebenwirkungen fast nie beobachtet werden.

Auch dem Salipyrin 0,5—1,0 g pro dosi, 3—5 g pro die werden günstige Wirkungen nachgerühmt, ebenso dem Laktophenin, dem Citrophen u. a. Ferner kann Pyramidon (4 mal 0,3 pro die) zur Abwechslung gegeben werden. Gerühmt wird in jüngster Zeit auch das Ervasin (Acetylkresotinsäure) in Dosen von 0,5 g mehrmals täglich.

Eine wertvolle Bereicherung hat schließlich die Therapie des Gelenkrheumatismus in neuester Zeit durch das Atophan erfahren. Ursprünglich mehr bei Gicht zur Beförderung der Harnsäureausscheidung gegeben, erwies es sich bald als ein außerordentlich gutes Mittel, um Gelenkschmerzen der verschiedensten Art zu lindern. Beim Gelenkrheumatismus spielt die harnsäurelösende Quote keine Rolle. Dagegen gelingt es, bei Darreichung von 4—5 g Atophan oder Novatophan täglich Gelenkschmerzen und Fieber ebenso schnell zum Verschwinden zu bringen wie mit Salizylpräparaten (Weintraud, Klemperer). Man setzt die Darreichung auch nach Schwinden der akuten Erscheinungen ebenso wie bei der Salizyltherapie am besten noch 2—3 Wochen fort, indem täglich 3—4 g Novatophan gereicht werden, wobei reichlich Wasser getrunken werden soll.

Da in manchen Fällen die Wirkung der Salizylpräparate nachläßt oder sie wegen der Nebenwirkungen nicht länger gegeben werden können, so ist eine Auswahl von Mitteln, wie wir sie eben nannten, bisweilen sehr wertvoll, um abwechseln zu können. An erster Stelle werden stets Salizylpräparate, Natrium salicylicum oder Aspirin zu empfehlen sein. Muß man der Nebenwirkungen wegen aussetzen, dann kommen Atophan oder die Antipyretica, namentlich Antipyrin, in Betracht.

Es gibt freilich auch Fälle, die aller Medikation Trotz bieten, wo z. B. nach dem Abklingen aller anderen Gelenkerscheinungen ein einziges Gelenk befallen bleibt und wochenlang keine Besserung erkennen läßt. Hier muß man zu einer energischen lokalen Behandlung übergehen.

Auf die lokale Behandlung der erkrankten Gelenke ist von Anfang an großer Wert zu legen. Es empfiehlt sich, die geschwollenen Gelenke nach vorheriger Einreibung der Haut mit Olivenöl oder Vaseline mit einer Schicht Watte zu umhüllen und dann eine Schicht Guttapercha und Flanell darüber zu legen und sie auf diese Weise ruhig zu stellen und einer gleichmäßigen Wärme auszusetzen. Bei besonders lebhaften Schmerzen empfiehlt sich sogar die völlige Immobilisierung mittelst einer Schiene.

Auch Einreibungen der Gelenke mit Salizylsalbe, Mesotan, Rheumasan, Salit ist in manchen Fällen nützlich.

Ziehen sich die Entzündungserscheinungen in einem Gelenk länger hin, so ist die Biersche Stauung mit einer Gummibinde oberhalb des Gelenkes mehrere Stunden des Tages von Nutzen. Auch einfache Prießnitzsche Umschläge oder Alkoholumschläge sind zu empfehlen. Ferner sind besonders lokale Schwitzprozeduren mit Heißluftapparat von gutem Erfolg. Man verwendet dazu am besten die Bierschen Kastenapparate, bei denen die durch einen Spiritusbrenner erzeugte heiße Luft durch einen Schornstein in den Schwitzkasten geleitet wird. Wenn elektrischer Anschluß vorhanden ist, so können auch die elektrischen Glühlichtapparate verwendet werden. Für die einzelnen Gelenke sind hierfür besondere Apparate erforderlich. Sehr empfehlenswert ist die Behandlung mit heißen Sandsäcken, die Einpackung in erhitzte Moorerde, Fango u. dgl. Auch die Massage des Gelenkes, namentlich die ableitende Massage der zu den kranken Gelenken gehörigen Muskeln, ist nützlich und kann der Ausbildung von Ankylosen und Muskelatrophien vorbeugen. Vorsichtige passive Bewegungen dienen demselben Zweck. Alle diese Prozeduren müssen aber stets von einer ausreichenden Salizyltherapie unterstützt werden, damit vor allem der Schmerz beseitigt wird. Dann erst können die der Inaktivitätsatrophie vorbeugenden Maßnahmen in zweckdienlicher Weise vorgenommen werden.

Sehr empfehlenswert ist es, die Salizylbehandlung von vornherein mit allgemeinen Schwitzprozeduren zu verbinden. Dazu eignen sich die trockene oder feuchte Ganzpackung mit gleichzeitiger Zufuhr heißer Getränke.

Über die Behandlung des Gelenkrheumatismus mit Bädern gehen die Anschauungen auseinander. Manche perhorreszieren die Bäderbehandlung ganz wegen der damit verbundenen Erkältungsgefahr. Solange noch akute Attacken auftreten und starke Neigung zum Schwitzen besteht, möchte auch ich nicht zur Anwendung warmer Bäder raten. Aber dort, wo in einem Gelenk, z. B. im Hand- oder Fußgelenk, Schmerzen und Schwellung lange persistieren, halte ich den Versuch mit lokalen warmen Bädern, wie sie Lenhartz empfiehlt, für empfehlenswert. Man nimmt dazu Wasser von 30—35 ^{0} C in einer kleinen Wanne, ev. mit einem Zusatz von $\frac{1}{2}$—1 Pfund Kochsalz. Das Gefäß und die badenden Teile werden in ein Wolltuch gehüllt. Nach dem Bade werden die betreffenden Glieder gründlich frottiert und mit wollenen Handschuhen oder Strümpfen bezogen. Bei lange dauernden Schulter- oder Hüftgelenkserkrankungen empfiehlt Lenhartz warme Vollbäder von 37,5° C, 10—20 Minuten, mit einem Zusatz von 6—10—15 Pfund Mutterlaugensalz. Hinterher soll der Patient in einem gut gewärmten Zimmer auf dem Sofa oder Bett ausruhen, ohne nachzuschwitzen. Hauptsache ist die Vermeidung von Erkältungen.

Die Behandlung der Komplikationen geschieht nach den üblichen Grundsätzen. Bei Endocarditis wird meist eine Eisblase stundenweise verordnet. Oft sehen wir jedoch bei der Applikation eines Warmbeutels, also einer mit warmem Wasser gefüllten Gummiblase, auf die Herzgegend Herzklopfen und Schmerzen besser werden. Besonders vorsichtig sei man mit dem Aufstehen der Kranken, bei denen eine Endocarditis sich eingestellt hat. Solange der Puls noch labil ist, Schmerzen in der Herzgegend bestehen und leichte Temperatursteigerungen bei Aufstehversuchen eintreten, muß der Kranke noch das Bett hüten.

Bei der Pericarditis exsudativa ist in seltenen Fällen die Punktion erforderlich, die im V. oder VI. Interkostalraum in der vorderen linken Axillarlinie vorgenommen wird. Meist resorbiert sich der Erguß von selbst. Die perikarditischen Schmerzen werden am besten mit Morphium bekämpft.

Bei Myocarditis und Herzschwäche empfiehlt sich Digalen dreimal 12—15 Tropfen, per os oder auch intramuskulär gereicht, Coffein in 20%iger Lösung, Kampfer u. dgl.

Bei der hyperpyretischen Form des Gelenkrheumatismus sind neben den hier oft versagenden Salizylpräparaten vor allem energische Abkühlungsprozeduren erforderlich. Der Kranke ist in ein Bad von 30° C zu bringen, das innerhalb 20 Minuten auf 22° C abgekühlt wird. Auch kühle Übergießungen und Abklatschungen im lauwarmen Bade sind zu empfehlen. Dabei werden Alkohol und andere Herztonica verabreicht.

Schlaflosigkeit wird am besten mit Veronal bekämpft (0,5, eventuell mit einem Zusatz von 0,03 Codein phosph.). Wenn trotz ausgiebiger Salizyltherapie die Schmerzen sehr groß sind, muß gelegentlich zum Morphium gegriffen werden.

Einige neuere Mittel müssen noch kurz berührt werden. Zunächst die spezifische Therapie. Menzer hat auf Grund seiner Anschauungen über die Ätiologie des Gelenkrheumatismus, die wir oben bereits besprochen haben, zur Behandlung ein polyvalentes Antistreptokokkenserum empfohlen. Seine Vorschläge haben jedoch allgemeinere Anerkennung nicht finden können. Er gibt in schweren, zu Rückfällen neigenden Fällen tägliche oder zweitägige Dosen von 5—10 ccm.

Von Interesse ist das Verfahren Gürigs, durch Schlitzung und Verätzung der Mandelpfröpfe den akuten sowohl als auch den chronischen Gelenkrheumatismus zu heilen. Er ging dabei von der mehrfach betonten Beobachtung aus, daß die Angina der häufigste Vorbote des Gelenkrheumatismus ist, und dachte sich, daß durch Beseitigung der Pfröpfe aus den Tonsillen ein gut Teil infektiöses Material aus dem Körper entfernt werden könne. Die meisten Autoren, so besonders Päßler empfehlen eine Radikalausspülung der Tonsillen, wenn wegen chronischer infektiöser Tonsillitis mit Mandelpfröpfen immer wieder neue Gelenkrheumatismusrezidive auftreten.

Man denke aber daran, daß nicht nur Tonsillenerkrankungen, sondern auch hohle Zähne, Nebenhöhleneiterungen (Päßler), ja sogar entzündliche

Adnexerkrankungen (Weintraud) Gelenkrheumatismusrezidive auslösen können.

Die Krankenpflege und Ernährung sind von größter Wichtigkeit bei der Behandlung des Gelenkrheumatismus. Das Zimmer des Kranken muß ausreichend warm sein, 20° C. Zugluft soll dabei aufs peinlichste vermieden werden. Die geringsten Luftströmungen durch schlecht schließende Fenster, Türen und kalte Wände können dem Kranken immer aufs neue Schmerzen verursachen und seine Leiden hinausziehen. Um Dekubitus zu verhüten, muß die Lagerung bequem sein, am besten auf einem Wasserkissen, da der Kranke oft gezwungen ist, dauernd unbeweglich auf einer Stelle zu liegen. Die Kranken haben auch in leichten Fällen das Bett zu hüten und dürfen es nicht vor Ablauf von mindestens einer Woche nach Verschwinden aller Fieber- und Gelenkerscheinungen verlassen. Kommt Endocarditis hinzu, so muß der Kranke besonders vorsichtig vor frühzeitigem Aufstehen gehütet werden. Auf sorgfältige Mundpflege ist sehr zu achten. Bei noch bestehender Angina werden Gurgelungen mit Wasserstoffsuperoxydlösung verordnet. Wichtig ist ferner die Sorge für regelmäßigen Stuhl; dabei muß ein Stechbecken benutzt und alles unnötige Aufdecken vermieden werden.

Die Ernährung richtet sich nach dem Fieber. Bei hohem Fieber gibt man am besten rein flüssige Nahrung, hauptsächlich kalte Milch und Milchsuppen, wie Haferschleim, Reissuppen, Grießsuppen, ev. mit Ei abgezogen. Dagegen werden reichlich kühlende Getränke verabreicht, teils um den Fieberdurst zu löschen, teils in dem Gedanken, durch eine ev. Verdünnung der im Blute kreisenden toxischen Substanzen eine Besserung des Zustandes zu erwirken. Dazu eignen sich Limonaden und kohlensäurehaltige Mineralwässer, wie Fachinger, Selters u. a. Bei geringerem Fieber kann man breiige Kost, gekochtes Obst, auch etwas leicht verdauliches Fleisch verordnen.

In der Rekonvaleszenz, wenn blasses Aussehen, leichte Ermüdbarkeit, Neigung zur Transpiration und großes Schlafbedürfnis noch lange anhalten, sind klimatische Kuren mit Thermalbädern, Gymnastik, Massage empfehlenswert.

Die **Prophylaxe** des Gelenkrheumatismus besteht für Gesunde darin, möglichst von allen Erkältungsmöglichkeiten fern zu bleiben, sich nicht unnötig der Zugluft auszusetzen und vor allem, wenn sie nach anstrengender körperlicher Arbeit in Schweiß geraten sind, dafür zu sorgen, daß die erhitzte Haut abgetrocknet und frottiert wird. Auch empfiehlt es sich, nach einer erhitzenden, starken Bewegung, wie Laufen, Radfahren u. dgl., den Körper nicht sofort völlig ruhen zu lassen, wobei die erhitzte, schwitzende Haut leicht zu stark abgekühlt wird, sondern die Muskeln noch eine Weile zu bewegen und gleichzeitig Muskeln und Gelenke durch wärmere Bekleidung zu schützen. Auch warme Getränke beugen in solchen Fällen der Erkältungsmöglichkeit vor.

Rheumatikern, Leuten, die zu rheumatischen Erkrankungen neigen oder bereits Gelenkrheumatismus gehabt haben, ist dringend anzuraten, wollenes Unterzeug zu tragen und ihren Körper in vorsichtiger Weise abzuhärten. Letzteres kann durch regelmäßige kühle Abreibungen oder häufige lauwarme Bäder mit nachfolgender kühler Dusche geschehen. Zu den Abreibungen nimmt man täglich fortschreitend etwas kühleres Wasser, indem man mit 30° C beginnt und im Laufe einer Woche bis auf 20° C absteigt. Man beginnt mit dem Abreiben der Brust und des Rückens, läßt dann nach einigen Tagen auch die Arme hinzunehmen, um schließlich den ganzen Körper der Abkühlungsprozedur zu unterziehen. Nach flüchtiger Abklatschung mit Wasser, dem noch ein Schuß Franzbranntwein zugesetzt sein kann, muß vor allem kräftig frottiert werden, bis die Haut ein angenehmes Wärmegefühl empfindet.

Oft wird sogar ein Berufswechsel erforderlich sein, wenn die Berufstätigkeit immer wieder aufs neue rheumatische Schädigungen mit sich bringt.

Literatur siehe bei:

Bäumler, Der akute Gelenkrheumatismus in Deutsche Klinik herausgeg. von Leyden und Klemperer, Bd. 2. — Damsch, Akuter Gelenkrheumatismus im Handb. d. prakt. Med., herausgeg. von Ebstein u. Schwalbe, Bd. 3, Stuttgart 1905. — Hecker, Hämorrhagische Erkrankungen und Ibrahim, Akuter Gelenkrheumatismus im Handb. d. Kinderheilk., herausgeg. von Pfaundler u. Schloßmann, Leipzig 1906. — Jochmann, Der akute Gelenkrheumatismus im Handbuch d. inn. Med., herausgeg. von Mohr u. Staehelin, Bd. I, Berlin 1911. — Königer, Histologische Untersuchungen über Endocarditis in Arbeiten aus dem path. Inst. zu Leipzig, 1903. — Přibram, Akuter Gelenkrheumatismus in Spez. Path. u. Therap., herausgeg. von Nothnagel, Bd. 5, 2. Hälfte, Wien. — Weintraud, Der akute Gelenkrheumatismus in Spez. Path. u. Ther. inn. Krankh., herausgeg. von Kraus u. Brugsch.

Meningitis cerebrospinalis epidemica (übertragbare Genickstarre).

Die übertragbare Genickstarre ist eine akute, kontagiöse Infektionskrankheit, die teils in epidemischer Ausbreitung ungeheure Opfer fordern, teils in sporadischen Fällen ohne nachweisbaren Zusammenhang mit Epidemien auftreten kann.

Geschichtliches. Genauere Kenntnisse über die Erscheinungen dieser unheimlichen Krankheit besitzen wir erst seit dem Jahre 1805, wo sie in Genf in großer Ausbreitung auftrat. Die Wahrscheinlichkeit spricht für die Annahme eines höheren Alters der Seuche, jedoch ist erst in dem genannten Jahre der charakteristische Symptomenkomplex als eigenes Krankheitsbild beschrieben worden. Außer in Genf trat die Krankheit gleichzeitig in Nordamerika auf. Seitdem hat die Seuche die kultivierten Länder in mehreren Zügen heimgesucht. Nach Hirsch kann man 4 Perioden ihrer Ausbreitung unterscheiden. In der ersten Periode, die von 1805—1830 dauerte, waren besonders die Schweiz, Italien und Frankreich befallen. Nach einigen Jahren der Ruhe erfolgte 1835—1850 ein neuer Ausbruch der Krankheit in Dänemark, Schweden und Norwegen. Die dritte Periode dauerte von 1854—1875; hier trat die Seuche namentlich in Nordamerika epidemisch auf. Seit 1863 faßte sie auch in Deutschland festen Fuß und wütete in dem genannten Jahre zunächst in Oberschlesien. In der letzten Periode ihrer Ausbreitung, die die Zeit von 1875 bis jetzt umfaßt, ist die Krankheit in Deutschland nie mehr ganz erloschen. 1885—1891 starben in der Rheinprovinz eine große Anzahl von Personen an Genickstarre. In aller Erinnerung ist noch die große Epidemie, die in den Jahren 1904—1905 im oberschlesischen Industriebezirk und in dem angrenzenden Gebiet von Russisch-Polen herrschte, und die allein auf preußischem Gebiete bei annähernd 3000 Erkrankten fast 2000 Todesfälle im Gefolge hatte. 1906—1907 trat die Genickstarre in Nordamerika sowie in England epidemisch auf und forderte große Opfer. Auch im westlichen Deutschland, namentlich im Ruhrgebiet, hat sie sich seit 1906 epidemisch ausgebreitet und festgesetzt.

Neben diesem epidemischen Auftreten sind in den letzten Dezennien überall auch vereinzelte sporadische Fälle von Genickstarre in Deutschland beobachtet worden, die sich in keiner Weise von dem Bilde der epidemisch auftretenden Form unterscheiden und zweifellos irgend einen direkten oder indirekten Zusammenhang mit solchen Fällen haben.

Ätiologie. Als Erreger der epidemischen Genickstarre ist der Diplococcus intracellularis Weichselbaum oder kurz der Meningokokkus anzusprechen, der mit großer Regelmäßigkeit von allen Untersuchern während der letzten größeren Epidemien in der Lumbalflüssigkeit und im Nasenrachenraum der Kranken gefunden wurde. Nachdem Weichselbaum im Jahre 1887 zum ersten Male in sechs sporadischen Fällen den Erreger gesehen und beschrieben hatte, fand ihn Jäger auch bei der epidemischen Form der Meningitis.

Die Angaben Jägers über die Eigenschaften des Kokkus stimmen nur insofern nicht mit der Weichselbaumschen Beschreibung und den heute feststehenden Merkmalen des Meningokokkus überein, als er sein Verhalten gegenüber der Gramschen Färbung nicht richtig darstellte. Jäger vertrat die Anschauung, daß die Meningokokken bei der Gramfärbung sich zum Teil entfärben, zum Teil die Färbung behalten. Vielfache Nachprüfungen während der letzten Epidemien, zu denen auch meine eigenen ausgedehnten Untersuchungen zu rechnen sind, lassen es als sicher gelten, daß der Meningokokkus sich stets bei der Gramschen Methode entfärbt, und daß Jäger vermutlich mit Kulturen gearbeitet hat, die mit dem Diplococcus crassus, einem grampositiven, sehr ähnlichen Keime verunreinigt waren.

Die Annahme, daß auch Pneumokokken oder Streptokokken gelegentlich Epidemien von Genickstarre hervorrufen könnten, trifft nicht zu. Zwar sind diese Kokken, wie wir bei der Differentialdiagnose noch sehen werden, nicht ganz selten die Erreger sekundärer Meningitiden, und es mag bisweilen auch vorkommen, daß Fälle von Pneumokokken-Meningitis gehäuft auftreten, entsprechend dem gehäuften Auftreten von Pneumonie, aber als Ursache größerer Epidemien der übertragbaren Genickstarre ist ausschließlich der Weichselbaumsche Diplokokkus anzusehen.

Bakteriologie. Im gefärbten Ausstrichpräparat zeigen die einzelnen Individuen einer Meningokokken-Kultur verschiedene Korngröße, so daß neben sehr kleinen Formen stets auch sogenannte Riesenkokken vorhanden sind, die 3—4 mal größer sind als die anderen. Auch in der Färbungsintensität variieren die einzelnen Kokken innerhalb eines Präparates sehr voneinander, so daß der Ausstrich einer Meningokokken-Reinkultur einen recht charakteristischen Anblick bietet. Die einzelnen Exemplare liegen gern zu zweien oder in Tetraden und haben die Eigentümlichkeit, daß sie im Ausstrich der Lumbalflüssigkeit mit Vorliebe intrazellulär gelagert sind, doch kommen daneben auch extrazellulär gelegene Individuen vor. Bei Anwendung der Gramschen Methode entfärben sich die Meningokokken stets.

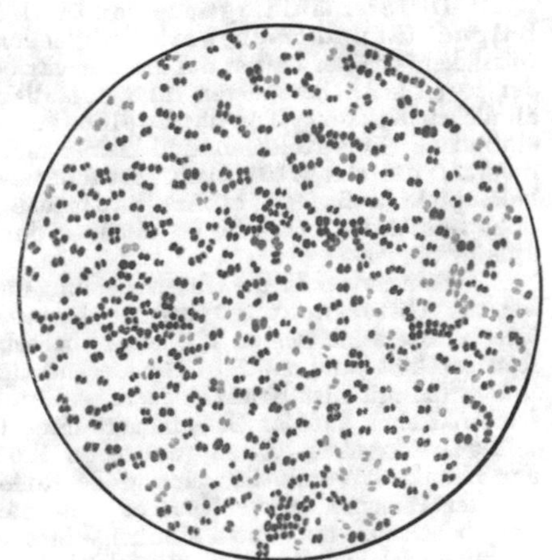

Abb. 255. Reinkultur von Meningokokken.

Die besten Wachstumsbedingungen findet der Meningokokkus bei 37°. Um ihn aus der Lumbalflüssigkeit zu züchten, ist es notwendig, Nährböden zu verwenden, die menschliches oder tierisches Serum enthalten. Auf gewöhnlichem Agar gelingt es in der Regel nicht, eine Kultur zu erzielen. Später freilich, nachdem die Reinkulturen längere Zeit auf künstlichem Nährboden schon gezüchtet waren, gewöhnen sie sich auch an die gewöhnlichen Laboratoriumsnährböden wie Agar, Bouillon usw. und können auch hier zu üppigem Wachstum gelangen. Am besten eignen sich für die Fortzüchtung Agar mit Zusatz von Aszites-, Hydrozelen- oder Ovarialcysten-Flüssigkeit, Serum- oder Placenta-Agar und Löfflerserum. Ein Zusatz von Traubenzucker zu den Aszitesagarplatten bringt oft ein erstaunlich üppiges Wachstum zustande. Die Meningokokken wachsen innerhalb 24 Stunden in glasig durchscheinenden runden Kolonien. Ein vortreffliches Wachstum gelingt nach meinen Erfahrungen auch auf Blutagarplatten, die aus einer Mischung von 2 ccm flüssigen Agars und 3 ccm menschlichen Blutes bestehen, Platten, wie man sie häufig von negativ ausfallenden bakteriologischen Blutuntersuchungen her zur Verfügung hat. Es wachsen dabei bläulich graue durchscheinende Kolonien. Auf Gelatine wachsen die Meningokokken nicht, weil die Temperatur, bei der Gelatineröhrchen gehalten werden müssen, für ihre Entwicklung zu niedrig ist.

Die Lebensfähigkeit des Weichselbaumschen Diplokokkus ist gering; er stirbt oft schon in der ersten Generation auf künstlichen Nährböden ab. Auch bei der Weiterzüchtung namentlich dann, wenn man die Übertragung auf frische Nährböden nicht alle 5 Tage vornimmt, kommt es häufig vor, daß die Kulturen absterben. Bei Zimmertemperatur gehen die Kokken in wenigen Tagen zugrunde. Gegen Licht und gegen Austrocknung sind sie außerordentlich empfindlich. Die Kokken finden also ihrer großen Empfindlichkeit wegen in der Außenwelt wenig günstige Lebensbedingungen; es ist daher wenig wahrscheinlich, daß sie sich außerhalb des menschlichen Körpers vermehren oder längere Zeit halten können.

Die Tierpathogenität der Meningokokken ist gering. Am ehesten sind noch junge Meerschweinchen empfänglich. Untersucht man viele Stämme, so gelingt es ab und zu, Kulturen zu finden, die eine große Virulenz haben, und die auch für Mäuse pathogen sind, so daß $^{1}/_{10}$ Öse, intraperitoneal injiziert, den Tod der Tiere herbeiführt. Man findet dann die Kokken im Blute und in den inneren Organen der Tiere. Diese Virulenz einzelner Stämme ist jedoch nicht konstant. Sie verliert sich mitunter bei der Weiterzüchtung der Kulturen ganz plötzlich aus unbekannten Gründen. Es ist das ein Umstand, der bei den Versuchen zur Herstellung des Meningokokkenserums große Schwierigkeiten bereitet hat. Nach Ruppel gelingt es, durch längere Züchtung der Stämme auf Blutbouillon eine Erhöhung der Virulenz zu erzielen, doch kann auch in solchen Kulturen eine schnelle Abnahme der Virulenz stattfinden.

Über die Giftbildung der Meningokokken ist noch wenig Sicheres bekannt. Eine Abscheidung von Toxinen in den Nährboden findet nicht statt. Zweifellos enthalten aber die Leibessubstanzen der Kokken giftige Substanzen, Endotoxine.

Agglutination. Durch Immunisieren von Kaninchen und Pferden mit Meningokokken gelingt es, ein hochwertiges Serum herzustellen, das den Meningokokkus noch in hohen Verdünnungen (1 : 1000) agglutiniert (Kolle-Wassermann, Jochmann). Die Agglutination wird am besten in der Weise festgestellt, daß fallende Serumverdünnungen, die mit gleichen Mengen Meningokokkenkultur versetzt sind, nach 24stündigem Aufenthalt im Brutschrank bei 37° geprüft werden. Einzelne schwer agglutinierbare Stämme werden erst dann agglutiniert, wenn man sie 24 Stunden bei einer Temperatur von 50 bis 55° C hält. Die Agglutinationsreaktion ist ein wichtiges Hilfsmittel, um die auf Aszitesagar gezüchteten, verdächtigen Kolonien als echte Meningokokken zu erkennen.

Differentialdiagnose von ähnlichen Kokken bei der Züchtung aus Lumbalpunktat und Rachensekret. Bei der Züchtung der Meningokokken aus der Lumbalflüssigkeit, die am besten auf Aszitesagar oder Blutagar vorgenommen wird, erwachsen in der Regel keine besonderen differentialdiagnostischen Schwierigkeiten gegenüber anderen ähnlichen Kokken. Nur der Diplococcus crassus kann sich mitunter auf den Platten einfinden. Seine Kolonien sind kleiner und nicht so durchscheinend wie die des Meningokokkus; der Gramfärbung gegenüber verhält er sich positiv. Jäger, der seinerzeit behauptete, daß der Weichselbaumsche Meningokokkus sich der Gramfärbung gegenüber verschieden verhalte, ist offenbar durch diesen Diplokokkus zu seinem Irrtum veranlaßt worden.

Schwieriger ist die Unterscheidung der echten Meningokokken von ähnlichen Keimen bei der Untersuchung von Rachensekret. Nach den Feststellungen während der letzten oberschlesischen Epidemie beherbergen die meisten Genickstarrekranken im Rachensekret, und zwar in der Gegend der Rachenmandel Meningokokken. Auch Personen, die mit den Kranken in nahe Berührung kommen, haben häufig dieselben spezifischen Keime auf der Schleimhaut ihres Rachens und der hinteren Nasenpartien, ohne selbst zu erkranken. Diese gesunden Kokkenträger spielen bei der Weiterverbreitung der Krankheit vermutlich eine große Rolle. Will man das Rachensekret gesunder oder kranker Personen untersuchen, so muß man eine Sonde von 20 cm Länge, die am Ende umgebogen und mit einem sterilen Wattebausch versehen ist, vom Munde aus hinter das Gaumensegel bis zur Rachenmandel bringen, oder aber eine mit dem Wattebausch versehene Sonde durch die Nase bis zur Pharynxwand hindurchführen. Das Sekret wird sofort auf Aszitesagar ausgestrichen und, wenn irgend möglich, unverzüglich in den Brutschrank gebracht. Ein längerer Transport bei niedrigerer Temperatur kann die sehr empfindlichen Kokken schon abtöten.

Zur Feststellung, ob Meningokokken im Rachensekret vorhanden sind, ist die Kultur unbedingt erforderlich, weil das einfache Ausstrichspräparat nichts Sicheres aussagt. Eine ganze Reihe von Kokken: der Micrococcus catarrhalis, der Diplococcus crassus, der Diplococcus flavus und der Micrococcus cinereus verhalten sich morphologisch ganz ähnlich wie der echte Weichselbaumsche Diplococcus. Der Micrococcus catarrhalis verhält sich sogar der Gramfärbung gegenüber ebenso wie der Meningokokkus. Es ist deshalb auch bei der Untersuchung der auf den Aszitesplatten gewachsenen Kolonien eine genaue Identifizierung zu verlangen. Sicheren Aufschluß gibt der Ausfall der Agglutinationsreaktion. Außerdem können aber noch kulturelle diagnostische Merkmale zur Feststellung der Identität benutzt werden. Dazu ist außer den bereits genannten kulturellen Eigenschaften des Meningokokkus besonders sein Verhalten gegenüber verschiedenen Zuckerarten von Bedeutung. Während er Lävulose, Milchzucker, Galaktose und Rohrzucker unverändert läßt, vermag er Maltose und Dextrose zu vergären. Benutzt man also z. B. Aszitesagarplatten, die mit Lackmuslösung und Maltose oder Dextrose versetzt und leicht alkalisch gemacht sind, so wird der blaue Agar durch die Meningokokkenkolonien rot gefärbt.

Die Lackmuszuckernährböden werden in folgender Weise hergestellt: Je 1 g der verschiedenen Zuckerarten wird in 10 ccm Kahlbaumscher Lackmuslösung aufgelöst und durch 2 Minuten langes Erhitzen im Wasserbade sterilisiert. Dann wird jedes Röhrchen mit je 0,5 g steriler Normalsodalösung versetzt, und nun wird jede Zuckerlösung auf je 1 Kölbchen von flüssigem Aszitesagar (95 ccm) verteilt. Aus den Kölbchen werden dann die zur Differentialdiagnose geeigneten blau gefärbten Platten gegossen.

Der Micrococcus catarrhalis läßt alle Zuckerarten unvergoren, ebenso der Micrococcus cinereus. Der Diplococcus crassus vergärt sie alle, und der Diplococcus flavus vergärt Maltose, Dextrose und Lävulose.

Epidemiologie. Die epidemiologischen Verhältnisse der Genickstarre sind noch keineswegs völlig geklärt, wenn auch die Untersuchungen der letzten

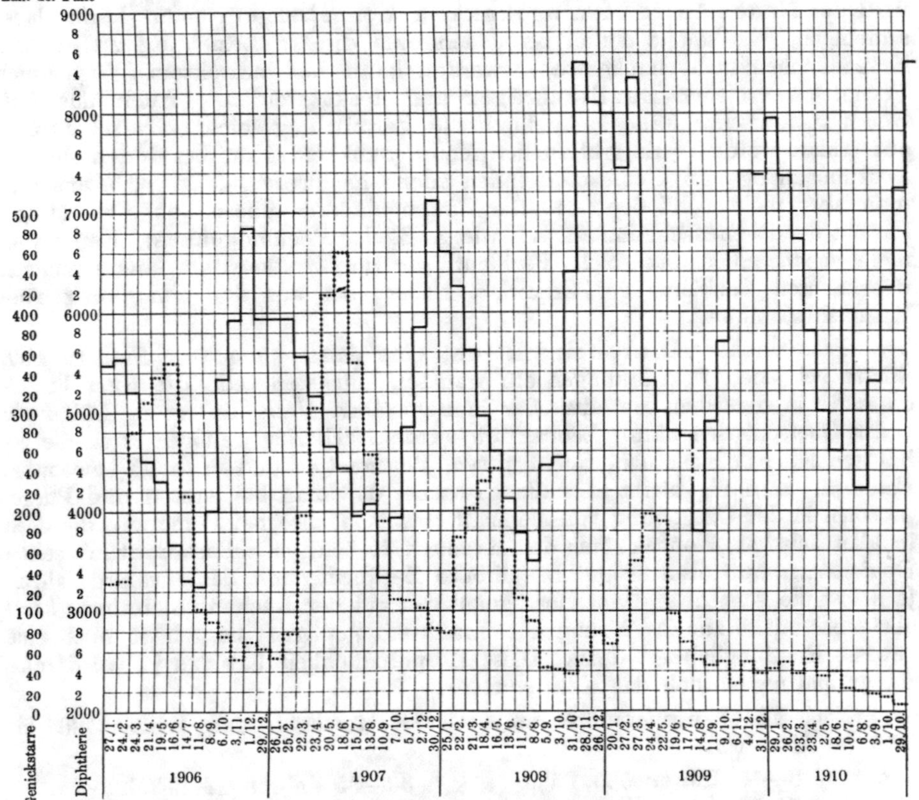

Abb. 256. Vergleich der Morbiditätskurve von Genickstarre (punktierte Linie) und Diphtherie (ausgezogene Linie) in den einzelnen Monaten (nach Gaffky).

Epidemien manche Aufschlüsse gebracht haben. Die Krankheit tritt am häufigsten im April und Mai auf; aus welchen Gründen, ist noch völlig unklar. Am einfachsten wäre es ja, zu sagen, daß im Frühling Nasen- und Rachenkatarrhe häufig vorkommen, und daß solche Affektionen zur Aufnahme und Ansiedlung von Meningokokken disponieren müßten. Dagegen ist nun aber zu bemerken, daß bei den Genickstarrekranken nur in seltensten Fällen ein Schnupfen oder eine Angina der Krankheit vorausgeht oder sie begleitet.

Auch ist auffällig, daß gerade die Diphtherie, diejenige Erkrankung, bei der Witterungseinflüsse, also die kalte Jahreszeit, einen begünstigenden Einfluß auf die Höhe der Erkrankungszahl ausüben, sich in ihrer jahreszeitlichen Verteilung gerade umgekehrt wie die Genickstarre verhält. Es geht das deutlich aus der nebenstehenden Kurve hervor (Abb. 256).

Eine besondere Eigentümlichkeit der übertragbaren Zerebrospinalmeningitis ist ihr sprunghaftes Auftreten. Auch zu Zeiten von Epidemien ist das Fortschreiten der Seuche nicht kontinuierlich, sondern sprungweise tritt sie heute in diesem und morgen in jenem Dorfe desselben Kreises auf, ohne daß sich irgendwelcher Zusammenhang zwischen den Fällen nachweisen läßt. Eine Erklärungsmöglichkeit für dieses eigentümliche Verhalten ist während der letzten oberschlesischen Epidemie gefunden worden. v. Lingelsheim u. a. konnten nachweisen, daß auch gesunde Personen aus der Umgebung von Meningitiskranken auf den Schleimhäuten des Rachens und der Nase häufig Meningokokken beherbergen. Man kann daher annehmen, daß solche Fälle, bei denen eine direkte Beziehung zu anderen Erkrankungen nicht nachgewiesen werden kann, auf indirektem Wege durch Vermittlung solcher Bazillenträger angesteckt werden. Auch das Auftreten sporadischer Fälle kann durch die Vermittlung solcher Zwischenträger gut erklärt werden. Es gibt freilich Meningokokkenträger, bei denen sich ein Zusammenhang mit Genickstarrefällen nicht nachweisen läßt. Daraus darf man aber nicht schließen, daß der Meningokokkus überhaupt ein häufiger Parasit der Rachenschleimhaut sei, wie z. B. der Pneumokokkus. Es ist vielmehr anzunehmen, daß solche Bazillenträger ihre Kokken von einem anderen unerkannten Bazillenträger akquiriert haben, der aus der Umgebung eines Kranken stammte.

Eine direkte Kontaktinfektion, eine Ansteckung von Fall zu Fall, dürfte bei jenen Erkrankungen am wahrscheinlichsten sein, die kurz hintereinander in derselben Familie oder in demselben Haus auftreten, Fälle, wie sie in Oberschlesien häufig beobachtet wurden. Hierher gehören auch die gehäuften Fälle in Kasernen, Gefängnissen, Pensionaten und in dicht bewohnten Häusern. Auffällig bleibt aber die Tatsache, daß man bei Ärzten und Pflegepersonal in der Umgebung von Meningitiskranken, also bei Personen, die doch in allernächstem Kontakt mit den Kranken stehen, so außerordentlich selten Genickstarre auftreten sieht. Die direkte Berührung mit den Kranken allein, ja selbst die Ansiedlung von Meningokokken auf der Rachenschleimhaut kann also noch nicht zur Auslösung der Krankheit genügen; es gehört noch eine gewisse Empfänglichkeit dazu. Diese Empfänglichkeit hat das jugendliche Alter und namentlich das Kindesalter.

Nach Flatten erkrankten im Kreise Kattowitz in den Jahren 1905 bis 1907 im Alter von:

0— 5 Jahren	559	Fälle	30—35 Jahren	7	Fälle
5—10 ,,	248	,,	35—40 ,,	3	,,
10—15 ,,	72	,,	40—45 ,,	2	,,
15—20 ,,	47	,,	45—50 ,,	2	,,
20—25 ,,	15	,,	50—55 ,,	5	,,
25—30 ,,	14	,,	55—60 ,,	1	,,
			60 und darüber	0	,,

Aber auch im jugendlichen Alter muß noch eine ganz besondere Disposition für die Krankheit vorhanden sein, sonst wäre die eigentümliche Tatsache nicht zu erklären, daß der Schulbesuch zur Verbreitung der Seuche nicht in der Weise beiträgt, wie wir das von Scharlach und Masern her kennen; ferner, daß in einzelnen kinderreichen Familien nur eines der Kinder erkrankt, während die anderen stets im Kontakt mit diesem gelebt haben, und schließlich, daß in dicht bewohnten Häusern, wo eine Person erkrankt, die Krankheit keine weiteren Fälle nach sich zieht.

Eine besondere Disposition zur Erkrankung an Genickstarre glaubt Westenhöfer in der lymphatischen Konstitution gefunden zu haben. Er machte die Beobachtung, daß fast bei allen Genickstarrekranken die Zeichen von Lymphatismus, allgemeine Drüsenschwellungen und Hypertrophie des Rachenringes, namentlich der Rachenmandel vorhanden waren. Ob diese Art von Disposition nun aber wirklich für alle Fälle gültig ist, muß zweifelhaft erscheinen im Hinblick auf die häufigen Erkrankungen völlig gesunder, kräftiger Soldaten ohne jedes Zeichen lymphatischer Konstitution.

Übertragungsmodus. Die Übertragung erfolgt durch Kontaktinfektion von Mensch zu Mensch, entweder direkt beim Verweilen in der Umgebung eines Genickstarrekranken oder indirekt durch Bazillenträger. Die Tröpfcheninhalation dürfte dabei eine große Rolle spielen. Die Meningokokken gelangen dabei auf die Schleimhaut der Nase und des Rachens und vermehren sich nun namentlich in der Gegend der Rachenmandel. Hier sind sie nach den Untersuchungen v. Lingelsheim am häufigsten und zahlreichsten zu finden. Von hier aus kommen sie bei disponierten Individuen vermutlich auf dem Blutwege in die weichen Hirnhäute und beginnen dort ihr verderbliches Werk. Westenhöfer vertritt die Anschauung, daß die Infektion direkt von der Rachenmandel aus auf dem Wege über die Keilbeinhöhle an einem Gefäß oder einem Nerven entlang auf die Basis des Gehirns übergreift. Der Nachweis, daß Meningokokken nicht ganz selten im Blute der Genickstarrekranken kreisen, läßt jedoch eher vermuten, daß die Infektion von den Rachenorganen her auf dem Blutwege erfolgt.

Eine Übertragung durch Gebrauchsgegenstände oder durch Staub ist nicht anzunehmen, da die Meningokokken wegen ihrer geringen Widerstandsfähigkeit in der Außenwelt schnell zugrunde gehen.

Der auffälligen Tatsache, daß die Genickstarre mit Vorliebe in der Gegend von Kohlengruben epidemisch auftritt (wie z. B. im oberschlesischen Industriebezirk, in Westfalen, in Österreichisch-Schlesien), hat Jehle eine genaues Studium gewidmet. Er ist dabei zu interessanten Schlüssen gekommen, die wir hier kurz erwähnen müssen. Seiner Ansicht nach findet die Genickstarre ihre epidemische Ausbreitung nur auf dem Wege der Gruben. Diese sind der Herd, wo sich die Bergleute infizieren, und von wo sie die Krankheitskeime in ihre Familien schleppen. Die Ansteckung der Bergleute erfolgt fast ausschließlich auf der Arbeitsstelle.

Er kommt zu diesem Schlusse auf Grund folgender Beobachtungen: Die Übertragung von einem Kinde zum anderen ist relativ selten, denn sonst müßte es bei der Genickstarre, wie bei den anderen ansteckenden Krankheiten, vor allem zu Schulepidemien kommen. Die Schule spielt aber bei der Verbreitung der Krankheit, wie wir oben bereits sahen, fast gar keine Rolle. Dagegen fand Jehle an den Fällen des Orlauer Epidemiespitals die merkwürdige Tatsache, daß in weitaus überwiegender Mehrzahl nur solche Kinder erkrankten, deren Väter in einer und derselben Grube beschäftigt waren, während die Kinder von Arbeitern anderer Schächte gesund blieben, obwohl sie mit den Kindern der betroffenen Familien zusammen spielten. Jehle nimmt daher an, daß die Grube das Zentrum ist, von dem die Erkrankungen an Genickstarre ihren Ausgang nehmen. Ist von irgendwoher ein Meningokokkenträger in die Grube gelangt, so infiziert er durch seinen Auswurf, vielleicht auch bei der Benutzung gemeinsamer Arbeitsgeräte und Trinkgefäße die Mitarbeiter desselben Schachtes, und diese bringen, ohne selbst zu erkranken, die Krankheitskeime in ihre Familien. Die Erkrankung des Kindes zu Hause erfolgt vermutlich durch Ausspucken und Ausschneuzen von seiten des heimkehrenden Vaters, der häufig an einer bei Bergleuten sehr gewöhnlichen chronischen Pharyngitis leidet. Daß gerade Kinder im zarten Alter besonders häufig erkranken, erklärt sich daraus, daß sie mit den Eltern in innigsten Kontakt kommen und einer Schmierinfektion durch Kriechen auf der Erde am leichtesten ausgesetzt sind. Die Tatsache, daß Kinder sich nur selten gegenseitig anstecken, erklärt Jehle damit, daß sie die im Nasen-Rachenraum sitzenden Meningokokken nicht herausbefördern, weil sie in der Regel nicht die Gewohnheit haben, durch Räuspern oder Schneuzen Schleim von sich zu geben.

Die Jehlesche Hypothese über die Entstehung der Genickstarreepidemien durch Grubeninfektion enthält sicher manches Richtige, nur darf man nicht vergessen, daß auch Epidemien und Endemien (in Kasernen, in Gefängnissen) ohne jede Beziehung zu Grubeninfektionen vorkommen. In sehr plausibler Weise ist aber durch die Jehleschen Beobachtungen einmal gezeigt worden, eine wie große Rolle die Kokkenträger bei der Übertragung der Genickstarre spielen.

Symptomatologie. Über die Dauer der Inkubationszeit lassen sich nur Vermutungen aufstellen. Sie ist jedenfalls sehr kurz und beträgt 2—3 Tage.

Die Krankheit beginnt meist plötzlich mit starken Kopfschmerzen, Erbrechen, Nackensteifigkeit, Schüttelfrost und Fieber. Nur selten gehen kurze, unbestimmte Prodromalsymptome wie Frösteln, Kopfschmerzen, Gliederreißen, Mattigkeit den meningealen Erscheinungen voraus. Die Plötzlichkeit des Beginnes ist eine besondere Eigenart der epidemischen Genickstarre im Gegensatz zur tuberkulösen Meningitis, bei der den schwereren Gehirnsymptomen oft lange Zeit Vorboten wie Kopfschmerzen, Apathie und verdrießliche Stimmung vorangehen.

Das Krankheitsbild der epidemischen Genickstarre setzt sich aus einer Reihe von Erscheinungen zusammen, die nach Intensität und Gruppierung außerordentlich wechseln können. Wir wollen hier daher zunächst die einzelnen Symptome besprechen und bewerten, um nachher an die Schilderung einzelner Typen der Krankheit heranzugehen.

Die Kardinalsymptome der epidemischen zerebrospinalen Meningitis sind, abgesehen von dem Meningokokkengehalt der Lumbalflüssigkeit, Kopfschmerzen, Erbrechen, Nackenstarre, allgemeine Hauthyperästhesie, Rigidität der Beinmuskulatur (Kernigsches Symptom) und mannigfache Störungen im Gebiete der Gehirn- und Spinalnerven. Die Erscheinungen erklären sich teils aus der eitrigen Entzündung der Meningen, teils aus dem Fortwandern des Prozesses auf einzelne Nerven. Gewisse seltenere Herdsymptome, wie Hemiplegien, Paraplegien, umschriebene Konvulsionen kommen durch lokalisierte entzündliche Herde in dem Zentralorgan selbst zustande. Als Folge der allgemeinen Infektion und Intoxikation sind die Fieberbewegungen, die Hauterscheinungen, wie der Herpes und die mitunter beobachteten Gelenkschwellungen aufzufassen.

Wir besprechen zunächst die zerebralen und nervösen Symptome.

Das quälendste Symptom der Genickstarre ist der Kopfschmerz; er ist hauptsächlich in der Stirn- und Schläfengegend, oft aber auch im Hinterhaupte lokalisiert und erreicht bisweilen eine derartige Höhe, daß die Kranken wimmern und schreien und sich mit beiden Händen den Kopf halten. Als „cri hydrocéphalique“ hat man das Aufschreien der Meningitiskinder bezeichnet, das mitunter durch eine plötzliche Schmerzexazerbation, z. B. während des

Schlafens ausgelöst wird. Schwankungen in der Intensität des Kopfschmerzes, sowie der Wechsel von schmerzfreien mit schmerzvollen Perioden sind überhaupt sehr an der Tagesordnung. So findet man häufig die kranken Kinder morgens im Bette spielend und anscheinend munter, nachdem man sie abends wimmernd vor Schmerz hat daliegen sehen. Diese Schwankungen haben zum Teil wohl ihren Grund in dem Wechsel des Druckes der Zerebrospinalflüssigkeit, denn man kann häufig unmittelbar nach einer künstlich herbeigeführten Druckverminderung, nämlich nach einer Lumbalpunktion und dem Ablassen einer mäßigen Menge von Spinalflüssigkeit (20—30 ccm) eine Besserung der Kopfschmerzen eintreten sehen.

Ebenso wie der Kopfschmerz ist das Erbrechen ein zerebrales Symptom, das im Beginn der Krankheit und in der ersten Woche fast regelmäßig und mit großer Häufigkeit beobachtet wird, in der zweiten und dritten Woche aber nur seltener erfolgt. In den subakuten Fällen tritt es wieder häufiger auf, und im Stadium hydrocephalicum gehört es zu den häufigsten und quälendsten Symptomen.

Bewußtseinsstörungen der verschiedensten Art werden bei der Genickstarre im Beginn und gegen Ende der Krankheit häufig beobachtet. Zweifellos aber ist in den meisten Fällen während des größten Teiles der Krankheit das Sensorium klar (im Gegensatz zur tuberkulösen Meningitis). In den ersten Tagen der Krankheit ist ein großer Prozentsatz der Kranken völlig benommen, kommt aber in der Regel nach einigen Tagen wieder zum Bewußtsein.

Die Benommenheit der ersten Krankheitstage geht oft mit starken Delirien und großer motorischer Unruhe einher. Im hydrozephalischen Stadium finden wir häufig Sopor und gegen den Schluß der Tragödie tiefes Koma. Auch ein Wechsel zwischen klarem Bewußtsein und Bewußtlosigkeit ist nicht selten, namentlich bei den subakuten, langsam verlaufenden Fällen, bei denen schubweise Verschlechterungen mit Bewußtseinsstörungen, Fieber und vermehrten Meningealsymptomen einsetzen.

Bei manchen schweren Formen treten klonisch-tonische Krämpfe auf, die oft dem tödlichen Ende vorangehen. Bei Säuglingen sind Konvulsionen im Laufe der Krankheit relativ häufig.

Das eigentümliche Knirschen mit den Zähnen, das häufig beobachtet wird, ist zu erklären als ein reflektorisch hervorgerufener klonischer Krampf der Kaumuskulatur.

Die auffallendste Erscheinung ist die Steifigkeit des Nackens, die Nackenstarre. In den ausgesprochensten Fällen kann dieselbe so hochgradig sein, daß die Kranken den in den Nacken gezogenen Kopf tief in die Kissen bohren, und jeder Versuch, ihn aktiv oder passiv nach vorn zu beugen, vergeblich und ungeheuer schmerzhaft ist. Man vermag dabei mit der unter den Nacken geschobenen Hand passiv Hals und Rumpf wie ein starres System in die Höhe zu heben, ohne daß die geringste Neigung des Kopfes nach vorn erfolgt. Die Nickbewegung ist stets, auch in weniger ausgesprochenen Fällen, am stärksten beeinträchtigt, weniger die Seitwärtsdrehung des Kopfes. Ist die Steifigkeit nur geringfügig, so wird sie mitunter bei ruhiger Lage des Patienten kaum bemerkbar sein. Erst aktive oder passive Versuche, das Kinn der Brust zu nähern, lassen sie dann hervortreten und lösen Schmerzäußerungen aus. Im Beginn der Krankheit dauert es mitunter einige Tage, bis sich die Starre des Nackens voll entwickelt hat. Bei kleinen Kindern unter drei Jahren fehlt sie oft ganz oder ist bei passiven Bewegungen so leicht zu überwinden, daß sie nicht bemerkbar wird. Die Nackenstarre wird durch eine tonische Kontraktur der tiefen Nackenmuskeln, besonders des Splenius, bedingt und entsteht infolge der Reizung der austretenden motorischen Nervenwurzeln durch das entzündliche Exsudat.

In gleicher Weise kommt es zu einer starken Rigidität der langen Rückenmuskeln; durch Kontraktur der Wirbelstrecker wird die Wirbelsäule opisthotonisch gekrümmt. Bei hohen Graden von Nackenstarre und Opisthotonos ruht der Körper oft nur auf dem tief in die Kissen gebohrten Hinterhaupt und den Sitzbeinknochen.

Dieselbe Starre und Steifigkeit und die Neigung, sich zu verkürzen, haben auch die Beuger der Ober- und Unterschenkel. Man kann die Patienten nicht aufsetzen, ohne daß sie gleichzeitig die Beine im Hüft- und Kniegelenk beugen. Dieses nach Kernig benannte Symptom ist häufig, wenn auch nicht regelmäßig, vorhanden. Es tritt ungefähr um dieselbe Zeit wie die Nackensteifigkeit auf, also schon in den ersten Tagen, hält sich aber oft länger als die Nackenstarre.

Eine starke Druckempfindlichkeit der Wirbelsäule in ihrem ganzen Verlauf ist ebenfalls als eine durch die spinale Meningitis hervorgerufene Reizerscheinung aufzufassen.

Auf dieselbe Weise ist die ungemein häufige allgemeine Hauthyperästhesie zu erklären. Es ist das eines der wichtigsten Zeichen der Meningitis, namentlich in Fällen, wo Nackenstarre und Kernigsches Zeichen nicht ausgesprochen sind. Schon der geringste Druck mit dem Finger, leise Nadelstiche rufen selbst bei tief benommenen Kindern laute Schmerzäußerungen hervor. Diese Hyperalgesie ist am häufigsten an den unteren Extremitäten, seltener am Rumpf und an den Armen. Nicht nur die Haut, sondern auch die tiefer gelegenen Weichteile sind dabei empfindlich, so besonders die Muskeln, z. B. die Wadenmuskulatur ist außerordentlich schmerzempfindlich. Das macht sich am deutlichsten bei passiven Bewegungen bemerkbar.

Die Haut- und Sehnenreflexe verhalten sich verschieden. Die Patellarreflexe fehlen häufig, namentlich im Anfange der Krankheit und im Endstadium. In anderen Fällen verhalten sie sich normal, nur selten sind sie gesteigert. Im hydrozephalischen Stadium, wo Spasmen- und Flexions-Kontrakturen der Beine an der Tagesordnung sind, ist die Auslösung der Reflexe sehr erschwert.

Die Bauchdeckenreflexe sind meist vorhanden. Bei den gespannten Bauchdecken der Hydrozephalischen sind sie jedoch oft nicht auslösbar. Der Fußsohlenreflex ist in den schweren Fällen der ersten Woche oft erloschen, später ist er bisweilen stark gesteigert. Das Babinskische Phänomen ist bei Erwachsenen von der zweiten Woche der Krankheit an oft positiv. Fußklonus wird in den subakuten Fällen der Krankheit häufig beobachtet.

Augenstörungen sind häufig im Laufe der Genickstarre. Man beobachtet sie in etwa 50 % der Fälle. Pupillendifferenz und träge Reaktion kommen besonders im Anfange der Krankheit vor. Es sind das aber flüchtige Symptome, die oft wieder verschwinden. Im Endstadium finden wir häufig eine weite träge oder gar nicht reagierende Pupille und abnorm seltenen Lidschlag. Es betrifft das meist schwer benommene Kranke, die mit starrem Blick und weit geöffneten Lidspalten daliegen, ohne während einer längeren Beobachtungszeit einen Lidschlag zu tun. Auch starke Verengerung der Pupillen zusammen mit aufgehobener Lichtreaktion wird ebenfalls in schweren Fällen häufig beobachtet. Es muß jedoch betont werden, daß bei all diesen Pupillenanomalien ein auffälliger Wechsel vorkommt. So ist es z. B. nicht selten, daß die Pupillen an einem Tage starr gefunden werden und am anderen reagieren.

Nystagmus und nystagmusartige Zuckungen sind relativ selten und kommen besonders im Stadium hydrocephalicum zur Beobachtung. Etwas häufiger noch sieht man eigentümliche, langsam hin- und herpendelnde Bewegungen der Bulbi.

Die häufigste und schwerwiegendste Augenerkrankung im Verlaufe der Genickstarre ist die Neuritis optica, schwerwiegend deshalb, weil sie in vielen Fällen zur Erblindung führt. Sie konnte während der letzten oberschlesischen Epidemie in 17 % der Fälle nachgewiesen werden.

Aber auch ohne ophthalmoskopische Befunde kann es zu hochgradiger Amblyopie oder Amaurose kommen. Als Ursache sind basale exsudative Prozesse mit Affektion der basalen optischen Leitungsbahnen oder Hydrocephalus internus mit Kompression derselben anzusprechen.

In 4—5 % der Fälle kommt es zu metastatischer Ophthalmie, die durch Verschleppung der Meningokokken auf dem Blutwege entsteht. Sie kommt fast nur einseitig, sehr selten doppelseitig vor. Es entwickelt sich zunächst unter relativ geringen äußeren Entzündungserscheinungen eine Iritis, die bald zur hinteren Synechie und zu Hypopion führt. Aus der Tiefe des Auges taucht dann ein gelber Reflex auf (amaurotisches Katzenauge). Der erkrankte Bulbus wird allmählich etwas kleiner und weicher als der gesunde, bleibt aber in der Form erhalten und zeigt eigentlich nie hochgradige Schrumpfungserscheinungen. Die Krankheit geht meist ohne stärkere Schmerzen einher.

Eine große Rolle spielen die Augenmuskellähmungen, die in etwa 20—25 % der Fälle beobachtet werden. Die hauptsächlichste Lähmung ist die des Abduzens, die meist einseitig auftritt und sich aus der langen basalen Verlaufsstrecke des Nerven erklärt. Infolgedessen ist das Schielen nach innen eines der häufigsten Symptome der ersten Krankheitstage. Seltener ist die Okulomotoriuslähmung und die Trochlearislähmung. Auch einseitige Ptosis wird bisweilen beobachtet. Mitunter findet man auch eine konjugierte Abweichung der Augen nach der Seite oder nach oben, ohne daß eine Lähmung der Antagonisten nachgewiesen werden konnte. Die Erscheinung ist nach Uhthoff als Großhirnsymptom aufzufassen.

Die totale Lähmung aller Augenmuskeln (Ophthalmoplegia totalis) gehört zu den selteneren Erscheinungen der Krankheit.

Konjunktivitis ist nach meinen Erfahrungen und denen bei der oberschlesischen Epidemie selten und in der Regel die Folge des mangelhaften Lidschlusses bei benommenen Kranken. Es muß freilich gesagt werden, daß sich die einzelnen Epidemien in dieser Hinsicht verschieden verhalten. Eine Reihe von Autoren hat nämlich auch über häufiges Auftreten von Konjunktivitis berichtet. Auch Hornhautveränderungen werden nur selten bei der Meningitis gesehen und sind dann meist als Keratitis e lagophthalmo aufzufassen.

Im Gebiete des Gehörorganes kommt es ebenso wie an den Augen häufig zu schweren Störungen. Am bedenklichsten ist die Neuritis des Nervus acusticus, die zur Taubheit führen kann. Die Ursache ist wohl darin zu suchen, daß die Entzündungserreger von den Meningen aus an Nerven entlang ins Labyrinth übergehen; freilich ist auch der metastatische Weg nicht ausgeschlossen. Die Labyrintherkrankung erfolgt fast stets doppelseitig. Die Ertaubung, die dadurch zustande kommt, tritt gewöhnlich schon in den ersten Tagen der Krankheit auf. Bei der letzten oberschlesischen Epidemie blieben 25 % der Genesenen taub.

Sehr häufig im Verlaufe der Meningitis ist die eitrige Mittelohrentzündung. Sie entsteht wohl meist dadurch, daß auf dem Wege durch die

Tuba Eustachii vom Nasenrachenraum her die Meningokokken einwandern. Perforationen des Trommelfelles sind dabei relativ selten.

Im Gebiete der verschiedensten Gehirnnerven kommen noch Störungen vor, so am Hypoglossus, Glosso-pharyngeus und am Facialis. Ausgesprochene Facialislähmung ist selten, doch werden leichtere Störungen, Verziehungen der Gesichtsmuskulatur, ein eigentümlich starrer, feierlicher Ausdruck des Gesichts, mitunter auch Risus sardonicus beobachtet. Durch einen klonischen Krampf der Kaumuskulatur wird mitunter Trismus hervorgerufen.

Lähmungen der Extremitäten sind relativ selten. Vorübergehende Lähmungen eines Armes oder eines Beines, auch Lähmungen aller Extremitäten werden mitunter schon in den ersten Tagen der Krankheit beobachtet. In den späteren Stadien sah ich mehrmals Paraparesen der Beine, die sich langsam wieder zurückbildeten.

Ein eigentümlicher grobschlägiger Tremor der Hände, der Ähnlichkeit mit dem Zittern bei der Paralysis agitans hat, wird mitunter bei schwerkranken Kindern in späteren Stadien der Krankheit beobachtet (Göppert). Auch ich habe jüngst einen derartigen Fall gesehen.

Außer diesen am Nervensystem sich abspielenden krankhaften Vorgängen kommt noch eine Reihe von Veränderungen vor, die teils als Folge der allgemeinen Infektion und Intoxikation, teils als sekundäre Erscheinungen aufzufassen sind.

Während die Gaumenmandeln in der Regel weder gerötet, noch geschwollen sind, gehört die entzündliche Schwellung der Rachenmandel zu den häufigsten Begleiterscheinungen der Genickstarre. Auch findet man oft eine auffällige Rötung der hinteren Pharynxwand. Klagen über Halsschmerzen hört man von den Kranken fast niemals. Die Halslymphdrüsen sind fast stets vergrößert, ein Ausdruck für die lymphatische Konstitution der Genickstarrekranken. Schnupfen ist sehr selten bei der übertragbaren Meningitis.

Haut. Eines der interessantesten Begleitsymptome der Genickstarre, zugleich von diagnostischer Wichtigkeit, ist der Herpes labialis und facialis, der in etwa 70 % der Fälle beobachtet wird, und der im Gegensatz zu dem bei Pneumokokkenerkrankungen vorkommenden Herpes bei der übertragbaren Meningitis meist von großer Ausdehnung ist. Man findet ihn an den Lippen, auf der Wange, den Nasenflügeln, am Ohr und mitunter auch auf dem Rumpf oder sogar an den Oberschenkeln. Viele meiner Fälle hatten talergroße Konglomerate von Herpesbläschen auf der Haut des Kinnes oder der Wangenhaut. Auffällig ist, daß der Herpes bei Kindern unter drei Jahren niemals beobachtet wurde (Abb. 257).

Von anderen Hautaffektionen sind zu nennen: masernähnliche Exantheme, die in der zweiten Krankheitswoche zuweilen beobachtet werden, Roseola, die auf der Streckseite der Extremitäten, aber auch auf Brust, Rücken und Wangen auftreten kann, und Urticaria.

Hautblutungen von Hirsekorn- bis Linsengröße, die nach einigen Wochen wieder verschwinden, kommen nicht selten zur Beobachtung.

Interessant ist ferner die gesteigerte vasomotorische Erregbarkeit der Haut, die häufig bei der Genickstarre auftritt.

Trousseau beschrieb die Beobachtung, daß die Gefäße besonders auf der Haut des Unterleibes bei der Genickstarre durch mechanische Reize viel leichter zur Erweiterung gebracht werden können als beim gesunden Menschen. Macht man z. B. mit dem Perkussionshammer einige Striche auf der Haut, so sieht man bald lebhafte rote Streifen auftreten. Ein besonderer diagnostischer Wert kommt diesem Symptom nicht zu.

Bei vielen Kranken sieht man nach 14 Tagen bis 3 Wochen eine *kleienförmige Abschuppung* der Haut an den vorderen Partien der Brust, des Abdomens und am Halse.

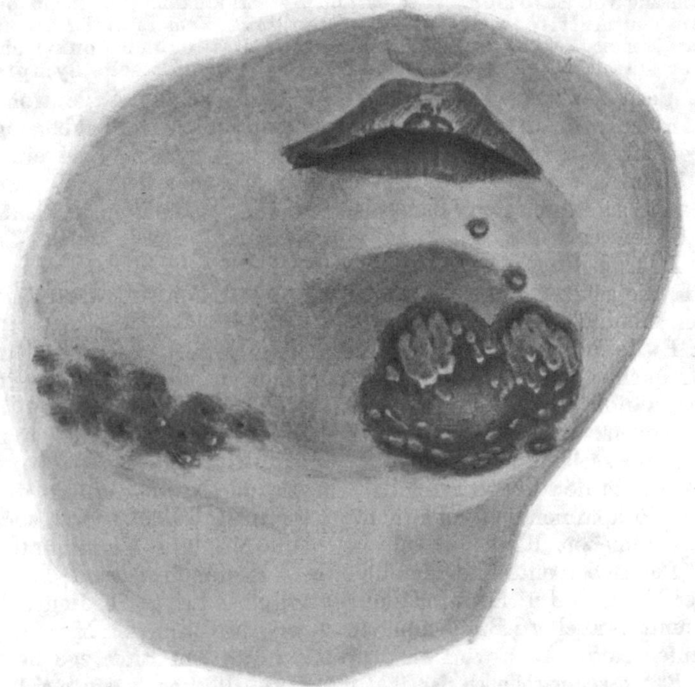

Abb. 257. Ausgebreiteter Herpes an Kinn und Wange bei Genickstarre.

Ob die Meningokokken häufig oder gar regelmäßig ins *Blut* übergehen, läßt sich nicht mit Sicherheit sagen. Sie sind zwar schon mehrfach im kreisenden Blute nachgewiesen worden, aber der Nachweis gelingt keineswegs regelmäßig. Hat man die Auffassung von der hämatogenen Entstehung der Genick-

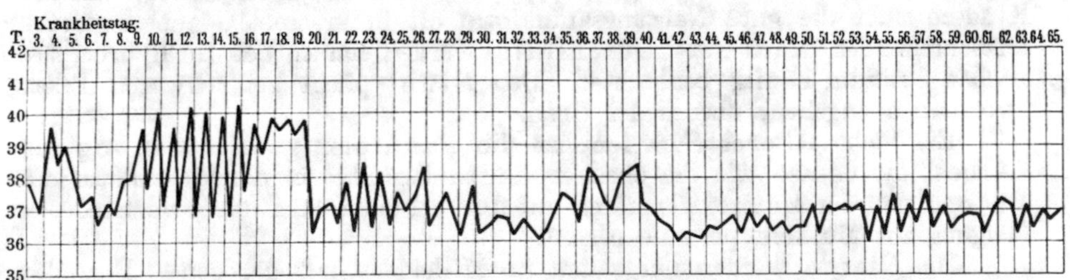

Abb. 258. Hermann E., 11 Jahre alt. Meningitis cerebrospinalis epidemica. Protrahierter Fall mit Ausgang in Heilung nach 65 Tagen.

starre, so muß man also annehmen, daß die Kokken bei ihrem Transport von den Schleimhäuten der oberen Luftwege nach dem Gehirn nur sehr kurze Zeit im Blute verweilen. Vermutlich werden sie ihrer geringen Resistenz wegen in den meisten Fällen schnell abgetötet.

Einen Hinweis auf die hämatogene Entstehung der Meningitis haben wir auch in den seltenen Fällen, wo den meningitischen Symptomen ein spezifisches Krankheitsbild vorangeht, bei dem Meningokokken im Blute nachgewiesen werden. In einem Fall von Martini und Rohde erkrankte ein Soldat unter hohem Fieber an einem über den ganzen Körper verbreiteten petechialen Exanthem. Im Blut konnten Meningokokken nachgewiesen werden. Nackenstarre trat erst 2 Tage später auf. Noch auffälliger war die Beobachtung von Salomon. Hier begann die Erkrankung mit einem petechialen Exanthem und multiplen Gelenkschwellungen. Vom Ende der ersten Woche bis zur 4. waren Meningokokken im Blute nachweisbar. Erst nach 2 monatlicher Krankheitsdauer traten Nackenstarre und andere meningitische Symptome auf.

Auf dem Blutwege entstehen in einem Teile der Fälle wohl auch die multiplen Gelenkschwellungen am Handgelenk, am Ellenbogengelenk und am Kniegelenk, die zuweilen zur Beobachtung kommen. Bei einem unserer Kranken konnten wir in dem dicken eitrigen Exsudat des prall geschwollenen und äußerst schmerzhaften Kniegelenkes Meningokokken nachweisen. In anderen Fällen sind die Gelenkschwellungen nur durch seröse Ergüsse auf toxischer Basis bedingt.

Auch die seltener vorkommende Endocarditis wird durch die im Blute kreisenden Meningokokken verursacht.

Der Puls ist im Verlaufe der Genickstarre fast stets beschleunigt, doch ist die Frequenz ganz auffälligen Schwankungen unterworfen. Pulsverlangsamung wird nur selten beobachtet. Die Atmung ist für gewöhnlich von mäßiger Frequenz und regelmäßig, bei schwereren Fällen nimmt sie z. B. einen Cheyne-Stokesschen Typus an. Bronchitiden und Bronchopneumonien sind bei den schweren Fällen häufig und verschlechtern die Prognose sehr. Ihr Vorkommen ist erklärlich, wenn man bedenkt, wie leicht die oft schwer benommenen Kranken sich verschlucken und Mundinhalt aspirieren können. Die dabei entstehenden lobulären Pneumonien sind dann natürlich sekundärer Natur und nicht durch den spezifischen Erreger bedingt. In seltenen Fällen kommt es auch zu Bronchopneumonien, die durch den Meningokokkus hervorgerufen sind. Hier wird die Infektion auf dem Blutwege herbeigeführt.

Das Blut zeigt gewöhnlich das Bild der Hyperleukocytose; meist zählten wir über 10000, bei einigen Fällen über 20000 Leukocyten. Vorherrschend sind die polynukleären Leukocyten, die eosinophilen Zellen sind meist vermindert, können sogar vollständig fehlen. Besserungen im Krankheitsbilde gehen mit Ansteigen der eosinophilen Zellen einher.

Der Digestionsapparat zeigt, abgesehen von dem oben erwähnten Erbrechen, meist nur wenig Besonderes. Appetitlosigkeit kommt ausnahmsweise vor, ist aber nicht die Regel. Kinder unter einem Jahre haben sogar meist einen auffallend guten Appetit, und bei den hydrocephalischen Kindern steht die gute Nahrungsaufnahme oft in krassem Gegensatz zu der fortschreitenden Kachexie. Durchfälle werden namentlich im hydrocephalischen Stadium häufig beobachtet. Der Stuhl pflegt bei schweren Fällen spontan abzugehen, ebenso der Urin.

Ein nicht seltenes Symptom ist die kahnförmige Einziehung des Leibes, die ebenso wie die oben erwähnte Rigidität in der Muskulatur des Rückens und der Unterextremitäten auf der bei der Genickstarre vorhandenen Neigung zur Muskelhypertonie beruht.

Die Nieren werden nur selten in Mitleidenschaft gezogen. Bisweilen sieht man leichte Albuminurien. Schwerere Nephritiden sind selten.

Die Milz ist in der Regel nicht geschwollen.

Das Fieber zeigt keinen für alle Fälle gültigen Typus. Vor allem ist wichtig, darauf hinzuweisen, daß das Verhalten der Temperatur keineswegs einen Schluß auf die Schwere der Erscheinungen gestattet. Es kommen natürlich Fälle vor, die unter hohem Fieber nach wenigen Tagen tödlich enden; aber nicht durchgängig haben die schwersten Fälle stets hohe Temperaturen. Wir sahen z. B. einen Fall, der nach 26 stündiger Krankheitsdauer zugrunde ging und dessen höchste Temperatur 37,6° betrug. Gerade für die schweren, protahiert verlaufenden Fälle, bei denen sich ein Hydrocephalus entwickelt, ist es charakteristisch, daß sie nach einer anfänglichen Fieberperiode schließlich wochen- und monatelang bis zu ihrem Tode fieberfrei bleiben, wenn sich nicht noch sekundäre Komplikationen unter Bronchitis oder Bronchopneumonie hinzugesellen.

Am häufigsten zeigen die akuten und subakuten Formen ein unregelmäßig remittierendes Fieber zwischen 38° und 39,5°; der Abfall erfolgt meist lytisch, aber in unregelmäßigen Schwankungen.

Bisweilen hat das Fieber, namentlich bei protrahiert verlaufenden Fällen, einen intermittierenden Charakter. (Vgl. Abb. 258.)

Als eine besondere Eigentümlichkeit der Genickstarre gilt die Beobachtung, daß die Temperatur nicht selten kurz vor dem Tode, selbst bei vorher geringem Fieber, eine exzessive Steigerung bis zu hyperpyretischen Graden erfährt; aber auch ein agonales Absinken bis zu 35,9° konnten wir in einem Falle beobachten.

Verlauf. Die epidemische Genickstarre zeigt eine Reihe von Verlaufsformen, die voneinander sehr erheblich differieren. Will man eine Vorstellung von dem Wesen der Krankheit gewinnen, so müssen daher verschiedene Typen unterschieden werden, die ich hier nach den Erfahrungen der letzten oberschlesischen Epidemie (Altmann, Göppert, Curtius u. a.), sowie nach eigenen Beobachtungen kurz skizzieren will.

Man unterscheidet am besten drei Gruppen: Einmal die akut verlaufenden Fälle, zweitens die Fälle mit protrahiertem Verlauf und schließlich die Genickstarre im Säuglingsalter, die wegen besonderer Eigentümlichkeiten für sich besprochen werden muß. Zu der ersten Gruppe gehören die unter stürmischen Erscheinungen foudroyant zum Tode führenden Fälle (Meningitis siderans) und ferner diejenigen Formen, die im Verlaufe von 5—6 Tagen teils mit letalem, teils mit glücklichem Ausgange ablaufen.

Das Schema der Verlaufsformen der Meningitis ist also kurz folgendes:

I. Gruppe: Die akut verlaufenden Fälle.
   1. Meningitis siderans,
   2. Die in 4—6 Tagen ablaufenden Fälle.

II. Gruppe: Protrahierte Fälle.
   1. Mit fortbestehender Eiterung und meist intermittierendem Verlauf.
   2. Mit Ausbildung eines Hydrocephalus internus.

III. Gruppe: Meningitis im Säuglingsalter.

I. Gruppe: Die akut verlaufenden Fälle. Die foudroyant verlaufende Form der Genickstarre, die Meningitis siderans, hat etwa folgenden Ablauf:

Aus völliger Gesundheit heraus plötzlich mit Kopfschmerzen, Erbrechen und Schüttelfrost erkrankt, verlieren die Patienten meist schon nach wenigen Stunden das Bewußtsein, fiebern hoch und werfen sich unruhig hin und her. Nackensteifigkeit ist dabei mitunter bereits vorhanden, fehlt aber auch häufig. Charakteristisch ist die allgemeine Hauthyperästhesie, besonders an den unteren Extremitäten. Der Puls ist klein und sehr frequent; das Verhalten des Fiebers ist verschieden. Bald herrschen hohe Temperaturen bis zu 39°, bald besteht nur sehr geringes Fieber. Die Zunge ist trocken und belegt, die Rachenschleimhaut gerötet. Unter zunehmender Benommenheit und Delirien gehen die

Kranken in wenigen Stunden an Herzschwäche zugrunde. Fehlt die Nackenstarre, so ist in solchen Fällen die Diagnose oft schwer; die Untersuchung der Lumbalflüssigkeit bringt erst die sichere Entscheidung.

Die häufigste Verlaufsform ist diejenige, die nach 4—6 Tagen zur Entscheidung führt, d. h. entweder tödlich endet oder in Genesung ausgeht.

Die Krankheit setzt mit Kopfschmerzen, Erbrechen und Fieber ein. Nackensteifigkeit bildet sich in der Regel erst am zweiten Tage aus. Zunächst bestehen nur geringe Schmerzen beim Versuch, den Kopf zu heben. Betasten des Kopfes, Druck auf die Dornfortsätze der Halswirbelsäule ist schmerzhaft. Eine allgemeine Hauthyperästhesie stellt sich ein; jede Berührung und Bewegung ruft Schmerzempfindungen hervor. Bei der Lumbalpunktion entleert sich entweder unter hohem Druck eine trübe Flüssigkeit oder es tropft langsam dicker, rahmiger Eiter ab. Allmählich trübt sich das Bewußtsein; die Kranken werden unruhig, wollen aus dem Bett und delirieren. Der Kopf wird nun immer mehr nach hinten gezogen, während sich die Wirbelsäule opisthotonisch krümmt. Der Versuch, das Kinn der Brust zu nähern, macht die heftigsten Schmerzen, Seitwärtsbewegungen bleiben oft lange ungestört. Die Lippen sind trocken, die Zunge ist schmierig belegt; die Pupillen reagieren träge und sind oft ungleich. Häufig tritt an einem oder an beiden Augen Schielen auf. Am Kinn, an der Wange oder an den Lippen zeigen sich Herpesbläschen. Das Verhalten der Sehnenreflexe ist verschieden, bald normal, bald herabgesetzt, selten gesteigert. Der Urin und Stuhl gehen spontan ab.

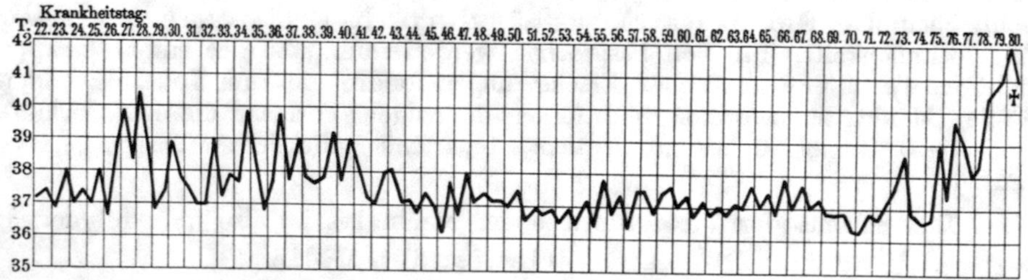

Abb. 259. Georg Qui., 11 Monate alt. Meningitis cerebrospinalis. 3 Wochen vor der Aufnahme an Fieber, Erbrechen, Nackensteifigkeit erkrankt. Bei der Aufnahme hochgradiger Opisthotonus, Kniee stark an den Leib gezogen. Lumbalflüssigkeit unter stark erhöhtem Druck. Im Sediment massenhafte Leukocyten mit intracellulären Meningokokken. Entwicklung eines Hydrocephalus. Tod an Bronchopneumonie.

Unter den Erscheinungen der Herzschwäche erfolgt der Tod in 4—6 Tagen, bisweilen unter Krämpfen in Form klonischer Zuckungen, die bald auf eine Seite beschränkt sind, bald über den ganzen Körper sich ausdehnen.

Die in Genesung ausgehenden akuten Fälle erkranken zunächst unter denselben schweren Erscheinungen: Bewußtlosigkeit, Delirien, Nackenstarre, Kernigsches Symptom, Hyperästhesie und hohes Fieber stehen im Vordergrunde. Nach 2 oder 3 Tagen wird der Patient wieder klarer, er klagt über Kopfschmerzen. Oft macht sich jetzt schon eine Störung des Gehörvermögens geltend. Nach 4—6 Tagen sinkt die Temperatur kritisch oder lytisch zur Norm ab, die Nackensteifigkeit wird besser, die Kopfschmerzen schwinden und der Kranke tritt in die Rekonvaleszenz ein. Einen solchen schnellen, günstigen Ablauf der Erscheinungen habe ich namentlich bei der Behandlung schwerer Fälle mit Meningokokkenserum gesehen. Einige Beispiele dafür sind bei der Besprechung der Serumtherapie wiedergegeben.

II. Gruppe: Protrahierte Fälle. Bei den protrahierten subakuten Fällen sind zwei Kategorien zu unterscheiden: einmal die Fälle, bei denen der eitrige Prozeß an den Meningen über lange Zeit fortbesteht oder weiterschreitet und zweitens die Fälle mit Ausbildung von Hydrocephalus internus.

Die protrahierten Fälle mit fortbestehender Eiterung an den Hüllen von Gehirn und Rückenmark zeigen zunächst alle jene schweren Symptome wie die oben beschriebenen akuten Formen: sehr ausgeprägte Nackenstarre, Opisthotonus, Kernigsches Symptom, Benommenheit und Delirien sind auch hier in den ersten Tagen vorhanden. Dann hellt sich das Bewußtsein häufig auf, die Kranken werden wieder klarer und nehmen Anteil an der Umgebung. Das anfangs hohe Fieber sinkt ab, ohne freilich bis zur No m heruntezugehen, der Kranke scheint auf dem Wege der Besserung. Nur der Puls bleibt auffallend frequent und labil; ohne erkennbare Ursache finden große Schwankungen der Pulsfrequenz statt, so daß man einmal 100 und einige Stunden später 120—140 Pulse zählen kann, ohne daß die Temperaturbewegungen diesem Verhalten entsprechen. Dann aber kommen wieder Verschlechterungen, höheres Fieber und sehr frequenter Puls, starke Kopfschmerzen und Bewußtseinstrübungen stellen sich ein. Die Pupillen reagieren träge und sind auffallend weit, Schielen auf einem oder auf beiden Augen macht sich oft bemerkbar. Der Kranke wird unreinlich, läßt Stuhl und Urin unter sich gehen. Dann kann wieder eine leichte Besserung mit absinkendem Fieber eintreten, und so halten die Schwankungen des objektiven Befindens und des Fiebers lange Zeit an, bis es nach 4—6 Wochen entweder zum tödlichen Ende oder zur endgültigen Entfieberung und zur Heilung kommt. Eine hochgradige Abmagerung ist auch bei solchen Fällen an der Tagesordnung. Dem ungünstigen Ausgange gehen häufig Konvulsionen voraus; in anderen Fällen führt Herzschwäche oder eine sekundäre Bronchopneumonie das Ende herbei.

Der häufigste Ausgang der protrahierten Fälle ist die Entwicklung eines **Hydrocephalus internus.** Nachdem in den ersten 3 bis 4 Wochen der Erkrankung dieselben Erscheinungen wie bei der eben beschriebenen Form vorhanden waren, entwickelt sich bei dieser Kategorie von Kranken ein sehr charakteristisches Bild, dessen wesentlichste Symptome Fieberlosigkeit, hochgradige Abmagerung, Flexionskontrakturen an den unteren Extremitäten und periodenweise auftretendes Erbrechen sind. Die Fieberlosigkeit ist die Regel bei diesen Fällen des hydrocephalischen Stadiums. Oft entwickelt sich gegen das Ende hin eine Bronchopneumonie, so daß an Stelle der bisherigen Fieberfreiheit hohe Temperaturen treten. Auch Ausnahmen, bei denen das Fieber nie ganz verschwindet, sondern leicht remittierende Temperatur-Bewegungen zwischen 37^0 und 38^0 fortbestehen, kommen zur Beobachtung.

Das Sensorium verhält sich bei den hydrocephalischen Fällen verschieden. Fast stets ist es mehr oder weniger getrübt; nur ganz wenige Kranke machen einen klaren Eindruck und nehmen Anteil an der Umgebung. In den allermeisten Fällen liegen die Patienten teilnahmslos da mit ausdruckslosem Gesicht und reagieren nur auf laute Anrufe mit „ja“ oder „nein“, ohne sich auf die Beantwortung weiterer Fragen einzulassen. Nur bei passiven Bewegungen des Kopfes oder der Extremitäten geben sie Schmerzäußerungen von sich. Viele sind benommen, namentlich gegen das Ende hin. Delirien kommen auch in diesem Stadium vor, sind aber seltener als im Beginn der Krankheit.

Bei der Lumbalpunktion findet man bei solchen Kranken meist einen erhöhten Druck und klare Spinalflüssigkeit, in der beim Mikroskopieren nur ganz vereinzelte polynukleäre Leukocyten und in der Regel gar keine Meningokokken mehr nachgewiesen werden können. Erst die Kultur ergibt in einzelnen Fällen noch ein positives Resultat.

Die merkwürdigste Erscheinung bei den Kranken mit Hydrocephalus ist die schnell fortschreitende Abmagerung. Wer einmal einen Krankensaal mit 30—40 Genickstarrefällen gesehen hat, von denen der größte Teil die Erscheinungen des hydrocephalischen Stadiums bot, dem wird das entsetzliche Bild unvergeßlich bleiben. Bis zum Skelett abgemagert, so daß die Rippen stark hervortreten, mit welker, trockener, abschilfernder Haut, die sich in Falten aufheben läßt, liegen die Kinder auf dem Rücken oder auf der Seite mit nach hinten gezogenem Kopf und lordotisch gekrümmtem Rücken und stark im Hüft- und Kniegelenk flektierten Beinen. Die Flexionskontraktur im Kniegelenk erreicht dabei oft die höchsten Grade, so daß eine passive Streckung der Beine unmöglich ist, und der Versuch dazu selbst be-

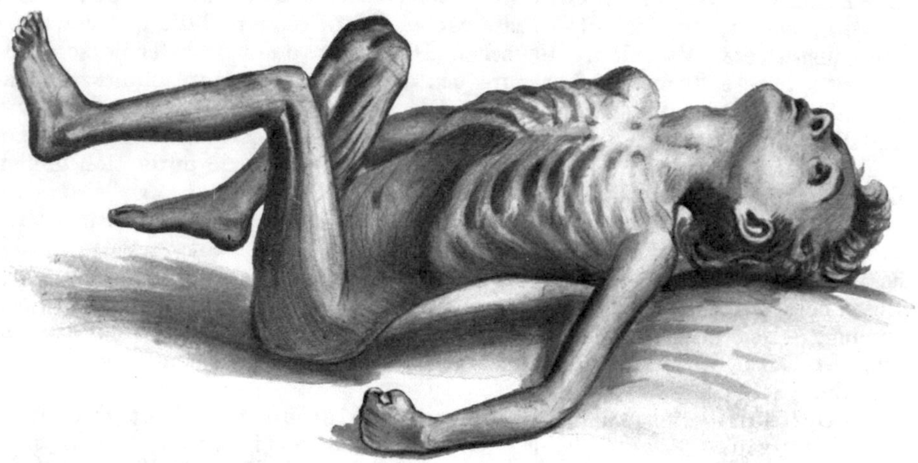

Abb. 260. Genickstarrekind im Stadium hydrocephalicum. Extreme Abmagerung, Flexionskontrakturen, Nackenstarre, Opistotonus.

nommenen Kindern ein Stöhnen entlockt. Die Hyperästhesie ist oft weniger ausgesprochen als die Hyperalgesie bei passiven Bewegungen. Sehnenreflexe sind in diesem Stadium in der Regel nicht auszulösen. Die Arme werden meist gestreckt gehalten, der Leib ist kahnförmig eingesunken, die Augen sind weit geöffnet und blicken starr vor sich hin, die Pupillen reagieren träge und sind oft von abnormer Weite; auffällig ist der seltene Lidschlag. Ertaubungen treten im hydrocephalischen Stadium in der Regel nicht auf; wo sie vorhanden sind, stammen sie schon aus der ersten Krankheitswoche.

Im krassen Gegensatz zu der progredienten Abmagerung steht der gute Appetit der Kranken, die meist die verabreichten Speisen gierig zu nehmen pflegen. Man könnte daran denken, daß die schubweise auftretenden Anfälle häufigen Erbrechens, an denen die Kranken leiden, zu der Abmagerung beitragen, denn oft geben die Kinder tagelang alles wieder von sich, was sie aufgenommen haben. Charakteristisch ist aber, daß solche Perioden des Erbrechens bald wieder abwechseln mit besseren Zeiten, wo die Kranken alle Nahrung bei sich behalten, und trotzdem schreitet die Gewichtsabnahme unaufhaltsam fort. Hier müssen trophische Störungen, die durch den Hydrocephalus bedingt sind, im Spiele sein. Die Kranken sind stets unreinlich und lassen Stuhl und Urin unter sich gehen, so daß die Gefahr des Dekubitus droht, wenn nicht sorgsame Pflege sie bewacht. In vielen Fällen treten gegen das Ende hin tonisch-klonische Krämpfe in Armen und Beinen auf, die sich häufig wiederholen können. Herzschwäche oder sekundäre Komplikationen führen den Tod herbei. In seltenen Fällen kommt ein solcher Fall nach monatelangem Siechtum doch noch zur Heilung.

III. Gruppe: Die Genickstarre im Säuglingsalter. Im Säuglingsalter nimmt die Genickstarre oft einen von den beschriebenen Fällen abweichenden Verlauf, so daß eine gesonderte Besprechung wünschenswert erscheint. Genauere Beobachtungen über diese Erscheinungen verdanken wir besonders Göppert.

Zunächst ist darauf hinzuweisen, daß die Nackenstarre und das Kernigsche Symptom häufig fehlen. Die Kinder erkranken plötzlich unter Fieber und Unruhe. Ein wichtiges Symptom ist die Auftreibung der Fontanelle, die in vielen, nicht in allen Fällen vorhanden ist. Oft tritt sogar eine Ausdehnung des ganzen Kopfes auf, die Nähte klaffen weit infolge der Lockerung ihres Zwischengewebes durch entzündliche Hyperämie (Göppert). Sehr charakteristisch ist die Hyperalgesie bei passiven Bewegungen, die sich besonders deutlich an den unteren Extremitäten zeigt, so daß die Kinder namentlich beim Trockenlegen jämmerlich schreien. Das Bewußtsein verhält sich verschieden. In manchen Fällen erlischt es schon im Beginn der Krankheit oder am Ende der ersten Woche, und die Kinder gehen schnell zugrunde. In anderen Fällen machen die Säuglinge einen relativ munteren Eindruck, blicken mit lebhaften Augen um sich und trinken gut, nur das Fieber und die Hyperalgesie der Beine weisen auf die Krankheit hin. Oft treten tonischklonische Krämpfe hinzu.

Curtius beschreibt folgende Art von Krämpfen, die er besonders häufig bei Säuglingen sah: die Hände werden flektiert, die Finger zur Faust geballt, die Arme gestreckt, manchmal überstreckt, der Kopf nach hinten geschlagen, die Wirbelsäule nach vorn ausgebogen, die Beine meist gestreckt, immer in Spitzfußstellung. Speichel tritt schaumig aus dem Munde. Unter starkem Schweißausbruch erfolgt die Respiration stoßweise, sehr beschleunigt (60—80 Atemzüge), dabei besteht eine starke Inkoordination der Bulbi.

Gehen die Kinder nicht im Laufe der ersten oder der zweiten Woche zugrunde, so entwickelt sich meist ein Hydrocephalus, der dann die oben beschriebenen Symptome, Abmagerung, Erbrechen usw. mit sich bringt.

Die Prognose ist in allen Fällen bei Säuglingen äußerst ungünstig. Nur selten kommt ein Kind des ersten Lebensjahres zur Genesung, bei dem durch Lumbalpunktion Meningokokken nachgewiesen werden können.

Pathologische Anatomie. Die anatomischen Veränderungen, die der Einwirkung der Meningokokken zuzuschreiben sind, bestehen bei den akuten Fällen in einer eitrigen Entzündung der Pia und der Arachnoidea von Gehirn und Rückenmark. In den protrahiert verlaufenden Fällen entwickelt sich häufig ein hochgradiger Hydrocephalus internus.

Wir betrachten zunächst den Befund bei denjenigen Fällen, die etwa nach fünftägiger Krankheit zugrunde gehen. Die Hauptveränderungen sind meist an der Basis lokalisiert. Die Pia ist blutreich und getrübt. Trüb seröses oder eitriges Exsudat, das häufig mit Blut vermischt ist, liegt in den Subarachnoidealräumen. Eine sulzig eitrige Infiltration der weichen Hirnhäute findet man in der Gegend des Chiasma und der Sella turcica. Auch die Gegend der Brücke und des Oberwurms vom Kleingehirn zeigt oft dieselben Veränderungen. Von der Basis aus ziehen in vielen Fällen gelbe Eiterstreifen, die Furchen überbrückend, zur vorderen Hälfte der Konvexität. Die Sylvische Furche bleibt meist frei (im Gegensatz zur tuberkulösen Meningitis). Auf der Konvexität sind die Veränderungen sehr verschieden ausgesprochen. Meist sieht man eine diffuse Trübung der weichen Hirnhäute in ihren vorderen Partien; in anderen Fällen sind die Gefäße fast sämtlich von den genannten gelben Eiterstreifen flankiert. Oft breitet sich der Eiter auch über größere Flächen aus und bedeckt in einer mehrere Millimeter dicken Schicht kleinere oder größere Partien des Stirnhirns. In den schwersten Fällen sind die vorderen zwei Drittel der Konvexität wie mit einer dichten grünlichgelben Eiterhaube bedeckt. Auffällig ist, daß der Okzipitallappen meist frei ist. (Vergl. Abb. 262.)

Die Ventrikeln enthalten trübe oder eitrige Flüssigkeit mit blutigen Beimengungen, oft aber sind sie auch leer.

Westenhöfer stellt sich auf Grund seiner Untersuchungen bei der oberschlesischen Epidemie den Gang des Prozesses in der Weise vor, daß die Meningokokken sich zunächst an der Rachenmandel einnisten, die er regelmäßig hypertrophisch fand. Von hier aus

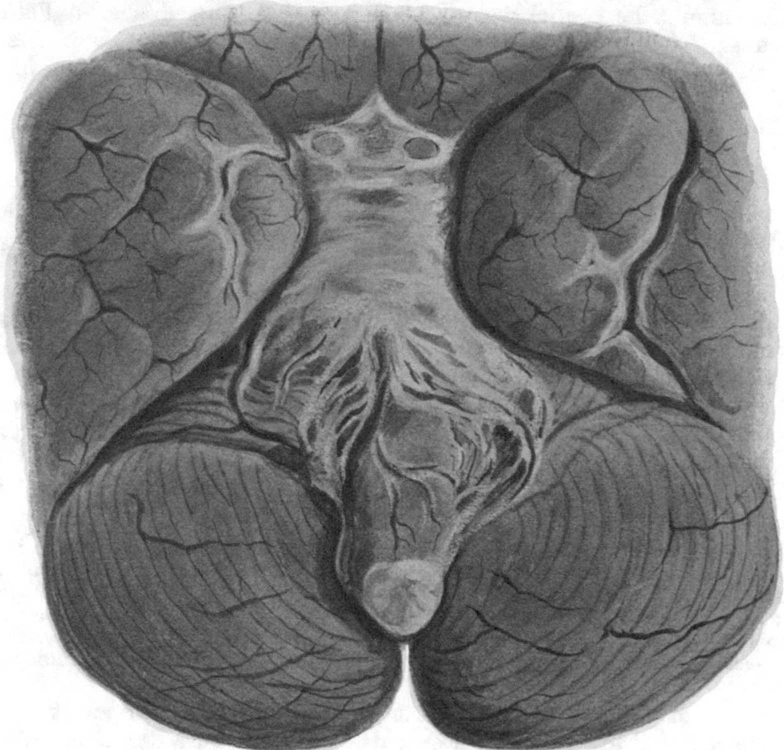

Abb. 261. Epidemische Genickstarre. Basilarmeningitis. Besonders befallen die Gegend des Chiasma.

werden die mit dem Nasen-Rachenraum und den hintersten Abschnitten der Nase in Verbindung stehenden Höhlen infiziert, und zwar das Ohr und die Keilbeinhöhle, in denen man fast regelmäßig die Zeichen einer eitrigen Entzündung vorfindet, und von da aus erkrankt das lockere Gewebe des Türkensattels und des Chiasma.

Im Gegensatz zu dieser Anschauung betont aber Göppert, daß der entzündliche Prozeß schon in den frischesten Fällen ganz launisch und verschiedenartig über das Gehirn verbreitet ist, und daß bei seinen Beobachtungen keineswegs das Chiasma die Prädilektionsstelle des ersten Eiters war. Auf der Konvexität befalle die Krankheit meist am frühesten den Bezirk der Arteria cerebri anterior und media. Die von Westenhöfer beschriebene Nasen-Rachenraum-Erkrankung, die er in $^2/_3$ der Fälle beobachtete, sei nicht obligatorisch und fehle besonders in den foudroyanten Fällen. Man könne sie also sicher nicht als einzige Eintrittspforte der Krankheit betrachten.

Ich möchte mich auf Grund eigener Befunde an 30 Sektionen dem Göppertschen Standpunkte anschließen. Ich halte es nicht für ausgeschlossen, daß sich in einer Reihe von Fällen der Infektionsmodus in der von Westenhöfer angegebenen Weise abspielt, also vom Nasen-Rachenraum her erfolgt, glaube aber, daß in der Mehrzahl der Fälle die Infektion auf dem Blutwege vom Rachen her oder, ganz allgemein gesprochen, von den oberen Luftwegen aus stattfindet. Dafür würde auch die Tatsache sprechen, daß es gar nicht selten gelingt, Meningokokken im Blute von Genickstarrekranken nachzuweisen.

In den foudroyant zugrunde gegangenen Fällen findet man gar keine makroskopisch nachweisbaren Veränderungen.

Am Rückenmark ist die eitrige Entzündung in der Regel an der Hinterfläche stärker ausgebildet als an der Vorderfläche. Besonders reichlich ist meist das Lendenmark mit Eiter bedeckt, dann folgt das Brustmark, während das Halsmark gewöhnlich frei bleibt (Abb. 263). Die Veränderungen in der Gehirn- und Rückenmarkssubstanz selbst, die sich makroskopisch meist auf Hyperamie zu beschränken scheinen, charakterisieren sich mikroskopisch durch das Auftreten zahlreicher Lymphocytenansammlungen in der Umgebung der Gefäße und kleinster encephalitischer Herde.

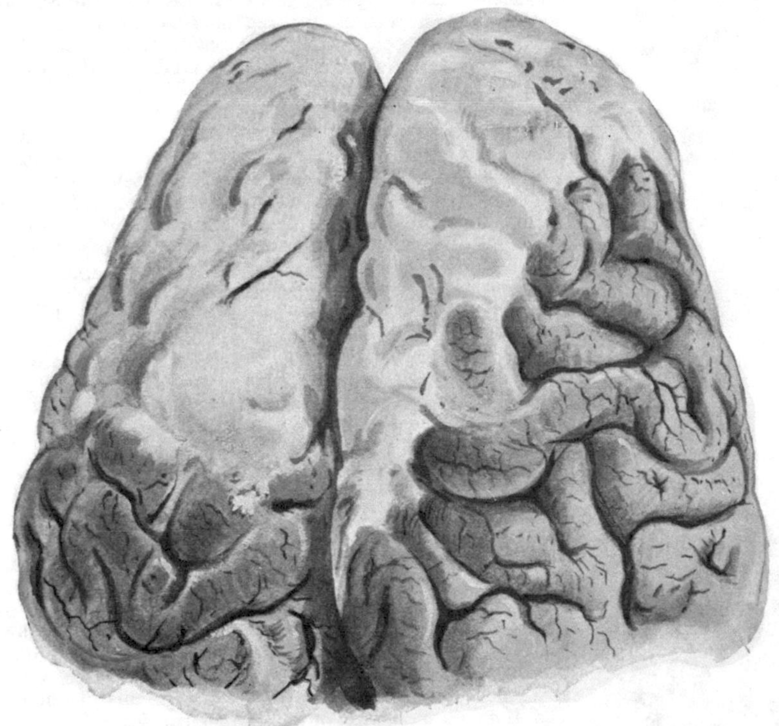

Abb. 262. Konvexitäts-Meningitis. „Eiterhaube".

Bei den Fällen, die nach wochen- und monatelangem Siechtum zugrunde gegangen sind, findet sich fast stets ein Hydrocephalus internus. Die Ventrikel sind enorm erweitert, die Gehirnwindungen abgeplattet und verstrichen. Abb. 264 gibt ein gutes Bild dieser hochgradigen Veränderungen.

Die Erscheinungen der Eiterung sind dabei oft ganz verschwunden; nur geringe Residuen davon, wie Trübungen und Verdickungen der Hirnhaut und Verwachsungen mit der Dura, sind noch zu sehen. An der Basis, namentlich um das Chiasma herum, findet sich ein zähes fibrinöses Gewebe. In manchen Fällen sieht man als Rest der Eiterstreifen, durch welche die Gefäße flankiert wurden, rostbraune streifenförmige Pigmentierungen längs der Gefäße, die durch Blutfarbstoff bedingt sind und als Rest des den eitrigen Exsudaten beigemengten Blutes aufzufassen sind. In anderen Fällen aber findet man neben einem stark ausgebildeten Hydrocephalus noch kleinere oder größere Mengen Eiters in den Subarachnoidalräumen. Die Ventrikel sind mit großen Mengen klarer Flüssigkeit gefüllt. Nur am Boden des Hinterhornes finden sich mitunter noch einige Eiterflocken. Sehr bemerkenswert ist die Tatsache, daß wir auch bei völlig klarer Ventrikelflüssigkeit meist noch Meningokokken darin nachweisen können, ein Zeichen dafür, daß der infektiöse Prozeß noch fortbesteht und die starke Sekretion seröser Flüssigkeit damit in Zusammenhang stehen kann.

Unsere Vorstellungen über die Ursache der Entstehung des Hydrocephalus im Anschluß an die Meningitis cerebrospinalis hat Göppert in dankenswerter Weise bereichert. Am naheliegendsten war ja der Gedanke, daß durch einen Verschluß der Ventrikelauslässe bei fortbestehender lebhafter Sekretion von seröser Flüssigkeit, ein Überdruck in den Ventrikeln auftritt und daß es so zur Erweiterung derselben kommt. Göppert spritzte leicht gefärbte Gelatine in die Seitenventrikel ein und studierte dann die Verteilung derselben. Dabei zeigte sich, daß nur in einem kleinen Teil der Fälle sämtliche Ventrikelausgänge verschlossen waren, und in einem anderen kleinen Teile das Foramen Magendii nicht mehr durchgängig war; bei den meisten Fällen aber bestanden keine organischen Hindernisse am Ausgange des vierten Ventrikels. Danach konnte man noch annehmen, daß vielleicht eine Steigerung des Gesamtdruckes der Spinalflüssigkeit im ganzen Ventrikuloarachnoidealsystem die Ursache des Hydrocephalus sei. Auch das erwies sich nicht als richtig, denn bei vergleichenden Versuchen fand sich, daß die Druckverhältnisse beim Hydrocephalus sehr wechselnde waren; daß sehr oft sogar verminderter Druck auch bei den Fällen ohne Verschluß der Ventrikelausgänge vorhanden war. Schließlich besteht noch die Möglichkeit, daß trotz offenen Foramen Magendii die Ausgänge des vierten Ventrikels durch eine Art Ventilverschluß verschlossen sind, indem die erweiterten Hemisphären des Kleingehirns von oben und seitlich gegen die Medulla drücken und so die Abflüsse versperren.

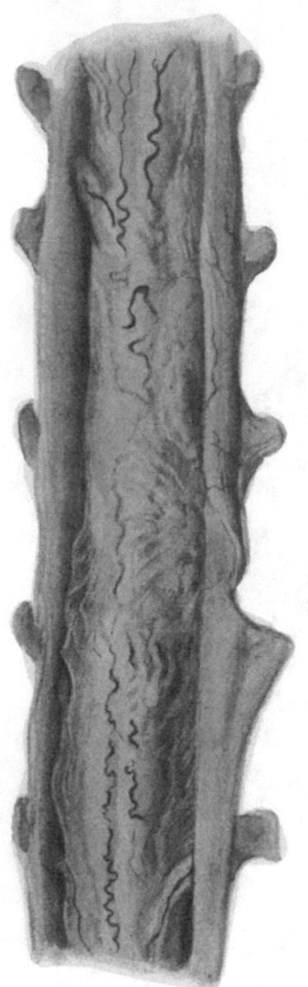

Abb. 263. Exsudat an den Rückenmarkshäuten bei Genickstarre.

Der wichtigste Faktor beim Zustandekommen des Hydrocephalus scheint jedoch der mangelnde Gewebsturgor zu sein, der eine Folge der Kachexie des Kranken ist. Danach wäre nach Göppert das Stadium hydrocephalicum in folgender Weise zu definieren: Fortbestehen der spezifischen Genickstarreinfektion mit gesteigerter Sekretion wesentlich seröser Flüssigkeit. Infolge der Kachexie geringer Gewebsturgor, der die Erweiterung der Hirnhöhle bei stärkerem wie bei geringerem Drucke erlaubt. Organische und mechanische Abschlüsse unterstützen nur das Eintreten und sind für die Entstehung des inneren Wasserkopfes nicht obligatorisch.

An den Rachenorganen ist nach Westenhöfer die hauptsächlichste Erkrankung die Schwellung und Rötung der Rachenmandel. Mehr oder weniger intensiv beteiligt sind: die hintere Pharynxwand, der Tubenwulst der Tuba Eustachii und die hinteren Abschnitte der Nasenschleimhaut; Rötung und Schwellung ist dabei in den protrahiert verlaufenden Fällen weniger ausgesprochen als in den akuten. Die Entzündung geht ohne Veränderung des Epithels einher und ohne Eiterbildung; sie besteht in starker Hyperämie und Ödem.

Die Gaumentonsillen sind in der Regel nicht beteiligt. In seltenen Fällen kann es durch Mischinfektion zu einer Angina necroticans kommen.

Fast stets findet sich eine eitrige Entzündung des Mittelohres; Labyrinthvereiterungen sind seltener.

Neben dem Ohr ist die Keilbeinhöhle am häufigsten im Zustande der eitrigen Entzündung. Diese Erkrankung findet sich natürlich nur bei Kranken, die über drei Jahre alt sind, weil die Keilbeinhöhle erst von diesem Lebensalter an richtig entwickelt ist.

Die Siebbeinzellen sind in der Regel nicht erkrankt; nur in einzelnen Fällen findet sich auch hier Rötung und Schwellung.

Ein häufiger Befund ist die akute entzündliche Schwellung der Nacken- und Halslymphdrüsen. Sehr gewöhnlich ist eine große lymphatische Thymusdrüse vorhanden und bei erwachsenen Genickstarreleichen wird oft eine Persistenz der Thymusdrüse beobachtet.

Die Lungen zeigen nicht selten bronchitische und bronchopneumonische Veränderungen.

Am Herzen werden häufig intramuskuläre Rundzellenanhäufungen im Myokard teils in zirkumskripter, teils in diffuser Anordnung gefunden, die in manchen Fällen den

Tod an Herzschwäche erklären. Am Endokard entwickelt sich in einzelnen Fällen eine Endocarditis verrucosa (Weichselbaum).

Am Darm findet man fast regelmäßig eine Schwellung der Peyerschen Plaques und der Follikel. Westenhöfer rechnet diesen Befund zu den Symptomen der lymphatischen Konstitution der Genickstarrekranken, die sich außerdem in den bereits genannten Erscheinungen, Hyperplasie des Nasen-Rachenringes, Persistenz der Thymus- und Halsdrüsenschwellungen bemerkbar macht.

Die Milz bietet nichts Abnormes. An den Nieren kommen trübe Schwellungen, Verfettung und Epithelnekrosen zur Beobachtung, meist aber sind die Veränderungen nur geringfügig.

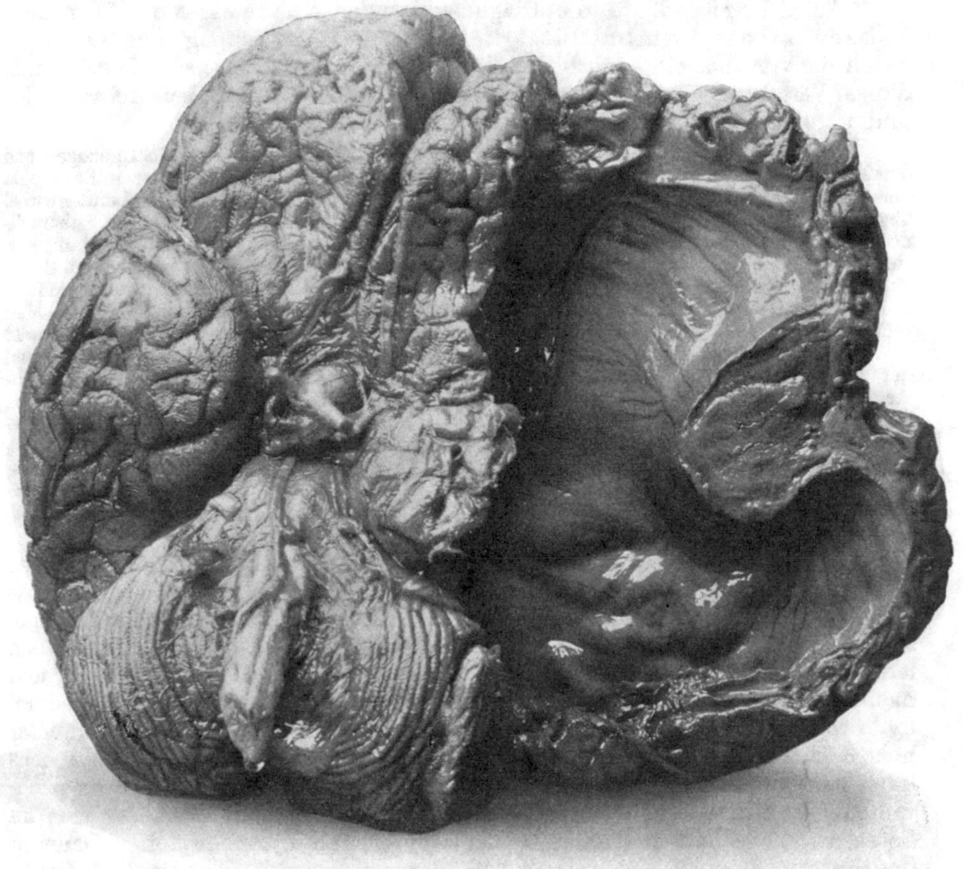

Abb. 264. Enorme Erweiterung der Ventrikelhöhlen bei Hydrocephalus internus.

Diagnose. Die Diagnose der Genickstarre bietet in den ausgesprochenen Fällen keine großen Schwierigkeiten, besonders dann nicht, wenn die Krankheit epidemisch auftritt. Es gibt aber eine große Anzahl von Formen, wo die sichere Erkennung des Leidens nicht leicht ist, namentlich dort, wo es sich um bewußtlose Kranke handelt, die ohne anamnestische Angaben zur Behandlung kommen. Auch in sporadischen Fällen ist die Diagnose der übertragbaren Genickstarre oft schwer, da die charakteristischen Symptome keineswegs immer deutlich ausgesprochen sind. Diagnostisch wichtig sind vor allem: der akute Beginn der Erkrankung, die Nackensteifigkeit, die Hyperästhesie und Hyperalgesie, die Kopf- und Rückenschmerzen, der Herpes, das Kernigsche Symptom, das Fieber und last not least der Nachweis von Meningokokken in der Lumbalflüssigkeit. Wenn mehrere von diesen charakteristischen Erscheinungen fehlen, namentlich wenn Nackenstarre und Kernigsches Symptom nicht vorhanden sind, dann ist die Verwechslung mit anderen akuten fieberhaften Erkrankungen, mit Influenza, Pneumonie oder Typhus nicht ganz ausgeschlossen. Ein wichtiger Fingerzeig ist oft die Feststellung der Hyperästhesie an den unteren Extremitäten, besonders die Schmerzempfindlichkeit bei passiven Bewegungen.

Ausschlaggebend für die Diagnose ist der Nachweis von Meningokokken in der Lumbalflüssigkeit, deren Untersuchung uns Quincke durch die von ihm eingeführte Lumbalpunktion ermöglicht hat. Die Technik dieses Verfahrens ist gewöhnlich leicht auszuführen; nur bei delirierenden und unruhigen Kranken kann man auf Schwierigkeiten stoßen.

Der Kranke liegt am besten auf der Seite, die Oberschenkel sind hochgezogen und der Rumpf ist nach vorn gekrümmt, so daß Knie und Kinn sich möglichst nähern. Da der Conus terminalis beim Erwachsenen in der Höhe des Bogens vom zweiten Lendenwirbel liegt, beim Kinde am dritten Lendenwirbel, so ist der beste Einstichsort, um den Subarachnoidealraum zu treffen, zwischen dem dritten und vierten Lendenwirbel gelegen. Man sucht sich diese Stelle am besten so, daß man die höchsten Punkte der Darmbeinkämme durch eine Linie verbindet; diese schneidet den vierten Lendenwirbeldorn. Also einen Dornfortsatz höher ist abzutasten und dann etwas seitwärts von der Mittellinie einzugehen. Man punktiert hier nach sorgfältiger Desinfektion mit Seife, Äther und Alkohol vermittelst einer 6—8 cm langen Hohlnadel, die durch einen eng anschließenden, vorn entsprechend der Nadelöffnung schräg abgeschliffenen Stahlmandrin ausgefüllt ist. Nach dem Durchstechen der harten Gewebsmassen fühlt man plötzlich etwa in der Tiefe von 5 cm den Widerstand nachlassen. Zieht man nun den Mandrin heraus, so tritt die Spinalflüssigkeit entweder tropfenweise oder bei höherem Drucke im Strahl hervor. Um die Druckhöhe zu messen, verbindet man die Punktionsnadel durch einen kleinen Gummischlauch mit einem Glassteigrohr und mißt mit dem Zentimetermaß die Wasserhöhe ab. Bei horizontaler Seitenlage beträgt der Druck bei einem Gesunden nach Krönig 100—150 mm Wasser. Übersteigt der Druck 150 mm, so gilt er als pathologisch erhöht.

Die Lumbalflüssigkeit ist in der Regel trübe und steht unter einem gesteigerten Druck. Der hohe Druck gehört aber nicht unbedingt zur Diagnose der Genickstarre. Es kommen auch oft normale Werte vor, selbst im Stadium hydrocephalicum, für das im allgemeinen der gesteigerte Druck charakteristisch ist. In manchen Fällen entleeren sich zuerst dicke Tropfen gelben Eiters, und nachher erst tropft langsam eine dünne, getrübte Flüssigkeit ab. Im Stadium hydrocephalicum findet sich meist ein wasserklares Exsudat, das sich oft unter hohem Druck, 200 mm und mehr, entleert. Trotz des wasserklaren Aussehens kann man durch Kulturversuche aber nicht selten Meningokokken darin nachweisen. Ist die Flüssigkeit getrübt, so bekommt man beim Zentrifugieren im Sediment massenhaft polynukleäre Leukocyten und Lymphocyten Daneben finden sich viele große einkernige Zellen, deren Kerne sich nicht so stark färben wie die Lymphocytenkerne. Sie übertreffen die Lymphocyten um das Zwei- bis Dreifache an Größe.

Im gefärbten Ausstrichpräparat finden sich dann die Meningokokken, zu zweien liegend oder in Tetradenform oder in kleinen Häufchen, teils innerhalb, teils außerhalb der Leukocyten. Das Gros der Kokken ist in der Regel intrazellulär gelegen. Bei spärlich vorhandenen Kokken hüte man sich vor der Verwechslung mit intrazellulären Zellgranulis.

Differentialdiagnostisch von großer Wichtigkeit ist es, daß die Kokken bei der Gramschen Methode sich stets entfärben. Kann man aus dieser Eigenschaft auch mit Wahrscheinlichkeit darauf rechnen, es mit Meningokokken zu tun zu haben, so ist es doch notwendig, sie noch genauer zu identifizieren. Das geschieht durch Aussaat der Lumbalflüssigkeit auf Aszitesagar, Blutagar oder Löfflerserum. Die gewachsenen Kolonien sind dann noch mit Hilfe eines hochwertigen Meningokokkenserums weiter zu prüfen. Wenn sie durch das agglutinierende Serum in hohen Verdünnungen agglutiniert werden, so sind es echte Meningokokken.

Findet man in der Lumbalflüssigkeit keine Meningokokken, so spricht das keineswegs gegen die Diagnose epidemische Genickstarre, denn in manchen Fällen sind die Erreger nur in sehr geringer Menge vorhanden. Mitunter bringt eine Wiederholung der Lumbalpunktion und der bakteriologischen Unter-

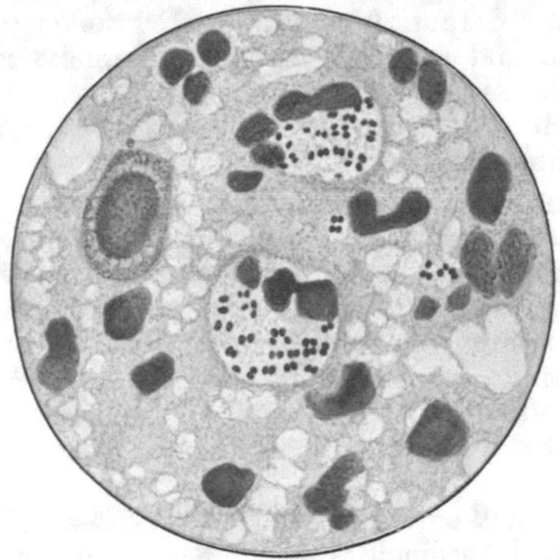

Abb. 265. Meningokokken (größtenteils intrazellulär) im Lumbalpunktat.

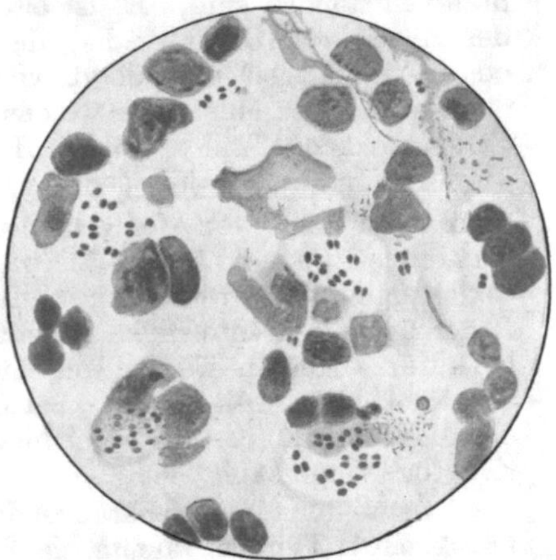

Abb. 266. Meningokokken im Lumbalpunktat größtenteils intrazellular.

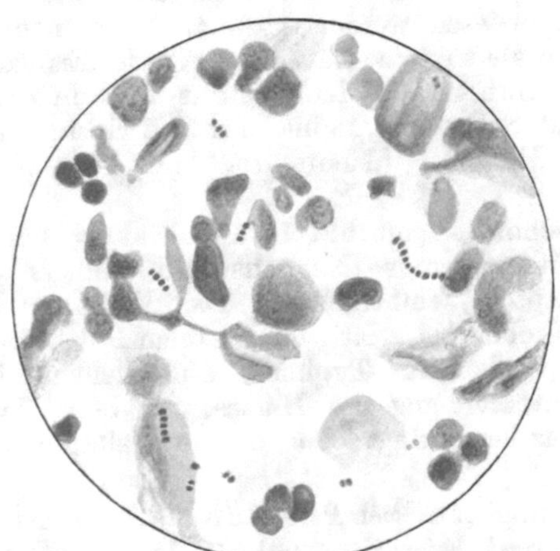

Abb. 267. Streptokokken im Lumbalpunktat bei Streptokokkenmeningitis.

suchung das positive Resultat. Auch ist darauf hinzuweisen, daß die Färbbarkeit der Meningokokken oft schon durch 24stündiges Stehen bei Zimmertemperatur leiden kann. Im Stadium hydrocephalicum gelingt es relativ selten, die Erreger in der Spinalflüssigkeit nachzuweisen. Auch ein negativer Ausfall der Kulturversuche spricht keineswegs gegen epidemische Genickstarre. Die Bezugnahme auf Meningitisfälle der Umgebung, mit denen ein Zusammenhang des vorliegenden Falles nachgewiesen werden kann, gestattet dann oft noch mit Wahrscheinlichkeit die richtige Diagnose. Sehr empfehlenswert ist es in den Fällen, wo die Lumbalpunktion nicht zum Ziele führt, auch eine bakteriologische Untersuchung des Rachenabstriches vorzunehmen, durch die in den meisten Fällen Meningokokken nachgewiesen werden können.

Differentialdiagnose gegenüber sekundärer Meningitis und Meningismus. Handelt es sich um deutliche meningitische Symptome, so kommen differentialdiagnostisch zunächst die sekundären Meningitiden in Betracht, die durch Fortleitung einer eitrigen Entzündung auf die Hirnhäute entstanden sind. Es ist also genau darauf zu achten, ob Erkrankungen des Mittelohres (Otitis media), der Nase und ihrer Nebenhöhlen, Kopferysipel oder Verletzungen und dergl. vorhanden sind, die ev. zum Ausgangspunkt einer sekundären Meningitis werden konnten. Als Erreger kommen in Betracht: Streptokokken, Staphylokokken, Pneumokokken und Influenzabazillen.

Das Lumbalpunktat solcher sekundären Meningitis unterscheidet sich cytologisch nicht von der echten Genickstarre. Man findet auch hier polynukleäre Leukocyten in überwiegender Menge, sowie Lymphocyten. Handelt es sich um eine Streptokokken-Meningitis, so sind die Kokken schon aus ihrer Lagerung in Kettenform im Ausstrichpräparat gut zu erkennen; Staphylokokken liegen in Haufen zusammen und färben sich im Gegensatz zu den Meningokokken nach Gram. Bei den Pneumokokken ist die Lanzettform des Diplokokkus, die Kapselbildung und die positive Gramfärbung charakteristisch. Vergl. Abb. 68.

In zweiter Linie ist daran zu denken, daß bei den verschiedenen Infektionskrankheiten: Typhus, Pneumonie, Scharlach meningitisähnliche Symptome vorkommen, die mit dem Ausdrucke Meningismus bezeichnet werden. Man findet dabei Nackenstarre, Kernigsches Symptom, Hyperästhesie und erhöhten Druck der Lumbalflüssigkeit, ohne daß Eiterzellen oder Infektionserreger darin nachgewiesen werden können. Die meningitischen Symptome sind in diesen Fällen als toxische Einwirkungen der Erreger der Grundkrankheit aufzufassen. Beim Scharlach-Meningismus wird in der Regel die typische Scharlachzunge und Scharlach-Angina auf die richtige Diagnose leiten. Den Ausschlag für die Diagnose „Meningitis" gibt der Nachweis der Meningokokken.

Schwieriger schon ist oft die Unterscheidung von schweren Typhusfällen, die mit Meningismus (Nackenstarre, völliger Bewußtlosigkeit und Kernigschem Symptom) einhergehen. Das Verhalten der Temperatur und des Pulses (hohes Fieber bei relativ langsamem Puls), die Milzschwellung, die Hypoleukocytose sprechen für Typhus. Entscheidend ist in der Regel die bakteriologische Untersuchung des Blutes, die beim Typhus den Nachweis der spezifischen Bazillen bringt oder der Ausfall der Widalschen Agglutinationsreaktion.

Auch der Meningismus bei Pneumonie kann zu Verwechslungen mit der Genickstarre führen. Er wird sowohl bei der croupösen Lungenentzündung, als auch besonders bei den Bronchopneumonien der Kinder, z. B. nach Masern oder Keuchhusten, zuweilen beobachtet. Ausschlaggebend für die Diagnose ist die Untersuchung der Lumbalflüssigkeit.

Außer diesen meningitisähnlichen Erscheinungen bei der Pneumonie kommt es im Verlaufe derselben bisweilen auch durch Verschleppung der spezifischen Keime auf dem Blutwege zu einer eitrigen Pneumokokkenmeningitis, die zur Verwechslung mit der epidemischen Genickstarre führen kann. Hier leitet der Lungenbefund und die beschleunigte Atmung auf die richtige diagnostische Fährte. Der Nachweis der Pneumokokken in der Lumbalflüssigkeit bringt dann die Entscheidung.

Am wichtigsten ist die Unterscheidung der epidemischen Genickstarre von der tuberkulösen Meningitis. Pathognomonisch ist dabei der Befund von Chorioideal-Tuberkeln bei der ophthalmoskopischen Untersuchung. Differentialdiagnostisch wichtig ist auch der Beginn der Krankheit. Während die tuberkulöse Meningitis ein Prodromalstadium von längerer Dauer besitzt, in welchem Kopfschmerzen, verdrießliche Stimmung, Apathie vorherrschen, pflegt die epidemische Meningitis plötzlich mit Erbrechen und Kopfschmerzen einzusetzen. Bei der tuberkulösen Meningitis fehlt der Herpes, während die epidemische Genickstarre in mehr als $^2/_3$ der Fälle mit Herpes einhergeht. Schließlich sprechen für die tuberkulöse Meningitis andere, auf Tuberkulose hindeutende Verhältnisse: Heredität, Lungenaffektionen mit positivem Tuberkelbazillenbefund, tuberkulöse Knochen- und Gelenkerkrankungen, Lymphdrüsentuberkulose, vorangegangene Pleuritiden etc.

Wertvolle Anhaltspunkte für die Diagnose bringt hier auch die Untersuchung der Lumbalflüssigkeit. Bei der epidemischen Meningitis, mit Ausnahme des hydrocephalischen Stadiums, und bei den sekundären Meningitiden ist das Lumbalpunktat in der Regel stark getrübt und enthält im Sediment in überwiegender Menge polynukleäre Leukocyten. Im Gegensatz hierzu ist bei der tuberkulösen Meningitis die Spinalflüssigkeit meistens klar oder nur wenig getrübt und das Sediment enthält fast ausschließlich kleine, mononukleäre Lymphocyten. Bisweilen gelingt es außerdem mit Hilfe der Tuberkelbazillenfärbung säurefeste Bazillen im Sediment nachzuweisen und so die Diagnose „tuberkulöse Meningitis" zu sichern.

Die bei septischen Erkrankungen vorkommende Meningitis wird durch die bakteriologische Blutuntersuchung und Prüfung der Lumbalflüssigkeit erkannt.

Schließlich gibt es eine Anzahl harmloser Affektionen, die in Zeiten der Epidemie mitunter für Meningitis gehalten werden können. Während der schlesischen Epidemie sah ich wiederholt solche Fälle. Einmal lag ein Rheumatismus der Nackenmuskulatur mit gleichzeitiger Angina, leichtem Fieber und Kopfschmerzen vor. In einem anderen Falle war eine Hysterische zu ihrem Arzte gegangen, hatte über heftige Kopfschmerzen geklagt und bei ihrer Untersuchung eine starke Nackensteifigkeit geboten. Sie wurde deshalb in die Klinik verlegt, wo die Nackensteifigkeit bald in einen arc de cercle überging und sofort die Diagnose Hysterie gestattete. Solche Beispiele könnten noch beliebig vermehrt werden. Sie lehren eine gewisse Vorsicht in der Stellung der Diagnose Genickstarre.

Prognose und Nachkrankheiten. Die Prognose der epidemischen Genickstarre mußte bis zur Einführung der Serumtherapie als sehr ungünstig bezeichnet werden, obgleich die einzelnen Epidemien hinsichtlich ihrer Mortalität differierten. Während der letzten oberschlesischen Epidemie war eine Mortalität von 70—80% zu verzeichnen. Seitdem man der Krankheit auf spezifische Weise mit Hilfe von Meningokokkenserum Herr zu werden sucht, sind die Mortalitätszahlen erheblich herabgegangen. Bei unseren ersten serotherapeutischen Versuchen, die wir bei der oberschlesischen Epidemie begannen, erzielten wir eine Herabsetzung der Mortalität auf 27 %. Die Angaben der verschiedenen Autoren, die seitdem mit Serum gearbeitet haben, differieren etwas, doch kann man sagen, daß im Durchschnitt bei Anwendung der Serumbehandlung noch etwa 20 % der Genickstarrekranken sterben.

In jedem Falle äußerst ungünstig ist trotz der Serumtherapie nach meinen Erfahrungen die Prognose bei Säuglingen.

Versuche, aus dem Vorhandensein oder Verschwinden einzelner Symptome prognostische Schlüsse zu ziehen, führen in der Regel zu trügerischen Ergebnissen, weil die Symptome der Genickstarre an und für sich schon großen Schwankungen unterliegen. So bietet z. B. die Beschaffenheit der Lumbalflüssigkeit keinerlei Anhalt für die Frage nach den Heilungsaussichten des

Falls. Dicker, tropfenweise austretender Eiter bei der Lumbalpunktion beweist noch keineswegs, daß der Kranke verloren ist. Wir haben viele solche Fälle durch die Serumtherapie gerettet; aber auch vor Einführung dieser Behandlung haben einzelne von diesen Fällen einen günstigen Ausgang genommen. Andererseits kann man aus der klaren Beschaffenheit der Punktionsflüssigkeit im hydrocephalischen Stadium keineswegs auf einen günstigen Ausgang schließen.

Relativ leichte Fälle, die schnell abfiebern, können zur Ertaubung oder auch nach mehrfachen Rückfällen zum Tode führen, während schwer benommene Kranke mit allen Symptomen der schwersten Meningitis bisweilen zur Heilung kommen.

Die Ausbildung eines Hydrocephalus mit seinen charakteristischen Symptomen: Fieberlosigkeit, Abmagerung, Apathie, Flexionskontrakturen usw. gibt in der Mehrzahl der Fälle eine ungünstige Prognose, doch können auch Fälle dieses Stadiums noch in Genesung übergehen.

Der vierte Teil der Genesenen büßte bei der letzten oberschlesischen Epidemie das Gehörvermögen ein. Die Folge des Gehörverlustes kann bei kleinen Kindern Taubstummheit sein. Nur bei einem kleinen Teil der Geheilten blieben bei der gleichen Epidemie leichte Störungen des Intellekts, Stumpfheit oder ein leichter Grad von Schwachsinn zurück. Schwerere geistige Defekte waren selten, doch wurde bei anderen Epidemien Verblödung im Anschluß an Genickstarre beobachtet. So sollen in Norwegen unter 539 Idioten 3,7 % durch die Genickstarre verblödet sein.

In einer Anzahl der geheilten Fälle bleibt Erblindung infolge von Neuritis optica zurück. Auch Augenmuskellähmungen können in einzelnen Fällen resistieren. Meist bilden sie sich jedoch zur Norm zurück.

Die im Gefolge der Meningitis zurückbleibenden Nervenstörungen beruhen auf lokalisierten Schädigungen der Gehirn- und Rückenmarksubstanz durch den eitrigen Prozeß. Hierher gehören Paraparesen, Paraplegien, Hemiplegien, Spasmen, Aphasie, Symptome, die oft einer langsamen Rückbildung fähig sind.

Bei einem anderen Teile bleiben als Folge eines chronischen Hydrocephalus Schwachsinn, Kopfschmerzen, Schwindel, Gedächtnisschwäche, Ataxie, Flexions-Kontrakturen zurück.

Der größte Teil der geheilten Fälle zeigt jedoch keinerlei Residuen der überstandenen Krankheit.

Prophylaxe. Das beste Mittel, um die Weiterverbreitung der Genickstarre zu verhüten, ist die Isolierung der Kranken, denn man gibt auf diese Weise möglichst wenig Personen Gelegenheit, sich zu infizieren oder Kokkenträger zu werden. Von den Angehörigen der Genickstarrekranken beherbergen nach Lingelsheim etwa 10—15 % auf ihrer Rachenschleimhaut Meningokokken. Am zweckmäßigsten wäre es daher, bei jedem Krankheitsfall die Kokkenträger aus seiner Umgebung zu ermitteln und sie so lange abzusondern, bis sie bei zweimaliger, in Abständen von zwei Tagen vorgenommener Untersuchung frei von Meningokokken sind. Die dazu notwendige bakteriologische Untersuchung könnte in staatlich eingerichteten Medizinal-Untersuchungsämtern ausgeführt werden, wie sie in Preußen, dank der Initiative Kirchners, überall errichtet wurden.

Die Durchführung der Isolierung der Kokkenträger stößt aber in der Praxis meist auf unüberwindliche Schwierigkeiten. Hat es schon an und für sich etwas Mißliches, völlig gesunde Personen ihrer Kokken wegen mehrere Wochen ihrem Berufe fernzuhalten, so wird die Schwierigkeit noch um so größer, als die Zahl der kokkentragenden Personen namentlich zu Zeiten von Epidemien eine sehr beträchtliche ist. Immerhin sollte man versuchen, wenigstens in sporadischen Fällen oder ganz im Anfange einer Epidemie die genannten

Maßnahmen so weit als möglich durchzuführen. In den meisten Fällen wird man sich auf eine Belehrung der Bazillenträger beschränken müssen. Sie sind darauf aufmerksam zu machen, daß sie ansteckende Keime in ihrem Rachen tragen und sich deshalb im Verkehr mit anderen Personen, namentlich mit Kindern, sehr vorsichtig verhalten müssen. Besonders beim Sprechen dürfen sie den anderen nicht zu nahe kommen, damit die Tröpfchen-Infektion vermieden wird; dasselbe gilt für das Husten und Niesen. Sind die Schleimhäute katarrhalisch affiziert, so ist etwa vorhandener Auswurf mit besonderer Vorsicht zu behandeln. Regelmäßiges Gurgeln mit Wasserstoffsuperoxydlösungen (3 %) ist den Keimträgern zur Pflicht zu machen; auch empfiehlt es sich, täglich einmal Natrium sozojodolicum und Natrium biboracicum zu gleichen Teilen auf die Rachenschleimhaut einzublasen. Auch die Pyozyanase, die mit einem Spray auf die Schleimhaut des Rachens gebracht wird, ist zur Beseitigung der Kokken sehr empfohlen worden. Auf diese Weise verlieren die Kokkenträger durchschnittlich im Laufe von drei Wochen, meist aber schon etwas früher, ihre spezifischen Keime. In seltensten Fällen kommt es aber auch vor, daß sie die doppelte Zeit und noch länger die Kokken beherbergen.

Die Wäsche der Kranken (namentlich die Taschentücher, Kleidungsstücke und Bettwäsche) sind im strömenden Wasserdampfe zu desinfizieren. Nach Ablauf der Krankheit muß das Krankenzimmer nach den üblichen Desinfektionsvorschriften mit Formalin einer sorgfältigen Desinfektion unterzogen werden.

Therapie. Die Behandlung der epidemischen Genickstarre war bis zu dem Jahre 1905 eine rein symptomatische. Die Mortalität erreichte dabei bisweilen erschreckend hohe Grade; so starben während der oberschlesischen Epidemie 70—80 % aller Erkrankten.

Die ersten Versuche, die Krankheit mit einem hochwertigen Serum zu behandeln, also eine spezifische Therapie einzuleiten, wurde vom Verfasser unternommen. Da sich das von mir eingeführte Behandlungsverfahren der intralumbalen Injektion großer Dosen von Meningokokkenserum in der Folgezeit bewährte und überall, wo es konsequent angewendet wurde, die Mortalität über die Hälfte und noch mehr herabsetzte, so soll die spezifische Therapie hier in den Vordergrund gestellt werden; anschließend daran ist die symptomatische Behandlung zu besprechen.

Die Serumtherapie der Genickstarre.

Im Jahre 1905, als in Oberschlesien die Seuche noch verheerend wütete, wurde nach vielen Vorversuchen, die ich im Laboratorium der Medizinischen Klinik in Breslau vornahm, von der Merckschen Fabrik in Darmstadt die Herstellung eines Meningokokkenserums nach meinen Angaben begonnen. Nachdem in der Folgezeit von mir festgestellt war, daß das Serum neben agglutinierenden Fähigkeiten nicht unbeträchtliche Mengen schützender und heilender, im Tierversuch nachweisbarer Stoffe enthält, wurde dazu geschritten, es am Menschen zu erproben. Im April 1906 konnte ich bereits auf dem Kongreß für innere Medizin auf Grund von 38 mit meinem Serum behandelten Fällen über die Indikationen und Anwendungsweise der Serumtherapie, sowie über eine Reihe günstiger Erfolge berichten. Insbesondere war schon damals festgestellt und wurde hervorgehoben, daß die intralumbale Injektion des Meningokokkenserums den Vorzug vor der subkutanen Anwendung verdient, und daß nur größere Dosen des Serums (bei Erwachsenen mindestens 20 ccm) einen Erfolg versprechen. Ausführlicher wurden unsere ersten Erfahrungen darüber in der

Deutschen medizinischen Wochenschrift 1906, Nr. 20, niedergelegt. Weitere günstige Erfolge mit dem genannten Serum teilte noch in demselben Jahre Schöne aus dem Krankenhause zu Ratibor mit, der auf meine Veranlassung 30 Fälle damit behandelte und bei den behandelten Fällen eine Mortalität von 27 % im Gegensatz zu einer Mortalität von 53 % bei den unbehandelten Fällen des Krankenhauses verzeichnete.

Nachdem so die Möglichkeit gezeigt worden war, die epidemische Genickstarre durch eine spezifische Therapie in günstigem Sinne zu beeinflussen, ist eine große Literatur über die Serumbehandlung dieser Krankheit entstanden. An verschiedenen Stellen wird jetzt hochwertiges Meningokokkenserum hergestellt. Etwa gleichzeitig mit meinen ersten Mitteilungen im April 1906 haben Kolle und Wassermann aus dem Königlichen Institut für Infektionskrankheiten über die Herstellung eines Meningokokkenserums berichtet, das zu therapeutischen Zwecken bestimmt, aber damals noch nicht am Menschen erprobt worden war. Ein summarischer, von Wassermann abgefaßter kurzer Bericht über 57, von verschiedenen Ärzten behandelte Fälle erschien 1907; 47,3 % Mortalität war dabei zu verzeichnen. Über ein einheitlicher behandeltes Material verfügte Levy, der 1908 ausführlicher 23 mit dem Kolle-Wassermannschen Serum behandelte Fälle publizierte und eine Mortalität von 21,74 % hatte. Außer den genannten Sera werden in Deutschland jetzt in Höchst durch Ruppel, in Bern und in Dresden nach Kolle-Wassermann Meningokokkenserum hergestellt. In Amerika wird seit 1907 ein von Flexner eingeführtes Meningokokkenserum viel benutzt, in Österreich Paltaufsches Serum, in Frankreich ein von Dopter hergestelltes Serum.

Herstellung. Die Herstellung der verschiedenen Sera differiert etwas. Das Mercksche Serum wird dadurch gewonnen, daß Pferde intravenös erst mit steigenden Dosen abgetöteter Meningokokken, später mit den gleichen Mengen lebender Kulturen immunisiert werden. Dabei wird Wert gelegt auf die Verwendung möglichst zahlreicher frisch aus Lumbalflüssigkeit gezüchteter Stämme.

Die am Institut für Infektionskrankheiten in Berlin jetzt gebräuchliche Methode besteht darin, daß ein Serum von Pferden, die auf die gleiche eben angegebene Weise behandelt wurden, gemischt wird mit dem Serum einer Gruppe von Pferden, die mit wässerigen Extrakten aus Meningokokkenleibern, also wasserlöslichen toxischen Stoffen immunisiert wurden. Es wird damit beabsichtigt, die antitoxische Quote des Serums zu erhöhen.

Ruppel in Höchst gewinnt sein Serum durch Immunisierung mit einem Stamm, der durch Züchtung auf einem bestimmten flüssigen Nährboden eine enorm hohe Virulenz gewonnen hat. Während bekanntlich die Virulenz der Meningokokken gegenüber unseren Versuchstieren eine recht geringe ist, tötet jener Stamm in einer Dosis von 1/1000000 Kaninchen, Mäuse und Meerschweinchen unter dem Bilde einer Septikämie. Ich kann ebenso wie Neufeld das Bedenken nicht unterdrücken, daß solche Stämme durch die künstliche Virulenzsteigerung eine allzuweit gehende Änderung ihrer Wesensart erfahren.

Flexner stellt sein Serum in der Weise her, daß er Pferde zunächst subkutan, dann intravenös mit abgetöteten, später mit lebenden Kulturen, schließlich mit autolysierten Meningokokken-Kulturen behandelt.

Wirkungsweise. Die Wirkungsart des Meningokokkenserums setzt sich aus verschiedenen Komponenten zusammen: bakteriotrope, antitoxische und bakterizide Fähigkeiten teilen sich in den erreichten Heileffekt.

Die bakteriziden Eigenschaften des Meningokokkenserums spielen, wie ich glaube, nicht die wichtigste Rolle. Durch Plattenversuche konnte ich seinerzeit in dem Merckschen Serum mäßige Mengen bakterizider Kräfte nachweisen. Untersuchungen anderer Sera durch Neufeld ergaben im Plattenversuch keine deutlich nachweisbare bakterizide Wirkung. Ob die mittelst der Komplementbindungsmethode nachweisbaren Antikörper im Meningokokkenserum zu identifizieren sind mit bakteriziden Ambozeptoren unterliegt noch der Diskussion, jedoch sprechen fast alle neueren Untersuchungen dagegen.

In zweiter Linie kommen antitoxische Kräfte bei der Wirkung des Serums in Frage. Bei dem Absterben der bei der Meningitis in der Lumbalflüssigkeit enthaltenen Meningokokken werden Endotoxine frei, die zweifellos für das Zentralnervensystem des Erkrankten nicht gleichgültig sind. Gelingt es durch die Injektion des Serums dieses Gift zu neutralisieren, so wird das ohne Frage den Heilwert desselben unterstützen. Eine antitoxische Komponente des Meningokokkenserums habe ich durch Auswertung an Tieren nachgewiesen. Auch Flexner konnte konstatieren, daß die aus den Meningokokken extrahierten Toxine durch das Genickstarreserum neutralisiert werden. Wassermann beabsichtigt durch die Art der Herstellung seines Serums die giftneutralisierende Quote zu verstärken. Kraus und Dörr sehen sogar in der antitoxischen Wirksamkeit die Hauptwirkung des Meningokokkenserums. Ich möchte mit Wassermann, Flexner, Neufeld die giftneutralisierende Eigenschaft des Serums zwar als eine erwünschte Komponente der Heilwirkung betrachten, stelle jedoch die bakteriotrope Fähigkeit erheblich höher.

Die bakteriotrope Eigenschaft scheint mir der wirksamste Bestandteil des Serums zu sein. Man kann sowohl in vitro wie auch in der Peritonealhöhle des Meerschweinchens sehr gut nachweisen, daß die Gegenwart des Meningokokkenserums in außerordentlich wirksamer Weise die Phagocytose befördert.

Verteilt man gleiche Mengen gewaschener Meerschweinchenleukocyten auf verschiedene Reagenzgläser und setzt Meningokokkenserum in verschiedenen Verdünnungen zugleich mit einer geringen Kulturaufschwemmung zu, so kann man beobachten, daß nach zweistündigem Aufenthalt im Brutschrank in den Röhrchen mit spezifischem Serum eine ungleich ausgiebigere Phagocytose eintritt als bei Gegenwart normalen Pferdeserums. Dasselbe läßt sich an den Leukocyten des Meerschweinchenperitoneums nachweisen, wenn man mit Serum vorbehandelte Tiere mit normalen vergleicht und beiden Gruppen Meningokokken intraperitoneal injiziert.

Diese 1906 von mir festgestellten Tatsachen wurden von Neufeld bestätigt und zu vergleichenden Wertbestimmungen von Meningokokkenseris benutzt. Da nämlich die bakteriotrope Wirkung des Serums noch in sehr starken Verdünnungen eintritt, so kann man den Gehalt verschiedener Serumproben an phagocytären Schutzstoffen vergleichend feststellen.

Es ist dabei wohl zu bemerken, daß die spezifische Phagocytosewirkung im wesentlichen auf thermostabilen, von der Mitwirkung eines Komplementes unabhängigen Stoffen beruht. Diese Tatsache ist um so wichtiger als in der Lumbalflüssigkeit, wo doch das Serum zur Wirkung kommen soll, nur wenig Komplement enthalten ist.

Wertbestimmung. Große Schwierigkeiten machte die Frage der Wertbestimmung des Meningokokkenserums. Kolle und Wassermann empfahlen dazu die Bordet-Gengousche Komplementbindungsmethode, und zwar in der Modifikation, wie sie Wassermann und Bruck angegeben haben. Dabei wird als Antigen statt der Vollbakterien ein Standartextrakt aus Meningokokkenkulturen verwendet. Gleichbleibende Mengen des Schüttelextraktes aus Meningokokkenleibern werden mit abfallenden Mengen des Serums und umgekehrt gleichbleibende Mengen des Serums mit abfallenden Mengen des Extraktes versetzt. Normales Pferdeserum dient als Kontrolle. Diejenige geringste Menge Serum bzw. Extrakt, die noch völlige Hemmung der Hämolyse ergibt, gilt als Endtiter. Diese Wertbemessungsmethode bestimmt den Gehalt an ambozeptorartigen Substanzen. Es werden nur Sera abgegeben, von denen wenigstens 5 mg vollkommene Hemmung der Hämolyse mit dem Standartextrakt ergeben.

Die Komplementbindungsmethode gestattet zweifellos gewisse Schlüsse auf die Bildung von Antikörpern und ist daher zur Feststellung von vergleichenden Werten geeignet, ohne freilich ganz zu befriedigen. Geprüft werden damit das Wassermannsche und das Kollesche Serum, das Flexnersche Serum und seit neuerer Zeit auch das Mercksche Serum, das außerdem noch im Tierversuch austariert wird.

Die von mir vorgeschlagene Methode der Wertbestimmung ist die Austitrierung im Tierversuch. Die schwankende Tiervirulenz der Meningokokkenstämme erschwert zwar diese Prüfungsart erheblich, aber es gelingt bei Untersuchung zahlreicher Kulturen doch immer einzelne Stämme ausfindig zu machen, von denen ½ Öse oder noch geringere Dosen (bis 1/20 Öse) für Mäuse oder junge Meerschweinchen tödlich sind. Solche Stämme behalten meist ihre Virulenz bei der Fortzüchtung auf bluthaltigem Nährboden. Mit solchen Stämmen lassen sich einigermaßen zufriedenstellende Wertbestimmungen an Mäusen und Meerschweinchen ausführen. Kolle, der anfangs diese Wertbestimmung im Tierversuch ablehnte, hat später diese Art der Auswertung ebenfalls für wünschenswert erklärt. Jedenfalls stellt man mit dieser Methode Schutzwerte fest, während man bei der Komplementbindungsmethode nicht mit Sicherheit sagen kann, daß die dabei nachgewiesenen Antikörper nun auch wirklich die für die Heilung notwendigen Stoffe darstellen.

Sehr beachtenswert scheint mir die Neufeldsche Methode der Wertbestimmung zu sein, die den Nachweis der phagocytosefördernden Stoffe bezweckt, also derjenigen Stoffe, die nach meiner von Anfang an vertretenen Anschauung die wirksamsten Bestandteile des Meningokokkenserums sind. Der Grund für diese Anschauung ergibt sich aus klinischen Beobachtungen, die später erwähnt werden. Bei vergleichenden Versuchen Neufelds zeigte gute bakteriotrope Wirkung das im Institut für Infektionskrankheiten in Berlin hergestellte Serum, sowie das nach meinen Angaben bei Merck hergestellte und das Berner Serum. Sehr geringe Wirkung gab das Höchster Serum, das auch keine Komplementablenkung zeigte.

Die Versuche von Kraus und Dörr, die Heilwirkung des Meningokokkenserums durch den Nachweis antitoxischer Stoffe zu prüfen, haben zu keinem allgemein befriedigenden Resultat geführt. Sie scheinen mir schon deshalb nicht von praktischem Wert, weil wir es bei dem Krankheitsbilde der epidemischen Genickstarre weniger mit toxischen Einflüssen als vielmehr mit einer echten Infektionskrankheit zu tun haben. Antiinfektiös muß in erster Linie das Heilserum wirken, wenn es den Infektionsprozeß bekämpfen soll. Die antitoxische Komponente tritt dagegen an Wichtigkeit zurück. Bei der Prüfung eines Meningokokkenserums ist es also nicht in erster Linie erforderlich den Gehalt an antitoxischen Kräften festzustellen, als vielmehr die antiinfektiöse Komponente zu prüfen. Dazu bleibt der Tierversuch das ideale Mittel, aber ich gebe zu, daß bei mangelndem Material die Beschaffung eines virulenten Stammes bisweilen Schwierigkeiten machen kann. In solchen Fällen scheint mir die Neufeldsche Methode große Beachtung zu verdienen.

Ungeeignet zur Wertbestimmung der Meningokokkensera ist die Prüfung des Agglutinationstiters, weil hohe Agglutinationskraft auch ohne Schutz- und Heilkraft erzeugt werden kann.

Anwendungsart. Meine ersten in Breslau und in Oberschlesien gemachten Erfahrungen hatten mich bald gelehrt, daß die subkutane Anwendung des Meningokokkenserums nur zweifelhafte Erfolge zeitigt. Erst als ich die Einspritzung des Serums in den Lumbalkanal vornahm, waren deutliche Heilerfolge zu verzeichnen. Auch war bald zu erkennen, daß geringe Mengen Meningokokkenserums, also etwa 10 ccm und darunter, gar keinen therapeutischen Wert hatten. Erst große Dosen und, wie gleich hinzugefügt werden soll, mehrfach wiederholte Dosen führten zum Ziele. Zur intralumbalen Anwendung des Serums kam ich auf Grund der Erwägung, daß subkutan eingespritzte Antikörper erfahrungsgemäß in sehr geringer Menge in den Spinalkanal gelangen und daß andererseits in der Lumbalpunktion mit nachfolgender Seruminjektion eine relativ einfache Methode gegeben ist, das wirksame Prinzip in möglichst ausgiebige Berührung mit dem Krankheitsherd zu bringen. Durch Versuche an der Leiche hatte ich mich überzeugt, daß Lösungen, z. B. Methylenblaulösungen, die man in den Lumbalkanal injiziert, in Horinzontallage des Körpers bis zur Hirnbasis und zwar bis an die Olfaktorii vorzudringen vermögen.

Im einzelnen ist die Technik der intralumbalen Serumbehandlung folgende: Zunächst wird eine regelrechte Lumbalpunktion vorgenommen. Wir bevorzugen dabei die Punktionsnadel nach Krönig, weil diese einen Hahn zur Unter brechung des Abflusses besitzt und daher leichter den Druck zu messen gestattet. Zur Orientierung über die Punktionsstelle verbindet man den oberen Rand der beiden Darmbeinschaufeln mittelst einer Linie. Diese schneidet den Dorn des 4. Lendenwirbels. Den nächst höher gelegenen Dorn tasten wir ab. Unterhalb desselben, also in dem Zwischenwirbelraum zwischen dem 3. und 4. Lendenwirbel liegt die geeignete Einstichstelle. Aber auch der nächst höhere und tiefere Interarkualraum können zur Punktion gewählt werden. Da wir genötigt sind, öfter zu punktieren und zu injizieren, so ist ein Wechsel in der Einstichstelle sehr erwünscht. Während in den Lehrbüchern gewöhnlich angegeben wird, bei Kindern in der Mittellinie und bei Erwachsenen der starken Bandmassen wegen 1 cm seitwärts von der Mittellinie zu punktieren, wähle ich fast stets die Mittellinie, da man hier am sichersten den Subarachnoidealraum trifft; nur muß man bei Erwachsenen den Kunstgriff anwenden, die Spitze der Nadel ein wenig nach oben, kopfwärts, zu dirigieren.

Man punktiert den Patienten am besten in Seitenlage. In der ersten Zeit haben wir bei der Serumtherapie der Meningitis meist im Sitzen punktiert, weil man dabei die Richtung der Nadel besser beurteilen kann; wir sind aber davon zurückgekommen, weil doch mitunter bei geschwächten Patienten ein Kollaps eintrat. Der Patient wird in Seitenlage so gehalten, daß Knie und

Kinn sich möglichst nähern und so der Rücken so stark wie möglich gekrümmt wird. Bei unruhigen Patienten geben wir 1 cg Morphium vorher. Nur sehr selten ist es notwendig, eine kurze Chloroformnarkose vorzunehmen. Die Desinfektion der Einstichstelle geschieht mit Äther und Alkohol. Etwas Chloräthyl macht den Hautstich weniger schmerzhaft. Daß der richtige Weg verfolgt wird, merkt der Punktierende meist schon daran, daß der Widerstand, den die Weichteile und die harte Rückenmarkshaut der Nadel bieten, in der Tiefe von etwa 5 cm plötzlich nachläßt, ein Zeichen, daß die Dura durchbohrt ist. Bei weiterem Nachdrücken der Nadel gelangt diese durch den Wirbelkanal bis zu seiner vorderen Wand, die aufs neue der Spitze einen Widerstand entgegensetzt. Zieht man nun den Mandrin heraus, so tropft die Lumbalflüssigkeit ab. Eine Druckmessung ist nicht jedesmal erforderlich, sie ist jedoch dann wünschenswert, wenn sich ein besonders hoher Druck dadurch schon

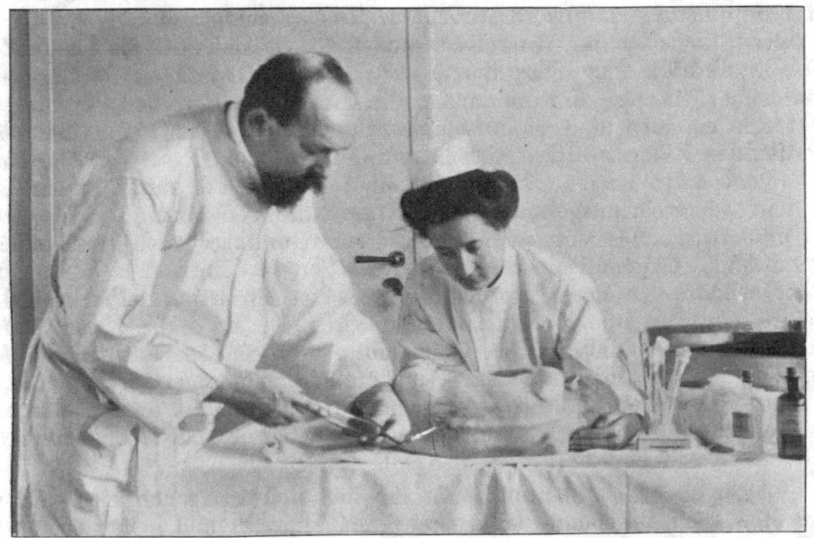

Abb. 268. Injektion von Meningokokkenserum in den Lumbalkanal.

erkennbar macht, daß die Flüssigkeit im Strahl herausschießt und nicht nur abtröpfelt. Man verbindet dann mittelst eines Gummischlauches ein Steigrohr aus Glas mit der Punktionsnadel, und mißt die Steighöhe mit einem Zentimetermaß. Krankhaft erhöht ist der Druck, wenn er 150 mm übersteigt. In solchen Fällen können wir etwas mehr Flüssigkeit ablassen, als sonst zum Zwecke der Injektion erforderlich ist. Ganz allgemein empfiehlt es sich, mindestens soviel Lumbalflüssigkeit abfließen zu lassen, als man nachher Serum einzuspritzen beabsichtigt. Ist der Druck der Spinalflüssigkeit jedoch stark erhöht, so ist es unter Umständen geboten, noch 20—30 ccm mehr zu entfernen, als die hinterher zu injizierende Serummenge beträgt.

In seltenen Fällen ist das eitrige Exsudat so dick, daß die Eiterflocken die Punktionsnadel verlegen. Es ist deshalb von vornherein geboten, keine zu dünne Punktionsnadel zu verwenden. Kommen wir bei der regelrecht ausgeführten Punktion nicht zum Ziele, und scheint eine Eiterflocke den Weg zu verlegen, so empfiehlt es sich, nachdem man sich mittelst des Mandrins von der Durchgängigkeit der Nadel überzeugt hat, den Patienten vorsichtig aufzusetzen, um durch den so erhöhten Druck der Lumbalflüssigkeit das Hindernis durchzuspülen. Kommt man auch so nicht zum Ziel, so muß einen Interspinalraum höher punktiert werden, wo ev. weniger dicke Flüssigkeit vorhanden ist. Da mitunter dort, wo besonders häufige Punktionen mit nachfolgenden Injektionen erforderlich sind, Verklebungen innerhalb des Subarachnoidealraumes zustande kommen, die dann bei der Punktion den Ablauf der Flüssigkeit verhindern, so ist der von Levi gemachte Vorschlag beachtenswert, von vornherein möglichst tief zu punktieren, um so noch mehrere Reserve-Zwischenwirbelräume für eine erfolgreiche Punktion zur Verfügung zu haben. Die genannten Verklebungen können nach Axel Key und Retzius dadurch zustande kommen, daß nach mehrfacher Durchlöcherung der Arachnoidea das Serum anstatt in den Subarachnoidealraum in den Subduralraum gelangt, der normalerweise nur ein kapillarer Spalt ist, aber durch die eingespritzte Flüssigkeit ausgedehnt wird und nun die Wände des Subarachnoidealsackes aneinander drängt, so daß sie verkleben können. Vor der Injektion ist die erforderliche Serummenge auf Körpertemperatur zu erwärmen. Das geschieht am besten, indem man die Serumfläschchen im Wasserbade auf 37^{0} erwärmt oder sie einige Zeit im Brütschrank hält. Zur Einspritzung verwendet man am besten völlig aus Glas bestehende Spritzen. Ich gebrauche die Luersche Spritze, weil diese am leichtesten gereinigt und desinfiziert werden kann. Auch die großen, 50 ccm enthaltenden Rekordspritzen sind zu empfehlen. Der Conus der Spritze wird mit einem 4 cm langen Gummischlauch versehen, der mitsamt der Spritze vor dem Gebrauch ausgekocht wird. Durch die Verbindung der Spritze und der Punktionskanäle mit dem elastischen Gummischlauch vermeiden wir mancherlei Unbequemlichkeiten für den Patienten. Besonders bei unruhigen Patienten kann eine starre Verbindung zwischen Spritze und Punktionskanüle leicht zu Läsionen infolge der Exkursionen der Spritze und ev. auch zum Abbrechen der Nadel führen. Die Einspritzung muß sehr langsam und vorsichtig vorgenommen werden, um brüske Drucksteigerungen zu vermeiden und unter ständiger Kontrolle des Pulses. Besonders vorsichtig ist dann zu injizieren, wenn nur eine geringe Menge Flüssigkeit abgeflossen ist und trotzdem eine wirksame Serumdosis eingespritzt werden soll.

Klagen über Schmerzen im Bein haben nichts zu sagen; sie sind bedingt durch eine leichte Reizung der austretenden Wurzeln und gehen stets schnell vorüber.

Die früher von mir aufgestellte Forderung über drei Monate altes Serum nicht zu verwenden, habe ich jetzt verlassen, da sich gezeigt hat, daß sich das Serum ganz gut viele Monate hält.

Nach der Injektion muß der Stichkanal fest mit einem sterilen Gazetampon und darüber gelegten Heftpflasterstreifen komprimiert werden. So wird das Nachsickern der Flüssigkeit meist vermieden.

Unterstützend wirkt dabei die nach jeder Injektion vorzunehmende Hochlagerung des Beckens, die am besten dadurch erreicht wird, daß Holzklötze von 15—20 cm Höhe unter die Fußenden des Bettes geschoben werden. Diese Tieflagerung des Kopfes für 12 Stunden nach der Injektion haben wir schon bei unseren ersten Fällen in Breslau und im Ratiborer Krankenhause mit Erfolg angewandt. Sie wird meist ohne Beschwerden von den Kranken vertragen. Dort, wo Kopfschmerzen dabei auftreten, muß etwas Morphium gegeben werden.

Von dem Einfluß des Serums auf das Krankheitsbild hängt es ab, wie oft punktiert und injiziert werden muß. Es ist daher zunächst zu besprechen, welche Einwirkung die genannte Behandlung auf die Erscheinungen der Genickstarre ausübt.

Klinische Wirkungsweise: In günstig verlaufenden Fällen ist der zunächst beobachtete Einfluß der Serumtherapie der, daß die benommenen Kranken wieder zum Bewußtsein kommen. Auch die heftigen Kopfschmerzen, eins der quälendsten Symptome im Beginn der Genickstarre, vergehen oft schon bald nach der ersten Injektion. Gleichzeitig bessert sich oft schon nach der ersten bis zweiten Einspritzung die Steifigkeit des Nackens und der Wirbelsäule. Am frühesten werden die Seitenbewegungen des Kopfes wieder möglich, dann schwindet ganz allmählich auch die Hemmung der Nickbewegung. Bevor der Kranke die Halswirbelsäule wieder ganz nach vorn zu beugen vermag, so daß das Kinn die Brust berührt, vergehen oft acht bis zwölf Tage. Am längsten hält sich gewöhnlich das Kernigsche Symptom. Die Kranken können sich wohl im Bett aufsetzen, aber nicht ohne starke Flexion der Beine im Kniegelenk.

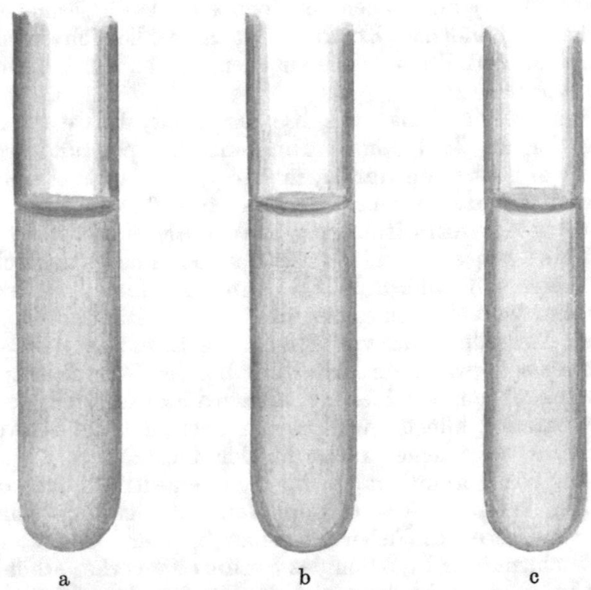

Abb. 269. Fortschreitende Aufhellung des Lumbalpunktates durch die Serumtherapie. a vor der Serumbehandlung, b vor der zweiten Seruminjektion, c vor der dritten Seruminjektion.

Sehr auffällig ist auch die Hebung des Appetites. Die Patienten, denen vorher selbst flüssige Nahrung nur schwer beigebracht werden konnte, trinken gut und verlangen sogar nach fester Speise. Etwa vorhandener Brechreiz ist schnell verschwunden.

Einen guten Anhalt für die fortschreitende Besserung haben wir in der Untersuchung der Lumbalflüssigkeit. Schon makroskopisch ist die Betrachtung der vor jeder neuen Seruminjektion durch die Punktion gewonnenen Spinalflüssigkeitsmenge sehr lehrreich. Vor der ersten Einspritzung ist dieselbe oft rein eitrig oder trübe. Mit jeder neuen Seruminjektion hellt sich die Flüssigkeit mehr auf, so daß wir oft nach drei oder vier Injektionen meist völlig klares Punktat erhalten (Abb. 269); mitunter ist die Flüssigkeit schon nach der ersten Injektion klar. Dementsprechend verschwindet bei der mikroskopischen Betrachtung die Zahl der polynukleären Leukocyten zusehends und die Menge der (meist intrazellulär gelegenen) Meningokokken wird geringer. Wir haben also den für den Patienten unschätzbaren Vorteil, daß die Vermehrung der Meningokokken aufhört und die noch vorhandenen phagocytiert werden. Nach der dritten oder vierten Injektion gelingt es meist nicht mehr, Kokken durch das Kulturverfahren nachzuweisen, selbst dann nicht, wenn mikroskopisch vereinzelte Keime gefunden werden. Es ist also offenbar eine Schwächung der Lebensfähigkeit der Erreger eingetreten. Bisweilen dokumentiert sich der schädigende Einfluß, den die Kokken erleiden, dadurch, daß die phagocytierten Kokkenleiber wie angenagt aussehen und sich schlechter färben. Ähnliche Beobachtungen hat auch Flexner gemacht, der angibt, daß nach der Seruminjektion die phagocytierten Meningokokken nicht mehr so scharfe Konturen aufweisen wie die extrazellulär gelegenen und in Degeneration begriffen sind. In mehreren Fällen hatte ich auch den Eindruck, als ob neben dem Rückgang der Meningokokkenmenge nach der ersten und zweiten Injektion auch insofern eine Veränderung sich bemerkbar machte, als die vorhandenen Kokken fast ausschließlich intrazellulär lagen, während vorher im Verhältnis viel mehr Meningokokken außerhalb der Leukocyten gesehen wurden.

Ferner konnte ich ebenso wie Kovariczek, Levy u. a. konstatieren, daß an Stelle der an Zahl schnell abnehmenden polynukleären Leukocyten eine relative Vermehrung der Lymphocyten in Erscheinung tritt. Der wichtigste Einfluß des Serums ist also die Entfernung der Meningokokken aus dem Krankheitsherde, dadurch, daß die Phagocytose in mächtiger Weise angeregt wird. Ob daneben noch bakteriolytische Kräfte wirksam sind, lasse ich dahingestellt. Hand in Hand mit dem Fortfall der Krankheitsursache geht der Rückgang der akut entzündlichen Erscheinungen, der sich in einer Aufhellung des vorher eitrigen Exsudates geltend macht.

Ein weiteres sehr wichtiges Kriterium bei der Serumtherapie der Genickstarre ist die Beobachtung des Fiebers. Dieser Satz muß für den Kenner dieser Krankheit fast paradox klingen; wußten wir doch, daß die Schwere des Krankheitsbildes sich im allgemeinen nicht in der Fieberkurve zu spiegeln pflegt. Trotzdem ist für die Serumtherapie die Temperaturmessung von der größten Bedeutung. Die meisten Formen der Meningitis cerebrospinalis zeigen ein unregelmäßig remittierendes Fieber zwischen 38,0 und 39,5°. Gelingt es uns nach ein- oder mehrmaliger Injektion des Serums die vorher erhöhte Temperatur zum Abfall zu bringen, so ist das meist der Beginn der endgültigen Genesung. Solange wir trotz der Serumbehandlung noch Fieberbewegungen haben, ist der Prozeß noch nicht zum Stillstand gekommen und wir müssen in der spezifischen Therapie fortfahren, natürlich unter Abwägung der anderen Symptome.

Eine einheitliche prompte Reaktion des Organismus auf die Einspritzungen gibt es nicht. Ich möchte nicht einmal verschiedene Typen des Fieberverhaltens aufstellen, da nach meinen Erfahrungen die Verhältnisse zu verschieden liegen. Zweifellos — darin stimme ich mit Schöne, Levy, Flexner u. a. überein —, kommen eine ganze Reihe von Fällen vor, wo der Patient auf eine oder zwei größere Injektionen mit promptem Fieberabfall reagiert und nach schnellem Schwinden der übrigen Krankheitssymptome genesen ist (s. Abb. 271). Dann aber sehen wir bisweilen Fälle, bei denen das bestehende remittierende Fieber auch nach den ersten 3—4 Seruminjektionen sich nicht ändert und erst nach mehrfachen Injektionen ein kritischer oder lytischer Abfall erfolgt (s. Fall 3 und 4). In anderen Fällen beobachten wir von der ersten Injektion an ein langsam lytisch abfallendes Fieber. Selbst vorübergehende Fiebersteigerungen haben wir nach den Injektionen gelegentlich gesehen und uns als Ausdruck einer Toxinwirkung erklärt, die durch den vom Serum bewirkten Zerfall einer größeren Menge Meningokokken und durch das damit eintretende Freiwerden von Endotoxinen zustande kommt.

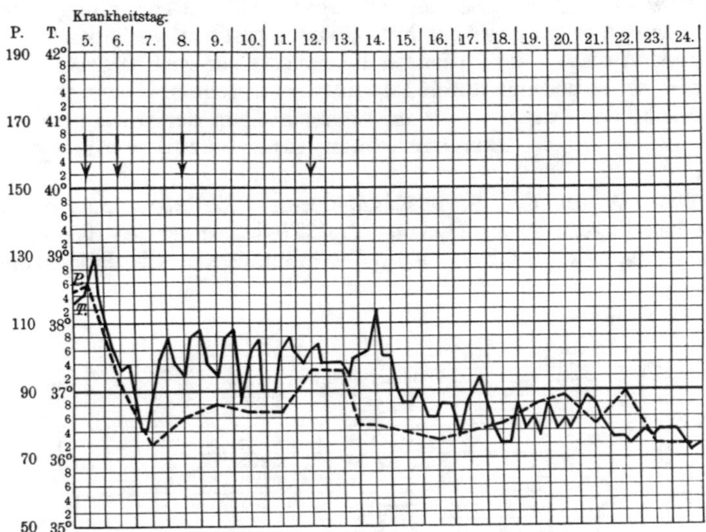

Abb. 270. Paul B., 21 Jahre alt. Meningitis cerebrospinalis epidemica. Nackenstarre, Kernigsches Symptom, Hauthyperästhesie. Bei Lumbalpunktion entleert sich dicker gelber Eiter mit massenhaft Meningokokken. ↓ = intralumbale Injektion von je 25 ccm Meningokokken-Serum (Jochmann). Geheilt entlassen.

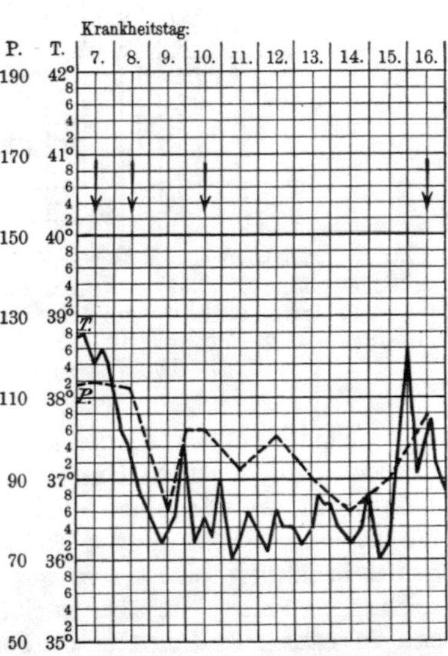

Abb. 271. Margarete F. 12 Jahre alt. Meningitis cerebrospinalis epidemica. Bei der Aufnahme Nackenstarre, Kernigsches Symptom, Hauthyperästhesie. Starker Herpes, Abducensparese, völlige Taubheit. Im Lumbalpunktat massenhaft Meningokokken. ↓ = intralumbale Injektion von je 25 ccm Meningokokken - Serum (Jochmann). Geheilt entlassen.

Sehr bemerkenswert scheint mir die Tatsache zu sein, daß wir in zwei Fällen eine beginnende Neuritis optica unter Serumbehandlung wieder zurückgehen sahen.

Die ungünstig verlaufenden Fälle rekrutierten sich in der Regel aus solchen Kranken, die erst nach Ablauf von 1—2 Wochen ihrer Erkrankung in Behandlung traten. Hier sind häufig schon Veränderungen eingetreten, die den beabsichtigten Heilbestrebungen nicht mehr zugänglich sind. Fälle z. B., bei denen die eitrige Entzündung sich auch über die Konvexität des Gehirns ausgebreitet hat, und bei denen wir bisweilen das Gehirn wie von einer Eiterhaube bekleidet finden, sind wohl selten der Ausheilung zugänglich. Auch da, wo sich bereits eine schwerere Neuritis optica mit Amaurose entwickelt hat, kann das Serum nichts mehr daran ändern, ferner ist die bereits eingetretene zerebrale Ertaubung einer Besserung durch das Serum nicht fähig, obwohl mehrfach solche taube Kinder noch am Leben erhalten werden konnten.

Dort schließlich, wo es zur Ausbildung der gefürchtetsten Folgeerscheinungen der Meningitis, zum Hydrocephalus gekommen ist, bleibt die Serumtherapie meist machtlos;

sie vermag wohl vorübergehende Besserungen, aber nur in den seltensten Fällen Heilung herbeizuführen.

Nebenwirkungen: Die bei der spezifischen Behandlung der Genickstarre auftretenden unerwünschten Nebenwirkungen sind verhältnismäßig gering. Bei der Injektion klagen die Patienten bisweilen über vorübergehende Schmerzen im Bein, wohl bedingt durch Reizung austretender Nervenwurzeln. Auch über das Gefühl des Taubwerdens und Einschlafens der unteren Extremitäten wird mitunter geklagt. Das sind aber stets schnell vorübergehende Beschwerden.

Dasselbe gilt von den Kopfschmerzen, die manchmal nach der Injektion bei Hochlagerung des Beckens und Tieflagerung des Kopfes auftreten. Nur selten ist es nötig, durch kleine Morphiumdosen die Patienten darüber hinwegzubringen.

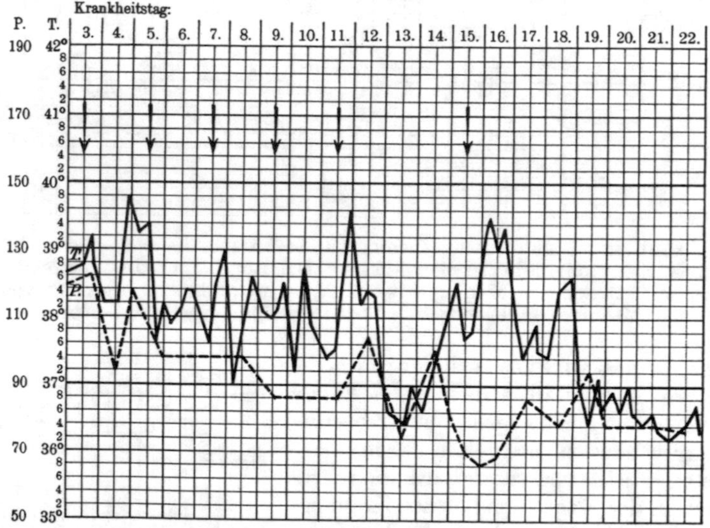

Abb. 272. Richard L., 18 Jahre alt. Meningitis cerebrospinalis epidemica. Bei der Aufnahme völlig benommen, Nackenstarre, Kernigsches Symptom, Hauthyperästhesie. Lumbalpunktat trüb, enthält viel Meningokokken. ↓ = intralumbale Injektion von je 25 ccm Meningokokken-Serum (Jochmann). Vom 14. bis 15. Krankheitstag Serumkrankheit: Urticaria, Fieber, Kniegelenksschmerzen. Geheilt entlassen.

Eine Urticaria, die sich meist symmetrisch über die Vorderseiten der oberen und unteren Extremitäten erstreckte und häufigen Juckreiz verursachte, haben wir ebenso wie Schöne, Levy, Flexner mehrfach gesehen. In einzelnen Fällen ging dieselbe mit den Erscheinungen einer ausgesprochenen Serumkrankheit einher: es gesellten sich Temperatursteigerungen und Gelenkschmerzen hinzu, die aber nach 3—4 Tagen stets wieder verschwanden. Levy sah in einem Fall auch vorübergehende Bewußtseinsstörungen.

Indikationen: Eine Vorbedingung für gute Erfolge der Serumtherapie ist die möglichst frühzeitige Behandlung der Kranken. Je früher wir bei den Patienten die Injektionen vornehmen, desto größer sind die Chancen für ihre Heilung. Es ist daher dringend geboten in Fällen, wo klinisch die Diagnose Genickstarre sicher ist und in der punktierten Lumbalflüssigkeit gramnegative, intrazelluläre Kokken gefunden werden, sofort mit der Serumbehandlung zu beginnen und nicht erst die kulturelle und durch Agglutinationsreaktion zu erbringende Identifizierung der gefundenen Keime als Meningokokken abzuwarten. Ein Schaden erwächst dem Kranken auch dann nicht, wenn die bakteriologische Untersuchung die Diagnose einmal nicht bestätigen sollte und im anderen Falle sparen wir die hier außerordentlich kostbare Zeit. Fälle, die erst im Stadium hydrocephalicum in Behandlung kommen, sind, nach meinen Erfahrungen wenigstens, nicht mehr zu retten.

Levy stellt allerdings den Satz auf, daß die intralumbale Serumbehandlung bei hydrocephalischen Genickstarrekranken die einzige Möglichkeit der Rettung sei und begründet diese Anschauung damit, daß Lingelsheim selbst im wasserklaren Liquor solcher Fälle noch Meningokokken fand, woraus Göppert auf ein Fortbestehen der spezifischen Genickstarre mit gesteigerter Sekretion wässeriger Flüssigkeit schloß. Ich bin zwar ebenfalls der Anschauung, daß ein chronischer spezifischer, durch die Meningokokken bedingter Reiz zu der vermehrten Sekretion Veranlassung gibt, meine aber, daß die dadurch gesetzten anatomischen Veränderungen, die starke Erweiterung der Ventrikelhöhlen, die Abplattung der Gyri und die Schädigung der Gehirnsubstanz meist schon zu weit fortgeschritten sind, wenn wir klinisch die Diagnose auf entzündlichen Hydrocephalus stellen, als daß wir durch die Serumbehandlung und die damit bewirkte Entfernung des spezifischen Reizes noch Heilung erzielen könnten. So skeptisch ich also der genannten Anschauung gegenüberstehe, so sehr würde ich mich freuen durch Serumbehandlung geheilte hydrocephalische Fälle zu sehen.

In schweren Fällen empfiehlt es sich, täglich zu punktieren und Serum zu injizieren bis eine deutliche Wendung zum Besseren zu erkennen ist, d. h. also bis das Spinalpunktat makroskopisch klar ist und Allgemeinbefinden, Kopfschmerzen, Appetitmangel, Nackensteifigkeit sich gebessert haben. Das wird oft nach 3—4 Injektionen auch in schweren Fällen erreicht. Dann kann einen Tag Pause gemacht werden und nun ein um den anderen Tag punktiert werden, bis die Temperatur völlig normal ist. In mittelschweren Fällen, wo schon nach der ersten Injektion ein deutlich günstiger Einfluß auf Fieber, Steifigkeit der Wirbelsäule und Beschaffenheit der Punktionsflüssigkeit gesehen wird, habe ich ohne Schaden zwischen den einzelnen Seruminjektionen einen Tag pausiert, und dabei nach 4—5 Injektionen Heilung erreicht. Bei Erwachsenen und bisweilen auch bei kräftigen Kindern über 14 Jahre injiziere ich jedesmal 25—30 ccm, bei Kindern bis zu 14 Jahren 20 ccm, bei Kindern unter 1 Jahre 10 ccm.

Bei Säuglingen, bei denen die Meningen im Lumbalkanal oft verkleben, so daß man bei der Punktion nicht in den Lumbalkanal gelangt, ist es unter Umständen geboten, durch die Fontanelle die Seitenventrikel zu punktieren und daselbst Serum zu injizieren.

Bezüglich der Wahl des einzuspritzenden Serums möchte ich hier nur bemerken, daß meines Erachtens jedes polyvalente Serum geeignet ist, das von Pferden stammt, die mit zahlreichen, frisch aus Lumbalflüssigkeit gezüchteten Meningokokkenstämmen hoch immunisiert sind. Aus persönlicher Erfahrung kenne ich nur das nach meinen Angaben bei Merck hergestellte Serum, sowie das vom Institut für Infektionskrankheiten in Berlin ausgegebene Serum. Ich habe sie in den letzten Jahren beide benutzt und konnte bisher keinen Unterschied in ihrer Heilwirkung zu erkennen. Das Institut für Infektionskrankheiten hat neuerdings die Fabrikation des Serums eingestellt.

Resultate der spezifischen Therapie. Bei der Durchsicht der Literatur über die verschiedenen Meningokokkensera ergibt sich, ganz allgemein gesprochen, ein günstiger Erfolg der spezifischen Therapie. Daß bei jedem Serum neben den guten Resultaten auch Mißerfolge zu verzeichnen sind, ist verständlich, da erst eine hinreichende Erfahrung gesammelt werden mußte, um zu einer einigermaßen einheitlichen Methode der Behandlung zu gelangen. Es hat daher auch nicht allzuviel Wert, den Prozentsatz von Heilungen zusammenzustellen, der von den einzelnen Autoren mit diesem oder jenem Serum erzielt wurde. Die Resultate sind schwer zu vergleichen, weil die Grundsätze der

Behandlung noch zu verschieden sind. Soviel aber ist sicher, daß die von mir zuerst vorgenommene und empfohlene Behandlung mit intralumbalen Seruminjektionen und zwar mit großen Dosen als die zweckentsprechendste überall anerkannt wurde. Überall wo ausreichende Serumdosen intralumbal gegeben wurden, konnte die Mortalität ganz erheblich im Vergleich zu den nicht mit Serum behandelten Fällen herabgedrückt werden. Während z. B. bei der oberschlesischen Epidemie noch eine Mortalität von 70—80 % und mehr vorherrschte, werden bei mit Serum behandelten Fällen im Durchschnitt etwa 25—30 % verzeichnet, ja einzelne Berichte sprechen sogar nur von 6—10 %. In Amerika fiel die Mortalität durch die Serumbehandlung von 70 % auf 25 % nach Beobachtungen an 393 Fällen (Flexner).

Es ist bei den einzelnen Autoren deutlich zu bemerken, daß die wachsende Vertrautheit mit der intralumbalen Serumbehandlung allmählich immer bessere Erfolge zeitigte; das ist klar aus Levys Angaben zu ersehen, und wenn ich meine persönlichen Erfahrungen an über 100 Fällen überblicke, die ich teils behandelt, teils mitberaten habe, so kann ich dasselbe konstatieren.

Auch die Dauer der Krankheit wird ganz wesentlich durch die Serumbehandlung verkürzt. In New-York z. B. kamen vor der Serumanwendung 350 Fälle zur Heilung, bei denen die Krankheit in 3 % eine Woche oder weniger lange dauerte, in 50 % dagegen fünf Wochen und länger. Von 285 mit Serum behandelten Fällen dagegen dauerten die Krankheitserscheinungen nach der ersten Seruminjektion durchschnittlich 11 Tage.

Schließlich muß noch als ein sehr wichtiges Resultat der spezifischen Therapie betrachtet werden, daß sie die gefürchteten Nachkrankheiten der Genickstarre, namentlich die Ausbildung des Hydrocephalus internus in der Mehrzahl der Fälle verhindert.

Der Erfolg der Serumtherapie — das sei zum Schluß noch einmal eindringlich wiederholt — beruht auf der möglichst frühzeitigen Behandlung mit intralumbalen, nicht zu kleinen Seruminjektionen.

Symptomatische Therapie. Die wichtigste symptomatische Behandlungsmethode bei der Genickstarre ist die Anwendung der Lumbalpunktion, die namentlich von Lenhartz aufs wärmste empfohlen wurde. Zwei Gesichtspunkte kommen dabei in Betracht: Einmal werden mit der entleerten Lumbalflüssigkeit eine große Menge der Krankheitserreger entfernt, und zweitens wird der in vielen Fällen krankhaft gesteigerte Druck der Spinalflüssigkeit herabgesetzt. Führt man die Serumtherapie in der besprochenen Weise durch, so wird dabei, solange noch Fieber besteht, schon zum Zwecke der Einführung des Serums in gewissen Zeitabständen lumbalpunktiert. Aber auch wenn das Fieber gefallen ist, und wegen guten Allgemeinzustandes kein Serum mehr indiziert erscheint, ist dringend anzuraten, ab und zu eine Lumbalpunktion vorzunehmen, um den Druck der Spinalflüssigkeit zu messen und eine bakteriologische Untersuchung vorzunehmen. Ist der Druck höher als 150 mm (im Liegen), so muß Lumbalflüssigkeit abgelassen werden. Sind noch Meningokokken nachzuweisen, so ist es ratsam, noch weiter Serum zu geben.

Hat sich ein Hydrocephalus entwickelt, so ist die häufig wiederholte Lumbalpunktion eine der wichtigsten therapeutischen Handlungen. Oft wird der Patient nach dem Ablassen von Spinalflüssigkeit klarer, Aufregungs- und Depressionszustände verschwinden, die Kopfschmerzen bessern sich, das Erbrechen läßt nach; also diejenigen Erscheinungen, die im hydrocephalischen Stadium als Drucksymptome aufzufassen sind, können gebessert werden. Leider ist die gute Wirkung, die durch die Druckherabsetzung bedingt wird, nicht von langer Dauer. Es empfiehlt sich also, bei jeder erneuten Steigerung der Krankheitserscheinungen die Lumbalpunktion zu wiederholen. Solange noch Meningokokken vorhanden sind, muß daneben die Serumtherapie fortgesetzt werden.

Bei Säuglingen kann man im hydrocephalischen Stadium auch durch die Fontanelle hindurch die Seitenventrikel punktieren und auf diese Weise eine Entlastung herbeiführen. Es empfiehlt sich das besonders in denjenigen Fällen, bei denen eine Lumbalpunktion wegen Verschlusses der Ventrikelausgänge nicht mehr zum Ziele führt.

Die Methode der Durchtrennung des Ligamentum atlanto-occipitale, die während der schlesischen Epidemie einige Male versucht wurde, dürfte wohl nur wenige Anhänger finden.

Einer vielseitigen Anwendung erfreut sich die Anwendung warmer Bäder bei der Behandlung der Genickstarre, die namentlich von Aufrecht empfohlen wurden. Ich habe oft davon Gebrauch gemacht und sie in vielen Fällen als ein gutes Mittel zur Beruhigung und Schmerzlinderung kennen gelernt. Die Badewanne muß dann aber direkt neben dem Bett stehen, damit der anstrengende und Erkältungsmöglichkeiten in sich schließende Transport nach dem Badezimmer vermieden wird. Der Kranke muß gut unterstützt werden und zwar am Gesäß und an den Schultern, nicht etwa am Kopf, denn jede Berührung des Nackens und passive Vorwärtsbeugungen des Kopfes, wie sie durch eine Unterstützung desselben bedingt werden, würden lebhafte Schmerzen verursachen. Die Wasserwärme beträgt 35—38^0 C.

Bei hochfiebernden Fällen sind die warmen Bäder weniger zu empfehlen. Hier ziehe ich kalte Einwickelungen des ganzen Körpers bis zum Halse hinauf vor. Dazu sind zwei Betten erforderlich. In das eine kommt eine große wollene Decke und darüber ein in kaltes Wasser von ca. 15^0 C getauchtes Laken, in welches der Kranke eingewickelt wird; darüber wird dann sofort die warme wollene Decke geschlagen. Nach 10 Minuten wird in dem zweiten Bett ein anderes Laken mit Decke vorbereitet und die Prozedur wiederholt. In der zweiten Einpackung kann der Kranke ½ Stunde liegen bleiben. Nachher wird er gut abgerieben und zugedeckt.

Gegen die Kopfschmerzen empfiehlt sich eine Eisblase. Kälte wird auch gegen die Schmerzen im Nacken und in der Wirbelsäule angenehm empfunden. Man kann deswegen längs der Wirbelsäule mit Eiswasser gefüllte Gummischläuche applizieren. Auch die Leiterschen Kühlapparate, bei denen ständig kaltes Wasser durch die Kühlröhren fließt, sind empfehlenswert. Von den vielfach gebrauchten Einreibungen des Rückens mit Unguentum cinereum und Kollargolsalbe oder von Jodoformsalbe habe ich keine Besserung der Beschwerden gesehen.

Die verschiedenen Antipyretica wie Antipyrin, Pyramidon, Aspirin können gelegentlich gegen die Schmerzen versucht werden, haben aber meist nur wenig Einfluß. Bei starken Beschwerden, ebenso wie bei größerer Unruhe und Delirien tut noch die besten Dienste das Morphium in kleinen Dosen (0,005). Auch Chloralhydrat, am besten als Klystier gegeben, bringt die Kranken über schmerzvolle Stunden hinweg (Chloral. hydrat. 1,0—4,0, Muc. salep. 10,0, Aqu. ad 50,0; Mds.; die Hälfte zum Klystier).

Das Fieber wird am zweckmäßigsten nicht durch Antipyretica bekämpft. Wohltuend sind aber bei hoher Temperatur abkühlende Einwickelungen, wie sie oben geschildert wurden, oder öfter gewechselte kühle Prießnitzumschläge um die Brust.

Eine Beeinflussung des eitrigen Prozesses an den Meningen durch den inneren Gebrauch von Kalomel, der vielfach empfohlen wird, habe ich nicht konstatieren können. Auch die intravenöse Einspritzung von Kollargol hat keinen Erfolg; ebensowenig Günstiges sieht man von großen Gaben Jodkalium oder Jodnatrium, die zum Zwecke der Resorptionsbeförderung wiederholt empfohlen worden sind. Mehrfach empfohlen wurde in jüngster Zeit das Pilokarpin (Vohryczek) 0,03—0,04 : 200,0 Aqu. dest., 1—2—3stündlich 1 Kinderlöffel so lange zu reichen, bis Schweiß ausbricht. Nach einer Pause von einigen Stunden, während deren der Kranke abgetrocknet liegen bleibt, wird die Prozedur wiederholt.

Eine große Rolle in der Behandlung der Genickstarre spielt die Krankenpflege. Eine peinliche Pflege der Haut durch Bäder und Waschungen ist hier in erster Linie zu nennen. Die große Unreinlichkeit der benommenen Kranken und der Hydrocephalischen läßt beständig die Gefahr des Dekubitus befürchten. Es empfiehlt sich daher von vornherein, den Kranken auf ein Wasserkissen zu legen. Auch sorgsame Mundpflege ist bei den vielfach benommenen Kranken von großer Bedeutung, um die Entwicklung von Stomatitis und Soorbildung zu verhüten.

Da die Kranken gegen Geräusche und Licht oft recht empfindlich sind, so muß das Krankenzimmer ruhig gelegen sein und gedämpftes Licht haben.

Ein wesentlicher Punkt der Krankenpflege ist es ferner, die Entwicklung einer Bronchitis möglichst zu verhindern. Die Krankenräume müssen gut gelüftet, aber wohl temperiert sein. Hustende Genickstarrekranke isoliert man am besten und legt sie nicht mit anderen Genickstarrekranken zusammen, um die Übertragung sekundärer Bronchitis durch Anhusten zu vermeiden. Bei den Reinigungsbädern nimmt man mit Vorteil stets auch einige kühle Abgießungen der Brust vor, um die Kinder zu tiefen Inspirationen zu veranlassen und eine gute Durchlüftung der Lunge zu erzielen.

Außerordentlich wichtig ist eine ausreichende Ernährung, die, solange das Fieber anhält, hauptsächlich aus Milch, Griesbrei, Reisbrei, Apfelmus und dergl. besteht. Kranken mit stark nach rückwärts gezogenem Kopf, denen die Nahrungsaufnahme Schmerzen macht, und die sich beim Trinken aus dem Glase leicht verschlucken, gebe ich die flüssige Nahrung in einer Milchflasche mit Gummipfropfen, wie man sie in der Säuglingspflege benutzt. Die Kranken können dann, ohne sich zu verschlucken, die Flüssigkeit langsam aus der Flasche heraussaugen.

Ist das Fieber abgefallen, so gibt man bald gemischte Kost: Weißbrot mit Butter, Milchsuppen, Obstsuppen, Gemüse, gekochtes Obst, Zwieback, Fleischgelée, Kalbsmilch, Huhn, Taube usw.

Literatur siehe bei:

Jochmann, Meningitis cerebrospinalis epidemica im Handbuch d. inn. Med., herausgeg. von Mohr u. Staehelin, Bd. I, Berlin 1911. — Knöpfelmacher, Meningitis cerebrospinalis epidemica in Spez. Path. u. Ther. inn. Krankh., herausgeg. von Kraus u. Brugsch.

Epidemische Kinderlähmung.

(Heine-Medinsche Krankheit; akute Poliomyelitis; Poliomyelitis anterior acuta; spinale Kinderlähmung).

Die akute Poliomyelitis ist eine teils sporadisch, teils epidemisch auftretende spezifische Infektionskrankheit, die mit Vorliebe bei Kindern, gar nicht selten aber auch bei Erwachsenen auftritt und nach fieberhaften Vorläufersymptomen zu spinalen Lähmungen, gelegentlich auch zu bulbären oder zerebralen Lähmungserscheinungen führt, in vielen Fällen jedoch bereits mit dem fieberhaften Frühstadium abklingt, ohne Paresen zu verursachen.

Diese Definition entfernt sich ziemlich weit von der klinischen Begriffsbestimmung, die der Cannstatter Arzt Jakob von Heine im Jahre 1840 gegeben hat, als er dafür den Namen spinale Kinderlähmung schuf. Wir haben seitdem, namentlich dank der Studien nordischer Forscher (Medin, Wickman u. a.) gelernt, daß die Krankheit auch bei Erwachsenen gar nicht selten vorkommt, und vor allem, daß durch dasselbe ätiologische Agens ganz verschiedene Krankheitsbilder, nicht nur rein spinale Lähmungserscheinungen, sondern auch cerebrale Lähmungen, bulbäre Symptome, aufsteigende Landrysche Paralysen und meningitische Erscheinungen verursacht werden, ja daß sogar abortive Formen ohne Lähmungserscheinungen vorkommen. Es ist daher schwer, eine Krankheitsbezeichnung zu finden, die diesem erweiterten Begriffskreise entspricht. Am gebräuchlichsten ist der Name „epidemische Kinderlähmung" geblieben, für die meisten Fälle trifft die Bezeichnung „akute Poliomyelitis" zu, am einfachsten aber und auf jede Begriffsbestimmung verzichtend, ist die Benennung „Heine-Medinsche Krankheit" nach den Männern, denen wir die wichtigsten Kenntnisse auf diesem Gebiete verdanken.

Epidemiologie und Geschichte. Obgleich sich Hinweise auf das epidemische Vorkommen der Poliomyelitis schon bei Heine finden, scheinen häufigere Epidemien erst gegen Ende des vorigen Jahrhunderts aufgetreten zu sein. Berichte von Bergenholtz (1881) und Oxholm (1887) über das epidemische Auftreten der Kinderlähmung fanden wenig Beachtung. Allgemein anerkannt wurde der epidemische Charakter der spinalen Kinderlähmung erst nach dem Vortrage Medins auf dem X. internationalen Kongreß in Berlin 1890, wo er über seine Studien bei der Epidemie in Stockholm (43 Fälle) berichtete.

Seitdem häufen sich die Mitteilungen über das epidemische Auftreten dieser Seuche. So beobachtete Medin eine zweite Epidemie in Stockholm 1895, Caverley und Macphail in Amerika 1894 (126 Fälle), Leegaard in Norwegen 1899 (54 Fälle), Baccelli in Italien 1897 (17 Fälle), Zappert in Wien (42 Fälle). Über gehäuftes Auftreten in Deutschland stammen Mitteilungen von Strümpell 1886, Briegleb und Pleus 1887, Auerbach, Frankfurt, 1898, Hofmann, Düsseldorf, 1904. Eine große und bedrohliche Ausbreitung gewann die Seuche erst im Anfange dieses Jahrhunderts, so in Norwegen 1905 mit 952 Fällen, die Leegaard 1909 zusammenstellte, und in Schweden 1905/06, wo Wickman seine für die Epidemiologie der Krankheit grundlegenden Beobachtungen an 1031 Fällen machen konnte. Auch in Amerika flammte nach vorausgegangenen herdweisen Häufungen der Krankheit eine große Epidemie auf, die nach Collins, Coplik u. a. allein in New York 2500 Fälle umfaßte und in den nächsten Jahren in Nordamerika immer weiter um sich griff, so daß ca. 20 000 Kinder erkrankt sein sollen. 1908 herrschte in Nieder-Österreich und Wien eine Epidemie mit 290 Fällen (Zappert), 1909 in Steiermark mit 433 Fällen (Fürntratt). Im Jahre 1909 gewann die Seuche auch in Deutschland zum ersten Male eine größere epidemische Ausdehnung. Nachdem 1908 kleinere Epidemien in Heidelberg mit 36 Fällen (J. Hofmann) und in der Nachbarschaft von Hamburg mit 22 Fällen (Nonne) vorausgegangen, entwickelte sich in Westfalen eine ausgedehnte Epidemie mit 633 Fällen (P. Krause), ferner im Ruhrgebiet (Grober) und in Hessen-Nassau mit 106 Fällen (E. Müller). Fast zu gleicher Zeit kam es zu kleineren Herdbildungen in Hannover (Eichelberg), in Schlesien (Förster), in Vorpommern (Peiper). Die Epidemie in Deutschland 1909 umfaßte im ganzen etwa 1000 Fälle. Auch in Frankreich trat die Krankheit 1909 in epidemischer Weise auf. So teilte Netter 100 Fälle aus Paris mit.

Daß die epidemische Kinderlähmung eine akute spezifische Infektionskrankheit sei, hat Strümpell auf Grund klinischer und experimenteller Gesichtspunkte als erster nachdrücklich betont. Der weitere Beweis dafür konnte erst durch die Übertragung der Krankheit auf den Affen (Landsteiner) und durch die Verimpfung von Fall zu Fall (Leiner, Flexner und Lewis u. a.) erbracht werden. Die Lehre von der Kontagiosität des Leidens, der Übertragbarkeit von Person zu Person hat Wickman begründet. Für die kontagiöse Natur des Leidens sprach schon die Beobachtung Leegaards, die 1899 in Norwegen gemacht wurde, daß die Verbreitung der Krankheit sich mit Vorliebe an die Verkehrswege hält und in nächster Nähe von Eisenbahnen und Verkehrsstraßen auftritt. Wickman zeigte, daß die Krankheit unabhängig von der Bevölkerungsdichte in größeren oder kleineren Herden sich entwickelt. Als er dann die einzelnen Fälle genauer verfolgte, zeigte es sich, daß zwischen fast allen von der Krankheit befallenen Personen ein Kontakt stattgefunden hatte, entweder direkt oder auf indirektem Wege. Wickmans Verdienst ist es, darauf hingewiesen zu haben, daß dieser Kontakt in der Mehrheit der Fälle nicht durch die eigentlichen typischen, mit Lähmungen einhergehenden Fälle geschieht, sondern entweder durch gesunde Zwischenträger oder aber durch abortive Formen, die sich mit dem Ablaufe der fieberhaften Vorläufererscheinungen erschöpfen, ohne Lähmungen zu bekommen. Durch sorgfältige Nachforschungen in den für solche Studien sehr geeigneten, weil relativ einfachen ländlichen Verhältnissen während der schwedischen Epidemie zeigte Wickman, daß auch innerhalb der einzelnen Krankheitsherde die Fälle gruppenweise auftreten, und daß die Verbreitung meist radiär von einem Hause aus in die Nachbarschaft erfolgt.

Das Auftreten einer Kontaktepidemie würde sich also in der Weise abspielen, daß durch Einschleppung des virulenten Erregers von anderen Gegenden her eine Infektion erfolgt und nun von dem Infektionsherde aus eine radiäre Verbreitung in die Nachbarschaft stattfindet. Die Einschleppung kann ihren Ausgang entweder von sporadischen Fällen nehmen oder aus Gegenden, wo die Seuche epidemisch herrscht und wird entweder durch gesunde Zwischenträger geschehen oder aber durch die oben genannten abortiven Erkrankungsfälle. Für diese Art der Einschleppung von außen und Verbreitung durch Kontakt sprechen auch Beobachtungen, wie sie in anderen Epidemien, z. B. in Hessen-Nassau gemacht wurden.

E. Müller z. B. sah, daß die Morbidität der seßhaften bäuerlichen Bevölkerung namentlich zu Beginn der Epidemien relativ gering war, während sie relativ groß erschien bei Gewerben, welche die Väter oder andere Familienangehörige entweder selbst in infizierte Gegenden führten oder einen lebhaften Verkehr auswärtiger Personen in ihrem eigenen Hause mit sich brachten (Gastwirte, Kutscher, Schuhmacher, Landbriefträger).

Die hier besprochene Vorstellung von der Entstehung von Kontaktepidemien hat auch heute noch ihre Gegner, die mehr zur Annahme von Kollektivepidemien (Fürntratt) neigen, d. h. also einer aus unbekannten inneren oder äußeren Ursachen eintretenden Häufung sporadischer Fälle.

Die Einwände, die gegen die Kontagiosität der Poliomyelitis gemacht wurden, sind folgende:

1. Die Beobachtung, daß nicht selten nur ein Kind einer kinderreichen Familie erkrankt, während die anderen trotz reichlicher Gelegenheit zur Infektion gesund bleiben; 2. die Tatsache, daß häufig sporadische Fälle vorkommen, ohne eine Quelle von Epidemien zu werden; 3. die Seltenheit von Krankenhausinfektionen durch eingelieferte Poliomyelitisfälle.

Hier findet sich eine interessante Parallele zur Cerebrospinalmeningitis, auf die Wickman aufmerksam macht. Genau dieselben Argumente wurden früher gegen die Kontagiosität der Genickstarre angeführt, und doch zweifelt heute niemand mehr an deren Übertragbarkeit, nachdem die Bedeutung der Meningokokkenträger erkannt wurde.

Daß trotz gegebener Infektionsmöglichkeit viele Kinder nicht erkranken, liegt daran, daß die allgemeine Empfänglichkeit sowohl für Genickstarre als auch für das Poliomyelitisvirus nicht so groß ist wie für andere Infektionskrankheiten, z. B. Diphtherie und Scharlach. Wenn bei einer Familie mehrere Kinder erkranken, so geschieht das meist gleichzeitig, d. h. also die empfänglichen Kinder werden von derselben Infektionsquelle zu gleicher Zeit infiziert. Bei der Frage der Krankenhausinfektion kommt noch hinzu, daß die Kinder meist erst nach Eintritt der Lähmungen eingeliefert werden, also in einem Stadium, wo die entzündlichen Erscheinungen in den oberen Luftwegen und im Darm, die wohl am meisten zur Verbreitung beitragen, bereits geschwunden sind. Daß sporadische Fälle vorkommen, ohne Epidemien nach sich zu ziehen, ist eine Eigentümlichkeit der Poliomyelitis, die sie mit fast allen Infektionskrankheiten teilt.

Bei der Übertragung scheinen leblose Gegenstände, Nahrungsmittel, Milch, Trinkwasser od. dgl. keine Rolle zu spielen. Berücksichtigt man die Frühsymptome der epidemischen Kinderlähmung, die Beteiligung der oberen Luftwege und des Darmtraktus, so erscheint am wahrscheinlichsten die Annahme, daß die Übertragung entweder durch die Sekrete der katarrhalisch affizierten Schleimhäute der Luftwege oder durch Magendarmausscheidungen geschieht.

Eine Stütze dieser Anschauung finden wir in den Ergebnissen der experimentellen Forschung. Bei intrazerebral geimpften Affen ist das Virus in der Nasenpharynxschleimhaut nachgewiesen worden. Speichel und Darminhalt wurde freilich meist frei von Virus befunden. Es gelingt aber sowohl von der Nasenschleimhaut aus wie auch vom Magendarm aus unter besonderen Bedingungen Affen zu infizieren (Leiner und v. Wiesner).

Jahreszeit: Die Poliomyelitis ist eine Krankheit des Sommers und des Herbstes. So fielen z. B. bei der schwedischen Epidemie 1905 auf die Monate Juli bis Oktober 86 % der Fälle mit dem Maximum im August (Wickman). Mitunter verschiebt sich die Verteilung bis in den Winter hinein. In Hessen-Nassau begann die Epidemie im Juli und erreichte ihre Höhe in den Monaten Oktober und November; ja sogar Epidemien, die mitten im Winter ihr Maximum erreichten, sind beobachtet worden.

Disposition. Die allgemeine Empfänglichkeit für die Poliomyelitis ist erheblich geringer als für Diphtherie, Scharlach und Masern. Am empfänglichsten ist das Kindesalter, während der Erwachsene relativ selten an Poliomyelitis erkrankt.

In der Epidemie von Hessen-Nassau waren nach E. Müller $^9/_{10}$ aller Kranken noch nicht fünf Jahre alt und mehr als $^3/_4$ der Fälle fielen in die ersten drei Lebensjahre. Am gefährdetsten erscheint das zweite Lebensjahr; damit stimmen auch anderweitig gemachte Erfahrungen überein.

Das männliche Geschlecht scheint etwas mehr disponiert zu sein als das weibliche. Die relative Immunität des Erwachsenen gegenüber der Kinderlähmung ist nicht etwa in Parallele zu setzen mit der Masernimmunität des höheren Lebensalters. Während die Masernimmunität des Erwachsenen ihren Grund natürlich darin hat, daß die meisten Menschen im Kindesalter Masern überstanden, müssen bei der relativ seltenen epidemischen Ausbreitung der Poliomyelitis andere Momente zur Erklärung herangezogen werden.

Ob die Prädisposition an der Eintrittspforte liegt oder im Rückenmark, ist noch nicht entschieden. Möglicherweise spielt die Neigung des Kindes zu Erkrankungen des Lymphapparates eine Rolle; gerade der Lymphapparat aber oder genauer die Lymphscheiden der peripheren Nerven sind der Weg, auf dem das Virus zum Rückenmark gelangt (vgl. Pathogenese).

Ätiologie. Der Erreger der Poliomyelitis scheint durch Noguchi [1]) gefunden zu sein. Bei der Aussaat von Gehirnstückchen von Poliomyelitisleichen auf Ascitesröhrchen, denen ein Stück steriler, normaler Kaninchenniere beigegeben ist, und Überschichten mit sterilem Paraffin, um anaerobe Bedingungen zu erzielen, entwickelt sich nach fünftägiger Bebrütung bei 37° ein charakteristisches Wachstum. Zunächst tritt eine Opaleszenz in der nächsten Umgebung der Gehirnsubstanz auf. Diese Opaleszenz breitet sich in den nächsten Tagen weiter nach oben aus bis zu einer Demarkationslinie, wo das Vorhandensein von Sauerstoff die weitere Entwicklung hemmt. Bei mikroskopischer Untersuchung dieser Kulturen präsentieren sich bei Giemsafärbung die Erreger als kleinste globoide Körperchen von runder Form, die in kurzen Kettenpaaren und -Konglomeraten zusammenhängen. Die einzelnen Individuen haben eine Größe von 0,15—0,3. Sie färben sich nach Gram. Auf festen Nährböden (Agar) findet keine Kettenbildung statt. Diese kugelförmigen Mikroorganismen passieren durch Berkefeldtfilter, welche die gewöhnlichen Testbakterien, z. B. den Prodigiosus, zurückhalten.

Durch Verimpfung von Reinkulturen dieses Mikroorganismus läßt sich beim Affen ein Krankheitsbild erzeugen, das klinisch und pathologisch völlig der Affenpoliomyelitis entspricht, wie man sie auch durch Verimpfung von Gehirnsubstanz von Poliomyelitisleichen erzeugen kann. Damit dürfte der Beweis für die ätiologische Bedeutung des Noguchischen Mikroorganismus erbracht sein.

Schon vor dieser Entdeckung waren unsere Kenntnisse über die Pathogenese der Poliomyelitis durch die experimentelle Forschung in fruchtbarster Weise ausgebaut worden, seitdem es gelungen ist, die Krankheit mit Sicherheit auf Tiere zu übertragen. Nachdem Landsteiner und Popper gezeigt hatten, daß es möglich ist, das Virus der Kinderlähmung erfolgreich auf Affen zu verimpfen, konnte man daran gehen, es von Fall zu Fall weiter zu übertragen, und so gewissermaßen im Tierorganismus fortzuzüchten. Durch die Arbeiten von Römer, Flexner und Lewis, Landsteiner und Levaditi, Leiner und von Wiesner, die sich mit der experimentellen Affenpoliomyelitis beschäftigt haben, sind manche interessante Aufschlüsse über die Pathogenese und Epidemiologie der Kinderlähmung gewonnen worden. Das Virus befindet sich, ähnlich wie das Lyssavirus, im ganzen Zentralnervensystem. Man kann also durch Verimpfung von Teilen aus Gehirn und Rückenmark eines Falles von Kinderlähmung beim Affen Poliomyelitis erzeugen. Dabei ist es relativ gleichgültig, ob die Einverleibung intracerebral, intraperitoneal, intravenös, intraneural oder durch Verfütterung geschieht, wenn nur eine reichliche Menge Virus verwendet wird. Wichtig ist die Tatsache, daß das Virus in die Nasen- und Rachenschleimhaut übergeht, wo es sich, wie es scheint, wochenlang halten kann. Auch in geschwollenen Lymphdrüsen und im Blut kann es enthalten sein, dagegen fehlt es im Liquor cerebrospinalis. Bemerkenswert ist die Tatsache, daß spontane Affenerkrankungen noch nicht beobachtet wurden, obgleich gesunde und infizierte Tiere in demselben Käfig zusammen waren.

---

[1]) Simon Flexner Hideyo Noguchi, Kultur des Mikroorganismus der Poliomyelitis epidemica in Berl. klin. Wochenschr. 1913. Nr. 37.

Einmaliges Überstehen der Poliomyelitis verleiht den Affen Immunität gegen eine neue Infektion. Als Ursache dieser Immunität sind mit Wahrscheinlichkeit Antikörper anzusprechen, die sich im Blute der infizierten Affen bilden, und die in vitro die Wirkung des Virus aufzuheben vermögen. Diese Tatsache ist auch für die Diagnose der Poliomyelitis und für den Nachweis der Existenz abortiver Erkrankungen von Wichtigkeit geworden (vgl. später).

Die Inkubationszeit betrug bei den Römerschen Affenversuchen im Durchschnitt 9½ Tage. Das Krankheitsbild der experimentellen Affenpoliomyelitis entspricht den beim Menschen vorkommenden Krankheitsbildern; auch abortive Erkrankungen und Fälle von bulbärem Typus kommen vor. Die anatomischen Veränderungen entsprechen ganz den beim Menschen beschriebenen.

Die Möglichkeit, mit menschlichem Poliomyelitismaterial dieselbe Krankheit beim Affen zu erzeugen, hat, abgesehen von ihrer Bedeutung für die Pathogenese der Krankheit, auch einen nicht zu unterschätzenden diagnostischen Wert, wenn auch die Übertragung nur bei einwandsfreier Technik und mit reichlichem Material gelingt. Das gilt besonders für die Feststellung der Zugehörigkeit gewisser atypischer Formen der Poliomyelitis, z. B. bei Fällen von sporadischer Poliomyelitis der Erwachsenen oder bei disseminierter Encephalomyelitis. Schließlich ist mit Hilfe des Tierexperimentes sogar eine Serodiagnose der Poliomyelitis möglich geworden (vgl. S. 624).

Krankheitsbild. Die Inkubationszeit beträgt im Durchschnitt eine Woche. Die einzelnen Autoren machen darüber verschiedene Angaben; so spricht Wickman von 1—4 Tagen und Zappert von 8—10 Tagen.

Man unterscheidet bei der Entwicklung des Krankheitsbildes am besten das Frühstadium, das Reparationsstadium, das Endstadium mit seinen schlaffen atrophischen Lähmungen.

Das Frühstadium setzt sich zusammen aus einer Phase der fieberhaften Vorläufererscheinungen und einer Phase der akut einsetzenden Lähmungen. Die Krankheit pflegt akut mit Fieber und allgemeinen Erscheinungen zu beginnen, wobei Somnolenz, allgemeine Hauthyperästhesie, Gliederschmerzen, eine große Neigung zum Schwitzen auffallen, und entweder entzündliche Erscheinungen der Atemorgane (Schnupfen, Bronchitis und Angina) oder Störungen von seiten des Magendarmkanals (Gastroenteritis) oder auch meningitische Symptome im Vordergrunde stehen. Welche von diesen letztgenannten drei Symptomgruppen im Einzelfalle vorherrscht, das hängt von dem Charakter der Epidemie ab. So prävalierten nach Erfahrungen Wickmans bei der schwedischen Epidemie in einigen Gegenden meningitische Erscheinungen, in anderen die gastroenteritischen, und bei der deutschen Epidemie 1909 fand E. Müller in Hessen-Nassau vorwiegend Erscheinungen des Respirationsapparates, während P. Krause in Westfalen hauptsächlich gastroenteritische Störungen als Vorläufererscheinungen beobachtete.

Neben Kopfschmerzen und allgemeinem Krankheitsgefühl ist das konstanteste Symptom im Beginn der Erkrankung das Fieber. In der Regel erfolgt ein plötzlicher Anstieg, und die Temperatur hält sich dann mehrere Tage in einer Höhe von 38,5—39,5° entweder remittierend oder kontinuierlich; zuweilen sind die Temperaturen nur subfebril. Fieberlose Fälle sind selten; aber oft kommt es vor, daß der Arzt erst nach Abklingen einer schnell vorübergehenden Temperaturerhöhung zu dem Kranken gerufen wird. Die Entfieberung erfolgt nach einigen Tagen bis zu einer Woche allmählich, zuweilen aber auch in kritischer Weise. Manchmal kommt es einige Tage nach dem Abklingen des Fiebers zu erneutem Anstieg, oder es halten sich, wie Müller beobachtete, noch wochenlang abendliche Fieberspitzen von 38°. Die Fieberhöhe bedeutet ähnlich wie bei der Genickstarre keinen Gradmesser für die Schwere der Infektion. Hochfiebernde Fälle mit starken Allgemeinerscheinungen können einen günstigen Verlauf nehmen und andere mit subfebrilen Temperaturen enden letal.

Der Puls ist häufig frequenter, als es der gleichzeitigen Fieberhöhe entspricht (ähnlich wie beim Scharlach). Eine gewisse Labilität, auch leichte Arhythmien sind nicht selten.

Als pathognomisch für die ersten Tage der Poliomyelitiserkrankung können neben dem Fieber folgende Zeichen gelten: die allgemeine Schmerzhaftigkeit des Körpers, die Somnolenz und die Neigung zum Schwitzen Die auffällige Somnolenz, die in vielen Fällen in den Vordergrund tritt, läßt die Kinder oft den ganzen Tag durchschlafen, während sie sich des Nachts

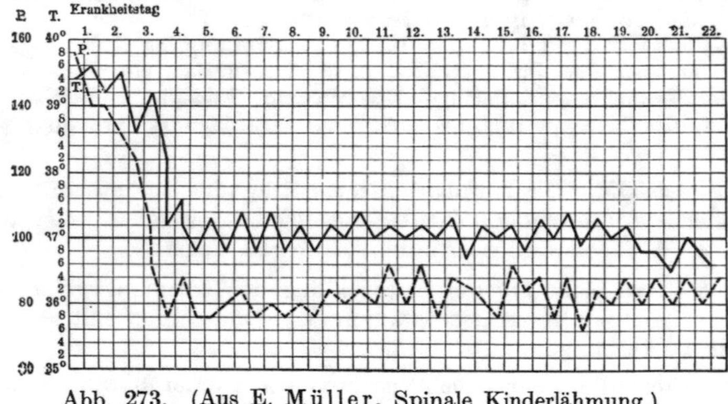

Abb. 273. (Aus E. Müller, Spinale Kinderlähmung.)

unruhig hin- und herwälzen, häufig aufschreien, zuweilen auch delirieren. Tiefere Bewußtseinsstörungen sind relativ selten. Selbst in letal endigenden Fällen ist das Sensorium oft bis zum Schluß erhalten.

Aber auch selbst bei später gutartig verlaufenden Fällen ist zuweilen zugleich mit dem Fieberbeginn Koma beobachtet worden (Zappert).

Ein zweites wichtiges Symptom des Frühstadiums, das nur selten vermißt wird, ist die auffallende Neigung zum Schwitzen, die in der Regel nur in den ersten Krankheitstagen besteht, ohne Beziehungen zur Fieberhöhe zu haben. E. Müller, der ebenso wie Starr und Krause die Häufigkeit dieser Erscheinung betont (75 % der Fälle) sah die Hyperhydrosis in manchen Fällen noch wochenlang anhalten.

Das wichtigste Kennzeichen der Poliomyelitis im Frühstadium ist die allgemeine Hyperästhesie. Jede Berührung des kranken Kindes ruft die lebhaftesten Schmerzäußerungen hervor, ja, die Angst vor dem Anfassen veranlaßt die Kinder, schon bei der Annäherung der Mutter ans Bett laut zu jammern und die Bettdecke festzuhalten. Diese Empfindlichkeit ist am ausgeprägtesten am Rumpf und an den später gelähmten Gliedern. Durch passive Bewegungen wird sie vermehrt, so besonders bei Bewegungen der Wirbelsäule beim Aufrichten usw. (Wickman). Daneben bestehen meist spontane Schmerzen im Nacken, im Rücken und in den Extremitäten, besonders in denen, die später der Lähmung verfallen. Diese Schmerzen, die oft wochenlang nach Eintritt der Paresen noch anhalten, verbinden sich mitunter mit einer starken Druckempfindlichkeit der Muskeln und der Nervenstämme.

Diese sensiblen Reizerscheinungen können verschiedene Ursachen haben. Entweder kommt die Beteiligung der grauen Hinterhörner in Betracht, die ja fast stets in Mitleidenschaft gezogen sind, oder aber es handelt sich um entzündliche Vorgänge an den Meningen, die man autoptisch fast nie vermißt.

Meningitische Symptome können in einzelnen Fällen im Beginn der Poliomyelitis derartig die Szene beherrschen, daß die Verwechslung mit Genickstarre naheliegt. Neben den eben erwähnten Nacken- und Rückenschmerzen und der allgemeinen Hauthyperästhesie ist es vor allem eine Steifigkeit des Nackens, die besonders beim Vorwärtsbeugen deutlich wird und eine Wirbelsäulensteifigkeit mit Druckempfindlichkeit des Processus spinosi. Als charakteristisch bezeichnet Förster die reflektorische Überstreckung der Wirbelsäule beim Versuch, die Kinder aus der Rückenlage aufzurichten. Auch Kernigsches Symptom und Laséguesches Phänomen werden zuweilen beobachtet, sind aber seltener zu finden.

Aber noch andere zerebrale und spinale Reizsymptome können an Meningitis denken lassen. So treten zuweilen Konvulsionen und Zuckungen in den unteren Extremitäten auf (Zappert), ausnahmsweise auch epileptiforme Spasmen mit Bewußtlosigkeit (E. Müller), ferner Tremor ähnlich dem Intentionszittern (Wickman) und Zähneknirschen, alles Symptome, wie sie auch bei der Meningitis cerebrospinalis beobachtet werden.

Entzündliche Erscheinungen des Respirationsapparates sind nicht selten, doch spielt auch hierin bei den einzelnen Epidemien der Genius loci eine Rolle.

E. Müller fand in Hessen-Nassau in über der Hälfte der Fälle eine Beteiligung des Respirationstraktus, häufig in der Form eines starken Schnupfens oder einer initialen Angina ohne charakteristischen Belag mit auffallendem Fötor ex ore. Oft ist auch eine Bronchitis vorhanden oder sogar auch eine frühzeitig auftretende Bronchopneumonie. Pneumonien entwickeln sich sonst im allgemeinen erst im Verlaufe der zweiten oder dritten Woche, besonders im Anschluß an Paresen der Atemmuskeln.

Recht häufig sind gastroenteritische Störungen, wie schon Medin hervorhob. Abgesehen von Appetitlosigkeit, belegter Zunge ist hier zunächst das Erbrechen bemerkenswert, das gelegentlich am ersten Tage beobachtet wird, ohne besondere Häufigkeit zu erlangen. Dazu kommen vor allem Durchfälle, die manchmal sehr heftig und übelriechend sind und den Eindruck einer schweren Enteritis erwecken. In anderen Fällen herrscht Obstipation.

Tatsächlich sind ja auch starke katarrhalische Veränderungen der Darmschleimhaut, Schwellung der Solitärfollikel und der Peyerschen Plaques autoptisch festgestellt worden. Darmstörungen werden bei den einzelnen Epidemien in sehr verschiedener Häufigkeit beobachtet. Während Krause in Westfalen in $^2/_3$ der Beobachtungen Durchfälle sah, herrschte in der New Yorker Epidemie gewöhnlich Verstopfung.

Gelegentlich kann es im Verlaufe der Poliomyelitis auch zu verschiedenartigen Hauterscheinungen kommen; so werden scharlach- und masernähnliche Exantheme beobachtet, die relativ spät, in der Regel nicht vor Ablauf der ersten Krankheitswoche auftreten.

Die Bauchorgane bieten meist nichts Besonderes. Die Milz ist in der Regel von normaler Größe; wenn sie als vergrößert nachgewiesen wird, handelt es sich gewöhnlich um Mischinfektionen. Auf der Höhe des Fiebers kann eine leichte febrile Albuminurie vorkommen. Ausgesprochene Nephritis ist bisher nicht beobachtet worden. Die Lymphdrüsen sind nicht vergrößert.

Ein Befund, der differentialdiagnostisch in manchen Fällen während des Frühstadiums vielleicht einige Bedeutung hat, scheint Leukopenie zu sein.

E. Müller fand während des Stadium febrile bei seinen Kranken niemals eine Leukocytose; auch Krause hatte gleiche Befunde. Bei anderen Epidemien, z. B. in New York, sind dagegen mehrmals höhere Leukocytenwerte gefunden worden; vielleicht spielten dabei Mischinfektionen eine Rolle. Wenigstens kann man sagen, daß das Vorhandensein einer Leukopenie im Zweifelsfalle für Poliomyelitis spricht.

Der Liquor cerebrospinalis, zu dessen Untersuchung namentlich die menigitischen Erscheinungen drängen können, steht gewöhnlich unter etwas erhöhtem Druck, ist aber selbst bei erhöhtem Eiweißgehalt klar und enthält keine Bakterien. Die spärlich darin enthaltenen Zellen bestehen fast nur aus Lymphocyten. Das Vorwiegen von Leukocyten ist selten.

Der Eintritt der Lähmung. Im Anschluß an die fieberhaften Initialsymptome oder auch schon während derselben pflegen diejenigen Erscheinungen aufzutreten, die der Krankheit den Namen gegeben haben, die Lähmungen. Das Einsetzen erfolgt ungefähr am ersten bis fünften Tage nach Krankheitsbeginn, manchmal aber treten sie erst wesentlich später nach 8 bis 14 Tagen auf. Die Lähmungen charakterisieren sich als Vorderhornläsionen, also als schlaffe Lähmung mit vermindertem Tonus der Muskulatur und Verlust der Sehnenreflexe. Bei Erwachsenen und älteren Kindern läßt sich gut feststellen, daß die Lähmung nicht komplett einsetzt, sondern mit einer Parese beginnt. Das betroffene Glied ermüdet schnell. Ist z. B. ein Bein befallen, so stützt sich der Kranke beim Versuche zu Gehen auf das gesunde Bein, knickt aber mit dem kranken bald zusammen, die Sehnenreflexe verschwinden, der Muskeltonus nimmt ab und nach wenigen Tagen ist der Höhepunkt der Lähmung erreicht. Die Feststellung der eingetretenen Lähmung ist namentlich bei Kindern, die noch nicht laufen können, oft gar nicht leicht. Sie wird häufig erst erkannt, wenn die Paralyse bereits mehrere Tage komplett ist. Die Prüfung der aktiven Beweglichkeit (Beachtung der spontanen Bewegungen oder der Reaktion auf bestimmte Veränderungen der Lage), auch der Nachweis des geringen Widerstandes bei passiven Bewegungen, die Feststellung des geringe Muskeltonus (die auffällige Schlaffheit) und die wiederholte Kontrolle der Sehnenreflexe sind zur Erkennung nützlich.

Am häufigsten werden die Beinmuskeln befallen, an zweiter Stelle stehen die Rumpfmuskeln und schließlich die Armmuskeln. Die Beine werden in etwa $^4/_5$ der Fälle in Mitleidenschaft gezogen und zwar häufiger doppelseitig als einseitig, doch ist die Lähmung meist in einem Beine weniger ausgesprochen als in dem anderen, mitunter vielleicht nur durch Hypotonie oder Fehlen der Sehnenreflexe angedeutet. Auch auf der Höhe ihrer Entwicklung erstrecken sich die Lähmungen eines Gliedes fast niemals auf sämtliche Muskelgruppen. Selbst wenn z. B. das ganze Bein gelähmt erscheint, können meist noch die Zehen, wenn auch schwach, bewegt werden. Diejenigen Muskelgruppen, die am Beine besonders gern von der Lähmung betroffen werden, sind am Oberschenkel der Quadriceps femoris und am Unterschenkel der Peroneus und der Tibialis anticus, und meist sind die proximalen Gebiete der unteren Extremitäten stärker und hartnäckiger befallen als die distalen.

Sehr häufig, wenn auch vielfach nicht genügend beachtet. sind die Lähmungen der Rumpfmuskulatur; namentlich die Parese der Bauchmuskeln, entweder einseitig oder doppelseitig, ist sehr oft vorhanden.

Abgesehen von einer Hypotonie der Bauchdecken macht sie sich vor allem dadurch bemerkbar, daß die Kinder nicht ohne Unterstützung der Hände sich aus der horizontalen Lage aufrichten können.

Der Leib wird dabei durch die Kontraktion des Zwerchfells aufgetrieben; auch pflegt eine Abschwächung oder Verlust der Bauchdeckenreflexe vorhanden zu sein.

Die Lähmung der Rückenmuskeln, der Strecker der Wirbelsäule, macht das Aufsitzen der Kranken unmöglich. Werden sie aufgenommen, so fallen sie haltlos entweder nach vorn oder nach der Seite. Sind nur die Rücken- und Hüftmuskeln betroffen, so kommen Bilder wie bei der juvenilen Muskeldystrophie zustande. Die Kranken watscheln beim Gehen und vermögen sich aus der vornübergebeugten Stellung nur aufzurichten durch Unterstützung, wenn sie die Arme zu Hilfe nehmen und gewissermaßen an ihrem eigenen Körper in die Höhe klettern.

Nicht selten dehnt sich die Lähmung auch auf die Atemmuskeln aus. Sind die Interkostalmuskeln allein betroffen, so sind die Bewegungen des Brustkastens eingeschränkt oder aufgehoben, während die Zwerchfellatmung sehr ausgiebig arbeitet.

Beiderseitige Zwerchfelllähmung pflegt schnell den Exitus durch Erstickung herbeizuführen.

Sehr gewöhnlich sind die Paresen der Halsmuskulatur, die sich sowohl auf die Beuger wie auf die Strecker ausdehnen können. Hebt man den Kranken auf, so sinkt der Kopf schlaff nach hinten, und beugt man den Körper nach vorn, so fällt der Kopf, der Schwere folgend, erst nach der Seite und dann nach vorn.

Die Arme sind meist einseitig oder wenigstens einseitig stärker betroffen. In der Regel handelt es sich um aufsteigende Lähmungen, die sekundär nach Beinlähmungen hinzutreten. Isolierte Armlähmungen sind selten. Am häufigsten ist die Schultermuskulatur und zwar der Musculus deltoideus betroffen. Von hier aus schreitet die Lähmung dann oft in distaler Richtung bis zur völligen Armparese weiter, wobei aber kleine Fingerbewegungen meist noch möglich sind.

Flüchtige Blasen- und Mastdarmstörungen sind im Frühstadium häufig. Die Blasenschwäche tritt meist in Form der Urinverhaltung auf und gibt gelegentlich zum Katheterismus Veranlassung; seltener ist die Inkontinenz, die aber bei kleinen Kindern oft übersehen wird. Schwerere Grade der Harnverhaltung von mehrtägiger Dauer finden sich meist nur bei doppelseitiger Beinparalyse und erheblicher Beteiligung der Rumpfmuskulatur. Leichtere Erschwerung der Urinentleerung kann wochenlang anhalten. Die Mastdarmstörungen bestehen entweder in hartnäckiger Obstipation oder Incontinentia alvi.

Ursachen dieser Blasen- und Mastdarmstörungen sind vermutlich Läsionen langer, cerebrospinaler, zu den sympathischen Zentren gehender Bahnen, oder aber die Schädigung sympatischer Ganglienzellen.

Während die genannten Lähmungen im allgemeinen alle den Typus der Vorderhornläsion (schlaffe Lähmung mit Verlust der Sehnenreflexe) haben, kommen gelegentlich auch Abweichungen davon vor. Man beobachtet zuweilen in einer gelähmten Extremität eine Muskelgruppe in tonischer Spannung (vielleicht Folge einer gleichzeitigen Pyramidenbahnschädigung); gar nicht selten findet sich eine hypotonische Muskulatur ohne gröbere Störung der willkürlichen Beweglichkeit. Das Verschwinden der Sehnenreflexe pflegt schon frühzeitig einzutreten, so daß man zuweilen allein durch ihren Verlust auf den Beginn der Lähmung schließen kann, ja, es kann das einzige Symptom in abortiven Fällen sein.

Mitunter geht dem Erlöschen der Sehnenreflexe für kurze Zeit eine Erhöhung derselben voraus, eine Tatsache, die man mit Wickman als Folge einer erhöhten Erregbarkeit im Beginn der ersten im Rückenmark sich abspielenden entzündlichen Prozesse auffassen kann. Ferner kann bei Lähmung eines Armes der Patellarreflex derselben Seite gesteigert sein.

Das Verhalten der Hautreflexe ist verschieden. Die Bauchdeckenreflexe fehlen in der Regel bei ausgedehnten Lähmungen der Extremitäten und Beteiligung der Rumpfmuskulatur. Der Fußsohlenreflex geht später verloren als die Sehnenreflexe. Mitunter zeigt sich auch bei Kindern ein positives Babinskisches Zehenphänomen zum Zeichen der Beteiligung der Pyramidenbahn.

Im allgemeinen kommen ataktische Störungen bei der Poliomyelitis nicht vor. Daß aber auch diese Regel nicht ohne Ausnahme ist, beweist die Aufstellung einer ataktischen Form durch Wickman. Der Grund für diese Bewegungsstörung kann einmal durch Läsion der im Mittelhirn verlaufenden Gleichgewichtsbahnen bedingt sein, oder aber durch Veränderungen des Kleinhirns oder der Clarkeschen Säulen.

Die Sensibilität weicht im Frühstadium insofern von der Norm ab, als sensible Reizerscheinungen sehr gewöhnlich sind. Flüchtige Hypästhesien finden sich nicht selten, jedoch fehlen gröbere Störungen. Zuweilen ist die Hinterhornsensibilität (Schmerz- und Temperaturempfindung) gestört. Auch die farado-kutane Sensibilität ist in vielen Fällen stark herabgesetzt.

Reparationsstadium. Nachdem die Ausbildung der Lähmungen ihren Höhepunkt erreicht hat, kommt es entweder bald oder erst Tage und Wochen später zur teilweisen oder vollständigen Rückbildung. Die Zeit, innerhalb deren noch eine Besserung möglich ist, beträgt etwa ein Jahr. Die Rückbildung erfolgt teils durch Resorption des entzündlichen Ödems und der kleinzelligen Infiltration, teils durch Erholung der nicht zu stark geschädigten Ganglienzellen. Die Besserung erfolgt meist allmählich, indem die aktive Beweglichkeit unter Zunahme des geschwundenen Muskeltonus sich wieder herstellt und die Sehnenreflexe wiederkehren; zuweilen kann die Änderung auch über Nacht kommen. Manchmal sind die wiederkehrenden Sehnenreflexe für eine kurze Übergangszeit kräftig gesteigert. An den Armen findet man zuweilen bei der Rückbildung der Lähmungen einen deutlichen Tremor zusammen mit faszikulären Zuckungen in den betroffenen Muskelgruppen (E. Müller).

Die Muskeln, die dauernd gelähmt bleiben, behalten ihre auffällige Weichheit und verfallen bald einer hochgradigen Atrophie.

Auf die Veränderungen der elektrischen Erregbarkeit der gelähmten Muskeln während des Reparationsstadiums ist aus prognostischen Gründen von jeher großer Wert gelegt worden. Nach den Beobachtungen von Wickman in Schweden und E. Müller in Hessen-Nassau scheint aber bei der Bewertung der Ergebnisse der elektrischen Untersuchung etwas Zurückhaltung geboten. Nach Ausbildung der Lähmungen gewöhnlich im Laufe der zweiten Woche nimmt die direkte und indirekte faradische Erregbarkeit der dauernd gelähmten Muskeln bis zum völligen Erloschensein ab. Ebenso sinkt die quantitative galvanische Erregbarkeit vom Nerven und vom Muskel aus. Bleiben dabei gröbere qualitative Zeichen der Entartungsreaktion aus, so ist das kontinuierliche Sinken der quantitativen Erregbarkeit bis zum völligen Verschwinden das einzige, was man bei der elektrischen Untersuchung nachweisen kann. In anderen Fällen zeigen sich nach Abnahme der faradischen Erregbarkeit bald auch die bekannten trägen, überwiegenden Anodenzuckungen, und es stellt sich eine partielle oder vollständige Entartungsreaktion ein. Freilich ist oft die aktive Beweglichkeit der Muskeln besser, als die elektrische Untersuchung es erwarten läßt, und andererseits findet man Fortbestehen der Lähmungen trotz wochenlang anhaltender guter elektrischer Erregbarkeit.

Das Endstadium. Die dauernd gelähmten Muskelgruppen verfallen allmählich der Atrophie. Die damit in Zusammenhang stehenden Folgeerscheinungen, Deformitäten, Wachstumsanomalien, Veränderungen am Knochen- und Gelenkapparat setzen das bekannte Bild des chronischen stationären Stadiums der Kinderlähmung zusammen, das uns aus den Beschreibungen von Charcot und Erb, Duchenne und Heine geläufig ist. Die Haut der gelähmten Extremitäten pflegt infolge vasomotorischer Störungen kühl und zyanotisch zu sein. Auch wird sie oft trocken und abschilfernd und leicht vulnerabel. In seltenen Fällen zeigt das Unterhautzellgewebe leichtes Ödem. Der Muskelschwund in den gelähmten Gliedmaßen kann so hochgradig sein, daß die Extremität zuweilen nur aus Haut und Knochen besteht. In manchen Fällen freilich wird durch sekundäre Fett- oder Bindegewebswucherung eine größere Muskelmasse vorgetäuscht (Pseudohypertrophie).

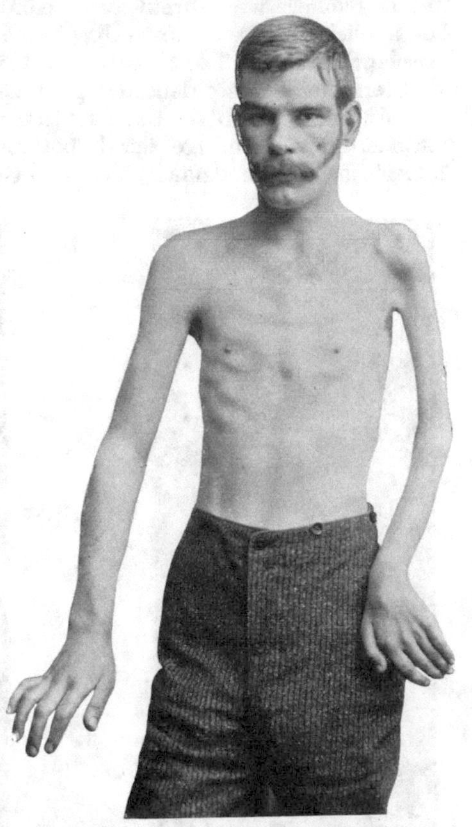

Abb. 274. Spinale Form der Heine-Medinschen Krankheit mit Lähmung und Atrophie des linken Armes seit den Kinderjahren. Muskeln des Schultergürtels am stärksten betroffen (nach Byrom-Bramwell).

Im engen Zusammenhange mit der Muskelatrophie stehen die Veränderungen am Knochen- und Gelenkapparat. Die Knochen, an denen die gelähmten Muskeln aussetzen, bleiben in ihrem Wachstum zurück. Der Durchmesser der Rindensubstanz nimmt ab, sie sind dünner und biegsamer und abnorm fetthaltig.

Im Röntgenbilde läßt sich erkennen, wie auch die feinere Anordnung der Knochenbälkchen gegen die Norm verändert ist. Der Grund für diese Veränderungen ist hauptsächlich in der mangelhaften oder fehlenden Funktion zu sehen.

Während die Knochen der gelähmten Extremität in den meisten Fällen verkürzt bleiben, erfahren sie in seltenen Fällen merkwürdigerweise eine Verlängerung.

Die Gründe dafür sind noch unklar. Möglicherweise spielt nach Neurath die gleichzeitige Rachitis eine Rolle, die in dem nicht gelähmten Bein durch die einseitige Belastung sich stärker geltend macht und dort eine Wachstumshemmung hervorruft, so daß also die Verlängerung des gelähmten Beines nur eine scheinbare wäre.

Die Biegsamkeit und Strukturveränderung der Knochen an den gelähmten Gliedern begünstigt die mannigfachsten Verbiegungen des Skeletts, bei denen dann wieder statische Momente oder Zug der Antagonisten der gelähmten Muskeln bestimmend mitwirken. So kann eine Skoliose einmal dadurch erzeugt werden, daß die Lähmung und Verkürzung eines Beines eine Schwerpunktverlegung bedingt und dadurch indirekt zur Verbiegung der Wirbelsäule führt. Oder aber es besteht eine einseitige Lähmung der Rumpfmuskulatur, und die Skoliose wird direkt durch Kontraktur der Antagonisten hervorgerufen. Auf ähnliche Weise können Kyphosen und Lordosen entstehen. Der paralytische Schiefhals, Torticollis paralyticus, ist bedingt durch Kontraktion des Sternocleidomastoideus der gesunden Seite.

An den gelähmten Extremitäten erleiden auch die Gelenke weitgehende Veränderungen. Infolge der hypotonischen Lähmung der Muskeln und der dadurch bedingten Inaktivität des Gelenkes erschlaffen die Gelenkbänder,

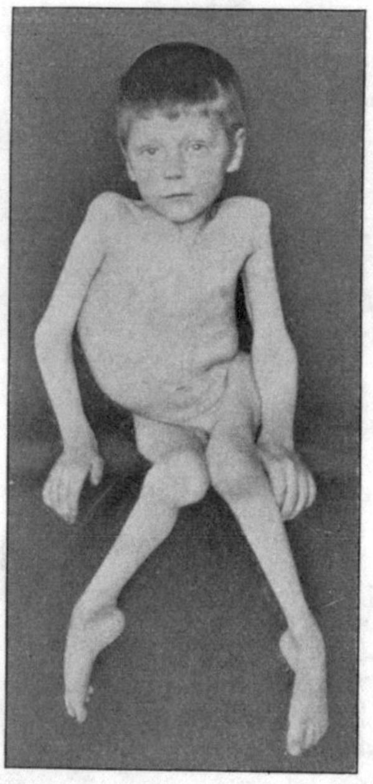

Abb. 275.

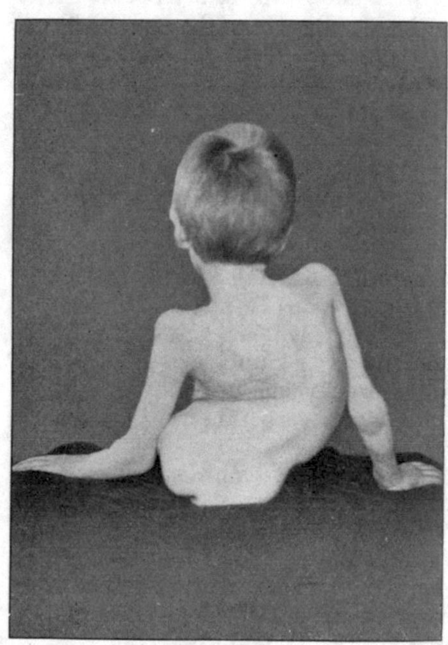

Abb. 276.

Spinale Form der Heine Medinschen Krankheit mit ausgedehnten Lähmungen und Deformitäten (nach Johannessen).

die Knorpel atrophieren, und es kommt zu abnormen Überbiegungen und sogar zu Schlottergelenken. Es ist deshalb häufig, selbst bei mäßigen Paresen, eine Hyperextension des Gelenkes vorhanden, und es kommt zu Genu recurvatum, seltener zu Genu valgum. Meist sprechen mehrere Faktoren beim Zustandekommen der oft geradezu bizarren Deformitäten im Anschluß an die epidemische Kinderlähmung mit. So spielt bei der Entstehung des Spitzfußes, der häufigsten Folgeerscheinung der Poliomyelitis, neben der Lähmung der Muskeln auch der Einfluß der Schwerkraft eine Rolle, die den Fuß des bettlägerigen Kranken nach unten sinken läßt, vielleicht auch der Druck der Bettdecke, und dazu kommt die Antagonistenwirkung der Plantarflexoren, die sich schließlich verkürzen. Eventuell kann man die Ausbildung des Spitzfußes auch als eine Kompensationsvorrichtung auffassen, die das geringere Wachstum des gelähmten Beines ausgleichen soll. Auch die selteneren

Deformitäten: Pes varus, Pes valgus und Pes calcaneus sind meist durch mehrere der genannten Faktoren verursacht. Er versteht sich von selbst, daß solche Veränderungen sich leichter bei Kindern, also bei im Wachstum begriffenen Individuen, ausbilden als bei Erwachsenen. Ein genaueres Eingehen auf die Entstehung dieser Veränderungen erübrigt sich an dieser Stelle, weil dieses Gebiet mehr in das Bereich des Orthopäden gehört.

Wer sich genauer darüber orientieren will und namentlich auf die Behandlung Wert legt, findet alles Nähere in dem Buche von Vulpius: Über die orthopädische Behandlung der Kinderlähmung.

Bulbäre oder pontine Form der epidemischen Kinderlähmung. Relativ häufig sind die spinalen Erscheinungen der Poliomyelitis verbunden mit bulbären Symptomen. In vielen Fällen nehmen die Lähmungen einen fortschreitenden Verlauf unter dem Bilde der Landryschen Paralyse an, indem sie von den Beinen auf die Rumpfmuskulatur, dann auf die Arme und die Halsmuskeln übergreifen und schließlich zu bulbären Symptomen von Gehirnnerven (Fazialisparesen), vor allem aber zur Schädigung des Respirations-

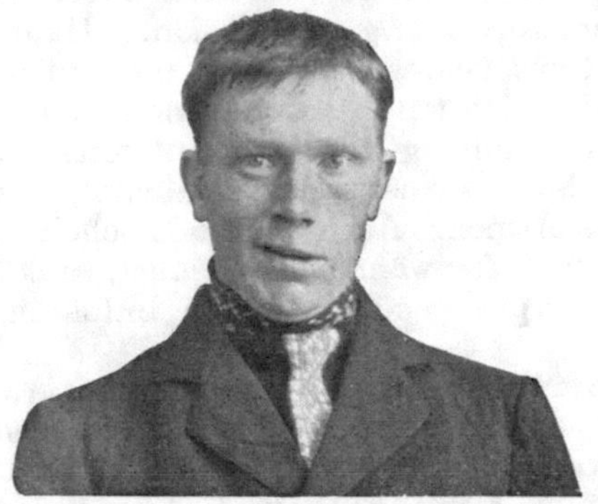

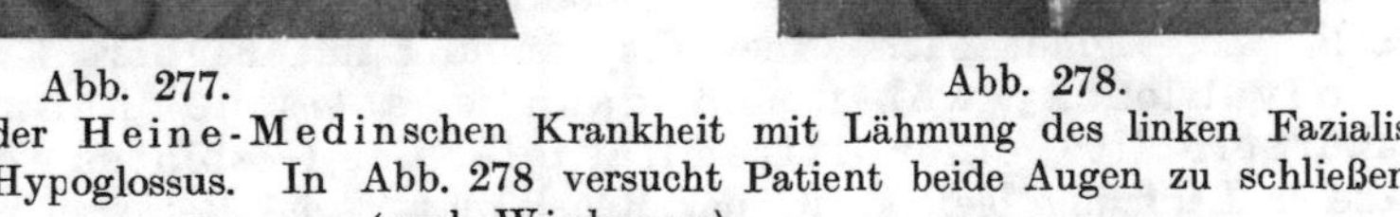

Abb. 277. Abb. 278.

Bulbäre Form der Heine-Medinschen Krankheit mit Lähmung des linken Fazialis und des linken Hypoglossus. In Abb. 278 versucht Patient beide Augen zu schließen (nach Wickman).

zentrums führen. Solche Kranke gehen unter dyspnoischen Erscheinungen — manchmal besteht Cheyne-Stokessches Atmen — meist am 3. bis 4. Tage zugrunde. Aber neben solchen aufsteigenden Paralysen kommen in seltenen Fällen auch absteigende Formen vor, in denen zunächst Lähmungen an den Hirnnerven auftreten und dann erst Lähmungen an den Armen oder Beinen einsetzen. Das Auftreten von Hirnnervenlähmungen (Fazialisparesen, Augenmuskellähmungen) und bulbäre Symptome bedingen keineswegs immer eine ungünstige Prognose. Außer in den Fällen, wo es zu Respirationsstörungen durch Lähmungen des Atemzentrums kommt, gehen die Paresen häufig bald wieder zurück. Besonders gilt das für die Fälle, die als bulbäre oder pontine Form der epidemischen Kinderlähmung bezeichnet werden. Es kommt nämlich vor, daß neben bulbären Symptomen und Lähmungen einzelner Hirnnerven die spinalen Symptome ganz in den Hintergrund treten, z. B. nur durch Verlust von Sehnenreflexen oder umschriebene Hypotonien angedeutet sind oder aber sogar gänzlich fehlen. Am häufigsten ist der Facialis befallen, und zwar bleibt die Lähmung in der Regel einseitig; zuweilen ist sie mit einer Geschmacksstörung vergesellschaftet. Auch in Verbindung mit einseitiger Hypoglossuslähmung ist sie wiederholt beobachtet worden (Wickman). Schmerzen im Fazialisgebiet können der Lähmung vorausgehen. Der Zusammenhang einer solchen isolierten Fazialisparese mit der epidemischen Kinderlähmung kann klinisch natürlich nur dann diagnostiziert werden, wenn die Poliomyelitis in der Nachbarschaft epidemisch auftritt und typische initiale Vorläufererscheinungen vorangehen.

Ferner kommen meist einseitige Lähmungen der äußeren Augenmuskeln, z. B. eine Kombination der Abduzens und der Oculomotoriusparese als einziger klinischer Ausdruck der epidemischen Kinderlähmung vor.

Eine doppelseitige Ophthalmoplegia externa, die sich nach einem charakteristischen Vorläuferstadium einstellte, beobachtete Wickman; auch eine Ptosis (Lähmung des Levator palpebrae) als isoliertes Symptom einer Augenmuskellähmung kann bei der Poliomyelitis vorkommen, und selbst akut auftretender Nystagmus ist beschrieben worden (Medin, E. Müller).

Die Reaktion der Pupillen auf Licht, Lichteinfall und Konvergenz pflegt normal zu sein. In seltenen Fällen kann auch der Opticus befallen sein (Neuritis optica in einem Falle von Wickman, Amaurose und Opticusatrophie).

Schlingstörungen wurden meist nur in tödlichen Fällen beobachtet. Selten sind Lähmungen der Kiefermuskulatur durch Trigeminusläsion. Häufig ist die Larynxmuskulatur in Mitleidenschaft gezogen, wodurch Aphonie und Heiserkeit bewirkt werden können. Die gefährlichsten bulbo-pontinen Symptome sind die Respirationsstörungen, die auf Lähmung des Atemzentrums zurückzuführen sind. Sie treten teils als anfallsweise einsetzende Erstickungserscheinungen auf, teils als Cheyne-Stokessches Atmen. Auch andere Erscheinungen, wie z. B. Schwindelanfälle (J. Hoffmann), fortwährendes Gähnen, ataktische Bewegungsstörungen vom cerebellaren Typus gehören zu den bulbären und pontinen Symptomen.

Die encephalitische Form. Strümpell hat zum ersten Male unter dem Namen der „akuten Encephalitis" eine Erkrankung beschrieben, die der Ätiologie nach mit der spinalen Kinderlähmung verwandt oder identisch sein soll. Sie beginnt nach seiner Beschreibung mit Fieber, Erbrechen und Konvulsionen, wobei sich dann spastische Lähmungen einer Körperhälfte, einer Extremität oder des Gesichtes einstellen. Von dieser Lähmung bleiben in der Regel motorische Reizerscheinungen, z. B. eine vorzugsweise in der Hand lokalisierte Athetose, ferner allgemeine oder auf die befallene Seite beschränkte epileptische Anfälle zurück. Auch Herabsetzung der Intelligenz und der moralischen Gefühle ist danach beobachtet.

Anatomisch ist sie charakterisiert durch eine akute, nicht eitrige Encephalitis, besonders der motorischen Rindengebiete. Die Frage, ob diese Encephalitis tatsächlich ätiologisch zur epidemischen Kinderlähmung gehört, ist noch strittig. Gegen die Annahme einer ätiologischen Einheit sprechen vor allem experimentelle Versuche am Affen, wo es trotz intracerebraler Impfung doch nicht zu kortikal bedingten, sondern spinalen Paralysen kommt. Die Entwicklung spastischer Paresen, die sowohl bei der Affenpoliomyelitis, wie auch gelegentlich neben schlaffen Lähmungen bei der Poliomyelitis des Menschen vorkommen kann, läßt sich auch auf eine disseminierte Myelitis und Schädigung der Pyramidenbahnen zurückführen. Jedenfalls sind frische Fälle von cerebraler Lähmung einer Körperhälfte bei Epidemien von Kinderlähmung sehr selten. So berichtet Möbius über zwei Geschwister, die fast zu gleicher Zeit unter fieberhaften Allgemeinerscheinungen erkrankten. In dem einen Fall sah er eine schlaffe Lähmung, in dem anderen eine spastische Hemiplegie mit choreatischen Lähmungen sich entwickeln. Ähnliche Beobachtungen stammen von Medin und A. Hoffmann. Weitere Aufklärung in dieser Frage ist noch erwünscht.

Abortive Formen. Von großer epidemiologischer Bedeutung ist die von Wickman in der schwedischen Epidemie 1905 festgestellte Tatsache, daß neben den regulären Bildern der spinalen Kinderlähmung auch abortive

Formen vorkommen. Das war ja nach Analogie anderer Infektionskrankheiten wahrscheinlich und die Beobachtungen in Deutschland während der Epidemie in Hessen-Nassau und Westfalen haben dasselbe ergeben. Es ist sicher, daß in der nächsten Nähe ausgesprochener Poliomyelitisfälle relativ häufig Erkrankungen vorkommen, die nur den oben beschriebenen fieberhaften Vorläufererscheinungen der Poliomyelitis entsprechen, aber nicht von Lähmungen gefolgt sind. Ferner kann man zuweilen in derselben Familie alle Übergänge zwischen rein abortiven Formen und voll entwickelten Formen mit Lähmungen beobachten.

Das Vorkommen abortiv verlaufender Erkrankungen bei der experimentellen Affenpoliomyelitis ist ein weiterer Beweis für die Existenz solcher abortiven Fälle, und schließlich konnten E. Müller, ebenso wie Netter und Levaditi, auch mit Hilfe der Serodiagnose durch den Nachweis schützender Stoffe im Blutserum solcher abortiv verlaufenden Fälle ihre Zusammengehörigkeit mit der echten Poliomyelitis erweisen.

Die Erscheinungsformen dieser abortiven Erkrankung beschreiben, hieße die Schilderung des fieberhaften Vorläuferstadiums der Poliomyelitis wiederholen. Wir rekapitulieren daher hier nur kurz, daß sich das Krankheitsbild neben der charakteristischen Hyperästhesie und der Neigung zum Schwitzen entweder auf fieberhafte Allgemeinerscheinungen beschränkt, oder sich mit verschiedenartigen Gruppen von Lokalsymptomen verbinden kann. Diese Lokalsymptome sind:

a) Störungen von seiten der Atemorgane,
b) gastro-enteritische Erscheinungen,
c) meningitische Reizerscheinungen.

Meist steht die eine oder die andere Gruppe dieser Symptome mehr im Vordergrunde; oft aber sieht man auch eine bunte Mischung derselben. Da sich die Krankheit bei diesen abortiven Formen mit dem Abklingen der genannten Erscheinungen erschöpft, so ist die Diagnose „epidemische Kinderlähmung" natürlich nur dort mit Wahrscheinlichkeit zu stellen, wo eine Epidemie herrscht, oder wo in nächster Umgebung typische Fälle von Poliomyelitis vorgekommen sind. Ob man Fälle, bei denen neben diesen Symptomen noch leichte spinale Erscheinungen, Verlust eines Sehnenreflexes oder Hypotonie einer Muskelgruppe festzustellen sind, noch zu den abortiven Formen rechnen oder als rudimentäre Formen bezeichnen will, ist natürlich nur ein Streit um Worte. Die Frequenz der abortiven Erkrankungen während der einzelnen Epidemien läßt sich noch nicht mit Sicherheit schätzen.

Wickman betont die große Häufigkeit und E. Müller hatte sogar den Eindruck, daß sie die regulären Formen an Zahl übertreffen und daß sie bei Erwachsenen relativ öfter zur Beobachtung kommen, als bei Kindern. Jedenfalls scheinen sie für die Verbreitung der Krankheit eine bisher gar nicht geahnte Bedeutung zu haben.

Die sporadische Kinderlähmung unterscheidet sich in ihrem Bilde in keiner Weise von der epidemischen. Die Einwände, die man gegen die ätiologische Zugehörigkeit derselben zu der epidemischen Poliomyelitis gemacht hat, sind sämtlich nicht stichhaltig. Das Isoliertbleiben solcher sporadischen Fälle findet Analoga in dem sporadischen Auftreten anderer epidemischer Infektionskrankheiten, z. B. der Genickstarre. Auch wird man vermutlich jetzt, wo man über die abortiven Formen genauer orientiert ist, in der Umgebung solcher sporadischer Fälle gelegentlich auch abortive Erkrankungen finden, durch deren Vermittlung vielleicht auch der Zusammenhang mit anderen, weit entfernten sporadischen Lähmungsfällen aufgedeckt werden kann. Daß die sporadische Kinderlähmung ebenso wie die epidemische vor allem eine Erkrankung des frühen Kindesalter ist, ergibt sich aus den Zahlen von B. Bramwell, der berechnete, daß $^4/_5$ der Gesamtzahl auf das Alter bis zu sechs Jahren fällt, und daß auch hier die ersten drei Lebensjahre am häufigsten befallen werden.

Auch der serologisch durch Netter und Levaditi, Römer und E. Müller erbrachte Nachweis, daß das Serum sporadischer Fälle ebenso wie epidemischer in vitro das Virus der Kinderlähmung neutralisiert, beweist die ätiologische Einheit der beiden Formen.

Pathologische Anatomie. Die spezifischen Veränderungen können oft schon makroskopisch an Rückenmark und Gehirn beobachtet werden. In dem serös durchtränkten Rückenmark fällt die graue Substanz durch ihre Hyperämie auf, die besonders an den Vorderhörnern ausgesprochen zu sein pflegt, wo auch mitunter eine Blutsprenkelung (stark gefüllte Gefäße!) wahrzunehmen ist. Auch in der weißen Substanz finden sich seröse Durchtränkung und erweiterte Gefäße. Infolge des Ödems quillt die Schnittfläche vor; manchmal macht es fast den Eindruck, als sei das Rückenmark in toto erweicht, ohne daß mikroskopisch Erweichungsherde nachzuweisen wären.

Im Gehirn kann das Ödem so stark sein, daß die Gyri abgeplattet sind, die Rindensubstanz ist hyperämisch, die Marksubstanz mitunter rötlich gefleckt; auch die Pia ist hyperämisch und zuweilen stark ödematös.

Bei der mikroskopischen Untersuchung drängen sich vor allem drei Punkte auf: die entzündlichen Infiltrate der Pia, die über die ganze graue Substanz, sowohl die Vorderhörner wie die Hinterhörner verteilten Infiltrate und die Zerstörung der Ganglienzellen in den Vorderhörnern. Die Pia ist besonders in dem unteren Abschnitte des Rückenmarkes, und zwar in seinem ganzen Umfange, entzündlich infiltriert. Höher oben beschränken sich diese Veränderungen oft nur auf den Eingang der vorderen Fissur. Die infiltrierten Zellen sind größtenteils Lymphocyten und Maximoffsche Polyblasten. Diese Rundzelleninfiltrationen der Pia erregen aus zwei Gründen unser Interesse. Einmal erklären sich daraus die meningealen Reizerscheinungen, die sich im Frühstadium zeigen, und in einzelnen Fällen so im Vordergrunde stehen, daß man sogar von einer meningitischen Form der Kinderlähmung sprechen kann. In zweiter Linie interessiert uns der Zusammenhang dieser Piaveränderungen mit myelitischen Herden des Rückenmarkes. Es hat den Anschein, als ob von der Pia aus in der Gegend der vorderen Fissur die kleinzellige Infiltration in die Vorderhörner eindringt, und, sich an die Gefäße haltend, dort zu multiplen kleinen Rundzellenherden führt, die schwere interstitielle Veränderungen bedingen und die motorischen Ganglienzellen zum Schwinden bringen. So würde also die Zerstörung der Ganglienzellen sekundär durch interstitielle Entzündungsprozesse zustande kommen. Dafür würde die Tatsache sprechen, daß die Veränderungen der Ganglienzellen meist dort am stärksten sind, wo die interstitiellen Herde die größte Ausbreitung haben. Nach Beobachtungen von E. Müller und Römer bei der experimentellen Affenpoliomyelitis scheint aber die Zerstörung der Ganglienzellen auch direkt ohne Mitwirkung interstitieller Entzündungsprozesse vor sich gehen zu können. Man findet bei den frischesten Fällen in den Vorderhörnern zahlreiche Neuronophagien, d. h. Leukocytengruppen und Polyblasten, welche die Ganglienzellen annagen und zum Verschwinden bringen, während die interstitiellen Veränderungen sehr gering sind. Es würde sich dann also um eine primäre elektive Schädigung der Ganglienzellen durch das Virus handeln. Die erkrankten Ganglienzellen zeigen bei der Nißlschen Färbung Zerfall des Tigroids und bei anderen Färbungen Schwellung und Schrumpfung und schließlich Verlust des Chromatins und Kerndegenerationen.

Neben den genannten parenchymatösen und interstitiellen Veränderungen in den Vorderhörnern finden sich nun aber gewöhnlich auch in den Hinterhörnern, und zwar besonders in den Anschwellungen, namentlich im Lumbosakralmark, myelitische Herde. Es handelt sich also, streng genommen, nicht nur um eine Poliomyelitis anterior, sondern auch posterior. Dazu kommen Rundzellenanhäufungen in der weißen Substanz des Rückenmarks sowohl in den

Vorder- und Seitensträngen wie in den Hintersträngen, und dieselben Veränderungen, wenn auch in geringerer Intensität, finden sich auch im Bulbus und im Großhirn.

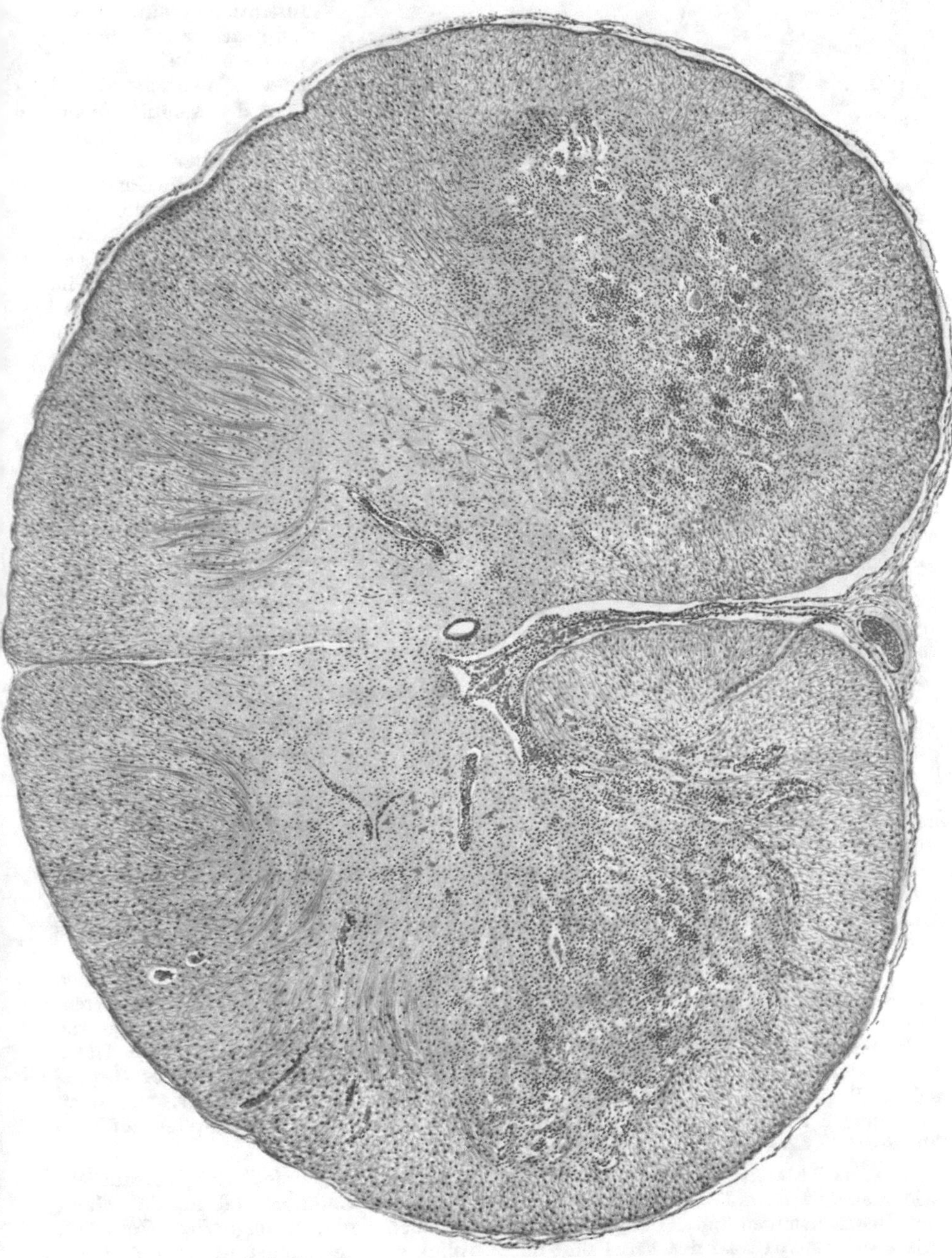

Abb. 279. Akutes Stadium; im Bereich der Vorderhörner zahlreiche Neuronophagien (nach E. Müller).

Die genannten Veränderungen haben einen auffälligen Zusammenhang mit den Gefäßen (Arterien und Venen), wobei es sich, genauer gesagt, hauptsächlich um perivaskuläre Lymphräume handelt. Von hier aus geht der Prozeß auf

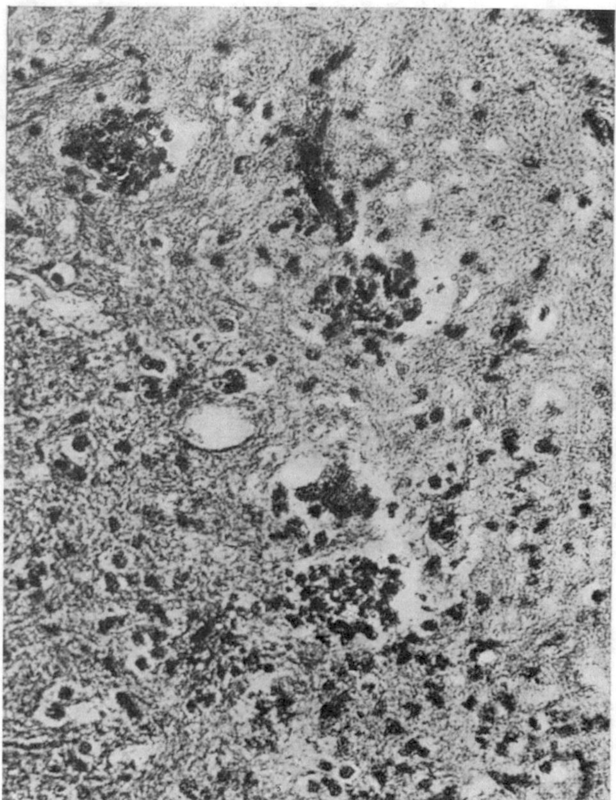

Abb. 280. Neuronophagien im Vorderhorn. Sehr starke Vergrößerung. (Aus Römer, Epidemische Kinderlähmung.)

die Lymphgefäßapparate des Nervensystems über. Die Zellen dieser Gefäßinfiltrationen sind in der Hauptsache wohl Lymphocyten, zum Teil auch Polyblasten (Wickman).

In der Medulla oblongata sind neben entzündlichen Infiltraten der Pia ebenfalls an die Gefäße gebundene Rundzellenherde multipel verteilt, und zwar sieht man hier im Gegensatz zu dem Verhalten im Rückenmark keine besondere Disposition der motorischen Regionen. Kleine Herde liegen auch im Gehirn und besonders in seinen basalen Teilen, wo namentlich die Fossa Sylvii befallen ist. Von der Oberfläche beteiligen sich hauptsächlich die zentralen Windungen.

Im Reparationsstadium erscheint bei größerer Ausdehnung der Zerstörung das Vorderhorn eingesunken und kleiner als normal, und der Querschnitt wird bei Beteiligung nur einer Seite durch Narbenbildung asymmetrisch („Atrophie der Vorderhörner"). Gleichzeitig atrophieren die weißen Stränge der Umgebung des Vorderhorns und die vorderen Wurzeln. Mikroskopisch beginnt die Reparation mit dem Auftreten von Körnchenzellen, denen die Aufgabe zufällt, Zelltrümmer fortzuschaffen und die Defekte im Gewebe werden durch ein gliöses Narbengewebe ausgefüllt. Sekundäre Degenerationen in verschiedenen Stranggebieten bleiben als Folge des dissemenierten Prozesses zurück.

Die inneren Organe bieten wenig besonderes. Meist werden die Zeichen der Allgemeininfektion, parenchymatöse Degeneration an Herz, Leber und Nieren, ferner subpleurale und subperikardiale Blutungen, vielleicht auch eine geschwollene Milz gefunden. Bei starken gastro-intestinalen Störungen findet sich im Darm eine Enteritis follicularis mit Rötung der Schleimhaut und Schwellung der Peyerschen Plaques und der Follikel, sowie der Mesenterialdrüsen. Dort, wo es zu Lähmungen der Atemmuskeln gekommen ist, finden sich oft bronchopneumonische Prozesse.

Die **Pathogenese** der epidemischen Kinderlähmung spielt sich vermutlich, wie man auf Grund der vorstehenden anatomischen Befunde und an der Hand der Beobachtungen bei Affenpoliomyelitis schließen kann, in folgender Weise ab. Als Eintrittspforte des Virus sind im Hinblick auf die Erscheinungen des Frühstadiums wohl die oberen Luftwege oder der Magendarmkanal anzunehmen. Von da aus gelangt das Virus entweder auf dem Blutwege — es ist in den ersten Tagen im Blute enthalten — (Flexner) oder aber auf dem Wege der Lymphgefäße der Nerven in die weichen Häute des Rückenmarks. Für den letzten Weg würde die experimentell festgestellte Beobachtung sprechen, daß bei einer Verimpfung des Virus in eine Extremität die Nerven des infizierten Gliedes zuerst erkranken (Flexner, Lewis), und daß die Erkrankung ausbleibt bei proximaler Abklemmung und Durchtrennung des Nerven. Ist das Virus ins Rückenmark gelangt, so geschieht die Infektion entweder direkt durch Übergreifen vom peripheren Nerven aus auf die vorderen Wurzeln und Vorderhorganglienzellen, oder indirekt durch Vermittlung der Pia. Im Rückenmark hält sich das Virus bei der Verbreitung hauptsächlich an die Lymphscheiden der Gefäße. Die Prädisposition der motorischen Ganglienzellen für die Läsion durch das Virus hängt wohl mit einer besonderen Affinität zusammen. Das Virus geht an die Zellen heran, schädigt sie, und bald darauf treten in der Umgebung Leukocyten (Neuronophagen) auf, die die lädierten Ganglienzellen annagen, zum Verschwinden bringen. Ein anderer Teil der Ganglienzellen geht sekundär zugrunde unter der Einwirkung schwerer interstitieller Veränderungen.

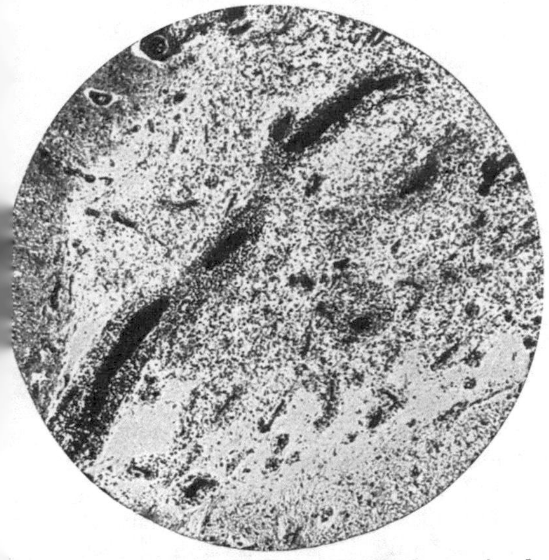

Abb. 281. Vorderer Teil des Vorderhorns in der Cervikalanschwellung eines dreiwöchentlichen Falles. Das Grund- und Nervengewebe ist zerstört und resorbiert, nur die von zahlreichen Körnchenzellen umgebenen Gefäße sind übrig geblieben.

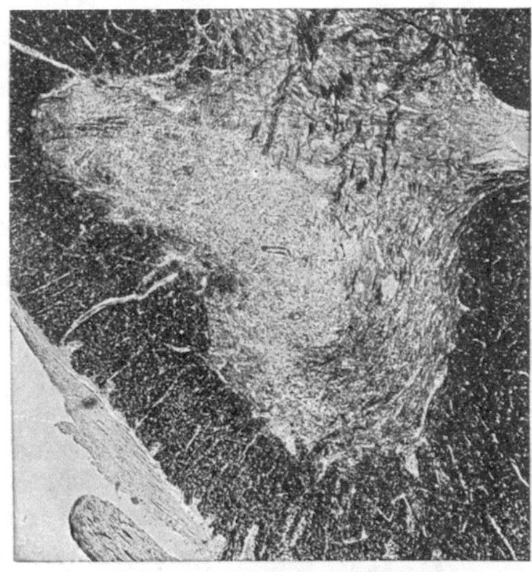

Abb. 282. Vorderhorn aus der Lumbalanschwellung eines achtwöchentlichen Falles. Spitze nach unten. Die ganze laterale Hälfte (links im Bilde) des Vorderhorns ist zerstört.

(Aus Wickman, Die akute Poliomyelitis.)

Dem disseminierten Charakter des Prozesses entsprechend, der sich nicht nur auf die Vorderhörner beschränkt, kommt es auch noch zu anderen Krankheitserscheinungen, bulbären und cerebralen Symptomen, Blasen- und Mastdarmstörungen und durch Beteiligung der weichen Häute auch zu meningitischen Symptomen. Eine wichtige Rolle für die rasche Entstehung, vor allem aber für das schnelle Schwinden der Paresen mag in einem Teil der Fälle das starke Ödem der Rückenmarkssubstanz spielen. Man kann sich vorstellen, daß durch die schnelle Resorption desselben gewisse Leitungsunterbrechungen rasch zurückgehen. Wie weit diese Komponente in der Pathogenese der Erscheinungen mitspricht, wie weit die toxische Schädigung durch das Virus, mag im einzelnen Falle verschieden sein.

Prognose. Die Epidemien der letzten Jahre haben uns die Erfahrung gebracht, daß im Gegensatz zu den früher herrschenden Anschauungen die Prognose der Poliomyelitis weder absolut günstig quoad vitam, noch absolut ungünstig quoad sanationem completam ist. Die Mortalität ist großen Schwankungen unterworfen. Nicht nur die einzelnen Epidemien, selbst die einzelnen Herde der Epidemie können darin sehr differieren. So fand Wickman in einem beschränkten Herde unter 26 Lähmungsfällen 42,3 % Mortalität, in einem anderen bei 41 Gelähmten nur 10 %. Einige Zahlen aus den letzten Epidemien mögen das Gesagte illustrieren:

		Gesamtzahl der Lähmungsfälle	Gesamtzahl der Todesfälle	Mortalität %
Wickman	Schweden 1905	868	145	16,7
Zappert	Nieder-Österreich 1908	266	29	10,8
P. Krause	Deutschland 1909 (Arnsberg)	633	78	12,3
Ed. Müller	Deutschland 1909 (Hessen-Nassau)	100	16	16,0

Die Mortalität bewegte sich also zwischen 10,8 und 16,7 %. Viel besser wäre natürlich die Prognose, wenn auch die abortiven Fälle dazugezählt werden würden. Bei Erwachsenen ist die Sterblichkeit an Poliomyelitis erheblich größer als bei Kindern. Nach der Statistik von Hückmann starben in der Periode von 0—11 Jahren 11,9 % (592 Lähmungen mit 71 Toten), von 12—32 Jahren 27,6 % (250 Lähmungsfälle mit 69 Toten).

Die meiste Gefahr für das Leben droht am dritten bis fünften Krankheitstage, von da an werden die Chancen wieder günstiger. Der Tod erfolgt in vielen Fällen durch aufsteigende, auf das Atemzentrum sich erstreckende Paralyse nach dem Landryschen Typus, aber auch mit bulbären Symptomen einsetzende Formen, ebenso meningitische Formen mit starker Nackensteifigkeit sind sehr gefährdet; auch frühzeitig auftretende Pneumonien führen zuweilen schon in der ersten Woche den Tod herbei. Sonst pflegt die Pneumonie im allgemeinen erst nach Ablauf der zweiten oder dritten Woche als Todesursache eine Rolle zu spielen, begünstigt durch die Lähmung der Respirationsmuskeln.

Die Aussicht auf völlige Ausheilung der gelähmten Gliedmaßen ist keineswegs so schlecht, wie man früher annahm. Sehr ausgedehnte Lähmungen können zurückgehen, ohne irgend welche Residuen zu hinterlassen.

Wickman berichtet von 530 gelähmten Fällen, über die er nach 1 bis 1½ Jahren Erkundigungen einzog, und von denen 233, also 44 %, als geheilt bezeichnet wurden. E. Müller sah innerhalb des ersten Jahres nach der Erkrankung 15 % ausheilen und nur etwa in $^1/_7$ der Fälle dauernde und schwere Lähmungen. Erwachsene scheinen in dieser Beziehung ungünstiger gestellt zu sein als Kinder.

Die Frage, ob die elektrische Prüfung schon frühzeitig einen prognostischen Anhaltspunkt bieten kann, wird in neuerer Zeit nicht mehr so unbedingt bejaht wie früher. Es galt früher als Regel, daß bei vollständiger Entartungsreaktion am Ende der ersten Woche dauernde Lähmung zurückbleibt, während dort, wo die faradische Erregbarkeit nach 2—3 Wochen noch nicht erloschen ist, die Funktionsfähigkeit sich wieder herstellt. Das trifft in vielen Fällen wohl zu, aber ebenso häufig lassen diese Regeln im Stich. E. Müller legt mehr Gewicht auf die mechanische Erregbarkeit, die bei Beginn der Rückbildung gesteigert ist. Die meisten Besserungen gehen im ersten Halbjahr vor sich, dann werden die Aussichten schon geringer, und wo es nach einem Jahre noch nicht zur Restitution gekommen ist, bleibt meist eine dauernde Lähmung zurück. In einzelnen Fällen soll freilich bei zielbewußter Behandlung noch nach einigen Jahren Besserung erzielt worden sein (Petrén). Schließlich ist noch zu erwähnen, daß die überstandene Poliomyelitis in einzelnen Fällen eine Prädisposition zu organischen Nervenkrankheiten zu schaffen scheint. So kommt es auf dem Boden einer früheren Poliomyelitis zuweilen zu spinalen, fortschreitenden Muskellähmungen; auch andere Rückenmarkserkrankungen, progressive Myopathien, kombinierte Hinter- und Seitenstrangsklerosen sind beschrieben worden.

Differentialdiagnose. Zu Epidemiezeiten wird es in manchen Fällen möglich sein, auch schon vor Ausbruch der Lähmungserscheinungen die Diagnose beginnende Poliomyelitis mit Wahrscheinlichkeit zu stellen. Die dargestellten fieberhaften Vorläufererscheinungen bieten zwar Gelegenheit zu mancherlei Verwechslungen (Influenza, Gastroenteritis, Meningitis); aber die Beobachtung der wichtigen charakteristischen Begleitsymptome, Somnolenz, allgemeine Hyperästhesie, die Neigung zum Schwitzen und eventuell auch mangelnde Leukocytose trotz höherem Fieber wird häufig auf den richtigen Weg helfen. Kommt dann noch Verlust eines oder beider Patellarreflexe oder deutlich nachweisbare Hypotonie in gewissen Muskelgruppen hinzu, so wird die Diagnose an Wahrscheinlichkeit gewinnen.

Auf die große Ähnlichkeit mit Influenza hat besonders Brorström aufmerksam gemacht.

Er ist sogar so weit gegangen, diese beiden Infektionskrankheiten für identisch zu erklären; das ist natürlich weit über das Ziel hinausgeschossen. Die experimentelle Übertragung des Virus auf Affen hat alle Zweifel an der Spezifität des Erregers beseitigt, aber daß klinisch die Poliomyelitis im Frühstadium und ebenso natürlich in ihren abortiven Formen häufig nur schwer oder gar nicht von Influenza zu unterscheiden ist, erscheint nach dem Urteil aller Kenner richtig.

Für Poliomyelitis spricht im Zweifelsfalle, daß die sensiblen Reizerscheinungen bei ihr im Vordergrunde stehen, während die katarrhalischen Symptome mehr zurücktreten.

Die Unterscheidung von der Cerebrospinalmeningitis macht im Frühstadium beim Vorwiegen meningitischer Erscheinungen, aber auch noch später bei der ausgesprochenen meningitischen Form der Kinderlähmung zuweilen differentialdiagnostische Schwierigkeiten. Im allgemeinen pflegen bei der Genickstarre cerebrale Symptome, Kopfschmerzen, Erbrechen zu überwiegen; aber wo manchmal bei Kindern im ersten Lebensjahre die allgemeine Hauthyperästhesie das einzige Symptom der Genickstarre ist, kann die Diagnose sehr schwierig sein. In solch zweifelhaften Fällen ist die Lumbalpunktion das sicherste Unterscheidungsmerkmal: bei der Genickstarre trübe Spinalflüssigkeit mit vorwiegenden Leukocyten und intracellulär gelegenen Meningokokken; bei der Poliomyelitis klare Flüssigkeit mit vereinzelten Lymphocyten. Anders ist es mit der Unterscheidung von der tuberkulösen Meningitis. Auch dort finden sich ebenso wie bei der Poliomyelitis klare, unter etwas erhöhtem Druck stehende Lumbalflüssigkeit und Lymphocyten. Gelingt es, Tuberkelbazillen nachzuweisen, so ist natürlich die Diagnose klar; auch auf Chorioidealtuberkeln muß gefahndet werden.

Ist die Krankheit über die fieberhaften Vorläufererscheinungen hinaus und haben sich die Lähmungen eingestellt, die den Charakter der schlaffen Parese mit fehlenden Sehnenreflexen tragen, so kommt differentialdiagnostisch vor allem die Polyneuritis in Frage. Man muß dabei unterscheiden zwischen den durch Bakteriengifte entstandenen multiplen Neuritiden und den durch chemische Gifte verursachten. Von den erstgenannten kommt, da es sich meist um das Kindesalter handelt, vor allem die postdiphtherische Polyneuritis in Betracht. Meist wird da die Anamnese, das Vorangehen einer Halserkrankung feststellen und damit die Diphtherie als Ursache wahrscheinlich machen; aber auch die Kinderlähmung kann mit Angina beginnen. Da ist es wichtig festzuhalten, daß die diphtherischen Lähmungen erst in der zweiten oder dritten Woche nach der Rachenerkrankung auftreten, die poliomyelitischen aber im direkten Anschluß an eine etwa vorangehende Angina. Die diphtherischen Lähmungen entwickeln sich langsam, die poliomyelitischen meist rasch. Bei der diphtherischen Polyneuritis sind neben den Extremitätenlähmungen meist Gaumensegelparesen, Akkommodationslähmungen und oft auch Abduzensparesen vorhanden; auch haben solche Kranke meist ein auffällig blasses Aussehen und zeigen nicht selten Herzstörungen (Dilatationen, Bradykardie, sinkenden Blutdruck). Die diphtherischen Lähmungen pflegen meist doppelseitig zu sein, während die poliomyelitischen oft asymmetrisch sind.

Bei den durch chemische Gifte verursachten Neuritiden, Arsen-, Blei-, Alkohol-Neuritis, die fast nur bei Erwachsenen vorkommen, fehlt das fieberhafte Vorstadium; auch entwickeln sich die Lähmungen langsamer. Meist lassen sich auch die veranlassenden Schädlichkeiten nachweisen.

Die von Wickman festgestellte Tatsache, daß viele der letal endeten Fälle von Poliomyelitis unter dem Bilde der Landryschen Paralyse verlaufen, ist von nicht geringer Bedeutung für die Erkennung des Leidens (von den Beinen schnell aufsteigende, schlaffe Lähmung, die zu bulbären Symptomen und zum Tode an Atemlähmung führt). Da diese Formen noch nicht allgemein bekannt sind, dürfte es sich empfehlen, auch bei sporadisch vorkommenden Fällen von akuter Landryscher Paralyse an die Möglichkeit einer Poliomyelitis zu denken. Die Entscheidung bringt in solchen Fällen nur die anatomische Untersuchung des Rückenmarks oder die Verimpfung auf Affen (Aufbewahren von Teilen des Zentralnervensystems in Glyzerin zu etwaiger späterer Verimpfung!).

Gewisse Schwächezustände der Muskeln können in einzelnen Fällen zur Verwechslung mit Poliomyelitis Veranlassung geben. So kommen bei rhachitischen Kindern atonische und atrophische Muskelparesen vor, von denen sich aber die Poliomyelitis durch ihr akutes Einsetzen und ihr fieberhaftes Vorläuferstadium unterscheidet. Dieselben Unterscheidungsmerkmale gelten für die Myatonia congenita (Oppenheim), die weniger durch eigentliche Lähmungserscheinungen als durch eine über alle Extremitäten verbreitete Schwäche und Schlaffheit der Muskulatur ausgezeichnet ist.

Die Syringomyelie unterscheidet sich durch ihren ausgesprochen chronischen Verlauf und ihre persistente Empfindungsstörung, die Hämatomyelie durch das vorangegangene Trauma und den fieberhaften Verlauf. Die Wernikesche Polioencephalitis acuta superior, bei der Vergiftungsmomente, namentlich durch Alkohol, eine Rolle spielen, zeichnet sich im Gegensatz zur Poliomyelitis durch afebrilen Verlauf und starke psychische Störungen (Benommenheit des Sensoriums, Delirien) aus.

Im Endstadium gibt die progressive Muskelatrophie zuweilen zu Verwechslungen Anlaß. Anamnestische Daten werden hier hauptsächlich bei der Diagnose in Betracht kommen. Auch ist die Muskelatrophie eine fortschreitende Lähmung, während die Poliomyelitis stationär bleibt.

Prophylaxe. Nachdem alle neueren Untersuchungen zu dem Ergebnis gekommen sind, daß die akute Kinderlähmung zu den kontagiösen Infektionskrankheiten gehört, ist neuerdings in Preußen die Anzeigepflicht für diese Krankheit angeordnet worden. Sobald der behandelnde Arzt einen solchen Erkrankungsfall klinisch festgestellt hat, ist er daher verpflichtet, an die zuständige Behörde eine Anzeige zu erstatten. Aber auch dort, wo eine solche

Anzeigepflicht nicht besteht, wird der behandelnde Arzt gut daran tun, unverzüglich der Behörde eine Mitteilung zu machen, damit die zur Verhütung der Weiterverbreitung der Krankheit geeigneten amtlichen Maßnahmen getroffen werden können. Eine Isolierung der Kranken für die Dauer des akuten Stadiums ist dringend geboten. Wo eine wirksame Absonderung in der Behausung des Erkrankten nicht möglich ist, empfiehlt es sich, die Überführung in ein geeignetes Krankenhaus im Einverständnis mit den Angehörigen zu veranlassen. Auch ist es zweckmäßig, die Geschwister von erkrankten Kindern nicht eher wieder zum Schulbesuch zuzulassen, als bis sie über die Inkubationszeit hinaus, d. h. länger als 14 Tage gesund geblieben und von den Kranken fern gehalten worden sind.

Da mit der Möglichkeit gerechnet werden muß, daß der Erreger der Krankheit in den Ausscheidungen der Verdauungswege enthalten ist, so ist es dringend notwendig, daß wenigstens während des akuten Stadiums eine Desinfektion stattfindet. Diese hat sich auf die Darmentleerungen, das Erbrochene, den Nasen- und Rachenschleim, ferner auf den Harn, sowie auf solche Gegenstände zu erstrecken, die mit diesen Ausscheidungen in Berührung gekommen sind, insbesondere auf die Leib- und Bettwäsche. Auch die von den Kranken zuletzt getragenen Kleidungsstücke sind zu desinfizieren. Nach Ablauf der Krankheit ist das Zimmer mit Formalin zu desinfizieren. Ein Haften des Infektionsstoffes in der Wohnung ist wiederholt von P. Krause beobachtet worden.

Therapie. Da in vielen Fällen zu Beginn der Krankheit entzündliche Rachenerscheinungen vorhanden sind, und es nicht ausgeschlossen ist, daß vom lymphatischen Rachenring aus eine Allgemeininfektion des Körpers erfolgt, so sind häufige Gurgelungen mit 1 % iger Wasserstoffsuperoxydlösung oder bei Kindern, die nicht gurgeln können, Inhalationen von Wasserstoffsuperoxydlösung mittelst eines Inhalationsapparates angezeigt. Dort, wo Darmstörungen zu Beginn der Krankheit im Vordergrunde stehen, ist eine gründliche Reinigung des Darmes anzustreben, weil in solchen Fällen der Darm möglicherweise die erste Eintrittspforte des Virus darstellt. Dazu eignet sich am besten Rizinusöl oder andere milde Purgantien (Purgen, Rheum usw.). Auch Kalomel wird vielfach empfohlen. Dabei braucht jedoch weniger auf seine desinfizierenden Eigenschaften Gewicht gelegt zu werden, die recht gering sind, als vielmehr auf seine purgierende Kräfte.

Ob eine Beeinflussung der Allgemeininfektion durch Unguentum colloidale Credé möglich ist, erscheint mir zweifelhaft.

Ein Versuch, durch Lumbalpunktion dem Fortschreiten der Lähmungserscheinungen entgegenzutreten, sollte in jedem Falle gemacht werden, da der Druck der Cerebrospinalflüssigkeit fast stets gesteigert ist; auch pflegt die Liquorverminderung meningitische Reizsymptome häufig günstig zu beeinflussen.

Jedes an akuter Kinderlähmung erkrankte Kind gehört ins Bett und darf nicht eher aufstehen, als bis 14 Tage nach Abklingen der Initialerscheinungen verflossen sind. Die Ernährung ist auf der Höhe des Fiebers flüssig. Bei hohen Temperaturen empfehlen sich öfter gewechselte kalte Packungen; auch Antipyrin oder Salizylpräparate können gelegentlich versucht werden. Bei starker Unruhe sind Brompräparate, z. B. in Form der Solutio Erlenmeyer oder Bromural anzuraten. Ein Versuch, mit Urotropin (täglich viermal 0,5—1,0 g per os), in der Cerebrospinalflüssigkeit eine desinfizierende Wirkung zu erzielen, scheint nach den Untersuchungen von Flexner aussichtsreich zu sein. Es wird dabei Formalin abgespalten, das in die Spinalflüssigkeit übertritt.

Im Stadium der Regeneration werden von manchen Autoren ableitende Mittel empfohlen, die in die Gegend der Wirbelsäule zu applizieren sind. Man reibt zu beiden Seiten der Wirbelsäule graue Salbe ein oder pinselt mit Jodtinktur, setzt Schröpfköpfe usw. Im allgemeinen empfiehlt es sich, noch zu Beginn des Reparationsstadiums nicht allzu polypragmatisch vorzugehen, sondern vor allem dem Körper Ruhe zu gönnen, weil dabei das Nervensystem sich am besten erholen kann. Etwa 3—4 Wochen nach Beginn der Lähmungen fängt man mit leichten, wenig anstrengenden physikalisch-therapeutischen Maßnahmen an, die der Heilungstendenz zu Hilfe kommen sollen. Elektrische Behandlung, Massage, Gymnastik und Bäder sind die Hilfsmittel. Die elektrische Behandlung der gelähmten Muskeln soll das Fortschreiten der Atrophie verhindern. Mittelst der faradischen Rolle oder dem Pinsel läßt man schwache Ströme, die eben eine Zuckung auslösen, auf die gelähmten Muskeln täglich einige Minuten einwirken, um allmählich mit der Stärke und Dauer der Einwirkung zu steigen. Wenn Entartungsreaktion besteht mit Verlust der direkten und indirekten faradischen Erregbarkeit und überwiegender Anodenzuckung, so ist nur die direkte Galvanisation mit der Anode möglich; die Faradisation versagt dabei natürlich. Eine direkte Galvanisation des Rückenmarks ist nach Grober nicht zu empfehlen, da erkrankte Ganglienzellen für gehäufte Reize sehr empfindlich sind.

Eine leichte Massage der gelähmten Muskeln beugt ebenfalls der Atrophie vor. Man beschränkt sich dabei zunächst nur auf spirituöse Abreibungen, um allmählich auch zu Knetungen überzugehen. Mit passiven und aktiven gymnastischen Bewegungen kann schon vier Wochen nach Auftritt der Lähmungen begonnen werden, um die Muskeln zu üben und die Wiederkehr der Nervenimpulse anzubahnen. Auch wirken solche Übungen der bei gelähmten Extremitäten so häufigen Neigung zur Kontrakturbildung entgegen; die ersten passiven Bewegungen nimmt man am besten im warmen Bade vor. Namentlich im stationären Stadium sind systematisch durchgeführte gymnastische Übungen ein wichtiges Mittel, um die Wiederherstellung der Funktionen gelähmter Muskelgruppen zu fördern. Großer Wert muß im Regenerationsstadium auf roborierende Kost und Hebung des Allgemeinzustandes gelegt werden. Zur Unterstützung empfehlen sich Solbäder; auch die Anwendung von Arsenpräparaten (Natronkakodylat, Dürckheimer Maxquelle) ist nützlich.

Sehr empfehlenswert ist ein längerer Aufenthalt an der See oder im Hochgebirge. Bei der Behandlung des stationären Stadiums tritt neben den genannten Maßnahmen wie Massage, elektrische Verfahren, Gymnastik und gute Ernährung die Orthopädie in ihre Rechte.

Literatur siehe bei:

Müller, E., Die spinale Kinderlähmung, Berlin 1910. — Müller, E., Die epidemische Kinderlähmung im Handbuch d. inneren Med., herausgeg. von Mohr u. Staehelin, Bd. I, Berlin 1911. — Römer, Die epidemische Kinderlähmung, Berlin 1911. — Wickman, Die akute Poliomyelitis, Heine-Medinsche Krankheit im Handbuch der Neurologie, herausgeg. von Lewandowsky, Berlin 1911.

Dritter Teil.

Scharlach (Scarlatina).

(Französisch: scarlatine; englisch: scarlet fever; italienisch: scarlatto.)

Der Scharlach ist eine akute exanthematische Infektionskrankheit, die mit einem charakteristischen, aus kleinsten Fleckchen zusammengesetzten, vielfach konfluierenden Ausschlag und mit Angina einhergeht und oft von einer in der dritten Woche akut einsetzenden zweiten Krankheitsperiode mit mehrfachen Nachkrankheiten gefolgt ist. Häufigste Komplikation in der primären Krankheitsperiode ist die durch Streptokokken verursachte Angina necroticans mit ihren schweren Folgeerscheinungen, die oft das ganze Krankheitsbild beherrschen.

Geschichte. Aus den Schriften des Galen, des Rhazes u. a. erfahren wir, daß Krankheiten mit Halserscheinungen und roten Hautausschlägen schon im Altertum bekannt gewesen sind; doch war eine sichere Unterscheidung von den Masern und ähnlichen Infektionskrankheiten nicht möglich. Erst im 16. Jahrhundert trennte Ingrassias in Neapel die Masern vom Scharlach ab, den dieser Rossania nannte. Nach Deutschland scheint die Krankheit später gekommen zu sein. Im Jahre 1628 beschrieb Sennert, Professor der Medizin in Wittenberg, zum erstenmal den charakteristischen Ausschlag. Eine genauere Beschreibung aber stammt erst von Sydenham in England, der die Krankheit unter dem noch jetzt gebräuchlichen Namen „Scarlet fever" beschrieb. Die von ihm zuerst gesehene Epidemie war so leicht, daß Sydenham meint, das Scarlet fever verdiene kaum den Namen einer Krankheit. 15 Jahre später freilich mußte er erleben, daß dieselbe Krankheit mit einer Malignität auftrat, die der Pest kaum nachstand. Auf die Bedeutung der Angina für den Scharlachprozeß machte besonders Huxham im Jahre 1740 aufmerksam.

Epidemiologie. Seit Sydenhams und Huxhams Beschreibung des Scharlach hat sich die Krankheit in ganz Europa verbreitet und herrscht namentlich in dicht bevölkerten Gebieten endemisch. Sehr merkwürdig sind dabei die enormen Schwankungen in der Schwere der einzelnen Epidemien. Sehr schön illustriert wird das durch die

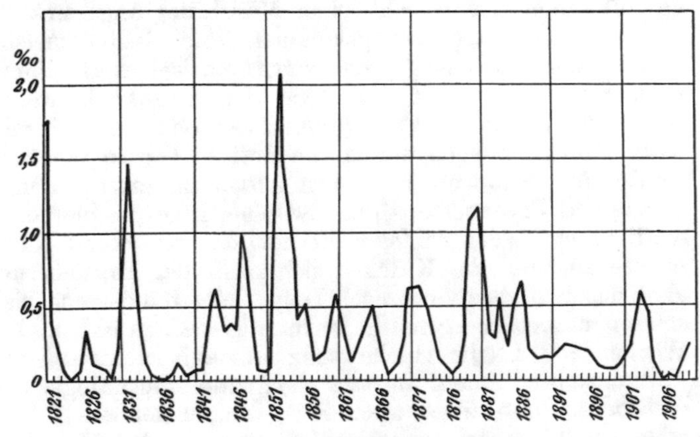

Abb. 283. Säkularkurve der Scharlachsterblichkeit in Hamburg 1821—1906.

bekannte Reinkesche Säkularkurve der Scharlachsterblichkeit in Hamburg (Abb. 283) und noch besser durch den Vergleich der Scharlach-Morbiditäts- und Mortalitätszahlen während eines großen Zeitraums. Der Prozentsatz der Scharlachtodesfälle geht keineswegs immer parallel mit der Höhe der Erkrankungsziffer (vgl. Abb. 284). Ganz ähnliche Beobachtungen machen wir in allen größeren Städten; örtliche oder Witterungseinflüsse, hygienische und soziale Verhältnisse sind ohne Einfluß auf die Schwere der Epidemien.

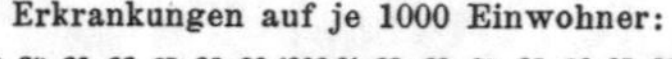

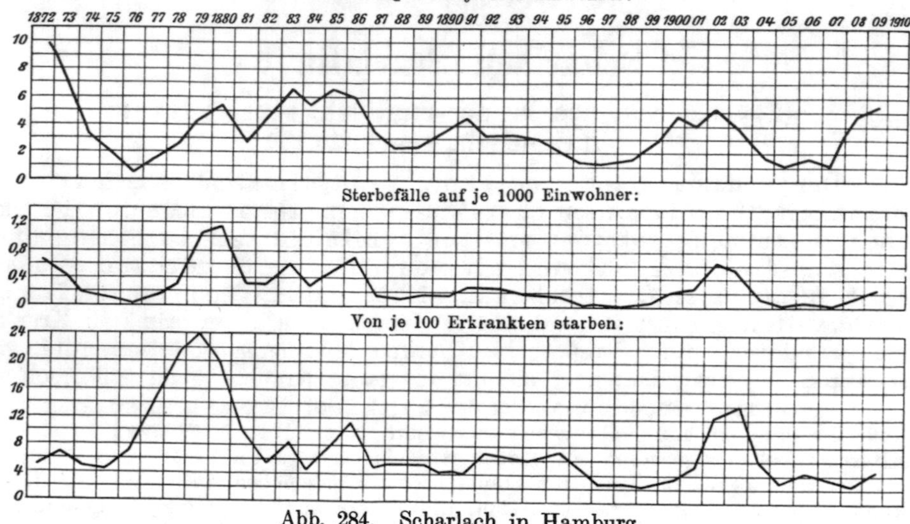

Abb. 284. Scharlach in Hamburg.

Die Verbreitung des Scharlachs geschieht am häufigsten durch Ansteckung von Mensch zu Mensch, und zwar entweder durch Berührung mit dem Kranken selbst oder durch gesunde Zwischenträger. Schule, Spielplätze und andere Gelegenheiten, wo zahlreiche Kinder zusammenkommen, tragen zur Verbreitung der Krankheit bei. Da der Scharlach vor Erscheinen des Exanthems bei Beginn der ersten Krankheitssymptome ansteckend ist, so werden viele Infektionen noch im Beginn der Krankheit geschehen. Das Schulkind, das in der Schule mit plötzlichem Erbrechen und Halsschmerzen erkrankt, hat oft schon eine Anzahl seiner Mitschüler angesteckt, bevor der Scharlachausschlag zum Ausbruch gekommen ist. Ansteckungsfähig bleibt dann der Kranke während des ganzen exanthematischen Stadiums und in der Rekonvaleszenzperiode. Auf der Höhe der Krankheit während des Ausschlages werden die Patienten ja meist isoliert sein oder schon durch das intensive Krankheitsgefühl gezwungen werden, im Bett zu bleiben, so daß um diese Zeit relativ wenige Ansteckungen von ihnen ausgehen, es sei denn, daß dritte Personen (Ärzte und Pflegepersonal) als Zwischenträger fungieren. Das Rekonvaleszenzstadium ist für die Weiterverbreitung der Krankheit beinahe am gefährlichsten anzusehen, weil die Kranken sich nach der Entfieberung ganz wohl fühlen, aber das Scharlachvirus noch lange Zeit, mindestens bis zur vollendeten Abschuppung beherbergen. Es ist im allgemeinen üblich, das Scharlachkind sechs Wochen lang, bis die Abschuppung vollendet ist, zu isolieren; aber einen genauen Termin zu bestimmen, wie lange die Ansteckungsfähigkeit noch besteht, ist leider nicht möglich, so lange wir den Erreger nicht kennen. Die Kenntnis der Bazillenträger und Dauerausscheider bei anderen Infektionskrankheiten lehrt uns, daß mit dem Ablaufe der Krankheit in vielen Fällen der Krankheitskeim noch keineswegs aus dem Körper geschwunden ist. Daß auch bei dem Scharlach ähnliche Verhältnisse bestehen müssen, lehren uns die sog. „Heimkehrfälle“ (return cases). Wir erleben es oft, daß Scharlachrekonvaleszenten, die wir nach vollendeter Abschuppung am Ende der sechsten Woche rein gebadet und mit frischer Wäsche, desinfizierten Kleidern nach Hause entlassen, dort ihre Geschwister anstecken. Wir wissen eben gar nicht, wie lange sich das Scharlachvirus im Körper hält, ob es auf den Tonsillen oder im Urin der Kranken vielleicht noch lange Zeit haftet. Daß es im Eiter bei der Otitis media nach Scharlach meist noch vorhanden und virulent ist, kann man mit großer Wahrscheinlichkeit aus der Beobachtung schließen, daß solche Heimkehrfälle wiederholt gerade dort vorkommen, wo Kinder mit Otitis media 10—12 Wochen nach der Scharlacherkrankung nach Hause entlassen werden.

Die Infektion geschieht aller Wahrscheinlichkeit nach in den meisten Fällen so, daß das Scharlachvirus sich zunächst auf den Tonsillen etabliert, dort die charakteristische Angina hervorruft und von da aus eine allgemeine Infektion des Körpers verursacht. Die Flüggesche Tröpfcheninhalation dürfte hier wie bei anderen Infektionskrankheiten eine große Rolle spielen, indem der Kranke beim Sprechen oder Husten feinste Wassertröpfchen an die Luft abgibt, die von Personen der Umgebung beim Atmen in die Luftwege aufgenommen werden. Auch von den Kranken benutztes Trink- oder Eßgeschirr kann die Übertragung bewirken; aber auch andere durch die Kranken berührte Gegenstände, Spielzeug, Taschentücher, können zur Infektionsquelle werden, wenn z. B. ein empfängliches Kind seine damit in Berührung gekommenen Finger zum Munde führt. Begünstigt wird diese Art der Infektion durch die außerordentliche Widerstandsfähigkeit des Scharlachvirus, die es instand setzt, sich wochen- und monatelang lebensfähig zu halten. Lebensmittel spielen ebenfalls häufig die Vermittlerrolle; ungekochte Milch u. dgl. werden hier vielfach angeschuldigt.

Auch von Verletzungen der äußeren Haut kann die Scharlachinfektion ihren Ausgang nehmen (chirurgischer Scharlach, Wundscharlach). Ich beobachtete einen solchen Fall im Anschluß an einen Säbelhieb, wobei zunächst breite, lymphangitische Streifen am Arm von der Wunde ausgingen und nachher ein typisches Scharlachexanthem von dem Arm aus über den Körper sich verbreitete. Ein ähnlicher Fall ging bei einem Knaben von einer Fingerverletzung aus.

Hierher gehört auch der Scharlach bei Wöchnerinnen, der von den Geburtswunden ausgeht (puerperaler Scharlach) und der Scharlach nach Verbrennungen (vgl. S. 636).

Disposition. Die Disposition zur Erkrankung an Scharlach ist keine so allgemeine wie bei den Masern. Sehr interessant sind in dieser Beziehung die Erfahrungen, die bei Epidemien in vorher scharlachfreien Gegenden gemacht wurden.

Auf den Faröer-Inseln trat im Jahre 1873 eine Scharlachepidemie auf, nachdem 60 Jahre vorher überhaupt kein Scharlachfall sich gezeigt hatte. Dabei erkrankten nur 78% der Einwohner. Als dagegen im Jahre 1875 eine Masernepidemie ausbrach, wurden 99% der Bevölkerung befallen. Lehrreich waren diese Epidemien auch hinsichtlich der Art der Verbreitung und der Disposition der Erkrankten. Die Scharlachepidemie, die 78% der Bevölkerung, und zwar hauptsächlich Kinder ergriffen hatte, dauerte zwei Jahre und zeigte dabei ein langsames Ansteigen der Infektionszahl und noch längere Zeit hindurch sporadische Fälle. Die Masernepidemie erfaßte in kürzester Zeit 99% der Bevölkerung, also wohl fast alle noch nicht Durchmaserten und war nach wenigen Monaten beendet.

Während also bei Masern jeder, der die Krankheit noch nicht überstanden hat, ohne Rücksicht auf seine momentane Empfänglichkeit ergriffen wird, ist beim Scharlach eine gewisse Disposition vorauszusetzen. Das prägt sich zunächst in dem Verhalten der verschiedenen Lebensalter bei der Scharlacherkrankung aus. Der Scharlach ist in erster Linie eine Kinderkrankheit, denn Kinder zeigen eine weit höhere Disposition zur Erkrankung als Erwachsene. In dem abgelegenen Walddorf Lommedalen bei Christiania erkrankten nach Johannessen von den insgesamt 533 Seelen 28,1% der vorhandenen Kinder und 5,1% der vorhandenen Erwachsenen. Das erste Lebensjahr ist am wenigsten empfänglich, doch sah ich neun Kinder in den ersten drei Lebensmonaten und ein Kind im neunten Monat an Scharlach erkranken. Sehr merkwürdig waren die Beobachtungen, die ich an den Kindern scharlachkranker Wöchnerinnen machen konnte. Die Erkrankung nahm in all diesen Fällen einen auffällig leichten, abortiven Verlauf (vgl. S. 647).

Die größte Disposition zur Erkrankung zeigt das Alter von 3—8 Jahren, die Empfänglichkeit des Menschen ist aber auch, wie es scheint, zu verschiedenen Zeiten verschieden, insofern, als gewisse prädisponierende Momente die Infektion begünstigen. So leisten entzündliche Rachenerscheinungen, Angina, Diphtherie der Infektion mit Scharlach entschieden Vorschub. Damit hängt es zusammen, daß im Herbst und Winter im Durchschnitt mehr Scharlacherkrankungen vorkommen als im Sommer, weil in der rauhen Jahreszeit katarrhalische Erkrankungen häufiger auftreten. Daß die Empfänglichkeit für Scharlach auch temporär vermindert sein kann, zeigen verschiedene Beobachtungen. Mitunter bleibt ein Kind, dessen Geschwister an Scharlach daniederliegen, trotz innigen Kontaktes mit denselben verschont und erst mehrere Jahre später bei einer anderen Ansteckungsgelegenheit haftet die Infektion.

Soziale Verhältnisse spielen bei der Erkrankung an Scharlach keine Rolle. Arm und reich erkranken bei vorhandener Infektionsgelegenheit in gleicher Weise; entscheidend ist nur die Disposition zur Erkrankung. Mitunter findet man eine auffällige familiäre Disposition für den Scharlach, da in manchen Fällen alle Kinder hintereinander und zwar oft in gleicher Schwere erkranken. Schon in zwei Familien sah ich alle vier Kinder an Scharlach sterben. Nach Pospischill disponieren Masern, Serumkrankheit und Varicellen zur Scharlacherkrankung. Bei Varicellen hatte ich denselben Eindruck insofern, als mehrfach bei uns eingelieferte Varicellenkinder nachträglich durch eine Hausinfektion an Scharlach erkrankten. Möglicherweise findet hier das Gift durch aufgeplatzte Varicellenpusteln seinen Eintritt.

Sehr auffällig ist die Disposition zur Scharlacherkrankung im Anschluß an Verbrennungen. Diese auch von Pospischill hervorgehobene Tatsache sah ich im Krankenhause zu verschiedenen Malen sehr schön illustriert.

So wurden z. B. von einem chirurgischen Pavillon, auf dem beständig chirurgisch kranke Kinder liegen, im Laufe eines Monats sechs Kinder mit Scharlach nach der Infektionsabteilung verlegt, davon betrafen drei Fälle Kinder mit ausgedehnten Hautverbrennungen, also die mit Verbrennung behafteten zeigten sich von allen Kindern am empfänglichsten. Daß hier die von Epidermis entblößte Fläche die Eintrittspforte des Scharlachvirus darstellt, steht außer Zweifel, um so mehr als das Exanthem von der Wunde aus seinen Ausgang nahm.

Nach Czerny bringt auch die Art der Ernährung und die dadurch bestimmte Konstitution der Kinder eine Disposition zur Scharlacherkrankung mit sich. Die mit übermäßiger Milchnahrung gefütterten Kinder sollen häufiger und schwerer an Scharlach erkranken als die mit vegetarischer (antiexsudativer) Kost ernährten.

Immunität. Das Überstehen des Scharlachs erzeugt in der Regel Immunität für das ganze Leben, doch sind auch eine Reihe einwandfreier Fälle bekannt, die zwei- und dreimal an Scharlach erkrankten; Ausnahmen kommen also jedenfalls vor. Nicht zu verwechseln sind diese Fälle mit Rezidiven, die wir im direkten Anschluß an die einmalige Scharlacherkrankung noch vor völlig abgelaufener Rekonvaleszenz in der 2.—6. Woche beobachten, und die bisweilen schwerer sein können als die primäre Erkrankung. Hier gewinnt das noch vorhandene Scharlachvirus über die in der Bildung begriffenen Immunkörper die Oberhand und führt die Wiederholung des Krankheitsprozesses herbei. Genaueres über Rezidive vgl. S. 677.

Ätiologie. Der Erreger des Scharlachs ist noch nicht bekannt. Viel diskutiert wurden die Befunde von Mallory, der in histologischen Schnitten der Haut zwei verschiedene Formen von Scharlachkörperchen, die er als Protozoen auffaßt, beschrieb. Die einen sind runde Körperchen von 2—7 μ Größe, die sich mit Methylenblau färben und aus einem feinen Netzwerk bestehen. Die zweite Form sind Körperchen von radiärer Struktur und 4—6 μ Größe, die in den Vakuolen des Protoplasmas der Epithelzelle und frei in den Lymphräumen unter der Epidermis liegen. Sie sind rundlich und enthalten ein zentrales Kernchen, um das 10—18 Segmente radiär angeordnet sind. In inneren Organen wurden diese Körperchen nicht gefunden. Bestätigt wurden diese Befunde von Duval, Bernhardt und v. Prowazek. Letzterer faßt die Malloryschen Körperchen als Reaktionsprodukte der Zellen auf und vermutet den Erreger in eben noch sichtbaren, dunkleren Körnchen innerhalb der blauen Zelleinschlüsse. Es ist sehr fraglich, ob alle die genannten Körperchen nicht einfach als Zellzerfallsprodukte zu deuten sind. Auch Gamaleia beschrieb ähnliche Gebilde; Bernhardt fand in den Drüsen und in den Nieren der Scharlachkranken kugelrunde, mit Giemsa rot gefärbte Körnchen, die oft mit einer feinen Verbindung hantelartig zusammenhingen.

Die von Doehle[1]) beschriebenen Leukozyteneinschlüsse bei Scharlach dürften mit der Ätiologie kaum etwas zu tun haben. Es sind rundliche oder ovale Körper von wechselnder Größe, die manchmal zu zweien beieinander liegen, auch größere stäbchenförmige Gebilde kommen vor, die an den Enden zugespitzt sein können, ferner sind spärliche leichtgewundene kurze dicke Fäden vorhanden und endlich birnenförmige Gebilde. Es handelt sich hier um Kernzerfallsprodukte, die in den ersten Tagen des Scharlachs fast regelmäßig auftreten, aber auch bei anderen Krankheiten vorkommen.

Wichtig für weitere Forschungen wird vielleicht die neuerdings festgelegte Tatsache werden, daß man den Scharlach auf Affen übertragen kann; andere Tiere sind nicht empfänglich. Cantacuzenes konnte mit dem Blute Scharlachkranker in vier unter neun Versuchen beim Affen eine scharlachähnliche Erkrankung erzeugen. Dasselbe gelang Landsteiner und Levanditi. Bernhardt erzeugte durch die Überimpfung von abgekratztem Zungenbelag Scharlachkranker bei Affen einen scharlachähnlichen Prozeß, bei dem Fieber, Scharlachzunge und Abschuppung, in einzelnen Fällen später auch Nephritis konstatiert wurde.

Eine besondere Rolle spielen beim Scharlachprozeß die Streptokokken. Sie sind so häufig in den Organen der Scharlachleichen, sowie auf den Tonsillen, im Blute und in den Schuppen der Kranken nachzuweisen, daß eine Reihe von Autoren sie für die Ätiologie des Scharlach verantwortlich macht. Auf Grund sehr ausgedehnter Untersuchungen an Kranken und Leichen bin ich zu der Anschauung gekommen, daß die Streptokokken eine ätiologische Bedeutung für den Scharlach nicht besitzen, daß sie aber in einer außerordentlich großen Zahl von Fällen zu dem noch unbekannten Erreger hinzutreten, mit ihm in Symbiose leben und auf diese Weise die schwersten Krankheitsbilder erzeugen. Die Begründung dieser Anschauung stützt sich auf folgende Tatsachen:

Zwar gehen die meisten im Laufe der Scharlacherkrankung sterbenden Kranken an einer Streptokokkeninfektion zugrunde, denn etwa $^3/_4$ aller Scharlachleichen haben nach meinen Untersuchungen Streptokokken im Blute, aber gerade die foudroyant am 2.—3. Scharlachtage zugrunde gehenden Fälle haben in der überwiegenden Mehrzahl steriles Blut und sterile Organe; hier hat also das Scharlachgift noch rein seine Wirksamkeit entfaltet und die Streptokokken

---

[1]) Doehle, Leukozyteneinschlüsse bei Scharlach. Zentralbl. f. Bakt. 61. 1911.

sind noch nicht zur Wirksamkeit gelangt. Damit im Einklange steht die von mir an 23 Fällen festgestellte Beobachtung, daß während des Lebens niemals am ersten oder zweiten Tage auf der Höhe des Exanthems Streptokokken im Blute gefunden werden, auch in den Fällen, die später positive Befunde ergeben. Am häufigsten findet man die Streptokokken im kreisenden Blute in der zweiten Hälfte der ersten Woche, also um die Zeit, wo die nekrotisierende Streptokokkenangina sich so häufig im Rachen etabliert. Daraus geht schon hervor, daß die Streptokokkeninfektion etwas Sekundäres ist, was erst mit dem Auftreten der Angina necroticans zum Scharlachprozeß hinzukommt.

Weiter spricht für die Ablehnung der Streptokokkenätiologie die Tatsache, daß nach dem Überstehen des Scharlachs eine Immunität gegenüber einer neuen Erkrankung zurückbleibt, während bei Streptokokkeninfektionen im Gegenteil eine erhöhte Disposition für Wiedererkrankungen sich einstellt. Schließlich kommt noch hinzu, daß den bei Scharlach gefundenen Streptokokken gar nichts Spezifisches innewohnt; ihre Übertragung auf den Menschen ruft nicht Scharlach, sondern schwere eitrige Prozesse und Sepsis hervor.

Verfasser hatte selbst das Malheur, sich eine mit Reinkultur von Scharlachstreptokokken gefüllte Pravazspritze in den Finger zu stoßen und bekam eine schwere Sehnenscheidenphlegmone, nicht aber Scharlach, obgleich er vorher niemals einen Scharlach überstanden hatte.

Der Scharlachstreptokokkus unterscheidet sich auch morphologisch und durch seine biologischen Eigenschaften keineswegs von dem gewöhnlichen Streptococcus pyogenes haemolyticus. Daß Kulturen, die aus Scharlachfällen isoliert wurden, in vielen Fällen von Scharlachserum agglutiniert werden, zeigt nur, daß der infizierte Scharlachorganismus dem sekundären Eindringling gegenüber mit der Produktion von Antikörpern reagiert, beweist aber nichts für die ätiologische Bedeutung dieser Streptokokken.

Aus allem geht hervor, daß Streptokokkeninfektionen als etwas Sekundäres zum Scharlachvirus hinzukommen, aber unbestritten bleibt die Tatsache, daß die Verquickung des Krankheitsprozesses mit der Streptokokkeninfektion beim Scharlach so häufig geschieht und sich so oft in den Vordergrund des Krankheitsbildes drängt, daß man eine ganz besondere Disposition des Scharlachkranken für die Streptokokkeninfektion annehmen muß. Zwar kommen auch bei anderen Infektionskrankheiten oft genug sekundäre Streptokokkeninfektionen mit Angina necroticans, Drüsenvereiterungen oder Sepsis vor, so z. B. bei der Diphtherie oder Variola, aber nirgends ist die Streptokokkeninfektion eine so häufige Begleiterscheinung.

Pathogenese. Entsprechend unseren mangelhaften Kenntnissen über die Scharlachätiologie sind auch die Vorstellungen über seine Pathogenese noch sehr hypothetisch. Geradezu gefährlich aber können solche theoretischen Vorstellungen werden, wenn versucht wird, damit hygienische Forderungen, die in langer Erfahrung erprobt sind, umzustoßen.

So hat F. v. Szontag[1]) nicht mehr und nicht weniger verkündet, als daß die Ansteckungsfähigkeit, sowie die Immunität des Scharlachs falsche Dogmen sind, die gestürzt werden müssen. Er hält das Scharlachgift für einen jener ubiquitären Krankheitskeime, die ebenso wie die Erreger der eitrigen Tonsillitis an uns und in uns leben und neigt dazu, sie in die Gruppe der Streptokokken einzureihen. Der Scharlach sei nichts anderes als eine Sepsis (Toxinämie) oder eine Pyämie. Diese Behauptung ist eine durch nichts bewiesene Hypothese, deren Schlußfolgerungen ungeheuerlich sind und allen praktischen Erfahrungen Hohn sprechen.

Dagegen wird eine sehr ansprechende Theorie durch Escherich und Schick[2]) ausgeführt. Die primären Scharlachsymptome, Angina, Exanthem usw. sind aufzufassen als direkte Folgen der Vergiftung mit dem Scharlachvirus, als primär

---

[1]) F. v. Szontag, Zur Frage der Kontagiosität des Scharlachfiebers. Arch. f. Kinderheilk. 54. 1911.

[2]) Escherich und Schick, Scharlach, Wien u. Leipzig 1912.

toxische Symptome; die Nachkrankheiten jedoch, Nephritis, Drüsenschwellung usw., die um die zweite oder dritte Krankheitswoche auftreten, sind allergische Erscheinungen. Die primäre Scharlachperiode ruft die Bildung von Reaktionskörpern hervor, die nach einem gesetzmäßigen Intervalle von 2—3 Wochen zu einer Periode spezifischer Überempfindlichkeit führt. Dabei kommt es durch die Anwesenheit latenter, von der primären Erkrankung herrührender Krankheitskeime zur Entwicklung der Nachkrankheiten. Weiteres über die Pathogenese der Nachkrankheiten vgl. S. 664.

Kretschmer[1]) faßt auch die primäre Krankheitsperiode bereits als eine Überempfindlichkeitsreaktion des Organismus auf, verursacht durch wiederholte vorangegangene Streptokokkeninfektion. Er stellt sich vor, daß zahlreiche vorangegangene Anginen, die er in Übereinstimmung mit Szontag als dem Scharlach identische, nur abgeschwächte Prozesse auffaßt, den Körper sensibilisieren, so daß eines Tages die wiederkehrende Angina in dem überempfindlich gewordenen Körper die Scharlacherscheinungen mit sich bringt. Die Theorie ist meines Erachtens schon deshalb unhaltbar, weil Streptokokkenerkrankungen fast stets eine erhöhte Disposition zu Wiedererkrankungen bedingen, ein überstandener Scharlach aber Immunität mit sich bringt.

Inkubationsstadium. Die Zeit, die vom Eindringen des Erregers bis zur Auslösung der ersten Krankheitserscheinungen verfließt, gilt als sehr variabel und beträgt mitunter nur einen, in der Regel aber 4—7 Tage. In einzelnen Fällen dauerte sie sogar weniger als 24 Stunden. Diese Verschiedenheit der Angaben erklärt sich vermutlich dadurch, daß trotz gegebener Infektionsmöglichkeit nicht immer sofort die Ansteckung erfolgt. Im allgemeinen aber ist die Inkubationsdauer beim Scharlach erheblich kürzer als bei allen anderen exanthematischen Erkrankungen.

Während der Inkubationszeit ist der Kranke in der Regel beschwerdefrei. Nur selten gehen unbestimmte Vorboten, wie Appetitlosigkeit, Kopfschmerzen, öfteres Frösteln voraus.

Krankheitsbild. Der typische Beginn des Scharlachprozesses erfolgt plötzlich; die charakteristischen Initialsymptome, mit denen die Szene eröffnet wird, sind: Erbrechen, Halsschmerzen, Mattigkeit und Fieber.

Das Erbrechen pflegt sich in den ersten Stunden der Erkrankung mehrmals zu wiederholen, um dann aufzuhören. Gleichzeitig treten bei Kindern häufig Durchfälle auf, die nach 1—2 Tagen wieder verschwinden. Gleich nach dem Erbrechen pflegt ein Schüttelfrost oder wiederholtes Frösteln einzusetzen, und schnell erhebt sich die Temperatur auf hohe Grade, 39,5—40°. Bei jüngeren Kindern ist der Beginn des Fiebers häufig von Konvulsionen begleitet. Fast stets ist ein schweres Krankheitsgefühl vorhanden. Der Kranke ist verdrießlich und schläfrig und klagt über Kopfschmerzen und Ziehen und Schwere in den Gliedern. Der Schlaf ist schlecht; fieberhafte Unruhe, häufig auch Delirien pflegen sich schon in der ersten Nacht einzustellen. Dazu kommt als regelmäßig vorhandenes Symptom die Klage über Kratzen und Schmerzen im Halse, besonders beim Schlucken.

Die objektive Untersuchung ergibt folgendes:

Die Tonsillen sind geschwollen und dunkelrot und häufig bereits mit gelblichen Streifchen oder linsengroßen Flecken bedeckt. Die Schleimhaut der Uvula und der vorderen Gaumenbögen zeigt dunkle Röte, die sich in einer oberhalb des Uvulaansatzes quer verlaufenden Linie scharf absetzt gegen die etwas blassere Farbe des weichen Gaumens. Auch in diesen etwas helleren Partien sieht man bereits Zeichen des beginnenden Exanthems in Gestalt roter

---

[1]) Kretschmer, M., Über die Ätiologie des Scharlach. Monatsschr. f. Kinderheilk., Bd. 12.

Fleckchen und Streifchen. Die Zunge ist mit einem grauweißen Belage bedeckt, aus dem in den vorderen Partien und am Rande schon die Papillae filiformes rötlich hervorschimmern. Die Drüsen am Unterkieferwinkel sind leicht geschwollen.

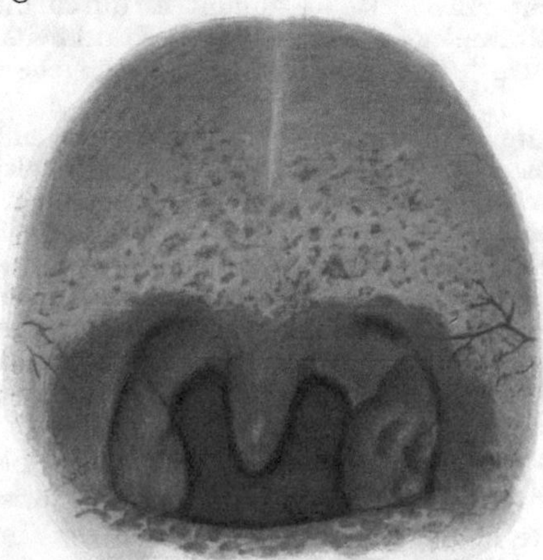

Abb. 285. Scharlachangina am ersten Krankheitstage.

Das Gesicht, namentlich die Wangen, erscheinen fieberhaft gerötet, doch fällt schon eine abnorme Blässe der Umgebung des Mundes auf.

Nach diesen Initialsymptomen beginnt meist im Laufe des ersten Tages oder zu Beginn des zweiten, seltener erst nach 3—4 Tagen der Hautausschlag. Im Gesicht wandelt sich die zarte, fieberhafte Rötung in eine intensive Scharlachröte, die schmetterlingsartig auf den Wangen lagert, den Nasenrücken bedeckt und häufig auch die Stirn überzieht. Dabei schwillt die Haut häufig etwas an und gibt dem Gesicht ein leicht gedunsenes Aussehen. Die Haut in der Umgebung der Lippen bleibt stets frei vom Ausschlag, so daß sich diese Partie um den Mund herum wie ein weißer Ring von der umgebenden Röte abhebt (zirkumorale Blässe). Während der Scharlachausschlag im Gesicht meist als diffuse Röte auftritt und nur an der Stirn zuweilen aus kleinsten Fleckchen zusammengesetzt erscheint, ist der besondere Charakter des Exanthems vom Hals an nach abwärts deutlich zu erkennen. Es besteht zuerst aus kleinsten, dicht beieinander stehenden, zart rosaroten Tüpfelchen von Stecknadelstich- bis Hirsekorngröße, die von weitem gesehen eine gleichmäßig rote Fläche darbieten und erst bei näherer Betrachtung in einzelne Fleckchen und Spritzerchen sich auflösen. An vielen Stellen der Haut konfluieren die einzelnen Tüpfelchen zu einer gleichmäßigen Röte. Der Ausschlag beginnt gewöhnlich in der oberen Brustgegend und am Halse, wandert dann weiter über den Stamm und breitet sich im Laufe von zwei Tagen auch über die Extremitäten aus. Dabei befällt er zunächst die Innenseite der Oberarme und Oberschenkel, geht dann auf Hände und Füße über, die er völlig überzieht, um schließlich, wenn auch weniger intensiv, die Außenseiten zu befallen.

Zuerst von rosa Färbung, nimmt das Exanthem allmählich einen immer gesättigteren roten Farbton an und konfluiert bei intensiver Ausbildung zu einer flächenhaften, brennenden Scharlachröte, der die Krankheit ihren Namen verdankt. Die Entstehung der Röte aus kleinsten Fleckchen kann man sich durch Aufdrücken eines Glasspatels zur Anschauung bringen. Dabei schwindet die Röte zunächst ganz, und beim Nachlassen des Druckes kehren zunächst die distinkt stehenden roten Punkte und Fleckchen wieder. Interessant ist die Beobachtung, daß die durch den Druck des Spatels anämisierte Haut in der Regel nicht weiß erscheint, sondern leicht ikterisch. Diese leicht ikterische Nuance in der Färbung der Scharlachhaut ist in manchen Fällen so ausgesprochen, daß sie schon bei oberflächlicher Betrachtung des Exanthems auffällt. Dies beruht vermutlich ebenso wie der häufige Urobilin- und Bilirubingehalt des Urins um diese Zeit auf der Resorption des Farbstoffs untergegangener roter Blutkörperchen, den die durch die Infektion geschädigte Leber nicht zu bewältigen vermag. Die Haut ist bei völlig entwickeltem Exanthem leicht

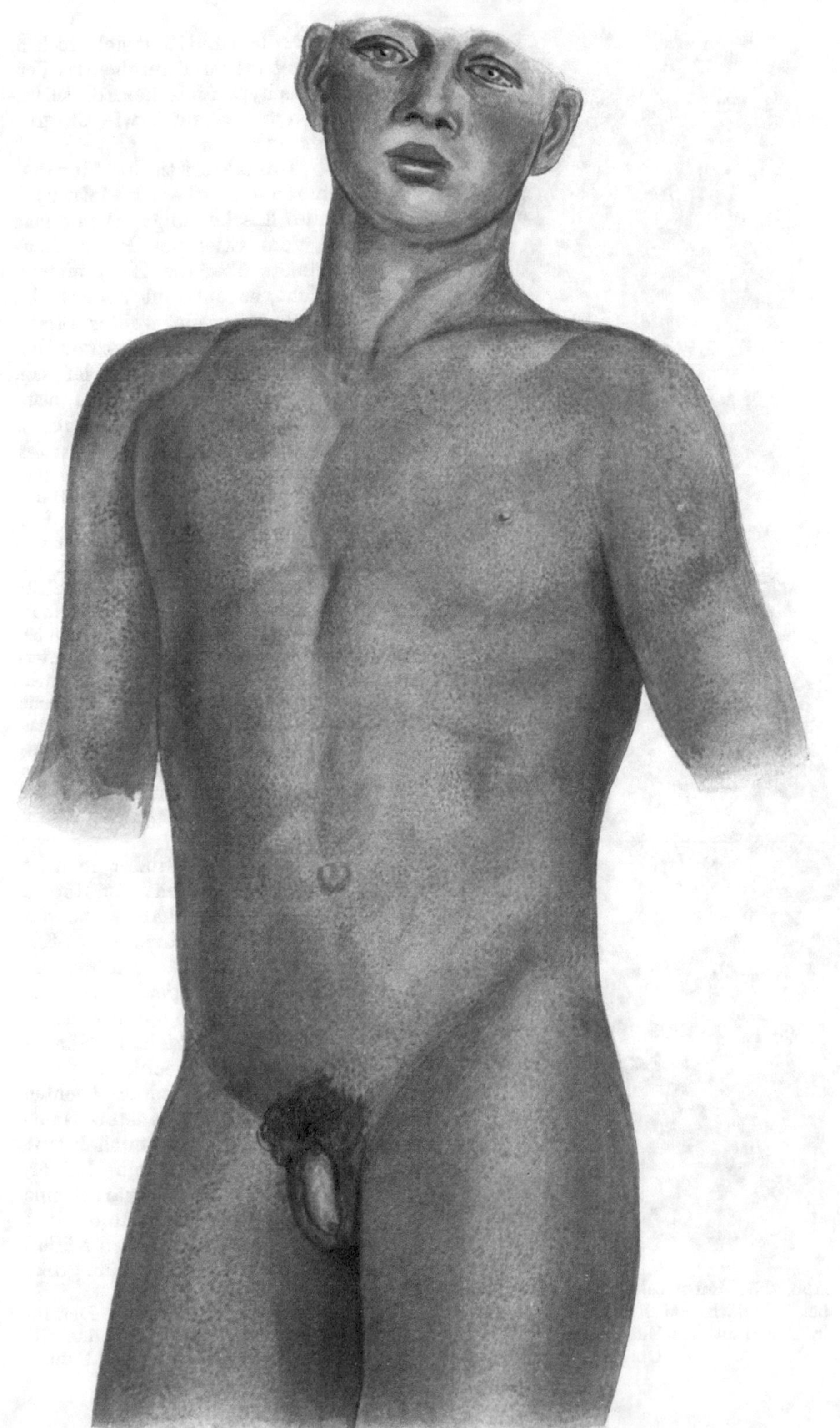

Abb. 286. Scharlachexanthem.

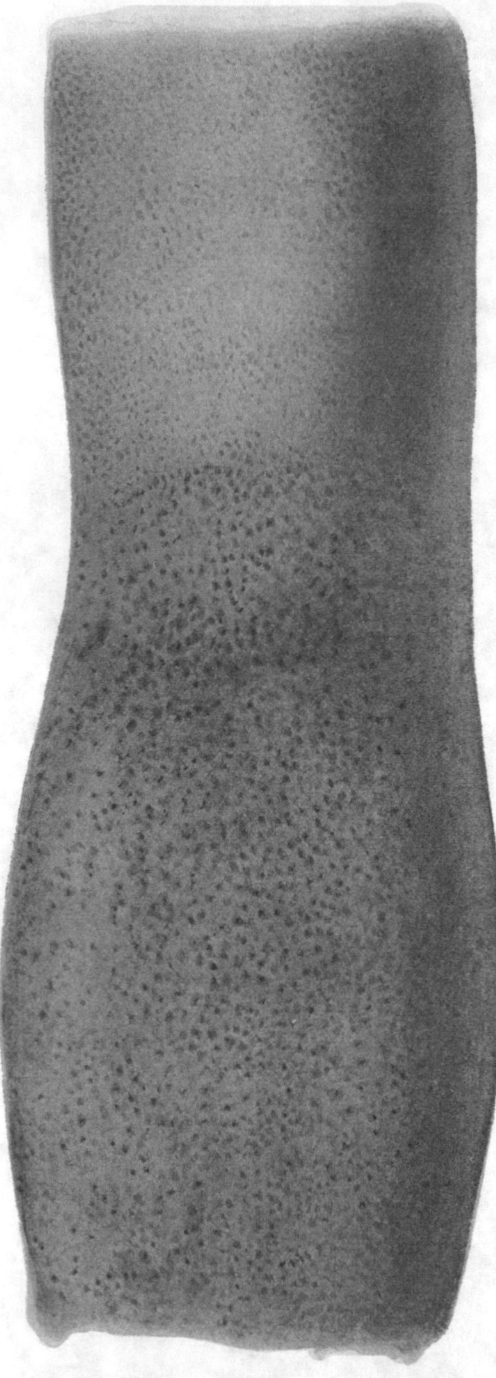

Abb. 287. Rumpel-Leedesches Phänomen bei Scharlach. Multiple kleine Blutaustritte in der Haut der Ellenbeuge bei Stauung am Oberarm.

geschwollen und fühlt sich trocken, sammetartig und infolge des Vortretens hyperämischer Follikel bisweilen etwas rauh wie Chagrinleder an.

Charakteristisch für das Scharlachexanthem ist ferner folgende Erscheinung: Wenn man mit dem Stiel des Perkussionshammers über die Haut hinwegstreicht, so entsteht nach 15 bis 20 Sekunden ein weißer Strich, der sich scharf von der roten Umgebung abhebt und nur langsam wieder verschwindet (raie blanche, Dermographie blanche).

Dieses Phänomen erklärt sich am einfachsten durch die Vorstellung, daß die Zellen der Hautkapillaren auf den leichten Reiz hin sich nach einer Latenzzeit von 15—20 Sekunden kontrahieren und für 1—2 Minuten den Durchtritt von Blut hemmen. Daß die Hautkapillaren kontraktile Zellen besitzen, wissen wir aus den Untersuchungen von S. Mayer. Manchmal tritt, bevor es zur Anämie kommt, noch für wenige Sekunden eine Rötung des gereizten Hautstreifens auf. Vor der Kontraktion kann es also zur Erschlaffung der kontraktilen Kapillarzellen kommen (L. R. Müller)[1].

Relativ oft findet man im Gebiete der gleichmäßigen Rötung eine Anzahl dunkelrot hervorschimmernder, hirsekorngroßer Punkte, die nichts anderes als kleine Hämorrhagien darstellen. Die Scharlachhaut hat überhaupt die Neigung zu kleinen Hämorrhagien und Petechien, wahrscheinlich infolge einer leichten Schädigung der kleinsten Hautgefäße. Besonders deutlich tritt diese Eigentümlichkeit hervor, wenn man am Oberarm eine Gummibinde anlegt und fünf Minuten lang den venösen Abfluß staut. Es treten dann eine große

[1]) Studien über den Dermographismus. Deutsche Zeitschrift für Nervenheilkunde. 47. Band.

Anzahl Hautblutungen verschiedenster Größe in der Haut der Ellenbeuge auf. Rumpel-Leede empfahlen dieses Phänomen für die Differentialdiagnose. Es tritt nach meinen Erfahrungen mit großer Regelmäßigkeit beim Scharlach

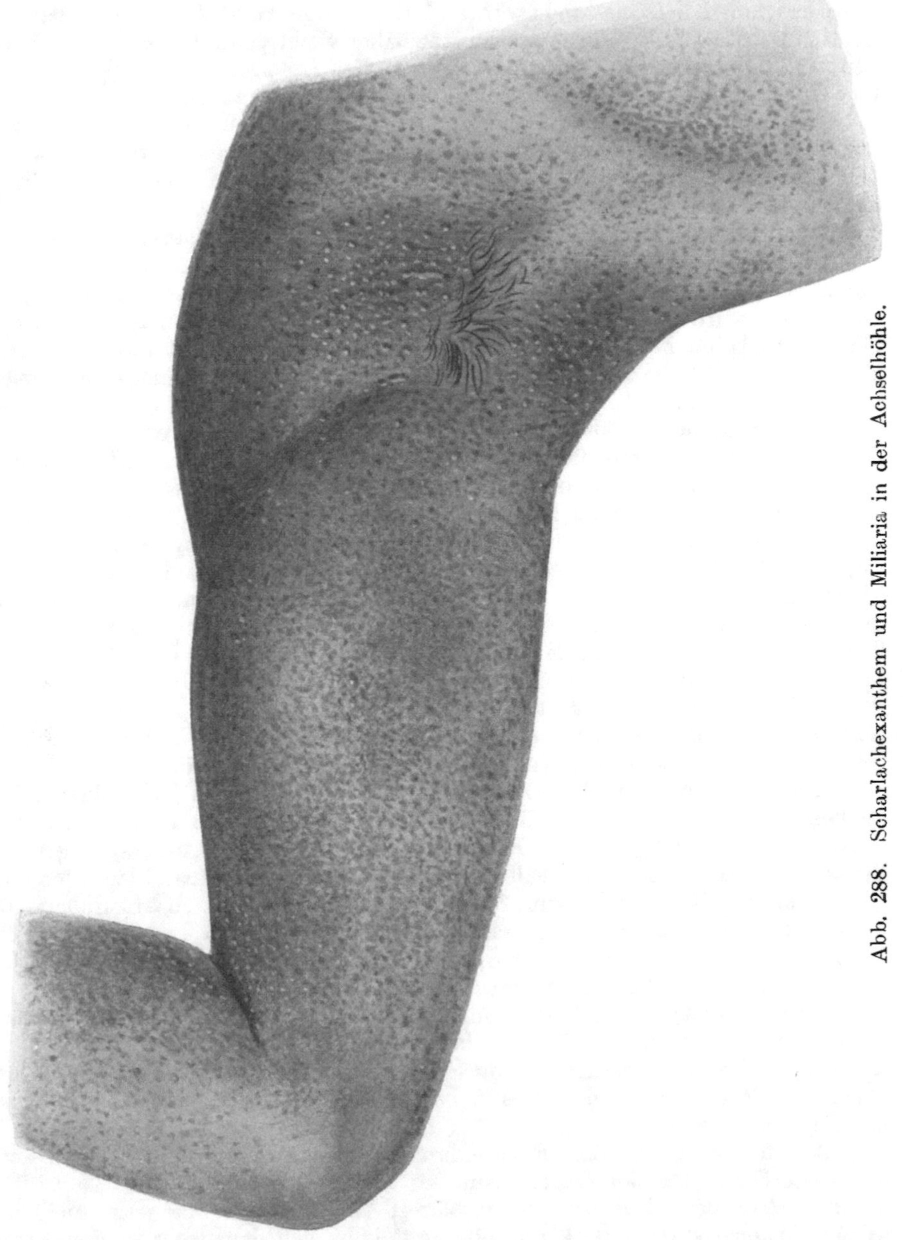

Abb. 288. Scharlachexanthem und Miliaria in der Achselhöhle.

auf, kommt aber auch bei anderen Erkrankungen, namentlich bei Masern vor und ist deshalb nicht von ausschlaggebender Bedeutung, kann aber als unterstützendes Moment für die Diagnose Scharlach in zweifelhaften Fällen mit herangezogen werden.

Einzelne Körpergegenden leuchten besonders lebhaft aus der allgemeinen Hautröte hervor, so die Inguinalgegend, das Gesäß, besonders aber die Innenseite der Oberschenkel. Abgesehen von Verschiedenheiten in der Farbe, Intensität und Dauer des Exanthems, sieht man nicht selten Fälle, wo nur einzelne Körperregionen befallen sind, während die übrige Haut frei bleibt (partielles Exanthem). Dabei ist es für den Diagnostiker wichtig, auf die Prädilektionsstellen des Scharlachausschlages, die Innenseite der Oberschenkel, das Genitaldreieck und die Innenseite der Oberarme zu achten.

Nicht selten beobachtet man ferner hirsekorngroße weißliche und gelbliche, scharf von der Scharlachröte sich abhebende Bläschen, die mit wasserheller, später sich trübender Flüssigkeit gefüllt sind und nach einigen Tagen eintrocknen und Schüppchen bilden. Solche Miliarbläschen finden sich entweder nur stellenweise, z. B. auf der Innenseite der Oberarme, am Handrücken, am Unterleib, oder sie sind fast am ganzen Körper sichtbar. Diese Form des Exanthems, die man als Scharlachfriesel oder Scarlatina miliaris bezeichnet, wurde früher als günstiges prognostisches Zeichen aufgefaßt, doch kommt ihr keine besondere Bedeutung zu. Dagegen scheint die als Scarlatina variegata bezeichnete Exanthemform, die durch eine sehr unregelmäßige Verbreitung des Ausschlages ausgezeichnet ist, vorzugsweise bei ungünstig verlaufenden Fällen beobachtet zu werden. Dabei erscheinen neben der mehr diffusen Röte einzelner Körpergegenden an vielen anderen Stellen nur fleckige, durch normale Hautpartien getrennte Eruptionen von Linsen- oder Bohnengröße, die zum Teil erhaben sind und die Gestalt von Papeln und Knötchen annehmen, so daß sie leicht an Masern erinnern können. Solche Papel- und Knötchenbildungen werden namentlich an den Händen, Vorderarmen und Unterschenkeln, seltener am Gesäß beobachtet. Zuweilen kann man bei starker Intensität des Exanthems auch ein Ödem beobachten, so z. B. an den Augenlidern oder am Hand- und Fußrücken. Die Haut schwillt dabei an und wird glänzend, ähnlich wie beim Erysipel. Über Juckreiz wird während der Blüte des Exanthems relativ selten geklagt. Bei Personen mit sehr empfindlicher Haut kann aber doch recht lebhaftes Juckgefühl empfunden werden, so daß namentlich Kinder sich stark zerkratzen können.

Die Temperatur, die schon gleich nach dem initialen Erbrechen schnell zu hohen Werten ansteigt, erfährt mit dem Auftreten des Exanthems meist noch eine Steigerung, so daß Fiebergrade von 40—40,5° nichts Ungewöhnliches sind. Auf dieser Höhe hält sich das Fieber, bis der Ausschlag seine volle Blüte erlangt, also etwa bis zum 3.—5. Tage, um dann lytisch abzufallen. Die Temperatur sinkt dabei nur langsam und allmählich, jeden Tag einige Striche fallend, und erreicht in unkomplizierten Fällen durchschnittlich am 9. bis 12. Tage, sehr oft aber schon früher wieder die Norm.

Der Puls ist beim Scharlach im allgemeinen frequenter als es der Fiebertemperatur entspricht. Während beim Typhus eine relative Pulsverlangsamung die Regel ist, herrscht beim Scharlach eine relative Pulsbeschleunigung. Pulsschläge von 150—170 bei einer Temperatur von 39,5° sind an der Tagesordnung.

Mit der zunehmenden Entwicklung des Exanthems breitet sich auch das Enanthem auf der Schleimhaut der Mundhöhle weiter aus. Neben der dunklen Röte der Tonsillen und vorderen Gaumenbögen ist jetzt auch der weiche Gaumen stärker fleckig gerötet und hebt sich deutlich von dem etwas blasseren harten Gaumen ab, doch auch auf der Schleimhaut des harten Gaumens sieht man einige rote Fleckchen. Die Wangenschleimhaut erscheint aufgelockert und diffus gerötet. Sehr bald zeigt sich im Bereiche des Enanthems eine Abschilferung in Gestalt von milchigen Trübungen der Schleimhaut.

Dieser Abschuppungsprozeß setzt aber infolge der Mazeration durch den Speichel hier schneller ein als an der äußeren Haut. Auf den stark vergrößerten Tonsillen lagern schleimig-eitrige, fleckige, leicht abstreichbare Beläge. Die Atmung ist durch die Schwellung der Rachenteile erschwert und daher schnarchend. Die Zunge reinigt sich allmählich von ihrem dicken, grauweißen Belage und verliert durch Abschilferung ihre oberflächlichste Epithelschicht, so daß die geschwollenen Papillen auf hochrotem Untergrunde zum Vorschein kommen und ihr das charakteristische himbeerartige Aussehen geben. Sie ist dabei häufig etwas trocken und rissig. Die Himbeerzunge ist darnach kein Initialsymptom, sondern ist am schönsten ausgesprochen am 3.—5. Tage. Erst

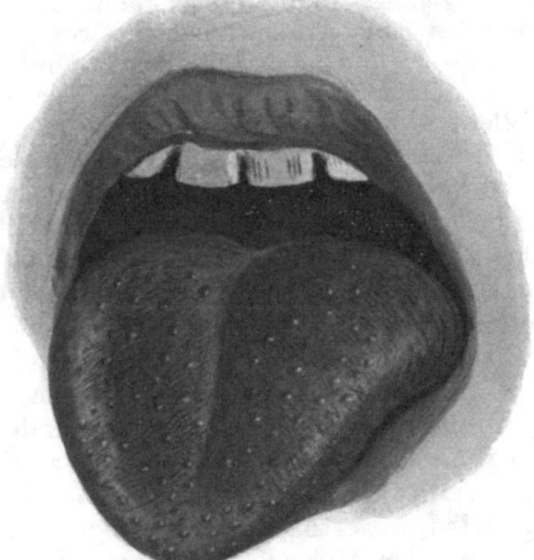

Abb. 289. Scharlachzunge.

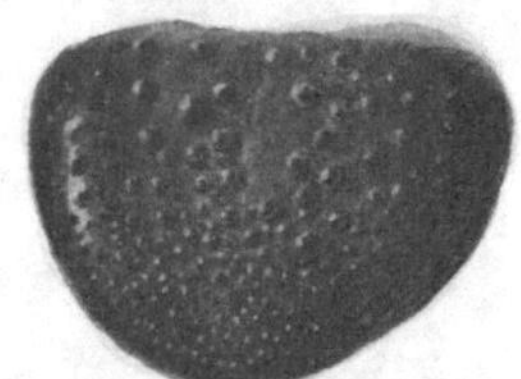

Abb. 290. Himbeerzunge bei Scharlach.

ganz allmählich im Verlaufe von 14 Tagen verliert sich die Röte und die Schwellung der Papillen nimmt wieder ab.

Die Lymphdrüsen im Kieferwinkel, häufig auch die zervikalen und okzipitalen Drüsen schwellen um diese Zeit etwas an und sind schmerzhaft, ebenso die Inguinaldrüsen und Achseldrüsen. Die inneren Organe bieten meist keine Besonderheiten. Die Conjunctiven sind meist etwas injiziert. Zuweilen besteht eine geringe Bronchitis. Die Milz ist perkutorisch vergrößert, aber meist nicht palpabel. Eine mäßige Leberschwellung ist häufig. Der Appetit liegt völlig danieder; dagegen besteht großer Durst. Der Stuhl ist meist angehalten.

Der Urin ist hoch gestellt und zeigt mitunter febrile Albuminurie; Diazoreaktion fehlt meist im Gegensatz zu Masern. Häufig ist schon frühzeitig Acetonurie vorhanden. Charakteristisch sind auch die verschiedenen Färbungen des Scharlachharns. Gar nicht selten tritt eine dunkelrote oder auch braune subikterische Färbung des Harns auf, jedoch mit weißem Schüttelschaum, die der Neigung der Scharlachhaut zu subikterischen und ikterischen Farbennuancen entspricht und ebenso wie diese meist durch Urobilin zu erklären ist. Manchmal, wenn auch selten, ist dabei Bilirubin im Urin nachzuweisen. Urobilin kann nach Schlesinger[1], der auf meiner Abteilung Untersuchungen anstellte, in 80% der Fälle nachgewiesen werden.

[1] Erwin Schlesinger, Über die Farbe des Harns und die Urobilinurie bei Scharlach. Inaug.-Diss. Berlin 1913.

Die Kurve der Urobilinurie geht meist parallel mit der Temperaturkurve. Am 2.—3. Krankheitstage ist fast stets schon eine deutlich positive Probe sichtbar; am 4.—6. Tage erreicht dann die Ausscheidung gewöhnlich ihren Höhepunkt, um in den nächsten 2—3 Tagen zur Norm zurückzukehren. Mit eingetretener normaler Temperatur ist auch in der Mehrzahl der Fälle die Urobilinprobe negativ geworden, d. h. gewöhnlich am 8.—9. Krankheitstage.

Daneben kann man meist auch das Urobilinogen mittelst der Ehrlichschen Probe (Dimethylamindibenzaldehyd) nachweisen.

Über die Anwendung dieser Probe bestehen Differenzen. Umber[1]) rechnet sie noch als positiv, auch wenn der Harn nach Zusatz des Ehrlichschen Reagens erst beim Erhitzen eine rote Farbe annimmt. Die meisten Autoren nehmen jedoch eine gegen die Norm vermehrte Urobilinogenausscheidung erst dann an, wenn der Harn nach Zusatz des Reagens schon bei Zimmertemperatur sich rötet. Verfährt man nach Umber, so kann man in 92—96% der Scharlachfälle auf der Höhe des Exanthems Urobilinogen nachweisen. Beschränkt man sich auf die Fälle, die bei Zimmertemperatur positiv ausfallen, so sind es immer noch 58%.

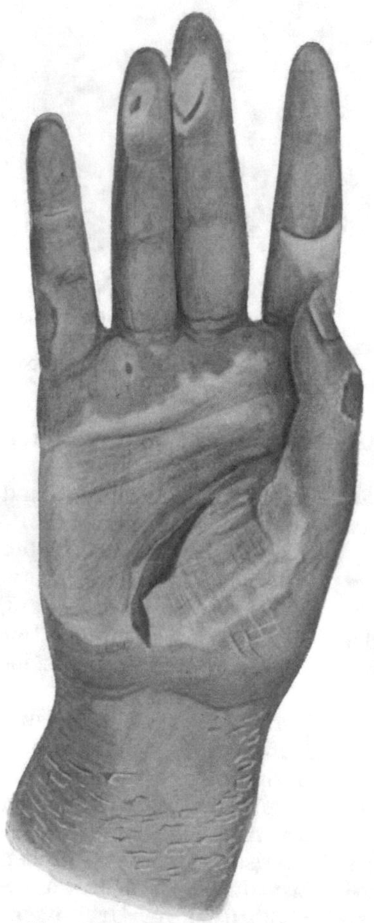

Abb. 291. Lamellöse Schuppung bei Scharlach.

Nachdem der Ausschlag seine höchste Blüte erreicht hat, also am 3. bis 4. Krankheitstage, hält er sich ½—1 Tag auf der Höhe, um dann langsam abzublassen und bis zum Ende der ersten Woche oder Anfang der zweiten Woche ganz zu verschwinden. In derselben Reihenfolge wie er gekommen, verblaßt er zuerst am Stamm und dann an den Extremitäten. Mit dem Abblassen des Exanthems schwinden in den regulär verlaufenden Fällen die anginösen Beschwerden; die Tonsillen schwellen ab, der Belag wird abgestoßen, die Zunge gewinnt ihren normalen Epithelbelag wieder, so daß die hochrote Farbe verblaßt, nur die Papillen bleiben noch längere Zeit geschwollen und vergrößert. Um die Mitte der zweiten Woche ist das Fieber zur Norm abgefallen, und der Kranke tritt in die **Rekonvaleszenz** ein. Dabei schwinden alle etwa noch vorhandenen Krankheitserscheinungen, die geschwollenen Lymphdrüsen sind nicht mehr zu fühlen, entzündliche Rachenerscheinungen sind nicht mehr nachzuweisen. Schon während des Abblassens des Exanthems hat die Abschuppung der Haut begonnen; seltener läßt sie bis zur dritten und vierten Krankheitswoche auf sich warten. Sie setzt zuerst dort ein, wo der Ausschlag zu verschwinden anfängt, also am Halse und an der Brust. Oft sieht man hier schon starke Schuppung, während an den Extremitäten noch flammendes Exanthem vorhanden ist. Im Gesicht und am Hals beginnt der Prozeß mit dem Auftreten stecknadelkopf- oder linsengroßer grauweißer Schüppchen, ist hier also kleienförmig. An Händen und Füßen dagegen, sowie an den Schenkeln, am Gesäß und am Rücken tritt sie mehr in der lamellösen Form auf, wobei die

[1]) Umber, Med. Klin. 1912. Bd. 8.

oberen Epidermisschichten in größeren Fetzen sich ablösen; dabei kommen an den Fingern handschuhartige Abstoßungen vor (vgl. Abb. 291). An den Füßen löst sich mitunter die Sohle in einem einzigen großen Fetzen ab. Der Abschilferungsprozeß ist an Intensität und Dauer sehr verschieden, zieht sich aber meist lange in die Rekonvaleszenz hinein. Am längsten pflegt die Abschuppung an den Füßen und Händen zu dauern, ist hier aber um das Ende der sechsten Woche herum meist vollendet; einzelne Fälle freilich schuppen noch länger.

Abweichungen vom regulären Verlauf. Der Scharlach, dessen einfachste klinische Verlaufsform wir soeben gezeichnet haben, bietet eine Fülle der verschiedensten Krankheitsbilder, die ihre Entstehung teils der Einwirkung des Scharlachvirus allein, teils einer Sekundärinfektion mit Streptokokken und anderen Krankheitserregern verdanken. Wir beginnen mit denjenigen Abweichungen vom regulären Verlauf, die allein auf die Wirkung des Scharlachvirus zurückzuführen sind und unterscheiden hier am einfachsten zwischen leichten und schweren Formen.

Bei den leichten Erkrankungen treten alle Erscheinungen nur in geringer Intensität auf, oder aber es sind nur einzelne Symptome ausgesprochen. Erbrechen und Schüttelfrost können vorhanden sein, fehlen aber häufig. Das Krankheitsgefühl ist nur gering, so daß die Patienten bisweilen gar nicht das Bett aufsuchen, das Fieber steigt nicht zu so hohen Graden an, meist geht es nur wenig über 38° hinaus, oder aber es fällt nach 1—2tägigem höheren Anstieg schnell zur Norm ab; in seltenen Fällen fehlt das Fieber ganz. Die Angina ist durch mäßige Schwellung und Rötung ausgezeichnet. Das Exanthem ist von zartrosa Färbung und oft nur an einzelnen Stellen des Körpers, an der Innenseite der Oberschenkel und der Oberarme, in den Kniekehlen oder am Gesäß angedeutet und verschwindet schneller als normal. Solche Fälle mit rudimentär entwickeltem Exanthem, bei denen der Ausschlag nur in einzelnen Körperregionen sich sehen läßt, während die ganze übrige Haut frei bleibt, können dem Diagnostiker nicht geringe Schwierigkeiten bereiten. Sie sind bisweilen nur im Hinblick auf Erkrankungen der Geschwister oder der Umgebung mit annähernder Sicherheit als Scharlach zu deuten.

Bei Säuglingen in den ersten Lebensmonaten verläuft der Scharlach häufig abortiv. Ich sah bei Brustkindern scharlachkranker Wöchnerinnen folgendes Krankheitsbild: 3—7 Tage nach der Mutter unter geringen Temperatursteigerungen erkrankt, zeigten sie eine Rötung der Tonsillen und des weichen Gaumens, Himbeerzunge und z. T. auch ein flüchtiges, skarlatiniformes Exanthem; bei anderen wies nur eine spätere lamellöse Schuppung, Drüsenschwellung oder Ohrenlaufen auf den Zusammenhang mit der mütterlichen Erkrankung hin.

Besondere Schwierigkeiten machen die Fälle, wo der Ausschlag gänzlich fehlt und nur Fieber und entzündliche Rachenerscheinungen vorhanden sind (Scarlatina sine exanthemate). Die Krankheit beginnt auch hier häufig mit Erbrechen und Kopfschmerzen und kann mit hohem, aber schnell vorübergehendem Fieber verbunden sein; die Tonsillen sind stark geschwollen und gerötet, auch gelegentlich mit fleckigen Belägen bedeckt. Die zugehörigen Lymphdrüsen am Kieferwinkel sind vergrößert. Besteht die bekannte scharfe Abgrenzung der dunkelrot verfärbten Rachenschleimhaut gegen den harten Gaumen oder ist eine auffallende Coryza bemerkbar, deren dünnes, schmieriges Sekret die Oberlippe wund macht, so kann man hierin einen Hinweis auf die Scharlachnatur des Prozesses erblicken. Oft aber wird die Erkrankung, die nach 3—4 Tagen abgeheilt sein kann, als einfache Angina aufgefaßt, und erst eine um den 19. Tag herum auftretende hämorrhagische Nephritis enthüllt den wahren Charakter des Leidens.

Hält man gegen diese leichten Typen der Scharlacherkrankung jene entsetzlichen, schweren, toxischen Formen des Leidens, die unter dem Namen „**foudroyanter Scharlach**“ (Scarlatina fulminans) bekannt sind, so fällt es fast schwer, beide Krankheitsbilder auf dieselbe ätiologische Ursache zurückzuführen.

Im Vordergrunde dieses schweren Krankheitsbildes stehen die Schädigungen des Herzens und des Zentralnervensystems. Plötzlich unter Erbrechen, Schüttelfrost, Halsschmerzen, Kopfschmerzen und hohem Fieber erkrankt, werden die Patienten schon nach wenigen Stunden bewußtlos und werfen sich delirierend in großer Unruhe im Bett hin und her oder verfallen schließlich in Koma. Im Rachen findet man in der Regel nur eine Schwellung der Tonsillen und scharf abgesetzte dunkle Röte. Das Exanthem, das sich schnell über den ganzen Körper ausbreitet, nimmt infolge der rasch einsetzenden Herzschwäche einen lividen Farbton an, die Extremitäten sind kühl. Auf dem leicht cyanotisch verfärbten Gesicht markieren sich einzelne sprüßliche Andeutungen des Exanthems auf Stirn und Wangen, während Oberlippe und Kinn auffallend bleich sind. Neben andauerndem Erbrechen stellen sich grünliche, außerordentlich stinkende Durchfälle ein, die der Kranke beständig ins Bett gehen läßt. Ein intensiver Acetongeruch entströmt dem Munde des Patienten. Der Puls ist von enormer Frequenz (180—200) und von geringer Spannung. In anderen Fällen besteht Bradykardie. Die Atmung ist dyspnoisch und häufig aussetzend und zeigt bisweilen den Typus der großen Atmung, wie man ihn beim Coma diabeticum findet. Schon nach 30—40 Stunden gehen die Kranken wie vergiftet an Herzschwäche zugrunde. In anderen Fällen kommt es gar nicht erst zur deutlichen Entwicklung des Scharlachexanthems; nur einzelne sprüßliche Flecke an der Innenseite der Oberschenkel und auf der Brust sind angedeutet, oder das Leben erlischt, noch bevor sich eine Spur des Exanthems entwickelt hat, so daß es oft schwer ist, die Scharlachnatur des Leidens zu erkennen (vgl. Abb. 292).

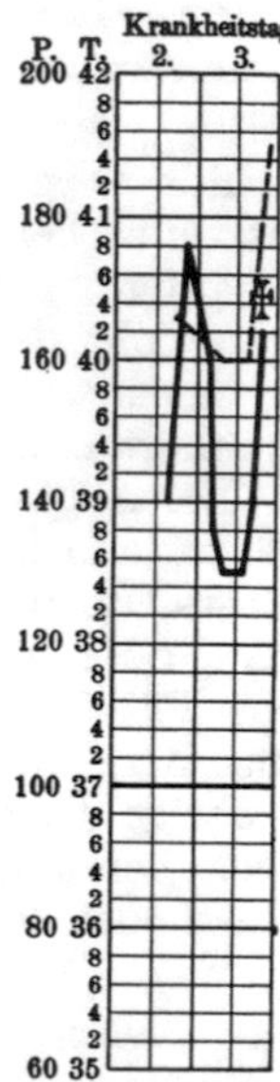

Abb. 292. Herb. Hellwig, 5 Jahre. Foudroyanter Scharlach.

Nicht in allen Fällen verläuft die toxische Form des Scharlachs so blitzartig; öfter vergehen 3—4 Tage, ehe der Kranke zugrunde geht. Die Krankheit beginnt dabei oft wie der reguläre Scharlach, und erst am 2.—3. Tage stellen sich die schweren Störungen des Sensoriums ein, denen sich dann bald die Erscheinungen der Herzschwäche zugesellen. Die cerebralen Symptome können dabei häufig so in den Vordergrund treten, daß man an Meningitis denken muß. Und wirklich scheint bisweilen neben den Delirien und der enormen motorischen Unruhe eine Reihe von Symptomen für eine Entzündung der Meningen zu sprechen. Es besteht Nackenstarre, der Kopf ist nach hinten gezogen, Kernigsches Symptom ist vorhanden, ebenso allgemeine Hauthyperästhesie. Die Bulbi sind inkoordiniert gestellt, die Lumbalpunktion ergibt aber einen erhöhten Druck bei völlig klarer Spinalflüssigkeit. Es handelt sich hier um eine durch toxische Einflüsse entstandene Reizwirkung auf die Meningen, die wir als Meningismus bezeichnen. Der Ausschlag fällt durch seine tiefdunkle, livide Verfärbung auf und zeigt bisweilen eine Mischung mit morbilliformen Effloreszenzen. Der jagende und nicht selten irreguläre Puls, die Auskühlung der Extremitäten, die keuchende Atmung zeigen die zunehmende Herzschwäche an. Oft läßt sich auch eine akute Dilatation des Herzens nachweisen. Die entzündlichen Rachenerscheinungen sind hier meist erheblich stärker ausgesprochen als bei den in wenigen Stunden zum Tode führenden Fällen. Oft findet sich bereits die Komplikation mit einer nekrotisierenden Angina, deren Bedeutung für den Scharlachprozeß wir erst im folgenden kennen lernen werden. Die Tonsillen sind stark geschwollen und zeigen schmierigbraune fleckige Beläge von Linsengröße; auf der Schleimhaut des Rachens lagert eine düstere, von Petechien durchsetzte Röte, die Zunge ist trocken und fuliginös, die Lymphdrüsen sind geschwollen. Aus der Nase ergießt sich ein schmieriges Sekret, das die Oberlippe anätzt.

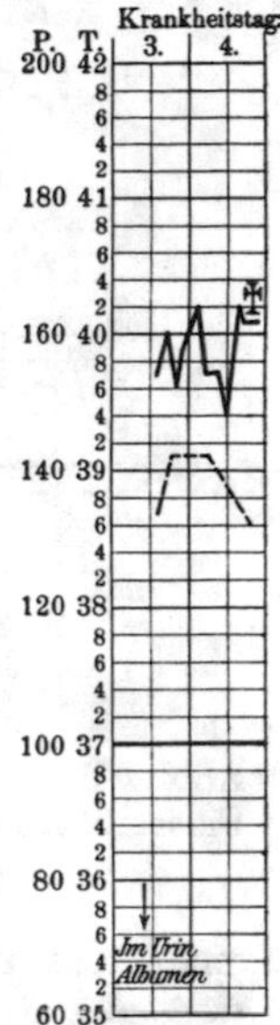

Abb. 293. Berthold Wibske, 14 Jahre. Foudroyanter Scharlach.

So bilden diese etwas protrahierter verlaufenden toxischen Scharlachformen, wenn sie mit einer beginnenden Angina necroticans einhergehen, den Übergang zu den Scharlachfällen, wo die Symbiose des Scharlachvirus mit Streptokokken im Vordergrunde des Krankheitsbildes steht.

Komplikationen. Die wichtigste Komplikation des Scharlach die in den meisten Fällen der Krankheit erst ihren malignen, heimtückischen Charakter verleiht, ist eine Mischinfektion mit Streptokokken. Ihre Eintrittspforte sind die entzündlich geschwollenen Mandeln, ihre erste Frucht: die **Angina necroticans.** Von hier können die Streptokokken teils durch direktes Übergreifen auf die Nachbarorgane, teils durch Fortpflanzung auf dem Lymph- oder Blutwege die mannigfachsten Krankheitsbilder zustande bringen.

Die Angina necroticans beginnt bisweilen schon am ersten oder zweiten Tage, ohne daß man sie freilich stets bereits mit Sicherheit von einer gewöhnlichen Scharlachangina unterscheiden kann. Die ersten Zeichen dieser schlimmen Komplikation treten mit Deutlichkeit gewöhnlich am 3.—5. Tage auf. Ein seltenes Ereignis ist es, wenn sie erst nach dem sechsten Tage in Erscheinung tritt. Das Fieber, das mit der völligen Ausbreitung des Exanthems eine abfallende Tendenz zeigen sollte, bleibt hoch, oder es hat zunächst den Anschein,

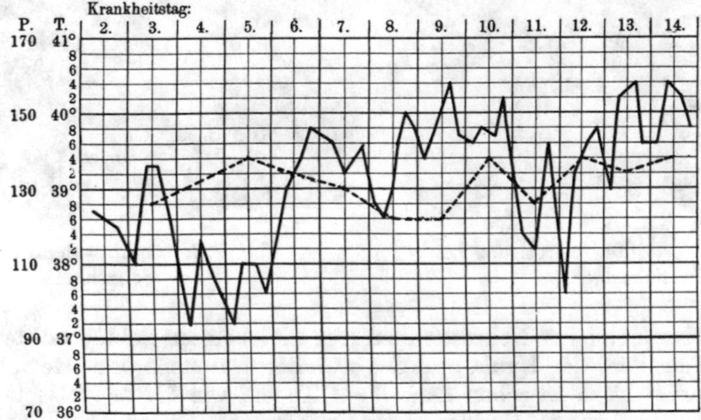

Abb. 294. Scharlach mit Streptokokken-Sepsis. Am 6. Krankheitstage Angina necroticans, an die sich die Sepsis anschließt. Gestorben.

als wollte sich eine reguläre Scharlachkurve entwickeln, indem die Temperatur abzusinken beginnt. Da plötzlich wird der absteigende Gang unterbrochen, die Temperatur steigt erheblich höher an als am Tage zuvor, und eine hohe, unregelmäßig remittierende Fieberkurve schließt sich an. Diese beiden Formen des Fieberverlaufs werden auf den nebenstehenden Abbildungen illustriert.

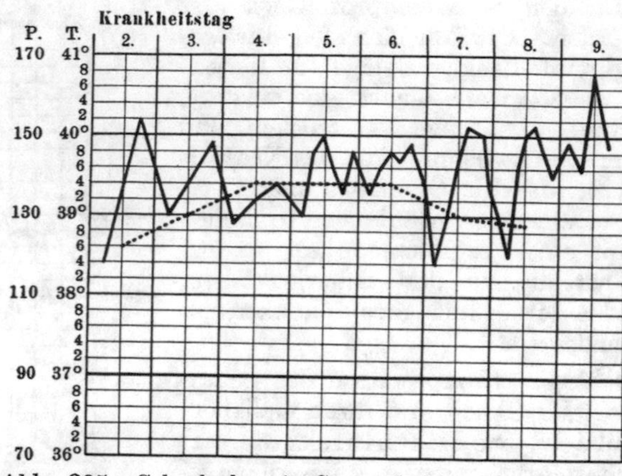

Abb. 295. Scharlach mit Streptokokken-Sepsis. Das Fieber bleibt auch am 4. Tage hoch und es entwickelt sich eine Angina necroticans.

Auf den stark geschwollenen und dunkelroten Tonsillen finden sich zunächst entweder nur weißliche, leicht abstreichbare Beläge oder schon deutliche, graugelbliche oder bräunliche Flecke, die auf den Beginn der Nekrose hinweisen. Die vermehrte Schwellung der Tonsillen bedingt eine laute, schnarchende Atmung. Bald verbreitern sich die Flecke, und oft sind die Tonsillen und die Seitenteile der Uvula in kurzer Zeit von einem schmutzigen, gelblichgrauen Überzug bedeckt. In anderen Fällen konfluieren die vorhandenen Beläge zu einer zusammenhängenden Membran, die einer Diphtheriemembran zum Verwechseln ähnlich sieht; nur die bakteriologische Untersuchung vermag hier die Entscheidung zu bringen.

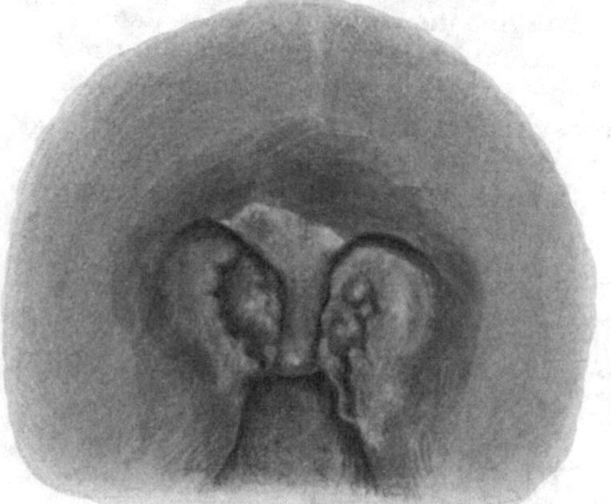
Abb. 296. Angina necroticans bei Scharlach.

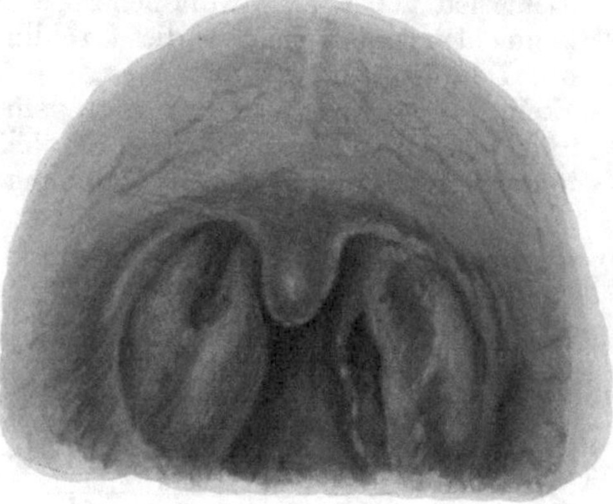
Abb. 297. Angina necroticans bei Scharlach.

Bei oberflächlicher Nekrose fallen nur die obersten Schichten der Schleimhaut der Tonsillen, der Uvula und des weichen Gaumens dem Gewebstod zum Opfer. Man sieht dann schon nach 2—3 Tagen, wie die nekrotischen Partien sich abstoßen und wie als Residuum der Entzündung zunächst noch graue Flecke mit unregelmäßigen Konturen zurückbleiben (vgl. Abb. 299). Die begleitende Lymphdrüsenschwellung und das Fieber pflegen dann sehr schnell lytisch abzufallen. In schweren Fällen aber schreitet der Prozeß weiter nach der Tiefe fort und breitet sich in die Umgebung aus. Unter der nach der Tiefe fortschreitenden Nekrose kommt es auf den Tonsillen zu ulzerierten, schmutzig-grau belegten Partien mit ausgenagten Rändern. Dabei entstehen oft kraterförmige, mit nekrotischen Massen überzogene Defekte, die weit in die Tiefe reichen. Daß dabei ein großes Rachengefäß arrodiert wird, ist ein seltenes Vorkommnis, doch erlebte ich eine tödliche Blutung bei einer solchen in Reinigung begriffenen Nekrose.

Bei der Autopsie sah man das arrodierte Gefäß mitten durch einen haselnußgroßen, hinter der Tonsille gelegenen Defekt ziehen, der keinerlei nekrotische Massen mehr enthielt, sondern völlig gereinigt war.

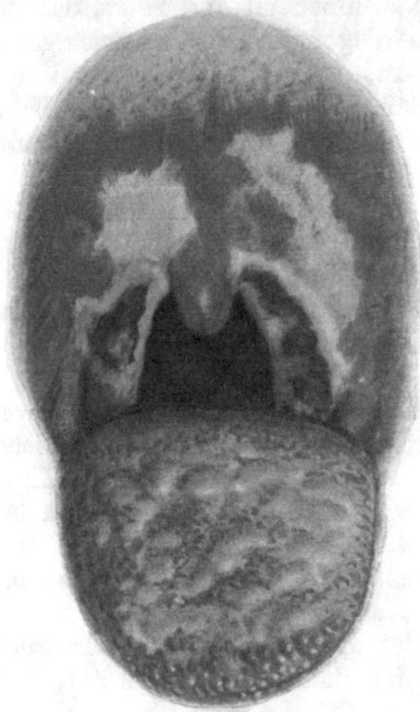

Abb. 298. Angina necroticans.

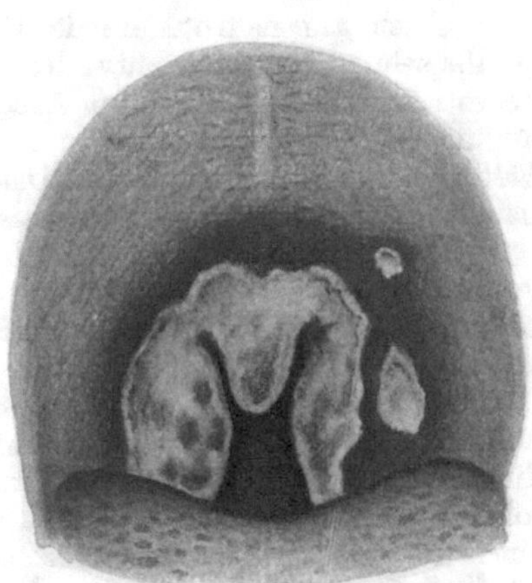

Abb. 299. Angina necroticans im Abheilen bei Scharlach.

In einem anderen Falle verlor eine 20jährige Kranke mit schwerer Rachennekrose durch Arrosion eines Gefäßes ein Wasserglas voll Blut. Auch am weichen Gaumen und an der Uvula kann es zu schweren Zerstörungen kommen. Man kann gerade an dem Übergang des weichen Gaumens und der Uvula in manchen Fällen den nekrotisierenden Charakter der Entzündung zuerst erkennen, wenn die Schleimhaut dort schmieriggrau verfärbt und der bogenförmige Rand wie angenagt erscheint. Wo bisher bräunlich-graue Beläge gesessen haben, bemerkt man im weichen Gaumen eines Tages ein scharfrandiges Loch von Erbsen- oder Bohnengröße, oder es kommt zur Abstoßung eines Teiles der Uvula oder des ganzen Zäpfchens. In den schwersten Fällen findet man die gesamten Rachenteile mit fetzigen, bräunlichen, nekrotischen Massen bedeckt. Ein übler Fötor dringt aus dem Munde, die Zunge ist trocken und fuliginös und bedeckt sich nicht selten mit grau-gelblich belegten Ulzerationen von Linsen- bis Zehnpfennigstückgröße, die durch dieselbe nekrotisierende Entzündung wie im Rachen entstanden sind. Der gleiche Prozeß kann auch auf

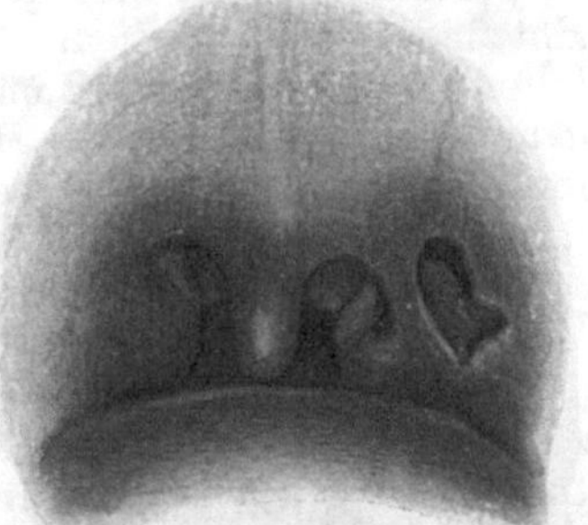

Abb. 300. Perforation des weichen Gaumens nach Angina necroticans.

der Schleimhaut der Wangen und der Lippen zu nekrotisierenden aphthenähnlichen Veränderungen verschiedenster Ausdehnung führen. In einem Falle sah ich eine linsengroße Perforation der Unterlippe. Die Schleimhautveränderungen werden begleitet durch starken Speichelfluß, die Lippen sind geschwollen und trocken, von blutenden Rissen durchzogen und in den Mundwinkeln zeigen sich speckig belegte Rhagaden, die das Öffnen des Mundes zur Qual machen. Zugleich rinnt beständig ein dünnflüssiges, bräunlichgelbes oder schleimig-eitriges Sekret aus den Nasenlöchern und zeigt, daß die Entzündung auch auf die Nasenschleimhaut übergegangen ist. Naseneingänge und Oberlippe werden durch das ätzende Sekret entzündet und wund. In schweren Fällen können sich nekrotische Schleimhautpartien und membranähnliche Stückchen der aus den Nasenöffnungen strömenden eitrigen Flüssigkeit beimengen.

Auch auf nekrotisierende Entzündungen der Nebenhöhlen muß man gefaßt sein. Sie treten entweder in direktem Zusammenhange mit der Angina necroticans oder seltener im Anschluß an eine abgeheilte mäßige Scharlachangina auf. Ergriffen wird in der Regel zunächst die Kieferhöhle, dann das Siebbein und die Stirnhöhle. Das Krankheitsbild, das sich dabei entwickelt, hat etwas ungemein Charakteristisches.

Der Kranke klagt oft zunächst über Zahnschmerzen, die durch das Übergreifen der eitrigen Entzündung von dem Alveolarfortsatz auf den Oberkiefer bedingt werden. Wird der schmerzende Zahn entfernt, so findet sich Eiter an der Wurzel. Die Temperatur ist unterdessen angestiegen, und man bemerkt eine starke Schwellung des unteren und oberen Augenlides und eine auffällige Protrusio bulbi, die durch Ödem des retrobulbären Gewebes bedingt wird. Oft überzieht das Ödem auch die Nasenwurzel, und man hat infolge der Rötung, Spannung und Schwellung der Haut zuerst den Eindruck eines Erysipels. Die Conjunctiva palpebralis ist dabei leicht gerötet, und häufig besteht gleichzeitig eine Dakryocystitis.

Bei einem meiner Fälle war fast die ganze knöcherne Wand der Kieferhöhle nekrotisch geworden, so daß bei der Operation eine große Anzahl Knochensequester entfernt wurden.

Im Rachen kommt es zuweilen zur Schwellung und Vereiterung der Drüsen der hinteren Pharynxwand und zum retropharyngealen Abszeß.

Auch auf den Kehlkopf kann in schweren Fällen die nekrotisierende Entzündung übergreifen. Taschenbänder und subglottische Schleimhautfalten werden dabei stark infiltriert, und es kann zu Stenoseerscheinungen ganz ähnlich wie bei der Diphtherie kommen, so daß die Tracheotomie erforderlich wird. Die Tracheotomie ist in solchen Fällen wegen der Neigung der Schleimhäute zur Nekrose nicht ohne Gefahr. Zweimal sah ich im Anschluß daran eine Nekrose der Trachealknorpel auftreten, die dann auf die Wand der Anonyma übergriff und eine tödliche Blutung verursachte.

Eine regelmäßige Begleiterscheinung der Angina necroticans ist die Entzündung der Lymphdrüsen am Halse. Zunächst vergrößern sich die am Unterkiefer gelegenen Drüsen, dann auch die benachbarten unter dem Sternocleidomastoideus gelegenen und die Nackendrüsen. Grad und Verlauf dieser Drüsenschwellung kann sehr verschieden sein. Nicht immer entspricht der Intensität der Rachenerscheinungen auch der Grad der Lymphadenitis. Trotz geringer Rachenaffektion können sich große Drüsenpakete entwickeln und umgekehrt. Mitunter sind sogar klinisch überhaupt keine Anzeichen von Rachennekrose nachzuweisen gewesen. Es war nur eine entzündliche Röte im Rachen zu finden und das Fieber klang nach fünf Tagen ab, trotzdem aber schwellen am siebenten Tage die angulären oder zervikalen Drüsen unter Temperaturanstieg zu Haselnußgröße an. Manchmal wird die vordere Halspartie von einer Kette verschieden großer, gut abtastbarer, auf Druck empfindlicher

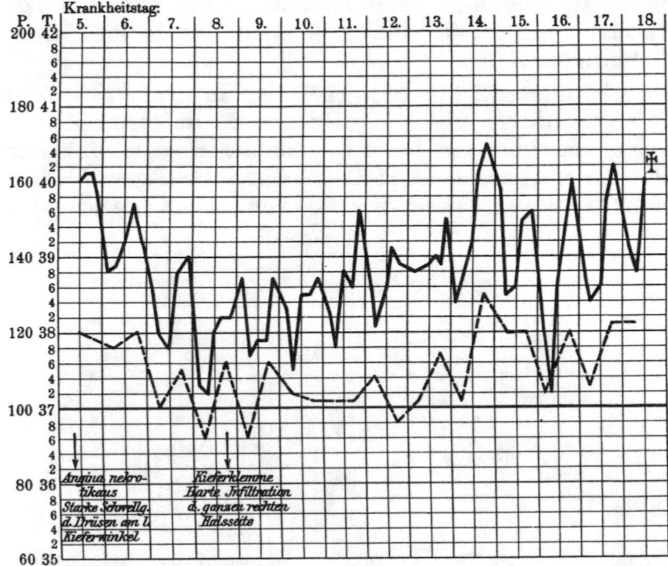

Abb. 301. Martin Fiekard. Scharlach mit Angina necroticans und nachfolgender Halsphlegmone und Streptokokkensepsis.

Tumoren von Haselnuß- bis Taubeneigröße umgeben, und die eine oder die andere dieser entzündeten Drüsen kommt zur Vereiterung, während die übrigen abschwellen. In anderen Fällen schwillt nur eine Drüse im Kieferwinkel etwa am 7.—10. Krankheitstage bis zu Taubenei- und Gänseeigröße im Laufe mehrerer Tage an; die Haut darüber rötet sich und wird zunächst infiltriert, dann aber tritt allmählich Fluktuation auf, so daß inzidiert werden kann und reichlicher, dickflüssiger, grünlicher, streptokokkenhaltiger Eiter entleert wird. Waren die Rachenerscheinungen gering, so ist dieser Ausgang in Vereiterung oft der Beginn der Genesung. Das Fieber, das die Lymphadenitis stets begleitet und während des Eiterungsprozesses oft hohe Grade erreicht, pflegt nach Entleerung des Eiters abzuklingen. Wieder in anderen

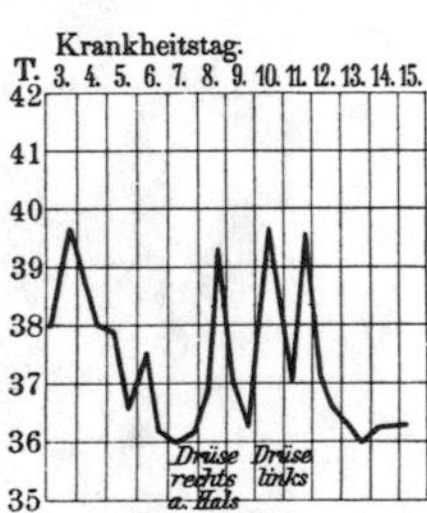

Abb. 302. Marie Arlt, 11 Jahre. Scharlach mit Lymphadenitis und dadurch bedingten charakteristischen Fieberspitzen.

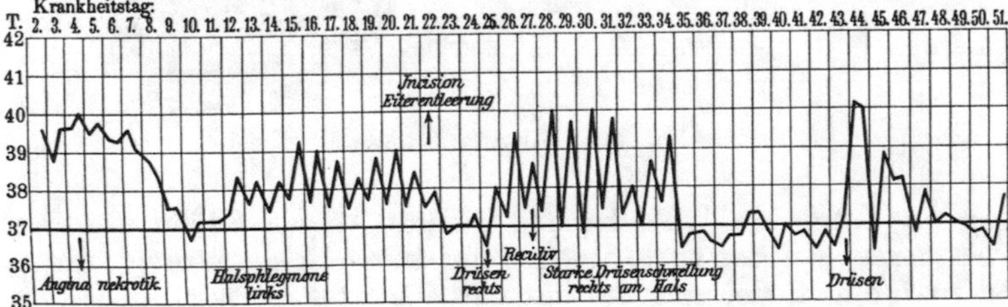

Abb. 303. Robert Böcher. Scharlach mit Angina necroticans und anschließender Lymphadenitis links mit Halsphlegmone, die bis unter die Clavikel reicht. Am 28. Tage rezidivierendes flüchtiges Scharlachexanthem ohne Angina. Geheilt.

Fällen ist die Lymphadenitis mit der Entleerung einer vereiterten Drüse nicht abgetan. Das Fieber sinkt nur vorübergehend, dann schwellen benachbarte Drüsen an und aufs neue kommt es zur Eiterbildung und hohem Fieber. Solche wechselvolle Bilder können bis in die dritte Woche und länger sich hinziehen.

In den schlimmsten Fällen entwickelt sich im Anschluß an schwere Rachennekrose ein pestähnliches Bild. Die Drüsen, die anfangs noch als verschieden große, kugelige oder eiförmige harte Gebilde am Halse gefühlt werden konnten, gehen infolge der Infiltration des periglandulären Bindegewebes in einem starren Gewebe unter, das wie ein Panzer den Hals von einem Ohre zu anderen umgibt:

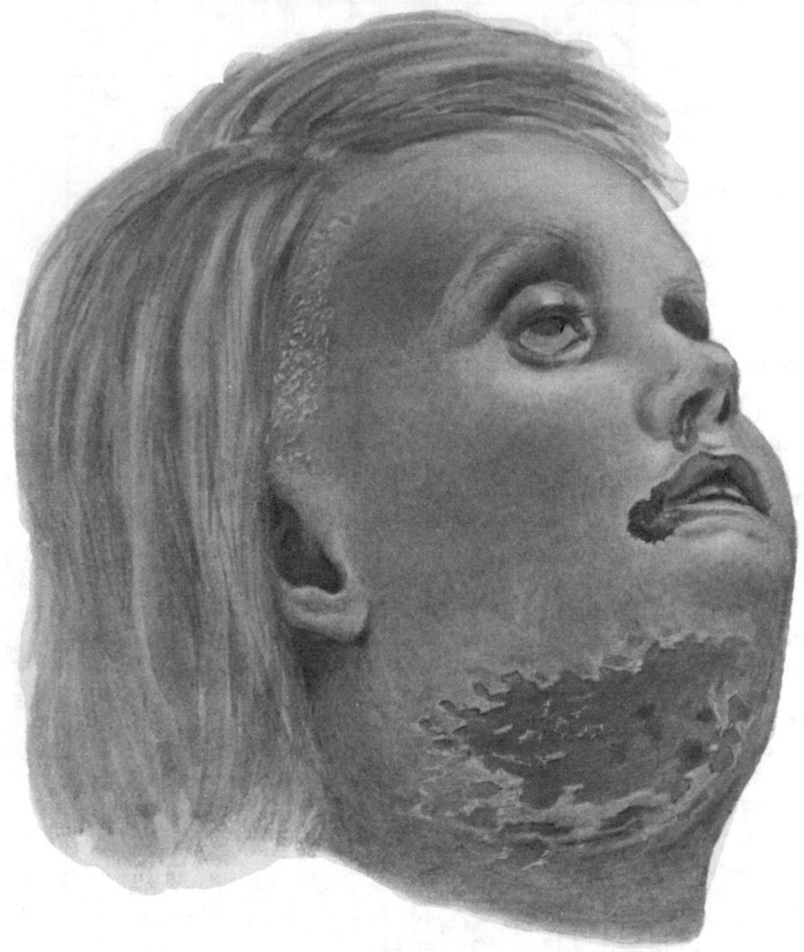

Abb. 304. Angina Ludovici.

Angina Ludovici. Es handelt sich in diesen Fällen um eine brettharte Phlegmone, bei der auch die Inzision keine Erleichterung bringt, denn, schneidet man ein, findet sich nur ein mumifiziertes Gewebe, das wohl einige Tropfen streptokokkenhaltiger Flüssigkeit, aber keinen Eiter entleert. In anderen Fällen können sich einzelne Partien der Infiltrationen erweichen, ohne daß freilich der schwere Zustand dadurch gebessert wird; denn in solchen

Fällen ist regelmäßig das Blut bereits mit Streptokokken überschwemmt und der Kranke geht unter septischen Erscheinungen zugrunde. Hält sich das Leben lange genug, so sieht man bisweilen an der einen oder anderen Stelle dieser bretttharten Infiltrationen die Haut sich bläulich verfärben und gangränös werden. Allmählich können dann durch Weitergreifen der Nekrosen tiefe Defekte entstehen, und in seltenen Fällen kann es sogar zu Arrosionen der Karotis und damit zu einer plötzlichen Blutung kommen. So kann der Tod diesen verlorenen Fällen in wechselvoller Gestalt erscheinen. Die Infiltration der vorderen Halspartie kann so hart und tiefgehend sein, daß sie die Trachea komprimiert und zur Erstickung führt, oder der nekrotische Prozeß kann in die Tiefe steigen und Vereiterung der Mediastinaldrüsen, eitrige Mediastinitis, und in deren Gefolge Empyem oder Pericarditis nach sich ziehen.

Gleichzeitig sind aber in den schweren Fällen von Angina necroticans ähnlich wie bei der pestähnlichen Form stets Zeichen dafür vorhanden, daß die Streptokokken auch in die Blutbahn eingebrochen sind. Man findet bei der bakteriologischen Blutuntersuchung (10—20 ccm Blut mit flüssigem Agar vermischt und auf Petrischalen ausgegossen) meist Streptokokken in mehr oder minder großer Menge. Solche Fälle finden wir am häufigsten vom 4.—10. Krankheitstage. Dabei ist das Sensorium benommen, große motorische Unruhe, kühle Extremitäten; die Kranken sind stark verfallen, so daß die Augen tief in den Höhlen liegen, das Gesicht ist infolge von Herzschwäche livid verfärbt, aus der Nase ergießt sich ein rötlich-dünnes Sekret über die exkoriierte Oberlippe, der Nacken wird starr gehalten und der Kopf nach hinten gezogen infolge der bretttharten Infiltration des Halses. Die Rachenteile sind mit nekrotischen, dunkelbraunen, fetzigen Belägen überzogen. Als Folge der Überschwemmung des Blutes mit Streptokokken finden wir häufig septische M e t a s t a s e n in den verschiedensten Organen. Am häufigsten befallen sind die G e l e n k e. Eines oder das andere der großen Gelenke, Handgelenke oder Kniegelenke, mit besonderer Vorliebe auch die kleinen Fingergelenke schwellen an, die Haut darüber wird gespannt und glänzend und überzieht sich mit einer weit in die Umgebung ausstrahlenden Röte. Jede Bewegung und Berührung des Gelenkes löst heftige Schmerzen aus; bald ist auch Fluktuation nachzuweisen. Bei der Inzision findet sich eine trübseröse oder mehr eitrige Flüssigkeit.

Außer den Gelenkvereiterungen finden sich A b s z e s s e i n d e n M u s k e l n und in den verschiedensten inneren Organen.

In den N i e r e n entwickelt sich häufig eine septische Nephritis, die sich klinisch durch mehr oder minder großen Gehalt des Urins an Eiweiß, Zylindern und roten und weißen Blutkörperchen bemerkbar macht. Die anatomisch in den Nieren nachweisbaren kleinen Abszesse zeigen sich klinisch durch den Streptokokkengehalt des Urins an. Dieser septischen Nephritis der ersten Krankheitswoche ist der hämorrhagische Charakter der postskarlatinösen Nephritis in der Regel nicht eigen. Eine Ausnahme pflegen diejenigen Fälle zu machen, wo septische Infarkte auftreten und danach Blut im Urin erscheint. Ferner kann in seltenen Fällen zu einer bestehenden septischen Nephritis zu Beginn der dritten Krankheitswoche, also um den Termin herum, wo gewöhnlich die postskarlatinöse Nephritis einzusetzen pflegt, Hämaturie hinzutreten. Dann kombiniert sich also die septische Nierenentzündung mit einer hinzutretenden hämorrhagischen Nephritis.

Am H e r z e n führt die septische Infektion häufig zu eitriger Pericarditis, mitunter auch zu Endocarditis, bei der es nicht nur zu Auflagerungen auf den Klappen und am Wandendokard, sondern auch zu weitgehenden Zerstörungen der Klappen kommen kann. Im Anschluß an die Endocarditis können dann septische Infarkte und Embolien der verschiedensten Art auftreten, so z. B.

außer den eben erwähnten Infarkten der Nieren Milzinfarkte, die zu plötzlichen heftigen Schmerzen in der Milzgegend führen können. Von solch einem vereiterten Milzinfarkt sah ich in einem Falle eine diffuse eitrige Peritonitis ausgehen.

Weiterhin kann die Sepsis zu Empyemen der Pleura, seltener zu Lungenabszessen führen.

Wenn auch die meisten Fälle, bei denen es im Anschluß an den Übertritt der Streptokokken ins Blut zu septischen Erscheinungen kommt, zugrunde gehen — namentlich die Fälle mit Angina Ludovici sind stets verloren —, so ist man manchmal erstaunt, wie schwere septische Krankheitsbilder zuweilen doch einen günstigen Ausgang nehmen.

So sah ich z. B. einen Fall mit Perforation des weichen Gaumens, schweren Drüsenvereiterungen, Muskelabszessen, Streptokokken im Blut und wochenlang bestehendem faustgroßen Dekubitus am Kreuzbein doch noch zur Heilung kommen.

Die häufigste im Gefolge der Angina necroticans auftretende Erkrankung ist die Otitis media. Wenn auch zum Glück nicht gerade oft septische Krankheitsbilder dabei zustande kommen, so ist die Erkrankung des Ohres beim Scharlach doch eine Quelle sehr vieler und mannigfachster Leiden.

Die eitrige Mittelohrentzündung tritt in etwa 20% der Fälle auf und pflegt sich gewöhnlich gegen Ende der ersten Scharlachwoche, mitunter aber auch schon am 3.—4. Tage bemerkbar zu machen. Sie entsteht meist durch Fortsetzung der durch Streptokokken bedingten nekrotisierenden Rachenentzündung auf dem Wege der Tuba Eustachii zum Ohr hin. Ein Parallelgehen zwischen der Schwere der entzündlichen Rachenerscheinungen und der Otitis besteht jedoch nicht. Mitunter tritt auch nach mäßiger Angina, die nicht einmal einen nekrotisierenden Eindruck machte, eine schwere Otitis auf und beherrscht den weiteren Krankheitsverlauf. Im Mittelohr entwickelt sich ein trübseröses oder eitriges Exsudat, das Trommelfell rötet sich dabei und wölbt sich vor. Bald erfolgt eine spontane Perforation, wenn nicht durch Parazentese künstlich für Entleerung gesorgt wird. Meist wird man durch Klagen über Schmerzhaftigkeit, Ohrensausen, Schwerhörigkeit, Schmerzempfindlichkeit beim Druck auf die Ohröffnung auf das erkrankte Organ hingelenkt. In anderen Fällen aber verläuft der Prozeß fast schmerzlos, so daß man, namentlich bei kleineren Kindern, oft erst durch das Ohrenlaufen auf die Erkrankung aufmerksam wird. Im allgemeinen empfiehlt es sich aber, bei allen Symptomen, die den Verdacht einer Mittelohrentzündung erwecken können, mit dem Ohrenspiegel zu untersuchen und beizeiten für Abfluß des im Mittelohr angesammelten Exsudates zu sorgen, damit der zunehmende Druck nicht eine Weiterwanderung des Prozesses nach dem inneren Ohr zu begünstigt. Der Prozeß kann dann auf das Antrum und die Zellen des Warzenfortsatzes übergreifen, die sich mit einem jauchigen Exsudat füllen und schnell zerstört werden (Mastoiditis).

Im allgemeinen herrscht bei der Otitis media ein hohes remittierendes Fieber, das in leichteren Fällen nach der spontanen oder künstlichen Perforation des Trommelfelles und bei gutem Eiterabfluß absinkt, in anderen Fällen aber trotzdem noch lange Zeit bestehen kann. Zuweilen ist die Otitis von einer peripheren Fazialislähmung begleitet, die entweder durch die Ohreiterung selbst oder bei Fällen mit starker Lymphadenitis und Parotitis durch den Druck des geschwollenen Gewebes zustande kommen kann. Die Eiterung dauert gewöhnlich mehrere Wochen lang und kann dann unter Vernarbung des Trommelfelles mit oder ohne zurückbleibende Schwerhörigkeit ausheilen. Mitunter besteht jahrelang eine chronische Otorrhöe mit starker Störung des Hörvermögens. Der seltene Ausgang in völlige Taubheit führt zur Taubstummheit.

Nach Burgkhardt - Merian waren von 4365 Fällen von erworbener Taubstummheit 445, d. h. also 10,3 % auf Scharlach zurückzuführen.

In schweren Fällen, besonders bei doppelseitiger Otitis, hält das Fieber mitunter trotz gutem Eiterabfluß wochenlang an, ohne daß sich dabei Zeichen einer Erkrankung des inneren Ohres bemerkbar machen. Das Allgemeinbefinden ist in diesen schweren Fällen außerordentlich gestört. Neben dem hohen Fieber besteht frequenter Puls, große Unruhe und Schlaflosigkeit, bisweilen Durchfälle und eine auffällige Appetitlosigkeit; die Kranken werden dabei immer schwächer und magern ab. Es gelingt nur mit der ganzen Aufbietung ärztlicher Kunst, die Kranken zu erhalten. Mitunter macht irgend eine neue Komplikation, Herzschwäche, Nephritis, Pneumonie dem Leben ein Ende.

Wir haben einen fünfjährigen kleinen Patienten drei Wochen lang durch die Nase ernähren müssen, da er jegliche Nahrungsaufnahme verweigerte und doch noch die Freude gehabt, das Kind geheilt entlassen zu können.

Wenn in solch protrahiert verlaufenden Fällen trotz guten Eiterabflusses das Fieber nicht sinken will und nur die geringsten Symptome, Druckschmerz am Processus oder die Schwellung einer Lymphdrüse hinter dem Ohre auf eine Beteiligung des Antrums hindeutet, so ist dringend zu raten, eine Aufmeißelung des Processus mastoideus vorzunehmen. Man wird dann oft bereits die Zeichen einer nekrotisierenden Entzündung der Warzenfortsatzzellen finden.

Die Mastoiditis, diese gefürchtetste Folgeerscheinung der Otitis media, ist selbst bei gutem Eiterabfluß nach Perforation des Trommelfelles nicht immer abzuwenden. In einzelnen Fällen folgt sie der spontanen Perforation fast auf dem Fuße. So sah ich in einem Falle am Abend des dritten Krankheitstages bei einem dreijährigen Kinde eine Perforation des linken Trommelfelles eintreten, und schon am Morgen des vierten Krankheitstages waren alle Erscheinungen einer schweren Mastoiditis vorhanden. Die ausgesprochene Mastoiditis kündigt sich durch folgende Symptome an: Die Gegend des Warzenfortsatzes ist auf Druck empfindlich, die Haut darüber erscheint lebhaft gerötet und geschwollen, so daß der Fingerdruck eine Delle zurückläßt. Ist die Schwellung einigermaßen ausgesprochen, so pflegt auch das betreffende Ohr auffällig abzustehen; meist ist auch eine hinter dem Ohr gelegene Lymphdrüse geschwollen. Sowie sich Zeichen von Druckempfindlichkeit des Mastoideus zeigen, empfiehlt es sich, eine Aufmeißelung vorzunehmen. Man findet dann den Warzenfortsatz mit mißfarbenen nekrotischen Massen und einem jauchigen Exsudat

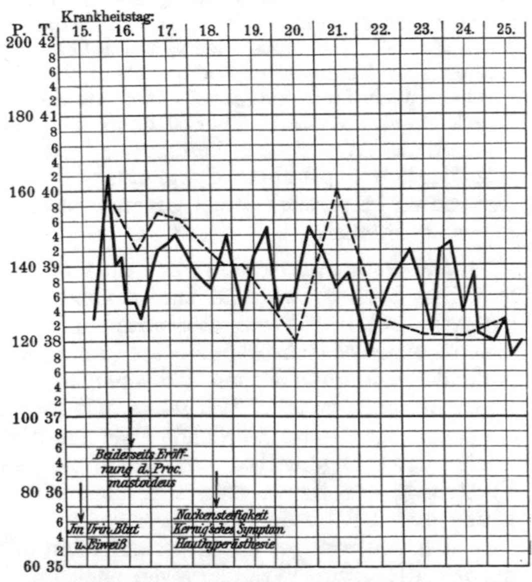

Abb. 305. Karl Golde, 3 Jahre. Doppelseitige Otitis in der 3. Scharlachwoche mit Mastoiditis und nachfolgender Meningitis. Außerdem Nephritis haemorrh. Am 16. Scharlachtage sezernierten beide Ohren und beiderseits findet sich hinter dem Ohr Schwellung, Rötung und Druckempfindlichkeit; beide Ohren stehen ab. Daher Operation. Gestorben.

angefüllt. Bei guter Ausräumung aller Entzündungsprodukte fällt in den meisten Fällen das Fieber ab. Mitunter bringt aber auch die Aufmeißelung des Processus nicht den erhofften Erfolg, die Entzündung schreitet unaufhaltsam weiter fort, geht auf den Sinus über und erzeugt eine Sinusthrombose oder die Meningen werden infiziert, und es entwickelt sich eine eitrige Meningitis, oder es kommt schließlich ohne die Vermittlung einer Sinusthrombose zur allgemeinen Sepsis. Den Eintritt einer Sinusthrombose kann man mit einiger Wahrscheinlichkeit annehmen, wenn trotz guter Entleerung des Eiters die schweren Allgemeinerscheinungen nicht weichen, häufige Schüttelfröste auftreten und das Fieber einen intermittierenden Typus bekommt. Weiterhin ist die Häufigkeit der eitrigen Metastasen charakteristisch, da ja leicht Thrombenpartikelchen sich loslösen und in den Kreislauf gelangen können. Am häufigsten findet man dabei Lungenabszesse und Abszesse in den Muskeln, Gelenken und Schleimhäuten; auch zu subduralen Abszessen oder zu Hirnabszessen kann die fortschreitende Eiterung führen. Schwindelgefühl, Konvulsionen, der Nachweis einer Stauungspapille können auf diese Komplikationen hindeuten.

Das Übergreifen auf die Meningen kündigt sich durch die bekannten meningitischen Symptome: Nackenstarre, Kernigsches Symptom, Hauthyperästhesie, Strabismus usw. an. Ergibt dann noch die Lumbalpunktion ein trübes, leukocytenreiches Exsudat, das Streptokokken oder ein Gemisch von verschiedenartigen Bakterien enthält, so ist die Diagnose gesichert. Solche Fälle sind verloren.

Schick beobachtete zweimal im Anschluß an Otitis purulenta meningeale Symptome bei stark getrübtem, aber sterilem Lumbalpunktat; die Fälle kamen spontan zur Heilung. Er zählt sie deshalb nicht zur Meningitis, sondern zum Meningismus. Ich habe meningitisähnliche Symptome mit gutartigem Ausgange, die ich zum Meningismus zählte, ebenfalls wiederholt bei schwerer Scharlachotitis gesehen, doch fand ich dabei klare, sterile Spinalflüssigkeit, die unter erhöhtem Druck stand. Weiteres über Meningismus siehe S. 663.

Auch bei der otogenen Sepsis nach Scharlach, die mit all den bereits geschilderten septischen Symptomen wie Hautblutungen, Erytheme, eitrige Metastasen in verschiedenen Organen usw. einhergehen kann, ist die Prognose fast stets infaust.

Die Störungen des Zirkulationsapparates, die durch das Scharlachvirus bedingt werden, sind einmal Schädigungen der peripheren Vasomotoren und des Vasomotorenzentrums und zweitens myocarditische. Die Vasomotorenlähmung ist am ausgeprägtesten bei den foudroyant verlaufenden toxischen Fällen, die schon in den ersten zwei oder drei Scharlachtagen zugrunde gehen. Wir sehen, wie hier der Blutdruck rapide sinkt, so daß der immer frequenter werdende Puls kaum noch zu fühlen ist, und beobachten infolge der mangelhaften Zirkulation ein Auskühlen der Extremitäten, livide Verfärbung des Exanthems und allgemeine Cyanose und können am Herzen häufig eine Dilatation nachweisen.

Bei den weniger rasch verlaufenden schweren Scharlachfällen sind meist myocarditische Veränderungen noch im Spiel, die in Gestalt kleiner Rundzellenherde (vgl. pathologische Anatomie) in ihrem ersten Beginn vom vierten Tage an zu finden sind. Enorm gesteigerte Pulsfrequenz, Dilatation nach rechts und links, Arhythmie, häufig auch systolische Geräusche an der Spitze, die als Folge der Dilatation auftreten, sind die klinischen Erscheinungen. Man findet diese Form der Myocarditis meist bei Fällen, die an ihrem schweren Scharlach oder an septischen Erscheinungen im Laufe der ersten Woche zugrunde gehen. Erholt sich ein solcher Patient, so ist noch für viele Wochen

Bettruhe geboten, da die geringste Anstrengung einen plötzlichen Herztod zur Folge haben kann. Im Gegensatz zur Diphtherie sind allerdings Katastrophen relativ selten.

Sehr häufig ist eine gutartigere Form von Herzstörungen beim Scharlach, die man mit Escherich und Schick als Myasthenia cordis bezeichnen kann. Diese Störung pflegt unmittelbar nach dem Schwinden der primären Symptome, nach dem Abblassen des Exanthems und dem Abfall des Fiebers aufzutreten, und zwar sind ihre hauptsächlichsten Symptome: Bradykardie, Arhythmie und eine auffällige Labilität der Pulsfrequenz. Dazu kommen häufig noch nachweisbare Dilatationen und als deren Folge in vielen Fällen systolische Geräusche über dem linken Herzen oder Verdoppelung des zweiten Tones an der Spitze.

Oft hört man zuerst (schon in den ersten Scharlachtagen) einen unreinen Ton an der Spitze, aus dem nach einigen Tagen ein systolisches Geräusch wird; dann folgt die Arhythmie und Bradykardie (Pulszahl von 50—60) und schließlich die Dilatation. In anderen Fällen macht sich die Störung zunächst wochenlang nur in Bradykardie geltend und erst dann treten die anderen Symptome hinzu. Escherich und Schick fanden die Entwicklung des genannten Symptomkomplexes in $^2/_3$ ihrer Fälle um das Ende der ersten oder zu Beginn der zweiten Woche vollendet. Das übrige Drittel verteilte sich auf die Zeit bis zum Ende der vierten Woche. Das systolische Geräusch ist als Folge einer relativen Mitralinsuffizienz aufzufassen, bedingt durch Muskelschwäche und Dilatation.

Pospischil beschreibt ein kratzendes Geräusch an der Herzbasis, das er in einer großen Zahl seiner Fälle fand. Es erinnert an pericardiale Geräusche, beruht aber offenbar auf derselben Ursache wie die genannten systolischen Geräusche.

Die Verbreiterung des Herzens betrifft meistens den linken Ventrikel, seltener den rechten. Der Spitzenstoß ist hebend und verbreitert und reicht wohl bis zwei Querfinger jenseits der Mamillarlinie. Die Labilität der Pulsfrequenz äußert sich in plötzlicher hochgradiger Steigerung der Pulszahl bei psychischen Erregungen oder körperlichen Anstrengungen. Das Allgemeinbefinden ist wenig gestört, doch klagen die Patienten beim Aufstehen bald über Müdigkeit. In mehreren Fällen wurden wir auf die Störung erst aufmerksam durch die Beobachtung einer auffälligen Blässe. Diese Myasthenia cordis oder „reizbare Schwäche des Herzens“ (Dehio) findet sich keineswegs nur bei schwere Scharlach, vielmehr ist sie häufig auch im Anschluß an leichtere Scharlacherkrankungen beobachtet worden. Sie dauert in leichteren Fällen 14 Tage bis drei Wochen, kann aber auch monatelang nach Überstehen des Scharlachs anhalten. Ob hier dieselben myocarditischen Veränderungen vorliegen wie bei der eben beschriebenen Form der Herzschwäche oder ob mehr toxische Schädigungen funktioneller Natur vorliegen, ist bei der gutartigen Natur des Prozesses und dem daraus resultierenden Mangel an Sektionsmaterial nicht zu entscheiden.

Wirkliche Endocarditis mit Ausgang in einen bleibenden Klappenfehler ist beim Scharlach sehr selten. Ich sah diese Komplikation unter Tausenden von Fällen nur zweimal.

Im Gegensatze zu der eben beschriebenen Myasthenia cordis setzt sie mit Fieber ein und geht mit gesteigerter Pulsfrequenz einher. Mitunter ist es nicht ganz leicht zu entscheiden, ob im gegebenen Falle ein systolisches Geräusch auf einen Beginn der Endocarditis oder auf die erwähnte Myasthenia oder auf akzidentelle Geräusche bezogen werden darf, denn leise systolische

Geräusche beobachtet man oft auch ohne jedes andere Zeichen von Herzstörung und ohne Fieber.

Mitunter entwickelt sich zusammen mit der Endocarditis eine Pericarditis exsudativa, die trotz großer Exsudatbildung meist günstig zu verlaufen pflegt.

Die septische Endocarditis, die wir bei Besprechung der Streptokokkensepsis schon berührt haben, hat einen durchaus malignen Charakter. Man hört systolische und diastolische Geräusche über dem dilatierten Herzen. Hohes remittierendes Fieber, Milzvergrößerung, eitrige Metastasen in Gelenken und Muskeln, plötzliche Infarktbildungen in Nieren und Milz durch losgerissene septische Klappenauflagerungen komplizieren das Krankheitsbild.

Über die Herzstörungen bei Nephritis wird an späterer Stelle gesprochen (Seite 674).

Hier sei noch einer schweren Zirkulationsstörung gedacht, die zuweilen in der Rekonvaleszenz beobachtet wird, der Thrombenbildung mit nachfolgender Gangrän. Mit Vorliebe werden die unteren Extremitäten ergriffen. Der Puls der zuführenden Arterie schwindet, das betreffende Glied, z. B. der linke Unterschenkel, fühlt sich kühl an, es entwickeln sich bläuliche Flecke auf der Haut, und es kommt zu gangränösem Zerfall großer Gewebspartien, die eine Amputation erforderlich machen. Über symmetrische Hautgangrän, die ebenfalls auf Gefäßstörungen beruht, wird bei der Besprechung der Hautkomplikationen gesprochen.

Respirationsorgane. Der Kehlkopf bleibt beim Scharlach trotz der intensiven Rachenentzündung im Gegensatz zur Diphtherie meist frei von krankhaften Veränderungen. Das seltene Fortschreiten der Nekrose vom Rachen auf den Larynx und Trachea wurde schon oben erwähnt (S. 652).

In der Lunge treten zuweilen Lobulärpneumonien zur primären Scharlacherkrankung hinzu, doch sind sie erheblich seltener als bei den Masern. Meist durch Streptokokken, aber auch durch Pneumokokken oder Influenzabazillen verursacht, stellen sie eine schwere Komplikation dar, die häufig vom Empyem der Pleura begleitet wird. Auch seröse pleuritische Ergüsse kommen häufig in der ersten Scharlachwoche und besonders später zur Zeit der Nachkrankheiten bisweilen zur Beobachtung. Ungünstig ist ihre Neigung zur Vereiterung.

Der Scharlachrheumatismus ist im allgemeinen eine prognostisch günstige Komplikation des Scharlachs und darf nicht verwechselt werden mit den schweren septischen Gelenkerkrankungen, wie wir sie im Gefolge der Angina necroticans kennen lernten. Er kann schon in den ersten Krankheitstagen auftreten; meist aber beobachtet man ihn in der zweiten Hälfte der ersten Krankheitswoche, bisweilen auch erst in der zweiten oder dritten Woche.

Er ist zweifellos bedingt durch das reine Scharlachvirus und nicht durch Streptokokken, denn wir finden ihn sowohl bei leichten, ohne nekrotisierende Angina verlaufenden Fällen als bei schweren. Blut und Gelenkinhalt sind dabei stets steril, während wir bei den eitrigen Gelenkentzündungen fast stets Streptokokken im Blut und Gelenkinhalt finden.

Wir sehen den Scharlachrheumatismus in ca. 6% der Fälle; er ist bei Erwachsenen entschieden häufiger als bei Kindern. Er ist stets mit einem staffelförmig ansteigenden und lytisch abfallenden Fieber verbunden (Abb. 306). In der Regel sind mehrere Gelenke befallen und zwar gern in symmetrischer Anordnung. Hand- und Fußgelenke sowie die Fingergelenke werden mit Vorliebe betroffen, aber auch Knie- und Hüftgelenke können befallen werden. Das erkrankte Gelenk schwillt an und füllt sich mit serösem Exsudat, die Haut darüber rötet sich und wird heiß, fühlt sich teigig an und die Bewegungen sind schmerzhaft. Nacheinander, wie beim akuten Gelenkrheumatismus, werden meist mehrere Gelenke betroffen, so z. B. zuerst beide Handgelenke, dann die Fußgelenke und das Ellenbogengelenk. In anderen Fällen fehlt jede Schwellung und Rötung und nur eine starke Schmerzhaftigkeit macht sich bemerkbar. Die ganze Erkrankung dauert gewöhnlich nicht länger als 3 bis 5 Tage und unterscheidet sich durch diese Flüchtigkeit vom echten Gelenkrheumatismus. Es kommen aber auch seltene Fälle mit längerer Dauer vor. Im Gegensatz zum Gelenkrheumatismus ist Vergesellschaftung mit Endocarditis sehr selten. Auch fehlt ihm die Neigung zu Rezidiven. Dagegen ist die Beobachtung interessant, daß Personen, die früher einen Gelenkrheumatismus durchgemacht haben, im Falle einer Scharlacherkrankung meist Scharlachrheumatismus bekommen. Die Erklärung liegt nahe, daß solche Kranken von früher her eine emp-

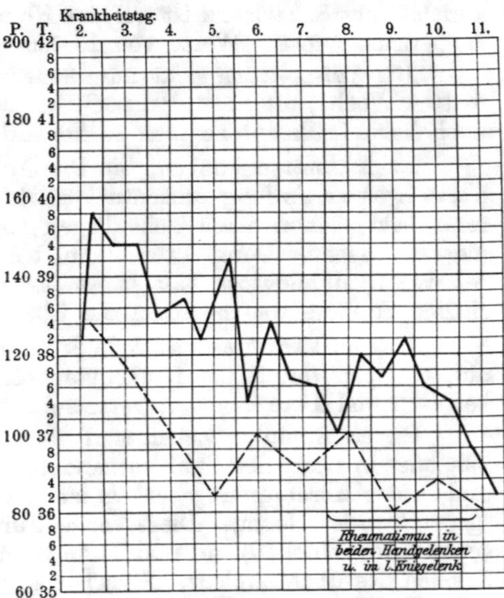

Abb. 306. Minna Müller, 31 Jahre. Leichter Scharlach mit Scharlachrheumatismus.

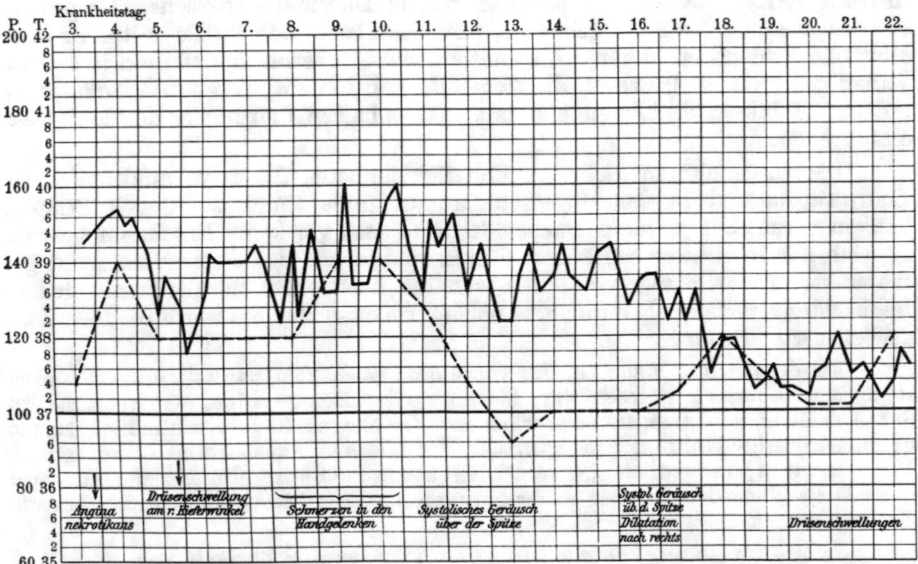

Abb. 307. Walter Thieme, 6 Jahre. Scharlach mit Angina necroticans, Drüsenschwellung, Rheumatismus und Endocarditis. Geheilt.

findliche Synovia besitzen, die nun, wo das Scharlachvirus seinen entzündlichen Reiz ausübt, zur Synovitis scarlatinosa führt.

Blut. Die Zahl der roten Blutkörperchen ist im Beginn der Erkrankung meist vermindert, und der Hämoglobingehalt wenig verändert, später können die Werte infolge von Komplikationen und Nachkrankheiten, namentlich während der Nephritis, erheblich heruntergehen. Charakteristisch für das Blutbild des Scharlachs ist auf der Höhe der Erkrankung eine ausgesprochene Hyperleukocytose. Werte von 15 000—30 000 sind nicht ungewöhnlich.

Die Vermehrung geht nur langsam zurück, hält sich jedenfalls bis zur dritten Woche, oft aber sind noch bei der Entlassung nach klinischer Heilung noch hohe Leukocytenzahlen zu konstatieren.

Nach Untersuchungen, die Dr. Oehler auf meiner Abteilung ausführte, überwiegen zu Anfang prozentual stark die polymorphkernigen Formen, während bald, schon nach acht Tagen, sich eine relative Lymphocytose bemerkbar macht. Deren Prozentzahl beträgt dann oft 50, 60 und mehr. Diese relative Lymphocytose hält meist bis zum Schluß an und ist dann oft das einzige Zeichen, das noch an die überstandene Infektionskrankheit erinnert.

Tritt im Verlaufe eine lokale Entzündung, Drüsenschwellung oder Eiterung auf, so steigt damit die Leukocytenzahl und das Verhältnis der Polymorphkernigen und Lymphocyten verschiebt sich wieder zugunsten der ersteren.

Die eosinophilen Zellen sind ganz zu Beginn der Erkrankung nur spärlich oder in normaler Zahl vorhanden. Später auf der Höhe des Exanthems und in der Abschuppungsperiode ist ihre Zahl meist vermehrt, 6% und 10% (gegen 3% der Norm). Diese Vermehrung dauert bisweilen bis zur Entlassung (nach sechs Wochen) an, und ist in dem Falle retrospektiv als diagnostisches Zeichen des überstandenen Scharlachs zu verwerten.

Störungen des Verdauungsapparates treten während des Scharlachs, abgesehen von dem initialen Erbrechen, weniger hervor. Bei den foudroyant verlaufenden Fällen bestehen häufig Durchfälle toxischen Ursprungs, aber auch septische Fälle gehen oft mit Diarrhöen einher, die mitunter auch Blut und Schleim enthalten. Als anatomisches Substrat findet man in solchen Fällen geschwürige Prozesse, die sich teils auf den Peyerschen Plaques, teils auf den Follikeln etablieren und mit massenhaften Blutungen in die Mucosa einhergehen.

Die ausgedehnten Nekrosen der Schleimhaut, die man anatomisch im Ösophagus und in der Magenschleimhaut findet, und die durch Streptokokken verursacht werden, machen klinisch fast gar keine Erscheinungen, da sie sich nur in schwer septischen Fällen finden, wo das Sensorium meist getrübt ist. In sehr seltenen Fällen scheint nach einer kürzlich mitgeteilten Beobachtung von Preleitner eine solche Nekrose der Speiseröhre doch noch ausheilen zu können.

Ein dreijähriges Mädchen, das von einem wochenlang anhaltenden schweren septischen Scharlach genesen war, bekam später Beschwerden, wie man sie bei der Abheilung von Laugenverätzungen im Ösophagus findet; schließlich konnte nur noch flüssige Nahrung passieren. An der hinteren Rachenwand waren narbige Veränderungen zu sehen, die sich vermutlich tief in die Speiseröhre hinein erstreckten und als Residuen der Nekrose zu deuten waren. Eine Sondenbehandlung besserte die Beschwerden.

Nicht ganz selten kommt Appendicitis beim Scharlach vor, doch muß man sich vor Verwechslungen mit anderen abdominalen Schmerzen hüten, die in derselben Gegend lokalisiert werden, aber durch Schwellung der periportalen Lymphdrüsen oder in anderen Fällen durch entzündliche Schwellung der Nieren bei der hämorrhagischen Nephritis bedingt sein können.

Peritonitis kommt nur in septischen Fällen zur Beobachtung und wird verursacht entweder durch Platzen einer vereiterten Mesenterialdrüse oder durch durchgebrochene vereiterte Milzinfarkte.

Das Zentralnervensystem ist bei schweren Fällen stets alteriert. Delirien und Jaktationen spielen bei den toxischen Fällen eine große Rolle. Relativ häufig sah ich an unserem Material einen von uns als Meningismus bezeichneten Symptomenkomplex, der sich zusammensetzt aus Nackenstarre, Kernigschem Symptom, Hyperästhesie, gesteigerten intralumbalen Druck bei völlig klarer Spinalflüssigkeit. Die Fälle gingen zum Teil trotz dieser Erscheinungen in Heilung aus.

Daß echte eitrige Meningitis, Sinusthrombose und Hirnabszesse vorkommen, die teils auf metastatischem Wege, teils direkt durch Fortleitung von eitrigen Prozessen des inneren Ohres her entstehen, wurde bereits bei der Besprechung der septischen Komplikationen erwähnt.

Zweimal sah ich neuritische Erscheinungen beim Scharlach. Seltenere Komplikationen sind Hemiplegien als Folge encephalischer Prozesse und Ataxien. Mitunter entwickeln sich während der Rekonvaleszenz Psychosen, die aber fast stets eine günstige Prognose haben. Manche Fälle von Epilepsie entstehen im Anschluß an schweren Scharlach.

Die Haut ist infolge der exanthematischen Vorgänge in ihrer Resistenz gegenüber Sekundärinfektionen stark herabgesetzt. Abszesse, Furunkel und Decubitus sind deshalb nicht seltene Komplikationen. Einmal sah ich Pemphigusblasen zugleich mit dem Abblassen des Scharlachexanthems erscheinen. Als sehr selten gilt das Auftreten von Erysipel auf der Scharlachhaut. Ich habe bisher sieben Fälle gesehen, wo im Laufe eines Scharlachs Gesichtsrose auftrat, meist im Anschluß an Otitis media und bedingt durch die in dem Ohrsekret enthaltenen Streptokokken. Bei septischen Fällen sieht man Hautblutungen, multiple Abszesse und verschiedenartige septische Erytheme. Seltenere Hautaffektionen sind das Erythema nodosum und das Erythema exsudativum multiforme, die zuweilen in Begleitung von Rheumatismus beim Scharlach auftreten.

Eine eigenartige Erkrankung ist die zuweilen im Anschluß an Scharlach beobachtete Hautgangrän. Sie beginnt mit Rötung und Schwellung der betroffenen Hautpartien und kann zu ausgedehnter Nekrose der Haut führen, die mißfarben, schwärzlicher wird und sich abstößt. Trotz dem bedrohlichen Aussehen der Affektion erfolgt meist Heilung.

Das sog. Erythema postscarlatinosum sowie das Erythema exsud. multiforme und das Erythema nodosum werden bei den Nachkrankheiten (S. 678) besprochen.

Die durch den Scharlachprozeß verursachten krankhaften Störungen der Leber, die klinisch durch die häufig nachweisbare Leberschwellung angedeutet werden hängen wahrscheinlich eng zusammen mit der subikterischen oder iktersichen Färbung der Schleimhaut auf der Höhe des Exanthems und ebenso mit der abnormen Harnfärbung und dem Urobilin- und Bilirubingehalt des Urins. Vermutlich ist der Vorgang so, wie ihn Rach u. a. erklären, daß eine große Menge roter Blutkörperchen zerfallen, und daß die geschädigte Leber der Verarbeitung einer so großen Menge Farbstoff nicht gewachsen ist. Ausgesprochener Ikterus mit intensiver Gelbfärbung der Haut und der Sklera sowie des Harns und entfärbten Stühlen ist nicht selten beim Scharlach. Pospischil macht die Schwellung der periportalen Lymphdrüsen dafür verantwortlich; ich habe diesen Befund ebenfalls nicht selten gefunden. Einmal sah ich bei der Sektion eines ikterischen Scharlachkindes Hydrops der Gallenblase, bedingt durch ein großes Drüsenpaket an der Leberpforte.

Die besprochenen, mehr gutartigen Formen des Ikterus sind nicht zu verwechseln mit dem schweren Ikterus, der bisweilen bei septischen Fällen zur Beobachtung kommt.

Die Milz, die während der ersten Scharlachwoche vergrößert und oft palpabel ist, bildet sich mit dem Abklingen der primären Scharlachsymptome wieder zurück. Die in schweren Fällen, namentlich bei der Endocarditis septica und bei der Sinusthrombose vorkommenden Infarkte können plötzlich auftretende lebhafte Schmerzen in der Milzgegend verursachen.

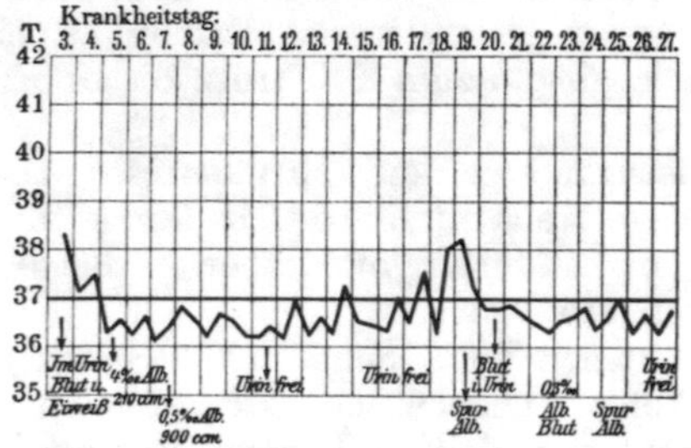

Abb. 308. Frieda Miecke, 5 Jahre. Scharlach. Bereits in der ersten Krankheitsperiode Nephritis haemorrhagica, die dann abklingt um am 19. Tage zu rezidivieren. Geheilt.

Die Nieren bieten, abgesehen von der schon erwähnten febrilen Albuminurie und den bei septischen Fällen vorkommenden, oben beschriebenen Veränderungen (S. 655), in seltenen Fällen schon in der ersten Scharlachwoche eine hämorrhagische Nephritis. Wir kommen auf die theoretische Bedeutung dieser Komplikation bei Besprechung der Nachkrankheiten noch zurück, unter denen die Nephritis haemorrhagica die erste Rolle spielt.

Nachkrankheiten des Scharlachs (II. Krankheitsperiode).

Mit dem Abblassen des Exanthems und der Rückkehr der Temperatur zur Norm ist nur in wenigen Fällen die Krankheit zu Ende. Häufig kommt es nach einer verschieden langen Pause fieberfreier Tage und scheinbar guter Rekonvaleszenz zu gewissen Nachkrankheiten, die das Leben noch in der mannigfaltigsten Weise bedrohen können. Eine gewisse Gesetzmäßigkeit herrscht in dem zeitlichen Beginn dieser Krankheiten, die in der Regel frühestens am zwölften Krankheitstage, am häufigsten aber zu Beginn der dritten Woche einsetzen. So ist der 19. Tag nach meinen Erfahrungen der häufigste Termin des Nephritisbeginnes und kurz vorher oder gleichzeitig schwellen oft die Lymphdrüsen an. Von der fünften Woche an treten nur selten noch Nachkrankheiten auf; in Ausnahmefällen kann aber sogar noch in der siebenten Woche eine solche Erkrankung vorkommen. Die häufigste dieser Nachkrankheiten ist eine Lymphadenitis, die wichtigste und gefährlichste die Nephritis, daneben kommen noch Fieber ohne näher bekannte Ursache, entzündliche Rachenveränderungen, Rezidive, Endocarditis, Synovitis und verschiedenartige Erytheme zur Beobachtung. Jede dieser Nachkrankheiten kann für sich allein oder zusammen mit einer oder mehreren der anderen Formen auftreten.

Die genannten Erscheinungen waren auch schon früher bekannt, doch galten eigentlich nur die hämorrhagische Nephritis und die Drüsenschwellungen als spezifische Nachkrankheiten, die anderen Formen fanden weniger Beachtung. Neu ist die Auffassung, daß sie alle zusammengehören und nur als verschiedene Erscheinungsformen desselben Krankheitsvorganges anzusehen sind (Schick, Pospischill u. a.). Gemeinsam ist ihnen allen ihre Vorliebe für eine bestimmte Zeit des Auftretens, ihr akuter, anfallartiger Charakter und die Neigung zu Intermissionen und erneuten Attacken. Pospischill, dem wir eine mit besonderer Liebe geschriebene Arbeit über diese Nachkrankheiten verdanken, faßt sie unter dem Begriff des „zweiten Krankseins“ zusammen.

Er vertritt die Anschauung, daß diese Erscheinungen durch die Neigung des Scharlachs zu rekurrierenden Erkrankungen verursacht seien und eine modifizierte Wiederholung des Krankheitsbeginnes darstellen. Er faßt sie also als eine direkte Wirkung des Scharlachvirus auf.

Auch die hämorrhagische Nephritis sei nur eine Wiederholung von Vorgängen, wie sie schon in der ersten Krankheitsperiode beobachtet werden; Beweis: das (wenn auch seltene) Vorkommen hämorrhagischer Nephritis in den ersten Krankheitstagen des Scharlachs.

Schick beschränkt sich nicht auf die Annahme der erneuten Wirkung des Scharlachvirus selbst, sondern er nimmt noch die Hypothese einer durch Antikörperbildung erworbenen Überempfindlichkeit des Körpers hinzu. In Anlehnung an die von Pirquet und Schick genauer studierte Pathologie der Serumkrankheit nimmt er an, daß der mit Scharlach infizierte Organismus Antikörper gegenüber dem Scharlachgift bildet, deren reichliche Produktion zur Überempfindlichkeit gegenüber demselben Gifte führt. Infolge dieser Überempfindlichkeit, die vom Ende der zweiten Woche an vorhanden ist, können nun die noch im Körper latent sitzenden Scharlacherreger in den verschiedensten Organen ein Aufflackern des Scharlachprozesses bewirken. So lange wir den Erreger nicht kennen, werden natürlich alle diese Erklärungsversuche mehr oder weniger hypothetisch bleiben.

Die Nachkrankheiten des Scharlachs werden fast stets von Fieber eingeleitet oder begleitet. Meist herrscht ein stark remittierender Fiebertypus; Genaueres darüber soll bei der speziellen Besprechung der einzelnen Nachkrankheiten an Kurven illustriert werden. In seltenen Fällen kann sich ein **Fieber ohne nachweisbaren Organbefund** einstellen. Wir sehen dann nach einem fieberfreien Intervall um die kritische Zeit, also um den 19. Tag herum plötzlich einen Anstieg der Temperatur auf 39—40°, ohne eine Ursache dafür finden zu können, und ebenso schnell, wie es gekommen, kann das Fieber wieder verschwinden. Sehr selten hält sich ein solches „Nachfieber" mehrere Tage hindurch. Dabei ist das Allgemeinbefinden in der Regel gar nicht gestört; nur zuweilen ist eine auffällige Blässe und leichtes Gedunsensein des Gesichts zu bemerken, so daß man an eine herannahende Nephritis denkt. Eiweiß oder Blut ist dabei aber nicht nachzuweisen. Pospischil und Schick erwähnen solche Fälle; auch ich machte mehrfach die gleichen Beobachtungen.

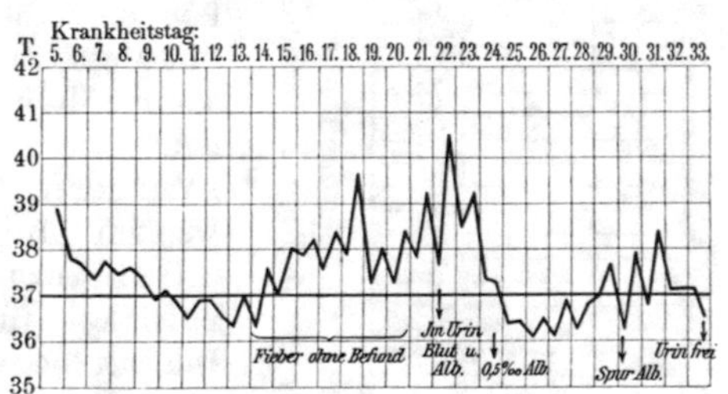

Abb. 309. Lucie Wiebe, 7 Jahre. Scharlach. Leichte primäre Krankheitsperiode. In der II. Krankheitsperiode zunächst Fieber ohne objektiven Befund. Vom 22. Tage an hämorrhagische Nephritis. Geheilt.

Möglicherweise kann man mesenteriale Lymphdrüsenschwellungen oder andere der Untersuchung nicht zugängliche Drüsen für dieses Fieber ohne Organbefund verantwortlich machen. Nebenstehende Kurve gibt ein solches Fieber aus unbekannter Ursache, das in diesem Fall der Nephritis voranging, wieder (Abb. 309).

Die **Lymphadenitis postscarlatinosa** spielt sich in sehr verschiedener Intensität und Ausdehnung an den Lymphdrüsen des Halses, seltener auch in denen der Achselhöhle und den Inguinaldrüsen ab. Das ist ebenso wie auch die anderen Nachkrankheiten unabhängig von der Schwere der vorangegangenen primären Scharlacherkrankung. Charakteristisch ist das plötzliche, anfallsweise Auftreten zur kritischen Zeit und die Schmerzempfindlichkeit. Plötzlich, aus fieberfreier Rekonvaleszenz heraus, bildet sich unter hohem Temperaturanstieg (39—40°) eine haselnußgroße, lebhaft schmerzempfindliche Drüse am Kieferwinkel einer Seite, die sich langsam wieder zurückbildet. Die Störungen des Allgemeinbefindens sind nur sehr gering; in seltenen Fällen beginnt die Attacke mit Erbrechen und die Kinder sehen auffallend blaß aus. Die Lymphadenitis ist begleitet von einem remittierenden Fieber und dauert meist nur einige Tage (4—6); dann verschwindet die Empfindlichkeit, Schwellung und Härte werden geringer, und nach lytischer Entfieberung erfolgt Rückkehr zur Norm. Oft verläuft die Entzündung in noch viel leichterer Form. Wir sehen, wie nur eine einzige auf 38 oder 39⁰ steigende Fieberzacke die normale Fieberkurve unterbricht und finden für einen Tag lang eine anguläre Drüse am Halse leicht geschwollen und schmerzempfindlich; nach 24 Stunden ist schon alles wieder vorüber. In anderen Fällen erkrankt nach der Abschwellung der einen Drüse eine neue auf der anderen Seite oder dieselben Drüsen schwellen ein zweites oder drittes Mal in mehreren Attacken an. Häufig konfluieren mehrere geschwollene Nachbardrüsen zu einem dicken Paket, die Haut darüber ist leicht ödematös; meist sind aber die einzelnen Drüsen des Konglomerates noch gut abzutasten. So kann sich bisweilen im Laufe von 2—3 Tagen ein hühnereigroßes, walzenförmiges Gebilde entwickeln, das vom Unterkieferwinkel sich nach vorne und unten schiebt und sich unter lytischer Entfieberung im Laufe von 5—8 Tagen wieder zurückbildet; Ausgang in Vereiterung, die durch Streptokokken verursacht wird, ist relativ selten (etwa 3—4 % der Beobachtungen). In solchen Fällen zieht sich die Erkrankung mitunter zwei Wochen hin. Außer den angulären Halsdrüsen können auch die oberflächlichen Nackendrüsen am hinteren Sternocleidomastoideus einzeln oder in zusammenhängender Kette wie bei Röteln anschwellen. Die Anschwellung der submaxillaren Drüsen kann den Gedanken an Parotitis epidemica erwecken und die Anschwellung der tiefen Cervikaldrüsen verursacht zuweilen wegen ihrer Schmerzhaftigkeit für einige Tage ein Caput obstipum. Ich sah diese seltsame Scharlachfolge in zwei Fällen.

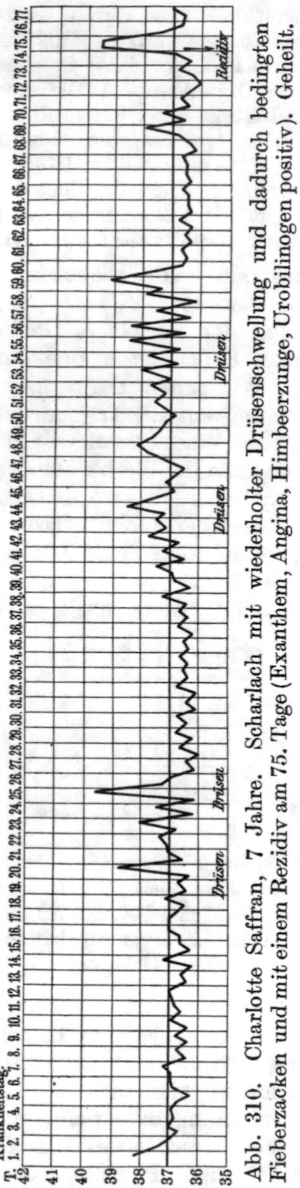

Abb. 310. Charlotte Saffran, 7 Jahre. Scharlach mit wiederholter Drüsenschwellung und dadurch bedingten Fieberzacken und mit einem Rezidiv am 75. Tage (Exanthem, Angina, Himbeerzunge, Urobilinogen positiv). Geheilt.

Die Schwellung der retropharyngealen Drüsen wird oft durch die laut schnarchende Atmung der Kinder angekündigt; bei der Inspektion sieht man dann eine Vorwölbung der hinteren Rachenwand. Mitunter bildet sich daraus durch eine Sekundärinfektion mit Streptokokken in unheimlicher Schnelligkeit ein retropharyngealer Abszeß.

Zu den Seltenheiten gehört es, wenn die Inguinal- oder auch die Femoraldrüsen in dieser Krankheitsperiode stark anschwellen. Letztere können dann auf der Innenseite des Oberschenkels, handbreit unter dem Poupartschen Bande, buckelartige Vorwölbungen bilden. Während bei der Lymphadenitis gewöhnlich ein remittierendes, lytisch abklingendes Fieber vorherrscht, zeigen manche Fälle eine intermittierende, malariaähnliche Kurve, auf die besonders Henoch aufmerksam gemacht hat. Zwischen den einzelnen hohen Fieberzacken (39—40⁰) liegen dann 36—48 Stunden. Mitunter entsprechen den einzelnen Steigerungen schubweise Exazerbationen des Krankheitsprozesses, Ergreifen einer neuen Drüse usw. usw.

Die Lymphadenitis tritt bisweilen allein (in etwa 10 % der Fälle), häufiger aber begleitet von anderen Nachkrankheiten auf. So begleitet sie z. B. häufig die Nephritis oder geht ihr einige Tage voraus; oft sind auch gleichzeitig entzündliche Rachenerscheinungen vorhanden. Damit kommen wir zu einer neuen Form der Nachkrankheiten, die teils allein, teils mit den anderen zusammen erscheinen kann, der **postscarlatinösen Angina.**

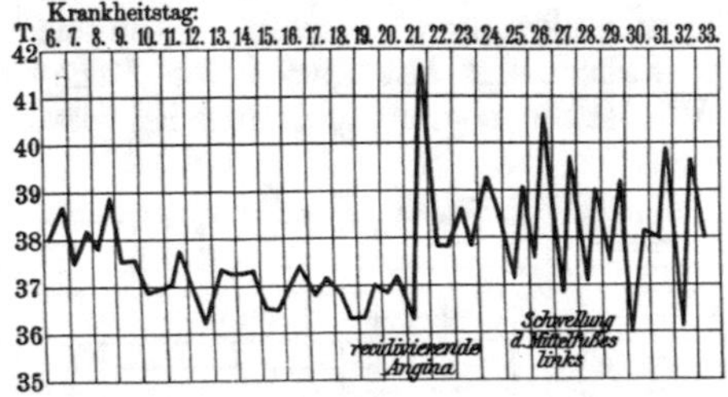

Abb. 311. Adam Karwath. Scharlach mit schwerer II. Krankheitsperiode. Am 21. Tage rezidivierende Angina. Danach Albuminurie und Osteomyelitis eines Mittelfußknochens. Geheilt.

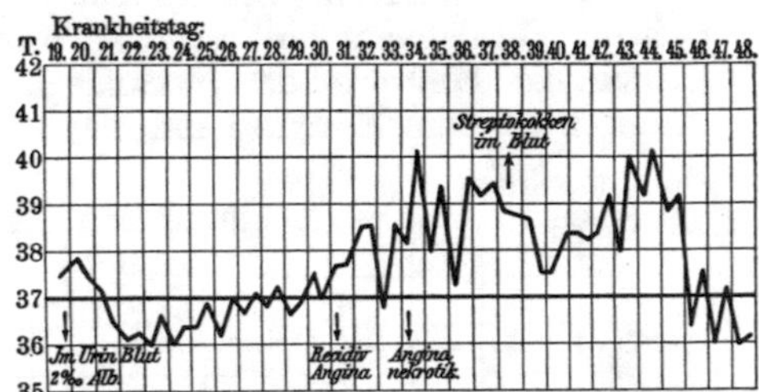

Abb. 312. Else Speet, 7 Jahre. Scharlach mit außerordentlich schwerer II. Krankheitsperiode. Hämorrhagische Nephritis. Rezidivierende Angina. Darauf Angina necroticans mit nachfolgender Sepsis (Streptokokken im Blut). Geheilt.

Eine Tonsille, mitunter auch beide, erscheinen plötzlich eines Tages in der dritten Woche gerötet und geschwollen, eventuell auch mit follikulären oder streifigen Belägen bedeckt; dabei sind leichte Schluckbeschwerden vorhanden. Meist erfolgt gleichzeitig ein Temperaturanstieg. In anderen Fällen zeigt sich bei ungestörter Temperatur eine Rötung der vorderen oder der hinteren Gaumenbögen, häufiger einseitig, mitunter aber auch doppelseitig.

Pospischil beschreibt als fast konstantes Symptom zu Beginn des zweiten Krankseins die einseitige Vorwölbung des weichen Gaumens. Sie kann einmal durch die eben beschriebene einseitige frische Entzündung der Tonsillen bedingt sein, in anderen Fällen einfach durch Verdrängung der Mandel von außen her infolge der Schwellung einer Lymphdrüse am Kieferwinkel; in letzterem Falle kann die Mandel blaß und unvergrößert sein. Ich habe seit Pospischils Beschreibung regelmäßig auf dieses Symptom geachtet und es ebenfalls sehr häufig beobachten können.

Auf der Basis der neu auftretenden entzündlichen Rachenerscheinungen kann sich genau so, wie auf der primären Scharlachangina in der ersten Scharlachwoche eine nekrotisierende Entzündung entwickeln mit all den schon bekannten Folgeerscheinungen, mächtigen Drüsenvereiterungen, phlegmonösen Infiltrationen am Halse, schmierig eitrigem Nasenausfluß, Otitis und septischen Erscheinungen.

Am längsten bekannt und gefürchtet unter den Nachkrankheiten des Scharlachs ist die **Nephritis haemorrhagica.** Die Häufigkeit der Nephritis ist in den einzelnen Epidemien sehr verschieden. Man beobachtet sie im allgemeinen in etwa 20 % der Scharlacherkrankungen.

Welche Einflüsse besonders die Entstehung der Nephritis begünstigen, ist nicht bekannt; zweifellos gehört eine gewisse Disposition zu dieser Erkrankung dazu. Das geht schon aus den Beobachtungen von einer gewissen familiären Neigung zur Nephritiserkrankung hervor. Ich sah in derselben Familie zwei und drei Kinder hintereinander an Scharlachnephritis erkranken. Äußere Ursachen, zu frühes Aufstehen, Erkältungen usw. haben gar keinen

Einfluß auf die Nierenentzündungen. Bei uns im Krankenhause, wo die Kranken stets drei Wochen im Bett liegen müssen, entwickelt sich die Nephritis bei disponierten Personen genau so wie bei den weniger behüteten Kranken draußen.

Auch die Diät scheint nach Pospischils und meinen Erfahrungen gar keine Rolle zu spielen. Pospischil ließ von 2373 Scharlachkranken, die eine Hälfte fleischfrei die andere mit Fleischkost ernähren, trotzdem erkrankte bei beiden Parteien der gleiche Prozentsatz an Nephritis. Ich hatte bei einem Parallelversuch an ca. 1000 Scharlachkranken dasselbe Resultat. Auch die Schwere des vorangegangenen Scharlachs hat gar keine Beziehungen zu dem Eintritte der Nephritis. Wir sehen sogar oft genug bei ganz

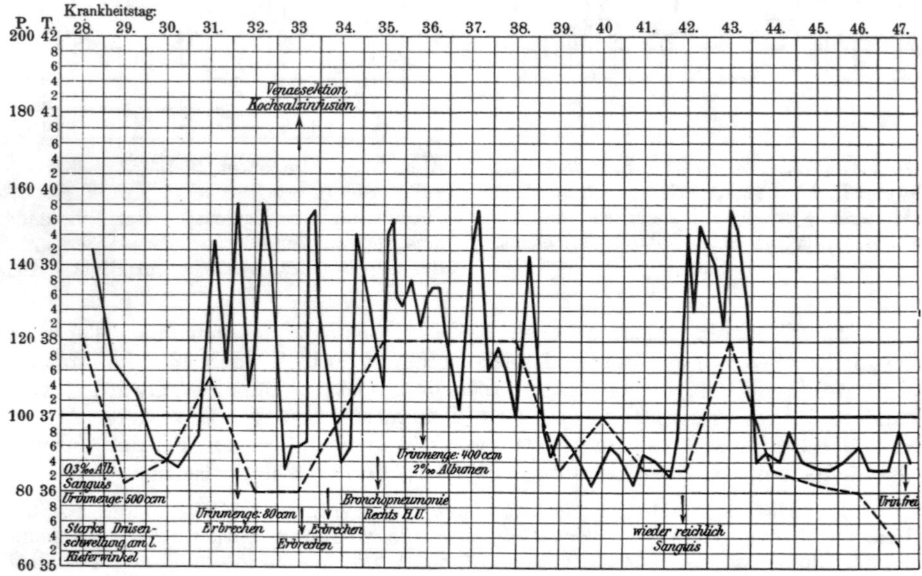

Abb. 313. Helmut Kuchenbecker, 5 Jahre. Scharlach. II. Krankheitsperiode. Hämorrhagische Nephritis mit steilen Kurven und urämischen Erscheinungen (sehr geringe Diurese, Kopfschmerzen, Erbrechen, Durchfälle), Lymphadenitis. Bronchopneumonie. Geheilt.

leichten Fällen um den 19. Tag herum die Nephritis auftreten, und gar nicht selten bekommen wir Kinder ins Krankenhaus mit einer schweren hämorrhagischen Nierenentzündung und deutlicher Scharlachschuppung, wo wir von den Angehörigen hören, daß eine ernstliche Erkrankung überhaupt nicht vorangegangen sei. Erst wenn man dann genauer nachforscht, erfährt man, daß sie drei Wochen vorher sich ganz vorübergehend unwohl gefühlt und über Halsschmerzen geklagt haben, daß sie aber gar nicht bettlägerig gewesen seien. Solche rudimentären Scharlachformen können also genau so gut zur Nephritis führen wie Fälle mit schwerer Scharlacherkrankung.

Es ist interessant wie selbst in den Fällen, wo eine Nephritis haemorrhagica schon in den ersten Krankheitstagen des Scharlach da war und dann wieder verschwand, mit Vorliebe um die gesetzmäßige Zeit ein Rezidiv der Nephritis einsetzt; vgl. nachstehende Kurve Abb. 314 und Abb. 308.

Der Beginn der Scharlachnephritis hat zeitlich etwas ungemein Gesetzmäßiges.

Die Krankheit beginnt durchschnittlich am 19. Scharlachtage. Der Beginn kann ganz verschieden sein, bald mit, bald ohne Fieber, bald von anderen

Nachkrankheiten begleitet, bald ohne dieselben. Ich will am Schlusse dieses Kapitels versuchen, die verschiedenen Varianten des Nephritisbeginnes etwas eingehender zu würdigen. Hier sollen zunächst die hervorstechendsten Merkmale der Scharlachnephritis besprochen werden.

Das charakteristischste Symptom, wie es sich fast in allen ausgesprochenen Fällen zeigt, ist die Hämaturie. Der Urin ist in eine trübe, dunkelrote oder fleischwasserfarbene Flüssigkeit verwandelt, die nach einigem Stehen ein rotes, wolkiges Sediment absetzen läßt. Mikroskopiert man das Sediment, so finden sich zahlreiche frische und ausgelaugte rote Blutkörperchen, sowie körniger

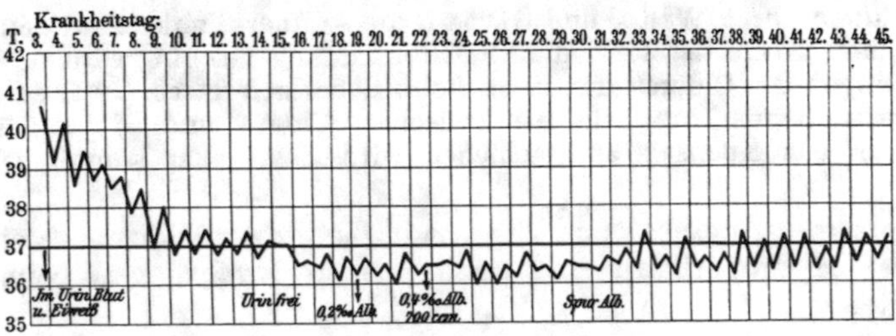

Abb. 314. Gerhard Vitting, 5 Jahre. Scharlach mit hämorrhagischer Nephritis sowohl in der I. wie in der II. Krankheitsperiode.

Detritus und einzelne Leukocyten. Daneben sind zahlreiche hyaline, granulierte und Epithelialzylinder, sowie rote Blutkörperchenzylinder vorhanden, ferner spärliche Nierenepithelien. Charakteristisch ist das Attackenhafte und Schwankende in der Hämaturie; schubweise treten häufig Steigerungen des Blutgehaltes auf, begleitet von 1—2tägigen Fieberzacken, die dann wieder Remissionen Platz machen. Solche Exacerbationen können ohne jede nachweisbare Störung anderer Organe auftreten; öfter aber sind sie bedingt durch das Erscheinen neuer Nachkrankheiten.

Der Eiweißgehalt ist sehr verschieden groß, von geringen Spuren bis zu 10‰. Bisweilen geht eine leichte Albuminurie dem Einsetzen der Hämaturie um einige Tage voraus. Blut und Eiweißgehalt gehen auch im Verlauf der Nephritis nicht immer parallel.

Interessant sind neben der Hämaturie und dem Eiweißgehalt die verschiedenen abnormen Harnfärbungen, die man teils als Vorboten der Nephritis, teils als Begleiterscheinungen finden kann (Pospischil). Es sind dieselben Farbennuancen, die wir schon in der ersten Scharlachwoche kennen gelernt hatten, die subikterische oder ikterische Harnfärbung und die dunkelrote Färbung. Während in der fieberfreien Pause der Harn ganz normales Aussehen hat, nimmt er um die Zeit des zweiten Krankseins häufig anfallsweise eine der genannten Färbungen, meist eine dunkle, subikterische Färbung, an; so kann die subikterische dunkelgelbbraune Färbung mit oder ohne begleitendes Fieber dem Eintritt der Nephritis vorangehen und während der ganzen Dauer derselben bestehen. Dabei kann man die ikterische Grundfärbung des Harns auch im hämorrhagischen Urin oft noch durchleuchten sehen. Deutlich aber kommt die Gelbfärbung beim Schwinden des Blutgehalts hervor. Häufig genug kombinieren sich auch die genannten Färbungen in demselben Urin, und man kann gleichzeitig Blut, Gallenfarbstoff und Urobilinfarbstoff im Harn nachweisen.

Wir fanden die Dunkelfärbung des Urins in 24% der Fälle während der zweiten Krankheitsperiode. Sie ist von verschiedener Dauer, manchmal nur 1—2 Tage und geht entweder der Nephritis oder anderen Erscheinungen der zweiten Krankheitsperiode der Lymphadenitis usw. voraus oder begleitet dieselben, oder ist sogar nur das einzige vorübergehende Symptom der zweiten Krankheit.

Ein häufiges Begleitsymptom der Nephritis sind die Ödeme, die sich oft nur in einem leichten Gedunsensein des Gesichts, dann aber auch in deutlichen Anschwellungen, so z. B. an den Augenlidern oder, bei Knaben, am Scrotum, also in sehr lockerem Gewebe bemerkbar machen. Geringere Ödembildung bei der Nephritis kann man durch tägliche Feststellung des Körpergewichts verfolgen (Pirquet).

Nachdem durch Widal und Strauß die Aufmerksamkeit auf den Zusammenhang zwischen Kochsalzretention und Ödembildung gelenkt worden war, ergaben Untersuchungen des Chlorstoffwechsels beim Scharlach durch Gruner und Schick einen gesetzmäßigen Parallelismus zwischen Chlor- und Flüssigkeitsretention. Je schlechter das Kochsalz ausgeschieden wird, desto eher kommt es zur Ödembildung.

Allgemeines Anasarca und Ergüsse in die serösen Höhlen, Ascites, Hydrothorax und Hydroperikard sind nach meinen Erfahrungen beim Scharlach relativ selten.

Ein diagnostisch und prognostisch sehr wichtiges Merkmal der Scharlachnephritis ist die Verminderung der Harnmenge; solange die Wasserausscheidung gut bleibt, ist keine unmittelbare Gefahr. Bedenklich aber wird die Situation, wenn die Harnmenge sich mehr und mehr vermindert. Sinkt die Tagesmenge auf 150, 100, 50 ccm und darunter, so läßt die Urämie nicht mehr lange auf sich warten. Es ist also dringend erforderlich, in jedem Falle von Scharlachnephritis täglich die Tagesmenge festzustellen, um den richtigen Zeitpunkt zu therapeutischem Eingreifen (Venaesectio und Kochsalzinfusionen) nicht zu verpassen.

Die Urämie ist die gefürchtetste Folgeerscheinung der Scharlachnephritis. In den meisten Fällen gehen ihr deutliche Vorboten voraus. Die Kranken klagen über heftige Kopfschmerzen und sind unruhig und ängstlich, der Appetit liegt völlig darnieder, die Harnmenge sinkt immer mehr und versiegt schließlich ganz; häufiges Erbrechen, oft auch Diarrhöen stellen sich ein. Der Puls ist verlangsamt und auffällig gespannt. Nun tritt an die Stelle der Aufgeregtheit Apathie und schließlich Bewußtlosigkeit. Plötzlich ändert sich das Bild: ein tonischer Krampf strafft für ein paar Sekunden den größten Teil der Körpermuskulatur, während die Atmung still steht, das Gesicht cyanotisch wird und Schaum vor den Mund tritt. Dann folgen klonische Zuckungen in den verschiedensten Körpermuskeln, die bisweilen mehrere Stunden anhalten können. Dabei herrscht völlige Bewußtlosigkeit, die Pupillen sind starr, und es erfolgt unwillkürliche Stuhlentleerung.

In einem Falle sah ich halbseitige Zuckungen der ganzen linken Körperhälfte dem allgemeinen tonisch-klonischen Krampfe vorausgehen. Während des Anfalls ist der Puls frequent und klein. Wiederholen sich die Attacken in kurzen Zwischenräumen hintereinander, so kann in seltenen Fällen der Tod durch Erschöpfung eintreten. Weit häufiger aber tritt nach dem Überstehen mehrerer Krampfanfälle eine Wendung zum Besseren ein. Die Bewußtlosigkeit schwindet nach einigen Stunden, die Urinsekretion beginnt wieder zu fließen, es tritt sogar Polyurie auf und unter schnell schwindendem Blutgehalt hellt sich der Urin auf; es tritt allmählich Heilung ein. In einzelnen Fällen entwickelt sich im Anschluß an eine urämische Attacke Amaurose. Das Kind ist völlig blind und vermag nicht den geringsten Lichtschimmer wahrzunehmen. Man kann aber die entsetzten Eltern damit trösten, daß dieser Zustand ein vorübergehender ist, denn nach 1—2 Tagen ist das Augenlicht bereits wieder zurückgekehrt.

Die Temperatur zeigt bei der Nephritis ein sehr wechselndes Verhalten. Meist kündigt sich der Beginn der Nephritis durch einen steilen Temperaturanstieg an, doch kann der Anfang auch fieberlos sein. In den Fällen mit fieberhaftem Beginn der Nephritis fällt die Temperatur oft schon in den nächsten Tagen zur Norm ab, ohne daß der Blut- oder Eiweißgehalt des Urins sich etwa ändert; auch ganz fieberlos verlaufende Fälle kommen vor. Mitunter sieht man im Verlaufe der sonst fieberfreien Nephritis einzelne Fieberzacken, die mit Steigerung der Blut- oder Eiweißausscheidung einhergehen, ohne daß sonst an anderen Organen ein krankhafter Befund zu finden wäre. Bisweilen besteht auch ein tage- oder wochenlang vorhandenes remittierendes Fieber, für das jedoch neben der Nephritis meist noch andere Ursachen, z. B. Drüsenschwellungen oder entzündliche Rachenerscheinungen sich finden lassen.

Beginn der Nephritis. Wie mannigfaltig sich der Beginn der Scharlachnephritis gestalten kann, mögen folgende Varianten lehren, die wir in drei Gruppen einteilen:

1. diejenigen Fälle, die nach Überstehen eines leichten Scharlachs und nach etwa 14tägigem fieberfreien Intervall an Nephritis erkranken, ohne daß anderweitige Nachkrankheiten zunächst dabei nachweisbar sind;
2. die Formen, wo neben der Nephritis gleichzeitig noch andere Nachkrankheiten einsetzen oder ihr vorangehen;
3. die Fälle, wo außer anderen Nachkrankheiten noch Folgeerscheinungen der Angina necroticans den Beginn der Nephritis komplizieren.

Zu der ersten Gruppe, also ich möchte sagen, der reinen Form der postscarlatinösen Nephritis, die übrigens relativ selten ist, gehören folgende Krankheitsbilder:

Nachdem bis dahin völliges Wohlbefinden geherrscht hat, ist das Kind um den 19. Tag herum etwas blasser als sonst und das Gesicht erscheint leicht gedunsen; der Appetit ist schlecht und es erfolgt mehrmals Erbrechen. Statt des hellgelben Urins, der bis dahin ausgeschieden wurde, wird blutiger Urin entleert, der etwa $^1/_4$ $^0/_{00}$ Albumen enthält und in seiner Tagesmenge im Vergleich zu früher herabgesetzt ist. Die Temperatur steigt gleichzeitig auf 39 oder 40° und kann am nächsten Tage bereits wieder zur Norm zurückkehren, während die Blut- und Eiweißausscheidung in schwankender Menge noch wochenlang anhält. In anderen Fällen bleibt ein remittierendes Fieber mehrere Tage lang bestehen, ohne daß andere Nachkrankheiten als die Nephritis dafür anzuschuldigen wären.

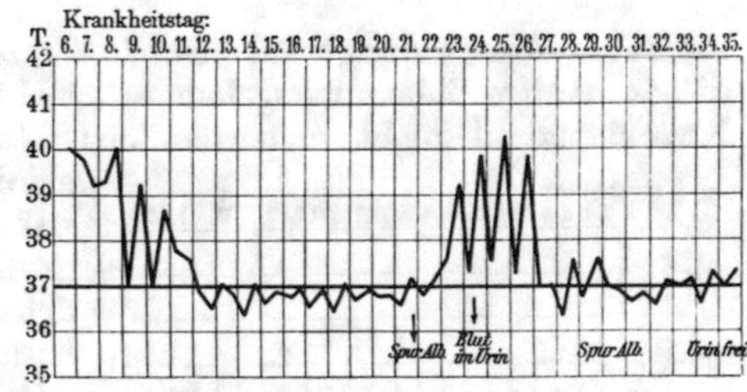

Abb. 315. Wilhelm Mitschka, 5 Jahre. Scharlach mit hämorrhagischer Nephritis. Beginn am 23. Tage mit Fieber.

Ein anderes Bild: Nach gut verlaufener fieberfreier Rekonvaleszenz bemerkt man plötzlich am 20. Tage fleischwasserfarbenen Urin; dem Kinde selbst ist nichts anzumerken. Es bestehen weder Fieber, noch Drüsenschwellungen, noch Störungen des Wohlbefindens. Darin ändert sich nichts trotz 14tägigen Bestehens der Nephritis.

Wieder ein anderes Mal sind urämische Symptome das erste, was Eltern oder Arzt bei einem Scharlachrekonvaleszenten bemerken. Das Kind, das am Tage vorher noch bei vollem Wohlbefinden war, liegt blaß und somnolent im Bett, der Puls ist etwas arhythmisch und auffällig langsam. Urin zur Untersuchung ist nicht zu erhalten, da die Sekretion sistiert. Plötzlich bricht der Sturm der tonisch-klonischen Krämpfe los, die sich mehrfach wiederholen und zu einem plötzlichen Exitus führen können. Ist in einem solchen Falle der drei Wochen zurückliegende Scharlach seiner rudimentären Entwicklung wegen gar nicht erkannt worden und fehlt die Schuppung, so kann die richtige Diagnose die größten Schwierigkeiten bereiten, ja ganz unmöglich sein. Ist der Ausgang günstiger, so vermag die nach einigen Stunden wieder einsetzende Harnflut mit ihrem starken Blut- und Eiweißgehalt zur Erkennung der wahren Natur des Leidens beizutragen.

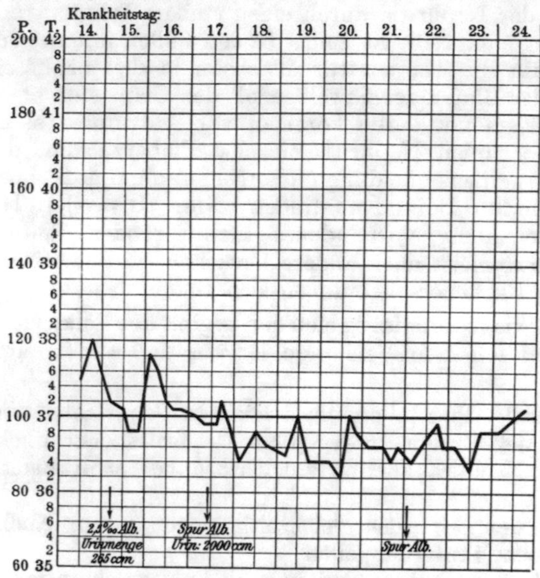

Abb. 316. Erich Klinke, 13 Jahre. Nephritis hämorrhagica nach Scharlach beginnend mit Urämie. Am 14 Tage nach Scharlach auf dem Wege zum Arzt an Krämpfen erkrankt. Bewußtlos ins Krankenhaus eingeliefert. 5—6 Krampfanfälle nachts. Am nächsten Morgen totale Amaurose. Venaesektion und Kochsalzinfusion. Danach tiefer Schlaf. Beim Erwachen wieder sehend. Geheilt.

Weit häufiger als diese Bilder sind jene Formen, wo neben der Nephritis gleichzeitig noch andere Nachkrankheiten auftreten oder vorangehen. Schick und namentlich Pospischil haben auf dieses häufige Zusammengehen aufmerksam gemacht. So ist z. B. folgendes Krankheitsbild nicht ungewöhnlich: Nach guter fieberfreier Rekonvaleszenz erfolgt plötzlich eines Tages Fieberanstieg auf 39°, und es zeigt sich eine taubeneigroße Anschwellung der angulären Halsdrüsen, starke Rötung der Rachenschleimhaut, die Tonsillen sind geschwollen und mit Schleim bedeckt, der Urin enthält Eiweiß und Zylinder, aber noch kein Blut. Am nächsten Tage setzt starke Hämaturie ein.

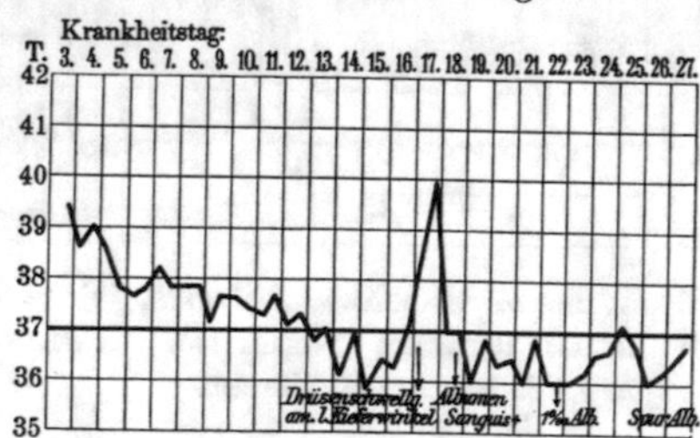

Abb. 317. Werner Haudke, 4 Jahre. Scharlach mit hämorrhagischer Nephritis und Lymphadenitis. Beginn der Nachkrankheiten am 17. Tage. Geheilt.

Ein anderes Mal geht die Drüsenschwellung der Nephritis einige Tage voraus. Am 17. Scharlachtage, nach fieberfreiem Intervall, plötzlicher Fieberanstieg auf 38,5°, haselnußgroße Drüsenschwellungen an beiden Kieferwinkeln, Harn zunächst noch frei, drei Tage später plötzliches Einsetzen der Hämaturie und Auftreten von Ödemen.

In seltenen Fällen kann die Hämaturie dabei ganz in den Hintergrund treten. Am 20. Tage erscheint das Kind plötzlich etwas blasser als sonst, der

Puls ist etwas irregulär und langsam, leichte Anschwellung der angulären Drüsen, eine mäßige Röte der einen Gaumenhälfte und Vorwölbung der entsprechenden Tonsille. Wenn man verschiedene Harnproben untersucht, so ist die eine eiweißhaltig, die andere frei; erst am nächsten Tage enthalten alle Proben Albumen. Mikroskopisch finden sich vereinzelte rote Blutkörperchen und Zylinder. So können mehrere Wochen lang geringe Mengen Eiweiß ausgeschieden werden, ohne daß der Urin jemals makroskopisch blutig erscheint.

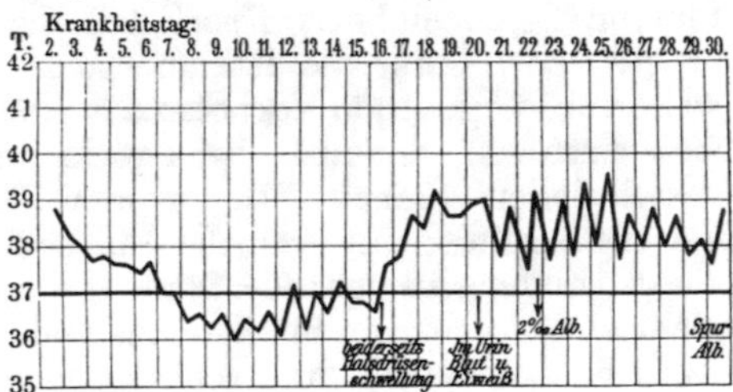

Abb. 318. Alf. Biedermann, 6 Jahre. Scharlach mit schwerer II. Krankheitsperiode. Vom 16. Tage an Lymphdrüsenschwellung, vom 20. Tage an Nephritis.

Reicher wird das Bild der beginnenden Nephritis dort, wo außer den Nachkrankheiten noch Folgeerscheinungen der Angina necroticans vorhanden sind, die aus der ersten Krankheitswoche in die Nephritiszeit hinüberdauern. In solchen Fällen liegt kein fieberfreier Intervall zwischen dem primären Scharlach und dem Nephritiseintritt. Die Zwischenzeit ist vielmehr durch eine Fieberkurve ausgefüllt, die ihre Entstehung der Sekundärinfektion mit Streptokokken verdankt. So kann z. B. obenstehendes Bild sich entwickeln: Nach schwerem Scharlach mit Angina necroticans ist eine doppelseitige Otitis media und ein einseitiges, dickes, langsam erweichendes Drüsenpaket am Hals zurückgeblieben. Das Fieber bewegt sich dauernd zwischen 38 und 39°. Da erfolgt am 19. Tage noch eine Steigerung des Fiebers bis auf 40°; gleichzeitig wird der Urin dunkelrot und enthält massenhaft Blut.

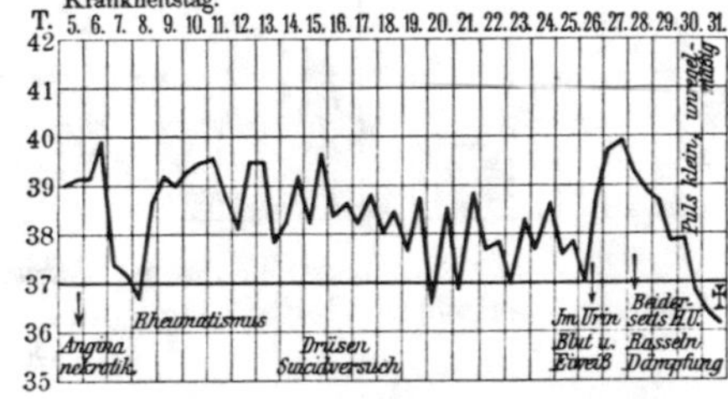

Abb. 319. Erich Feldt, 22 Jahre. Scharlach mit Angina necroticans, Scharlachrheumatismus, akute Psychose, Nephritis haemorrhagica, Pneumonie, Myokarditis. Gestorben.

Ein ähnliches Bild, wo zu den Folgeerscheinungen der Angina necroticans ebenfalls noch eine Nephritis haemorrhagica hinzutritt, zeigt folgende Kurve (Abb. 319).

Weiterer Verlauf der Nephritis. Der Verlauf der Nephritis zeigt ebenso wie ihr Beginn äußerst wechselvolle Krankheitsbilder, je nachdem mehr die eigentlichen nephritischen Erscheinungen oder die begleitenden anderen Nachkrankheiten oder schließlich Angina necroticans-Folgen hervortreten. Dazu können sich in jedem einzelnen Falle noch verschiedene Komplikationen, namentlich seitens des Herzens und der Lungen, hinzugesellen. Die leichteren, unkomplizierten Fälle pflegen in drei bis höchstens sechs Wochen zur Abheilung zu kommen. Während dieser Zeit ist der Kranke meist blaß und leicht gedunsen im Gesicht, während stärkere Ödembildung zu fehlen pflegt. Der Puls ist oft etwas arhythmisch und verlangsamt. Subjektive Beschwerden bestehen nicht, trotzdem bisweilen leicht remittierendes Fieber vorhanden ist. Nachdem etwa 14 Tage ungefähr die gleiche tägliche Eiweißmenge ausgeschieden wurde, beginnt der Albumengehalt zu sinken, Blut und Eiweiß gehen dabei keineswegs immer parallel. Die Blutausscheidung ist dabei meist unregelmäßiger und schwankender als die des Eiweißes. Der Urin hellt sich allmählich auf, und bald steigt die tägliche Harnmenge, die auf der Höhe der Nephritis gesunken war. Der Gehalt an Zylindern und Epithelien dauert meist noch länger fort als die Eiweißausscheidung.

Die schwereren Formen gehen häufig mit Schmerzen in der Nierengegend und im Leibe einher. Druck auf die Nierengegend pflegt die Beschwerden zu steigern. Sinkt die Harnmenge in erheblicher Weise, so können sich zeitweise vorübergehende Vorboten der Urämie, Kopfschmerzen und leichte Somnolenz einstellen, die aber bei zweckmäßiger Behandlung oder spontan wieder verschwinden können. In anderen Fällen kommt es dann zur Urämie, die gar nicht selten eine schnelle Entscheidung bringt und entweder den letalen Ausgang oder eine schnelle Besserung nach sich zieht. Weniger häufig ist ein mehr chronischer, urämischer Zustand, wobei täglich nur sehr geringe Mengen stark blutigen Urins ausgeschieden werden und häufiges Erbrechen und Kopfschmerzen, eventuell auch Diarrhöen vorherrschen. Die Kranken liegen blaß mit kühlen Extremitäten apathisch da, der Puls ist äußerst frequent und weich, das Herz oft dilatiert.

Damit kommen wir schon zu den Komplikationen, die das Krankheitsbild häufig noch schwerer machen.

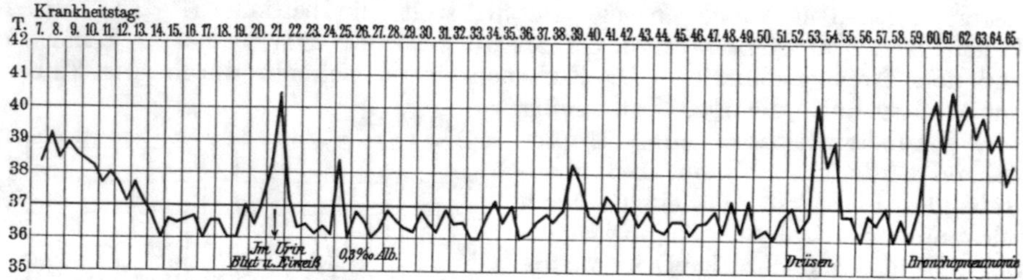

Abb. 320. Ida Hinsberg, 12 Jahre. Scharlach. Leichte primäre aber schwere sekundäre Krankheitsperiode mit hämorrhagischer Nephritis, Lymphadenitis und Bronchopneumonie. Gestorben.

Das Herz ist bei der Scharlachnephritis häufig in Mitleidenschaft gezogen. Die dabei entstehenden Störungen äußern sich in Dilatationen und bisweilen auch in Hypertrophie. Die Herzdämpfung verbreitert sich nach rechts und links, der Spitzenstoß rückt nach außen, der Puls, der am Anfang gespannt und oft auffällig verlangsamt erscheint, bekommt eine erhöhte Frequenz und wird klein. Es können sich die verschiedenen Zeichen der Herzinsuffizienz, Oppressionsgefühl auf der Brust, kardiale Dyspnoe, eventuell Anfälle von Angina pectoris einstellen. Häufig gesellen sich dann noch Transsudate in die serösen Höhlen, Hydrothorax, Hydroperikard, Ascites hinzu und vermehren die Leiden des Kranken. Den Schluß der Tragödie bildet mitunter das Auftreten eines Lungenödems infolge der rapide sinkenden Herzkraft. Die Dyspnoe steigert sich bis zur Orthopnoe, der Kranke ist bleich und cyanotisch und expektoriert massenhaft schaumiges Sputum. Der Puls ist kaum fühlbar und von rasender Frequenz, und endlich versagt der Herzmuskel seinen Dienst.

In anderen Fällen komplizieren Lungenerscheinungen entzündlicher Natur, namentlich Pneumonie und Pleuritis das Krankheitsbild (Abb. 320).

Die Pneumonie ist dabei fast stets auf den Unterlappen lokalisiert, entweder einseitig oder seltener doppelseitig. Sie besteht aus konfluierten lobulären Entzündungsherden und geht häufig mit einem serösen Pleuraerguß einher. Die Entwicklung dieser Pneumonie ist in der Regel plötzlich; sie kann schon gleichzeitig mit der Nephritis einsetzen oder erst mitten in deren Verlauf auftreten. Das Kind wird dyspnoisch, es tritt Nasenflügelatmen auf, und der Untersuchungsbefund (Bronchialatmen mit Dämpfungserscheinungen) bestätigt den geweckten Verdacht. Fast stets ist das Auftreten dieser Komplikation mit einer neuen Exacerbation der Hämaturie verbunden. Pospischil sah die Pleurapneumonie in 11 % seiner Nephritisfälle.

Als Erreger konnte ich im pneumonischen Exsudat bei der Autopsie fast stets Pneumokokken nachweisen.

Auch seröse Pleuritis allein kommt nicht selten zur Nephritis hinzu. Es handelt sich meist um ein schnell ansteigendes Exsudat, das bald wieder resorbiert wird. Mehrfach konnte ich auch durch Pneumokokken verursachte Pleuraempyeme beobachten.

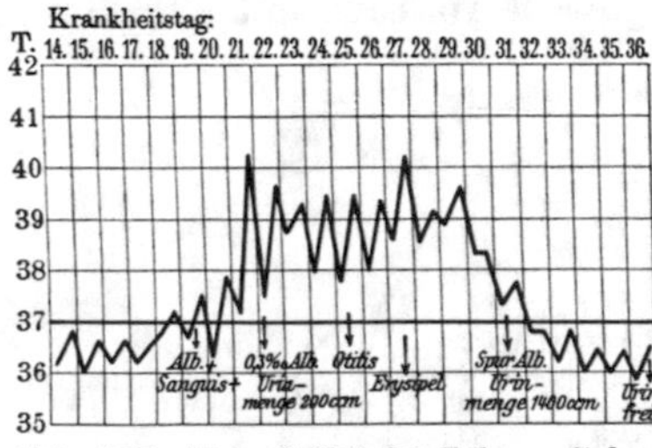

Abb. 321. Max Seibt, 28 Jahre. Scharlach mit hämorrhagischer Nephritis. Beginn unter Fieber am 19. Tage. Später Otitis dextra und Erysipel vom rechten Ohr ausgehend. Geheilt.

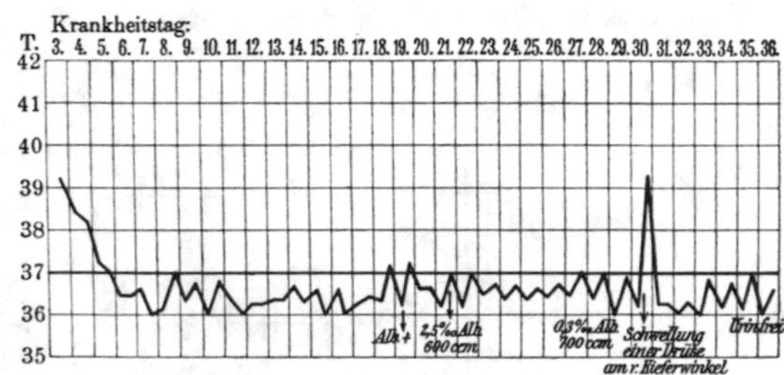

Abb. 322. Charlotte Rosatinig, 8 Jahre. Scharlach mit hämorrhagischer Nephritis und Lymphadenitis. Geheilt.

Daß die Nephritis sehr häufig nicht allein, sondern in Begleitung von anderen typischen Nachkrankheiten auftritt, sahen wir schon bei der Besprechung ihres Beginnes. Hier sei noch nachgetragen, daß die begleitenden Nachkrankheiten häufig als alleinige Ursache eines anhaltenden remittierenden Fiebers anzuschuldigen sind.

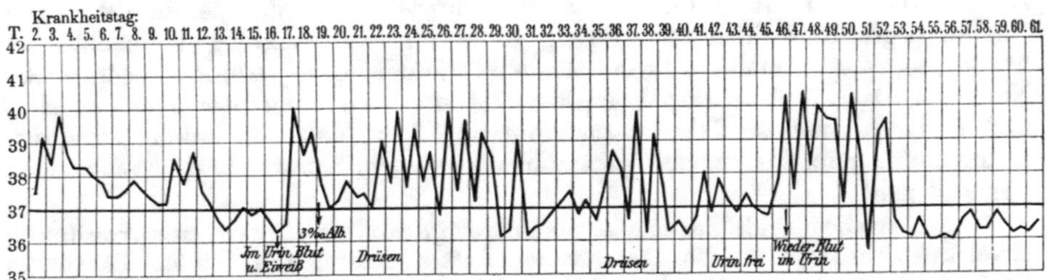

Abb. 323. Margarete Meier, 3 Jahre. Scharlach mit leichter primärer und schwerer sekundärer Krankheitsperiode. Nephritis hämorrhagica und Lymphadenitis. Geheilt.

Häufig tritt auch im Verlaufe einer fieberfreien Nephritis eine oder die andere Nachkrankheit erst hinzu und verursacht dadurch plötzlich ansteigende Fieberzacken. Derartige plötzliche Neuerscheinungen pflegen dann meist eine Exacerbation der Nephritissymptome auszulösen. Es tritt z. B. bei bestehender leichter Hämaturie und Albuminurie und fieberfreiem Verlauf plötzlich eine Drüsenschwellung oder eine erneute Rötung und Anschwellung der Rachenteile, verbunden mit Halsschmerzen, auf, und gleichzeitig steigt vorübergehend die Temperatur und Blut- und Eiweißausscheidung gehen für einen oder mehrere Tage in die Höhe. So kann durch das Hinzutreten anderer Nachkrankheiten der Verlauf der Nephritis attackenweise gestört werden.

Einen recht schweren Verlauf pflegen diejenigen Nephritisformen zu nehmen, wo neben der Nierenentzündung auch Folgeerscheinungen der Angina necroticans herlaufen. Am häufigsten ist es eine Otitis media mit ihren verschiedenen Folgezuständen, die aus der ersten Woche der Scharlacherkrankung her noch in die Nephritiszeit hineinreicht und die Qualen des Kranken in der vielfältigsten Weise zu vermehren vermag (Abb. 324). So kann es im Laufe einer Nephritis noch zu Mastoiditis und zu septischen Zuständen kommen. Mitunter bestehen noch schwere Rachenveränderungen, vor allem aber vereiterte Drüsen im Kieferwinkel und tiefgreifende, nekrotisch zerfallene Gewebspartien am Halse usw. In seltenen Fällen kann sich sogar in den gewöhnlichen Verlauf einer unkomplizierten Nephritis eine frische Angina necroticans mit allen ihren

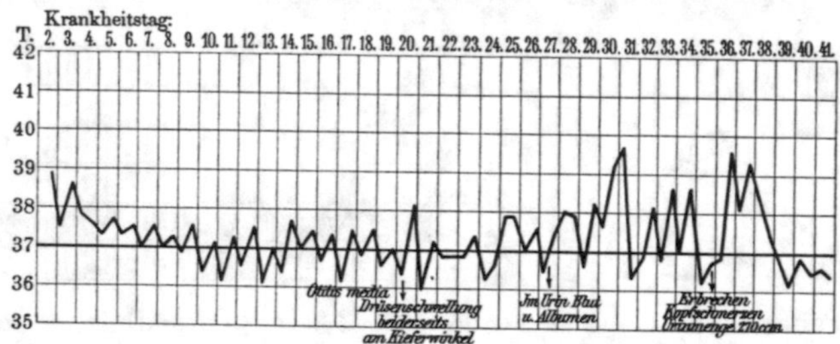

Abb. 324. Adolf Spickmüller, 3 Jahre. Scharlach mit Otitis media, Lymphadenitis und hämorrhagischer Nephritis (urämische Erscheinungen). Geheilt.

Folgen und schließlich auch mit allgemeiner Sepsis hineinschieben. Die Entwicklung dieser nekrotischen Angina geschieht dabei nicht unvermittelt. Es ist vielmehr in der Regel so, daß zuerst eine entzündliche Rötung und Schwellung der Rachenteile, zuerst vielleicht nur an einer Seite, sich einstellt, und daß dann auf der entzündeten Rachenschleimhaut die Streptokokken ihre nekrotisierende Wirkung beginnen. Oft folgen sich diese Veränderungen im Rachen so schnell Schlag auf Schlag, daß man von der Tatsache einer schweren Angina necroticans überrascht wird, ohne ihre Entwicklung beobachtet zu haben, ja, das Auftreten von Rachenveränderungen, Angina necroticans, Nephritis, Drüsenschwellungen, Fieber und komplizierende Störungen an Herz und Lunge können sich alle so zusammendrängen, daß von einem Tage zum anderen eine ganz entsetzliche Veränderung mit dem Scharlachrekonvaleszenten vor sich geht.

Ein solches Bild, das die Zusammengehörigkeit der besprochenen Nachkrankheiten und ihr katastrophenhaftes Auftreten mit allen Fährnissen treffend wiederspiegelt, will ich zum Schluß in der phantasievollen Sprache Pospischils wiedergeben:

„Wie, wenn wir im Walde sind, in tiefer Stille, in der kein Laub sich rührt, mit einem Male der Sturmwind einsetzt, die Baumriesen erzittern macht und ihre Äste beugt, Blitze zucken und Donner krachen und die Schleusen des Himmels sich öffnen, so elementar, so gewaltig und plötzlich kann die Veränderung sein, welche „das zweite Kranksein" bringt. In allen Provinzen des ganzen großmächtigen Reiches tobt nun der Aufruhr, an allen Ecken und Enden lodert der Brand auf. Rasch unter einem Schüttelfroste erhebt sich die Körperwärme in bedeutende Höhe, die Halsdrüsen schwellen mächtig zu phlegmonösen Paketen an, der Rachen rötet sich flammend und überzieht sich mit diphtheroiden Belägen, seine entzündlich vergrößerten, prallen und starren Formen erschweren die Atmung, der erste Herzton wird von einem kratzenden oder knirschenden Geräusch begleitet, der spärliche Harn ist dunkelblutig, der Zustand des Bewußtseins verändert sich unheimlich schnell von der anfänglichen Somnolenz zum Sopor, beständige Unruhe, Jaktationen, Delirien, tonisch-klonische Krämpfe, über der einen Brustseite rasch ansteigende Dämpfung, dort leise aus der Tiefe heraufdringendes Bronchialatmen, Koma und Tod. Und dieses Kind beendete gestern die zweite Krankheitswoche, schien „in voller Rekonvaleszenz“ zu sein und nichts deutete auf seine grauenvolle nächste Zukunft.“

Ausgang der postscarlatinösen Nephritis. Nach den vielen schweren Krankheitsbildern, die wir hier aufgerollt haben, mag es verwunderlich erscheinen, wenn nun gesagt wird, daß die Prognose der Scharlachnephritis im ganzen relativ günstig ist. Der größte Teil der Fälle kommt zur Genesung. Auch die schwereren Fälle kommen nach 6—8 Wochen oft zur Heilung. Mitunter aber dauert der Zustand viel länger, und der Urin ist wieder hell geworden, enthält makroskopisch kein Blut mehr, aber etwa $^1/_2\,^0/_{00}$ Albumen und im Sediment vereinzelte hyaline und granulierte Zylinder, sowie vereinzelte rote Blutkörperchen. Dieser Zustand kann monatelang dauern, schließlich aber doch noch völliger Heilung Platz machen. In anderen Fällen entwickelt sich vor der endgültigen Heilung für einige Wochen noch eine orthotische Albuminurie: sowie der Kranke aufsteht, scheidet er Eiweiß aus, bei ruhiger Bettlage ist der Harn frei. Wieder ein anderes Mal wechseln Perioden von Eiweißfreiheit mit solchen, wo der Urin wieder $^1/_4$—$^1/_2\,^0/_{00}$ Albumen ausscheidet; in einzelnen Fällen kann sich daraus eine typische Schrumpfniere entwickeln.

Neben den bisher genannten häufigsten Nachkrankheiten des Scharlachs: Fieber ohne Organbefund, Lymphadenitis, entzündliche Rachenerscheinungen und hämorrhagische Nephritis kommen als seltenere Erscheinungen noch Rezidive, verschiedenartige Exantheme und Scharlachrheumatismus zur Beobachtung.

Die **Rezidive** pflegen in zwei verschiedenen Formen aufzutreten. Die erste Form wiederholt alle Erscheinungen des zuerst überstandenen Scharlachs,

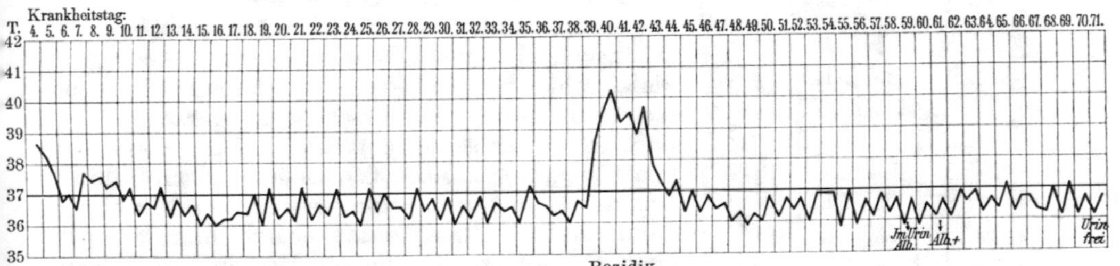

Abb. 325. Bruno Klescewski, 20 Jahre. Scharlach mit Rezidiv am 40. Tage und typischem Einsetzen einer Nephritis am 19. Tage des Rezidivs.

Erbrechen, flammendes Exanthem, Angina, Drüsenschwellungen, Fieber usw.; mitunter ist das Rezidiv sogar schwerer als die primäre Erkrankung, indem eine Angina necroticans mit ihren Folgen einsetzt und zum Exitus führt, oder indem sich in ca. drei Wochen nach dem Einsetzen des Rezidivs eine hämorrhagische Nephritis entwickelt, nachdem die Rekonvaleszenzperiode des ersten Scharlachs eiweißfrei verlaufen war. Diese Rezidivform, die also oft alle Erscheinungen des primären Scharlachs zeigt, kann von der 2.—6. Woche auftreten. Sie ist offenbar als ein Wiederaufflackern des primären Scharlachprozesses zu erklären, hervorgerufen dadurch, daß das latent im Körper zurückgebliebene Scharlachvirus die Oberhand über die immunisierenden Vorgänge gewann.

Die zweite Rezidivform wiederholt nicht die typischen Erscheinungen des primären Scharlachs — Erbrechen und Angina fehlen meist — sondern es tritt zu einer oder mehreren der beschriebenen Nachkrankheiten, zu einseitiger Lymphdrüsenschwellung am Halse oder zur Angina oder zur hämorrhagischen Nephritis, ein flüchtiges Scharlachexanthem hinzu. Diese Variation verdient kaum noch den Namen Rezidiv. Thomas hat sie denn auch früher mit dem Namen „Pseudorezidiv“ bezeichnet. Es ist nur ein flüchtiges Wiederkehren des Ausschlages, verbunden mit Fieber, das rasch wieder abfällt. Zur Illustration dienen die Kurven Abb. 310 und Abb. 303.

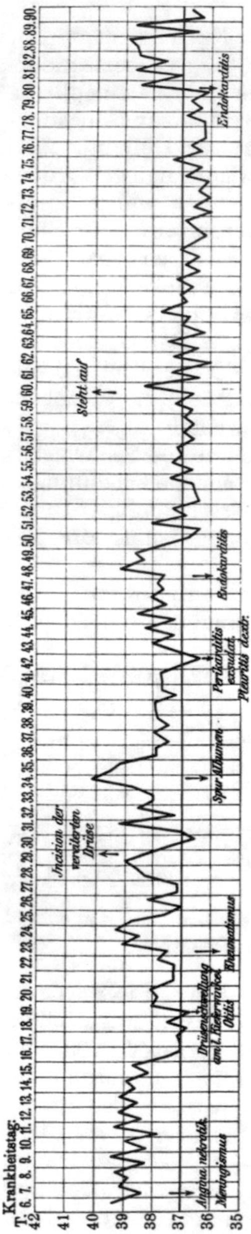

Abb. 326. Margarete Schwandt, 12 Jahre. Scharlach mit Angina necroticans und Meningismus. In der II. Krankheitsperiode Drüsenschwellung am linken Kieferwinkel mit Vereiterung (Inzision), Otitis, leichte Albuminurie, Rheumatismus in beiden Kniegelenken, Perikarditis exsud., Pleuritis exsud., Endokarditis. Geheilt.

Nach Pospischils Anschauung würde diese leichte Rezidivform ganz in den Rahmen des „zweiten Krankseins“ passen, das ja die verschiedensten Symptome des primären Scharlachs regellos allein oder mit anderen zusammen wiederholen kann; ebenso wie die Angina allein wiederkehren kann, kehrt hier das Exanthem allein noch einmal zurück.

Relativ selten ist der **Scharlachrheumatismus als Nachkrankheit,** der genau in derselben Form wie in der ersten Scharlachwoche in der dritten oder vierten Woche entweder allein oder in Begleitung anderer Nachkrankheiten auftreten kann. Diese Synovitis postscarlatinosa beginnt akut mit Temperaturanstieg und geht mit einem remittierenden Fieber einher. Sie beschränkt sich häufig auf ein Gelenk, das geschwollen und lebhaft schmerzempfindlich ist und hat im allgemeinen einen gutartigen Charakter. Mitunter tritt daneben noch eine Polyserositis mit Perikarditis, Pleuritis und Endokarditis auf. Gelegentlich kann sie sich mit Erythema nodosum oder mit Erythema exsudativum multiforme kombinieren.

Eine andere als Nachkrankheit auftretende Affektion, die zuweilen mit Gelenkerscheinungen einhergeht, ist das **Erythema postscarlatinosum,** das eine sehr seltene Erscheinung darstellt. Ich habe es bisher sechsmal gesehen. Eine dieser Beobachtungen gibt Abb. 327 wieder. Nach Schick beginnt es mit dem Auftreten von punktförmigen, dann rasch wachsenden dunkelroten maculo-papulösen Effloreszenzen, die im Beginn auf Fingerdruck völlig verschwinden. Die kleineren Effloreszenzen sind kreisrund, bei den größeren werden die Grenzlinien unregelmäßig, während das Zentrum abblaßt und einen bläulichen Farbton annimmt. Konfluieren mehrere Effloreszenzen, so gibt es dunkelrote entzündliche Infiltrate mit landkartenartigen Grenzkonturen. Mitunter kommt es zu zentraler Blasenbildung; dabei sinkt das Zentrum der Blase ein, während der periphere Teil erhalten bleibt, und so entstehen ringförmige Blasen. Nach der Eintrocknung der Effloreszenz bleibt lange Zeit hindurch eine starke Pigmentierung zurück. Die Effloreszenzen zeigen sich besonders an den Körperstellen, die dem Druck ausgesetzt sind, an der Streckseite der Ellenbogengelenke, am Gesäß, im Bereich der Malleolen und über der Scapula, seltener am Stamm. Charakteristisch ist die symmetrische Anordnung dieser Hauterscheinungen, die kurz hintereinander an korrespondierenden Stellen der beiden Körperhälften auftreten. Diese Beschreibung Schicks stimmt ganz mit meinen Beobachtungen überein, doch kann ich seine Anschauung nicht teilen, daß es sich hier um Vorstufen der zuweilen nach Scharlach beobachteten Hautgangrän handelt. Auch ist die Prognose nach meinen Erfahrungen nicht sonderlich ernst. Das Exanthem verschwand bei den sechs von uns gesehenen Fällen nach ca. acht Tagen ohne zur Gangrän zu führen und die Krankheit ging in Heilung aus. Es trat einmal mit Gelenkerscheinungen zusammen auf, dreimal begleitet von Nephritis haemorrhagica und zweimal allein ohne andere Nachkrankheiten. Meiner Anschauung nach steht es dem Erythema exsud. multiforme sehr nahe.

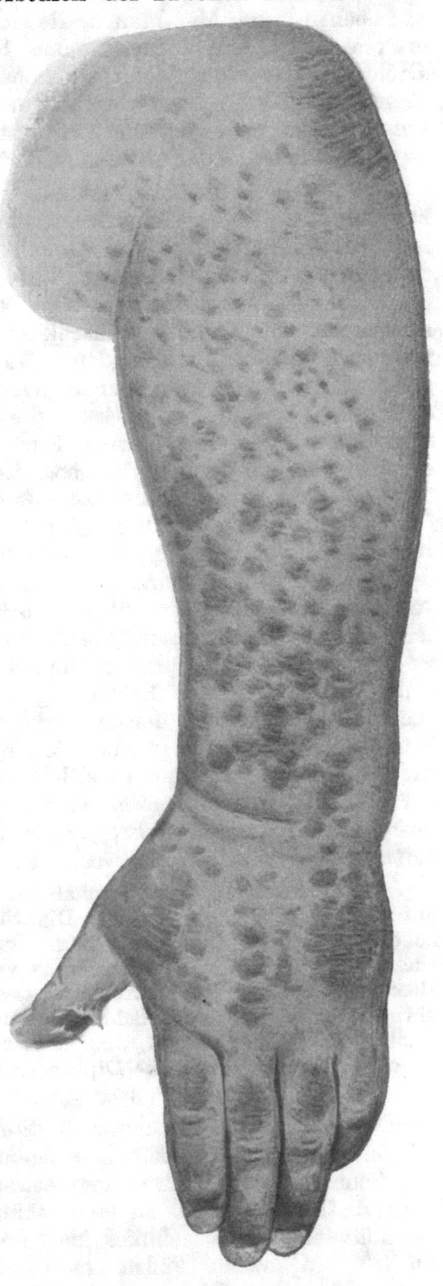

Abb. 327. Erythema postscarlatinosum.

Komplikationen mit anderen Infektionskrankheiten. Nicht selten ist der Scharlach mit echter Diphtherie kompliziert. Man hat solche Fälle früher vielfach mit der Angina necroticans verwechselt, die ja, wie wir sahen, bisweilen kaum von der echten Diphtherie zu unterscheiden ist, namentlich wenn die Beläge auf den Tonsillen in der Form zusammenhängender weißer Membranen auftreten. Man nennt die Angina necroticans wegen dieser rein äußerlichen Ähnlichkeit noch jetzt vielfach Scharlachdiphtheroid, eine Bezeichnung, die von Thomas stammt. Differentialdiagnostisch wichtig ist dabei, daß die Membran bei der echten Diphtherie fest auf der Unterlage sitzt und sich nur schwer unter gleichzeitiger Blutung ablösen läßt. Die membranösen Beläge bei der Angina necroticans dagegen sind lockerer und leichter abzulösen und haben meist einen mehr schmierig bräunlich-gelblichen Farbton oder sind ausgesprochen grau. In fraglichen Fällen bringt meist die bakteriologische Untersuchung des Rachenabstriches auf Diphtheriebazillen die Entscheidung.

Je nach dem zeitlichen Auftreten der Diphtherie im Verlaufe der Scharlacherkrankung werden Krankheitsbild und differentialdiagnostische Erwägungen verschieden sein.

Tritt die Diphtherie gleichzeitig mit den ersten Scharlachsymptomen am ersten oder zweiten Krankheitstage auf, so wird die Bildung von ausgesprochenen festen Membranen, die sich schnell auf Uvula und weichen Gaumen erstrecken, in dem aufmerksamen Beobachter bald den Verdacht auf echte Diphtherie erwecken, denn die Scharlachangina pflegt um diese Zeit in der Regel außer der scharf abgesetzten Röte der Tonsillen, der Uvula und der vorderen Gaumenbögen nur eine starke Schwellung und einen leicht abwischbaren, lakunären oder streifigen Belag zu bieten.

Tritt die Diphtherie erst nach dem zweiten Krankheitstage, also in der zweiten Hälfte der ersten Scharlachwoche hinzu, so kann nur die bakteriologische Untersuchung die Entscheidung bringen, um was es sich handelt; es droht hier beständig die Verwechslung mit der Angina necroticans, weil einmal die echten diphtheritischen Beläge bei gleichzeitiger Angina ihren zusammenhängenden membranösen Charakter verlieren und bröckelig und schmierig werden können, und weil andererseits, wie schon oben betont, auch die Angina gelegentlich zusammenhängende weiße Membranen bildet, die an Diphtherie erinnern. Ganz unmöglich kann die Entscheidung in den Fällen von Angina necroticans sein, wo als erstes Symptom der hinzutretenden Diphtherie Erscheinungen von Kehlkopfstenose, Crouphusten, Einziehungen, Cyanose auftreten. Wir wissen, daß auch die Angina necroticans zu Stenoseerscheinungen führen kann. Diese ist aber weit seltener als die Kehlkopfstenose infolge echter Diphtherie. Man soll also in zweifelhaften Fällen stets zuerst an Diphtherie denken und danach seine Anordnungen treffen. Ich würde beim Auftreten von Stenoseerscheinungen stets sofort Diphtherieserum geben, ohne die bakteriologische Untersuchung abzuwarten, denn es gibt gar nicht selten Fälle, wo bei echter Larynxdiphtherie im Rachen keine Bazillen nachgewiesen werden. Einfacher ist meist die Erkennung der Diphtheriekomplikation in der fieberfreien Rekonvaleszenz der zweiten oder dritten Scharlachwoche. Eine mit Membranbildung einhergehende Angina erweckt natürlich sofort den Verdacht auf Diphtherie. Handelt es sich aber nur um eine Rötung und Schwellung der Tonsillen mit lakunären oder streifigen Belägen, so kann entweder eine rezidivierende Angina in Frage kommen, wie sie so häufig als Nachkrankheit auftritt, oder eine anormal verlaufende Diphtherie.

Ich sah solche Fälle mehrmals im Krankenhause, wenn eine Scharlachstation durch eingeschleppte Fälle mit Diphtherie infiziert wurde. Dann kamen stets neben typischen, diphtheritischen Rachenerkrankungen mit Membranbildung auch solche anormale Diphtheriefälle vor, die einer follikulären Angina gleichen, aber Diphtheriebazillen im Rachen hatten. Bei solchen Gelegenheiten findet man übrigens auch in der Regel Scharlachkranke und -Rekonvaleszenten, die Diphtheriebazillen im Rachen tragen, aber keinerlei auf Diphtherie verdächtige Symptome zeigen, also scharlachkranke Diphtheriebazillenträger.

Die Komplikation eines Scharlach mit Diphtherie ist immer ernst zu nehmen, da hier die Sekundärinfektion einen schon geschwächten Organismus befällt. Immerhin scheint im allgemeinen das Hinzutreten der Diphtherie zum Scharlach prognostisch noch etwas günstiger zu liegen als die umgekehrte Konstellation. Kommt zu einer schon bestehenden primären Diphtherie sekundär eine Scharlachinfektion hinzu, so gilt die Situation als recht gefährlich. In solchen Fällen entwickelt sich mit Vorliebe auf den diphtheritisch veränderten Rachenorganen eine Nekrose.

Bisweilen kombiniert sich der Scharlach mit Masern. Kommen beide Exantheme gleichzeitig vor, so kann die Diagnose sehr schwierig werden. In fünf Fällen dieser Art, die ich beobachtete, fielen im Gesicht die starke Conjunctivitis und der maculo-papulöse Ausschlag in der Umgebung des Mundes auf. Am Stamm und an den Extremitäten zeigten sich neben Stellen typischen Scharlachexanthems flächenhafte, etwas erhabene, dunkelrote, unregelmäßig begrenzte Partien verschiedenster Ausdehnung von Handtellergröße und mehr. Die Kombination verlief schwer. Tritt die Masernerkrankung erst in der Rekonvaleszenz des Scharlachs auf, in der Zeit der Nachkrankheiten, so entwickeln sich mitunter außerordentlich bunte Krankheitsbilder.

Eine relativ häufige Komplikation des Scharlachs ist die mit Varicellen. Man sieht dann auf der Basis einer typischen Scharlachröte den charakteristischen Varicellenausschlag, der stets gleichzeitig verschiedene Entwicklungsstufen, rote Fleckchen, gefüllte und eingetrocknete Bläschen und gedellte Eruptionen erkennen läßt. In manchen Fällen macht es den Eindruck, als ob die Scharlachinfektion von einem aufgekratzten Varicellenbläschen her ihren Ausgang nahm. Eine der Varicelleneffloreszenzen verwandelt sich in ein speckig belegtes Geschwür mit geröteter und infiltrierter Umgebung, und der Scharlachausschlag beginnt an dieser Stelle. Pospischil vertritt die Anschauung, daß Varicellenkinder eine besondere Disposition für Scharlach haben, und daß diese Komplikation häufig mit septischer Allgemeininfektion einhergeht. Ich kann diese Angabe im ganzen bestätigen, wenn ich auch viele Varicellen-Scharlach-Fälle mit gutem Ausgang sah.

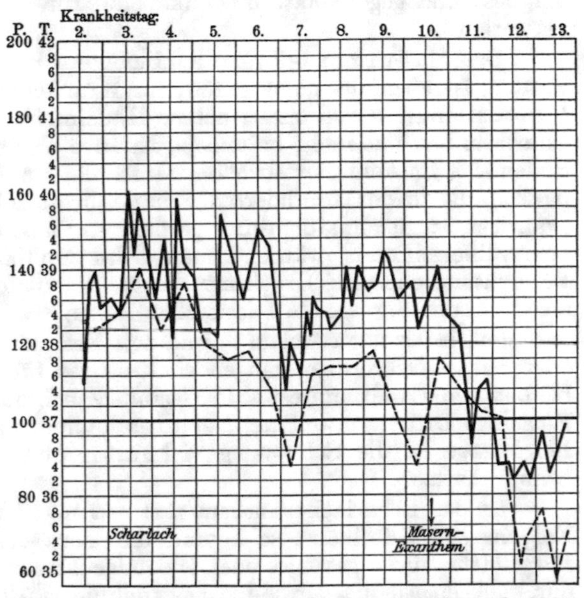

Abb. 328. Röschen Spiegel, 7 Jahre. Scharlach kompliziert mit Masern.

Die Komplikation des Scharlachs mit Erysipel ist bereits bei Besprechung der Hautkomplikationen erwähnt.

Die Komplikation des Scharlachs mit Tuberkulose und Skrofulose hat nicht den ungünstigen Einfluß auf die Ausbreitung dieser Krankheiten, wie wir ihn von den Masern her kennen.

Diagnose. Die Diagnose des Scharlach ist auf der Höhe des Exanthems leicht, wenn alle Symptome, wie wir sie im Anfange geschildert haben, in ausgeprägter Weise vorhanden sind. Der aus feinsten Sprüsseln zusammengesetzte Ausschlag, die scharf abgesetzte entzündliche Rötung der Rachenteile, die Himbeerzunge, die Schwellung der Halslymphdrüsen, das Fieber; ferner der charakteristische plötzliche Beginn mit Halsschmerzen und Erbrechen. Fehlen einige dieser Symptome oder sind sie nur wenig ausgebildet, so kann die Diagnose oft große Schwierigkeiten bereiten. Die verschiedenartigsten Exantheme und Erytheme können Anlaß zur Verwechslung bieten. Von infektiösen Erythemen kommen hier namentlich Masern, Röteln, die vierte Krankheit, das prodromale Variolaexanthem und das Erythema infectiosum in Frage.

In den Fällen, wo der Scharlachausschlag den sprüßlichen Charakter vermissen läßt und in einzelnen zirkumskripten Flecken auftritt, die auf Armen und Beinen lokalisiert sind, während der Rumpf fast gänzlich frei bleibt, ist die Verwechslung mit Masern möglich, namentlich wenn die Krankheit von Coryza und Conjunctivitis begleitet ist. Für Scharlach sprechen dabei der akute Beginn mit Erbrechen, die entzündlichen Rachensymptome und die Himbeerzunge, sowie die zirkumorale Blässe; für Masern: das Vorwiegen der katarrhalischen Symptome, die dem Exanthem schon einige Tage vorangehen, eventuell vorhandene Koplik sche Flecken und das in der Umgebung des Mundes vorhandene Exanthem. Da die Diazoreaktion bei Masern meist positiv ist, so spricht negativer Ausfall eher für Scharlach; auch die positive Urobilinprobe spricht für Scharlach. Hyperleukocytose ist für die Scharlachdiagnose und gegen Masern, Leukopenie für Masern und gegen Scharlach zu verwerten.

Daß Masern mit teilweise konfluiertem Exanthem für Scharlach gehalten werden, ist ebenfalls nicht selten; im Krankenhause büßt man solche fatalen Verwechslungen durch unangenehme Hausinfektionen. Das konfluierte Masernexanthem hat eine mehr bräunliche Nuance als der Scharlachausschlag. Ferner finden sich im konfluierten Masernausschlage meist noch exanthemfreie Hautpartien, die in der konfluierten Scharlachröte fehlen; das konfluierte Masernexanthem ist gleichmäßig diffus gerötet und läßt keine einzelnen Effloreszenzen mehr differenzieren, während man beim konfluierten Scharlach bei genauer Betrachtung oder auf Druck mit einem Glasspatel noch die Zusammensetzung aus kleinsten Sprüsselchen feststellen kann.

Sollen wir nach Ablauf der akuten Erscheinungen entscheiden, ob Masern oder Scharlach vorausgegangen sind, so ist für Masern das längere Zurückbleiben von Exanthemresten in Gestalt von braunen Flecken charakteristisch. Einseitige Drüsenschwellung, Nephritis haemorrhagica sprechen für Scharlach. Bei Masern ist die Schuppung viel zarter und überall mehr kleienförmig als beim Scharlach.

Ist das Scharlachexanthem zartrosa und kleinfleckig und zeigt es wenig Neigung zur Konfluenz, so kommt die Verwechslung mit Röteln in Frage. Für Röteln würde geringes oder fehlendes Fieber und das Vorhandensein einer nur mäßigen Angina, sowie die Feststellung stark geschwollener Nackendrüsen sprechen. Nach Ablauf des exanthematischen Stadiums spricht starke Schuppung für Scharlach und gegen Röteln.

Bei der vierten Krankheit, die mit einem scharlachähnlichen Ausschlage einhergeht und stets leicht verläuft, fehlen stets das Fieber und die Himbeerzunge; dagegen kann eine starke Angina vorhanden sein. Man wird diese Krankheit mit annähernder Sicherheit wohl nur dort diagnostizieren können, wo sie epidemieartig auftritt und Kinder befällt, die bereits Scharlach und Röteln überstanden haben.

Große Ähnlichkeit mit dem Scharlachausschlage hat der Variola-rash im Initialstadium der Pocken, um so mehr als die Prädilektionsstellen dieses Prodromalexanthems, das Oberschenkel- und das Oberarmdreieck, auch beim rudimentären Scharlachausschlage mit Vorliebe befallen sind. Für Pocken würden in solchen Fällen vor allem die starken Kreuzschmerzen sprechen.

Das Erythema infectiosum kann namentlich im Gesichte, wo es auf den Wangen rote, konfluierende Flecke erzeugt, an Scharlach erinnern, weniger auf den Streckseiten der Extremitäten, wo es ein großfleckiges Aussehen hat.

Von toxischen Erythemen kommen Arzneiausschläge und Serumexantheme differentialdiagnostisch in Betracht. Antipyrin, Aspirin und Atropin können scharlachähnliche Ausschläge nach sich ziehen. Wenn neben diesen Arzneiexanthemen noch Angina und Schnupfen sich vorfinden, die den Grund zum Einnehmen der betreffenden Pulver gegeben haben, so kann die Diagnose sehr schwierig werden.

Besonders irreführend ist nach meinen Erfahrungen der nach Quecksilberaufnahme bei einzelnen Menschen auftretende scharlachähnliche Ausschlag. Der mit einer Schmierkur behandelte Syphilitiker leidet gleichzeitig häufig an einer luetischen Angina, die mit etwas Fieber verbunden sein kann und so die Ähnlichkeit mit Scharlach noch vermehren hilft. Hier wie bei den Serumexanthemen ist bisweilen der negative Ausfall der Urobilinogenprobe gegen Scharlach zu verwerten. Selten ist ein scharlachähnliches Exanthem nach Tuberkulineinspritzungen; ich sah es nur einmal. Es besteht in einer Rötung und Schwellung der einzelnen Follikel und verschwindet schon nach 1—2 Tagen. Der unmittelbare Anschluß an die Tuberkulininjektion zugleich mit dem Auftreten anderer Reaktionserscheinungen und vor allem die follikuläre Anordnung der Röte werden die richtige Diagnose ermöglichen.

Nach Seruminjektionen beobachten wir bisweilen auf Diphtherieabteilungen scarlatiniforme Exantheme, die im Verein mit den anderen Symptomen der Serumkrankheit ein dem Scharlach zum Verwechseln ähnliches Bild bieten können. Zu den scharlachähnlichen Ausschlägen können sich noch hohes Fieber, Kopfschmerzen, Gelenkschmerzen, Erbrechen, ja selbst eine neu aufflammende Angina gesellen. Stimmt die Inkubationszeit der Serumkrankheit (8—12 Tage) mit der seit der Seruminjektion verstrichenen Frist überein, so wird man dadurch in manchen Fällen auf die richtige Diagnose gelenkt werden. Auch die Klagen über starkes Jucken kann in ähnlichem Sinne sprechen.

Einen gewissen Anhalt bekommt man auch durch die Urobilinprobe und die neuerdings von Umber[1]) zu diesem Zwecke empfohlene Urobilinogenprobe. Der positive Nachweis von Urobilin und Urobilinogen spricht für Scharlach, der negative Ausfall für Serumexanthem.

Flüchtige Erytheme, die scharlachähnliches Aussehen gewinnen können, kommen auch bei Influenza und Typhus vor. Auch bei septischen Erkrankungen, namentlich bei der Streptokokkensepsis kann man scarlatiniforme Exantheme beobachten, doch fehlt hier der sprüßliche Charakter des Scharlachexanthems; es sind mehr große flächenhafte Rötungen, bei denen die Zusammensetzung aus einzelnen Tüpfelchen fehlt.

Besonders täuschend ist das Erythema scarlatiniforme desquamativum recidivans, das sich durch starkes Jucken, häufige Rezidive und enorme Abschuppung kennzeichnet.

Ich kannte einen jungen Mann von ca. 22 Jahren, der bei uns auf der Abteilung mit der Diagnose Scharlach mit einem intensiven, flammenden Scharlachexanthem aufgenommen wurde. Als der Stationsarzt ihm erklärte, daß Scharlach vorläge, schüttelte er den Kopf und meinte, diesen Scharlach bekäme er seit mehreren Jahren viermal jährlich. Das Exanthem juckte sehr stark, und es trat eine enorme Abschuppung ein. Angina bestand nicht.

Aber noch andere Ursachen können scharlachähnliche Erytheme erzeugen, so z. B. Hitzeausschläge oder Reizung der Haut durch feuchte Umschläge. Hier würde das Freibleiben der Extremitäten gegen Scharlach sprechen. Mehrfach sah ich Säuglinge auf der Scharlachabteilung landen, bei denen ein Schreiexanthem, verbunden mit einer durch Verdauungsstörungen bedingten Temperatursteigerung den Scharlach vorgetäuscht hatte.

Schwer sind die Fälle mit rudimentär ausgebildetem Exanthem zu erkennen, wo nur einzelne zirkumskripte Flecke auf der Innenseite der Oberschenkel oder der Oberarme und einzelne konfluierte Partien am Gesäß oder

[1]) Umber in Med. Klinik. 1912.

in der Kniekehle zu erkennen sind. Die scharf abgesetzte dunkle Röte im Rachen, der relativ frequente Puls, sowie die Betrachtung des bisherigen Verlaufes, der akute Beginn mit Erbrechen, die Ansteckungsmöglichkeit an anderen Scharlachkranken usw. müssen hier die Diagnose stützen.

Fehlt das Exanthem ganz (Scarlatina sine exanthemate), so kommt nicht selten die Diphtherie differentialdiagnostisch in Betracht, namentlich dort, wo membranähnliche Beläge die Tonsillen bedecken. Beim Scharlach sind die Beläge leicht abstreifbar, bei der Diphtherie sitzen sie fest und bluten bei Ablösungsversuchen; oft lenkt auch der widerlich-süßliche Geruch der Diphtherie auf die richtige Fährte. Mäßige Temperatur spricht für Diphtherie, hohe Fieber, Erbrechen, Himbeerzunge für Scharlach. Im übrigen wird man in solchen Fällen noch besondere Nebenumstände, z. B. Erkrankungen der Geschwister an Scharlach bei der Diagnosestellung gelegentlich verwerten können. In zweifelhaften Fällen bringt die bakteriologische Untersuchung die Entscheidung. Die Differentialdiagnose zwischen echter Diphtherie bei Scharlach und Angina necroticans ist bereits in dem Kapitel über die Komplikation mit anderen Infektionskrankheiten besprochen (S. **679**).

Die diagnostische Verwertung der Doehleschen Leukocyteneinschlüsse, die oben genauer beschrieben wurden (vgl. S. 637), wird sehr eingeschränkt durch die Beobachtung, daß auch bei anderen Infektionskrankheiten dieselben Gebilde, wenn auch nicht so regelmäßig, vorkommen. Nach Untersuchungen, die Iskender auf meine Veranlassung bei uns anstellte, finden sich die Einschlüsse auch bei Typhus, Masern, Erysipel, Tuberkulose, Diphtherie. Will man die Leukocyteneinschlüsse diagnostisch verwerten, so wird man es allein nur unter dem Gesichtswinkel tun können, daß man sagt: das Fehlen der Einschlüsse spricht gegen Scharlach, da sie dort fast konstant auf der Höhe der Erkrankung vorkommen, das Vorhandensein beweist nichts für Scharlach, da sie auch bei anderen Krankheiten gefunden werden.

Die verschiedenen Versuche, vielleicht mit Hilfe der Serodiagnostik eine Unterstützung für die Scharlachdiagnose zu bekommen, sind gescheitert. Die Komplementbindungsmethode, mit der man unter Verwendung von Leber- und Milzextrakten die Patientensera untersuchte, ergab meist negative Resultate, ebenso die Prüfung der Scharlachsera auf Präzipitine

Prognose. Keine Infektionskrankheit gebietet mehr Zurückhaltung bei der Prognosenstellung als der Scharlach, denn keine ist heimtückischer als er. Auch Fälle, die in den ersten Tagen einen ganz leichten Eindruck machten, geringes Exanthem, wenig Temperatursteigerung, mäßige Angina zeigen und nach 4—6 Tagen entfiebert sind, können beim zweiten Kranksein um so heftiger erkranken und an den Folgeerscheinungen einer Nephritis haemorrhagica oder einer Spätsepsis zugrunde gehen. Daraus folgt die Regel, daß man beim Beginn eines Scharlachs niemals einen günstigen Ausgang prognostizieren darf. Mit viel größerer Sicherheit kann man aus gewissen Symptomen eine ungünstige Prognose stellen. Die Scarlatina gravissima, bei der schon von vornherein die schwersten Hirnsymptome mit Erscheinungen von Herzschwäche sich verbinden, verlaufen fast stets letal. Neben Benommenheit und Jaktation ist es vor allem der fadenförmige, äußerst frequente Puls und die große Atmung sowie die cyanotische Färbung des Exanthems und die Auskühlung der Extremitäten, die hier das Urteil sprechen. Benommenheit und Schlaflosigkeit allein brauchen die Prognose noch keineswegs zu trüben.

Ad malum vergens wird stets die Prognose durch das Auftreten einer Angina necroticans. Entwickelt sich die gefürchtete bretthar te Infiltration der vorderen Halspartie, die Angina Ludovici oder treten Anzeichen von allgemeiner Sepsis, z. B. Gelenkeiterungen auf und werden im Blute reichlich Streptokokken nachgewiesen, so ist der letale Ausgang fast sicher.

Sind die ersten zwei Wochen ohne Komplikation vorübergegangen, so kann die Hoffnung auf schnelle Genesung durch einen plötzlichen Temperaturanstieg oder eine plötzliche Drüsenschwellung jäh gestört werden, denn damit kündigt sich das Stadium der Nachkrankheiten an, die nun in den verschiedensten Gestalten den Körper schädigen können. Die Nephritis, die am häufigsten gefürchtete Erscheinung des zweiten Krankseins kann zwar in unglücklichen Fällen durch Urämie oder Herz- und Lungenkomplikationen zum Tode führen, gibt aber, wie wir bereits sahen, im allgemeinen eine günstige Prognose und auch die Fälle, die in chronische Nephritis ausgehen, sind relativ selten.

Erst wenn fünf Wochen ohne Komplikationen und Nachkrankheiten verstrichen sind, kann man erleichtert aufatmen. In einzelnen Fällen sind freilich noch in der 7.—8. Woche Drüsenschwellung oder auch Nephritis aufgetreten.

Im übrigen richtet sich die allgemeine Prognose auch sehr nach dem vorherrschenden Genius epidemicus. In dieser Beziehung kann man an einem großen Krankenhaus Jahr für Jahr wieder Überraschungen erleben. Während in einem Jahre nur ganz vereinzelte schwere Scharlachfälle zur Beobachtung kommen, häufen sich bei gleicher Belegzahl im nächsten Jahre die septischen und foudroyant verlaufenden Fälle und eine enorme Mortalität spottet allen therapeutischen Bestrebungen. Auch mit der Nephritis und den anderen Erscheinungen des zweiten Krankseins ist es ähnlich. Sehen wir in einem Jahr nur ganz vereinzelte hämorrhagische Nephritiden, so können wir bei gleicher Behandlung im nächsten Jahre die doppelte und dreifache Zahl erleben.

Dementsprechend schwankt die Mortalität in den einzelnen Epidemien ganz enorm.

Die Mortalität betrug bei uns im Krankenhause 6,5% bei 1570 Fällen.

Es handelt sich dabei hier meist um ärmere Bevölkerungsschichten, doch ist zu betonen, daß beim Scharlach äußere Lebensverhältnisse nur wenig Einfluß auf die Heilungschancen ausüben, während z. B. bei Masern die besser situierten Kreise prognostisch viel günstiger gestellt sind als die armen Bevölkerungsklassen.

Das Lebensalter kann die Prognose insofern beeinflussen, als Kinder unter fünf Jahren im allgemeinen mehr gefährdet sind als Erwachsene.

Pathologische Anatomie. Die Erkrankung an Scharlach bedingt in erster Linie eine starke Hyperplasie des gesamten lymphatischen Gewebes. Klinisch tritt das zunächst meist im Rachen hervor. Hier kommt es zu einer Schwellung der Rachen- und Gaumenmandeln, sowie der Follikel der hinteren Rachenwand. Gleichzeitig entwickelt sich in der Mucosa und Submucosa des Rachens, namentlich der Tonsillen, die wir als Eintrittspforte des Scharlachvirus ansehen, eine starke Hyperämie und ein schleimig-eitriger Katarrh. Der lockere, weiße Mandelbelag besteht aus Zelldetritus und Plattenepithelien. Die tiefdunkle Röte der Schleimhaut ist noch an der Leiche sehr deutlich und hebt sich am Ösophaguseingange in einer scharf markierten Linie von der blasseren Schleimhaut der Speiseröhre ab.

Die Hyperplasie des adenoiden Gewebes erstreckt sich weiterhin auf die Drüsen des Halses, der Achselhöhle, der Leistengegend, sowie auf die mesenterialen und periportalen Drüsen, die Follikel im Darm und die Peyerschen Plaques; die Milz ist dementsprechend prall geschwollen. Besonders schön kann man diese allgemeine Hyperplasie des follikulären Apparates in den Fällen beobachten, die an der reinen Wirkung des Scharlachvirus zugrunde gegangen sind, also in den foudroyant verlaufenden Fällen der ersten 2—3 Scharlachtage, wo Blut und Organe noch frei sind von Streptokokken.

Durch die Tätigkeit der Streptokokken verwandelt sich das Bild auf den Tonsillen und den angrenzenden Rachenteilen schnell in grauenerregender

Weise. Man erkennt bei der Sektion, wie durch eine nekrotisierende Entzündung die Oberfläche der Tonsillen zerstört und in ein schmutzigbraunes, unter dem Wasserstrahle flottierendes, zerfließliches, totes Gewebe umgewandelt wird, das auf Druck ein schmierig-eitriges Sekret entleert. Dieser Prozeß hat anatomisch mit der echten Diphtherie nicht das geringste zu tun. Vor allem fehlt hier völlig die für die Diphtherie so charakteristische Fibrinbildung. Nur

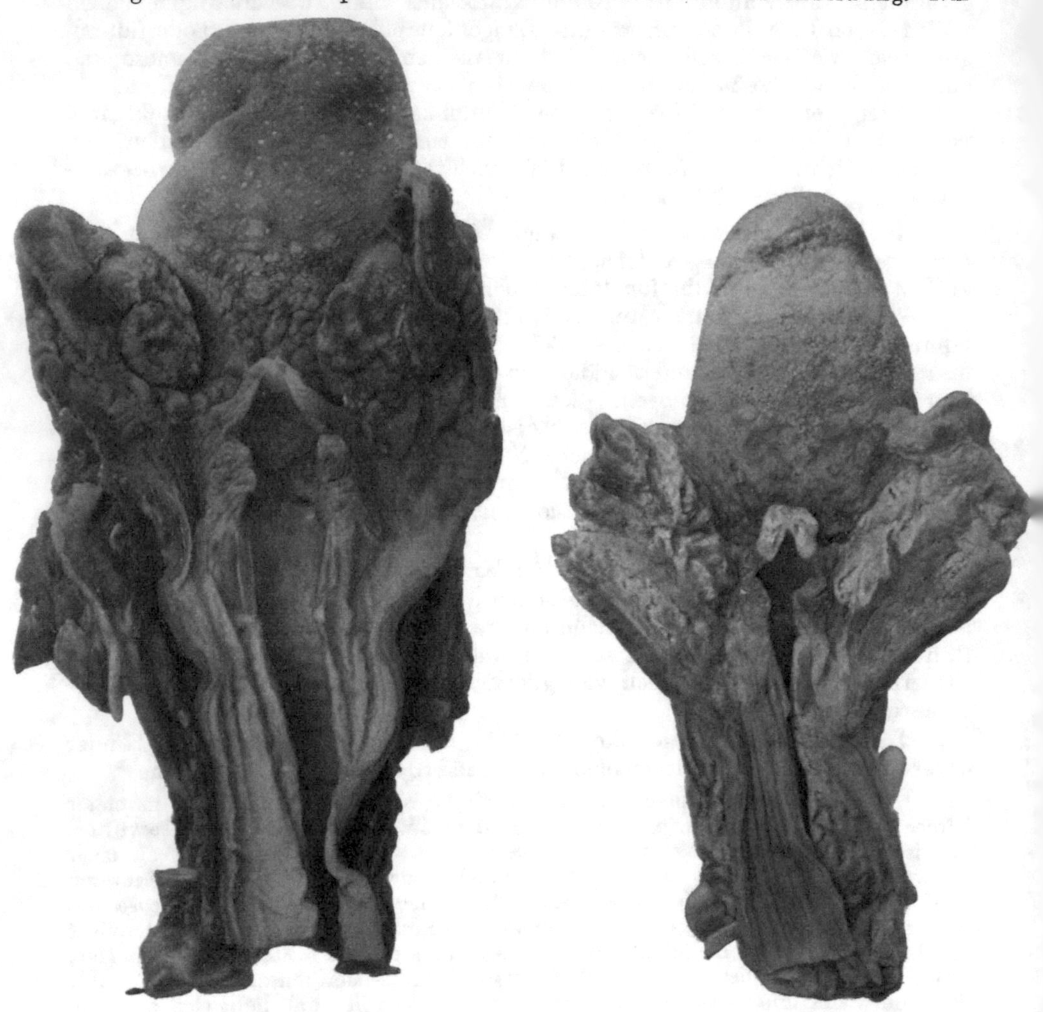

Abb. 329. Angina necroticans bei Scharlach.

Abb. 330. Angina necroticans bei Scharlach. Tiefgreifende Zerstörungen an Mandeln und Epiglottis

ganz selten fand ich in Scharlachtonsillen vereinzelte Fibrinfäden an der Grenze von normalem und nekrotischem Gewebe. Es handelt sich um eine von der Oberfläche in die Tiefe fortschreitende Mortifikation, der sämtliche Gewebe gleichmäßig verfallen, und der nur die in den Wandungen dieser Organe vorhandenen elastischen Elemente einen etwas längeren Widerstand leisten. Zellige Infiltrationen sind nur an der Grenze der abgetöteten Gewebe gegen die gesunde Nachbarschaft vorhanden. Sie stellen den Demarkationssaum dar, wie man ihn mit großer Regelmäßigkeit in der Nachbarschaft nekrotischer Gewebe antrifft. Eine Kompression der Gefäße durch diese Zellanhäufungen wird nicht verursacht; im Gegenteil sind die im Bereiche dieser Zellanhäufungen vorhandenen Gefäße vielfach sogar durch strotzende Füllung mit Blut ausgezeichnet. Es liegt also nicht etwa eine durch mangelhafte Blutzufuhr bedingte, als ischämisch aufzufassende Nekrose vor, sondern ein Vorgang, den man als mykotische Nekrose bezeichnen kann (E. Fränkel). Die schmutzigbraunen Beläge, die man klinisch sieht, kennzeichnen sich mikroskopisch als nekrotische Schleimhautgewebe, teils mehr oder weniger verändertes Epithel, teils Leukocyten. Wie sich die Urheber dieser Nekrose im Gewebe verhalten, lehrt die mikroskopische Untersuchung: Bei schwacher Vergrößerung erkennt man an Präparaten, die nach der Weigertschen Bakterienfärbung gefärbt sind, folgendes: Das Tonsillenepithel ist geschwunden und an seiner Stelle lagern in großer Ausbreitung blau gefärbte Massen. Unterhalb dieser blauen Massen hat das Gewebe seine Kernfärbbarkeit verloren, ist nekrotisch. Solche nekrotische Partien erstrecken sich mehr oder weniger tief in die Tonsillen hinein. Bei Gebrauch der Ölimmersion stellt sich dann heraus, daß jene blauen Massen aus zahllosen Streptokokken bestehen. Sie finden sich nicht nur auf der Oberfläche der nekrotischen Partien, auch in ihrer Mitte lagern dichte Haufen davon, und mitten im Tonsillengewebe, zwischen Blut- und Lymphgefäßen, kann man Streptokokkenpfröpfe finden. Aber nicht nur in den Tonsillen selbst, auch im retrotonsillaren Bindegewebe und in der Muskulatur der Umgebung kann man die weitere Ausbreitung der Streptokokken beobachten und häufig Streptokokkenpfröpfe in Lymph- und Blutgefäßen oder in nekrotischen Bezirken konstatieren.

Andere Autoren, z. B. Heubner und neuerdings auch Pospischil vertreten die Anschauung, daß die Nekrose durch das Scharlachvirus selbst bedingt wird, und daß erst das abgestorbene Gewebe die massenhafte Wucherung der Streptokokken und ihr Eindringen in den Organismus begünstigt. Dieser Auffassung vermag ich nicht beizupflichten, da man die gleiche durch Streptokokken bedingte Angina auch ohne Scharlach bei anderen Infektionskrankheiten, z. B. bei Masern, Keuchhusten, aber auch ohne dabei bestehende primäre Infektionskrankheit sehen kann.

Von ihrem Sitz auf den Tonsillen können die Streptokokken auf dem Lymph- oder Blutwege oder durch direktes Fortkriechen zu den mannigfachsten Veränderungen führen. Pflanzen sie sich direkt auf dem Lymphwege fort, so führen sie zu schweren Drüsenentzündungen am Halse oder die Entzündung geht weiter ins mediastinale Bindegewebe, wie wir das bereits im klinischen Teile geschildert haben. Bricht sie in eine Vene ein, so kommt es schnell zu einer Überschwemmung des Blutes mit Streptokokken und eitrigen Metastasen in den Gelenken und in den serösen Höhlen. Wie häufig die Streptokokken infolge der Angina necroticans beim Scharlach ins Blut übergehen, geht aus systematischen Blutuntersuchungen hervor, die ich an der Leiche und am Lebenden vornahm. Von 70 Scharlachleichen hatten 54 positiven Blutbefund und von 43 Fällen, die kurz vor dem Tode untersucht wurden, hatten 22 Fälle positives Resultat.

Etwas genauer soll im folgenden noch auf die verschiedenen Formen der Lymphadenitis eingegangen werden, da sie oft im Vordergrunde des Krankheitsbildes steht.

Die in den ersten Tagen des Scharlachs auftretende Lymphdrüsenschwellung ist durch eine einfache Hyperplasie des follikulären Gewebes bedingt, ebenso wie meist auch die als Nachkrankheit auftretende, vorwiegend einseitige Drüsenschwellung am Halse.

Anders die durch Streptokokken verursachte Lymphadenitis, die sich infolge der Angina necroticans entwickelt. Hier müssen wir eine gutartige, in Eiterung ausgehende und eine maligne Form unterscheiden. Der gutartigere Typus dieser Lymphadenitis besteht aus konturierten geschwollenen Drüsen, die zu einer derben, unbeweglich mit der Haut verwachsenen Geschwulst konfluieren. Inzidiert man diese, so kommt man durch ein gelatinös infiltriertes Bindegewebe in die unter sich und mit dem benachbarten Bindegewebe verwachsenen Drüsen, die alle Stadien der Entzündung von der Hyperämie bis zur ausgesprochenen Abszeßbildung aufweisen. Wartet man länger ab mit der Inzision, so schmilzt auch das Bindegewebe eitrig ein, so daß eine große, auf der tiefen Halsfaszie ruhende

Höhle entsteht, die mit dünnem, übelriechenden Eiter, mortifizierten Bindegewebsfetzen und Drüsendetritus gefüllt ist.

Die malignere Form von Lymphadenitis streptococcica ist die Angina Ludovici, wo sich eine bretharte Infiltration von der Parotis bis zum Kehlkopf ausbreitet und sich mit der von der anderen Seite kommenden Infiltration vereinigt. Schneidet man auf das bretharte Gewebe ein, so kommt man durch die ödematöse, blutleere Haut und das sulzig-gelatinös durchtränkte, livid gerötete und blutig infiltrierte Bindegewebe auf die höckerige Geschwulst, die durch einen Haufen stark geschwollener, unter sich durch purulent infiltrierte Massen verbundener, auf der Gefäßscheide fixierter Lymphdrüsen gebildet wird. Die Schnittfläche dieser Drüsen zeigt ein trübes, teils fleckig gerötetes, teils gelblichweiß marmoriertes, hämorrhagisch durchtränktes Gefüge und ist markig weich. An der Messerklinge bleibt ein milchig-fettiger Saft aus runden, meist verfetteten Zellen, Detritusmassen und zahlreichen Kokken. Das Halsbindegewebe, die Gefäß- und Muskelscheiden sind sulzig purulent und sanguinolent infiltriert. Mikroskopisch zeigt sich im Bindegewebe kleinzellige Infiltration und Ausstopfung der Lymphräume durch Kokken. Besteht diese Infiltration etwas länger (3—6 Tage), so findet man bei der Inzision eine mit stinkender, dünner Jauche gefüllte Höhle, die von der Schädelbasis bis zur Clavicula reicht, und in der man die zu einem braunen Brei erweichten Drüsen, nekrotische Bindegewebsfetzen, bröckeliges Muskelgewebe usw. findet. Schließlich kann dieses Stadium noch in eine Phase des pulpösen Brandes übergehen, wenn der Kranke nicht vorher bereits seinem Leiden erlegen ist. Dann bilden sich auf der Hautbedeckung der Infiltration dunkelschwarze, konfluierende Flecke, und wenn man inzidiert, so eröffnet man eine Brandhöhle, die mit stinkendem Brei, dem Überrest der zerstörten Gewebe angefüllt ist. Die großen Gefäßstämme liegen frei, und mitunter findet man eine Arrosion der großen Halsgefäße, die den Tod herbeiführte.

Nieren.

Bei den im Verlaufe des Scharlachs auftretenden Nierenentzündungen muß man unterscheiden zwischen der reinen, durch das Scharlachvirus verursachten Nephritis, die klinisch in der dritten Woche aufzutreten pflegt und einer septischen Streptokokkennephritis, die als Folge der Angina necroticans auftritt und sich häufig mit der erstgenannten Form kombiniert.

Die eigentliche Scharlachnephritis, die um den 19. Tag herum als eine der Erscheinungen der zweiten Krankheitsperiode des Scharlachs aufzutreten pflegt, hat klinisch bekanntlich im Gegensatz zur Diphtherienephritis einen ausgesprochen hämorrhagischen Charakter. Anatomisch findet sich bei beiden Krankheiten zuerst eine Glomerulonephritis. Ferner sind bei beiden Blutungen im Zwischengewebe und Rundzellenanhäufungen vorhanden. Beim Scharlach überwiegt aber die Gefäßwandschädigung in den Glomerulis, die zu Blutungen in die Kapsel und von da in die Harnkanälchen führt und so den hämorrhagischen Zug in dem Bilde der Krankheit erklärt.

Makroskopisch sind solche hämorrhagisch entzündeten Scharlachnieren vergrößert, die Kapsel ist leicht abziehbar, die Oberfläche glatt und zeigt ein buntes Aussehen, indem zahlreiche rote Flecke und Streifen mit grauroten und hellgrauen Partien abwechseln. Auf dem Schnitt ist die Rinde verbreitert, die Farbe blaß graurot, trübe, rot gestreift und gefleckt. Die Rinde quillt vor und ist verbreitert und trüb; die geschwollenen Glomeruli treten als feine Körnchen hervor. Das Mark ist nur wenig geschwollen, von dunkel grauroter Farbe.

Mikroskopisch zeigt sich im Beginn der Erkrankung nach Löhlein zunächst eine Glomerulonephritis. Die Glomeruli sind auffällig kernreich durch Kernwucherung in die Kapillaren und füllen infolge der Schwellung den Kapselraum vollständig aus. Meist findet man gleichzeitig bereits eine Schädigung der Harnkanälchen. Zuerst in den gewundenen, später auch in den geraden Harnkanälchen finden sich ausgedehnte Verfettungen, trübe Schwellungen, körniger Zerfall und Schwund der Kerne. In einer weiteren Phase kommt es zu entzündlichen Exsudationen und Blutungen in den Kapselraum der Glomeruli, die dadurch kompri-

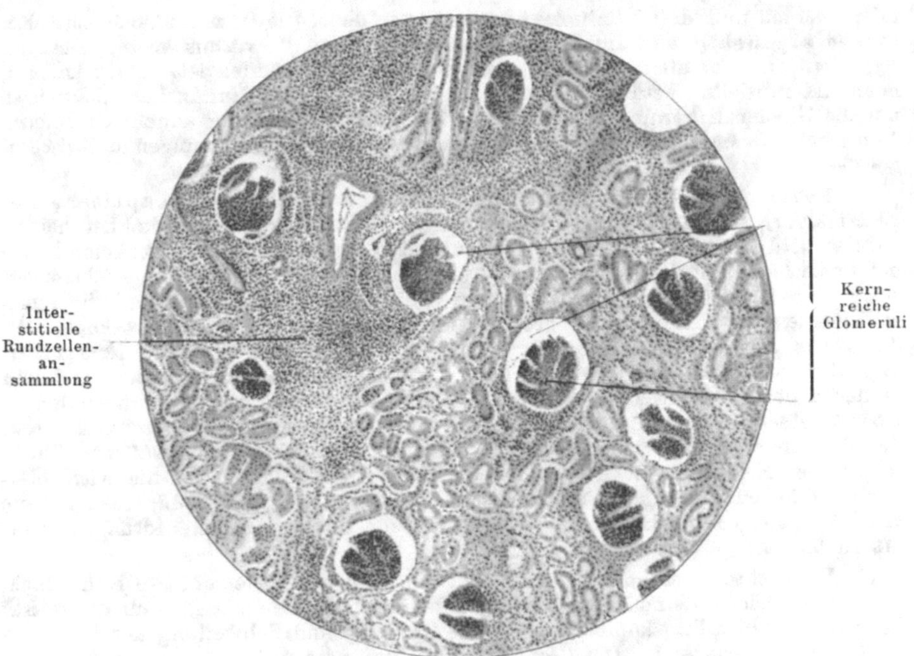

Abb. 331. Akute Scharlachnephritis. Kernreichtum der Glomeruli. Interstitielle Rundzellenansammlung in der Umgebung der Glomeruli.

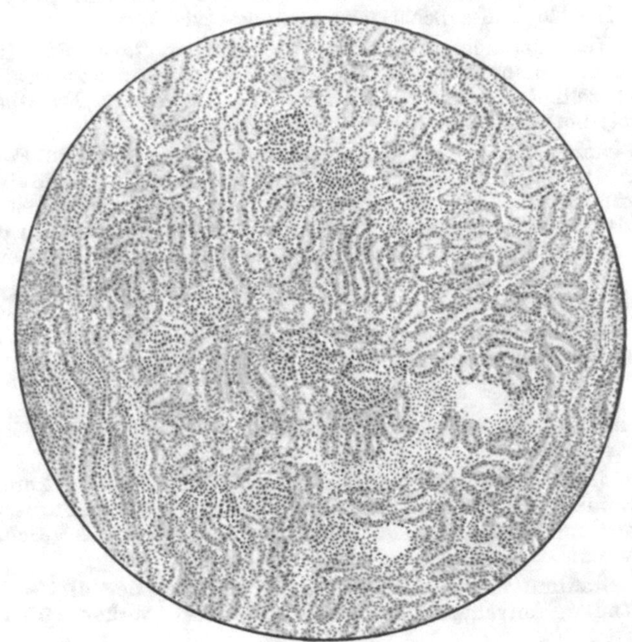

Abb. 332. Akute Scharlachnephritis, Sudanfärbung. Starke Verfettung der Harnkanälchen-Epithelien. Interstitielle Rundzellenansammlungen.

miert werden und dabei teilweise oder ganz veröden. Die Harnkanälchenepithelien werden abgestoßen und füllen die Kanälchen aus, z. T. vermischt mit Detritus, Zylindern und vor allem mit Blut, das recht häufig zu finden ist. Dazu kommen noch interstitielle Veränderungen. Sie beginnen mit Rundzellenanhäufungen um die Glomeruli herum, die mitunter eine große Ausdehnung annehmen können. Neben zahlreichen solchen Rundzellenherden finden sich auch Blutungen im Zwischengewebe.

Neben dieser reinen Scharlachnephritis kommt noch eine septische Nephritis vor, die im Gefolge der Angina necroticans durch Streptokokken hervorgerufen wird und häufig mit der erstgenannten Form kombiniert vorkommt. Bei der septischen Nephritis sind die erwähnten interstitiellen Veränderungen besonders stark ausgebildet und wir finden über die ganze Niere verstreut massenhafte Rundzellenherde zum Teil von sehr großer Ausdehnung, so daß sie makroskopisch als Abszesse imponieren. Nebenher gehen die beschriebenen Veränderungen an den Glomerulis und den Harnkanälchen. In den Gefäßen der Glomerulis und auch in denen der Interstitien finden sich überall Streptokokkenpfröpfe; auch frei im Gewebe lassen sich massenhaft Streptokokken nachweisen. Die erwähnten Abszesse, die als Ausscheidungsherde aufzufassen sind, charakterisieren sich auf dem Durchschnitt der Nieren als kleinste, gelbe Streifchen, die sich bis in die Nierenoberfläche verfolgen lassen. Dort präsentiert sich der Abszeß als weißgelbes, miliares Herdchen mit rotem Hofe; auch im Mark sind solche streifchenförmigen Herde oft zu finden.

Die leichten Veränderungen an der Niere, die sich in der ersten Scharlachwoche klinisch durch mäßige Albuminurie bemerkbar machen, zeigen makroskopisch Hyperämie und mikroskopisch nur leichte Trübung und Schwellung der Epithelien in den Tubuli contorti. Die Glomeruli sind dabei normal.

Haut. Das Zustandekommen des Scharlachexanthems ist bedingt durch einen akut entzündlichen Zustand im Hautorgan. Diese Anschauung wird von Neumann, Weichselbaum, Hlava und Rach vertreten. Letzterer äußert sich über die Histologie des Scharlachausschlages wie folgt:

1. Die Veränderungen sind akut entzündlicher Natur und liefern als ein spezifisches Krankheitsprodukt des Scharlachs ein bald mehr seröses, bald mehr zelliges, meist zellig-hämorrhagisches Exsudat. Unter den Exsudatzellen überwiegen die polymorphkernigen neutrophilen Leukocyten.

2. Die entzündlichen Veränderungen treten in der Haut in Form von mehr oder weniger dichten Herden (Einzeleffloreszenzen) auf. Diese Effloreszenzen sitzen mit Vorliebe um die Ausmündung der Haarfollikel und ragen oft entweder durch Ödem der darunter liegenden Kutis oder Exsudatanhäufung in der Epidermis über das Niveau der Umgebung hervor. Dann bilden sie die anatomische Grundlage der für Scharlach typischen, mit Recht als Follikelschwellung bezeichneten, kleinpapulösen Effloreszenzen.

3. Die Veränderungen spielen sich in verschiedenen Stadien mit allmählichem Übergange ab. Wir unterscheiden am besten zwei Hauptstadien:

I. Das Stadium der Exsudation,

a) mit Austritt des Exsudats aus den Gefäßen in die oberen Schichten der Kutis;

b) mit Übertritt des Exsudates in die Epidermis, hier kommt es in der Epidermis meist zur Ansammlung des Exsudates in Form von entweder nur mikroskopisch oder schon makroskopisch als „Scharlachfriesel" erkennbaren Bläschen.

II. Das Stadium der Schuppung mit Abstoßung der dieses Exsudat enthaltenden, unvollkommen (parakeratotisch) verhornenden Epidermispartien.

4. Man trifft oft dicht beieinander Effloreszenzen in verschiedenen Stadien; dies scheint damit zusammenzuhängen, daß das Exanthem durch mehrfache Nachschübe zustande kommt.

Herz. Am Herzen findet sich in vielen Fällen eine wahrscheinlich durch das Scharlachvirus selbst verursachte Myocarditis mit starker Rundzelleninfiltration und mehr zurücktretender Faserveränderung; dadurch kommt es häufig zur Dilatation. Diese interstitielle Myocarditis fand Romberg in ihren Anfängen schon am vierten Tage. Im Zusammenhange mit dieser Myocarditis kann in seltenen Fällen auch Endocarditis und Pericarditis auftreten. Die Endocarditis beginnt nach Romberg meist als Wandendocarditis in Gestalt kleiner Rundzelleninfiltrationen und greift nur selten auf die Klappen über.

Die in septischen Fällen beobachtete Myocarditis führt zu ausgedehnter Verfettung, zu Hämorrhagien und Abszeßbildungen im Herzfleisch; die Abszesse enthalten Streptokokken. Die Streptokokkenendocarditis der septischen Fälle ist relativ selten und kann zu großen Auflagerungen und schweren Zerstörungen der Klappen führen.

Im Magen und Ösophagus kommen nekrotisierende Entzündungen vor, die durch Streptokokken bedingt sind. Zu Beginn des Prozesses finden sich dabei mohnkerngroße, rundliche Herde mit teils glatter, teils rauher Oberfläche. Später kann sich die Ausbreitung des ulzerierenden Prozesses über die gesamte Oberfläche des Magens erstrecken und Mucosa und Submucosa zerstören. Es handelt sich dabei um Infektionen, die nicht etwa hämatogen entstanden sind, sondern von der Angina necroticans aus durch verschluckte Streptokokken erzeugt wurden. Die Erreger gelangen in die Lymphbahnen der Magenwand, um sich in diesen lebhaft zu vermehren und durch Thrombosierung zu ödematöser Durchtränkung der Magenwand zu führen. Unter weiterer Vermehrung der Streptokokken kommt es dann zur Mortifikation der befallenen Schleimhaut und Submucosa. Am Darm führt die Streptokokkensepsis mitunter zu dysenterieähnlichen Prozessen, die mit nekrotisierenden Entzündungen der Follikel und der Peyerschen Plaques einhergeht und sich häufiger im Dickdarm als im Dünndarm findet.

Die Vergrößerung der Milz beim Scharlach ist bei reinen Fällen der Scarlatina fulminans bedingt durch die Hyperplasie der lymphatischen Elemente. Hier erweist sich das Organ bei der bakteriologischen Untersuchung steril. In septischen Fällen ist die Milz vergrößert und weich und enthält Streptokokken; oft kommt es zu septischen Infarkten, die alle Übergänge von haselnußgroßen, weißen Infarkten bis linsengroßen, nur durch eine geringe Trübung von der Umgebung verschiedenen Herden aufweisen. Das Gewebe in den Infarkten ist meist kaum tingierbar, nekrotisch und enthält massenhaft in zierlichen Ketten angeordnete Streptokokken. Häufig zeigen sich die Infarkte durch einen Wall von Zellen vom umgebenden Milzgewebe getrennt.

Die Leber ist oft vergrößert und weich; oft findet man eine interstitielle Hepatitis. Die periportalen Lymphdrüsen sind häufig stark vergrößert und können durch Verlegung der Gallenwege zum Ikterus führen.

Im Knochenmark findet man in septischen Fällen nach E. Fränkel zuweilen vereinzelte Rundzellenansammlungen und kleinste Streptokokkenherde. Letztere liegen teils intravaskulär, teils frei im Gewebe und in der unmittelbaren Umgebung derselben Zellnekrosen von geringer Ausdehnung. Ich konnte im Wirbelmark bei solchen Fällen fast stets Streptokokken nachweisen.

Therapie. Bei unkompliziertem Scharlach kann sich die Tätigkeit des Arztes auf rein diätetische und prophylaktische Maßnahmen beschränken. Da aber in jedem Moment, auch bei scheinbar leicht verlaufenden Fällen, ernste Komplikationen der mannigfaltigsten Art auftreten können, so ist eine gute Krankenbeobachtung und beim Einsetzen neuer Krankheitserscheinungen eine energische symptomatische Behandlung vonnöten.

Jeder Scharlachkranke gehört ins Bett. Da die gleichmäßige Bettwärme dazu beiträgt, dem Eintritt einer Scharlachnephritis vorzubeugen und diese im Durchschnitt am 19. Krankheitstage aufzutreten pflegt, so ist also mindestens eine Bettruhe von drei Wochen geboten. Es empfiehlt sich, den Kranken nicht eher wieder zum Verkehr zuzulassen, als bis die Schuppung vollendet ist. Das pflegt gewöhnlich nach sechs Wochen der Fall zu sein. Beim Scharlach besteht keine so große Neigung zu Erkältungen wie bei den Masern. Die Zimmerwärme braucht daher nicht mehr als 15° C zu betragen; die Forderung einer guten Ventilation versteht sich von selbst.

Zum Zwecke der täglichen Reinigung werden die Kranken, solange Exanthem besteht, am ganzen Körper mit lauwarmem Wasser abgewaschen; vom Einsetzen der Schuppung an geben wir jeden zweiten Tag ein lauwarmes Bad (35° C). Die Befürchtung, dadurch den Eintritt einer Nephritis zu begünstigen, ist unbegründet.

Unumgänglich notwendig sind beim Scharlach die ständige Kontrolle des Urins und die Messung der Temperatur. Da die postskarlatinöse Nephritis noch in der fünften und sechsten Woche einsetzen kann, so empfiehlt es sich, bis zur sechsten Woche täglich den Urin auf Eiweiß zu untersuchen. Ebenso lange ist eine ständige Kontrolle der Temperatur erforderlich, da der Eintritt von Nachkrankheiten häufig von Fieber begleitet wird.

Ein wichtiger Teil der Krankenpflege ist die Reinigung der Mundhöhle. Die Kranken werden angehalten, wenigstens solange Fieber und Angina bestehen, regelmäßig, womöglich stündlich, Spülungen und Gurgelungen mit 1%iger Wasserstoffsuperoxydlösung vorzunehmen. Bei Kindern, die nicht gurgeln können, muß der Mund vorsichtig mit einem in die gleiche Lösung getauchten Tupfer ausgewischt werden. Besser noch sind Ausspritzungen mit Wasserstoffsuperoxydlösungen oder Borwasser. Das Kind sitzt dabei auf dem Schoße der Pflegerin, der Kopf wird etwas nach vorn gebeugt gehalten und der Strahl der Spritze gegen die Wangenschleimhaut gerichtet. Zunge und Lippen werden mit Borglyzerin gepinselt.

Bei der Aufstellung der Scharlachdiät ist die Sorge des Praktikers vor allem auf die Verhütung der Nephritis gerichtet, deshalb pflegt er in den ersten drei Wochen der Krankheit fleischfreie Kost zu geben, um nicht durch die Extraktivstoffe des Fleisches die Nieren zu reizen. Es ist also üblich, solange das Fieber anhält, flüssige Diät zu geben, Milch, Milchsuppen, Kakao, Haferschleim und nach der Entfieberung daneben eine breiige Kost: Grießbrei, Reisbrei, Zwieback zu verabreichen. Ist bis zum 20. Tage keine Nephritis eingetreten, so wird eine gemischte Kost, zarte Gemüse (Karotten, Spinat) und Fleisch verabreicht. Man muß sich nun freilich darüber klar werden, daß auch absolut fleischfreie Kost, ja nicht einmal reine Milchdiät oder extrem kochsalzarme Kost, den Eintritt einer Nierenentzündung verhindern kann. Der Eintritt der Nephritis hängt von ganz anderen Bedingungen, familiärer Disposition, Genius epidemicus usw. ab.

Pospischil hat an einem großen Material — 2372 Kranke, die zur Hälfte fleischfrei, zur Hälfte mit Fleisch ernährt wurden — gezeigt, daß bei fleischloser Diät in genau demselben Prozentsatz Nephritis aufzutreten pflegt wie bei Fleischkost. Bei gleichem Vorgehen an 1000 Scharlachkranken bin ich zu genau demselben Resultat gekommen, so daß ich es für unbedenklich halte, Scharlachkranke von vornherein mit einer gemischten Kost zu ernähren, um so mehr als namentlich erwachsene Scharlachpatienten der fleischfreien Ernährung oft Widerstand entgegensetzen. Wo also Widerwillen gegen die übliche fleischfreie Diät besteht, gebe man ohne Sorge gemischte Kost.

Als Getränke empfehlen sich klares Brunnenwasser, Limonaden, Selterwasser u. dgl.

Symptomatische Behandlung. Bestehen Kopfschmerzen im Anfange der Krankheit, so geben wir eine Eisblase oder einen kühlen Umschlag auf den Kopf.

Zur Bekämpfung hohen Fiebers und seiner Begleiterscheinungen, wie Störungen des Sensoriums, wenden wir hydropathische Maßnahmen an und geben in der Regel keine Antipyretica. Das mildeste Verfahren ist die Verordnung größerer Prießnitzumschläge, die 2—3stündlich gewechselt werden. Ein großes, in kaltes Wasser (20° C) getauchtes Tuch wird um Brust, Leib und Oberschenkel geschlagen und darüber kommt ein Gummituch und eine wollene Decke. Ist bei Hyperpyrexie eine starke Herabsetzung der Temperatur beabsichtigt, so empfiehlt sich die kalte Packung.

Das Kind wird in ein großes, in kaltes Wasser (15° C) getauchtes Laken mit darüberliegendem Gummituch und wollener Decke gewickelt und zehn Minuten darin belassen. Mittlerweile ist im Nachbarbett oder auf einer bereitstehenden, fahrbaren Trage eine zweite kalte Packung vorbereitet worden, in die das Kind sofort nach der Herausnahme aus der ersten Einwicklung gelegt wird. Dieser Wechsel wird innerhalb einer Stunde fünfmal vorgenommen. Das Verfahren läßt man in der Regel nur einmal am Tage ausführen.

Abkühlungsbäder, bei denen, wie bei der Typhusbehandlung das Wasser während des Badens langsam von 35° C auf 27° C abgekühlt wird, können zu demselben Zweck wie die kühlen Packungen verabfolgt werden, doch ist dabei sehr auf den Zustand des Herzens zu achten, im allgemeinen ziehe ich die kalten Einpackungen vor.

Dagegen sind recht empfehlenswert, namentlich bei großer Unruhe und starker Benommenheit, die mit kühlen Übergießungen kombinierten lauwarmen Bäder (38° C), bei denen dreimal während des Bades Wasser von 20° C über Brust und Nacken gegossen wird. Solche Bäder können zweimal täglich wiederholt werden. Ich verordne bei schwer benommenen und hochfiebernden Kranken in der Regel täglich einmal die oben beschriebene Prozedur der kurz hintereinander fünfmal gewechselten kalten Packungen und einmal ein lauwarmes Bad mit kühlen Übergießungen.

Das Exanthem an sich erfordert keine Behandlung. Hautjucken während der Ausschlagperiode kann durch Abtupfen mit 1%igem Mentholspiritus oder Einreiben mit 1%igem Thymollanolin gelindert werden. Zur Beschleunigung der Abschuppung empfehlen sich lauwarme Seifenbäder und Einreibungen mit Glyzerin oder Lanolin. Die Füße, bei denen die Schuppung am längsten dauert, sind täglich mit lauwarmem Seifenwasser zu waschen.

Bei Herzschwäche gebe ich Digalen per os, dreimal soviel Tropfen, wie das Kind Jahre zählt; bei akutem Kollaps Kampferöl ½—1 Spritze Coff. natrobenz. (20%ige Lösung) in Dosen von 0,05—0,2, 2—3mal täglich, subkutan. Daneben können starker Kaffee, Alkoholica (Ungarwein, Portwein, Rotwein) verabreicht werden.

Rachenerkrankungen. Die Behandlung der einfachen Scharlachangina beschränkt sich auf Gurgelungen mit 1%igem Wasserstoffsuperoxyd, gute Mundpflege und Prießnitzumschläge um den Hals, die dreimal täglich gewechselt werden.

Ist eine Angina necroticans aufgetreten, so empfiehlt sich die stundenlange Anwendung eines Dampfsprays oder eines Inhalationsapparates, wobei 1%ige Wasserstoffsuperoxyd- oder Kochsalzlösung verstäubt wird (siehe Diphtheriebehandlung). Um den Hals gibt man eine Eiskrawatte oder bei Kindern mit cyanotischem lividen Exanthem besser einen Prießnitzumschlag. Stündliche Gurgelungen mit 1%igem Wasserstoffsuperoxyd sind dringend geboten. Statt dessen kann man auch 1‰ige Salizylsäure oder Natr. sulf. Ichthyol 10,0 zu Aqua 200,0 benutzen. Wo Gurgeln nicht möglich ist, muß der Mund 3—4mal am Tage mit einer Ohrenspritze ausgespritzt werden, wie oben bei Besprechung der Mundpflege näher ausgeführt wurde. Auch die Darreichung von Pergenoltabletten (4—6 Stück am Tage), die langsam im Munde zergehen und Wasserstoffsuperoxyd abspalten, kann empfohlen werden.

Einblasungen und Einpinselungen nehme ich nicht vor. Auch zu den von Heubner empfohlenen Karbolinjektionen (in jede Tonsille 0,5 ccm 3%iges Karbolwasser) habe ich mich nicht entschließen können. Die Aufregung der Kinder, die mit der letztgenannten Manipulation verbunden ist, steht in keinem Verhältnis zu dem damit erreichten Nutzen, um so weniger, als die beabsichtigte bakterientötende Wirkung nicht erzielt wird. Sehr zu empfehlen ist es, den Kranken reichlich zu trinken zu geben, um der Austrocknung und der Schleimbildung vorzubeugen. Wasser mit Zusatz von Zitronensaft oder Himbeersaft, kalter Tee u. dgl. sind dazu geeignet. Rissige Lippen, Rhagaden werden mit Borglyzerin gepinselt.

Nase. Bei starker Rhinitis pinseln wir die Nase 3—4 mal am Tage mittelst gestielter Wattetupfer, die mit 1%igem Thymollanolin bestrichen sind; auch Zinköl ist für diesen Zweck geeignet. Ausspritzungen und Ausgießungen lasse ich nicht vornehmen. Gegen Mazeration der Oberlippe durch das ätzende Nasensekret ist Borglyzerin oder Zinköl von Nutzen.

Otitis. Treten Schmerzen im Ohr auf, und zeigt der Ohrenspiegel eine Rötung des Trommelfelles, so träufelt man 2—3 mal am Tage warmes Karbolglyzerin (5%iges) ein und läßt einen Umschlag mit essigsaurer Tonerde um die Ohrgegend machen, der dreimal am Tage gewechselt wird. Bei Vorwölbung des Trommelfelles wird die Parazentese vorgenommen. Ist die Perforation erfolgt, so wird das Ohr durch Austupfen mit Gazestreifen gereinigt, die in 3%ige Wasserstoffsuperoxydlösung getaucht sind. Ist die Sekretion sehr stark, so kann man auch vorsichtige Spülungen mit Formalinwasser vornehmen (5 Tropfen der 40%igen Formalinlösung auf ¼ l Wasser). Treten Schmerzen am Processus mastoideus auf, so ist es ratsam, eine Eiskrawatte hinter das Ohr zu legen, durch die bisweilen noch das Fortschreiten des Prozesses aufgehalten wird. Sind die Zeichen einer Vereiterung des Processus vorhanden, so muß unverzüglich die Ausmeißelung vorgenommen werden.

Lymphadenitis. Für die Behandlung der gewöhnlichen leichten Drüsenschwellung, wie sie in Begleitung der Scharlachangina auftritt, genügen die Prießnitzumschläge um den Hals. Bei den starken Drüsenschwellungen im Anschluß an die Angina necroticans gibt man zunächst eine Eiskrawatte und zweimal täglich Einreibungen mit Jodkalisalbe oder Unguentum cinereum. Wird dadurch eine Besserung nicht erzielt, und schreitet der Prozeß der Erweichung entgegen, so sind häufig gewechselte warme Breiumschläge am Platze.

Breiumschläge werden in der Weise hergestellt, daß Leinsamenmehl mit Wasser zu einem Brei angerührt und in ein leinenes Tuch eingeschlagen wird. Zwei solcher Breiumschläge werden dann auf einer Breimaschine abwechselnd gewärmt. Die Breimaschine ist ein Blechkasten, dessen doppelte Wandungen mit Wasser gefüllt werden, und der durch eine Spiritusflamme erwärmt wird.

Ist Erweichung aufgetreten, so wird die Inzision vorgenommen. Ohne die sichere Feststellung von Fluktuation darf nicht eingeschnitten werden, weil die Eröffnung von Blut- und Lymphbahnen in dem von Streptokokken durchsetzten infiltrierten Gewebe leicht Allgemeininfektion auslösen kann.

Scharlachrheumatismus. Die rheumatischen, auf der Wirkung des Scharlachgiftes beruhenden Gelenkaffektionen werden am besten mit Ruhigstellung und warmen Einwicklungen behandelt. Eine Schicht Watte, darüber ein Stück Guttapercha und darüber ein Flanelltuch bringen ein wohltuendes Wärmegefühl und Linderung der Schmerzen. Daneben gebe ich neuerdings mit Vorliebe Atophan $4 \times 0{,}5$, das überraschend schnell beim

Scharlachrheumatismus wirkt. Auch Salizylpräparate, Aspirin oder Diplosal werden verordnet, doch versagen sie hier manchmal.

Septische Gelenkerkrankungen, wie sie bei der Streptokokkensepsis nach Angina necroticans zuweilen vorkommen, werden am besten mit feuchten Umschlägen von essigsaurer Tonerde behandelt. Ist es zu Gelenkvereiterung gekommen, so tritt die chirurgische Behandlung in ihre Rechte.

Nephritis. Die Frage, ob wir das Eintreten einer Nierenentzündung durch vorsichtige Diät, z. B. reine Milchdiät, während der ersten drei Wochen verhindern können, wurde oben schon in verneinendem Sinne beantwortet. Eine größere Rolle mögen in einzelnen Fällen Erkältungsmöglichkeiten spielen, so daß wir die absolute Bettruhe während der ersten vier Wochen der Krankheit für dringend geboten halten. Eine prophylaktisch-medikamentöse Behandlung, etwa mit Urotropin od. dgl., kann die Nephritis nicht verhüten. In der Hauptsache ist das Eintreten einer Nierenentzündung vom Genius epidemicus und von der individuellen Disposition des einzelnen abhängig.

Bei ausgebrochener Nephritis empfiehlt es sich, dem Kranken eine Schonungsdiät zu geben. Dazu gehört in erster Linie die Milch, die teils rein, teils in Form von Milchsuppen mit Reis, Grieß, Hafergrütze, Kindermehlen, teils auch mit Kakao oder etwas Kaffee gegeben werden kann; auch Buttermilch und saure Milch kann verabreicht werden. Eine strenge reine Milchdiät ist keineswegs erforderlich, ganz abgesehen davon, daß sie wegen des Widerwillens, den sie erweckt, meist schwer durchgeführt werden kann. Man gibt also neben der Milch in den genannten Formen außerdem noch eine kochsalzarme Kost in Gestalt von Obstsuppen, ungesalzenen Mehlspeisen, ungesalzener Butter mit Weißbrot, Honig, Kartoffelbrei, Grießbrei; dazu Früchte und ungekochtes Obst, was eine willkommene Abwechslung bringt. Auch leichte Gemüse, wie Spinat, Blumenkohl, Schoten, Mohrrüben sind kochsalz- und stickstoffarm.

Daß man bei der Scharlachnephritis keineswegs besonders ängstlich zu sein braucht, beweisen die Versuche Pospischils, der ohne Schaden seinen scharlachkranken Nephritikern Fleischkost gab und trotzdem keine Änderung in Verlauf und Dauer der Nephritis beobachtete. Trotzdem dürfte es sich empfehlen, an der beschriebenen kochsalzarmen Kost festzuhalten, die im allgemeinen gerne genommen wird.

Daß die Einführung kochsalzarmer Kost ein schnelles Schwinden von hydropischen Anschwellungen zu erzielen vermag, steht außer Zweifel. Man muß deshalb auch annehmen, daß eine konsequent kochsalzarme Ernährung während der Nephritis das Zustandekommen von Ödemen verhindert.

Erst, wenn keine Spur von Blut im Urin mehr nachzuweisen und der Eiweißgehalt bis auf Spuren geschwunden ist, kann man zu leichten Fleischsorten, Taube, Huhn, Kalbfleisch, Schleie usw. übergehen.

Solange eine gute Diurese besteht, ist ein reichliches Trinken erwünscht, um toxische Stoffe möglichst zu verdünnen und die Nierenkanälchen von verstopfenden Zylindern zu befreien. Dazu eignen sich Limonaden, kochsalzarme Wässer, Fachinger, Wildunger Georg Viktorquelle usw. Bei eingetretener Oligurie (500 ccm Urin in 24 Stunden und weniger) ist die Flüssigkeitszufuhr etwas einzuschränken. Als Diuretikum empfiehlt sich das Teoc. natr. acet., 2—3mal täglich 0,3. Läßt die Herzkraft nach, so kommt vor allem das Coff. natr. benz. in Dosen von 0,1—0,2, dreimal täglich subkutan, in Frage.

Neben der Schonungsdiät verordnen wir diaphoretische Maßnahmen, namentlich wenn die Urinmenge stark abnimmt. Es eignen sich dazu warme Packungen oder heiße Bäder.

Zu einer warmen Packung gehören: Eine große wollene Decke, darüber ein Gummituch und schließlich ein großes Laken, das in heißes Wasser getaucht wird (so warm, als man es an den Fingern vertragen kann). Der Kranke wird hineingewickelt, bekommt etwas heiße Milch zu trinken und bleibt eine halbe Stunde darin liegen.

Manche Kinder werden in dieser heißen Packung sehr unruhig. Dann kann man statt dessen auch eine trockene Einpackung mit einem großen Laken, Gummituch und wollener Decke vornehmen und warme Getränke zu trinken geben.

Noch wirksamer ist es, eine trockene Schwitzprozedur mit heißer Luft vorzunehmen. Das kann mit einem elektrischen Lichtbügel geschehen, der über den Rumpf gestellt wird oder in einfacherer Weise mit dem Quinckeschen Bettschwitzapparat „Phénix à air chaud".

Durch ein rechtwinklig abgebogenes Rohr, unter dem eine Spirituslampe steht, wird die erhitzte Luft unter die Bettdecke geleitet, die durch zwei in der Längsrichtung über das Bett gelegte Stangen vom Körper abgehoben wird.

Schließlich sind bei guter Herzkraft auch heiße Bäder geeignet. Man gibt ein Bad von 32° C und läßt langsam warmes Wasser zufließen, bis die Wasserwärme 40° C beträgt (25—30 Minuten, auf dem Kopfe soll dabei ein kühler Umschlag liegen). Hinterher wird der Patient in ein Laken und wollene Decke gehüllt, bekommt etwas heiße Milch zu trinken und schwitzt noch eine halbe Stunde nach.

Werden diese Schwitzprozeduren schlecht vertragen, so können auch heiße Breiumschläge oder Thermophore auf die Nierengegend appliziert werden.

Ein großer heißer Breiumschlag wird ins Bett gelegt und der Kranke so darauf gelegt, daß die Nierengegend gut erwärmt wird. Alle halbe Stunde wird der Breiumschlag mit einem in der Breimaschine frisch erwärmten vertauscht. Diese Prozedur wird etwa dreimal am Tage zwei Stunden lang durchgeführt.

Treten die Vorboten der Urämie auf (Kopfschmerzen, Erbrechen) und sinkt die Urinmenge in bedrohlicher Weise, 300 ccm und weniger, oder sind bereits urämische Erscheinungen mit Koma und Krämpfen eingetreten, so ist dringend ein Aderlaß anzuraten.

Man läßt aus einer der Armvenen 100—200 g Blut abfließen und schließt am besten gleich eine intravenöse oder subkutane Infusion von 200—500 ccm steriler physiologischer Kochsalzlösung an. Die abzulassende Menge Blut kann man bei einem Kinde nach dem Körpergewicht berechnen, indem man ungefähr den zehnten Teil des Gesamtblutes entfernt. Da die Blutmenge 1 : 13 des Körpergewichts beträgt, so hat z. B. ein Kind von 26 kg Gewicht 26 : 13 = 2 kg Blut, also rund sind 200 g Blut abzulassen. Beim Erwachsenen lasse ich in der Regel nicht mehr als 300 ccm ablaufen.

Venaesektion und Kochsalzinfusion sind meist von gutem Erfolg begleitet. Ich gebe nebenher zur Dämpfung des Körpers in der Regel noch permanente Einläufe in den Darm mit physiologischer Kochsalzlösung. Das Darmrohr bleibt dabei ca. vier Stunden liegen, während der Zufluß aus dem Irrigator so abgeklemmt ist, daß die Flüssigkeit nur tropfenweise einläuft (ca. 500 ccm in vier Stunden). Nimmt man das Verfahren zweimal am Tage vor, so kann man leicht einen Liter Flüssigkeit einführen, die völlig resorbiert wird.

Während des urämischen Anfalles ist mitunter auch ein heißes Bad von 40° C (10 Minuten Dauer) von gutem Erfolg. Gegen das Erbrechen werden Eisstückchen verabreicht. Zur Verhütung eines erneuten Krampfanfalles sind Chloralklistiere oft von Nutzen (Chloralhydrat 1—2,0 g, Mucilag. Salep. 10,0, Aqua ad 50,0). Hiervon wird die Hälfte, auf Körpertemperatur erwärmt, als Klistier gegeben. Versuche, die Hämaturie mit Secale oder Plumbum aceticum zu beeinflussen, haben nach meinen Erfahrungen keinen Zweck.

Serumtherapie. Eine eigentlich spezifische Therapie läßt sich beim Scharlach nicht durchführen, da wir den Erreger noch nicht kennen.

Neuerdings ist die schon früher (1897) von Leyden empfohlene Anwendung von Rekonvaleszentenserum beim Scharlach wieder aufgegriffen worden. Reis und Jungmann sahen bei intravenöser Infusion von 40 ccm Rekonvaleszentenserum bei Kindern und 100 ccm bei Erwachsenen in zwölf schweren Fällen zehn günstige Erfolge. Ich habe im Jahre 1903 mit Rumpel zusammen ähnliche Versuche gemacht, allerdings nur mit 20 ccm subkutan eingeführtem Serum. Einen nennenswerten Einfluß konnten wir dabei nicht konstatieren. Immerhin ist es möglich, daß größere und intravenös eingeführte Dosen wirkungsvoller sind. Die Anwendung von Rekonvaleszentenserum wird für den Praktiker aus äußeren Gründen niemals in wünschenswerter Weise durchzuführen sein.

Da aber bei der Scharlacherkrankung die Streptokokkeninfektion eine außerordentlich bedeutsame Rolle spielt und oft so in den Vordergrund tritt, daß sie das ganze Krankheitsbild beherrscht, macht sich schon seit langem das Bestreben geltend, durch eine spezifische, gegen die Streptokokken gerichtete Serumtherapie das Hauptübel beim Scharlach zu bekämpfen.

Die bekanntesten Sera, die zu diesem Zwecke verwendet wurden, sind die von Marmoreck, Tavel, Moser, Aronson und das Antistreptokokkenserum Höchst (nach Meyer und Ruppel).

Die mit dem Marmoreckschen Serum und dem Aronsonschen Serum erzielten Resultate befriedigten nicht. Mehr Freunde hat sich namentlich in Österreich und Rußland das Mosersche Serum erworben. So sind z. B. Escherich, Pirquet und E. Schick von seiner Wirksamkeit überzeugt. Andere freilich wie Heubner, Baginski, Czerny verhalten sich ablehnend.

Von der Vorstellung ausgehend, daß die Scharlachstreptokokken eine besondere Art mit spezifischen Eigenschaften darstellen, benutzt Moser zur Immunisierung der Pferde ausschließlich solche Streptokokkenstämme, die aus dem Herzblut von Scharlachleichen isoliert und ohne Tierpassage weiter gezüchtet werden.

Um eine Heilwirkung zu erzielen, ist die subkutane Injektion großer Dosen, 200 ccm, erforderlich. Seine schönste Wirkung soll es bei den rein toxischen Fällen entfalten. Vorbedingung für einen guten Erfolg ist die frühzeitige Anwendung in den ersten drei Krankheitstagen. Vom fünften Tage der Erkrankung an scheint jede günstige Einwirkung auszubleiben. Auf die infektiösen Erscheinungen hat es nach Schick, dem ich hier folge, nur insofern Einfluß, als bei rechtzeitiger Injektion schwere Zerstörungen ausbleiben und das Leben erhalten wird. Die Wirkung auf die Temperatur fehlt häufig. Der Eintritt von Nachkrankheiten, speziell von Nephritis, wird durch das Serum nicht verhütet.

Nachteile des Moserschen Serums sind die großen Mengen, die zur Einspritzung notwendig sind und fast stets eine recht intensive Serumkrankheit nach sich ziehen und dann der Mangel einer zuverlässigen Wertbestimmung.

Ich habe in den letzten Jahren ausgedehnte Versuche mit dem von den Höchster Farbwerken abgegebenen Antistreptokokkenserum gemacht und dabei den Eindruck gewonnen, daß es ein Unterstützungsmittel für die Bekämpfung der Streptokokkeninfektion beim Scharlach darstellt.

Zur Herstellung des Serums werden frisch aus Scharlachleichen gezüchtete Streptokokken verwendet, die auf Blutbouillon gewachsen sind. Mit solchen Kulturen werden Pferde und Maultiere immunisiert. Der Schutzwert des Serums wird dann an Mäusen geprüft gegen eine Reihe auf Blutbouillon gewachsener Stämme, deren tödliche Dosen genau festgelegt sind und gleichzeitig auch gegen virulente Passagekulturen. Konserviert wird das Serum dadurch, daß man im luftverdünnten Raume Formalindämpfe darauf einwirken läßt. Es hält nach Angabe der Fabrik den Titre 4—5 Monate konstant, von da ab sinkt der Titre

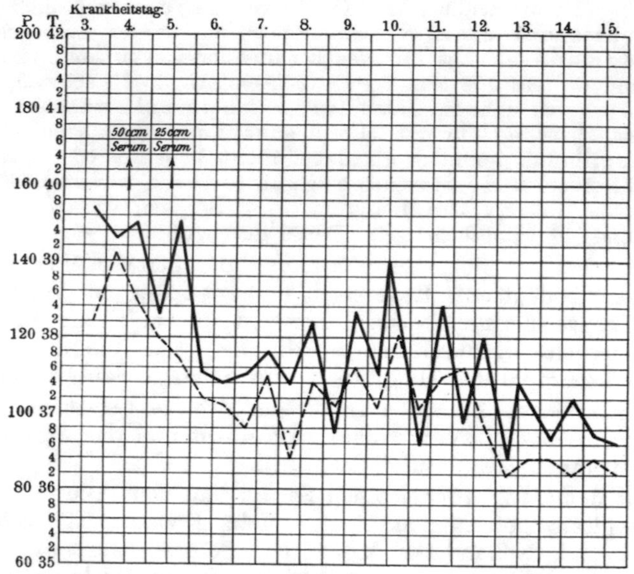

Abb. 333. Ewald L., 10 Jahre. 3. Scharlachtag. Hochrotes Exanthem. Starke Rachennekrose. Zunge trocken, borkig belegt. Tiefe Benommenheit. Motorische Unruhe. Nackensteifigkeit, Hyperästhesie. Nach zwei Injektionen lytischer Abfall. Puls besser, Nekrose reinigt sich. Sensorium wieder frei. Eine am 10. Tag auftretende Drüsenschwellung am Hals geht wieder zurück. Geheilt entlassen.

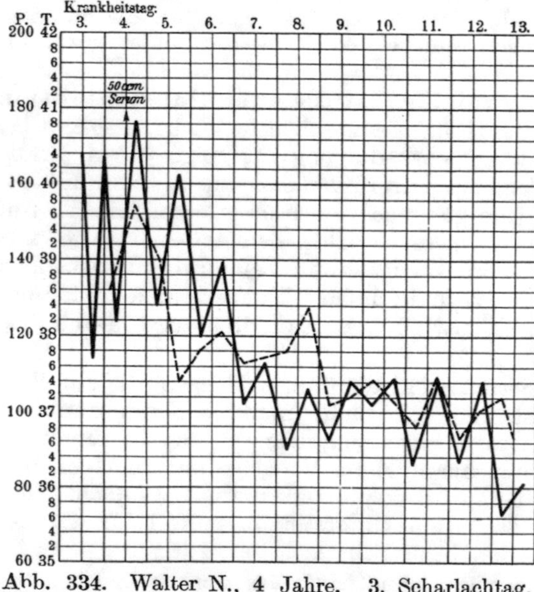

Abb. 334. Walter N., 4 Jahre. 3. Scharlachtag. Hämorrhagisches Exanthem mit linsengroßen purpuraähnlichen Flecken. Völlig benommen. Nackenstarre, Hauthyperästhesie. Klonische Krämpfe. Durchfälle. Puls 150, weich. 50 ccm Serum intravenös. Am nächsten Tage klar. Puls besser. Ohne Komplikationen geheilt.

langsam. Sieben Monate altes Serum ist nicht mehr zu verwenden, da nach dieser Zeit der Schutztitre sehr rapide absinkt.

Ich gebe subkutan oder intravenös 50—100 ccm, eine Dosis, die nach zwei Tagen oder noch öfter wiederholt werden kann, wenn eine Wirkung nicht zu erkennen ist. In den meisten Fällen, bei denen eine günstige Einwirkung zu konstatieren ist, erfolgt ein lytischer Abfall des Fiebers; außerdem macht sich eine Hebung des Allgemeinbefindens bemerkbar, Klarerwerden des vorher benommenen Sensoriums, Besserung der Nahrungsaufnahme, Kräftigung des Pulses und Besserung der Atmung. Bestehende Rachennekrosen reinigte sich. Diese Wirkung stellte sich etwa 24—36 Stunden nach der Injektion ein, bisweilen aber auch erst nach der zweiten oder dritten Einspritzung.

Auffallend war nur stets, daß bei den mit Erfolg behandelten schweren und schwersten Fällen sich relativ wenig spätere Komplikationen entwickelten.

Wir dürfen unsere Erwartungen, die wir an die Anwendung eines Antistreptokokkenserums beim Scharlach knüpfen, nicht allzu hoch spannen. Seine günstigen Einwirkungen beschränken sich auf die ersten 4—5 Krankheitstage. Ausgesprochene Sepsisfälle, wie wir sie etwa vom sechsten Scharlachtage an sehen, mit starker Rachennekrose, Nasenlaufen, dicken Drüsenpaketen am Hals, eitrigen Metastasen und Überschwemmung des Blutes mit Streptokokken

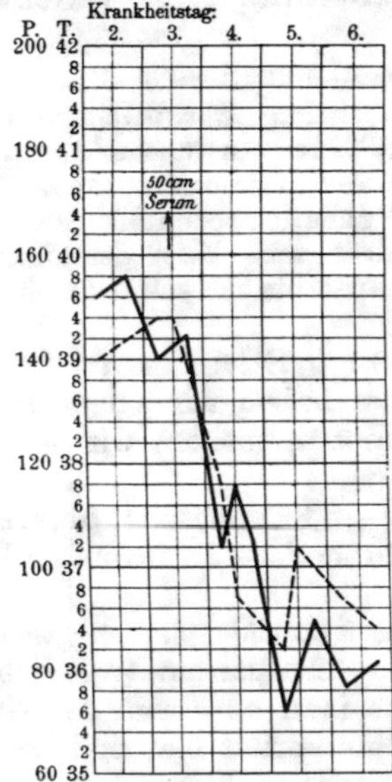

Abb. 335. Else W., 14 Jahre. 3. Scharlachtag. Puls 150, weich. Starkes Exanthem mit livider Verfärbung. Fortgeschrittene Nekrose auf den Tonsillen mit kraterförmigen Einschmelzungen. Fuliginöser Belag auf Lippen und Zunge. Kopfschmerzen, Unruhe, Gelenkschmerzen. Einmalige Gabe von 50 ccm Serum; danach Abfall. Komplikationsloser Verlauf.

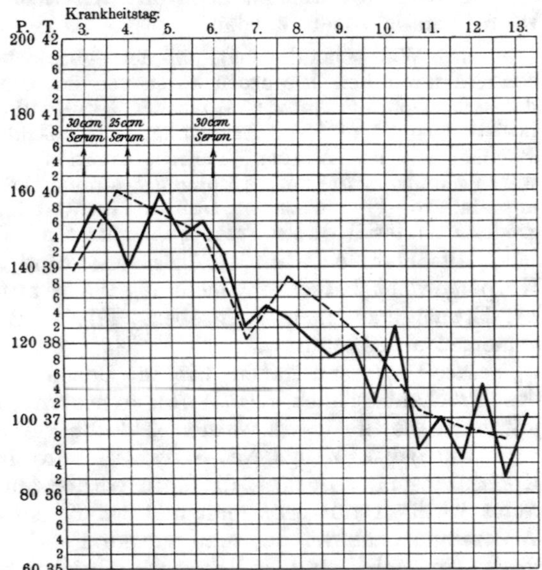

Abb. 336. Julius Kr., 8 Jahre. 3. Scharlachtag. Ausgebreitetes Exanthem mit cyanotischer Verfärbung. Enorme Nekrose auf den Tonsillen, Gaumenlähmung, Nasenausfluß. Lippen trocken, fuliginös. Völlig benommen. Tiefer Supor wechselt ab mit starker motorischer Erregung. Durchfälle. Patient läßt alles unter sich. Milz palpabel. Puls 160. Nach 3maliger Seruminjektion geheilt ohne Komplikationen.

werden in der Regel auch durch die besprochene Behandlung nicht zu retten sein. Bei geringerer Streptokokkenbakteriämie habe ich jedoch noch wiederholt Heilung eintreten sehen. Die schwer toxischen Fälle der ersten Scharlachtage mit oder ohne Streptokokkenbeteiligung sind auch bei dieser Therapie meist verloren. In seltenen Fällen haben wir Heilung gesehen. Ich muß hier aber hinzufügen, hätte ich auch nur ein einziges Mal in einem solchen schwer toxischen Falle mit letaler Prognose bei der Anwendung einer spezifischen Therapie Heilung beobachtet, ich würde diese Therapie immer wieder versuchen.

Daß bei Staphylokokkensepsis und anderen Mischinfektionen im Verlaufe des Scharlachs eine gegen die Streptokokken gerichtete Behandlung keine Erfolge haben wird, ist selbstverständlich, es ist deswegen aber auch nötig, bei allen Fällen das Blut bakteriologisch zu untersuchen, um für ungünstige Resultate nicht die Art der Behandlung verantwortlich zu machen.

Am ehesten dürften wir noch Erfolge der Serumtherapie erwarten in den Fällen mit Nekrose der Tonsillen, die noch nicht zur Überschwemmung des Blutes mit Streptokokken geführt hat, die jedoch bereits eine Toxinämie, eine Vergiftung des Organismus mit den Toxinen der Streptokokken erzeugt hat. Es kommt alles darauf an, die sich entwickelnde Streptokokkensepsis im Beginn zu bekämpfen, den Organismus frühzeitig instand zu setzen, der verderblichen Eindringlinge Herr zu werden, bevor eine allgemeine Überschwemmung des Blutes mit Streptokokken stattgefunden hat.

In neuester Zeit ist auch das Salvarsan zur Behandlung des Scharlachs herangezogen worden.

Die Wahrscheinlichkeit, daß der Scharlacherreger nicht unter den Bakterien, sondern unter den Protozoen zu suchen ist, die Beobachtung, daß in einem Teil der Scharlachfälle auf der Höhe der Krankheit die Wassermannsche Reaktion positiv ausfällt und die Erfahrung, daß nekrotisierende Entzündungsprozesse im Rachen, wie die Angina Vincenti, durch Salvarsan günstig beeinflußt werden, waren Momente, die zur Erprobung des neuen Mittels drängten. Nach den günstig ausgefallenen Versuchen von Lenzmann und Klemperer bin ich selbst an einem größeren Material dieser Frage nähergetreten.

Altsalvarsan gaben wir intravenös und zwar 0,1 g Salvarsan auf 10 kg Körpergewicht berechnet; mehr als 0,4 g auf einmal haben wir jedoch auch bei Erwachsenen niemals gegeben. Mit 1—2 Injektionen suchten wir im allgemeinen auszukommen.

Neo-Salvarsan gaben wir in Dosen von 0,1—0,3 epifaszial oberhalb des Trochanter nach der Wechselmannschen Methode. Intravenöse Injektionen dieses Mittels wurden schlecht vertragen.

Die ganze Menge Neo-Salvarsan wird in 1 ccm steriler physiologischer Kochsalzlösung aufgelöst, die kurz vorher aus frisch destilliertem Wasser bereitet wird. Dann geht man mit der Nadel ein bis man an einem gewissen Widerstand bemerkt, daß man auf der Faszie ist. Nun spritzt man erst etwas sterile Kochsalzlösung ein. Sitzt die Nadel richtig, so tritt nach dem Abnehmen der Spritze ein Tropfen der Lösung wieder aus der Nadel heraus. Dann erst wird die Spritze mit der Salvarsanlösung gefüllt und nun injiziert.

Bei der Verwendung von Alt-Salvarsan treten gelegentlich folgende Nebenerscheinungen auf:

1—2 Stunden nach der intravenösen Injektion stellte sich Frösteln ein und bald darauf erfolgte ein Temperaturanstieg um 1—2°. Gleichzeitig kam es zu ein- oder zweimaligem Erbrechen, und es traten Durchfälle auf. Dieser ganze Zustand war gewöhnlich nach 4—6 Stunden vorüber.

Beim Gebrauch von Neo-Salvarsan in der eben beschriebenen Form haben wir keine Nebenerscheinungen gesehen; auch Infiltrationen und Nekrosen der Impfstelle blieben fern.

Die Wirkung des Salvarsans schien mir vor allem in der Beeinflussung der Angina necroticans und in einer Besserung des allgemeinen Krankheitsgefühls zu liegen. Wir sahen fast stets, daß beginnende und selbst ausgedehnte Nekrosen der Tonsillen schon am nächsten Tage nach der Einspritzung sich zu reinigen begannen und sich nicht mehr weiter ausdehnten.

Fast regelmäßig war an dem auf die Einspritzung folgenden Tage das Allgemeinbefinden wesentlich gebessert.

Bei zehn Kranken, die vor der Einspritzung völlig benommen waren und delirierten, kehrte am Tage danach das Bewußtsein wieder; bei fast allen Patienten verschwand das allgemeine schwere Krankheitsgefühl, sie fühlten sich wohler, gaben an, daß Kopf- und Gliederschmerzen geschwunden seien und waren besserer Stimmung; auch der Appetit pflegte sich zu heben. Nur drei Kranke ließen diese subjektive Besserung des Allgemeinbefindens vermissen.

Das Fieberverhalten nach der Salvarsaneinspritzung ist kein einheitliches; das muß ich im Gegensatz zu Lenzmann und Klemperer betonen.

Wie schon eben erwähnt wurde, trat in vielen Fällen als Folge der Salvarsaninjektion eine schnell vorübergehende Fiebersteigerung auf. Danach erfolgte häufig am nächsten Tage ein Abfall, der um 1° niedriger war als die vor der Einspritzung herrschende Fieberhöhe; und nun trat die lytische Entfieberung ein. Aber auch ohne die vorangehende reaktive Fiebersteigerung wurde häufig ein lytisches Absinken des Fiebers beobachtet. In anderen Fällen war keine überzeugende Wirkung auf das Fieberverhalten nachzuweisen. Bei einem Teil dieser Patienten war die Entwicklung von Komplikationen, namentlich von geschwollenen Drüsen am Halse, ein Grund für das Fortbestehen der Fieberbewegung.

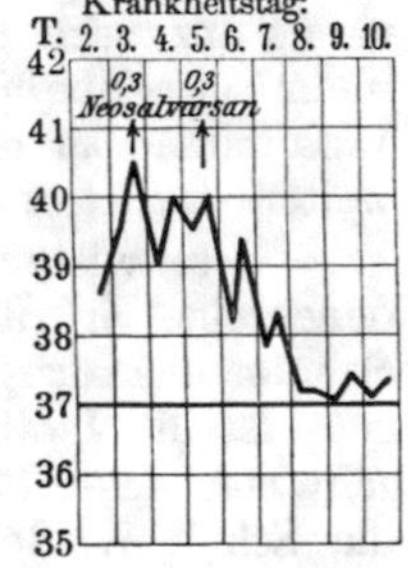

Abb. 337. Scharlach mit Angina necroticans; mit Salvarsan behandelt. Geheilt.

Die Nachkrankheiten des Scharlachs, insbesondere Nephritis und Drüsenschwellungen, werden durch Salvarsan nicht verhütet.

In auffällig günstiger Weise wurde auch das schwere Bild des toxischen Scharlachs in drei Fällen beeinflußt.

Ich möchte daher Salvarsan für indiziert halten bei Kranken mit Angina necroticans und bei toxischem Scharlach. Fälle mit ausgesprochener Streptokokkensepsis sind auch bei dieser Behandlung meist verloren. Ob man im Einzelfalle der Serumtherapie oder der Salvarsanbehandlung den Vorzug geben wird, ist Sache persönlicher Auffassung.

Prophylaxe. Da der Scharlach zu den gefährlichsten Infektionskrankheiten des jugendlichen Alters gehört, so ist eine sorgfältige Prophylaxe dringend geboten. In Deutschland ist daher jeder Scharlachfall der zuständigen Polizeibehörde anzuzeigen. Diese läßt dann durch einen beamteten Arzt Ermittelungen über die Infektionsquelle anstellen, z. B. mit welchen Personen der Kranke in Berührung gekommen ist, ob in der Schulklasse verdächtige Erkrankungen aufgetreten sind, falls es sich um scharlachkranke Schulkinder handelt, ferner ob der Erkrankte aus einem Gehöfte oder einer Milchwirtschaft etwas bezogen hat, in welchem in letzter Zeit ein Scharlachfall vorgekommen ist usw. Danach werden dann die weiteren Maßnahmen der Behörde getroffen.

Bei der großen Ansteckungsfähigkeit der Krankheit ist es dringend geboten, den an Scharlach Erkrankten ohne Verzug abzusondern und ihm eine besondere Pflegeperson zu geben. Die Wahrscheinlichkeit, durch diese Maßregel die Weiterverbreitung zu verhüten, ist erheblich größer als bei den Masern. Der akute Beginn des Scharlachs mit Fieber, Erbrechen, Halsschmerzen und schneller Entwicklung des Ausschlages gestattet es, relativ frühzeitig die richtige Diagnose zu stellen, während bei den Masern, wo die Trennung des Kranken von anderen Kindern meist erst bei Ausbruch des Exanthems vorgenommen wird, in der Regel schon die Ansteckung der Umgebung erfolgt ist.

Die Absonderung kann in der Behausung des Kranken durchgeführt werden, doch ist es weit ratsamer, dafür zu sorgen, daß der Erkrankte in ein geeignetes Krankenhaus überführt wird. Das gilt namentlich für solche Kranke, die sich in engen, dicht bevölkerten Wohnungen, in öffentlichen Gebäuden, Schulen, Kasernen, Gefängnissen oder in Räumen neben Milch- und Speisewirtschaften usw. befinden, sowie für Personen, welche kein besonderes Pflegepersonal zur Verfügung haben, sondern von ihren zugleich anderweitig in Anspruch genommenen Angehörigen gepflegt werden müssen. Aber auch für die besser situierten Kreise halte ich es für empfehlenswerter, z. B. in kinderreichen

Familien, die Isolierung nicht im Hause vorzunehmen, oder die gesunden Kinder zu Verwandten zu geben, wie das in der Regel geschieht, sondern das kranke Kind der sachgemäßen Pflege eines guten Krankenhauses oder Privatsanatoriums anzuvertrauen. Je länger ein krankes Kind in der Wohnung ist, desto mehr Gelegenheit ist trotz des guten Willens gegeben, das Scharlachgift in andere Wohnräume zu tragen und bei der Zähigkeit, mit der es sich virulent erhält, weitere Infektionen zu veranlassen.

Geschwister von Scharlachkranken und Kinder aus Behausungen, in denen eine Erkrankung an Scharlach vorgekommen ist, müssen so lange vom Schulbesuch ferngehalten werden, bis eine Ansteckung nicht mehr zu befürchten ist. Ist die Isolierung des Erkrankten gut durchgeführt, so können die Geschwister desselben acht Tage nach erfolgter Trennung von dem Kranken die Schule wieder besuchen. Kann jedoch die Isolierung nicht hinreichend durchgeführt werden, so müssen die gesunden Geschwister während der ganzen Dauer der Krankheit der Schule fernbleiben.

Für Ärzte und Pflegepersonal ist es Pflicht, im Krankenzimmer einen weißen Mantel zu tragen und vor dem Verlassen des Zimmers sich sorgfältig die Hände zu desinfizieren. Der Arzt möge bei seinen Krankenvisiten Scharlachpatienten stets zuletzt besuchen, um Übertragungsmöglichkeiten vorzubeugen.

Die Leib- und Bettwäsche, namentlich die Taschentücher des Kranken müssen nach Gebrauch zwei Stunden in Gefäße mit einer desinfizierenden Flüssigkeit gelegt oder in kochendem Wasser keimfrei gemacht werden, bevor man sie in die allgemeine Wäsche gibt. Für die Desinfektion der Gebrauchsgegenstände, der Eß- und Trinkgeschirre gelten die im Anhange angegebenen Regeln. Nach Ablauf der Krankheit muß das Krankenzimmer sorgfältig mit Formalin desinfiziert werden. Spielzeug und Bücher, mit denen der Kranke sich beschäftigt hat, werden am besten verbrannt.

Versuche, durch prophylaktische Immunisierung mit einem Streptokokkenvaccin der Erkrankung an Scharlach vorzubeugen, sind in Rußland in großem Maßstabe angeblich mit gutem Erfolge ausgeführt worden. Ein durch Gabriczewsky hergestelltes Streptokokkenvaccin wird bei Erwachsenen in Dosen von 1—2 ccm, bei Kindern die Hälfte, subkutan injiziert, nach Ablauf einer Woche die $1^1/_2$fache Menge. Die Geimpften bekommen Fieber und ein scharlachähnliches Exanthem; bisweilen scheinen sogar die Krankheitserscheinungen nicht ganz unbedenklich zu sein. Da ich nicht der Anschauung bin, daß der Scharlach eine Streptomykose ist, so habe ich mich schon deshalb zu dieser prophylaktischen Behandlung gesunder Kinder mit einem Streptokokkenvaccin nicht entschließen können.

Meine eigenen Versuche, bei ausgebrochenem Scharlach vom Anfang der Krankheit an den Patienten mit einem Streptokokkenvaccin zu immunisieren, um eventuellen späteren Streptokokkenkomplikationen vorzubeugen, haben nicht den gewünschten Erfolg gehabt. Lymphadenitis, Otitis usw. traten in demselben Prozentsatze auf wie bei den nicht geimpften Kindern.

Literatur siehe bei:

M. Escherich und B. Schick, Scharlach, Wien und Leipzig 1912. — Pospischil u. Weiß, Über Scharlach (der Scharlacherkrankung zweiter Teil), Berlin 1911. — F. Rolly, Scharlach im Handb. d. inn. Med., herausgeg. von Mohr u. Staehelin, Bd. I, Berlin 1911. — F. Schleißner, Ätiologie des Scharlachs in Ergebnisse der inneren Medizin u. Kinderheilk., X. Band, Berlin 1913. — G. Bernhardt, Ätiologie des Scharlachs. Ebenda.

Masern (Morbilli).

(Franz.: rougeole; englisch: measles; italienisch: rosolia).

Als Masern bezeichnet man eine akute fieberhafte Infektionskrankheit, die mit einem charakteristischen Fleckenausschlage der Haut und mit katarrhalischen Erscheinungen der oberen Luftwege und der Konjunktiven einhergeht und stets durch Ansteckung von Mensch zu Mensch weiterverbreitet wird.

Geschichte. Die Masern sind vermutlich schon im Altertum in großer Verbreitung aufgetreten, doch wurden sie noch bis ins Mittelalter hinein mit Pocken und Scharlach zusammengeworfen. Ein arabischer Schriftsteller, Rhazes, geboren um 850, stellte in seiner Schrift: „De variolis et morbillis" die These auf, daß Pocken und Masern der Ausdruck eines Gärungsprozesses im Blute seien; auch die Schriftsteller des 16. Jahrhunderts unterscheiden nicht mit Sicherheit zwischen Pocken und Masern. Diese Trennung nahm erst der englische Arzt Sydenham im 17. Jahrhundert vor, aber auch er verstand die Masern noch nicht sicher vom Scharlach abzugrenzen. Seit der Mitte des 18. Jahrhunderts sind die Masern als wohl charakterisierte epidemische Krankheit bekannt.

Die **Ätiologie** der Masern ist noch völlig in Dunkel gehüllt. Weder die mikroskopische Durchforschung der Haut und der Organe Masernkranker, noch die kulturellen bakteriologischen Methoden haben irgend ein Ergebnis gebracht, das zur Lösung des Rätsels beitragen konnte. Interessant sind die Untersuchungen Hectons gewesen, der das Blut Masernkranker auf Ascitesflüssigkeit aussäte und nach 24stündigem Aufenthalt im Brutschrank keinerlei Bakterien in der Mischung nachwies, aber durch Verimpfung der Flüssigkeit auf einen gesunden Menschen Masern erzeugte. Wir sehen daraus, daß der pathogene Masernkeim im Blute der Masernkranken sein muß, eine Tatsache, die früher schon Home u. a. auf andere Weise festgestellt hatten.

Neuerdings ist es gelungen (Anderson u. Goldberger[1])) durch intravenöse Injektion des Blutes von Masernkranken bei Affen Masern zu erzeugen. Auch Nasen- und Mundsekret war für Affen infektiös, nicht aber die Epidermisschuppen. Das Virus passiert Berkefeldfilter und wird durch Hitze von 55^0 C in 15 Minuten abgetötet.

Das Masernvirus ist also im Blut, im Sekret der Nase, des Mundes und im Sputum, sowie im Conjunctivalsekret enthalten; ob auch die Epidermisschuppen der Haut noch Infektionsstoff enthalten, ist nach den angeführten Untersuchungen zweifelhaft geworden. Erfahrungstatsache ist es, daß die größte Ansteckungsfähigkeit der Masern im Initialstadium und zur Zeit der Blüte des Exanthems besteht, während in der Rekonvaleszenzperiode, wo die Schuppung einsetzt, die Gefahr der Infektion wesentlich nachläßt.

Außerhalb des Menschen ist die Lebensfähigkeit des Virus außerordentlich gering. Während wir beim Scharlach ein äußerst zähes Haften des infektiösen Virus in den von den Kranken benutzten Räumen sowie an Kleidern und anderen gebrauchten Gegenständen beobachten, genügt bei den Masern schon ein mehrstündiges Lüften des Krankenraumes, um ihn für noch nicht gemaserte Personen ungefährlich zu machen, und selbst Kleidungs-

[1]) Anderson und Goldberger, Recent advances in our knowledge of measles in Americ. journ. of dis. of child. 4. 1912.

stücke, die von Masernkranken benutzt, nachher aber gut ausgelüftet werden, sollen empfänglichen Menschen keine Gefahr bringen (Mayr). Jedenfalls ist das Maserngift ein äußerst flüchtiges Kontagium, das unter der Einwirkung von Luft und Licht schnell seine Übertragbarkeit verliert. Daß aber trotzdem durch infizierte Gegenstände, Trinkgeschirr, Wäsche u. dgl., die kurz nach Berührung mit den Masernkranken auf geringe Entfernung hin transportiert und dann sofort mit einem empfänglichen Menschen in Berührung gebracht werden, eine Übertragung zustande kommen kann, ist natürlich nicht ausgeschlossen. Im allgemeinen aber spielt die indirekte Ansteckung nur eine geringe Rolle und das Gewöhnliche ist die direkte Ansteckung von Mensch zu Mensch. Die genaueren Vorgänge, die sich dabei abspielen, sind uns noch nicht bekannt, da wir den Erreger selbst noch nicht kennen. Immerhin haben wir verschiedene Anhaltspunkte, um uns ein Bild von dem Wege der Infektion zu machen.

Daß die Übertragung allein durch die Luft auf weitere Entfernungen hin, also z. B. von einer Seite des Krankensaales auf die andere erfolgen kann, ist nach den Untersuchungen Granchers nicht wahrscheinlich.

Grancher umgab auf seiner Kinderabteilung die einzelnen Betten mit Drahtgeflecht, so daß die Masernkinder nicht in direkten Kontakt mit den noch nicht durchmaserten Kindern kommen konnten, die daneben oder in anderen Teilen des Saales lagen. Dabei zeigte es sich, daß die Nachbarkinder von den Masern verschont blieben, obwohl sie nicht immun waren.

Die Ansteckung erfolgt außer durch direktes Berühren in den meisten Fällen wahrscheinlich durch Tröpfcheninhalation. Die katarrhalische Affektion, die in den ersten beiden Krankheitsstadien vorherrscht, gibt reichlich Gelegenheit, beim Sprechen, Husten, Niesen feinste Wassertröpfchen in die Umgebung zu versprühen und damit die Erreger auf die Respirationswege empfänglicher Personen zu bringen und so die Infektion zu bewirken. Zu dieser Annahme würde auch die Erfahrungstatsache passen, daß der Masernkranke schon im Initialstadium (3—5 Tage vor Ausbruch des Ausschlages) sehr infektiös ist, also in einer Zeit, wo katarrhalische Erscheinungen im Vorgergrunde stehen, während die Ansteckungsfähigkeit in der Rekonvaleszenz nachläßt. Gesunde Zwischenträger, die den pathogenen Keim bei sich beherbergen, ohne selbst zu erkranken, und die in der Pathogenese anderer Infektionskrankheiten, z. B. beim Typhus, der Genickstarre usw. eine große Rolle spielen, kommen bei der Übertragung der Masern nur wenig in Betracht. Dafür sprechen vor allem unsere ausgedehnten Erfahrungen im Krankenhause. Ich habe niemals beobachtet, daß die Krankheit durch Pflegepersonal oder Ärzte vom Masernpavillon auf eine Keuchhusten- oder Diphtherieabteilung übertragen wurde. Dagegen ist man z. B. vor der Übertragung der Diphtherie durch gesunde Zwischenträger niemals ganz geschützt.

Die Empfänglichkeit für die Masern ist außerordentlich weit verbreitet. Mit wenigen Ausnahmen erkrankt jeder Mensch, der mit dem Maserngift in Berührung kommt, soweit er nicht schon früher einmal die Masern überstanden und dadurch einen Schutz gegen die Wiedererkrankung erworben hat. Kinder im 1.—5. Lebensmonat erkranken nach den vorliegenden Statistiken relativ selten an Masern. Daß aber auch Erkrankungen in diesem frühen Lebensalter vorkommen, habe ich selbst wiederholt gesehen. Bei einer Hausinfektion auf der Keuchhustenabteilung erkrankten z. B. unter zehn Fällen drei Säuglinge unter fünf Monaten. Unser jüngster Fall war fünf Wochen alt.

Die meisten Kinder erkranken in der Zeit vom 2.—5. Lebensjahre. Vom 15. Jahre an nimmt die Erkrankungsziffer rapid ab. Die Masern sind aber doch nur scheinbar eine Kinderkrankheit. Daß relativ wenig erwachsene

Personen noch an den Masern erkranken, ist nicht bedingt durch die mangelnde Empfänglichkeit des erwachsenen Menschen, sondern einfach durch die Tatsache, daß die meisten Menschen die Krankheit in der Kindheit schon einmal überstanden haben und dadurch immun geworden sind. Findet sich die Gelegenheit, daß erwachsene, vorher noch nicht durchmaserte Personen mit Masernvirus in Berührung kommen, so erkranken sie ebenso leicht wie die Kinder.

Mit der Deutlichkeit eines Experimentes wird die allgemeine Disposition für die Masern illustriert durch die große Epidemie auf den Faröer-Inseln, die im Jahre 1846 eine seit 1781 von den Masern verschonte Bevölkerung ergriff. Ohne Rücksicht auf das Alter erkrankte alles, was mit dem Gifte in Berührung kam. Verschont blieben nur diejenigen Erwachsenen, die in ihrer frühesten Kindheit, also 65 Jahre vorher, die Krankheit überstanden hatten. Nach Panum, dem wir eine ausführliche Beschreibung dieser Epidemie und damit eine Fundgrube epidemiologischer Kenntnisse über die Masern verdanken, war die Seuche durch einen dänischen Tischler, der sich in Kopenhagen mit Masern infiziert hatte und kurz nach seiner Ankunft auf den Faröerinseln erkrankte, eingeschleppt worden und hatte mit großer Schnelligkeit 6000 Personen von den 7782 Einwohnern der Inseln ergriffen.

Das Geschlecht spielt für die Disposition zur Masernerkrankung gar keine Rolle; auch bei den verschiedenen Rassen besteht kein Unterschied in der Empfänglichkeit. Manchmal bemerkt man an einzelnen Individuen eine temporäre Immunität derart, daß sie trotz gegebener Ansteckungsmöglichkeit nicht erkranken und erst in einer späteren Epidemie angesteckt werden. Im allgemeinen aber kommen unter gewöhnlichen Verhältnissen die wenigsten Menschen über die Kindheit hinaus, ohne die Masern durchgemacht zu haben. Die Weiterverbreitung erfolgt hauptsächlich durch die Schulen, Spielanstalten, Kinderbewahranstalten und ähnliche Zentren, wo sich Kinder in größerer Anzahl in geschlossenen Räumen versammeln; beim Spielen auf der Straße in der frischen Luft erfolgen weit weniger Ansteckungen. Ist z. B. ein Dorf lange Zeit von den Masern verschont geblieben, so daß ein großer Teil der nicht durchmaserten Kinder herangewachsen ist, so kann ein einziger in die Schule eingeschleppter Fall eine große Epidemie erzeugen. Fast alle in der Klasse befindlichen, noch nicht gemaserten Kinder werden infiziert, tragen die Keime in die Familie, stecken ihre Geschwister und Nachbarskinder an, und so ist schnell, fast explosionsartig das ganze Dorf infiziert. Entsprechend diesem Gange der Ereignisse hinken die Erkrankungen der nicht schulpflichtigen Kinder denen der schulpflichtigen meist etwas nach. Diese Abhängigkeit der Erkrankungen nicht schulpflichtiger Kinder von der Ausbreitung der Masern in den Schulen und ihre zeitliche Nachfolge wird recht hübsch illustriert durch folgende Schilderung von Langerhans[1]):

„1885 waren in Zasenbeck an einem Mittwoch noch alle 71 Schulkinder vollständig in einer Schule; bis zum Sonnabend erkrankten 65, während alle übrigen Kinder des Dorfes gesund waren. Diese Erscheinung war so auffallend, daß mir ein kleines niedliches Mädchen auf meine scherzhafte Frage, ob sie denn gesund bleiben wolle, mit großer Zuversicht antwortete: „Wir Lütjen kregt dat nich.“ Leider erwies sich diese Zuversicht als trügerisch, denn nach der bekannten Inkubationsdauer erfolgten ebenso explosionsartig die Masernerkrankungen der Lütjen, welcher auch das erwähnte kleine Mädchen zum Opfer fiel.“

Damit hängt es auch zusammen, daß häufig die Masernepidemien gegen den Schluß hin bösartiger werden und mehr Todesfälle aufweisen als im Anfang, weil unter den nicht schulpflichtigen die jüngsten Kinder sich befinden und im frühesten Lebensalter die Krankheit schwerer zu verlaufen pflegt.

---

[1]) Zeitschr. f. Medizinalbeamte. 1891.

In großen Städten herrschen die Masern endemisch, aber auch hier bemerkt man deutlich, daß die Erkrankungsziffer der gesamten Bevölkerung durch den Einfluß des Schulbesuches beherrscht wird, denn die Zeit der Ferien pflegt stets einen Rückgang der Masernerkrankungsziffer mit sich zu bringen. Zählt man z. B. die Masernmeldungen für Berlin für die Jahre 1885—1898 nach Monaten zusammen, so ergibt sich nach Schultz[1]) folgendes Bild (Kurve a, Abb. 338 a). Es zeigt sich deutlich die erhebliche Abnahme der Masernmeldungen während der Monate der großen Ferien, Juli, August und während des September. Schreibt man diese Kurve so, daß der Monat mit dem Minimum voransteht, so ergibt sich eine zweite Eigentümlichkeit. Nach dem Minimum im September besteht eine Steigung bis Dezember; Februar, März, April zeigen eine bedeutende Senkung, im Mai und Juni dagegen hebt sich die Kurve wieder zu ihrem Maximum (Abb. 338 b). Diese beiden Gipfel der Masernkurve haben zweifellos der Zuführung frischen infektionsfähigen Materials im April und

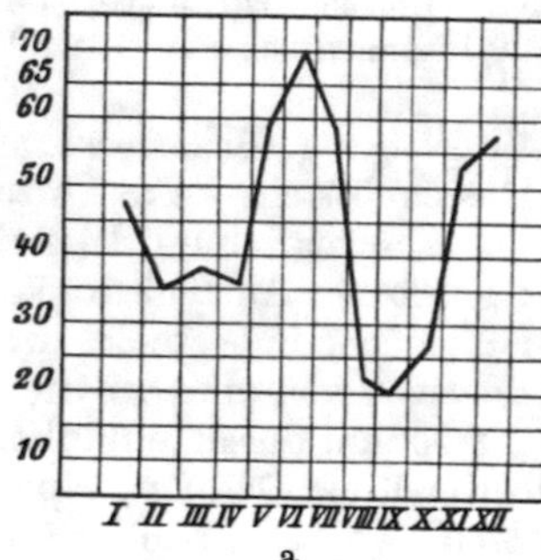

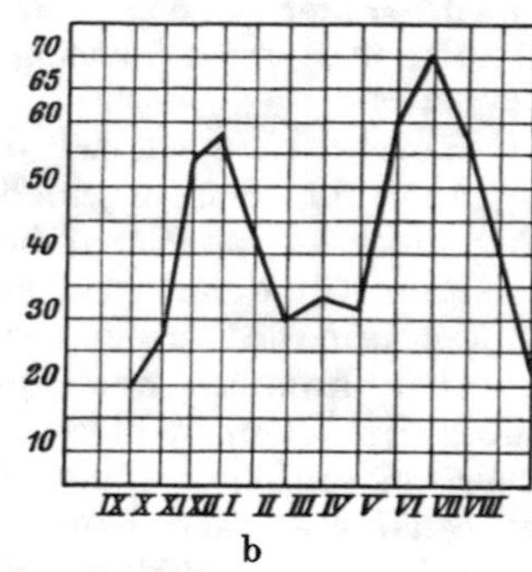

Abb. 338. Durchschnittliche Zahl der Masernfälle in den einzelnen Monaten berechnet für die Jahre 1885—1898. Kurve b gibt dieselben Verhältnisse wieder wie Kurve a, doch steht der Monat mit dem Minimum voran.

Oktober mit Beginn des Schulhalbjahres ihren Ursprung zu verdanken. Die zweimalige Zuführung frischen infektionsfähigen Materials führt die halbjährliche Häufung der Schülerepidemien und die Epidemien der Nichtschulpflichtigen in ihrem Gefolge. Die beiden Gipfel brauchen in jedem Jahre nicht gleichmäßig und nicht gleich hoch zu sein. Im allgemeinen wird auf Halbjahre größerer Ausbreitung ein Nachlassen erfolgen.

Die Dauer der Masernepidemien pflegt relativ kurz zu sein, da wegen der Flüchtigkeit des Maserngiftes empfängliche Menschen relativ schnell ergriffen werden. Neben dem epidemischen Auftreten der Masern kann man in großen Städten zuweilen auch sporadische Fälle beobachten, die keine weiteren Erkrankungen nach sich ziehen. Sie finden ihre Erklärung durch die Annahme, daß in ihrer Umgebung bereits alles durchmasert ist, und daß die Kranken im übrigen von noch nicht durchmaserten Personen ferngehalten werden.

Das Überstehen der Masern verleiht gewöhnlich für das ganze Leben Schutz vor Wiedererkrankung, doch gibt es auch Ausnahmen von dieser Regel. Gegenüber manchen Angaben von mehrmaligen Masernerkrankungen, die man z. B. bei Erhebungen der Anamnese hört, wird freilich Skepsis am Platze sein; es sind aber auch eine Reihe einwandsfrei beobachteter Fälle vorhanden, die über zwei- und sogar mehrmalige Erkrankungen an Masern be-

[1]) Schultz, Schule und Infektionskrankheiten, Jahrb. f. Kinderheilkunde, 1907.

richten. Solche Fälle von Wiedererkrankung zu verschiedenen Zeiten des Lebens sind nicht zu verwechseln mit Rezidiven, die im Anschluß an die erste Masernerkrankung in der Rekonvaleszenz auftreten.

Krankheitsbild. Prodromalstadium. In regelrecht verlaufenden Fällen wird die Szene am elften Tage nach erfolgter Ansteckung plötzlich durch Temperatursteigerung und katarrhalische Erscheinungen der Nase, der Ohren, oberen Luftwege und Conjunctiven eröffnet. Neben den gewöhnlichen Erscheinungen des Schnupfens, häufigem Niesen, Verstopfung der Nasengänge, Nasenlaufen stellt sich häufig auch Nasenbluten als Folge einer starken Hyperämie der Schleimhaut ein. Das Nasensekret ist im übrigen von schleimig-seröser, mitunter auch eitriger Beschaffenheit. Die Conjunctivitis macht sich durch Druck in den Augen und Lichtscheu bemerkbar. Die Lider werden am liebsten geschlossen gehalten und können nur blinzelnd geöffnet werden. Objektiv findet man eine Rötung und samtartige Schwellung der Conjunctiva palpebralis, Tränenfluß; die Augenlider sind geschwollen und des Morgens durch das von der Bindehaut abgesonderte schleimig-eitrige Sekret verklebt und mit Borken bedeckt. Der Katarrh des Kehlkopfes und der Bronchien macht sich durch einen trockenen, kurzen, rauhen, bellenden Reizhusten bemerkbar, der keinerlei Auswurf zutage fördert und in verschieden häufigen Anfällen oft recht quälend auftritt. Die Stimme ist dabei meist etwas belegt, mitunter sogar von vornherein heiser.

Während die genannten Symptome noch nichts Spezifisches an sich tragen, bringt die Untersuchung der Mundhöhle in diesem Stadium oft schon wichtige diagnostische Fingerzeige. Hier interessieren vor allem die Koplikschen Flecke und das Enanthem. Gegenüber den Backenzähnen auf der Innenfläche der Wangen und an deren Umschlagstelle zur Gingiva, seltener auf der Innenseite der Lippen erscheinen kleine bläulich-weiße oder gelblich-weiße, leicht erhabene Fleckchen, die die Größe eines kleinen Stecknadelkopfes erreichen können und aussehen, als wenn man mit einem Pinsel Kalk auf die Schleimhaut gespritzt hätte. Sie sind meist von einem schmalen hyperämischen Hof umgeben, und mitunter, wenn mehrere — etwa 6—10 — zu einer Gruppe zusammenstehen, konfluieren die hyperämischen Höfe, so daß sie aus einer flächenhaft geröteten Schleimhautpartie hervorleuchten (vgl. Abb. 339). In anderen Fällen können die hyperämischen Höfe auch fehlen. Um die Flecke zu erkennen, ist gutes Licht, am besten Tageslicht erforderlich; bei stark spiegelnder Schleimhaut sind sie nicht leicht zu sehen. Zum Unterschiede von weißlichen Epithelabschilferungen, Speisepartikelchen u. dgl. kann man diese Fleckchen nicht wegwischen. Von Soor, Stomatitis aphthosa, kleinen Exkoriationen sind sie leicht zu unterscheiden, da sie fast stets multiple (5—20 an der Zahl) auftreten. Mikroskopisch bestehen diese weißen Auflagerungen aus verfetteten Epithelien und Detritus. Die Koplikschen Flecke zeigen sich oft schon 3 bis 4 Tage vor dem Exanthem und sind ein wichtiges differentialdiagnostisches Merkmal geworden, da sie mit Sicherheit die beginnenden Masern anzeigen. Wie wertvoll diese Eigenschaft ist, sehen wir immer wieder im Krankenhausbetriebe, wo sie uns instand setzen, Kinder im Inkubations-

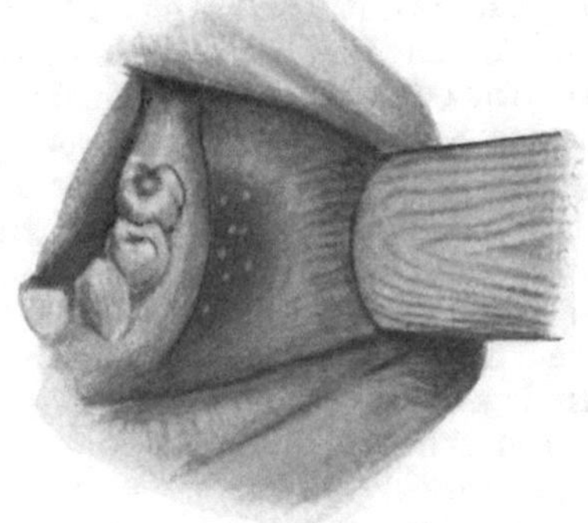

Abb. 339. Koplik sche Flecke.

stadium der Masern, die mit katarrhalischen Erscheinungen zur Aufnahme kommen, auf Grund des Vorhandenseins von Kopliks zu isolieren und damit manche Hausinfektion fernzuhalten. Sie sind in 90% aller Masernfälle im Initialstadium nachweisbar, verschwinden aber oft schon am zweiten oder dritten Tage des Exanthems. Bei leichteren Fällen und besonders im ersten Lebensjahre fehlen sie zuweilen.

Diese Flecke waren schon Gerhard bekannt (1877); auch Filatoff hat sie erwähnt (1897); doch das Verdienst, ihre diagnostische Bedeutung im Initialstadium der Masern hervorgehoben zu haben, gebührt zweifellos dem Amerikaner Koplik (1896).

Gegen Ende des Initialstadiums erscheint in der Regel noch vor dem Auftritte des Hautausschlages das Enanthem der Mundschleimhaut. Es besteht aus unregelmäßig gestalteten zackigen oder streifigen dunkelroten Flecken von Hirsekorn- oder Linsengröße, die sich meist deutlich von der wenig geröteten Schleimhaut des weichen Gaumens, der Uvula und eventuell auch des harten Gaumens abheben. Im Bereiche des Enanthems pflegen die entzündlich geschwollenen Follikel als hirsekorngroße rote Knötchen die Schleimhautoberfläche zu überragen. Die Tonsillen sind meist geschwollen und entweder fleckig oder diffus gerötet. Dieses Enanthem pflegt gewöhnlich von kürzerer Lebensdauer als der Hautausschlag zu sein. In seiner diagnostischen Bedeutung tritt es gegenüber den Koplikschen Flecken entschieden zurück, da es erst ganz kurz vor dem Exanthem zu erscheinen pflegt.

Die Fieberverhältnisse im Initialstadium zeigen, wie überhaupt die Masernkurven in den regulär verlaufenden Fällen, einen recht bestimmten Typus, der natürlich je nach der Schwere des Falles oder nach dem Hinzutreten von Komplikationen in mancher Weise variieren kann, aber doch meist wenigstens angedeutet wird. Mit dem Beginn der katarrhalischen Erscheinungen steigt die Temperatur plötzlich an (etwa 38,5°), hält sich auf dieser Höhe aber nur einige Stunden, um für die nächsten zwei Tage entweder ganz zur Norm zurückzukehren, oder häufiger als leicht remittierende Kurve in mäßiger Höhe etwa zwischen 37 und 38° sich zu bewegen. Oft geht das Fieber schon am dritten Tage des Initialstadiums wieder staffelförmig nach oben, stets aber steigt es mit dem Beginn der Eruptionen zu höheren Graden als im Initialstadium und hält sich nun während der Ausbreitung des Exanthems in Form einer Continua oder leicht in beträchtlicher Höhe (39 und 40°), um dann am siebenten oder achten Krankheitstage kritisch abzufallen (vgl. Abb. 340). Über die einzelnen Variationen dieser typischen Kurve wird im folgenden noch wiederholt zu sprechen sein. Der Puls entspricht in seiner Frequenz dem Verhalten der Temperatur.

Exanthematisches Stadium. Nach dreitägigem Initialstadium, also am 14. Tage der Inkubation, erfolgt unter Zunahme der katarrhalischen Erscheinungen und höherem Fieberanstieg der Ausbruch des Exanthems. Zuerst hinter den Ohren und im Gesicht, dann an den Schläfen, auf den Wangen oder in der Umgebung des Mundes, dann am behaarten Kopf schießen einzelne stecknadelkopf- bis linsengroße, unregelmäßig gestaltete, zartrote Flecke auf, die schnell an Zahl zunehmend, wachsen oder durch Konfluenz mit benachbarten Flecken sich vergrößern und in bestimmter Reihenfolge die gesamte Körperoberfläche befallen. Vom Kopf aus wandert es über den Hals nach dem oberen Rumpf und den Oberarmen, überzieht dann den unteren Rumpf, das Gesäß und die Oberschenkel, um dann Vorderarme und Hände und zuletzt Unterschenkel und Füße zu befallen. Die höchste Blüte des Exanthems ist gewöhnlich nach zwei Tagen erreicht; dann beginnt es, langsam wieder abzublassen. Vom Auftreten der ersten Flecke an bis zum Verschwinden verstreichen gewöhnlich 3—5 Tage.

Die Entwicklung des Masernexanthems geht im einzelnen in folgender Weise vor sich: Die Maserneffloreszenz ist im Beginn wenig über stecknadelkopfgroß, von zartrosa Farbe und rundlicher oder bereits zackiger Gestalt. Sie ist anfangs nicht über das Hautniveau erhaben, bald aber nimmt sie an Größe zu. Die Farbe wird dunkelrot, oft mit einem Stich ins Bräunliche. Mehrere benachbarte Fleckchen treten zu einem größeren, zackig gestalteten Flecken zusammen, und inmitten eines solchen Fleckens zeigen sich dann ein oder mehrere hirsekorngroße Knötchen, die Ausführungsgängen der Talgdrüsen

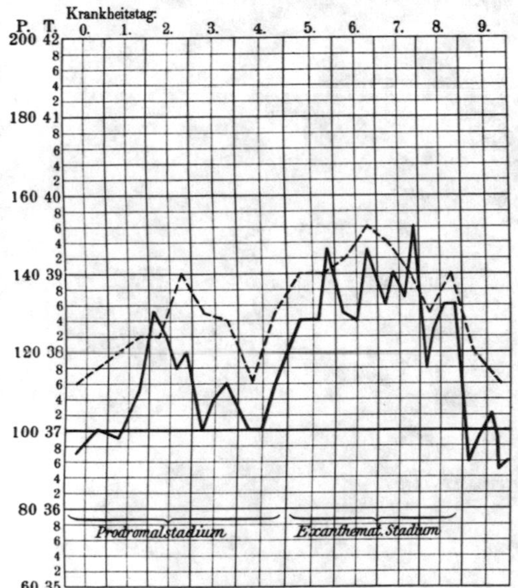

Abb. 340. Kurt Glatow, 3 Jahre. Typische Masernkurve. Im Krankenhause infiziert und deshalb vom 1. Krankheitstage an beobachtet.

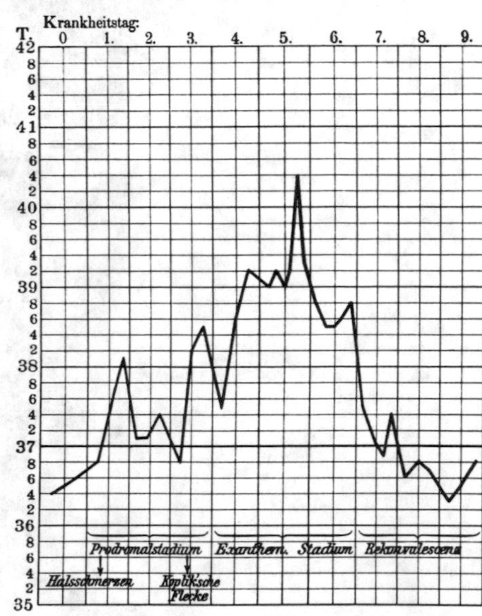

Abb. 341. Walter Fortange, 6 Jahre. Typische Masernkurve (bei einem im Krankenhause infizierten Kinde mit unkompliziertem fieberlosen, im Abklingen begriffenen Keuchhusten beobachtet).

oder Haarbälgen entsprechen. Die meisten Effloreszenzen sind nun etwas erhaben über das Niveau der umgebenden Schleimhaut, wobei ihre Ränder nicht steil, sondern allmählich abfallen. Zwischen den einzelnen Eruptionen bleiben größere oder kleinere normale Hautbezirke frei, so daß ein ausgesprochen fleckiges Aussehen der Haut zustande kommt. Auf der Höhe der Entwicklung ist dieser fleckige Ausschlag über die ganze Körperoberfläche verbreitet und (im Gegensatz zu den Röteln) überall gleichzeitig in voller Blüte. Am dichtesten pflegt das Gesicht und der Rumpf befallen zu sein. Nicht selten kommt es durch Zusammenfließen einer größeren Zahl von Flecken zur flächenhaften Rötung, die inmitten der gefleckten Umgebung fremdartig aussehen und mehr an Scharlach erinnern kann (**konfluierende Masern**). Solche konfluierten Partien finden sich gewöhnlich nur am Rumpf, am Gesäß und im Gesicht, seltener an den Extremitäten. Ihre Entstehung aus einzelnen Flecken läßt sich zuweilen noch daraus erkennen, daß mitten in der diffusen Röte noch einzelne unregelmäßig gestaltete Bezirke normaler Haut ausgespart sind (vgl. Abb. 343).

Manchmal erheben sich in der Mitte der einzelnen Flecke oder Papeln hirsekorngroße, mit wasserhellem Inhalt gefüllte Bläschen (Miliaria). Sie

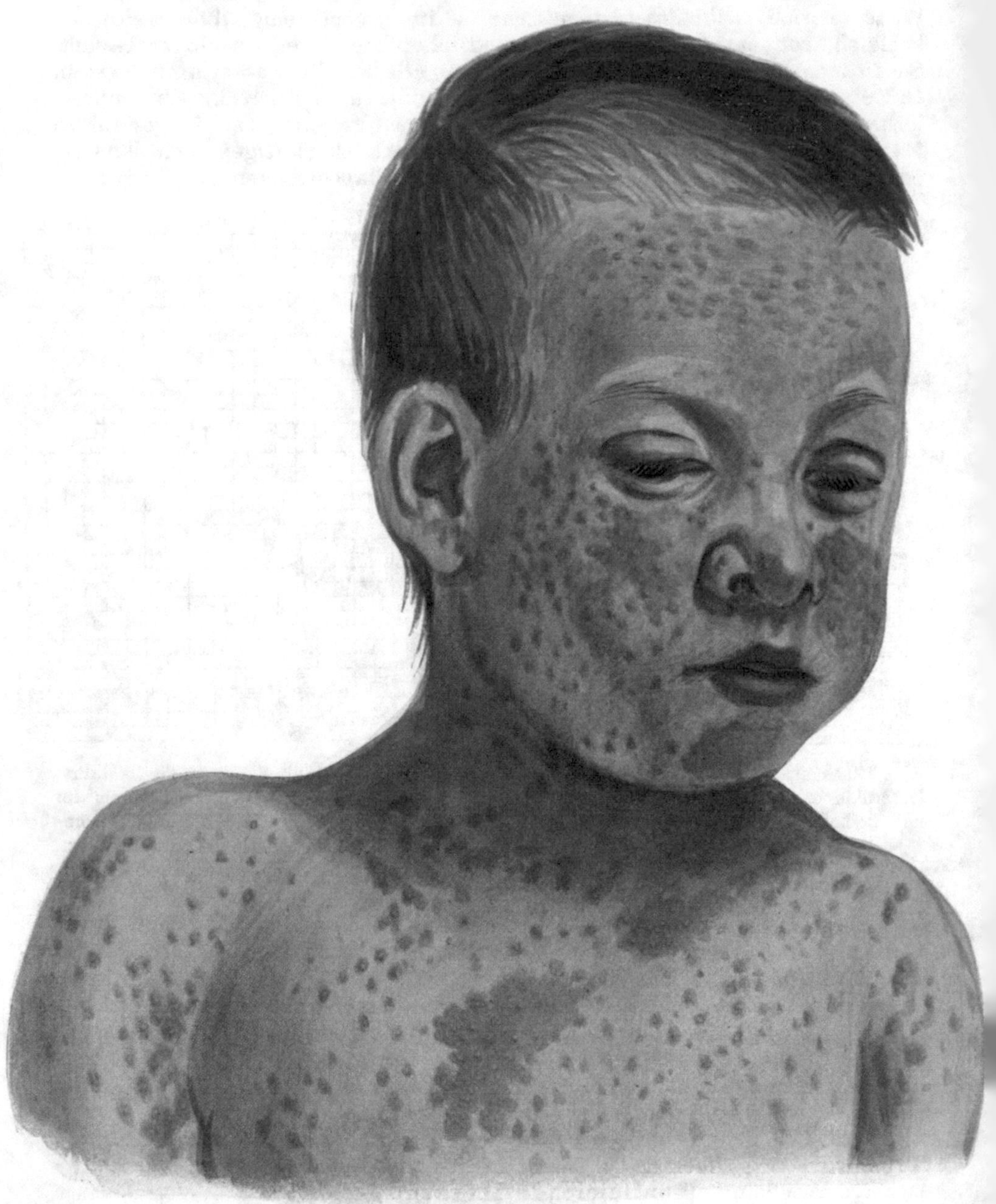

Abb. 342. Masernexanthem.

finden sich besonders bei gleichzeitiger starker Neigung zum Schwitzen. Man spricht dann wohl auch von Morbilli vesiculosi.

Eine andere Eigentümlichkeit des Masernexanthems ist die, daß es eine auffällige Durchlässigkeit der Wand der Hautgefäße mit sich bringt. Daß

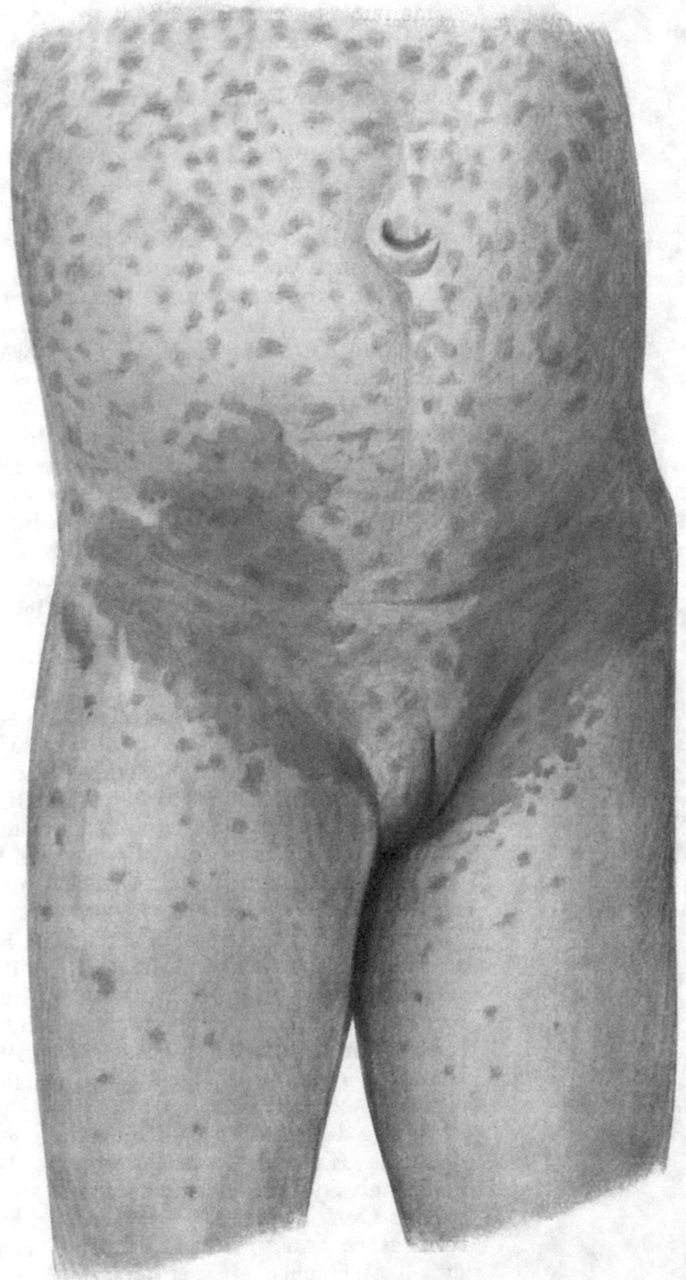

Abb. 343. Masernexanthem, zum Teil konfluiert.

eine kleine Menge Blutfarbstoff in die einzelnen Masernflecke hineindiffundiert, sehen wir schon daraus, daß die Farbe der einzelnen Effloreszenzen im Laufe

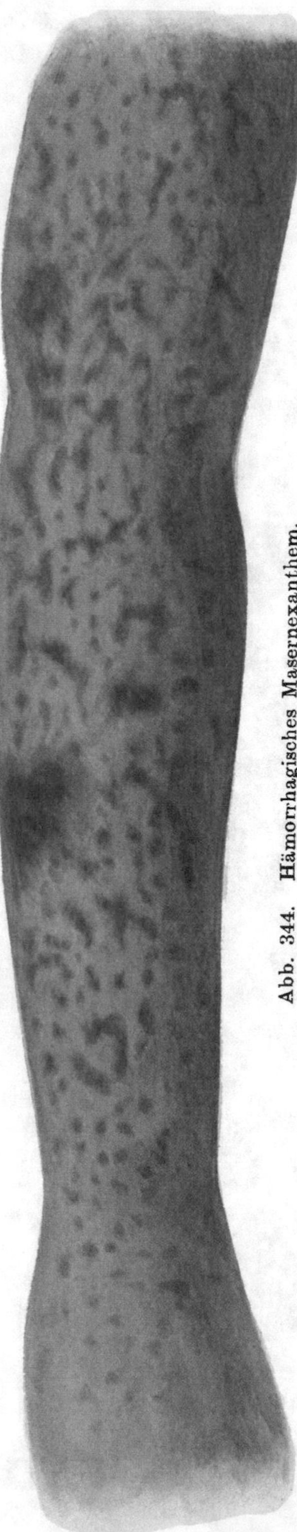
Abb. 344. Hämorrhagisches Masernexanthem.

ihrer Entwicklung aus einem zarten Hellrot ins Dunkelrote und Rotbräunliche übergeht, und daß nach Abblassung des Exanthems noch wochenlang Pigmentierungen zurückbleiben. Auch künstlich kann man sich von der Durchlässigkeit der Gefäßwände der Masernhaut überzeugen. Wenn man eine aufgehobene Hautfalte zwischen den Fingern quetscht, so entstehen leicht punktförmige Blutungen. Damit hängt es auch zusammen, daß das Rumpel-Leedesche Phänomen, das wir auch vom Scharlach her kennen (Auftreten von Hautblutungen in der Haut der Ellenbeuge nach zehn Minuten langer Stauung durch eine am Oberarm angelegte Gummibinde), auch bei Masern sehr häufig erzeugt werden kann. Auf derselben Durchlässigkeit der Gefäßwände beruht auch die gar nicht seltene Erscheinung, daß ein Teil des Exanthems, z. B. an den Vorderarmen, an den Wangen, an den Beinen hämorrhagisch wird (vgl. Abb. 344). Die **hämorrhagischen Masern** sind keineswegs eine besonders maligne Verlaufsform. Wir beobachten diese Anomalie vielmehr auch bei ganz regulär und gutartig verlaufenden Fällen. Die einzelnen Flecke nehmen dabei durch Blutaustritte eine dunkelrote Färbung an und machen nachher dieselben Farbveränderungen in Grün und Gelb durch wie andere Hautblutungen auch.

In manchen Fällen geht dem eigentlichen Masernausschlage ein unbeträchtliches Exanthem oder auch ein diffuses Erythem der Haut 1—3 Tage voraus (Rash), das auf Brust und Oberschenkel lokalisiert ist und flüchtig an Scharlach erinnern kann, aber schon nach wenigen Stunden wieder verschwindet. Ein Rash in Gestalt von Urticaria mit starkem Juckreiz kurz vor Ausbruch des Masernausschlages ist seltener. Die Rashs sind als Vasomotorenreaktion zu deuten, die bei besonders disponierten Individuen auf jeden Toxinreiz zustande kommen kann. Manche Individuen haben beim Auftreten des Masernausschlages ein lebhaftes Juckgefühl, das auf denselben Toxinreiz zu beziehen ist.

Mit dem Ausbruche des Exanthems steigern sich alle Krankheitserscheinungen. Die katarrhalischen Symptome nehmen stark an Intensität zu, das Gesicht nimmt jetzt das charakteristische vermaserte Aussehen an. Völlig von großen, zum Teil flächenhaft konfluierten Masernflecken bedeckt, erscheint es gedunsen, die Augenlider sind geschwollen und werden wegen der Lichtscheu meist geschlossen gehalten; nach dem Aufwachen sind sie verklebt und mit Borken bedeckt und können nur unter Schmerzen geöffnet werden. Aus den Nasenlöchern ergießt sich ein schmierig-eitriges Sekret, das die Haut der Oberlippe wund macht, der rauhe bellende Husten tritt in häufigeren Anfällen auf und über den größeren Verzweigungen des Bronchialbaumes sind trockene, bronchitische Geräusche nachzuweisen. Oft klagen die Patienten über ein wundes Gefühl unter dem Brustbein. Die Zunge ist grau belegt und trocken. Nachdem das Exanthem seinen Höhepunkt erreicht hat, setzt an der Mundhöhlenschleimhaut eine leichte Abschilferung ein, die in Gestalt weißlicher, leicht abwischbarer Auflagerungen der Wangen- und Gaumenschleimhaut erscheint. Die Koplikschen Flecke verschwinden langsam.

Mit dem ansteigenden Fieber, das beim Erscheinen des Exanthems eine beträchtliche Höhe erreicht (40—41°) und sich in Form einer Continua oder nur wenig remittierend während der Entwicklung des Ausschlages zu halten pflegt, wird auch das Allgemeinbefinden stark in Mitleidenschaft gezogen. Der Appetit liegt gänzlich danieder, während das Durstgefühl gesteigert ist. Es wird über Kopf- und Gliederschmerzen geklagt, der Kranke ist matt und zeitweise somnolent; nachts treten nicht selten Delirien auf. Die Pulsfrequenz entspricht der Temperaturerhöhung, und auch die Atmung ist entsprechend dem hohen Fieber und der begleitenden Bronchitis erhöht.

Die Lymphdrüsen, besonders am Hals und Nacken, aber auch in der Achselhöhle und in der Inguinalgegend, sind mäßig geschwollen (erbsen- bis bohnengroß) und oft druckempfindlich. Die Milz ist in der Regel nicht vergrößert.

Auch das Blutbild zeigt charakteristische Veränderungen. Schon im Initialstadium ist eine Verminderung der Leukocytenzahl (3—4000) zu bemerken, die auch im exanthematischen Stadium sehr ausgesprochen ist, während sie in der Rekonvaleszenz wieder verschwindet. Die Leukopenie kommt im wesentlichen auf Kosten der Lymphocyten zustande. Während im allgemeinen bei Kindern die Lymphocyten gegenüber den neutrophilen Leukocyten im numerischen Übergewicht sind, treten sie hier an Zahl zurück. Lymphocytenschwund und relative Zunahme der neutrophilen Leukocyten gilt deshalb als ein diagnostisch wichtiges Frühsymptom der Masern im Inkubationsstadium und Initialstadium (Hecker). Innerhalb der neutrophilen Leukocytengruppe tritt noch insofern eine Änderung ein, als die mehrkernigen Leukocyten hinter den einkernigen an Zahl zurücktreten (Verschiebung des Arnetschen Blutbildes nach links).

Der Urin ist, entsprechend dem Fieber, hochgestellt, von geringer Menge und zeigt nicht selten febrile Albuminurie. Fast stets ist eine starke Diazo-Reaktion vorhanden, so daß man dieses Symptom im Rahmen der anderen Erscheinungen diagnostisch verwerten kann. Neben der Diazoreaktion weist auch die Ausscheidung reichlicher Mengen von Azetessigsäure und Propeptonen auf Änderung des Stoffwechsels hin.

Nach Aronson und Sommerfeld[1]) ist der Harn der Masernkranken hochgradig giftig. Meerschweinchen gehen bei intravenöser Injektion von 2 ccm zugrunde. Die Masern teilen diese Harngiftigkeit, deren letzte Ursache noch nicht bekannt ist, mit dem Varizellen- und dem Serum-Exanthem.

Der Stuhl ist während des exanthematischen Stadiums zuweilen diarrhoisch, meist aber herrscht Obstipation.

---

[1]) Hans Aronson und Paul Sommerfeld, Deutsche med. Wochenschr. 39, 1913.

Rekonvaleszenz-Stadium. Die geschilderten Störungen erreichen in der Mehrzahl mit vollendeter Entwicklung des Exanthems ihren Höhepunkt. Während die Temperatur und die Störungen des Allgemeinbefindens am letzten Tage der Eruptionsperiode die höchsten Grade erreichen, sinkt das Fieber mit dem Abblassen des Exanthems oft über Nacht plötzlich unter reichlicher Schweißbildung kritisch oder auch lytisch im Laufe von 1½ Tagen ab, und mit einem Schlage sind die Störungen des Allgemeinbefindens gebessert. Der Appetit stellt sich wieder ein, der Schlaf wird ruhiger, das Sensorium wird frei, und die Kranken fühlen sich wohl und sind oft nur schwer im Bett zu halten. Nicht selten kommen noch in den ersten Tagen der Rekonvaleszenz subfebrile Temperatursteigerungen vor (bis 38°).

Mit dem Absinken des Fiebers geht auch die Pulszahl wieder zur Norm zurück; sehr oft sogar sinkt sie unter die Norm. Wir finden dann einen auffällig langsamen und irregulären Puls. Diese Anomalie, die wir auch im Laufe anderer Infektionskrankheiten, z. B. besonders konstant beim Erysipel beobachten, bedeutet nichts Schlimmes, sondern geht nach 1—2 Wochen wieder zurück. Das Verschwinden des Ausschlages vollzieht sich in derselben Reihenfolge, wie er gekommen. Zeitweise ist daher der Ausschlag im Gesicht und am Rumpf schon verblaßt, während er an den Extremitäten noch in voller Blüte steht. An Stelle der Maserneffloreszenzen bleiben bräunliche Pigmentierungen als Reste des diffundierten Blutfarbstoffes noch längere Zeit zurück (14 Tage bis 3 Wochen). Bei hämorrhagischen Masern dauert die Rückbildung der dunkelblauen Flecken natürlich noch erheblich länger.

Schon während des Abblassens des Ausschlages setzt die Abschilferung der Haut in kleinsten Schüppchen, die charakteristische kleienförmige Schuppung, ein, die in wenigen Tagen bis einer Woche vollendet zu sein pflegt. Handteller und Fußsohlen bleiben davon in der Regel frei im Gegensatz zum Scharlach. In seltenen Fällen ist die Schuppung so stark, daß man fast von einer lamellösen Schuppung ähnlich wie beim Scharlach sprechen kann. Die mit der Conjunctivitis verbundenen Störungen pflegen mit dem Abblassen des Ausschlages bald nachzulassen. Die Schwellung der Augen geht zurück, die schleimig-eitrige Sekretion wird allmählich geringer und die Lichtscheu verschwindet. Langsam bessert sich auch der Schnupfen. Etwas längere Zeit zur Rückbildung brauchen die katarrhalischen Erscheinungen seitens des Kehlkopfs und der Bronchien. Meist vergeht noch eine Woche bis die Stimme wieder klar wird, und der Husten, der um diese Zeit lockerer zu werden pflegt und mit etwas Auswurf verbunden ist, verliert sich meist erst nach 8—14 Tagen. Solange noch irgend welche katarrhalischen Erscheinungen bestehen, empfiehlt es sich dringend, den Kranken noch nicht aus dem Zimmer zu lassen, da eine ganz auffällige Empfindlichkeit gegenüber Erkältungseinflüssen bei den Masernrekonvaleszenten besteht. Sehr häufig kommt es bei Nichtbeobachtung dieser Regel jetzt erst zu unangenehmen Komplikationen im Gebiete des Respirationsapparates.

Abweichungen vom normalen Verlauf. Das im Vorstehenden gezeichnete Bild entspricht dem Verlaufe der unkomplizierten regelrecht verlaufenden Masern. Abweichungen von diesem Bild nach beiden Seiten, nach der Richtung leichten oder schwereren Verlaufes kommen vor. Die bestimmenden Faktoren, die dabei eine Rolle spielen, sind die Virulenz des Maserngiftes selbst auf der einen und die Widerstandsfähigkeit des Ergriffenen auf der anderen Seite.

Zunächst einige abnorm leichte Verlaufsformen. Es gibt Fälle, wo das Initialstadium nur einen leichten Schnupfen oder tatsächlich gar keine Erscheinungen macht. Etwa vorhandene kleine Temperatursteigerungen werden nicht bemerkt, und das erste, was in Erscheinung tritt, ist ein geringfügiges, flüchtiges Exanthem, das nur von leichten Fieberbewegungen begleitet wird und mit diesen schon nach zwei Tagen wieder verschwindet. Solche Fälle können sehr leicht zu Verwechslungen mit Röteln Veranlassung geben, wenn sie nicht gerade im engsten Zusammenhange mit einer Masernepidemie beobachtet werden (abortive Masern).

In anderen Fällen ist das Initialstadium mit Fieber und allen katarrhalischen Erscheinungen gut ausgesprochen, aber es kommt nicht zur Entwicklung eines Masernexanthems. Fieber, Conjunctivitis, Blepharitis, Coryza und Bronchitis klingen nach 5—6 Tagen ab, und man ist nur dadurch berechtigt, die Diagnose Masern zu stellen, daß die gesamte Umgebung (z. B. Geschwister) an Masern erkrankt sind, und der Kranke vorher niemals Masern gehabt hat (Morbilli sine exanthemate). Analoge Beobachtungen kennen wir ja auch vom Scharlach und von anderen Infektionskrankheiten her. Koplikscher Flecke und Enanthem sind dabei nicht nachzuweisen.

Von Abweichungen in der Richtung eines schwereren Verlaufes seien zunächst zwei abnorme Formen des Initialstadiums geschildert.

Im frühesten Kindesalter, bei Kindern bis zu zwei Jahren, setzt das Initialstadium zuweilen unter auffällig schweren Symptomen ein. Das Fieber steigt sofort auf hohe Grade (40° und mehr) und hält sich während des Initialstadiums und während des nach drei Tagen einsetzenden exanthematischen Stadiums kontinuierlich auf dieser Höhe. Als Begleiterscheinungen des Fiebers können vom ersten Tage an Konvulsionen, Durchfälle, Erbrechen, starke Delirien auftreten. Kommen nicht schwerere Komplikationen hinzu, so kann auf die bedrohliche Einleitung nach dem Erscheinen eines intensiven Exanthems noch ein guter Ausgang folgen.

In anderen Fällen zeigt das Initialstadium einen auffällig protrahierten Verlauf. Neben den gewöhnlichen katarrhalischen Begleiterscheinungen herrscht ein remittierendes, zuweilen auch kontinuierliches Fieber fünf, sechs, ja sieben Tage lang, bevor es zum Ausbruch des Exanthems kommt. Dieses breitet sich dann gewöhnlich sehr schnell über den Körper aus und ist von besonderer Intensität.

Die schwersten und gefährlichsten Verlaufsanomalien bringt das exanthematische Stadium. Zwei Formen drängen sich dem Beobachter hier vor allem auf, die beide durch die intensive Einwirkung des Maserngiftes allein zustande kommen:

1. die rein toxische Form, bei der die Kranken an der schweren Allgemeinvergiftung in kürzester Zeit foudroyant zugrunde gehen und Störungen des Zentralnervensystems im Vordergrunde stehen;
2. diejenige Form, die ihr Gepräge durch die Entzündung der feinsten Bronchien (Kapillarbronchitis) und die damit zusammenhängende rudimentäre Entwicklung und livide Verfärbung des Exanthems erhält.

Die rein toxische Form wird in der Regel nur bei jüngeren Kindern beobachtet und verläuft in folgender Weise: Nach einem Initialstadium von gewöhnlicher Dauer, das mit intensiven Schleimhautkatarrhen, meist auch von Anfang an mit hohem, kontinuierlichen Fieber (39—40°) und starken Störungen des Sensoriums einhergeht, erscheint am vierten Tage ein schwaches, gewissermaßen nur angedeutetes Exanthem am Rumpf und im Gesicht, das aus blaßroten, etwas livid verfärbten Fleckchen besteht und auf Herzschwäche hindeutet. Der Puls ist dabei sehr frequent und klein. Während die Temperatur noch weiter steigt (40—41°) verändert sich das Exanthem meist nur wenig, es kommt zu keiner rechten Blüte des Ausschlages. Die Extremitäten werden kühl und etwas zyanotisch und zeigen nur an vereinzelten Stellen blaßbläuliche, zackige Flecke. Der Kranke ist benommen, wirft sich unruhig hin und her und liegt teilnahmslos da und verlangt weder zu essen noch zu trinken; die Zunge und Lippen sind trocken und fuliginös, die Hände zittern. In der Nacht toben Delirien, gegen das Ende hin treten noch Konvulsionen hinzu, die stundenlang anhalten können, und unter zunehmender Herzschwäche tritt der Tod ein. Zuweilen wird der tödliche Ausgang in diesen Fällen noch mehr beschleunigt durch das Hinzutreten einer Kapillarbronchitis, meist aber gehen die Kranken an der reinen Giftwirkung zugrunde.

Zuweilen kommt es dabei zu einer hämorrhagischen Diathese, die zu zahlreichen größeren und kleineren Blutergüssen in die Haut führt, ohne sich an die einzelnen Maserneffloreszenzen zu halten. Diese hämorrhagische Diathese der schwer toxischen Masernfälle, bei der es außer zu regellos verteilten Hämorrhagien auf der Haut auch noch zu Blutungen in den inneren Organen, z. B. auf dem Perikard und der Pleura kommt, und bei der zuweilen profuse Hämorrhagien aus der Nase, den Harnwegen und dem Darm beobachtet werden, ist nicht zu verwechseln mit den oben erwähnten hämorrhagischen Masern, bei denen es zu Blutaustritten in die Maserneffloreszenzen hinein kommt, ohne daß dadurch eine Trübung der Prognose herbeigeführt wird.

Die zweite durch das Vorwiegen der Kapillarbronchitis ausgezeichnete, schwer toxische Verlaufsform finden wir ebenfalls mit Vorliebe bei Kindern im frühesten Lebensalter (bis zu zwei Jahren). Die Enge der Luftwege begünstigt hier den Verschluß der feineren Bronchien und die Ausschaltung mehr oder minder großer Lungenpartien. Das Initialstadium geht entweder ohne besonders schwere Erscheinungen vorüber, oder es machen sich schon in dieser Periode hohe kontinuierliche Temperaturen und starke Entzündungserscheinungen des Respirationsapparates (intensive Schwellung der Nasenschleimhaut mit schniefender Atmung, häufiger Hustenreiz, Steigerung der Atemhäufigkeit) bemerkbar. Am vierten Tage erscheint das Exanthem im Gesicht, am Hals und auf der Brust zunächst in normaler Farbe und Intensität. Da tritt plötzlich, bevor eine Weiterentwicklung des Ausschlages erfolgt, eine auffällige Änderung des Bildes ein. Die vorhandenen Exanthemflecke nehmen eine blaßbläuliche oder tief zyanotische Verfärbung an, während sich gleichzeitig die gesamte Körperoberfläche livid

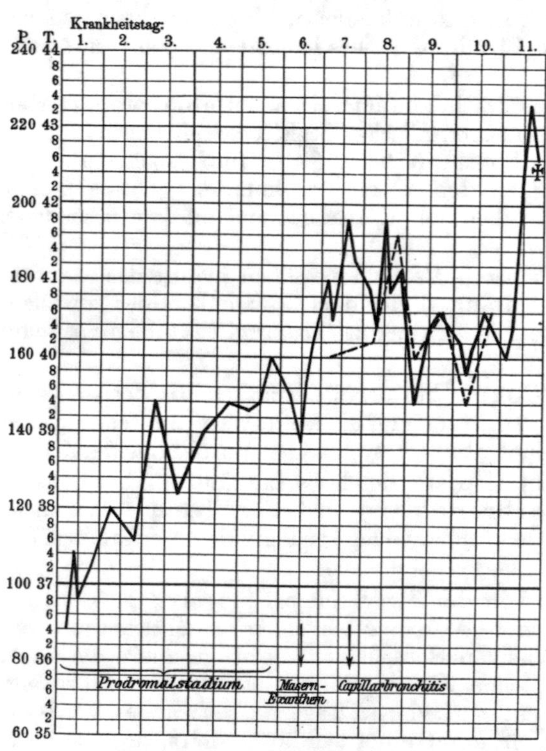

Abb. 345. Erna Stresow, 2 Jahr. Masern und Kapillarbronchitis. Im Krankenhause infiziert und deshalb vom 1. Krankheitstage an beobachtet.

verfärbt, so daß sich die einzelnen Masernflecke nur wenig mehr von der bläulich gefärbten Umgebung abheben. „Die Masern sind nach innen geschlagen“, spricht der Laienmund. Nun treten immer mehr die Erscheinungen der Atembehinderung auf. Die Frequenz der Atmung nimmt zu, die Nasenflügel spielen, die seitlichen Thoraxpartien im Gebiete der unteren Rippen werden bei jeder Inspiration eingezogen, jedoch beteiligen sich das Jugulum und die Supraklavikulargegend nicht an diesen inspiratorischen Einziehungen. Dazu kommt ein häufiger kurzer, von Schmerzäußerungen begleiteter Husten. Die Venen am Halse sind stärker gefüllt und treten beim Exspirium deutlich hervor. Das Kind ist dabei rapid verfallen und äußerst hinfällig geworden. Mit eingesunkenen Augen, bläulich verfärbten Skleren, zyanotischen Lippen und verängstigtem Gesichtsausdruck wirft es sich hin und her. Mit fortschreitender Atembehinderung und zunehmender Kohlensäurevergiftung, zu der sich noch die Giftwirkung des Masernvirus gesellt, wird es apathisch und liegt oft lange Zeit somnolent da. Profuse Durchfälle zeugen von der Giftwirkung auf den Darm, Konvulsionen kommen zuletzt noch hinzu, der Puls wird immer kleiner und frequenter, und nach kurzer Leidensdauer, 4—5 Tage nach dem Erscheinen des Exanthems tritt der Tod ein. In manchen Fällen freilich kann hier eine zielbewußte Therapie noch helfend eingreifen, während man bei der ersten, rapid verlaufenden toxischen Form meist machtlos ist (Abb. 345).

Die Sektion dieser Fälle lehrt das Vorhandensein einer ausgebreiteten, bis in die feinsten Bronchien reichenden Bronchitis, in deren Gefolge es an vielen Stellen zu Atelektasenbildung und zu beginnenden peribronchitischen Entzündungsherden kommt.

Einzelheiten und Komplikationen. Nach diesem mehr summarischen Überblick über die wichtigsten abnormen Verlaufsformen sind nun im einzelnen alle jene Organveränderungen zu besprechen, die den Masernprozeß in der verschiedensten Weise komplizieren können. Da es nicht immer möglich ist zu entscheiden, auf wessen Rechnung die Komplikation zu setzen ist, ob sie alleinige Wirkung des Maserngiftes ist, oder ob sie durch Sekundärinfektion bedingt wurde, so verzichten wir auf eine ätiologische Darstellung und besprechen hier mehr nach topographisch-anatomischen Gesichtspunkten die verschiedenen Organkomplikationen, die natürlich im Einzelfalle sich in mannigfacher Weise komplizieren können.

Die häufigsten Komplikationen spielen sich im Gebiete des Respirationsapparates ab, dessen Besprechung wir daher an erste Stelle setzen.

Die katarrhalischen Entzündungen der Nase verlaufen in den meisten Fällen ohne besondere Nebenwirkung. Bei kleineren Kindern kann durch stärkere Schleimhautschwellung, die im wesentlichen auf einer intensiven Beteiligung der Submucosa beruht, die Nase verlegt werden, so daß die Kinder die bekannte schniefende Atmung haben und nur schlecht saugen können; darunter leidet die Nahrungsaufnahme zuweilen in bedenklicher Weise. Nimmt das aus der Nase fließende Sekret einen eitrigen Charakter an, so werden häufig die Nasenlöcher und die angrenzenden Teile der Nasenlöcher wund, ganz ähnlich wie bei der Nasendiphtherie. Werden solche Exkoriationen nicht sorgfältig gepflegt, so können sich auf der Oberlippe eine Anzahl mehr oder weniger tiefer, speckig belegter Geschwüre bilden, in deren Umgebung die Haut sich rötet, anschwillt und glänzend erscheint. Geschwüre in der Nasenschleimhaut selbst sind seltener.

Abgesehen von dem im Initialstadium und zu Beginn des Ausschlages nicht selten auftretenden Nasenbluten kann es im Verlaufe einer hämorrhagischen

Diathese bei schweren Masernfällen zu profusen, mitunter äußerst bedrohlichen Blutungen aus der Nase kommen.

In der Mundhöhle entwickelt sich außer den gewöhnlichen Masernveränderungen, dem Exanthem und den Koplikschen Flecken, zuweilen eine Stomatitis aphthosa. Treten die kleinen, grau belegten, linsengroßen, aphthösen Geschwüre in größerer Zahl an der Innenfläche der Lippen, der Wangen und der vorderen Hälfte der Zunge auf, so können sie dem Kranken nicht geringe Schmerzen bereiten und die Nahrungsaufnahme sehr erschweren. Die Aphthen können sich in schwereren Fällen in tiefer greifende Geschwüre umwandeln, die mit nekrotischen Fetzen und schmierig grauen, dicken Belägen bedeckt sind und einen üblen Fötor verbreiten. Sind in solchen Fällen die Tonsillen mit befallen, so kann sich eine nekrotisierende Angina mit anschließender Sepsis entwickeln.

Eine gefürchtete Schleimhauterkrankung, die sich gerade im Anschluß an Stomatitis bei stark heruntergekommenen Masernkindern namentlich in der Rekonvaleszenz zuweilen einstellt, ist die Noma, ein ulzerierter Schleimhautbezirk, welcher hier zum Ausgange eines schnell in die Tiefe greifenden gangränösen Prozesses wird. Stellt sich diese schwere Komplikation z. B. an der Wangenschleimhaut ein, so zeigt sich an der entsprechenden Hautpartie der äußeren Wange bald eine ausgebreitete ödematöse Schwellung, in deren Mitte eine dunkelbraune Verfärbung eintritt. An dieser Stelle zerfällt dann das Gewebe schnell in eine schwarzbraune, stinkende, pulpöse Masse (Abb. **143**). Die Gangränbildung breitet sich dann oft noch weiter in die Breite und Tiefe aus, so daß eine große Höhle entsteht. Meist aber geht das Kind unter septischen Erscheinungen zugrunde, bevor größere Gewebspartien zerfallen sind.

Relativ selten ist eine begleitende Angina tonsillaris. Ich sah sie zuweilen als Hausinfektion bei einer Reihe von Masernkindern im Rekonvaleszenzstadium auftreten. Sie begann mit plötzlichem Fieberanstieg von 1—2 Tagen Dauer und verlief gutartig.

Bei kachektischen Masernkindern, besonders in der Rekonvaleszenz, macht sich zuweilen ein Soorbelag im Munde bemerkbar, der in der Wangenschleimhaut an Koplikschen Flecke erinnern kann und mitunter sogar ein diphtherieähnliches Bild hervorruft, wenn er sich auf den Tonsillen etabliert. Vor Verwechslungen schützt die leichtere Abstreifbarkeit des Belages und der Nachweis von Soorfäden.

Von größerer Bedeutung für den Masernprozeß sind die Komplikationen, die sich am Kehlkopf abspielen. Die bei regelrechtem Masernverlauf fast stets vorhandene Laryngitis, die sich in Heiserkeit und bellendem Husten äußert, nimmt im frühen Kindesalter mitunter bedrohliche Erscheinungen an, die dem echten diphtheritischen Kehlkopfcroup zum Verwechseln ähnlich sind und deshalb als Pseudocroup bezeichnet werden. Bei Kindern im ersten oder zweiten Lebensjahre, wo der Kehlkopfeingang an und für sich schon recht eng ist, führt die Schwellung der Schleimhaut leicht zu Stenoseerscheinungen, namentlich wenn Schleimmassen vorübergehend die Passage verlegen. Es kommt dann zu leichten inspiratorischen Einziehungen, Dyspnoe und Zyanoseerscheinungen, die nach einem kräftigen Hustenstoß und etwas Würgen durch Beseitigung des Schleimpfropfes bald verschwinden.

In anderen Fällen freilich können sehr bedrohliche Erstickungsanfälle eintreten, so daß nur ein rechtzeitiges Eingreifen mit Intubation oder Tracheotomie das Schlimmste abzuwenden vermag. Dieser Pseudocroup entsteht aber meist nicht ganz unvorbereitet. Die Heiserkeit nimmt im Verlaufe mehrerer Tage bis zur Stimmlosigkeit zu, die Kinder werden unruhig, mäßige inspiratorische Einziehungen nicht nur der seitlichen Thoraxhälfte und im Epigastrium, sondern auch im Jugulum und in den Schlüsselbeingruben treten auf. Wird das Kind erregt, so nehmen die Einziehungen noch zu und das bekannte ziehende Geräusch wird beim Inspirium hörbar; noch aber besteht keine Zyanose, noch kommt es nicht zu ausgesprochenen Erstickungsanfällen, und man kann sich zum operativen Eingriff noch nicht recht entschließen. Die Rachenschleimhaut ist gerötet, ohne Membranbildung; zuweilen findet sich eine Stomatitis aphthosa. Plötzlich kann es dann zu einem beängstigenden Erstickungsanfall kommen, der sofort chirurgische Hilfe erforderlich macht. Es handelt sich in solchen Fällen meist um schwere Entzündungen der Mucosa und vor allem der Submucosa, die sich autoptisch in starker Rötung und Schwellung der Epiglottis, der Taschenbänder und der Regio subglottica äußern; zuweilen findet man dabei an der hinteren Kehlkopfwand seichte Geschwüre. Im Anschluß an solche Geschwürsbildung kommt es sehr leicht zu entzündlichem Ödem in der Umgebung, so daß bei der Enge des kindlichen Kehlkopfes die schwersten Stenoseerscheinungen auftreten können.

Erscheinungen des Pseudocroups beobachtet man bei kleinen Kindern zuweilen schon im Initialstadium, etwas häufiger nach dem Ausbruch des Hautausschlages oder erst in der Rekonvaleszenz.

Ursache der schweren entzündlichen Veränderungen beim Kehlkopfcroup ist wohl nicht das Maserngift allein, vielmehr kommen hier noch sekundäre Infektionserreger, namentlich Streptokokken, Influenzabazillen und Pneumokokken in Betracht.

Die wichtigste Frage, die sich der Kliniker stets zu stellen hat, wenn er solche Erscheinungen von Kehlkopfcroup bei Masernkinder beobachtet, ist die: Liegt hier ein Pseudocroup vor, oder handelt es sich um echte Diphtherie? Die echte Diphtherie, auf die wir weiter unten noch eingehender zu sprechen kommen, kann genau dasselbe Krankheitsbild hervorrufen wie der eben gezeichnete Pseudocroup, da sie häufig ohne Membranbildung im Rachen verläuft und bei der bakteriologischen Untersuchung weder im Rachen noch in der Nase Diphtheriebazillen zu sein brauchen. Da ferner die Entscheidung, ob im Kehlkopf Membranbildung vorliegt oder nicht, bei den kleinen Kindern, die hier in Frage kommen, laryngoskopisch oft schwer zu erbringen ist, so empfiehlt es sich, bei schweren Stenoseerscheinungen, über deren Natur man im Zweifel ist, lieber von vornherein hohe Serumdosen zu geben, als durch Abwarten und Überlegen kostbare Zeit zu verlieren. Auch denke man daran, daß ein Pseudocroup, der wirklich zu schweren Stenoseerscheinungen führt, viel seltener ist als der echte mit Membranbildung einhergehende diphtheritische Kehlkopfcroup.

Die größte Bedeutung für den Verlauf der Masern hat der Zustand der Bronchien und der Lungen. Ein mäßiger Katarrh der größeren und mittleren Verzweigungen des Bronchialbaumes gehört, wie wir sahen, zu dem regelrecht verlaufenden Bilde der Masern. Gefährlich kann, namentlich bei jüngeren Kindern, die Ausbreitung der Entzündung auf die feinsten Bronchien werden, die Bronchitis capillaris. Wir haben dieses Krankheitsbild bereits oben (S. 716) genauer geschildert, weil es den Typus einer abnorm schweren, durch das Maserngift selbst bedingten Verlaufsform der Masern darstellt und mit jenem eigenartigen Verhalten des Ausschlages einhergeht, die der Laie als „nach innen geschlagene Masern“ bezeichnet. Die Bronchitis capillaris tritt meist in der exanthematischen Periode auf, entwickelt sich aber zuweilen unter erneutem Fieberanstieg erst in der Rekonvaleszenz. Sie kann durch eitrige Verlegung des größten Teiles des Bronchialbaumes und dadurch bedingte ausgebreitete Atelektasenbildung zur Ausschaltung großer Lungenpartien und damit in wenigen Tagen zum Tode führen.

In anderen Fällen kommt es nicht zu einer diffus über den ganzen Bronchialbaum verbreiteten Bronchitis, sondern zu umschriebener Kapillarbronchitis und im Anschluß daran zur Atelektasenbildung und bronchopneumonischen Herden. Die Bronchopneumonie ist die gefürchtetste Komplikation der Masern. Sie erscheint am häufigsten in den ersten Tagen nach dem Abblassen des Exanthems, kann aber auch schon in der Blütezeit des Ausschlages auftreten. Sie geht mit hohem, oft remittierendem oder intermittierendem Fieber und mehr oder minder starken dyspnoischen Erscheinungen, Nasenflügelatmen, starkem Reizhusten und großer Atemfrequenz einher. Der weiche, nachgiebige Thorax (meist handelt es sich um rachitische Kinder) wird beim Inspirium in den seitlichen unteren Partien eingezogen.

Die Untersuchung der Lunge ergibt in den hinteren unteren Partien entweder ein- oder doppelseitig reichliches, feinblasiges Rasseln bei schwachem

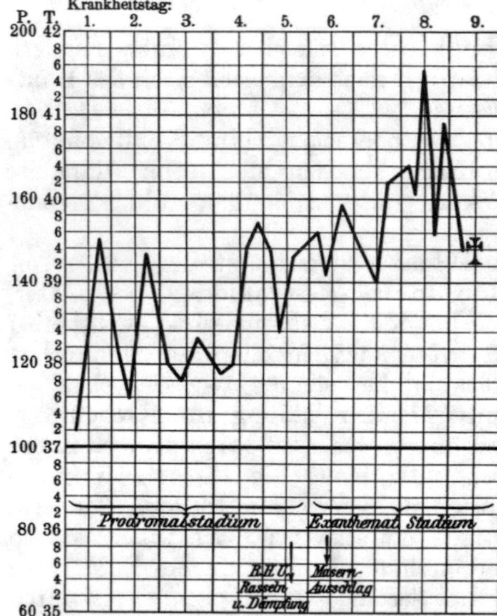

Abb. 346. Helene Levin, $2^3/_4$ Jahre. Masern mit Bronchopneumonie. Im Krankenhause infiziert und deshalb vom 1. Krankheitstage an beobachtet.

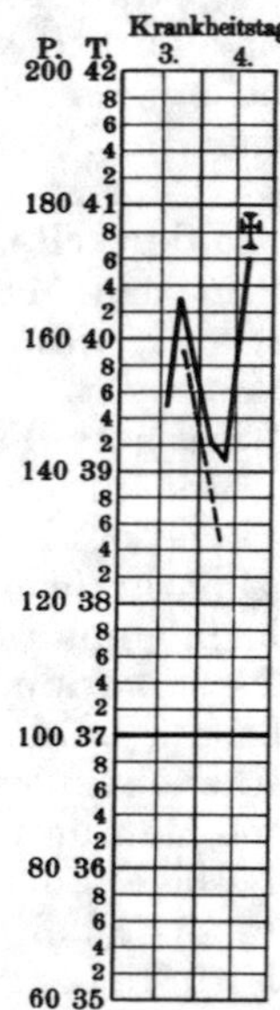

Abb. 347. Walter Frietsch, 3 Jahre. Masern mit Bronchopneumonie und Sepsis. Gestorben.

oder verschärftem Vesikuläratmen, ohne daß beim Perkutieren häufig eine deutliche Schallabschwächung nachgewiesen werden kann. Bei Zunahme der Infiltration stellt sich dann eine deutlich umschriebene, perkutorische Dämpfung ein, in deren Bezirk die Rasselgeräusche klingenden Charakter angenommen haben und Bronchialatmen wahrnehmbar ist. Die Feststellung des bronchialen Charakters der Atmung beweist mit Sicherheit das Vorliegen eines pneumonischen Prozesses, während der Nachweis abgeschwächten Perkussionsschalles bei schwachem Vesikuläratmen auch auf Atelektasenbildung deuten kann. Daß neben den bronchopneumonischen Herden oft auch mehr oder minder große atelektatische Partien im Anschluß an die Verlegung der feinsten Bronchien durch schleimig-eitriges Sekret sich entwickeln, während die Lungenränder vikariierend gebläht erscheinen, wissen wir aus den autoptischen Befunden.

Mit Ausbreitung der bronchopneumonischen Herde verschlechtert sich das Allgemeinbefinden. Das Kind ist sehr unruhig, blaß und hinfällig, die

Nahrungsaufnahme ist gering; dabei besteht häufig Durchfall. Bei unglücklichem Ausgange gesellen sich oft noch Delirien und Konvulsionen dazu, oder das Kind verfällt in völliges Koma, und unter dem Zeichen der Herzschwäche tritt der Tod ein. In günstigen Fällen kommt es langsam zur Lösung der infiltrierten Lungenpartien, die Dämpfung hellt sich auf, die Rasselgeräusche verschwinden. Mitunter zieht sich dieser Resorptionsprozeß sehr lange, mehrere Wochen hindurch hin, bis die letzten Reste der Entzündung verschwunden sind (asthenische Pneumonie nach Escherich). Besonders gefährlich sind natürlich jene Formen von Bronchopneumonie, bei denen es durch Zusammenfließen mehrerer lobulärer Herde zu lobärer Ausbreitung des pneumonischen Prozesses kommt. Auf diese Weise können einer oder beide Unterlappen völlig infiltriert sein; seltener ist ein Oberlappen befallen. Die Dyspnoe tritt dann entsprechend

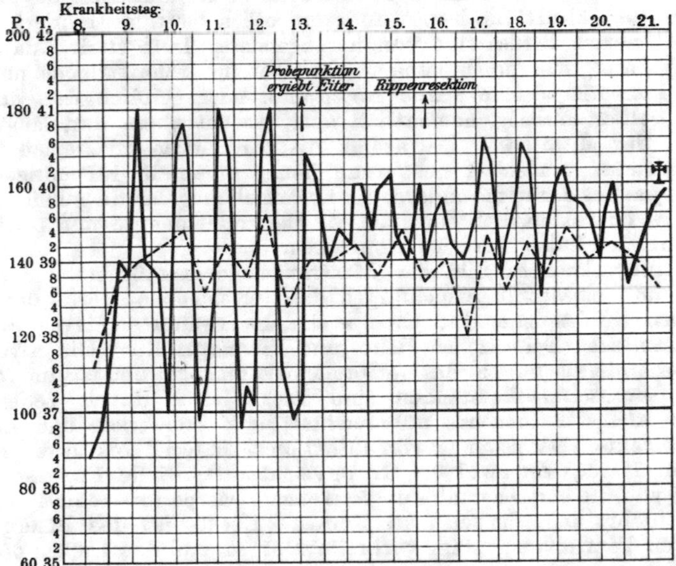

Abb. 348. Kurt Trettar. Pneumonie und Empyem nach Masern.

intensiver auf und unter schweren Störungen des Sensoriums, Konvulsionen und Delirien kann es in wenigen Tagen zum Exitus kommen. Kräftige Kinder überstehen freilich auch diese schwere Komplikation oft noch in überraschender Weise.

In seltenen Fällen kombiniert sich der bronchopneumonische Prozeß mit eitriger Pleuritis. Man wird auf diese schwere Komplikation meist durch den stark intermittierenden Fiebertypus hingelenkt. Physikalische Untersuchung und Probepunktion bringen dann die sichere Diagnose. Wird dem Eiter nach Rippenresektion Abfluß verschafft, so können auch solche Fälle zuweilen noch genesen (Abb. 348).

Mit Vorliebe werden rachitische oder skrofulöse Masernkinder von der Bronchopneumonie ergriffen; die Mortalität ist relativ hoch.

Die **Ätiologie** dieser Bronchopneumonie bei Masern muß man sich in der Weise vorstellen, daß auf dem Boden der durch das Maserngift erzeugten Bronchitis den Pneumokokken oder Streptokokken, sehr häufig auch den Influenzabazillen Gelegenheit geboten wird, sich zu vermehren und ins Lungengewebe einzudringen. Bei systematischen bakteriologischen Untersuchungen der bronchopneumonischen Herde, die ich im Eppendorfer Krankenhause und im Virchow-

Krankenhause vornahm, fand ich die drei genannten Bakterienarten fast stets vor; bald überwogen die Pneumokokken, bald die Influenzabazillen, seltener die Streptokokken.

Die pathologisch-anatomischen Veränderungen der Masernpneumonie sind folgende: Das makroskopische Bild der Oberfläche der Lungen bildet meist ein außerordentlich buntes Aussehen. Blaue, unter dem Niveau der Oberfläche liegende atelektatische Partien wechseln ab mit leicht vorgewölbten, höckerigen, derben, bronchopneumonischen Infiltrationen von bald dunkelroter, bald graugelblicher, bald gelber Farbe und verschiedenster Größe. Bisweilen sind ganze Lappen, besonders die Unterlappen, infiltriert. Der Rand der Lunge ist häufig emphysematös, von rosa bis grauweißer Farbe. Auf der Pleura sieht man dort, wo die Lungeninfiltration die Oberfläche erreicht, meist zarte, graue Fibrinschleier. Zahlreiche Ecchymosen in Gestalt roter Punkte von Stecknadelkopf- bis Halblinsengröße tragen zu der Buntheit des Bildes bei.

Auch die Schnittfläche ist außerordentlich bunt marmoriert. Die pneumonisch infiltrierten Partien sind von herabgesetztem Luftgehalt, von Stecknadelkopf- bis Walnußgröße, prominieren leicht über die Schnittfläche und sind unregelmäßig konturiert. Ihre Farbe ist graurot oder gelblichgrau, das Zentrum häufig von gelber Färbung, namentlich dort, wo ein quer- und längsgetroffener Bronchus in der Mitte liegt. Die atelektatischen Partien erscheinen tief blaurot und sind luftleer. Außerdem sieht man häufig innerhalb lufthaltiger zinnoberroter Lungenpartien zahlreiche miliare, die Bronchioli umgebende gelbliche Herdchen, die besonders charakteristisch sind für die Masernpneumonie und peribronchialen interstitiellen Entzündungsherden entsprechen.

Das mikroskopische Bild der Masernpneumonie läßt nach Kromayers, Steinhaus und eigenen Untersuchungen drei verschiedene Herde unterscheiden:

Bei den Herden der ersten Gruppe sind die erweiterten Alveolen mit Rundzellen, abgestoßenen Epithelzellen, Blut und Fibrin gefüllt. Die Alveolenwände sind nicht besonders kernreich, das peribronchiale Bindegewebe ist nur von wenigen Rundzellen durchsetzt. Entstanden sind solche Herde durch Verlegung eines kleinen oder kleinsten Bronchus mit nachfolgender Atelektase und Entzündung oder durch direkte Verschleppung von infektiösem Material bis in die Alveolen.

In den Herden der zweiten Gruppe sind interstitielle Prozesse in gleicher Ausdehnung wie die parenchymatösen vertreten. Das peribronchiale Bindegewebe ist stark vermehrt und sehr reich an Kernen. Ebenso ist das Bindegewebe der Alveolarsepten kernreich und stark verbreitert, oft so, daß das Lumen der Alveolen verengt wird.

Der Inhalt der Alveolen besteht aus roten Blutkörperchen, viel Leukocyten, desquamierten Epithelien und Fibrin, das in nächster Nähe des Bronchiolus am reichlichsten ist. Auf die Anwesenheit des Fibrin sei besonders aufmerksam gemacht. Steinhaus wies nach, daß in den akuten Entzündungsherden der Masernpneumonie stets Fibrin zu finden ist, und daß sie daher niemals im eigentlichen Sinne eine katarrhalische Pneumonie sei. Er erwähnt bei Gelegenheit der mikroskopischen Beschreibung Bilder, bei denen der Bronchiolus mit einem vollkommen geschlossenen Ring von blau gefärbten Fibrinnetzen in den Alveolen kranzartig umgeben war.

Die dritte Gruppe der lobulären Herde, die aus kleinsten miliaren Herdchen inmitten lufthaltigen Parenchyms besteht, ist am häufigsten vertreten.

Die Wand des in der Mitte des Herdchens gelegenen Bronchiolus und sein Bindegewebe sind von mehrkernigen Rundzellen infiltriert. Diese Infiltration setzt sich, allmählich schwächer werdend, auf die angrenzenden Alveolarwände fort. Die Alveolen enthalten anfangs kein Exsudat. Bei Zunahme der Infiltration des Bindegewebes und der Alveolenwand beginnt eine Abstoßung der Alveolarepithelien und eine Auswanderung von Leukocyten in die Alveolarräume, so daß im weiteren Verlauf eine vollständige Hepatisation der betreffenden Partien zustande kommt. Durch fortschreitende Füllung der Alveolen und Vermehrung des Bindegewebes, sowie durch Konfluenz mit benachbarten Herden gehen die Herde der dritten Gruppe in die der zweiten Gruppe über. Die interstitiellen Herdchen entstehen nach Steinhaus durch Übertritt der Entzündungserreger in die Lymphbahnen, wobei die Lymphfollikel sich vergrößern und ein Reiz ausgeübt wird, der zur Wucherung in den Interstitien führt.

In seltenen Fällen spielen sich unter der Einwirkung der oben genannten sekundären Infektionserreger neben bronchopneumonischen Prozessen noch sehr eigenartige nekrotisierende Veränderungen an den Bronchien ab, die zu multipler Bronchiektasenbildung führen. In den von mir beobachteten Fällen begannen die Lungenerscheinungen während des exanthematischen Stadiums und gingen mit hohem Fieber (Continua zwischen 39 und 40°) und schweren Allgemeinerscheinungen einher; nach 2—3 Wochen trat der Exitus ein. Während des Lebens waren sehr ausgedehnte Dämpfungen, Bronchialatmen und großblasige, klingende Rasselgeräusche zu hören gewesen. Das makroskopische Aussehen einer solchen Lunge zeigt nebenstehendes Bild.

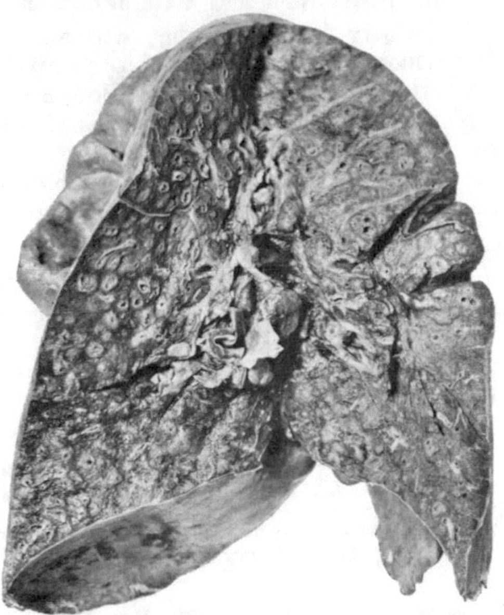

Abb. 349. Multiple kleine Bronchiektasen, Bronchopneumonien und atelektatische Partien in einer Masernlunge.

Auf der Schnittfläche sind die Lumina fast sämtlicher im Schnitt getroffener Bronchien bis zur Peripherie der Lunge hin stark erweitert. Die Bronchialwand ist dabei unregelmäßig verzogen, zum Teil wie angefressen. Die unmittelbare Umgebung solcher klaffender Lumina wird gebildet von grauweißen infiltrierten Partien, die sich wie ein Hof um die Bronchialwand herumziehen und mitunter mit ähnlichen peribronchialen Herden der Nachbarschaft konfluieren. Zwischen solchen bronchiektatischen und peribronchitischen Partien sieht man wieder Lungenbezirke von hellroter Farbe und normalem Luftgehalt, ferner einzelne wenige luftleere atelektatische Partien von blauer Farbe. Dort, wo einzelne Bronchien in der Länge getroffen sind, erkennt man, daß die Erweiterung nicht nur kurze Partien der Bronchialwand einnimmt, sondern daß die Bronchien meist auf weite Strecken hin erweitert sind. Auch im Unterlappen ist der größte Teil der Bronchien stark erweitert und am Rande wie ausgenagt. Der hellgrau gefärbte Infiltrationsbezirk in der Umgebung der Bronchien hebt sich mitunter als grauweißer Wall scharf gegen die hellrote lufthaltige Umgebung ab, größtenteils aber sind diese grauen Infiltrationsbezirke zu ausgedehnteren Hepatisationen konfluiert, und man sieht dann größere hellgraue infiltrierte Partien, aus denen die unregelmäßig konturierten, stark erweiterten Bronchiallumina hervorstechen.

Die mikroskopische Untersuchung lehrte, daß die Bronchien unter der Einwirkung von Bakterien (Influenzabazillen und Kokken) größtenteils ihr Epithel verloren hatten, und daß die Wand der erweiterten Bronchien von Rundzellen dicht infiltriert war, während die Muscularis stellenweise ganz verschwunden und auch die Elastica auf weite Strecken zerstört war. Die ihres Epithels beraubte Bronchialwand war von einem dichten, massigen, der Submucosa aufliegenden Fibrinmantel ausgekleidet, der nach der Peripherie hin in ein zierliches, bis ins peribronchiale Gewebe zu verfolgende Netz wieder überging. Die Bronchiektasenbildung kommt also hier offenbar so zustande, daß die Bronchialwand nach Abhebung des Epithels und Schädigung ihrer muskulären und elastischen Elemente nachgibt und schlaff wird, und sich unter dem durch Hustenstöße vermehrten Luftdruck erweitert.

Schließlich muß noch erwähnt werden, daß im Laufe der Masern auch croupöse Pneumonien sich entwickeln können. Es ist das aber ein sehr seltenes und nur bei erwachsenen Masernkranken zuweilen beobachtetes Ereignis.

Relativ häufig beteiligt sich auch das Gehörorgan am Masernprozeß. Der Schleimhautkatarrh der Nase pflanzt sich auf dem Wege der Tuba Eustachii ins Mittelohr fort, und auf dem Boden der schon durch das Maserngift gereizten Schleimhaut finden sekundäre Eindringlinge, wie Streptokokken, Pneumokokken, Influenzabazillen ein geeignetes Feld für ihre Entwicklung; es kommt zur Otitis media. Wir finden diese Komplikation meist erst im Rekonvaleszenzstadium. Sie kündigt sich durch erneuten Fieberanstieg auf 39—40° an und geht mit remittierendem, oft auch intermittierendem Fieber einher (Abb. 350). Dabei ist das Allgemeinbefinden meist stark in Mitleidenschaft gezogen. Der Appetit ist schlecht, größere Kinder klagen über Kopfschmerzen und Ohrenschmerzen. In manchen Fällen freilich, namentlich bei kleineren Kindern, weisen keine örtlichen Erscheinungen auf die Beteiligung des Ohres hin. Temperatursteigerungen, für die sonst keine Ursache zu finden ist, fordern also dringend zur Handhabung des Ohrenspiegels auf. Man findet bei beginnender Otitis, daß das Trommelfell seinen Glanz verloren hat und namentlich in der Umgebung des Hammergriffes gerötet erscheint; zuweilen schimmert ein gelbliches Exsudat durch. Bei mäßiger, mehr schleimiger als eitriger Exsudatbildung kann eine spontane Rückbildung und damit ein Absinken des Fiebes eintreten. Eitriges Exsudat muß unbedingt entleert werden. Deutliche Vorwölbung des Trommelfelles indiziert die Parazentese; in vielen Fällen kommt es spontan zur Perforation. Manchmal freilich sinkt die Temperatur auch trotz guten Eiterabflusses nicht. Dann ist der Prozeß schon weiter nach innen gezogen und hat die Zellen des Antrums und des Warzenfortsatzes infiziert. Die Mastoiditis tritt klinisch in folgender Weise in Erscheinung. Die Gegend des Processus ist gerötet, ödematös geschwollen und druckempfindlich. Oft steht das betroffene Ohr etwas ab und die retroaurikularen Drüsen sind geschwollen. Liegt eine solche geschwollene, schmerzempfindliche Drüse unter dem Sternocleidomastoideus, so kann dadurch eine Schiefhaltung des Kopfes, ein Caput obstipum verursacht werden. Aber selbst bei Abwesenheit aller dieser Erscheinungen kann allein ein hohes, trotz guten Eiterabflusses fortbestehendes Fieber auf die Processusbeteiligung hindeuten. Wird nicht rechtzeitig der Warzenfortsatz aufgemeißelt und alles krankhafte, nekrotische Gewebe entfernt, so droht die Fortpflanzung der Entzündung auf den Sinus transversus mit den Erscheinungen der Sinusthrombose und metastasierenden Sepsis oder Infektion der Meningen mit nachfolgender Meningitis, Hirnabszessen usw. Der klinische Verlauf dieser Komplikation unterscheidet sich nicht von den bei anderen Infektionskrankheiten, z. B. Scharlach auftretenden gleichartigen Vorgängen. Sie sind bei dem Kapitel Scharlach, S. 657, genauer beschrieben.

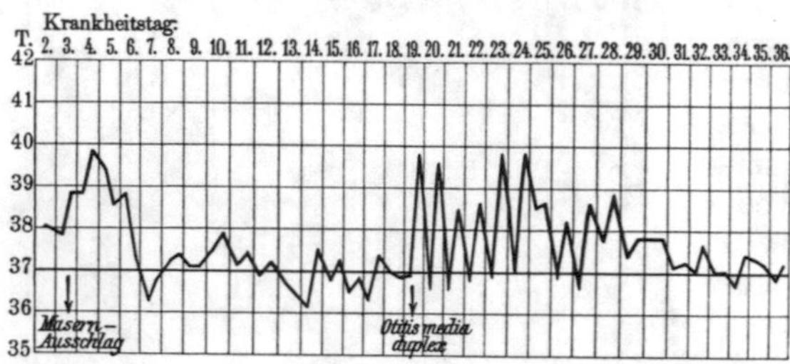

Abb. 350. Herbert Bredbeck, 7 Jahre. Masern mit Otitis media duplex.

Die Otitis klingt in der Regel nach einigen Wochen ab. Die Perforation schließt sich, und es bleiben nur geringe oder gar keine Hörstörungen zurück.

In anderen Fällen kann es zu chronischer Otorrhöe mit Nekrotisierung der Ohrknöchelchen und dauernder Schwerhörigkeit kommen. Vor allem bleibt dabei aber beständig die Gefahr, daß der Prozeß in der beschriebenen Weise nach innen fortschreitet und direkte Lebensgefahr mit sich bringt.

Die Beteiligung der Augen am Masernprozeß, die sich regelmäßig in einer starken Conjunctivitis äußert, kann in manchen Fällen, namentlich bei skrofulösen Kindern, zu einer chronischen, über Monate hinaus währenden Conjunctivitis mit sekundärer Blepharitis ciliaris und Ekzemen in der Umgebung des Auges führen. Auch Phlyktänen und Geschwürsbildung an der Kornea treten bei exsudativer Diathese nicht selten im Anschluß an die Maserconjunctivitis auf.

In seltenen Fällen wird aus der katarrhalischen Conjunctivitis durch Sekundärinfektion eine schwere eitrige Form mit rapider Zerstörung der Kornea und Panophthalmie.

Auch die Verdauungsorgane bleiben im Verlaufe der Masern nicht ohne Störungen.

Durch die toxische Einwirkung des Maserngiftes kommt es bei allen schwereren Fällen im Darm zu einer Schwellung der Follikel und der Peyerschen Plaques. Nebenher geht häufig eine katarrhalische Entzündung der Darmschleimhaut.

Die Folge ist, daß wir nicht selten bei Masern Durchfälle auftreten sehen; zuweilen beginnt schon das Initialstadium mit Erbrechen und Diarrhöen. Während das Erbrechen in solchen Fällen meist nur ein initiales Symptom darstellt, hält sich die Enteritis oft über die ganze Dauer des exanthematischen Stadiums und geht mit häufigen schleimig-wässerigen Entleerungen einher. Mit Beginn der Rekonvaleszenz pflegt dann die Darmstörung abzuklingen. Sie ist meist ohne große ernstere Bedeutung, kann aber, wenn sie im Zusammenhange mit anderen Komplikationen, Bronchopneumonien o. dgl. auftritt, den Kräftezustand des Kranken recht bedenklich herabsetzen.

Im Rekonvaleszenzstadium entstehen bisweilen unter hohem Fieber und Störungen des Sensoriums schwere enteritische Erscheinungen, die zu heftigen Leibschmerzen, Meteorismus und profusen wässerig-schleimigen Entleerungen führen und wohl stets durch Sekundärinfektionen entstanden zu denken sind.

Eine Infektion mit dem Ruhrbazillus (Typus Y oder Shiga-Kruse oder Flexner) liegt denjenigen Fällen zugrunde, wo es unter Leibschmerzen zu massenhaften mit Tenesmus verbundenen schleimig-eitrigen oder blutigen Entleerungen mit dem bekannten spermaartigen Geruch kommt.

Die Autopsie zeigt in solchen Fällen eine auf den Dickdarm beschränkte diphtherische Erkrankung der Schleimhaut, die hauptsächlich mit Epithelnekrosen einhergeht (vgl. unter Dysenterie).

Solche Infektionen mit der Bazillenruhr sind sehr kontagiös, so daß man sie auf einer Masernabteilung, wenn sie einmal eingeschleppt sind, in der Regel gleich bei mehreren Patienten zu sehen bekommt. Das Krankheitsbild gleicht völlig dem der Bazillenruhr (vgl. S. 468), indem es bei mäßigen Fiebertemperaturen, unter den immer schneller aufeinander folgenden Darmentleerungen zum rapiden Kräfteverfall, Zyanose und Auskühlung der Extremitäten und unter zunehmender Schwäche zum Exitus kommt.

Die Nieren werden meist nur wenig in Mitleidenschaft gezogen. Auf der Höhe des Fiebers kommt es zuweilen zur febrilen Albuminurie. Recht selten ist eine akute Nephritis, die erst in der Rekonvaleszenzzeit aufzutreten pflegt und in ihren klinischen Erscheinungen der hämorrhagischen Scharlachnephritis gleicht. Sie beginnt wie diese meist mit einem erneuten Temperaturanstieg, Verminderung der Urinmenge und blutiger Beschaffenheit des Harns, der im übrigen außer roten und weißen Blutkörperchen die verschiedensten Arten von Zylindern und Nierenepithelien enthält. Unter zunehmender Verminderung der Harnmenge, Kopfschmerzen usw. kann es dabei zur Urämie und unter Krämpfen zum Exitus kommen. Meist aber, selbst in Fällen, die mit Urämie einhergehen, ist der Ausgang ein günstiger; nach 2—3 Wochen ist alles wieder in Ordnung und nur sehr selten entwickelt sich daraus eine chronische Nephritis.

Der gesamte lymphatische Apparat pflegt beim Masernprozeß anzuschwellen. Klinisch stellen wir besonders eine Vergrößerung der Drüsen am Halse und Kiefer, seltener in der Nackengegend fest. Auch die Inguinal- und Achseldrüsen können geschwollen sein. In relativ seltenen Fällen kommt es durch Sekundärinfektionen zu Vereiterungen einer oder mehrerer Drüsen am Halse. Manchmal entwickelt sich sogar von hier aus eine tödliche Sepsis (vgl. Abb. 351). Daß skrofulöse, schon vorher bestehende Drüsen unter der Einwirkung des Masernprozesses stark anschwellen und zur Vereiterung kommen, ist eine nicht seltene Beobachtung.

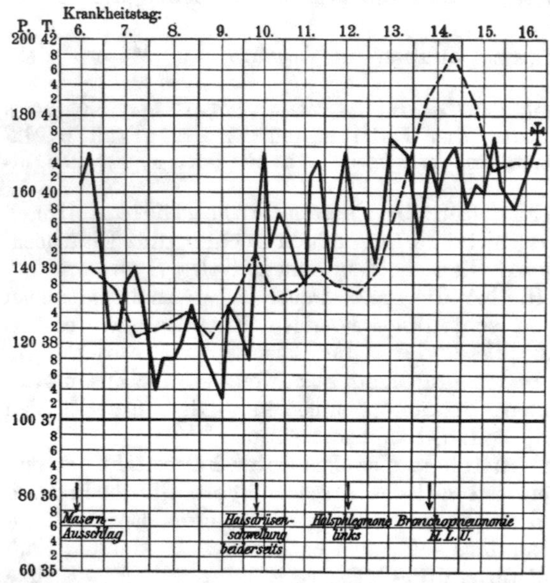

Abb. 351. Hans Schymansky, 2 Jahre, Masern mit Sepsis und Bronchopneumonie. Gestorben.

Oft beteiligt sich an der allgemeinen Anschwellung auch das adenoide Gewebe des Rachenringes: die Rachentonsille und die Gaumenmandel. Autoptisch finden wir die Follikel des Darmes und die Peyerschen Plaques stark geschwollen, so daß mitunter, namentlich im Ileum, typhusähnliche Bilder entstehen.

Das Herz wird durch das Maserngift in der Regel nicht geschädigt. Akzidentelle Geräusche und leichte Irregularitäten werden zuweilen in der Rekonvaleszenz beobachtet, verschwinden aber bald wieder. Geht der Masernprozeß mit schweren Komplikationen, Bronchopneumonie, Nephritis usw. einher, so kann es sekundär zu Störungen des Herzens, Dilatationen und Herzschwäche kommen. Im Anschluß an Ohreiterungen und schwere Bronchopneumonie mit Pneumokokkensepsis entwickelt sich zuweilen ulzeröse Endocarditis.

Gutartige Endocarditis bei Masern ist sehr selten. Sie kommt zuweilen in Verbindung mit rheumatischen Gelenkaffektionen unter dem Bilde einer Polyarthritis zur Beobachtung.

Nervensystem. Stärkere Schädigungen des Zentralnervensystems kommen im Verlaufe der Masern relativ selten zur Beobachtung. Da die Temperatur im exanthematischen Stadium oft zu großer Höhe steigt und die Kranken meist dem Kindesalter angehören, so sind mäßige Störungen des Sensoriums, Delirien usw. recht häufig. Seltener ist das Auftreten von Delirien, Verwirrtheit und Halluzinationen im Rekonvaleszenzstadium. Konvulsionen beobachtet man namentlich bei jüngeren Kindern als Ausdruck schwerster Intoxikation mit dem Maserngift bei den rein toxischen Fällen; aber auch bei schwerer Kapillarbronchitis und im Verlaufe schwerer Bronchopneumonien. Auch die Zeichen des Meningismus, Nackenstarre, Kernigsches Symptom und erhöhter intraspinaler Druck bei klarer Lumbalflüssigkeit habe ich wiederholt bei schweren Masernpneumonien gesehen.

Haut. Abgesehen von den verschiedenen Variationen des Exanthems, die der Übersichtlichkeit wegen schon oben besprochen wurden, ist die Haut am Masernprozeß relativ wenig mit Komplikationen beteiligt; im Initialstadium findet sich mitunter ein Herpes facialis. Bereits vorhandene Ekzeme verschiedenster Art können dem Masernausschlag ein recht buntes Aussehen verleihen; so sah ich impetigenöse und pemphigusartige Formen wiederholt den Verlauf komplizieren. Während der Schuppung neigt die Haut zu mancherlei Sekundärinfektionen. So kann sich in der Rekonvaleszenz eine Furunkulose etablieren, die mit mehrfachen Temperaturzacken den Verlauf und die endgültige Genesung noch lange hinausziehen kann.

Bei schlecht genährten und sehr geschwächten Kindern kann es durch Sekundärinfektion aber auch noch zu schwereren Hauterkrankungen kommen, die freilich gar nichts Spezifisches für Masern haben, sondern auch bei anderen elenden Infektionskranken leicht einmal auftreten. So sehen wir in der Gesäßgegend oder Genitalgegend das grauenvolle Bild des Ekthyma mit seinen durch Nekrose entstandenen, wie mit dem Locheisen ausgeschnittenen Geschwüren [1]) und vor allem den schon oben beschriebenen gefürchteten Noma, der sich mit Vorliebe auf der Wangenschleimhaut, seltener an der Vulva entwickelt.

An den Genitalien kommen außer den eben erwähnten nekrotisierenden und gangräneszierenden Vorgängen der Haut und Schleimhaut, die bei stark heruntergekommenen Individuen beobachtet werden, kaum irgendwelche Störungen vor. Zuweilen wird der Eintritt der Masern Veranlassung zu einer Frühgeburt.

Komplikation der Masern mit anderen Infektionskrankheiten. Gar nicht selten wird der Masernprozeß durch das Hinzutreten anderer Infektionskrankheiten kompliziert. Handelt es sich um eine der exanthematischen Krankheiten, Scharlach, Vaccine, Varicellen, und tritt das zweite Exanthem gleichzeitig mit dem Masernausschlage auf, so können die Doppelinfektionen nebeneinander herlaufen, ohne sich wesentlich zu beeinflussen oder zu stören. Häufiger kommt es vor, daß das eine Exanthem dem anderen nachfolgt. Dadurch wird in jedem Falle die Dauer des Krankenlagers verlängert, und es werden mehr Ansprüche an die Widerstandsfähigkeit des Patienten gestellt. Wie der Ausgang ist, hängt einmal von der Schwere jeder einzelnen Komplikation und von der Empfänglichkeit des Betroffenen ab. Die gleichzeitige Anwesenheit der Exantheme von Masern und Scharlach gibt ein charakteristisches Bild, das bereits auf S. 680 bei der Besprechung des Scharlachs beschrieben wurde.

Entschieden gefährlicher als das Zusammentreffen der Masern mit exanthematischen Erkrankungen ist die Kombination mit Diphtherie. Es macht fast den Eindruck, als ob die durch den Masernprozeß entzündeten Schleimhäute und namentlich die Kehlkopf- und Tracheaschleimhaut in ganz besonderer Weise für die Diphtherieinfektion disponiert sei. Die Diphtherie breitet sich bei Masernkranken besonders im exanthematischen Stadium oft mit fabelhafter Schnelligkeit über den Kehlkopf und die Trachea bis in die

[1]) Vgl. das Bild auf S. 387.

feinsten Bronchien aus und führt zu den bedrohlichsten Erscheinungen. Eine auf den Rachen lokalisierte, mit membranösen Belägen einhergehende Diphtherie wird ja meist schnell erkannt. Häufig aber wird bei Masernkranken der Rachen übersprungen, eine vorangehende Nasendiphtherie entgeht oft der Beobachtung, da sie für Masernschnupfen gehalten wird, und die ersten Erscheinungen sind die des Kehlkopfcroups (Abb. 352). Hier gilt es nun zu entscheiden, ob ein durch Masernlaryngitis bedingter Pseudocroup vorliegt oder echter diphtheritischer Croup. Oft wird die schnelle Entwicklung von leichter Heiserkeit und bellendem Crouphusten zu völliger Aphonie, das rapide Auftreten von Stenoseerscheinungen mit Stridor, Dyspnoe und inspiratorischen Einziehungen im Epigastrium, im Jugulum und in den seitlichen Thoraxpartien

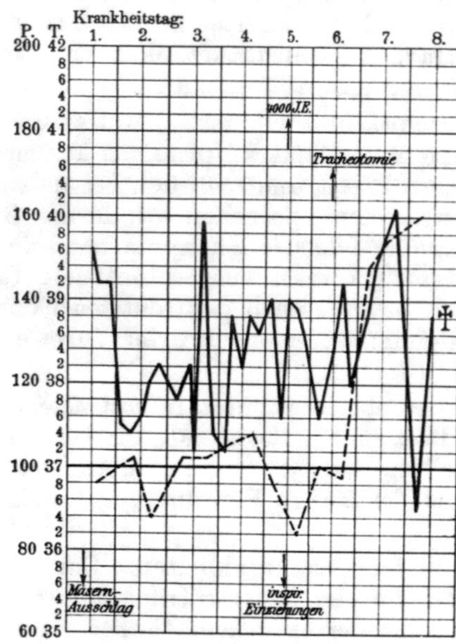

Abb. 352. Hilde Buckling, 1 Jahr. Masern kompliziert mit diphtheritischem Kehlkopfcroup.

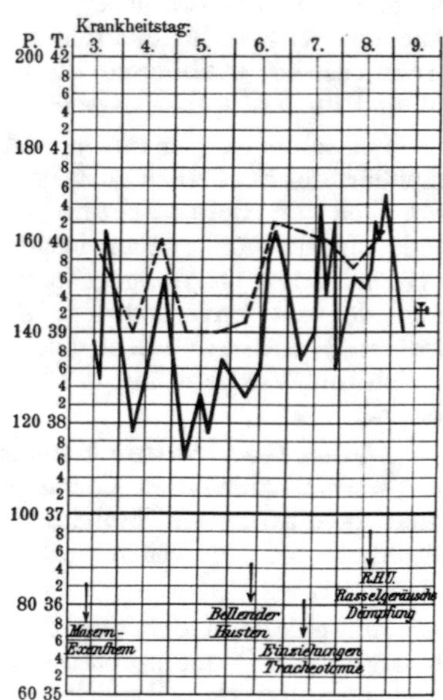

Abb. 353. Karl Würdig, $1\frac{1}{2}$ Jahre. Masern kompliziert durch Kehlkopfdiphtherie (Tracheotomie) und nachfolgender Bronchopneumonie. Gestorben. (Rachen klinisch frei. Im Rachenabstich und im Kanülensekret Diphtheriebazillen.)

das Vorliegen echter Diphtherie wahrscheinlich machen. Oft wird es auch gelingen, im Nasensekret, mitunter sogar auch im Tonsillenabstrich trotz Abwesenheit von membranösen Belägen Diphtheriebazillen nachzuweisen und so die Diagnose zu sichern; aber in vielen Fällen wird das nicht möglich sein. Ich wiederhole deshalb hier nochmals den Rat, im Zweifelsfalle lieber einmal zu viel als zu wenig Serum zu geben, in dubio also den Fall als Diphtherie zu behandeln. In der Hospitalpraxis verfahre ich so, daß nach der Feststellung einer Diphtherieinfektion auf der Masernabteilung der betreffende Saal geschlossen wird und alle Insassen zunächst prophylaktisch 500 I.-E. bekommen. Dann wird von sämtlichen Kranken ein Rachenabstrich kulturell auf Diphtheriebazillen untersucht und positive Fälle werden isoliert. Dabei stellen sich oft noch rudimentäre Diphtherieerkrankungen in der Form einer leichten Angina lacunaris oder einer einfachen Rötung und Schwellung der Tonsillen heraus.

Ebenso unerfreulich ist die Komplikation von Masern und Keuchhusten, wobei es ziemlich einerlei ist, welche der beiden Krankheiten den Vortritt hatte. Da bei beiden Erkrankungen die Respirationswege von vornherein entzündlich infiziert sind, so muß die Doppelinfektion die Neigung zu ernsteren Störungen im Gebiete der Bronchien und Lunge steigern. Relativ oft kommt es daher, namentlich bei jüngeren Kindern, die gleichzeitig an Masern und Keuchhusten leiden, zu jenen schweren Formen von Kapillarbronchitis, die wir eingangs beschrieben haben. Sonst aber ist es vor allem die Bronchopneumonie, die bei der Kombination der Masern mit Keuchhusten zu fürchten ist. Dabei spielt eine nicht geringe Rolle die Tatsache, daß sowohl die Masern als auch der Keuchhusten sehr zu Mischinfektion mit Influenzabazillen neigen. Ich habe diese Bazillen an einem großen Material wiederholt nachweisen können. Der Verlauf dieser Bronchopneumonien unterscheidet sich nicht von dem Verlaufe anderer gewöhnlicher Bronchopneumonien bei Masern. Mehrmals sah ich jene protrahiert verlaufenden, mit hohem Fieber einhergehenden, ausgebreiteten pneumonischen Prozesse, bei denen es zu multipler Bronchiektasenbildung kommt (vgl. S. 723).

Seit langem bekannt und gefürchtet ist die Kombination der Masern mit Tuberkulose. Die häufig beobachtete Tatsache, daß vorher scheinbar gesunde Kinder oder Erwachsene im direkten Anschluß an Masern die Zeichen einer tuberkulösen Erkrankung bieten, könnte einmal in der Weise erklärt werden, daß latente Herde unter der Einwirkung des Maserngiftes eine plötzliche Ausbreitung erfahren, oder aber daß der Masernprozeß eine Neuinfektion mit Tuberkulose begünstigt. Der erstgenannte Fall dürfte der häufigere sein. Wir können gar nicht selten bei der Autopsie von Masernkindern, die unter den Zeichen einer schnell verlaufenden Lungentuberkulose zugrunde gegangen sind, den Gang des Verderbens gut verfolgen.

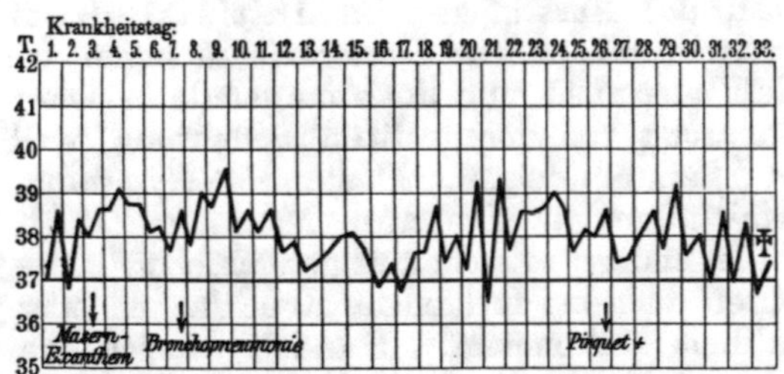

Abb. 354. Carl Beck, 3 Jahre. Masern mit anschließender Lungentuberkulose.

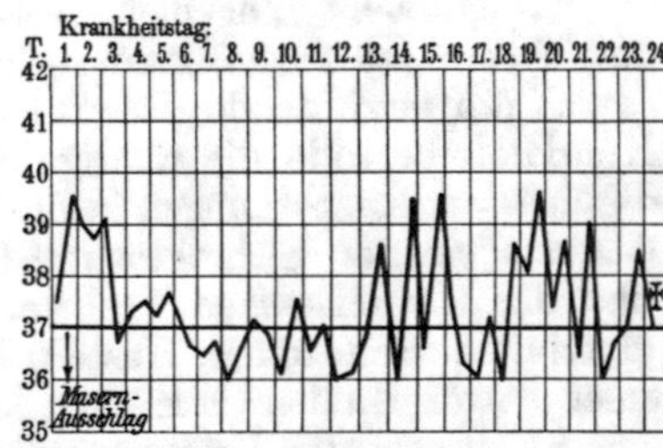

Abb. 355. Charlotte Möllers, 2 Jahre. Masern mit anschließender Lungentuberkulose.

Wir finden die Bronchialdrüsen stark vergrößert, zum Teil verkäst, zum Teil frisch geschwollen und mit Tuberkeln durchsetzt, zum Teil auch schieferig induriert und alte Kreideherde enthaltend, also neben frischen tuberkulösen Veränderungen auch alte Herde, deren Entwicklung weit zurückliegt. In unmittelbarer Nähe einer oder der anderen verkästen Bronchialdrüsen sieht man dann oft eine frische Aussaat miliarer Tuberkeln in den Hiluspartien der Lunge.

Der klinische Verlauf solcher Fälle ist in der Regel der, daß nach dem Abblassen des Exanthems die entzündlichen Lungenerscheinungen zunehmen, daß an Stelle einer ausgebreiteten Bronchitis Dämpfungsbezirke mit dichten Rasselgeräuschen auftauchen, während das Fieber remittierend oder auch stark intermittierend um 39° sich bewegt (Abb. 355). Oft kommt es im Verlaufe weniger Wochen zum Exitus. Mitunter entwickelt sich auch das Bild der akuten Miliartuberkulose mit oder ohne meningitische Erscheinungen und führt noch schneller die Katastrophe herbei.

In anderen Fällen treten im Anschluß an Masern skrofulöse Veränderungen, die schon vorher in geringerem Grade bestanden haben, deutlicher in Erscheinung. Hatten die Kinder schon früher häufiger an Conjunctivitis, skrofulösen Ekzemen oder Drüsenanschwellungen gelitten, so pflegen um die Zeit des abblassenden Masernexanthems dicke Drüsenschwellungen am Halse sich einzustellen, die zur Erweichung führen und indiziert werden müssen. Die den Masern eigentümliche Conjunctivitis geht in eine chronische Form mit starker Blepharitis ciliaris über, Phlyktänen und Hornhautgeschwüre treten auf. Oder es wird plötzlich ein Gelenk, z. B. das Ellenbogengelenk schmerzhaft, die Haut der Umgebung rötet sich, Fluktuation tritt auf, und bei der Inzision entleert sich tuberkulöser Eiter.

Warum gerade das Maserngift die Disposition zur Ausbreitung der Tuberkulose in so ausgesprochenem Maße erhöht, ist uns nicht bekannt. Die Pirquetsche kutane Tuberkulinprobe schien uns anfangs eine Erklärungsmöglichkeit zu bringen, denn es zeigte sich die interessante Tatsache, daß die Reaktion während des Masernexanthems auch bei tuberkulösen Kindern stets negativ ausfällt, während sie bei denselben Individuen nach Ablauf der Masern wieder positiv wird. Daraus konnte gefolgert werden, daß die Antikörper, welche die klinische Reaktion zwischen Tuberkulin und Zelle vermitteln, die sog. Ergine, durch den Masernprozeß absorbiert werden, so daß der Körper schutzlos dem Fortwuchern der Bazillen preisgegeben ist. Diese Erklärung scheint aber doch nicht das Richtige zu treffen; denn nach Untersuchungen von Rolly, die ich auf meiner Abteilung durchaus bestätigen konnte, findet man auch im Verlaufe anderer akuter und chronischer Infektionskrankheiten, die an sich die Entwicklung einer Tuberkulose in keiner Weise begünstigen, z. B. beim Scharlach, die Pirquetsche kutane Tuberkulinreaktion in einem großen Prozentsatz der Fälle negativ bei Kranken, die nach Ablauf der Affektion eine positive Probe darbieten.

Diagnose. Vor dem Auftreten des Ausschlages im Initialstadium der Masern ist es mitunter recht schwer, mit einiger Sicherheit zu sagen, ob es sich um beginnende Masern handelt oder nicht, und doch ist gerade in dieser Krankheitsperiode die richtige Erkennung von der größten Bedeutung, weil die meisten Ansteckungen in diesem Stadium erfolgen. Das einzige Symptom, das mit einiger Sicherheit im Initialstadium die Diagnose Masern gestattet, sind die Koplikschen Flecke. Alle anderen Erscheinungen, Fieber, Conjunctivitis, Schnupfen, Husten, können auch bei Influenza, Keuchhusten oder einer gewöhnlichen Erkältungskrankheit vorkommen. Handelt es sich um einen Fall aus der Umgebung von Masernkranken und erfahren wir durch die Anamnese, daß der Kranke die Masern noch nicht überstanden hat, so wird natürlich das Ensemble der genannten katarrhalischen Erscheinungen mit der größten Wahrscheinlichkeit für beginnende Masern sprechen; entscheidend aber sind die Koplikschen Flecke, die bei masernähnlichen Infektionskrankheiten nicht vorkommen, und nach denen deshalb in jedem verdächtigen Falle gefahndet werden sollte. Unterstützt kann die Diagnose werden durch das Auftreten des Enanthems, das freilich dem Ausschlage oft nur einige Stunden vorausgeht und deshalb von geringerer diagnostischer Bedeutung ist. Am ersten Tage des Initialstadiums können uns oft auch die Koplikschen Flecke im Stiche lassen, da sie um diese Zeit häufig noch nicht deutlich genug entwickelt sind, aber am zweiten oder dritten Tage des Initialstadiums können wir mit großer Wahrscheinlichkeit auf ihre Anwesenheit rechnen, so daß die Untersuchung auf Kopliks, namentlich in Krankenhäusern die größte Wichtigkeit erlangt hat und manche Hausinfektion verhindert.

Der völlig entwickelte Masernausschlag hat etwas so Charakteristisches, daß eine Verwechslung mit ähnlichen Hautausschlägen wohl nur selten vorkommen dürfte; anders ist es mit dem beginnenden Masernexanthem und mit den verschiedenen Variationen und rudimentären Formen. Der beginnende Masernausschlag zeigt namentlich im Gesicht in manchen Fällen eine so ausgesprochene Knötchenbildung (vgl. Abb. S. 710), daß die Verwechslung mit einem beginnenden Pockenausschlage möglich ist, um so mehr als ja auch bei den Pocken um die Zeit der Eruption Schnupfen, Conjunctivitis und Bronchitis vorkommen. Anamnestische Angaben, Untersuchung auf Kopliksche Flecke, vor allem aber die Fieberkurve muß hier die Entscheidung bringen. Während bei den regulären Masern die Temperatur nach einem Anstieg am ersten Tage am zweiten wieder abzusinken pflegt, um dann am dritten wieder zu steigen und dann mit Erscheinen des Exanthems noch weitere Höhen zu erreichen, herrscht bei den regelrecht verlaufenden Pocken von Anfang an hohes Fieber, das bis zum dritten Tage noch ansteigt, um mit dem Erscheinen des Ausschlages rapid abzufallen.

Auch das bei den Pocken noch vor dem eigentlichen spezifischen Ausschlage auftretende masernähnliche Initialexanthem kann zu Verwechslungen Anlaß geben. Hier sind es vor allem die typischen Prädilektionsstellen des Ausschlages, das Oberschenkeldreieck und das Oberarmdreieck, die für Pocken sprechen.

Häufig wird man in die Lage kommen, die Differentialdiagnose zwischen Röteln und Masern stellen zu müssen. Im allgemeinen werden sich die zarter rot gefärbten, kleineren, mehr distinkt stehenden und weniger papulösen Rötelnflecke von den intensiver rot tingierten, im Gesicht konfluierenden, mehr erhabenen und knötchenartigen Maserneffloreszenzen leicht unterscheiden lassen. Aber es können doch, namentlich bei weniger ausgesprochenem Masernausschlage Bilder entstehen, deren Deutung selbst dem Erfahrenen sehr große Schwierigkeiten bereitet, namentlich wenn es sich um einen einzelnen Fall handelt und nicht um eine Epidemie. Bei gehäuftem Auftreten gleichartiger, röteln- oder masernähnlicher Krankheitsbilder können schon die Anamnese und die Feststellung der Tatsache, daß die Erkrankten bereits die Masern überstanden haben, gegen die Diagnose Masern sprechen. Geringes oder fehlendes Fieber, mäßige Schleimhauterscheinungen, vor allem aber deutlich geschwollene Nackendrüsen sprechen für Röteln. Das Koplik sche Symptom ist während des Ausschlages nur dann zur Diagnose zu verwerten, wenn es positiv befunden wird. Die Abwesenheit der Koplikschen Flecke beweist hier nichts gegen Masern, da sie mit dem Erscheinen des Ausschlages in der Regel zu verschwinden pflegen.

Am leichtesten erscheint a priori die Unterscheidung der Masern vom Scharlach, und doch gibt es scharlachähnliche Masernexantheme und masernähnliche Scharlachformen, die nicht leicht richtig zu erkennen sind.

Scharlachähnlich kann ein Masernausschlag einmal dadurch werden, daß die einzelnen Effloreszenzen auf der Stufe der kleinen Flecke stehen bleiben, ohne zu zackigen Figuren zusammenzutreten, oder aber dadurch, daß die Masernflecke zu großen Flächen konfluieren (vgl. Abb. 343). Im letzteren Falle deutet oft noch ein kleiner, ausgesparter weißer Bezirk normaler Haut mitten in der roten Fläche auf den Maserncharakter hin. Auch pflegt die Konfluenz fast niemals über den ganzen Körper verbreitet zu sein, sondern es finden sich stets auch Partien von deutlich masernähnlichem Aussehen. Ist auch im Gesicht Exanthem vorhanden, so wird das Befallensein der Lippenumgebung für Masern sprechen im Gegensatz zu der zirkumoralen Blässe beim Scharlach.

Besondere Schwierigkeiten bereiten oft die rudimentär entwickelten Ausschläge. Zuweilen bleibt z. B. das Gesicht ganz frei, und an der Innenseite der Oberarme und der Oberschenkel zeigt sich ein kleinfleckiges masernähnliches Exanthem. Die Entscheidung, ob hier Scharlach oder Masern vorliegt, kann nur unter Berücksichtigung aller begleitenden Krankheitserscheinungen und anamnestischen Daten erbracht werden. Die charakteristische Angina, die Himbeerzunge und der plötzliche Beginn eventuell mit Erbrechen sprechen für Scharlach, das Vorwiegen der katarrhalischen Symptome, eventuell vorhandene Kopliks für Masern. Eosinophilie, positive Urobilinprobe und negative Diazoreaktion sind für die Diagnose Scharlach zu verwerten.

Nach dem Abblassen des Exanthems basiert die Entscheidung, ob Scharlach oder Masern vorangegangen ist, auf folgenden Überlegungen: Bei Masern findet sich eine kleienförmige, gleich nach dem Verschwinden des Ausschlages einsetzende Schuppung und in der Regel braunfarbige Pigmentierung der Haut als Residuum der Masernflecke, während für Scharlach eine lamellöse, mitunter erst spät einsetzende Abschuppung charakteristisch ist. Häufig werden noch etwa vorhandene Nachkrankheiten, wie Lymphdrüsenschwellungen am Halse oder hämorrhagische Nephritis, mehr für Scharlach sprechen; auch die Urobilinprobe, die während der Nachkrankheiten des Scharlachs meist positiv ist, kann mit Vorteil zur Diagnose herangezogen werden.

Auch der Typhus exanthematicus hat im Initialstadium große Ähnlichkeit mit Masern, da er mit Fieber und intensiveren katarrhalischen Erscheinungen der Nase, der Conjunctiva und der Bronchien einherzugehen pflegt. Auch zeigt sich hier als Vorläufer des eigentlichen Ausschlages um den dritten Tag herum eine Roseola, die freilich meist das Gesicht verschont. Die Abwesenheit von Koplikschen Flecken, der geringe oder fehlende Ausschlag im Gesicht sprechen gegen Masern.

Ferner werden postvaccinale Exantheme nicht selten für Masern gehalten (vgl. Abb. 417). Diese Ausschläge, die etwa 8—12 Tage nach der Vaccination auftreten können, gehen ohne jegliche katarrhalischen Erscheinungen und ohne Fieber einher.

Schließlich können noch Arzneiexantheme mitunter außerordentlich masernähnlich aussehen. Neben Jod, Kopaivabalsam ist es besonders das Antipyrin, das Masern vortäuschen kann, um so mehr es ja häufig bei katarrhalischen Affektionen, z. B. bei Influenza genommen wird.

Noch einige andere Infektionskrankheiten gehen gelegentlich mit masernähnlichem Ausschlage einher, so die Genickstarre, die Influenza, vor allem aber die Sepsis.

So erinnere ich mich lebhaft an einen 70jährigen Mann, der hochfiebernd mit einem über den ganzen Körper verbreiteten Masernausschlage ins Krankenhaus kam, und bei dem die bakteriologische Blutuntersuchung eine Staphylokokkensepsis feststellte.

Weniger bekannt und doch gar nicht selten sind morbilliforme Ausschläge bei Infektionen mit Paratyphusbazillen (vgl. S. 84 u. Abb. 43).

Daß die Typhusroseolen, wenn sie besonders reichlich auftreten und auch Brust und Rücken bedecken, gelegentlich Masern vortäuschen können, ist bekannt; derartig reichliche Ausbreitung ist aber recht selten. Eher schon kann ein syphilitisches Exanthem an Masern erinnern. Der Nachweis eines Primäraffekts, sowie anamnestische Angaben, eventuell auch die Wassermannsche Reaktion werden hier die Entscheidung bringen.

Bei Säuglingen können gastrointestinale Störungen einen masernähnlichen Ausschlag erzeugen, der durch vereinzelt stehende, erbsengroße, rote Flecke, namentlich auf den Extremitäten, charakterisiert ist, aber nicht von Schleimhauterscheinungen begleitet wird.

Das Erythema infectiosum und Erytheme multiforme sind durch ihre Vorliebe für die Streckseiten der Extremitäten ausgezeichnet und ermangeln der Schleimhauterscheinungen. Genaueres über diese Exanthemformen siehe Seite 748 u. 775.

Zuweilen gewinnen auch Serumexantheme, die nach der Einspritzung von Diphtherieserum, Genickstarreserum usw. auftreten, ein morbilliformes Aussehen (vgl. Abb. 371). Vor Verwechslungen schützt die Kenntnis der vorangegangenen Seruminjektion und die Berechnung der Inkubationszeit, da solche Serumausschläge bei erstmalig Injizierten nach 8—12 Tagen, bei Reinjizierten etwas früher aufzutreten pflegen. Genaueres über die Serumexantheme vgl. Seite 763.

Prognose. Die Masern zählen im allgemeinen zu den leichteren Infektionskrankheiten mit relativ geringer Mortalität. Heubner hatte in der Leipziger Distriktspoliklinik bei fast 600 Fällen eine Sterblichkeit von 6,1 %. Wir hatten im Rudolf Virchow-Krankenhause unter 879 Fällen eine Sterblichkeit von 13%. Die höhere Mortalität im Krankenhaus ist darauf zurückzuführen, daß sehr viele Kinder mit Ernährungsstörungen, Rachitiker, Tuberkulöse etc. eingeliefert werden.

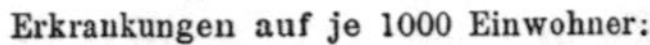

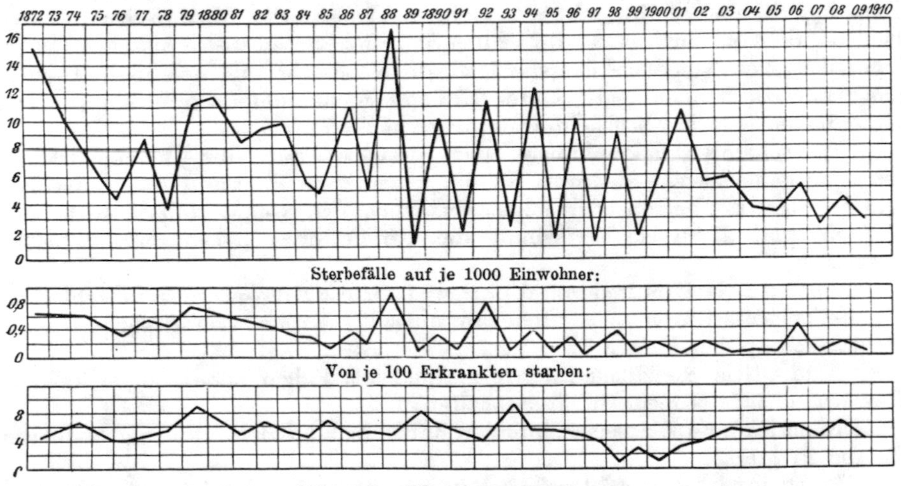

Abb. 356. Masern in Hamburg.

Die einzelnen Epidemien können in ihren Mortalitätsverhältnissen voneinander differieren. Es liegt das an ganz unberechenbaren Verhältnissen, die man kurz unter der Bezeichnung des Genius epidemicus zusammenfaßt. Im ganzen, wenn man größere Zeiträume überblickt, sind jedoch bei den Masern keine so großen Schwankungen der Mortalität vorhanden wie bei Scharlach. Siehe Abb. 356, wo die Masern-Morbiditätszahlen und Mortalitätsziffern in Hamburg während 40 Jahren verglichen sind.

Lebensalter und äußere soziale Verhältnisse spielen für den Verlauf der Masern eine nicht zu unterschätzende Rolle. Kinder unter drei Jahren sind stets mehr gefährdet als ältere Kinder, weil im frühesten Kindesalter die Enge der Luftwege das Zustandekommen der gefährlichen Kapillarbronchitis und der Bronchopneumonie sehr begünstigt. Vom 50. Lebensjahre an pflegt die Sterblichkeitszahl wieder zu steigen.

Die verschiedensten Faktoren, die geeignet sind, die Widerstandskraft der Befallenen herabzusetzen, trüben die Prognose. So kommt es, daß die Masern in den wohlhabenderen Kreisen viel weniger Opfer fordern als in den ärmeren Bevölkerungsschichten, wo die Kinder oft unzureichend ernährt sind und unter unhygienischen Verhältnissen leben. Bei schlechten äußeren Lebensbedingungen, dichtem Zusammenwohnen in staubigen Quartieren und unter schlechter Pflege kommt es während des Masernprozesses auch leichter zu Sekundärinfektionen, die die Aussichten auf einen guten Ausgang natürlich verschlechtern.

Anämische oder rachitische Kinder, Rekonvaleszenten von anderen Infektionskrankheiten sind durch die Masernaffektion selbstverständlich mehr gefährdet als normale kräftige Individuen. Daß die Skrofulose und die latente oder beginnende Tuberkulose sehr häufig im Verlaufe der Masern eine plötzliche Ausbreitung erfahren und dadurch das Schlimmste herbeiführen können, sei hier noch einmal hervorgehoben, um die Wichtigkeit zu betonen, daß skrofulöse und der Tuberkulose verdächtige Kinder während der Rekonvaleszenz mit besonderer Vorsicht zu behandeln sind.

Am günstigsten ist die Prognose bei unkomplizierten Fällen. Selbst hohes Fieber, intensives Exanthem und schwere nervöse Störungen, wie Delirien und Somnolenz brauchen die Prognose noch nicht zu trüben. Prognostisch ungünstig liegen die schwer toxischen Masernformen, bei denen die besondere Empfänglichkeit des Erkrankten und hohe Virulenz des Masernvirus sich verbinden. Sehr zu fürchten ist stets auch das Hinzutreten von ernsteren Lungenkomplikationen, von denen in erster Linie die Kapillarbronchitis und die Bronchopneumonie zu nennen sind. Unter 135 mit Bronchopneumonie komplizierten Masernfällen, die ich beobachtete, starben 97 = 71,9%.

Bei schweren Erkrankungen der Bronchien und der Lungen während des exanthematischen Stadiums ist die zyanotische Färbung des Ausschlages und bei eben im Beginn begriffenen Exanthem das Stehenbleiben in der Entwicklung und die livide Verfärbung der Effloreszenzen als ominöses Zeichen anzusehen.

Auch das Hinzutreten von diphtheritischem Kehlkopfcroup verschlechtert die Heilungsaussichten sehr. Ich sah unter 77 Fällen von diphtheritischem Kehlkopfcroup bei Masern 19 = 24,7% sterben.

Eine Otitis media mit ihren verschiedenen Folgeerscheinungen kann die Prognose ebenfalls recht dubiös gestalten.

Nephritis und Darmerscheinungen haben im allgemeinen wenig Bedeutung für die Prognose.

Prophylaxe. Eine erfolgreiche Prophylaxe der Masern ist schwerer durchzuführen wie bei anderen Infektionskrankheiten, weil in der Regel die Ansteckung der Umgebung schon erfolgt ist, wenn die Diagnose gestellt wird. Bekanntlich ist die Krankheit schon vor dem Ausbruch des Exanthems im Initialstadium kontagiös, deshalb kommt die nach dem Erscheinen des Ausschlages angeordnete Isolierung des Kranken oft zu spät. Manche Autoren stehen daher auf dem Standpunkte, daß es am besten sei, in kinderreichen Familien überhaupt keine Absperrung vorzunehmen, ja, sogar die Ansteckung zu begünstigen, da doch alle empfänglichen Mitglieder der Familie infiziert werden müßten, wenn erst ein Kind erkrankt sei. Dieser Standpunkt ist meines Erachtens nicht zu billigen. Mögen die Masern in vielen Fällen relativ harmlos verlaufen, die Möglichkeit, daß schwere Komplikationen auftreten und die Krankheit tödlich endet, muß in jedem Falle zur Fernhaltung der gesunden Kinder von der Ansteckungsquelle auffordern. Ganz besonders gilt das für dasjenige Lebensalter, in welchem erfahrungsgemäß die Masern die meisten Opfer fordern, für Kinder unter drei Jahren, ferner für skrofulöse, tuberkulöse, rachitische und schwächliche Individuen, deren Widerstandskraft gering ist.

Bessere Erfolge könnten in prophylaktischer Hinsicht erzielt werden, wenn von den Ärzten mehr auf das Auftreten der Koplikschen Flecke an der

Wangenschleimhaut geachtet würde, die gerade im Initialstadium vor dem Ausbruche des Exanthems vorhanden sind. Auf größeren Kinderabteilungen ist es deshalb ratsam, bei jedem irgendwie verdächtigen Fieber mit Schnupfen nach diesem Koplikschen Symptom zu fahnden und beim Vorhandensein desselben das betreffende Kind sofort abzusondern. Wir haben im Rudolf Virchow-Krankenhause mit dieser Maßregel wiederholt den Masernausbruch auf der Kinderabteilung verhindern können. Auch Schulärzte können viel zur Verhinderung der Weiterverbreitung der Masern beitragen, wenn sie bei katarrhalischen Affektionen der Schulkinder regelmäßig auf die Koplikschen Flecke achten und beizeiten die verdächtigen Kinder von der Schule fernhalten. Geschwister von erkrankten Kindern müssen der Schule fernbleiben, solange eine Ansteckungsmöglichkeit besteht, d. h. noch mindestens 14 Tage nach der letzten Berührung mit dem Kranken.

Die Isolierung der Kranken geschieht am besten in einem Krankenhause. Wo das nicht angängig ist, sollten die gesunden Kinder, wenn irgend möglich, aus dem Hause des Kranken entfernt werden, da sonst bei der großen Kontagiosität der Krankheit trotz der Absperrung des Erkrankten in einem besonderen Zimmer doch noch Infektionsmöglichkeiten der verschiedensten Art bestehen bleiben.

Nach Ablauf der Krankheit ist das Krankenzimmer gut zu reinigen und am besten mit Formalin zu desinfizieren. Manche begnügen sich der geringen Haltbarkeit des Maserngiftes wegen mit einfacher Durchlüftung des Zimmers, die dann aber wenigstens mehrere Tage lang Tag und Nacht durchgeführt werden sollte.

Behandlung. Da die Ätiologie der Masern noch unbekannt ist, so sind wir mangels spezifischer Mittel darauf angewiesen, die Krankheitserscheinungen symptomatisch zu bekämpfen und die Entwicklung von Komplikationen und Nachkrankheiten zu verhüten.

Der Masernkranke neigt sehr zu Erkältungen. Er muß daher von vornherein das Bett hüten und darf frühestens acht Tage nach der Entfieberung aufstehen. Auch nach dem Aufstehen ist noch ein achttägiger bis vierwöchentlicher Stubenaufenthalt je nach Jahreszeit, Alter usw. geboten. Das Zimmer soll von gleichmäßiger Wärme sein (18° C) und muß gut ventiliert werden können. Der Entwicklung von diffusen Bronchitiden und bronchopneumonischen Prozessen wird durch staubreiche, trockene und schlechte Luft Vorschub geleistet. Die Fenster sind also häufig am Tage zu öffnen, wobei vermieden werden muß, daß der Kranke von Zugluft getroffen wird. Wo es möglich ist, wird die Luft besser durch ein im Nebenzimmer geöffnetes Fenster geregelt. Um einen gewissen Feuchtigkeitsgrad in der Luft zu erzielen, empfiehlt es sich, einen Dampfspray- oder Inhalationsapparat in Gang zu setzen oder feuchte Tücher aufzuhängen. Auch das Verdampfen von Wasser in einer auf den Ofen gestellten Schüssel dient demselben Zweck.

In Krankenhäusern ist es sehr anzuraten, Kinder mit bronchopneumonischen Prozessen oder Kapillarbronchitis nicht in denselben Raum mit unkomplizierten Masernfällen zu legen. Bei der Entwicklung von Bronchopneumonien usw. spielt zweifellos auch die direkte Übertragung der Krankheitskeime von Mensch zu Mensch eine nicht geringe Rolle.

Die früher gebräuchliche starke Verdunkelung des Krankenzimmers wegen der conjunctivitischen Reizerscheinungen ist unnötig, deprimiert den Kranken und erzeugt eventuell sogar eine in der Rekonvaleszenz unangenehm empfundene Lichtscheu. Man beschränke sich darauf, allzu grelles Licht (Sonnenlicht) durch gelbliche Vorhänge oder Stabjalousien abzublenden und das Bett so zu stellen, daß der Kranke nicht direkt ins Helle sieht.

Von großer Wichtigkeit ist die Pflege des Mundes, weil dadurch Nachkrankheiten und Komplikationen wie Stomatitis, Otitis, Parotitis usw. verhindert werden können. Ältere Kinder müssen öfter den Mund spülen mit Kamillentee oder 1 % Wasserstoffsuperoxydlösungen oder Boraxlösungen (eine Messerspitze auf ein Glas Wasser).

Die Diät soll während des Fiebers hauptsächlich aus flüssiger Nahrung bestehen: Milch, Haferschleim, Kakao; nach dem Sinken des Fiebers: Grießbrei, Reisbrei, Apfelmus, etwas Zwieback, Suppen; dann zarte Gemüse wie Karotten, Spinat; schließlich Fleisch. Bei Durchfall gibt man statt der Milch: Haferschleim, Mehlsuppen, Reisschleim. Als Getränk dient kaltes Wasser mit Zitronensaft oder Himbeersaft.

Symptomatische Behandlung. Besteht starkes Hautjucken, so ist Abtupfen mit 1 %igem Mentholspiritus oder Einreiben mit 1 %igem Thymollanolin zu empfehlen.

Augen. Bei stärkerer katarrhalischer Entzündung der Conjunctiva sind daneben Einträufelungen mit Zincum sulfur. 0,03 zu Aqua 15, dreimal täglich, am Platze. Bei der gewöhnlichen Conjunctivitis werden Bleiwasser- oder Borwasserumschläge wohltuend empfunden. Bei sehr hochgradiger Conjunctivitis sind Pinselungen mit Argentum nitricum 0,5—1,0 : 1000 und nachfolgende Pinselung mit physiologischer Kochsalzlösung anzuraten. Die Behandlung der Augendiphtherie siehe bei Diphtherie.

Nase. Bei starkem Schnupfen ist vor allem häufige Reinigung, bei kleinen Kindern mit Wattetupfern, geboten. Die Lippen müssen mit Borsalbe oder Unguentum Glycerini oder Lanolin vor Mazeration geschützt werden. Ist die Nase stark verstopft und der Schnupfen sehr hochgradig, so bringen zweimal täglich vorgenommene Pinselungen mit 1 %iger Kokainlösung Erleichterung. Nachher wird die Einfettung der Nasenschleimhaut mit Goldcreme oder Vaseline wohltuend empfunden. Sehr angenehm ist auch das Einatmen von Menthol mittelst der Hartmannschen Maske [1]).

Dieselbe besteht aus einem feinen, ähnlich wie die Chloroformmaske gebogenen Haarsieb, das mit der Menthollösung (Menthol und Äther zu gleichen Teilen) bestrichen wird. Dabei verdunstet der Äther und das Menthol bleibt in Gestalt weißer Kristalle auf dem Sieb zurück. Die Einatmung des Menthols bringt ein Gefühl der Erleichterung und Erfrischung. Ausspülungen der Nase lasse ich nicht vornehmen, weil immerhin die Möglichkeit besteht, daß durch Tubeninfektion eine Otitis erzeugt werden kann.

Ohren. Bestehen Ohrenschmerzen infolge einer Otitis media, so sind feuchtwarme Umschläge auf die Ohrengegend mit essigsaurer Tonerde angezeigt. Ferner macht man Einträufelungen von warmem Karbolglyzerin (Acid. carbol. 0,5 zu Glycerini 10,0). Bestehen die Schmerzen trotzdem noch weiter. und ist das Trommelfell vorgewölbt, so muß die Parazentese gemacht werden, Nach erfolgter Perforation wird täglich mit Gazestreifen ausgetupft, die in 3 %ige Wasserstoffsuperoxydlösung getaucht sind. Bei sehr starker Sekretion kann man eventuell auch versuchen, mit Wasserstoffsuperoxydlösung oder dünnen Formalinlösungen zu spülen.

Man benutzt dazu eine Ohrenspritze, darf aber den Strahl nur mit sehr geringem Druck ins Ohr einlaufen lassen.

Zeigen sich die Zeichen einer Mastoiditis auf Druckempfindlichkeit des Processus mastoideus bei fortbestehendem Fieber, so ist sofort die Aufmeißelung vorzunehmen.

Kehlkopf. Bei starker Laryngitis sind Prießnitz - Umschläge um den Hals oder warme Breiumschläge auf den Kehlkopf und schweißtreibende Verfahren zu empfehlen.

---

[1]) Medizinisches Waarenhaus, Berlin.

Das Kind wird in ein in heißes Wasser getauchtes und gut ausgerungenes Laken gewickelt. Darüber kommt ein Gummituch und eine wollene Decke. Vorher sind warme Getränke, z. B. heiße Zitronenlimonade oder Lindenblütentee zu reichen.

Sehr zu empfehlen ist der Gebrauch eines Dampfsprays oder eines Inhalationsapparates, mit denen Kochsalzlösung, Emser Wasser oder Wasserstoffsuperoxydlösung verstäubt wird. Steigern sich die Atembeschwerden infolge der Laryngitis zu stenotischen Erscheinungen (Pseudocroup), so muß eventuell zur Intubation oder Tracheotomie geschritten werden.

Lungen. Bei der Masernbronchitis in ihren leichteren Formen werden gewöhnlich Prießnitz-Umschläge um die Brust (zweimal am Tage gewechselt) gegeben. Kleinere Kinder vertragen mitunter die kühlen Umschläge nicht gut. Man lasse sie also beiseite, wenn die Haut darunter sich nicht rötet und erwärmt. Quälender Hustenreiz wird mit kleinen Kodeindosen behandelt (Sirup. Ipec. 50, Codein. phosphor. 0,02) 2—4mal täglich ein Teelöffel, oder in Pulverform 0,005—0,01 pro Dosi. Eventuell gibt man daneben Expektorantien wie Apomorphin 0,02 zu Aqua 100 und Sirup. Altheae. 20, oder Ipecacuanha-Infus (0,5 : 180, Sirup. simpl. 20). Steigern sich die bronchitischen Erscheinungen, entwickelt sich Kapillarbronchitis oder Bronchopneumonie, so ist die energische Anwendung hydropathischer Prozeduren geboten. Hier sind namentlich die mit kühlen Abgießungen kombinierten warmen oder sogar heißen Bäder am Platze, die zweimal am Tage gegeben werden können. Die Temperatur des Wassers soll etwa 38° C betragen und kann rasch bis auf 40° C erhöht werden. Diese heißen Bäder bessern häufig die Zirkulationsverhältnisse, was sich in der besseren Farbe der vorher kühlen und livid verfärbten Extremitäten kundgibt. Die kalten Übergießungen (12—15° C), die man während des Bades 2—3mal vornimmt, lösen tiefe Inspirationen aus und führen dadurch eine gute Durchlüftung der Lungen herbei.

Bei schwerer Kapillarbronchitis mit lividem Exanthem und schlechtem Puls werden auch Senfbäder viel verordnet, um eine kräftige Ableitung auf die Haut zu erzielen. In den Senfbädern (500 g Senfmehl auf ein Bad von 36° C) bleibt das Kind ca. zehn Minuten lang, bis die Haut stark gerötet ist. Störend sind dabei die Senföldämpfe, durch die Augen und Luftwege gereizt werden können. Ich bevorzuge deshalb die von Heubner empfohlenen Senfpackungen.

Man rührt 3—4 Hände voll frischen Senfmehls mit einem Liter lauwarmen (nicht kochenden) Wassers an, bis sich die Senfmehldämpfe entwickeln. In dieses Wasser wird ein großes Laken getaucht und das Kind vom Hals bis zu den Füßen darin eingewickelt. Über das Laken kommt eine wollene Decke. Um den Hals muß die Einwicklung am besten noch durch ein besonderes Tuch gut abgedichtet werden, damit die Dämpfe die Augen nicht belästigen. In dieser Packung bleibt das Kind ca. 10—20 Minuten; danach ist die Haut krebsrot geworden. Es kommt nun in ein gewöhnliches Bad von 35° C und wird gut abgewaschen, bis alle Reste des Senfmehls beseitigt sind. Dann wird es in ein feuchtes, mit lauwarmem Wasser getränktes Laken mit Gummituch und wollener Decke gewickelt und bleibt in dieser schweißtreibenden Packung noch ½—1 Stunde liegen.

Gewöhnlich verordne ich bei Bronchopneumonie oder Kapillarbronchitis zweimal am Tage ein heißes Bad mit kühler Übergießung und einmal das eben beschriebene Verfahren der Senfeinpackung.

Besteht das Bedürfnis, bei sehr hohem Fieber und Störungen des Sensoriums eine Herabsetzung der Temperatur zu erzielen und das Nervensystem anzuregen, so empfiehlt sich die kühle Einpackung.

Das Kind wird in ein großes Laken gewickelt, das in kaltes Wasser (12 bis 15° C) getaucht und gut ausgerungen ist; darüber kommt ein Gummituch und eine wollene Decke. Gleichzeitig wird eine zweite Einpackung auf dem Nebenbett oder auf einer fahrbaren Trage vorbereitet. Nach 10 Minuten kommt das Kind aus der ersten Einwicklung heraus in die zweite. Dieses Verfahren wird viermal in der Stunde wiederholt, wodurch in der Regel eine Herabsetzung in der Temperatur erreicht wird. Es empfiehlt sich nicht, die Prozedur öfter als einmal am Tage auszuführen.

Werden die Einpackungen schlecht vertragen, kann sich das Kind hinterher nicht wieder recht erwärmen, so muß gelegentlich auch von Fiebermitteln Gebrauch gemacht werden. Man gibt z. B. Antipyrin in Dosen von 0,2 2—3 mal täglich oder Aspirin 0,3—0,5 dreimal täglich.

Bei den ersten Zeichen der sinkenden Herzkraft gebe ich Digalen dreimal täglich soviel Tropfen, als das Kind Jahre zählt per os. Bei höheren Graden von Herzschwäche, wie sie z. B. bei Kapillarbronchitis oder Bronchopneumonie auftritt, ist der Gebrauch von Kampfer und Koffein anzuraten. So gibt man z. B. bei Kindern täglich dreimal eine Spritze Kampferöl und zweimal eine halbe Spritze Coff. natr. benz. in der 20%igen Lösung. Nach Bedarf muß gegebenenfalls auch noch öfter, eventuell stündlich Kampfer verordnet werden. Das Epirenan oder Adrenalin ist geeignet, in Dosen von ½—1 ccm gegeben, bei plötzlichem Kollaps den sinkenden Blutdruck in die Höhe zu reißen.

Verdauungskanal. Bei Stomatitis wird mit 1% Wasserstoffsuperoxyd gespült. Auch die Inhalationen mit derselben Lösung sind dabei nützlich. Aphthen sind mit 3%igem Karbolwasser oder 5%iger Chromsäure zu pinseln.

Bei starkem Durchfall infolge von Enteritis ist zunächst die Regelung der Diät notwendig. Man gebe Haferschleim, Kindermehlabkochungen und als Medikament Tannigen oder Tannalbin zu 0,5 viermal täglich. Auch Wismut kann verordnet werden (Bismut. salic. 4, Glycer. 10, Aqua dest. ad 100) zweistündlich einen Teelöffel. Feuchtwarme Umschläge um den Leib werden dabei angenehm empfunden.

Bei Verstopfungen bewähren sich Glyzerinwassereinläufe (Glyzerin und Wasser āā 5) oder Einläufe mit lauwarmem Seifenwasser am besten.

Masernrekonvaleszenten bedürfen der weitgehendsten Schonung. Besonders müssen sie vor Erkältungen sorgfältig gehütet werden, da nicht selten bei skrofulösen oder hereditär belasteten Kindern dann eine Tuberkulose zum Ausbruch kommt. So sind solche Kinder noch wenigstens zwei Monate nach der Krankheit auf das sorgfältigste mit gemischter Kost kräftig zu ernähren. Das geschieht am besten auf dem Lande oder in einem sonstigen waldreichen Kurort, wo ein möglichst ausgiebiger Aufenthalt in der frischen Luft möglich ist.

Literatur siehe bei:

Jürgensen, Masern in Spez. Pathol. u. Ther., herausgeg. von Nothnagel, Wien 1895. — Pirquet, Das Bild der Masern auf der äußeren Haut in Zeitschr. f. Kinderheilk. Orig. 6, Berlin 1913. — Rolly, Masern im Handbuch d. inneren Med., herausgeg. von Mohr u. Staehelin, Bd. I, Berlin 1911.

Röteln (Rubeola).

(Franz.: rubéole; englisch: german measles, rubella).

Unter Röteln verstehen wir eine akute, epidemisch auftretende, exanthematische Infektionskrankheit, die an leichte Masern erinnert, oft auch scharlachähnliche Züge besitzt, aber mit keiner von beiden Krankheiten identisch ist und durch ihren gutartigen, meist komplikationslosen Verlauf ausgezeichnet ist. Daß sie als selbständige Krankheit aufgefaßt werden muß und weder mit Masern noch mit Scharlach ätiologisch zusammenhängt, geht aus folgenden Punkten hervor:

1. Das Überstehen von Masern oder Scharlach schützt nicht vor der Erkrankung an Röteln.

Ich sah z. B. einmal auf einer Station von Masernrekonvaleszenten eine Rötelnepidemie ausbrechen und einmal auf einer Scharlach-Station mehrere Kinder in der 5.—6. Scharlachwoche an Rubeola erkranken.

2. Das Überstehen von Röteln verleiht keinen Schutz gegen die Erkrankung an Masern oder Scharlach.

Auf einer Keuchhusten-Abteilung sah ich eine kleine Rötelnepidemie. Kurz darauf kam ein Kind im Prodromalstadium der Masern zur Aufnahme, das nach 24 Stunden ein typisches Morbillenexanthem bekam und trotz sofortiger Verlegung 12—13 Tage später verschiedene andere Masernfälle nach sich zog. Unter den erkrankten Masernkindern befanden sich mehrere, die drei Wochen vorher unter unseren Augen Röteln überstanden hatten. Ebenso sah ich mehrmals Kinder mit Röteln, die mit der Fehldiagnose Scharlach auf die Scharlachabteilung aufgenommen wurden und trotz sofortiger Verlegung auf eine Quarantäne-Station noch an Scharlach erkrankten.

3. Ein Rötelnfall in einer geschlossenen Anstalt zieht neue Rötelnfälle nach sich, nicht aber Masern- oder Scharlachfälle.

Geschichte. Früher wurden die Röteln meist in einen Topf mit Masern und Scharlach geworfen. Die erste Beschreibung, die den Röteln eine selbständige Stellung zuweist und sie von Scharlach und Masern abtrennt, stammt von Wagner 1834. Aber seine Anschauungen fanden wenig Anklang. Noch lange nachher konnte eine Einigung darüber nicht erzielt werden, ob die Rubeola als eine Erkrankung sui generis aufzufassen sei oder zu Scharlach oder Masern gehöre. Hebra und Kassowitz wollten von Röteln als selbständiger Krankheit nichts wissen; auch Henoch hielt sich nicht für berechtigt, in dieser Frage ein entscheidendes Urteil zu sprechen. 1881 einigte man sich auf dem internationalen Kongreß in London dahin, daß die Masern (English measles) von den Röteln (German measles) zu trennen seien. Die irreführende Bezeichnung German measles wurde in der folgenden Zeit durch die englisch schreibenden Autoren meist durch das Wort „rubella" ersetzt. Aufs neue kompliziert wurde die Situation im Jahre 1900, als Dukes dazu drängte, die scharlachähnliche Form der Röteln als „fourth disease" von der Rubeola abzugrenzen. Die Frage, ob diese, schon von Filatoff vorgeschlagene Trennung berechtigt ist, wird zurzeit noch in verschiedenem Sinne beantwortet. Wir werden im nächsten Kapitel bei der Besprechung der vierten Krankheit näher darauf eingehen.

Ätiologie. Der Erreger der Röteln ist nicht bekannt; auch über die Art und Weise der Infektion wissen wir nichts Näheres. Die Kontagiosität scheint etwas geringer zu sein als bei Masern und Scharlach. Die Verbreitung erfolgt direkt von Mensch zu Mensch; Ansteckung durch leblose Gegenstände und gesunde Zwischenträger ist möglich, kommt aber nur ausnahmsweise vor. Das

Rötelnvirus ist sehr flüchtig. Ein enges Zusammenleben und enger Kontakt scheint Voraussetzung für die Infektion zu sein, denn die Rubeolaepidemien spielen sich meist nur in geschlossenen Kreisen (Schulen, Kindergärten, Krankenhäusern, Pensionaten) und innerhalb kinderreicher Familien ab. Die Gefahr einer Ansteckung im Freien bei vorübergehendem Verkehr ist entschieden geringer; in geschlossenen Räumlichkeiten kann die Zahl der Erkrankungen oft recht stark ansteigen. So erkrankten nach einem Berichte Hatfields in einem Asyl in New-York unter 196 Kindern in kurzer Zeit 110. Das Virus hält sich auch in geschlossenen Anstalten nicht lange. Die Epidemie erlischt nach relativ kurzer Zeit (im Laufe von 2—4 Monaten). Ein längeres Haften des Kontagiums im Krankenzimmer, wie wir es vom Scharlach her kennen, habe ich niemals beobachtet. Am leichtesten scheint die Übertragung vermittelt zu werden im Inkubationsstadium und auf der Höhe des Exanthems. Mit dem Abblassen des Ausschlages wird die Ansteckungsfähigkeit geringer. Die Jahreszeit scheint wenig Einfluß auf die Rötelnepidemien zu haben. Die meisten sollen in die Monate Januar bis Mai fallen, aber auch im Juni sah ich bereits ausgedehnte Rötelnepidemien.

Am empfänglichsten für die Rubeola sind Kinder im Alter von 2—10 Jahren, doch sah ich manchmal Erwachsene, z. B. Schwestern im Krankenhause, die Rötelnkranke gepflegt haben, von derselben Krankheit befallen werden; Erkrankungen im hohen Lebensalter sind selten; auch im ersten Lebensjahr kommen Röteln nur selten zur Beobachtung.

Sogar eine intrauterine Infektion ist beobachtet worden. Einige Tage nach der Geburt bekam das Kind einer rötelnkranken Mutter das typische Exanthem (Scholl).

Das Überstehen der Röteln bringt in der Regel Immunität mit sich; doch kommen in der 2.—3. Woche nach der Erkrankung Rezidive vor.

Die Inkubationszeit ist von langer Dauer; im Durchschnitt sprechen die Autoren von 16—20 Tagen. Bei einer Rötelnepidemie, die sich auf einer Scharlachabteilung durch Einschleppung entwickelte, konnte ich die Zeit zwischen der ersten Infektionsmöglichkeit und dem Ausbruch der ersten Krankheitssymptome genau berechnen. Die geringste Zeit war 14 Tage, die Maximalzeit 23 Tage. Die Schwankungen erklären sich wohl dadurch, daß Infektionsmöglichkeit nicht immer gleichbedeutend ist mit Infektion, daß vielmehr oft mehrere Tage verstreichen können, bis das infektiöse Virus haftet.

Krankheitsbild. In den meisten Fällen entwickelt sich die Krankheit ohne irgendwelche Prodromalerscheinungen; zuweilen aber gehen leichte Prodrome dem Ausbruche des Exanthems einige Stunden bis einen Tag lang voraus. Die Kinder klagen über Mattigkeit, Kopfweh und zeigen wenig Appetit. Dabei kann ein leichter Katarrh der Nasenschleimhaut und geringe Konjunktivitis bestehen, und es gelingt, zuweilen bei der Racheninspektion bereits ein schwach ausgebildetes Enanthem nachzuweisen, das dem Ausbruch des Exanthems einige Stunden vorauseilt. Das Enanthem besteht aus zarten, kleinsten, rosaroten Fleckchen auf dem weichen Gaumen. Koplikscheche Flecke fehlen stets; Fieber besteht während dieses „Prodromalstadiums" nicht. In einzelnen Fällen kann die für Röteln so charakteristische Schwellung der cervikalen und okzipitalen Drüsen bereits vor dem Erscheinen des Exanthems konstatiert werden (Theodor). Meist aber wird man erst durch das Auftreten des charakteristischen Ausschlages auf die Krankheit aufmerksam.

Man bemerkt zunächst im Gesicht, hinter den Ohren und am behaarten Kopf und schon nach einigen Stunden am Hals und Stamm ein kleinfleckiges rosarotes Exanthem. Es besteht aus stecknadelkopf- bis hanfkorngroßen, unscharf konturierten, nur wenig erhabenen Fleckchen, die in der Mehrzahl der Fälle ein masernähnliches Bild erwecken, doch sind die Effloreszenzen im allgemeinen blasser und zarter rosa als die Masernflecken. Nur im Gesicht sind die Fleckchen zuweilen etwas größer, mehr erhaben und dichter gedrängt; durch Freilassen einzelner Hautbezirke entsteht hier oft eine Gitterzeichnung. Im Gegensatz zum Scharlach ist auch die Umgebung des Mundes, der zirkumorale Ring, befallen. In mehreren Schüben geht der Ausschlag vom Stamm auf die Extremitäten über und schon nach Ablauf eines Tages ist die Ausbreitung vollendet. Die Streckseiten der oberen Extremitäten sind in der Regel mehr befallen als die Beugeseiten.

Meist fällt die große Regelmäßigkeit in der Größe der einzelnen Effloreszenzen und ihre geringe Neigung zur Konfluenz auf, doch gibt es je nach der Gruppierung der einzelnen Flecke und je nach dem Grade ihrer Infiltration verschiedene Bilder, die bald mehr an Masern, bald mehr an Scharlach erinnern. Die meisten Röteln sind entschieden masernähnlich. Die Flecke können zu einzelnen Gruppen von sternförmigem oder ringförmigem Aussehen zusammentreten oder durch einzelne Ausläufer miteinander verbunden sein und zwischen diesen zackig gestalteten Zwischenräumen Bezirke normaler Haut frei lassen. Auch können einzelne Flecke knötchenartig infiltriert werden und papulös erscheinen wie bei Masern. Auch kleine Bläschen können sich in seltenen Fällen auf der Spitze einer papulösen Effloreszenz entwickeln. Ferner kommen zweifellos auch konfluierte Partien von mäßiger Ausdehnung vor, wenn auch im ganzen die Neigung zum Zusammenfließen gering ist. Es können verschiedene Flecke und Fleckgruppen durch Hyperämie der dazwischenliegenden Haut zu einer zusammenfließenden Röte von geringer Fläche (etwa Fünfmarkstückgröße) vereinigt werden, aus der die einzelnen Effloreszenzen zuweilen noch hervorleuchten. Ich sah ebenso wie Schick[1]) namentlich auf den Streckseiten der Ellenbogengelenke solche Bezirke, aber auch am Rücken, an Stellen, wo der Körper aufliegt, kommen bei reichlicherem Ausschlag konfluierte Partien vor.

Ein scharlachähnliches Aussehen kann an solchen Hautpartien vorgetäuscht werden, wo die einzelnen roten Flecke besonders dicht zusammenstehen und namentlich dann, wenn sie stellenweise durch Hyperämie der die einzelnen Effloreszenzen trennenden normalen Haut zusammenfließen. So habe ich bei Rötelnepidemien wiederholt die Beobachtung gemacht, daß bei demselben Falle ein Teil der Hautoberfläche, z. B. Brust und Rücken, masernähnlich war, während ein anderer Teil, z. B. Innenseite der Oberschenkel, mehr an Scharlach erinnerte. Diese Mannigfaltigkeit in dem Aussehen des Rötelnausschlages kann leicht zu Fehldiagnosen führen.

Charakteristisch ist die kurze Blüte des schubweise auftretenden Exanthems. Nach 2—3 Tagen ist es meist bereits wieder verschwunden. Damit hängt es zusammen, daß man fast nie einen über die ganze Körperoberfläche verbreiteten blühenden Ausschlag findet. Oft sieht man Gesicht, Stamm, die Oberarme und Oberschenkel mit den charakteristischen Effloreszenzen bedeckt, während die unteren Hälften der Extremitäten noch frei sind, und am nächsten Tage ist die Haut der Unterschenkel und der Vorderarme mit Einschluß der Fußsohlen und Handteller mit blühendem Ausschlage überzogen, während im Gesicht und am Stamm, sowie an der Vorderfläche der Oberschenkel nur noch Reste des verblassenden Exanthems zu sehen sind. Noch in anderer Weise kann dieses schubweise Erscheinen und schnelle Verschwinden die Bilder variieren, und gerade diese Flüchtigkeit ist ein Charakterikum des Rötelnausschlages. Das Exanthem verschwindet meist, ohne Spuren von

[1]) Ergebnisse d. inneren Medizin und Kinderheilkunde. 1910.

Pigmentierung oder Schuppung zu hinterlassen, nur bisweilen zeigt sich eine geringfügige, kleienförmige Schuppung.

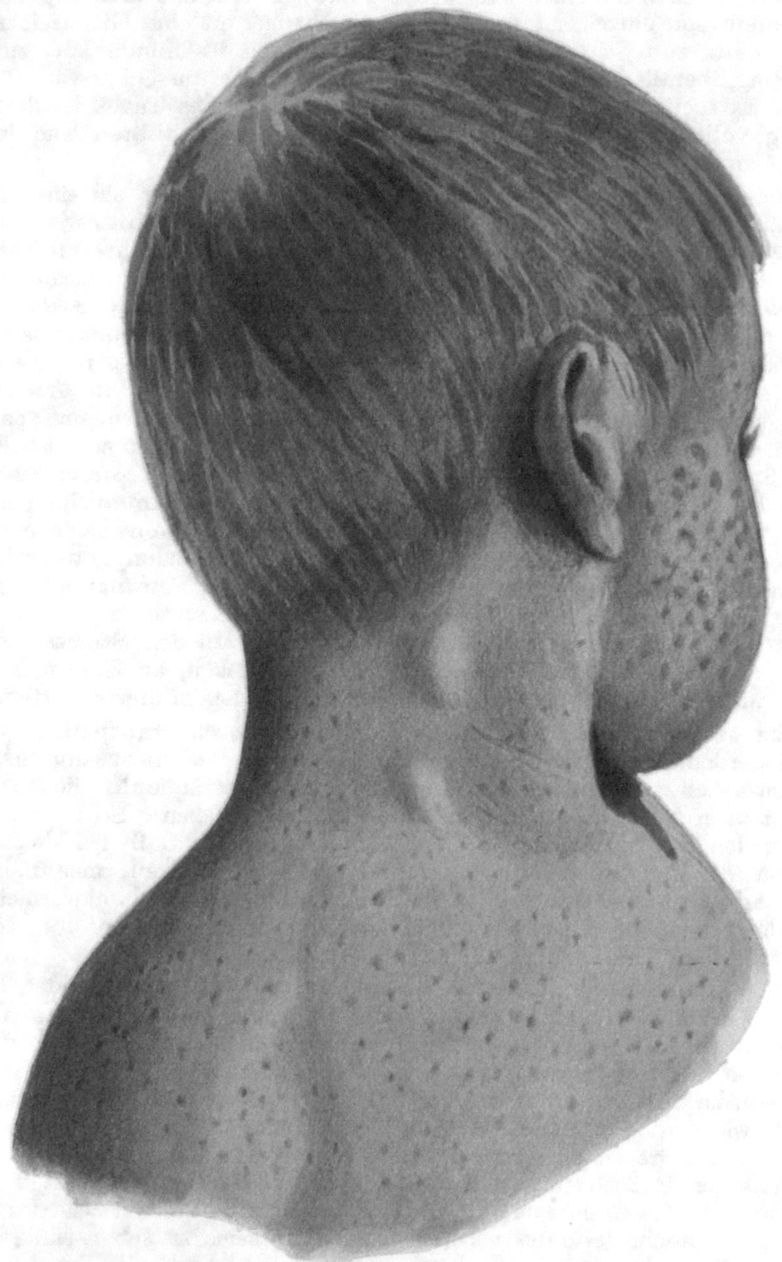

Abb. 357. Rötelnexanthem. Deutlich sichtbare Schwellung der Nackendrüsen.

Rezidive des Exanthems kommen in seltenen Fällen 2—3 Wochen nach dem Abblassen des ersten Ausschlages vor. Ich sah ein solches Rezidiv während einer Rötelnepidemie $3^1/_2$ Wochen nach der ersten Eruption. Über mehrmaliges Wiederkehren des Hautausschlages, wodurch die Krankheit über das gewöhnliche Maß (bis zum 17. Tage) in die Länge gezogen wurde, berichtet Heubner. Ergänzend sei hinzugefügt, daß man zuweilen schon in den letzten Tagen des Inkubationsstadiums eine flüchtige Andeutung eines kleinförmigen Exanthems im Gesicht, aber auch an der Brust bemerken kann, die aber nach wenigen Stunden wieder verschwindet. Ich habe solche Vorläufer des eigentlichen Exanthems, auf die Heubner aufmerksam macht, bei zwei Rötelnepidemien bei mehreren Kranken beobachtet.

Eine geringe Beteiligung der Schleimhäute pflegt das Exanthem zu begleiten. Man bemerkt auf der Schleimhaut des weichen Gaumens und der Wangen ein kleinfleckiges, blaßrotes Enanthem, mitunter auch nadelstichartige Blutpunkte an verschiedenen Stellen der Schleimhaut. Auch die Tonsillen können leicht gerötet, mäßig geschwollen und beim Schlucken etwas schmerzempfindlich sein; ebenso können leichte katarrhalische Rhinitis, leichte Bronchitis und Laryngitis vorhanden sein, doch fehlen diese Erscheinungen in den meisten Fällen. Die Conjunctiva palpebralis ist zuweilen leicht injiziert, doch fehlt in der Regel die Lichtscheu.

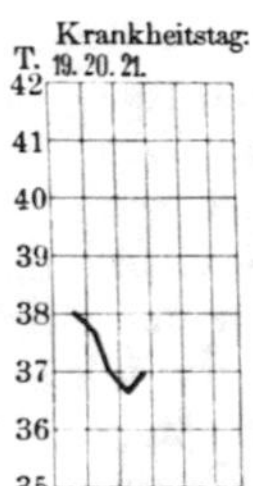

Abb. 358. Max Taryatz, 15 Jahre. Röteln.

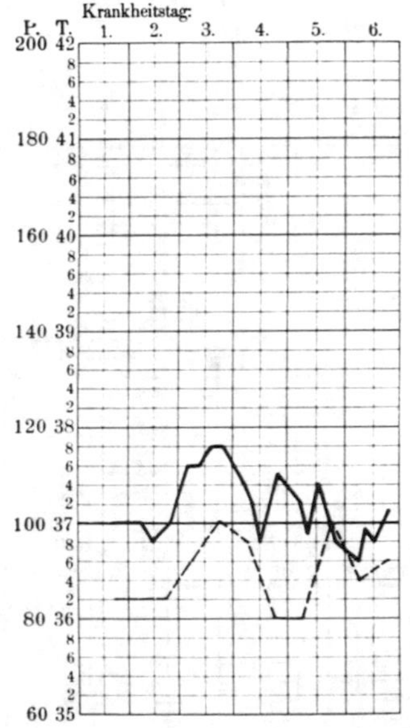

Abb. 359. Bruno Drunzel, 13 Jahre. Röteln.

Ein wichtiges und charakteristisches Merkmal sehe ich in der Schwellung der cervikalen und okzipitalen Lymphdrüsen. Man findet sie bei Röteln fast stets geschwollen, meist nur von Erbsengröße, bald bohnen- und haselnußgroß. In vielen Fällen fühlt man sie nicht bloß, sondern man sieht sie deutlich am hinteren Sternocleidorande vorspringen, wenn der Kopf nach der entgegengesetzten Seite abgewendet wird (vgl. Abb. 357). Die Drüsen sind meist nur wenig druckempfindlich.

Ich kann auf Grund der Beobachtungen von mehreren Epidemien durchaus die Angaben von Klaatsch bestätigen, der sich über die Schwellung der zervikalen und retroaurikularen Drüsen oberhalb des Processus mastoideus folgendermaßen äußert: Dieses Symptom war anläßlich der letzten Epidemie so konstant, daß man die Röteln auch im Finstern auf dem Wege der Betastung diagnostizieren konnte, vorausgesetzt, daß wir darüber Gewißheit hatten, daß ein akutes infektiöses Exanthem vorliegt.

Daß man dabei natürlich nicht kritiklos verfahren darf und wissen muß, daß auch bei Scharlach und Masern und bei Skrofulose diese Drüsen gelegentlich anschwellen können, ist selbstverständlich. Die charakteristische

Drüsenschwellung pflegt länger anzuhalten als das Exanthem und erst nach 2—3 Wochen ganz verschwunden zu sein. Neben den genannten Drüsenschwellungen kommen zuweilen auch allgemeine Drüsenschwellungen vor (kubitale, thorakale und inguinale). Die Milz ist bei Röteln nach Hildebrandt und Thomas meist vergrößert; ich kann diese Erfahrung bestätigen. Der Harn bietet nichts Abnormes; die Diazzoreaktion ist negativ; dagegen ist häufig Urobilin vorhanden. Das Blutbild zeigt keine wesentlichen Veränderungen.

Das Fieber bei Röteln ist meist gering. Die Temperatur pflegt mit Beginn des Ausschlages zu mäßiger Höhe, meist unter 38°, anzusteigen, um dann entweder schon am nächsten Tage zur Norm zurückzukehren, oder lytisch im Verlaufe von 2—3 Tagen abzufallen. Es kommen aber auch höhere Temperaturen, 39—39,5°, bei unkomplizierten Röteln am ersten Tage vor. Ein vorübergehendes hohes Fieber spricht also nicht gegen Röteln; häufig kann man aber auch fieberfreien Verlauf beobachten. Der Puls entspricht in seiner Frequenz der Höhe der Temperatur. Das Allgemeinbefinden pflegt kaum gestört zu sein.

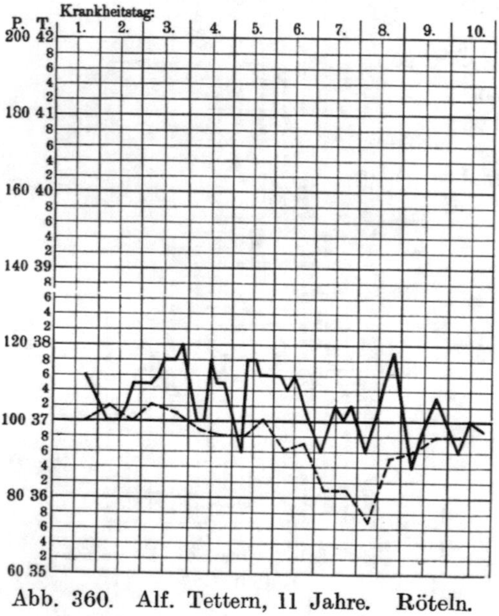

Abb. 360. Alf. Tettern, 11 Jahre. Röteln.

Komplikationen im Verlaufe der Röteln gehören zu den Seltenheiten. Einzelne Autoren berichten über komplizierende Bronchopneumonie, andere über flüchtige Gelenkentzündungen an Hand- und Fußgelenken von 3 bis 4-tägiger Dauer. Die meisten aber haben gar keine Komplikationen gesehen. Auch die von mir beobachteten Rötelnfälle, die ich im Verlaufe von zwölf Jahren in verschiedenen einzelnen Epidemien sah, verliefen stets gutartig. Im Gegensatz zu Scharlach und Masern fehlt den Röteln jegliche Disposition zu Sekundärinfektionen.

Diagnose. Differentialdiagnostisch kommen vor allem Masern und Scharlach in Betracht. Sind Kopliksche Flecke vorhanden, so spricht das mit Sicherheit für Masern und gegen Röteln, doch darf das Fehlen dieses Symptomes nicht ohne weiteres gegen die Diagnose Masern verwertet werden; denn die Koplikschen Flecke finden sich nur im Prodromalstadium und zu Beginn der Eruptionen, sind also meist auf der Höhe des Exanthems schon verschwunden. Die fehlenden oder wenig ausgesprochenen Prodromalerscheinungen bei Röteln im Gegensatz zu dem fieberhaften, mit starken katarrhalischen Erscheinungen einhergehenden Prodromalstadium der Masern, die mäßige Höhe des Fiebers (meist unter 38°) bei Röteln gegenüber der Fieberhöhe beim Einsetzen des Masernexanthems (39—40°) stützen die Diagnose. Bei Masern ist die Diazoreaktion positiv, bei Röteln pflegt sie negativ zu sein. Die geschwollenen okzipitalen Drüsen sprechen mit Wahrscheinlichkeit für Röteln. Die Unterschiede in den Exanthemen sind schon besprochen. Im späteren Stadium sprechen Pigmentierung und Schuppung für Masern. Es wird trotz alledem zuweilen Fälle geben, wo selbst der Erfahrene zweifelhaft ist, ob leichte Masern oder Röteln vorliegen. Die Angabe, daß Masern bereits früher überstanden wurden, kann in solchen Fällen zuweilen noch helfen. Scharlach kommt nur in sehr leichten, wenig ausgesprochenen Fällen mit rudimentärem Exanthem differentialdiagnostisch in Frage, da bei ausgesprochenen Fällen schon der Beginn mit Erbrechen, Kopfschmerzen, Halsschmerzen und hohem Fieber gegen Röteln spricht. Für Scharlach spricht im Zweifelsfalle das Freibleiben des zirkumoralen Ringes vom Exanthem, die Eosinophilie, die charakteristische Angina, die Lokalisation des Exanthems auf der Innenseite der Oberschenkel und Oberarme. Das Exanthem kann in solchen rudimentären Scharlachfällen den Röteln zum Verwechseln ähnlich sehen. Über die Abgrenzung gegen die vierte Krankheit siehe diese. Es kommen ferner differentialdiagnostisch in Betracht: das postvaccinale Exanthem, das rubeolare Serumexanthem und das Erythema infectiosum. Das postvaccinale Exanthem, das sehr rötelnähnlich sein kann (vgl. Abb. 417), wird als solches durch den Zusammenhang mit der kurz vorher erfolgten Kuhpockenimpfung zu erkennen sein; es pflegt 8—12 Tage nach der Impfung aufzutreten. Ähnliches gilt für das rubeolare Serumexanthem. Die Kenntnis der Seruminjektion und die Überlegung, daß bei Erstinjizierten 8—12 Tage, bei Reinjizierten kürzere Frist bis zur Entwicklung des Ausschlages verstreicht, helfen zur Diagnose.

Das Erythema infectiosum bildet im allgemeinen größere Flecke, die längere Zeit, 5—10 Tage, bestehen bleiben und eine guirlandenähnliche Zeichnung auf der Haut bieten. Vergl. Abb. 362 Seite 748. Auch fehlen hier Lymphdrüsenschwellungen und Schleimhauterscheinungen. Auf medikamentöse Exantheme wird die Aufmerksamkeit durch die Anamnese gelenkt. Lymphdrüsenschwellungen fehlen hierbei.

Die **Prognose** ist günstig zu stellen.

Therapie. Die Kinder bleiben während des Ausschlages und auch nach dem Verschwinden des Exanthems noch für 1—2 Tage im Bett. Eine weitere Behandlung der stets harmlosen Krankheit ist nicht erforderlich.

Literatur siehe bei:

Bäumler, Röteln in Deutsche Klinik, Bd. 2. — Rolly, Röteln im Handbuch d. inn. Medizin, herausgegeben von Mohr u. Staehelin, Bd. I, Berlin 1911. — Schey, Über Röteln im Jahrb. f. Kinderheilk., Bd. 71. — Schick, Röteln in Ergebnisse d. inneren Medizin und Kinderheilkunde, Berlin 1910.

Die vierte Krankheit.

Fourth Disease (Dukes), Rubeola scarlatinosa (Filatoff).

Unter vierter Krankheit versteht man nach den Beschreibungen von Dukes und Filatoff eine selbständige, akute, kontagiöse Krankheit, die sich durch einen scharlachähnlichen Hautausschlag charakterisiert, sich aber von Scharlach durch den komplikationslosen, leichten Verlauf und die lange Inkubationsdauer unterscheidet. Daß sie weder mit Scharlach noch mit Röteln identifiziert werden darf, soll aus der Tatsache hervorgehen, daß das Überstehen von Scharlach und Röteln nicht vor der Erkrankung an vierter Krankheit schützt.

Geschichte. Auf den Namen „vierte Krankheit“ (fourth disease) stoßen wir in der Literatur zum ersten Male im Jahre 1900, und zwar in der Lancet vom 14. Juli, in der Clemence Dukes einen Artikel publizierte unter dem Titel: „On the confusion of two different diseases under the name of Rubella“. Dukes hatte schon seit dem Jahre 1892 bei mehreren von ihm beobachteten Schulepidemien gefunden, daß die Inkubation dieser scharlachähnlichen Krankheit im Gegensatz zum Scharlach auffällig lange dauerte (14—15 Tage), ferner daß das Überstehen dieser Krankheit nicht gegen Scharlach schützt, und schließlich, daß sie auch mit Röteln nichts zu tun haben könne, denn anläßlich einer Hausepidemie sah er 19mal das Auftreten der vierten Krankheit bei solchen Schülern, von denen 42% schon früher Röteln überstanden hatten.

Schon lange vorher — im Jahre 1885 — hatte Nil. Filatoff die Vermutung ausgesprochen, daß eine solche zwischen Scharlach und Röteln stehende Krankheit existieren müsse. Er nannte sie Rubeola scarlatinosa. Seine Vermutungen stützten sich auf folgende Beobachtungen: Im Jahre 1884 machten in einer Familie sieben Personen eine leichte, als Scarlatina angesprochene Erkrankung durch; im folgenden Jahre erkrankten vier Mitglieder derselben Familie an Scharlach; eine Person starb, die übrigen drei hatten im Jahre vorher jene leichte, scheinbar scarlatinöse Erkrankung durchgemacht. Daraus schloß Filatoff, daß jene leichte, scharlachähnliche Erkrankung im Vorjahre nicht auf dieselbe ätiologische Ursache zurückgeführt werden könne wie der echte Scharlach, da die daran Erkrankten keine Immunität gegenüber dem echten Scharlach zurückbehalten hatten. Im Jahre 1896 hatte Filatoff in seinem Vortrage über „akute Infektionskrankheiten des Kindesalters“ das Krankheitsbild genau beschrieben. Seine Ausführungen hatten aber wenig Beachtung gefunden. Erst seit dem Jahre 1900, in welchem Dukes das gleiche Krankheitsbild unter dem Namen „vierte Krankheit“ beschrieb, ist die Frage zu lebhafter Diskussion gekommen.

Ätiologie. Der Erreger der Krankheit ist noch unbekannt. Daß er nicht identisch ist mit dem Erreger des Scharlach oder der Röteln geht aus der schon erwähnten Tatsache hervor, daß die Erkrankung an Scharlach und Röteln nicht gegen die vierte Krankheit schützt, und ferner daraus, daß die Erkrankung an der „Fourth disease“ keinen Schutz gegen Scharlach und Röteln verleiht.

Die Inkubationszeit beträgt 9—20 Tage, ist also von der kurzen Inkubationsdauer des Scharlach grundverschieden, während sie der bei Röteln beobachteten Inkubationszeit sehr nahe kommt.

Krankheitsbild. Die Erkrankung beginnt in der Regel ohne Vorboten; nur selten sind Halsschmerzen, Kopfweh, Appetitlosigkeit, Schlaflosigkeit vorhanden. Erbrechen fehlt stets. Meist ist der Ausbruch des Exanthems das erste Zeichen des Beginns. Innerhalb weniger Stunden überzieht ein scharlachähnlicher Ausschlag den ganzen Körper. Er besteht aus sehr dicht stehenden rosaroten Stippchen und erscheint im allgemeinen blasser und nicht so leuchtend wie das Scharlachexanthem. Der Ausschlag ist auch im Gesicht vorhanden, wenn auch nicht so deutlich. Nach den Aufzeichnungen von Dukes ist die Umgebung der Lippen wie beim Scharlach davon verschont. Weaver dagegen berichtet, daß auch dieser zirkumorale Bezirk vom Exanthem befallen sei. Die Schleimhaut des Rachens ist stark gerötet, die Tonsillen geschwollen, die Zunge belegt, bekommt aber nie das Aussehen der Himbeerzunge.

In der Regel ist eine leichte Conjunctivitis vorhanden. Die Drüsen am Halse und am Nacken sind geschwollen, von Erbsengröße. Die Anschwellung erreicht jedoch niemals den Grad wie bei den Röteln; auch allgemeine Drüsenschwellungen sind beobachtet. Der Ausschlag besteht in der Regel 2—3 Tage und verschwindet dann, ohne eine Pigmentierung zu hinterlassen. Es erfolgt dann eine mäßige, kleienförmige Abschilferung, die nach 1—2 Wochen beendet zu sein pflegt.

Fieber besteht angeblich gar nicht oder in sehr geringen Graden (bis 38°) während der Eruption. Ist Temperatursteigerung vorhanden, so pflegt sie schon in 2—3 Tagen wieder der Norm zu weichen. Die Pulsfrequenz ist nur wenig gesteigert. Das Allgemeinbefinden ist wenig gestört. Die Ansteckungsfähigkeit für Gesunde schwindet bereits nach 2—3 Wochen, so daß schon um diese Zeit die Isolierung aufgehoben werden kann.

Komplikationen und Nachkrankheiten, wie Nephritis u. dgl., sind nie beobachtet worden.

Über die Frage der Selbständigkeit des hier nach den Beobachtungen von Dukes und Weaver skizzierten Krankheitsbildes sind die Akten noch nicht geschlossen. Daß es vom Scharlach abzugrenzen ist, ist ohne Zweifel. Dafür spricht die lange Inkubationsdauer, der stets beobachtete milde Verlauf ohne Nachkrankheiten, das schnelle Verschwinden der Ansteckungsfähigkeit. Weniger gestützt erscheint mir die Abgrenzung gegen Röteln. Es liegt mir fern, die vortrefflichen Beobachtungen von Dukes in Zweifel zu ziehen, aber die Angabe, daß ein großer Teil der an vierter Krankheit leidenden Kinder vorher schon Röteln überstanden hatte, müßte doch durch größere Beobachtungsreihen gestützt werden. Ich würde keinen Moment an der Selbständigkeit der Krankheit zweifeln, wenn ich mir bewußt wäre, ein epidemisch auftretendes, scharlachähnliches Krankheitsbild bei Kindern gesehen zu haben, von denen ich mit Sicherheit, d. h. auf Grund eigener Beobachtungen sagen könnte, daß sie bereits Röteln überstanden haben. Daß man natürlich nicht oft in die Lage kommen wird, alle diese Kriterien beisammen zu haben, ist klar. Hier müßten die Schulärzte helfend eingreifen.

Die **Diagnose** der vierten Krankheit ist nur dann zu stellen, wenn es sich um ein epidemieartig auftretendes, scharlachähnliches, auffällig harmlos verlaufendes Krankheitsbild der oben beschriebenen Art handelt bei Kindern, die bereits Scharlach und Röteln überstanden haben. Die neben Scharlach und Röteln differentialdiagnostisch in Betracht kommenden Exantheme sind im vorigen Kapitel bei der Differentialdiagnose der Röteln genauer besprochen.

Prognose und **Therapie** ergeben sich aus dem Gesagten.

Literatur siehe bei:

Dukes, On the confusion of two different diseases under the name of rubella. Lancet 1900. — N. Filatoff, Zur Frage der Selbständigkeit der Rubeola scarlatinosa. Archiv f. Kinderheilk. 1886. — Murch, Über die 4. Krankheit. Deutsches Archiv f. klin. Med. Bd. 85.

Erythema infectiosum.

Als Erythema infectiosum wird eine epidemisch auftretende akute Infektionskrankheit bezeichnet, die durch ein großfleckiges Exanthem im Gesicht und auf den Streckseiten der Extremitäten charakterisiert ist, während das Allgemeinbefinden nur geringe Störungen erleidet.

Die **Ätiologie** ist unbekannt. Es befällt meist Kinder und jugendliche Personen bis zu 20 Jahren. Die Zeit des gehäufteren Auftretens ist der Frühling.

Nach einer Inkubationszeit von 7—14 Tagen erscheinen, meist ohne daß Prodromalerscheinungen vorausgehen, im Gesicht rote, etwas erhabene, quaddelartige Flecke, die rasch konfluieren und sich in der Form von Schmetterlingsflügeln auf den Wangen ausbreiten. Die Flecke fühlen sich heiß und infiltriert an und heben sich mit ihrem gezackten und erhabenen Rand scharf von der normalen Haut ab. Nase und Mund bleiben meist frei, die Stirn ist häufig ebenfalls befallen. Zuweilen verblassen sie in der Mitte etwas und erinnern so an das Erythema exs. mult. Außer dem Gesicht sind vor allem die Streckseiten der Extremitäten, und zwar oft in symmetrischer Anordnung betroffen, besonders die Dorsalflächen der Arme, aber auch die Beine in der Gesäßgegend

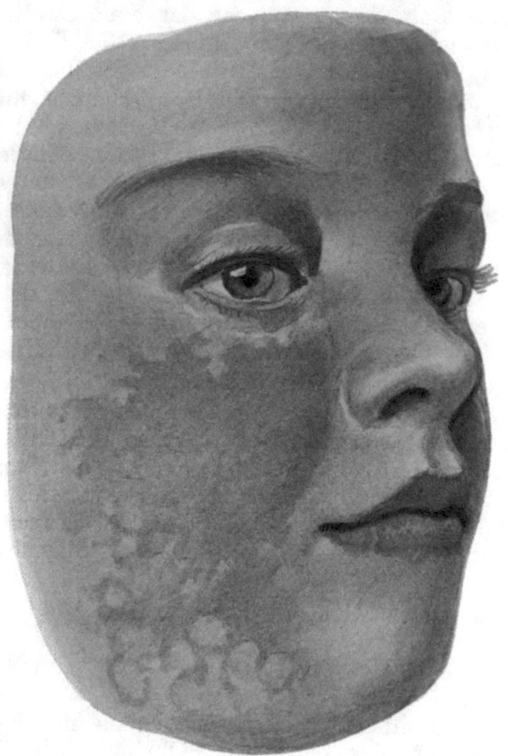

Abb. 361. Erythema infectiosum.

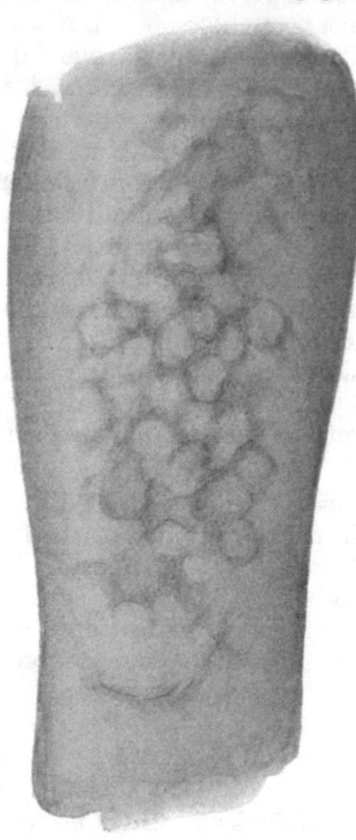

Abb. 362. Erythema infectiosum auf der Beugeseite des Vorderarmes. Girlanden und Kreisfiguren.

werden befallen, rote, erhabene Flecke schießen auf und konfluieren zu girlanden- und landkartenartigen oder netzförmigen Figuren. An den Beugeseiten finden sich meist nur vereinzelte masernartige Flecke. Der Rumpf bleibt in der Regel frei oder zeigt ein blaßrotes, marmoriertes Exanthem. Fieber fehlt meist ganz, manchmal bestehen subfebrile Temperaturen. Zu Beginn findet sich zuweilen eine Angina, gröbere Störungen des Allgemeinbefindens fehlen. Jucken, und deshalb Unruhe und schlechter Schlaf, leichte Schluckbeschwerden sind zuweilen vorhanden. Im Rachen sieht man fast stets eine Rötung der Schleimhaut. Eine mäßige Schwellung der submaxillaren Lymphdrüsen ist häufig vorhanden. Der Ausschlag verschwindet meist nach 4 bis 6 Tagen. Er hinterläßt mitunter eine leichte Pigmentierung, keine deutliche Schuppung.

Die **Diagnose** kann nur bei epidemischem Auftreten mit Sicherheit gestellt werden. Gegen Masern spricht das Fehlen des katarrhalischen Stadiums und der Koplikschen Flecke. Röteln unterscheiden sich an den Extremitäten sehr wesentlich von dem genannten Ausschlage. Das Erythema exs. mult., das eine gewisse Ähnlichkeit mit dem Erythema infectiosum hat, zeigt meist wechselvollere Bilder (Erythema iris, vesiculosum); es dauert länger, ist oft von Gelenkschmerzen begleitet, auch bevorzugt es mehr die Hand- und Fußrücken.

Die **Therapie** ist eine rein symptomatische.

Literatur siehe bei:

Feer, Lehrbuch der Kinderkrankheiten, Jena 1912.

Fleckfieber (Typhus exanthematicus).

Das Fleckfieber ist eine kontagiöse akute Infektionskrankheit, die meist epidemisch, seltener sporadisch auftritt und durch einen charakteristischen Ausschlag, typischen Fieberverlauf und schwere zerebrale Störungen ausgezeichnet ist. Wo die Hygiene am niedrigsten steht, findet es seine günstigsten Entwicklungsbedingungen; Kriege, Hungersnot und soziales Elend bereiten ihm den Weg.

Der Name Typhus exanthematicus oder Flecktyphus nimmt Bezug auf die schweren sensoriellen Symptome, die im Verlaufe dieser Krankheit vorkommen (τυφος = Rauch, Nebel, Umnebelung der Sinne). Der Typhus abdominalis und der Rückfalltyphus haben außer ähnlichen sensorischen Störungen, die zu der Bezeichnung Typhus geführt haben, nichts mit dem Flecktyphus gemein, doch erklärt sich die gemeinsame Gruppenbezeichnung hauptsächlich daraus, daß man Fleckfieber und Unterleibstyphus im Anfange des vorigen Jahrhunderts trotz völliger Verschiedenheit in ätiologischer und anatomischer Beziehung zusammenwarf, und ferner daraus, daß Rückfallfieber und Flecktyphus infolge der gleichen Entwicklungsbedingungen häufig zu derselben Zeit, z. B. in Kriegszeiten, epidemische Verbreitung gewannen. Man läßt deshalb den Namen Flecktyphus nach dem Vorgange von Curschmann am besten fallen und ersetzt ihn durch den alten Namen Fleckfieber, da die Krankheit ihrem ganzen Wesen nach nicht zu den typhösen Erkrankungen, sondern zu den exanthematischen Krankheiten gehört.

Geschichte. Das Fleckfieber hat wahrscheinlich schon im Altertum unter den Kriegs- und Hungerseuchen eine große Rolle gespielt, doch wurde es meist nicht streng von anderen Infektionskrankheiten, namentlich von der Pest, unterschieden. Manche der verheerenden Epidemien des 15. und 16. Jahrhunderts, die unter dem Namen Pest gingen, mögen Fleckfieber gewesen sein. Eine genauere Beschreibung des Krankheitsbildes stammt erst aus dem 16. Jahrhundert von Fracastorius in Verona. Seitdem ist der Flecktyphus überall zu finden gewesen, wo die Menschheit durch Kriegszüge, Hungersnot und soziale Misere heimgesucht wurde. Fast allen größeren Heerzügen ist die Seuche gefolgt, so daß zeitweise an Stelle des Namens Flecktyphus die Bezeichnung Pestis bellica, Typhus bellicus, trat. Aber auch zuzeiten von Hungersnot gewann die Seuche wiederholt größere Ausdehnung, so z. B. um die Mitte des vorigen Jahrhunderts in Großbritannien (Hungertyphus). Kleinere Epidemien sind zuweilen auch ohne Kriegs- und Hungersnot durch Einschleppung entstanden, haben dann aber niemals eine große Ausdehnung gewonnen. Die napoleonischen Kriegszüge überschwemmten ganz Europa mit Fleckfieber. Als dann friedlichere Zeiten kamen, erlosch die Seuche in Deutschland fast ganz, um erst im Jahre 1847 in Oberschlesien während einer großen Hungersnot wieder aufs neue aufzuflammen und große Verbreitung zu gewinnen. Die Epidemie wurde damals durch den jugendlichen Virchow eingehend beschrieben. Mit besonderer Heftigkeit wütete die Krankheit im russisch-türkischen Kriege im Jahre 1878. In den letzten Jahren herrschten ab und zu kleinere Epidemien in Oberschlesien, Ost- und Westpreußen, von wo aus Einschleppungen auch nach Berlin, Breslau usw. stattfanden. 1877 bis 1882 wurden in den preußischen Hospitälern im ganzen 10 000 Fleckfieberkranke aufgenommen.

Ätiologie. Über der Ätiologie des Fleckfiebers schwebt noch Dunkel. Nach Analogie anderer Infektionskrankheiten ist es am wahrscheinlichsten, daß ein organisierter, wahrscheinlich im Blute kreisender Krankheitserreger die Ursache ist; bisher ist aber alle Mühe, die auf seine Entdeckung verwendet wurde, unbelohnt geblieben. Die verschiedenen Angaben über Spirochäten- und Kokkenbefunde haben sich keine allgemeine Geltung verschaffen können; auch die Protozoenbefunde von Gottschlich, der in den roten Blutkörperchen der Kranken pirosomaähnliche Gebilde fand, sind nicht bestätigt worden. Neuerdings beschrieb Fürth [1]) kurze, zarte, grampositive Diplobazillen, zum Teil in kurzen Ketten zusammenhängend, die er 1911 in Tsingtau aus dem Blute von Fleckfieberkranken in 38 % der Fälle gezüchtet hatte. Die Kolonien auf der Agaroberfläche sind ähnlich den Streptokokkenkolonien; auf den Drigalski-Conradi-Platten blaues Wachstum. Dieselben Bakterien fanden sich auch im Blute von Affen, die mit Fleckfieberblut geimpft waren.

Neuere experimentelle Forschungen haben gezeigt, daß das Flekfieber auf anthropomorphe und niedere Affen sowie auf Meerschweinchen übertragbar ist (Nikerke), und daß die Kleiderlaus die Rolle eines Zwischenwirtes spielt (Ricketts, ferner Hegler und Prowazek)[2]).

Epidemiologie. Sicher ist, daß die Krankheit außerordentlich kontagiös ist. Die Ansteckung erfolgt in den meisten Fällen von Mensch zu Mensch. Die meisten Autoren sind der Anschauung, daß Ungeziefer, Läuse, Wanzen und Flöhe als Zwischenträger in Frage kommen. Für die Kleiderlaus ist das durch die eben erwähnten experimentellen Untersuchungen sicher erwiesen. Dafür spricht auch die Tatsache, daß die Krankheit mit besonderer Vorliebe an Orten auftritt, wo unreinliche Menschen dichtgedrängt beieinander hausen, in Nachtasylen, Herbergen usw. Andererseits wird durch günstige hygienische Verhältnisse die Kontagiosität des Fleckfiebers erheblich herabgesetzt. In hygienisch eingerichteten Spitälern sind Erkrankungen von Ärzten, Pflegern und anderen Patienten viel seltener als in Feldlazaretten.

Ein serbischer Arzt erzählte mir, daß er während der jüngsten Kriegsepidemie in Kumanowo wiederholt Fleckfieberkranke, gut gewaschen und mit reiner Bettwäsche bekleidet, absichtlich mit Patienten, die an anderen Krankheiten litten, zusammen in dasselbe Bett gelegt habe, ohne daß dabei je eine Kontaktinfektion zustande kam.

Das Kontagium des Fleckfiebers scheint in der Außenwelt recht widerstandsfähig zu sein, denn durch Kleider, Wäsche, Bettstücke, Lagerstroh und andere Gegenstände, die mit dem Kranken in Berührung gekommen sind, kann die Krankheit noch nach Monaten übertragen werden. Durch starke Hitze (Sterilisation im strömenden Wasserdampf bei 100°) wird das Virus zerstört.

---

[1]) Fürth, Neuere Untersuchungen über Fleckfieber. Arch. f. Schiffs- und Tropenhygiene. 16. 1912.

[2]) Hegler und Prowazek, Untersuchungen über Fleckfieber. Berl. klin. Wochenschr. 1913. Nr. 44.

Das Fleckfieber ist wie die Rekurrens in erster Linie eine Krankheit der armen und ärmsten Bevölkerung. Wo ungepflegte Menschen in engen, schlecht ventilierten Räumen zusammenwohnen, findet die Krankheit ihre besten Entwicklungs- und Übertragungsbedingungen. Durch wandernde Handwerksburschen und Bettler eingeschleppt, verbreitet sie sich in Logierhäusern, Spelunken und Herbergen, und wird von da weiter in die Wohnungen getragen. Schlechte Ernährung und ungünstige äußere Lebensverhältnisse, Kummer und Sorgen scheinen die Empfänglichkeit für die Krankheit zu erhöhen. So kommt es, daß der Flecktyphus von jeher sich an die Fersen des Kriegsgottes geheftet, und daß er als Hungertyphus in Teuerungszeiten oft ungeheure Opfer gefordet hat. Auch als Schiffstyphus und Kerkertyphus hat er früher in schlecht ventilierten Zwischendecksräumen großer Auswandererschiffe und in alten unhygienischen Gefängnissen verheerend gewütet.

Die Disposition zur Erkrankung an Fleckfieber ist allgemein verbreitet, da bei Epidemien alt und jung ohne Unterschied erkrankt. Überstehen der Seuche verleiht in der Regel Immunität für das ganze Leben; einzelne Ausnahmen von zweimaliger Erkrankung sind allerdings beobachtet worden. Ganz besondere Ausbreitung pflegt die Seuche in Ländern zu gewinnen, die lange davon verschont geblieben sind, weil die Bevölkerung infolgedessen gar keine Immunität besitzt und so ganz schutzlos der Krankheit gegenübersteht.

Zurzeit kommt das Fleckfieber hauptsächlich noch in England vor, ferner in Polen, Galizien, Rußland. Vereinzelte sporadische Fälle sieht man auch in Posen, Schlesien, Ost- und Westpreußen. Dauernd endemisch ist es in China.

Krankheitsbild. Die Inkubationszeit ist beim Fleckfieber sehr verschieden; die Angaben schwanken zwischen 4 und 14 Tagen. Im Durchschnitt sind

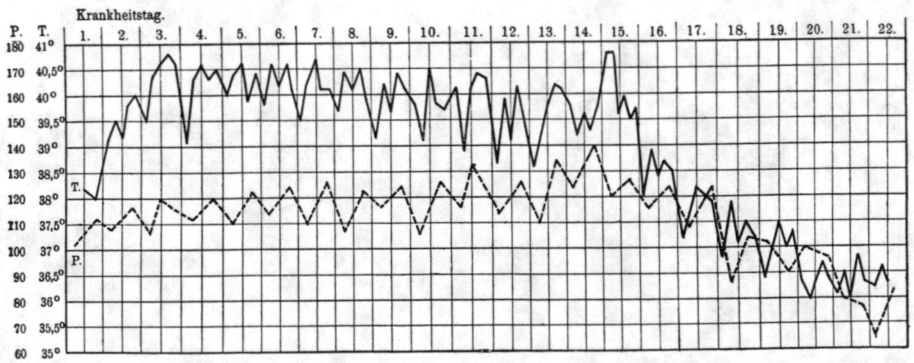

Abb. 363. Fleckfieber, typische Kurve (nach Curschmann).

es neun Tage, die von dem Moment der Infektion bis zum Ausbruch der Krankheitserscheinungen verstreichen. Die Krankheit beginnt plötzlich mit schnell ansteigender Temperatur, die schon am ersten Abend bis auf 39° steigt, am nächsten Morgen nur wenig abfällt und am Abend des zweiten Tages gewöhnlich 40 oder 41° erreicht, um sich nun für mehrere Tage auf dieser Höhe zu halten (Abb. 363). Initialer Schüttelfrost findet sich in der Hälfte der Fälle. Auch der Puls steigt entsprechend dem Fieber schnell zu hohen Zahlen. Gleichzeitig mit der steigenden Temperatur stellt sich intensives Krankheitsgefühl ein, das den Betroffenen schnell aufs Lager zwingt. Übelkeit und Erbrechen treten auf, heftige, quälende Kopfschmerzen stellen sich ein, Schmerzen im Kreuz und in allen Gliedern quälen den Kranken, und schnell entwickelt sich eine auffällig große Mattigkeit und Abgeschlagenheit. Er liegt apathisch da, antwortet auf Fragen nur widerwillig und wird von Schlaflosigkeit gequält. Gelingt es ihm, des Nachts für kurze Zeit etwas Schlaf zu finden, so wird er

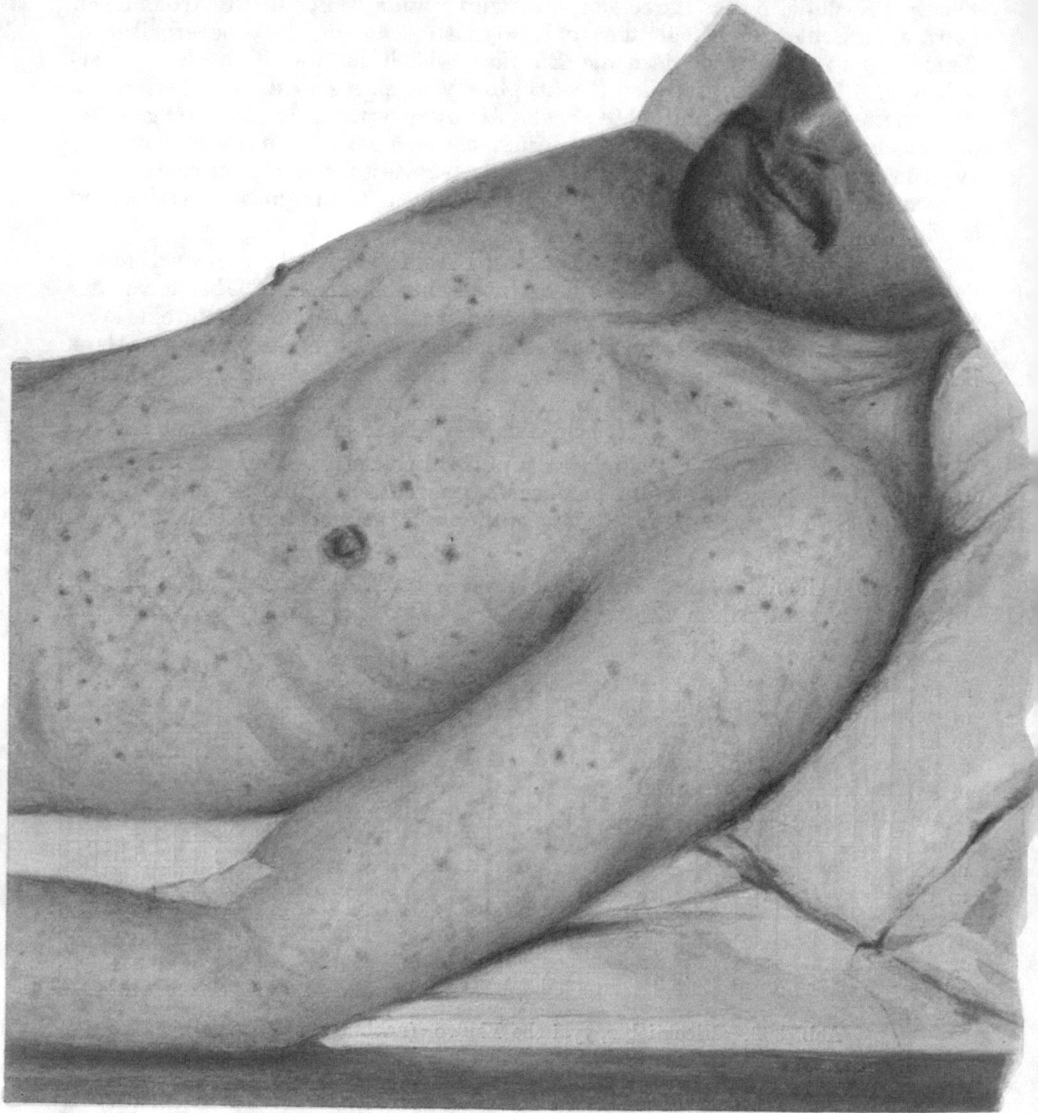

Abb. 364. Fleckfieberexanthem.

von wirren Träumen geplagt und beginnt zu delirieren. Das Gesicht ist fieberhaft gerötet, die Konjunktiven sind stets injiziert, häufig besteht sogar starke Konjunktivitis, die Haut ist trocken und heiß, die Zunge ist grauweiß belegt und trocken und zittert beim Herausstrecken. Der Appetit liegt gänzlich darnieder; dagegen quält ein schwer stillbares Durstgefühl. Das Abdomen ist weich, ohne Druckempfindlichkeit und ohne Meteorismus. Der Stuhl ist meist angehalten, manchmal freilich treten auch Durchfälle auf. Die Milz ist in der Regel schon am 3.—4. Tage durch Perkussion als vergrößert nachzuweisen, doch ist sie wegen ihrer Weichheit nicht so häufig gut palpabel wie beim Typhus abdominalis. In der zweiten Woche ist Milzschwellung selten. Oft besteht Heiserkeit; auch sind meist schon in den ersten Tagen die Zeichen einer begleitenden Bronchitis, trockener Husten und giemende und pfeifende Rasselgeräusche auf der Lunge nachweisbar, die auf der Höhe der Krankheit niemals zu fehlen pflegen.

Diese Erscheinungen nehmen an Intensität zu, bis um den 4.—6. Tag mit dem Aufschießen des charakteristischen Ausschlages das **exanthematische**

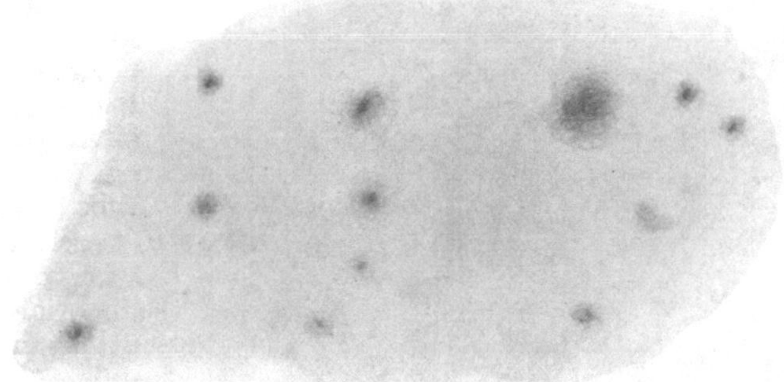

Abb. 365. Fleckfieberexanthem. Petechiale Umwandlung.

Stadium beginnt. Das kontinuierliche Fieber bleibt dabei in der Regel hoch; seltener ist ein mäßiges Absinken der Temperatur. Das Exanthem besteht zuerst aus unregelmäßig gestalteten, stecknadelkopf- bis linsengroßen Roseolafleckchen von blaßroter Farbe, die nicht über das Niveau der Haut prominieren und auf Fingerdruck verschwinden, um beim Nachlassen des Druckes schnell wieder aufzutauchen. Sie erscheinen zuerst am Bauch und an der Schulter, um in den nächsten zwei Tagen schnell über den Stamm und die Extremitäten sich zu verbreiten; auch Hand- und Fußrücken sind meist dicht mit ihnen bedeckt, selbst ein Übergehen auf die Handfläche und die Fußsohle gehört nicht zu den Seltenheiten; Gesicht und Hals bleiben in der Regel frei. Zwei bis drei Tage nach Beginn des Ausschlages geht mit einer großen Zahl der Effloreszenzen eine wichtige Verände-

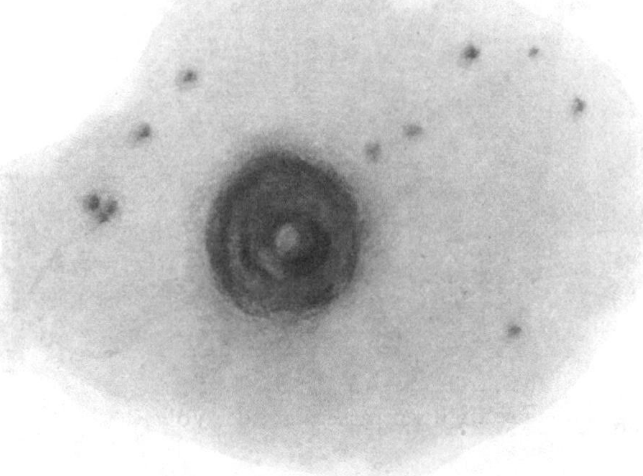

Abb. 366. Fleckfieberexanthem in der Umgebung der Brustwarze. Petechiale Umwandlung.

rung vor, die sogenannte petechiale Umwandlung. Es treten im Zentrum kleine kapillare Blutaustritte auf, wodurch die Mitte der Eruptionen eine livide und blaurote Färbung bekommt, während die Peripherie eine verwaschene hellbräunliche Farbe annimmt. Diese petechial umgewandelten Effloreszenzen halten sich bis in die Rekonvaleszenz hinein, während die unveränderten Roseolen in wenigen Tagen abblassen. Während der Rekonvaleszenz erkennt man die Reste der Petechien in Gestalt hellbräunlicher Pigmentierungen. In schwereren Fällen treten neben den beschriebenen Effloreszenzen, unabhängig von dem Exanthem, richtige kleine Hautblutungen, Petechien von Stecknadelkopf- bis Linsengröße auf, so daß auf diese Weise ein recht buntes Bild zustande kommen kann[1]). Die Eruption des Ausschlages ist in wenigen Tagen vollendet wie bei anderen akuten Exanthemen, während beim Typhus abdominalis die ganze Krankheitsdauer hindurch immer wieder Roseolen nachschießen. Zum Unterschied von dem Verlauf der akuten Exantheme tritt aber mit Vollendung des Ausschlages beim Fleckfieber keine Besserung der Krankheitserscheinungen ein, vielmehr verschlimmern sich jetzt erst die zerebralen Symptome. Das Sensorium trübt sich immer mehr, die Kranken werden von Halluzinationen beherrscht und murmeln still vor sich hin oder springen in furibunden Delirien aus dem Bett und

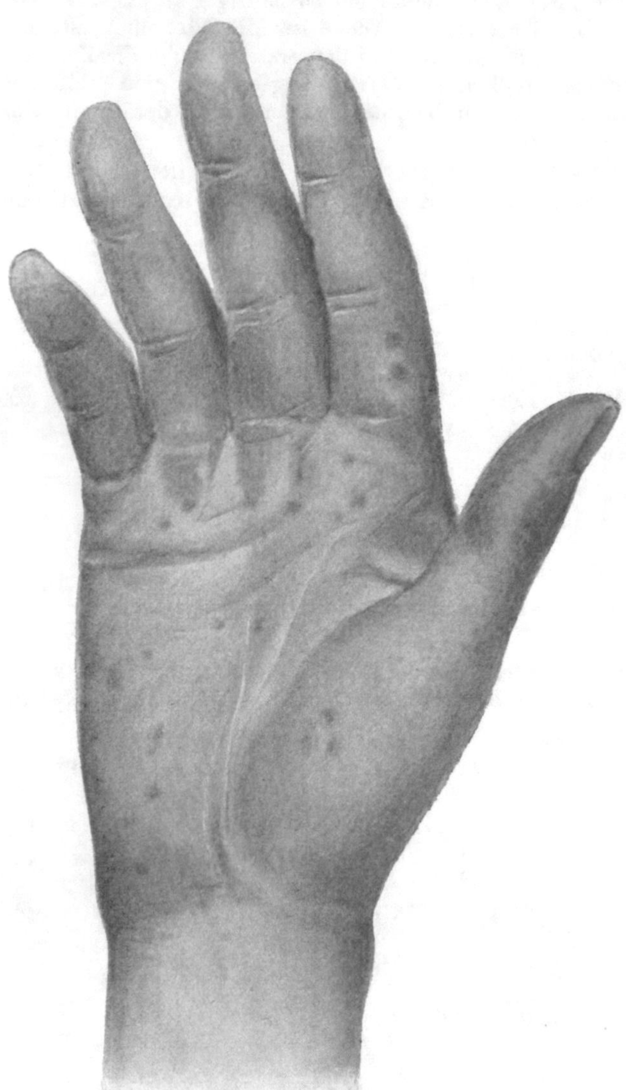

Abb. 367. Fleckfieberexanthem auf der Volarfläche der Hand.

[1]) Die Abbildungen 364—367 und 372 stammen von einem kürzlich in Hamburg beobachteten Fall; sie sind mir vom Direktor des Eppendorfer Krankenhauses, Herrn Prof. Brauer, in liebenswürdiger Weise zur Verfügung gestellt worden.

versuchen, aus dem Fenster zu gehen od. dgl. Nachher in der zweiten Krankheitswoche tritt an Stelle dieser Exzitationszustände in der Regel ein depressives Stadium. Die Kranken liegen benommen oder in tiefem Traumleben mit stupidem Gesichtsausdruck ruhig da oder murmeln vielleicht einzelne unverständliche Worte vor sich hin, reagieren auf keinerlei Zuruf und zupfen mit zitternden Fingern zuweilen an der Bettdecke (Flockenlesen); zuweilen sieht man zuckende Bewegungen im Gesicht und besonders an den Extremitäten (Sehnenhüpfen). Die Zunge ist trocken und fuliginös belegt, Urin und Fäces gehen ins Bett, und die Gefahr des Decubitus rückt näher. Die Temperatur bleibt hoch, die Zirkulation leidet, der Puls wird weicher und frequenter und setzt oft aus, die Extremitäten haben Neigung zur Auskühlung und nehmen eine etwas livide Farbe an. Der Urin enthält um diese Zeit häufig Eiweiß (febrile Albuminurie), und gibt eine positive Diazoreaktion. Urobilin fehlt in der Regel. In ungünstig verlaufenden Fällen geht dieser Zustand um die zweite Hälfte der zweiten Krankheitswoche in ein ausgeprägtes Koma über, wobei die Kranken gänzlich reaktionslos gegen äußere Reize unter zunehmender Herzschwäche zugrunde gehen; in der Mehrzahl der Fälle aber kommt es gerade um die Zeit der schwersten Erscheinungen zu einem plötzlichen Umschwung, und es beginnt die Deferveszenz. Zwischen dem 10. und 14. Tage, meist gegen den 12. Krankheitstag tritt die Krise ein. Der Kranke verfällt in einen ruhigen Schlaf, aus dem er völlig verändert erwacht mit kühler, etwas schwitzender Haut, vollem Puls, nicht mehr so trockener Zunge, sehr matt und angegriffen zwar, aber doch bei Bewußtsein. Die Temperatur fällt dabei nicht in jähem Sturz ab, sondern pflegt innerhalb 2—3 Tagen, meist unter tiefen Morgenremissionen, lytisch zur Norm zurückzugehen. Kurz vor der Entfieberung kommt es gleichzeitig mit einer starken Steigerung der Allgemeinerscheinungen, zu einer präkritischen plötzlichen Fiebersteigerung, so daß die bis dahin um 40° sich bewegende Temperatur bis auf 41—42° ansteigt (Perturbatio critica). In seltenen Fällen geht der Krise ein tiefer Temperaturabfall mit nachfolgendem hoch ansteigenden Fieber voraus (Pseudokrise).

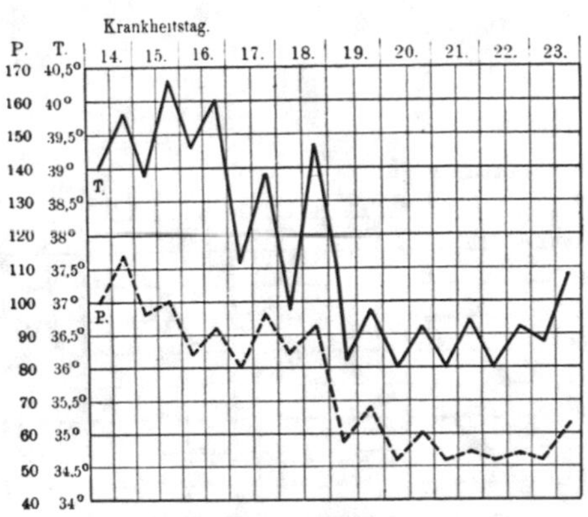

Abb. 368. Fleckfieber, atypische Temperaturkurve (nach Port).

Während der Entfieberung blaßt das Exanthem ab; nur von den Petechien bleiben für einige Tage hellbräunliche Reste zurück. Der Appetit regt sich wieder, der Puls kehrt zu niedrigen Zahlen zurück, die Milz schwillt ab, die Bronchitis verschwindet. Mit dem Verschwinden des Fiebers am 15.—17. Tage tritt der Kranke in die **Rekonvaleszenz** ein. Die Temperatur geht zunächst auf subnormale Werte (36—35°), um nach etwa einer Woche wieder normal zu werden. Der Puls bleibt zunächst noch sehr labil, so daß er bei irgend welchen Erregungen leicht auf 120 ansteigen kann. Meist ist jetzt eine Rekonvaleszentenbradykardie vorhanden, wie wir sie auch bei Scharlach, Erysipel und anderen Infektionskrankheiten finden. Häufig stellt sich eine kleienförmige Desquamation der Haut ein; auch Haarausfall wird oft beobachtet. Das blasse Aussehen und die starke Abmagerung macht mit dem wachsenden Appetit schnell wieder gesunden Verhältnissen Platz.

Die Zahl der Leukocyten ist meist etwas erhöht (8000—12000). Dabei sind die polymorphkernigen Neutrophilen fast konstant auf 80 % vermehrt, während die Eosinophilen meist völlig zu verschwinden pflegen (Hegler). In den polynukleären Leukocyten treten nach Prowasek typische Veränderungen auf. Bei Giemsafärbung zeigen sich intensiv karminrot gefärbte runde Körperchen an der Peripherie der Leukocytenplasmen, die sich in Doppelform vermehren und nicht zu verwechseln sind mit neutrophilen Granula.

Abweichungen von dem eben beschriebenen Bild können einmal durch Verschiedenheiten in der Schwere der Infektion und zweitens durch hinzutretende Komplikationen bedingt sein.

Bei Fällen, die auf der Höhe der Krankheit allein durch die Schwere der Intoxikation zugrunde gehen, erfolgt der tödliche Ausgang meist am Ende der zweiten Woche kurz vor der erwarteten Krise. In der Regel geht dem Ende ein tiefes Koma und ein Zustand schwerster Herzschwäche mit Zyanose

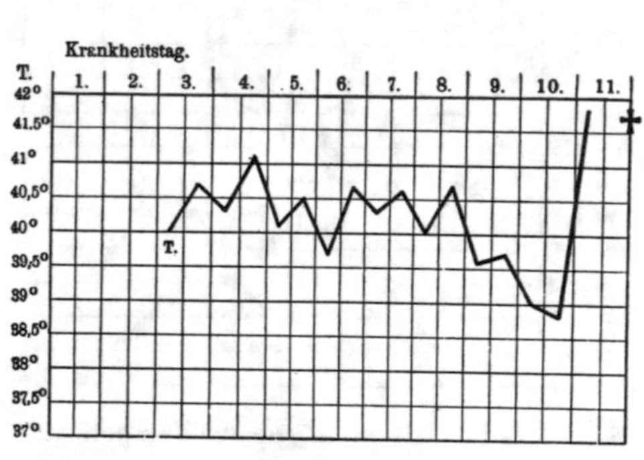

Abb. 369. Fleckfieber, prämortale Temperatursteigerung (nach Curschmann).

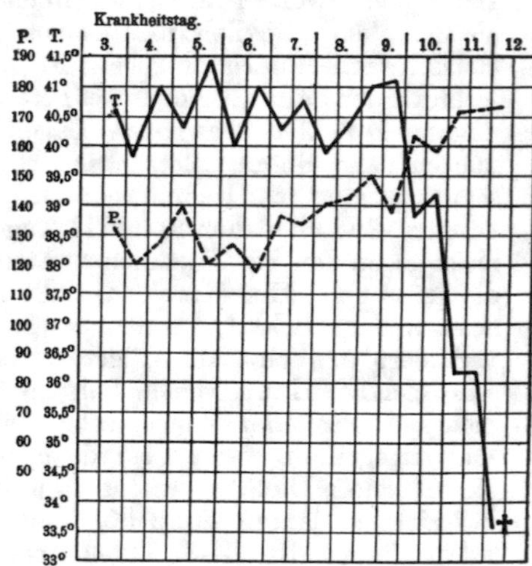

Abb. 370. Fleckfieber, prämortale Temperatursenkung bei steigender Pulsfrequenz (nach Curschmann).

und Auskühlung der Extremitäten und fadenförmigem Puls voraus. Manchmal sieht man kurz vor dem Tode eine agonale, hyperpyretische Temperatursteigerung (Abb. 369), seltener einen jähen Temperatursturz bei steigender Pulsfrequenz (Abb. 370). In den allerschwersten Fällen kann der Tod im Koma schon in den ersten zwei oder drei Tagen erfolgen (Typhus exanthematicus siderans).

Neben diesen abnorm schweren Fällen kommen aber auch abnorm leichte, sowie abortive Formen vor. In den leichten Fällen sind die Erscheinungen nur angedeutet. Namentlich fehlen die schweren zerebralen Störungen bis auf Kopfschmerzen und leichte Trübung des Sensoriums. Auch pflegt der Verlauf ein kürzerer zu sein. In 5—6 Tagen ist manchmal schon alles beendet. Besonders beim Flecktyphus im Kindesalter begegnet man solchen leichten Fällen.

Aber auch abortive Formen werden beobachtet, bei denen die Krankheit mit allen regulären Erscheinungen beginnt und nach dem Hervortreten des Exanthems binnen wenigen Tagen lytisch abklingt (Abb. 371). Auch Fieberanfälle ohne Exanthem sind zuzeiten von Flecktyphusepidemien als abortives

Fleckfieber gedeutet worden, doch ist mit dieser Diagnose etwas Zurückhaltung am Platze. Im übrigen gibt es natürlich zwischen leichten und schweren Formen alle Übergänge.

Eine Reihe von **Komplikationen** kann den regulären Verlauf des Fleckfiebers variieren. Im Anschluß an die fast regelmäßig bestehende Bronchitis können sich namentlich in der zweiten Woche Atelektasen, Bronchopneumonien und hypostatische Pneumonien entwickeln. Mitunter kommt es bei den benommenen Kranken zur Aspirationspneumonie, in deren Gefolge dann nicht selten Lungengangrän auftreten kann. Auch echte croupöse lobäre Pneumonien komplizieren mitunter den Krankheitsverlauf und bedeuten eine schwere Gefahr. Pleuritiden der verschiedensten Art, serös, eitrig und jauchig, können sich zu den Pneumonien hinzugesellen.

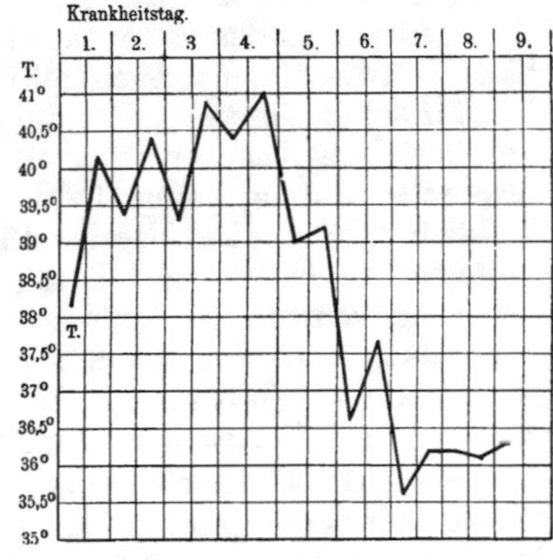

Abb. 371. Fleckfieber, abortiver Fall (nach Curschmann).

Im Kehlkopf ist eine katarrhalische Laryngitis mit Heiserkeit recht häufig. In seltenen Fällen kommt es ähnlich wie beim Typhus abdominalis (vgl. S. 31) zu ulzerösen Prozessen in der Gegend der Aryknorpel und zu eitriger Perichondritis laryngea. Das starke Ödem, das sich in der Umgebung dieser Ulzeration entwickelt, führt zu Kehlkopfstenose und kann sofortigen operativen Eingriff erforderlich machen. Die Aspiration putrider Massen aus den perichondritischen Abszessen hat zuweilen Lungengangrän zur Folge.

Akute Nephritis, manchmal von hämorrhagischem Charakter, ist eine Seltenheit beim Fleckfieber und von übler Prognose.

Wiederholt wurde spontane Gangrän der Extremitäten beobachtet. Sie ist wohl als Folge einer spezifischen, vielleicht durch die Erreger der Krankheit selbst bedingten Entzündung der Arterienintima und nachfolgenden Thrombose aufzufassen. Schmerzhaftigkeit, Kälte und Zyanose und Störung der Sensibilität in der befallenen Extremität kündigen den Eintritt dieses schweren Ereignisses an[1]). Dagegen ist die oberflächliche Gangrän, die man zuweilen an der Nasenspitze, den Rändern der Ohrmuscheln, dem Scrotum und an den Zehen beobachtet, vermutlich eine direkte Folge der Zirkulationsschwäche.

Herpes labialis findet sich in etwa 4 % der Fälle.

In manchen Fällen sind multiple Lähmungen polyneuritischer Natur als Nachkrankheit nach Fleckfieber beschrieben worden.

Diagnose. Die Erkennung des Fleckfiebers ist im Invasionsstadium, also vor Erscheinen des Exanthems, mit größten Schwierigkeiten verbunden. Zuzeiten von Epidemien werden natürlich anamnestische Hinweise mit einer gewissen Wahrscheinlichkeit auf die richtige Diagnose lenken und zur Ergreifung der nötigen Isolierungsmaßregeln auffordern. Leichter wird die Erkennung erst nach dem Erscheinen des charakteristischen Ausschlages. Auch dessen Deutung ist wiederum manchmal nicht leicht. Am häufigsten kommt wohl die Verwechslung mit Typhus abdominalis in Frage, namentlich in späteren Stadien des Fleckfiebers, wo die Benommenheit mehr im Vordergrunde steht.

[1]) Vgl. die Beschreibung und Abbildung einer solchen Gangrän bei Pneumokokkensepsis S. 162.

Von der Typhusroseola unterscheidet sich das Fleckfieberexanthem durch seine reichliche Ausbreitung über den ganzen Körper, selbst auf Fußrücken und Vorderarme, Handflächen, ferner durch seinen hyperämisch fleckigen Charakter im Gegensatz zu den mehr papulösen Roseolen des Typhus und durch die petechiale Umwandlung. Auch fehlt beim Fleckfieber das schubweise neue Auftreten frischer Roseolen. Ist die Krankheit von vornherein beobachtet worden, oder bestehen Angaben über ihren Beginn, so sprechen schon der plötzliche stürmische Anfang gegen Typhus abdominalis. Der Meteorismus fehlt beim Fleckfieber, und die Milzschwellung ist oft nicht so deutlich ausgeprägt. In zweifelhaften Fällen wird häufig die Blutuntersuchung mittelst der Galleanreicherung schnell die Sachlage klären, da beim Vorhandensein von Typhus abdominalis in nahezu 100 % der Fälle Typhusbazillen aus dem Blute wachsen; ferner kann die Widalsche Reaktion wenigstens von der zweiten Krankheitswoche an mit Vorteil herangezogen werden.

Auch die Unterscheidung von Masern kommt gelegentlich in Frage. Im Invasionsstadium sprechen das hohe Fieber und der nur mäßige Katarrh der Nase, des Kehlkopfes und der Konjunktiven und vor allem das Fehlen der Koplikschen Flecke dagegen. Im exanthematischen Stadium ist zu beachten, daß der Fleckfieberausschlag weit blasser als bei Masern ist und das Gesicht verschont, und daß die Temperatur beim Fleckfieber nach dem Erscheinen des Exanthems kontinuierlich hoch bleibt, während das Fieber bei Masern nach der Eruption des Ausschlages abfällt.

Im Rekonvaleszenzstadium können die hellbräunlichen Pigmentreste und die kleienförmige Abschuppung auf die Diagnose des überstandenen Fleck-

Abb. 372. Radiergummiphänomen auf der Haut des Fleckfieberkranken in der Rekonvaleszenz (nach Brauer).

typhus lenken. Brauer macht darauf aufmerksam, daß die Abschuppung dabei oft erst dadurch deutlicher wird, daß man mit dem Finger kräftig über die Haut streicht. Dann entsteht eine Rötung an der gestrichenen Stelle, auf der gleichzeitig kleine Schüppchen deutlich werden, wie wenn man mit einem Radiergummi über Papier radiert („Radiergummiphänomen"), vergl. Abb. 372. Die Wichtigkeit auch im Rekonvaleszenzstadium die Diagnose Fleckfieber richtig zu stellen, leuchtet ein im Hinblick auf die experimentell erhärtete Tatsache, daß noch nach dem Fieberabfall das Blut des Kranken infektiös ist.

Prognose. Die Mortalität beim Fleckfieber ist in den einzelnen Epidemien sehr verschieden gewesen. Von besonderer Bösartigkeit waren stets die Kriegsepidemien, die durchschnittliche Mortalität beträgt etwa 15—20 %. Sehr verschieden verhalten sich hinsichtlich der Prognose die verschiedenen Lebensalter. Jugendliche Personen sind erheblich weniger gefährdet als ältere. Abgesehen von den allerersten Lebensjahren, die eine etwas höhere Sterblichkeit haben, erliegen vom 5.—20. Lebensjahre nur etwa 3 % dem Fleckfieber, bis zum 30. Lebensjahr steigt die Mortalität auf 6 % und nach dem 50. Jahre gehen schon über die Hälfte daran zugrunde. Außer dem Alter setzen auch vorangegangene Krankheiten, Alkoholismus die Widerstandsfähigkeit gegenüber dem Fleckfieber herab und verschlechtern die Heilungschancen.

Intensität des Ausschlages und Schwere der Infektion pflegen nicht miteinander parallel zu gehen; auch die Höhe des Fiebers braucht noch kein ungünstiges Zeichen zu sein. Man sieht bei der Perturbatio critica auch Temperaturen von 42^0 noch bei günstig verlaufenden Fällen. Dagegen ist ein frühzeitiges Versagen der Herzkraft, kleiner, sehr frequenter Puls, sinkender Blutdruck, Cyanose und Auskühlung der Extremitäten stets besorgniserregend. Eine ungünstige Beeinflussung erfährt die Prognose durch das Hinzutreten von Pneumonie und Nephritis.

Pathologische Anatomie. Der Sektionsbefund von Flecktyphusleichen bietet wenig Charakteristisches. Spezifisch sind nur die Residuen der petechial gewordenen Effloreszenzen, die manchmal noch bei der Sektion sichtbar sind. Die Schleimhaut von Nase, Rachen, Kehlkopf und Bronchialbaum ist meist katarrhalisch verändert. Im Kehlkopf finden sich nicht selten Erosionen. Das Herz ist schlaff und zuweilen dilatiert, die Muskulatur graubraun, brüchig, in den Lungen finden sich häufig Bronchopneumonien; auch komplizierende croupöse Pneumonien sind in einzelnen Epidemien häufig. Die Milz ist bei Fällen mit kurzer Krankheitsdauer meist vergrößert und weich; bei längerem Krankheitsverlauf fehlt die Milzschwellung häufig. Die Nieren sind hyperämisch und zeigen auf dem Schnitt häufig Trübung des Parenchyms. Schwerere Nephritis ist selten. Die Leber zeigt keine spezifischen Veränderungen, auch der Verdauungskanal ist frei von charakteristischen Veränderungen. Das Gehirn ist hyperämisch. Der Liquor cerebrospinalis ist meist vermehrt.

Prophylaxe. Bei der außerordentlich großen Ansteckungsfähigkeit des Fleckfiebers ist eine energische Durchführung prophylaktischer Maßnahmen dringend geboten. In Deutschland muß jeder Fall von Fleckfieber und jeder verdächtige Fall sofort der Behörde angezeigt werden. An Flecktyphus erkrankte Personen sind sofort zu isolieren, ebenso ansteckungsverdächtige Personen, d. h. alle diejenigen, die in enge Berührung mit dem Kranken gekommen sind. Zur Absonderung eignen sich am besten einzelnstehende, gut ventilierte Baracken. Am besten ist es, wenn im Krankenraume stets ein Fenster offen stehen kann, da die Erfahrung gelehrt hat, daß dabei seltener eine Ansteckung des Pflegepersonals erfolgt. Der Kranke darf nicht eher wieder entlassen werden, als bis die Abschuppung der Haut vollendet ist. Da die einmalige Erkrankung am Fleckfieber Immunität gegen die Wiedererkrankung verleiht, so ist es sehr erwünscht, in Ländern, wo die Krankheit endemisch auftritt, zur Pflege der

Patienten nur solche Personen zu verwenden, die bereits die Krankheit überstanden haben.

Alle mit den Kranken in Berührung gekommenen Gegenstände sowie ihre Ausscheidungen müssen sorgfältig desinfiziert werden. Es gelten dafür die im Anhange angeführten Desinfektionsregeln. Das Zimmer muß nach Ablauf der Krankheit gründlich mit Formalin desinfiziert werden. Die Leiche eines an Fleckfieber verstorbenen ist sofort ohne vorherige Waschung in ein mit Sublimat getränktes Tuch einzuschlagen und in einen dichten Sarg zu legen.

Da die Krankheit auch durch Leibwäsche, Lumpen usw. verbreitet werden kann, so ist in Orten, in denen Fleckfiebererkrankungen gehäuft auftreten, die Ausfuhr von gebrauchter Leibwäsche, alten und getragenen Kleidungsstücken, gebrauchtem Bettzeug einschließlich Bettfedern, Roßhaaren, Hadern und Lumpen aller Art zu verbieten.

Therapie. Die Behandlung des Fleckfiebers ist eine rein symptomatische, da wir den Erreger noch nicht kennen. Ebenso wie beim Typhus abdominalis ist eine sorgsame Krankenpflege auch hier von größter Wichtigkeit. Die Vermeidung des Dekubitus kommt dabei in erster Linie in Betracht. Der Kranke ist also von vornherein auf ein Wasserkissen oder einen Luftring zu legen und muß täglich umgebettet werden. Die Haut über dem Kreuzbein und an den Hacken wird täglich mit spirituösen Lösungen abgerieben. Die Behandlung des eingetretenen Dekubitus geschieht nach den Regeln, wie sie bei der Typhusbehandlung besprochen wurden. Nicht minder wichtig ist die Sorge für eine gut gereinigte Mundhöhle, um Entzündungen des Mundes und des Nasen-Rachenraumes sowie der Otitis und der Parotitis vorzubeugen. Nach jeder Nahrungsaufnahme sind die Zähne mit der Bürste zu reinigen; der Mund ist mit 3 % iger Wasserstoffsuperoxydlösung auszuspülen. Ist der Patient zu schwach, so muß mit einem in Wasserstoffsuperoxydlösung oder Borwasser getauchten Läppchen die Mundschleimhaut gereinigt und eventuell vorsichtig mit einer Spritze ausgespritzt werden. Die mit Borken belegte Zunge wird mit Tinctura myrrhae abgerieben und mit Borglyzerin gepinselt. Stuhl- und Urinentleerung muß im Bett geschehen, um unnötige Anstrengungen zu vermeiden. Auf regelmäßige Urinentleerung ist besonders zu achten, da Neigung zu Harnverhaltung besteht.

Die Diät entspricht im ganzen der bei Typhus abdominalis üblichen Kost. Es kann deshalb hier im wesentlichen auf die beim Typhus besprochenen Vorschriften verwiesen werden (S. 58). Eine reichliche Flüssigkeitszufuhr in Form von Limonaden, kaltem Tee u. dgl. ist im Interesse der Durchspülung und Verdünnung der im Körper enthaltenen Krankheitsgifte dringend geboten. Auch Alkohol in Form von Wein ist bei Kranken, die daran gewöhnt sind, als tägliches Getränk gestattet. Sehr gerne wurde bei der jüngsten Kriegsepidemie in Serbien der landesübliche Yoghurt genommen.

Hydrotherapeutische Maßnahmen können in ähnlicher Weise wie beim Typhus abdominalis vorgenommen werden. Die gute Wirkung von Abkühlungsbädern macht sich auch hier vor allem in der Beeinflussung des Nervensystems geltend. Der Sopor schwindet, das Sensorium wird klarer; infolgedessen hebt sich auch der Appetit und die Gefahr des Verschluckens und der Schluckpneumonie, die bei benommenen Kranken beständig droht, wird geringer. Ferner wird durch die tiefen Inspirationen, die das kühle Wasser auslöst, eine gründliche Ventilation der Lungen und bessere Expektoration erzielt. Die Herabsetzung der Temperatur gelingt durch die kühlen Bäder nicht so prompt wie beim Typhus abdominalis. Die Wasserwärme wird am besten auf 35^0 eingestellt und langsam während des Bades innerhalb von zehn Minuten auf 28^0 C abgekühlt. Übergießungen mit kühlem Wasser sind beim Flecktyphus zu vermeiden, um die Gefahr des Kollapses nicht heraufzubeschwören. Kranke mit Herzschwäche badet man lieber nicht, sondern hilft sich mit kühlen Einpackungen, wie sie auf S. 62 beschrieben sind; auch häufig gewechselte Prießnitzumschläge sind sehr geeignet.

Zur Bekämpfung des Fiebers und seiner Begleiterscheinungen gibt man außer den genannten hydropathischen Maßnahmen eine Eisblase und kalte Kompresse auf den Kopf. Antipyretica sind zur Fieberherabsetzung für längeren Gebrauch nicht anzuraten, da man jede Schädigung des ohnehin schon geschwächten Herzens verhüten muß. Gegen hier und da gereichte kleine Dosen von Pyramidon (0,3), Melubrin (0,5), Aspirin (0,5), Antipyrin, Salipyrin od. dgl., z. B. bei Kopfschmerzen, ist nichts einzuwenden.

Bei Delirien und Aufregungszuständen sind die obenerwähnten kühlen Ganzpackungen sehr am Platze. Bei Schlaflosigkeit versuche man Veronal, Pantopon, eventuell kombiniert (Veronal 0,5, Pantopon oder Morphium 0,01). Außerdem ist ein Versuch mit Bromkali in der Erlenmeyerschen Brommischung, 3—4 mal täglich ein Eßlöffel, zu machen; auch Klysmen mit Amylenhydrat (5 g mit etwas Amylum Decoct) bringen Beruhigung. Bei sehr großer Unruhe ist Skopolamin am Platze (Skopolamin. hydrobrom. 0,01 Aqu. dest. ad 10, ½—1 Spritze subcutan). Chloral ist wegen seiner gefäßerweiternden Wirkung bei der stets bestehenden vasomotorischen Schwäche zu vermeiden.

Die Herzschwäche wird bekämpft mit Digitalispräparaten wie Digalen, am besten intramuskulär in Dosen von ½—1 ccm, 2—3 mal täglich; Digitalis-Dialysat u. a. Bei akuten Erscheinungen gibt man Oleum camphoratum, mehrmals täglich 1 ccm und Coffeinum natrobenzoicum, 2—3 mal 0,2 pro die. Auch Adrenalinpräparate sind bei der akuten Blutdrucksenkung sehr empfehlenswert, z. B. Epirenan mehrmals täglich ½—1 ccm.

In der Rekonvaleszenz empfiehlt sich eine kräftige Ernährung, um der Anämie und Schwäche Herr zu werden. Man verteilt die Nahrungsaufnahme am besten auf mehrere kleinere Mahlzeiten, die alle zwei Stunden gegeben werden, um Magen und Darm nicht zu überlasten. Daneben gibt man Arsen und Eisen in einer der bekannten Formen, verordnet häufige lauwarme Bäder und allgemeine Körpermassage. Gestatten es die Verhältnisse, so ist ein Aufenthalt an der See oder im Hochgebirge als Nachkur sehr zu empfehlen. Jedenfalls ist noch für längere Zeit Enthaltung von geistiger Arbeit anzuraten.

Literatur siehe bei:

Curschmann, Das Fleckfieber, Wien 1900. — Krause, Typhus exanthematicus im Handb. d. inn. Med., herausgeg. von Mohr u. Staehelin, Bd. I, Berlin 1911.

Toxische Erytheme.

Unter den allgemeinen Begriff der toxischen Erytheme fällt eine große Anzahl von vielgestaltigen Erythemformen, denen wir im Verlaufe der akuten Infektionskrankheiten häufig begegnen. Scarlatiniforme, masernähnliche, rötelnähnliche Ausschlagsformen gehören hierher und dann wieder mehr umschriebene Dermatosen, wie das Erythema exsudativum multiforme und das Erythema nodosum. Alle diese Erytheme sind aufzufassen als entzündliche Reaktion der Haut gegenüber toxischen, im Blute kreisenden Schädlichkeiten. Die toxischen Schädigungen können sehr verschiedener Natur sein, und doch ist es im letzten Grunde immer dieselbe Ursache, nämlich die Empfindlichkeit und Überempfindlichkeit gegenüber giftig wirkenden Eiweißstoffen, als deren Ausdruck die entzündlichen Ausschläge auf der Haut anzusehen sind. Zu solchen toxisch wirkenden Eiweißverbindungen gehören einmal die Toxine, die von Bakterien der verschiedensten Art herrühren und hochmolekulare Eiweißverbindungen darstellen. Diese Gifte bakterieller Herkunft brauchen stets eine gewisse Inkubationszeit zu ihrer Wirkung, verankern sich in dieser Zeit an die Zellen des Körpers und rufen dadurch entzündliche Wirkungen hervor, die auf der Haut in Form der verschiedenartigsten Erytheme zum Ausdruck kommen. Die Erytheme bei septischen Erkrankungen, bei Diphtherie, Typhus, Cerebrospinalmeningitis sind auf diese Weise zu erklären. Bald treten scarlatiniforme, bald masernähnliche oder rötelnähnliche Ausschläge auf, bald mischen sich die Charakteristica dieser verschiedenen Exanthemformen in buntem Wechsel.

Im Gegensatz zu diesen Toxinen, deren Wirkung als eine direkte Schädigung der Körperzellen aufzufassen ist, stehen die toxischen Wirkungen der sog. Antigen-Antikörperverbindungen, die man sich als eine indirekte Wirkung der eingeführten Schädigung vorstellt. Die eingeführte Noxe, also z. B. artfremdes Serum, verursacht im Organismus die Bildung von Antikörpern und das Zusammentreten dieser Antikörper mit den Antigenen, also, um im Beispiel zu bleiben, mit dem einverleibten artfremden Serum, bewirkt die Entstehung giftiger Stoffe, die zu Vergiftungserscheinungen allgemeiner und lokaler Art führt. Auf der Haut treten diese Giftwirkungen in Form der verschiedenartigsten Erytheme in Erscheinung, wie wir sie beim Serumexanthem und bei den postvaccinalen Erythemen kennen.

Auch die sog. Arzneiexantheme sind wahrscheinlich auf indirektem Wege entstanden zu denken, indem nicht das Medikament als solches die Hauptreaktion auslöst, sondern zunächst auf gewisse Körperzellen schädigend einwirkt, die dann zerfallen und deren Eiweißabbauprodukte toxisch wirken. Wird das Medikament häufiger genommen, so wiederholt sich dieser Prozeß, und die wiederholte toxische Einwirkung der Eiweißabbauprodukte führt dann zu Überempfindlichkeitserscheinungen, als deren sichtbarste sich die Erytheme präsentieren.

Bei einer anderen Gruppe von Erythemen (Schwangerschaftsdermatosen) kommt die toxische Wirkung wahrscheinlich ebenfalls durch Antikörperproduktion (Fermentwirkung) zustande. Wechselmann hat diesen Gedankengang bereits 1910 verfolgt. Nach den interessanten Forschungen Abderhaldens wissen wir jetzt, daß im Serum der Schwangeren proteolytische Abwehrfermente entstehen, die den Abbau der ins Blut gelangten Chorionzottenzellen bewirken und durch die dabei erzeugten Abbauprodukte toxische Wirkungen erzielen. Wir können an dieser Stelle nicht genauer auf alle diese interessanten Fragen eingehen, sondern müssen uns beschränken, diejenigen Erytheme zu besprechen, die wir bei akuten Infektionskrankheiten häufiger antreffen. Einige davon, die septischen Erytheme, sind in den zugehörigen Kapiteln genauer besprochen. An dieser Stelle sollen zunächst die Serumexantheme eingehender geschildert werden; ferner sind noch zu besprechen: das Erythema exsudativum multiforme und das Erythema nodosum, die beide teils als selbständige Erkrankungen, teils als Begleiterscheinungen anderer Infektionskrankheiten zur Beobachtung kommen.

Serumkrankheit.

Unter Serumkrankheit verstehen wir die abnormen Erscheinungen, die nach der einmaligen und häufiger noch nach der wiederholten Injektion von Serum auftreten. Es sind dies eine Reihe von Symptomen, Ausschläge, Fieber, Gelenkschmerzen, Durchfälle usw., die teils jedes für sich allein, teils alle zusammen auftreten können.

Einzelne Erscheinungen, wie die Serumexantheme, waren schon länger bekannt. Man beobachtete bereits im Jahre 1894, gleich nach der Einführung des Behringschen Diphtherieheilserums, daß bei Personen, die mit dem neuen Heilmittel behandelt wurden, nicht selten Hautausschläge, Fieber, gelegentlich auch schmerzhafte Gelenkschwellungen und Diarrhöen auftraten, Erscheinungen, die manche Ärzte als Nebenwirkungen des in dem spezifischen Serum enthaltenen Antitoxins auffaßten. Im Jahre 1895 wurden dann aber durch Johannessen in Christiania Fälle mitgeteilt, in denen die subkutane Einspritzung von normalem Pferdeserum ganz ähnliche Symptome zur Folge hatten. Johannessen schloß daraus, daß die Übelstände bei den Injektionen des antitoxischen Diphtherieserums in erster Linie auf der Einführung eines artfremden Serums als solchem beruhten. Er empfahl deshalb möglichst kleine Dosen von Serum, d. h. also möglichst stark konzentrierte Antitoxinmengen anzuwenden. In den nächsten Jahren mag die Häufigkeit und die Schwere der Serumerscheinungen abgenommen haben, weil mit der Herstellung hochwertigen Serums die injizierten Serummengen geringer wurden, und weil nur noch abgelagertes und infolgedessen weniger schädliches Serum zur Verwendung kam. Jedenfalls wurde das von Pferden gewonnene Diphtherieserum trotz der besprochenen Nebenwirkungen nicht nur zu therapeutischen, sondern auch zu prophylaktischen Zwecken bei der Schutzimpfung gesunder Personen in großem Maßstabe angewandt.

1903 wurde über den vorbeugenden Wert des Diphtherieserums auf dem internationalen Kongreß zu Brüssel diskutiert. Löffler, der Berichterstatter von Deutschland, machte auf diesem Kongreß Mitteilung von dem Ergebnis einer Rundfrage, die er an sämtliche deutsche Ärzte über die Frage der Wirksamkeit und der Nebenwirkungen der prophylaktischen Serumeinspritzung gerichtet hatte. Das Ergebnis, das sich auf die Antwort von 2353 Ärzten stützte, war nach Löffler folgendes: „Was die Frage der schädlichen Nebenwirkungen des Diphtherieserums anlangt, so hat die Enquête die Unschädlichkeit desselben klar erwiesen. Immerhin sind aber auch einzelne Fälle beobachtet worden, in welchen Urticaria und Gelenkschmerzen beobachtet worden sind. Vielleicht wird es gelingen, durch Anwendung hochwertigen erwärmten Serums diese kleinen Unannehmlichkeiten zu beseitigen.“ Da andererseits der Wert der Seruminjektion als vorbeugendes Mittel über jeden Zweifel sichergestellt erschien, sprach Löffler sich dahin aus, daß das Ergebnis der Umfrage es für jeden Arzt geradezu zur Pflicht mache, bei jedem Falle von Diphtherie die bedrohten Individuen der Umgebung der Schutzimpfung zu unterziehen.

Trotzdem hat der praktische Arzt auch heute noch immer eine gewisse Scheu vor der Serumbehandlung, und diese Scheu richtet sich ganz besonders gegen die prophylaktische Seruminjektion. Die Besorgnis, durch die Serumbehandlung gesunder gefährdeter Kinder in der Umgebung von Diphtheriekranken eine Überempfindlichkeit hervorzurufen, die später bei einer etwa notwendig gewordenen Reinjektion unangenehme Folgen haben könnte, hält manchen Praktiker von der Verwendung prophylaktischer Seruminjektionen ab. Die Fortschritte der experimentellen Forschung über das Zustandekommen schwerer Überempfindlichkeitserscheinungen bei Tieren durch die parenterale Einverleibung des Serums und die hier und da auftauchenden, wenn auch vereinzelten Mitteilungen über gefährliche Formen von Serumkrankheit beim Menschen trugen dazu bei, die Scheu des Praktikers vor dem Serum zu verstärken. Es ist also dringend notwendig, daß über Wesen und Art der Serumkrankheit der Wahrheit entsprechende und nicht übertriebene Vorstellungen verbreitet werden.

Zum ersten Male systematisch studiert wurden die Serumerscheinungen beim Menschen durch v. Pirquet und Schick im Jahre 1904 gelegentlich ihrer Versuche mit der Moserschen Scharlachbehandlung, wobei sehr große Dosen Serum (100—200 ccm) verwendet wurden und daher natürlich sehr häufig Gelegenheit war, Serumerscheinungen zu beobachten. Die Pirquetschen Angaben kann ich aus eigener ausgedehnter Erfahrung in der Hauptsache bestätigen; nur in wenigen Punkten, die im Laufe der Besprechung berührt werden sollen, differieren meine Beobachtungen von dem durch v. Pirquet gezeichneten Bilde. Die Erscheinungen sind in ihrem zeitlichen Eintritt und in ihrem Verlauf verschieden, je nachdem sie bei Erstinjizierten oder bei häufiger Injizierten auftreten. Wir betrachten zunächst die Symptome, die nach der einmaligen Seruminjektion bei empfindlichen Individuen sich geltend machen.

In den ersten Tagen nach einer Seruminjektion ist die Injektionsstelle in der Regel völlig reaktionslos. Erst nach dem 8.—12. Tage zeigen sich die charakteristischen Erscheinungen. Ein urticariaähnlicher Ausschlag, der meist, aber keineswegs immer, in der Umgebung der Injektionsstelle beginnt, breitet sich über den Körper aus. Gesicht, Brust und Bauch werden befallen, besonders gern aber lokalisiert sich der Ausschlag auf den Dorsalflächen der Arme und Beine, wobei meist eine symmetrische Anordnung zu erkennen ist. Meist sind es blasse, von einem roten Hof umgebene Quaddeln, die stark jucken und brennen und Unruhe, Verstimmung und Schlaflosigkeit verursachen können. Dort, wo die Quaddeln konfluieren, erscheint die Haut ödematös, so daß z. B. das Gesicht der Kranken bisweilen einen gedunsenen Eindruck macht. Charakteristisch ist die außerordentliche Flüchtigkeit der Quaddeln, die oft schon nach einigen Stunden verschwunden sind, um neuen Effloreszenzen Platz zu machen. Nach 2—3 Tagen ist die Blüte des Ausschlages vorüber. In anderen Fällen treten scharlach- oder masernähnliche Exantheme auf, die nachher noch genauer geschildert werden sollen. Kurz bevor der Ausschlag auftritt, ist bisweilen die Injektionsstelle etwas gerötet und juckt, und die regionären Lymphdrüsen in der Umgebung sind geschwollen, während die Lymphdrüsen anderer Körpergebiete noch nicht vergrößert sind. Diese Schwellung wird nach Einsetzen des Ausschlages noch etwas stärker, und auch andere Lymphdrüsen des Körpers fangen an, sich zu vergrößern. Mit dem Ausschlag und der Drüsenschwellung ist häufig, aber nicht immer eine Temperatursteigerung verbunden, die bisweilen 39° und noch mehr erreichen kann, aber ebenso wie die anderen Erscheinungen nach 2—3 Tagen zu verschwinden pflegt. Ferner ist das Auftreten von Ödemen sehr charakteristisch, die am Scrotum, an den Augenlidern und an den abhängigen Körperpartien auftreten können, aber nichts mit Nephritis zu tun haben. Mitunter ist das Gesicht unförmig bis zur Unkenntlichkeit angeschwollen. Albuminurie kommt außerordentlich selten zur Beobachtung. Bei ca. 100 Fällen von epidemischer Genickstarre, die ich mit großen Dosen Meningokokkenserum behandelt habe, sah ich nur ein einziges Mal Albuminurie, während Serumexantheme in 12 % der Fälle auftraten. Wenn Eiweiß beobachtet wird, so bleibt seine Menge stets gering, beträgt nie über ¼ ‰. Man kann dabei mitunter ein spärliches Sediment mit vereinzelten hyalinen Zylindern nachweisen, das aber ebenso wie das Eiweiß bald wieder verschwindet. Unangenehmer sind dagegen die Gelenkschmerzen und -schwellungen, die gelegentlich zugleich mit dem Exanthem und dem Fieber als Ausdruck der Serumkrankheit auftreten und in den verschiedensten Gelenken, besonders aber im Knie-, Ellbogen und Schultergelenk lokalisiert sein können. Weiterhin ist für die Serumkrankheit charakteristisch eine Verminderung der Leukocytenzahl, die mit dem Eintreten des Exanthems und der Allgemeinerscheinungen zusammenfällt.

Bei starker Serumüberempfindlichkeit sah ich auch Erbrechen, das manchmal so heftig war, daß der Kranke nichts bei sich behalten konnte; ferner Durchfälle und schließlich auch Schleimhauterscheinungen in Form einer fleckigen Röte der Schleimhaut des weichen Gaumens, der Uvula und der Tonsillen. Auch Erscheinungen von Larynxstenose, die durch ödematöse Anschwellung der Kehlkopfschleimhaut bedingt war, machten sich in einzelnen Fällen bemerkbar.

Die genannten Erscheinungen treten nun nicht etwa stets alle zusammen bei demselben Individuum auf, sondern viel häufiger sind die Fälle, wo Exanthem, Fieber oder Drüsenschwellungen allein auftreten, oder aber Exanthem plus Fieber, Exanthem plus Fieber plus Gelenkschwellungen und andere Konstellationen.

Die wichtigsten und auffallendsten Erscheinungen der Serumkrankheit sind die Serumexantheme. Der urticariaähnliche Quaddelausschlag bevorzugt die Extremitäten, wo er gern symmetrisch auftritt, besonders an den Streckseiten, und hier namentlich die Gegend der Gelenke. Daneben kommen noch scharlachähnliche Ausschläge vor, teils in Gestalt diffuser Erytheme, teils mehr sprüßlich; ferner morbilliforme und rötelnartige Ausschläge, schließlich polymorphe Exantheme, zum Teil mit exsudativen Formen. Diese verschiedenen Ausschläge können entweder allein auftreten oder nach einer vorangegangenen Urticaria. Tritt ein scharlach- oder masernähnliches Exanthem allein auf, so können gelegentlich differentialdiagnostische Schwierigkeiten entstehen, doch ist dabei zunächst zu betonen, daß die Exantheme oft an einer Stelle masernähnlich und an einer anderen durch Konfluenz wieder mehr scharlachähnlich sein können (vgl. Abb. 373). Ein rein scharlachähnliches Serumexanthem kann unter Umständen sehr große diagnostische Schwierigkeiten machen, namentlich wenn hohes Fieber vorhanden ist, wiederholt Erbrechen auftritt und eine fleckige Röte auf der Schleimhaut des weichen Gaumens und der Tonsillen eine skarlatinöse Halsaffektion vortäuscht (Serumenanthem). In solchen Fällen hat Umber zur Differentialdiagnose empfohlen, die Ehrlichsche Urobilinogenprobe heranzuziehen, die bei Scharlach fast stets positiv, beim Serumexanthem meist negativ ausfällt. Der negative Ausfall würde also für die Diagnose Serumkrankheit zu verwenden sein. Ich kann mich im ganzen der Empfehlung dieser Probe nach unseren Erfahrungen anschließen (vgl. Genaueres unter Scharlach S. 646). Gegen Masern würde sprechen die Abwesenheit katarrhalischer Erscheinungen und das Fehlen Koplikscher Flecke. Für Serumkrankheit ist stets charakteristisch, daß sie sich an eine gewisse Inkubationszeit hält (8—12 Tage nach der ersten Einspritzung, 4—8 Tage bei Reinjizierten).

Auf die Eigentümlichkeit, meist von der Injektionsstelle seinen Ausgang zu nehmen, möchte ich nicht so viel Gewicht legen wie v. Pirquet. Ich habe eine große Reihe von Serumausschlägen gesehen, wo in der Umgebung der Injektionsstelle nichts von dem Exanthem zu sehen war.

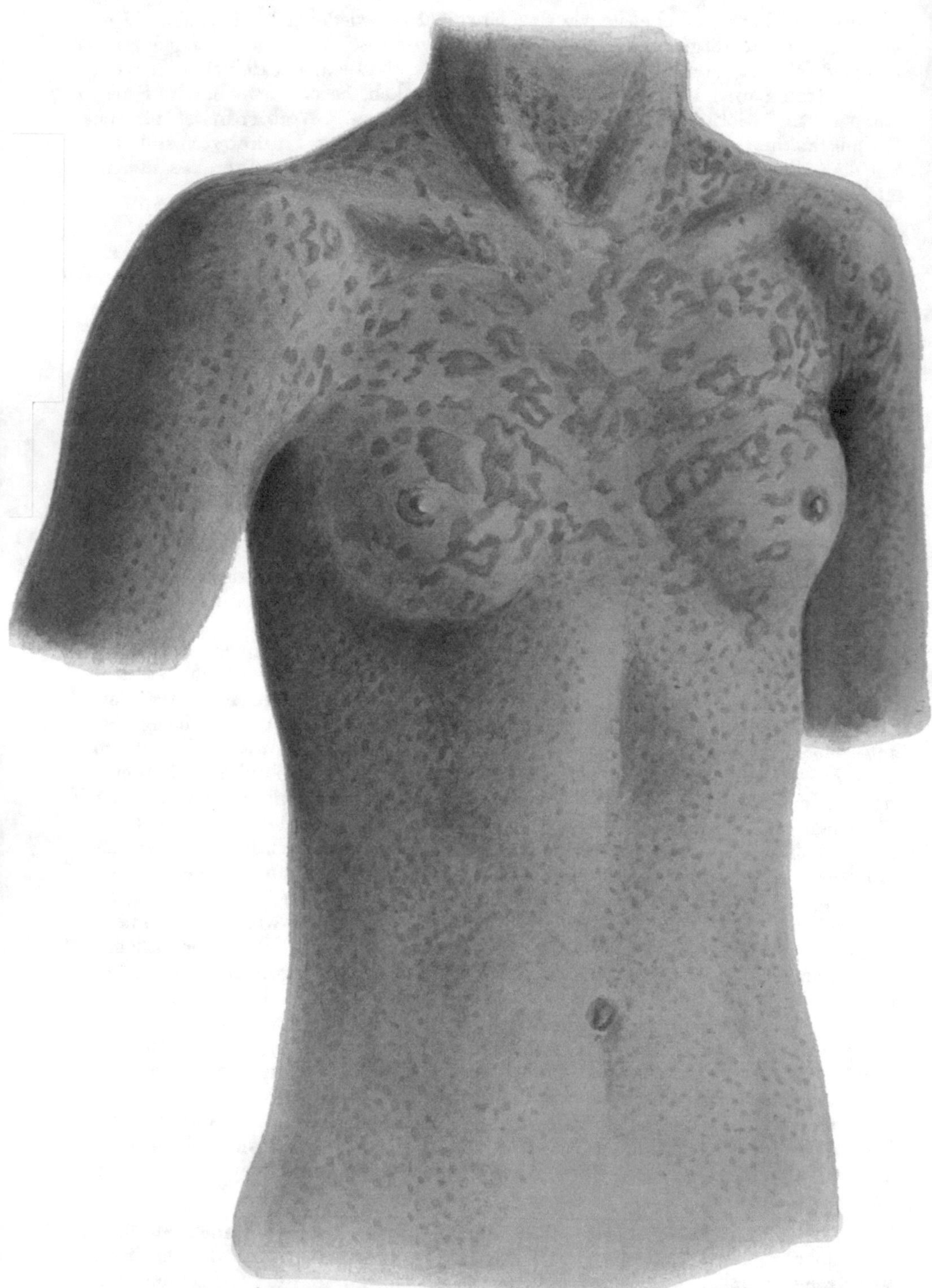

Abb. 373. Serumexanthem (8 Tage nach Injektion von 4000 I. E. Diphtherieserum).

Das Fieber, das nach v. Pirquet das häufigste Symptom der Serumkrankheit sein soll, habe ich nicht so konstant beobachten können. Ich sah sehr häufig Fälle von Serumexanthem, die völlig fieberfrei blieben. Ist Temperatursteigerung vorhanden, so handelt es sich meist um ein remittierendes Fieber, das einen staffelförmigen Anstieg zeigt und nachher oft lytisch abfällt mit tiefen Morgenremissionen. Die höchsten Temperaturen sind bei masernähnlichen Ausschlägen beobachtet worden. Die Dauer und die Höhe des Fiebers ist außer von der persönlichen Disposition von der Größe der Serummenge abhängig.

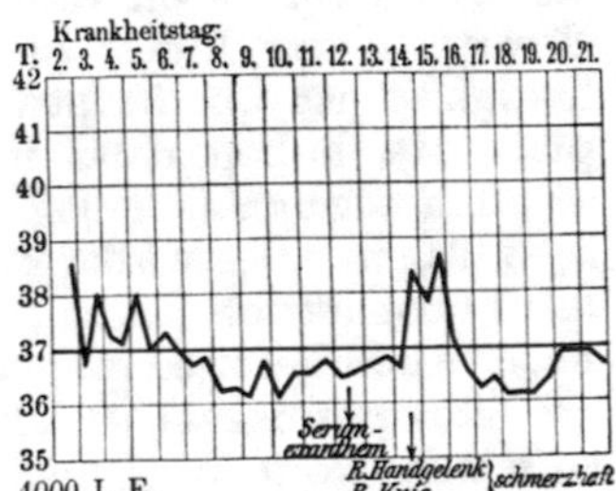

Abb. 374. Georg Hecht, 8 Jahre. Diphtherie mit nachfolgender Serumkrankheit, 10 Tage nach Injektion von 4000 I. E. Diphtherieserum.

Bei den Drüsenschwellungen ist namentlich die Schwellung der regionären Lymphdrüsen von Interesse. Die Drüsen beginnen schon vor Eintritt der Allgemeinerscheinungen sich zu vergrößern und auf Druck etwas schmerzhaft zu werden. So schwellen z. B. nach einer Einspritzung in die Brust die Achseldrüsen an, nach einer Injektion in die Bauchhaut die Inguinaldrüsen.

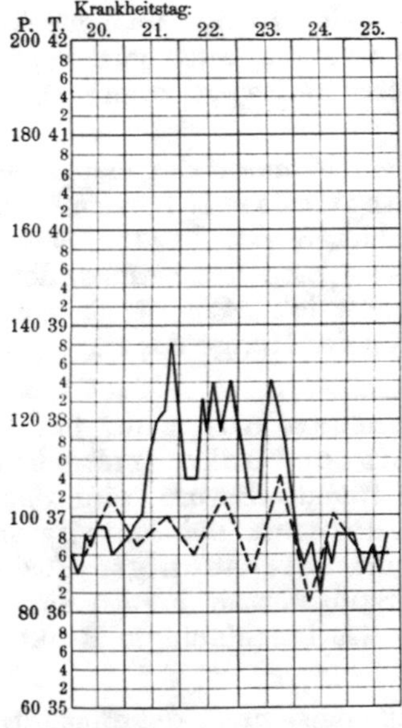

Abb. 375. Ladewig, 20 Jahre. Serumkrankheit 9 Tage nach Injektion von 20 ccm antitoxischem Typhusserum.

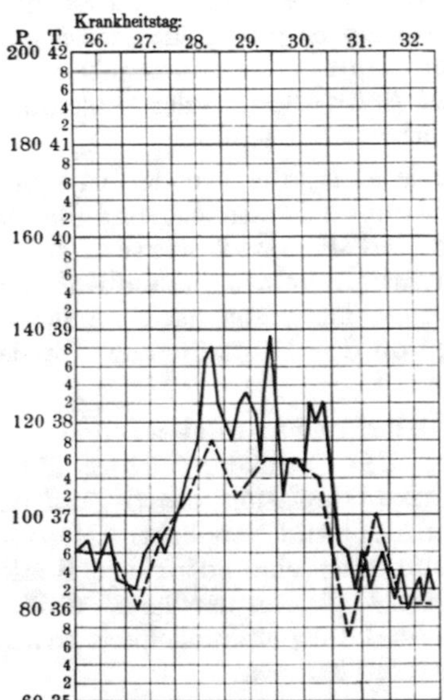

Abb. 376. Emmy Niklaus, 27 Jahre. Serumkrankheit 13 Tage nach Injektion von 20 ccm antitoxischem Typhusserum. Fleckige Rötung am ganzen Körper. Schmerzen in beiden Schultergelenken. 20000 Leukozyten.

Mit dem Erscheinen des Ausschlages vergrößern sich die regionären Drüsen noch mehr, und eine allgemeine Drüsenschwellung tritt auf, aber noch ehe die Allgemeinerscheinungen verschwunden sind, tritt bereits wieder eine Verkleinerung der Lymphdrüsen ein.

Von Gelenkerscheinungen sah ich mit Vorliebe die Knie- und Schultergelenke befallen; auch die Metacarpophalangealgelenke sind eine Prädilektionsstelle. Dabei ist oft vorübergehend der ganze Handrücken ödematös, und die Bewegung der Finger ist außerordentlich schmerzhaft. Die starke Schmerzhaftigkeit ist überhaupt charakteristisch für diese Gelenkaffektionen; Salizylpräparate haben dabei nur wenig Einfluß, nur hydropathische Umschläge schaffen etwas Linderung. Auch wirkt die Versicherung beruhigend, daß nach 2—3 Tagen alles wieder in Ordnung kommt. Ergüsse in die Gelenke habe ich nicht beobachtet, jedoch paraartikuläre Ödeme. Sehr quälend sind in manchen Fällen auch heftige myalgische Beschwerden, z. B. eine starke Schmerzhaftigkeit der Rückenmuskeln, so daß die Patienten sich nur mit Mühe und unter Stöhnen aufsetzen können; ferner lebhafte Druckempfindlichkeit der Oberschenkelmuskulatur.

Die Schleimhäute beteiligen sich bei der Serumkrankheit meist nur bei stärkeren Graden der Überempfindlichkeit. Ich sah dabei wiederholt eine fleckige, streifige und punktförmige Rötung des weichen Gaumens, wobei besonders die Rötung und Schwellung der Follikel auffiel, die als rote, glänzende, sagoartige Körner zuweilen aus der blassen Umgebung hervorspringen; ferner eine streifige Rötung der Uvula und der Tonsillen. Auch ödematöse Schwellungen der Mund- und Rachenschleimhaut sind beobachtet worden. Weit bedenklicher aber sind die Erscheinungen seitens der Larynxschleimhaut. Hier kommt es durch ödematöse Schwellung zuweilen zu den unangenehmsten Erscheinungen des Luftmangels mit Dyspnoe und Cyanose; auch starken Hustenreiz mit Schwellungen der Schleimhaut der tieferen Luftwege konnte ich mehrmals dabei beobachten.

Die Zeit, die von der Injektion bis zu dem Moment der ersten Serumerscheinungen verstreicht, und die man als Inkubationszeit bezeichnen kann, beträgt bei Erstinjizierten, wie schon erwähnt, 8—12 Tage. Diese Frist hat natürlich keinen Zusammenhang mit der Resorption des Serums, denn die Resorption ist schon nach wenigen Stunden vollendet. Sie ist vielmehr abhängig von der Disposition des Injizierten und von der Menge des eingespritzten Serums.

Sehr verändert wird die Inkubationszeit nun aber bei Menschen, die schon früher Seruminjektionen bekommen haben. Die ganze Reaktion des Organismus auf das fremde Serum wird dadurch beschleunigt und verstärkt. Man kann mit v. Pirquet bei Reinjizierten unterscheiden: eine sofortige Reaktion und eine beschleunigte Reaktion. Dabei ist aber hinzuzufügen, daß auch bei Erstinjizierten infolge einer angeborenen Überempfindlichkeit sowohl sofortige wie beschleunigte Reaktionen vorkommen können.

Die sofortige Reaktion besteht darin, daß sofort nach der Einspritzung des Serums an der Injektionsstelle ein Ödem aufzutreten beginnt, das sehr verschiedene Grade erreichen und sich innerhalb 24 Stunden über den ganzen Körper verbreiten kann. Nach wenigen Minuten oder Stunden können sich dann Fieber, Exanthem und Gelenkschmerzen einstellen, ganz ähnlich wie bei der Erstinjektion. Diese Erscheinungen treten fast regelmäßig dann auf, wenn bei der ersten Injektion große Dosen von Serum gegeben wurden, und wenn zwischen der ersten und der zweiten Einspritzung ein Zeitintervall von 12—40 Tagen liegt. In seltenen Fällen werden bei einer solchen sofortigen Reaktion auch Kollapserscheinungen, Kleiner- und Frequenterwerden des Pulses und Dyspnoe beobachtet. Sie kann aber auch allein durch angeborene Überempfindlichkeit ohne vorangegangene Injektion auftreten.

Als Beispiele seien hier kurz folgende Fälle erwähnt: Zunächst eine Eigenbeobachtung von sofortiger Reaktion infolge angeborener Überempfindlichkeit:

Bei einem vierjährigen Kinde traten zehn Minuten nach der subkutanen Einverleibung von 2000 I. E. äußerst bedrohliche Erscheinungen auf. Ein scharlachähnliches Exanthem breitete sich mit großer Geschwindigkeit über den ganzen Körper aus, der Puls wurde äußerst frequent und war kaum fühlbar, das Kind wurde cyanotisch, und im Gesicht trat eine auffällige ödematöse Schwellung in Erscheinung, die sich namentlich in dem lockeren Gewebe der Augenlider lokalisierte. Tonisierende Herzmittel und heiße Packungen führten bald eine Besserung dieser bedrohlichen Erscheinungen herbei. Am nächsten Tage war der Zustand wieder normal.

Sofortige Reaktion bei Reinjizierten trat in folgenden Beobachtungen auf:

[1]) Bei einem 22jährigen Mädchen, das bereits vor zwei Jahren eine Einspritzung von Diphtherieserum erhalten hatte, trat zwei Stunden nach einer Diphtherieheilseruminjektion (1000 Einheiten) universelle Urticaria und hohes Fieber, 40°, ein. Puls 160, kaum fühlbar. Trotz Digalenbehandlung in den folgenden acht Tagen noch zweimal ähnliche Anfälle von Herzschwäche bei normalen Zirkulationsorganen.

Schon nach der ersten Diphtherieheilserumeinspritzung vor zwei Jahren waren Erythem und Herzbeschwerden, wenn auch leichterer Art, beobachtet worden.

[2]) Ein 19jähriges, kräftiges Mädchen erhält subkutan am 10. und 14. Januar 1909 je 10 ccm Menzersches Streptokokkenserum, ferner am 21. Januar und 5. Februar 1909 je 25 ccm Streptokokkenserum Höchst. Bei der dritten Einspritzung von Serum Höchst am 12. März 1909 klagt Patientin schon nach 5 ccm über heftige Schmerzen und Schwindelgefühl. Sie richtet sich plötzlich im Bett auf, ringt nach Luft, erbricht und wird stark cyanotisch Kurz darauf treten an Stirne, Hals, Brust zahlreiche streifenförmige Blutungen auf, die Atmung sistiert, der Puls wird flatternd, kaum fühlbar. Nach Kampferkoffeineinspritzungen erholt sich die Patientin rasch. Urin enthält Spuren von Eiweiß.

[3]) Die Frau eines Zahnarztes erhielt wegen polyartikulärem Rheumatismus Antistreptokokkenserum subkutan in Dosen von 10 ccm zuerst drei Tage täglich, dann in Zwischenräumen von zwei bis drei Tagen. Nach der siebenten Einspritzung wurde die Patientin plötzlich blaß und schrie: „Ich kann nicht atmen", und es trat ein allgemeines Ödem an Kopf, Armen und Beinen auf. Frostgefühl von 15 Minuten Dauer. Fieber bis 39,5° C. Hände und Füße waren bis zur doppelten Größe des Umfanges angeschwollen. Am folgenden Tage waren alle Symptome zurückgegangen.

[4]) Ein 34jähriger Arzt (Dr. Scheller), vollkommen gesund, hat vor sieben Jahren wegen Diphtherie und vor 5½ Jahren wegen Angina eine Diphtherieseruméinspritzung erhalten; nach der letzteren traten neuralgische und myalgische Beschwerden und Albuminurie auf. Auf eine subkutane Einspritzung von 10 ccm Milzbrandserum (Hammelblutserum) trat nach einer Viertelstunde plötzlich Blutandrang zum Kopf mit Hitzegefühl und Kopfschmerzen, Cyanose und Ödem des Gesichts auf. Nach einer weiteren Viertelstunde Kältegefühl und starke Atemnot. Temperatur 35,5°; 50—60 Atemzüge in der Minute.

4½ Stunden nach der Einspritzung war die Atmung wieder normal. Zwei und vier Stunden später kam nochmals je ein kurzer Anfall von Dyspnoe. Mit dem gleichen Milzbrand-Hammelblutserum war am selben Tage eine Dame injiziert, ohne Reaktionserscheinungen zu zeigen.

---

[1]) Umber, Therapie der Gegenwart. 1908. Nr. 10.
[2]) Scheidemantel, Münch. med. Wochenschr. 1909. Nr. 43.
[3]) Ohlmacher, Journ. of Amer. med. Assoc. 1908. Vol. 1.
[4]) Allard, Berl. klin. Wochenschr. 1911. Nr. 3.

Über sofortige Reaktion mit tödlichem Ausgang soll weiter unten noch berichtet werden.

Die beschleunigte Reaktion besteht darin, daß nicht nach 8—12 Tagen wie bei der ersten Injektion, sondern schon am fünften Tage nach einer symptomlosen Reaktionszeit Exantheme, Fieber und Drüsenschwellungen, Ödeme und Gelenkschmerzen auftreten, und daß diese Erscheinungen viel stürmischer und schneller ablaufen als bei der ersten Einspritzung. Die beschleunigte Reaktion pflegt dann aufzutreten, wenn zwischen der ersten und der zweiten Injektion ein Intervall von sechs Monaten und mehr liegt.

Beträgt die Zeit, die zwischen der ersten und der zweiten Einspritzung verstrichen ist, 1½—6 Monate, so kommt es oft sowohl zur sofortigen als auch zur beschleunigten Reaktion, d. h. es stellt sich sofort nach der Einspritzung ein Ödem der Impfungsstelle und Fieber ein; beides verschwindet nach 24 Stunden, und am 5.—6. Tage treten die Erscheinungen der beschleunigten Reaktion, Exanthem, Fieber und Drüsenschwellung auf.

Zur Illustration diene folgender Fall, der einen mir befreundeten Arzt betraf:

Im Jahre 1902 eine subkutane prophylaktische Diphtherieseruminjektion (1000 I.-E.). Keine Reaktion. 1907 wiederum 500 I.-E. subkutan prophylaktisch. Keine Reaktion. 1910 im November wiederum 500 I.-E. subkutan prophylaktisch. 20 Minuten nachher Spannung und leichte Schwellung der Injektionsstellen. Gleich darauf Urticaria, die an der Injektionsstelle (Vorderarm) beginnt und Stirn, Mund, Wangen, Kopfhaut und Stamm befällt. Keine Drüsen, keine Gelenkschmerzen, keine Temperatur. Puls etwas klein. ½ Stunde im Bett. Dann wieder Rückgang der Erscheinungen. Anderen Tages Wohlbefinden. Am vierten Tage nach der Injektion nachts plötzlich Ausbruch von sehr starker Urticaria über den ganzen Körper einschließlich Hand und Fußsohlen. Gesicht unförmig geschwollen. Zwei Stunden Dauer. Dann Verschwinden und erneuter Ausbruch. Starker Schwindel. Beim Aufstehen Ohnmacht. Kleiner Puls. Schleimhautexanthem im Hals. Schluckbeschwerden. Anderen Tages Durchfälle. Keine Gelenkschmerzen. Am sechsten Tag Rückgang der Erscheinungen.

Wir sehen also, es ist bei den reinjizierten Personen durch die erste Serumeinspritzung eine Veränderung mit dem Organismus vorgegangen, die sich darin geltend macht, daß er schneller und stürmischer auf eine Seruminjektion reagiert. Es kommt hinzu, daß schon geringere Serummengen als das erste Mal die Erscheinungen auslösen können, mit einem Wort, der Körper ist überempfindlich geworden. Wie ist diese Überempfindlichkeit zu erklären, und wie haben wir überhaupt die Vorgänge bei der Serumkrankheit aufzufassen?

Man muß sich vorstellen, daß ein in den Organismus parenteral eingeführtes Serum als Antigen wirkt und Antikörper erzeugt. Merkwürdig ist dabei die fast paradox klingende Tatsache, daß das Serum an sich ungiftig ist, während die Antistoffe, die sich als Reaktion dagegen bilden, aus dem Serum erst eine toxische Substanz aufschließen. Diese toxische Substanz ruft die Serumkrankheit hervor. Sie entsteht durch die Wechselwirkung zwischen Körper und Serum, indem die sich bildenden Antikörper durch ihr Zusammentreffen mit dem Serum erst die Giftwirkung erzeugen. Bei der ersten Injektion von Serum braucht der Körper einige Zeit, um genügend solcher Antikörper zu bilden (Inkubationszeit). Ist nun eine hinreichende Menge erzeugt, die mit dem Antigen toxische Substanz bildet, so tritt als Folge der Giftwirkung die Serumkrankheit ein.

Die Symptome der Überempfindlichkeit bei der zweiten Injektion, also die beschleunigte Reaktion, sind so zu erklären, daß die Zellen, die einmal auf die Einspritzung von Serum mit der Produktion von Antikörpern reagiert haben, nun weit schneller als das erste Mal Antikörper produzieren, daß also die Entstehung der toxischen Substanz durch das Zusammentreten von Antigen und Antikörpern weit schneller vonstatten geht.

Die sofortige Reaktion des Organismus bei der zweiten Einspritzung, die sich in Ödem, Fieber, Exanthem und eventuell kollapsartigen Zuständen geltend machen kann, ist so zu erklären, daß hier von der ersten Injektion her noch Antikörper in großer Menge vorhanden sind, so daß die Bildung der toxischen Substanz mit einem Schlage erfolgen kann. In vielen Fällen geht die erste Seruminjektion ohne jede Serumerscheinung einher, erst nach der zweiten Einspritzung stellt sich die Serumkrankheit ein. Hier ist anzunehmen, daß auch nach der ersten Einspritzung Antikörperproduktion erfolgte, daß aber ihre Wirkung nicht die Schwelle der klinischen Wahrnehmbarkeit erreichte. So ungefähr ist die jetzt wohl allgemein angenommene Anschauung vom Zustandekommen der Serumkrankheit.

Interessant und für die allgemeine Pathologie von Bedeutung ist dabei die Auffassung der Inkubationszeit. Man hatte sich gewöhnt, für die meisten Infektionskrankheiten als Inkubationszeit diejenige Frist anzusehen, die nötig ist, um die Vermehrung der eingedrungenen Keime oder ihrer Toxine so zu fördern, daß sie den Körper krank machen. Das Studium der Serumkrankheit lehrt, daß für die Inkubationszeit der Serumkrankheit und dementsprechend auch für eine Reihe von Infektionskrankheiten neben der eingedrungenen körperfremden Substanz die Reaktionsfähigkeit des Körpers von gleicher Wichtigkeit ist. Bei der Serumkrankheit ist die Inkubationszeit außer von der Menge des Serums auch von der Schnelligkeit der Bildung von Antikörpern abhängig, denn erst das Zusammentreten von Antikörpern und Serum und die dadurch erzeugte toxische Substanz löst die Serumkrankheit aus. Bei einer wiederholten Injektion ist die Inkubationszeit kürzer, weil hier die Produktion der Antikörper schneller erfolgt. In ganz ähnlicher Weise abhängig von der Reaktionsfähigkeit des Körpers ist die Inkubationszeit bei der Jennerschen Schutzimpfung. Bei der Revaccination treten die Erscheinungen viel früher und abgeschwächter auf als bei der ersten Vaccination.

Für den Begriff der Überempfindlichkeit, die bei dem Auftreten der Serumkrankheit nach vorangegangener Injektion eine so große Rolle spielt, wird sehr häufig auch das Wort Anaphylaxie gebraucht, das von Richet stammt. Dieser Autor beobachtete bei Versuchen an Hunden mit Aktiniengift, daß bei der zweiten Injektion die tödliche Dosis viel geringer war und rascher wirkte als bei der ersten Einspritzung. Er nannte daher, zum Unterschiede von der prophylaktischen Wirkung, den Effekt der ersten Injektion, Überempfindlichkeit zu erzeugen, die anaphylaktische Wirkung.

Eine große Vertiefung unserer theoretischen Kenntnisse über das Zustandekommen der Serumüberempfindlichkeit haben wir durch die experimentelle Forschung am Tier gewonnen. Arthus behandelte Kaninchen mit wiederholten subkutanen Injektionen von Pferdeserum, wobei die ersten Einspritzungen ohne Nachteil vertragen wurden. Dann aber zeigte sich die erworbene Überempfindlichkeit der Tiere dadurch, daß eine neue Injektion starke Reaktionen an der Injektionsstelle, bestehend in Ödemen, Hautinfiltration und Nekrosen, erzeugte. Wurde den überempfindlich gemachten Tieren das Serum intravenös eingespritzt, so traten oft sofort hochgradige Atemnot, Diarrhöen, Krämpfe und Tod unter Lähmungserscheinungen ein. Daß es sich hier um Vorgänge ganz spezifischer Art handelte, ging daraus hervor, daß die gegen das Pferdeserum überempfindlich gemachten Kaninchen Injektionen von Serum einer anderen Tierart ohne Nachteil vertrugen.

Noch besser geeignet zum Studium der Serumüberempfindlichkeit ist das Meerschweinchen. Theobold Smith fand im Jahre 1904, daß Meerschweinchen, welche zur Wertbestimmung des Diphtherieserums gedient, also Diphtheriegift gemischt mit antitoxischem Pferdeserum eingespritzt erhalten hatten und dabei gesund geblieben waren, plötzlich schwer erkrankten und zugrunde gingen, wenn einige Zeit später einige ccm normalen Pferdeserums subkutan injiziert wurden. Normale, d. h. nicht vorbehandelte Meerschweinchen vertragen die Einspritzung normalen Pferdeserums ohne krankhafte Symptome; schwere Vergiftungserscheinungen oder der Tod treten dagegen ein, wenn einem bereits vorbehandelten „sensibilisierten“ Meerschweinchen aufs neue Pferdeserum eingespritzt wird. Zur Erzeugung der Anaphylaxie genügt die subkutane Injektion einer sehr geringen Menge des artfremden Serums. Die Sensibilisierung erfolgt aber nicht plötzlich; sie bedarf vielmehr zu ihrer Ausbildung einer Inkubationszeit von 10—14 Tagen. Danach ist das Tier derartig überempfindlich, daß bei intravenöser Injektion schon ein Zentigramm Pferdeserum genügt, um in wenigen Minuten hochgradige Atemnot, heftige Krämpfe, Lähmungserscheinungen und den Tod herbeizuführen. Das Gift scheint hauptsächlich das Atemzentrum anzugreifen; das Herz schlägt noch längere Zeit nach dem Tode fort. Meerschweinchen, die durch eine einmalige Injektion überempfindlich geworden sind, behalten diese Eigenschaft gegenüber einer Reinjektion derselben Serumsart sehr lange, vielleicht sogar für ihr ganzes Leben.

Wir haben nun zunächst zu fragen: Kann die Serumkrankheit in der Form, wie sie nach der ersten Injektion auftritt, oder noch mehr in der beschleunigten und stürmischen Weise, wie sie nach der zweiten Serumeinspritzung infolge der Überempfindlichkeit verläuft, derart bedrohlich werden, daß unser Zweck, die zur Serumtherapie auffordernde Infektionskrankheit zu bekämpfen, illusorisch gemacht wird? Wäre das der Fall, so könnte man durch die Serumtherapie den Kranken mehr schädigen als ihm nützen; es hieße den Teufel mit Beelzebub vertreiben. Auf Grund ausgedehnter Erfahrungen kann ich auf obige Frage antworten.

Die Serumkrankheit ist in der ganz überwiegenden Mehrzahl der Fälle derartig harmlos und schnell vorübergehend, daß sie gegenüber dem Segen, den die Serumtherapie mit sich bringt, überhaupt nicht in Betracht kommt. Das Exanthem, das Fieber, selbst die manchmal etwas unangenehmen Gelenkschmerzen sind doch nur kleine Unbequemlichkeiten gegenüber der Tatsache, daß wir dem Patienten das Leben retten.

Ein schwererer Verlauf der Serumkrankheit wird nur in seltenen Fällen beobachtet. Er ist nicht auf Reinjizierte beschränkt, sondern kann auch bei erstmalig Injizierten sich ereignen. An Todesfällen, die unzweifelhaft der Serumkrankheit zur Last zu legen sind, wurden in Deutschland in den letzten Jahren nach einer Zusammenstellung von Gaffky nur zwei beobachtet. Der eine dieser Fälle war folgender:

Dreifuß, Münch. med. Wochenschr. 1912. Nr. 4: Am 24. Februar 1907 wurde einem kräftigen Knaben von sieben Jahren eine Einspritzung von Diphtherieserum Nr. 3 wegen mäßig hochgradiger Diphtherie gemacht. Er hatte ein Jahr vorher, als die Mutter an Diphtherie erkrankt war, prophylaktisch eine Einspritzung von 150 I.-E. Diphtherieheilserum bekommen. Die neue Einspritzung wurde am Oberarm gemacht und verlief zunächst ohne Zwischenfall. Etwa 1½—2 Minuten nach der Einspritzung begann das Kind über Jucken an den Beinen und am Leib zu klagen. Dieses Jucken nahm schnell so zu, daß das Kind jammerte. Dann erfolgten schnell hintereinander Erbrechen, klonische Krämpfe der Arme und Beine, Pulslosigkeit an der Radialis, Weite und Reaktionslosigkeit der Pupillen, Bewußtlosigkeit. (Vom Beginn des Juckens bis hierher vergingen wiederum zwei Minuten.) Sodann erfolgte nach ungefähr 20 Minuten langsames, trotz künstlicher Atmung oft aussetzendes Atmen, während der Puls an der Carotis fühlbar blieb, und dann der Tod.

Einige weniger schwerere Fälle von Serumkrankheit habe ich bereits oben mitgeteilt. Es handelte sich dabei, wie wir sahen, durchgehends um kollapsartige Erscheinungen, die meist mit Cyanose und Luftmangel einhergingen und einen günstigen Ausgang hatten. Ich muß hinzufügen, daß trotz der vielen Seruminjektionen, die auf meiner Abteilung verabreicht werden, nur dreimal kollapsartige Zustände im Anschluß an Seruminjektionen beobachtet wurden. Ich würde es für einen großen Rückschritt halten, wenn man aus Furcht vor der Serumkrankheit bei einem Diphtherie- oder Genickstarrekranken auch nur einen Augenblick mit der Serumbehandlung zögern würde.

Sehr wichtig ist die durch v. Pirquet festgestellte Tatsache, daß Reinjektionen, die innerhalb der ersten sechs Tage nach der ersten Einspritzung, also noch in der Inkubationszeit der Serumkrankheit, vorgenommen werden, in der Regel keinerlei Reaktionserscheinungen auslösen. Das ist für die Behandlung der Diphtherie sehr zu beachten, weil wir hier häufig 2—3 mal innerhalb der ersten Tage der Erkrankung die Injektion wiederholen müssen, um einen vollen Erfolg zu erzielen, und wir wegen des Karbolgehalts die großen Dosen nicht ins Ungemessene steigern können.

Aber die Scheu vor der Überempfindlichkeit darf uns trotz vorangegangener Seruminjektion auch in den späteren Stadien der Diphtherie, z. B. wenn sich schwere Lähmungen einstellen, nicht vor einer energischen Serumbehandlung abhalten, da wir auch bei diesem Zustande noch gute Erfolge damit erreichen können.

Wie können wir nun den Eintritt der Serumerscheinungen nach Möglichkeit vermeiden? Sicher ist, daß vor allem große Serummengen am ehesten zur Serumkrankheit führen. Mit der Menge des eingespritzten Serums sinkt die Häufigkeit der Serumkrankheit. Das ist schon daraus ersichtlich, daß wir bei der Serumtherapie der Genickstarre und bei der Antistreptokokkenserumbehandlung des Scharlachs, also bei Krankheiten, wo große Mengen Serum eingespritzt werden, weit häufiger Serumerscheinungen sehen als z. B. bei der spezifischen Diphtherietherapie. Aber auch die Geschichte der Diphtheriebehandlung selbst lehrt, daß kleinere Serummengen weniger Exantheme hervorrufen. Während nach von Rittershain in der ersten Zeit, wo 10—30 ccm Diphtherieserum eingespritzt werden, in 22 % der Fälle Serumerscheinungen auftreten, sank später, als man lernte, höherwertige und daher geringere Serummengen zu verwenden, die Zahl auf 6,45 %. Nach Injektionen von 100—200 ccm Serum bei der Moserschen Scharlachbehandlung sah von Pirquet in 85 % der Fälle Serumerscheinungen.

Aus allem dürfen wir nun aber nicht den Schluß ziehen, daß unter allen Umständen große Serummengen zu vermeiden sind. Beim Genickstarreserum, beim Antistreptokokkenserum ist es vorläufig unbedingt nötig, große Mengen zu geben, und es muß nur darauf hingearbeitet werden, vielleicht allmählich ähnlich konzentrierte Sera herzustellen wie es beim Diphtherieserum gelungen ist. Hier können wir jetzt ganz gut hohe Dosen von Immunitätseinheiten einführen, ohne deshalb große Serummengen geben zu müssen, weil sehr hochwertige Sera im Handel erhältlich sind. So wird z. B. in Deutschland jetzt ein 500-faches Serum in den Handel gebracht.

Da erfahrungsgemäß die Erscheinungen der Serumkrankheit leichter bei intravenöser Einspritzung zum Ausbruch kommen als bei subkutaner und intramuskulärer, so würde ich raten, bei Personen, die schon früher einmal Serum injiziert bekommen haben, von der intravenösen Einführung des Serums abzusehen und der intramuskulären den Vorzug zu geben. Das gilt z. B. besonders für die Behandlung der postdiphtherischen Lähmungen, wo meist schon auf der Höhe der Krankheit, also 14 Tage bis drei Wochen vorher, Serum gegeben wurde.

Ferner wird darauf hinzuwirken sein, daß bei der Herstellung der Sera nicht nur Pferde, sondern auch andere Tiere, Maulesel, Ziegen, Esel, Kühe, verwendet werden, damit man in der Lage ist, bei einer länger sich hinziehenden

Serumbehandlung, wie z. B. bei besonders hartnäckigen Fällen von Genickstarre bei den späteren Injektionen das Serum einer anderen Tierart verwenden zu können wie bei den ersten Einspritzungen; auf diese Weise würden sich Serumerscheinungen vermeiden lassen.

Die Tierexperimente von Ascoli u. a. haben gezeigt, daß nur die Reinjektion des Serums der gleichen Tierart anaphylaktische Erscheinungen auslöst, daß aber die Reinjektion des Serums einer anderen Tierart unschädlich ist. Namentlich für die prophylaktische Serumeinspritzung bei Diphtherie würde es sich deshalb empfehlen, ein anderes Serum zu verwenden als das zu therapeutischen Zwecken gebräuchliche Pferdeserum. Es ist deshalb bereits damit begonnen worden, zur Herstellung von Prophylaktikerserum Hammel und Rinder zu verwenden. Bei beiden Tierarten ist die Immunisierung nicht leicht, da die Tiere sehr empfindlich sind und häufig dabei zugrunde gehen. In größerem Maßstabe wird ein durch Immunisierung von Rindern hergestelltes Diphtherieserum neuerdings von den Höchster Farbwerken abgegeben, das in Abstufungen von 500 I.-E. in den Handel kommt. Der Einführung eines solchen Rinderserums stellte sich die Schwierigkeit entgegen, daß Rinderserum beim Menschen toxisch wirken und namentlich bei Kindern im ersten Lebensjahre Kollapserscheinungen auslösen soll. Diese in verschiedenen Abhandlungen über Serumtherapie wiederkehrende Bemerkung mußte viele von der Anwendung des Serums abhalten. Ich habe es deshalb an einem größeren Material der Nachprüfung unterzogen, da ich bei früheren Untersuchungen an Blutern, die mit dem Serum verschiedener Tierarten angestellt wurden, von einer toxischen Wirkung gut abgelagerten Rinderserums niemals etwas bemerkt hatte. Bei dieser Nachprüfung, die bei etwa 100 Individuen, und zwar besonders bei Säuglingen vorgenommen wurde, hat sich gezeigt, daß sich das Rinderserum sehr gut zur prophylaktischen Immunisierung eignet, da Kollapserscheinungen in keinem Falle gesehen wurden, und Serumkrankheit sich nicht häufiger zeigte als auch bei anderen Seris.

Zur Verhütung der Serumkrankheit wird ferner empfohlen, Chlorkalzium 0,75—1,0 g drei Tage hintereinander per os oder subkutan zu geben. Netter will damit in 600 so behandelten Fällen die Serumkrankheit von 20 % auf 3 bis 4 % gedrückt haben. Bei wirklich überempfindlichen Personen sah ich auch davon keinen Erfolg.

Schließlich sei noch der Vorschlag Friedbergers erwähnt, bei Reinjektionen eine subkutane Einspritzung geringer Serummengen der Injektion der Hauptmenge voranzuschicken, um die Bildung sog. antianaphylaktischer Körper im Blute anzuregen und so etwaigen, auf eine erworbene Überempfindlichkeit zurückzuführenden Krankheitserscheinungen vorzubeugen. Ich mache von diesem Vorschlag namentlich bei der Behandlung postdiphtherischer Lähmungen Gebrauch und spritze vier Stunden vor der eigentlichen großen Serumdosis eine ganz geringe Serummenge, z. B. 0,5—1 ccm Diphtherieserum ein. Exantheme und gelegentlich auch Gelenkschmerzen habe ich freilich auch dadurch häufig nicht verhindern können.

Die Therapie der Serumkrankheit kann nur eine symptomatische sein. Der Juckreiz der Urticariaquaddeln kann durch Betupfen mit 1 %igen Mentholspiritus oder Einreiben mit Mentholsalbe gelindert werden; auch lauwarme Bäder werden empfohlen. Gegen höheres Fieber sind kühle Einpackungen zu empfehlen. Die Gelenkschmerzen, die durch Salizylpräparate nur wenig zu beeinflussen sind, werden am besten durch hydropathische Umschläge gelindert. Atophan erwies sich mir in einigen Fällen als wirksam.

Literatur.

v. Pirquet und Schick, Die Serumkrankheit. Wien 1905. — v. Pirquet, Allergie, Ergebnisse der inneren Medizin und Kinderheilk. Bd. 1, Berlin 1908.

Erythema exsudativum multiforme.

Das Erythema exsudativum multiforme ist eine lokale Hauterkrankung, die teils als selbstständige akute Infektion, teils als spezifischer Hautausschlag im Laufe anderer Infektionskrankheiten auftritt.

Die **Ätiologie** des Er. exs. mult. ist noch unbekannt. Es befällt mit Vorliebe jugendliche Personen bis zum 25. Jahre, seltener ältere Leute. Auffällig ist seine Beeinflussung durch die Jahreszeiten. Es wird am häufigsten in den Frühjahrs- und Herbstmonaten beobachtet.

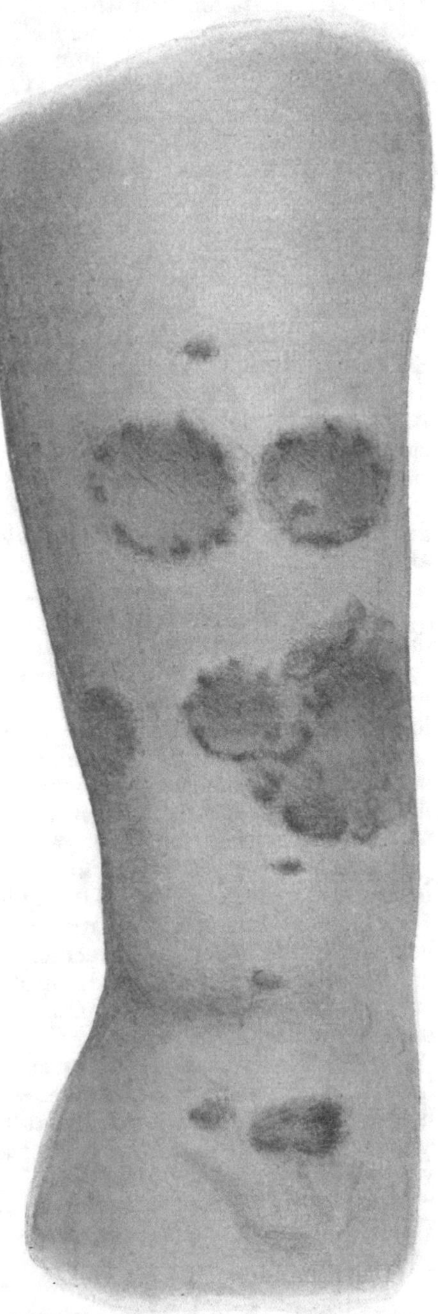

Abb. 377. Erythema exsudat. multiforme am Arm einer Frau.

Krankheitsbild. Das Erythema exudativum multiforme beginnt akut ohne Prodromalerscheinungen. Unter leichtem Jucken und Brennen entstehen verschieden große Flecke und Papeln oder Blasen, je nachdem einfache Hyperämie oder aber Exsudation besteht. Aus den roten Papeln werden innerhalb weniger Tage zehnpfennigstückgroße Scheiben, deren Zentrum einsinkt und einen bläulichen Farbton annimmt, während der rote Rand sich wallartig davon abhebt (Erythema annulare). Durch Konfluenz mehrerer solcher Effloreszenzen kann es zu merkwürdigen, handtellergroßen, bläulich verfärbten Flächen mit rotem, bogenförmigen, wallartig erhabenen Rand kommen (Erythema figuratum). Manchmal entwickelt sich innerhalb der auf Markstück- bis Handtellergröße angewachsenen Effloreszenz eine neue papulöse Eruption, oder konzentrisch um die erste Stelle herum entwickeln sich Nachschübe, so daß schießscheibenähnliche Bilder entstehen, bei denen die älteren, schon abgeblaßten und etwas zyanotischen Ringe in der

Mitte und die frischeren hellroten in der Peripherie stehen (Erythema iris). Bei starker Exsudation kommt es durch Abhebung der oberen Epidermisschichten zu Bläschen- und Blasenbildung, die das Bild noch erheblich vielseitiger gestalten (Erythema vesiculosum bullosum). Einzelne Papeln oder Scheiben können in der Mitte ein Bläschen tragen, das später eintrocknet und eine kleine Kruste bildet. Dichtstehende, wasserhelle Bläschen können rings auf den hellroten Wällen aufschießen oder zu einem einzigen Blasensaum zusammenfließen, oder es bilden sich konzentrische Blasenwälle (Herpes iris).

Prädilektionsstellen sind die Streckseiten der Extremitäten, und zwar besonders der Hände (Finger) und der Vorderarme. Dann folgt in der Häufigkeitsskala Tibia und Fußrücken. Dabei ist fast stets eine symmetrische Anordnung auf den Extremitäten vorhanden. Bei reichlicher Eruption sind auch auf der Volarfläche der Hand und auf der Fußsohle Effloreszenzen. Manchmal wird auch das Gesicht befallen, besonders gern bei Rezidiven und zwar finden sich dabei oft die bläschenbildenden Formen. Selbst der Rumpf kann stark befallen werden. Auch auf der Schleimhaut des Mundes, auf der Innenfläche der Lippen und der Wangen sowie im Rachen, auch an der Konjunktiva und an den weiblichen Genitalien können zugleich mit den Effloreszenzen der äußeren Haut Bläscheneruptionen auftreten, die schnell zerfallen und sich in Erosionen verwandeln.

Störungen des Allgemeinbefindens fehlen beim reinen Er. exs. mult. ganz, da es sich um eine rein lokale Hauterkrankung handelt. Nur bei sehr ausgedehnter Eruption treten leichtere Temperaturschwankungen auf. Der Ausschlag selbst verursacht manchmal leichtes Jucken oder Brennen; an den Fingern oder Handflächen kann es mitunter zu starker Entzündung kommen, da bei ausgebreiteter Eruption die dort aufschießenden Papeln infolge der starken Spannung der Haut in dieser Gegend ähnlich wie bei Pocken starkes Jucken und Schmerzen auslösen können. Wo ausgeprägtere Allgemeinerscheinungen, hohes Fieber, Erkrankungen der Gelenke, des Herzens oder dgl. beim Vorhandensein eines Er. exs. mult. vorkommen, wird die Eruption in der Regel als Begleiterscheinung einer anderen Infektionskrankheit aufzufassen sein. So beobachtet man z. B. bei der Polyarthritis rheumatica, ferner beim Scharlach und bei anderen Infektionskrankheiten gelegentlich ein Er. exs. mult. als Komplikation.

Der **Verlauf** ist ein günstiger. Nach 1—3 Wochen, während deren noch verschiedene frische Nachschübe auftreten, erschöpft sich der Prozeß. Die Bläschen trocknen zu Krusten ein, die nur ganz wenig schuppen, die erhabenen Wälle und Papeln flachen sich ab und nehmen eine livide Verfärbung an, die später bräunlich wird, und verschwinden schließlich, ohne eine Spur zu hinterlassen. Häufig kommt es nach einigen Monaten zu Rezidiven, besonders an den Fingern.

Die **Diagnose** dieses vielgestaltigen Exanthems ist relativ leicht. Die helle Röte der frischen Effloreszenzen, die bei älteren Eruptionen einer mehr lividen Farbe Platz macht, die relative Beständigkeit der Eruptionen gegenüber anderen Erythemen, z. B. der Urticaria, erleichtert die Erkennung. Gestützt wird die Diagnose vor allem durch den Lieblingssitz des Erythems auf der Streckseite der Extremitäten und durch die symmetrische Anordnung; zum Unterschied vom Herpes tonsurans fehlt die Schuppenbildung an den peripheren Teilen.

Die **Behandlung** ist eine rein symptomatische; Einpudern mit Amylum genügt meist. Sind infolge starker Entzündung heftige Schmerzen vorhanden, so macht man Umschläge mit essigsaurer Tonerde. Bei Fieber ist Bettruhe geboten.

Erythema nodosum.

Das Erythema nodosum ist eine akute Infektionskrankheit, die mit Fieber und Störungen des Allgemeinbefindens einhergeht und charakterisiert ist durch das Auftreten roter Knoten auf der Streckseite der Unterschenkel und seltener der Vorderarme. Es stellt eine selbständige Erkrankung dar und ist streng zu trennen von dem Erythema exsudativum multiforme. Sein gelegentliches familiäres Auftreten und gehäuftes Vorkommen in kleinen Endemien und Epidemien beweisen, daß eine gewisse, wenn auch geringe Kontagiosität besteht.

In einer Beobachtung von Para wird ein Mädchen in einer Pension von Er. nod. befallen und wird nach Hause und in dasselbe Bett mit einer jüngeren Schwester gebracht. Nach neun Tagen erkrankt auch diese. Fürbringer sah auf seiner Kranken - Abteilung gleichzeitig drei Frauen an Er. nod. erkranken.

Außer als selbständige Infektionskrankheit beobachtet man das Er. nod. nicht selten auch als Begleiterscheinung anderer Infektionskrankheiten. Es ist aber nicht zu verwechseln mit ähnlichen Ausschlägen, die als rein toxische Erytheme vorkommen und im Gegensatz zu dem echten Er. nod. durch ihre Flüchtigkeit und fehlende Druckempfindlichkeit ausgezeichnet sind.

Die **Ätiologie** der Krankheit ist noch unbekannt. Zweifellos handelt es sich nicht um eine rein lokale Hautkrankheit, sondern um eine fieberhafte, akute Allgemeinerkrankung. Dafür spricht das Vorkommen von Komplikationen am Herzen und anderen Organen. Das Er. nod. befällt mit Vorliebe jugendliche Personen und bevorzugt das weibliche Geschlecht. Im April und Mai sowie im September und Oktober pflegt es besonders häufig aufzutreten, doch ist es im ganzen eine seltenere Erkrankung. Hegler berechnet für Hamburg das Häufigkeitsverhältnis des Er. nod. zu allen anderen Erkrankungen auf 1: 1000.

Die **Inkubationszeit** beträgt nach den vorliegenden Beobachtungen etwa 9—10 Tage.

Krankheitsbild. Meist gehen leichte Prodromalerscheinungen, erhöhte Temperatur, Appetitlosigkeit, Gliederschmerzen, Abgeschlagenheit, bei Kindern auch Magendarmstörungen, dem Ausbruch des Exanthems 3—4 Tage voraus.

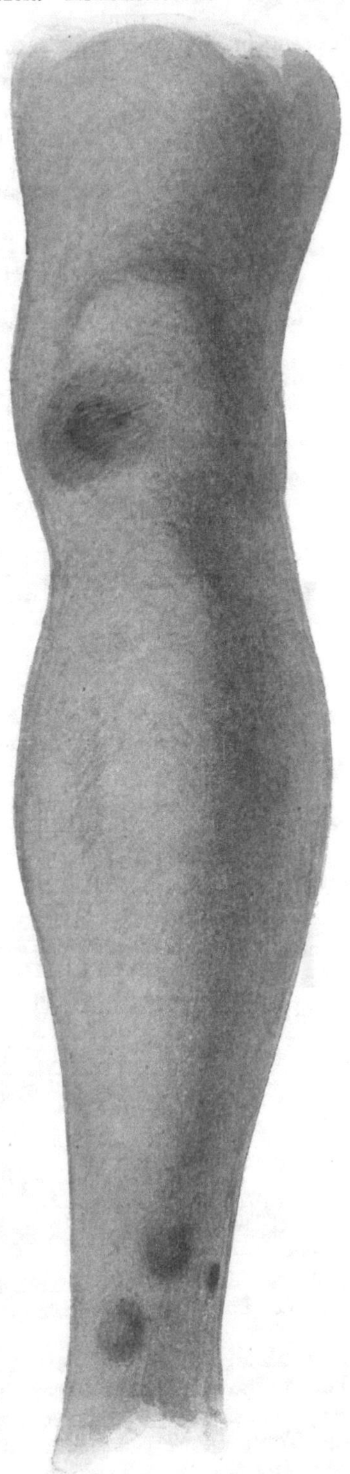

Abb. 378. Erythema nodosum.

Häufig (nach Hegler in 20%) tritt als Vorläufer eine Angina 3—7 Tage vorher in Erscheinung. Wiederholt wurde ein Beginn mit Schüttelfrost und hohem Fieber beobachtet; auch unbestimmte Muskel- und Gelenkschmerzen können sich hinzugesellen, bis endlich nach mehreren Tagen das Erythem zum Ausbruch kommt. Der Ausschlag tritt innerhalb weniger Stunden auf in Form von erbsen- bis walnußgroßen, rundlichen oder ovalen Knoten, über denen die Haut nicht verschieblich ist, und die auf Druck lebhaft empfindlich sind (vgl. Abb. 378). Sie sind von derber Konsistenz, so daß auch die kleineren Knoten dem tastenden Finger nicht entgehen können, und haben eine blaßrote, später bläulich-rote Färbung. Durch Konfluenz mehrerer dicht zusammenstehender Eruptionen können bis handtellergroße blaurötliche Knoten entstehen, die wie ausgedehnte Kontusionen aussehen. An der Peripherie der Knoten ist die Haut oft leicht ödematös. Die Zahl der Effloreszenzen ist sehr wechselnd, von ganz vereinzelten bis zu einer großen Anzahl. Sie finden sich meist am Unterschenkel, namentlich an der Tibiakante und auf dem Fußrücken, in der Regel in symmetrischer Anordnung, seltener am Oberschenkel oder an den Armen. Wenn sie auch an den oberen Extremitäten auftreten, so ist der Gang gewöhnlich der, daß sie zuerst an der Schienbeinkante erscheinen, und daß dann in den nächsten Tagen unter erneutem Fieberanstieg Nachschübe auf der Streckseite der Vorderarme, besonders entlang der Ulnarkante aufschießen. Auf dem Rumpf finden sich so gut wie niemals Erythemknoten, im Gesicht außerordentlich selten.

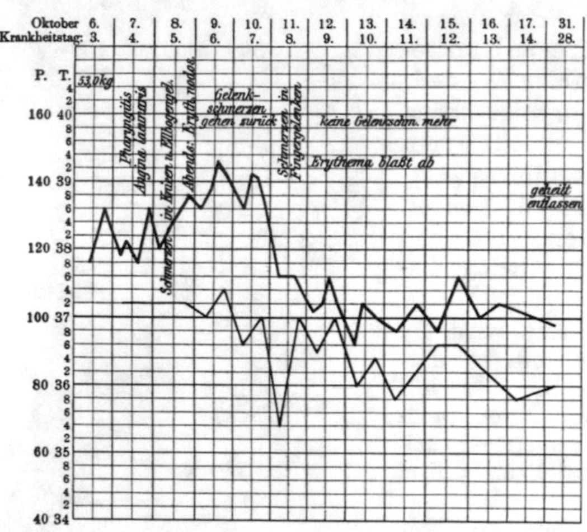

Abb. 379. Amanda B., 15 Jahre alt. Erythema nod. mit Rheumatoïd (nach Hegler).

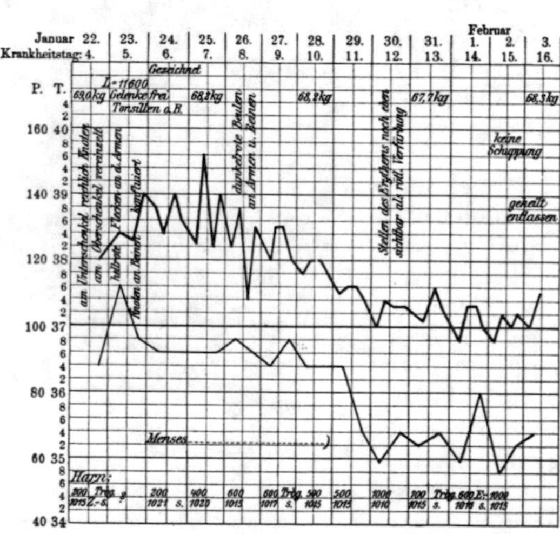

Abb. 380. Klara C., 24 Jahre alt. Reines Erythema nod. ohne Gelenkschmerzen (nach Hegler).

Allgemeinbefinden und Fieber. Während manche Fälle fast ohne Fieber und mit geringen subjektiven Beschwerden verlaufen, ist bei anderen starkes Krankheitsgefühl, Gliederschmerzen, Kopfschmerzen, Appetitlosigkeit, schlechter Schlaf vorhanden. In den meisten Fällen steigt die Temperatur oft schon am ersten Tage auf 38—39°, hält sich dann remittierend 3—4 Tage, um mit dem Ausbruch des Knotenausschlages am 3.—4. Tage ihre höchste Höhe, zuweilen 40—41°, zu erreichen und dann lytisch abzufallen (vgl. Abb. 379). Das Fieber pflegt sich so lange zu halten, als noch Nachschübe des Exanthems auftreten. Seine Dauer schwankt also zwischen wenigen Tagen und 2—3 Wochen.

Begleiterscheinungen und Komplikationen. Die wichtigste und häufigste Begleiterscheinung des Er. nod. sind Gelenkerkrankungen. Man muß mit Hegler bezüglich der Beteiligung der Gelenke drei Verlaufsformen unterscheiden:

1. Fälle von reinem Er. nod., die ohne jede Gelenkbeteiligung verlaufen, und bei denen auch früher niemals Gelenkrheumatismus vorlag; vgl. Abb. 380.

2. Die viel häufigeren Fälle, wo rheumatoide Schmerzen das Erscheinen des Erythems begleiten (Abb. 389). Die Schmerzen sind meist in den dem Sitze des Erythems benachbarten Gelenken, also in Knie- und Fußgelenken, dann auch in Hand- und Ellenbogengelenken, lokalisiert. Schwellung oder Rötung der Gelenke besteht dabei nicht, nur eine Schmerzhaftigkeit bei der Bewegung.

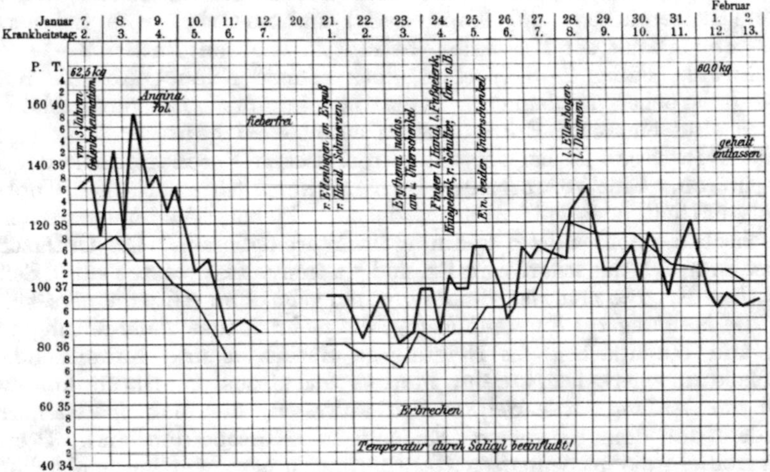

Abb. 381. Frieda K., 27 Jahre alt. Angina-Polyarthritis ac. rheumat. (Rezidiv) von Eryth. nodos. (nach Hegler).

3. Verknüpft sich das Er. nod. zuweilen mit dem echten Gelenkrheumatismus, vgl. auch S. 555. Dabei geht die Polyarthritis gewöhnlich dem Er. nod. voraus (vgl. Abb. 381), oder das Er. nod. entwickelt sich erst bei einem Nachschube der Polyarthritis.

Sehr lehrreich sind die statistischen Beobachtungen Heglers über die Beziehungen zwischen Er. nod. und Gelenkrheumatismus. Er fand unter 45 Fällen 15 mal = 33 % die Gelenke völlig frei, 21 mal = 47 % waren Erscheinungen von Rheumatoid festzustellen, d. h. Schmerzen in nicht veränderten Gelenken, und 9 mal = in 20 % bestand gleichzeitig vorher oder nachher ein echter Gelenkrheumatismus.

Mackenzie sah unter 233 Fällen von Er. nod. 43 mal = in 19 % gleichzeitig echten Gelenkrheumatismus.

Inwieweit diese nahen Beziehungen des Er. nod. zum Gelenkrheumatismus einen ätiologischen Zusammenhang haben, harrt noch der Aufklärung.

Am Herzen finden sich nur in den wenigsten Fällen Störungen. Für die nahe Verwandtschaft mit der Polyarthritis spricht die Tatsache, daß Endokarditis im Laufe von Er. nod. beobachtet wird, auch bei reinen Fällen ohne

Rheumatismus. Im ganzen ist die Komplikation aber sehr selten. Auf den Lungen wird zuweilen Bronchitis, seltener Pleuritis exsudativa beobachtet. Der Magendarmkanal bietet meist nur geringe Verdauungsstörungen, wie sie auch bei anderen fieberhaften Erkrankungen an der Tagesordnung sind. In seltenen Fällen scheinen in der Darmserosa Erythemknoten auftreten zu können.

Treplin beobachtete ineinem derartigen Falle von ausgebreitetem Erythem eine Darminvagination, als deren Ursache eine Infiltration der Darmwand anzusprechen war. Auch in den übrigen Därmen fanden sich an der Serosa multiple Infiltrationen von bläulich-roter Färbung und Linsen- bis Bohnengröße.

Die Nieren sind nicht selten mitbeteiligt. Leichte Albuminurie ist häufig; vereinzelt kommt auch Nephritis vor. Die Diazoreaktion ist stets negativ.

Die Milz ist nicht vergrößert. Das Blut zeigt meist eine geringe Leukocytose (9000—12 000 Leukocyten). Erythrocytenzahl und Hämoglobingehalt pflegen in der Regel etwas vermindert zu sein.

An Nachkrankheiten wird über Druckempfindlichkeit der Nervenstämme (Extremitäten- und Kopfnerven) und neuralgiforme Schmerzen berichtet. Die Dauer der Krankheit beträgt in leichten Fällen 8—14 Tage, in mittelschweren Fällen 2—3 Wochen, doch können Nachschübe die Krankheit über 4—6 Wochen ausdehnen. Rezidive kommen in vereinzelten Fällen vor, doch sind einmalige Erkrankungen entschieden häufiger.

Die Diagnose ist bei der charakteristischen Beschaffenheit der Knoten relativ einfach. Eine Verwechslung ist möglich mit traumatischen Kontusionen und gelegentlich noch mit Mückenstichen. Fieber, Allgemeinerscheinungen und Nachschübe werden die Erkennung leicht ermöglichen. Die Unterscheidung von Er. exs. mult., das scharf vom Er. nod. zu trennen ist, bietet kaum Schwierigkeiten. Das Er. exs. mult. ist schmerzlos und geht ohne Allgemeinerscheinungen einher, die Neigung zur Figurenbildung, die mehr diffuse Ausbreitung auch auf Rumpf und Handflächen, die Neigung zu Rezidiven sind hinreichend sichere Unterscheidungsmerkmale. Beim Morbus maculosus Werlhofii können nach Hegler im Anfang Urticariaquaddeln auftreten, die sich in Hämorrhagien verwandeln und dann schwer von Er. nod. zu unterscheiden sind. Der weitere Verlauf freilich, die massenhaften Hautblutungen usw. werden leicht die Unterscheidung gestatten. Manchmal bieten auch Serumexantheme, wenn sie mit stark hämorrhagischer Urticaria einhergehen, Anlaß zur Verwechselung mit Er. nod., doch muß der ganze übrige Symptomenkomplex, die Flüchtigkeit des Exanthems, der Juckreiz, das Ödem der Augenlider und die Tatsache einer vorangegangenen Seruminjektion auf die richtige Fährte lenken. Ähnliches gilt für das Erythem, das beim internen Jodgebrauch vorkommt und für manche anderen toxischen Erytheme, die im Laufe von Infektionskrankheiten auftreten können und gelegentlich eine gewisse Ähnlichkeit mit dem Er. nod. bieten.

Vorkommen des Er. nod. bei anderen Infektionskrankheiten. Das Er. nod. hat die Eigentümlichkeit, im Laufe der verschiedensten Infektionskrankheiten auftreten zu können. Es handelt sich dabei nicht um jene oben erwähnten toxischen Erytheme, die in ihren so vielfach variablen Formen gelegentlich auch dem Er. nod. ähnliche Eruptionen darbieten können, aber meist leicht durch die fehlende Druckempfindlichkeit, durch den Juckreiz und die Flüchtigkeit von ihm zu unterscheiden sind, sondern um Komplikationen mit echtem idiopathischem Er. nod. Der Beziehungen des Er. nod. zum Gelenkrheumatismus wurde bereits gedacht. Aber auch bei Scharlach, bei Typhus und bei Diphtherie sah ich in einzelnen Fällen Er. nod. auftreten. Bei der Syphilis kommen Knoten vor, die manchmal an Er. nod. erinnern, aber nichts mit ihm zu tun haben, da sie auf spezifische Veränderungen (syphilitische Wandentzündungen subkutaner Venen [Hoffmann]) zurückzuführen sind. Viel besprochen ist die Beziehung des Er. nod. zur Tuberkulose. Es wird sogar die (meines Erachtens unzutreffende) Anschauung vertreten, daß die Tuberkelbazillen oder ihre Toxine das Er. nod. direkt hervorrufen (Pollack), weil die Pirquetsche Reaktion dabei sehr häufig positiv ausfällt. Das beweist aber nichts weiter als die Häufigkeit überstandener Tuberkulose. Vielmehr zeigt die Tatsache, daß die subkutane Tuberkulinprobe dabei meist negativ ausfällt (Hegler) die Unwahrscheinlichkeit der Annahme eines direkten Zusammenhanges des Er. nod. mit der Tuberkulose. Soviel ist aber jedenfalls sicher, daß Er. nod., namentlich im Kindesalter oft von tuberkulösen Erkrankungen (tuberkulöser Meningitis) gefolgt ist und bei für Tuberkulose disponierten und an Tuberkulose erkrankten Individuen mit Vorliebe auftritt. Die Ursache mag in ähnlichen Wechselbeziehungen liegen, wie sie bei Tuberkulose und Masern und anderen Infektionskrankheiten bestehen. Das Vorhandensein oder Überstehen der einen Krankheit disponiert zu der anderen.

Die **Prognose** ist im allgemeinen günstig zu stellen, da Komplikationen (Endokarditis) nur in den seltensten Fällen auftreten. Bei schwächlichen Kindern denke man daran, daß durch das Er. nod. zuweilen der Boden für die Entwicklung einer Tuberkulose vorbereitet wird.

Therapie. So lange Fieber besteht, ist Bettruhe geboten. Begleitende Gelenkschmerzen werden mit Salizylpräparaten, z. B. Aspirin oder Diplosal $4 \times 0,5$ oder auch mit Atophan bekämpft. Die Schmerzen in den Knochen werden durch feuchte Umschläge mit essigsaurer Tonerde gemildert.

Literatur siehe bei:

Jadassohn, Erythema exsudativum multiforme und Erythema nodosum, Ergebnisse d. allg. Pathol., herausgeg. von Lubarsch u. Ostertag, 4. Jahrg., 1897. — Hegler, C., Das Erythema nodosum. Ergebnisse der inneren Medizin, 12. Bd., Berlin 1913.

Varicellen, Windpocken, Spitzpocken, Wasserpocken.

Als Varicellen bezeichnen wir eine akute, fieberhafte, exanthematische, kontagiöse Infektionskrankheit, die hauptsächlich bei Kindern, zuweilen aber auch bei Erwachsenen vorkommt und gekennzeichnet ist durch Bläscheneruptionen, die in Schüben auftreten und teils zur vollen Blüte mit oder ohne Dellenbildung gelangen, teils auf früheren Entwicklungsstufen stehen bleiben.

Die Krankheit war schon um 1626 unter dem Namen Kristalle oder Ravaglione (Vidus Vidius) bekannt und wurde bereits von den Blattern unterschieden. Auch Heberden (1767), Heim (1809), Hesse (1829) vertraten die Anschauung, daß die Varicellen als selbständige Krankheit aufzufassen sei, eine Auffassung, die von den meisten Ärzten bis in die vierziger Jahre des vorigen Jahrhunderts hinein geteilt wurde. Um diese Zeit trat ein Umschwung ein, als Hebra, der Wiener Dermatologe, die ätiologische Einheit der Pocken und der Varicellen proklamierte. Die Majorität ging ins Lager der „Unitarier“ über. Erst im Gefolge der großen Pockenpandemie 1871—1874 wurde die Diskussion über die Stellung der Varicellen aufs lebhafteste wieder aufgenommen, und als Sieger gingen die „Dualisten“ hervor, die für die Selbständigkeit der Varicellen eintraten, Heute zweifelt wohl kaum noch jemand daran, daß Varicellen und Pocken nichts mehr als eine rein äußerliche Ähnlichkeit gemein haben.

Ätiologie. Die Varicellen werden nur durch Ansteckung verbreitet, doch ist uns das Krankheitsvirus völlig unbekannt. Auch über die Wege der Übertragung wissen wir nichts Sicheres; nur so viel steht fest, daß in der Regel direkte Berührung mit dem Kranken, ja selbst das bloße Verweilen in demselben Raum die Ansteckung herbeiführt. Das Kontagium muß also sehr flüchtig sein. Vermutlich wird auch hier die Aufnahme durch die oberen Luftwege (Tröpfcheninhalation) eine Rolle spielen. Indirekte Übertragung durch gesunde Zwischenträger ist selten, kommt aber sicher vor, wie ich selbst im Krankenhaus zweimal erlebte. Kürzlich hat Lentz [1]) eine einwandsfreie Beobachtung über die Infektion eines Kindes durch die gesund gebliebene, mit einem Windpockenkranken in Berührung gekommene Schwester mitgeteilt. Die Lebensfähigkeit des Virus außerhalb des menschlichen Körpers scheint gering zu sein.

Die Ansteckungsmöglichkeit ist schon vor Ausbruch des Exanthems vorhanden und schwindet erst nach der Abstoßung der letzten Krusten. Die Empfänglichkeit für Varicellen ist im Kindesalter bis zum zehnten Lebensjahre sehr groß, so zieht z. B. in einer Schule oder in einem Waisenhause ein Fall stets eine größere Reihe von Erkrankungen nach sich; auch schon im ersten Lebensjahre ist die Erkrankung häufig. Nach dem zehnten Lebensjahr ist die Disposition nur noch gering, und Erwachsene erkranken relativ selten. Immerhin sah ich unter 133 Fällen achtmal Erwachsene mit typischen Windpocken.

Bisher war man der Anschauung, daß der Erreger der Varicellen nicht im Pustelinhalt enthalten ist, da Übertragungsversuche auf den Menschen nicht gelungen waren. Nach jüngsten Untersuchungen von Medin gelingt es jedoch ohne Schwierigkeit, von einer Varicellenblase auf die gesunde Haut eines anderen Menschen abzuimpfen und damit an der Impfstelle eine Blase zu erzielen.

Das einmalige Überstehen der Varicellen verleiht Immunität für das ganze Leben; einzelne Ausnahmen bestätigen diese Regel. Daß kurz nach einer Varicellenerkrankung innerhalb der nächsten 14 Tage bis zu drei Wochen eine neue Erkrankung oder besser ein Rezidiv auftritt, ist mehrfach berichtet und auch von uns beobachtet worden.

Das Vorhandensein einer anderen Infektionskrankheit hat keinen Einfluß auf die Empfänglichkeit für Varicellen. Daß Masern-, Keuchhusten- und Scharlachkinder an Varicellen erkranken, ist gar nicht selten. Die Kombination kann insofern von unangenehmer Bedeutung sein, als eine Schwächung durch die vorangegangene erste Infektionskrankheit, so z. B. bei Masern oder Keuchhusten Fälle, die mit Bronchopneumonie kompliziert sind, auf die Schwere der Varicellen entschieden von Einfluß ist. Gerade in solchen Fällen sah ich häufiger ausgedehnte intensive Eiterung und geschwürige Umwandlung der Varicellenpusteln. Die Beobachtung von Pospischil, daß Varicellenkranke für Scharlach ganz besonders disponiert sind, muß ich bestätigen, doch kann ich mich seiner Behauptung nicht anschließen, daß der Scharlach dabei auffallend oft durch Streptokokkeninfektionen kompliziert sei.

Ein wichtiges Glied in der Kette der Beweise für die ätiologische Selbständigkeit der Varicellen ist die Beobachtung, daß die Varicellen im unmittelbaren Anschluß an Variola oder Vaccine oder sogar gleichzeitig vorkommen können. Der früher von den Unitariern nicht selten gemachte Kunstfehler, ungeimpfte, varicellenkranke Kinder mit Blatternkranken zusammenzulegen, wurde meist mit einer Blatternerkrankung dieser Opfer einer falschen Lehre gebüßt. Daß die Vaccination bei varicellenkranken,

[1]) Deutsch. med. Wochenschr. 1913. Nr. 24.

noch nicht vaccinierten Kindern positive Erfolge hat, ist eine 100fach gemachte Beobachtung, und umgekehrt erkranken gar nicht selten Kinder kurz nach der Vaccination an einem ausgebreiteten Varicellenexanthem. Es ist also klar, daß zwischen Variola und Vaccine auf der einen und Varicellen auf der anderen Seite keinerlei engere Beziehungen bestehen. Die beiden Kontagien müssen völlig verschieden sein. Das geht auch aus der Tatsache hervor, daß ein Varicellenfall niemals echte Pocken zu übertragen vermag, während jeder leichteste Fall von Variola und Variolois zur Quelle von Pockenepidemien werden kann.

Wäre es möglich, daß Varicellen zum Ausgangspunkt von echten Pockenfällen werden, so müßten wir in Deutschland, wo die Windpocken in allen Städten endemisch sind, Jahr für Jahr eine große Anzahl von Pockenkranken sehen. Tatsächlich aber betrug die Zahl der Pockenkranken in den letzten zehn Jahren im Deutschen Reiche im Durchschnitt 38. Daß einzelne Unitarier immer noch an ihrem Standpunkte festhalten, ist nur so zu erklären, daß sie vereinzelte variolaähnliche Varicellen, die in der Umgebung varicellenkranker Kinder vorkamen, als echte Pocken ansprachen und nicht als Windpocken. Daß aber solche variolaähnliche Varicellen, die auch wir wiederholt beobachtet haben, nichts mit der Variola ätiologisch zu tun haben, beweist der Umstand, daß in ihrer Umgebung niemals Pockenerkrankungen aufgetreten sind.

Die Varicellen sind über die ganze Erde verbreitet und herrschen in allen größeren Städten endemisch. Sie finden ihre Verbreitung namentlich durch die Kindergärten, Kinderbewahranstalten und Schulen und pflegen besonders nach der Eröffnung dieser Anstalten, also um Ostern herum und im Herbst, zu kleinen Epidemien anzuschwellen.

Schutzimpfung gegen Varicellen. Medin konnte zeigen, daß die Übertragung vom Bläscheninhalt der Varicellen auf ein gesundes Kind an der Impfstelle eine lokale Bläscheneruption verursacht, die nicht von einem allgemeinen Ausschlag gefolgt ist und dem Geimpften Immunität verleiht. Denn bei einer großen Hausepidemie blieben 90 in dieser Art Geimpfte gesund.

Das Verfahren wäre zu begrüßen bei Varicellenhausinfektionen auf Masern-, Keuchhusten- und Scharlachabteilungen. Ist auf einer solchen Abteilung ein Varicellenfall eingeschleppt worden, so könnte man die anderen Kinder des Pavillons prophylaktisch immunisieren, da man bei solchen Doppelinfektionen, namentlich bei Masern und Varicellen, doch mitunter recht unangenehme und schwere Formen sieht.

Krankheitsbild. Die Inkubationsdauer ist lang. In der Regel pflegt der Ausschlag 14 Tage nach der Ansteckung aufzutreten, doch vergehen nicht selten noch 2½—3 Wochen bis zu den ersten Krankheitserscheinungen. Sogar vier Wochen sind in seltenen Fällen als Inkubationszeit angegeben. Meist setzt die Krankheit gleich mit dem Auftreten des Ausschlages ein, ohne daß Prodromalerscheinungen vorausgegangen wären. In manchen Fällen freilich sieht man vorher Prodromalsymptome, die aus 2—3tägigem mäßigen Fieber, Kopfschmerzen, Abgeschlagenheit, Appetitlosigkeit und unruhigem Schlaf bestehen; mitunter können dabei auch Leibschmerzen und Erbrechen vorhanden sein. Auch Gliederschmerzen und sogar Kreuzschmerzen, das charakteristische Prodromalsymptom der echten Pocken, ist (namentlich bei Erwachsenen) mehrfach beobachtet worden. Auch höhere Temperaturen bis zu 40^0 und Konvulsionen werden als Einleitung zu den Varicellen beschrieben. Dabei muß aber hervorgehoben werden, daß stärkere Prodromalerscheinungen keinen Schluß auf einen schweren Charakter der Krankheit gestatten. Der Verlauf ist ganz unabhängig davon, ob Prodromalsymptome vorangegangen sind oder nicht. Die typische Entwicklung des Ausschlages vollzieht sich in folgender

Weise. Im Gesicht und am Kopf, oft aber auch schon gleichzeitig am Rumpf und an den Armen erscheinen kleine, runde, roseolaartige Flecke, die zum Teil klein bleiben, zum Teil bis zu Linsengröße anwachsen. Schnell wandeln sich die Fleckchen in zugespitzte Knötchen oder breitere Papeln und noch im Verlauf weniger Stunden werden aus Knötchen und Papeln kleine helle Bläschen, die rasch bis Hanfkorn- und Erbsengröße anwachsen. Sie enthalten anfangs eine klare Flüssigkeit, die sich kurz vor der Eintrocknung häufig trübt und sind zum Teil von einem geröteten, unregelmäßig konturierten Hof umgeben, zum Teil stehen sie auf scheinbar unverändertem Grunde. Während viele Bläschen schon in diesem Stadium eintrocknen, werden andere praller, nehmen durch Trübung eine hellgelbe Farbe an und bekommen eine Delle, so daß sie oft Variolaeffloreszenzen zum Verwechseln ähnlich sehen können. Dann trocknen sie ein und hinterlassen braune, noch für kurze Zeit von einem roten Hof umgebene Schorfe, die nach einiger Zeit abfallen, meist ohne eine Narbe zu hinterlassen. Die Zahl der Blasen, die sich am ganzen Körper, im Gesicht, am Kopf, auf dem Rumpf und an den Extremitäten, auch auf den Genitalien und am After regellos verteilen, ist in den meisten Fällen nicht groß (20—70). Als Maximum werden von Thomas 800 bezeichnet. In ganz rudimentären Fällen sind neben einzelnen roten Fleckchen und Papeln nur 1—2 Bläschen zu entdecken. Pathognomisch für das Varicellenexanthem ist nun vor allem die Eigentümlichkeit, daß die einzelnen Eruptionen auf verschiedenen Stufen ihrer Entwicklung stehen bleiben. Nur ein kleiner Teil macht die beschriebene Entwicklung zum Bläschen vollständig durch; einzelne Eruptionen machen schon auf der Stufe der Fleckenbildung Halt, andere bringen es bis zur Papelbildung, um sich dann zurückzubilden, und wieder andere erreichen vor der Eintrocknung noch die Gestalt eines Knötchens, auf dessen Spitze ein stecknadelkopfgroßes Bläschen erscheint. Außerdem pflegen in den ersten Tagen stets Nachschübe von frischen Effloreszenzen aufzuschießen. Durch diese beiden Eigentümlichkeiten des Exanthems kommt ein außerordentlich buntes Bild zustande, das Heubner bekanntlich mit einer Sternkarte verglichen hat, auf der Sterne verschiedener Größe nebeneinander stehen.

Die Zeit, die eine einzelne Effloreszenz von der Fleckchenbildung bis zur Eintrocknung braucht, beträgt etwa 1—2 Tage; da aber stets Nachschübe auftreten, so pflegt die Zeit bis zur Eintrocknung aller vorhandenen Effloreszenzen etwa 6—8 Tage zu betragen, und, bis alle Schorfe abgefallen sind, dauert es gewöhnlich 2—3 Wochen.

Das Allgemeinbefinden ist in der Regel nur wenig gestört. Der Schlaf ist in der ersten Nacht gewöhnlich unruhig, der Appetit ist herabgesetzt, ein mäßiges Fieber pflegt die ersten drei Krankheitstage zu begleiten, doch sah ich bei intensiver Ausbreitung des Exanthems auch länger anhaltende Temperaturen, namentlich dort, wo der größere Teil der Blasen vereitert war (vgl. Komplikationen). Der Ausschlag selbst verursacht häufig Brennen und Stechen und namentlich zur Zeit der Krustenbildung starkes Jucken, das zum Kratzen reizt und dadurch mancherlei Gelegenheit zu Sekundärinfektionen mit sich bringt.

Der anatomische Bau der Varicellenpusteln unterscheidet sich in keiner Weise von der Variolapustel. Dieser Satz muß nachdrücklich im Gegensatz zu mancherlei anders lautenden Angaben betont werden. Wie bei der Variolapustel handelt es sich auch bei der Varicellenblase um entzündliche Veränderungen in der Epidermis, die sich in zwei verschiedenen Formen von Epitheldegeneration äußern, der retikulären und der ballonierenden Degeneration (Unna). Genaueres darüber ist bei der Beschreibung der Pockenpusteln nachzulesen. Hier sei nur so viel hervorgehoben, daß die Varicellenpustel ebenfalls mehrfächerig ist und nicht etwa einfächerig, und daß eine primäre Dellenbildung, wenn auch nicht so regelmäßig wie bei den Pocken, auch bei vielen Varicellenpusteln auftritt. Allerdings verschwindet die Delle bei der

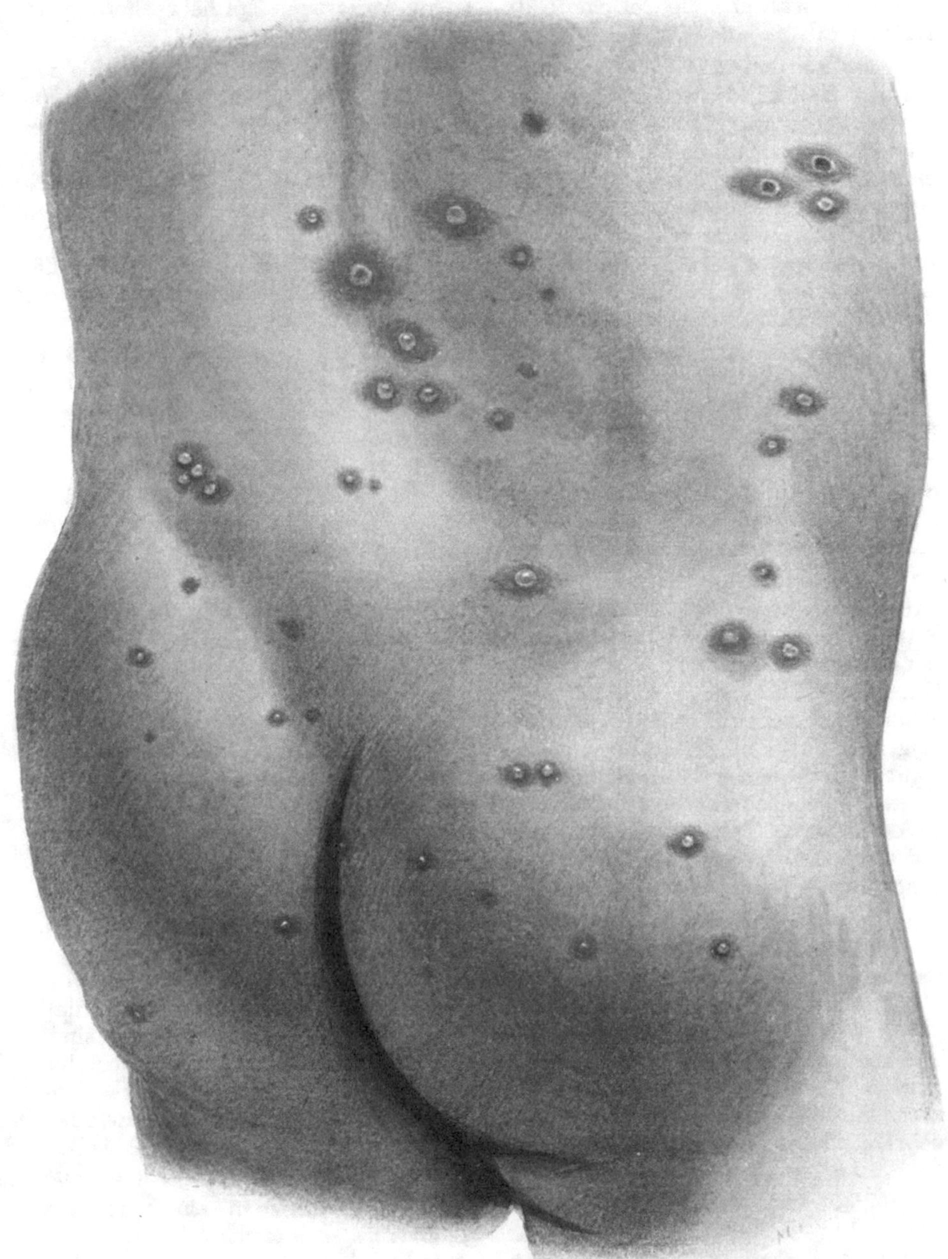

Abb. 382. Varicellenexanthem.

Varicellenpustel schneller als bei der Variola, weil sich die Blase schneller füllt und unter dem wachsenden Druck die Stränge und Pfeiler zerreißen, die den Pockengrund mit der gedellten Decke verbinden. Bei Beginn der Eintrocknung bildet sich ebenso wie bei der Variola meist eine sekundäre Delle (Eintrocknungsdelle), indem die zentralen, Flüssigkeit enthaltenden Partien durch Verdunstung einsinken, während die Peripherie durch eine wallartige Epithelwucherung gestützt wird.

Eine sekundäre Vereiterung der Pusteln ist nicht so regelmäßig wie bei den echten Pocken, kommt aber doch recht häufig vor. Der Inhalt der Blasen trübt sich durch zuströmende Leukocyten bei starker Schädigung des Papillarkörpers; durch die spezifische Entzündung im Verein mit Druckwirkung und der verdauenden Kraft des Pusteleiters können auch Narben, ganz ähnlich denen der Variola, zurückbleiben. Solche strahligen, narbigen Vertiefungen, die sich durch ihre weiße Farbe (infolge von Pigmentschwund) noch mehr von der umgebenden Haut abheben, sind aber bei Varicellen niemals in so großer Menge vorhanden wie bei echter Variola. Die Regel ist jedenfalls, daß die Varicellenefflorescenzen keine Narben hinterlassen.

Besonderheiten des Exanthems. Abweichungen vom gewöhnlichen Verlauf. Komplikationen. Eine Eigentümlichkeit, die das Varicellenexanthem mit der Variola teilt, ist die Beeinflussung durch mechanische und chemische Hautreize. Man findet z. B. dort, wo Kleidungsstücke einen starken Druck ausgeübt haben, oder wo Urin und Stuhl die Haut gereizt haben (z. B. bei Säuglingen) eine auffällige Massenproduktion von Varicellenblasen. Die gruppenförmige Anordnung kann dabei, namentlich wenn das übrige Exanthem gering ausgesprochen ist, zu Verwechslungen mit Herpes zoster führen.

Während eine Konfluenz einzelner Varicellenbläschen dort, wo sie in Gruppen stehen, recht häufig ist, sind Fälle, wo man von konfluierenden Varicellen analog der Variola confluens sprechen kann, relativ selten. Ich sah einmal bei einem $1\frac{1}{2}$jährigen Kinde ein aus unzähligen Varicellenbläschen bestehendes Exanthem, daß im Gesicht und am behaarten Kopf besonders dicht und zuweilen flächenhaft konfluiert war, und bei dem besonders die Schwellung und entzündliche Rötung der zwischen den einzelnen Pusteln gelegenen Haut auffiel. Auch die Augenlider waren wie bei der echten Variola mit Eruptionen stark bedeckt und derartig geschwollen, daß die Lidspalte völlig geschlossen war. Trotz dem schweren Eindruck, den solche Fälle machen können und trotz dem hohen Fieber (40^0) pflegt schon nach 2—3 Tagen der Eintrocknungsprozeß zu beginnen, und die Krankheit geht gewöhnlich in Heilung aus.

Mitunter entwickeln sich aus einzelnen Varicellenbläschen große Blasen, die schlaff und dünnwandig sind und Markstück-, ja Talergröße erreichen können. Man spricht dann von Varicella bullosa sive pemphigoides. Die Pemphigusähnlichkeit kann namentlich dann zu Verwechslungen Anlaß geben, wenn sämtliche Varicelleneruptionen in der Weise umgewandelt sind. In einem von mir beobachteten Fall entwickelten sich besonders auf dem behaarten Kopf mehrere große, schnell wachsende Blasen aus den Varicellenbläschen, und auch auf dem Rumpf waren neben normalen Varicelleneruptionen mehrere dieser Riesenblasen vorhanden. Nach dem Platzen und Abheilen der Blasen bleibt in der Regel noch für einige Zeit ein rotbrauner Fleck zurück.

Manchmal geht dem eigentlichen Varicellenexanthem ein initialer Ausschlag, Rash, voraus, der scharlach- und masernähnlich sein kann und nach 1—2 Tagen wieder verschwindet. Ich habe einen solchen Ausschlag von scharlachähnlichem Charakter zweimal gesehen. Er erschien etwa gleichzeitig mit den Varicelleneruptionen auf Rumpf und Extremitäten und verschwand nach 1—2 Tagen. Während ein solcher Rash bei Varicellen recht selten ist, finden wir ihn sehr häufig bei der Variola und Variolois.

Entsprechend dem Exanthem der äußeren Haut findet man auch auf den Schleimhäuten in sehr vielen Fällen, wenn auch nicht so häufig wie bei der Variola, typische Eruptionen. Am häufigsten ist die Mund- und Gaumenschleimhaut, besonders am harten Gaumen, betroffen, aber auch Zunge, Zahnfleisch und Tonsillen können befallen werden. Die Bläschen schießen meist gleichzeitig, manchmal sogar etwas früher als die Eruptionen der äußeren Haut auf, gehen aber sehr schnell infolge der Mazeration durch das Mundsekret ihrer zarten Epitheldecke verlustig. So kommt es, daß das Exanthem sich in den meisten Fällen nicht als Bläschenausschlag präsentiert (vgl. Abb. 383), sondern in der Form von hanfkorn- bis linsengroßen, gelblichweiß belegten, manchmal von einem schmalen roten Hof umgebenen Erosionen, die von der Stomatitis aphthosa kaum zu unterscheiden sind (vgl. Abb. 384). Meist machen diese

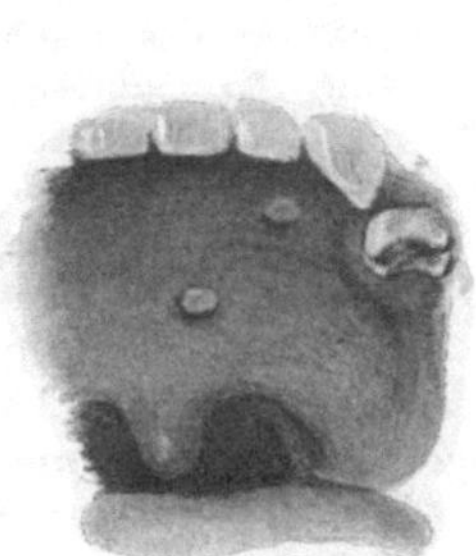

Abb. 383. Varicellenbläschen auf der Schleimhaut des weichen Gaumens.

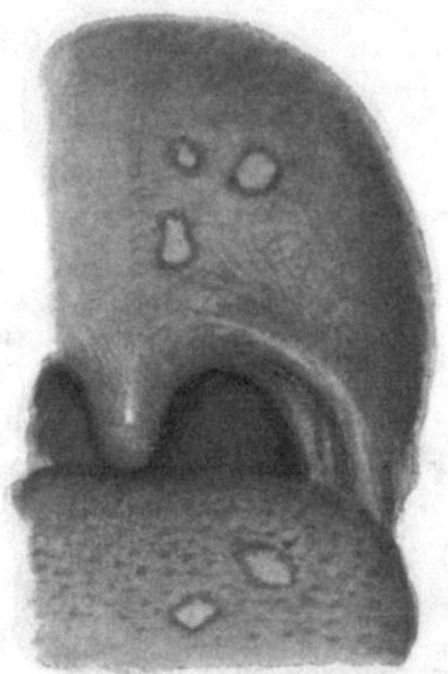

Abb. 384. Schleimhauteruptionen bei Varicellen (geplatzte Varicellenbläschen).

Eruptionen auf der Mundschleimhaut gar keine Beschwerden. Bei größerer Dichtigkeit und namentlich bei sekundärer Infektion, die zu starker Stomatitis und zu eitriger Infiltration der Geschwürchen führen kann, kommt es aber zu recht unangenehmen Beschwerden, Schmerzen beim Schlucken, Unmöglichkeit zu kauen etc. Sogar Perforation des Gaumensegels durch eine ulzerierte Varicellenpustel ist beobachtet worden (Kaupe).

Auch auf der Konjunktiva des Lides und des Augapfels kommen gar nicht selten Varicelleneruptionen zur Entwicklung und führen zu starker Konjunktivitis. Meist ist dabei das Augenlid stark ödematös. Dieses auffällige Lidödem kann aber auch ohne Bindehautvaricellen schon durch eine einzige Eruption auf der Haut des Lids zustande kommen (vgl. Abb. 385). Seltener sind die Effloreszenzen auf der Kornea, die zu bleibender Hornhauttrübung oder aber beim Tiefergreifen des Prozesses zur Zerstörung der Kornea und sogar zur Panophthalmie führen können.

Praktisch von Wichtigkeit ist die gelegentliche Lokalisation der Schleimhautpustel im Larynx, weil hier mitunter ein bedrohliches, mit allen Zeichen des diphtherischen Larynxcroups einhergehendes Zustandsbild verursacht werden kann. Die am Rande der Stimmbänder sitzenden Varicellenpusteln führen im Verein mit der entzündlichen Infiltration des Pockengrundes zunächst zu Heiserkeit, bellenden Husten, Dyspnoe und durch Glottisödem zuweilen zu akuten Erstickungsanfällen. Klinisch ist es dabei meist fast unmöglich, den Varicellencroup von einem mit Diphtherie komplizierten Varicellenfall zu unterscheiden. Das gilt ebenso für die Fälle, wo gleichzeitig ein Varicellenexanthem auf der Haut vorhanden ist, wie für die, wo das Varicellenexanthem dem Hautausschlag vorangeht. Bei zwei von uns im Krankenhause beobachteten Fällen dieser Art handelte es sich um echten Varicellencroup, denn trotz mehrfacher bakteriologischer Untersuchung konnten Diphtheriebazillen nicht nachgewiesen werden.

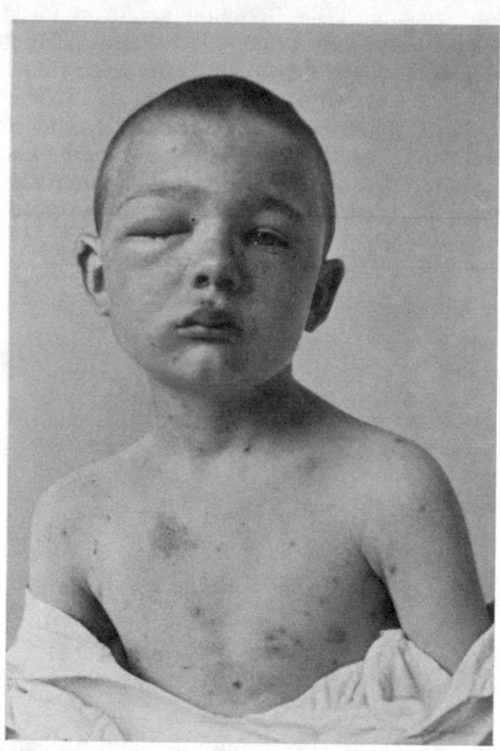

Abb. 385. Ödem des Augenlides infolge einer im inneren Augenwinkel sitzenden Varicellenpustel. Gleichzeitig Ödem der Oberlippe durch Varicellenblasen.

Anders war es in folgendem Falle: Es handelte sich um ein dreijähriges Kind, das mit schwerer Dyspnoe und inspiratorischen Einziehungen ins Krankenhaus kam, und das bei ausgebreitetem Varicellenexanthem der Haut und -exanthem im Munde keine diphtherischen Beläge im Rachen und trotz genauer Untersuchung des Rachenabstriches auch keine Diphtheriebazillen zeigte. Erst als die Tracheotomie vorgenommen wurde, ergab die Untersuchung des aus der Kanüle entleerten Sekretes Diphtheriebazillen.

Die einzig richtige Therapie ist es daher, wenn Croupererscheinungen sich geltend machen, sofort große Diphtherieserumdosen zu geben und beim Auftreten von inspiratorischen Einziehungen die Tracheotomie oder Intubation vorzunehmen.

Zuweilen werden auch die Genitalien von Varicellenpusteln befallen, beim Knaben das Präputium und die Glans Penis, beim Mädchen die Vulva und die Innenflächen der Labien. Diese Lokalisation kann unter ungünstigen Umständen zu häßlichen Komplikationen führen. So sah ich bei einem Knaben, der am Scrotum und an der Vorhaut Varicellenpusteln hatte, ein starkes entzündliches Ödem des ganzen Scrotums und des Penis; es bestand dabei starke Dysurie. Bei einem Mädchen entwickelten sich im Anschluß an Varicellen der Labien zunächst speckig belegte Geschwüre und dann eine phlegmonöse Infiltration der Schamlippen und ihrer Umgebung mit starker Lymphdrüsenschwellung.

Varicellenpusteln an der Schleimhaut des Afters können zu heftigem Tenesmus Anlaß geben.

Wie bei den meisten Infektionskrankheiten kommen auch bei den Varicellen abortive Formen vor, wobei die Entwicklung sämtlicher Eruptionen schon auf dem Stadium der Fleckenbildung stehen bleiben und nur Roseolen zur Entwicklung kommen. Nach Thomas spricht man in solchen Fällen von Roseolae varicellosae; auch Stehenbleiben im papulösen Stadium kommt vor.

Wichtiger als die bisher genannten Abweichungen vom gewöhnlichen Krankheitsverlauf sind Fälle, wo es zur Vereiterung der meisten Eruptionen kommt, Varicella pustulosa. Eine Vereiterung der großen Mehrzahl der Eruptionen findet man meist bei schlecht genährten, durch andere Erkrankungen geschwächten Kindern; auch Hautreize scheinen dazu zu disponieren. So berichtet Désoil von dem Auftreten vereiterter Varicellenblasen in einem Falle, wo im Prodromalstadium ein Senfbad gegeben worden war. Ferner findet man eitrige Pusteln oft an Stellen, die leicht der Sekundärinfektion ausgesetzt sind, z. B. an der durch Urin und Stuhl gereizten Gesäßgegend von Säuglingen. Der Entwicklungsgang solcher eitrigen Pusteln pflegt länger zu sein als bei gewöhnlichen Bläschen, so daß bis acht Tage verstreichen können, ehe das Exanthem zur Eintrocknung kommt. Solche Fälle mit allgemeiner Vereiterung der Varicellenpusteln erinnern lebhaft an Variola, namentlich wenn die perlmutterfarbenen, von einem roten entzündeten Hof umgebenen Pusteln etwas dichter stehen und besonders, wenn sich dieses Zustandsbild bei Erwachsenen entwickelt.

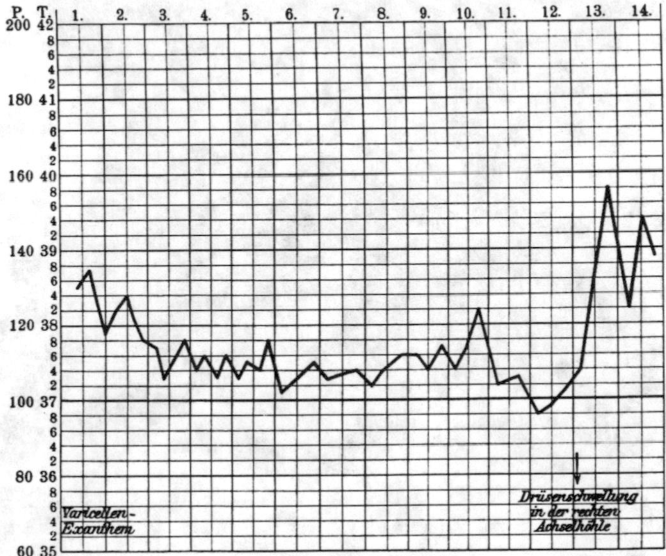

Abb. 386. Erich Feldt, 1 ½ Jahre. Schwere variolaähnliche Varicellen mit Sepsis, ausgehend von einer vereiterten Pustel. Gestorben.

Die Varicellen der Erwachsenen sind nicht so selten, wie noch vielfach behauptet wird, ja in einzelnen verbreiteten Lehrbüchern findet man sogar merkwürdigerweise noch die Angabe, daß die Varicellen eine ausschließliche Kinderkrankheit seien und bei Erwachsenen nicht vorkommen. Demgegenüber muß ich betonen, daß ich unter einem Material von 133 Fällen bereits achtmal Erwachsene an Varicellen erkranken sah. Es handelt sich meist um Krankheitsbilder, die große Ähnlichkeit mit der Variolois, der abgeblaßten Form der Variola, haben. Die Unterschiede sind bei der Differentialdiagnose noch genauer zu besprechen. Dort sind auch die Bilder einiger Eigenbeobachtungen wiedergegeben (S. 795). Wichtig ist vor allem das Fehlen eines fieberhaften Prodromalstadiums, die gleichzeitige Anwesenheit aller Entwicklungsstufen des Exanthems und die Beobachtung, daß in der nächsten Nähe des Kranken Varicellenfälle vorgekommen sind.

Im Anschluß an die Vereiterung der Varicellenpusteln kann es zu mannigfachen Komplikationen kommen. Die schlimmste Folgeerscheinung, die sich daraus entwickeln kann, ist eine septische Allgemeininfektion, die mit hohem Fieber und schnellem Kräfteverfall einhergeht und unter Intoxikationserscheinungen den Tod herbeiführt. Häufig ist der Schluß auch eine Broncho-

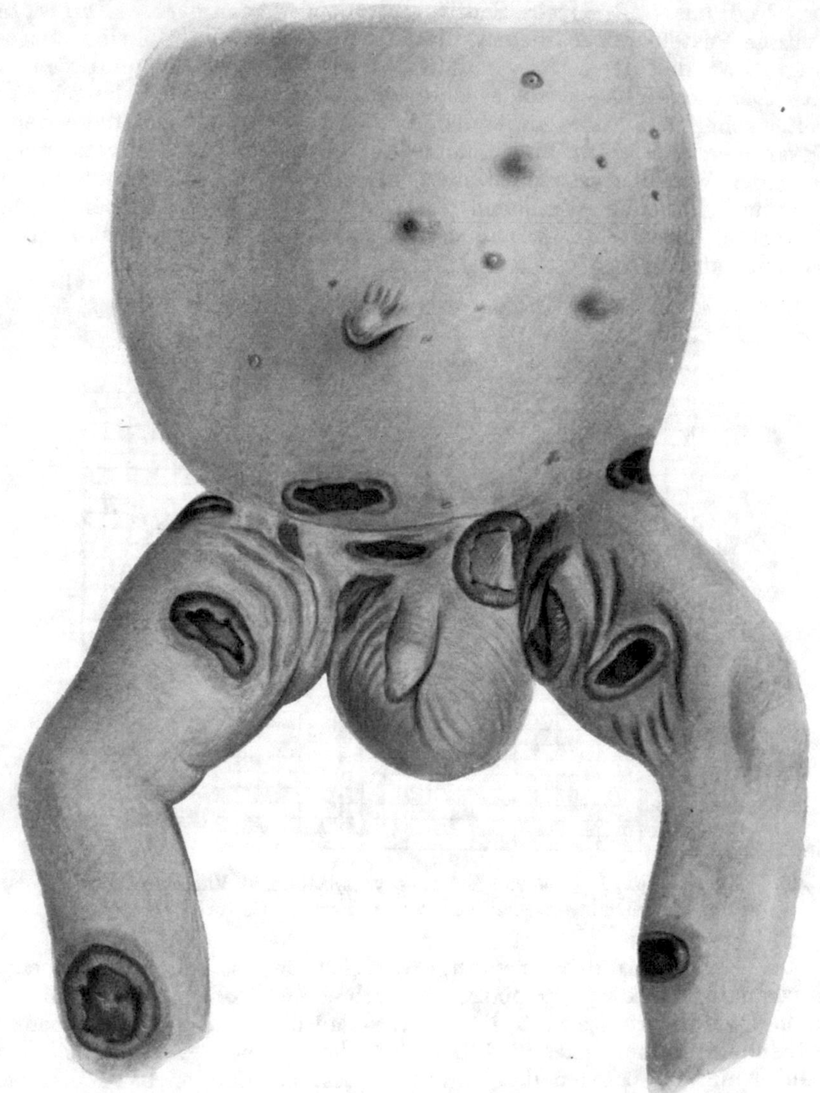

Abb. 387. Gangränös gewordene Varicellenblasen.

pneumonie. Allgemeine Sepsis nach Varicellen findet man besonders bei Kindern, die bereits durch andere Krankheiten, Masern, Keuchhusten, Tuberkulose, geschädigt sind. Das Bindeglied zwischen der septischen Allgemeinerkrankung und den vereiterten Varicellenpusteln sind meist lokale Entzündungsprozesse in der nächsten Umgebung der pustulösen Eruptionen. Diese lokalen

Entzündungserscheinungen bleiben ja für gewöhnlich auf ihren Entstehungsort beschränkt, aber bei wenig widerstandsfähigen Individuen werden sie leicht zum Ausgangspunkt einer Sepsis (meist Streptokokkensepsis). Wir erwähnten schon oben die phlegmonöse Entzündung, die von einer Varicellenpustel der Labien ausgehen kann. Von einer vereiterten Varicellenpustel am Arm sah ich ebenfalls eine Phlegmone mit nachfolgender Sepsis ihren Ausgang nehmen (Kurve 385). Auch ein Erysipel kann an einer vereiterten aufgeplatzten Varicellenpustel beginnen. Bei kachektischen Kindern, namentlich dort, wo die Varicellen als sekundäre Krankheit zu Keuchhusten oder Masern hinzukommen, entwickeln sich nicht selten überall da, wo die eiternden Varicellenpusteln gesessen haben, linsen- bis pfennigstückgroße muldenförmige Geschwüre mit speckigen Belägen, die im Falle der Ausheilung strahlige Narben hinterlassen.

Einmal sah ich ein purulentes Ödem in der Umgebung eines solchen Geschwüres auftreten und in kurzer Zeit Hals und Kopf durch die ödematöse Schwellung in eine unförmige Kugel verwandeln. Das Kind starb an einer Streptokokken-Sepsis.

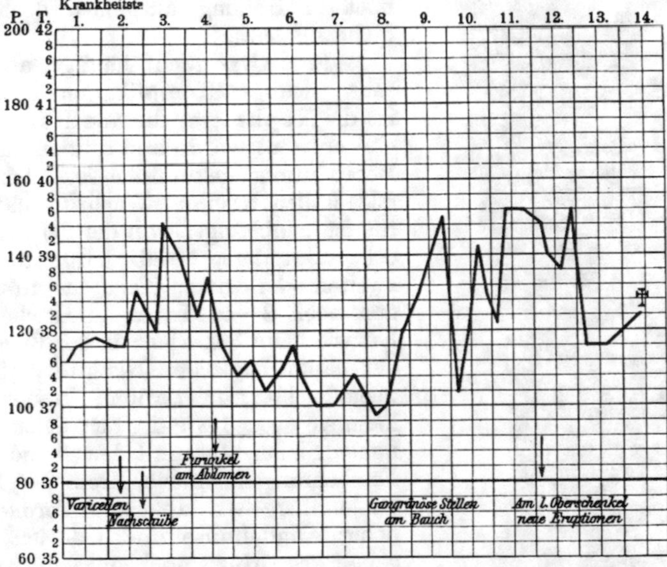

Abb. 388. Rudi Davidsohn, 9 Monate. Gangränöse Varicellen. Am Bauch und Oberschenkeln entwickeln sich Blasen mit blutig serösem Inhalt und infiltriertem Rand, aus dem schnell bis zu talergroße gangränöse Herde werden. Gestorben.

In manchen Fällen kommt es zu subkutanen Abszessen; auch multiple Furunkelbildung ist nicht selten.

Ein abschreckendes Bild gewähren jene Fälle, wo aus den vereiterten Varicellenpusteln durch Sekundärinfektion eine Hautgangrän entsteht. Diese schwere Komplikation beobachtet man meist bei dekrepiden, durch andere Ursachen bereits geschwächten Kindern, doch kann sie gelegentlich auch bei kräftigen Individuen vorkommen. Die Ätiologie ist nicht bekannt. Die Gangränbildung kann schon am ersten Tage einsetzen, meist aber bemerkt man sie erst im Stadium der Eintrocknung. In der Regel werden nur einzelne der Pusteln gangränös, während die anderen regulär verlaufen. Die Entwicklung der Gangrän geht in der Weise vor sich, daß die Varicellenblasen sich mit blutig-seröser Flüssigkeit füllen und schnell zu abnormer Größe (von Erbsen- bis Markstück- und Talergröße) anwachsen, während der Rand der Blase blutig infiltriert erscheint. Nach Platzen der Blase bildet sich ein schwarzer, nekrotischer Schorf, der in einer tiefen, wie mit einem Locheisen ausgestanzten, mit nekrotischen Massen austapezierten Mulde ruht (vgl. Abb. 387 und Kurve 388).

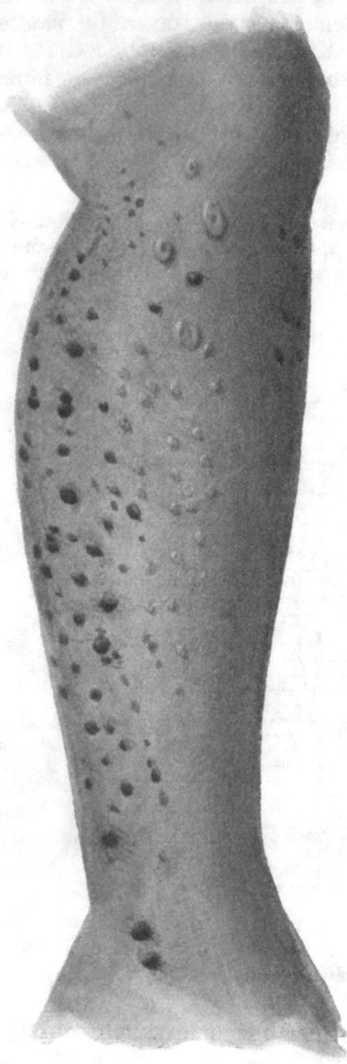

Abb. 389. Hämorrhagische Varicellen.

In manchen solchen Fällen kommt es zur ausgesprochenen hämorrhagischen Diathese. Die zuerst normal entwickelten Bläschen füllen sich mit blutigem Inhalt, so daß sie hellrot oder schwärzlichrot erscheinen, und auf der normalen Haut treten Petechien und Ecchymosen auf. Der Schorf der eingetrockneten Bläschen ist schwarz (vgl. Abb. 389). Oft kommen noch andere Zeichen der hämorrhagischen Diathese hinzu: blutige Stühle, blutiges Erbrechen, Nasenbluten. Trotz so bedrohlicher Erscheinungen können auch solche Fälle noch in Heilung ausgehen, doch endet die Mehrzahl letal.

Eine zwar nicht häufige, aber praktisch sehr wichtige Komplikation der Varicellen ist die Nephritis, die von Henoch 1884 zuerst erwähnt wurde und seitdem mehrfach zur Beobachtung gekommen ist. Ich sah unter 133 Fällen zweimal Nephritis hämorrhagica. Sie ist unabhängig von der Schwere der Varicellenerkrankung und tritt oft schon am zweiten oder dritten Tage, mitunter aber auch erst nach 8—14 Tagen in Erscheinung. Sie hat wie beim Scharlach in der Regel die Form der hämorrhagischen Nephritis, pflegt jedoch meist leichter zu verlaufen. In schweren Fällen kann sie ebenso wie die Scharlachnephritis mit hohem Fieber, starken Ödemen und urämischen Erscheinungen (Anurie, Krämpfen, Durchfällen etc.) einhergehen; aber auch Formen mit reichlicher Albuminurie und Ödemen ohne Blutgehalt des Urins sind beobachtet worden. Die Prognose ist im allgemeinen günstig. Nach 14 Tagen pflegt die Blut- und Eiweißausscheidung vorüber zu sein. Mitunter bleiben noch für einige Wochen Spuren von Albumen zurück. Selten ist der Übergang in eine chronische Form beobachtet worden. Als Beispiel einer solchen akuten Nephritis bei Varicellen folgende Kurve:

Gelenkerkrankungen gehören zu den selteneren Komplikationen der Varicellen. Sie treten auf der Höhe des Exanthems oder im Beginn der Eintrocknung auf und sind meist polyarthritisch. Es handelt sich um eine einfache Synovitis, die ohne Ergüsse einhergeht. Ähnlich dem Scharlachrheumatismus pflegen die Affektionen nach einigen Tagen wieder vorüberzugehen. Schwerere, wochenlang anhaltende Polyarthritis ist sehr selten. Im Gegensatz zu diesen im ganzen benigneren Formen steht die eitrige Arthritis, die im Gefolge von Sekundärinfektionen bei allgemeiner Sepsis nach Varicellen oder auch im direkten Zusammenhang mit phlegmonösen oder gangränösen Prozessen beobachtet wird.

Von Lungenkomplikationen werden zuweilen Bronchitis und Bronchopneumonien beobachtet. Das Fieber nimmt dabei meist remittierenden Charakter an (vgl. Kurve 391). Das Hinzutreten der bronchopneumonischen Entzündung markiert sich dabei oft auch in der Weise, daß die im Abklingen begriffene Fieberkurve zugleich wieder ansteigt (vgl. Kurve 392). Namentlich bei Masern- und Keuchhustenkindern, die an Varicellen erkranken, ist die Komplikation mit Bronchopneumonie ein relativ häufiges Ereignis, das mitunter den letalen Ausgang herbeiführt. Auch zu Pleuraempyem kann es in diesem Zusammenhange kommen.

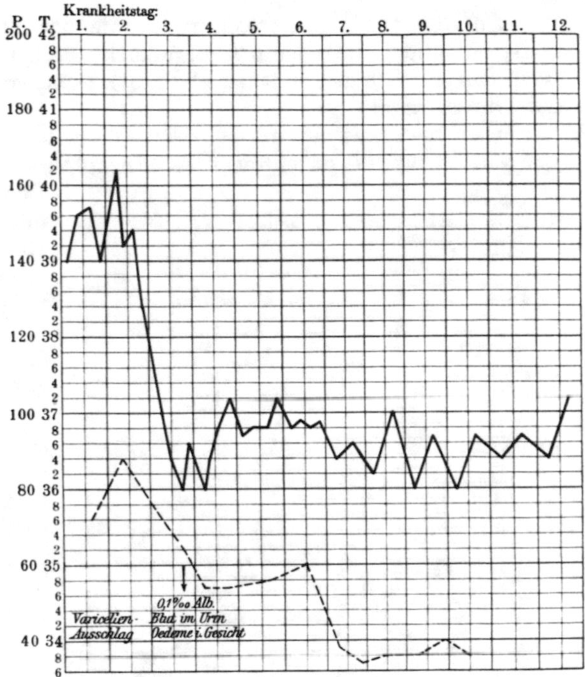

Abb. 390. Walter Elsner, 3 Jahre. Varicellen mit Nephritis haemorrhagica. Geheilt.

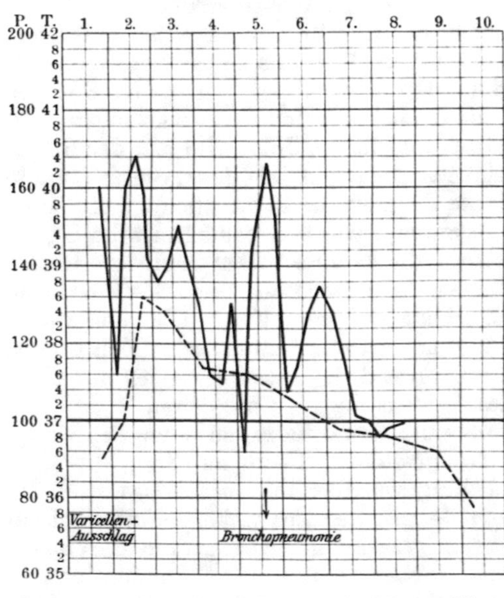

Abb. 391. Max Buschkowski, 3 Jahre. Varicellen mit Bronchopneumonie. Geheilt.

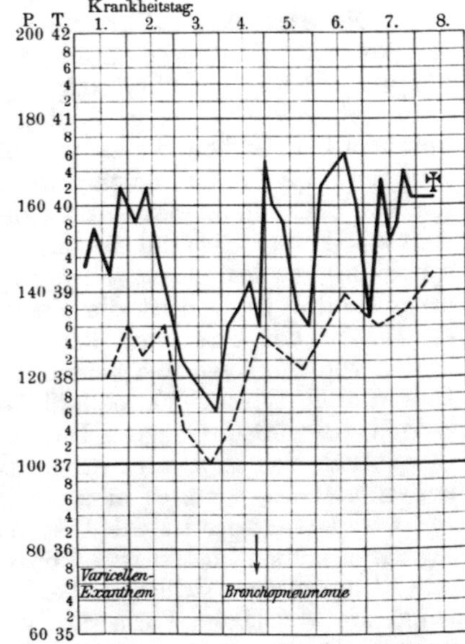

Abb. 392. Wally Kutzbovski, 2 Jahre. Varicellen mit Bronchopneumonie. Gestorben.

An den Ohren stellt sich im Laufe der Varicellen zuweilen eine Otitis media ein und bedingt eine Fieberattacke (vgl. Kurve 393). Mitunter verlegen Varicellenbläschen den äußeren Gehörgang und verursachen lebhafte Schmerzen und Ohrensausen.

Das Nervensystem ist sehr selten bei Varicellen in Mitleidenschaft gezogen. Einzelne berichten über Encephalitis, Chorea, akute Paralyse der Beine mit Verlust der Sensibilität und der Reflexe und Ausgang in Heilung. Marfan sah Monoplegie eines Armes im Anschluß an Varicellen.

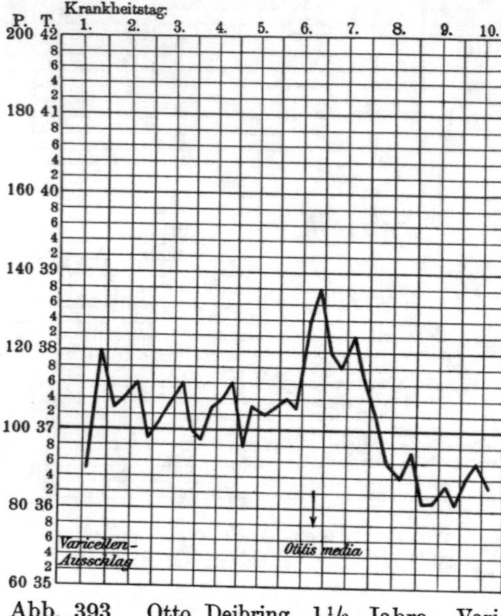

Abb. 393. Otto Deibring, $1^1/_2$ Jahre. Varicellen mit Otitis media.

Eines Wortes bedürfen noch die Beziehungen der Varicellen zur Tuberkulose. Ähnlich wie die Masern scheinen auch die Varicellen einen begünstigenden Einfluß auf die Entwicklung der Tuberkulose auszuüben. Man hat wenigstens des öfteren beobachtet, daß vorher latente Tuberkulosen akut wurden oder lokalisierte Tuberkulose der Drüsen oder der Lunge eine rapide Verschlechterung erfuhren. Auch entwickelte sich mitunter während der Varicellenerkrankung bei Kindern, die bis dahin an latenter Drüsentuberkulose litten, blaß und kränklich waren, akut eine Miliartuberkulose.

Die **Diagnose** der Varicellen stößt in der Regel nicht auf Schwierigkeiten. Herpes zoster, Impetigo contagiosa, Sudamina, Varicella syphilitica, Urticaria können flüchtig an Windpocken erinnern, doch ist bei genauerem Zusehen kaum eine Verwechslung möglich. Manchmal sah ich Verwechslungen vorkommen bei Kindern, die an Lichen strophulus litten, doch wird hier das dichte gruppenweise Zusammenstehen der hellroten Knötchen, auf deren Spitze manchmal ein Bläschen erscheint und der starke Juckreiz meist das Richtige erkennen lassen. Wenn es sich um die bullöse Form der Varicellen handelt, ist die Unterscheidung von Pemphigus schwierig, sofern alle Effloreszenzen in größere Blasen umgewandelt sind. Erst die Beziehungen der Krankheit zu Varicellenerkrankungen in der Umgebung können zur Diagnose verhelfen. Übrigens waren in den von mir gesehenen beiden Fällen von Varicella bullosa neben den großen Blasen auch typische Varicellenbläschen vorhanden. Handelt es sich um Pemphigus, so wird die längere Dauer des Leidens darüber aufklären.

Auch das Erythema exsudativum multiforme kann mitunter Schwierigkeiten machen, wenn es in seiner papulopustulösen Form auftritt.

Viel wichtiger ist die Unterscheidung von der Variola. Das Bild der regulären echten Pocken ist schon wegen der gleichen Entwicklungsstufe, auf der alle Effloreszenzen stehen bleiben, nicht zu verkennen. Aber gerade die Variolois, die abgeblaßte Form der Variola, wie sie infolge der Schutzimpfung in unseren Breiten uns gewöhnlich begegnet, ist mitunter schwer von den Varicellen zu unterscheiden. Zweifellos gibt es Fälle von **variolaähnlichen Varicellen,** die dem Diagnostiker starkes Kopfzerbrechen machen können. Die

Mehrzahl der Effloreszenzen zeigt dabei einen vereiterten Inhalt, ist gedellt, nimmt mehrere Tage an Größe zu und ist mit einem entzündeten roten Hofe umgeben. Nach der Eintrocknung und Bildung einer schwarzbraunen Kruste bietet sich das Bild der Pustules en cocarde, die bei den Franzosen für charakteristisch für Variola gelten. Was beim Anblick des Exanthems in solchen Fällen für Varicellen spricht, ist zunächst die Buntheit des Bildes, die gleichzeitige Anwesenheit aller Entwicklungsstufen (vgl. Abb. 394 u. 395). Genau dasselbe Bild kann aber auch bei der Variolois vorhanden sein, weil auch hier im Gegensatz zur typischen Variola Nachschübe und vor allem Stehenbleiben auf verschiedenen Entwicklungsstufen vorkommen. Also aus dem Anblick des Exanthems kann mitunter der Erfahrenste keine Entscheidung treffen. Wichtig aber ist die Frage nach den Prodromalerscheinungen. Bei der Variolois geht fast stets, selbst in leichten Fällen ein dreitägiges Prodromalstadium mit höherem Fieber und vor allem mit Kreuzschmerzen voraus, während bei den Varicellen Prodrome entweder gar nicht vorhanden oder sehr geringfügig sind. Auch dieser Satz muß aber eingeschränkt werden. Namentlich bei erwachsenen Patienten geht auch dem Ausbruch der Varicellen mitunter ein 2—3tägiges Fieber mit Gliederschmerzen und sogar mit Kreuzschmerzen voraus. Für die Entscheidung von großem Wert ist es natürlich, wenn in der Umgebung des Kranken gleichzeitig Varicellen- bezw. Variolaerkrankungen vorhanden sind. So konnte ich in zwei Fällen von variolaähnlichen Varicellen beim Erwachsenen die Diagnose dadurch erhärten, daß Kinder derselben Familien bald nachher an typischen Varicellen erkrankten; auch sonstige anamnestische Daten können einen Anhalt geben.

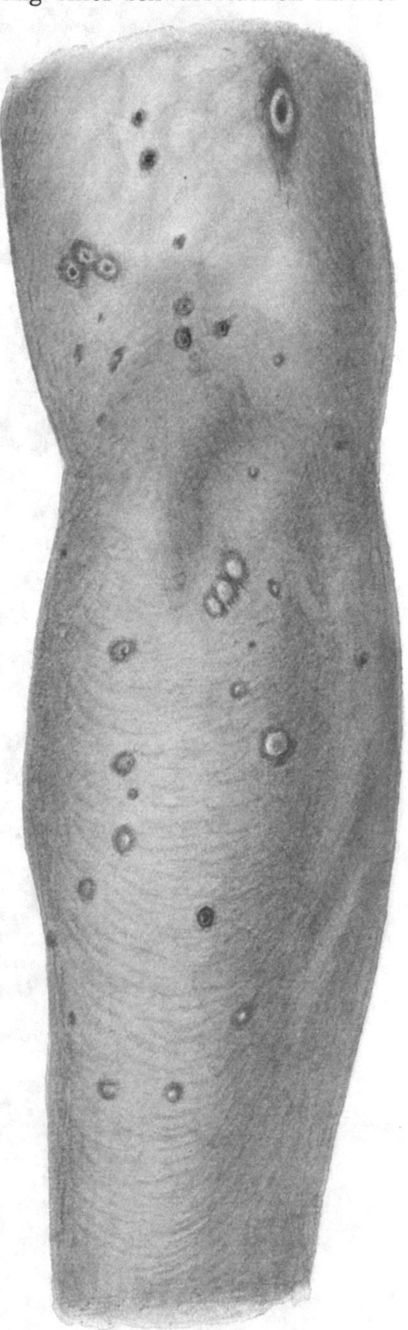

Abb. 394. Variolaähnliche Varicellen am Arm eines 30jährigen Mannes.

So bekam ich ein 1½-jähriges ungeimpftes Kind mit der Diagnose Varicellen in Behandlung, das auf einem Auswandererschiff von Brasilien nach Deutschland gekommen war. Ein spärliches Bläschenexanthem und das bunte Aussehen mit Eruptionen der verschiedenen Entwicklungsstufen, darunter viel vereiterte und gedellte Pusteln, konnten sowohl für Varicellen wie für Variola sprechen. Die Her-

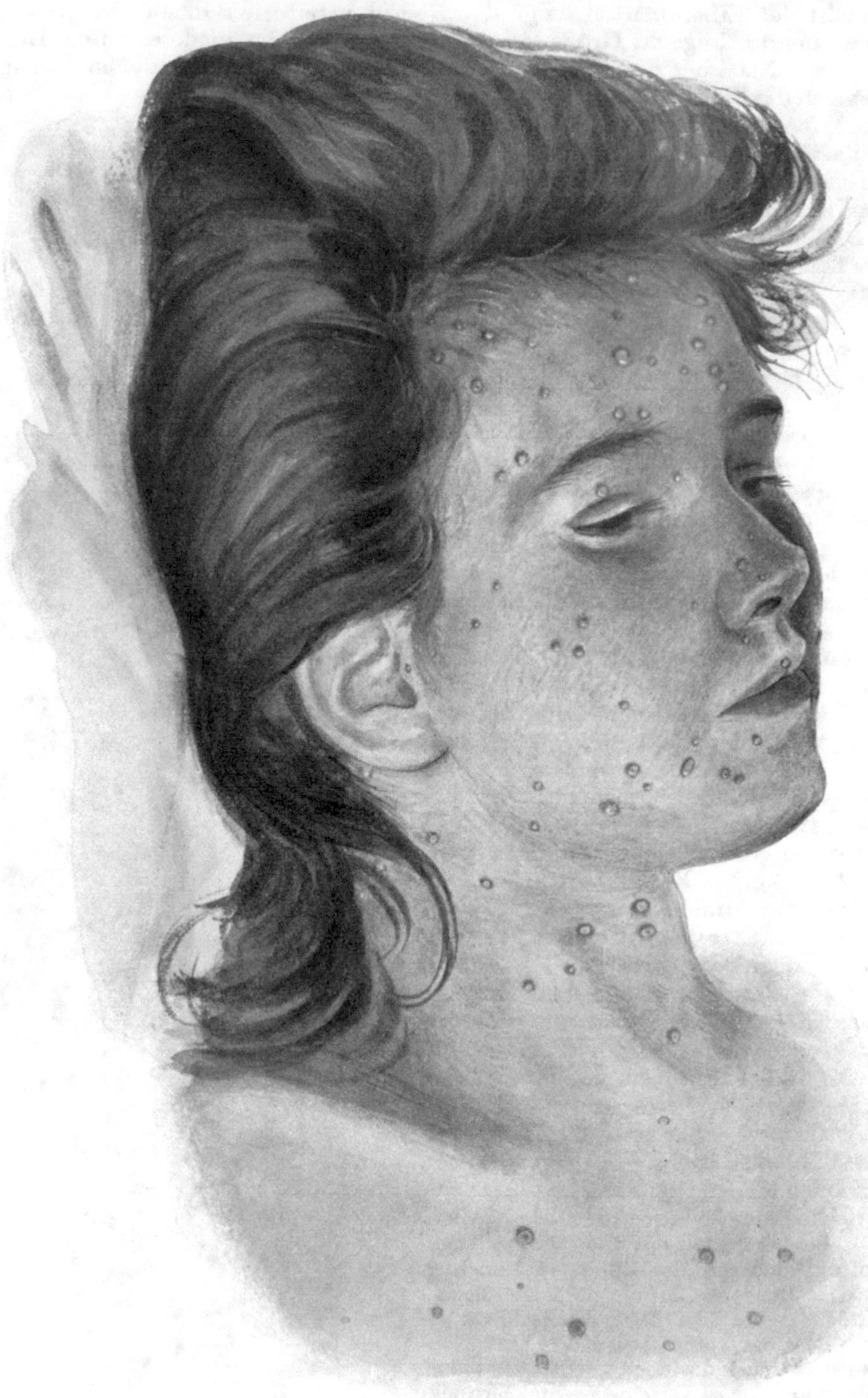

Abb. 395. Variolaähnliche Varicellen bei einer Erwachsenen.

kunft des Kindes aus einer Gegend, wo erfahrungsgemäß nicht selten Variolafälle herstammen, bestimmte uns zu der Annahme einer Variolois. Der Nachweis Guarnierischer Körperchen bei Verimpfung des Pustelinhaltes auf die Kaninchenhornhaut bestätigte die Diagnose.

Wo die technischen Hilfsmittel zu Gebote stehen, würde man danach also in einem zweifelhaften Falle daran denken müssen, den Pustelinhalt auf die Kaninchencornea zu verimpfen und auf Guarnierische Körperchen zu fahnden (Technik siehe bei Variola S. 850). Aber dieses Verfahren kann natürlich nur bei positivem Ausfall zur Diagnose verwertet werden, während ein negativer Erfolg wegen der vielen Fehlerquellen weder für noch gegen Variola verwendet werden kann.

Auf den Ausfall der von verschiedenen Seiten zur Differentialdiagnose empfohlenen Vaccination möchte ich kein allzu großes Gewicht legen. Der negative Ausfall beweist bei kürzlich geimpften oder revaccinierten Individuen nichts und auch der positive Ausfall kann schwerlich für die Diagnose Windpocken verwertet werden, nachdem sicher erwiesen ist, daß bei unzweifelhafter Variola auch nach Ausbruch des Exanthems noch erfolgreich vacciniert werden kann (Lenhartz, Hibbert).

Eine entzündliche Leukocytose mit starker absoluter Vermehrung der Lymphocyten spricht nach Kaminer für Variola. Normale Leukocyten und Leukopenie sind dagegen für Varicellen zu verwerten.

Nach allem wird man gut tun, in einem Falle von variolaähnlichen Varicellen, wo man seiner Sache nicht ganz sicher ist, lieber Variolois anzunehmen und alle daraus folgenden Konsequenzen für Isolierung und prophylaktische Maßnahmen zu ziehen.

Prognose. Die Varicellen nehmen in den allermeisten Fällen einen guten Ausgang. Selbst Komplikationen, wie Nephritis, Varicellencroup, sekundäre Eiterungen gefährden das Leben nur selten. Ungünstiger liegen die Verhältnisse bei Kindern, die durch andere Krankheiten ihre Widerstandskraft eingebüßt haben, so z. B. bei Masern- und Keuchhustenkindern. Hier droht die Sekundärinfektion mit ihren gefährlichen Folgeerscheinungen, Sepsis, Hautgangrän; auch bronchopneumonische Prozesse führen dabei zuweilen den Tod herbei. Die Schwere der Infektion, die rein toxische Wirkung des Varicellengiftes, wird wohl nur in den seltensten Fällen zur Todesursache. Besonders gefährdet sind Kinder mit latenter oder offenkundiger Tuberkulose, weil dabei nicht selten starke Verschlimmerungen des Prozesses, mitunter Miliartuberkulose, vorkommen.

Unter meinen 133 Fällen, die nicht mit anderen Infektionskrankheiten kombiniert waren, starben 7, und zwar 1 an hämorrhagischen Varicellen unter toxischen Erscheinungen, 1 an Schluckpneumonie, 3 an Sepsis und 2 an gangränösen Varicellen.

Therapie. In den meisten Fällen bedarf die Erkrankung an Windpocken kaum einer besonderen Behandlung. Bis zum Eintrocknen der Pusteln und Bläschen ist auch bei geringer Temperatursteigerung das Bett zu hüten. Man schützt so die Kinder am besten vor Erkältungsmöglichkeiten und trägt dazu bei, dem eventuellen Eintritt einer Nephritis vorzubeugen. Bevor man das Aufstehen erlaubt, ist auf jeden Fall eine Harnuntersuchung vorzunehmen. Zeigen sich Spuren von Albumen, so darf das Bett nicht eher verlassen werden, als bis der Urin wieder frei ist.

In den seltenen Fällen, wo hohe Temperaturen ein Eingreifen erforderlich machen, gibt man eine Eisblase auf den Kopf und bekämpft das Fieber mit hydropathischen Maßnahmen (häufig gewechselte große Prießnitz-Umschläge oder lauwarme Bäder. Zum Zwecke einer guten Hautreinigung und Vermeidung sekundärer Infektionen und Vereiterung der Varicellenbläschen sind tägliche Waschungen oder besser noch lauwarme Bäder von Nutzen, bei denen jedoch möglichst wenig frottiert werden sollte, um eine Reizung der Effloreszenzen zu vermeiden. Auch gegen starkes Hautjucken sind die täglichen lauwarmen Bäder von guter Wirkung. Nach dem Bade pudert man den Ausschlag mit Reismehlpuder oder Salizylstreupuder ein. Auch Abreibungen mit Essigwasser, Betupfen mit 1%igem Mentholspiritus oder Einreibung mit 1%igem Thymollanolin lindert den Juckreiz. Kindern, die sich infolge des Juckens stark kratzen und damit der Gefahr ausgesetzt sind, mit den Fingernägeln sich sekundär zu infizieren, müssen die Hände eingebunden werden, oder es wird ihnen eine Papprolle um den Ellenbogen gelegt, damit die Arme nicht im Ellenbogengelenk gebeugt werden können und das Kratzen vermieden wird.

Bei Vereiterung einzelner Pusteln mit entzündlicher Infiltration der Umgebung empfehlen sich Umschläge mit essigsaurer Tonerde. Der von manchen Autoren empfohlenen Behandlung schwerer Varicellen mit rotem Licht, um Vereiterung und Narbenbildung zu verhindern, kann ich keinen besonderen Wert zumessen. Ich sah auch trotzdem sekundäre Vereiterungen und einmal sogar gangränöse Varicellen auftreten.

Wegen der auf der Schleimhaut der Mundhöhle auftretenden Bläschen, die sich in kleine aphthenähnliche Geschwüre verwandeln, sind häufige Spülungen des Mundes mit Salbeiteeabkochungen oder mit einem Althaeadekokt oder 2%igem Borwasser anzuordnen. Bei kleinen Kindern spritzt man die Mundhöhle mittelst einer Ohrenspritze mit Kochsalzlösung oder Borwasser aus. Schmerzen die wunden Stellen der Schleimhaut sehr heftig, so daß die Nahrungsaufnahme verhindert wird, so ist unter Umständen ein Betupfen mit 2—4%iger Kokainlösung und nachheriges Ausspritzen mit Wasser anzuraten.

Mit besonderer Sorgfalt sind Effloreszenzen an der Innenfläche der Labien zu behandeln, um sekundäre Infektionen zu vermeiden. Tägliche Waschungen oder Sitzbäder, Umschläge mit essigsaurer Tonerde oder Einreibungen mit Borsalbe sind am Platze.

Die Behandlung der Nephritis richtet sich nach denselben Grundsätzen wie bei der Scharlachnephritis: Eiweißarme Kost, die in der Hauptsache aus Milch, Milchsuppen und Breien besteht, diaphoretische Verfahren usw. Andere Komplikationen werden symptomatisch behandelt.

Prophylaxe. Eine Isolierung der Varicellenkranken gilt im allgemeinen wegen des harmlosen Charakters der Krankheit als nicht erforderlich. Immerhin dürfte es sich empfehlen, besonders schwächliche, rachitische und skrofulöse Kinder vor der Ansteckung nach Möglichkeit zu schützen, da erfahrungsgemäß bei schlecht genährten und wenig widerstandsfähigen Kindern schwerere Formen mit sekundären Vereiterungen oder Gangränbildung usw. aufzutreten pflegen. Ganz besonders gilt das auch für Rekonvaleszenten von Scharlach, Masern, Keuchhusten, Diphtherie u. dgl. In Krankenhäusern ist deshalb auf jeden Fall eine Isolierung der Varicellenkinder geboten.

Literatur siehe bei:

Jürgensen, Varicellen in Spez. Pathol. u. Therap., herausgeg. von Nothnagel, Wien 1896. — N. Swoboda, Varicellen im Handbuch der Kinderheilkunde, herausgeg. von Pfaundler u. Schloßmann, Leipzig 1906.

Die Pocken (Variola).

Unter Variola (Blattern, Pocken) verstehen wir eine akute, kontagiöse, exanthematische Infektionskrankheit, die durch einen vesikulös-papulösen Ausschlag und durch einen ungemein typischen Fieberverlauf charakterisiert ist.

Der Name ist wahrscheinlich ein Diminutivum von Varus = der Knoten; andere leiten das Wort vom griechischen *αἴολος* (lateinisch: variegatus = gescheckt) ab.

Das deutsche Wort „Pocke" stammt aus dem Niederdeutschen und bedeutet so viel wie Beutel, Tasche, Sack und deutet auf das augenfälligste Symptom der Krankheit, auf die spezifischen Effloreszenzen hin, ebenso wie die Bezeichnung Blattern, die soviel wie „Blasen" bedeutet und aus dem Hochdeutschen stammt. Im Französischen heißt die Variola petite vérole. Diese Benennung kam erst nach dem Auftreten der Syphilis in Europa um 1494 in Gebrauch und diente zur Unterscheidung des Variola-Exanthems von den papulösen und pustulösen Syphiliden, die als große Blattern, grosses véroles, bezeichnet wurden. Dementsprechend heißt die Variola im Englischen small-pox (small = klein).

Man bezeichnet die Variola als Menschenpocken im Gegensatz zu den Tierpocken verschiedener Ätiologie und spricht von Variola vera = echte Pocken im Gegensatz zu den unechten Pocken, den Varicellen oder Windpocken, die ätiologisch streng davon zu trennen sind.

Unter Variolois versteht man eine milde Form der Variola vera mit atypischer und überstürzter Entwicklung des Exanthems und abortivem Verlauf. Sie ist seit der Einführung der Schutzimpfung (Vaccination) in kultivierten Ländern häufiger zu beobachten als die Variola vera, weil sie hauptsächlich bei Menschen auftritt, die zwar längere Zeit vorher geimpft sind, bei denen aber der Impfschutz nachgelassen hat. Die noch vorhandenen Immunitätsreste lassen hier nur das abgeblaßte Krankheitsbild zum Ausdruck kommen. Die Ätiologie der Variola vera und der Variolois ist dieselbe; denn bei Epidemien kommen beide Typen nebeneinander vor, und die eine Form kann aus der anderen durch Ansteckung hervorgehen.

Geschichte. Die Pocken sind schon über 1000 Jahre vor Christi Geburt in China und Indien heimisch gewesen. Chinesen sowohl wie Inder hatten schon in uralten Zeiten erkannt, daß das Überstehen der Blattern vor einer Wiedererkrankung an den Pocken schützt und hatten daraus die Konsequenz gezogen, daß es vorteilhaft sei, zu Zeiten milder Pockenepidemien den Pustelinhalt auf gesunde Menschen zu verimpfen.

Möglicherweise ist das Innere Afrikas der Ausgangspunkt gewesen, von dem aus die Blattern nach Europa gelangten. Eine allerdings nicht näher verbürgte Überlieferung berichtet, daß die Seuche bei den Negern Zentralafrikas schon seit Urzeiten geherrscht habe und von da aus nordwärts über das Rote Meer gedrungen sei. Von hier aus soll sie dann Arabien heimgesucht haben, wo sie während des sog. Elefantenkrieges im Jahre 572 n. Chr. erschien und das Heer der Abessinier dezimierte. Seitdem blieben die Pocken in Arabien heimisch und ergriffen die benachbarten Grenzländer Vorderasiens und Nordafrikas. Kunde davon erhalten wir durch die Schriften ägyptischer Ärzte.

In Europa haben die Pocken bereits im 6. Jahrhundert ihren Einzug gehalten. Im Jahre 541 hatte sich nach Sigbert von Gemblours im heutigen Frankreich „malae valetudines cum pustulis et vesicis" gezeigt, und über eine ähnliche Krankheit berichtet 570 der Bischof Marius von Avenches[1]), wobei er zum ersten Male die Bezeichnung Variola gebraucht. Das Zeitalter der Kreuzzüge trug mit seiner mächtigen Völkerbewegung viel zur Verbreitung der Pocken bei. Gewaltige Epidemien entstanden und zeichneten sich durch große Bösartigkeit aus. Nach England wurde die Seuche um das Jahr 1241/42 durch die Normannen verschleppt; auch Dänemarck und sogar Island, das ultima Thule, machte um diese Zeit die Bekanntschaft der Seuche.

In Deutschland traten die Pocken zum ersten Male um das Jahr 1493 auf, vermutlich importiert aus den Niederlanden; etwas später überzogen sie Schweden und Rußland. In der Zeit von 1546—1589 verbreiteten sich sechs schwere Epidemien über Italien, Frankreich und Holland.

Auch in Amerika hatte die verderbenbringende Seuche bald nach seiner Entdeckung ihren Einzug gehalten und griff in dem bisher von ihr unberührten Lande mit rasender Schnelligkeit um sich. Überall machte man bei dem Auftreten der Blattern in Amerika, sowie überhaupt in Ländern, die bisher davon verschont geblieben waren, die Beobachtung, daß alle Lebensalter gleichmäßig davon ergriffen wurden, während sie in Europa in erster Linie eine Kinderkrankheit darstellte.

Im 17. und 18. Jahrhundert gewinnen die Pocken als Völkergeißel eine immer furchtbarere Bedeutung; nur die wenigsten Menschen blieben von den Blattern frei. Die Ansteckung erfolgte meist im Kindesalter; Erwachsene erkrankten seltener, weil sie meist in der Jugend geblattert waren. Noch nicht geblatterte Kinder nannte man „pockenfähig". Hatte sich auf dem Lande oder in einer Kleinstadt mit wenig Verkehr eine große Zahl von pockenfähigen Kindern angesammelt, so verursachte ein eingeschleppter Fall schnell eine größere Epidemie. In den großen Städten Europas herrschte die Seuche dauernd, doch wechselten auch hier Epidemiejahre in vier- bis sechsjährigen Perioden mit Zeiten geringerer Pockenhäufigkeit.

Der Anteil, den die Pocken an der Gesamtsterblichkeit hatten, war ein enormer. In Deutschland schätzte Faust in Bückeburg den jährlichen Pockenverlust unter den damaligen 24 Millionen Einwohnern auf 67 000. In Preußen starben nach Junkers Berechnungen im Jahre 1796 nicht weniger als 65 220 Menschen an den Blattern.

Die wissenschaftlichen Anschauungen über die Natur der Pocken erfuhren im 17. und 18. Jahrhundert allmählich eine wesentliche Klärung. Der englische Arzt Sydenham (1624—1689) hat das Verdienst, die Trennung der Pocken von den Masern mit Sicherheit statuiert zu haben. Der Gedanke, die Kranken zu isolieren und so die Seuche von den Gesunden fernzuhalten, brach sich erst um die Mitte des 18. Jahrhunderts Bahn. Die Annahme der Übertragbarkeit der Blattern, die schon von van Helmont als wahrscheinlich hingestellt worden war, verschaffte sich allgemeine Anerkennung erst durch Boerhave. In Deutschland war es besonders Bernhard Christoph Faust, der die Absonderung der Kranken befürwortete, um die Ausrottung der Blatternpest zu bewirken. Das erstrebte Ziel wurde freilich nur sehr unvollkommen erreicht. Bei der enormen Verbreitung und der großen Infektiosität der Krankheit hatten Sperrmaßregeln wenig Aussicht auf Erfolg.

So bemächtigte sich schließlich der Bevölkerung eine tiefe Resignation. Man wurde immer nachlässiger im Verkehr mit den Pockenkranken, da die Seuche ja doch nicht zu vermeiden war, und schließlich tauchte der Gedanke auf, vorteilhafter, als die Krankheit zu vermeiden, sei es vielleicht, sie aufzusuchen, um unter möglichst günstigen Umständen eine milde Form der unvermeidbaren Krankheit zu akquirieren und dann vor einer Wiedererkrankung gefeit zu sein.

Soviel hatte nämlich tausendfältige Erfahrung gelehrt, daß der Mensch meist nur einmal an den Pocken erkrankt, daß also das Überstehen der Seuche vor einer Wiedererkrankung schützt. Auch war es bekannt, daß dieser dauernde Schutz, den man durch die einmalige Blatternerkrankung erwarb, gar nichts mit

[1]) Marii Aventicensis Episc. Chronic. in Bouquet Recueil. T. II, p. 18.

der Schwere der Infektion zu tun hatte, sondern daß derselbe sich auch nach den leichtesten Blatternformen einstellte. Es galt also, bei der künstlichen Übertragung der Blattern eine möglichst milde Form auszusuchen. Die Kinder wurden in ein Blatternhaus geschickt, wo sie gegen Entgelt etwas Blatternschorf erhielten, den sie dann in der Hand zusammendrücken mußten. Diese Sitte des „Pockenkaufens", die schon im Jahre 1671 von Vollgnad aus Warschau beschrieben wurde, führte keineswegs regelmäßig zu dem gewünschten Ziel. In einzelnen Fällen verlief der Versuch, auf diese Weise die Pocken künstlich zu erzeugen, resultatlos, in anderen Fällen aber kauften sich die armen Kinder den Tod.

Sicherer im Erfolge, wenn auch keineswegs aller Fährlichkeiten bar, war die Inokulation oder Variolation, die direkte Einimpfung von Pockengift durch Schnitt oder Stich, wie sie in Indien schon zu grauer Vorzeit in Gebrauch war. Die Methode kam aus Vorderasien nach Konstantinopel und wurde von hier aus im Jahre 1717 nach Westeuropa gebracht, wo sie bald die größte Bedeutung gewann. Der Vorzug des neuen Verfahrens vor dem Pockenkaufen war einmal die Sicherheit, mit der die Impfung die spezifische Erkrankung hervorrief, und vor allem die Tatsache, daß der Charakter dieser eingeimpften Variola in der Regel ein milder war.

Ein ideales Prophylaktikum stellte dieses Verfahren noch keineswegs dar, denn es barg sowohl für den Geimpften als auch für dessen Umgebung Gefahren. Wollte es das Unglück, so verlief auch die Impfung mit Variola einmal tödlich, ohne daß dem Inokulator ein besonderer Vorwurf zu machen gewesen wäre. Vor allem aber war es bedenklich, daß der Inokulierte für die Umgebung ebenso ansteckend war, wie jeder Pockenkranke. Diese Unzulänglichkeiten mußten die Methode in dem Momente zu Fall bringen, wo ein Verfahren gefunden wurde, das frei war von diesen Fehlern und die gleichen Vorzüge besaß. So wurde die Inokulation die Vorläuferin der Vaccination, für die sie den Weg bereitete.

Wo die Jennersche Schutzimpfung allgemein durchgeführt wurde, haben die Pocken ihren Schrecken verloren. In Deutschland sind sie seit der Einführung des Impfgesetzes im Jahre 1874 so gut wie ausgerottet.

Ätiologie. Die Ursache der Pocken ist noch nicht mit Sicherheit bekannt. Daß es ein lebender Organismus sein muß, ergibt sich aus der Beobachtung, daß der winzigste Teil des Inhalts einer Pockenpustel genügt, durch Inokulation auf einen gesunden Menschen einen neuen Pockenfall zu erzeugen, und aus der Tatsache, daß ein einziger Blatternkranker zum Ausgangspunkt einer großen Epidemie werden kann. Daraus erhellt die Fähigkeit des Pockenvirus, sich auf Kosten fremder organischer Substanzen zu vermehren, eine Eigenschaft, die nur lebenden Wesen zukommt.

Die verschiedensten Bakterien sind bereits als Erreger angesprochen worden, daß aber Bakterien als Erreger nicht in Betracht kommen können, darauf weist schon die Beobachtung hin, daß der klare Inhalt der Variola-Effloreszenzen im vesikulösen Stadium in der Regel frei von Bakterien ist, obgleich er mit Sicherheit bei der Übertragung die Variola weiterverbreitet. Die vereiterten Blatternpusteln enthalten bisweilen (keineswegs immer) die gewöhnlichen Eitererreger, den Staphylococcus pyogenes aureus und albus und den Streptococcus pyogenes.

Dieser Befund besagt nichts anderes als eine sekundäre Infektion; als Erreger der Variola kommen sie jedoch nicht in Betracht. Namentlich die Häufigkeit des Befundes von Streptokokken bei schweren Formen der Variola, wo sie nicht nur im Pustelinhalt, sondern gelegentlich auch im Blute nachgewiesen werden können, hat manchen Forscher zweifelhaft gemacht, ob nicht doch ein gewisser ätiologischer Zusammenhang zwischen den Kettenkokken und der Variola bestehe; aber niemals gelang es, mit Reinkulturen solcher Streptokokken beim Kalbe Variolablasen zu erzeugen.

Fruchtbarer sind die Untersuchungen geworden, die von der Annahme ausgingen, daß für die Ätiologie der Variola und der Vaccine Protozoen in Frage kommen. Bevor wir auf diese Forschungen näher eingehen, muß zunächst hier hervorgehoben werden, daß die ätiologische Zusammengehörigkeit der Variola und der Vaccine heute mit unumstößlicher Sicherheit feststeht. Die große Schwierigkeit, durch Übertragung von Variola auf Kühe Vaccine zu erzeugen, schien lange dagegen zu sprechen. Aufklärend wirkten hier die Arbeiten von Fischer, Freier, Haccius. Sie zeigten, daß die Schwierigkeiten der Umzüchtung überwunden werden könnten, wenn man das Variolamaterial schon in einem frühen Stadium der Pockenpustel entnimmt und nicht nur den flüssigen Inhalt, sondern die ganze Pocke mitsamt ihrem Mutterboden zur Impfung benutzt und auf die Bauchhaut eines Kalbes in großer Fläche verimpft. Auf diese Weise entstehen Pusteln, die sich von den originären Kuhpocken nicht unterscheiden, und die bei der Übertragung auf den Menschen Vaccine und nicht mehr Variola erzeugen. Die ätiologische Einheit der Variola und der Vaccine ist dadurch bewiesen. Wir können also im folgenden vom Variola-Vaccine-Erreger sprechen.

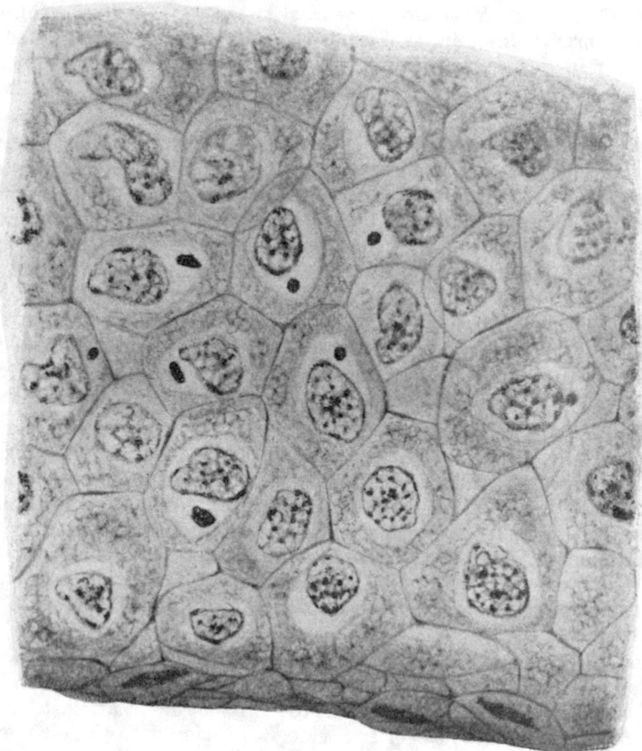

Abb. 396. Guarnierische Körperchen in der Cornea eines Kaninchenauges (die neben den Kernen der Corneaepithelien liegenden schwarzen Gebilde). Originalpräparat.

Der erste, der für die Protozoennatur dieses Erregers eintrat, war L. Pfeiffer. Die von ihm beschriebenen amöbenähnlichen Gebilde, die er als Erreger ansprach, und die sich im Blute fiebernder Variolakranker vorfinden sollten, haben sich, ebenso wie die von van der Löff beschriebenen Variolaamöben als Degenerationsprodukte gewisser Zellen erwiesen. Von bleibendem Interesse aber sind die von Pfeiffer zuerst genauer beschriebenen eigenartigen Gebilde in den Epithelzellen der Pockenpusteln, die später als Vaccinekörper bezeichnet wurden. Sie werden jetzt allgemein Guarnierische Körperchen genannt, weil Guarnieri zeigte, daß man die Entstehung und Entwicklung dieser Vaccinekörperchen besser noch als in der Pockenpustel der Haut in den Epithelzellen der Kaninchencornea verfolgen könne. Verimpft man nämlich auf die lebende Cornea eines Kaninchenauges durch Skarifikation ein Teilchen Variolalymphe oder Vaccinelymphe, so entsteht nach zirka 30 Stunden eine Epithelverdickung, die sich nach drei Tagen in ein Geschwür verwandelt. Die mikroskopische Untersuchung dieser Stelle an Schnittpräparaten, die mit Heidenhains Hämatoxylin oder anderen Kernfarbstoffen gefärbt sind, ergibt, daß die Epithelzellen in der Umgebung der Verletzung stark gefärbte Körperchen enthalten, die in der Nähe des Kernes liegen und von einem hellen Hof umgeben sind. Während die meisten dieser Körperchen sich nur mit Kernfarbe färben, haben andere noch eine Mantelschicht, die durch Protoplasmafarbe tingiert wird. Größe und Form sind wechselnd. Sie sind bald rund, bald oval und nehmen bisweilen durch Zerdehnung die Form von Halbmonden, Sicheln und Spindeln an. Ihre Größe schwankt bis zu dem halben Umfang eines Epithelkernes.

Was bedeuten diese Guarnierischen Körperchen? Eine große Reihe der Autoren spricht sie als die Erreger der Pocken und der Vaccine an und deutete sie als Protozoen (Guarnieri, Pfeiffer, van der Löff, Councilman, Siegel u. a.).

Guarnieri hatte von der Tätigkeit dieses Parasiten die Vorstellung, daß er in die Epithelzelle der Kornea eindringe und dort auf Kosten des Protoplasmas an Größe zunimmt. Dabei bildet er sich eine Art Hülle, von deren Wand er die zu seiner Ernährung nötigen Stoffe abnagt. Von dieser Vorstellung ausgehend, taufte Guarnieri den Parasiten Cytorrhyktes variolae (von *Κύτος* und *ῥήγνυμι* = Zellzernager).

Diese Auffassung, die das Guarnierikörperchen als Protozoon anspricht, kann nach den Untersuchungen der letzten Jahre (Prowazek, Foa u. a.) nicht mehr als richtig gelten. Folgende Gründe sprechen dagegen:

Das Variola- und Vaccinevirus ist filtrierbar, während die Guarnierischen Körperchen auf dem Filter infolge ihrer Größe zurückgehalten werden (Negri, Casagrandi und Carini). Hiergegen kann man freilich einwenden, daß der Erreger auf einem bestimmten Entwicklungsstadium so klein ist, daß er die Poren des Filters passieren kann, und daß verschiedene Entwicklungsstadien gleichzeitig vorkommen.

Am wertvollsten scheint mir die Beobachtung von Foa zu sein, daß man mit chemischen Mitteln die Guarnierischen Körperchen stark schädigen und sogar bis zum Schwinden bringen kann, ohne daß dadurch das übertragungsfähige Virus zugrunde geht.

Die jetzt fast allgemein geltende Annahme ist die, daß die Guarnierischen Körperchen nicht als die Erreger der Variola-Vaccine aufzufassen sind, auch nicht als eingeschlossene Leukocyten oder ausgestoßene Nukleolen oder degenerierte Zentrosomen. Man nimmt vielmehr an, daß sie zum Teil die Erreger einschließen und daß sie als spezifische Reaktionsprodukte der erkrankten Zelle aufzufassen sind. Sie bestehen zum großen Teil aus einer plastinartigen und einer chromatoiden Komponente, die den Kernstoffen zuzuzählen sind. Man muß sich mit Prowazek vorstellen, daß der Erreger in die Zelle eindringt und ihr zunächst die leicht resorbierbaren Teile entzieht, wodurch das Plasma in seiner Umgebung eingedickt wird. Die auch im Protoplasma enthaltene chromatoide Substanz schlägt sich dann in dicken Ballen an dieser Stelle nieder. Die Annahme, daß die Zellkerne bei der Bildung der Guarnierischen Körperchen eine Rolle spielen (Süpfle), ist nicht unbedingt erforderlich, da auch chromatoide Substanzen im Protoplasma vorkommen.

Wenn auch die Guarnierischen Körperchen nicht als die eigentlichen Erreger aufgefaßt werden können, so ändert das natürlich nichts an ihrer großen spezifischen Bedeutung. Ihr Vorhandensein in der geimpften Kaninchencornea beweist mit absoluter Sicherheit das Vorliegen von Vaccine oder Variola, und so ist der Nachweis dieser Gebilde nicht nur von wissenschaftlichem Interesse, sondern auch von größter diagnostischer Bedeutung, da in manchen differentialdiagnostisch zweifelhaft liegenden Fällen nur der positive Impfversuch auf die Kaninchenkornea den Ausschlag gibt. Man färbt zu diesem Zwecke am besten abgeschabte Teile einer Kaninchenhornhaut mit Methylgrünessigsäure, oder man stellt sich nach Fixierung in Sublimatalkohol Schnitte her und färbt mit Hämatoxylin.

Welches ist nun der eigentliche Erreger der Variola-Vaccine? Die Forscher der letzten Zeit haben diese Frage gefördert und, wie es scheint, ihrer Lösung nahe gebracht. Prowazek konnte innerhalb der Guarnierischen Körperchen, aber auch außerhalb derselben, im Protoplasma der Epithelzellen einer mit Vaccine- oder Variolapustelinhalt geimpften Kaninchencornea Gebilde nachweisen, die er als kurze ovale oder fädchenförmige, 1—$1^1/_2$ μ lange Körperchen beschrieb, die meist in zwei ungleich große chromatische Punkte zerfallen und in der Regel von einem eiförmigen, hellen Hof umgeben sind. Er fand sie bereits $1^1/_2$ Stunde nach der Impfung einer Kaninchencornea mit Vaccine- oder Variolalymphe in den dem Ausstrich benachbarten Zellen und nannte sie Initialkörperchen.

Gibt es im Variolapustelinhalt, in der Vaccinelymphe Gebilde, die zu diesen Initialkörperchen in Beziehung zu bringen sind und vielleicht Entwicklungsstufen derselben darstellen?

Paschen (1906) hat zuerst bei der mikroskopischen Untersuchung der Ausstriche von Vaccinelymphe bei Giemsafärbung sehr kleine, gleichmäßig gefärbte Körperchen festgestellt, die in jeder Lymphe vorhanden sind. Sie sind kleiner als die Initialkörperchen von Prowazek ($^1/_2$ μ) und scheinen sich in der Mitte zu teilen, wobei dann beide Hälften durch einen feinfädigen Fortsatz verbunden sind. Bewegung dieser Körperchen wurde nicht beobachtet.

Auch in Ausstrichen von Variolapustelinhalt konnten dieselben Körperchen durch Färben mit Löfflerbeize und Ziehls Karbolfuchsin als kleinste runde, kokkenähnliche, rot gefärbte Gebilde nachgewiesen werden. Wegen ihres regelmäßigen Auftretens bei Vaccine und Variola und ihres Fehlens bei Varicellen und anderen mit Blasenbildung einhergehenden Hautaffektionen erklärte sie Paschen (1908) für den Erreger.

Casagrandi (1906) fand in Infiltraten des Vaccine- und Variolavirus, sowie in Hornhautschnitten bewegliche runde Körperchen von $^1/_{10}$ bis $^2/_{10}$ μ Größe, die sich bei Giemsafärbung karminrot färbten und sowohl endozellulär wie extrazellulär gelegen sind.

Volpino konnte in den Epithelzellen der geimpften Kaninchencornea kleinste Körperchen von $^1/_4$ bis $^1/_5$ μ Größe feststellen, die sich nach Giemsa blau färbten und deren Hauptmerkmal ihre lebhafte Beweglichkeit ist. Am lebhaftesten tritt das bei Dunkelfeldbeleuchtung zutage.

Zusammenfassend wäre also nach den Untersuchungen und Beschreibungen von Prowazek u. a. folgendes über den Erreger der Variola-Vaccine zu sagen: Es sind kleinste, meist um $^1/_4$ μ in ihrer Größe schwankende runde Körnchengebilde (Elementarkörnchen), die sich durch eine Hantelteilung vermehren und dabei Diploform (Doppelpunktform) annehmen. Sie führen oszillierende, progressive Bewegungen aus, die nach Arragao und Prowazek passiver, nach Volpino aktiver Natur sind. Sie entstehen aus den größeren Initialkörperchen und durchlaufen eine bestimmte Entwicklung. Durch die meisten Filter sind die Elementargebilde filtrierbar. Sie werden aber durch Kolloidschichten (Agar-Agar) zurückgehalten und können daher nach vorangegangener Filtration bakterienfrei angereichert werden. Sie besitzen keine darstellbaren Lokomotionsorgane. Die Erreger machen im Gegensatz zu den Bakterien in den Zellen des Wirtsorganismus eine Entwicklung nach Art der Protozoen durch. Die ersten Stadien der Entwicklung in der Vaccine- und Variolapustel und in der geimpften Kaninchencornea sind die Initialkörperchen. Es sind das über $^1/_2$ μ große, durch Giemsafärbung rotblau färbbare, hantelförmig sich teilende Gebilde, die von einem blau tingierten Reaktionsprodukte der Wirtszelle umgeben sind. Mittelst der nassen Giemsamethode kann man die polar dem Initialkörper aufsitzenden Plastinmassen gut zur Darstellung bringen. Aus diesen mit den Plastinsubstanzen innig vereinigten Initialkörperchen gehen die sog. typischen Einschlüsse, die Guarnierischen Körperchen, hervor, deren Hauptmasse aus den Reaktionssubstanzen der Wirtszelle besteht, und die vornehmlich Plastin, zum Teil auch Chromatinstoffe darstellen. In diesen spezifischen Einschlüssen vermehren sich die Initialkörperchen treten auch in das Protoplasma über und produzieren in kurzer Zeit die kleinen, zirka $^1/_4$ μ großen Elementargebilde. Da die Erreger mit der Zelle in einer Art von Symbiose leben, so ist es klar, daß sie zunächst die Zelle gar nicht zerstören, sondern ihre Umgebung sogar zu neoplastischen Bildungen veranlassen. Auf Grund der genannten Eigenschaften rechnet Prowazek die Erreger der Variola-Vaccine zu einer Gruppe von Protozoen, die er als **Chlamydozoën** bezeichnet. Diese Protozoen, zu denen vermutlich auch die Erreger des Trachoms, der Lyssa u. a. zu rechnen sind, haben die Eigentümlichkeit, daß sie mit den von ihnen befallenen Zellen in einer Art von Symbiose leben. Die Zelle, in die der Parasit eingedrungen ist, reagiert mit einer erhöhten Produktion von Kernstoff. Mit diesen Reaktionsprodukten hüllt die Zelle die ersten Entwicklungsstadien der Erreger wie mit einem Mantel ein. Daher werden diese Erreger Chlamydozoen (Chlamys = der Mantel) bezeichnet.

Das Schema der Entwicklung des Variola-Vaccineerregers würde also nach Prowazek kurz folgendes sein:

1. Zahllose Elementarkörperchen, die sowohl intra- als extrazellulär vorkommen, filtrierbar sind, und mit denen die Infektion beginnt und schließt. 2. Intrazelluläre Initialkörper. 3. Übergangsstadien zu Guarnierischen Körperchen mit zentralem Einschluß, peripherer Zone und blau färbbaren Ansätzen. 4. Guarnierische Körper in verschiedener Ausbildung und Form. 5. Guarnierische Körper mit inneren Einschlüssen, die auch peripher liegen. 6. Zerfall der Guarnierischen Körperchen und Zerteilung der Initialkörper. Aufteilung in zahllose Elementarkörper.

In neuerer Zeit hat Fornet[1]) berichtet, daß ihm die Kultur des Variola-Vaccine-Erregers gelungen sei. Nachdem er die Lymphe durch Schütteln mit Äther keimfrei gemacht hatte, übertrug er sie auf Rinderserum oder Ascitesbouillon ($^1/_3$ Serum + $^2/_3$ Zuckerbouillon), fügte ein Stück Platinschwamm zur Erleichterung der Anaerobiose bei und bebrütete die Röhrchen fünf bis zehn Tage bei 37°. Danach konnte er durch Färbung mit heißem Karbolfuchsin oder starker Giemsalösung und Beizen, besonders der Löfflerschen Beize, in der makroskopisch fast unveränderten Kulturflüssigkeit genau dieselben Gebilde nachweisen, wie sie Paaschen, Prowazek u. a. gefunden hatten. Die Übertragung von Proben der Kulturflüssigkeit auf Rinder oder Kälber und Kaninchen riefen Vaccinebläschen hervor. Ob hier tatsächlich eine Kultur gelungen ist, oder nur das aus der Lymphe in das Kulturmedium mit hinübergenommene und stark verdünnte Virus in Wirksamkeit trat, müssen weitere Untersuchungen lehren.

Symbiose des Variolaerregers mit Streptokokken. Ein Wort muß noch über die Zusammenwirkung des Variolavirus mit dem Streptokokkus in schweren Fällen gesagt werden. Der gelegentliche Befund von Streptokokken im Eiter des Pustelinhalts wurde schon oben erwähnt. Bekannt ist ja auch, daß ein Teil der schweren Blatternfälle an Streptokokkensepsis zugrunde geht. Prowazek fand bei einer Epidemie in Rio de Janeiro das Variolavirus stets mit den Streptokokken vergesellschaftet. Das gilt aber keineswegs für alle Pockenfälle. Newiadomsky fand bei 20 Fällen von Variola und sechs Fällen von Variolois keine pyogenen Bakterien im Pustelinhalt, unter fünf Fällen von Variola confluens einmal Staphylokokken. Streptokokken fand er nur bei allen vier untersuchten Fällen von Variola haemorrhagica. Vermutlich spielt sich das verderbliche Mitwirken der Streptokokken bei schweren Fällen in ganz ähnlicher Weise ab wie beim Scharlach. Durch das Pockenvirus wird der Boden vorbereitet für die deletäre Einwirkung der Streptokokkentoxine.

Pathogenese, Disposition, Immunität. Die Quelle der Ansteckung mit Pockenvirus ist der Mensch. Die Infektion erfolgt am häufigsten durch den Kontakt mit dem Inhalt der Blatterneffloreszenzen. Dieser scheint seine größte Infektiosität zu haben, wenn er sich zu trüben beginnt, also beim Übergang aus dem Stadium vesiculosum in das Stadium pustulosum. Wir wissen das aus den Zeiten der Variolation, wo man zum Zwecke der Schutz-

[1]) Berl. klin. Wochenschr. 1913. Nr. 40.

impfung Pustellymphe weiter auf den Menschen übertrug. Aber auch die klare, seröse Flüssigkeit des Bläschenstadiums, und ebenso die Schorfe und Borken, die nach der Eintrocknung der Blattern noch für einige Zeit zurückbleiben, sind infektiös.

Indirekt kann alles, was mit den Kranken in Berührung gekommen ist, die Krankheit übermitteln. Besonders gefährlich ist die Leib- und Bettwäsche, ferner Verbandstoffe, Waschwasser, Badewasser usw. Es ist dabei nicht einmal, wie es scheint, immer eine direkte Berührung der Gegenstände mit dem Kranken erforderlich, um die Krankheit weiter zu übertragen, denn manche Momente sprechen dafür, daß der Erreger durch die Luft weiter übertragen werden kann.

Das Pockengift besitzt eine außerordentlich große Tenacität. Eingetrockneter Eiter behält noch jahrelang seine Infektionstüchtigkeit; aber auch Kleider, Wäsche und andere Gegenstände aus der Umgebung des Kranken können noch für lange Zeit eine Quelle der Ansteckung werden, wenn sie vor Luftzutritt und höheren Temperaturen geschützt aufbewahrt werden. Auf diese Weise mögen manche Fälle von Pocken ihre Aufklärung finden, die scheinbar außer allem Zusammenhange mit anderen Pockenerkrankungen auftreten. Daß Personen, die sich in der Umgebung von Pockenkranken bewegen müssen, wie Ärzte, Pflegepersonal usw., zuweilen die Krankheit übertragen, ohne selbst zu erkranken, ist uns nach unseren neueren Kenntnissen über die Bazillenträger bei den verschiedensten Infektionskrankheiten nichts Befremdliches mehr. Es mag dabei dahingestellt bleiben, wo das Virus bei solchen Keimträgern haftet, ob es äußerlich an den Kleidern, am Haupt- oder Barthaar oder, wie so oft bei anderen Infektionskrankheiten, auf den Schleimhäuten des Rachens seinen Sitz hat.

Auch Insekten können als Verbreiter der Krankheit in Betracht kommen. Schon Sachs schuldigte die Fliege als Zwischenträger an (1834). Terny konnte durch die Verreibung von Fliegen aus variolainfizierten Räumen auf der Haut Variolapusteln erzeugen.

Der Pockenkranke ist in allen Stadien seiner Krankheit als infektiös zu betrachten. Die größte Gefahr besteht naturgemäß während des Pustelausschlages. In der Abheilungsperiode ist der Kranke noch so lange ansteckend, als Schorfe, Krusten und Borken von den eingetrockneten Pusteln her an seinem Körper haften. Aber auch im Initialstadium wurde wiederholt schon Übertragung auf Gesunde gesehen; ebenso in den Fällen von Variola sine exanthemate, bei denen es überhaupt nicht zur Entwicklung des typischen Pockenausschlages kommt. Schließlich kommen, wenn auch selten, schon gegen Ende der Inkubationszeit Übertragungen vor.

Die Leichen der an Pocken Verstorbenen sind naturgemäß in hohem Grade infektiös, so daß für alle, die damit zu tun haben, die größte Vorsicht am Platze ist.

Die physiologischen Sekrete und Exkrete, Urin, Speichel, Fäces usw. spielen bei der Weiterübertragung der Krankheit eine untergeordnete Rolle, da sie nur dann als Träger des Virus in Betracht kommen, wenn sie durch den Inhalt von Schleimhauteffloreszenzen oder Hautpusteln infiziert sind.

Das Blut scheint nach den bisher vorliegenden Untersuchungen nur in der ersten Zeit der Krankheit, d. h. vor Ausbruch des Pockenausschlages, den Erreger zu enthalten.

Zülzer konnte bei einem Fall durch Inokulation von frischem Variolablut eine typische Variola erzeugen. Nach Monti gelingt es nicht, durch Verimpfung des Blutes von Pockenleichen auf die Kaninchencornea einen Impferfolg zu erzielen, d. h. spezifische Guarnierische Körperchen zu erzeugen. Auch Prowazek und Arragoa, die wiederholt Blut und Extrakte von Milz, Leber und Nieren von konfluierenden und hämorrhagischen Pocken auf die rasierte Bauchhaut und auf die Cornea von Kaninchen übertrugen, hatten zweifelhafte oder negative Resultate. In einem Falle hatten sie bei der Verimpfung des Blutes eines hämorrhagischen Falles nach sechs Tagen einen positiven Erfolg. Ganz analoge Erfahrungen wurden beim Experimentieren mit dem Vaccinevirus gemacht. Nach Untersuchungen von Prowazek kreist selbst bei intravenöser Einverleibung des Vaccinevirus dieses nur eine Stunde im Blute.

Es geht aus allem hervor, daß das Blut der Blatternkranken nur in den ersten Stadien vor Ausbruch des Pockenausschlages infektiös ist.

Über den Gang der Infektion sind wir noch nicht hinlänglich orientiert. Die gewöhnlichste Vorstellung ist die, daß die Übertragung mit der Atemluft auf die Schleimhaut der Respirationsorgane erfolgt. Da das Pockenvirus ein flüchtiges Kontagium ist, das nach vielen Erfahrungen auch durch die Luft übertragen werden kann, so steht der Annahme nichts im Wege, daß beim Einatmen der Luft in der Umgebung Pockenkranker die Schleimhäute infiziert werden. In manchen Fällen mag auch die Flüggesche Tröpfcheninhalation eine Rolle spielen, wobei feinste, beim Sprechen oder Husten des Kranken entstandene, in der Luft suspendierte Tröpfchen von Gesunden eingeatmet werden. Voraussetzung dabei würde aber das Vorhandensein von Schleimhautpocken in den obersten Luftwegen des Kranken sein.

In welcher Erscheinungsform die ersten spezifischen Veränderungen auf den Schleimhäuten des Infizierten zuerst auftreten, gehört ins Gebiet der Hypothese. Nach Pfeiffer entsteht eine „Protopustel", von der aus die Blutbahn infiziert wird, ganz ähnlich wie bei der Variola inoculata nach drei Tagen eine Mutterpustel (masterpox) auftritt, an die sich erst sekundär die anderen Pockeneruptionen anschließen. Die „Protopustel" Pfeiffers ist aber mehr oder weniger hypothetisch, da sie natürlich nur schwer festgestellt werden kann. Meist wird es sich nur um sehr geringfügige spezifische Schleimhautentzündungen handeln, die dem Infizierten gar keine Beschwerden machen und deshalb gar nicht bemerkt werden.

Ob die Infektion auch durch die unverletzte äußere Haut erfolgen kann, erscheint zweifelhaft. Da es sich um ein epidermales Virus handelt, um einen Erreger, der, wie wir später noch sehen werden, eine ganz besondere Affinität zu der Hautdecke hat, so liegt es nahe, an diese Form der Infektion zu denken. Daß man durch Verreiben von Pockenvirus auf die Haut Variola erzeugen kann, wissen wir aus den Zeiten der Variolation. Aber man kann dabei natürlich den Einwand nicht ausschalten, daß hier kleinste Läsionen der Epitheldecke vorgekommen sind. Daß die verletzte Haut zur Eintrittspforte der Krankheit werden kann, ist durch die Variolation bekannt. Ungeimpfte Personen mit Exkoriationen, Wunden u. dgl. können also auch auf diesem Weg infiziert werden.

Vom Verdauungsapparat aus dürfte nur in den seltensten Fällen eine Infektion erfolgen; die Möglichkeit dazu liegt natürlich vor. Wenigstens wissen wir aus der Überlieferung, daß es gelingt, durch absichtliches Verschlucken von Krusten und Borken eingetrockneter Pockenpusteln die Krankheit hervorzurufen.

Die Virulenz des Pockengiftes ist, wie es scheint, sehr variabel. Ebenso wie bei anderen Infektionskrankheiten, Scharlach, Diphtherie usw., der Charakter der einzelnen Epidemien verschieden ist, wurden auch vor Einführung der Schutzimpfung schwere und leichte Blatternepidemien beobachtet. Natürlich bestimmt neben der Virulenz auch die jeweilige Disposition der Infizierten die Schwere der Erkrankung. Heutzutage hängt die Schwere einer Blatternepidemie im allgemeinen weniger von der Virulenz des Virus als von der mehr oder weniger konsequent durchgeführten Schutzimpfung ab.

Die Disposition der Erkrankung an Pocken ist sehr verbreitet. „Von Pocken und Liebe bleiben nur wenige frei.“ Dieses alte Wort aus den Zeiten vor der Einführung der Schutzimpfung charakterisiert sehr deutlich die allgemein verbreitete Disposition. Eine indirekte Bestätigung dieser Tatsache ist in unserer Zeit darin zu erblicken, daß nur bei wenigen Menschen die Schutzimpfung nicht haftet.

Es gibt aber auch eine angeborene Resistenz gegen die Blattern. Morganji, Boerhave, Diemerbrock u. a. rühmten sich, trotz vielfältigem Verkehr mit Pockenkranken niemals selbst die Krankheit akquiriert zu haben. Die angeborene Immunität gegenüber spontaner Variola soll 1—7,6% betragen. Auch wissen wir, daß sich einzelne Personen gegen alle Vaccinations- und Revaccinationsversuche refraktär verhalten. Nach L. Pfeiffer beträgt die Zahl der dreimal erfolglos Vaccinierten 0,08% der Erstgeimpften und 0,77% der Revaccinanten.

Neben einer angeborenen Resistenz gibt es aber zweifellos noch eine temporäre Immunität. So wissen wir, daß nach Einführung der Schutzimpfung sich manche Personen wiederholt der natürlichen Blatternansteckung aussetzten, ohne zu erkranken, und dann später eines Tages die Blattern akquirierten. Ähnliches kann man auch heute gelegentlich noch bei ungeimpft gebliebenen Individuen beobachten.

Im übrigen besitzen alle Lebensalter die gleiche Empfänglichkeit für die Pocken. „Selbst im Mutterleibe ist der Mensch vor den Pocken nicht sicher.“ Bereits im vierten Monate sind beim Embryo Blattern beobachtet worden.

Neugeborene und Kinder in den ersten Lebensmonaten haben dieselbe Empfänglichkeit für die Pocken wie die Kinder höherer Lebensalter.

Kindern jenseits des ersten Lebensjahres hat man früher eine erhöhte Disposition für die Pocken zugesprochen, da die Variola vor Einführung der Vaccination meist als Kinderkrankheit auftrat. Es ist das dieselbe Erscheinung, wie wir sie heute noch bei Masern oder Scharlach beobachten. Tatsächlich handelt es sich weder bei diesen noch bei den Pocken um eine eigentliche Kinderkrankheit. Die Verhältnisse lagen eben auch bei den Pocken so, daß bei einer Epidemie alle empfänglichen Individuen erkrankten, und da die Mehrzahl der Erwachsenen in der Regel schon einmal die Krankheit überstanden hat und sich deshalb immun verhielt, so war es natürlich, daß die Erkrankungen der Kinder überwiegen mußten. Epidemien, die in sonst pockenfreien Gegenden auftreten, zeigen denn auch gelegentlich, daß ohne Unterschied Kinder und Erwachsene in gleicher Weise erkranken.

Seitdem die Schutzimpfung allgemein durchgeführt wird, haben sich die Verhältnisse insofern etwas verschoben, als naturgemäß in den Jahren nach der ersten Vaccination, also in den ersten zehn Jahren des Impfschutzes, relativ seltener Erkrankungen vorkommen als im dritten und vierten Dezennium, wo bei mangelnder Revaccination die durch die Impfung erlangte Immunität nachläßt. Höheres Lebensalter, selbst das höchste Greisenalter schützt nicht vor den Pocken.

Das Geschlecht hat auf die Empfänglichkeit für die Blattern keinerlei Einfluß. Nur ist bemerkenswert, daß bei Frauen die Zeiten der Menstruation und der Gravidität eine höhere Disposition mit sich bringen. Während der

Schwangerschaft und im Wochenbett tritt die Krankheit mit besonderer Bösartigkeit auf.

Gewisse Unterschiede in der natürlichen Disposition zur Erkrankung an Variola zeigen sich bei den verschiedenen Rassen. So sollen z. B. die Angehörigen der farbigen Rassen, Neger und Indianer, im allgemeinen schwerer als die Weißen erkranken.

Diese Tatsache scheint aber nach Huguenin weniger durch eine eigenartige Rassendisposition als durch andere Momente bedingt zu sein. Wenn ein Naturvolk, das noch niemals mit Pocken in Berührung gekommen ist, plötzlich durchseucht wird, so wird es im ganzen schwerer erkranken als ein anderes Volk, bei dem die Pocken zu Hause sind, und bei dem deshalb ererbte Immunitätsreste auf Grund vielfach vorangegangener Pockenerkrankungen eine Rolle spielen.

Einzelne Infektionskrankheiten verleihen eine temporär herabgesetzte Disposition zur Erkrankung an Pocken. Masern-, Scharlach- und Typhuskranke zeigen auf der Höhe der Krankheit eine auffällige Unempfänglichkeit gegenüber dem Pockenvirus, doch ist dieser Schutz, wenn man so sagen darf, nicht von langer Dauer; schon in der Rekonvaleszenz von diesen Krankheiten können die bis dahin verschont Gebliebenen erkranken. Es macht sogar den Eindruck, als ob Rekonvaleszenten der genannten Krankheiten eine erhöhte Disposition für die Pocken haben.

Wer einmal die Pocken überstanden hat, erlangt dadurch eine meist für das ganze Leben bestehende Immunität. Die Schwere der vorangegangenen Variola spielt dabei keine Rolle; auch die leichtesten Blatternformen verleihen denselben Schutz vor der Wiedererkrankung wie die schwere Infektion. Diese uralte Erfahrung haben schon vor Beginn unserer Zeitrechnung die Inder und Chinesen sich zunutze gemacht, indem sie Pustelinhalt von leichten Fällen auf Gesunde übertrugen, um durch die Erzeugung einer leichten Pockenerkrankung Impfschutz zu erzielen (Variolation).

Freilich beobachtet man auch hier wie bei anderen Krankheiten, deren Immunitätsverhältnisse ähnlich sind (Masern, Scharlach), Ausnahmen von der Regel. Es gibt Fälle, die zwei-, ja dreimal in ihrem Leben an Pocken erkranken.

Man muß bei diesen Wiedererkrankungen unterscheiden zwischen Rezidiven, die im unmittelbaren Anschluß an die eben durchgemachte Infektion auftreten, also vermutlich durch das im Körper noch vorhandene und noch nicht gänzlich abgetötete Pockenvirus verursacht sind, und Reinfektionen, die durch eine erneute Aufnahme des Virus von außen her entstehen und von der ersten Erkrankung meist durch einen langen Zeitraum getrennt sind. Während bei den eigentlichen Rezidiven der durch das Überstehen der ersten Infektion erlangte Immunitätsgrad noch nicht ausreicht, um das im Körper vorhandene Virus völlig abzutöten, handelt es sich bei den Reinfektionen um ein Erlöschen der früher erworbenen Immunität. Dafür spricht schon die Tatsache, daß bei diesen Reinfektionen gewöhnlich viele Dezennien zwischen der ersten und zweiten Erkrankung an Blattern liegen. Daß solche Wiedererkrankungen an den Pocken meist recht schwer und oft sogar tödlich verlaufen, hängt wohl damit zusammen, daß sie in der Regel in das höhere Lebensalter fallen. Ludwig XV., König von Frankreich, erkrankte im Alter von 64 Jahren an den Pocken und starb daran, obwohl er schon einmal im Alter von 14 Jahren die Krankheit überstanden hatte. Über wirkliche Rezidive, die sehr selten sind, berichten Michel (zwei Fälle) und Hernick.

Von ungeahnter Bedeutung für die Volksgesundheit ist die Lehre von der durch die Vaccination erlangten Pockenimmunität geworden. In dem Kapitel über die Schutzpockenimpfung wird darüber eingehend gesprochen werden. Hier sei nur angedeutet, daß der durch die Vaccination erworbene Impfschutz sich durch eine kürzere Dauer von der durch das Überstehen der

Variola erlangten Immunität unterscheidet. Während die meisten Menschen, die einmal echte Pocken durchgemacht haben, für das ganze Leben immun dagegen sind, reicht der auf die Vaccination folgende Impfschutz nur für ca. zehn Jahre; danach ist eine Revaccination erforderlich. Ist der Impfschutz bei einer vaccinierten oder revaccinierten Person kein vollkommener mehr, so kommt es bei einer Infektion mit Variola nur zu einem abgeblaßten Bilde der echten Pocken, zur Variolois (vgl. das betreffende Kapitel).

Eine gesteigerte Disposition für die Erkrankung soll außer bei Schwangeren und Wöchnerinnen auch bei Potatoren, bei Rekonvaleszenten von Infektionskrankheiten und bei Hautkranken bestehen.

Wie kommt die Variolaimmunität zustande? Dieses Problem hängt natürlicherweise eng zusammen mit der Vaccineimmunität und soll deshalb im Kapitel über die Vaccination ihre eingehende Berücksichtigung finden.

Hier sei nur erwähnt, daß es sich hauptsächlich um die Entscheidung der Frage handelt, ob die gegenüber dem Pockenvirus bestehende Giftfestigkeit die Folge einer Serumimmunität ist, d. h. ob Antikörper im Blute der immunen Personen kreisen, oder ob es sich um eine lokale histogene Immunität der Haut handelt.

Béclère, Chambon und Ménard konnten im Serum von Pockenkranken am 20. und 22. Tage nach Beginn der Krankheit antivirulizide Stoffe nachweisen, die am 4. und 6. Krankheitstage noch nicht vorhanden waren. Auch wurden von denselben Autoren noch 25 und 50 Jahre nach Überstehen der Pocken Antikörper im Blutserum nachgewiesen, während sie in anderen Fällen bereits in wenigen Tagen verschwunden waren. Diese Inkonstanz in den Befunden deutet schon darauf hin, daß den Antikörpern des Blutserums keine allzu große Rolle bei der Pockenimmunität zukommen dürfte. Dafür sprechen auch die Untersuchungen von Prowazek und Arragao. Sie brachten Serum von Variolarekonvaleszenten 12, 14, 15, 20 Tage nach dem Abheilen der Pusteln auf 24 Stunden mit Variolapustelinhalt zusammen und verimpften die Mischung auf die Kaninchencornea, um auf diese Weise den Einfluß etwaiger immunisierender Stoffe des Serums auf die Bildung von Guarnierischen Körperchen zu prüfen. Dabei zeigte sich, daß in allen Versuchen Guarnieri-Körperchen nachgewiesen werden konnten. Das Serum hatte also in keinem Fall die Wirksamkeit der Variolalymphe völlig aufgehoben. Die kleinste Menge von Guarnieri-Körperchen bildete sich unter dem Einfluß des zwölftägigen Serums; eine geringe Menge von Antikörpern schien also hier vorhanden zu sein.

Die spärliche und unregelmäßige Produktion von Antikörpern weist schon darauf hin, daß die Serumimmunität nicht die erste Rolle bei der Pockenimmunität spielen kann. Es handelt sich vielmehr im wesentlichen um eine Hautimmunität. Der Erreger kreist nur in den ersten Stadien der Krankheit im Blut und wird dann im Hautorgan deponiert, wo er seine Entwicklung durchmacht und eine histogene Immunität verursacht.

Krankheitsbild. Die klinischen Erscheinungen, die durch das Variolavirus verursacht werden, lassen sich nicht im Rahmen eines einzigen abgeschlossenen Krankheitsbildes schildern. Die Bilder sind vielmehr außerordentlich wechselnd, je nach der Schwere der Infektion und der Disposition des Erkrankten und zwischen schweren und leichten Formen gibt es allerlei Übergänge. Bei einigen Verlaufsformen fehlt sogar der am meisten charakteristische Bestandteil des Pockenprozesses, das Blatternexanthem.

Um einen klaren Überblick zu gewinnen, empfiehlt es sich daher, als Grundtypus das Krankheitsbild einer mittelschweren Form der Variola vera zu beschreiben, das trotz aller durch Komplikationen bedingten Variationen doch einen relativ regelmäßigen Verlauf nimmt. Als Ergänzung sind dann die schwersten Verlaufstypen der Variola vera zu schildern, die Variola confluens und die hämorrhagischen Pockenformen und schließlich die beiden leichtesten Krankheitsbilder: Die Variolois, die häufigste Erscheinungsform der Pocken in Ländern mit gesetzlich durchgeführtem Impfschutz, und die Variola sine exanthemate.

Da die Unterschiede zwischen allen diesen verschiedenen Varianten des Blatternverlaufs in der Hauptsache erst von Beginn der Eruptionsperiode an in Erscheinung treten, so ist es am einfachsten, Inkubationszeit und Initialstadium des Pockenprozesses gemeinsam zu besprechen und erst nachher die verschiedenen Modifikationen der Variola gesondert abzuhandeln.

Inkubationsstadium. Die Inkubationszeit der Pocken beträgt 10 bis 13 Tage, bisweilen etwas weniger, 5 bis 10 Tage, in seltenen Fällen 14 bis 15 Tage. Für die hämorrhagische Variola fand Zülzer das Inkubationsstadium im allgemeinen kürzer als für die Variola pustulosa (in 9 Fällen 6 bis 8 Tage).

Anders ist es bei der inokulierten Variola. Hier treten die ersten Lokalsymptome bereits am Ende des dritten oder vierten Tages auf. Dementsprechend sind auch die Allgemeinerscheinungen, Fieber usw. schon am achten Tage, also viel früher zu beobachten als bei den auf natürlichem Wege akquirierten Pocken. Der Weg der Ansteckung scheint also eine gewisse Rolle dabei zu spielen.

Über die Vorgänge, die sich im infizierten Körper während der Dauer des Inkubationsstadiums abspielen, ist Sicheres nicht bekannt. Man hatte bisher die Vorstellung, daß eine Ausreifung und Vermehrung der Erreger stattfindet bis zu dem Momente, wo ihre Gifte zur Wirkung kommen. Akzeptieren wir die neuere Pirquetsche Anschauung, so müssen wir annehmen, daß nach dem Eindringen der spezifischen Keime im infizierten Organismus eine Produktion von Antikörpern einsetzt, die eine gewisse Zeit erfordert. Die neu gebildeten Antikörper treten nun, wenn sie in genügender Menge vorhanden sind, mit den spezifischen Erregern in eine chemische Verbindung und lösen so erst die Giftwirkung aus, die zu dem Auftreten der spezifischen Krankheitserscheinungen Veranlassung gibt. Die Dauer der Inkubationszeit ist danach also in der Hauptsache abhängig von der Produktion der Antikörper.

Krankheitserscheinungen sind in der Regel während des Inkubationsstadiums nicht vorhanden. Nur in sehr vereinzelten Fällen wird gegen Ende desselben über Mattigkeit, Kopfschmerzen, Schwindel und gastrische Störungen geklagt. Auch Kreuzschmerzen, das prägnanteste Symptom des Initialstadiums, kommen mitunter schon in dieser Periode zur Beobachtung.

Initialstadium. Der Übergang aus der meist symptomlosen Inkubationszeit in das Stadium der ersten Krankheitserscheinungen ist meist ein plötzlicher, so daß der Tag des eigentlichen Krankheitsbeginnes fast stets aufs genaueste fixiert werden kann. Die Zeit, die vom Beginne der ersten Krankheitssymptome bis zum Ausbruche des charakteristischen Pockenausschlages verstreicht, wird als Initialstadium bezeichnet.

Die Krankheitserscheinungen, die während dieser Zeit zur Beobachtung kommen, sind nicht als Prodrome der Variola aufzufassen, sondern als die ersten Symptome der Krankheit. Die Bezeichnung „Prodromalstadium" für diese Phase der Krankheit ist nicht zutreffend, denn es gibt Fälle, bei denen es überhaupt nicht zur Ausbildung des charakteristischen Pockenexanthems kommt (Variola sine exanthemate, Purpura variolosa).

Die Dauer des Initialstadiums beträgt in der Regel drei Tage, seltener zwei oder vier Tage. Die kürzere Dauer findet sich zuweilen im Kindesalter. Irgendwelche prognostische Schlüsse können aus der Länge des Initialstadiums nicht gezogen werden. Das ist im Gegensatz zu Trousseau zu betonen.

Die Schwere der Krankheitserscheinungen im Initialstadium ist sehr verschieden; alle Grade, von den leichtesten Störungen des Allgemeinbefindens bis zu den schwersten Krankheitsbildern mit hohem Fieber, Bewußtlosigkeit und Delirien, werden beobachtet. In schweren Fällen kann schon in diesem Krankheitsstadium der Tod eintreten, noch bevor eine Spur des Blatternexanthems zum Ausbruche kommt. Worauf diese Verschiedenheit in der Intensität der Initialsymptome beruht, ist nicht bekannt. Man muß sich mit der Annahme einer individuellen Disposition behelfen. Für den Praktiker ist jedenfalls festzuhalten, daß die Schwere der Initialsymptome keineswegs auf einen weiteren schweren Verlauf der Variola schließen läßt. Gar nicht selten sieht man z. B. auch bei der Variolois, der abgeblaßten Form der Variola, stürmische Initialerscheinungen, die dann bald abklingen und einem leichten Krankheitsbilde Platz machen.

Verlauf. Die Krankheit setzt in der Regel ganz akut ein. Der Kranke fühlt sich matt und elend und kann sich bald nicht mehr aufrecht halten. Die große Hinfälligkeit der Pockenkranken schon am ersten Tage des Initialstadiums ist sehr charakteristisch. Während der Typhuskranke sich oft noch tagelang trotz hoher Temperatur außer Bett halten kann, wird der Pockenkranke schnell bettlägerig.

Ein Schüttelfrost oder häufiger noch wiederholtes Frösteln eröffnet die Szene; schnell steigt die Temperatur zu hohen Graden an. Sie erreicht am ersten Tage oft schon 39,5 bis 40° und steigt mit geringen Morgenremissionen in den nächsten Tagen noch höher an, so daß am Abend des zweiten oder dritten Tages oft schon 40,5 bis 41°, ja sogar 42° erreicht werden. Die Höhe des Fiebers im Initialstadium steht in keiner Beziehung zur Schwere der Krankheit. Oft findet man gerade bei der Variolois die höchsten Fiebergrade, während bei der Purpura variolosa, der schwersten Form der Pocken, bisweilen niedrigere Temperaturen vorherrschen.

Die Pulsfrequenz ist entsprechend der Fieberhöhe gesteigert, bei Männern zählt man 108 bis 120 Pulsschläge, bei Frauen, Kindern und reizbaren Personen meist etwas höhere Werte. Meist ist der Puls von guter Spannung und regelmäßig. In schweren Fällen, namentlich bei der Purpura variolosa, ist er in der Regel weich und klein und wird bald unregelmäßig. Die Atemfrequenz entspricht der Fieberhöhe. In manchen Fällen besteht auffällige Dyspnoe, obgleich an Lungen oder Herz nichts Abnormes nachgewiesen werden kann. Die Haut fühlt sich heiß an und ist meist trocken; seltener ist sie mit mäßigem Schweiß bedeckt. Profuse Schweiße, wie sie Trousseau in dieser Periode beobachtete und als günstiges Zeichen ansah, sind entschieden selten. Das Gesicht ist lebhaft gerötet, die Conjunctiven injiziert.

Die Zunge ist trocken, dick, gelblichweiß belegt und zeigt an den Seiten häufig Zahneindrücke. Meist ist ein unangenehmer Foetor ex ore vorhanden. Oft beobachtet man auch eine Pharyngitis, die eine Schwellung und Rötung der Tonsillen und des weichen Gaumens und leichte Schluckbeschwerden verursacht. Bisweilen sieht man rote zirkumskripte Flecken auf der Schleimhaut dieser Partien, namentlich in Fällen, wo sich später besonders dichte Pustelaussaat auf Mund- und Rachenschleimhaut findet. Dazu gesellt sich nicht selten noch Schnupfen, Lichtscheu und Tränenträufeln. Auch Nasenbluten tritt zuweilen im Initialstadium ein; Bronchitis ist in diesem Stadium bisweilen ebenfalls vorhanden, aber nicht häufig.

Die Kranken klagen über häufigen Durst, der Appetit liegt völlig danieder. Daneben besteht im Anfange des Initialstadiums fast stets Brechneigung. In schwereren Fällen, namentlich bei der Variola haemorrhagica, werden die Kranken während des ganzen Initialstadiums durch Würgreiz und Erbrechen gequält. Auch Singultus ist daneben oft vorhanden. Gleichzeitig wird dabei über Druckgefühl und schmerzhafte Sensationen im Epigastrium geklagt. Fast regelmäßig sind heftige Kopfschmerzen vorhanden. Sie werden meist in die Stirngegend lokalisiert. Oft ist aber auch der ganze Kopf diffus schmerzhaft.

Nicht selten treten am Abend des zweiten oder dritten Tages Delirien auf, die bald stiller Natur sind, bald lärmend und furibund. Sie werden naturgemäß am häufigsten bei Alkoholikern beobachtet, sind aber auch sonst nicht selten, so daß sie als spezifisch toxisches Symptom aufgefaßt werden müssen. Koma ist bei Erwachsenen selten, etwas häufiger bei Kindern. Hier kommt es in Verbindung damit mitunter zu Konvulsionen. Der Schlaf fehlt im Inkubationsstadium in der Regel fast ganz. Unruhig werfen sich die Kranken hin und her, ohne den Schlummer finden zu können. Häufig wird über Schwindelgefühl, namentlich beim Aufrichten, geklagt. Auch Ohrensausen, Flimmern vor den Augen sind gewöhnliche Störungen.

Als eines der charakteristischsten Symptome des Initialstadiums gilt der Kreuzschmerz. Und mit Recht! Denn bei keiner Infektionskrankheit wird mit solcher Regelmäßigkeit über Schmerzen in der Lumbosakralgegend geklagt, wie bei der Variola. Er fehlt eigentlich nur bei einem Teil der leichten Varioloisfälle; bei der Variola vera ist er stets vorhanden und tritt meist so intensiv auf, daß er spontan ohne Befragen von dem Kranken angegeben wird. Am heftigsten und fast unerträglich ist er bei den Fällen, die sich später zur Variola haemorrhagica entwickeln. Bisweilen schon in den letzten Tagen des Inkubationsstadiums vorhanden, hält er während des ganzen Initialstadiums an bis zum Ausbruch des Blatternexanthems. Der Sitz ist die Lendengegend bis zum Kreuzbein hinab.

Die Anschauungen über seine Ursache gehen auseinander. Während die einen Kongestionszustände in den Hüllen des Rückenmarks dafür verantwortlich machen, halten ihn andere für eine spezifische Intoxikationserscheinung. In einzelnen Fällen sind daneben ziehende und reißende Schmerzen in den Extremitäten vorhanden, sowie ein schmerzhaftes Mattigkeitsgefühl in den Gelenken, so daß bei der Differentialdiagnose der Gedanke an akuten Gelenkrheumatismus und septische Erkrankungen auftauchen kann.

Etwas häufiger findet sich neben den Kreuzschmerzen ein Gefühl von Steifheit und Schmerzhaftigkeit im Nacken, das in Verbindung mit den heftigen Kopfschmerzen zuweilen den Verdacht auf Meningitis erweckt.

Am Herzen ist in diesem Stadium in der Regel kein abnormer Befund zu erheben; dasselbe gilt vom Respirationsapparat. Leichte bronchitische Erscheinungen machen sich häufiger erst in der Eruptionsperiode geltend, treten bisweilen aber auch schon in diesem Stadium auf. Bei den allerschwersten, sehr seltenen Pockenfällen, die schon am ersten oder zweiten Krankheitstage wie vergiftet im Koma zugrunde gehen (Variola siderans), findet man enorme Pulsfrequenz bei hyperpyretischen Temperaturen und unregelmäßiger stertoröser Atmung. Die Leber ist auf Druck bisweilen etwas empfindlich, aber nicht vergrößert. Die Milz ist dagegen schon im Initialstadium perkutorisch vergrößert und palpabel. Ich habe auch bei Fällen, die nach einem schweren Initialstadium in eine leichte Variolois ausgingen, mit Sicherheit schon am dritten Krankheitstage gut palpable Milzen feststellen können. Bei der Purpura variolosa dagegen, der schwersten Blatternform, fehlt auffälligerweise der Milztumor, wie es scheint, immer. Der Stuhlgang ist in der Regel angehalten und erfordert therapeutische Nachhilfe. Diarrhöen sind bei Erwachsenen selten; etwas öfter werden sie bei kleinen Kindern beobachtet. Der Urin ist dem Fieberverhalten entsprechend hoch gestellt; seine Menge ist vermindert. Er enthält bisweilen Spuren von Eiweiß (febrile Albuminurie). Starker Eiweißgehalt gilt als prognostisch ungünstiges Zeichen, das besonders bei Fällen gefunden wird, die später hämorrhagisch werden.

Bei weiblichen Individuen pflegt zu Beginn des Initialstadiums die Menstruation einzutreten. Dieses verfrühte Erscheinen der Periode ist auch bei Beginn anderer Infektionskrankheiten nicht selten, gilt aber für die Pocken als besonders charakteristisch.

Zu den interessantesten Symptomen der Initialperiode der Pocken gehören gewisse Hauterscheinungen, die als Initialexantheme bezeichnet werden und der Eruption des eigentlichen Blatternexanthems vorangehen. Genauer studiert wurden diese Exantheme erst im vorigen Jahrhundert, besonders durch Th. Simon und F. v. Hebra. Zweifellos ist die Häufigkeit dieser Initialexantheme in den einzelnen Epidemien eine sehr verschiedene. Daraus erklärt es sich auch, daß man bei vielen anderen sehr genauen Beobachtern gar nichts davon erwähnt findet. Man unterscheidet zwei verschiedene Formen dieser Exantheme:

1. Die erythematös-roseolöse Form. Sie wird als masernähnlich oder besser als roseolaartig bezeichnet. Die Engländer nennen diesen Ausschlag „rash". Gewöhnlich am zweiten Tage des Initialstadiums erscheinen im Gesicht, dann auch am übrigen Körper, und zwar mit Vorliebe an den Streckseiten der Extremitäten, blaßrote, im Niveau der Haut liegende Flecken von Linsengröße und darüber, die auf Fingerdruck verschwinden. Sie sind teils rund, teils unregelmäßig konturiert. Bei Frauen ist ein häufiger Sitz des Exanthems die Umgebung der Brustwarzen. Der Ausschlag erreicht in wenigen Stunden seine Blüte und verschwindet meist nach 12 bis 24 Stunden, ohne eine Spur zu hinterlassen. Anatomisch ist das Exanthem als eine herdweise auftretende Hyperämie der Haut aufzufassen. Von prognostischer Bedeutung ist die Tatsache, daß dieses roseolaartige Initialexanthem sich bei weitem häufiger bei Variolois wie bei der echten Variola findet. Das Auftreten des roseolaartigen Exanthems ist also als ein relativ günstiges Zeichen zu betrachten.

Wie wichtig die Kenntnis dieses Initialausschlages ist, zeigte ein von mir beobachteter Fall von echter Variola bei einem einjährigen Kinde, das auf einem von Brasilien kommenden Auswandererschiff unter hohem Fieber und masernähnlichem Ausschlage erkrankte und für masernkrank gehalten wurde. Als es zwei Tage später ins Krankenhaus eingeliefert wurde, kam ein typischer Pockenausschlag zur Erscheinung. Der Fall zog durch Ansteckung noch zwei weitere Pockenfälle nach sich.

2. Die petechiale Form des Initialexanthems, die auch als scharlachähnlich bezeichnet wird. Sie besteht zum größten Teil aus kleinsten punktförmigen bis zu stecknadelkopfgroßen Blutungen in die obersten Schichten der Kutis, die meist sehr dicht stehen, so daß schon dadurch der Eindruck einer diffusen Röte zustande kommt. In anderen Fällen sind die Petechien auf einem erythematösen Grunde, so daß sich der Ausschlag als eine flammende Röte mit einzelnen purpurroten Punkten und Flecken präsentiert, ganz ähnlich einem mit Blutungen einhergehenden Scharlachausschlage. Die Ähnlichkeit mit dem Scharlachexanthem wird noch vermehrt durch den Lieblingssitz dieses Initialausschlages. Seine Prädilektionsstellen sind das Schenkel-

dreieck und etwas seltener das Oberarmdreieck. Das Schenkeldreieck umfaßt die Haut der unteren Bauchhälfte und die Innenseite der Oberschenkel. Liegt der Kranke mit adduzierten Beinen im Bett, so ist die Basis des Dreiecks eine in der Höhe des Nabels quer über den Bauch verlaufende Linie, seine Spitze liegt etwas oberhalb der Kniegegend. Von hier aus läuft der Ausschlag bisweilen noch an den Seitenflächen des Rumpfes hinauf zur Achselhöhle. Hier nimmt der erythematös-hämorrhagische Bezirk ebenfalls die Form eines Dreiecks ein, das sich vom Musculus pectoralis über die Achselhöhle hinweg mit seiner Spitze über die Innenfläche des Oberarms hinzieht.

Das petechiale oder scharlachähnliche Initialexanthem ist im allgemeinen seltener als das roseolaähnliche und tritt im Gegensatz zu dem letzteren fast stets als Vorläufer der echten Variola auf. Seine prognostische Bedeutung ist also weniger günstig als die der erythematösen Form. Es tritt meist schon in den ersten Krankheitstagen auf und eilt mitunter allen anderen initialen Symptomen voraus. Seine Dauer ist länger als die des roseolaähnlichen Exanthems. Es tritt nur langsam zurück und hinterläßt seine Spuren oft noch für die Dauer der ganzen Krankheit in Gestalt kleiner, bräunlich, gelblich und grünlich pigmentierter Fleckchen, die den Veränderungen des Blutfarbstoffs in den Petechien entsprechen. Eine Abschuppung in den von dem Ausschlage befallenen Gebieten tritt nicht ein.

Die beschriebenen Initialsymptome: Fieber, Kopfschmerzen, Kreuzschmerzen, Gliederschmerzen, Initialexantheme sind keinesfalls in jedem einzelnen Falle vorhanden; auch können sie hinsichtlich der Intensität in der mannigfachsten Weise variieren. Festzuhalten ist aber, daß ein stürmisches Initialstadium niemals ohne weiteres den Schluß auf einen schweren weiteren Verlauf der Krankheit gestattet. Gerade auf schwere Initialerscheinungen folgt häufig nur eine Variolois. In anderen Fällen ist die Krankheit schon mit dem Ablauf des Initialstadiums beendet, und es kommt gar nicht zur Eruption des eigentlichen Blatternausschlages. Auf solche Fälle wird später bei der Besprechung der Febris variolosa sine exanthemate genauer eingegangen werden.

Mit dem Abend des dritten Tages ist das Initialstadium in der Regel beendet und es kommt zur Eruption des eigentlichen Ausschlages. Da sich die Krankheitsbilder von diesem Momente ab verschieden verhalten, je nachdem es sich um die Variola vera oder um ihr abgeblaßtes Bild, die Variolois, handelt, so soll zunächst das typische Krankheitsbild, die Variola vera, beschrieben werden.

Variola vera (discreta). Die Variola vera ist diejenige Pockenform, die vor Einführung der Schutzimpfung am häufigsten zur Beobachtung kam und jetzt nur noch bei ungeimpften oder nicht rechtzeitig revaccinierten Personen vorkommt. Die Bezeichnung discreta wird bisweilen hinzugesetzt zur Unterscheidung von der Variola confluens. Im Gegensatz zur Variolois pflegen die einzelnen Phasen in der Ausbreitung des Pockenausschlages bei ihr ein ungemein typisches Verhalten aufzuweisen. Auf ein dreitägiges Initialstadium folgt eine dreitägige fieberfreie Eruptionsperiode, in der das Pockenexanthem zur vollen Blüte gelangt. Daran schließt sich die Suppurationsperiode, in der es unter Fieberanstieg zur Vereiterung der Pusteln kommt. Nun folgt das Stadium der Abtrocknung der Pusteln und als Residuum der Blattern bleiben in den meisten Fällen weiße, strahlige Narben auf der Haut zurück.

Eruptionsperiode. Gegen Ende des dritten Tages des Initialstadiums beginnt die Eruption des eigentlichen Blatternexanthems. Man bemerkt zunächst im Gesicht und auf den benachbarten Teilen des Kopfes hirsekorngroße, mehr oder weniger dicht gestellte, blaßrote, leicht erhabene Fleckchen, die unter mäßigem Brennen und Jucken sich vermehren und sich einige Stunden später auch über den Rumpf und schließlich in den nächsten Tagen auch über die Extremitäten ausbreiten. Die Ausbreitung erfolgt meist in einer ganz bestimmten Reihenfolge; von der Stirngegend beginnend, ergreift das Exanthem die Nasenflügel und die Oberlippe, geht dann auf den behaarten Kopf über, um nun den Rücken, dann die Brust und die Arme, nachher den Leib und zuletzt Füße und Unterschenkel zu befallen. Am dichtesten steht der Ausschlag stets im Gesicht und am Kopf. An den später ergriffenen Stellen, am Rumpf und an den Extremitäten, stehen die Effloreszenzen etwas zerstreuter. Ihre höchste Zahl ist in der Regel nach einem bis zwei Tagen erreicht. Bis dahin pflegen immer noch neue Stippchen aufzuschießen. Aus den hirsekorngroßen, am vierten Tag entstandenen roten Fleckchen entsteht die eigentliche Pocke in folgender Weise. Am fünften Tag nehmen die Stippchen an Durchmesser zu, werden etwa linsengroß, färben sich mit dunklerer Röte und verwandeln sich in Knötchen mit konischer Spitze, die über die Oberfläche prominieren. Am sechsten Tag nimmt die Spitze des Knötchens die Gestalt eines perlartig schimmernden Bläschens an, das mit heller, klarer Flüssigkeit gefüllt ist. Das Bläschen nimmt in den nächsten zwei Tagen an Ausdehnung zu, so daß schließlich am siebenten oder achten Tag aus dem konisch zugespitzten dunkelroten Knötchen in fünf Tagen eine erbsengroße, halbkugelige Blase geworden ist. Die meisten dieser Effloreszenzen zeigen in der Mitte eine Delle, den sog. „Pockennabel“. Sehr schön illustriert das Gesagte Abb. 397.

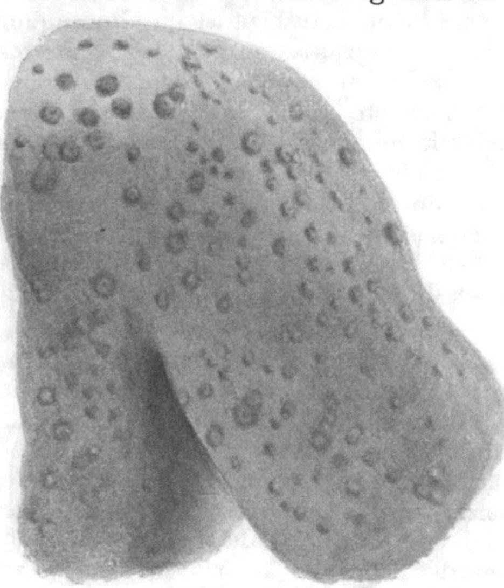

Abb. 397. Variola vera, Eruptionsperiode (Arm eines 2jährigen Auswandererkindes am 7. Krankheitstage).

Sticht man mit einer Nadel die Pockenpustel an, so gelingt es nicht, den Inhalt des Bläschens auf einmal zu entleeren. Es tritt vielmehr nur ein winziger Tropfen klarer, lympheartiger Flüssigkeit aus. Man muß an verschiedenen Stellen anstechen, um alle Flüssigkeit zu entfernen. Es folgt daraus, daß die Blasen nicht aus einem einzigen Hohlraum bestehen können, sondern aus einzelnen Fächern zusammengesetzt sind. Die anatomische Untersuchung, auf die weiter unten noch näher eingegangen wird, bestätigt diese Beobachtung. Gedellte wie ungedellte Pockenbläschen zeigen dasselbe Verhalten.

An den Handtellern und Fußsohlen, sowie an den Fingern und Zehen zeigen die Pockeneffloreszenzen ein abweichendes Verhalten. Wegen der Straffheit und Unnachgiebigkeit der Haut kommt es hier nicht zu prominenten Eruptionen; die Pocken bleiben vielmehr im Niveau der Haut und markieren sich durch blaßrote Fleckchen und zirkumskripte Resistenzen, die im vesikulösen Stadium sich in perlgraue, durchscheinende, hanfkorn- bis linsengroße Stellen verwandeln, die von einem entzündlich geröteten Hof umgeben sind.

Schleimhäute. Fast gleichzeitig mit dem Auftreten des Blatternexanthems auf der äußeren Haut erscheinen auch auf den benachbarten Schleimhäuten Pockeneffloreszenzen. Nicht ganz selten gehen dieselben sogar den Eruptionen der äußeren Haut einige Stunden oder sogar einen Tag voraus, so daß man z. B. das Erscheinen von Pockeneruptionen in der Mund- und Rachenhöhle **diagnostisch** verwerten kann.

Am dichtesten ist in der Regel die Schleimhaut des weichen Gaumens mit Bläschen besetzt (vgl. Abb. 398); auch die Mandeln, die Uvula und die hintere Rachenpartie sind oft betroffen. Von hier aus kann der Ausschlag auch auf die Schleimhäute des Kehlkopfes und der Trachea, ja sogar bis zu den größeren Bronchien vordringen.

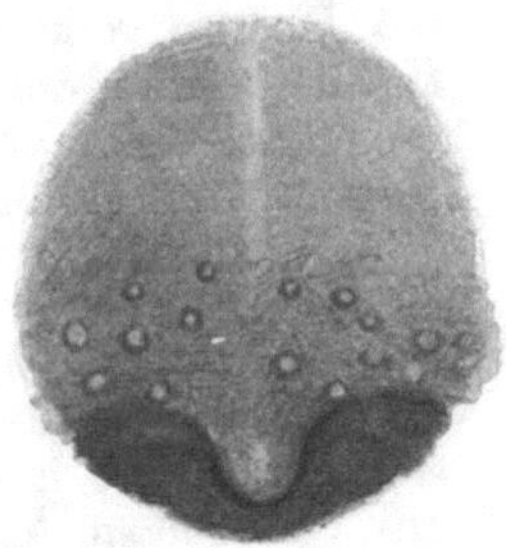

Abb. 398. Echte Pocken auf dem weichen Gaumen.

Die Zunge wird meist am Rande und auf der Unterfläche, seltener auf der Oberfläche, von Effloreszenzen befallen, doch bleibt sie auch häufig frei. Auch die Schleimhaut der Speiseröhre kann befallen werden. Man findet bisweilen Pockeneffloreszenzen bis zur Mitte des Ösophagus hinab; in der unteren Hälfte pflegen sie seltener und spärlicher zu sein.

Die Schleimhaut der Nasenhöhle ist häufig stark in Mitleidenschaft gezogen, so daß durch eine entzündliche Schwellung der Schleimhaut eine starke Behinderung der Nasenatmung bedingt wird. Eine Ausbreitung des Ausschlages bis zur Tuba Eustachii und zum Mittelohr, die früher angenommen wurde, kommt nicht vor. Die Störungen des Gehörorgans in diesem Stadium beruhen vielmehr auf der im äußeren Gehörgang aufschießenden Pockeneruption. Vereinzelte Pockenbläschen finden sich mitunter auf der Conjunctiva palpebralis, seltener auf der Conjunctiva bulbi (Hebra). Etwas später als die genannten Schleimhautpartien der Mund- und Rachenhöhle werden die Schleimhäute der Vulva, der Vagina und der unteren Mastdarmgegend befallen. Auch in der Urethra, dicht an ihrer Mündung, können sich vereinzelte Effloreszenzen etablieren; die weiter nach hinten gelegenen Teile der Urethra bleiben frei.

Die Schleimhautpocken, die sich zunächst genau in derselben Weise wie die Eruptionen der äußeren Haut entwickeln, weichen in ihrem Aussehen bald von ihnen ab. Infolge der zarten Beschaffenheit des Schleimhautepithels und unter dem Einfluß der Mundflüssigkeit zerfallen die gebildeten Bläschen bald und es kommt zur Bildung von Erosionen.

Wenn wir als Beispiel die Effloreszenzen in der Mundhöhle wählen, so sehen wir zunächst kleine, linsengroße hyperämische Flecke, aus denen dann bald rote Papeln entstehen. Die Spitze der Papeln wandelt sich in ein Bläschen um, so daß der Ausschlag nun aus weißlichgrauen oder perlgrauen Erhebungen auf gerötetem Grunde besteht. Sehr bald aber verlieren diese Bläschen ihre zarte Epitheldecke und es entstehen kleine Substanzverluste, Erosionen, die von einem weißlichen Saum, dem Epithelrest, umgeben sind. Dort, wo mehrere Bläschen zusammenstanden, können diese Erosionen konfluieren und zu größeren, unregelmäßig gezackten Exkoriationen und Ulzerationen Veranlassung geben. Die Mucosa in der Nähe der Schleimhaut befindet sich stets im Zustande der katarrhalischen Entzündung, ist lebhaft gerötet, geschwollen und schmerzhaft.

Meist besteht starker Speichelfluß. Die subjektiven Beschwerden, die durch die Schleimhauteruptionen bedingt sind, bestehen im Anfange der Erscheinungen nur in leichtem Brennen auf der Schleimhaut des Mundes und der Nase. Dagegen treten beim Aufschießen der Papeln infolge der lebhaften katarrhalischen Entzündung Speichelfluß, leichte Schluckbeschwerden und beim Befallen des Kehlkopfes Heiserkeit ein. Die Bildung der Erosionen und Ulcera verursacht lebhafte Schmerzen, die, schon spontan vorhanden, bei jedem Versuch zur Nahrungsaufnahme und beim Sprechen eine bedeutende Steigerung erfahren.

Fieber und Allgemeinbefinden. Ein sehr charakteristisches Verhalten zeigen in der Eruptionsperiode der Pocken Fieber und Allgemeinbefinden. Während bei allen anderen exanthematischen Krankheiten mit dem Erscheinen des spezifischen Ausschlages eine Steigerung der Allgemeinerscheinungen und des Fiebers verknüpft ist, sinkt bei den Pocken das Fieber zu Beginn der typischen Eruptionen ab und alle Beschwerden des Kranken verschwinden, ja, es tritt eine auffällige Euphorie ein. Sobald die ersten Spuren des Exanthems sich auf der Haut zeigen, fällt das Fieber in den leichteren Fällen rapide und weicht der normalen Temperatur. Bei den meisten Fällen der Variola vera sinkt es jedoch nicht plötzlich in einem Zuge, sondern staffelförmig fallend. Der allmählichen Ausbreitung des Exanthems auf die verschiedenen Körperregionen entsprechend nähert sich die Kurve innerhalb zwei oder drei Tagen immer mehr der Normalen. Mit vollendetem Ausbruch des Exanthems wird in der Regel die Norm nahezu oder wirklich erreicht. In schweren Fällen ist der Abfall geringer. So sinkt z. B. die Temperatur in der Eruptionsperiode bisweilen nur bis 38°, um mit dem Eintritt der Suppurationsperiode wieder anzusteigen. Hand in Hand mit dem Abfall des Fiebers im Eruptionsstadium geht auch die Besserung der übrigen Beschwerden. Die quälenden Kopfschmerzen lassen nach, die charakteristischen Kreuzschmerzen werden geringer und verschwinden ganz. Waren Störungen des Sensoriums oder Delirien vorhanden, so weichen sie einer wohltätigen Ruhe. Oft stellt sich wieder normaler Schlaf ein. Soweit die Schleimhautpocken und das Spannungsgefühl der von Pusteln besetzten Haut den Kranken nicht zu sehr irritieren, fühlt er sich um diese Zeit relativ wohl. Die leise Hoffnung, daß damit der Beginn der Besserung eingeleitet sei, wird aber in Fällen von Variola vera schnell enttäuscht durch den Eintritt der Suppurationsperiode, die mit ihren mannigfaltigen Komplikationen noch einen Köcher voll gefährlicher Pfeile mit sich bringt.

Folgende Kurven (Abb. 399 u. 400) illustrieren das Gesagte:

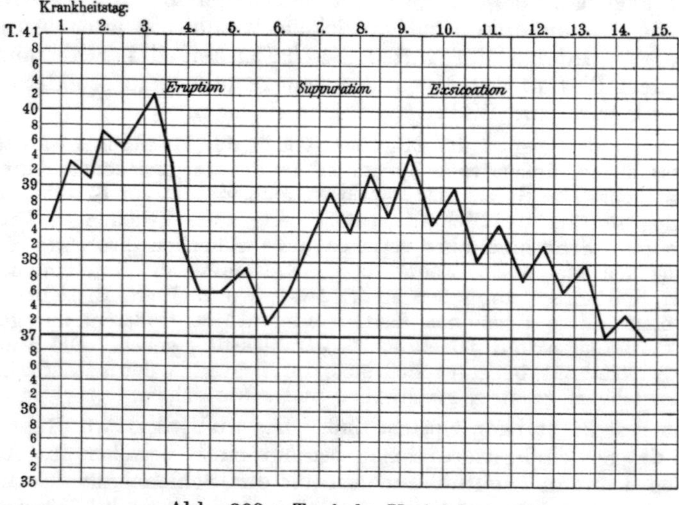

Abb. 399. Typische Variolakurve.

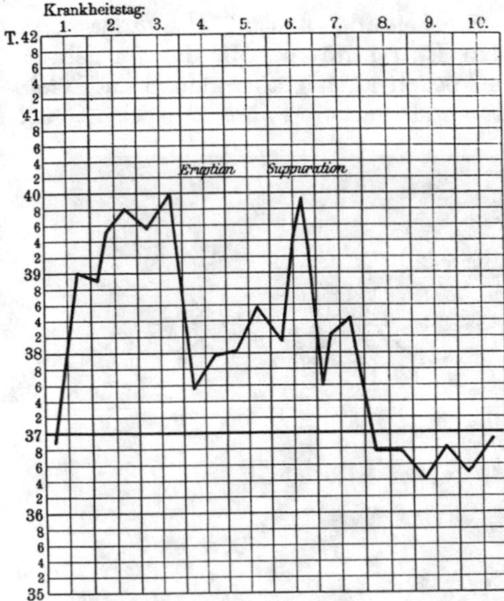

Abb. 400. 26jähriger Mann. Variola vera mit kurzem Suppurationsstadium. Geheilt.

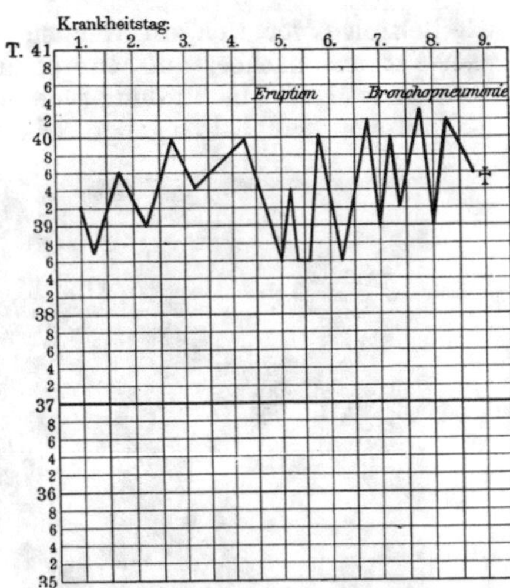

Abb. 401. 7 monatliches ungeimpftes Kind. Temperatursenkung bei der Eruption nur angedeutet. Tod am 9. Tage an Bronchopneumonie.

Bei der letzten Kurve (Abb. 401), die von einem sehr schweren Falle von Variola vera stammt, ist die Temperatursenkung bei der Eruption nur angedeutet. Der Kranke, ein siebenmonatliches Kind, starb an Bronchopneumonie. Das Aussehen des Exanthems im Knötchenstadium und im Suppurationsstadium geben die Abb. 397 u. 405.

Suppurationsperiode. Mit dem achten Krankheitstage beginnt bei der Variola vera der vorher klare Pustelinhalt sich durch Beimengung von Eiterkörperchen langsam zu trüben; am neunten Tag ist der Inhalt völlig eitrig. Die Pusteln werden dabei undurchsichtig und nehmen eine gelbe Färbung an. Sticht man eine Pustel mit der Nadel an, so entleert sich ein Tröpfchen eitriger Flüssigkeit. Diese Veränderung der Pockeneruptionen geht in derselben

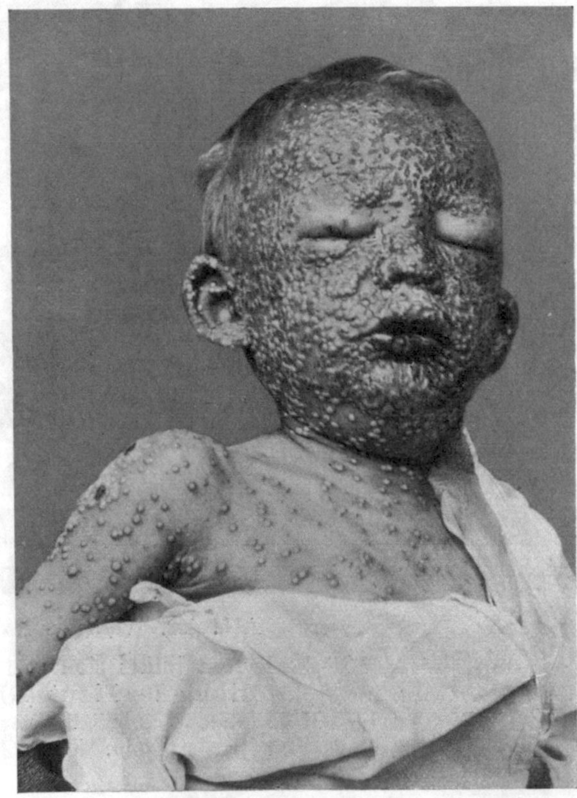

Abb. 402. Variola vera (starkes Lidödem).

Reihenfolge vor sich, in der sie zur Erscheinung kamen; also zuerst im Gesicht und nachher am Rumpf und den Extremitäten. Mit der fortschreitenden eitrigen Umwandlung werden die Pocken auch praller gefüllt und viele bekommen eine halbkugelige Oberfläche und verlieren ihre zentrale Delle.

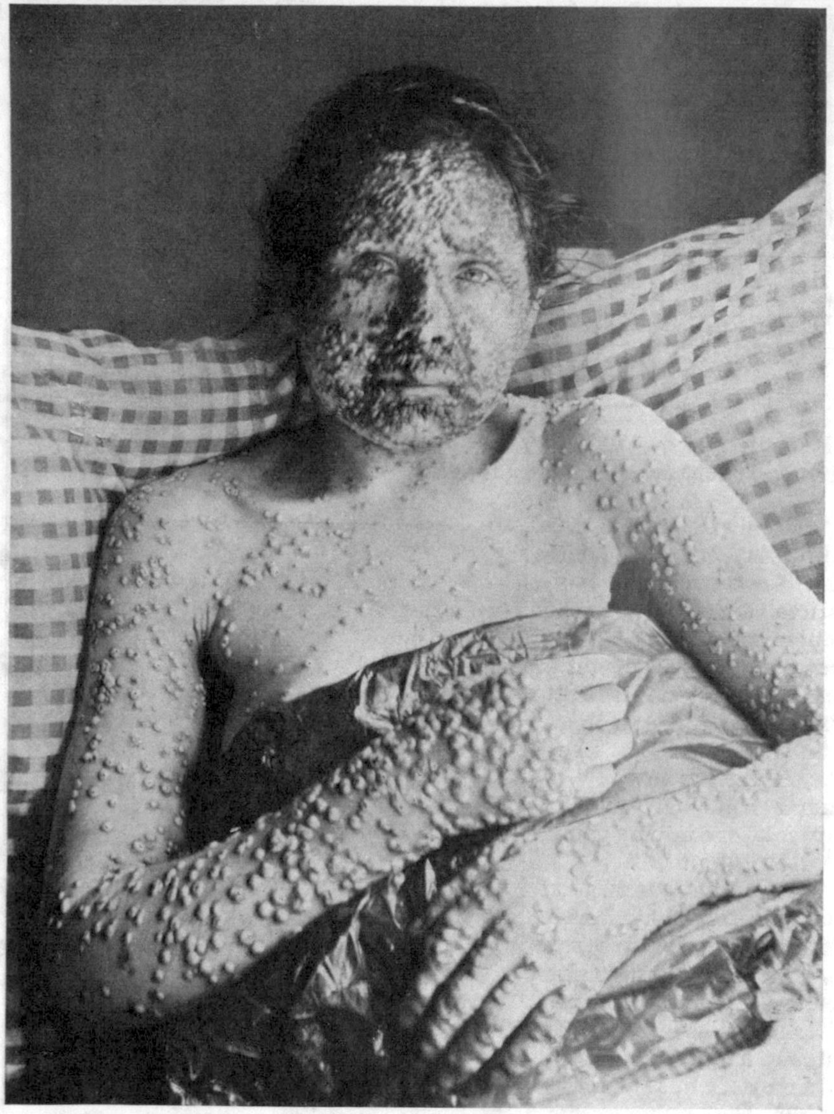

Abb. 403. Variola vera [1]).

Um die Basis der Pocke herum bildet sich ein roter Saum, eine **entzündliche Rötung und Schwellung der Haut** (Hof oder Halo). Durch Konfluieren der einzelnen Höfe kommt es bei dicht stehenden Pocken, so namentlich im Gesicht, zu einem diffusen Ödem. Das Gesicht schwillt dabei unförmig bis zur Unkenntlichkeit an.

[1]) Die Photographie verdanke ich Herrn Dr. Heinsberger-Bochum.

Am auffälligsten tritt das Ödem in Erscheinung, wo ein lockeres Gewebe vorherrscht. So pflegen die Augenlider schon unter dem Einfluß weniger Pusteln unförmig anzuschwellen, so daß die Lidspalten gar nicht oder nur sehr unvollkommen geöffnet werden können. Die Lippen schwellen an und verwandeln sich in dicke Wülste, so daß die Lippenartikulation beim Sprechen leidet und der Mundschluß beim Trinken mangelhaft wird. Starkes Ödem an den Nasenflügeln im Vereine mit dem der Nasenschleimhaut verhindert die Nasenatmung und zwingt die Kranken, durch den Mund zu

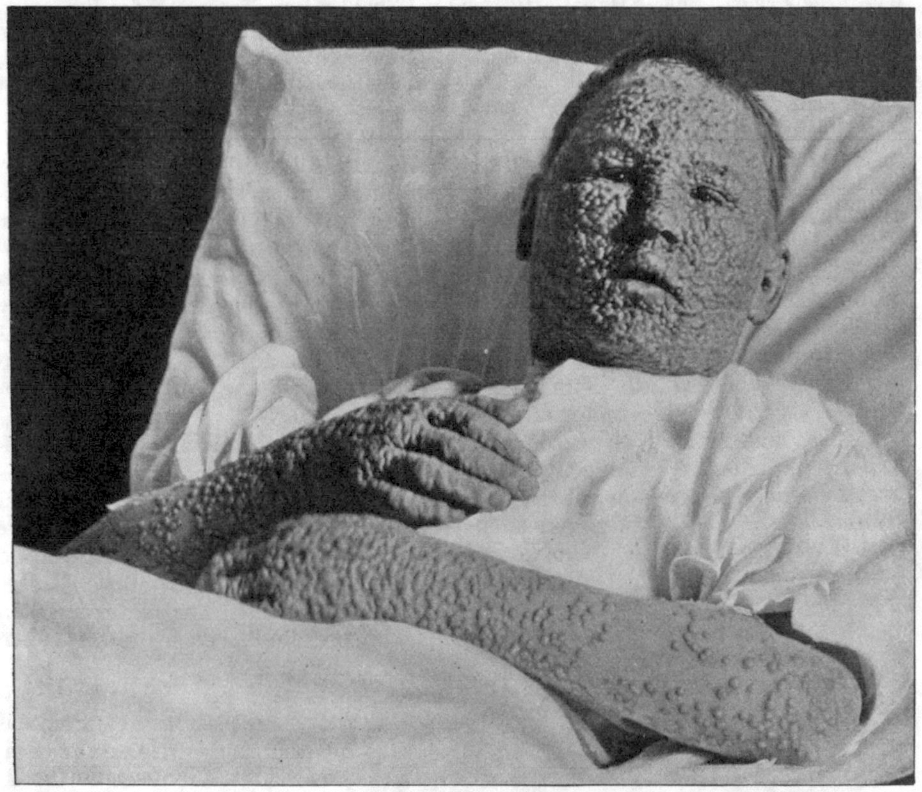

Abb. 404. Variola vera. Suppurationsstadium.

atmen. Dort hingegen, wo das Gewebe straffer ist und fest der Unterlage aufhaftet, so an der Kopfschwarte und den knorpeligen Partien der Ohrmuschel, macht sich trotz dicht stehender Pustelbildung Ödem und entzündliche Schwellung für das Auge weit weniger bemerkbar. Die starke Spannung der Gewebe, die durch die entzündliche Schwellung hervorgerufen wird, ist jedoch oft so stark schmerzhaft, daß selbst das einfache Aufliegen auf dem Hinterkopf die größten Schmerzen bereitet. Am Rumpf und an den Extremitäten, wo die Pocken im allgemeinen etwas weniger dicht stehen als im Gesicht, kommt es um einen bis zwei Tage später zur Suppuration als am Kopf. Auch hier können die lokalen Beschwerden recht erheblich sein, namentlich an Stellen, die beim Liegen gedrückt werden. Unterbauchgegend und das Schenkeldreieck sind meist relativ spärlich vom Pockenexanthem besetzt. Ausnahmen kommen natürlich vor. Eine auffällig starke Aussaat von

Pockenpusteln pflegt an denjenigen Stellen der Haut aufzuschießen, wo bei der Infektion oder während des Inkubationsstadiums mechanische oder chemische Reize eingewirkt haben.

Wenn z. B. wegen heftiger Kreuzschmerzen in der Inkubationszeit am Rücken Senfpflaster gelegt oder reizende Einreibungen gemacht werden, so entwickelt sich hier eine dicht gedrängte Pockenbildung; auch Kontusionen und Erosionen rufen ähnliche Wirkungen hervor. Ebenso zeigen diejenigen Stellen, die durch die Art der Kleidung einem beständigen Druck ausgesetzt sind, häufig dasselbe Verhalten. Oft mag dabei noch eine lokale vermehrte Schweißsekretion eine Rolle spielen. Solche Hautpartien sind z. B. bei Frauen die Gegend des Rumpfes, wo das Korsett fest dem Körper angepreßt wird, oder an den Oberschenkeln die Gegend, wo die Strumpfbänder anliegen, bei Männern zuweilen die Schultergegend, wo die Hosenträger aufliegen. Da bei so dicht stehenden Pusteln die einzelnen Höfe konfluieren, so sind solche Stellen meist recht schmerzhaft.

Ganz besonders starke lokale Beschwerden sind in der Regel an den Händen vorhanden. An den Händen und namentlich an den Fingern pflegen die Effloreszenzen gewöhnlich sehr dicht zu stehen, so daß die entzündlichen Höfe konfluieren. Die Schwellung, die bei dem straffen, eng an die Unterlage befestigten Gewebe an den Fingern nur wenig Raum zur Ausbreitung hat, verursacht eine starke Spannung, und so kommt es bei dem großen Nervenreichtum dieser Teile oft zu unerträglichen Schmerzen. Ganz ähnliche Verhältnisse liegen an den Zehen vor; nur daß hier die Pocken meist nicht so dicht stehen wie an den Fingern. Auch an der Vola manus und an der Fußsohle bedingt die Straffheit der Haut und die bei der entzündlichen Schwellung auftretende Spannung lebhafte Schmerzen.

Das äußere Bild der Pockeneffloreszenzen an Handtellern und Fußsohlen, sowie an den Fingern und Zehen weicht wegen der dicken und unnachgiebigen Epidermis etwas ab von dem der Pockeneruptionen der übrigen Haut. Die Pocken prominieren auch jetzt nur wenig oder gar nicht über die Oberfläche der Epidermis. Aus den perlgrauen opaken Plaques des vesikulösen Stadiums werden in der Suppurationsperiode undurchsichtige gelbe Flecke, die von einer ausgedehnten entzündlichen Röte umgeben sind.

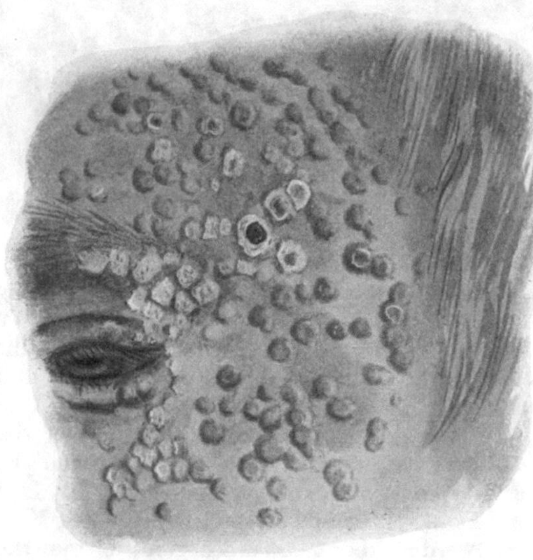

Abb. 405. Variola vera, Suppurationsperiode (zweijähriges Auswandererkind am 10. Krankheitstage).

Auf der Höhe der Suppuration platzen viele Pockenpusteln und entleeren ihr eitriges Sekret, das dann eintrocknet und in Gestalt gelblicher Krusten und Borken der Haut aufliegt. Namentlich im Gesichte gibt das ein charakteristisches Aussehen, wie es Abb. 405 sehr schön zeigt. Aber auch am Rumpf und an den Extremitäten platzen viele der Pusteln infolge der prallen Füllung und ergießen ihren Eiter in die Umgebung. An Stellen, wo der Kranke aufliegt, so am Rücken und am Hinterkopfe, werden viele Pusteln auch rein mechanisch aufgerieben. Durch die wiederholten Sekretentleerungen wird Leib- und Bettwäsche durchtränkt; der Eiter zersetzt sich auf der Haut und in der Wäsche, und so verbreitet sich oft ein widerlicher Geruch in der Umgebung des Kranken, der nur durch peinlichste Sauberkeit und häufigen Wäschewechsel gemildet werden kann.

Eine Quelle der mannigfachsten Beschwerden und Gefahren sind während der Suppurationsperiode auch die Pockeneffloreszenzen auf den Schleimhäuten.

In der Mund- und Nasenhöhle hatten sich, wie wir sahen, während der Eruptionsperiode aus kleinen hyperämischen Flecken rote Papeln und dann allmählich weißliche oder perlgraue flache Erhebungen entwickelt, die auf entzündetem, gerötetem Grunde standen. Bald aber verlieren diese Effloreszenzen an der Spitze ihr Epithel, so daß sich kleine Substanzverluste, Erosionen bilden, die zum Teil zu zackigen Geschwüren konfluieren. Zu einer richtigen Vereiterung wie bei den Pocken der äußeren Haut kommt es bei den Schleimhautpocken also in der Regel nicht. Die entstehenden Erosionen und Geschwüre, sowie die entzündlich geröteten und infiltrierten Partien der Mundschleimhaut in der Umgebung verursachen lebhafte Schmerzen bei der Nahrungsaufnahme. Diese Beschwerden sind mitunter so stark, daß die Kranken alle Nahrungszufuhr verweigern und dadurch in ihrer Ernährung sehr herunterkommen. Der Speichelfluß ist stark vermehrt; ein zähes, mit Schleim vermischtes Speichelsekret fließt zwischen den unförmig geschwollenen, nicht mehr dicht schließenden Lippen hervor.

Die Zunge ist dick belegt und bei dichter Aussaat unförmig geschwollen und schmerzhaft, so daß sie nur schwer beweglich ist und dem Kranken auch das Sprechen sehr erschwert.

In seltenen Fällen kommt es zu einer diffusen Entzündung der Zunge und dadurch zu so enormer Anschwellung des Organs, daß durch Druck auf den Kehldeckel die schwersten Atemstörungen entstehen können (Glossitis variolosa). In anderen Fällen aber bleibt die Zunge ganz glatt und ohne entzündliche Schwellung, so daß sie auffallend kontrastiert zu der geschwollenen und geröteten Mundschleimhaut.

Die Nasenatmung ist stark beeinträchtigt durch die entzündlich geschwollene, mit Pockeneffloreszenzen besetzte Schleimhaut.

Im Rachen bestehen bei dichter Aussaat starke Schluckbeschwerden. Die intensivsten Grade erreichen dieselben, wenn es im Anschluß an zerfallene Pocken zu nekrotischen Prozessen oder Abszeßbildung an den Tonsillen oder an dem Gaumenbogen kommt. Auch retropharyngeale Abszesse können im Gefolge vereiterter Pockenblasen auftreten. Ist der Kehlkopf in Mitleidenschaft gezogen, so besteht Heiserkeit oder Aphonie. Entstehen beim Zerfallen der Pockenblasen tiefgreifende Geschwüre, so kann es zur Perichondritis laryngea mit sekundärer Knorpelnekrose und zum akuten Glottisödem kommen. Die Tuba Eustachii bleibt zwar frei von Pockeneruptionen, wird aber in der Suppurationsperiode häufig der Sitz eines Katarrhs, der sich bis zum Mittelohr fortsetzt und zur Otitis media mit ihren Begleiterscheinungen, Schmerzen, Ohrensausen, Schwerhörigkeit, ev. auch zur Perforation des Trommelfelles führen kann.

Ist auch die Conjunctiva palpebralis von einigen Pockeneffloreszenzen befallen, so kommt es im Suppurationsstadium zu starker Hyperämie und Exsudation. An den Lidrändern bilden sich schmierige Krusten des conjunctivalen Sekretes, so daß es oft zur völligen Verklebung der schon durch das palpebrale Ödem geschlossenen Lidspalte kommt. (Weitere Augenstörungen siehe bei Komplikationen.)

An den Schleimhäuten der unteren Körperhälfte machen sich im Suppurationsstadium beim Zerfall der Schleimhauteffloreszenzen mannigfache

Beschwerden bemerkbar. Bei Schleimhauteruptionen im After wird über schmerzhafte Defäkation und brennende Empfindungen geklagt. Oft entleert sich dabei ein schleimig-eitriges Sekret.

Schmerzhafte Empfindungen, Brennen und Ausfluß treten auch bei Pockenbildung in der Vagina in Erscheinung, bei Urethralpocken Dysurie.

Allgemeinerscheinungen und Fieber während der Suppurationsperiode. Mit der eintretenden Vereiterung der Pockeneffloreszenzen beginnt die in der Eruptionsperiode ganz oder beinahe zur Norm zurückgekehrte Körpertemperatur wieder zu steigen. Der Anstieg wird bisweilen mit einem Frost oder wiederholtem Frösteln eingeleitet. Soweit nicht irgendwelche Komplikationen die Gestalt der Fieberkurve beeinflussen, ist für die Suppurationsperiode ein remittierendes Fieber charakteristisch, das im Verlaufe von drei Tagen staffelförmig bis auf etwa 39,5° anzusteigen pflegt, um nachher ebenfalls staffelförmig wieder abzufallen. Entsprechend der Temperatur ist der Puls auf 100 bis 120 Schläge erhöht.

Der allmähliche Anstieg des Suppurationsfiebers ist charakteristisch im Gegensatze zu dem plötzlichen Anstiege der Temperatur in der Initialperiode. Ursache des Fiebers in der Suppurationsperiode ist zweifellos die Vereiterung der Pockenblasen.

Ob die eitrige Umwandlung der Pockenblasen auf Rechnung von Eitererregern, Staphylokokken und Streptokokken zu setzen ist, wie das bisher angenommen wurde, erscheint nach neueren Untersuchungen zweifelhaft. In vielen Fällen von echter Variola findet man im eitrigen Pustelinhalt keine pyogenen Kokken.

Dasselbe gilt von den Vaccinepusteln im Suppurationsstadium. Selbst Impfpusteln mit starken Entzündungserscheinungen im Eiterstadium erweisen sich oft als völlig steril (Frosch). Das eintretende Fieber kann also auch nicht durchgängig als eine Folge der Einwirkung von Eiterkokken aufgefaßt werden. Das Fieber der Suppurationsperiode ist meines Erachtens als ein Resorptionsfieber aufzufassen, entsprechend der Vermehrung der geformten Elemente und ihrer Zerfallsprodukte in den Pockenbläschen. Eine nicht geringe Rolle spielt dabei, wie bei allen Eiterungen, bei denen polynukleäre Leukocyten im Vordergrunde stehen, sicherlich das proteolytische Leukocytenferment, dessen fiebererregende Eigenschaften Verfasser[1]) nachgewiesen hat. Wie weit nach dem Platzen der vereiterten Pusteln sekundäre Infektionserreger sich am Zustandekommen des Fiebers beteiligen, muß dahingestellt bleiben.

Die Höhe des Suppurationsfiebers steht in der Regel in direktem Verhältnis zu der Ausbreitung des Pockenexanthems; je dichter die Aussaat ist, desto höhere Grade werden beobachtet. Hervorzuheben ist aber, daß die während der Initialperiode beobachtete Fieberhöhe in der Regel während der Suppurationsperiode nicht erreicht wird. Tritt während des Suppurationsstadiums der Tod ein, so kommt es bisweilen kurz ante mortem zu hyperpyretischen Temperaturen.

Mit der Steigerung des Fiebers gehen meist große Unruhe und absolute Schlaflosigkeit einher. Zum Teil sind es die mannigfaltigen Qualen, von denen bereits gesprochen wurde, die Schmerzen an den entzündlich geschwollenen Partien der Hände und Füße, die Schlingbeschwerden usw., die den Kranken nicht zur Ruhe kommen lassen, zum Teil mögen auch toxische Wirkungen eine Rolle dabei spielen. Solche toxische Einflüsse mögen vor allem dort im Spiele sein, wo es zu cerebralen Aufregungszuständen kommt. Störungen des Sensoriums und Delirien sind um diese Zeit eine recht häufige

[1]) Jochmann, Zur Bedeutung des proteolytischen Leukocytenferments für die pathologische Physiologie. Virchows Archiv 1908.

und ernste Komplikation. Die Kranken springen aus dem Bette, versuchen aus dem Fenster zu gehen, werden oft gewalttätig gegen ihre Pfleger und können sich und anderen mannigfachen Schaden zufügen. Sorgfältige Überwachung ist daher während dieser Zeit dringend geboten. Alkoholisten sind besonders gefährdet während dieser Krankheitsperiode, weil sie naturgemäß am ehesten zu Delirien neigen. Aber es sind keineswegs nur Potatoren, bei denen es zu Aufregungszuständen kommt. Auch die Schwere der Krankheit allein vermag die schwersten Erregungszustände auszulösen. Bisweilen tritt bei solchen Delirien infolge von Erschöpfung ein plötzlicher Herztod ein. Eine häufige Todesursache während der Suppurationsperiode ist die Sepsis, die durch Sekundärinfektion der Pusteln und Übertreten von Eiterkokken ins Blut zustande kommt. Dadurch kann das Krankheitsbild in der

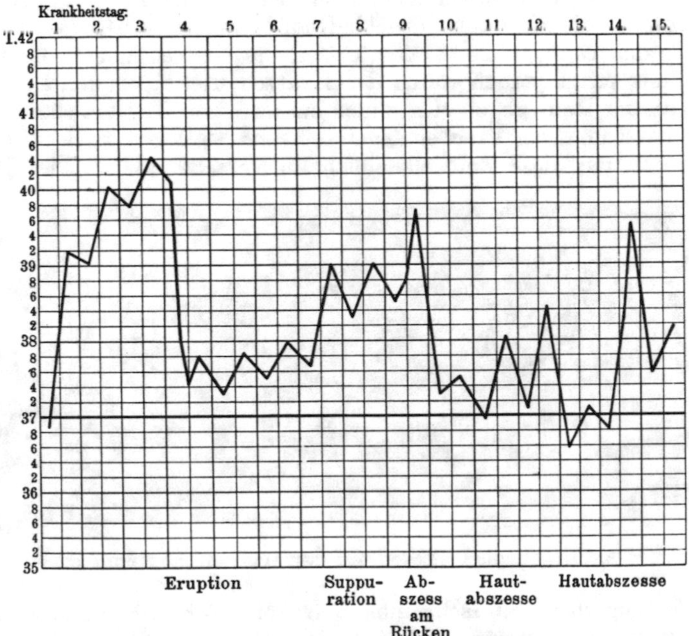

Abb. 406. 64 jähriger Mann (2 mal geimpft). Variola vera mit Hautabszessen im Exsikkationsstadium.

mannigfachsten Weise variiert werden. Haut- und Netzhautblutungen, metastatische Eiterungen in den Gelenken, Lungenabszesse, eitrige Pericarditis, Endocarditis und Pleuritis usw. kommen zur Beobachtung. (Vgl. auch unter Komplikationen.)

Bei günstigem Ausgange beginnt gegen den elften oder zwölften Tag mit der beginnenden Abtrocknung der Pusteln ein Nachlassen der schweren Krankheitserscheinungen. Die Besserung tritt nicht mit einem Schlag ein, sondern allmählich, wie das Fieber staffelförmig zur Norm zurückkehrt, bessern sich auch die lokalen und allgemeinen Symptome.

Involutionsperiode (Stadium exsiccationis). Die Abtrocknung der Pocken beginnt gegen den elften oder zwölften Tag und erfolgt in derselben Reihenfolge wie die Eruption und die Suppuration, also zuerst im Gesicht und am Kopfe, dann am Rücken und schließlich an den Extremitäten. Schon auf der Höhe der Suppuration, am achten oder neunten Tage, lassen einzelne

Blasen eitrig-klebrige Flüssigkeit austreten, die auf der Oberfläche der Pustel einen honigfarbenen Überzug bildet und sich nun gegen den elften Tag in eine bräunliche, harte Kruste verwandelt, die fest auf dem Mutterboden haftet. Aber auch die intakt gebliebenen Pusteln trocknen um diese Zeit ein, ohne sich zu öffnen. Ihre halbkugeligen Formen färben sich bräunlich und schrumpfen zu harten, dunkelbraunen Borken, die noch lange auf der Unterlage festhaften. Gleichzeitig mit dem Beginne der Eintrocknung der Pusteln gehen die Zeichen der Entzündung, das Ödem, die Rötung, Schwellung und Schmerzhaftigkeit der Haut zurück. Die Augenlider schwellen ab, so daß die Augen wieder geöffnet werden können. Die Gesichtszüge des Kranken werden wieder deutlich und auch an Händen und Füßen weichen die unförmigen Schwellungen den normalen Konturen.

An Stelle der Schmerzen stellt sich bei der Abtrocknung ein heftiger Juckreiz ein, den die Kranken mit lebhaftem Kratzen zu beantworten pflegen. Mitunter kommt es dabei zu Kratzeffekten, die sich entzünden können. Die Narbenbildung pflegt jedoch durch das Kratzen nicht beeinflußt zu werden.

Wie an der Haut gegen den elften bis zwölften Tag ein schneller Rückgang der entzündlichen Erscheinungen einsetzt, pflegen auch die Schleimhauteruptionen um diese Zeit allmählich zu verschwinden. Die Schwellung

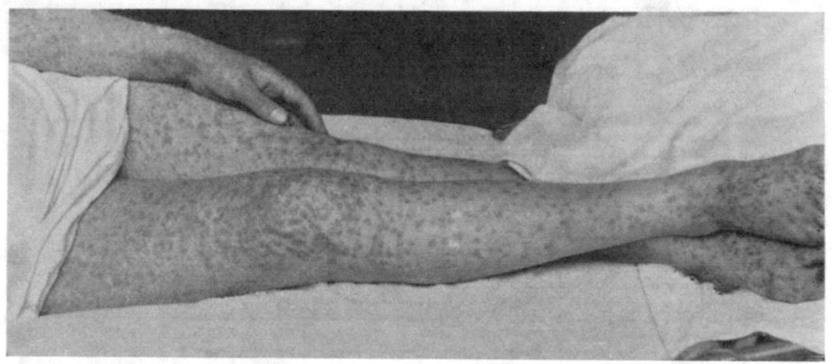

Abb. 407. Pigmentflecken auf den unteren Extremitäten.

und Entzündung der Mundschleimhaut bessert sich, die Exkorationen und kleinen Ulzerationen beginnen sich mit Epithel zu bedecken und verursachen weniger Beschwerden; namentlich die Schlingbeschwerden gehen zurück und die nasale Atmung wird besser.

Das Fieber fällt mit dem Einsetzen der Dekrustation staffelförmig ab, um gegen Ende der zweiten Krankheitswoche die Norm zu erreichen. Ein längeres Fortbestehen der Temperatursteigerung oder nach Erreichen der Norm nochmals einsetzendes Fieber ist stets ein Zeichen für das Vorhandensein von Komplikationen, Abszessen od. dgl.

Gleichzeitig mit dem Fieberabfalle hebt sich auch das Allgemeinbefinden wieder. Etwa vorhandene Delirien machen einem normalen Sensorium Platz. Kopfschmerzen und Unruhe verschwinden, der Appetit hebt sich und ein erquickender Schlaf stellt sich ein.

Die Abstoßung der Borken nimmt verschieden lange Zeit in Anspruch. Namentlich dort, wo die Eiterung bis tief ins Korium hinein drang und wo später Narbenbildung zurückbleibt, dauert es eine ganze Reihe von Tagen (acht bis zehn), bis die eingetrocknete Sekretmasse sich abgestoßen hat. Oft kommt es vor, daß nach Abfall der ersten Borken noch ein- bis zweimal eine neue, dünne Kruste sich bildet. Wird bei starkem Juckreiz dann eine oder die andere tief sitzende Borke abgekratzt, so sieht man das Korium frei vorliegen und es muß sich auch hier erst eine neue Kruste bilden, bevor die Heilung erfolgen kann.

Am längsten pflegt die Abstoßung der Borken an der Innenfläche der Hände und an den Fußsohlen zu dauern. Wir sahen, daß hier wegen der Dicke der Epidermis im Suppurationsstadium die Effloreszenzen nur sehr wenig oder gar nicht über das Niveau der Haut prominieren. Bei der Abtrocknung bleibt die linsenförmige, zwischen zwei Epidermislamellen liegende Borke oft zwei bis drei Wochen liegen und wird mitunter von dem ungeduldigen Kranken aus der verhornten Epidermishülse künstlich herausgeholt.

Nach dem Abfalle der Krusten bleiben zunächst fast immer pigmentierte und oft etwas erhabene Flecke zurück. Zuerst noch von rötlichem Aussehen, werden sie bei Temperatureinflüssen bald blaß, bald hyperämisch. Später nehmen sie einen mehr bräunlichen Farbton an; schließlich blassen sie ab und verschwinden ganz. Daß diese Pigmentierungen gerade im Gesichte recht ausgeprägt sind, ist für die Pockenrekonvaleszenten sehr lästig, weil sie sich ihres scheckigen Aussehens wegen kaum auf der Straße zeigen können. Diese Verunstaltung ist jedoch nicht von Dauer. Nach einiger Zeit verschwindet die Pigmentierung und es hängt nun von der Schwere des vorangegangenen Pockenprozesses ab, ob an ihrer Stelle Narben zurückbleiben oder nicht. Dort, wo der Suppurationsprozeß sich mehr auf die Haut beschränkte und den Papillarkörper intakt ließ, bleiben keinerlei Spuren der überstandenen Pocken zurück. Dort aber, wo auch der Papillarkörper eitrig eingeschmolzen wurde, bleibt eine Narbe.

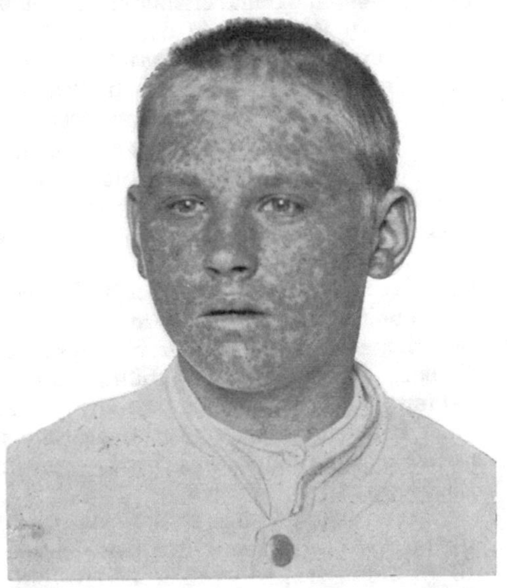

Abb. 408. Variola vera. Rotbraune Flecke nach Abstoßung der Pockenborken. (Derselbe Fall wie Abb. 402.)

An Stelle des zerstörten epithelialen Gewebes bildet sich zunächst ein gefäßreiches Granulationsgewebe, das sich dann in Bindegewebe verwandelt. Durch Retraktion des Narbengewebes kommt es dann zu den bekannten linsengroßen, strahligen Narben, die namentlich am Gesicht und am behaarten Kopf und an den Händen und Füßen besonders häufig sind und zeitlebens bestehen bleiben. Dadurch, daß auch das anfänglich noch vorhandene Pigment allmählich verloren geht, erhält die Narbe eine noch weißere Färbung als die umgebende Haut und wirkt dadurch noch auffallender und entstellender

Am behaarten Kopf, am Bart und an anderen behaarten Stellen tritt bei vielen Patienten zur Zeit der Dekrustation, oft auch noch später ein starker Haarausfall ein, der jedoch nach einiger Zeit meist wieder ersetzt wird. Das Wiederwachstum bleibt natürlich aus an denjenigen Stellen, wo die Haarbälge durch die Eiterung zerstört wurden. Verlust der Nägel ist bei der Variola vera seltener.

Bei unkompliziertem Verlaufe der Variola vera vergehen bis zur völligen Genesung etwa fünf bis sechs Wochen. Treten Komplikationen auf, so ist der Verlauf natürlich nicht zu berechnen.

Abweichungen vom regulären Krankheitsbilde der echten Variola.

Das im vorstehenden geschilderte Bild der unkomplizierten echten Variola entspricht dem regulären Verlaufe dieser Krankheit. Je nach der Schwere der allgemeinen Erscheinungen, der Art der Komplikationen und der Ausbreitung des Exanthems gibt es nun die mannigfaltigsten Variationen: Von den allerschwersten Formen, die bisweilen noch vor Ausbruch des spezifischen Ausschlages zugrunde gehen können, bis zu den leichtesten Variolaerkrankungen, die nur durch einige wenige Pusteln die Krankheit andeuten.

Bei der Beschreibung der von dem regulären Typus der echten Variola abweichenden Krankheitsbilder ist zu unterscheiden zwischen malignen und benignen Formen. Zu den malignen gehört die Variola confluens und die hämorrhagisch-pustulöse Form, zu den benignen die Variolois und die Variola sine exanthemate. Festzuhalten ist aber, daß diese Bilder ätiologisch streng zusammengehören.

Variola confluens. Eine besonders schwere Form der Pocken ist die Variola confluens, bei der infolge intensivster Entwicklung des Hautexanthems zur Zeit der Suppuration an vielen Stellen die einzelnen Pocken miteinander verschmelzen, so daß der Inhalt der verschiedenen Eiterpusteln zusammenfließt. Vorbedingung für das Konfluieren ist natürlich eine außerordentlich dichte Aussaat der Pockeneffloreszenzen. Daß wir es bei der Variola confluens mit einer besonders schweren Form der Pocken zu tun haben, dokumentiert sich schon in der Schwere des Initialstadiums; auffällig hohes Fieber, intensiver Kopfschmerz und Kreuzschmerzen, Erbrechen pflegen in keinem solchen Falle zu fehlen. Zwar kommt ein schweres Initialstadium auch bei der Variola vera discreta und der Variolois vor, aber man kann ohne weiteres sagen: Ein leichtes Initialstadium schließt so gut wie sicher konfluierende Pocken aus.

Die Eruption des Exanthems geht dabei in der Regel rascher von statten als bei der typischen Form der echten Variola und beginnt oft schon 12 bis 13 Stunden früher. Schon zu Beginn des dritten Krankheitstages kann die Eruption ihren Anfang nehmen. Auch die Ausbreitung des Ausschlages über den Körper geht stürmischer vor sich als bei anderen Formen. Zuerst am Kopf und dann weiter schnell auf Rücken und Extremitäten fortschreitend, schießt eine dichte Aussaat von Pockeneffloreszenzen auf, so daß die ganze Eruption oft nicht länger als 36 Stunden dauert; in seltenen Fällen ist der Ausbruch des Exanthems an Gesicht und Extremitäten fast gleichzeitig vollendet.

Am schlimmsten ist auch bei dieser Pockenform das Gesicht befallen. Hier stehen schon am ersten Tage der Eruptionsperiode die roseolaähnlichen Fleckchen so dicht zusammen, daß sie fast zu konfluieren scheinen. Da gleichzeitig die Haut des Gesichtes anschwillt, so macht die konfluierte Rötung der Schwellung bisweilen den Eindruck eines Erysipels. Am zweiten Tage erheben sich darauf unter schnell zunehmender entzündlicher Schwellung der Haut dicht aneinandergedrängte Knötchen in so großer Zahl, daß die einzelnen sich gegenseitig in ihrer Ausbreitung hemmen. Wenn auch untereinander von verschiedener Größe, so sind sie doch im allgemeinen kleiner als bei der Variola discreta. Auf den Spitzen der lebhaft rot gefärbten Knötchen bilden sich alsbald Bläschen, die zuerst mit klarer, dann schnell sich trübender Flüssigkeit gefüllt sind, sich rasch vergrößern und nun bald auf mehr oder weniger große Strecken konfluieren. Während die Vereiterung des Inhalts schnell fortschreitet, bilden sich durch weitere Konfluenz große Flächen unregelmäßig begrenzter, serös eitriger Blasen, die den größten Teil des Gesichts oder der Hände einnehmen können. Zuweilen entsteht z. B. im Gesicht durch die Vereinigung mehrere größerer konfluierender Partien eine einzige mächtige, flache Eiterblase, so daß man den Eindruck gewinnt, als verhülle eine Pergamentmaske die Züge des Kranken.

Das begleitende entzündliche Ödem ist in diesen Fällen natürlich besonders stark entwickelt, so daß zuweilen die Augenlider völlig verschwollen sind und die Lidspalten nicht geöffnet werden können. Dort aber, wo der straffe Zustand der Gewebe der Ausdehnung des Ödems Hindernisse bereitet, kommt es infolge der straffen Spannung zu außerordentlich quälenden Schmerzen, so am behaarten Kopf, an den Ohrmuscheln und an den Händen. Am Rumpf konfluieren die einzelnen Pockeneffloreszenzen trotz dichtester Aussaat nur selten auf größere Strecken. Selbst in Fällen, wo das Gesicht nur eine einzige Eiterblase darstellt, pflegen nur kleinere Bezirke am Rücken und am Leib zusammenzufließen. Dagegen sind an den Vorderarmen und namentlich an den Händen und Fingern große Partien der Oberhaut in ausgedehnte Eiterblasen verwandelt und verursachen dem Kranken häufig klopfende und brennende Schmerzen. Dieselben Qualen können durch konfluierende Pocken an den Füßen bedingt sein.

Die Beschwerden des bejammernswerten Kranken werden in diesem Stadium noch erheblich gesteigert durch die schweren Schleimhautaffektionen.

Die Effloreszenzen stehen auf der Schleimhaut der Mund- und Rachenhöhle dicht gedrängt zusammen und konfluieren zum Teil. Bald stößt sich die zarte Epitheldecke der Pockenbläschen ab und nun fließen die entstehenden Erosionen zu größeren, flächenhaften, zackigen, verschieden tief greifenden Geschwüren zusammen, die mit einem graugelblichen Belag bedeckt sind und starke Schmerzen verursachen. Auch im Rachen kommt es zu ausgedehnter Geschwürsbildung, so daß das Schlucken zur Pein wird, was um so quälender ist, als die intensive katarrhalische Entzündung der Mundschleimhaut einen starken Speichelfluß bedingt. Dabei besteht gewöhnlich ein übler fauliger Foetor ex ore. Nicht selten kommt es im Anschluß an die Rachenaffektion zu Tonsillarabszessen oder retropharyngealen Abszessen. Auch die Zunge ist häufiger als bei der echten Variola in Mitleidenschaft gezogen. Sie bedeckt sich mit dicht stehenden, schnell zusammenfließenden Effloreszenzen, schwillt zu einer schweren, unförmigen Masse an und wird mitunter der Sitz tiefgehender Eiterungen (Glossitis variolosa). Oft kommt durch eine sekundäre Infektion auf dem Wege durch den Ductus stenonianus eine Parotitis zustande.

Der Larynx ist stets stark in Mitleidenschaft gezogen; Stimmlosigkeit ist die Regel. Oft entwickelt sich eine Perichondritis, die zu akutem Glottisödem und damit zu den bedrohlichsten Stenoseerscheinungen führen kann.

An der Conjunctiva kommt es häufiger als bei anderen Pockenformen zur Aussaat von Effloreszenzen, die zur schweren Conjunctivitis und nicht selten auch zu Keratitis führen können.

Hand in Hand mit diesen schweren örtlichen Erscheinungen geht der Zustand des Allgemeinbefindens. Das Fieber, das schon im Initialstadium akut zu außerordentlicher Höhe angestiegen war (41 bis 42^0), pflegt während der Eruptionsperiode nur wenig, in einzelnen Fällen vielleicht bis auf 38^0 herabzusinken; in anderen Fällen bleibt es kontinuierlich auf 39 bis 40^0, um zuzeiten der Suppuration sogar noch zu steigen.

Furibunde Delirien sind bei der Variola confluens an der Tagesordnung. Sie beginnen schon im Initialstadium und halten bis zur Suppurationsperiode an, wo sie oft ganz erschreckende Grade erreichen. Neben der Höhe des Fiebers spielen dabei vermutlich toxische Einflüsse eine Rolle. Nicht selten folgen auf die Delirien komaähnliche Zustände, in denen die Kranken unter außerordentlich frequentem, kaum fühlbarem Puls und Aussetzen der Atmung zugrunde gehen. Dabei steigt die Temperatur bisweilen kurz ante mortem zu hyperpyretischen Werten (42°).

Die Schwere der Erkrankung begünstigt naturgemäß das Zustandekommen der mannigfaltigsten Komplikationen. Auf der Haut können sich von den vereiterten Pusteln aus Abszesse, Erysipele, Phlegmonen entwickeln. Vor allem aber droht die Sepsis, die nun ihrerseits durch vielfache Metastasen in den inneren Organen das Bild in der mannigfachsten Weise variieren kann. Häufig sind Entzündungen der serösen Häute, Pleuritis, Pericarditis; Bronchopneumonien führen nicht selten den ungünstigen Ausgang herbei.

Die Sterblichkeit an Variola confluens ist sehr hoch. Viele gehen gegen Ende der Suppurationsperiode oder in der Abtrocknungsperiode zugrunde. Meist führt die Sepsis oder eine der genannten Komplikationen den Exitus herbei. Geht die Krankheit in Genesung über, so vollzieht sich die Rekonvaleszenz langsamer als bei der typischen Form der Pocken. Die Eintrocknung der konfluierenden Eiterblasen geht nur sehr allmählich vonstatten, weil es unter den ausgedehnten Borken oft zu Nacheiterungen kommt. Neue Abszesse und Furunkel unterbrechen immer wieder den normalen Eintrocknungsprozeß. Nach Abfall der ersten Borken bildet sich oft noch eine zweite und dritte dünne Kruste, ehe es zur definitiven Heilung kommt.

Auch die Schleimhautveränderungen brauchen entsprechend ihrer größeren Ausdehnung einen längeren Zeitraum zur Heilung. Das Fieber, das in der Abtrocknungsperiode in der Regel noch durch allerlei Komplikationen unterhalten wird, dauert meist bis in die dritte Woche hinein, oft noch länger.

Die Narben, die nach der Variola confluens zurückbleiben, sind entsprechend der größeren Ausdehnung der Eiterung und der Tiefe der Substanzverluste weit umfangreicher und entstellender als bei der Variola discreta. Flächenhafte, unregelmäßig konturierte Narbenbildungen, die zum Teil noch von festeren Strängen durchzogen und durch Narbenzug in verschiedene Richtungen verzerrt werden, verunstalten das Gesicht des Genesenden oft auf das Entsetzlichste. Die Lippen können in der verschiedensten Weise durch Narbenzug verzerrt sein. Auch kann durch Verzerrung der unteren Augenlider ein Ektropium entstehen. Ausfall der Haare ohne Wiederersatz und dauernder Verlust der Augenwimpern tragen dazu bei, die Unglücklichen noch mehr zu entstellen.

Hämorrhagische Pocken. Unter hämorrhagischen Pocken verstehen wir diejenigen Variolaformen, die durch das Hinzutreten einer akuten hämorrhagischen Diathese ihr besonderes Gepräge erhalten. Je nachdem die Neigung zu Blutungen bereits im Initialstadium oder erst im Eruptionsstadium einsetzt, unterscheiden wir zwischen Purpura variolosa und Variola haemorrhagica pustulosa. Beide Formen sind ausgezeichnet durch ihre Malignität, die so hochgradig ist, daß sie fast ausnahmslos tödlich verlaufen. Es gibt aber außerdem in jeder Pockenepidemie Fälle, bei denen es zu Hautblutungen und Blutungen innerer Organe neben vereinzelten blutigen Pusteln kommt, und ohne daß stets ein ungünstiger Ausgang dadurch bedingt wäre. Es sind dies Übergänge zwischen den beiden schwersten Typen, die wir ihres besonderen Verlaufes wegen hier besonders schildern wollen.

Die **Purpura variolosa** ist die schwerste aller Pockenformen und führt ausnahmslos in wenigen Tagen zum Tode. Der Kranke geht schon im Initialstadium zugrunde, noch ehe eine einzige Pockenpustel aufgeschossen ist.

So muß es in den einzelnen Fällen nicht geringe Schwierigkeiten bereiten, das Krankheitsbild als Variola anzusprechen, wenn nicht gerade ein Auftreten von Variolafällen in der Umgebung des Kranken einen diagnostischen Fingerzeig gibt. An der ätiologischen Zusammengehörigkeit der Pocken mit dieser schweren Purpura kann aber kein Zweifel bestehen, denn wir sehen, wie solche Fälle aus sicheren Pockenfällen durch Ansteckung hervorgehen und vor allem selbst wieder zur Quelle echter, nicht hämorrhagischer Pockenerkrankungen werden können.

Die Ursache der hämorrhagischen Diathese ist unbekannt. Im allgemeinen sind die Fälle von Purpura variolosa selbst in größeren Epidemien selten. Auffällig ist die Tatsache, daß die Purpura variolosa mit Vorliebe jugendliche, kräftige Personen befällt, doch findet man sie andererseits auch bei geschwächten Individuen, namentlich bei Schwangeren und Wöchnerinnen.

Der Verlauf der Purpura variolosa ist folgender: Das Inkubationsstadium ist in der Regel verkürzt und beträgt im Durchschnitt nur sechs bis acht Tage. Einzelne Prodromalsymptome, namentlich Kreuzschmerzen, findet man dabei schon zu dieser Zeit häufiger als bei anderen gewöhnlichen Pockenformen.

Das Initialstadium beginnt akut mit schwersten lokalen und allgemeinen Störungen. Ein Schüttelfrost eröffnet die Szene und schnell steigt die Temperatur an, ohne freilich die große Höhe zu erreichen, wie sie bei der typischen Form der Variola vera die Regel ist. Dagegen besteht ein außerordentlich intensives Krankheitsgefühl. Starker Kopfschmerz ist stets vorhanden, und sehr charakteristisch ist ein ganz intensiver Kreuzschmerz, ein Symptom, das den Diagnostiker auf die richtige Fährte bringen kann. Das Sensorium ist auffallenderweise meist frei; nur wenige Kranke verfallen bald in Delirien oder Koma. Schon nach 18—36 Stunden zeigt sich am Rumpf und an den Extremitäten, seltener im Gesicht, eine diffuse, dunkle, scharlachartige Röte der Haut, die auf Fingerdruck schwindet und sich von einem gewöhnlichen Initialexanthem vielleicht nur durch ihre Intensität unterscheidet. In diesem Erythem treten nun schnell kleinere und größere Hautblutungen auf. An den Extremitäten oft nur bis Stecknadelkopf- oder Linsengröße, konfluieren sie am Rumpf häufig zu taler- und handtellergroßen, unregelmäßig konturierten purpurroten Flecken, die auf Fingerdruck nicht mehr verschwinden und damit ihren hämorrhagischen Charakter dokumentieren. Das Gesicht erscheint gedunsen und mit vereinzelten schwarzbraunen Blutextravasaten besetzt. Die Conjunctiven sind blutunterlaufen, die Augenlider sind durchtränkt von einem sanguinolenten Ödem und verschließen in Gestalt blutiger Wülste die Lidspalten. Das sanguinolente Ödem der Lider setzt sich oft noch in die Umgebung fort, so daß die Augen wie von blutroten Ringen umgeben werden.

Auch die Schleimhäute nehmen in intensiver Weise an der hämorrhagischen Diathese teil. Das Zahnfleisch erscheint stark gerötet und aufgelockert und besetzt sich bald mit blutigen Schorfen. An vielen Stellen der Mundschleimhaut sieht man Sugillationen und hämorrhagische Infiltrate. Häufig wird im Bereiche dieser Blutungen die Schleimhaut nekrotisch, so namentlich im Rachen und an den Tonsillen, und es kommt zu scheußlich stinkenden, schmierigen, dunkelbraunen Auflagerungen. Dabei verbreitet sich ein entsetzlich stinkender Foetor ex ore. Eine blutig-schmierige Flüssigkeit, untermischt mit nekrotischen Fetzen, rinnt beständig zwischen den blauroten, gedunsenen, fuliginös belegten Lippen hervor. Auch die Schleimhaut der Nase fängt an zu bluten. Die Zunge beteiligt sich in der Regel nicht an den Blutungen; sie ist dick belegt und mit schwarzer Kruste bedeckt. Dabei weist ein quälender Husten mit sanguinolentem Auswurf auf die Beteiligung der Bronchien hin. Der Magendarm-Traktus ist ebenfalls stark in Mitleidenschaft gezogen. Der Appetit liegt völlig danieder; ein häufiges Würgen und Erbrechen quält den Kranken und fördert kleine Mengen Mageninhalts zutage, der meist gallige, mitunter auch blutige Beimengungen enthält. Dadurch wird die Aufnahme von Flüssigkeit häufig illusorisch gemacht und ein quälender

Durst ist die Folge. Daneben besteht meist Abgang blutiger, dünner Stühle. Der Urin ist von Anfang an spärlich und enthält Eiweiß, das in den nächsten Tagen an Menge wächst. Er nimmt bald die Farbe des Fleischwassers an und enthält reichlich Blut. Bei Frauen stellen sich häufig Metrorrhagien ein und bei Schwangeren kommt es zu Aborten und Frühgeburten.

Der Verlauf führt unaufhaltsam, gewöhnlich in drei bis vier Tagen unter dem Zeichen zunehmender Herzschwäche zum Tode. Ein charakteristisches Pockenexanthem oder auch nur die Andeutung davon ist in der Regel überhaupt nicht vorhanden. Nur in seltenen Fällen, die erst am fünften oder sechsten Tage zugrunde gehen, zeigen sich einzelne, blutig tingierte Papeln, die an Pockeneffloreszenzen erinnern. Das Bewußtsein bleibt fast stets ungetrübt bis zum Tode, der unter den Erscheinungen der äußersten Herzschwäche eintritt.

Variola pustulosa haemorrhagica. Die Variola pustulosa haemorrhagica ist der häufigste Typus der beiden hämorrhagischen Pockenformen. Sie kommt im Gegensatz zur Purpura weniger bei kräftigen Individuen als vielmehr bei geschwächten zur Beobachtung. Allerlei schwächliche und wenig widerstandsfähige Personen, wie Potatoren, Schwangere, Wöchnerinnen, scheinen besonders disponiert dazu zu sein.

Die Inkubationsdauer ist dieselbe wie bei der gewöhnlichen Variola. Das Initialstadium zeichnet sich in der Regel durch die Schwere der Erscheinungen aus, ohne daß man aber daraus mit Sicherheit auf die spätere hämorrhagische Diathese schließen kann. Hohes Fieber, Delirien, starke Kopfschmerzen treten ebenso wie bei der gewöhnlichen Form der Pocken auf; von besonderer Intensität pflegen die Kreuzschmerzen zu sein. Die Neigung zu Blutungen zeigt sich bei der Variola pustulosa haemorrhagica im Gegensatz zur Purpura variolosa nicht in der Initialperiode, sondern erst am ausgesprochenen Pockenexanthem. Bisweilen sind schon die entstehenden Papeln gleich bei ihrem Erscheinen hämorrhagisch. Etwas häufiger füllen sich die Pockeneffloreszenzen erst im Stadium der Bläschenbildung mit Blut. Am häufigsten erfolgt der Blutaustritt in die Pusteln im Verlaufe des Suppurationsstadiums. Die Ausdehnung dieser hämorrhagischen Umwandlung ist in den einzelnen Fällen sehr verschieden. Während man bisweilen alle Effloreszenzen hämorrhagisch verändert findet, ist bei anderen Fällen nur die überwiegende Mehrzahl und wieder bei anderen Fällen nur die Minderzahl mit Blut gefüllt. Das schwarzblaue Aussehen der Pusteln führte früher zu der Bezeichnung „schwarze Blattern“. Der Eintritt der Blutung erfolgt in der Regel nicht auf einmal gleichzeitig bei allen Effloreszenzen, sondern schubweise, an den Extremitäten beginnend, pflegt die hämorrhagische Umwandlung weiter auf Bauch, Brust und Gesicht überzugreifen. Die weißen Bläschen oder gelben Pusteln nehmen eine schwarzbraune Verfärbung an, und wo der Pustelinhalt austritt, bilden sich schwarze Blutborken. Bei hohen Graden der hämorrhagischen Diathese sind daneben häufig an Hautstellen, die frei von Pockeneffloreszenzen bleiben, Petechien und Hämorrhagien vorhanden.

Aber auch an den Schleimhäuten zeigen sich in solchen Fällen bald die Zeichen der allgemeinen hämorrhagischen Diathese. Auf der Mund- und Rachenschleimhaut bilden sich hämorrhagische Effloreszenzen und Blutungen verschiedenster Größe. Das Zahnfleisch lockert sich, nimmt eine schmutzigbraune Farbe an und fängt an zu bluten. Im Rachen kommt es im Anschluß an die Schleimhautblutungen zu nekrotischen Vorgängen, die mit starken Schlingbeschwerden und einem widerlichen Foetor ex ore verbunden sind. Nasenbluten stellt sich ein und alle jene Erscheinungen, wie sie bei der Purpura variolosa besprochen sind: sanguinolenter Auswurf, blutiges Erbrechen, conjunctivale Blutungen, Hämaturie, blutige Diarrhöen; in seltenen

Fällen kommen auch Blutungen aus Lungen und Magen zur Beobachtung. Mit besonderer Häufigkeit pflegen bei Frauen diffuse Metrorrhagien im Anschluß an die plötzlich einsetzende Menstruation oder bei Schwangeren im Anschluß an Frühgeburten oder Aborte aufzutreten.

Die Fieberkurve zeigt bei aller Verschiedenheit in den einzelnen Fällen doch fast nie die Gestalt wie bei der Variola discreta. Der Abfall des Fiebers in der Eruptionsperiode fehlt in der Regel; vielmehr sieht man meist ein mäßig remittierendes Fieber bis 39° während der ganzen Dauer der Krankheit vorherrschen. Das Initialstadium hat häufig etwas höhere Temperaturen. Der Puls ist oft von normaler Frequenz, weich und leicht unterdrückbar.

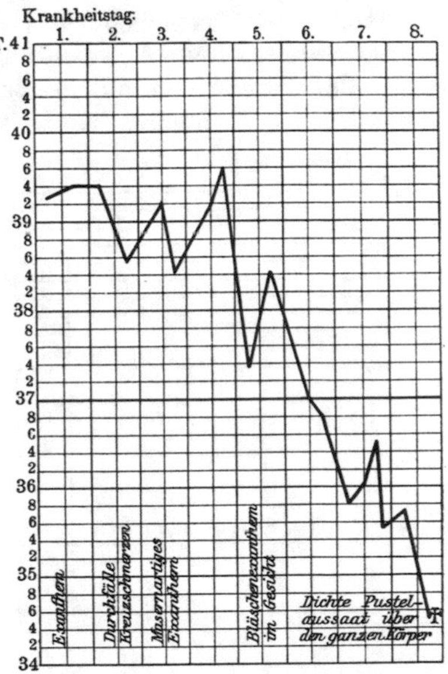

Abb. 409. 55jähriger Mann (als Kind geimpft). Variola pustulosa haemorrhagica. Temperaturabfall bei der Eruption. Tod am 8. Tage im Kollaps.

Der Ausgang der Variola pustulosa haemorrhagica ist fast stets letal, auch in denjenigen Fällen, in denen die inneren Organe nicht beteiligt sind, und bei denen sich die hämorrhagische Diathese nur durch das Hämorrhagischwerden der Pusteln dokumentiert. Während die Purpura variolosa in drei bis fünf Tagen zum Tode führt, ist der Verlauf der Variola pustulosa haemorrhagica etwas protrahierter. Die meisten Fälle sterben zwischen dem siebenten und zwölften Krankheitstage. Starke Hämorrhagien der inneren Organe, bei Frauen z. B. Metrorrhagien, pflegen den Tod zu beschleunigen.

Variolois. Nachdem im vorhergehenden von den malignen Variationen der echten Variola die Rede war, wenden wir uns nun zu den gutartigen Formen: zur Variolois und zur Variola sine exanthemate.

Unter Variolois verstehen wir seit Thomson eine abgeblaßte Form der echten Pocken. Sie ist im allgemeinen gegenüber der Variola vera ausgezeichnet durch eine kürzere Dauer und gutartigeren Verlauf, durch das Fehlen oder die nur sehr geringe Höhe des Eruptionsfiebers und durch die unregelmäßige und präzipitierte Entwicklung des Pockenexanthems.

Leichte Pockenformen dieser Art hat es zu allen Zeiten und bei allen Epidemien gegeben, ein Beweis dafür, daß nicht allein die Virulenz des Pockenerregers, sondern auch die Disposition des befallenen Individuums eine große Rolle beim Zustandekommen dieser Krankheitsform spielt. Es gibt auch bei schweren Epidemien Personen, die infolge ihrer natürlichen Resistenz nur an dieser milden Pockenform erkranken, obgleich sie weder vorher die Pocken überstanden haben, noch vacciniert sind. Häufiger aber findet man die Variolois bei solchen Menschen, die durch die in der Jugend vorgenommene Vaccination noch gewisse Immunitätsreste besitzen. Heutzutage, wo der Impfzwang in fast allen zivilisierten Ländern durchgeführt ist, stellt die Variolois die häufigste Pockenform dar, die wir zu sehen bekommen.

Es handelt sich dabei keineswegs um ein genau umschriebenes Krankheitsbild; auch hier gibt es vielmehr die mannigfaltigsten Variationen und Abstufungen, so daß von der leichtesten Variolois, wo es gerade noch zur Entwicklung einiger kümmerlich ausgebildeter Pusteln kommt, bis zu den

Formen, wo man im Zweifel ist, ob von Variola oder von Variolois gesprochen werden soll, alle Übergänge zu finden sind. Die gemeinsame Ätiologie der Variola vera und der Variolois, die schon aus dem Vorhandensein dieser Übergangsformen zwischen beiden Krankheitstypen geschlossen werden könnte, wird bewiesen durch die oft beobachtete Tatsache, daß Variolois durch Ansteckung echte Variola erzeugen kann und umgekehrt.

Der Verlauf der Variolois ist etwa folgender: Das Inkubationsstadium unterscheidet sich nicht von dem der echten Variola, die Initialperiode hingegen weist bereits Abweichungen von der regulären Pockenform auf. Während bei der Variola vera mit großer Regelmäßigkeit hohes Fieber, Delirien, Kreuzschmerzen vorhanden sind, verläuft das Initialstadium der Variolois bald mild, bald stürmisch. Haben wir in dem einen Falle nur mäßige Temperatursteigerungen und fast gar keine Störungen des Allgemeinbefindens, so finden sich in dem anderen intensives Fieber, starke Kopfschmerzen, Kreuzschmerzen und Delirien, und doch klingen beide in eine harmlose Variolois aus. Aus der mehr oder weniger großen Intensität der Initialsymptome läßt sich also kein irgendwie sicherer Anhaltspunkt dafür gewinnen, ob sich eine Variola entwickelt oder eine Variolois. Weit eher kann man schon aus dem Vorhandensein eines der initialen Exantheme prognostische Schlüsse ziehen. Während die petechialen Exantheme, die namentlich im Schenkeldreieck ihren Sitz haben, mit Wahrscheinlichkeit für Variola sprechen, gehören die erythematösen Ausschläge, sowohl die masernähnlichen als auch die flächenförmigen, fast nur der Variolois.

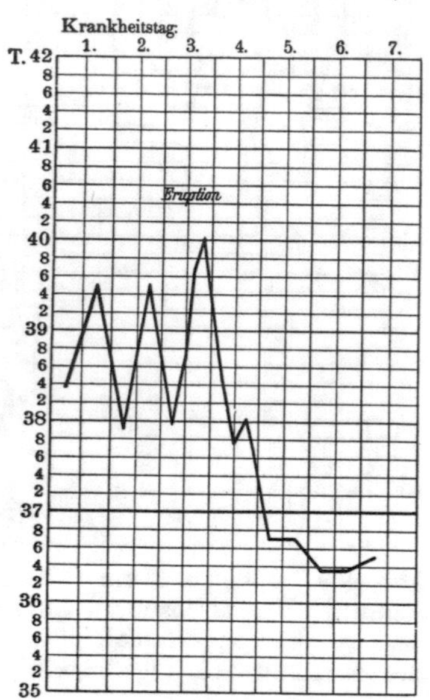

Abb. 410. Variolois. (18jährige Dame, 2mal geimpft.)

Die Dauer des Initialstadiums ist bald kürzer, bald länger als bei der echten Variola, bei der es mit fast absoluter Regelmäßigkeit drei Tage währt. Ausgesprochener als im Initialstadium sind die Unterschiede zwischen Variolois und echten Blattern in der Eruptionsperiode. Namentlich das Fieber zeigt hier ein sehr charakteristisches Verhalten. Die Temperaturkurve pflegt mit dem Auftreten der ersten Effloreszenzen steil abzufallen, so daß schon am vierten Tage die Norm erreicht ist. Von jetzt an bleibt die Temperatur bei der Variolois fast stets normal, nur in wenigen Fällen erfährt sie bei Beginn der Suppuration noch eine leichte eintägige Steigerung. Gleichzeitig mit dem Fieberabfall verschwinden schnell auch alle sonstigen Störungen des Allgemeinbefindens; Kopfschmerzen, Kreuzschmerzen, Appetitlosigkeit weichen schnell, so daß der Kranke sich schon vom vierten Tage an dauernd wohl fühlt, sofern ihn nicht die Pockeneffloreszenzen auf Haut und Schleimhaut allzusehr irritieren.

Die Entwicklung des Varioloisexanthems zeigt mannigfaltige Abweichungen von der Form der Variola vera. Der gesetzmäßige Beginn der Pockeneruptionen im Gesicht und am Kopf, wie wir ihn bei der Variola vera kennen, ist bei der Variolois nicht so regelmäßig zu beobachten. Es finden sich vielmehr nicht ganz selten Fälle, wo die Pockeneffloreszenzen zuerst am Rumpf oder gleichzeitig an verschiedenen Körpergegenden auftreten. Die Zahl der einzelnen Effloreszenzen ist sehr verschieden und schwankt zwischen einigen wenigen Pocken und einer dichten Aussaat, die sich gleichmäßig über den ganzen Körper erstrecken kann. Auch die Zeit, die vom Anfang der Eruption bis zu ihrer Vollendung verstreicht, ist sehr variabel. Im allgemeinen ist sie kürzer als bei der echten Variola und beträgt durchschnittlich nicht mehr als zwei Tage, so daß die definitive Zahl der Pockenblasen fast stets mit Ablauf des fünften Krankheitstages erreicht ist. Gar nicht selten treten Nachschübe auf, so daß zwischen schon ausgebildeten Pusteln wieder Stippchen, Papeln und Bläschen zu finden sind. Gerade dasjenige, was für die Variola vera so charakteristisch ist, das Gleichmäßige im Aussehen des Exanthems, die gleiche Stufe in der Entwicklung aller Pockeneruptionen, pflegt also bei der Variolois zu fehlen, so daß durch das gleichzeitige Vorhandensein der verschiedenen Entwicklungsstufen der Eruptionen an den einzelnen Körperstellen ein recht buntes Bild zustande kommen kann.

Im allgemeinen hat die Entwicklung des Exanthems bei der Variolois etwas Atypisches, Überstürztes. Die einzelnen Eruptionen entstehen zunächst als rote Fleckchen, die sich in rote Papeln umwandeln. Aber schon von diesem Moment an ist der Entwicklungsgang nicht mehr so gesetzmäßig wie bei der Variola vera. Sehr oft bleibt ein Teil der Effloreszenzen bei der Variolois auf der Papelstufe ihrer Entwicklung stehen, ohne die Bläschenbildung zu erreichen und verfällt bereits auf dieser Stufe der Eintrocknung (abortive Pocken). Bei anderen Effloreszenzen tritt der Stillstand der Entwicklung auf der Höhe der Bläschenbildung und der beginnenden Vereiterung ein. Wieder andere machen zwar den Entwicklungsgang bis zur eitergefüllten Pustel durch, aber die verschiedenen Stadien werden schneller und unvollkommener durchlaufen als bei der Variola vera. Die Fälle, wo sämtliche Effloreszenzen bereits als Papeln verkümmern, sind selten. Häufiger sieht man ein Gemisch von Ausbildungsstufen, neben runden, ungedellten Eiterpusteln eingetrocknete Bläschen und verkümmerte Pusteln.

Wenn die Effloreszenzen alle Stadien bis zur Suppuration durchmachen, so verläuft der Prozeß gewöhnlich in folgender beschleunigter Weise: Aus den roten Stippchen werden konisch zugespitzte Papeln, deren Spitze sich oft schon zwölf Stunden nach der Eruption in ein Bläschen verwandelt. Die Bläschen wachsen rasch an bis zur Größe einer Linse, sind bald gedellt, bald ungedellt und zeigen schon am dritten Tage einen mehr oder weniger getrübten Inhalt, um dann schnell der Eintrocknung zu verfallen. Zu tiefer greifender Eiterung mit Beteiligung des Papillarkörpers kommt es in der Regel nicht. Die Pusteln sind daher nur mit einem kleinen roten Hof umgeben und bleiben ohne die stark entzündliche, ödematöse Schwellung der umgebenden Haut, die bei der Variola vera vorhanden ist. Dementsprechend fehlen auch das sekundäre Fieber und die schwereren, toxischen Erscheinungen.

Die Abtrocknung beginnt am fünften bis siebenten Tage, bei den unentwickelten Formen sogar schon früher. Die Pusteln vertrocknen einfach, ohne vorher zu bersten und hinterlassen kleine, bräunliche, dünne Krusten, die nicht sehr fest haften und deshalb schneller abfallen als bei den echten Blattern, da die Eiterung oberflächlicher bleibt. Nur an den Handtellern und Fußsohlen vollzieht sich die Abstoßung der zwischen zwei Epidermisschichten eingeschlossenen Krusten auch bei der Variolois etwas langsamer. Nachdem die Krusten abgefallen sind, bleiben noch für kurze Zeit leicht prominente oder flache, bräunlich pigmentierte Stellen zurück. Die Prominenz, die durch entzündliche Schwellung des Papillarkörpers bedingt wird, verschwindet meist schnell. Etwas länger hält sich die bräunliche Pigmentierung, doch ist auch sie nach einigen Wochen nicht mehr zu sehen. Zur

Narbenbildung kommt es in der Regel nicht, da die Eiterung keine so tiefgreifende ist wie bei der Variola vera und den Papillarkörper nicht in Mitleidenschaft zieht.

Bei der großen Mannigfaltigkeit der Erscheinungsformen des Exanthems bei der Variolois konnte es nicht ausbleiben, daß von älteren Autoren die verschiedenartigsten Typen aufgestellt wurden. Von den mancherlei Benennungen seien hier nur zwei erwähnt: Die Variola verrucosa ist diejenige Form, bei der die Effloreszenzen auf dem Stadium der Knötchenbildung stehen bleiben; die in ein Bläschen umgewandelte konische Spitze der Knötchen vertrocknet, und nach Abfall der kleinen Kruste bleibt der papulöse Teil des Knötchens noch längere Zeit zurück. Seltener ist folgende andere Anomalie: Wenn der Inhalt der Pusteln ungewöhnlich schnell resorbiert wird und dann die lufthaltige Hülse stehen bleibt, so spricht man von Variola siliquosa (Hülsenpocken).

Die Schleimhäute sind bei der Variolois sehr häufig, in der Regel aber milder ergriffen als bei der Variola vera. Die Zahl der sichtbaren Pocken ist meist eine geringe. Oft findet sich lediglich eine katarrhalische Entzündung der Mundschleimhaut. Schluckbeschwerden, Heiserkeit, Verstopfung der Nase kommen auch bei der Variolois vor, doch quälen sie im ganzen den Kranken nicht so wie bei der Variola vera. Eitrige oder nekrotische Prozesse mit ihren mannigfachen Folgeerscheinungen kommen bei der Variolois nicht zur Beobachtung.

Variola sine exanthemate. Die allerleichtesten Formen der Variolois, bei denen nur einige wenige, auf der Körperoberfläche verstreute spezifische Pockeneruptionen gezählt werden, bilden den Übergang zu jenem seltenen variolösen Krankheitsbilde, das jegliche Spur eines Blatternexanthems auf Haut und Schleimhäuten vermissen läßt und das deshalb als Variola sine exanthemate bezeichnet wird. Daß es sich dabei tatsächlich um einen Krankheitsprozeß handelt, der ätiologisch auf dieselbe Ursache zurückzuführen ist, wie die Variola vera, kann im einzelnen Falle mit Sicherheit nur aus den Begleitumständen geschlossen werden.

Ein Patient erkrankt z. B. unter den charakteristischen Initialsymptomen der Variola, plötzlich einsetzendem hohem Fieber, Kreuzschmerzen, Delirien. Die hervorstechende Klage des Kranken über Kreuzschmerzen legt den Verdacht auf Pocken nahe. Die Anamnese ergibt, daß er auf irgend eine Weise sich der Blatternansteckung ausgesetzt hat, und daß der Impfschutz nur mangelhaft ist, weil die Vaccination lange zurückliegt. Man erwartet auf Grund dieser Erhebungen, daß nach dem dreitägigen Initialstadium die spezifischen Pockeneffloreszenzen aufschießen werden, aber die Eruption bleibt aus, das Fieber fällt und der Kranke ist genesen. Solche Fälle, wie sie bei Blatternepidemien vereinzelt beobachtet werden, legen die Annahme einer Variola sine exanthemate sehr nahe; starke Kreuzschmerzen sind in erster Linie verdächtig. Kommt dazu noch ein initiales Exanthem, so ist die Diagnose sicher.

Bei anderen Fällen wird man die Krankheit erst an ihren Früchten erkennen, wenn sie nämlich zum Ausgangspunkt weiterer Pockenerkrankungen wird.

Ein Patient kommt mit hohem Fieber und Delirien zur Behandlung, ohne daß eine bestimmte Diagnose zu stellen wäre. Nach drei Tagen fällt das Fieber ab und er ist genesen, und zirka zehn Tage nachher erkranken Personen der Umgebung an echten Pocken. Hier wird man dazu berechtigt sein, nachträglich jenen zweifelhaften Fall als Variola sine exanthemate anzusprechen, namentlich wenn anamnestisch festgestellt werden kann, daß der Kranke Gelegenheit hatte, sich mit Blatterngift zu infizieren. Das Vorkommen der Variola sine exanthemate ist ein Analogon zu den Fällen von Masern- und Scharlacherkrankung ohne spezifischen Ausschlag (Scarlatina oder Morbilli sine exanthemate).

Besonderheiten seitens einzelner Organe, Komplikationen und Nachkrankheiten. Die äußere Haut, der Hauptsitz des Pockenprozesses, steht dementsprechend auch in der Mannigfaltigkeit der komplizierenden Krankheitserscheinungen an erster Stelle. Vor allem sind hier die multiplen Abszesse zu nennen, die sich häufig im Beginne des Exsikkationsstadiums entwickeln und die Rekonvaleszenz außerordentlich in die Länge ziehen können. Sie werden durch sekundäre Infektion mit Eiterkokken verursacht und treten namentlich bei den schwereren Formen der Variola vera und bei den konfluierenden Pockenformen auf. An der Stelle der eintrocknenden Pocken entwickelt sich eine schmerzhafte Infiltration von Kirschkern- bis Haselnuß-, ja Hühnereigröße, über der sich die Haut schnell verdünnt, so daß eine baldige Inzision notwendig wird. Treten solche Abszesse in größerer Menge an verschiedenen Körperstellen auf, so können sie dem Kranken außerordentlich zur Qual werden, namentlich wenn sie an Gegenden sitzen, die beim Liegen oder Sitzen gedrückt werden. Mitunter wiederholen sich solche Abszedierungen noch wochenlang nach dem Beginne der Eintrocknung und führen immer wieder zu Fieberbewegungen.

Im allgemeinen handelt es sich um oberflächliche Hautabszesse, bisweilen kommt es jedoch auch zu umfangreichen phlegmonösen Prozessen. Auch Muskelabszesse kommen durch Tiefergreifen der Eiterung bisweilen zustande, so z. B. in der Glutäalgegend. Ferner können Erysipele gelegentlich von einer geplatzten Pockenpustel aus ihren Ausgang nehmen. Die Entwicklung eines Dekubitus ist bei schweren Pockenformen oft kaum zu vermeiden, namentlich wenn die Pusteln am Gesäß oder anderen aufliegenden Körperstellen dicht stehen. Er entsteht meist in der Suppurationsperiode und kann bei großer Ausdehnung in die Breite und Tiefe eine lebensgefährliche Komplikation darstellen. In jedem Falle aber wird die Rekonvaleszenz dadurch lange hinausgeschoben. Bei septischen Fällen treten häufig Hautblutungen von Stecknadelkopf- bis Linsengröße auf. Auch Netzhautblutungen gehören zum Bilde der Sepsis. Wo das neben der Suppuration einhergehende entzündliche Ödem einen hohen Grad erreicht, namentlich bei konfluierenden Pocken, kommt es stellenweise als Folge lokaler Zirkulationsstörungen zur Gangrän der Haut, so z. B. an der Haut des Scrotums, der Vulva oder des oberen Augenlides. Die Affektion ist an sich keine besonders maligne Komplikation. Da sie aber meist nur bei konfluierenden Pocken oder schweren Fällen der Variola discreta sich entwickelt, die an sich schon eine üble Prognose haben, so gehen Kranke mit Hautgangrän meist zugrunde. Geht der Fall in Genesung aus, so demarkiert sich die Nekrose, es kommt zur Ablösung der nekrotisch zerstörten Hautpartien und ausgedehnte Granulationsbildung setzt ein; mehr oder weniger große Narben von unregelmäßiger Begrenzung bleiben zurück. Die Gangrän bildet also in solchen Fällen ein Analogon zu der Hautgangrän, die nach Erysipel an den Augenlidern, am Scrotum oder an den Unterschenkeln zur Entwicklung kommt. Bisweilen leiden Pockenrekonvaleszenten noch jahrelang nach dem Überstehen der Krankheit an Akne. Curschmann erklärt das durch narbige Verengung und Verschließung der Ausführungsgänge der Talgdrüsen; oft spielt dabei auch die gesteigerte Disposition zu Staphylokokkenerkrankungen eine Rolle, die sich im Anschluß an die in der Eintrocknungsperiode so häufig auftretenden multiplen Abszesse entwickeln kann.

Am Respirationsapparat können die mannigfaltigsten Störungen auftreten. Abgesehen von der gewöhnlichen Bronchitis, die fast stets den Variolaprozeß begleitet, finden sich oft Bronchopneumonien, etwas seltener sind croupöse Pneumonien. Kommt es im Verlaufe der Variola zu einer septischen Allgemeininfektion, so können Lungenabszesse auftreten. Auch Pleuritis etwickelt sich nicht selten. Sie geht auffallend oft in Empyem über, so daß man mit großer Wahrscheinlichkeit eine metastatische Entstehung annehmen kann, verursacht durch septische Allgemeininfektion. Die Prognose solcher Fälle ist in der Regel sehr trübe, da es sich meist um Kranke handelt, die bereits durch die septische Allgemeininfektion sehr mitgenommen sind.

Bemerkenswert ist noch die Beobachtung, daß Pockenrekonvaleszenten zu tuberkulösen Lungenaffektionen disponieren.

Die Schwere des Krankheitsbildes der septischen Fälle wird bisweilen durch Herzkomplikationen erhöht. Eitrige Pericarditis, teils metastatisch entstanden, teils fortgeleitet von der erwähnten Pleuritis purulenta, ferner septische Endocarditis werden mitunter beobachtet.

Von Erkrankungen des Gefäßapparates ist eine der häufigsten die Thrombophlebitis, namentlich in der Vena cruralis, die durch infektiöse Entzündung der Gefäßwand bedingt wird und zu ausgedehnten Thrombosen der Schenkelvene mit starker ödematöser Verdickung des ganzen Beines führen kann. Wegen der Gefahr der Lungenembolie ist die Prognose dieser Komplikation stets zweifelhaft.

Unsere Kenntnisse über das Blutbild der Variola haben in letzter Zeit eine wesentliche Bereicherung erfahren.

Nach Kämmerer ist die Leukocytose bedingt durch eine beträchtliche absolute Vermehrung der Lymphocyten, die schon am fünften Krankheitstage wahrnehmbar ist, in der Floritions-, Suppurations- und Eintrocknungsperiode besonders hohe Werte erreicht und bis über drei Monate nach dem Krankheitsbeginne noch als Lymphocytose bemerkbar ist. Im Anfang der Krankheit findet man sehr viel große Lymphocytenformen. Die Neutrophilen sind prozentual vermindert, absolut durchschnittlich in normaler Menge vorhanden, ganz im Anfang vielleicht hier und da etwas vermehrt, bei ausgeprägter Lymphocytose auch vermindert. In den ersten Tagen finden sich, besonders bei schweren Fällen, ziemlich viel Reizungsformen, die in der Rekonvaleszenz mehr oder weniger rasch abnehmen. Bei schweren Fällen findet sich in den ersten Tagen eine mäßige Anzahl Myelocyten und Normoblasten; in der späteren Zeit nur noch sehr vereinzelt, bei leichteren Fällen überhaupt nicht.

Die großen Mononukleären und Übergangszellen zeigen im allgemeinen durchschnittliche Werte, scheinen aber mit dem Zurückgehen der Lymphocyten eine gewisse Vermehrung zu erfahren. Eosinophile und Mastzellen sind weder auffallend vermehrt noch vermindert, verschwinden nie ganz. Zur Diagnose kann das Blutbild im exanthematischen Stadium mit Vorsicht, zur retrospektiven Diagnose aber nicht verwendet werden.

Im Rachen kommt es bei schweren Variolaformen gar nicht selten zu starken nekrotischen Veränderungen, die durch Sekundärinfektion mit Streptokokken bedingt sind und zu einer schichtweisen Nekrose des Gewebes führen. Es handelt sich dabei um mehr oder weniger tiefgreifende, mit schmutzigbraunen Belägen bedeckte Ulzerationen an den Tonsillen, an der Uvula und am weichen Gaumen. Dabei schwellen in der Regel die regionären Lymphdrüsen am Halse mächtig an und es kommt zur Vereiterung einzelner Drüsen oder zu ausgedehnten phlegmonösen Infiltrationen der ganzen vorderen Halspartie. Auch sekundäre Parotitis kann sich im Anschluß an die infektiöse Rachenerkrankung entwickeln.

Im Larynx können die durch das Platzen von dort lokalisierten Pockenpusteln entstehenden kleinen Erosionen zu sekundären Entzündungen Anlaß geben. Gefürchtet ist die Perichondritis, die zu Knorpelnekrose und Glottisödem führen kann.

Am Magendarmapparat kommen nur selten Störungen vor. Meist besteht Verstopfung während der ganzen Dauer der Erkrankung. Während der ersten Tage des Pockenprozesses (nach Trousseau innerhalb der ersten fünf Tage) treten zuweilen Durchfälle auf, die wohl toxischer Natur sind. Ich sah sie zweimal bei Kindern unter drei Jahren. In früheren Epidemien ist wiederholt von dysenterischen Diarrhöen berichtet worden.

Komplikationen von seiten der Nieren werden nicht häufig beobachtet. Leichte febrile Albuminurien, wie sie auch bei anderen Infektionskrankheiten vorkommen, sind im Initialstadium sowie in der Suppurationsperiode nicht selten; Nephritis mit höherem Eiweißgehalt und Zylindern ist nicht häufig. Plehn hat sie bei pockenkranken Negern auffallend oft gesehen. Bei septisch komplizierten Fällen entwickelt sich öfters eine interstitielle Nephritis. Dabei kommt es entweder zu multiplen kleinen Abszessen in den Nieren oder aber zu einer diffusen Erkrankung mit reichlichem Albumen und vielen Zylindern. Bei der Purpura variolosa tritt blutiger Harn auf. Diazoreaktion wird bisweilen beobachtet, ist aber nicht konstant.

Das cerebrale und peripherische Nervensystem wird durch den Pockenprozeß in der mannigfaltigsten Weise in Mitleidenschaft gezogen. Das häufige Vorkommen von Delirien der verschiedensten Art, die mehr oder weniger zum Krankheitsbilde selbst gehören, wurde bereits besprochen. Als Komplikation kann schon eher das Delirium tremens angeführt werden, das bei pockenkranken Potatoren eine nicht seltene Erscheinung ist und der Erkrankung sehr häufig eine ungünstige Wendung gibt. Es kommt sowohl bei der echten Variola wie bei der Variolois vor und entwickelt sich gewöhnlich zu Beginn der Eruptionsperiode, wenn die Temperatur absinkt.

Zuweilen hinterlassen die Pocken als Nachkrankheit psychische Störungen, doch ist das seltener als z. B. nach Typhus abdominalis. Meist handelt es sich dabei um melancholische Zustände, die sich über lange Zeit hinziehen können, aber doch eine günstige Prognose bieten.

Von anatomisch nachweisbaren Störungen im Gehirn sind besonders encephalitische Herde von Interesse. Sie machen sich klinisch durch halbseitige Lähmungen bemerkbar. Möglicherweise sind auch die verschiedentlich beobachteten Fälle von Aphasie, die sich im Suppurationsstadium einstellen, auf die gleiche Ursache zurückzuführen.

Häufiger als cerebrale Störungen werden Komplikationen von seiten des Rückenmarks beobachtet. Es ist bemerkenswert, daß die Variola im Vergleich zu anderen akuten exanthematischen Krankheiten entschieden am meisten zu derartigen Komplikationen neigt. Wiederholt sind Paraplegien an den unteren Extremitäten beschrieben worden, die meist von Lähmungen der Sphinkter des Mastdarms und der Blase begleitet waren. Die Sensibilität war dabei gewöhnlich ungestört. Der Eintritt der Lähmung erfolgt in der Regel plötzlich; Beziehungen zu einer bestimmten Periode des Pockenprozesses bestehen dabei nicht, vielmehr sind solche motorischen Lähmungen in jedem Stadium von der Initialperiode an bis zur Eintrocknungsperiode und noch später beobachtet worden. Ja sogar vom Inkubationsstadium werden solche Ereignisse berichtet.

Als anatomisches Substrat solcher Paraplegien wies Westphal über die graue und weiße Substanz der Medulla spinalis vertreute entzündliche, zum Teil erweichte Herde nach (Myelitis disseminata). Auf ähnlichen anatomischen Veränderungen scheinen nach den Untersuchungen von Oettinger und Marinesco bisweilen auch die unter dem Bilde der akuten aufsteigenden Landryschen Paralyse auftretenden Lähmungserscheinungen zu beruhen, die wiederholt im Laufe des Pockenprozesses beobachtet wurden und nach kurzer Dauer in der Regel tödlich verlaufen (Bernhard, Leyden, Chalvet).

Das anatomische Substrat für die bisweilen vorkommende akute Ataxie ist nicht ganz sicher.

An den peripherischen Nerven sind nur selten Störungen zu beobachten. Curschmann sah eine isolierte Lähmung des Deltoideus; bisweilen kommen Paresen des Gaumensegels und des Schlundes vor, die den postdiphtherischen Lähmungen analog sind und in der Regel eine günstige Prognose geben.

Von den Sinnesorganen zeigt am häufigsten das Ohr Komplikationen. Im Zusammenhang mit der variolösen Rachenerkrankung kommt es in schweren Fällen recht häufig während des Suppurationsstadiums zu einer eitrigen Entzündung der Tuba Eustachii und zur Otitis media mit ihren bekannten Symptomen. Findet der Eiter nicht rechtzeitig Abfluß, sei es durch spontane Perforation oder durch Parazentese, so stellt sich bisweilen eine Vereiterung der Zellen des Antrum ein. Die mannigfachsten schwersten Folgeerscheinungen, Sinusphlebitis, eitrige Meningitis usw. können von da aus entstehen und das Leben gefährden. Als Folge der Otitis bleibt nicht selten Taubheit oder Schwerhörigkeit zurück.

Die Nasenschleimhaut ist bei schweren Pockenformen häufig bis zur Tubenmündung stark verschwollen und eitrig entzündet, so daß oft von hier aus Tubenkatarrhe entstehen und fortgepflanzt werden können.

In Fällen von Variola confluens kann es durch ausgedehnte Ulzerationen der Nasenschleimhaut gelegentlich zur narbigen Stenose oder sogar zur Obliteration eines Nasenloches kommen. Ferner werden gelegentlich Deformitäten und Verstümmelungen der Nasenflügel als Folgezustände schwerer konfluierender Pocken beobachtet.

An den Augen kommen die verschiedensten Störungen vor. Während der Blüte des Exanthems findet sich in fast allen schweren Fällen eine Conjunctivitis, die namentlich bei starkem Lidödem (Abb. 402) und Stauung des Sekretes die höchsten Grade annehmen kann. Pockeneruptionen finden sich zuweilen auf der Conjunctiva palpebralis, doch sind sie auf der Conjunctiva bulbi äußerst selten. Auf der Cornea entwickeln sich während der zweiten Woche bisweilen keratitische Prozesse von verschiedener Ausdehnung. Kommt es bei der schweren konfluierenden Pockenform durch tiefer greifende Eiterungen zur Perforation der Hornhaut, so kann sich Iritis, Chorioiditis und schließlich Panophthalmie mit Zerstörung des Bulbus entwickeln. Iritis und Chorioiditis können aber auch ohne vorhergehende Hornhautperforation durch Fortpflanzung der Entzündung entstehen. Bei der hämorrhagischen Variolaform finden sich außer conjunctivalen Blutungen auch Hämorrhagien auf der Netzhaut. Als Reste der genannten Störungen bleiben Hornhauttrübungen, Verwachsungen der Iris, Kolobome usw. zurück.

An den Augenlidern zurückbleibende Pockennarben können zu Verunstaltungen führen; namentlich ausgedehnte Ektropien entstellen das Gesicht sehr und begünstigen wegen des ungenügenden Lidschlusses das Zustandekommen conjunctivitischer Erscheinungen.

Am Bewegungsapparat werden Muskelabszesse und Gelenkentzündungen und Periostitiden beobachtet. Sie kommen während der Suppurationsperiode vor und sind auf metastatischem Wege entstanden zu denken. Die Gelenkentzündungen sind entweder seröser oder serös-eitriger Natur und betreffen meist die großen Gelenke, namentlich Schultergelenk und Kniegelenk. Bisweilen sind mehrere Gelenke gleichzeitig befallen.

Über die Störungen am weiblichen Genitalapparat wurde bereits bei der Besprechung des typischen Krankheitsbildes gesprochen. Charakteristisch ist das frühzeitige Eintreten der Menstruation zu Beginn der Pockenerkrankung, sowie die Neigung zu häufigen Gebärmutterblutungen. Dementsprechend abortieren Schwangere, die an den Pocken erkranken, sehr häufig (in 25 bis 30% der Fälle).

An den männlichen Geschlechtsorganen kommt nicht selten eine Orchitis im Verlaufe der Pocken vor, die sich durch Schwellung und Schmerzhaftigkeit des Hodens bemerkbar macht. Sie ist nach Bérand und Trousseau eine sehr gewöhnliche Komplikation. Curschmann beobachtete sie unter 432 Fällen viermal. Nach den Obduktionsbefunden Chiaris scheint sie jedoch recht häufig zu sein.

Pathologische Anatomie. Histologisches über die Pockeneffloreszenz. Über die feineren histologischen Veränderungen, die zur Knötchenbildung und weiter zur Bläschenbildung führen, bestehen etwas differente Anschauungen.

Nach Weigert handelt es sich um eine in den tieferen Schichten der Epidermis auftretende Koagulationsnekrose, die unter der Wirkung des Pockengiftes zustande kommt, und die nun erst sekundär zu entzündlichen, exsudativen Vorgängen in der Umgebung führt. Nach neueren Autoren (Buri, Unna, Touton, Renaut, Leloir) ist das Primäre ein akut entzündlicher Prozeß, der eine verschiedenartige Degeneration der Zellen des Rete Malpighii, sowie exsudative Veränderungen verursacht.

Durch den Reiz des Pockenvirus kommt es zu entzündlichen Veränderungen, die sich zunächst in zwei verschiedenen Formen von Epitheldegenerationen äußern, der retikulären und der ballonierenden Degeneration.

Als retikuläre Kolliquation oder Degeneration bezeichnet Unna den Vorgang, bei dem die Epithelzellen der Stachelschicht aufquellen, wobei die Waben des Protoplasmas zu großen, wasserhellen Vakuolen anschwellen. An einigen Stellen zerreißen die Wabenwände, und es bleibt ein unregelmäßiges netzförmiges Gefüge, während der Kern langsam schrumpft, ohne seine Färbbarkeit zu verlieren. Eine Zeitlang widerstehen die Zellwände der Kolliquation; dann aber erfolgt an vielen Stellen ein Durchbruch, und so ist schließlich ein großer Teil der Stachelschicht durch Konfluenz der verschiedenen degenerierten Zellen in ein feinfädiges Maschenwerk verwandelt, das an der Entstehung der Septa der Pocke wesentlichen Anteil hat. Diese Form der Degeneration findet sich besonders in höheren Partien der Stachelschicht, sowie in den zentralen Regionen der Pockeneffloreszenz.

Bei der ballonierenden Degeneration, die nach Unna namentlich an der unteren, der Kutis benachbarten Zellage der Pocke zu beobachten ist, bildet sich zunächst rings um den Kern ein Hohlraum, der sich immer weiter ausdehnt und dabei das Protoplasma zu einer dünnen Schale reduziert. Die Epithelien blasen sich auf, runden sich ab und verlieren auf diese Weise ihre stacheligen Vorsprünge, so daß die Verbindung der einzelnen Zellen gelöst wird und sie wie ein Haufen Ballons in einer interepithelialen Blase liegen. Das Protoplasma der Zellen wird dabei homogen und zeigt Fibrinreaktion. Die Kerne schwellen an und vermehren sich amitotisch, so daß bisweilen 20 bis 30 Kerne in einem fibrinös entarteten Protoplasmamantel liegen.

Der Hergang der Pockenentwicklung würde sich also nach Unna und Buri etwa so abspielen: Infolge des entzündlichen Reizes des Pockengiftes tritt zunächst eine ödematöse Reizung der Stachelzellen ein, und bald darauf beginnen die Degenerationserscheinungen. Durch retikuläre Kolliquation in den mittleren und oberen Partien der Stachelschicht und ballonierende Degeneration in den unteren Schichten entstehen allenthalben kleinste, mit seröser Flüssigkeit gefüllte

Hohlräume, die zum Teil konfluieren und größere Hohlräume bilden, so daß schließlich die gesamte Stachelschicht im Bereiche der Pockeneffloreszenz wabenartig durchlöchert ist. Einzelne Epithelien und Epithelstränge, die der Degeneration nicht zum Opfer fallen, werden durch die Quellung der benachbarten Zelle abgeplattet und bleiben als Septen der Pocken bestehen. Sie verbinden Grund und Decke der Pocke als Pfeiler und verlaufen kreuz und quer in den verschiedensten Richtungen mitten durch die degenerierten Partien hindurch. Ein anderer Teil der Septen besteht aus schollig degenerierten Zellen, die zusammen verklumpt und auseinandergezogen sind. Auf diese Weise kommt ein dichtes Netzwerk von Zellen zustande, dessen feinere Maschen durch die bei der retikulären Degeneration übrig bleibenden feinfädigen Geflechte gebildet werden. Mitunter wird ein Teil der Septa auch durch Schweißporenreste bedingt.

Gleichzeitig mit den im Zentrum der Pockeneffloreszenz einsetzenden degenerierenden Vorgängen kommt es in der Peripherie zu einer lebhaften Epithelproliferation. Die Papillen werden durch das stark wuchernde Epithel erheblich verlängert, die superpapillare Stachelschicht stark verdickt und ödematös durchtränkt. Dadurch entsteht rings um das Zentrum ein Epithelwall, der die Vorwölbung der Pockeneffloreszenz und gleichzeitig die Dellenbildung verursacht. Denn da die mittleren Partien der Pocke nicht gleichen Schritt mit der Anschwellung der Randzone halten, so muß eine Delle zustande kommen.

Über die Vorgänge, die zur Suppurationsperiode führen, sind die Anschauungen einheitlicher. Schon während des Stadiums der Bläschenbildung ist der in den Maschenraum der Pocke ausgetretene Inhalt nicht ganz klar, sondern enthält Detritus, geringes Fibringerinnsel und vereinzelte Leukocyten. Durch immer reichlicheres Zuströmen von Leukocyten trübt sich die Lymphe und wird eitrig. Die Leukocyten entstammen den Gefäßen der Hautpapillen. Man sieht schon frühzeitig in der Umgebung der Gefäßschlingen des Papillarkörpers ausgetretene Leukocyten. Mit fortschreitender Reifung der Pocken nehmen die Leukocyten immer mehr überhand und verdecken zum Teil das Maschenwerk. Durch die Zunahme des Eiters verschwindet an vielen Pusteln die Dellenbildung wieder, weil unter dem wachsenden Druck und durch eitrigen Zerfall die Stränge und Pfeiler zerreißen, die den Pockengrund mit der gedellten Decke verbinden. Später, bei Beginn der Eintrocknung, kann dann wieder eine neue Delle auftreten, indem die zentralen, Flüssigkeit enthaltenden Partien durch Verdunstung einsinken, während die Peripherie durch die wallartige Epithelwucherung noch gestützt wird (Vertrocknungsdelle).

Die Abheilung erfolgt in der Weise, daß der Pustelinhalt allmählich eintrocknet, so daß sich die Pustel in eine Borke verwandelt. Die Borke besteht aus dem Netzwerk der Pusteln, eingetrockneten Eiterkörperchen und Detritus und ist bedeckt von der Pusteldecke, die sich aus den Zellschichten des Stratum corneum und lucidum zusammensetzt. Noch ehe dieser Eintrocknungsprozeß vollendet ist, rückt von der Peripherie her eine dünne Wand neugebildeter Epithelzellen zentralwärts vor und schiebt sich unter die eintrocknende Pustelmasse. So liegt die Borke zwischen der alten eingetrockneten und der neuen sich bildenden Hornschicht wie in einer Kapsel. Das kommt besonders deutlich an Hand- und Fußrücken zur Beobachtung, wo die alte Hornschicht, die obere Lamelle der Kapsel, besonders derb ist und der darunter liegende Schorf die Form einer Linse annimmt. Unter dem Druck der tief eingefalzten Borke werden die Papillen stark abgeplattet und abgeflacht. Auch der Druck des Eiters in der Pustel mag bei dieser Druckatrophie eine Rolle spielen. Die Folge ist eine leicht vertiefte Narbe, die nach Abfall des Schorfes zurückbleibt. In den meisten Fällen von Variola erleidet der Papillarkörper durch die spezifische Entzündung im Verein mit der Druckwirkung und der verdauenden Kraft des Pusteleiters bleibende Schädigungen, die sich in unregelmäßigen Defekten an seiner Oberfläche zeigen. Infolgedessen bleibt in der Regel eine strahlige Narbe zurück.

Das Konfluieren der einzelnen Pocken bei der Variola confluens erfolgt bei der enorm dichten Pockenaussaat dadurch, daß die trennenden Schranken zwischen den einzelnen Pocken infolge des Druckes und der verdauenden Eigenschaften des Eiters durchbrochen werden.

Die hämorrhagischen Pockeneffloreszenzen bei der Variola pustulosa haemorrhagica unterscheiden sich von den beschriebenen Pocken nur durch ihren Blutgehalt. Die vielfachen Hautblutungen, die außer den hämorrhagischen Pusteln auf der Haut beobachtet werden, entstehen durch Diapedese der roten Blutkörperchen durch die Gefäßwände.

Autoptischer Befund. Auf den Schleimhäuten der oberen Luftwege findet man spezifische Effloreszenzen und häufiger Erosionen und Geschwüre, die durch Mazeration der Epitheldecke der Pustel entstanden sind. Durch Konfluenz solcher oberflächlicher Geschwüre kann es zu sehr ausgedehnten Epitheldefekten auf der Mund- und Zungenschleimhaut kommen. Die gleichen Veränderungen beobachtet man auch auf den Tonsillen, am weichen Gaumen und im Nasenrachenraum. Die spezifischen Schleimhautveränderungen steigen ferner in den Larynx und in die Bronchien hinab, wo sie bis in die Bronchien zweiter und dritter Ordnung zu finden sind. Besonders die Schleimhaut der Bifurkationsstelle der Trachea zeigt oft größere geschwürige Substanzverluste. Die feineren und feinsten Bronchien sind frei von Pockenausschlag und zeigen nur die Zeichen mehr oder weniger intensiver katarrhalischer Entzündung. In den besonders malignen Pockenfällen, bei der Variola confluens und bei den hämorrhagischen Formen, finden sich nicht selten nekrotisierende Prozesse auf der Schleimhaut der Tonsillen und am weichen Gaumen, die auf den Larynx übergreifen können. Durch schichtweise Nekrose des Gewebes kommt es dabei zu Schleimhautdefekten, die mit schmierigen, schmutzigbraunen Belägen bedeckt sind. In den Lungen finden sich im Zusammenhang mit der erwähnten Bronchitis häufig Bronchopneumonien; namentlich im Unterlappen sind bronchopneumonische Prozesse nichts Seltenes. Sie werden durch Streptokokken, Staphylokokken, Influenzabazillen hervorgerufen. Nicht selten sind Pleuritiden teils seröser, teils eitriger Natur. Croupöse Pneumonien als Komplikation sind nicht häufig; Lungenabszesse kommen bisweilen in septischen Fällen zur Beobachtung.

Der Verdauungstraktus zeigt nur wenig spezifische Veränderungen. Im Ösophagus kommen pustulöse Effloreszenzen nur in seinen oberen Partien vor, Magen und Darm sind frei davon. Im untersten Teile des Rektums finden sich mitunter vereinzelte Pockenpusteln. Im übrigen finden sich im Magen und Darm nur katarrhalische Erscheinungen und bei den hämorrhagischen Formen Blutungen in die Schleimhaut. Die Blutextravasate sind am reichlichsten im Magen anzutreffen. Vom Darm ist das Jejunum und Kolon am meisten davon befallen, während das Ileum häufig frei oder nur wenig beteiligt ist. Bisweilen findet sich Schwellung der Follikel und Mesenterialdrüsenschwellung.

Am Herzen findet sich bei den in der Suppurationsperiode gestorbenen Fällen in der Regel ein schlaffes Myokard. Es lassen sich Zeichen der Verfettung nachweisen. Endocarditische Auflagerungen kommen nur bei septischen Fällen vor.

Leber und Nieren bieten die Zeichen der trüben Schwellung oder Verfettung. Die Leber ist dementsprechend etwas vergrößert und von weicher Konsistenz und zeigt auf dem Durchschnitt undeutliche Läppchenzeichnungen. In Fällen, die in einem frühen Stadium der Krankheit ohne Komplikationen gestorben sind, kann sie auch ganz normalen Befund zeigen. Bisweilen kann die Verfettung wiederum solche Grade annehmen, daß man lebhaft an die Organe bei Phosphorvergiftung erinnert wird. Die Milz ist namentlich bei Leichen aus dem ersten Stadium der Krankheit stark geschwollen. Ihre Kapsel ist stark gespannt und glänzend. Die Pulpa ist von weicher Konsistenz und braunroter Farbe. In späteren Stadien kann sie bereits wieder ganz normales Aussehen zeigen.

Bei der Purpura variolosa, wo ja der Tod schon in den ersten Tagen der Krankheit erfolgt, fehlen regelmäßig die parenchymatösen Veränderungen (Ponfick, Golgi, Curschmann). Der Herzmuskel ist derb und braunrot, fest konturiert und nicht dilatiert, die Leber ist von normaler Größe und dunkler Farbe, von derber Konsistenz und deutlicher Läppchenzeichnung, die Milz ist klein, derb, dunkelrot und glänzend, auf der Schnittfläche mit auffällig vergrößerten Follikeln. Auch bei den Nieren fehlen die Zeichen parenchymatöser Degeneration.

Dieser auffallende Unterschied zwischen dem Obduktionsbefunde der Variola vera und der Purpura variolosa erklärt sich aus dem frühen Stadium, in welchem die Kranken bei der Purpura variolosa zugrunde gehen. Die parenchymatösen Veränderungen, die wir an den Fällen aus der Suppurationsperiode beobachten, sind einmal durch die längere Einwirkung der spezifischen Schädigungen und außerdem wohl durch die Mitwirkung der Toxine der Eiterkokken zu erklären.

Auf eine spezifische Wirkung des Pockenvirus führte Weigert kleine herdweis auftretende Nekrosen zurück, die er in Leber, Milz, Nieren und Lymphdrüsen, namentlich im frühen Stadium, fand.

Ähnliche zirkumskripte nekrotische Herde konnte Chiari im Knochenmark nachweisen. Er fand sie in 77 % aller Pockenleichen und bezeichnete sie als Osteomyelitis variolosa. Sie sind bereits während der Eruptionsperiode des Exanthems vorhanden und finden sich noch geraume Zeit nach Überstehen der Krankheit. Makroskopisch handelt es sich um kleine, mohnkorn- bis halberbsengroße Herde von weißlich-grauer oder gelblicher Farbe, die zuweilen von einem roten Hofe umgeben sind. Sie bestehen aus größeren polyedrisch abgeplatteten Zellen, die vermutlich aus einer Quellung der Markzellen hervorgegangen und die noch kernhaltig sind, aber bald ihre Kernfärbbarkeit verlieren. Sehr bemerkenswert ist ferner die reichliche Bildung von Fibrin in diesen osteomyelitischen Herden und die Anwesenheit mehr oder weniger zahlreicher Leukocyten. Es scheint sich um eine von dem Zentrum des Herdes peripherwärts fortschreitende Nekrose zu handeln. Eine Vereiterung der Herde findet nicht statt. Chiari vertritt die Anschauung, daß es sich bei dieser Osteomyelitis variolosa um einen spezifischen, durch das Pockenvirus verursachten Prozeß handelt und führt als Gründe die Häufigkeit ihres Auftretens, das Vorkommen schon in frühem Blatternstadium und ihre Ähnlichkeit mit den Vorgängen innerhalb der Hauteffloreszenzen ins Feld.

Möglicherweise hängen die lebhaften Kreuz- und Gliederschmerzen im Initialstadium der Variola mit diesem Befunde zusammen.

Ganz ähnliche kleine disseminierte Herde kommen in den Hoden der Pockenleichen vor. Schon Béraud, Trousseau u. a. hatten über häufige Hodenaffektionen bei der Variola berichtet. Sehr eingehende Untersuchungen hat Chiari darüber gemacht. Er fand die Orchitis variolosa in einem äußerst hohen Prozentsatz der männlichen Pockenleichen. Im wesentlichen sind es auch hier nekrotische Herde, die schon in frühem Stadium der Krankheit erkennbar sind und die Höhe ihrer Entwicklung in der Suppurationsperiode erreichen. Sie heilen unter Zurücklassung kleiner Narben.

Bei den hämorrhagischen Pocken finden sich außer den schon besprochenen Veränderungen noch in vielen inneren Organen Blutungen der verschiedensten Ausdehnung. An den serösen Häuten treten sie einmal in derselben Form wie auf der äußeren Haut auf in Gestalt von Petechien oder flächenhaften Ekchymosen. Dann aber finden sich hier auch hämorrhagische Exsudate, so z. B. in der Pleurahöhle oder im Perikard. Das Peritoneum ist weniger häufig befallen. Noch massiger als in den serösen Häuten präsentieren sich die Hämorrhagien in dem lockeren Zellgewebe des vorderen und hinteren Mediastinums und im retroperitonealen Bindegewebe. Auch in den Zellgeweben des kleinen Beckens und in den Nierenkapseln sind gewöhnlich starke Blutungen vorhanden. Man hat deshalb die ungewöhnlich starken Kreuzschmerzen, die bei dieser Pockenform auftreten, vielleicht nicht mit Unrecht damit in Verbindung gebracht. Auch in den Gelenken findet man außer den häufigen Hämorrhagien auf der Synovia gelegentlich Blutergüsse, so z. B. in den Kniegelenken. In den willkürlichen Muskeln kommen ebenfalls Blutungen vor. Das Nierenparenchym ist in der Regel frei, während Nierenbecken, Kelche und Ureteren fast stets mit Hämorrhagien bedeckt sind. Leber, Milz und Zentralnervensystem werden nur sehr selten von Blutungen befallen. In den Lungen sind bisweilen blutige Infarkte zu finden.

Das Urogenitalsystem beteiligt sich stark an der hämorrhagischen Diathese. Häufig sind die Hämorrhagien in der Uterus- und Tubenschleimhaut. Auch in die Graafschen Follikel der Ovarien hinein erfolgen sehr oft Blutungen. Seltener sind Hämorrhagien im Hodenparenchym. Außerordentlich stark ist gewöhnlich das Knochenmark von Blutungen durchsetzt. Es ist dabei von dunkelroter Farbe und nimmt eine breiartige Konsistenz an. Mikroskopisch zeigt sich eine enorme Vermehrung der roten Blutkörperchen und ein Zurücktreten der Markzellen. Die Veränderungen, die sich beim Hinzutreten von septischen Komplikationen einstellen, unterscheiden sich nicht von denen anderer septischer Erkrankungen.

Diagnose. Die Diagnose ist in einem Falle von Variola vera bei gut entwickeltem Pustelausschlag außerordentlich leicht selbst für den, der noch niemals einen Blatternfall gesehen hat. Schwieriger ist die richtige Erkennung der Krankheit bei den Fällen von Variolois, die nach verschiedensten Richtungen hin atypisch verlaufen kann. Am schwersten aber ist die Diagnose im Initialstadium des Leidens und zur Zeit der beginnenden Eruption, und doch ist es von der größten praktischen Wichtigkeit, schon zur Zeit der Prodromalerscheinungen die Variola richtig zu erkennen, da schon in diesem Stadium Ansteckungen erfolgen können und durch eine rechtzeitige Isolierung des Kranken Unheil verhütet werden kann. Am ersten Tage des Initialstadiums wird es fast niemals möglich sein, mit Sicherheit die Diagnose „Pocken“ zu stellen. Der plötzliche Anstieg der Temperatur unter Frösteln oder Schüttelfrost, die starken Kreuzschmerzen, die Störungen des Sensoriums deuten auf eine schwere Infektionskrankheit hin. An Variola wird bei solchen Erscheinungen in Ländern, wo die Pocken eine Seltenheit geworden sind, erklärlicherweise in der Regel nicht gedacht werden, eher an Influenza, Pneumonie, Flecktyphus, Malaria u. dgl. Der Blatternverdacht kann aber durch anamnestische Angaben geweckt werden. Sind in der Umgebung des Kranken Blatternfälle vorgekommen oder ist der Patient aus Ländern zugereist, wo die Blattern häufiger sind (Rußland, Brasilien), so rückt der Gedanke an die Möglichkeit einer Blatternansteckung näher. Es ist daher festzustellen, ob der Kranke schon einmal die Blattern überstanden hat, ob er geimpft ist oder nicht, und ob seit der letzten Impfung ein längerer Zeitraum verstrichen ist, der für einen ungenügenden Impfschutz sprechen würde. Stellen sich dabei verdächtige Momente heraus, die auf eine Disposition des Kranken für die Blattern schließen lassen, so kann der Verdacht ev. verstärkt werden durch die hervorstechende Klage über starke Kreuzschmerzen. Sie spielen bei keiner anderen Infektionskrankheit eine so große Rolle unter den subjektiven Beschwerden der Patienten wie bei den Pocken. Bei der Influenza wird daneben noch über Gliederreißen und Schmerzen an den verschiedensten Körperstellen geklagt und auch bei der Cerebrospinalmeningitis sind die Rückenschmerzen in der Regel nicht so ausgesprochen auf die Kreuzgegend lokalisiert wie bei der Variola.

Von größter Wichtigkeit für die Diagnose der Pocken kann das Auftreten eines Initialexanthems werden. Geradezu pathognomonisch für die echte Variola ist das hämorrhagische, in Petechienform auftretende Exanthem, das im Schenkeldreieck und bisweilen im Oberarmdreieck seinen Sitz hat. Es tritt zwar keineswegs regelmäßig auf, sondern im Gegenteil verhältnismäßig selten und fehlt in Fällen von Variolois stets, gestattet aber dort, wo es sich zeigt, mit großer Wahrscheinlichkeit die Diagnose einer echten Variola. Da es sich schon sehr früh entwickelt, so kann es unter Umständen schon am ersten Krankheitstage die richtige Erkennung des Leidens ermöglichen. In einzelnen Fällen freilich, wo die Petechien auf einem erythematösen Grunde stehen und sich der Ausschlag als eine flammende Röte mit einzelnen purpurroten Punkten und Flecken präsentiert (Purpura variolosa), liegt die Möglichkeit einer Verwechslung mit hämorrhagischem Scharlach nahe, um so mehr, als auch dort Schenkeldreieck und Oberarmdreieck Lieblingssitze des Ausschlages sind.

Die andere Art der charakteristischen initialen Exantheme, die erythematös-roseolöse Form, die bald masern-, bald scharlachähnlich ist, erscheint in der Regel am zweiten Tage und kann ebenfalls zu Fehldiagnosen führen.

Die Unterscheidung dieser initialen Exantheme der Pocken von Masern oder Scharlach muß auf folgenden Überlegungen beruhen: Bei den Masern, die ja auch schon in der Prodromalzeit am zweiten oder dritten Tage kleinfleckige, papulöse Exantheme zeigen können, stehen die katarrhalischen Erscheinungen der Bronchien, der Nase und der Conjunctiva im Vordergrunde, die bei den Pocken in der Regel um diese Zeit nicht vorhanden sind. Wichtig ist ferner die Beobachtung des Temperaturverlaufs. In der Prodromalzeit der Masern steigt die Temperatur am ersten Tage bis auf 38 oder 39° an, um am zweiten Tage abzufallen und erst mit der Eruption des Exanthems wieder anzusteigen. Bei den Pocken fehlt dieser charakteristische Temperaturabfall. Hier steigt das Fieber im Gegenteil am zweiten und dritten Tag immer mehr an, um mit der Eruption des spezifischen Pockenausschlages plötzlich abzufallen. Schließlich haben wir in der Feststellung der Koplikschen Flecke auf der Wangenschleimhaut ein wichtiges Erkennungszeichen der Masern.

Bei Scharlach erreicht die Temperatur mit dem Auftreten des Exanthems ihr Maximum und hält sich zunächst auf dieser Höhe; bei den Pocken dagegen fällt die Temperatur mit dem Auftritt des spezifischen Pockenexanthems ab. Einen guten Anhaltspunkt für die Diagnose „Pocken" erhält man dabei nicht selten durch die Untersuchung der Schleimhäute. Auf der Schleimhaut des weichen Gaumens sieht man bisweilen schon kurz vor oder zugleich mit dem Beginne der Hauteruptionen die charakteristischen Schleimhauteffloreszenzen.

In der Eruptionsperiode der Pocken, also namentlich am vierten Krankheitstage, wenn die ersten spezifischen, fleckig-papulösen Pockeneffloreszenzen erscheinen, kommen besonders Masern, Flecktyphus und Typhus abdominalis differentialdiagnostisch in Betracht. Masern und Pocken haben eine gleich lange Prodromalzeit. Da das Blatternexanthem zu Beginn papulös ist, so ist es von einem beginnenden Masernexanthem kaum zu unterscheiden. Für Masern könnte allenfalls sprechen, daß die Effloreszenzen mehr gruppenweise zusammenliegen und zwischen den einzelnen Gruppen normale Hautbezirke frei lassen, während die Pockeneffloreszenzen mehr regellos stehen. Auch beginnt der Ausschlag bei den Masern sehr oft gleichzeitig im Gesicht und am Rücken, während bei den Blattern der Beginn im Gesicht und das schubweise Weiterwandern auf Brust und Extremitäten charakteristisch ist. Aber diese Verhältnisse sind nicht so regelmäßig, als daß man darin ein sicheres Kriterium hätte. Wichtiger ist die Betrachtung der Fieberkurve, die, wie wir sahen, bei den genannten Krankheiten ein geradezu entgegengesetztes Verhalten aufweist. Bei den Pocken erfolgt mit Beginn der Eruption ein rapides Absinken des Fiebers, oft bis zur Norm, während die Temperatur bei den Masern auf der Höhe bleibt oder sogar noch steigt. Die Koplikschen Flecke kommen während der Eruptionsperiode weniger in Betracht, da sie meist schon verschwunden sind, wenn das Masernexanthem einsetzt. Stark ausgesprochene Diazoreaktion spricht eher für Masern.

In zweifelhaften Fällen kann ev. das Blutbild zur Differentialdiagnose herangezogen werden. Im Anfangsstadium ist nach Bäumler eine große

Zahl von mononukleären Leukocyten charakteristisch; sie kann 40 bis 50% der Leukocyten ausmachen. Bei ausgeprägten Pocken findet man mäßige Gesamtleukocytose, Lymphocytose, normale oder leicht vermehrte Menge der Neutrophilen, kein völliges Fehlen der Eosinophilen, bei schweren Fällen einige Markzellen und Normoblasten. Liegt Scharlach vor, so wird die Polynukleose und die meist schon am zweiten oder dritten Tag einsetzende Eosinophilie gegen Pocken sprechen. Masern würden im Gegensatz zur Variola durch Leukopenie, geringe Zahl der Lymphocyten und Mangel der Eosinophilen während des Exanthems charakterisiert werden.

Auch der Flecktyphus, der in den ersten drei Krankheitstagen schwer von den Pocken unterschieden werden kann, namentlich wenn er mit Kreuzschmerzen einhergeht, und der am vierten Krankheitstage ein ähnliches roseolöses Exanthem darbietet wie das beginnende Blatternexanthem, kann durch die Fieberbeobachtung um die Eruptionszeit von der Variola unterschieden werden. Keine einzige akute exanthematische Krankheit außer den Pocken zeigt diesen charakteristischen Abfall des Fiebers zu Beginn der Eruptionsperiode.

Auch der Typhus abdominalis kann um diese Zeit differentialdiagnostisch in Frage kommen, namentlich in den bisweilen vorkommenden Fällen, wo das roseolöse Pockenexanthem kurz vor dem Fieberabfall auftritt.

Ich erinnere mich an einen solchen Patienten, bei dem wir wegen des hohen Fiebers, der Milzschwellung und den außer im Gesicht auf Brust und Bauch lokalisierten Roseolaeffloreszenzen einen Typhus annahmen, der sich zwei Tage später, als die Effloreszenzen zu Bläschen wurden, als Variolois entpuppte. Im allgemeinen wird das treppenförmig ansteigende Fieber und der mehr allmähliche Beginn vor einer Verwechslung des Typhus mit Blattern schützen.

Von anderen akuten Infektionskrankheiten, die mit der Variola im Initialstadium verwechselt werden können, kommen noch Influenza, Pneumonie, Cerebrospinalmeningitis, Rekurrens in Betracht.

Bei der Influenza werden die im Vordergrunde stehenden katarrhalischen Erscheinungen auf die richtige Fährte lenken.

Pneumonien, bei denen wegen des zentralen Sitzes der Entzündung die physikalischen Zeichen zuerst nichts Sicheres ergeben, können ebenso wie die Variola mit Schüttelfrost und hohem Fieber einsetzen und deshalb differentialdiagnostisch in Frage kommen. Die Art des Auswurfes kann hier Aufklärung bringen.

Manche Fälle von Variola, die mit intensiven Kopfschmerzen, Steifigkeit und Schmerzhaftigkeit im Nacken und Delirien einhergehen, können den Verdacht einer Meningitis erwecken. Hier klärt die Untersuchung der Lumbalflüssigkeit auf, die bei den eitrigen Formen ein trübes Exsudat mit den ätiologisch in Betracht kommenden Kokken enthält. Bei der tuberkulösen Meningitis, wo sich meist klare Spinalflüssigkeit findet, kann das Vorwiegen der Lymphocyten und der etwaige Nachweis von Tuberkelbazillen im Lumbalexsudat die Entscheidung bringen. Auch die Augenspiegeluntersuchung gibt diagnostische Fingerzeige.

Die Unterscheidung von Rekurrens kann oft erst am vierten Krankheitstage mit dem Einsetzen der spezifischen Eruptionen möglich werden.

In der Suppurationsperiode ist die Diagnose bei typischer echter Variola die denkbar einfachste. Heute aber, wo in Ländern mit gut durchgeführtem Impfzwange mehr Varioloisformen mit ihren mannigfachen Krankheitsbildern zur Beobachtung kommen, ist die Unterscheidung von ähnlichen Exanthemen nicht ganz leicht. Namentlich die Varicellen machen mitunter große Schwierigkeiten. Als die Hauptunterscheidungsmerkmale des

Varicellenauschlages gegenüber dem der Variola gelten herkömmlicherweise folgende: Die Varicellenbläschen entstehen innerhalb der kurzen Frist eines halben oder ganzen Tages direkt aus Roseolafleckchen ohne das Zwischenstadium eines Knötchens. Sie sind in der Regel dellenlos und haben einen klaren und nur leicht getrübten Inhalt. Die Dauer der Bläschen ist kurz; schon nach einem Tage werden sie schlaff und platzen, und es bilden sich gelbbraune Borken. Die Eruption geschieht in verschiedenen Nachschüben, so daß stets gleichzeitig alle Entwicklungsstadien vorhanden sind: Neben den Roseolafleckchen stehen die von einem roten Hof umgebenen Bläschen und daneben wieder sitzen eingetrocknete und verkrustete Effloreszenzen. Vgl. Abb. 382. Varicellen kommen vorwiegend nur bei Kindern vor.

Hierzu ist nun zu bemerken, daß die Anschauung, die Varicellen seien eine ausschließliche Kinderkrankheit, keineswegs richtig ist. Die Windpocken Erwachsener sind häufiger als allgemein angenommen wird. Bei Kindern aber sowohl wie besonders bei Erwachsenen kommen Varicellenformen vor, deren Unterscheidung von der Variolois deshalb von der größten Wichtigkeit ist, weil die oben genannten Merkmale größtenteils für sie nicht zutreffen. Die Mehrzahl der Effloreszenzen zeigt dabei einen eitrigen Inhalt und ist gedellt. Sie nehmen dabei im Gegensatz zu den typisch verlaufenden Bläschen durch mehrere Tage an Größe zu und umgeben sich mit einem entzündlich geröteten Hof. In der Mitte bildet sich dann eine Delle und infolge der beginnenden Eintrocknung eine braune oder schwarzrote kleine Kruste. Was beim Anblick des Exanthems für Varicellen spricht, ist zunächst die Buntheit des Bildes, die Anwesenheit aller Entwicklungsstufen. Genau dasselbe Bild kann aber auch bei der Variolois vorhanden sein; die Entscheidung kann in manchen Fällen durch die Anamnese erbracht werden. Bei der Variolois geht dem Auftreten des Exanthems ein dreitägiges Prodromalstadium mit Fieber, Kreuz- und Kopfschmerzen voraus. Bei den Varicellen ist ein Prodromalstadium nicht vorhanden, höchstens gehen dem Auftreten der Eruptionen einige kurze Fieberbewegungen voraus. Freilich sind bisweilen auch bei der Variolois die Prodromalerscheinungen sehr gering, so daß die Entscheidung schwer wird.

Ein wichtiges Unterscheidungsmerkmal liegt auch in der Verteilung des Exanthems. Bei den Pocken ist das Gesicht verhältnismäßig am meisten befallen, bei den Varicellen sind der Rumpf und die Extremitäten gewöhnlich dichter besetzt als das Gesicht, dagegen sind die Extremitäten bei Pocken stärker befallen als bei den Varicellen, und zwar sind die peripheren Teile bei der Variola im Gegensatz zu den Varicellen weniger besetzt als die distalen.

In zwei solchen Fällen bei Erwachsenen konnte ich die Diagnose variolaähnliche Varicellen dadurch erhärten, daß Kinder derselben Familie bald nachher an typischen Varicellen erkrankten. Abb. 394 zeigt einen Fall von variolaähnlichen Varicellen beim Erwachsenen. Sehr schön zeigt das Gesagte auch Abb. 395. Wo irgendwelcher Zweifel an der Richtigkeit der Diagnose herrscht, ist es ratsam, sich so zu verhalten, als ob Variola vorläge, also für Isolierung des Kranken zu sorgen. Die seltenen hämorrhagischen Varicellen werden meist keinen Anlaß zur Verwechslung mit Variola geben, weil neben Effloreszenzen mit blutigem Inhalt noch Bläschen der typischen Varicellen vorhanden sind. Vgl. Abb. 389.

Von anderen pustulösen Exanthemen kommen differentialdiagnostisch noch in Frage: Pustulöse syphilitische Ausschläge, Akne, Impetigo contagiosa, Erythema exsudativum multiforme und ähnliche Erytheme, ferner pustulöse Exantheme bei septischen Erkrankungen. So wurde mir z. B. ein junger Mann mit einem papulös-pustulösen Syphilid unter der

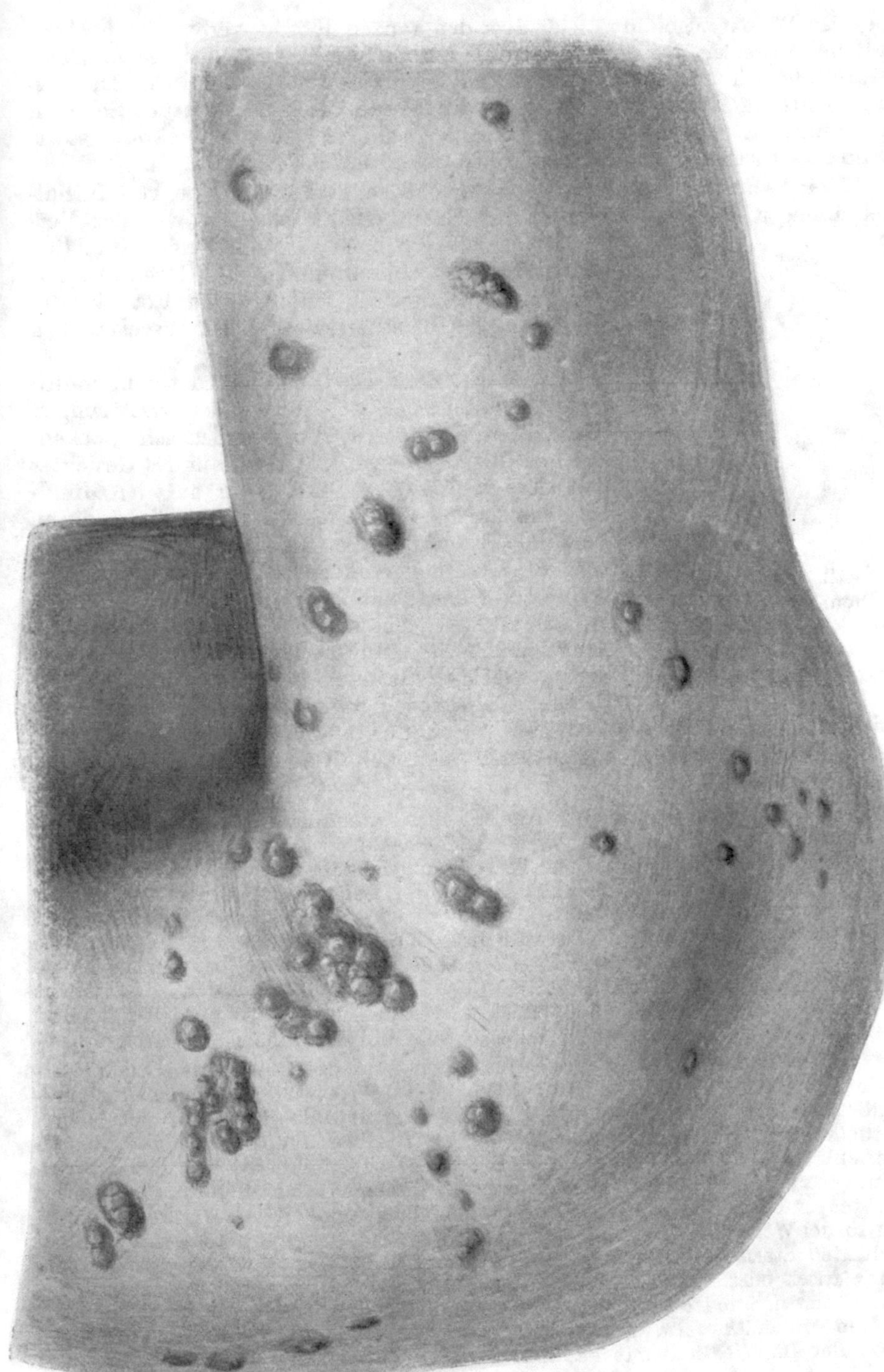

Abb. 411. Pockenähnliches Exanthem auf der Haut der Hüfte bei einem 8jährigen Kind nach Genuß von verdorbenem Obst.

Diagnose Pocken zugeführt. Der über den ganzen Körper verbreitete pockenähnliche Ausschlag, der mit Fieber bis auf 39° einherging, ließ die Möglichkeit, daß es sich um Variola handle, nicht ganz von der Hand weisen. Die auffällig dichte Aussaat an der Volarfläche der Hände, die in immer neuen Schüben auftretenden Eruptionen und die positive Wassermannsche Reaktion, sowie die anamnestischen Angaben gestatteten die Diagnose Syphilis.

Bei Akne und Impetigo contagiosa schützt das Fehlen von Initialerscheinungen, die dem Ausbruch des Exanthems vorangehen, vor der Verwechslung mit Pocken. Die Blasen der Impetigo contagiosa sind einkammerig, im Gegensatz zur Variola. Auch ist die entzündliche Röte in der Umgebung der Bläschen viel weniger ausgesprochen als bei den Pocken.

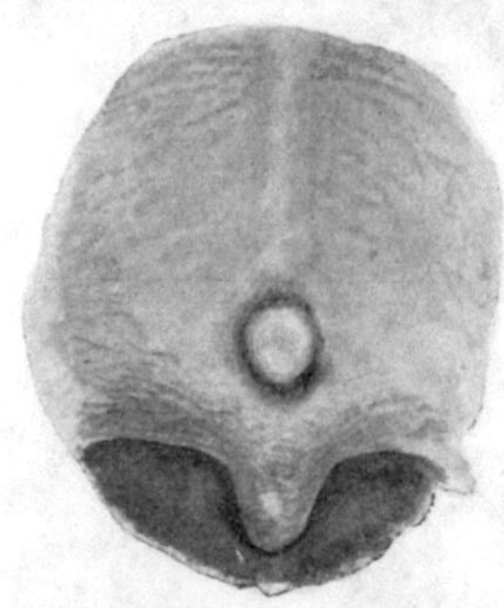

Abb. 412. Pockenähnliches Erythem auf der Schleimhaut eines Kindes nach Genuß von verdorbenem Obst. (Derselbe Fall wie Abb. 411.)

Auch bei dem Erythema exsudativum multiforme und ähnlichen z. B. auf Verdauungsstörungen beruhenden Erythemen, die bisweilen sehr pockenähnliche Effloreszenzen auf der Haut des Gesichtes und der Extremitäten und sogar auf der Mundschleimhaut machen können, fehlt ein Initialstadium. Pustulöse Exantheme bei septischen Erkrankungen können dem Diagnostiker ebenfalls bisweilen Kopfzerbrechen verursachen.

Neben den genannten klinischen Unterscheidungsmerkmalen kann man in der Eruptions- und Suppurationsperiode auch biologische Momente zur Differentialdiagnose heranziehen. Gelingt es durch Verimpfung des Pustelinhaltes auf die Hornhaut eines Kaninchens Guarnierische Körperchen nachzuweisen, so spricht das mit Sicherheit für die Diagnose Variola.

Die Technik ist folgende: Mittelst einer spitzen Lanzette, die mit Pustelinhalt infiziert ist, wird die Cornea des Kaninchenauges an mehreren Stellen oberflächlich geritzt. Die spezifischen Veränderungen sind nach Jürgens folgende: Nach 12 bis 24 Stunden bemerkt man bei guter Beleuchtung an den Impfstellen eine Wucherung des Epithels, ohne daß jedoch eine ausgesprochene Trübung vorhanden wäre. Am zweiten Tage wird diese Wucherung so stark, daß die Impfstellen deutlich aus dem Niveau der Korneaoberfläche heraustreten und als kleine durchsichtige Höcker sichtbar werden. Bei Impfungen mit Material, das nicht aus Variola- oder Vaccinepusteln stammt, verändern sich die Impfstellen nicht in dieser Weise. Es erfolgt vielmehr sehr bald die Verheilung der Verletzung.

Mikroskopisch in einem Schnitt durch eine der gewucherten Stellen erscheinen die Guarnierischen Körperchen im frischen Präparat als helle, glänzende rundliche Gebilde, die durch ihre Lage innerhalb der Zellen neben den Epithelkernen auffallen. Ist der Befund im frischen Präparat nicht sicher, so empfiehlt es sich, den Schnitt in Sublimatalkohol zu fixieren und mit Eisen-Hämatoxylin zu färben. Während es bei diesem Verfahren nötig ist, das Tier zu töten und den Bulbus zu enukleieren, kann man nach Wasielewski auch einfach in der Weise vorgehen, daß man nach Kokainanästhesierung etwas von den gewucherten Stellen der Hornhaut abschabt und das abgeschabte Zellmaterial entweder frisch oder nach der eben genannten Fixierung und Färbung untersucht. In den ersten Stunden nach der Impfung sind nur spärliche Guarnierische Körperchen vorhanden. Am zweiten oder dritten Tag sind aber fast sämtliche Epithelzellen der Impfstellen damit besetzt. Es wird daher am zweiten bis dritten Tag nach der Impfung der Kaninchencornea in der Regel leicht gelingen, aus dem Auftreten der Guarnierischen Körperchen die Diagnose zu stellen.

Prognose. Die Prognose der Pocken ist sehr verschieden, je nach der Form, unter der sie auftreten, und der Disposition des Erkrankten. Außerdem spielen noch der Genius epidemicus und etwaige Komplikationen eine wichtige Rolle. Im allgemeinen hat die Variola im Vergleiche zu früheren Jahrhunderten ganz überraschend an Bösartigkeit eingebüßt.

Noch im 18. Jahrhundert wurde der 10. bis 12. Teil aller Todesfälle durch Pocken verursacht. Wie sehr seitdem die Beteiligung der Blattern an der Gesamtsterblichkeit in Ländern mit durchgeführtem Impfzwang zurückgegangen ist, lehrt folgende Berechnung Kirchners: Wenn das deutsche Volk mit 64 Millionen Köpfen bei einer jährlichen Gesamtsterblichkeit von etwa 25 auf je 1000 Lebende noch dieselbe Pockensterblichkeit hätte wie damals, so würden in Deutschland jährlich 160000 Menschen an den Blattern sterben; in Wirklichkeit sterben aber nach dem Durchschnitte der letzten zehn Jahre nur 38 Personen an Variola.

Die Abnahme der Mortalität muß ausschließlich auf Rechnung der Vaccination und Revaccination gesetzt werden. Während früher 40 bis 50% der Pockenkranken, in einzelnen Epidemien sogar noch weit mehr, zugrunde gingen, war die Sterblichkeit der in den Jahren 1906 bis 1908 in Deutschland an Pocken erkrankten Personen nur 17%. Dieses Zurückgehen der Mortalität hat seinen Grund in der Tatsache, daß nach der allgemeinen Durchführung der Impfung weit weniger Personen an den schweren Formen der Variola erkranken. Am meisten gefährdet sind ungeimpfte Menschen. Die einmal Geimpften und Wiedergeimpften, bei denen seit der letzten Impfung einige Zeit verstrichen ist, erkranken nach geschehener Infektion in der Mehrzahl der Fälle nur an Variolois, der abgeblaßten, milden Variolaform.

So war z. B. die Sterblichkeit unter den 1906 bis 1908 an Pocken Erkrankten bei Ungeimpften 38,4%, bei einmal Geimpften 10,75%, bei Wiedergeimpften 6,48%. Während einer Variolaepidemie in Kobe (Japan) 1909 betrug nach Anako die Mortalität der Pockenkranken bei Geimpften 7,2%, bei Ungeimpften 45,8%.

Man kann also sagen, die Prognose hängt zu einem großen Teile vom Impfzustande der Erkrankten ab.

In Ländern, die sich noch nicht der Segnungen des allgemeinen Impfzwanges erfreuen, spielt bei der Prognose oft der Charakter der jeweiligen Epidemie, der Genius epidemicus, eine Rolle. Vor allem aber ist die klinische Erscheinungsform der Krankheit von größter Bedeutung für die Prognose. Eine günstige Prognose haben die Variolois und die Variola sine exanthemate; absolut letal dagegen ist die Prognose zu stellen bei der Purpura variolosa, auch bei der Variola pustulosa haemorrhagica ist fast stets ein ungünstiger Ausgang zu erwarten, wenn es sich um ausgebildete Fälle handelt. Dort, wo die Blutungen erst in späterer Periode der Krankheit einsetzen und nur spärlich auftreten, können vereinzelte Fälle in Genesung ausgehen.

Bei der Variola vera discreta spielen die verschiedensten Momente für die Prognosenstellung eine Rolle. Wichtig ist zunächst das Lebensalter; besonders gefährdet sind Kinder. Dies machte sich besonders vor der Einführung der Vaccination und Revaccination bemerkbar, wo die Pocken unter den Kindern ungeheure Opfer forderten. Aber auch in der Epidemie der Jahre 1871 bis 1874 sah Curschmann eine Sterblichkeit von 58% bei Kindern bis zu zehn Jahren. Heute kommt in Ländern mit gesetzlich durchgeführter Impfung nur selten noch ein Fall von Pocken bei Kindern zur Beobachtung. Bei ungeimpften Kindern aber, die an Blattern erkranken, ist nach wie vor die Prognose sehr schlecht. Ungeimpfte Kinder im ersten

Lebensjahre sind stets gestorben. Ich habe in den letzten zehn Jahren dreimal ungeimpfte Säuglinge mit Variola im Krankenhause behandelt; alle drei kamen ad exitum. Auch im höheren Lebensalter ist die Prognose keine günstige. Personen von 50 Jahren und darüber sind mehr gefährdet als jüngere Individuen. Im Hinblick auf die Erfahrungen bei anderen Infektionskrankheiten, Influenza, Typhus abdominalis u. dgl., ist diese Beobachtung ja verständlich. Im mittleren Lebensalter zeigt das weibliche Geschlecht etwas größere Sterblichkeit als das männliche. Die Ursache liegt darin, daß Schwangerschaft, Wochenbett, Aborte und Frühgeburten den Verlauf der variolösen Erkrankung erfahrungsgemäß ungünstig beeinflussen. Man sieht unter diesen Umständen besonders häufig hämorrhagische Formen.

Unter den Männern sind, wie bei anderen Infektionskrankheiten, besonders die Potatoren gefährdet. Ein hinzutretendes Delirium tremens führt in den meisten Fällen zu ungünstigem Ausgang. Außerdem nehmen die Blattern bei Trinkern mit Vorliebe einen hämorrhagischen Charakter an. Aber selbst, wenn die Neigung zur hämorrhagischen Diathese ausbleibt, bringt der Alkoholabusus in der Regel eine sehr geringe Widerstandskraft mit sich, so daß die Aussicht auf Genesung solcher Kranken sehr gering ist.

Geschwächter Allgemeinzustand, Rekonvaleszenz von anderen akuten Krankheiten, z. B. Typhus, Pneumonie, Influenza, trübt im Falle der Blatternerkrankung natürlich ebenfalls die Prognose. Auch Individuen, die an chronischen Krankheiten leiden (Syphilis, Tuberkulose usw.), bringen der Variola weniger Widerstand entgegen als gesunde, kräftige Menschen.

Schließlich können im Einzelfalle aus den Symptomen des Krankheitsbildes gewisse Anhaltspunkte für die Prognose abgelesen werden. Schon das Initialstadium gibt hier wichtige Fingerzeige. Im allgemeinen steht zwar die Intensität der Krankheitserscheinungen der initialen Periode nicht in Beziehung zum Verlaufe der späteren Stadien; an eine schwere Initialperiode kann sich eine leichte Variolaform anschließen; aber man kann mit einer gewissen Berechtigung aus leichten Initialerscheinungen auf einen milden Verlauf schließen.

Wird im Initialstadium über ungewöhnlich heftige Kreuzschmerzen geklagt, so erhebt sich der Verdacht, daß hier hämorrhagische Pocken im Anzuge sind. Wichtige Aufschlüsse können etwaige Initialexantheme bringen. Ein erythematös-roseolöses Exanthem erscheint in der Regel als Vorläufer einer Variolois und ist somit von guter Vorbedeutung; das hämorrhagische, im Schenkel- oder Oberarmdreieck lokalisierte Initialexanthem geht meistens der Variola vera voraus und gibt deshalb eine weniger günstige Prognose.

In der Eruptionsperiode deutet prompter Abfall des Fiebers zugleich mit dem Auftreten des spezifischen Pockenexanthems in der Regel auf das Vorliegen eines relativ leichten Pockenfalles. Unvollkommener Abfall des Fiebers in der Eruptionsperiode bedeutet schwere Variola, dauernd normale Temperatur nach erfolgter Eruption spricht für Variolois und gibt eine günstige Prognose.

Das spärliche und unregelmäßig entwickelte Exanthem der Variolois läßt einen günstigen Ausgang erwarten.

Je größer die Zahl der eiternden Pockenpusteln ist, desto schwerer das Krankheitsbild. Konfluenz der Pockenpusteln in größerer Ausdehnung ist stets ein bedenkliches Zeichen, ebenso natürlich der hämorrhagische Charakter der Pockeneffloreszenzen und sonstige Zeichen hämorrhagischer Diathese.

Bei der Variola vera ist die Prognose dubia und hängt von der Widerstandskraft der Kranken und der Art der Komplikationen ab. Schwere cerebrale Erscheinungen, Delirien, Koma und Konvulsionen während der Suppurationsperiode sind ein Signum mali ominis. Zeigt die Fieberkurve des Eiterstadiums nach dreitägiger Dauer noch keine Tendenz zum Abfall, so erweckt das den Verdacht auf Komplikationen.

Geht die Variola in Genesung aus, so ist die Dauer der Rekonvaleszenz abhängig von der Schwere der überstandenen Krankheit und der Art der Komplikationen. Eine Variolois kann in wenigen Tagen abgeheilt sein, in anderen Fällen zieht sie sich unter Einwirkung komplizierender Momente bis zu vier Wochen hin. Die Variola vera braucht mindestens fünf bis sieben Wochen bis zur völligen Genesung. Allerlei Komplikationen, namentlich Hautabszesse, können die Rekonvaleszenz monatelang hinziehen.

Ein letaler Ausgang kann in jeder Periode des Pockenprozesses eintreten. Im allgemeinen aber kann man sagen: Sofern der Tod nicht schon in den ersten Tagen der Krankheit eintritt infolge der Giftwirkung des Pockenvirus wie bei der Purpura variolosa, ist es meist die zweite Krankheitswoche, in der die Kranken zugrunde gehen. Schon Sydenham bezeichnete den elften Krankheitstag, den neunten nach Beginn des Ausschlages, als kritischen Tag. Unmittelbare Todesursache ist in den meisten Fällen allgemeine Erschöpfung und Herzschwäche, entweder bedingt durch die Schwere der Infektion und die damit einhergehenden nervösen Störungen oder verursacht durch septische Komplikationen. Bei den gegen Ende der zweiten Woche letal endigenden Fällen handelt es sich meist um septische Sekundärinfektionen, die entweder unter hyperpyretischen Temperatursteigerungen oder unter plötzlicher Fiebersenkung im Kollaps zugrunde gehen.

Prophylaxe. Bei keiner Infektionskrankheit steht uns ein so wirksames prophylaktisches Mittel zu Gebote wie bei den Pocken. Die Jennersche Schutzimpfung hat es bewirkt, daß die Pocken in Ländern mit gut durchgeführter Vaccination und Revaccination eine seltene Krankheit geworden sind. Die wenigen Pockenfälle, die z. B. in Deutschland noch auftreten, sind fast durchgehends durch Einschleppung aus Ländern mit unzureichenden Impfverhältnissen verursacht. Damit solche Fälle aber nicht zum Ausgangspunkt von Epidemien werden, sind die strengsten prophylaktischen Maßnahmen geboten. Zwar wird in Deutschland jedes Kind vor dem Ablauf des auf sein Geburtsjahr folgenden Kalenderjahres und zum zweiten Male im zwölften Lebensjahre geimpft; auch muß jeder Militärpflichtige beim Eintritt in die Armee der Impfung unterzogen werden; aber die Möglichkeit einer Verbreitung der Blattern ist trotzdem gegeben. Denn der Impfschutz reicht nicht länger als durchschnittlich zehn Jahre, so daß die meisten Männer jenseits des 30. Lebensjahres und die meisten Frauen schon jenseits des 22. Lebensjahres keinen genügenden Impfschutz mehr besitzen. Die Mittel, die uns zu Gebote stehen, um einer Weiterverbreituug der Seuche vorzubeugen, sind: 1. Isolierung des Kranken, 2. Desinfektion aller mit dem Kranken in Berührung gekommenen Gegenstände, 3. Zwangsimpfung aller mit dem Kranken in Berührung gekommener Personen, soweit sie nicht erst vor kurzem geimpft sind.

In Deutschland sind die zur Bekämpfung der Blattern notwendigen Maßregeln, ebenso wie für andere gemeingefährliche Krankheiten gesetzlich festgelegt [1]). Detaillierte Ausführungsbestimmungen regeln das gebotene Vorgehen bis ins einzelne. Jeder Erkrankungs- oder Todesfall an Blattern,

[1]) Gesetz, betreffend die Bekämpfung gemeingefährlicher Krankheiten.

sowie jeder Fall, der den Verdacht dieser Krankheit erweckt, muß der zuständigen Polizeibehörde angezeigt werden. Zur Anzeige verpflichtet sind alle mit der Behandlung oder Pflege des Kranken beschäftigten Personen. Die Polizeibehörde sorgt nach Kenntnisnahme dieser Mitteilung durch beamtete Ärzte für die Durchführung aller erforderlichen Maßnahmen.

Jeder Pockenkranke oder -verdächtige ist aufs strengste zu isolieren. Als „pockenverdächtig" sind Personen mit Krankheitserscheinungen aufzufassen, die den Ausbruch der Pocken erwarten lassen. Kann die Isolierung im Privathause nicht in ausreichender Weise geschehen, so ist die Überführung des Kranken oder Verdächtigen in ein speziell dazu eingerichtetes Krankenhaus dringend geboten. Fahrzeuge und andere Beförderungsmittel, die zur Fortschaffung von Kranken oder Krankheitsverdächtigen gedient haben, müssen vor anderweitiger Benutzung aufs sorgfältigste desinfiziert werden.

Auch ansteckungsverdächtige Personen, d. h. solche, die mit einem Kranken in unmittelbare Berührung gekommen sind, ohne irgend welche Krankheitssymptome zu zeigen, sind nach den in Deutschland geltenden Bestimmungen für die Dauer der Inkubationszeit (14 Tage) zu isolieren: „a) wenn anzunehmen ist, daß sie weder mit Erfolg geimpft sind, noch die Pocken überstanden haben, b) wenn sie mit einem Pockenkranken in Wohnungsgemeinschaft leben oder sonst mit einem solchen Kranken oder mit einer Pockenleiche in unmittelbare Berührung gekommen sind. In diesem Falle kann jedoch die Absonderung unterbleiben, sofern der beamtete Arzt die Beobachtung für ausreichend erachtet." Zur Isolierung in einem Krankenhause eigenen sich am besten Isolierpavillons oder Baracken, die etwas abseits von anderen mit Kranken belegten Gebäuden gelegen sind. Pockenkranke in einem nach dem Korridorsystem gebauten Krankenhause unterzubringen, ist wegen der Flüchtigkeit des Kontagiums nicht angängig. Bei solchen Krankenhäusern muß daher für eine besondere Baracke Sorge getragen werden.

Die Isolierung muß so frühzeitig wie möglich einsetzen, da die Blattern schon im Initialstadium anstecken können. Meist wird zwar freilich erst mit dem Beginn der Eruption des Ausschlages die sichere Erkennung des Leidens möglich sein. Der Kranke darf nicht eher entlassen werden, als bis alle Krusten und letzten Reste der eingetrockneten Pusteln abgestoßen sind. Am längsten halten sich die eingedorrten Borken in der dicken Epidermis der Fußsohle, auf die deshalb besonders zu achten ist. Durch lauwarme Seifenbäder kann man den Abstoßungsprozeß etwas beschleunigen.

Das um den Kranken beschäftigte Pflegepersonal muß den Verkehr mit anderen Personen tunlichst vermeiden und darf das Krankenzimmer nur nach sorgfältiger Reinigung und Desinfektion verlassen.

Nur solche Personen dürfen zur Pflege und Behandlung von Pockenkranken zugelassen werden, die durch Impfung hinreichend geschützt sind oder sich unmittelbar vor Antritt der Pflege der Wiederimpfung unterziehen.

Neben der Isolierung des Kranken ist vor allem eine sorgfältige Desinfektion aller mit ihm in Berührung gekommenen Gegenstände erforderlich. Bett- und Leibwäsche, Kleidungsstücke, Eß- und Trinkgeschirre, Verbandstoffe, Hautabgänge und Ausscheidungen (Kot, Urin, Auswurf), Wasch- und Badewasser sowie der Fußboden des Krankenzimmers kommen dabei in Betracht.

Bei gehäuftem Auftreten der Pocken muß die Bevölkerung darauf aufmerksam gemacht werden, daß die Schutzpockenimpfung das wirksamste Mittel zur Bekämpfung darstellt. Wo auf Grund landesrechtlicher Bestimmungen Zwangsimpfungen beim Ausbruch einer Pockenepidemie zulässig sind, ist darauf hinzuwirken, daß gegebenenfalls alle der Ansteckung ausgesetzten Personen, sofern sie nicht die Pocken überstanden haben oder durch Impfung hinreichend geschützt sind, sich impfen lassen. Wo Zwangsimpfungen nicht zulässig sind, ist in geeigneter Weise auf die Durchführung der Schutzpockenimpfung hinzuwirken. Dies gilt besonders für die Bewohner und Besucher eines Hauses, in welchem die Pocken aufgetreten sind, wie für das Pflegepersonal, die Ärzte, ferner die bei der Einsargung von Pockenleichen beschäftigten Personen, schließlich für Leichenschauer, Seelsorger, Urkundspersonen, Wäscherinnen, Desinfektoren, sowie für Arbeiter in gewerblichen Anlagen, welche den Ausgangspunkt von Pockenerkrankungen gebildet haben.

Therapie. Ein spezifisches Mittel zur Behandlung der ausgebrochenen Blattern ist nicht bekannt. Daß die Versuche, durch die nachträgliche Vaccination im Initialstadium oder in der Eruptionsperiode die Krankheit noch zu kupieren oder abzuschwächen, fehlschlagen mußten, ist schon aus theoretischen Erwägungen erklärlich. (Vgl. das Kapitel „Praktisches über den Impfschutz“.)

Auch alle anderen Mittel, die früher in der Initialperiode gegeben wurden, um einen abortiven Verlauf der Krankheit zu bewirken, sind ohne Einfluß auf den Verlauf des Pockenprozesses geblieben. Größere Dosen von Chinin, Salizylsäure, Schwitzprozeduren, Emetica oder Purgantien führten nicht zu dem erstrebten Ziele.

Die Behandlung bleibt also eine rein symptomatische. Durch eine sorgfältige Krankenpflege gilt es, Sekundärinfektionen zu verhüten, denen bei den Pocken mehr als bei jeder anderen Infektionskrankheit Tür und Tor geöffnet sind. Leib- und Bettwäsche, die durch den aussickernden Pustelinhalt verunreinigt werden, sind häufig zu wechseln. Großer Wert ist auf eine sorgfältige Pflege des Mundes zu legen. Wichtig ist die Verhütung des Dekubitus, der sich namentlich in der Suppurationsperiode leicht entwickelt. Die Kranken sind deshalb von vornherein auf ein Wasserkissen zu legen und aufs peinlichste sauber zu halten.

Variolakranke müssen in einem luftigen Krankenraum untergebracht werden. Durch die Zersetzung des beim Platzen der Pusteln an der Luft trocknenden Eiters in der Suppurationsperiode kommt es zu einem höchst widerlichen Geruch, der nur durch beständige Zuführung guter Luft erträglich werden kann. Die Ventilation kann durch Klappfenster oder künstliche Ventilationseinrichtungen geschehen. Die Temperatur des Krankenzimmers soll 14° nicht überschreiten. Die Bedeckung muß leicht und nicht zu warm sein. Die Wärme schwerer Bettstücke und überhitzter Zimmerluft, wie sie in früheren Zeiten verordnet wurde, um das Herauskommen des Ausschlages zu befördern, ist nur dazu angetan, die Beschwerden des Kranken zu steigern. (Vgl. auch „Geschichte der Pocken“.)

Solange das Fieber anhält, ist außer Bettruhe eine leicht verdauliche, im wesentlichen flüssige Diät anzuraten (Milch, Kakao, Milchsuppen, Grießbrei, Reisbrei oder dgl.). Apfelmus, später, wenn die Temperatur absinkt, kann daneben leicht verdauliches, gewiegtes Fleisch und durchgerührtes Gemüse gereicht werden, soweit es die entzündeten Schleimhäute gestatten.

Von kühlenden und durststillenden Getränken eignen sich am besten: Frisches Leitungswasser ev. Zitronenlimonade. Alkohol ist in mäßiger Menge gestattet, bei Potatoren sogar erwünscht. Als Arznei ordnen wir gewöhnlich eine Mixtura acida (Acid. hydrochlor. 2,5, Aqua dest. 170, Sir. simpl. 20) an. Bei Neigung zu Erbrechen gibt man Eisstückchen zum Schlucken. Heftige

Kreuzschmerzen werden durch Aspirin, Phenacetin oder andere Antineuralgica bekämpft. Bisweilen ist sogar Morphium notwendig. Bei starken Kopfschmerzen ist eine Eisblase oder kalte Kompressen auf den Kopf wohltuend. Das hohe Fieber der Initialperiode gibt nur selten Anlaß zum Einschreiten. Geht es mit starken Störungen des Sensoriums, Delirien, großer Apathie oder Benommenheit einher, so kann es durch abkühlende Bäder, ähnlich wie beim Typhus, günstig beeinflußt werden. Das Badewasser wird dabei innerhalb zehn Minuten von 35° C auf 28° C abgekühlt. Bei schwachem Herzen begnügt man sich lieber mit kühlen Abwaschungen. Wird beides schlecht vertragen, so kann auch gelegentlich Antipyrin oder Pyramidon zur Herabsetzung abnorm hoher Temperaturen gereicht werden.

Bei heftigen Aufregungszuständen in der Initialperiode kann es notwendig werden, mit Chloralhydrat (per clysma), Bromkalium, ev. auch mit Morphium oder Skopolamin einzuschreiten.

In der Eruptionsperiode ist die Therapie je nach der Schwere der Erscheinungen verschieden. Bei leichteren Varioloisformen wird häufig überhaupt keine Behandlung erforderlich sein. Bettruhe und leicht verdauliche Kost genügen vollständig. In anderen Fällen wird es nötig werden, wenigstens die Haut- und Schleimhautaffektionen lokal zu behandeln und bei der Diät auch insofern Rücksicht auf die Effloreszenzen in Mund und Rachen zu nehmen, als scharf gewürzte und gesalzene Speisen wegen der örtlich irritierenden Wirkung zu vermeiden sind.

Größer sind die Aufgaben, die dem Therapeuten bei der Behandlung der schwereren Formen der Variola erwachsen. Hier gilt es vor allem, die lokalen Entzündungserscheinungen auf Haut und Schleimhaut zu mildern, die Störungen des Allgemeinbefindens zu berücksichtigen und begleitende Komplikationen zu bekämpfen. Die Behandlung des Pustelausschlages bezweckt einmal, das Spannungsgefühl und die Schmerzen zu lindern, die durch die Pusteln und ihre infiltrierte Umgebung ausgelöst werden, ferner nach Möglichkeit einer sekundären Infektion der geplatzten Pockenpusteln vorzubeugen und schließlich, wenn möglich, die Ausbildung der entstehenden Narben zu verhindern.

Ein schon von den alten arabischen Ärzten geübtes Verfahren bestand darin, einzelne Pusteln, namentlich im Gesicht, anzustechen und den Eiter zu entleeren. Auch wurde empfohlen, nach dem Aufstechen den Boden der eröffneten Pustel noch mit dem Lapisstein zu verätzen. Diese Methode, die natürlich bei konfluierendem oder sehr reichlichem Ausschlag gar nicht durchzuführen ist, wird jetzt wohl sehr selten noch geübt.

Auch die verschiedenen chemischen Mittel, denen man eine spezifische Beeinflussung des Pockenexanthems und durch Desinfektionswirkung eine Verhinderung der Eiterung zuschrieb, erfreuen sich keiner allgemeinen Anerkennung mehr. Bepinseln mit Jodtinktur (Tinct. jod. und Spir. vini rectif. āā), wie sie von Martius, Eimer, Knecht empfohlen wurde, oder mit Höllensteinlösungen, haben sich bei ausgedehnten Nachprüfungen nicht bewährt. Auch die Einwirkung des Quecksilbers in den verschiedensten Formen als Unguentum cinereum oder als Pflaster (Emplastrum mercur.) hat sich als illusorisch herausgestellt. Ebenso die innerliche Darreichung des als Spezifikum gepriesenen Sarracenia purpurea. Vielfach werden noch jetzt Einreibungen mit 10%igem Ichthyolglyzerin oder 1%iger Höllensteinsalbe empfohlen. Auch die Schwimmersche Karbolpaste wird noch öfter angewendet (Acid. carbol. 4,0 bis 10,0, Olei oliv. 40,0, Cret. opt. trit. 60,0 auf Lindläppchen zu streichen und auf die von Pusteln bedeckte Haut zu legen).

Aus eigenen Erfahrungen muß ich sagen, daß ich für bei weitem am wirksamsten und angenehmsten die Anwendung von feuchter Kälte halte, wie sie bereits Hebra empfohlen hat. Häufig gewechselte eisgekühlte Borwasserkompressen, die auf die mit Pusteln bedeckte Haut gebracht werden, lindern noch am besten die Schmerzen und das Spannungsgefühl während der Eiterung. Namentlich im Gesicht wird dieses Verfahren angenehm empfunden. Sublimatkompressen halte ich nicht für ratsam, da bei der großen Zahl offener Stellen unkontrollierbare Mengen von Sublimat resorbiert werden können.

Sind Brust und Rücken stark mit Pusteln übersät und schmerzhaft, so verschaffen häufig gewechselte Prießnitzumschläge mit kaltem Wasser Erleichterung. Besonders an Händen und Füßen tragen solche hydropathischen Wicklungen viel zur Linderung der oft unerträglichen Spannung bei. Auch prolongierte lauwarme Hand- und Fußbäder verschaffen vorübergehende Erleichterung.

Ist die Eiterung schon weit vorgeschritten und macht sich der durch die Zersetzung des Eiters entstehende penetrante Geruch bemerkbar, so kann man dem für die Umschläge und Überschläge verwendeten Wasser mit Vorteil etwas Thymol zusetzen.

Durch die Anwendung der häufiger gewechselten kühlen Umschläge um die Brust wird neben der Linderung des Schmerzgefühls noch eine gewisse abkühlende Wirkung erzielt. Kühlende Bäder, wie sie in der Initialperiode bei höheren Temperaturen und Störungen des Sensoriums am Platze sind, werden während des fieberhaften Suppurationsstadiums sehr unangenehm empfunden.

Sind die Kranken sehr unruhig und widerspenstig, so daß Kompressen und Umschläge nicht geduldet werden, so empfiehlt Bäumler, durch einfaches Aufpinseln von Olivenöl der entzündeten Haut eine dünne schützende Decke zu geben. Lenhartz verwendet dazu Glyzerin.

Fangen die Pusteln an, aufzuplatzen und zu fließen, so muß die Bildung dicker, zusammenhängender Krusten nach Möglichkeit verhindert werden. Das kann durch vorsichtiges Abtupfen, ev. auch durch Aufpudern von Salizylstreupulver geschehen.

Während bei den vorgenannten Verfahren lediglich eine Linderung der subjektiven Beschwerden des Kranken erreicht wird, hat neuerdings eine Methode viel von sich reden gemacht, die den Zweck verfolgt, die Eiterung einzuschränken oder ganz zu verhüten und die Narbenbildung zu verhindern. Niels Finsen vertritt die Anschauung, daß es gelingen müsse, durch Fernhaltung der chemisch wirksamen, stark reizenden Lichtstrahlen den Entzündungsprozeß herabzusetzen. Er empfahl deshalb für die Pockenkranken den dauernden Aufenthalt in einem Raume mit rotem Licht bis zur erfolgten Eintrocknung der Pusteln. Die Nachprüfungen dieses Verfahrens haben widersprechende Resultate ergeben.

Neben begeisterten Anhängern sind ebenso viele Stimmen laut geworden, die keinen sinnfälligen Erfolg gesehen haben. Naunyn [1]) z. B. sah bei 19 schweren Pockenfällen vorzügliche Resultate, da es nirgends zur Entwicklung kutaner Eiterungen kam. Auch Rahm [2]) hatte gute Erfolge. Selbst bei Schwerkranken waren kaum Spuren von bleibenden Hautnarben zu beobachten. Ricketts und Byles [3]) dagegen konnten bei 13 Kranken keinen Einfluß auf die Eiterung konstatieren.

---

[1]) Naunyn, Deutsche med. Wochenschr. 1903. Bd. 5. S. 306.
[2]) Rahm, Schweizer Korrespondenzblatt. 1903. Nr. 7.
[3]) Ricketts and Byles, Lancet, 4222, 1903.

Ich habe bisher alle meine Pockenkranken nach dieser Methode behandelt, indem ich Fenster aus rotem Glas und rote Vorhänge im Krankenzimmer anbringen ließ; aber einen deutlichen Einfluß konnte ich nicht konstatieren, da mehrere der Patienten trotzdem multiple Abszesse und Narben bekamen.

Dreyer empfand als Übelstand der Rotlichtbehandlung im Hospital für Infektionskrankheiten zu Kairo, daß dabei die Ventilation daniederliegt, da seine Pavillons künstliche Lüftung nicht besitzen und die mit rotem Glas versehenen Fenster natürlich nicht geöffnet werden dürfen, um die Behandlung mit roten Strahlen nicht illusorisch zu machen. So war der Ventilation eine enge Grenze gezogen und die Luft wurde im Krankenraume durch die Zersetzung des Pockeneiters fast unerträglich. Er verlegte deshalb das Lichtfilter der Fensteröffnung gewissermaßen auf die Haut des Kranken, indem er Pinselungen mit einer Lösung von Kalium permanganat. vornahm.

Man bereitet sich eine gesättigte wässerige Lösung von Kalium permanganat, und überstreicht mit dieser mit Hilfe eines weichen Pinsels alle Teile des Körpers, welche Pusteln, Blasen oder Papeln aufweisen. Am besten nimmt man diese Operation am völlig entkleideten Patienten vor, den man auf eine wasserdichte Unterlage gebettet hat. Am ersten Tage und manchmal auch noch am zweiten muß die Pinselung zwei bis dreimal wiederholt werden, um eine tiefbraune Färbung der Haut zu erzielen; später genügt ein einmaliger Anstrich täglich. Die anfänglich braune Farbe macht nach einigen Tagen einer fast schwarzen Platz.

Dreyer will mit diesem Vorgehen zweierlei erzielen. Einmal soll die Verfärbung der Haut ähnlich wie die Rotlichtbehandlung Finsens günstig auf den Eiterprozeß wirken, und zweitens soll eine desinfizierende und desodorierende Wirkung damit erreicht werden. Die Resultate sind angeblich vorzüglich. Bei Kranken, die mit dem Ausbruch des Exanthems oder womöglich noch vor dessen Auftreten in Pflege genommen werden, wird die Eiterung auf ein Minimum reduziert. Jauchige oder stinkende Zersetzungsprodukte fehlen bei sachgemäßer Ausführung der Behandlung ganz. Auch das Eiterungsfieber soll dadurch beeinflußt werden, „indem einmal die Temperatur nicht die zu erwartende Höhe erreicht, andererseits auch die Zeit des Fiebers gewöhnlich abgekürzt wird“. Ich habe das Verfahren bisher an zwei schweren Pockenfällen verwendet und war geradezu erstaunt über die gute Wirkung. Trotz dichten Exanthems im Gesicht und auf dem ganzen Körper blieben keine Narben zurück.

Die spezifischen Affektionen der Mund- und Rachenschleimhaut behandelt man mit kühlen und adstringierenden oder desinfizierenden Mundwässern. Zu Spülungen des Mundes und Gurgelungen, die recht häufig vorgenommen werden sollen, eignen sich besonders Lösungen von essigsaurer Tonerde oder Wasserstoffsuperoxyd (1%ig), ev. abwechselnd mit einfachen Salbeiteeabkochungen. Curschmann empfahl dünne Lösungen von Liquor ferri sesquichlorati und von Kal. chloricum. Bei Kindern, die nicht gurgeln können, ist der Mund mehrmals am Tage mit solchen Lösungen auszuspritzen. Bei unbesinnlichen Schwerkranken muß der Mund vom Pflegepersonal durch Auswischen und Bürsten der Zähne sauber gehalten werden. Wohltuend wird das Einnehmen von Eisstückchen empfunden. Bei starker Schmerzhaftigkeit und Schlingbeschwerden gebe man nur flüssige Kost, am besten eisgekühlte Milch und schleimige Suppen, Haferschleim, Gerstenschleim, geschlagene Eier u. dgl. Daneben empfehlen sich sämtliche Dekokte, z. B. von Radix altheae und Species flor. malv. Bei sehr hochgradigen Schmerzen ist es ev. notwendig, vor der Nahrungsaufnahme eine Pinselung der wunden Stellen mit 2%iger Kokainlösung vorzunehmen oder Anästhesinpulver einzublasen.

Abszesse der Mandeln oder der Zunge müssen geöffnet werden. Bei akutem Glottisödem ist sofort die Tracheotomie vorzunehmen.

Empfehlenswert ist es, die Nasenschleimhaut durch Einpinselung von Borvaseline von Verkrustungen möglichst frei zu halten. Wichtig ist auch die Pflege der Augen des Kranken. Bei starker Ödembildung an den Lidern, wobei die Augen fest geschlossen gehalten werden, kann es zu Stagnation conjunctivalen Sekretes kommen, wodurch die Conjunctivitis gesteigert und ernstere Störungen verursacht werden können. Die Augen müssen deshalb mehrmals am Tage mit Borwasser ausgewaschen und mit Borwasserkompressen bedeckt werden. Bei schwereren Störungen ist spezialistische Behandlung erforderlich.

Hat man das Bedürfnis, während der Suppurationsperiode zu Antipyreticis zu greifen, also namentlich bei hohen Temperaturen, die mit Störungen des Sensoriums oder Delirien einhergehen, so empfiehlt sich Pyramidon (0,3), Laktophenin (0,5), Antipyrin (0,5), Phenacetin (0,5), ein- bis zweimal täglich. Aufregungszustände können mit Chloralhydrat (am besten als Klysma), Bromkalium, Pantopon, Skopolamin bekämpft werden. Auch protrahierte lauwarme Bäder wirken sehr beruhigend. Nicht zu vergessen ist eine ständige Überwachung Delirierender durch geschultes Personal, um Unglücksfälle zu verhüten.

Zeigen sich Erscheinungen von akuter Herzschwäche, so empfiehlt sich die subkutane Einverleibung von Coffeinum natriobenzoicum oder Kampfer; auch die intramuskuläre Injektion von Digalen oder Strophantin kommt in Frage. Ein beliebtes Exzitans während der Suppurationsperiode ist der Alkohol. Immermann empfiehlt den gleichzeitigen Gebrauch großer Alkoholdosen (Kognak) und starker Chinarindendekokte. Dazu ist freilich zu bemerken, daß die Kranken Alkohol oft verweigern, weil die Berührung mit den exkoriierten Partien im Munde lebhafte Schmerzen verursacht. Eine beliebte Form, bei der diese Wirkung durch die Vermischung mit Eigelb etwas gemildert wird, ist die Mixtura Stokes (Vitelli ovi Nr. 2, Spir. e vino 60, Sir. simpl. 30, Aqua dest. q. s. ad 200, zwei- bis dreimal stündlich einen Eßlöffel). Bei Potatoren ist die Zufuhr von etwas Alkohol während der Suppurationsperiode auf jeden Fall sehr wünschenswert, da durch Abstinenzwirkungen nicht selten unangenehme Aufregungszustände ausgelöst werden. Als Chinadekokt ist gebräuchlich: Decoct. cortic. chinae 10 : 170, Sir. aur. cort. 25, Ac. hydrochlor. dil. 1,5.

Komplikationen müssen nach den allgemeinen Regeln behandelt werden. Die so häufigen multiplen Abszesse sind frühzeitig zu inzidieren.

Im Stadium der Eintrocknung steht die Hautpflege im Vordergrunde der Behandlung. Tägliche oder ein um den anderen Tag verabfolgte lauwarme Bäder, ev. mit einem Zusatz von Kleie, lindern den oft unerträglichen Juckreiz und beschleunigen den Abfall der Borken. Im übrigen ist das Einpudern mit Salizylstreupuder zu empfehlen. Die letzten Reste der noch haftenden Schorfe, die besonders an Händen und Füßen lange zurückbleiben, weichen oft wiederholten Seifenbädern. Vor künstlicher, gewaltsamer Ablösung der Borken ist zu warnen, weil dadurch der Heilungsprozeß nur eine Verzögerung erfährt. Ist der Juckreiz und das Spannungsgefühl an einer oder der anderen Stelle besonders lästig, so kann es sich auch empfehlen, einen Verband mit Vaseline oder Borsalbe zu applizieren, der die Stelle vor den kratzenden Fingern der Kranken schützt und gleichzeitig den Juckreiz lindert. Demselben Zwecke dienen auch Einreibungen mit 1%igem Mentholanolin an den Stellen mit besonders lästigem Juckreiz. Um das Abkratzen der Borken zu verhüten, ist es empfehlenswert, Kindern die Hände mit Flanell zu umwickeln und anzubinden. Die zurückbleibenden Narben sind der Beeinflussung wenig zugänglich. Burri empfiehlt, durch wiederholte Applikation einer Resorcinsalbe auf die betreffenden Partien die Oberhaut wiederholt zur Abschälung zu zwingen, die Reste des Papillarkörpers allmählich zu heben und nachher unter Zinkleimverband die Abheilung sich vollziehen zu lassen. Ob dadurch eine wesentliche Besserung der Narbe bewirkt wird, vermag ich nicht zu entscheiden. Unna empfiehlt die wiederholte Abreibung mit feinem Sande.

Literatur.

Jochmann, Pocken und Vaccinationslehre. Wien 1913.

Vaccination.

Unter Vaccination[1]) oder Kuhpockenimpfung verstehen wir die aktive Immunisierung des Menschen gegen die Blattern (Variola) durch das lebende Virus der Kuhpocken (Vaccine), das nichts Anderes als ein durch Tierpassage abgeschwächtes Blatternvirus darstellt.

Geschichte. Die **Jennersche Schutzimpfung,** die vornehmste prophylaktische Maßnahme gegen die Pocken, hat ihre Vorläufer schon im Altertum gehabt.

Die Beobachtung, daß der einmal geblatterte Mensch in der Regel für sein ganzes Leben gegen eine Wiedererkrankung an den Pocken geschützt bleibt, hat schon in grauer Vorzeit zu der Überlegung geführt, daß es zweckmäßig sein müsse, die Erkrankung in abgeschwächter Form künstlich hervorzurufen und so die sonst fast unvermeidliche Seuche mit ihren eigenen Waffen zu bekämpfen. Die primitivste Form dieser künstlichen Inokulation der Pocken (Variolation) war schon in den ältesten Zeiten in China im Gebrauch. Die Krusten der Pockenpusteln wurden dort mit Moschus vermischt und in der Umhüllung eines Baumwollbäuschchens in die Nase eingeführt, nachdem sie zur Milderung der Wirkung jahrelang aufbewahrt und mit Dämpfen von Heilkräutern durchräuchert waren. Auch war es hier und da üblich, den Impflingen Hemden anzulegen, die mit Blatterneiter behaftet waren.

Zweckentsprechender war bereits die in Indien unter den Brahminen gebräuchliche Form der künstlichen Variolation, wobei der Blatternstoff mit einer Nadel in die Haut der Außenfläche des Oberarmes eingeimpft wurde.

In Vorderasien übten die Zirkassier und die Georgier die prophylaktische Inokulation aus. Sie waren es, die um das Ende des 17. Jahrhunderts das Verfahren nach Konstantinopel brachten, von wo es seinen Weg auch nach dem westlichen Europa fand. Hier war eine sehr primitive Form der Inokulation schon um das Ende des 17. Jahrhunderts im Gebrauch. Man schickte die Kinder, welche die Krankheiten durchmachen sollten, in ein Blatternhaus, wo sie gegen Entgelt etwas Blatternschorf empfingen und in der Hand fest zusammendrücken mußten. Glaubte man auf solche Weise die Ansteckung bewirkt zu haben, so versuchte man von vornherein auf den Verlauf der Krankheit günstig einzuwirken, indem man schon im Inkubationsstadium eine leichte Diät durchführte, für Leibesöffnung sorgte und sogar Blutentziehungen anwandte. Man nannte diesen Gebrauch das „Pockenkaufen".

Die ersten Mitteilungen über das Verfahren der im Orient gebräuchlichen Variolation gelangten nach dem westlichen Europa durch den griechischen Arzt Timoni. Danach verwendete man zur Impfung flüssigen Blatternstoff, der mit einer Nadel am Oberarm eingeimpft wurde und eine leichte Erkrankung mit einzelnen über den Körper verstreuten Blattern erzeugte. Den Anstoß zur allgemeinen

[1]) Von vacca, die Kuh.

Aufnahme der Variolation in Europa hat jedoch erst Lady Worthley Montagu, die Gemahlin des englischen Botschafters in Konstantinopel, die im Jahre 1718 im Vertrauen auf die guten Resultate des neuen Verfahrens ihren fünf Jahre alten Sohn inokulieren ließ und die Methode in England einführte. Von hier aus verbreitete sie sich schnell über ganz Europa. Das ideale Prophylaktikum gegen die Pocken war freilich die Variolation keineswegs. Erstens war die Methode nicht gefahrlos für den Inokulierten, denn sie erzeugte außer den lokalen Impfstellen eine mit allgemeinem Pockenauschlag einhergehende Erkrankung, die unter ungünstigen Umständen das Bild der schwersten echten Blattern annehmen konnte. Zweitens arbeitete sie mit einem flüchtigen Virus, das im höchsten Grade ansteckend war und deshalb die Umgebung gefährdete, so daß gelegentlich Pockenepidemien dadurch veranlaßt wurden.

Einem schlichten Landarzt, Edward Jenner, blieb es vorbehalten, das ideale Prophylaktikum zu finden. Mit der Entdeckung der Jennerschen Vaccination trat die Variolation vom Schauplatze ab. Die Vaccination, die Jennersche Schutzimpfung, besaß die Vorzüge der Variolation, d. h. sie schützte vor den Blattern, aber sie war frei von deren Fehlern, denn sie gefährdete weder den Impfling noch die Umgebung. Sie basierte auf der Erkenntnis, daß das Überstehen der sog. Kuhpocken oder Vaccine Schutz gegen die menschliche Variola gewährte.

Es war schon seit langem bekannt, daß die Kuhpocken, die in den Zeiten des pandemischen Auftretens der Menschenblattern häufiger als jetzt beim Rindvieh vorkamen, nicht nur von Tier zu Tier verbreitet werden, sondern auch für den Menschen ansteckend sind. Melker und Melkerinnen infizierten sich, wenn sie kleine Verletzungen an der Hand hatten, häufig an dem Euter der kranken Kühe und bekamen an den Händen kleine Bläschen, die in Pusteln übergingen und dann eintrockneten. Auch an anderen Körperstellen konnten sich solche Kuhpocken entwickeln, doch nur dann, wenn der erkrankte Finger den Infektionsstoff dahin übertragen hatte. Die Erkrankung war im übrigen eine rein lokale, niemals mit einem allgemeinen Exanthem einhergehende Affektion.

Unter der Landbevölkerung der verschiedensten Länder galt es schon lange vor Jenner als eine Erfahrungstatsache, daß Personen, die an den Kuhpocken gelitten hatten, gegen eine spätere Erkrankung an echten Pocken gefeit waren. Edward Jenner, der Sohn eines Geistlichen aus Berkeley, hörte als Student der Medizin im Jahre 1768 eines Tages von einer Bäuerin die Bemerkung, daß sie die Blattern nicht bekommen könne, da sie die Kuhpocken durchgemacht habe: „I cannot get small-pox for I have had cow-pox." Diese Äußerung machte einen tiefen Eindruck auf den jungen Mediziner; er hat sie nie wieder vergessen und machte seitdem das Studium der Wechselbeziehungen zwischen Kuhpocken und echten Blattern zu seiner Lebensaufgabe. In über 20jähriger Arbeit stellte Jenner alle Erfahrungen und Beobachtungen, die über die Schutzwirkung der Kuhpocken existierten, zusammen; vor allem suchte er sich durch das Experiment Klarheit über diese Frage zu verschaffen. Er führte bei Personen, die vor kürzerer oder längerer Zeit Kuhpocken durchgemacht hatten, die Inokulation mit echter Pockenlymphe aus und konnte in allen Fällen (bei 16 Versuchen) die Tatsache konstatieren, daß die Variolation mißlang, daß also die geimpften Personen gegen Blattern immun waren. Der nächste Schritt war der entscheidende und bedeutete etwas grundsätzlich Neues. Am 14. Mai 1796 impfte Jenner den Arm eines gesunden achtjährigen Knaben, James Phipps, mit der Lymphe von Kuhpockenpusteln, die sich an der Hand der Melkerin Sarah Nelmes entwickelt hatten. Damit führte er zum ersten Male eine Impfung mit humanisierter Lymphe aus. Es entwickelten sich typische Kuhpocken. Als Experimentum crucis nahm dann Jenner an demselben Knaben am 1. Juli desselben Jahres die Inokulation mit echter Variola vor, die, wie er erwartete, negativ verlief. Einige Monate später wurde dieser Versuch mit demselben Ereignis wiederholt. Damit war zum ersten Male bewiesen, daß die Kuhpockenlymphe nicht nur vom Rind auf den Menschen, sondern auch von einem Menschen zum anderen weiter übertragen werden kann, und daß auch die Übertragung solcher humanisierter Vaccine dieselbe schützende Kraft gegenüber den Pocken verleiht wie die natürliche Kuhpockenlymphe.

Erst nachdem Jenner diese Versuche im Jahre 1798 nochmals wiederholt hatte, übergab er seine Resultate der Öffentlichkeit. Er faßte die Ergebnisse seiner Arbeiten in der Schlußfolgerung zusammen, daß die Einimpfung der Kuhpocken der Variolation vorzuziehen sei, „weil sie bei dem Impfling eine besondere Vorbereitung nicht erfordert und eine nur kurz dauernde, leichte und gefahrlose Erkrankung erzeugt, die Personen seiner Umgebung der Ansteckung nicht aussetzt und gleichwohl einen nicht geringeren Schutz gegen das Erkranken an Blattern gewährt als die Einpfropfung echten Blatternstoffes".

Seitdem hat die Schutzimpfung ihren Siegeszug durch die ganze Welt angetreten.

Die wohltätige Wirkung der Vaccination machte sich überall bemerkbar, wo sie unter der Bevölkerung größere Verbreitung gefunden hatte. Die Erkrankungen an der früher für unabwendbar gehaltenen Seuche nahmen ab, die Mortalität wurde geringer, und diese Wirkung war so eklatant, daß sich bald die verschiedensten Staaten dazu entschlossen, die Vaccination in ihren Staaten gesetzlich zu machen und so durch einen staatlichen Zwang der Ausbreitung der Pocken ein Ziel zu setzen.

In Deutschland gebührt Bayern der Ruhm, als erster Staat den Impfzwang eingeführt zu haben. Am 26. August 1807 wurde durch königliche Verordnung bestimmt, daß alle Kinder ohne Ausnahme im ersten Lebensjahre zu impfen seien. Außerdem brachte das Impfgesetz genaue Bestimmungen über die Zwangsimpfung bei Blatternepidemien, sachverständige Kontrolle usw.

Andere deutsche Bundesstaaten folgten bald nach. In Baden wurde im Jahre 1808 die Impfung zur Bedingung für den Schulbesuch und für den Genuß öffentlicher Fonds gemacht, seit 1815 auch für die Eheschließung. 1818 führte Württemberg den Impfzwang ein, nachdem es schon 1814 durch Errichtung öffentlicher Impfanstalten und durch unentgeltliche Gewährung der Vaccination an Kinder der Armen ihre Ausbreitung gefördert hatte. Auch Kurhessen (1815), Nassau (1818) und Hessen (1821) führten die amtliche Impfung der Kinder gesetzlich ein.

In Preußen wurde fürs erste noch von der Einführung der gesetzlichen Impfung abgesehen, aber die Behörden ließen sich die Förderung der Schutzblatternimpfung in jeder Weise angelegen sein. 1802 wurde in Berlin im Friedrich-Wilhelm-Waisenhause eine von Hufeland und Bremer geleitete Impfanstalt eröffnet, in der unentgeltlich Impfungen ausgeführt und sogar Denkmünzen an die Eltern der geimpften Kinder verteilt wurden.

Ähnlich lagen die Verhältnisse in Österreich. Hier führte man im Jahre 1801 einen indirekten Impfzwang ein, indem man die Aufnahme in die kaiserlichen Bildungsanstalten von der Vorweisung eines Impfattestes abhängig machte.

Schweden, Norwegen, Dänemark, ferner Italien und die Niederlande nahmen die Vaccination mit großer Energie und guten Erfolgen auf. Auch in Frankreich und Rußland fand sie anfänglich große Verbreitung, doch ließ ihre Durchführung späterhin sehr zu wünschen übrig.

Die noch von Jenner vertretene Ansicht, daß der durch die Impfung bewirkte Impfschutz ein lebenslänglicher sei, erwies sich in der Folge als unrichtig, denn man erkannte, daß mit dem Nachlassen des Impfschutzes nach etwa zehn Jahren wieder Empfänglichkeit für die Pocken auftrat, wenn auch das Krankheitsbild unter dem Einfluß noch verbliebener Immunitätsreste nur als ein verblaßtes Bild der echten Pocken, als Variolois, in Erscheinung trat. Aber der Gedanke an die Notwendigkeit der **Revaccination** brach sich erst ganz allmählich Bahn. Das Militär ging mit gutem Beispiele voran. In Preußen wurde 1874 die obligatorische Wiederimpfung bei der Armee eingeführt, und ein rapides Absinken der Pockensterblichkeit war die Folge; schließlich wurde im französischen Kriege 1870 bis 1871 der glänzendste Beweis für die Bedeutung der Wiederimpfung durch den erstaunlich günstigen Gesundheitszustand des gut durchgeimpften deutschen Heeres im Vergleich zu dem traurigen Zustande der französischen Armee erbracht.

Die Wiederimpfung der Soldaten beim Eintritt in die Armee war aber noch nicht das Ideal einer zweckmäßigen Revaccination, da sie erst um das 20. Lebensjahr herum vorgenommen wurde, also in einer Zeit, wo der von der Erstimpfung herrührende Impfschutz längst erloschen war. Erst **das deutsche Impfgesetz,** das im Jahre 1874 erlassen wurde, trug den Anforderungen zweckmäßiger Immunisierung besser Rechnung. Nachdem eine große Pandemie in den Jahren 1872 bis 1874 aufs grellste die Notwendigkeit beleuchtet hatte, dem Volk einen hinreichenden Impfschutz zuteil werden zu lassen, wurde bestimmt, daß jedes Kind in dem auf sein Geburtsjahr folgenden Kalenderjahre, sowie im zwölften Lebensjahre zu impfen sei. Bei der Festlegung des zwölften Lebensjahres als Termin der Wiederimpfung wurde die oben genannte Erfahrung benutzt, daß im Durchschnitt nach zehn Jahren die Vaccineimmunität zu schwinden beginnt.

Gewinnung des Impfstoffes. Die von Jenner empfohlene Form der Impfung war die direkte Übertragung des Vaccineimpfstoffes, der Lymphe, von Arm zu Arm. Man wählte aus einer Reihe geimpfter Kinder, deren Gesundheitszustand einwandfrei erschien, solche mit gut entwickelten Impfpusteln aus und benutzte sie als Stammimpflinge. Die Pusteln durften dabei noch nicht in das Stadium der Suppuration eingetreten sein, sondern mußten sich im Bläschenstadium befinden. Gewöhnlich wurde also die Impfung am siebenten oder achten Tage vorgenommen. Man stach mit einer Lanzette das Bläschen mehrfach an und verwendete die heraustropfende klare Lymphe zur Weiterimpfung. Einige private und öffentliche Anstalten machten es sich zur Aufgabe, solche humane Lymphe zu konservieren und sie an die Ärzte zu versenden. Diese Konservierung geschah in der Weise, daß man die aus den Vaccinebläschen quellende Lymphe an Elfenbein oder Horn antrocknete oder sie zwischen Glasplatten eintrocknen ließ. Aber auch flüssig, mit drei oder vier Teilen reinen Glyzerins versetzt und in sterilen Kapillaren verwahrt, wurde die Lymphe für längere Zeit konserviert.

Der Verwendung solcher humanen Lymphe hafteten verschiedene Mängel an, die dazu führten, daß allmählich immer mehr die animale Lymphe bevorzugt wurde. Die Möglichkeit der Übertragung der Syphilis war vor allem das Schreckgespenst, das gebieterisch zur Beschaffung eines völlig einwandfreien Impfstoffes drängte. Die Gelegenheit, direkt aus originären Kuhpocken animale Lymphe zu gewinnen, wie das Jenner zuerst getan hatte, war wegen der Seltenheit dieser Affektion nicht häufig gegeben, und die Weiterzüchtung dieser Lymphe stieß lange auf große Schwierigkeiten, weil die Fortpflanzung von Rind zu Rind nicht gelingen wollte. Der erste, der diese Hindernisse überwand, war Negri in Neapel, der den Weg zeigte, wie man am besten die Fortzüchtung der Vaccine bei Rindern erzeugen konnte. Die Weiterzüchtung gelang nämlich regelmäßig, wenn er nicht die Lymphe zur Übertragung verwendete, sondern wenn er die ganze Masse der noch nicht vollkommen entwickelten Pusteln etwa am vierten bis sechsten Tage nach der Insertion zur Fortimpfung benutzte. Also gerade auf die zelligen Bestandteile der tierischen Blattern kam es an. Hier mußte das spezifische Virus der Vaccine in großer Menge enthalten sein. Obgleich Negri schon 1840 zu diesem Resultate gekommen war, wurde doch erst um die Mitte der sechziger Jahre praktischer Gebrauch davon gemacht. Es entstanden Impfinstitute, die sich der Herstellung animaler Lymphe nach dem Negrischen Verfahren widmeten.

In Deutschland war die private Anstalt des Arztes Pissin in Berlin (seit 1865) lange Zeit das einzige Institut, in welchem animaler Impfstoff hergestellt wurde. In Hamburg richtete Voigt nach holländischem Muster im Jahre 1865 ein Impfinstitut zur Gewinnung von Tierlymphe ein. Ähnliche Anstalten wurden noch Ende der siebziger Jahre in Stuttgart, München und Leipzig begründet.

Die guten Erfahrungen, die mit der Kälberlymphe gemacht wurden, waren die Veranlassung, daß der Deutsche Reichstag schon 1877 die Einführung der animalen Lymphe der Regierung nahelegte. Eingehende Studien, die das Kaiserliche Gesundheitsamt unter der Leitung von Robert Koch über die zweckmäßigste Art der Gewinnung des tierischen Impfstoffes machte, führten dazu, daß 1884 eine vom Reichskanzler berufene Sachverständigenkommission empfahl, die Tierlymphe allmählich allgemein einzuführen. Zu dem Zwecke sollten staatliche Lymphegewinnungsanstalten in genügender Zahl errichtet werden, um den Bedarf allmählich vollständig durch animale Lymphe zu decken. Nachdem diese Vorschläge 1885 vom Bundesrate zum Beschluß erhoben worden waren, entstanden in allen Bundesstaaten ärztlich geleitete Lymphegewinnungsanstalten, denen die Aufgabe zufiel, selbst bei großer Nachfrage stets für die Beschaffung hinreichender Mengen einwandfreien animalen Impfstoffes Sorge zu tragen. Ihre Zahl ist im Deutschen Reiche bereits auf 22 gestiegen. Neben diesen Anstalten bestehen noch einige Privatinstitute, die der staatlichen Aufsicht unterliegen.

Gewinnung der Lymphe in neuester Zeit. Zur Gewinnung des Impfstoffes werden Rinder oder Kälber verwendet. Die jungen Rinder haben in der Regel ein Alter von $^1/_2$—2 Jahren. Die Kälber dürfen nicht jünger als 14 Tage sein, da sie bei dem Wechsel der Ernährung sonst oft an Darmstörungen erkranken. Das Wichtigste ist ein einwandfreier Gesundheitszustand der Impftiere. Die Tiere werden deshalb zunächst für einige Zeit (sechs Tage) in einen Beobachtungsstall gebracht.

Hat die tierärztliche Beobachtung festgestellt, daß Störungen des Gesundheitszustandes bei den Impftieren nicht vorhanden sind, so wird das Impffeld, d. h. das Bauchfell vom Euter bzw. Scrotum bis handbreit vor dem Nabel (gegen das Brustbein zu) rasiert und gründlich mit Wasser und Seife gereinigt. Zur Vornahme der Impfung wird das Tier auf einen besonders dazu eingerichteten Impftisch festgeschnallt und eine nochmalige Reinigung und Desinfektion des Impfterrains mit 2%igem Lysol, Sublimat, Karbolwasser oder Alkohol vorgenommen. Die desinfizierende Flüssigkeit wird dann mit sterilem lauen Wasser abgespült, damit sie die Wirksamkeit der Lymphe nicht herabsetzt.

Bei der Impfung muß auf eine möglichst ausgiebige Benutzung des Impffeldes gesehen werden. Zu diesem Zwecke legt man mit einer sterilisierten Lanzette (nach Chalybäus), die mit Lymphe beschickt ist, parallel verlaufende, 1 cm voneinander entfernte, seichte Schnitte an, die nur die Epidermis durchtrennen und den Papillarkörper nicht verletzen sollen. Der dabei entstehende Streifen kann blutig tingiert sein; eine eigentliche Blutung soll dabei nicht entstehen. Nach Beendigung der Impfung ist in vielen Lymphegewinnungsanstalten ein Schutzverband gebräuchlich, der den Zweck hat, die Verunreinigung der geimpften Partien und die Infektion der gesetzten Impfverletzung mit Bakterien zu verhüten.

Die Entwicklung der Vaccinebläschen geht beim Rinde schneller vor sich als beim Menschen. 24 Stunden nach der Impfung bemerkt man einen roten Saum in der Umgebung des Impfschnittes; nach weiteren 24 Stunden erhebt sich an der Stelle des Impfstiches eine schmale Leiste von rosa Färbung. Aus dieser entwickeln sich dann die Bläschen, die am vierten bis fünften Tage die Höhe ihrer Entwicklung erreicht haben.

Bei der Abnahme der Lymphe macht man sich die Erfahrung Negris zunutze, daß die zelligen Bestandteile der tierischen Blattern am reichlichsten Vaccinevirus enthalten. Man quetscht deshalb nicht mehr wie früher aus jeder einzelnen Pustel die Lymphe aus, sondern kürettiert das ganze Pustelgewebe ab. Vor der Abnahme wird die Impffläche mit Seife und warmem Wasser gereinigt und mit sterilem lauwarmen Wasser abgespült. Hierauf werden mit einem sterilisierten scharfen Löffel sämtliche Pocken abgeschabt.

Die so gewonnene Pustelmasse, die man als Rohstoff bezeichnet, ist eine graue bis graurötlich gefärbte breiige Masse, die in sterilen Gefäßen gesammelt und zur Konservierung mit der drei- bis fünffachen Menge wasserhaltigen Glyzerins (80 Teile Glyzerin zu 20 Teilen Wasser) vermischt wird. Das Gemisch muß zunächst vier Wochen im Kühlschrank bei 10° lagern.

Unmittelbar nach Abnahme der Lymphe wird das lymphespendende Tier geschlachtet und tierärztlich untersucht. Nur dann darf die gewonnene Lymphe weiterverarbeitet und zur Menschenimpfung verwendet werden, wenn die Untersuchung die völlige Gesundheit des Tieres ergeben hat. Auf diese Weise wird also die Möglichkeit, Lymphe perlsüchtiger Kälber in Gebrauch zu nehmen, völlig ausgeschlossen.

Die Weiterverarbeitung der Lymphe geschieht in der Weise, daß der gesamte, mit Glyzerin vermischte Rohstoff nach dem Ablagern mit dem Glyzerin zu einer Emulsion verrieben wird. Das geschieht in sog. Lymphemühlen, also auf maschinellem Wege. So kommt eine gleichmäßige Emulsion zustande, die durch sterile Gaze filtriert wird, um unverrieben gebliebene gröbere Zellpartikelchen zu entfernen, und dann im Kühlraum aufbewahrt wird.

Bevor die Lymphe an die Ärzte ausgegeben wird, ist noch eine Prüfung ihrer vaccinalen Wirksamkeit durch probeweise Rinderimpfung und eine bakteriologische Untersuchung erforderlich. Die letztere hat die Aufgabe, den Keimgehalt festzustellen und das Vorkommen von Tetanussporen auszuschließen. Wenn auch diese Prüfung einwandfrei ausgefallen ist, so wird die Lymphe in sterilen Glasröhrchen oder Glaskapillaren abgefüllt, die durch Einschmelzen geschlossen werden. Auch Zinntuben, wie sie von Riese (Halle) empfohlen wurden, aus denen die jeweils notwendige Menge Lymphe herausgedrückt werden kann, sind neuerdings gebräuchlich.

Das Glyzerin gilt noch heute als bestes „Desinfiziens" der Lymphe. Alle anderen Versuche, durch Erhitzen, durch Versetzen mit Toluol, Chloroform u. dgl. die Begleitbakterien abzutöten, führten nicht zu dem gewünschten Ziel, weil zugleich mit der Vernichtung der Bakterien auch das Vaccinevirus selbst zerstört wurde. Es darf deshalb heute nur Glyzerinlymphe zur Menschenimpfung abgegeben werden, die drei bis vier Wochen abgelagert ist, da nach dieser Zeit die Bakterien fast gänzlich abgetötet sind. Neben dem Glyzerin, dessen günstige Wirkung auf den Bakteriengehalt der Lymphe überall anerkannt ist, hat sich zur Gewinnung eines möglichst keimarmen Impfstoffes der oben beschriebene Tegminverband in hervorragender Weise geeignet.

gezeigt. Die k. k. Impfstoffgewinnungsanstalt in Wien produziert mit Hilfe dieses Schutzverbandes eine Lymphe, die schon in frischem Zustande außerordentlich keimarm ist.

Die Haltbarkeit der flüssigen Glyzerinlymphe ist eine beschränkte. Ein Impfstoff, der älter ist als drei Monate, darf nicht mehr benutzt werden, weil die vaccinale Wirksamkeit mit der Zeit abnimmt und ganz verschwindet. Durchaus notwendig ist es, die Lymphe kühl aufzubewahren, da höhere Wärmegrade die Wirksamkeit abschwächen. Die leichte Beeinflussung der Lymphe durch Hitze wird besonders in den Tropen als großer Übelstand empfunden. Guter Impfstoff, der aus der Heimat mitgebracht wird, erzielt dort oft schon in wenigen Wochen nur noch in der Hälfte der Fälle einen Erfolg. Da die Herstellung frischer Lymphe in den Tropen vielfach noch auf Schwierigkeiten stößt, so bedient man sich neuerdings einer älteren Konservierungsmethode, der Eintrocknung der Lymphe. Das Vaccinevirus verträgt in trockenem Zustande einen größeren Hitzegrad als bei flüssiger Konservierung. Die Lymphe wird daher im Vakuum völlig eingetrocknet und dann zu Pulver verrieben. Will man diese pulverisierte Lymphe zur Impfung verwenden, so muß sie zunächst in flüssige Form gebracht werden, was einfach dadurch geschieht, daß man das Pulver mit der drei- bis vierfachen Menge steriler, physiologischer Kochsalzlösung und etwas Glyzerin versetzt und in einem Schälchen gut verreibt.

Das Ausgangsmaterial für die Fortpflanzung des Impfstoffes ist in den meisten Lymphegewinnungsanstalten die sog. Retrovaccine, d. h. die ersten Rinder werden mit der Lymphe menschlicher Vaccinepusteln geimpft (Retrovaccine, weil ja auch die menschliche Vaccine ursprünglich vom Rinde stammt, auf das sie nun wieder zurückübertragen wird). Die Retrovaccine ruft an dem Tiere wohlausgebildete Pusteln hervor. Der auf diese Weise gewonnene Impfstoff wird nun von Kalb zu Kalb weiter übertragen, so lange als er noch eine gute Pustelbildung erzeugt. Erschöpft sich die Wirkung, werden die Pusteln schwächlicher, so greift man wieder zur Impfung eines Kalbes mit Menschenlymphe zurück. In einzelnen Anstalten versucht man, rein animale Lymphe fortzupflanzen, d. h. nur solchen Impfstoff zu züchten, der ursprünglich von einem Fall originärer cow-pox stammte.

Schließlich kann auch die sog. Variola-Vaccine, d. h. die durch Übertragung echter menschlicher Pocken auf das Rind entstehende Vaccine zur Züchtung animalen Impfstoffes verwendet werden. Dabei ist jedoch die Vorsicht geboten, erst die dritte bis vierte beim Rinde erzielte Lymphegeneration zur Impfung auf den Menschen zu verwenden, um sicher zu sein, daß das Virus die hinreichende Abschwächung im Tierkörper erfahren hat.

Statt der Kälber können auch andere empfängliche Tiere zur Lymphegewinnung verwendet werden. So hat Voigt in Hamburg z. B. Kaninchen mit bestem Erfolge zu diesem Zwecke benutzt; besonders eignen sich Albino-Kaninchen dazu. Man rasiert und depiliert (mittelst Kalziumhydrosulfit) eine größere Fläche des Rückens der Tiere, reibt die Haut mit Sandpapier ab und streicht die Lymphe einfach ein. Auch bei dieser Impftechnik erfolgt eine reichliche Pustelbildung; Impfschnitte sind nicht erforderlich. Der dabei gewonnene Impfstoff, die sog. Lapine, wurde von Voigt beim Menschen als sehr wirksam und dauerhaft befunden.

In Tours verwendet man Esel zur Lymphegewinnung, in Tonkin Büffel und in anderen französischen Kolonien Kamele und Bisonkälber.

Ausführung der Impfung beim Menschen. Zur Vornahme des Impfgeschäftes verwendet man in Deutschland jetzt fast ausnahmslos die animale

Lymphe, die von den öffentlichen Lymphegewinnungsanstalten bezogen wird. Menschenlymphe darf sowohl bei öffentlichen als auch bei privaten Impfungen nur in Ausnahmefällen verwendet werden. Geschieht das, so ist unbedingte Voraussetzung dafür, daß die Impflinge, von welchen Lymphe zum Weiterimpfen entnommen werden soll (Ab-, Stamm-, Mutterimpflinge), zuvor am ganzen Körper untersucht und als vollkommen gesund und gut genährt befunden wurden. Sie müssen von Eltern stammen, die an vererbbaren Krankheiten nicht leiden; insbesondere dürfen Kinder, deren Mütter mehrmals abortiert oder Frühgeburten überstanden haben, als Abimpflinge nicht benutzt werden.

Der Abimpfling soll wenigstens sechs Monate alt, ehelich geboren und nicht das erste Kind seiner Eltern sein. Er soll frei sein von Geschwüren, Schrunden und Ausschlägen jeder Art, von Kondylomen an den Gesäßteilen, an den Lippen, unter den Armen und am Nabel, von Drüsenanschwellungen, chronischen Affektionen der Nase, der Augen und der Ohren, wie von Anschwellungen und Verbiegungen der Knochen. Er darf demnach kein Zeichen von Syphilis, Skrofulose, Rachitis oder irgend einer anderen konstitutionellen Krankheit an sich haben.

Lymphe von Wiedergeimpften darf nur im Notfalle und nie zum Impfen von Erstimpflingen zur Anwendung kommen. Die Prüfung des Gesundheitszustandes eines wiedergeimpften Abimpflings muß mit besonderer Sorgfalt geschehen. Es empfiehlt sich die Anstellung der Wassermannschen Reaktion. Die Abnahme der Lymphe darf nicht später als am gleichnamigen Tage der auf die Impfung folgenden Woche stattfinden. Die Blattern, die zur Entnahme der Lymphe dienen sollen, müssen reif und unverletzt sein und auf einem nur mäßig entzündeten Boden stehen. Mindestens eine Blatter muß am Impfling uneröffnet bleiben. Die Eröffnung der Blattern geschieht durch Stiche oder Schnittchen. Das Quetschen der Pockenbläschen oder das Drücken ihrer Umgebung zur Vermehrung der Lymphmenge ist zu vermeiden; nur solche Lymphe darf benutzt werden, die freiwillig austritt, und, mit bloßem Auge betrachtet, weder Blut noch Eiter enthält. Übelriechende und sehr dünnflüssige Lymphe ist zu verwerfen. Nur reinstes Glyzerin darf mit der Lymphe vermischt werden. Die Mischung soll mittelst eines reinen Glasstäbchens geschehen.

Es versteht sich für den gewissenhaften Arzt von selbst, daß die Vornahme der Impfung allen Anforderungen moderner Asepsis genügen muß. Primum nil nocere! Deshalb gilt es vor allem, die Möglichkeit von Wundinfektionen fernzuhalten. Vorbedingungen dazu sind: Absolute Reinheit der impfenden Hand, sterile Instrumente und Sauberkeit des Impflings. Die Kinder müssen sauber gewaschen und in reiner Kleidung zum Impftermin kommen; unsauber gehaltene Kinder sind zurückzuweisen, ebenso diejenigen, deren Gesundheitszustand die Impfung verbietet.

Als Instrumente sind nicht zu scharfe, vorn leicht abgerundete Lanzetten geeignet, die vor der Impfung immer wieder aufs neue sterilisiert werden, und zwar entweder durch Auskochen oder durch Ausglühen in der Flamme. Statt der früher gebräuchlichen zusammenklappbaren Lanzetten, verstellbaren Messer und schnepperartigen Instrumente sind die Weichhardtschen Impfnadeln zu empfehlen, die an dem einen Ende eine lanzettförmige Schneide haben und vor der Impfung in größerer Zahl in einer Metallbüchse sterilisiert werden können. Sehr bequem sind auch die Platin-Iridiumlanzetten (nach Lindenborn), deren Schneide nach der Impfung über der Flamme ausgeglüht werden kann.

Als Impfstelle wählt man am besten die Haut des Oberarmes, und zwar den untersten Teil des Musculus deltoideus. Diese Gegend empfiehlt sich namentlich aus kosmetischen Gründen, da sie auch bei Mädchen beim Tragen kurzer Ärmel noch bedeckt wird. Bei Erstimpflingen ist es üblich, den rechten Arm zu wählen und bei Wiederimpflingen den linken Arm, um eine Häufung von Narben zu verhüten.

Eine Desinfektion des Impffeldes ist im allgemeinen nicht üblich und wird auch in den Ausführungsbestimmungen des deutschen Impfgesetzes nicht vorgeschrieben. Trotzdem empfiehlt es sich, mit einem mit Alkohol oder Äther getränkten Wattebausch das Impfterrain vor dem Impfakt abzureiben.

Die Lymphe kann mit der Lanzette unmittelbar aus dem Glasgefäß entnommen werden, oder sie wird in der jedesmal nötigen Menge kurz vor der Impfung auf ein steriles Glasschälchen, Uhrglas od. dgl. gebracht. Ist sie in einer Kapillare aufbewahrt, so kann sie direkt aus dieser auf das Instrument getropft werden. Nachdem die Lanzette mit dem Impfstoff beschickt ist, umfaßt man mit der Hand den Oberarm des Impflings, spannt die Haut des Impffeldes etwas an und ritzt mit dem senkrecht gehaltenen Impfmesser vier Schnitte von 1 cm Länge ein, die gegen 2 cm voneinander entfernt sein sollen, um ein Konfluieren der später auftretenden Pusteln zu verhüten.

Da man nur die obersten Schichten der Epidermis durchtrennen soll, ohne das Korium zu verletzen, so darf nicht eigentlich geschnitten, sondern nur geritzt werden; die geritzte Linie soll sich röten, aber nicht bluten. Bluten die Impfstellen, so sind die Schnitte zu tief angelegt worden.

Nach der Impfung läßt man den Impfling noch für fünf bis zehn Minuten mit entblößtem Oberarm warten, bis die Lymphe vollständig eingetrocknet ist.

Die Frage, ob nach Erledigung des Impfaktes ein Schutzverband angelegt werden soll oder nicht, wird von den Autoren verschieden beantwortet. Im allgemeinen ist bei der Oberflächlichkeit der Schnitte ein Verband nicht erforderlich.

Die Erstimpfung ist am zweckmäßigsten im ersten Lebensjahre vorzunehmen. Das deutsche Impfgesetz bestimmt, daß jedes Kind geimpft werden soll vor Ablauf des auf sein Geburtsjahr folgenden Kalenderjahres. Als unterste Grenze für die Vollziehung der Impfung gilt das Alter von drei Monaten. Dabei ist jedoch zu betonen, daß die Grenze nur für die regulären Impfungen einzuhalten ist. Kommt irgendwo ein Pockenfall zur Beobachtung und handelt es sich darum, die gesamte Umgebung dieses Falles zu impfen, so dürfen selbst Neugeborene nicht davon ausgeschlossen werden. Ich habe es zweimal bei solchen Gelegenheiten erlebt, daß die von der Impfung verschonten Säuglinge an den Pocken erkrankten und starben. Man braucht sich in solchen Fällen um so weniger vor der Impfung in so zartem Lebensalter zu scheuen, als die Kinder durchgehends den kleinen Eingriff ohne Schwierigkeit überwinden. Liegen solche Ausnahmefälle nicht vor, so ist der geeignetste Zeitraum für die Vornahme der Impfung das Alter zwischen fünf und zehn Monaten. Die Kinder vertragen die kleine Störung ihres Befindens in dieser Zeit relativ gut. Ältere Säuglinge werden in der Regel mehr durch die allgemeinen Störungen mitgenommen. Sie sind unruhig, schlafen wenig und sind schwer vom Kratzen abzuhalten, so daß die Gefahr der Sekundärinfektion naherückt.

Voraussetzung für die Vornahme der Impfung ist eine gute Gesundheit des Kindes. Der Impfarzt muß also die Kinder vor der Vornahme der Impfung besichtigen und die begleitenden Angehörigen über den Gesundheitszustand der Impflinge befragen. Kinder, die an schweren akuten oder chronischen, die Ernährung stark beeinträchtigenden oder die Säfte verändernden Krankheiten leiden, sollen in der Regel nicht geimpft und nicht wiedergeimpft werden. Bei akuten Infektionskrankheiten, Scharlach, Masern, Diphtherie, Keuchhusten, Varicellen, ist die Impfung im allgemeinen kontraindiziert, ebenso bei Tuberkulose, starker Rachitis, Skrofulose, bei schlechtem Ernährungszustande (Pädatrophie) und bei Erkrankungen des Respirations- und des Verdauungstraktus. Ekzeme, Impetigo, Psoriasis, floride Syphilis, Ohreiterungen und Entzündungen der Augen kontraindizieren die Vornahme der Vaccination. Dem Ermessen des Impfarztes bleibt es natürlich überlassen, im Einzelfalle die Entscheidung zu treffen.

Um nach Möglichkeit die Übertragung ansteckender Krankheiten bei dem öffentlichen Impftermin zu vermeiden, trifft das deutsche Impfgesetz die Bestimmung, daß Impfpflichtige aus einem Hause, in welchem ansteckende Krankheiten, wie Scharlach, Masern, Diphtheritis, Croup, Keuchhusten, Flecktyphus, rosenartige Entzündungen oder die natürlichen Pocken herrschen, zum allgemeinen Termin nicht gebracht werden dürfen.

Die Wahl der Jahreszeit ist für das Impfgeschäft relativ gleichgültig, nur empfiehlt es sich, nicht gerade in den heißen Sommermonaten zu impfen, weil das Auftreten des Vaccinefiebers bei hoher Außentemperatur den Kindern ev. mehr zu schaffen macht als sonst. Auch kommen in dieser Zeit häufig Darmstörungen vor. Das deutsche Impfgesetz legt die öffentlichen Impftermine in die Monate Mai bis September mit Ausnahme von Juli und August. Die Wintermonate werden vermieden mit Rücksicht auf den Transport der Kinder zum Impf- und Nachschautermin, um nicht unnötig die Erkältungsgefahr heraufzubeschwören.

Eine besondere Behandlung der Kinder nach erfolgter Impfung ist nicht erforderlich. Oberste Pflicht ist die größte Reinlichkeit, namentlich auch der Wäsche. Das tägliche Baden braucht auch in den ersten sechs Tagen nicht ausgesetzt zu werden, doch ist beim Abtrocknen sehr darauf zu achten, daß man die Pusteln nicht verletzt. Während des Höhepunktes der Pustelbildung in der zweiten Woche nimmt man lieber nur tägliche Waschungen vor; gebadet wird dann erst wieder nach völliger Eintrocknung der Pockenschorfe. Von größter Wichtigkeit ist es, darauf hinzuwirken, daß die Kinder an ihren Pusteln weder reiben noch kratzen, Beschneidung der Fingernägel und Reinhaltung der Hände ist dringend geboten, um Sekundärinfektionen zu vermeiden. Vor Berührung mit Personen, die an Hautausschlägen (Ekzem), an eiternden Geschwüren oder an Erysipel erkrankt sind, müssen die Impflinge sorgfältig geschützt werden, um die Übertragung von Krankheitskeimen in die Impfstellen zu verhüten und andererseits die Vaccine nicht auf andere zu übertragen. Das Zusammenschlafen mit solchen kranken Personen, gemeinsame Schwämme und Handtücher, gemeinsames Badewasser bringen Gefahr.

Die Ernährung des Kindes kann unverändert bleiben. Bei günstigem Wetter darf es ins Freie gebracht werden, nur sind im Hochsommer die heißen Tagesstunden und die direkte Sonnenhitze zu vermeiden. Bei Wiederimpflingen empfiehlt es sich, wegen der meist auftretenden Achseldrüsenschwellung den Arm zu schonen und deshalb vom dritten Tage an das Turnen zu vermeiden.

Die Pusteln bedürfen in der Regel keiner besonderen Behandlung. Zur Beförderung des Eintrocknungsprozesses kann man allenfalls etwas Puder, Zinkoxyd, Reispuder oder dgl. aufstreuen. Paul empfiehlt dazu eine Mischung von Dermatol, Zinkoxyd āā 10, Amylum, Talkum āā 40, ein Pulver, das in Pudersäckchen aus Gaze gefüllt und in Pappchächtelchen aufbewahrt wird. Ein einfacher Verband ist von vornherein nur unter den oben angegebenen Verhältnissen: Ekzem der Angehörigen, Prurigo usw., geboten. Später, wenn die Pusteln sich öffnen und Sekret heraussickert, das an der Wäsche festklebt, ist solch ein luftiger Gazeverband ebenfalls am Platze.

Bei intensiveren Entzündungserscheinungen (starker Ausbildung der vaccinalen Areola) ist es nicht ratsam, die vielfach üblichen Vaselineläppchen zu applizieren. Man verhindert dadurch die freie Ausdünstung des Impffeldes und verzögert die Eintrocknung der Pusteln. Dagegen empfiehlt es sich, häufig gewechselte Kompressen aufzulegen, die in geeistes Bleiwasser getaucht sind. Voigt verordnet folgendes Vorgehen: Man lege 15 bis 20 Minuten lang, in jeder Minute drei- bis viermal, eine in geeistes steriles Wasser oder

Bleiwasser getauchte Kompresse auf, tupfe nachher ab und pudere die Stelle ein. Ein bleibender feuchter Verband ist weniger ratsam, weil dadurch die Pustelhülle erweicht wird und platzt.

Treten postvaccinale Exantheme auf, die mit Juckreiz verbunden sind, so bringt das Abtupfen der Haut mit 1%igem Mentholspiritus Linderung. Auch das Einpudern mit Zinkoxyd oder dgl. ist wohltuend.

Die Nachschau wird frühestens am sechsten, spätestens am achten Tage nach der Impfung vom Impfarzt vorgenommen. Man wählt in der Regel den siebenten Tag. Die Erstimpfung hat nach dem deutschen Impfgesetze als erfolgreich zu gelten, wenn wenigstens eine Pustel zur regelmäßigen Entwicklung gekommen ist. Bei der Wiederimpfung genügt für den Erfolg schon die Bildung von Knötchen oder Bläschen an der Impfstelle.

Ist die Impfung bei der Erstvaccination erfolglos geblieben, so ist es ratsam, sofort eine Nachimpfung vorzunehmen. Bleibt auch dann die Impfung ohne Erfolg, handelt es sich also um den seltenen Fall einer natürlichen Immunität gegen die Vaccine, so darf man trotzdem noch nicht annehmen, daß hier für das ganze Leben ein sicherer Schutz gegen die Erkrankung an Pocken besteht. Es empfiehlt sich vielmehr, beim drohenden Ausbruch einer Epidemie auch solche Individuen wieder zu impfen. Die Bestimmung der Revaccination im zwölften Lebensjahre wird natürlich durch den negativen Ausfall der ersten Impfung ebenfalls nicht berührt.

Klinik der Vaccination. Kein Exanthem entwickelt sich mit solcher stereotypen Gleichmäßigkeit wie das der Schutzpocken. In den ersten drei Tagen bietet die Impfstelle lediglich die Zeichen der traumatischen Reaktion. Die Stärke der traumatischen Reaktion ist natürlich verschieden, je nach der Tiefe und Länge des Schnittes, sowie nach der Struktur der Haut und ihrer individuellen Empfindlichkeit. In der ersten Viertelstunde nach Vollziehung des Impfaktes bildet sich eine Rötung in der Umgebung der Impfschnitte, mitunter auch eine Quaddel, die von einem roten Hofe umgeben ist. Schon in den ersten Stunden gehen diese Erscheinungen wieder zurück. Eine leichte Rötung hält sich vielleicht noch bis zum zweiten Tage; dann verschwindet auch diese, und am dritten Tage ist nur noch ein bräunliches Schüppchen auf normaler Haut zu sehen.

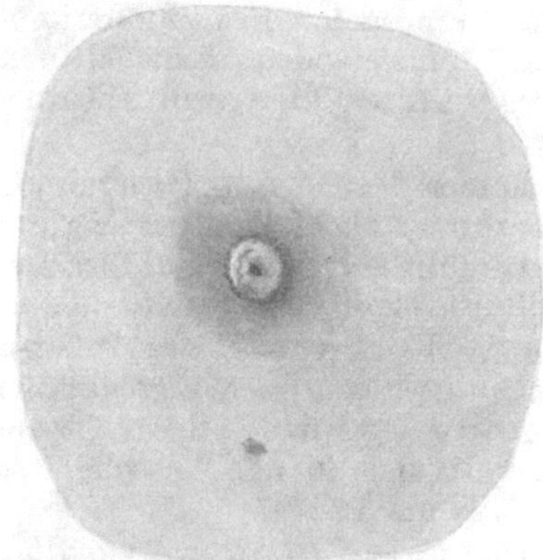

Abb. 413. Vaccinebläschen[1]) mit Aula und beginnender Area (9 Tage post vaccinationem).

Neues Leben kommt in die Impfstellen am Schluß des dritten oder am Beginn des vierten Tages. Jetzt treten die spezifischen vaccinalen Wirkungen in Erscheinung. Die Impfstellen röten sich und schwellen zu kleinen halbkugeligen hochroten Knötchen und Papeln an, die sich am nächsten Tage vergrößern und eine abgeplattete Spitze annehmen. Vom fünften Tage an ist die Effloreszenz von einem schmalen hyperämischen Hofe, der Aula, umgeben (Abb. 413). Die Impfpapel hebt sich pilzähnlich aus der Aula heraus, gerade so wie die Mamillarpapille aus dem Warzenhof. Wegen dieser Ähnlichkeit wird sie von Pirquet Papille genannt.

[1]) Abb. 413, 414 u. 415 verdanke ich der Freundlichkeit des Herrn Prof. v. Pirquet.

Die Kuppe der Impfpapel verwandelt sich am fünften Tage in ein transparentes Bläschen; die volle Blüte hat die Impfpocke am siebenten Tage erreicht. Sie stellt dann ein rundes oder ovales linsengroßes Bläschen mit abgeplatteter Kuppe und steil abfallenden Wänden dar, das eine zentrale Delle besitzt. Diese zentrale Depression trägt einen gelblichen Schorf, den Wundschorf des Impfschnittes. Das Aussehen dieses „Jennerschen Bläschens" ist matt glänzend, perlfarbig, alabasterartig oder bläulichweiß, Modifikationen, die von der Dicke und Transparenz der Epidermis abhängen. Sticht man die Effloreszenz an, so tritt nur langsam ein Tropfen wasserklarer, klebriger Flüssigkeit heraus. Der ganze Inhalt kann sich nicht entleeren, da die Blase nicht einkammerig ist, sondern durch Septen in viele kleine Kammern geteilt wird. Außer der Aula, dem schmalen, hochroten Hof, der die Papel umsäumt, hat sich um diese Zeit noch ein zweiter, in die Peripherie ausstrahlender, heller Hof, die sog. Areola oder Area,

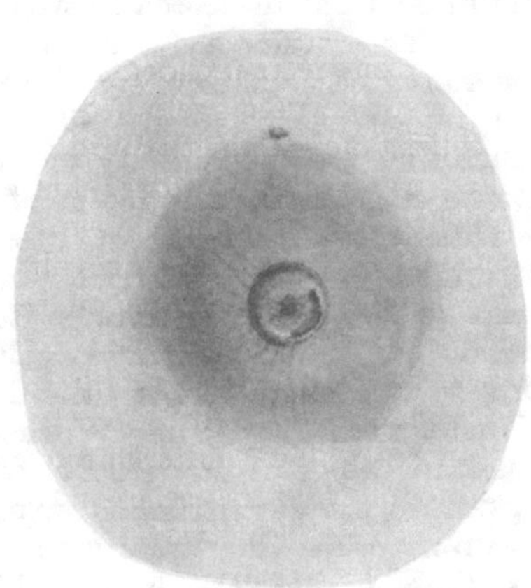

Abb. 414. Jennersche Bläschen mit Aula und Area (10 Tage post vaccinationem).

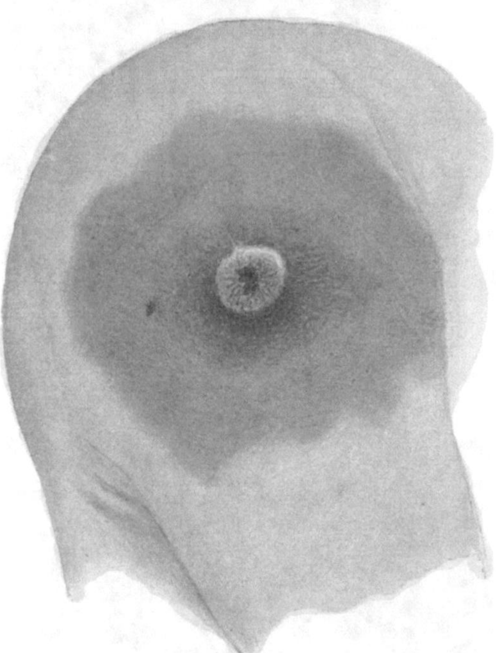

Abb. 415. Vaccinebläschen (11 Tage post vaccinationem).

gebildet, der zwischen dem siebenten und achten Tage stark aufflammt (Abb. 414). Diese mächtige, von einer Infiltration des Untergrundes begleitete Hyperämie, die Entwicklung der Areola, ist nach Pirquet die markanteste Erscheinung des Impfprozesses. In einem Umkreise von zwei, drei und mehr Zentimetern schwillt die Haut der Umgebung der Kuhpocken an, wird gleichmäßig tiefrot glänzend und erscheint härtlich wegen der Infiltration des unterliegenden Zellgewebes. Stehen, wie gewöhnlich, mehrere Pocken in nicht allzu weiter Entfernung dicht beieinander, so fließen die breiten Areolae zusammen und „die ganze Impfstelle bildet auf dem Oberarm ein einziges feurig- oder düsterrotes Plateau, das die Bläschen trägt" (Bohn). Die Verwechslung der Area mit dem Erysipel ist auf der Höhe ihrer Entwicklung oft nicht ganz ausgeschlossen, doch pflegt die scharfe Abgrenzung der Ränder nicht so ausgeprägt zu sein, wie bei der Rose. Innerhalb der Area pflegt die nächste Umgebung der Papel intensiver und dunkler gerötet zu sein; während die innere Zone eine granulierte Oberfläche trägt, hat die hellere Peripherie das Gefüge normaler Haut. Ausläufer der Area in Gestalt roter Lymphstreifen ziehen bisweilen bis zu den axillaren Lymphdrüsen hin, die geschwollen und druckempfindlich sind. Das Maximum ihrer Ausdehnung erreicht die Area am elften bis zwölften Tage.

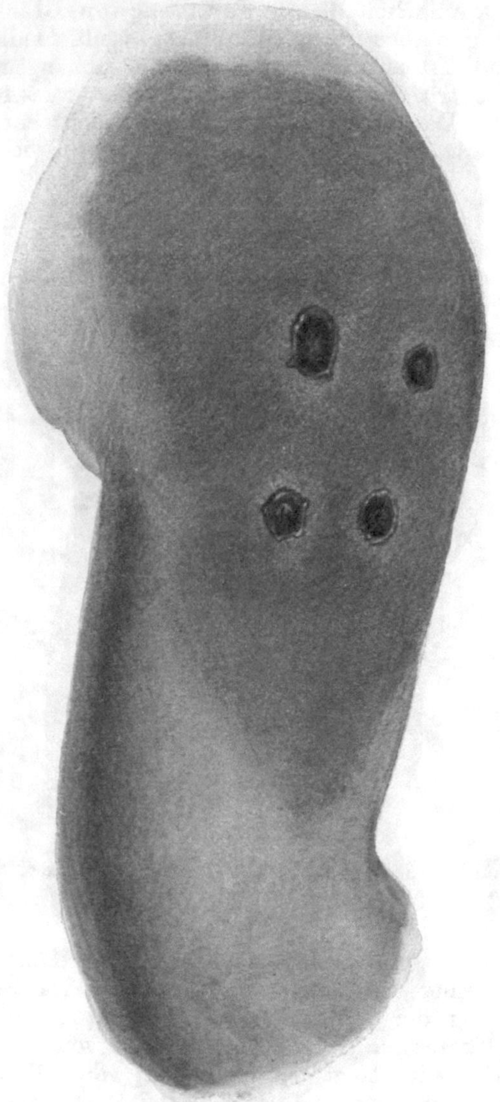

Abb. 416. Eintrocknende Vaccinebläschen mit konfluierten Areae.

Vom achten Tage ab geht im Innern der Papel eine wichtige Veränderung vor sich. Der bis dahin klare Inhalt des Bläschens trübt sich und wird eitrig. Damit verwandelt sich das perlgraue Bläschen in eine gelbliche Pustel, die bis zum elften Tage noch an Größe zunimmt. Am elften bis zwölften Tage beginnt die Austrocknung der Pusteln; die zentrale Delle vertieft sich, der flüssige Inhalt verdunstet und die festen Bestandteile der Pocken verkrusten zu einer harten festsitzenden Borke, die zuerst bernsteingelb ist und allmählich nachdunkelt. Wird die Borke abgekratzt, wie das häufig geschieht, so entsteht ein kreisförmiges Geschwür, das sich aber bald wieder mit einer dünnen sekundären Kruste überzieht. Bei ungestörter Eintrocknung fällt die Kruste nach etwa drei Wochen spontan ab und hinterläßt die bekannte charakteristische Impfnarbe. Diese ist etwas vertieft, rundlich oder oval, linsen- bis zehnpfennigstückgroß und hebt sich durch ihre auffällig weiße Farbe (infolge Pigmentmangels) scharf von der umgebenden Haut ab. Bisweilen durchziehen zarte Bindegewebsleisten den Boden der Impfnarben und verleihen ihr ein geripptes Aussehen.

Die subjektiven Erscheinungen bestehen nach den Angaben erstmalig geimpfter Erwachsener in lebhaftem Juckreiz der Impfstellen, der am dritten oder vierten Tage einsetzt. Später, vom achten bis zehnten Tage, macht sich die Entzündung durch Schmerzen am Arm und in der Achselhöhle bemerkbar, während bei der Abheilung der Pusteln wieder lebhafter Juckreiz auftritt.

Vaccinefieber. Bisweilen treten schon am vierten Tage nach Ablauf des Inkubationsstadiums leichte abendliche Temperatursteigerungen auf. Die

Regel aber ist, daß mit dem Einsetzen der Areola, also am siebenten bis achten Tage, ein treppenförmig ansteigendes, remittierendes Fieber auftritt, das etwa zwei Tage dauert und sich zwischen 38,2 und 40° C bewegt. Form und Höhe der Temperaturkurve ist aber großen Schwankungen unterworfen. Mit dem Maximum der vaccinalen Erscheinungen, also mit dem Beginn der Eintrocknung, pflegt das Fieber kritisch abzufallen. Die Höhe des Fiebers ist in der Regel abhängig von der Größe der Areolabildung. Dementsprechend haben Säuglinge, die nur eine geringe Areabildung zeigen, meist nur geringe oder gar keine Temperaturen. Der Puls ist der Temperatur entsprechend beschleunigt. Die Störungen des Allgemeinbefindens auf der Höhe des Fiebers bestehen in Unruhe, Appetitlosigkeit, Reizbarkeit und Schlaflosigkeit. Erwachsene klagen über Kopfschmerzen, Mattigkeit und zuweilen über Brechreiz.

Über das Verhalten der Leukocyten bei der Vaccine hat Sobotka sehr eingehende Studien gemacht. Danach geht die Vaccine mit einer Leukocytose einher, die am häufigsten am dritten oder vierten Tage der Impfung auftritt, dann etwa drei bis vier Tage anhält, um durchschnittlich am siebenten bis achten Tage von der Impfung an gerechnet, abzufallen. Die Abnahme der Leukocytenzahl dauert drei bis fünf Tage. Am zehnten bis zwölften Tage nach der Impfung tritt wiederum Leukocytose auf, deren Dauer zwei bis sechs Tage beträgt. Die Höhe der ersten Leukocytose beträgt zwischen 12 000 und 23 000, die der zweiten zwischen 10 000 bis 17 000.

Gewicht, Appetit, sowie Art und Menge der Stühle werden durch den Prozeß nicht beeinflußt.

Gelegentlich kommen kleine Abweichungen von diesem regulären Verlauf der Vaccine vor. Bei hohen Außentemperaturen, großer Sommerhitze oder überheizten Stuben im Winter kann bei kräftigen Kindern der ganze Prozeß der Vaccineentwicklung um einen bis zwei Tage früher eintreten als normal, während unter anderen umgekehrten Verhältnissen gelegentlich das Gegenteil beobachtet wird. Starke Verdünnung der Lymphe verzögert ebenfalls den Entwicklungsgang.

Interessant ist die Veränderung des Stadiums der Latenz, das statt drei Tagen glegentlich vier, fünf, sieben Tage betragen kann. Mitunter findet man diese Verlängerung der Inkubationszeit nur bei einer oder zwei Pusteln, während die anderen sich in normaler Frist entwickeln. Dabei zeigt sich die interessante Tatsache, daß die später zur Entwicklung kommende Effloreszenz die ersten durch beschleunigte Entwicklung einzuholen versucht. Die Höhe der Areabildung wird von beiden gleichzeitig erreicht, nur die Papel der später entwickelten Pustel hinkt in der Regel etwas nach. Diese „schlafenden Keime", wie Pirquet solche Impfstellen nennt, können durch äußere Ursachen, z. B. durch ein Bad oder durch den Ablauf der vaccinalen Entwicklung der anderen Keime erweckt werden.

Ein bemerkenswertes Verhalten zeigt der Vaccineverlauf bei schwer anämischen Kindern. Die Areabildung ist hier nur angedeutet. Anzeichen einer solchen finden sich oft nur vom zehnten bis zwölften Tage oder sie bleibt ganz aus (kachektische Reaktion); die Papel dagegen wächst über das gewöhnliche Maß hinaus. Das Fieber ist entsprechend der geringen Areabildung sehr gering oder fehlt ganz.

Eine während des Vaccineverlaufes auftretende Albuminurie gehört zu den Seltenheiten und ist als febrile Albuminurie aufzufassen. Nephritis als alleinige Folge der Vaccine kommt nicht vor.

Klinik der Revaccination. Während bei der Erstimpfung ein durchaus einförmiger und regelmäßiger Verlauf der Vaccineerscheinungen vorherrscht, ist die Revaccination durch eine große Mannigfaltigkeit der Symptome ausgezeichnet. Im allgemeinen treten die spezifischen Reaktionen bei Wiedergeimpften schneller ein und verlaufen mit geringerer Intensität. Je größer der Zeitraum zwischen der ersten und zweiten Impfung ist, desto mehr nähert sich das Verhalten des Impfverlaufes dem Charakter der Erstimpfung, und je kleiner der trennende Zeitraum ist, desto kürzer ist die Reaktionszeit und desto geringer die spezifischen Erscheinungen. Die einzelnen Impfstellen können verschiedenes Verhalten zeigen; alle möglichen Grade der Abstufung und Abkürzung des Prozesses können zustande kommen.

Unsere neueren Kenntnisse über die Vorgänge bei der Revaccination verdanken wir besonders den interessanten Untersuchungen v. Pirquets, dessen Ausführungen ich deshalb bei der Detaillierung der Erscheinungen hier in der Hauptsache folgen muß.

Wo es zu einer Areaentwicklung kommt, sind Farbe und Form von der Erstvaccination nicht verschieden, ebenso ist die Infiltration des subkutanen Zellgewebes prinzipiell ähnlich, wenn auch gewöhnlich viel weniger stark. Die Ausbildung der Papille ist bei den Revaccinierten ungemein verschieden. Bisher benutzte man die Papille gewöhnlich als Einteilungsprinzip und unterschied den vollen Erfolg der Revaccination von dem unvollkommenen oder modifizierten, je nachdem es zu einer Eiterbildung kam oder nicht. Eine Schwierigkeit lag dabei von vornherein darin, daß eine Abgrenzung zwischen papulös, vesikulös und pustulös meist schwerer gelingt als bei der Erstvaccination. Pirquet wählte daher die Area als Einteilungsprinzip und unterschied zwei Gruppen der Reaktionsformen, zwischen denen freilich wieder Übergänge bestehen. Er unterscheidet 1. die Reaktionsformen mit beschleunigter Areabildung, 2. Reaktionsformen ohne Areabildung.

Reaktionsformen mit beschleunigter Areabildung. Der Typus der beschleunigten Areareaktion zeigt sich am schönsten bei Personen, die viele Jahre nach der ersten Impfung revacciniert werden. Während die traumatische Reaktion genau so verläuft wie bei der Erstvaccination, ist das Stadium der Latenz um einen Tag kürzer. Die Bildung der Papeln erfolgt also bereits nach 48 Stunden, während sie bei Erstimpflingen drei Tage erfordert. Die Papel wächst relativ rasch, so daß die Differenzierung von Aula und Papille aus einer viel größeren Papel als bei der Erstvaccination erfolgt. Besonders eingeengt ist im Gegensatz zur Erstimpfung das Aularstadium. Während sich bei der Erstvaccination die Aula als schmaler Saum um die Papille bildet und erst nach einigen Tagen die Area in Gestalt einer weit in die Umgebung reichenden entzündlichen Röte aufflammt, tritt die Aula bei der Revaccination gleich als breiter Hof auf, der bereits in seinen zackigen Ausläufern die Anzeichen der Areabildung an sich trägt und nun schnell in die Area übergeht. Dieses rasche Anwachsen der Areola ist das hervorstechenste Merkmal dieser Reaktionsform; da das Maximum der Areabildung stets bedeutend früher erreicht wird als bei der Erstimpfung, so spricht Pirquet deshalb von beschleunigter Areareaktion.

Gewöhnlich ist die maximale Ausdehnung des Prozesses auch viel geringer als bei der Erstvaccination. In einzelnen Fällen aber, namentlich bei Erwachsenen, sind die entzündlichen Erscheinungen sehr bedeutend und werden von hohem Fieber und starken Allgemeinerscheinungen begleitet. Pirquet bezeichnet diese Form als hyperergisch beschleunigte Reaktion. Dabei entsteht zwei bis drei Tage nach der Differenzierung von Papille und Aula eine mächtige Area, die durch vier Tage weiter wächst Anfangs erysipelähnlich hochrot, wird sie immer blasser, je mehr sie sich ausdehnt. Ebenso verliert sie die scharfrandige Hautschwellung, die sie anfangs auszeichnet. Eine leichte Schwellung überdauert aber die Hyperämie.

Wo sich eine vollkommene Ausbildung der Papel zeigt, wo dieselbe namentlich in Form und Farbe der Erstvaccination nahe kommt, zeigt sie auch dasselbe gesetzmäßige Wachstum mit dem Unterschied, daß bei ihr die Weiterentwicklung früher abgeschnitten wird. Wo es zu guter Ausbildung der Papel kommt, wächst sie oft bis zum zwölften Tage an; vom 14. Tage erfolgt rasche Eintrocknung, die mit starker Schrumpfung verbunden ist. Am 20. Tage haben die Krusten nur mehr den halben Durchmesser ihrer früheren Ausdehnung. Die Heilung erfolgt gewöhnlich mit minimaler Narbenbildung. In vielen Fällen mit beschleunigter Areareaktion kommt es aber zu geringerer Ausbildung der Papel. Alle Abstufungen von der Pustel zum gelben Bläschen und zur kleinen Kruste können vorkommen.

Die Körpertemperatur ist bei der Revaccination in der Regel nur wenig oder gar nicht gesteigert. Bei Kindern ist sie auch bei starker Areaentwicklung nicht merklich affiziert. Bei hyperergischer Areareaktion, die besonders bei Erwachsenen vorkommt, tritt mit dem Erscheinen der mächtigen Areaentwicklung auch höheres Fieber auf.

Reaktionsformen ohne Areabildung. a) Bei langem Intervall zwischen Erstimpfung und Wiederimpfung.

Neben der eben beschriebenen beschleunigten Areareaktion kann bei Revaccinierten, bei denen die Wiederimpfung durch einen langen Zeitraum, also viele Jahre, von der Erstimpfung getrennt wird, noch eine zweite Reaktionsform auftreten, bei der keine Area entsteht, sondern der spezifische Impferfolg sich mit der Ausbildung der Papel erschöpft. Die Papelbildung tritt hier durchschnittlich noch um einen Tag früher auf als bei der beschleunigten Areareaktion, so daß sie meist durch die traumatische Reaktion der Schnittwunden verdeckt wird. (Pirquet machte sie dadurch deutlich, daß er an Stelle der Impfschnitte durch Drehen eines Impfbohrers nur ganz oberflächliche Kratzeffekte anlegte.) Schon am nächsten Tage nach ihrer Entwicklung beginnt sie zu schrumpfen, oder sie entwickelt sich noch einen bis zwei Tage weiter, um dann einzutrocknen. Nach sieben Tagen sieht man gewöhnlich nur noch ein unbedeutendes bräunliches Knötchen von 1—2 mm Durchmesser. So kommt es, daß diese Art der Reaktion bei der Nachschau am achten Tage gewöhnlich nicht mehr konstatiert und der Erfolg als negativ aufgefaßt wird.

Manchmal bildet sich die Pustel etwas weiter aus. Ihre Mitte wird gelblich, bläschenartig, aber zu einer reinen Differenzierung kommt es nicht.

Das Allgemeinbefinden ist bei der Papelreaktion bis auf Juckreiz ungestört. Eine Temperatursteigerung findet nicht statt.

b) Bei kurzem Intervall zwischen Erstimpfung und Wiederimpfung.

Bei kurzem Intervall zwischen der Erstimpfung und Wiederimpfung, d. h. also bei Revaccinationen, die in den ersten Monaten nach der Erstimpfung ausgeführt werden, sind die Reaktionen noch weit rudimentärer und treten noch früher auf. Pirquet spricht daher von Frühreaktion. Dieselbe tritt innerhalb der ersten 24 Stunden bereits ein und führt zur Bildung einer Papel, die meist am zweiten bis vierten Tage bereits einzutrocknen beginnt.

Daß die spezifische Reaktion bei der Revaccination so kurze Zeit nach erfolgter Erstvaccination ganz wegfällt, daß also völlige klinische Immunität besteht, wie man früher allgemein annahm, ist sehr selten. Die vaccinalen

Frühreaktionen verlaufen im Gegenteil um so intensiver, je öfter man die Revaccination wiederholt. Pirquet hat durch Selbstimpfungen gezeigt, daß längere Zeit fortgesetzte Nachimpfungen eines bereits vaccinierten Menschen nicht etwa ergebnislos verlaufen, sondern immer wieder diese kleinen kurzfristigen charakteristischen und spezifischen Formen der Reaktion auslösen.

Anomalien des Vaccineverlaufes. Zu den durch die Einimpfung des Vaccinevirus selbst verursachten Anomalien gehören zuerst die polymorphen postvaccinalen Exantheme sowie die auf dem Blut- und Lymphwege entstandenen vaccinalen Eruptionen, die Nebenpocken und die generalisierte Vaccine. In zweiter Linie zählen dazu die durch direkte Übertragung von Pustelinhalt verursachten abnormen Lokalisationen der Vaccine auf den verschiedensten Körperstellen, namentlich an den Geschlechtsorganen und am Auge. Schließlich gehört hierher die unangenehme Komplikation der Vaccineübertragung auf ein ausgebreitetes Ekzem.

Polymorphe vaccinale Exantheme. Eine sehr interessante Anomalie, deren Ursache noch nicht völlig geklärt scheint, ist das Vorkommen von polymorphen postvaccinalen Exanthemen. Am 7. bis 14. Tage nach der Impfung entwickelt sich zuerst im Gesicht und bald darauf auch auf der Haut des Rumpfes und der Extremitäten ein roseolaähnliches, zum Teil auch morbilliformes, in anderen Fällen auch urticariaähnliches Exanthem.

An einzelnen Stellen, so z. B. mit Vorliebe auf der Beugeseite der Arme, können es diskret stehende, halblinsengroße rosa Fleckchen sein, die einen rötelähnlichen Eindruck machen und nicht konfluieren (vgl. Abb. 417 u. 418). An anderen Stellen, z. B. im Gesicht oder auf dem Rücken, sind die Fleckchen oft leicht erhaben, wachsen bis zu 12 mm Durchmesser an und konfluieren zum Teil. Zuerst rosarot, geht die Farbe der Flecke allmählich in einen braunroten Farbton über, um

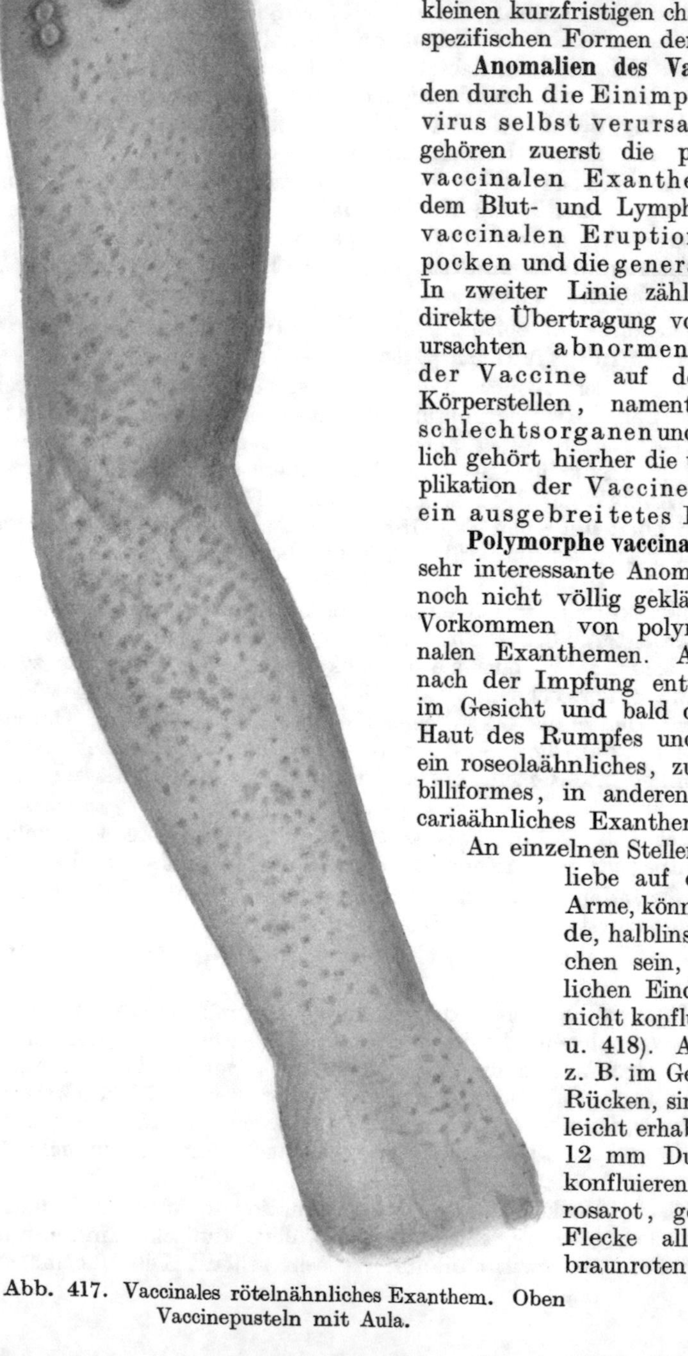

Abb. 417. Vaccinales rötelnähnliches Exanthem. Oben Vaccinepusteln mit Aula.

nachher abzublassen und für kurze Zeit leichte Pigmentierung zu hinterlassen. Man denkt zuerst an Röteln oder Masern, doch spricht gegen Röteln die fehlende Nackendrüsenschwellung und gegen Masern das Fehlen der Koplikschen Flecke, der Bronchitis und der Conjunctivitis; vor allem aber ist charakteristisch, daß der Ausschlag meist stark juckt, so daß die Kinder sich lebhaft kratzen müssen.

Durch welche Ursachen solche Exantheme bedingt sind, ist noch nicht ganz sicher. Man beobachtet sie mit größerer Häufigkeit meist bei Kindern mit empfindlicher Haut, und zwar in der Regel in den heißen Sommermonaten.

Einzelne Autoren sehen in diesem postvaccinalen Ausschlag ein Analogon zu dem Variola-rash, der als initiales Exanthem bei den echten Pocken beobachtet wird. Um eine Generalisation der Vaccineerreger, wie andere annehmen, handelt es sich wohl sicher nicht. Ich bin vielmehr geneigt, anaphylaktische Vorgänge dafür verantwortlich zu machen. Darin bestärkte mich die Beobachtung, daß von zwölf Kindern, bei denen ich solche Exantheme sah, zwei an den Impfstellen keine Impfblattern bekamen, also immun waren.

Eine nicht seltene Erscheinung sind die sog. **Nebenvaccinen, akzessorische oder akzidentelle Vaccinen.** Es sind das Nebenpocken, die in der Umgebung der durch die Impfschnitte erzeugten Schutzblattern auftreten. Sie zeigen in ihrer Entwicklung meist einen abortiven Verlauf, bleiben klein und kommen über das papulöse Stadium nicht hinaus; zu den Seltenheiten gehört es, wenn sie das Stadium der Bläschen erreichen und sich mit einem kleinen Hof umgeben.

Die einfachste Erklärung für die Entstehung solche Nebenvaccinen wäre die Annahme, daß hier beim Impfakt eine Übertragung der Lymphe auf exkoriierte Stellen der benachbarten Haut stattgefunden hat, oder daß die Kinder sich selbst durch Kratzen das Virus in die Umgebung der Schutzpocken impften. Für einen Teil der Fälle mag das auch zutreffen. In den meisten Fällen aber muß der Vorgang auf andere Weise

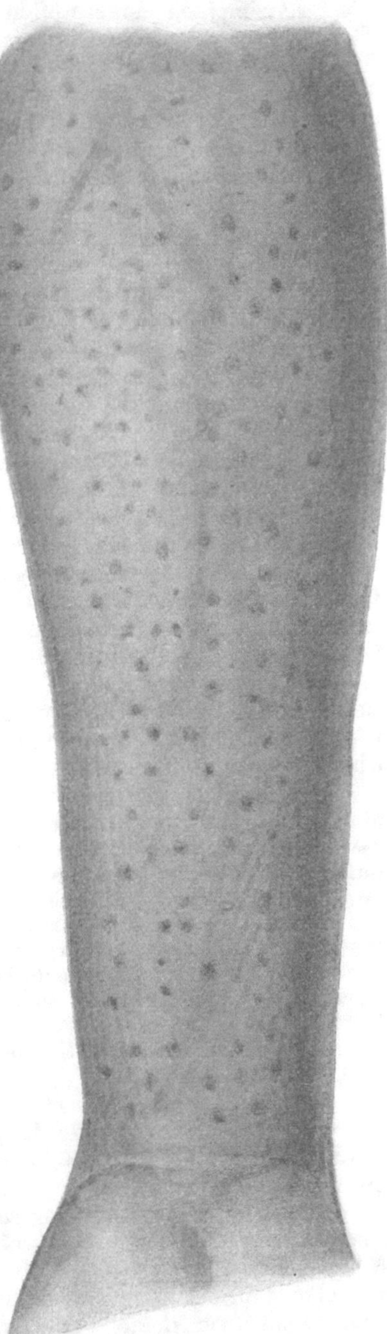

Abb. 418. Vaccinales Exanthem am Unterarm.

erklärt werden. Auffällig ist es nämlich, daß diese Nebenpocken in der Regel zu gleicher Zeit in größerer Zahl in einem Moment auftreten, wo die durch die Schutzimpfung eingeimpften regulären Blattern bereits auf der Höhe ihrer Entwicklung angelangt sind. Das spricht sehr für die Annahme, daß die Vaccineerreger hier auf dem Lymphwege in die Umgebung eingeschleppt wurden und dort lokale Eruptionen erzeugten. Ihr abortiver Verlauf erklärt sich ganz ungezwungen durch die Überlegung, daß der Geimpfte bei ihrem Auftreten schon einen gewissen Grad von Immunität erlangt hat, und daß die Weiterentwicklung der Nebenvaccinen durch Perfektwerden der Immunität unterbrochen wird.

Vaccine generalisata. Weit seltener als die Nebenvaccinen ist eine Komplikation des normalen Verlaufes der Schutzpocken, die als generalisierte Vaccine oder Vaccinia universalis bezeichnet wird und sich als ein allgemeiner, über den ganzen Körper verbreiteter Kuhpockenausschlag präsentiert. Früher faßte man unter der Bezeichnung Vaccine generalisata die verschiedensten Dinge zusammen. Man rechnete dazu die polymorphen allgemeinen Ausschläge, die wir oben kennen lernten; ferner alle während der Entwicklung und Involution der Schutzpocken an anderen Hautstellen auftretenden vaccinalen Pustelausschläge, mochten sie sich auf gesunder oder bereits pathologisch veränderter Haut entwickeln. Heute verstehen wir unter generalisierter Vaccine ausschließlich den sehr seltenen, auf hämatogenem Wege entstandenen vaccinalen Pustelausschlag.

Etwa am neunten bis zehnten Tage nach der Impfung, wenn das Vaccinefieber bereits nachgelassen hat, tritt ein allgemeines vaccinales Exanthem auf. Die Pusteln bleiben klein und heilen ohne Narbenbildung ab. Sie zeigen sich mitunter nur an einzelnen Körperstellen, mitunter sind sie fast über den ganzen Körper verbreitet. Auch auf der Mundschleimhaut werden Pocken beobachtet. Chalybäus berichtet [1]), daß er einmal mehrere dieser charakteristischen Pocken habe abimpfen können und deren Lymphe mit Erfolg weiter übertragen habe. Das gelingt aber nicht immer.

Die Bedingungen für die Entwicklung der generalisierten Vaccine sind noch nicht ganz klar. Die Beobachtung, daß sie namentlich bei frischer Variolavaccine der ersten und zweiten Generation auftritt, könnte es wahrscheinlich machen, daß die Virulenz der Lymphe die Hauptrolle dabei spielt. Man könnte sich also vorstellen, daß, da die Lymphe noch nicht genügend im Tierkörper abgeschwächt ist, der vaccinale Prozeß nicht auf eine lokale Eruption beschränkt bleibt, sondern zu einem allgemeinen Exanthem führt. Aber neben der Virulenz müssen vor allem auch individuelle Momente bei den Geimpften mitwirken, wenn es zur generalisierten Vaccine kommen soll. Sonst wäre es nicht erklärlich, daß dieselbe Lymphe, die in dem einen Fall eine Vaccinia universalis verursacht, bei 95 gleichzeitig Geimpften keinerlei Nebenerscheinungen hervorruft. Über einen solchen Fall berichtet Chalybäus.

Durch direkte Übertragung von Pustelinhalt auf andere Körperstellen verursachte **vaccinale Eruptionen (Vaccine secundaria)** sind nicht ganz seltene Erscheinungen, was ja bei der großen Infektiosität des Vaccinevirus nicht befremdlich ist.

Meist ist es der Impfling selbst, der beim Reiben oder Kratzen an den Pusteln seine Finger mit Impfstoff infiziert und nun beim Kratzen an anderen Körperstellen sich selbst die Vaccine inokuliert (Autoinokulation). Voraussetzung für das Zustandekommen solcher sekundärer Vaccine ist aber immer eine, wenn auch kleine Verletzung des Epithels, wie sie schon durch leichtes

[1]) Die staatliche Lymphanstalt und die Gewinnung tierischer Schutzpockenlymphe in Dresden, Dresden 1911.

Kratzen entstehen kann. Aus der geschilderten Art der Übertragung sind die Prädilektionsstellen solcher versprengter Pusteln schon ersichtlich: Im Gesicht, am Kopf, an den vorderen Rumpfpartien, an den Armen und an den Genitalien, dagegen nicht in den oberen Partien des Rückens. Die Immunität gegen diese Art der Übertragung tritt erst am zwölften Tage nach der Impfung ein, wenn das ganze Hautorgan immun geworden ist.

Die sekundären Pusteln sind im allgemeinen etwas kleiner als die primären Pusteln am Oberarm und machen einen beschleunigten Entwicklungsgang durch, so daß sie die primären Pusteln gewissermaßen einholen.

Natürlich besteht die Möglichkeit, daß der Impfling auch auf andere Personen die Vaccine überträgt. Das kann entweder durch den mit Pustelinhalt infizierten Finger oder aber durch Zwischenträger, z. B. Kleidungsstücke, Schwämme, Badewasser oder dgl., geschehen.

Vaccineerkrankung der Genitalien. Beim Knaben können auf der Haut des Scrotums sekundäre Vaccinepusteln entstehen, beim Mädchen an der Vulva (vgl. Abb. 419). Die Pusteln entwickeln sich ganz analog den primären Impfblattern und sind von einem breiten roten Hof umgeben; mitunter stehen mehrere zusammen und konfluieren. Bei einem lockeren Gewebe kommt es dabei oft zu einem ausgebreiteten entzündlichen Ödem der Umgebung. Der Heilungsprozeß verläuft in den meisten Fällen ganz analog dem der primären Impfpusteln, indem die Blattern eintrocknen. Bisweilen kommt es durch Reiben an den inneren Schenkelflächen oder an Kleidungsstücken zum Platzen der Pusteln, und es entstehen Geschwüre von Linsen- bis Pfennigstückgröße, die schmierig belegt sind und am Rande den Rest der Pustelhülle in Gestalt eines schmalen weißlichen Saumes zeigen. Die Inguinaldrüsen sind dabei leicht geschwollen und druckempfindlich. Nach einigen Tagen reinigen sich die Geschwüre und heilen. Kommt der Fall erst zur Beobachtung, wenn sich solche Ulcera ausgebildet haben, so kann manchmal die Differentialdiagnose gegen nässende, syphilitische, zerfallene Papeln erwogen werden, namentlich wenn sich auch in der Analfalte vaccinale Ulcera gebildet haben. Der akute entzündliche Hof in der Umgebung der Geschwüre, der helle Saum am Geschwürsrand, vor allem aber Anamnese und Verlauf sichern meist bald die Diagnose.

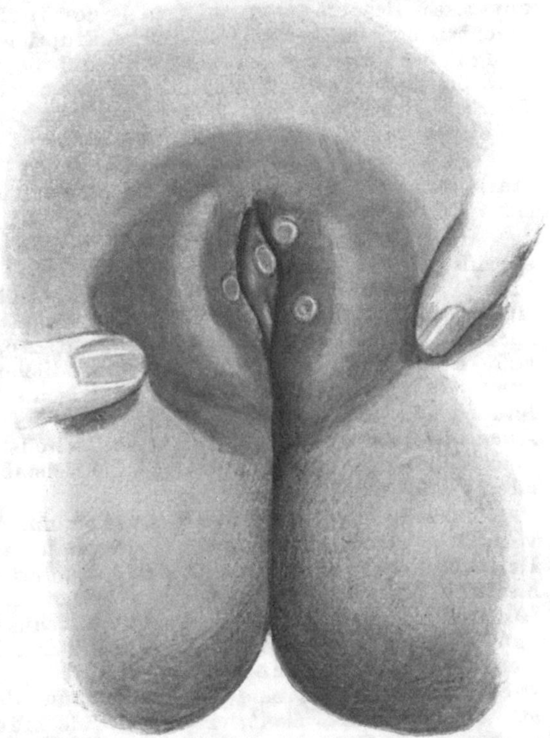

Abb. 419. Sekundäre Vaccinepusteln an der Vulva.

Vaccine-Ophthalmie. Verhängnisvoller kann die Übertragung der Vaccine auf das Auge werden. Nicht nur der Impfling selbst, sondern auch seine Umgebung, Geschwister, Mutter, Pflegerinnen usw. sind gefährdet. So beobachtet man z. B. derartige Infektionen, wenn ein noch ungeimpftes Kind mit einem geimpften in demselben Bett schläft oder in demselben Badewasser badet, wenn die Pflegerin oder die Mutter nach der Reinigung der Impfblattern ihre Finger nicht gründlich säubert.

Nicht nur der Lidrand, auch Conjunctiva und Cornea können ergriffen werden; das Leiden ist meist einseitig. Am häufigsten ist der Lidrand, namentlich der intermarginale Teil befallen (Vaccinola des Lidrandes). Der gewöhnliche Sitz ist einer der Lidwinkel des unteren Augenlides. Hier entwickelt sich zunächst ein Knötchen, das sich schnell in ein Bläschen mit trübem Inhalt verwandelt. Schon nach kurzer Zeit des Bestehens wird die Pusteldecke unter der Einwirkung der Tränensekretion und des Lidschlages mazeriert. Die Pustel platzt und verwandelt sich in ein flaches Geschwür mit schmutziggelbem Belag. Durch Konfluenz mehrerer solcher Geschwüre können größere Ulcera von 1 cm Durchmesser mit stark infiltrierter Basis und speckigem Belag entstehen, die sich über den Lidrand hinweg auf die äußere Haut erstrecken. Durch Kontaktinfektion entwickeln sich oft auch auf dem gegenüberliegenden Lidrand und in der Nachbarschaft der ersten Pustel neue Eruptionen. Infolge der starken Entzündung in der Umgebung der Geschwüre sind die Augenlider stark geschwollen und ödematös, so daß sie kaum geöffnet werden können. Aber auch noch weit über das Gebiet der Lider hinaus kann sich das entzündliche Ödem im Gesicht verbreiten, so daß der Fall mitunter einen erysipelähnlichen Eindruck macht.

Die Conjunctiva palpebrarum zeigt Chemosis; die Tränensekretion ist stark vermehrt. Gewöhnlich ist die präaurikulare Lymphdrüse entzündlich geschwollen und druckempfindlich.

Nicht selten ist gleichzeitig auch die Conjunctiva bulbi oder palpebrarum spezifisch beteiligt, indem sich auch hier ganz analoge Pusteln und Geschwüre bilden. Eine primäre Erkrankung der Bindehaut ist seltener. Die Pustelchen sitzen dann gewöhnlich in der Übergangsfalte. Der Prozeß kann von leichtem Fieber bis 38,5°, Kopfschmerzen, Mattigkeit, Appetitlosigkeit begleitet sein. Nach acht bis zehn Tagen pflegen die entzündlichen Erscheinungen zurückzugehen, das Ödem schwillt ab, die Geschwüre reinigen sich und heilen meist ohne Narbenbildung. Zu schwereren Störungen kann die Beteiligung der Cornea führen. Auch hier kann die vaccinale Infektion bisweilen primär auftreten. Weit häufiger aber ist die gleichzeitige Erkrankung bei bestehender Vaccineinfektion mit Blepharitis oder Conjunctivitis.

Die Erkrankung der Cornea kann nach Schirmer einmal dadurch verursacht werden, daß durch Mazeration in dem reichlichen Conjunctivalsekret Epitheldefekte entstehen, die sich sekundär mit den im entzündlichen Bindehautsack vorhandenen Eitererregern infizieren. Die Folge sind oberflächliche Geschwüre oder Infiltrate, die schon nach wenigen Tagen zur Ausheilung kommen, ohne Spuren zu hinterlassen. Ernster jedoch ist nach Schirmer die Keratitis profunda postvaccinolosa, bei der sich etwa acht Tage nach Beginn der vaccinalen Blepharitis eine auf das Zentrum der Hornhaut lokalisierte, tief gelegene Trübung entwickelt; eine begleitende Iritis ist dabei die Regel. Mitunter kommt es zur Panophthalmie und zum Verlust des Auges. Meist aber geht der Prozeß nach sehr protrahiertem Verlauf innerhalb von etwa drei Monaten in Heilung über unter Hinterlassung von Leukomen, Synechien und mehr oder minder großer Herabsetzung der Sehkraft.

Zur Behandlung der Vaccineophthalmie empfehlen sich feuchte Umschläge mit Borwasser und bei Gefährdung der Iris Einträufelungen von Atropin. Wichtig ist auch der Schutz des gesunden Auges durch einen Zelluloidverband.

Eccema vaccinatum. Eine sehr gefürchtete Komplikation ist ferner die Vaccineübertragung auf ein Ekzem. Meist handelt es sich dabei nicht um Autoinokulation — denn in der Regel wird es vermieden werden, an

Ekzem erkrankte Kinder der Impfung zu unterziehen — sondern vielmehr um Übertragungen vom Impfling auf ein mit Ekzem behaftetes Kind der Umgebung. Die Infektion kann auch hier durch Berührung mit dem durch Pustelinhalt infizierten Finger geschehen, aber es gibt noch mancherlei

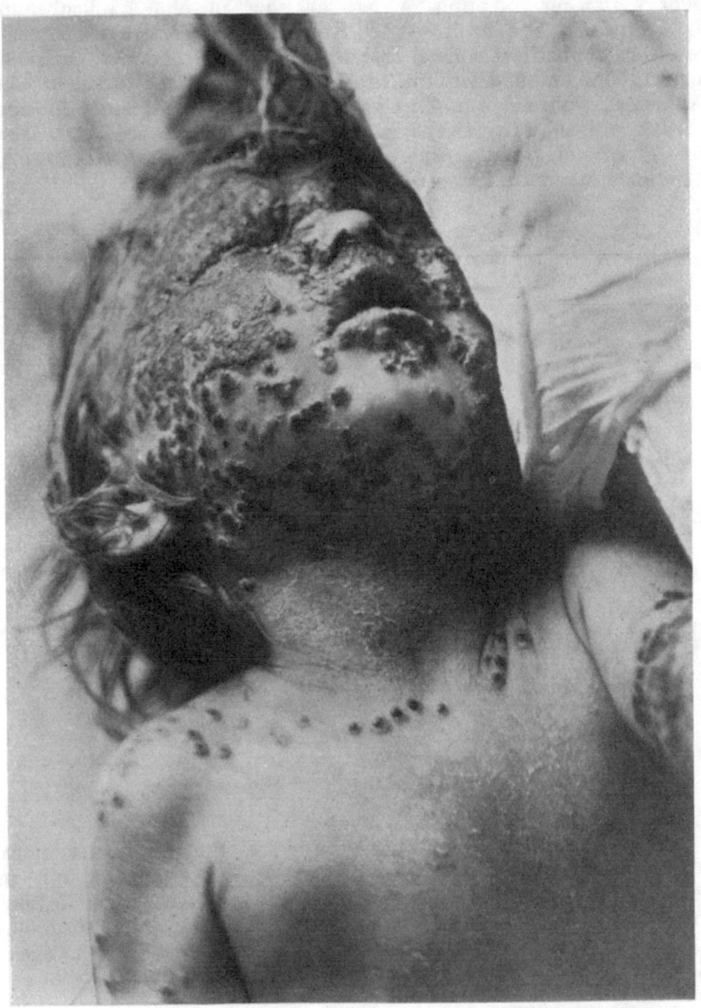

Abb. 420. Eccema vaccinatum und generalisierte Vaccine (nach Géronne[1]).

andere Gelegenheitsursachen, durch welche die Infektion vermittelt wird, so z. B. die schlechte Gewohnheit, geimpfte Kinder mit anderen Geschwistern in demselben Bette schlafen zu lassen, selbst wenn letztere an Hautkrankheiten leiden, oder die Benutzung gemeinsamen Badewassers u. dgl.

Das erste Zeichen der Vaccineübertragung macht sich nach Paul, dessen Beschreibung des Krankheitsbildes mit meinen Beobachtungen übereinstimmt, etwa drei bis vier Tage nach erfolgter Infektion durch eine allgemeine Verschlechterung

[1]) Berlin. klin. Wochenschr. 1910, Nr. 4.

bemerkbar, d. h. trockene Ekzeme treten in das nässende Stadium und bei nässenden Ekzemen gewinnen entzündliche Rötung und Schwellung bedeutend an Intensität. Handelt es sich um ein Ekzem des Gesichts, so erscheint dieses stark gedunsen, während die Lymphdrüsen am Halse geschwollen sind. Die Oberfläche der von der Vaccineinfektion betroffenen Stellen ist anfangs von schmutziggrauer oder weißlicher Färbung, welche nachher in eine häßlichbraune, hämorrhagische übergeht. Das freiliegende Korium zeigt im weiteren Verlaufe ein höckeriges, durch oberflächliche Substanzverluste infolge der partiellen eitrigen Einschmelzung des entzündlich infiltrierten Kutisgewebes förmlich bienenwabenartiges Aussehen, während am Rande des Ekzems, wohl auch in scheinbar gesunder Haut gelegen, zahlreiche konfluierende und solitäre Pusteln von Stecknadelkopf- bis Pfenniggröße aufschießen, die deutlich alle Charaktere des echten Vaccinebläschens erkennen lassen.

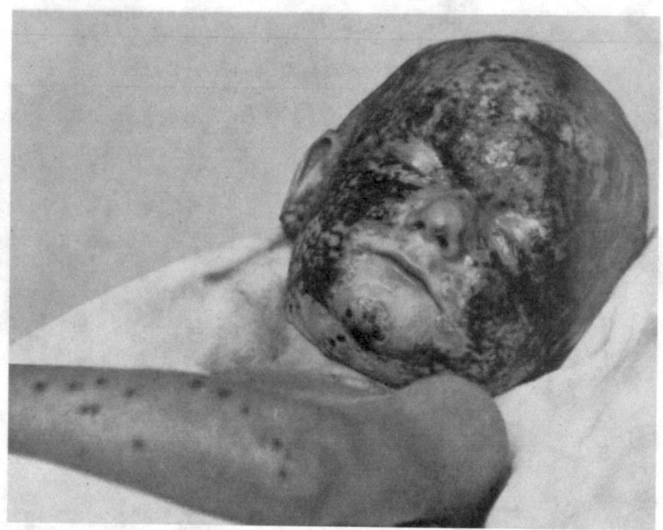

Abb. 421. Eccema vaccinatum. Eigene Beobachtung.

In zentripetaler Richtung konfluieren diese Pusteln immer mehr, sind in den zentralen Partien der befallenen Hautstelle zumeist geplatzt und verwandeln sich in Geschwürsflächen mit speckigem Grund, welche im Beginn ein reichliches, klares, gelbliches Sekret von widerlichem Geruch absondern, später sich mit gelb- bis dunkelbraunen Borken bedecken und im günstigen Falle in ähnlicher, jedoch retardierter Weise zur Abheilung gelangen wie gewöhnliche Impfpusteln.

Nur erfolgt merkwürdigerweise trotz der Intensität des Prozesses die Heilung relativ selten unter Narbenbildung (Paul).

Die Affektion überschreitet niemals die Grenzen des ursprünglichen Ekzems, welches meist von einem wallartigen Rande umgeben erscheint, der sich scharf gegen die entzündete Umgebung abgrenzt. Die in der Nähe dieses Walles in anscheinend gesunder Haut gelegenen solitären Pusteln sind offenbar durch Autoinokulation kleinerer Exkoriationen veranlaßt.

Der Krankheitsprozeß ist meist von hohem Fieber begleitet, dessen Intensität und Dauer in direktem Verhältnis zur lokalen Ausbreitung stehen. In den allerschwersten Fällen kann unter den Zeichen der Allgemeininfektion, Delirien, Benommenheit und schnell zunehmender Herzschwäche der Tod eintreten.

Das Eccema vaccinatum kann gelegentlich auch kombiniert sein mit einer generalisierten Vaccine. Wir hatten oben bereits darauf hingewiesen, daß unter generalisierter Vaccine logischerweise nur der hämatogen entstandene Allgemeinausschlag der Vaccine zu verstehen sei. Das gewöhnliche Eccema vaccinatum fällt daher nicht unter diese Bezeichnung, weil es ja durch Kontaktinfektion zustande kommt. Nun gibt es aber, wie es scheint, nicht ganz selten Fälle, wo von der mit Vaccine infizierten Ekzemfläche aus eine vaccinale Allgemeininfektion entsteht. Als Kriterien der hämatogenen Allgemeininfektion kann man dabei beobachten: Typische Vaccineeruptionen auf der Schleimhaut von Mund- und Rachenhöhle, verstreute und zu gleicher Zeit aufschießende Vaccinepusteln an den verschiedensten Stellen der Haut, Milzschwellung und diffuse Bronchitis.

Komplikationen des normalen Impfverlaufes mit Wundinfektionskrankheiten. Da bei der Vornahme der Impfung mehrere kleine Schnittwunden gesetzt werden, so wird dadurch eine Gelegenheit zur Entstehung von Wundinfektionskrankheiten geschaffen Diese Infektionen können primärer und sekundärer Natur sein. Unter primären Infektionen verstehen wir solche, die bei der Ausführung des Impfaktes zustande kommen, unter sekundären solche, die erst nachträglich durch Verunreinigung der Impfstellen verursacht werden.

Primäre Wundinfektionen können dadurch entstehen, daß Bakterien in die Wunde hineingelangen, die von der Haut des Geimpften oder von der Impflanzette oder aus der verwendeten Lymphe herstammen. Da wir heute daran gewöhnt sind, die Impfung als eine chirurgische Operation zu betrachten und absolut aseptisch zu verfahren, und da ferner durch die Einrichtung der Lymphegewinnungsanstalten die Möglichkeit geschaffen ist, stets eine absolut einwandfreie, keimarme Lymphe zu beziehen, so gehören primäre Infektionen heutzutage zu den größten Seltenheiten. Die geschlossene Impfpustel enthält bei regulärem Verlauf keinerlei pathogene Bakterien.

Sekundäre Infektionen kommen entweder dadurch zustande, daß gleich nach der Impfung eine Verunreinigung der noch frischen Impfstelle erfolgt — das von den Impfgegnern empfohlene Auswischen und Aussaugen der Impfstelle ist eine nicht seltene Gelegenheitsursache — oder aber dadurch, daß nach der Entwicklung der Pusteln um den achten Tag herum, wenn sich Jucken und Spannungsgefühl einstellen, mit dem kratzenden Finger Infektionsmaterial eingerieben wird. Ätiologisch kommen bei diesen Wundinfektionen der Impfstellen hauptsächlich die Eitererreger, Staphylokokken und Streptokokken, in Betracht. Die wichtigsten klinischen Formen der dadurch erzeugten Störungen des normalen Verlaufes der Impfblattern sind Ulzerationen, Gangrän, Erysipel, Phlegmonen und Sepsis.

Die Ulzeration der Impfpusteln, das „Vaccinegeschwür", entsteht durch mechanische Verletzung der Impfblattern und Infektion mit Eitererregern. Die Pusteln, die sich bis dahin in normaler Weise entwickelt haben, machen vor Beginn des Eintrocknungsprozesses in ihrem Entwicklungsgang halt und verwandeln sich etwa um den achten bis zehnten Tag herum in Geschwüre, die sich der Breite und Tiefe nach ausbreiten. Gerade auf der Höhe der Pustelentwicklung, wo Spannungsgefühl und Juckreiz am intensivsten ist, liegt dem Impfling die Versuchung sehr nahe, an den Blattern zu kratzen und zu scheuern. Ist aber einmal die Pustelhülle eröffnet, so kann es bei mangelhafter Reinlichkeit leicht zur Infektion des Inhalts kommen. Meist verwandeln sich nur eine oder zwei der Impfpocken in solche Geschwüre. Daß sämtliche zur Entwicklung gekommenen Schutzblattern in dieser Weise verändert werden, ist selten. Die Vaccinegeschwüre haben in der Regel einen torpiden Verlauf. Sie breiten sich besonders nach der Tiefe zu aus und bilden kraterförmige Defekte, deren Grund mit schwammigen, leicht blutenden Granulationen bedeckt und deren Rand wallartig verdickt und gerötet ist. Die Heilung geht nur langsam vonstatten, indem allmählich gesunde Granulationen auftreten und der zuweilen recht große Substanzverlust wieder ausgranuliert. Eine vertiefte, unregelmäßige, manchmal kallöse, indurierte Narbe bleibt zurück.

Die Behandlung der Vaccinegeschwüre geschieht am zweckmäßigsten mit feuchten, oft gewechselten antiseptischen Verbänden (mit essigsaurer Tonerde, Borwasser u. dgl.). Nach Reinigung der Geschwüre empfiehlt sich die Anwendung einer Zinkpaste.

Bisweilen schließt sich an die Ausbildung von Vaccinegeschwüren eine Gangrän der Haut an, was eine seltene Komplikation des Impfverlaufs darstellt. Es entstehen zunächst aus den Impfpusteln Geschwüre, die von einem roten Entzündungshof umgeben sind, sich namentlich nach der Breite zu ausdehnen und sich in flache, wie mit dem Locheisen ausgeschlagene Substanzverluste umwandeln. Der Grund dieser Geschwüre ist von schmierigen Massen und nekrotischen Fetzen bedeckt. Der Umfang kann schnell bis auf Talergröße wachsen; durch Fortschreiten in die Tiefe wird bisweilen der Muskel bloßgelegt. Diese Komplikation findet sich nur bei sehr heruntergekommenen und schlecht gepflegten Kindern und führt unter hohem Fieber und Kräfteverfall in der Regel zum Tode.

Zu denjenigen Anomalien des Vaccineverlaufes, die mit der Verbesserung der Impftechnik und der Einführung einwandfreier Lymphe gegen früher erheblich seltener geworden sind, gehört das Erysipel. Man unterscheidet von alters her Früherysipele, die etwa am zweiten bis vierten Tage der Impfung auftreten, und Späterysipele, die sich erst vom fünften Tage an und noch später zeigen. Früherysipele galten ehemals als die häufigste Komplikation des Vaccineverlaufes. Bezeichnend für den Fortschritt der Impftechnik ist es, daß die heute beobachteten Impferysipele fast durchgehend Späterysipele sind, also sekundären Verunreinigungen ihre Entstehung verdanken, während Früherysipele, also primär durch den Impfakt entstandene Roseinfektionen sehr selten sind.

Das Auftreten eines Erysipels in der Impfperiode fällt heutzutage nur noch in den allerseltensten Fällen dem Impfakt zur Last. Daß streptokokkenhaltige Lymphe zur Verwendung kommt, wie das früher vielleicht hier und da der Fall gewesen sein mag, namentlich dort, wo Massenerkrankungen an Impferysipel beobachtet wurden, ist heute ein Ding der Unmöglichkeit. Aber auch Infektionen der Impfschnitte mit Lanzetten, die durch Streptokokken verunreinigt sind, ist bei der gesetzlich vorgeschriebenen aseptischen Ausführung des Impfaktes ausgeschlossen. Die einzige Möglichkeit, Streptokokken in die Impfstellen hineinzubringen, ist die, daß das Impffeld kurz nach der Impfung in gröblichster Weise verunreinigt wird. Die Empfehlung der Impfgegner, die Lymphe herauszusaugen oder sie mit Tüchern herauszuwischen, mag hier und da noch ein Früherysipel verschulden.

Das Späterysipel wird stets durch sekundäre Verunreinigungen der eröffneten Impfpusteln mit Streptokokken hervorgerufen.

Klinisch unterscheidet sich weder das Früherysipel noch das Späterysipel von den gewöhnlichen Formen der Wundrose.

Bei geimpften Säuglingen ist die Prognose dieser Komplikation mit Erysipel meist recht ungünstig, weil die Rose in diesem zarten Lebensalter erfahrungsgemäß überhaupt sehr schwer verläuft. Bei den Revaccinierten im zwölften Lebensjahre ist die Prognose schon erheblich besser.

Tritt die Rose in den ersten drei Tagen nach der Impfung auf, handelt es sich also um ein Früherysipel, so ist die Diagnose leicht. Etwas schwieriger gestaltet sich die richtige Erkennung der Komplikation um den achten Tag herum. Hier kommt die Verwechslung mit der normalen Areola in Frage. Es gibt Fälle, namentlich bei Revaccinierten, wo durch Konfluenz der Areolae ein so exquisit erysipelähnliches Bild entsteht, daß die richtige Diagnose nicht leicht ist (Abb. 416). Für Erysipel werden in der Regel der akute Beginn, das plötzlich einsetzende Fieber, die Störungen des Allgemeinbefindens und des Sensoriums sowie die scharfe Abgrenzung von der normalen Haut sprechen.

Die Prophylaxe des Impferysipels besteht außer in der Verwendung einwandfreier Lymphe und aseptischem Vorgehen bei der Impfung selbst vor allem in dem Gebot peinlichster Sauberkeit in der Pflege des Impflings. Bei sehr unruhigen Kindern, die sich leicht kratzen, empfiehlt sich die Anlegung eines Verbandes.

Durch sekundäre Infektion der Impfstelle oder -pusteln kann ferner Lymphangitis mit starker Achseldrüsenschwellung, mitunter auch Lymphadenitis purulenta entstehen. Schließlich besteht noch die Möglichkeit der Entwicklung einer Phlegmone und im Zusammenhange damit einer septischen Allgemeinerkrankung. Das sind aber Folgeerscheinungen, die nur in den allerseltensten Fällen bei sehr verwahrlosten Kindern und starker Verunreinigung des Impfterrains auftreten.

Eine weit größere Rolle als die bisher genannten Komplikationen hat vor der Einführung der animalen Lymphe die Impfsyphilis gespielt.

Seitdem die Impfung mit animaler Lymphe immer mehr Boden gewonnen hat und damit die Übertragung der Lues durch den Impfakt zur Unmöglichkeit geworden ist, bietet die Frage der Impfsyphilis gegenwärtig eigentlich nur noch historisches Interesse. Wo man aus irgend einem Grunde genötigt ist, statt der animalen Lymphe humanisierte zu verwenden, ist natürlich äußerste Vorsicht bei der Auswahl der Stammimpflinge am Platze. Die dahin zielenden Vorsichtsmaßregeln sind am Eingange dieses Kapitels angegeben. Ist trotz aller Sorgfalt das Unglück passiert, so pflegt der vaccinale Prozeß ganz regelrecht zu verlaufen, und erst mehrere Wochen nach dem Impfakt verhärten sich eine oder mehrere Impfstellen und es entstehen indurierte Primäraffekte. Eine weitere Schilderung der sekundären Symptome der Syphilis erübrigt sich an dieser Stelle.

Die Prognose der Impfsyphilis ist ernst, da es bei den beobachteten Fällen sich meist um Kinder im ersten Lebensjahre handelte, die häufig dabei zugrunde gingen.

Die Möglichkeit der Übertragung von Tuberkulose und Skrofulose durch den Impfakt spielt in den impfgegnerischen Schriften eine große Rolle. Die Besprechung dieser Frage gehört deshalb mehr in das Kapitel „Über die Impfgegner" und wird dort genauer abgehandelt. An dieser Stelle, wo nur von den tatsächlich vorkommenden Anomalien des Impfverlaufes zu sprechen ist, kann nur darauf hingewiesen werden. Tatsächlich ist die Übertragung von Tuberkulose durch animale Lymphe völlig ausgeschlossen, weil die bei der Herstellung der Lymphe verwendeten Kälber stets einer tierärztlichen Untersuchung unterzogen werden. Die Tiere werden nach der Pustulation geschlachtet und nur die Lymphe von absolut perlsuchtfreien Tieren wird verwendet. Aber auch die Übertragung der Tuberkulose durch humanisierte Lymphe gehört ins Bereich der Fabel. Aus der Zeit, wo fast ausschließlich von Arm zu Arm geimpft wurde, ist kein einziger einwandfreier Fall bekannt, wo tatsächlich durch die Vaccination eine Tuberkulose übertragen wurde.

Im Jahre 1901 traten in Nordamerika mehrere Fälle von Tetanuserkrankungen bei geimpften Kindern auf, die auf tetanusbazillenhaltige Lymphe zurückzuführen waren. Da die Lymphe jetzt stets vor der Abgabe speziell auf Tetanussporen geprüft wird, ist ein solches Vorkommnis heute nicht mehr möglich.

Ferner wurde im Anfange der neunziger Jahre in einigen Fällen Herpes tonsurans und auch Impetigo contagiosa durch die Impfung übertragen. Auch dieses Ereignis ist infolge der Vervollkommnung der Lymphegewinnung in neuerer Zeit nicht mehr vorgekommen.

Komplikationen mit anderen akuten Infektionskrankheiten. Die Entwicklung der Vaccine erfährt durch das Akquirieren einer Infektionskrankheit keine Störung; auch macht es im allgemeinen nicht den Eindruck, als ob die Schwere der hinzutretenden Infektionskrankheit durch die Vaccine eine Steigerung erführe. Das gilt für Masern, Scharlach, Keuchhusten, Varicellen, Influenza usw. Wenn Diphtherie mit dem Impfprozeß zusammenfällt, so sollen sich nach den Erfahrungen von Voigt die Aussichten der Kranken verschlechtern.

Während der Rekonvaleszenz von Infektionskrankheiten ist die Einimpfung der Vaccine für den Kranken bisweilen nicht ganz gleichgültig.

Ich sah einmal nach Varizellen bei einem stark heruntergekommenen Kinde, das ohne mein Zutun geimpft worden war, schwere Vaccinegeschwüre auftreten, die nachher in Gangrän übergingen und den Tod an Sepsis nach sich zogen.

Sonstige Besonderheiten. In manchen Fällen wird der Inhalt der Schutzpocken blutig infolge akuter hämorrhagischer Diathese. Es ist dies eine relativ seltene Erscheinung, die in der Regel noch von anderen hämorrhagischen Symptomen, Petechien, Ekchymosen der Haut, Blutungen aus Zahnfleisch, Nase, Hämaturie usw. begleitet sein kann. Es kommen aber auch Fälle vor, wo bei Vaccinierten eine akute hämorrhagische Diathese mit allen den genannten Symptomen auftritt, ohne daß die Impfblattern selbst hämorrhagisch werden. Die Komplikation der Schutzpocken mit hämorrhagischer Diathese bildet ein Analogon zu dem Auftreten akuter hämorrhagischer Diathese bei anderen Infektionskrankheiten, z. B. bei Masern, Scharlach, Varicellen. Man muß annehmen, daß hier die Vaccination nur die Rolle des auslösenden Momentes bei einer schon latent vorhandenen Anlage spielt. Die Prognose dieser Fälle ist zweifelhaft und hängt von dem Allgemeinzustande der Betreffenden ab.

Zu sehr beunruhigenden Erscheinungen kann es im Anschluß an den Impfakt bei Hämophilie kommen. Fälle mit profusen lebensgefährlichen Blutungen aus den Impfstichen sind von Henoch, Strohmeyer u. a. berichtet. Mit einiger Behutsamkeit vermag der Impfarzt aber auch bei Individuen, die auf Hämophilie verdächtig sind (aus Bluterfamilien stammende Kinder männlichen Geschlechtes erfordern besondere Beachtung), die Gefahr zu vermeiden. Es ist dazu nur erforderlich, die Impfstiche in der oben angegebenen vorsichtigen Weise anzulegen, so daß nur die Epidermis geritzt und das Korium überhaupt nicht berührt wird.

Schließlich ist noch einer seltenen Anomalie zu gedenken, die unter der Bezeichnung Blasenpocken (Vaccinae bullosae) bekannt ist. Hier entwickeln sich schon am zweiten oder dritten Tage nach der Impfung statt der normalen Papeln Blasen von pemphigusartigem Aussehen. Diese Blasen platzen und verwandeln sich in Exkoriationen, die sich mit dünnen, gelblichen Borken bedecken. Der Inhalt solcher Blasenpocken ist nicht weiter verimpfbar, auch gewähren sie ihrem Besitzer keine Immunität gegen Variola oder Vaccine.

In seltenen Fällen entstehen an der Stelle der Impfnarben Keloide.

Praktisches über den Impfschutz. Die erfolgreiche einmalige Impfung mit Vaccinelymphe verleiht dem Geimpften Schutz gegen die Erkrankung an den Blattern. Diese Immunität erstreckt sich nicht auf eine unbegrenzte Zahl von Jahren, wie das noch Jenner annahm, sondern ist eine temporäre. Für die ersten Jahre nach der Vaccination ist der Geimpfte jedoch mit Sicherheit gegen die Gefahr der Pockenerkrankung gefeit. Diese Tatsache ist durch mannigfache Experimente und Erfahrungen mit absoluter Sicherheit erwiesen.

Eine praktisch nicht unwichtige Frage ist die nach dem zeitlichen Eintritt der Schutzwirkung. Die Immunität, die an das Überstehen der vaccinalen Erkrankung geknüpft ist, tritt natürlich nicht schon unmittelbar nach dem Impfakt ein, sondern entwickelt sich erst nach Ablauf einiger Tage. Das geht sehr deutlich aus dem Ausfalle täglicher Nachimpfungen hervor, die im Anschluß an die Vaccination vorgenommen werden. Während etwa vom siebten Tage an Nachimpfungen erfolglos verlaufen oder nur eine unbedeutende Frühreaktion setzen, ergeben die an früheren Tagen gemachten Insertionen noch positive Resultate, doch unterscheiden sich die in den allerersten Tagen sehr wesentlich von den am vierten oder fünften Tage vorgenommenen Insertionen. Während nämlich die sehr frühzeitig angelegten Nachimpfungen ihre Latenzzeit verkürzen und dann in relativ kurzer Zeit heranreifen, indem sie sich beeilen, die bei der ersten Impfung gesetzten Effloreszenzen in ihrer Entwicklung einzuholen, bleiben die später inserierten Vaccinen in ihrem Entwicklungsgange stehen, die Reaktion wird mit jedem Tage geringer und schließlich bleibt jede vaccinale Effloreszenz aus. Der Impfschutz beginnt also beim Menschen etwa vom siebten bis zehnten Tage an.

Das ergibt sich u. a. auch aus der Beobachtung jener Fälle, wo frischgeimpfte Personen während des Vaccineverlaufes an Variola erkranken. In früheren Zeiten waren solche Ereignisse gar nicht selten, heutzutage kommen sie nur noch gelegentlich in der Umgebung eines Blatternkranken vor. Nur in der ersten Woche nach Vollziehung der Impfung mit einwandfreier Lymphe sind noch variolöse Erkrankungen möglich. Wenn man bedenkt, daß die Inkubationsdauer der Variola 10 bis 13 Tage beträgt, so geht daraus hervor, daß die Infektion mit Variola stets mehrere Tage vor dem Impfakt erfolgt sein muß, wenn sie noch zu spezifischen Erscheinungen führen soll. Erfolgt die Variolainfektion erst nach vollzogener Impfung, so kommt sie stets zu spät, denn ehe 10 bis 13 Tage verstrichen sind, ist längst die durch die Vaccine erzeugte Immunität vollendet.

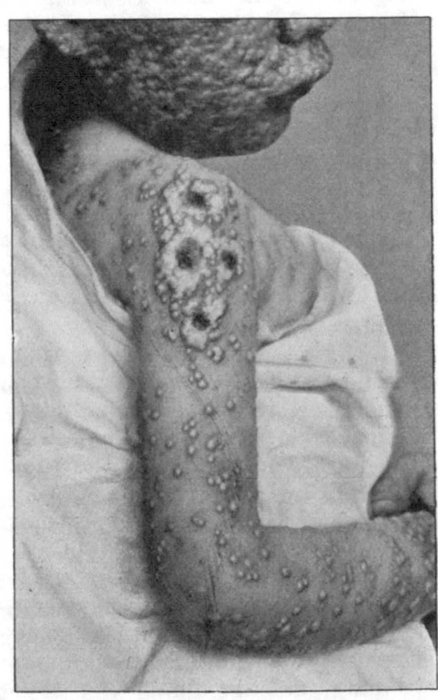

Abb. 422. Variola vera und Vaccine nebeneinander.

Ist es wirklich einmal bei demselben Individuum zum Zusammentritt von Vaccine und Variola gekommen, so hängt das gegenseitige Verhalten von dem Termin der beiden Infektionen ab. Zeigen sich bei einer mit Variola infizierten, aber nachträglich geimpften Person die ersten Pockenerscheinungen am dritten oder vierten Tage nach erfolgter Impfung, so fällt die Eruption des Pockenexanthems zeitlich mit der Höhe der Vaccineentwicklung zusammen und man kann am neunten oder zehnten Tage nach der Vaccination Pockenpusteln und Schutzpocken friedlich nebeneinander entwickelt sehen, wie dies z. B. auf der Abb. 422 sehr schön zum Ausdruck kommt. Liegt dagegen die Variolainfektion in ihrem zeitlichen Verhältnis zum Impftermin noch weiter zurück, d. h. also mit anderen Worten: Wird die Vaccination erst vorgenommen, wenn bereits Pockeneruptionen aufgetreten sind, dann können sich die Schutzblattern nicht in der normalen Weise entwickeln; sie bleiben rudimentär und verkümmern, weil schon vom siebenten Tage an die immunisierenden Kräfte einsetzen, die das Überstehen der Variola vera nach sich zieht. Die Schutzpocken können also hier nicht mehr haften, weil der Körper bereits durch die Berührung mit dem Variolavirus immun geworden ist.

Der umgekehrte Fall liegt vor, wenn die Eruptionen der echten Pocken erst am achten oder neunten Tage nach der Vaccination auftreten; dann haben sich bereits die immunisierenden Kräfte geregt, die sich unter dem Einflusse der Vaccination bilden, und infolgedessen treten die echten Pocken in gemilderter oder rudimentärer Form als abgeblaßtes Bild der Variola vera auf. Diese milde Form der echten Blattern haben wir unter der Bezeichnung Variolois im klinischen Teile bereits eingehend kennen gelernt.

Die praktischen Schlußfolgerungen aus diesen Betrachtungen sind folgende:

1. Sowie die Möglichkeit einer Blatternansteckung vorliegt, ist es dringend geboten, sofort eine Impfung mit Schutzpockenlymphe vorzunehmen und nicht erst abzuwarten, bis sich die ersten verdächtigen Krankheitserscheinungen zeigen. Da die Inkubationszeit der Vaccine um vieles kürzer ist als die der Variola, so können wir durch eine rechtzeitige Schutzpockenimpfung einen großen Vorsprung gewinnen und einen wertvollen Schatz immunisierender Kräfte anhäufen. Kommt man noch früh genug, so wird es infolgedessen gelingen, den Ausbruch der echten Blattern ganz zu verhindern; in anderen Fällen wird der Schutzeffekt wenigstens darin zum Ausdruck kommen, daß eine abgeschwächte Form der Blattern, eine Variolois, entsteht. Bei einer Pockenepidemie in Kobe, 1910, beobachtete Amako, daß Impfungen im Inkubationsstadium und sogar im Initialstadium der Pocken durchgehends den Erfolg hatten, daß der Verlauf der Krankheit ein leichter war.

2. Nach Ausbruch spezifischer Pockeneruptionen noch zu vaccinieren, etwa in der Absicht, eine Abschwächung der Krankheitserscheinungen herbeizuführen, ist zwecklos.

3. Man kann sich ohne Gefahr der Ansteckung sofort nach vollzogenem Impfakt in die Nähe von Pockenkranken begeben, da wegen der verschiedenen Inkubationsdauer der beiden Infektionen der Impfschutz sich früher einstellt als das Pockenvirus haften kann. Dieser Punkt ist besonders für Ärzte, Krankenpfleger, Schwestern usw. von Bedeutung, denen anzuraten ist, sich jedesmal vor dem Eintritt der Pflege eines Pockenkranken vaccinieren zu lassen, sofern sie nicht erst kurze Zeit vorher geimpft sind.

Weit wichtiger noch als die Frage nach dem zeitlichen Eintritte des Impfschutzes ist die nach seiner Dauer und der Art seines Verschwindens. Die Dauer des vaccinalen Impfschutzes läßt sich nicht allgemein durch eine bestimmte Zahl von Jahren ausdrücken; sie schwankt vielmehr bei den einzelnen Individuen innerhalb weiter Grenzen. Die alte Jennersche Vorstellung, daß die durch die Schutzpockenimpfung entstandene Immunität für die Dauer eines langen Lebens vor den Pocken schützt, wurde schon bald nach seinem Tode als unrichtig erkannt. Zwar kommen einzelne Fälle vor, wo nach einmaliger Impfung trotz wiederholter Ansteckungsmöglichkeit Pockenimmunität bis ins hohe Alter besteht, aber solche Fälle sind doch große Ausnahmen. Die Regel ist, daß nach einem verschieden langen Zeitraum wieder Empfänglichkeit für die Blattern auftritt. Sicher ist, daß für die ersten Jahre nach der erfolgreichen Vaccination Immunität besteht. Die Erfahrungen aus den ersten Dezennien des 19. Jahrhunderts lehren, daß vor Ablauf des fünften Jahres nach der Impfung kaum jemals eine Pockeninfektion haftet, und daß der Schutz in der Regel erst nach zehn Jahren zu schwinden beginnt.

Bei den Negern ist die Dauer der Immunität nach überstandener Variola, sowie nach Vaccination im allgemeinen, wie es scheint, erheblich kürzer als bei Europäern. A. Plehn beschreibt drei sichere Fälle, wo Kamerunneger an den Blattern erkrankten, die vor Jahresfrist erfolgreich geimpft waren.

Das Verschwinden der Immunität hört nicht mit einem Schlage, sondern ganz allmählich auf. Aus dem absoluten Impfschutz, der in den ersten Jahren besteht, wird zunächst ein partieller. In den ersten Jahren nach der Impfung besteht trotz gegebener Ansteckungsmöglichkeit überhaupt keine Empfänglichkeit für die Erkrankung an den Blattern. Man hat früher bisweilen die Probe auf dieses Exempel zu machen versucht, indem man geimpften Personen mit Pockeneiter beschmutzte Hemden anzog oder sie mit Variolakranken zusammen in demselben Bette schlafen ließ, um so die Ansteckungsmöglichkeit zu erhöhen. Stets war ein negativer Erfolg zu verzeichnen, die Blatternerkrankung blieb aus; es bestand also ein absoluter Impfschutz. Erfolgt die Ansteckung geimpfter Personen aber in der Zeit der langsam schwindenden Immunität, so macht sich der noch bestehende partielle Impfschutz darin geltend, daß nur ein abgeblaßtes Bild der echten Variola, die Variolois, in Erscheinung tritt.

Der Impfschutz im Lichte der Immunitätslehre. Echte Pocken und Kuhpocken werden durch denselben Erreger erzeugt. Durch Übertragung des Pustelsekrets von echten Blattern entstehen beim Rinde Kuhpocken und die Rückübertragung der Kuhpocken auf den Menschen verursacht nicht mehr echte Blattern, sondern Vaccine. Das Pockenvirus hat durch diese Passage des Tierkörpers eine Abschwächung seiner Virulenz erfahren, so daß Verimpfung der Vaccinelymphe auf die Haut des Menschen nur noch eine lokale Pusteleruption hervorruft. Das Überstehen der Schutzpocken erzeugt aber beim Menschen nicht nur Immunität gegen Kuhpocken, sondern auch gegen die echte Variola. Die Jennersche Schutzpockenimpfung ist also in der Sprache der Immunitätslehre eine aktive Immunisierung des Menschen mittelst des durch Tierpassage abgeschwächten Pockenvirus. Die Vaccination ist das klassische Beispiel für die Erzeugung jener Immunität, die man als aktive Immunität bezeichnet, weil von dem Körper des infizierten Individuums eine aktive Arbeitsleistung, nämlich die Erzeugung von Schutzstoffen, verlangt wird.

Wo diese Immunität verleihenden Schutzstoffe im Körper ihren Sitz haben, welche Zellen sie produzieren, ob sie dauernd oder nur vorübergehend im Blute kreisen, oder ob der immunisierte Körper sie nur im Bedarfsfalle, d. h. bei Berührung mit dem Pockengift, produziert, das sind die Fragen, die sich uns zunächst aufdrängen, und die zum Teil bereits eine experimentelle Beantwortung erfahren haben.

Bevor wir aber der Frage nähertreten, wo die Schutzstoffe entstehen, muß zunächst dem Schicksal des Vaccinevirus selbst nachgegangen werden. Kreist das Vaccinevirus nach seiner Einführung in den Körper im Blute? Nach Jürgens, Prowazek, Paaschen, Mühlens und Hartmann generalisiert sich bei kutaner und cornealer Verimpfung das Virus nicht.

Auch Süpfle kommt zu dem Resultat, daß der lokal inserierte Vaccineerreger beim Kaninchen nicht in den allgemeinen Kreislauf übergeht.

Diese Versuche finden durch die Beobachtungen intravenöser Einführung des Virus ihre Bestätigung. Wenn der Vaccineerreger die Neigung hätte, sich im Blute längere Zeit aufzuhalten, so würde das bei dieser Form der Einverleibung sich am ehesten zeigen. Prowazek und Yamamato zeigten, daß nach intravenöser Einspritzung bei Kaninchen das Virus nach einer Stunde aus der Blutbahn verschwindet und nach zwei Stunden in Leber, Milz und Knochenmark durch Corneaimpfung nachweisbar ist. Das Verschwinden ist aber nicht etwa die Folge einer Abtötung durch das Blut; denn es zeigte sich, daß das sofort nach der Einspritzung des Virus aus der Ohrvene entnommene Blut, welches den Erreger enthält, also bei Verimpfung auf die Cornea Guarnierische Körperchen erzeugt, auch nach 24stündigem Stehen noch infektiös ist.

Wohin das Virus nach dem Verschwinden aus dem Blute gelangt ist, wird aus folgenden Versuchen ersichtlich. Wenn man bei intravenös geimpften Albinokaninchen einige Zeit nach der Impfung am Rücken und Nacken die Haare mit Kalziumhydrosulfit depiliert und die Haut durch Reiben mit Sandpapier aufschließt, so entstehen konfluierende Hautpocken. Dies Experiment gelingt am besten vier Stunden nach der intravenösen Infektion, etwas weniger reichlich sind die Hauteruptionen nach 24 und zweimal 24 Stunden. Wird von dieser Hautaffektion eine Kaninchencornea geimpft, so kann man sich überzeugen, daß es sich wirklich um eine Vaccine handelte. Aus diesen Versuchen von Prowazek und Yamamato geht hervor, daß die Vaccineerreger, die bereits nach zwei Stunden aus dem Blutstrom und nach vier Stunden aus dem Knochenmark verschwinden, noch zwei Tage in der Hautdecke weiterleben, dort ihre Virulenz behalten und bei Eröffnung des Hautorgans sofort ihre Tätigkeit entfalten. Es besteht also eine deutliche Affinität zum Hautorgan.

Bei der Vaccine sowohl, als bei der Variola ist das Virus ein rein epidermales, das bei seiner Weiterentwicklung auf das Hautorgan angewiesen ist. Dieses Verhalten deutet schon darauf hin, daß die Variola-Vaccineimmunität vorwiegend eine histogene, von der Haut ausgehende Immunität sein muß.

In dem Bestreben, den Immunitätsvorgängen bei der Variola-Vaccine auf die Spur zu kommen, wurde zunächst im Serum mit den verschiedensten neueren Methoden nach Immunkörpern gesucht. Der erste Weg, den man einschlug, um solche Schutzkörper nachzuweisen, war das Tierexperiment. Wenn im Serum geimpfter Tiere wirksame Immunisierungsstoffe auftreten, so mußte es gelingen, ungeimpfte Tiere durch Übertragung des Blutes von Immuntieren unempfänglich für die Impfung zu machen. Solche Versuche führten Straus, Chambon und Ménard schon im Jahr 1890 aus. Die Menge der im Blute kreisenden Immunkörper war jedoch sehr gering und inkonstant.

Der Gehalt des Serums an solchen Substanzen ist aber für das Zustandekommen der Variolaimmunität vermutlich nur von untergeordneter Bedeutung. Das geht aus drei Momenten hervor:

1. ist der eigentliche Beginn der Immunität unabhängig von dem Auftreten dieser Antikörper,

2. besteht die Immunität in den meisten Fällen noch lange, nachdem die Antikörper längst verschwunden sind,

3. ist das Vorkommen der viruliziden Antikörper im Blute von Menschen Affen und Kaninchen äußerst variabel und keineswegs gesetzmäßig.

Diese Beobachtungen legen die Vermutung nahe, daß sich die Immunitätsvorgänge nicht im Serum, sondern im Hautorgan abspielen, daß also eine vom Hautgewebe ausgehende histogene Immunität die Hauptrolle spielt. Das ist um so wahrscheinlicher, als ja das Vaccinevirus, wie wir oben schon feststellten, gar nicht im Blute zirkuliert und selbst bei intravenöser Einverleibung so schnell wie möglich seinen Weg zum Hautepithel nimmt, um sich dort festzusetzen und sich zu entwickeln.

Die nächstliegende Frage ist nun die: Wie hat man sich die Funktion und namentlich die Fortdauer dieser Hautimmunität vorzustellen? Sind hier dauernd virulizide Antikörper deponiert, die die Entwicklung der Vaccineerreger verhindern, oder werden solche Stoffe erst im Bedarfsfalle, d. h. bei Begegnung mit Variola-Vaccinevirus produziert? Eine dauernde Aufspeicherung von Antikörpern im Hautorgan zum Zwecke der Abwehr der Infektion ist unwahrscheinlich.

Viel wahrscheinlicher ist, daß die Immunität des Hautorgans auf der Eigenschaft beruht, bei erneuter Infektion mit Variola-Vaccine sofort virulizide Antikörper in hinreichendem Maße zu produzieren und damit den Ansturm der Erreger abzuwehren. Diese Zustandsänderung der Zellen der Haut, vermöge deren sie die Fähigkeit besitzen, schneller als nichtimmune Zellen Antikörper zu produzieren, nennt Pirquet Allergie (von ἄλλος und ἐργεία). Diese Allergie, diese veränderte Reaktionsfähigkeit, macht sich ja auch in der beschleunigten Reaktion geltend, die wir als Frühreaktion bei Nachimpfungen kennen lernten. Es erscheint sehr plausibel, daß gelegentlich der massenhaften Produktion von Antikörpern im Hautorgan, also namentlich bei Beginn der klinischen Immunität, ein Teil derselben auch ins Blutserum übergeht und dort auf die besprochene Weise nachgewiesen werden kann. Notwendig zur Abwehr des Erregers sind diese im Blute kreisenden Antikörper offenbar nicht, da auch ohne ihre Anwesenheit Immunität bestehen kann. „Bereit sein ist alles!" In der verschärften Bereitschaft der Hautzellen zur Abwehr des eingedrungenen Feindes besteht die Vaccine-Variolaimmunität.

Erfolge der Impfung. Seit der Einführung der Vaccination zu Beginn des 19. Jahrhunderts haben die Blattern an Häufigkeit und Gefährlichkeit in auffälliger Weise abgenommen. Am Ausgang des 18. Jahrhunderts galt es als etwas Selbstverständliches, daß der Mensch einmal in seinem Leben die Pocken bekommen müsse. Noch 1787 bemerkte Hildebrandt, wenn irgend jemand sterbe, ohne in seinem Leben an den Pocken erkrankt gewesen zu sein, so sei anzunehmen, daß er sie im Mutterleibe überstanden habe. Heutzutage ist in Deutschland und in anderen Staaten, wo die Impfung in der richtigen Weise durchgeführt wird, die Variola eine fast unbekannte Krankheit.

Schon im Anfang des vorigen Jahrhunderts als die Wiederimpfung noch keine Verbreitung gefunden hatte und die meisten Menschen nur einmal geimpft wurden, zeigte es sich, daß die Blattern infolge der Einführung der Vaccination an Häufigkeit abnahmen, daß geimpfte Personen weit seltener an den Blattern erkrankten als ungeimpfte, und daß die Sterblichkeit bei geimpften Pockenkranken weit niedriger war als bei ungeschützten, bei denen sie sich auf die Höhe der Pockensterblichkeit des 18. Jahrhunderts erhob.

Die eklatantesten Beweise für den Segen der Impfung aber waren die **Ergebnisse der Revaccination und des deutschen Impfgesetzes.**

Zu den glänzendsten Belegen für die Schutzkraft der Pocken gehören die Erfolge der Vaccination und Revaccination in der preußischen Armee. Noch in den Jahren 1825 bis 1830 war die Pockensterblichkeit in der preußischen

Armee größer als in der Zivilbevölkerung, da die Ansteckung durch das Zusammenleben in der Kaserne sehr erleichtert wird und der in der Kindheit erlangte Impfschutz bei den durchschnittlich im Alter von 20 bis 25 Jahren stehenden Soldaten bereits nachgelassen hatte. Es starben von 100000 Mann der Iststärke an den Pocken in den Jahren:

1825	9,9	1830	22,1
1826	13,1	1831	75,0
1827	18,8	1832	66,7
1828	28,7	1833	75,2
1829	28,9	1834	28,1

Die durchschnittliche jährliche Mortalität betrug also 36,44.

Mit einem Schlage veränderte sich das Bild, als im Jahre 1834 die Revaccination in der Armee eingeführt wurde. Es starben von je 100000 Mann der Iststärke an Pocken durchschnittlich jährlich in den Jahren:

1835—1839	3,88	1850—1854	1,40
1840—1844	2,08	1855—1859	0,42
1845—1849	0,64	1862—1864	0,33
1865—1869	1,04		

In den Jahren 1847, 1855, 1856, 1858 und 1863 starb in der preußischen Armee **niemand** an den Pocken, obgleich in denselben Jahren die Zivilbevölkerung viel unter der Seuche zu leiden hatte.

Die Wirkung der Einführung von Impfung, bzw. Wiederimpfung auf die Pockenmortalität der Militärbevölkerung Preußens illustriert nachstehendes Bild:

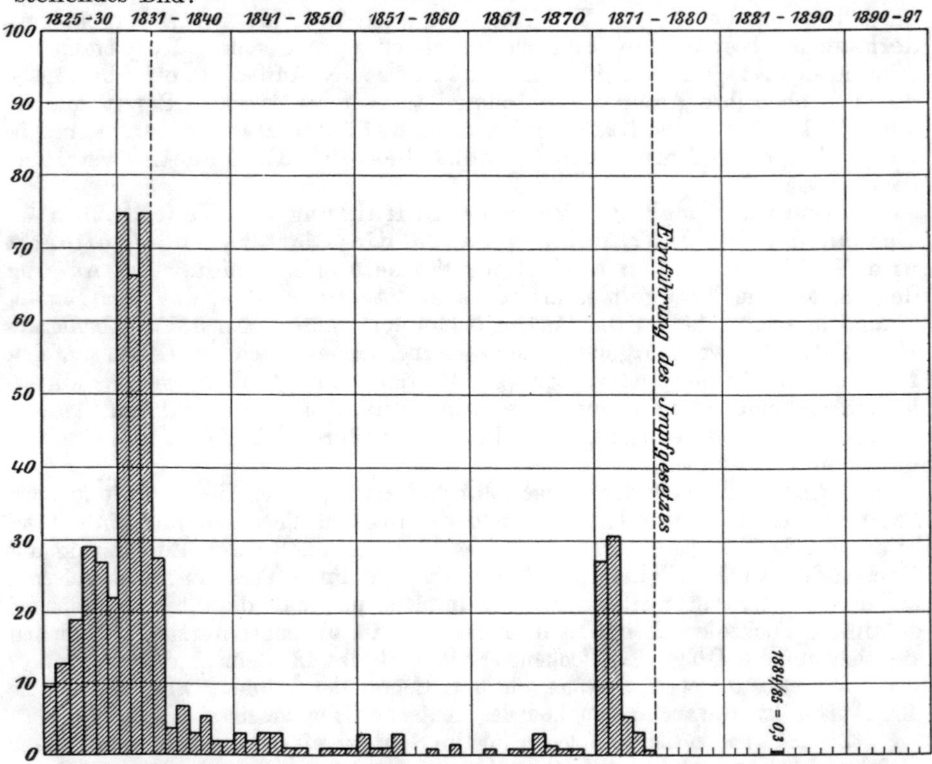

Abb. 423. Pockensterblichkeit bei der Militärbevölkerung Preußens (seit 1875 Impfung allgemein durchgeführt).

Die gleichen günstigen Ergebnisse erzielte die gesetzliche Revaccination in den Armeen Bayerns, Badens, Hannovers sowie in den Armeen und Flottenmannschaften Schwedens, Dänemarks und Norwegens. Nach dem Berichte des königlich bayerischen Kriegsministeriums im englischen Blaubuch verlor z. B. die bayerische Armee seit dem Jahre 1844, wo die Revaccination eingeführt wurde, bis 1855 keinen Mann an den Pocken.

Die Gesamtziffer der Pockenerkrankungen im deutschen, österreichischen und französischen Heer gibt ein anschauliches Bild darüber, wie die bestimpfende Armee auch die wenigsten Blatternerkrankungen aufweist. Es erkrankten

im deutschen Heer (1875—1887) . . . . 148 Mann
„ österreichischen Heer (1875—1886) . . . . 10 238 „
„ französischen Heer (1875—1881) . . . . 5 605 „

Der letzte und schönste Beweis für die segensreichen Wirkungen der Revaccination ist der Erfolg des deutschen Impfgesetzes, das am 1. April 1875 in Kraft trat und neben der Impfung im frühen Lebensalter die Revaccination im zwölften Lebensjahre vorschrieb. Seine Vorschriften sind im Deutschen Reiche im allgemeinen gewissenhaft ausgeführt worden. Die Folgen davon spiegelt die Statistik wieder.

Für das Deutsche Reich bestehen seit 1889 dank den Bemühungen des Kaiserlichen Gesundheitsamtes genaue Feststellungen über sämtliche Blatterntodesfälle und Blatternerkrankungen. Die Pockentodesfälle im Deutschen Reiche, in absoluten Zahlen und auf je 100 000 Einwohner berechnet, verhalten sich in den Jahren 1889—1910 in folgender Weise [1]):

Im Jahre	Absolute Zahl	Berechnet auf je 100 000 Einw.	Im Jahre	Absolute Zahl	Berechnet auf je 100 000 Einw.
1889	200	0,380	1900	49	0,087
1890	58	0,110	1901	56	0,099
1891	49	0,093	1902	15	0,026
1892	108	0,205	1903	20	0,034
1893	157	0,298	1904	25	0,042
1894	88	0,167	1905	30	0,050
1895	27	0,052	1906	47	0,077
1896	10	0,019	1907	63	0,102
1897	5	0,009	1908	65	0,103
1898	15	0,028	1909	26	0,042
1899	28	0,052	1910	33	0,053

Wäre die Pockensterblichkeit noch so groß wie im 18. Jahrhundert, so müßten nach Kirchner bei einer Bevölkerung von 64 Millionen im Durchschnitt jährlich 160 000 Menschen an den Pocken sterben. In Wirklichkeit starben nach dem Durchschnitt der letzten zehn Jahre in Deutschland 38 Personen an den Pocken.

Die Pockensterblichkeit im Deutschen Reiche von 1816 bis 1909 und der Einfluß des Impfgesetzes wird aufs anschaulichste durch Abb. 424 illustriert.

[1]) Kirchner.

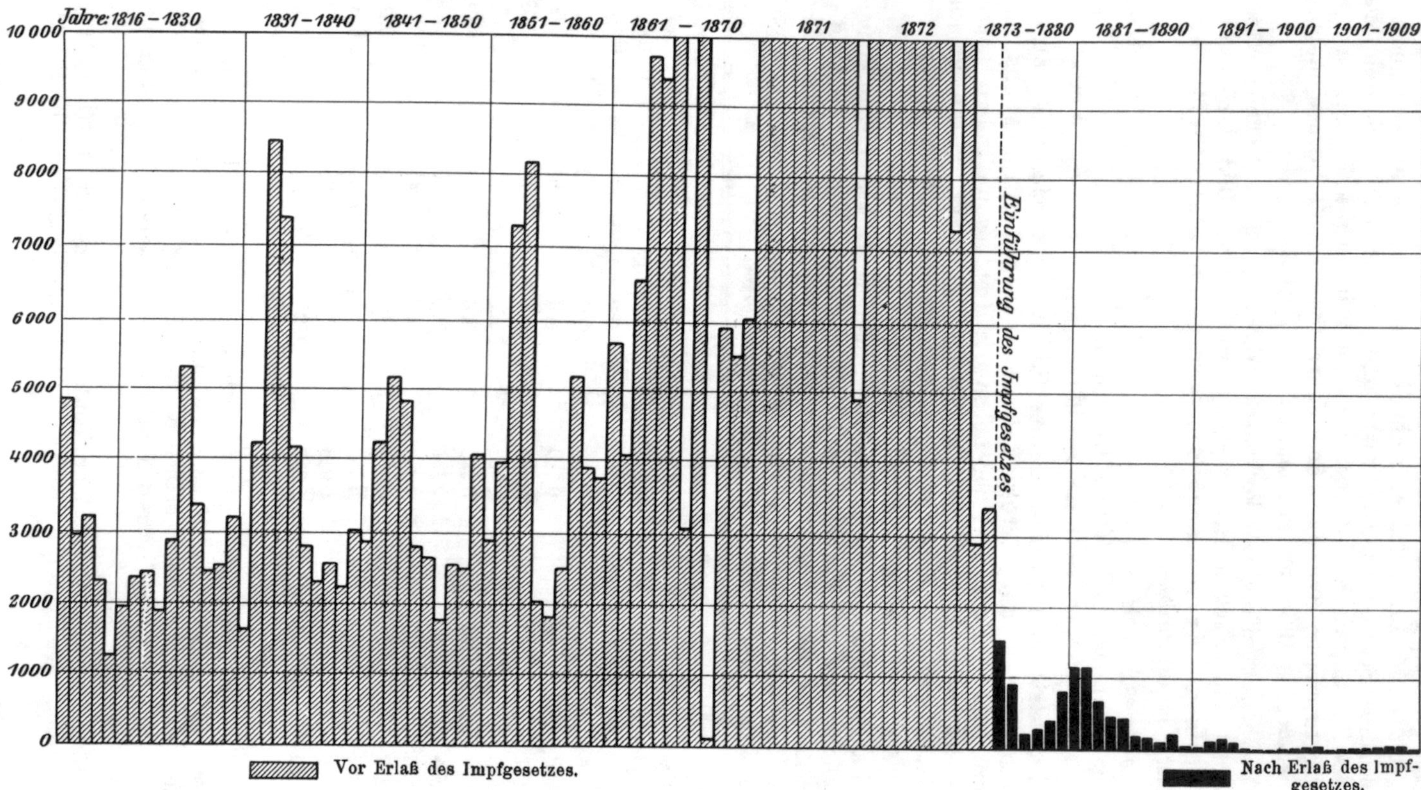

Abb. 424. Pockentodesfälle im Deutschen Reich 1816—1909.

Die angeführten Zahlen mögen genügen, um den Wert der Schutzpockenimpfung zu illustrieren. Es steht unumstößlich fest, daß die Vaccination einen zuverlässigen, wenn auch zeitlich begrenzten Schutz gegen die Erkrankung an Pocken verleiht, und daß rechtzeitige Wiederholung der Impfung beim Nachlassen des Impfschutzes diese Immunität zu einer dauernden gestalten kann. Die Pocken sind jetzt für Deutschland, das Land des besten Impfzustandes, so gut wie ausgerottet. Die Pockenmortalität der anderen Länder steht in direktem Verhältnis zur Güte ihrer Impfgesetze. Die verheerende Seuche ist in gutimpfenden Ländern durch zielbewußte Prophylaxe beseitigt und zu Boden geschlagen und wird nirgends mehr ihr Haupt erheben können, wo Vernunft und Energie sich verbinden, um den Schatz, den Edward Jenner uns hinterlassen hat, nach seinem wahren Werte zu würdigen.

Literatur siehe bei:

Jochmann, Pocken und Vaccinationslehre. Wien 1913.

Der Schweißfriesel (Febris miliaris).

(Franz.: Suette miliaire; engl.: sweating sickness; ital.: Febbre miliare.)

Der Schweißfriesel ist eine epidemisch auftretende, akute, fieberhafte Infektionskrankheit. Sie beginnt plötzlich mit hohem Fieber und ist im ersten Stadium durch anhaltende profuse Schweißausbrüche gekennzeichnet, die von eigentümlichen nervösen Erscheinungen, wie Konstriktionsgefühl im Epigastrium und Präkordialangst, starkem Herzklopfen und Dyspnoe begleitet sind. Um den dritten Tag herum setzt das zweite Stadium ein mit dem Aufschießen eines über den ganzen Körper verbreiteten Frieselexanthems (Miliaria), bei dessen Erscheinen Fieber, Schweiße und nervöse Symptome nachlassen. Nach weiteren drei Tagen beginnt bei günstigem Verlauf die Haut an den Stellen des Exanthems abzuschuppen und der Kranke tritt in die Genesung ein.

Der Schweißfriesel ist danach eine wohl charakterisierte, spezifische Krankheit, die nicht verwechselt werden darf mit anderen Infektionskrankheiten, bei denen Miliariabläschen in mehr oder minder großer Zahl auftreten, wie z. B. Puerperalfieber, Gelenkrheumatismus, Scharlach usw. Das beim epidemischen Schweißfriesel beobachtete Frieselexanthem besteht aus hirsekorngroßen Knötchen oder Bläschen auf gerötetem Grunde (daher Miliaria von milium = das Hirsekorn), die sich nicht von den bei anderen Krankheiten nach stärkeren Schweißausbrüchen auftretenden Miliariabläschen unterscheiden und als entzündliche Bildungen aufzufassen sind.

Geschichte. Die sichere Kenntnis des epidemischen Schweißfriesels datiert erst seit dem Ende des 15. Jahrhunderts. Alles, was bis dahin über schweißfrieselähnliche Krankheiten berichtet wird, ist unsicher und beruht vermutlich auf den oben genannten Verwechslungen (Wöchnerinnenfriesel usw.). Als spezifische Infektionskrankheit sui generis wurde die Seuche zum ersten Male in England beobachtet. Im August des Jahres 1486 nach einem überaus nassen Sommer brach im Heere Heinrich VII. eine mörderische Krankheit aus, die mit strömenden Schweißen, schmerzhaftem Magendruck, Angstgefühl und Herzklopfen einsetzte und oft schon nach 24 Stunden zum Tode führte. Wenn das Leben länger erhalten blieb, so zeigten sich Knötchen- und Bläscheneruptionen auf der Haut. Die Seuche wanderte vom Südwesten des Landes schnell bis London, wo sie die Fröhlichkeit bei Heinrichs Krönungsfeier schnell in Trauer verkehrte. Sie verbreitete sich von da über das ganze Land, raffte viele Tausende dahin und erlosch gegen Ende des Jahres mit dem Ausbruch der Winterkälte.

Die zweite und dritte Schweißsucht-Epidemie (sweating sickness), die in den Jahren 1507 und 1518 von London ihren Ausgang nahm, blieb auf England beschränkt. Die vierte Epidemie im Jahre 1529 tritt zum ersten Male auch auf den Kontinent über, wo sie unter dem Namen des englischen Schweißes (sudor anglicus) überall Furcht und Schrecken verbreitete. In Hamburg raffte sie innerhalb 22 Tagen ungefähr 1100 Menschen dahin, sprang dann auf Lübeck, Rostock usw. über und zeigte sich plötzlich auch in Zwickau, ohne daß der Weg, auf dem sie dorthin gelangte, zu erkennen gewesen wäre. Bald waren die verschiedensten Städte von Nord- und Süddeutschland ergriffen. Aber auch in den Niederlanden, Dänemark, Schweden und Norwegen, in Lithauen, Polen und den angrenzenden Teilen Rußlands zeigte sich die Seuche um dieselbe Zeit, fast überall ausgezeichnet durch eine enorme Erkrankungsziffer. Die Mortalität war sehr verschieden und schwankte zwischen 1 und 50%. Auffällig war die Flüchtigkeit der Seuche: so erlosch sie in Stettin schon nach einer Woche, in Augsburg nach sechs Tagen, in Hamburg wütete sie 22 Tage. Sie ergriff vorzugsweise gesunde und kräftige Leute und verschonte keinen Stand.

Nur noch einmal, im Jahre 1551, hat sich die Seuche in gleicher Bösartigkeit gezeigt. Von Shrewsbury ausgehend, wo ihr 960 Einwohner erlagen, überzog sie ganz England und dauerte fast ein halbes Jahr, ohne aber auf den Kontinent überzuspringen.

Nach diesem fünften epidemischen Ausbruch des Schweißfriesels hörte man 1½ Jahrhunderte lang nichts mehr vom Sudor anglicus. Erst im Jahre 1718 trat in Frankreich, und zwar in der Pikardie, eine Krankheit auf, die alle Merkmale des englichen Schweißes: Hyperidrosis, nervöse Beängstigungserscheinungen und Frieselbildungen, zeigte, ohne jedoch dessen Malignität zu besitzen. Die Krankheit, damals zuerst Suette des Picards, später allgemeiner Suette miliaire genannt, suchte Frankreich in vielen Seuchenzügen heim: Von 1718 bis 1874 sind 194 Schweißfrieselepidemien bekannt geworden (A. Hirsch). Dazu kommen noch einige Epidemien aus neuerer Zeit, so die große Epidemie von Poitou 1887, die von Brouardel genauer beschrieben wurde. Von Frankreich aus sind ferner noch Italien, Deutschland, Österreich und Belgien der Sitz von Schweißfrieselepidemien geworden.

In Deutschland war es hauptsächlich der Süden, der davon heimgesucht wurde. Unter den Epidemien, die sich hier abspielten, nimmt die von Röttingen im Jahre 1802 eine besondere Stellung ein, weil die Krankheit hier nochmals alle Züge des Sudor anglicus an sich trug und durch ihre entsetzliche Mortalität erschreckt. Sie brach im November 1802 aus, um bereits nach zehn Tagen wieder spurlos zu verschwinden. „Das Erkranken geschah plötzlich mit Frösteln, reißenden Nackenschmerzen, sodann aber strömenden Schweißen, hochgradiger Beklemmung und stürmischem Herzklopfen; der Tod trat in den ungünstig verlaufenden Fällen, und diese bildeten anfänglich die überwältigende Mehrzahl, gewöhnlich schon nach 24 Stunden unter konvulsivischem Zittern, Ohnmacht und Erstarrung ein. In weniger schweren Fällen ließen die nervösen Erscheinungen nach, nur das Schwitzen dauerte noch fort, und bei manchen kam es nunmehr zum Ausbruch eines vielgestaltigen Exanthems mit Flecken, Blasen und Friesel" (Hecker). Weit milder verliefen die späteren Epidemien, die sich in Bayern, Württemberg und Baden zeigten, so z. B. die in Hallerndorf bei Forchheim (Sommer 1889). In Norddeutschland wurden im 19. Jahrhundert im ganzen nur sechs isolierte Ausbrüche des Schweißfriesels beobachtet, die letzte bei Bremen im Jahre 1897/98.

Mit besonderer Heftigkeit ist Österreich im 19. Jahrhundert vom Schweißfriesel heimgesucht worden. In letzter Zeit war es namentlich Krain, das öfter zum Schauplatz von Schweißfrieselepidemien wurde. So trat die Krankheit nach Keesbacher 1863 im Bezirk Adelsberg auf, und mit besonderer Heftigkeit im

Jahre 1873, wobei 45 Ortschaften ergriffen wurden. Ferner zeigte sie sich 1874, 1878 und 1892 in Gurkfeld, weiterhin im Bezirk Scheibbs 1896 und 1905 im Bezirk Rudolfswerth.

Epidemiologie. Der Schweißfriesel hat nach den Erfahrungen des 19. Jahrhunderts im allgemeinen nicht die Neigung, sich über größere Territorien auszubreiten. Er beschränkt sich vielmehr meist auf kleinere Landbezirke, wobei man die Beobachtung machte, daß oft fast gleichzeitig in verschiedenen Ortschaften desselben Bezirks die Seuche aufflammt; während zu den Zeiten des Sudor anglicus meist Städte von der Seuche befallen wurden, sucht der Schweißfriesel jetzt fast nur noch ländliche Distrikte heim, ja, er scheint bei seiner Ausbreitung nach dem Erreichen einer Stadt direkt haltzumachen, wie das neuerlich noch bei der Epidemie in der Nähe von Bremen deutlich zum Ausdruck kam.

Auffällig ist die kurze Dauer der Schweißfrieselepidemien. Sie beträgt im Durchschnitt für größere Ortschaften nur 2—3 Wochen, für kleinere Bezirke oft nur 1 2 Wochen. Die Morbidität ist eine relativ große. Nach Hirsch erkrankten von den ergriffenen Bevölkerungen im Durchschnitt 10—20 %, oft aber noch mehr.

Eine hohe Temperatur bei beträchtlichem Feuchtigkeitsgehalt der Luft soll das epidemische Auftreten des Schweißfriesels begünstigen. Dafür spricht auch die Beobachtung, daß die überwiegende Mehrzahl der Epidemien in die Sommermonate fällt. Freilich lehrte uns neuerdings die Epidemie von Scheibbs von 1896, daß auch strenge Winterkälte kein Hindernis für den Ausbruch der Seuche gibt, daß also auch Ausnahmen vorkommen.

Die Bodenverhältnisse haben keinen Einfluß auf das endemische Vorkommen des Schweißfriesels, da er sowohl in feuchten Niederungen, wie auf trockenen und luftigen Hochebenen vorkommt. Unhygienische Verhältnisse, Unsauberkeit und vernachläßigte Beschaffenheit der Straßen- und Abzugskanäle sind vielfach mit der Schwere mancher Schweißfrieselepidemien in Beziehung gebracht worden. Andererseits wird aber auch von schwer betroffenen Ortschaften berichtet, die sich der größten Sauberkeit rühmen konnten.

Die Seuche pflegt alle Klassen der Bevölkerung unterschiedlos zu befallen. Besonders disponiert erscheint das weibliche Geschlecht, und zwar scheint Menstruation und Wochenbett dabei einen begünstigenden Einfluß zu üben. Mit Vorzug werden gesunde und kräftige Individuen im Alter von 20—40 Jahren befallen, aber auch Kinder und Greise können ergriffen werden. Es wird sogar über einzelne Epidemien mit vornehmlicher Erkrankung der Kinder berichtet (Schaffer, Stövesandt und Hoche).

Ätiologie. Der Erreger des Schweißfriesels ist noch nicht bekannt. Den in den Frieselbläschen wiederholt gefundenen Kokken kommt keine ätiologische Bedeutung zu. Es ist sogar wenig wahrscheinlich, daß der Erreger im Inhalte der Frieselbläschen sich aufhält, weil damit angestellte Impfversuche an Gesunden resultatlos verliefen. Auch im Blute der Kranken wurden bisher keine pathogenen Keime nachgewiesen. Die überaus kurze Gesamtdauer der Frieselepidemien deutet darauf hin, daß es sich um einen äußerst hinfälligen Mikroorganismus handeln muß. Das wiederholte, durch vieljährige Intervalle getrennte Auftreten der Epidemien an demselben Orte würde andererseits zu der Annahme drängen, daß neben einer wenig widerstandsfähigen vegetativen Form noch eine Dauerform vorhanden sein muß.

Auf welchem Wege die Übertragung der Krankheit erfolgt, ist noch nicht bekannt. Da schon allein der Aufenthalt in dem Zimmer eines Kranken ohne Berührung desselben genügt, um die Ansteckung zu bewirken, so muß die Ansteckung durch die Luft möglich sein. Tonsillen oder Lungen werden dann vermutlich die ersten Aufnahmestätten des Virus bilden.

Ob eine einmalige Erkrankung an Schweißfriesel eine Immunität mit sich bringt, ist noch zweifelhaft.

Die Frage, ob die Krankheit durch Kleidungsstücke, Gerätschaften u. dgl. übertragen werden kann, ist noch eine offene; fest steht jedoch die Tatsache, daß sie durch gesunde und kranke Personen nach seuchefreien Orten verschleppt werden kann.

Krankheitsbild. Die Inkubationszeit des Schweißfriesels ist sehr kurz und beträgt nur 1—2 Tage, oft noch weniger. Damit hängt es zusammen, daß die Epidemie an verschiedenen Ortschaften desselben Bezirkes fast gleichzeitig aufflammen kann. Die Krankheit beginnt in der Regel plötzlich. Nur selten gehen Prodromalerscheinungen, wie Appetitlosigkeit, Mattigkeit, Kopfschmerzen, Schwindel und Erbrechen voraus. Ein enormer Schweißausbruch eröffnet die Szene. Der Kranke, der sich vielleicht noch ganz wohl des Abends zu Bett gelegt hat, wacht in Schweiß gebadet des Nachts auf oder wird durch leichtes Frösteln mit nachfolgendem profusen Schweiß geweckt. Selten geht ein Schüttelfrost dem Schweißausbruch voran. Unaufhaltsam rinnt nun der Schweiß aus allen Poren und durchtränkt Hemd und Bettwäsche. Dieses ungeheure Schwitzen hält in der Regel 3—6 Stunden an, um sich dann nach mehrstündiger Pause in gleicher Heftigkeit zu wiederholen. In solchen Fällen leitet den neuerlichen Schweißausbruch wieder ein Fröstelgefühl, seltener ein Schüttelfrost ein. Die Angst vor diesem Fröstelgefühl verleitet die Patienten zu unzweckmäßig warmer Bedeckung. Die Kranken fürchten den geringsten Luftzug und suchen sich davor ängstlich zu schützen. Selbst das Zufächeln mit irgend einem Gegenstande wird unangenehm empfunden. In anderen Fällen hält der Schweiß ohne jede Pause durch mehrere Tage in unverminderter Heftigkeit an. Da sich der Schweiß in der Leibwäsche und den Bettstücken des Kranken schnell zersetzt, so verbreitet sich meist ein unangenehmer Geruch in der Umgebung des Patienten.

Der Schweißausbruch ist begleitet von hohem Fieber und sehr eigentümlichen nervösen Erscheinungen. Die Kranken verspüren ein mit Schmerzen verbundenes Konstriktionsgefühl im Epigastrium (barre épigastrique der Franzosen), ein beklemmendes, zusammenschnürendes Gefühl in der Brust und in der Kehle und werden durch beängstigende Herzpalpitationen gequält. Von Mutlosigkeit und Todesahnungen erfüllt, werfen sie sich unruhig hin und her. Zeitweise exazerbieren die Beschwerden zu bedrohlichen Anfällen, bei denen Konstriktionsgefühl und Präkordialangst die höchsten Grade erreichen. Der Patient wird dyspnoisch, sein Gesicht färbt sich zyanotisch, seine Züge spiegeln entsetzliche Angst wieder, Delirien und Konvulsionen können sich einstellen, und bisweilen endet ein plötzlicher Tod schon in diesem Stadium das Leben, noch ehe ein Frieselexanthem ausgebrochen ist.

Auffällig ist auch in leichteren Fällen die allgemeine Schwäche, die sich des Kranken bemächtigt, und die sich zu einer förmlichen Prostration steigern kann. In schwereren Fällen ist das Sensorium benommen. Häufig klagen die Kranken neben den genannten Beschwerden noch über ziehende und reißende Beschwerden im Nacken, Rücken, Kreuz oder an den Extremitäten. Auch stellen sich bisweilen Krampi in den Wadenmuskeln und im Biceps brachii ein.

Die Temperatur steigt in der Regel bald nach Beginn des Schweißausbruches auf hohe Grade (39—40°) und hält als unregelmäßig remittierendes Fieber in den nächsten Tagen bis zum Ausbruch des Frieselexanthems an. Die Pulsfrequenz ist meist erheblich höher als der Temperatur entspricht; sie beträgt 120 Schläge und mehr in der Minute. Die Zunge ist trocken und mit einem weißlich-gelben Belage bedeckt. Die Mundschleimhaut ist trocken; der Kranke klagt über schlechten Geschmack im Munde und Foetor ex ore. Der Appetit liegt danieder, der Durst ist trotz des großen Wasserverlustes wenig gesteigert, die Urinsekretion ist stark herabgesetzt und bisweilen ganz erloschen, der Harn ist dunkel und hochgestellt und enthält reichlich Urate. Albuminurie ist sehr selten. Trotz der beängstigenden Symptome seitens des

Respirations- und Zirkulationsapparates ist an Herz und Lungen meist wenig Abnormes nachzuweisen, nur eine leichte Bronchitis macht sich bisweilen bemerkbar. Die Milz ist regelmäßig vergrößert und palpabel. Das Blut zeigt normale oder subnormale Leukocytenwerte und relative Vermehrung der Eosinophilen. Der Stuhl ist meist angehalten.

Am dritten oder vierten Krankheitstage tritt die Krankheit mit dem Erscheinen des Frieselexanthems in ihr zweites Stadium ein. Unter unangenehmem Prickeln und Stechen in der Haut zeigt sich der Ausschlag zuerst am Halse und den unteren Teilen der Brust, um sich von da aus über Schultern, Rücken, Bauch und Extremitäten auszubreiten. Mitunter ist schon in wenigen Stunden der ganze Körper von Miliariabläschen bedeckt, in anderen Fällen erfolgt die Ausbreitung schubweise und ist erst nach 1—2 Tagen vollendet. Das Gesicht und der behaarte Kopf werden am wenigsten von dem Exanthem befallen; hier kommt es meist nicht zur Bläschenbildung, sondern nur zu einzelnen papulösen Erhebungen.

Im übrigen ist der Gang der Entwicklung des Exanthems folgender: Zunächst bilden sich hirsekorngroße Knötchen auf geröteter Basis, die eine große Ähnlichkeit mit dem beginnenden Masernexanthem haben. Schon nach wenigen Stunden aber ändert sich das Bild. Die Spitze der Knötchen verwandelt sich in ein Bläschen, das meist Hirsekorngröße (milium) nicht überschreitet. Werden die Bläschen größer, so kann das Exanthem lebhaft an Varicellen erinnern.

Da die Effloreszenzen im Knötchenstadium meist rot erscheinen, so spricht man auch von Miliaria rubra, während die Bläschen mit wasserhellem Inhalt als Miliaria crystallina bezeichnet werden. Der Inhalt der meisten Bläschen wird durch Beimischung zelliger Elemente bald getrübt, so daß man von Miliaria alba sprechen kann. Diese Bezeichnung kann aber auch für einige Effloreszenzen im Knötchenstadium gelten, deren Epidermis durch Mazerationen beim Schwitzen ein weißlich-opakes Aussehen bekommen hat. Sehr häufig sieht man übrigens alle Entwicklungsstufen gleichzeitig nebeneinander.

Nach zwei- bis dreitägigem Bestehen pflegen die Bläschen zu bersten und einzutrocknen, und es entstehen kleine Schüppchen und Krusten, die sich im Laufe der Rekonvaleszenz abstoßen.

Je nach dem Verhalten des Untergrundes der Frieseleffloreszenzen kann man mit Brouardel drei verschiedene Varietäten unterscheiden:

1. das masernähnliche Frieselexanthem, das dem eben beschriebenen papulösen Stadium der Miliariabläschen entspricht; knötchenartige Erhebungen auf diskret bleibenden roten Flecken;

2. das scharlachähnliche Frieselexanthem, das aus dem vorigen hervorgeht, durch Konfluenz der roten Flecke, so daß sich die Frieseleffloreszenzen auf gleichmäßig geröteter, scharlachähnlich aussehender Haut entwickeln;

3. das hämorrhagische Frieselexanthem oder die Purpura miliaris, das meist aus den beiden anderen Formen entsteht dadurch, daß nachträglich Papeln und Bläschen mit Blut durchsetzt werden und sich Hämorrhagien verschiedenster Größe und Petechien bemerkbar machen, die sich teils innerhalb der hyperämischen Hautgebiete, teils auch in bis dahin freien Hautbezirken etablieren. Die Purpura miliaris geht in der Regel auch mit anderen Zeichen hämorrhagischer Diathese, Nasenbluten, blutigen Stühlen oder Hämoptoe einher. Wir kommen auf diese Form der Krankheit noch zurück.

Nicht selten sind alle drei eben genannten Spielarten des Exanthems bei demselben Patienten gleichzeitig vertreten, so daß der Ausschlag an gewissen Stellen masernartig geblieben ist, an anderen Stellen scharlachartig oder hämorrhagisch wurde. Der Ausbruch des Friselexanthems beschränkt sich mitunter nicht auf die äußere Haut; auch auf den Schleimhäuten kann es zu bläschenartigen Eruptionen kommen, so auf der Mund- und Rachenschleimhaut, der Nasenschleimhaut und der Konjunktiva. In der Mund- und Rachenhöhle nehmen sie schnell die Gestalt von Aphthen an und verursachen bisweilen lebhafte Schmerzen.

Nach der vollständigen Ausbildung des Exanthems pflegen alle anderen Krankheitserscheinungen schnell an Intensität nachzulassen, das Fieber sinkt nach Verlauf von 2—3 Tagen staffelförmig zur Norm ab; Konstriktionsgefühl, epigastrischer Schmerz und Herzbeschwerden verschwinden, und die Schweiße lassen nach. Mit dem Einsetzen der reichlichen Urinsekretion beginnt gegen das Wochenende die Rekonvaleszenz, in der sich noch ein ausgedehnter Abschuppungsprozeß abspielt.

Außer den von den eingetrockneten Bläschen herrührenden kleinen Krusten stößt sich auch die Epidermis an den Stellen des Exanthems ab, und zwar erfolgt die Abschuppung in derselben Reihenfolge, in der auch das Exanthem zur Erscheinung kam. Bei schubweise auftretendem Exanthem kann man also in den oberen Körperregionen bereits Abschuppung sehen, während in den unteren der Ausschlag noch in voller Blüte steht. Die Desquamation geschieht in gemischter Form, teils kleienförmig, teils in großen Lamellen. An den Handtellern und Fußsohlen kann man, ähnlich wie beim Scharlach, die Epidermis in großen Fetzen sich ablösen sehen.

Die Rekonvaleszenz ist ungewöhnlich langsam. Die Patienten klagen noch lange über große Schwäche und Hinfälligkeit, der Appetit liegt sehr danieder, oft verlieren sie noch weiter an Gewicht. Bei der geringsten Anstrengung geraten sie in Schweiß, bekommen Herzklopfen und Dyspnoe. Sie gebrauchen längere Zeit der Erholung, ehe sie wieder ihre frühere Leistungsfähigkeit gewonnen haben.

Das bisher beschriebene Bild entspricht in der Hauptsache dem regulären Verlauf des Schweißfriesels. Einzelner irregulärer Verlaufsformen der Krankheit sei hier noch besonders gedacht. Durch die Schwere ihrer Erscheinungen zeichnen sich folgende Modifikationen des Schweißfrieselprozesses aus:

In einem Teile der Fälle setzt die Krankheit nach einem initialen Schüttelfrost akut mit äußerst intensivem Fieber und enormer Pulsbeschleunigung, sowie abundantem Schweiß ein. Konstriktionsgefühl und Präkordialangst steigern sich zu paroxysmalen Anfällen und unter fortgesetzt zunehmender Dyspnoe und hyperpyretischen Temperatursteigerungen geht der Kranke schon nach 24 Stunden zugrunde, ein Bild, wie es den Beschreibungen des Sudor anglicus entspricht.

In anderen Fällen unterscheiden sich die ersten drei Krankheitstage in nichts von dem regulären Verlaufe eines mittelschweren Schweißfriesels. Plötzlich aber in der Zeit, wo der Exanthemausbruch zu erwarten ist, steigern sich die Krankheitssymptome und nehmen den eben geschilderten bedrohlichen Charakter an. Die Beklemmungsanfälle häufen sich, und bald tritt auch hier der Tod ein.

Bei einer anderen Modifikation des Krankheitsverlaufes blieb die nach dem Auftreten des Exanthems erwartete Besserung des Befindens aus. Es entwickelte sich vielmehr ein schwerer Status typhosus mit Somnolenz und Koma und äußerster Prostration, zu dem sich auch Blutungen aus Nase, Zahnfleisch, Darm und Genitalapparat hinzugesellen können, bis nach wenigen Tagen der Tod eintritt.

Wie bei anderen Infektionskrankheiten, so kommen auch beim Schweißfriesel noch vor vollendeter Rekonvaleszenz Rezidive vor, die nicht selten dann noch zu letalem Ausgange führen.

Häufiger als diese schwereren Modifikationen des Schweißfrieselprozesses sind die abnorm leichten und gutartigen Formen. Derartige rudimentäre

Fälle scheinen namentlich bei Kindern häufig vorzukommen, so z. B. bei der Epidemie in der Umgebung Bremens 1897/98 (Stövesandt und Hoche). Aber auch bei Erwachsenen beobachtet man in einzelnen Epidemien einen abnorm milden Charakter der Krankheit. Wiederholte stärkere Schweißausbrüche oder mehrtägiges Anhalten des Schwitzens bei mäßiger Intensität bilden in diesen Fällen meist das hervorstechende Merkmal der vorhandenen Krankheit, während das Fieber und das allgemeine Unwohlsein nur gering und die nervösen Beklemmungserscheinungen nur in Andeutungen vorhanden sind. In anderen Epidemien ist weniger der primäre Schweiß als das Konstriktionsgefühl im Epigastrium die auffallendste Erscheinung; häufig bleibt auch der Frieselausschlag aus (Febris miliaris sine exanthemate), und der Kranke tritt nach wenigen Tagen leichten Ergriffenseins direkt in die Rekonvaleszenz über.

Komplikationen sind beim Schweißfriesel nicht häufig. Zu Beginn der Krankheit wird bisweilen Angina beobachtet, auch leichte Bronchitiden kommen vor. In einzelnen Sommerepidemien waren Durchfälle häufig.

Von den Nachkrankheiten des Schweißfriesels sind neuritische Affektionen, ataktische Phänomene, Neuralgien zu verzeichnen. Ferner neigen die Rekonvaleszenten des Schweißfriesels oft zu Furunkulose.

Diagnose. Bei der Diagnose des Schweißfriesels ist zunächst vor Verwechslung mit anderen Injektionskrankheiten zu warnen, die mit reichlichen Schweißausbrüchen und Miliariaausschlag einhergehen. Der epidemische Charakter der Krankheit bringt es mit sich, daß in der Regel nur erste Fälle gewisse differentialdiagnostische Schwierigkeiten bereiten, daß aber nach Feststellung einer oder mehrerer derartiger Erkrankungen die anderen Fälle leicht erkannt werden. Der exzessive initiale Schweißausbruch, verbunden mit hohem Fieber und die eigenartigen Beengungserscheinungen im ersten Stadium, sowie der in einigen Tagen aufschießende Frieselausschlag sind so charakteristisch, daß in regulären Fällen die Diagnose leicht erscheint.

Ist das Exanthem ausgebrochen, so ist eine Verwechslung mit **Masern** möglich, namentlich wenn es sich um Kinder handelt, und wenn die papulöse masernähnliche Form des Frieselausschlages überwiegt. Auch die Betrachtung des Gesamtverlaufes schützt vor einer Verwechslung mit Masern. Während bei Masern nach dem Ausbruch des Exanthems Fieber und sonstige Krankheitssymptome eher noch eine Steigerung erfahren, pflegen beim Schweißfriesel mit dem Ausbruch des Exanthems alle Krankheitserscheinungen nachzulassen. Schließlich ist noch zu beachten, daß bei Masern die Effloreszenzen papulös bleiben, während sie sich beim Schweißfriesel größtenteils in Bläschen zu verwandeln pflegen.

Gelegentlich kann die scharlachähnliche Form des Frieselexanthems auch den Gedanken an Scharlach erwecken. Bei der Differentialdiagnose ist deshalb zu achten auf die dem Scharlach eigentümlichen Symptome: Prädilektionsstelle des Exanthems im Schenkeldreieck und Oberarmdreieck, zirkumorale Blässe; ferner auf das Vorhandensein von Himbeerzunge, initialem Erbrechen und scarlatinöser Angina. Die beim Schweißfriesel bisweilen vorhandene Angina soll nach Stövesandt und Hoche durch die geringere Rötung der hinteren Rachenwand von der Scharlachangina zu unterscheiden sein.

Varicellen, die wegen des vesikulösen Exanthems gelegentlich differentialdiagnostisch in Betracht kommen, lassen den Schweißausbruch und die Beklemmungserscheinungen vermissen; auch sind die Bläschen größer als bei der Miliaria.

Sollte Typhus abdominalis bei der Differentialdiagnose in Erwägung gezogen werden, so wird der langsame Beginn, die geringe Schweißproduktion und das fehlende Beklemmungsgefühl dagegen sprechen; ev. kommen auch bakteriologische Blutuntersuchungen in Betracht.

Der Typhus exanthematicus hat Ähnlichkeit mit dem Schweißfriesel, sein rascher Beginn, die Höhe des initialen Fiebers und der Zeitpunkt des Exanthemausbruches. Er unterscheidet sich aber von ihm durch das Fehlen des initialen Schweißes und den stärker ausgeprägten Status typhosus.

Ähnlichkeit mit der Malaria kann der Schweißfriesel im ersten Stadium haben, wenn der Verlauf starke Remissionen zeigt. Es fehlen ihm jedoch die wiederholten Frostanfälle; die Schweiße fallen bei der Malaria mit Remissionen der Temperatur zusammen, beim Schweißfriesel ist es umgekehrt.

Prognose. Die Prognose des Schweißfriesels ist verschieden, je nach der Schwere der Epidemie. Die durchschnittliche Mortalität im 19. Jahrhundert beträgt 8%; diese Zahl besagt aber sehr wenig, da die Höhe der Sterblichkeit in den einzelnen Epidemien zwischen 0 und 50% schwankt. Im Einzelfalle richtet sich die Prognose also in erster Linie nach dem durchschnittlichen Charakter der vorherrschenden Epidemie. Das Lebensalter des Kranken erweist sich insofern als bedeutsam für die Prognose, als der Schweißfriesel bei Kindern auffallend mild verläuft. Geschlecht und Konstitution spielen keine Rolle für die Prognose. Hohes Fieber und stürmische nervöse Symptome gelten als prognostisch ungünstig. Herrscht im Beginn nur mäßiges Fieber, so sei man trotzdem vorsichtig mit der Prognose, da bisweilen kurz vor Ausbruch des Exanthems noch eine Wendung zum Schlimmen eintritt. Lassen Fieber und sonstige Krankheitssymptome mit dem Beginn des Exanthems nach, so kann das als ein günstiges Zeichen betrachtet werden. Rezidive nehmen nicht selten einen ungünstigen Ausgang.

Pathologische Anatomie. Nach den histologischen Untersuchungen von Weichselbaum handelt es sich bei den Miliariabläschen nicht um Schweißcysten, wie man früher annahm, sondern um entzündliche Bildungen. Die papulösen Effloreszenzen haben ihren Sitz im Rete Malpighii. Die Epidermiszellen sind hier in ihrem Zusammenhange gelockert und aufgequollen und es erscheint zwischen ihnen eine große Zahl von Eiterzellen und eiweißreiche Flüssigkeit (Serum). Vermutlich findet von hier aus nachher ein Durchbruch in die Hornschicht statt. Die Bläschen mit wasserhellem Inhalt stellen Hohlräume innerhalb der Hornschicht der Epidermis dar; sie enthalten eine eiweißreiche Flüssigkeit, die als Serum aufzufassen ist. Die Bläschen mit milchigem Inhalt enthalten außerdem eine große Zahl polynukleärer Leukocyten und Epidermiszellen. Ein genetischer Unterschied zwischen den Bläschen mit wasserhellem Inhalt (Miliaria crystallina) und jenen mit milchigem Inhalt (Miliaria rubra) besteht nicht, da man den Übergang der ersteren in die letzteren deutlich nachweisen kann. Alle bläschenförmigen Effloreszenzen enthalten bei dieser Krankheit zuerst eine wasserhelle Flüssigkeit, sind also Miliaria crystallina und ändern erst später ihren Inhalt.

Die makroskopischen Veränderungen an den inneren Organen der Schweißfrieselleichen haben nichts Spezifisches.

Auffällig ist die Tatsache, daß die Leichen der an Schweißfriesel Verstorbenen erstaunlich rasch in Fäulnis übergehen und häufig universelles Hautemphysem und starken Gasgehalt im Herzblut und inneren Organen aufweisen. In der Leber finden sich dabei massenhaft kleinste Hohlräume, die durch Gasbildung entstanden sind (vergl. Abb. 80, Seite 177); auch in der Submucosa des Darmes werden Gasblasen gefunden. Außerdem sind auch auf der Oberfläche der Leber, der Pleura und des Perikards Gasbläschen bemerkbar. Weichselbaum konnte diesen Befund auf die Tätigkeit des Fränkel-Welchschen Gasbazillus zurückführen, der im Herzblut und den Organen nachgewiesen werden konnte. Die Ursache, warum der genannte Bazillus gerade beim Schweißfriesel so häufig, fast konstant im Blute der Leiche auftritt und zu Schaumorganen führt, ist noch nicht bekannt. Vielleicht trägt die Schwellung der Solitärfollikel und die bisweilen gefundenen oberflächlichen Ulzerationen derselben dazu bei. Die Verhältnisse werden vermutlich so liegen, daß der eigentliche, noch unbekannte Erreger erst die Disposition schafft für das postmortale Einwandern des im Darminhalt lebenden Bacillus emphysematosus in das Blut der Leiche. Beziehungen zur Ätiologie der Krankheit kommen dem Gasbazillus sicherlich nicht zu.

Gehirn und Rückenmark zeigen keine Veränderungen (Weichselbaum). Das Herz ist schlaff. Auf dem Herzbeutel finden sich einzelne Ekchymosen. Leber und Nieren finden sich im Zustande der trüben Schwellung. Die Milz ist blutreich und von lockerer Konsistenz. Auf der Magenschleimhaut finden sich wiederholt kleine Hämorrhagien. Die Solitärfollikel im Ileum sind mitunter geschwollen. Hier werden auch bisweilen oberflächliche Ulzerationen der Follikel gefunden.

Prophylaxe. Da der Schweißfriesel, dessen Erreger und Übertragungsart noch unbekannt sind, zweifellos kontagiös ist, so müssen erkrankte Personen isoliert werden. Alle mit ihnen in Berührung gekommenen Gegenstände, namentlich die Leibwäsche, sind nach den im Anhange aufgeführten Regeln zu desinfizieren, und nach Ablauf der Krankheit ist eine Desinfektion des Krankenzimmers mit Formalin vorzunehmen.

Für die persönliche Prophylaxe ist es ratsam, sich beim Ausbruch einer Schweißfrieselepidemie aus dem verseuchten Gebiete zu entfernen, soweit Pflicht und Beruf nicht ein Bleiben erfordern.

Therapie. Die Behandlung ist eine rein symptomatische. Der Kranke kommt ins Bett bei einer mittleren Zimmertemperatur und leichter Bedeckung. Die beiden zuletzt genannten Punkte seien besonders erwähnt, weil früher der Brauch bestand, durch übermäßige Wärmezufuhr und dicke Federbetten die ohnehin schon starke Neigung zu schwitzen, künstlich noch mehr zu erhöhen. Die Kost ist flüssig, Milch, Suppen, Kakao und daneben reichlich kühlende Getränke, wie Limonaden und Wasser; der Alkohol bleibt besser fern, weil er eine Hyperämie der Haut hervorrufen und die bestehende Hyperhydrosis noch steigern könnte. Die Kranken sind sorgfältig vor Zugluft zu schützen, da sie bei der stets feuchten Haut sehr zu Erkältungen neigen. Häufiger Wäschewechsel wird wohltuend empfunden. Laue Bäder oder Abwaschungen mit einem Zusatz von Essig oder Alaun sind gegen die übermäßige Schweißsekretion von vorteilhafter Wirkung. Ut aliquid fiat, kann dort, wo keine andere Medikation geboten ist, eine Mixtura acida (zweistündlich ein Eßlöffel) verordnet werden.

Ist die Hyperhydrosis so stark, daß die Diurese sinkt, so ist es empfehlenswert, Atropin zu geben (in Dosen von 0,0005—0,001, 2—3 mal täglich eine Pille). Außerdem wird reichliches Trinken verordnet.

Gegen die nervösen Reizerscheinungen, das Herzklopfen und die Atemnot werden kleine Dosen von Chinin oder Narkotika wie Opium und Morphium empfohlen. Auch die Brompräparate (Solutio bromata Erlmeyer und Bromural) kommen in Frage. Eine Eisblase in die Herzgegend übt bei Herzpalpitation eine beruhigende Wirkung aus. Bei Kollapszuständen sind subkutane Injektionen von Kampfer, Coffeinum natriumbenzoicum, Digalen am Platze.

Die Abschuppung wird durch häufige lauwarme Bäder beschleunigt. In der Rekonvaleszenz ist wegen der häufig zurückbleibenden nervösen Beschwerden eine roborierende Diät, sowie Eisen und Arsen am Platze.

Literatur siehe bei:

Immermann-Jochmann, Der Schweißfriesel in Spez. Path. u. Ther., herausgeg. von Nothnagel, Wien 1913.

Vierter Teil.

Milzbrand (Anthrax).

Der Milzbrand ist eine hauptsächlich bei Rindern, Schafen und Pferden verbreitete akute Infektionskrankheit, die vom Tier auf den Menschen übertragen werden kann. Je nach der Eintrittspforte tritt er in drei verschiedenen Erkrankungsformen auf: als Hautmilzbrand, Lungenmilzbrand und Darmmilzbrand, doch können auch mehrere Organgruppen gleichzeitig erkranken.

Geschichte. Die Krankheit war schon im Altertum bekannt. Die alten römischen Schriftsteller geben Beschreibungen davon und erwähnen bereits die Möglichkeit der Übertragung auf den Menschen durch Felle und Wolle von kranken Tieren. Seine spezifische Ursache konnte erst in der bakteriologischen Ära gefunden werden. Die Untersuchungen, die zur Aufdeckung seiner Ätiologie gehört haben, sind grundlegend für die ganze moderne Bakteriologie geworden. Denn beim Studium der Milzbrandkeime fand Robert Koch die genialen Methoden, mit denen später die Entdeckung einer großen Reihe von Krankheitserregern gelang. Schon 1849 hatte Pollender Bazillenstäbchen im Blute von Milzbrandkadavern gesehen. Daväne hatte dann durch Übertragungsversuche auf Tiere gezeigt, daß nur stäbchenhaltiges Blut infektiös sei, und Pasteur hatte bereits auf dem Objektträger in dem geronnenen Blut von Milzbrandkadavern eine Vermehrung der Bazillen beobachten können. Robert Koch aber gelang es zum ersten Male, durch Verwendung des von ihm erfundenen festen Nährbodens, der Nährgelatine, eine Reinkultur der Bazillen zu erzielen und durch Übertragungsversuche auf Tiere ihre Spezifität zu erweisen; auch stellte er bereits die näheren biologischen Eigenschaften, vor allen Dingen die Sporenbildung fest.

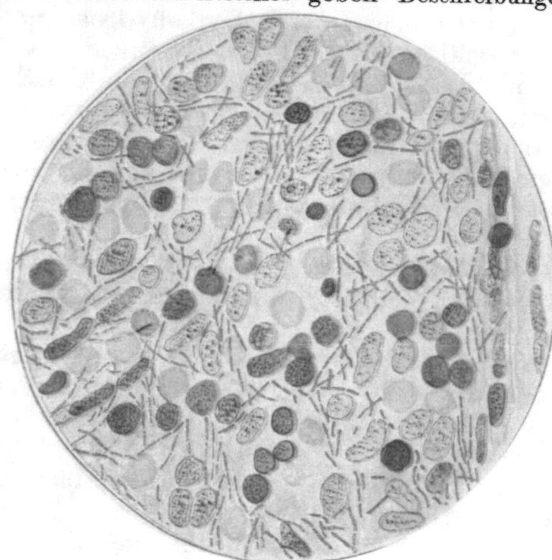

Abb. 425. Milzbrandbazillen in der Milz eines Meerschweinchens.

Ätiologie. Der Milzbrandbazillus ist ein unbewegliches, großes, grampositives Stäbchen mit scharf geschnittenen Enden. Dort, wo sie Fäden bilden, wird zwischen zwei Individuen stets eine Lücke frei gelassen. Im Tierkörper bilden sie eine Kapsel, die durch besondere Färbemethoden (Johnesche Färbung) nachgewiesen werden kann. Er wächst auf allen Nährböden bei schwach alkalischer Reaktion. Auf der Oberfläche von Gelatine- und Agar-

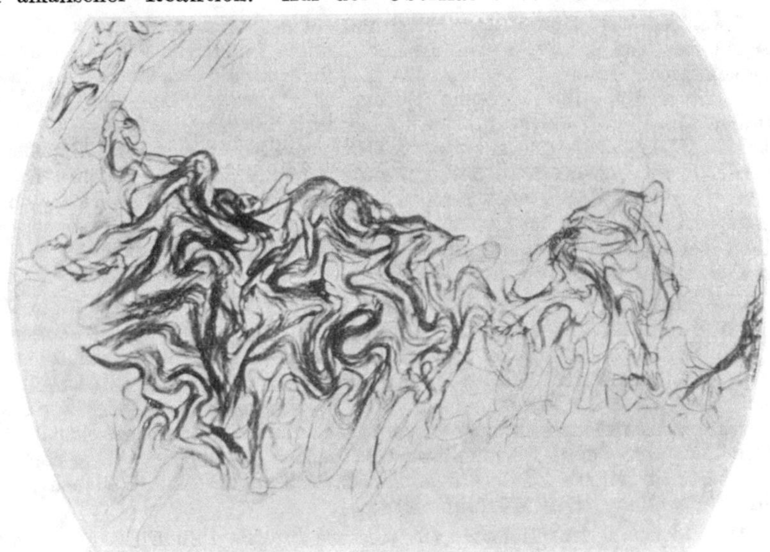

Abb. 426. Kultur von Milzbrandbazillen auf Agar (in Lockenform). Vergr. 60fach. (Photogr. von Zettnow.)

platten bilden sich sehr charakteristische Kolonien, die am Rande gewellt sind und gelocktem Frauenhaar gleichen; die einzelnen Locken bestehen aus Bazillenfäden. Unter schlechten Wachstumsbedingungen bilden sich Sporen, die im Gegensatz zu der vegetativen Stäbchenform eine außerordentlich große Widerstandsfähigkeit besitzen und so der Erhaltung der Art dienen. Während die vegetativen Bazillenformen durch Austrocknung, Sonnenlicht und Chemikalien leicht zerstört werden, vertragen die Sporen bis zu 40tägige Einwirkung von 5%iger Phenollösung. Die Sporen sind stark lichtbrechende, eiförmige Gebilde, die nur bei Gegenwart von Sauerstoff und bei Temperaturen von 14—39° C zur Entwicklung gelangen.

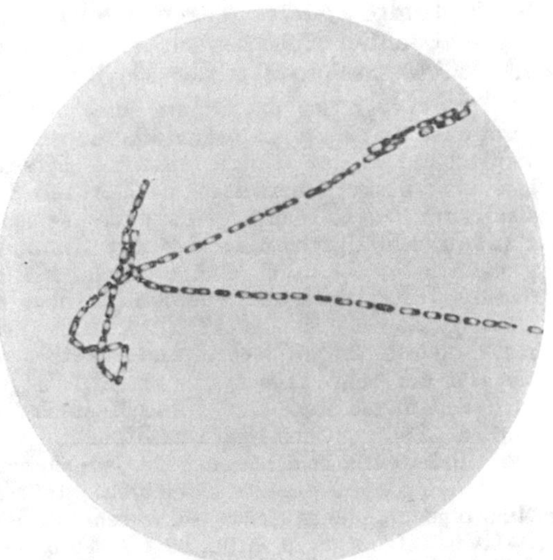

Abb. 427. Milzbrandbazillen mit Sporen. Vergr. 1000fach. (Photogr. von Zettnow.)

Für experimentelle Infektion empfänglich sind besonders Mäuse, Meerschweinchen und Ratten. Hühner sind wegen ihrer hohen Eigenwärme (41—42°) unempfänglich; auch Tauben und Raubvögel erkranken nicht. Bei der subkutanen Übertragung auf Mäuse und Meerschweinchen bildet sich an der Impfstelle ein sulzig-hämorrhagisches Ödem, die Bazillen überschwemmen das Blut, und die Tiere gehen nach wenigen Tagen an Septikämie zugrunde. Man findet dann in allen Organen massenhaft die spezifischen Bazillen. Die Milz ist stark vergrößert, weich, und von dunkelroter Farbe. Auch die Nieren sind stark hyperämisch und dunkelrot.

Pathogenese. Die Frage, wodurch beim milzbrandinfizierten Tier und Menschen der Tod erfolgt, wurde früher dadurch beantwortet, daß man den Tod rein mechanisch durch Verlegung des Kapillarsystems erklärte. Zu dieser Vorstellung kann der mikroskopische Befund, die Ausstopfung aller Kapillaren bei der infizierten Maus leicht verführen. Aber die Erfahrung, daß auch bei rein lokaler Infektion (Milzbrandkarbunkel des Menschen) die schwersten Allgemeinerscheinungen auftreten, zwingen zu der Annahme einer toxischen Wirkung der Bazillen. Seltsam bleibt es dabei, daß man über die giftig wirkenden Stoffe des Milzbrandbazillus noch völlig im unklaren ist. Die abgetöteten Bazillen selbst sind fast gar nicht giftig, aber auch die Sekretion von Toxinen kann man nicht sicher erweisen.

Das pathogenetische Verhalten der Bazillen hängt ab von ihrer Virulenz und von der Resistenz des infizierten Organismus. Die Virulenz der Bazillen läßt sich durch Züchtung bei hohen Temperaturen herabmindern, ebenso durch Tierpassagen durch den Körper unempfänglicher Tiere, z. B. durch den Froschkörper. Den Grad der Virulenzabschwächung kann man im Tierversuch bestimmen. Die Virulenz schwächt sich zuerst ab für Kaninchen, dann geht auch die Meerschweinchenpathogenität verloren, und schließlich nach langer Zeit erst die Empfänglichkeit für Mäuse. Die Virulenzabschwächung ist von Bedeutung geworden für die Herstellung eines Milzbrandserums.

Die Resistenz des infizierten Organismus unterliegt ebenfalls gewissen Schwankungen; durch Ermüdung, durch Abkühlung und Hunger läßt sich die Empfänglichkeit für die Milzbrandinfektion steigern. Umgekehrt läßt sich die Widerstandsfähigkeit empfänglicher Tiere, z. B. bei Mäusen und Meerschweinchen, durch resistenzerhöhende Mittel steigern, so z. B. durch Einverleibung von Substanzen, die eine allgemeine Leukocytose hervorrufen.

Immunität. Das Überstehen einer spontanen Infektion schützt vor Wiedererkrankung, verleiht Immunität. Künstlich läßt sich derselbe Schutz bei hochempfänglichen Tieren erreichen durch experimentelle Infektion mit abgeschwächten Kulturen, nicht aber durch abgetötete Kulturen oder durch die Stoffwechselprodukte der Milzbrandbazillen.

Pasteur konnte zeigen, daß die mehrmalige Vorbehandlung mit abgeschwächten Kulturen gegen die experimentelle und natürliche Infektion mit virulentem Milzbrand immunisiert. Dieses Immunisierungsverfahren bezweckt also eine aktive Immunität, da der mit lebenden, wenn auch abgeschwächten Bazillen infizierte Körper sich aktiv seine Schutzstoffe selbst bilden muß. Das Pasteursche Verfahren, das zur Impfung von Schafen, Rindern usw. in großem Maßstabe durchgeführt wurde, besteht darin, daß bei 42° gezüchtete und dadurch abgeschwächte Milzbrandbazillen einverleibt werden. Bei der ersten Dosis (Vaccin I) ist der Abschwächungsgrad so eingestellt, daß sie nur Mäuse, nicht aber Meerschweinchen und Kaninchen tötet. Bei der zweiten Dosis (Vaccin II), die zehn Tage später eingespritzt wird, ist die Abschwächung geringer, so daß dadurch zwar Mäuse und Meerschweinchen, nicht aber Kaninchen getötet werden. Die systematische Durchführung dieser Methode hat viel zur Bekämpfung des Milzbrandes beigetragen. Da jedoch bei der Schwierigkeit, die Vaccins stets gleichmäßig abzustimmen, manchmal statt der erwünschten Immunität schwerer Milzbrand sich entwickelte, so waren bei den im großen vorgenommenen prophylaktischen Impfungen mitunter 1% Impfverluste zu verzeichnen.

Es war deshalb ein glücklicher Gedanke, dieses aktive Immunisierungsverfahren zu kombinieren mit einer passiven Immunisierung, d. h. mit der gleichzeitigen Einverleibung eines Serums, das bereits fertige Schutzstoffe enthielt. Daß im Serum künstlich immunisierter Tiere Schutzstoffe auftreten, hatten Sclavo und Marchoux gezeigt. Sobernheim gewann ein hochwertiges Serum dadurch, daß er Rindern zuerst abgeschwächte Kulturen zusammen mit schützendem Milzbrandserum, später abgeschwächte Kulturen allein und schließlich virulente Kulturen einverleibte. So gewann er ein hochwertiges Serum, das sowohl zur Behandlung des Menschen sowie auch zur prophylaktischen kombinierten Immunisierung der Tiere, zur sog. Simultanmethode geeignet ist. Die prophylaktische Behandlung der Tiere besteht darin, daß auf der einen Körperseite ein hochwertiges Milzbrandserum, auf der anderen abgeschwächte Milzbrandkultur eingespritzt wird. Eine einmalige Injektion verleiht für ein Jahr Immunität.

Epidemiologie. Spontan kommt der Milzbrand vor bei Rindern, Schafen und Pferden, seltener bei Schweinen, Ziegen, Hunden und Katzen; auch Füchse, Hasen und Kaninchen können gelegentlich daran erkranken. Die natürliche Infektion der Tiere geschieht am häufigsten auf den Weideplätzen durch verseuchtes Futter. Die milzbrandkranken Rinder, Schafe oder Pferde scheiden mit den Fäces und mit dem Harn Bazillen aus, die im Miste oder auf dem Boden schlechte Wachstumsbedingungen finden und deshalb Sporen bilden, die sich lange auf der Weide halten, da sie gegen Licht und andere Schädlichkeiten widerstandsfähig sind. Auch das aus Nase und After von Milzbrandkadavern fließende Blut enthält Milzbrandbazillen und führt zur Verbreitung von Sporen. Das grasende Vieh nimmt dann die Sporen mit dem Futter auf und erkrankt an Darmmilzbrand; so kann es zu großen Epizootien kommen. Auch durch das Wasser kann die Krankheit verbreitet werden. So enthalten z. B. Gerbereiabwässer zuweilen Milzbrandbazillen. Kommen diese in einen Bach, der durch Weideplätze führt, so ist damit die Infektionsmöglichkeit gegeben. In manchen Gegenden ist die Seuche ungeheuer verbreitet, so namentlich in Rußland.

In den Jahren 1864—1870 gingen nach Sobernheim im Gouvernement Nowgorod 65 000 Pferde, Kühe und Schafe an Milzbrand zugrunde, und in derselben Zeit starben 586 Menschen jener Gegend an der Seuche.

Beim Menschen entsteht die Krankheit fast nur durch direkte oder indirekte Übertragung vom Tier aus. Infektionsquellen sind einmal die Abgänge kranker Tiere, besonders von Rindern, Pferden, Schafen, Ziegen, dann ihre sporenhaltigen Felle und schließlich das in rohem Zustande genossene Fleisch. Daher sind ganz besonders gefährdet: Abdecker, Fleischer, Gerber, Wollsortierer, Roßhaarspinner, Arbeiter in Bürstenfabriken.

Im Jahre 1908 wurden in Deutschland 120 Fälle von Milzbrand beim Menschen festgestellt, von denen 19 tödlich endeten. Unter den Erkrankten befanden sich 42 Schlächter, 7 Abdecker, 3 Schäfer, 5 Gerber, 1 Viehhändler.

Die bei uns im Krankenhause beobachteten Fälle betrafen fast stets Arbeiter aus Lohgerbereien. Namentlich die aus stark verseuchten Ländern, China, Rußland eingeführten Felle vermitteln oft die Infektion. Die häufigste Eintrittspforte der Milzbrandbazillen ist die Haut, wo kleine Verletzungen, Kratzwunden o. dgl. ihnen Gelegenheit zur Ansiedlung bieten. Auch der Stich eines am Milzbrandkadaver infizierten Insekts kann die Krankheit übertragen. Durch Inhalation milzbrandsporenhaltigen Staubes kommt der Lungenmilzbrand zustande, der als Hadernkrankheit oder Wollsortiererkrankheit bekannt ist. Seltener ist beim Menschen die Aufnahme der Bazillen durch den Verdauungskanal und der dadurch erzeugte primäre Darmmilzbrand, der beim Tiere eine sehr große Rolle spielt. Außer vom Tier aus kann in seltenen Fällen die Krankheit auch von Mensch zu Mensch übertragen werden.

So hat z. B. Jacoby einige Fälle berichtet, wo mehrere Personen bei Gelegenheit von Arseninjektionen durch eine vorher bei einem Milzbrandkranken benutzte Pravatzspritze infiziert wurden und Hautmilzbrand bekamen.

Pathologische Anatomie. Der durch das Eindringen von Milzbrandbazillen in die Haut entstandene Hautkarbunkel stellt eine derbe Gewebsinfiltration dar, in deren Mitte sich ein nekrotischer Schorf befindet. Dieser besteht teils aus eingetrockneten zugrunde gegangenen Epithelzellen, teils aus nekrotischem Kutisgewebe. Das umgebende Bindegewebe ist zellig infiltriert und serös durchtränkt und häufig mit Blutextravasaten und Fibrinablagerungen durchsetzt. In der obersten Schicht des Karbunkels finden sich Milzbrandbazillen, die aber meist nur gering an Zahl und häufig schon abgestorben sind; oft sind gleichzeitig pyogene Bakterien, namentlich Streptokokken nachzuweisen. Etwas zahlreicher sind die Milzbrandbazillen in dem tieferen Teil des Schorfes; aber auch hier sind sie oft schon abgestorben. Am lebensfähigsten sind sie in der ödematösen Umgebung des Karbunkels.

Manchmal entwickelt sich an der Eintrittspforte nicht ein Karbunkel, sondern das sog. Milzbrandödem. Es besteht in einer zellig-serösen Durchtränkung der Haut und des Hautbindegewebes. Stellenweise entwickeln sich dabei blutige Infiltrate und manchmal auch zirkumskripte gangränöse Partien.

Die anatomischen Veränderungen beim Lungenmilzbrand sind namentlich durch Eppinger genauer studiert worden. Schon auf der Schleimhaut der Nase sind dabei häufig die Anzeichen der Infektion in Gestalt hämorrhagischer Infiltrate und pustulöser Gebilde zu sehen. Ähnliche Veränderungen bietet die im übrigen stark gerötete Kehlkopfschleimhaut. Die Lungen sind im ganzen sehr hyperämisch und enthalten pneumonische Infiltrationen in lobulärer oder durch Konfluenz zum Teil auch lobärer Entwicklung. Außerdem sieht man blutige Infarkte und zuweilen auch gangränöse Herde. Meist ist die Infektion der Lunge von einer Pleuritis exsudativa begleitet. Sehr charakteristisch ist das Aussehen der Bronchialdrüsen, die stets stark geschwollen, hyperämisch und von Hämorrhagien durchsetzt sind, so daß sie dunkelrot, fast schwarz und sukkulent erscheinen.

Die Milz ist blutreich, weich und oft vergrößert. Die Nieren sind hyperämisch und zeigen zuweilen Epitheldegeneration. Die Gefäße der Glomeruli sind häufig ausgestopft von Bazillen. Das Gehirn und die Meningen sind hyperämisch und oftmals ödematös und von Hämorrhagien verschiedenster Größe durchsetzt. Zuweilen kommt es im Gefolge einer Blutung zu einem Erweichungsherde.

Beim Darmmilzbrand finden sich karbunkelähnliche Gebilde in der oberen Hälfte des Dünndarmes, doch auch im Magen, Duodenum, Ileum, seltener im Mastdarm. Es sind das zirkumskripte Infiltrationen oder beetartige Erhebungen, die aus einer serös-eitrigen Infiltration der Submucosa bestehen, über denen die Schleimhaut allmählich erodiert wird, so daß Ulzerationen verschiedener Ausdehnung entstehen. Die Umgebung derselben, sowie die bedeckende Serosa sind lebhaft rot und meist sulzig infiltriert. Die Zahl dieser Herde im Darm ist häufig recht groß, so daß bis zu 40 gezählt wurden. Außerdem finden sich im Darm ausgedehnte ödematöse, hämorrhagische Infiltrationen, die Mesenterialdrüsen, oft auch die retroperitonealen Drüsen sind geschwollen, dunkelrot und hämorrhagisch infiltriert.

Krankheitsbild. Da die Milzbrandbazillen am häufigsten durch kleine Verletzungen der äußeren Haut ihren Eintritt in den Körper nehmen, so ist die wichtigste klinische Erscheinung der Krankheit der Hautmilzbrand oder Milzbrandkarbunkel (Pustula maligna). Er hat seinen Sitz an leicht zugänglichen, also unbedeckten Stellen der Haut, am Gesicht, an den Händen oder an den Armen. Meist findet sich nur ein Karbunkel, doch kommen durch Selbstübertragung, z. B. durch Kratzen mit den infizierten Fingern, zuweilen auch mehrere bei derselben Person vor (vgl. Abb. 428).

Nach einer Inkubationszeit von 2—3 Tagen, seltener erst nach ca. acht Tagen, tritt an der infizierten Hautstelle ein geröteter, leicht erhabener Fleck, ähnlich einem Flohstich, auf, der sich schnell in eine Papel verwandelt und zu jucken pflegt. 12—15 Stunden später hat sich daraus ein etwa erbsengroßes, manchmal auch größeres Bläschen entwickelt, das mit gelblicher oder bräunlichrötlicher Flüssigkeit schlaff gefüllt ist und dellenartig einsinkt (Milzbrandbläschen, vgl. Abb. 429). Es ist oft von einem leichten Ödem umgeben. Ist der Inhalt nach dem Platzen des Bläschens oder durch Aufkratzen ausgesickert, so kommt es zur Bildung eines schwärzlichen Schorfes, der in einer leichten Vertiefung auf der Kutis ruht. Dieser nekrotische Schorf dehnt sich nach der Tiefe und Breite aus, wobei aber sein Zentrum stets am tiefsten eingesunken ist, während er nach der Peripherie hin sich verjüngt. Er bildet mit der infiltrierten Umgebung einen 2—3 cm breiten Karbunkelknoten, in dessen Umgebung das Gewebe gerötet und ödematös erscheint (vgl. Abb. 430). Innerhalb

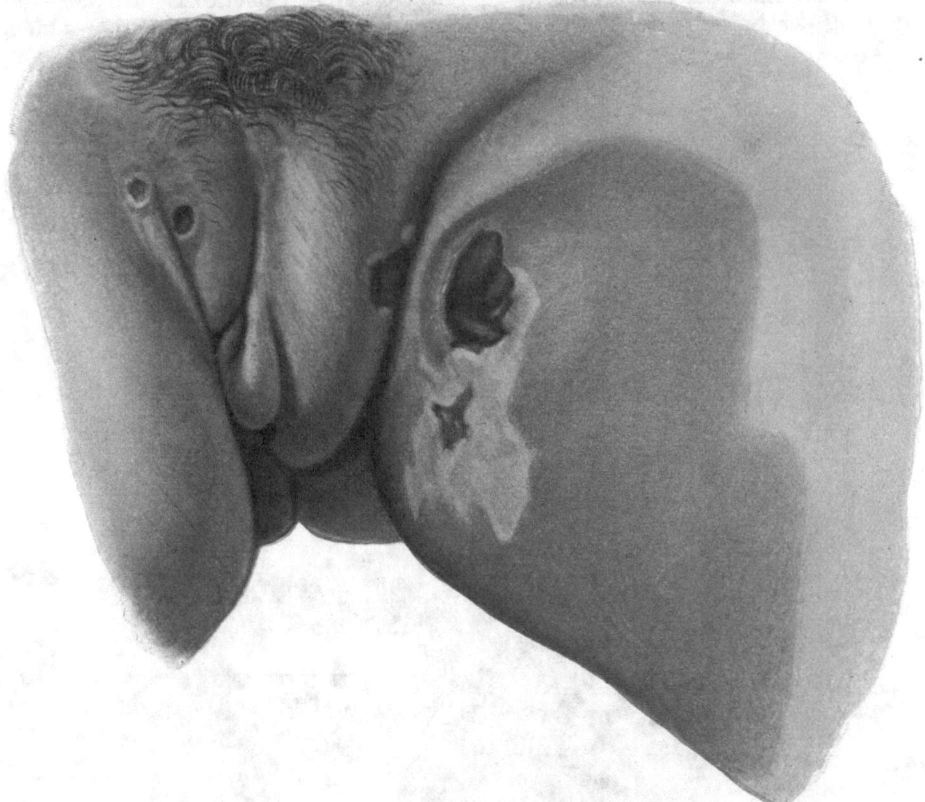

Abb. 428. Milzbrandkarbunkel am Oberschenkel und an der Vulva einer Frau, durch Kratzen von einem Karbunkel im Gesicht aus übertragen.

dieses ödematösen Bezirkes kann sich am Rande des Schorfes noch ein Kranz von neuen Bläschen entwickeln. Indem sich nun der Schorf weiter in die Peripherie ausdehnt, breitet sich auch die Infiltration der Umgebung weiter aus, so daß der ganze Knoten nun rasch eine große Zunahme erfährt und einen Umfang von 6—9 cm Durchmesser erreichen kann. Peripherwärts davon ist die Haut oft noch auf weite Strecken in eine teigige, blaßrote, ödematöse Geschwulst verwandelt. Die Lymphdrüsen der nächsten Umgebung sind geschwollen, schmerzhaft und von ödematöser Haut bedeckt (vgl. Abb. 431). Mitunter ziehen zu weiter entfernt gelegenen geschwollenen Lymphdrüsen, z. B. bei der Lokalisation des Karbunkels am Arm nach den Achseldrüsen, rote, lymphangitische Streifen. Charakteristisch für den Milzbrandkarbunkel ist seine auffallende Unempfindlichkeit. Nur wo neue Bläschen entstehen, stellt sich Jucken ein.

Abweichend von dem beschriebenen Verhalten sah ich wiederholt den Milzbrandkarbunkel ohne vorangehende Bläschenbildung sich entwickeln, d. h. einfach aus einer derben Papel hervorgehend. Am 2.—3. Tage pflegt Fieber aufzutreten, dessen Dauer und Höhe von dem Fortschreiten des Prozesses abhängt. Das Allgemeinbefinden ist entsprechend gestört, Appetitlosigkeit, Mattigkeit stellen sich ein. In der Mehrzahl der Fälle machen sich gegen das Ende der ersten Woche Heilungsvorgänge bemerkbar. In der Umgebung des Schorfes stellt sich eine demarkierende Eiterung ein, das Ödem

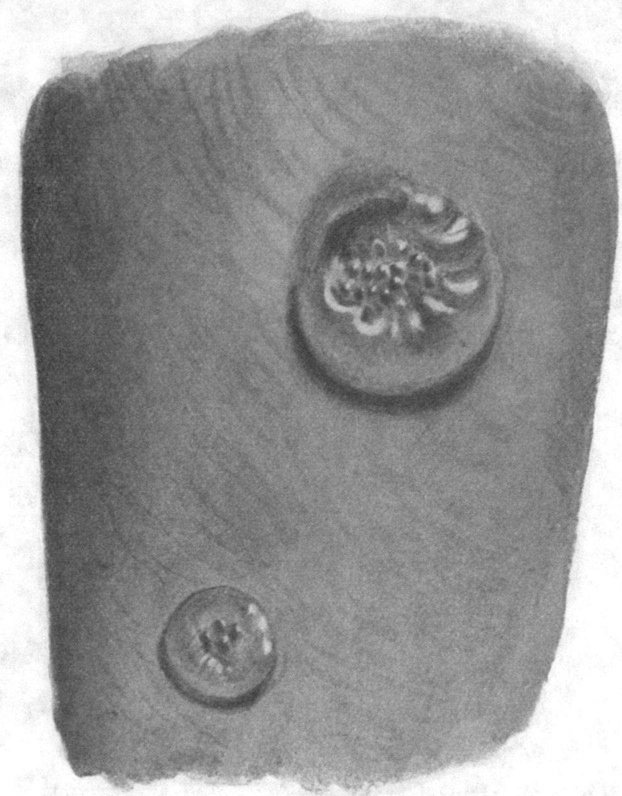

Abb. 429. Milzbrandblase, beginnender Milzbrandkarbunkel am Vorderarm eines Gerbers.

schwillt ab, der Schorf wird weicher, lockert sich und stößt sich ab und läßt eine granulierende Geschwürsfläche zurück, die bald vernarbt.

In ungünstigen Fällen treten zu den lokalen Vorgängen die Zeichen der Allgemeininfektion hinzu. Mitunter schon in den ersten Tagen, häufiger erst um den fünften Tag herum steigt das Fieber unter Frösteln zu beträchtlicher Höhe, 39° und darüber, und hält sich hier kontinuierlich oder leicht remittierend. Dabei klagt der Kranke über Kopf- und Gliederschmerzen und Brustbeklemmungen. Der Puls wird frequent und weich, die Zunge ist dick belegt, große Mattigkeit und Appetitlosigkeit herrschen vor. Zuweilen erfolgt Erbrechen; die Milz ist oft vergrößert, im Blut lassen sich durch Kultur Milzbrandbazillen nachweisen. Nun geht auch mit dem Karbunkel eine starke

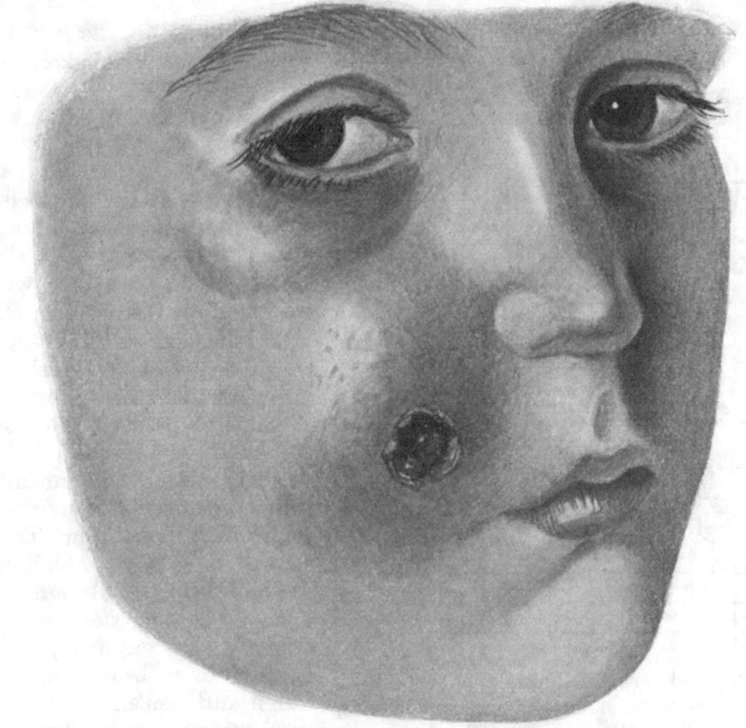

Abb. 430. Milzbrandkarbunkel im Gesicht.

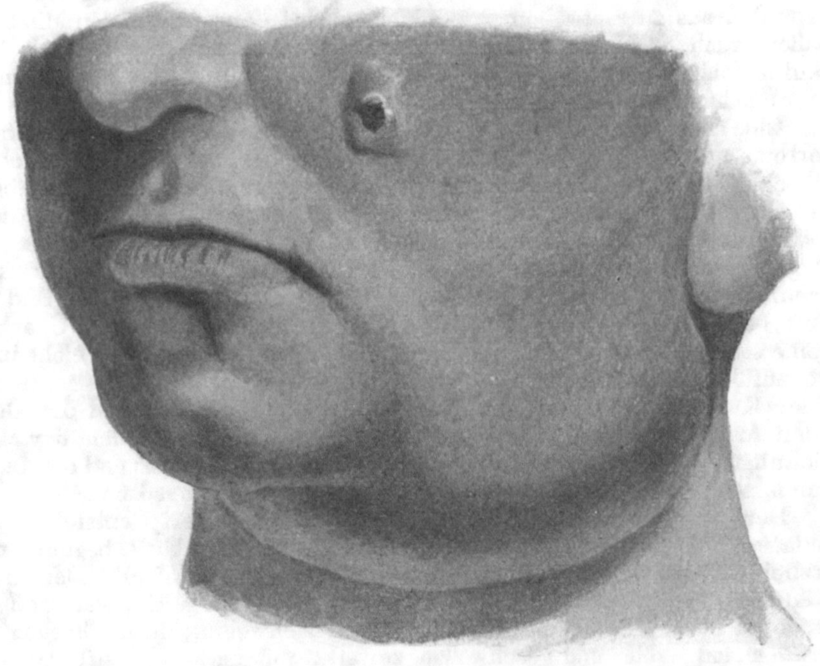

Abb. 431. Milzbrandkarbunkel im Gesicht. Die korrespondierenden Lymphdrüsen am Hals sind geschwollen und mit ödematöser Haut bedeckt.

Veränderung vor. Er nimmt eine bläuliche Verfärbung an, die in seiner Umgebung aufschießenden Blasen füllen sich mit blutiger Flüssigkeit, während die ödematösen Partien hämorrhagisch infiltriert werden und zum Teil gangränös zerfallen können. Dabei kommt es zu weiterem Kräfteverfall. Es kann sich blutiges Erbrechen einstellen, blutige Diarrhöen treten auf. Der Blutdruck sinkt rapide, der Puls wird klein und äußerst frequent. Die Extremitäten sind kühl und cyanotisch, während ein klebriger, kalter Schweiß aus allen Poren bricht. Kollapstemperaturen treten auf, der Urin versiegt und bei schwindendem Bewußtsein, mitunter auch unter terminalen Konvulsionen erfolgt der Tod. Ein Teil dieser schweren Fälle von Milzbrandallgemeininfektion geht schon nach 2 bis 3 Tagen, die meisten am Ende der ersten Woche zugrunde, doch wurde auch Heilung beobachtet, obgleich Milzbrandbazillen im Blute nachgewiesen wurden (Coßmann). Mitunter kommt es durch Mischinfektion von dem jauchig zerfallenen Karbunkel aus zu septischen Erkrankungen, bei denen neben den Milzbrandbazillen auch Eitererreger im Blute kreisen. Darnach können sich bunte Krankheitsbilder mit allen möglichen septischen Metastasen entwickeln, die sich manchmal wochenlang hinziehen.

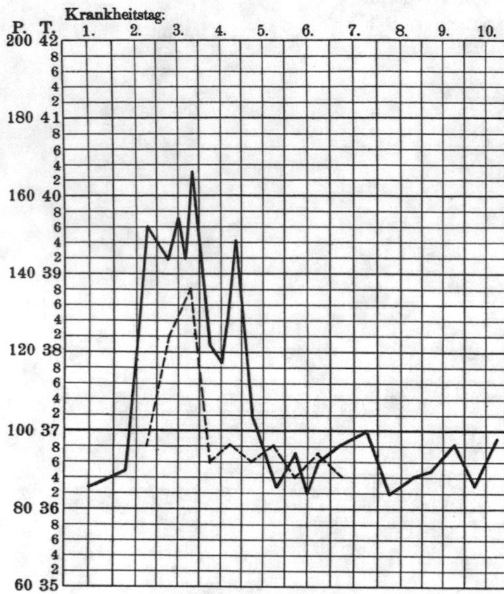

Abb. 432. Bikowski, 20 Jahre, Gerber. Milzbrand. Zuerst Pustel an der linken Halsseite, danach handtellergroße teigige Schwellung, die sich bis herunter zur 3. Rippe ausbreitet. Geheilt.

Eine andere Form des primären Hautmilzbrandes ist das Milzbrandödem (Oedem charbonneux, Bourgeois), das außer auf der Haut auch auf den Schleimhäuten des Mundes und der Zunge auftreten kann. Am häufigsten ist es an den Augenlidern. Es besteht in einer teigigen Anschwellung, die zuerst blaß und später rot wird, und auf der nachher Bläschen mit serösem oder blutigem Inhalt aufschießen. Nach dem Platzen der Bläschen können sich kleine Karbunkel mit infiltrierter Umgebung entwickeln, so daß nun das Bild dem zuerst beschriebenen primären Milzbrandkarbunkel ähnlich wird. Überhaupt ist eine strenge Trennung zwischen Milzbrandkarbunkel und -ödem nicht immer durchzuführen, da manchmal inmitten eines ausgedehnten Ödems nur ein kleiner Karbunkel sitzt, der die Eintrittspforte bildet. Während die Ödeme an den Augenlidern öfter gutartig verlaufen, ist das Milzbrandödem der Mundschleimhaut, bei dem es zur Schwellung der Zunge, des Rachens und des Larynx kommt, sehr gefürchtet, da es zum Erstickungstode führen kann.

Der Lungenmilzbrand, die Hadernkrankheit, entsteht durch Inhalation milzbrandsporenhaltigen Staubes. Die Krankheit beginnt meist plötzlich mit Schüttelfrost und steilem Temperaturanstieg auf 40°. Der Kranke ist äußerst dyspnoisch, die Schleimhaut der Nase ist geschwollen und läßt manchmal kleine karbunkelähnliche Gebilde nachweisen; auch Pharynx und Tonsillen sind gerötet und geschwollen, zuweilen mit leicht abstreifbaren weißlichen Belägen bedeckt. Auch die Epiglottis ist gerötet und ödematös geschwollen. Es besteht eine starke Bronchitis, und bald lassen sich bronchopneumonische Verdichtungserscheinungen auf der Lunge nachweisen. Unter quälendem Husten wird ein schaumiger, manchmal sanguinolenter, zuweilen milzbrandbazillenhaltiger Auswurf entleert.

Durch Konfluieren mehrerer bronchopneumonischer Herde kann es zur Infiltration ganzer Lappen kommen mit Bronchialatmen und dichten Rasselgeräuschen und damit zu immer mehr steigender Atemnot. Oft entwickelt sich noch eine Pleuritis und vermehrt die Dyspnoe und die Schmerzen. Ein Teil der Atembeklemmung ist zuweilen auf Rechnung der mächtigen Anschwellung der hämorrhagisch infiltrierten Mediastinaldrüsen zu setzen. Im Blute sind meist Milzbrandbazillen nachweisbar. Von Anfang an ist der Puls klein und frequent, und schon am zweiten oder dritten Tage kann der Tod im Kollaps oder unter Krämpfen eintreten. Zuweilen gehen ihm blutiges Erbrechen oder blutige Diarrhöen voraus, die mit kolikartigen Schmerzen entleert werden. In selteneren leicht verlaufenden Fällen geht der Lungenmilzbrand in Heilung aus.

Der Darmmilzbrand beginnt mit Prodromalerscheinungen, wie Kopfschmerzen, Schwindelgefühl, epigastrische Schmerzen. Bald setzen völliger Appetitmangel, Übelkeit und galliges oder blutiges Erbrechen ein. Es treten Darmkoliken und Durchfälle auf, die zuerst noch breiig, später wässerig und meist blutig sind. Die Zunge ist stark belegt und trocken, der Leib meteoristisch aufgetrieben und hochgradig druckempfindlich, die Milz häufig geschwollen. Die Temperatur bewegt sich zuerst oft nur in geringer Höhe, um dann rapid anzusteigen. Der Puls ist bald rapid und klein; die Kranken klagen über Oppressionsgefühl. Die Kräfte verfallen unter dem Einfluß der Allgemeinvergiftung schnell und unter Krämpfen erfolgt der Tod im Kollaps oft schon am zweiten oder dritten Tage.

Mitunter macht auch eine Peritonitis infolge von Darmperforation dem Leben ein Ende. Gegen den Schluß der Tragödie sieht man zuweilen noch infolge der allgemeinen Blutinfektion Hautveränderungen auftreten, Petechien oder ausgedehntere Blutungen, daneben Knötchen und Bläschen mit serösem oder hämorrhagischem Inhalt und die aus ihnen entstehenden karbunkelähnlichen Infiltrate.

Nicht alle Fälle verlaufen so schwer und stürmisch. Bei Gelegenheit von Gruppenerkrankungen, die durch den Genuß von milzbrandkrankem Fleisch zustande kamen, sind öfter neben solchen schweren Fällen auch leichtere in Heilung ausgehende Erkrankungen an Darmmilzbrand beobachtet worden.

Aus dem Besprochenen geht schon hervor, daß die schematische Einteilung in Hautmilzbrand, Lungenmilzbrand und Darmmilzbrand in der Praxis sich nicht immer einhalten läßt. Gar nicht selten werden zwei verschiedene Organgruppen primär mit Milzbrand infiziert, z. B. Lunge und Darm oder Gesichtshaut und Lunge, oder aber es kommt nach einer primären Lokalaffektion zu verschiedenen sekundären Organerkrankungen. Die Entstehung dieser sekundären Infektion geschieht metastatisch auf dem Blutwege. Wir sahen schon, daß metastatisch entstandene Milzbranderkrankungen sich zuweilen unterscheiden von den primären Organveränderungen, so sind z. B. die sekundären Hauterkrankungen durch das Auftreten von Petechien und Hämorrhagien ausgezeichnet, und der sekundäre Darmmilzbrand verläuft häufig ohne Diarrhöen, während der primäre stets mit blutigen Durchfällen einhergeht. Durch die Verbreitung der Bazillen auf dem Blutwege können noch andere bisher nicht besprochene Organerkrankungen verursacht werden, die das Bild in mannigfacher Weise variieren. Durch Verschleppung der Bazillen können z. B. Ödeme und Blutungen im Gehirn und seinen Hüllen entstehen und die verschiedensten Störungen bedingen.

Ein weniger häufig beobachtetes Ereignis ist das Eintreten einer Milzbrandsepsis ohne nachweisbare Eintrittspforte. Man muß hier annehmen, daß die Erreger durch Einatmung aufgenommen worden sind, ohne in den Lungen anatomische Veränderungen zu setzen und von den Luftwegen aus ins Blut gedrungen sind. Die Krankheit verläuft unter hohem Fieber mit sekundären Haut- und Darmerscheinungen der beschriebenen Art und mit vorwiegenden Gehirnsymptomen. (Nebenstehendes Bild zeigt Milzbrandbazillen in der Pia eines an Milzbrandsepsis zugrunde gegangenen Menschen.)

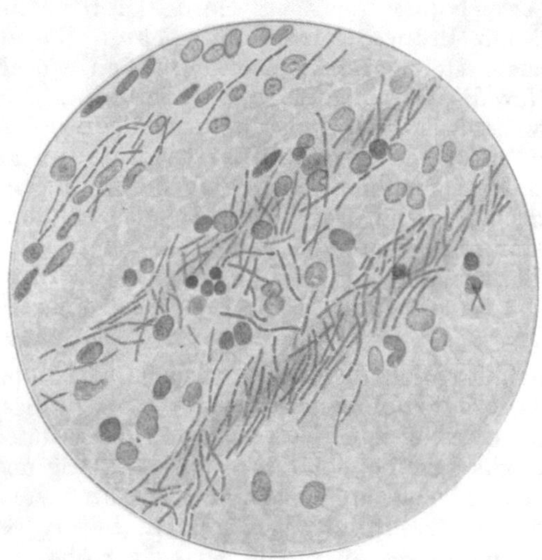

Abb. 433. Milzbrandbazillen in der Pia bei einem Fall von Milzbrandsepsis (Eigenbeobachtung).

Die **Diagnose** des Milzbrandkarbunkels ist relativ einfach, wenn man aus der Anamnese erfährt, daß der Erkrankte in seinem Beruf Gelegenheit hatte, sich zu infizieren. Vor der Verwechslung mit gewöhnlichen Furunkeln oder Karbunkeln, die manchmal Hautmilzbrand recht ähnlich sehen können, schützen folgende Überlegungen. Im Gegensatz zum gewöhnlichen Karbunkel ist der Milzbrandkarbunkel schmerzlos, entwickelt sich schneller und ist zuweilen von einem Kranz von Bläschen umgeben; auch pflegt seine Umgebung in weiter Ausdehnung ödematös geschwollen zu sein. Ein Rotzknoten im Gesicht kann ebenfalls an Milzbrand denken lassen, doch sind dabei meist noch andere Symptome, Schleimhauterkrankungen und multiple Hautknoten, vorhanden; auch sind die Knoten schmerzhaft.

Das Milzbrandödem kann namentlich an den Augenlidern leicht mit Erysipel verwechselt werden, doch pflegt die bald eintretende derbe Infiltration und das Erscheinen von Blasen mit nachfolgender Schorfbildung auf die richtige Fährte zu lenken.

Zur Unterstützung der klinischen Diagnose ist die bakteriologische Untersuchung meist sehr wertvoll. Man kann mitunter schon im direkten Ausstrich von Karbunkelsekret die Bazillen nachweisen, muß sich aber vor Verwechslung mit anders geformten Stäbchen, z. B. Proteus, hüten. Zu verlangen ist stets der Tierversuch, subkutane Verimpfung von Sekret oder kleinen Proben des nekrotischen Schorfes auf Mäuse und Meerschweinchen. Die Tiere gehen danach innerhalb von wenigen Tagen an Milzbrandsepsis zugrunde und beherbergen im Blut massenhaft Bazillen.

Die Erkennung des Lungenmilzbrandes kann große Schwierigkeiten bereiten. Bronchopneumonische und pneumonische Erkrankungen bei Arbeitern, deren Beruf eine Milzbrandinfektion begünstigt, erwecken den Verdacht. Blutbeimengung im Auswurf, vor allem aber der Nachweis der Bazillen im Sputum sichern die Diagnose. Auch durch Blutkultur kann in manchen Fällen die Krankheit erkannt werden, da in den meisten Fällen von Lungenmilzbrand Bazillen im Blute kreisen. Der Nachweis im Blute der Kranken, der am besten kulturell erbracht wird, kann bei starker Bakteriämie auch schon im direkten Ausstrichpräparat gelingen.

Man verdünnt zu diesem Zwecke einen Tropfen Blut aus der Fingerbeere durch Aufsaugen in eine Mischpipette mit der 10—15fachen Menge 3%iger Essigsäure, zentrifugiert und färbt das Sediment nach May-Grünwald.

Am schwierigsten ist die Diagnose des Darmmilzbrandes. Blutige Stühle legen hier den Gedanken an Milzbrand nahe, besonders wenn festgestellt werden kann, daß rohes Fleisch milzbrandverdächtiger Tiere genossen wurde. Kommen dazu noch sekundäre Hauterscheinungen, so ist die Diagnose sicher. Eventuell kann auch hier der Nachweis von Bazillen im Blute oder Stuhl Klarheit schaffen.

Prognose. Die meisten Aussichten auf Heilung hat der Hautmilzbrand, da etwa $^2/_3$ dieser Fälle zur Genesung kommen. Die Prognose trübt sich, sobald die Zeichen einer Allgemeininfektion, hohes Fieber, Störungen des Sensoriums, sekundäre Hauterscheinungen, wie Petechien, Blasenbildung hinzukommen. Das Milzbrandödem gilt als prognostisch ungünstiger als der Karbunkel. Ungünstig ist die Prognose bei Lungenmilzbrand, da 87% der Fälle zugrunde gehen; nur bei mäßigem Fieber und wenig ausgesprochenen Lungenerscheinungen ist noch Heilung zu erhoffen. Auch der ausgesprochene Darmmilzbrand mit blutigen Durchfällen usw. verläuft wohl stets letal, doch hat man bei Gelegenheit von Gruppenerkrankungen vieler Menschen nach dem Genuß milzbrandigen Fleisches neben solchen schwereren auch leichtere Krankheitsformen gesehen.

Prophylaxe. Da der Milzbrand entweder durch die Ausscheidungen und das Fleisch milzbrandkranker Tiere (Schafe, Rinder, Pferde, Schweine oder Wild) auf den Menschen übertragen wird, oder durch die Vermittlung von Fellen, Roßhaaren, Schafwolle, Lumpen, so müssen Abdecker, Fleischer, Gerber, Wollsortierer, Roßhaarspinner, Arbeiter in Bürsten-, Pinsel- und ähnlichen Fabriken ganz besonders dazu angehalten werden, sich vor der Ansteckung zu schützen. Sie sollen sorgfältig auf jede kleine Verletzung am Finger, Vorderarm oder am Gesicht achten und niemals mit offenen Wunden an die Arbeit gehen, sich auch jedesmal nach der Arbeit die Hände und Arme mit warmem Wasser und Seife gründlich reinigen und bürsten.

Arbeiter in Gerbereien, Wollsortierereien, Bürsten- und Pinselfabriken, Roßhaarspinnereien, Lumpen- und ähnlichen Fabriken, sollten sich besonders vor dem Staub in acht nehmen, nicht mit offenem Munde atmen und eventuell eine Inhalationsmaske tragen. Auch sollte darauf gehalten werden, daß im Arbeitsraum selbst weder gegessen noch getrunken wird, und daß die Angestellten nach der Arbeit den Mund mit lauwarmem Wasser oder mit desinfizierendem Mundwasser ausspülen.

Jeder Milzbrandfall muß in Deutschland der Behörde angezeigt werden, die dann die erforderlichen Maßregeln zur Bekämpfung der Krankheit trifft. Es empfiehlt sich, an Milzbrand erkrankte Personen abzusondern und wenn möglich in ein geeignetes Krankenhaus zu bringen. Alle mit dem Patienten in Berührung gekommenen Gegenstände sind der Desinfektion zu unterziehen. Mit besonderer Sorgfalt sind die Verbandstoffe oder bei Lungen- oder Darmmilzbrand die Ausscheidungen des Kranken zu desinfizieren. Es gelten dafür die im Anhange aufgeführten Desinfektionsregeln. Nach Ablauf der Krankheit muß das Zimmer mit dem Formalinapparat desinfiziert werden.

Will man die Zahl der menschlichen Milzbranderkrankungen einschränken, so wird es sich in erster Linie darum handeln, die Milzbrandseuche unter den Tieren zu bekämpfen. Der Milzbrand gehört zu den meldepflichtigen Tierseuchen. Der beamtete Arzt wird also die Pflicht haben, für die

Isolierung der erkrankten Tiere zu sorgen und die Desinfektion ihrer Abgänge zu veranlassen. Die Kadaver der verendeten Tiere sind zu verbrennen oder tief zu vergraben. Stallräume und infizierte Gegenstände müssen gründlich desinfiziert werden. Vor allem aber müssen die gesunden Tiere an infizierten Orten prophylaktisch mittelst der von Sobernheim empfohlenen Serovaccination geimpft werden, die sich z. B. in den La Plata-Staaten an vielen Tausenden von Tieren glänzend bewährt hat.

Vor der Übertragung des Milzbrandes durch das Fleisch erkrankter Tiere schützt die Bestimmung des Reichsviehseuchengesetzes, wonach Schlachtungen von milzbrandkranken Tieren verboten sind. Wird erst bei der Fleischbeschau ein Milzbrand festgestellt, so ist der ganze Tierkörper zu vernichten.

Therapie. Über die Behandlung der Pustula maligna gehen die Ansichten auseinander. Die einen sind für eine energische örtliche Therapie, die anderen sind für eine mehr exspektative Behandlung, da in vielen Fällen die Milzbrandpustel zur spontanen Ausheilung kommt.

Die Vertreter der ersten Richtung empfehlen eine Art Abortivbehandlung der Milzbrandpustel durch Exzision im Gesunden und durch Verätzung der Wunde mit Hilfe von Ätzmitteln, wie reine Karbolsäure, rauchende Salpetersäure, Chlorzink u. dgl., oder besser noch mittelst des Glüheisens.

Ich persönlich stehe auf dem Standpunkte, die Pustula maligna so wenig wie möglich zu irritieren. Ich bedecke den erkrankten Bezirk mit einem Borsalbeverband und kombiniere im übrigen diese exspektative Behandlung mit der Serumtherapie, die weiter unten noch besprochen wird. Dabei ist der Gedanke maßgebend, daß jeder Versuch, die kranke Stelle zu exzidieren oder zu verätzen, Lymph- und Blutwege eröffnet, von denen aus die Milzbrandbazillen in den Kreislauf treten können. Bei der starken Infiltration und dem Ödem, die häufig in der Umgebung der Milzbrandpustel vorhanden sind, stößt eine Exzision im Gesunden oft auf Schwierigkeiten, weil man viel zu große Gewebspartien entfernen müßte. Eine völlige Zerstörung aller Bazillen durch Ätzmittel oder durch das Glüheisen dürfte wohl in den seltensten Fällen gelingen, weil die spezifischen Keime in allerlei Buchten versteckt sind, und vor allem weil in den abführenden Lymphwegen stets Bazillen vorhanden sind. Das geht schon aus der starken Schwellung der benachbarten Lymphdrüsen hervor. Ist aber die völlige Abtötung der Bazillen nicht möglich, so hat es natürlich seine Bedenken, Wege zu öffnen, auf denen sie in den Kreislauf gelangen können.

Gänzlich zwecklos ist die Injektion antiseptischer Flüssigkeiten in die Umgebung der Pustel. Karbol- oder Jodinjektionen, wie sie früher gebräuchlich waren, töten erstens die Bakterien nicht ab, schon deshalb, weil sie nicht an jeden Bazillus herankommen können, und zweitens setzt man dadurch eine unnötige Reizung des Gewebes.

Serumtherapie. Die spezifische Behandlung des Milzbrandes zeitigt gute Resultate und sollte in allen Fällen angewendet werden. Die bekanntesten Milzbrandsera sind in Deutschland: das von der Firma E. Merck, Abteilung für Milzbrandserum, Halle a. S., hergestellte Serum, das nach Angabe von Sobernheim gewonnen wird; in Italien das Sclavosche Serum und das Serum von Askoli; in Argentinien (Buenos Aires) das von Mendez.

Wirkungsweise. Über die Art der Wirkung ist man noch ganz im unklaren. Weder antitoxische noch bakterizide noch bakteriotrope Kräfte können nachgewiesen werden, und doch übt es im Tierversuch, z. B. am Schaf, eine hochgradig immunisierende und therapeutische Wirkung aus. So ist sicher, daß es sowohl gegen den lebenden Erreger wie auch gegen seine schädlichen Stoffwechselprodukte schützt.

Bei der Pustula maligna gebe ich in leichteren Fällen intramuskulär 20 ccm in die Außenseite des Oberschenkels. Die Injektion wird in den nächsten Tagen noch mehrmals wiederholt, solange noch Fieber besteht. Bei schwereren Fällen sind gleich größere Mengen, 30—40 ccm, am besten intravenös zu injizieren. Wie überall in der Serumtherapie, so gilt auch hier das Gebot der möglichst frühzeitigen Anwendung.

Ich habe in den letzten Jahren alle Fälle von Milzbrand mit Serum behandelt und lokal am Karbunkel selbst nur Umschläge mit indifferenten Salben, Borsalbe, Vaseline od. dgl. appliziert. Alle Kranken kamen zur Genesung, obgleich es sich zum Teil schon um stark fortgeschrittene, mit starken Drüsenschwellungen, Ödem und hohem Fieber einhergehende Formen handelte. Die Wendung zum Besseren machte sich dadurch bemerkbar, daß das Fieber lytisch abfiel und Drüsenschwellung und Ödem zurückgingen, während die Pustel langsam eintrocknete.

Handelt es sich um einen Lungenmilzbrand oder eine Allgemeininfektion mit Milzbrandbazillen, so sind große Dosen, 50—100 ccm, intravenös zu geben und in den nächsten Tagen noch mehrmals zu wiederholen. Baudet gab in zwei verzweifelten Fällen auch einmal 150 ccm intravenös mit gutem Erfolge.

Aus der Literatur sei erwähnt, daß Sclavo bei 164 mit Serum behandelten Milzbrandfällen eine Mortalität von nur 6,09% hatte; während ohne Serumbehandlung die Sterblichkeit an Milzbrand in Italien in den Jahren 1890—1910 bei einer Gesamtzahl von 24052 Fällen 24,16% betrug. Nach Mendez und Daso (Argentinien) starben von 105 Serumfällen nur neun verzweifelte, zum Teil moribunde Kranke.

Literatur siehe bei:

Koranyi, Zoonosen in Spez. Pathol. u. Ther., herausgeg. von Nothnagel, Bd. V, Teil 5, Wien 1897. — Nikolaier, Milzbrand. Deutsche Klinik, Bd. 2, 1903. — Sobernheim, Milzbrand im Handbuch d. path. Mikroorg., herausgeg. von Kolle u. Wassermann, Jena 1913.

Rotz (Malleus).

Der Rotz ist eine Infektionskrankheit, die namentlich bei Pferden, Maultieren und Eseln, aber auch bei Katzen, Hunden und Ziegen vorkommt und vom Tier auf den Menschen, sowie vom infizierten Menschen weiter auf andere Personen übertragen werden kann.

Er tritt bei Tieren sowohl wie beim Menschen in zwei Formen auf, als akuter und als chronischer Rotz.

Geschichte. Die Rotzkrankheit der Pferde war schon Aristoteles und Hippokrates bekannt. Daß er auch auf den Menschen übertragen werden kann, lehrte im 18. Jahrhundert Osiander. Aber trotz mehrfacher sicherer Übertragungen verwehrte sich noch im Jahre 1837 die Pariser Akademie gegen die Kontagiositätslehre; aber durch die Arbeiten von Elliotson, Gerlach, Bollinger und Virchow wurden immer mehr Beweise für die Übertragbarkeit der Seuche erbracht, und schließlich gelang es im Jahre 1862 Löffler und Schütz, den Erreger zu entdecken.

Ätiologie. Der Rotzbazillus ist ein kleines Stäbchen von der Größe der Tuberkelbazillen ohne Sporenbildung. Er färbt sich leicht mit allen Anilinfarben und entfärbt sich nach Gram. Bei der Färbung mit Methylenblau zeigt er mitunter Polfärbung oder auch segmentierte Färbung, so z. B. sehr schön bei der Färbung nach Frosch. Die Züchtung aus Eiter oder anderen Krankheitsprodukten ist in der ersten Generation nicht leicht, da die Bazillen sich erst an die künstlichen Nährböden gewöhnen müssen, so daß sie in späteren Generationen besser wachsen. Der Rotzbazillus wächst am besten bei 33—37° auf erstarrtem Blutserum in Gestalt transparenter, nach mehreren Tagen milchig getrübter Kolonien, auf Agar als schleimiger Kulturrasen; auf Bouillon erfolgt diffuse Trübung und Häutchenbildung, auf Lackmusmolke wird Säure gebildet. Sehr charakteristisch ist das Wachstum auf Kartoffeln, wo er anfangs einen honiggelben, später rötlichen Belag bildet. Die Resistenz ist in eiweißhaltigen Medien, eingetrocknetem Eiter und Blut relativ groß, so daß sich die Bazillen, z. B. in infizierten Ställen, lange Zeit halten können. Fäulnis, Licht und Desinfizienzien heben ihre Lebensfähigkeit bald auf.

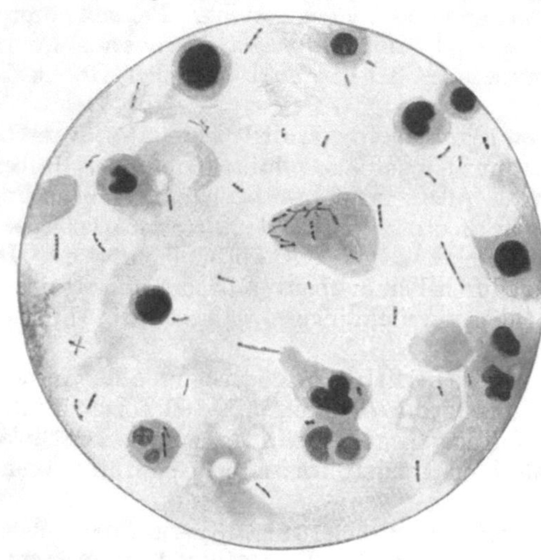

Abb. 434. Rotzbazillen im Eiter (Doppelfärbung nach Frosch).

Durch die experimentelle Bakteriologie ist die Diagnose des Rotzes in dreifacher Hinsicht bereichert worden, nämlich durch den Meerschweinchenversuch, die Malleinprobe und die Agglutinationsreaktion.

Das Meerschweinchen bekommt nach subkutaner Infektion an der Impfstelle ein teigiges Infiltrat, das nach sieben Tagen in ein Geschwür übergeht; die regionären Lymphdrüsen vereitern. Vor allem aber charakteristisch sind die Veränderungen am Hoden. Hier spielt sich namentlich nach intravenöser Injektion ein entzündlicher Prozeß an der Tunica vaginalis ab. Die Hüllen des Hodens schmelzen eitrig ein, und es kommt zum Durchbruch des Eiters nach außen. Diese von Strauß zuerst beobachteten Hodenveränderungen gehen unter dem Namen Straußsche Reaktion. Vgl. auch unter Diagnose (S. 923).

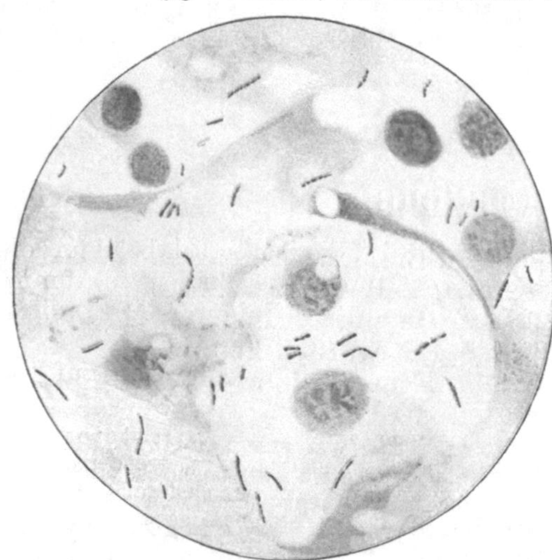

Abb. 435. Rotzbazillen im Eiter (Methlyenblaufärbung).

Die Agglutinationsreaktion kann besonders bei Pferden mit Vorteil zur Diagnose herangezogen werden. Man verfährt dabei in folgender Weise: Die Rotzbazillen werden getrocknet, fein zerrieben und mit physiologischer Kochsalzlösung aufgeschwemmt. Dann läßt man absetzen und verwendet die über dem Bodensatz zurückbleibende opake Flüssigkeit zur Reaktion, die mehr eine Präzipitation als eine Agglutination darstellt. Versetzt man nämlich diese Aufschwemmung von Bakterientrümmern nach einer Verdünnung auf 1 : 100 mit abgestuften Mengen des zu prüfenden Serums, so bildet sich bei 24stündigem Aufenthalt im Brutschrank im positiven Falle ein Niederschlag. Dabei ist zu beachten, daß auch normales Pferdeserum noch in Verdünnungen von 1 : 250 agglutiniert, so daß oft ein Titer von 1 : 500 und darüber als positiv gelten kann. Rotzige Pferde geben Agglutinationswerte von 1 : 100 bis 1 : 500. Sehr brauchbar ist die Agglutinationsprobe zur Identifizierung von rotzverdächtigen Bazillen. Man benutzt dazu ein durch Immunisierung von Pferden gewonnenes, hochwertig agglutinierendes Serum.

Die Malleinprobe beruht auf demselben Prinzip wie die Tuberkulinprobe. Rotzkranke Tiere reagieren infolge einer spezifischen Überempfindlichkeit auf viel kleinere Dosen des Rotzbazillengiftes als gesunde Tiere. Das Mallein wird dadurch gewonnen, daß man Glyzerinbouillonkulturen von Rotzbazillen, die 30 Tage gezüchtet sind, durch Erhitzen auf 80—100° abtötet, auf $^1/_{10}$ des Volumens einengt und durch Tonzellen filtriert. Von dieser Lösung wird dann die festgestellte Probedosis, die bei den im Handel erhältlichen Präparaten verschieden ist, etwa 0,2—0,4 ccm, dem Tiere eingespritzt. Einige Stunden nach der Injektion steigt die Temperatur um 1—2 Grade unter gleichzeitiger Allgemeinreaktion, Apathie, Freßunlust usw. Natürlich muß man die Temperatur der Tiere schon einen Tag vorher messen und nur fieberfreie Tiere spritzen.

Pathologische Anatomie. Wie beim Pferde, so entstehen auch beim Menschen unter Einwirkung der Rotzbazillen zunächst Knötchenbildungen, die aus Epithelzellen und Leukocyten bestehen, und in deren Zentrum die Erreger nachzuweisen sind. Auf den Schleimhäuten entstehen die Knötchen zunächst auf gerötetem Grunde als durchscheinende miliare oder submiliare Erhebungen, die bis Erbsengröße erreichen können. Das Zentrum dieses Knötchens erweicht, die bedeckende Schleimhaut wird erodiert, es entsteht ein Geschwür mit ausgefressenem Grund und zackigen, wallartigen Rändern. Durch Konfluieren mehrerer solcher Geschwüre können ausgedehnte ulzeröse Bezirke entstehen, die nach der Tiefe zu auf Knochen und Knorpel übergreifen. Neben solchen Knötchen kommen auch beetartige, sulzig-serös infiltrierte, erhabene, gerötete Herde vor, die teils vereitern, teils sich in narbiges Bindegewebe umwandeln. Sitz dieser Veränderungen sind Nasenscheidewand und -Muscheln, seltener die Nebenhöhlen; auch Kehlkopf, Trachea und Bronchien können befallen sein. Auch die Schleimhaut der Zunge und der Tonsillen, sowie des weichen und des harten Gaumens werden von Geschwüren befallen.

In der Lunge tritt die Krankheit ebenfalls in Form von Knötchen auf, in deren Umgebung sich an vielen Stellen lobulär-pneumonische Herde bilden, welche zuweilen eitrig einschmelzen oder verjauchen können. Bei chronischem Verlauf treten broncho-pneumonische Infiltrate auf, die an tuberkulöse Prozesse erinnern und käsig oder häufiger eitrig zerfallen oder aber durch Bindegewebe abgekapselt werden oder verkalken können. Auch die Pleura kann in Mitleidenschaft gezogen werden und Knötcheneruptionen aufweisen. Knoten und daraus hervorgehende Abszesse finden sich in zahlreichen Organen, namentlich in den Muskeln, seltener in Leber, Milz, Hoden und Nieren.

Die rotzige Hauterkrankung hat ihren Sitz in der Kutis. Es entstehen Eiterpusteln und größere eitergefüllte Blasen, die sich in Geschwüre umwandeln und durch Konfluenz sehr vergrößern können. Im Unterhautzellgewebe kann sich eine diffus phlegmonöse Entzündung bilden, an die sich zuweilen eine Thrombophlebitis anschließt. Die Muskelknoten können durch Fortleitung der Entzündung vom subkutanen Bindegewebe her oder aber primär entstehen. Sie kommen ebenfalls zur Erweichung, brechen durch und führen zur Geschwürsbildung.

Krankheitsbild. Wie bei den Tieren müssen wir auch beim Menschen eine akute Form und eine chronische Form der Krankheit unterscheiden.

Akuter Rotz. Die Zeit, die von der Aufnahme des Giftes bis zu den ersten klinischen Krankheitserscheinungen verläuft, beträgt 3—5 Tage. Schon während dieser Zeit klagen manche Kranke über Mattigkeit, Appetitlosigkeit, Kopf- und Gliederschmerzen, Brechreiz. Liegt die Eintrittspforte an der Haut, so tritt an der verletzten Stelle eine Infiltration auf, aus der sich ein Geschwür mit speckigem Grund und zackigen Rändern entwickelt. Von hier aus ziehen rote, manchmal knotige, lymphangitische Streifen zu den benachbarten, schmerzhaft geschwollenen Lymphdrüsen. In manchen Fällen kommt es in der Umgebung der Inkubationsstelle zu ausgedehnten, phlegmonösen Infiltraten mit erysipelähnlicher Rötung der bedeckenden Haut. Im Gesicht z. B. kann der akute Rotz zunächst das Bild des Erysipels mit starker Schwellung und Rötung der Haut und Ödem der Augenlider erzeugen. 3 bis 7 Tage nach Erscheinen dieser lokalen Folgen der Rotzinfektion treten die Zeichen der Allgemeininfektion auf. An verschiedenen Körperstellen zeigen sich teils indolente, teigige, nach 1—2 Tagen eitrig zerfallende Anschwellungen, teils schmerzhafte rote Beulen mit blutigem Inhalt, die schnell zerfallen, sich in tiefe, kraterförmige Geschwüre verwandeln und zum Ausgang ausgedehnter gangränöser Gewebszerstörungen werden können. Häufig treten auch in den Gelenken entzündliche Erscheinungen, teils mit serösen, teils mit eitrigen Ergüssen auf. Die Milz ist in der Regel geschwollen; auch die Leber ist oft vergrößert.

Die genannten Erscheinungen werden von einem unregelmäßig remittierenden oder auch staffelförmig ansteigenden Fieber begleitet. Zwischen

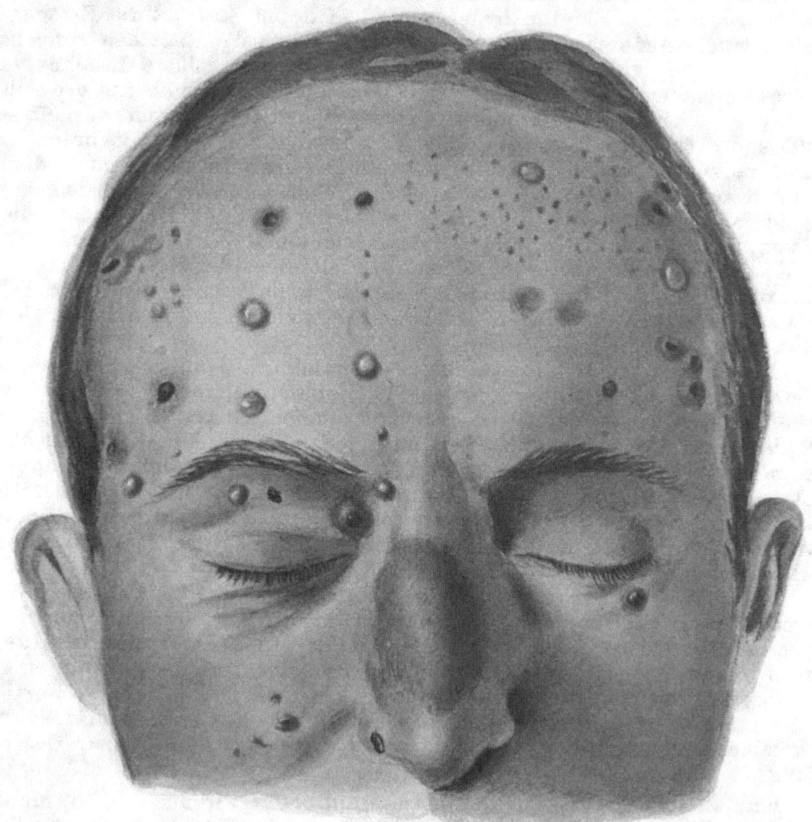

Abb. 436. Akuter Rotz. Charakteristischer Pustelausschlag. Erysipelähnliche Anschwellung des Nasenrückens. (Nach einem von Jos. Koch beobachteten Fall neu gezeichnet.)

dem 6. und 12. Tage pflegt unter größerem Fieberanstieg der charakteristische Hautausschlag aufzutreten. Bald spärlich verstreut, bald in großer Dichtigkeit treten auf der Haut des Gesichts, der Extremitäten, sowie auf den Schleimhäuten des Mundes, der Nase und der Conjunctiva zunächst rote Flecke auf, die sich bald papelartig erheben und sich in Eiterpusteln umwandeln. Diese Pusteln stehen teils gedrängt, teils in Gruppen und können konfluieren. Mitunter erinnern sie so an das Bild der Variola, doch pflegen die meisten Pusteln ungedellt zu sein. Häufig platzt die Hülle, und es entsteht ein gangränös zerfallendes Geschwür, andere trocknen ein; dazwischen schießen wieder neue auf. Dazu bilden sich neue Abszesse im subkutanen Bindegewebe, die gangränös zerfallenden Hautbezirke vermehren sich, und nun gesellen sich gewöhnlich noch die Erscheinungen des akuten Nasenrotzes hinzu, die im folgenden gleich zu beschreiben sind. Gleichzeitig tritt ein allgemeiner Kräfteverfall auf, toxische Diarrhöen stellen sich ein, der Puls wird klein und frequent, die Atmung unregelmäßig und bald erfolgt der Tod.

In selteneren Fällen verläuft die Erkrankung unter dem Bilde des primären akuten Nasenrotzes. Das erste ist eine Behinderung der Nasenatmung durch Schleimhautschwellung und Absonderung eines zähen Sekretes. Bald wird die Sekretion reichlicher, schleimig-eitrig, mitunter auch blutig. Die Haut der unteren Nase und ihre Umgebung kann erysipelähnlich anschwellen und diese Entzündung kann sich über das ganze Gesicht verbreiten und mit Blasen- und Pustelbildung und Gangrän einhergehen. In der Nasenschleimhaut treten speckig belegte Erosionen auf, die zu tiefgreifenden, zackig begrenzten Geschwüren werden können, so daß Knorpel und Knochen zugrunde gehen; häufig erfolgt die Perforation des Septums. Auch auf der Mundschleimhaut bilden sich eitrig zerfallende Geschwüre, die bald auf der Wange, bald auf den Tonsillen oder den hinteren Teilen der Zunge sitzen und dadurch Sprechen und Schlucken stark beeinträchtigen können. Auch am weichen und harten Gaumen kann es zu tiefgreifenden, geschwürigen Prozessen und zu Perforationen kommen. Die Beteiligung des Kehlkopfes macht sich durch Heiserkeit und Aphonie bemerkbar. Das Zahnfleisch ist geschwollen und mit Geschwüren und blutigen Borken durchsetzt. Die submaxillaren Drüsen schwellen an und vereitern zuweilen.

Bald steigt der Prozeß auch in die tieferen Luftwege. Bronchitische und bronchopneumonische Prozesse machen sich klinisch bemerkbar durch Rasselgeräusche und Verdichtungserscheinungen und das Auftreten schleimig-eitrigen, blutig tingierten oder jauchigen Auswurfs, und zu alle dem treten noch die oben beschriebenen Symptome der Allgemeininfektion, die multiplen Anschwellungen, Abszesse und Hautblutungen, die multiplen serösen oder häufiger eitrigen Gelenkentzündungen oder periartikulären Eiterungen. Das Bewußtsein trübt sich, profuse Diarrhöen treten auf, und unter zunehmender Herzschwäche erfolgt der Tod im Laufe von 2—3 Wochen.

Am schnellsten ist der Verlauf des akuten Rotzes, wenn er sich an einen chronischen Rotz anschließt; dabei kann der Exitus schon nach zwei oder drei Tagen eintreten.

Ist so der gewöhnliche Ausgang ein letaler, so werden doch auch vereinzelte Fälle von Heilung berichtet. Der Verlauf des akuten Rotzes kann von den beschriebenen Bildern erheblich abweichen. So kommen gar nicht selten typhusähnliche Krankheitsbilder vor, die erst durch das Auftreten von Muskelknoten und Pusteleruptionen den Verdacht auf Rotz erwecken. Die starke Beteiligung der Gelenke kann an Polyarthritis denken lassen, wie in einem Falle von Koranyi, wo erst die diffuse, tiefrote Verfärbung und Entzündung der über den betroffenen Gelenken gelegenen Haut und die Muskelinfiltration auf die richtige Fährte lenkte.

Der chronische Rotz entwickelt sich langsam und schleichend. Eine Infektionsquelle läßt sich häufig nicht nachweisen. Mitunter aber findet man Narben auf der Haut der Finger oder im Gesicht, die als Eintrittspforte gedient haben. Meist wird in den ersten Wochen nach der Infektion über Schmerzen in den Gliedern und Gelenken geklagt, dann kann eine beschwerdefreie Pause von mehreren Wochen auftreten, und nun erst sieht man in der Haut und in den Muskeln Knotenbildungen erscheinen, die sich durch Erweichung in mehr oder weniger umfangreiche Abszesse verwandeln. Namentlich die periartikulären Gewebe sind häufig der Sitz starker Eiterungen. So können in den Gelenken auch Ergüsse vorhanden sein, die spurlos wieder verschwinden. Die nach Entleerung der Eitermassen entstehenden Geschwüre können vernarben, und so kann für einige Zeit ein Stillstand des Prozesses eintreten, bis dann an irgend einer Stelle aufs neue Abszedierungen zum Vorschein kommen. Die Lymphdrüsen sind beim chronischen Rotz in der Regel nicht beteiligt, wenn nicht Geschwüre im Munde vorhanden sind, denen häufig eine Vergrößernug der submaxillaren Drüsen folgt.

Die Dauer dieser chronischen Fälle kann 2—3 Jahre und länger betragen. Das Ende kann durch eine Mischinfektion mit Eitererregern und dadurch bedingter Sepsis herbeigeführt werden; manchmal wird der Ausgang auch durch das Hinzutreten einer Lungentuberkulose beschleunigt, die sich bei dem allgemein geschwächten Organismus schnell ausbreitet (Ziehler). Manchmal wird auch durch das plötzliche Erscheinen des akuten Rotzes in wenigen Tagen der Tod herbeigeführt. In anderen Fällen von chronischem Rotz stehen mehr die Symptome der Erkrankung des Respirationsapparates, namentlich der Nasen- und der Mundschleimhaut, im Vordergrunde, so daß man von chronischem Nasenrotz sprechen kann: zuerst trockener Schnupfen, Brennen im Rachen; später Absonderung spärlichen schleimig-blutigen Nasensekrets, dann Erosionen und Ulzerationen in der Schleimhaut der Nase und des Mundes, das alles aber in langsamerer Entwicklung als bei dem oben beschriebenen akuten Nasenrotz. Wie dort kann auch hier allmählich eine Zerstörung des gesamten Naseninnern zustande kommen, und im Munde können sich ausgedehnte Ulzerationen, Perforation des harten Gaumens usw. entwickeln. Von der Nase aus entsteht zuweilen eine eitrige Dakryocystitis. Dazu treten häufig entzündliche Lungenerscheinungen mit Rasselgeräuschen und Dämpfungserscheinungen und schleimig-eitrigem, eventuell auch blutig tingiertem Auswurf und führen in manchen Fällen den Tod an Bronchopneumonie herbei. Schließlich kommen noch die Symptome der Blutinfektion hinzu, oder aber es erscheinen noch die Symptome des Hautrotzes, und unter allmählicher Kräfteabnahme geht der Kranke an Erschöpfung zugrunde.

Diagnose. Der akute Rotz kann nach den vorstehenden Ausführungen mit Typhus, Sepsis, Polyarthritis, Erysipel verwechselt werden, namentlich dann, wenn lokale Erscheinungen an der Eintrittspforte fehlen. Bei der Diagnose werden also zunächst anamnestische Angaben über die Beschäftigung des Erkrankten mit Pferden oder die Berührung mit Pferdekadavern schwer ins Gewicht fallen. Charakteristisch für Rotz ist die beschriebene pustulöse Hautaffektion. Bei chronischem Rotz kommen wegen der Ähnlichkeit der Geschwüre auf Haut und Schleimhäuten besonders Syphilis und Tuberkulose differentialdiagnostisch in Betracht. Das gleichzeitige Bestehen von ulzerösen Prozessen in Mund und Nase und daneben von multiplen Knoten wird für Rotz sprechen. Tuberkulose kann eventuell durch Befund von Tuberkelbazillen in den Geschwüren erkannt werden. Oft aber reichen klinische Kriterien nicht aus, und erst die bakteriologische Diagnostik bringt die Erkennung des Leidens.

Aus dem Eiter der Abszesse lassen sich Rotzbazillen züchten, die durch ihre charakteristischen Wachstumsmerkmale (Kartoffelkultur), vor allem aber durch die Agglutinationsreaktion zu identifizieren sind. Der direkte mikroskopische Nachweis der Bazillen im Eiter ist unzuverlässig, da sie meist nur sehr spärlich vorhanden sind. Eine wichtige Stütze der Diagnose bietet der Tierversuch. Injiziert man einem männlichen Meerschweinchen Rotzbazillen intraperitoneal, so schwellen die Hoden beträchtlich an infolge einer Entzündung der Tunica vaginalis, und schließlich schmilzt die Hülle des Hodens eitrig ein, und es kommt zum Durchbruch des Eiters nach außen. Diese Veränderungen, die nach ihrem Entdecker als Straußsche Reaktion bezeichnet werden, können aber als absolut spezifisch nicht gelten, da sie auch nach Einverleibung anderer Bakterien gelegentlich auftreten können. Immerhin ist darin eine Stütze der Diagnose zu sehen.

Die Malleinprobe, die analog der Tuberkulinprobe zur Diagnose Rotz beim Menschen wie beim Tier versucht wurde, hat keine eindeutigen Resultate erzielt, so daß man sie höchstens als Ergänzung der Diagnose im Rahmen der anderen Symptome heranziehen kann.

Die **Prognose** ist beim akuten Rotz in den meisten Fällen letal zu stellen. Beim chronischen Rotz kann man mit einer Mortalität von etwa 50% rechnen.

Prophylaxe. Die Prophylaxe des Rotzes beim Menschen hängt eng zusammen mit den Bekämpfungsmaßnahmen, die gegen den tierischen Rotz getroffen werden. Personen, die mit rotzkranken Tieren in Berührung kommen können (Pferden, Eseln, Maultieren, Raubtieren im zoologischen Garten oder Katzen), sind zu besonderer Vorsicht anzuhalten. Es wird sich also meist um Stallknechte, Kutscher, Tierwärter etc. handeln. Sie müssen möglichst die Berührung mit dem Nasensekret, dem Eiter der kranken Tiere vermeiden und sich sorgfältig die Hände waschen und desinfizieren. Verbrennen des Lagerstrohes und gute Reinigung des Stalles sind wichtige Gebote, um so mehr als die Rotzbazillen in angetrocknetem Eiter sich lange lebensfähig erhalten und, zusammen mit Staub inhaliert oder verschluckt, Infektionen bewirken können. Vor allem ist auf kleine Wunden und Risse an den Händen oder im Gesicht zu achten. Scheint eine Wunde mit rotzverdächtigem Material infiziert zu sein, so ist sofort Ausbrennen mit einem Glüheisen oder Ausätzung mit einem Ätzmittel, konzentrierter Karbolsäure, Kal. causticum etc., geraten. Ist verdächtiges Sekret auf die unverletzte Epidermisdecke gelangt, so soll die Stelle unter Vermeidung von Epithelverletzungen nur vorsichtig mit antiseptischen Flüssigkeiten gespült und gereinigt werden.

Rotzkranke Personen sind abzusondern. Alle Gegenstände, die mit ihnen in Berührung kommen, müssen nach den im Anhange aufgeführten Desinfektionsregeln desinfiziert werden.

Therapie. Die Behandlung der lokalisierten Rotzaffektionen ist im wesentlichen eine chirurgische. Geschwüre auf der Haut und der Schleimhaut des Mundes oder der Nase werden mit dem Glüheisen ausgebrannt oder mit Ätzmitteln, wie Karbolsäure, rauchender Salpetersäure, Kali causticum, Zinkchlorür, geätzt. Der Mund ist mit Wasserstoffsuperoxydlösungen (3%ig) zu spülen. Zu Nasenspülungen werden Kalium hypermanganicum, Chlorwasser, Kreosotwasser, Karbollösungen empfohlen.

Rotzknoten müssen exzidiert werden; Abszesse müssen eröffnet, ausgekratzt und mit Gaze austamponiert werden, die in antiseptische Lösungen (1‰ige Sublimatlösung oder 3%iges Karbolwasser) getaucht ist.

Die allgemeine Behandlung hat die Aufgabe, den Körper durch roborierende Diät und tonisierende Mittel kräftig zu erhalten und seine Widerstandsfähigkeit zu festigen. Dazu sind unterstützende Mittel, wie Arsen als Solutio Fowleri oder in organischer Form (Natronkakodylat) am Platze.

In einigen Fällen ist mit einer regelrecht durchgeführten Schmierkur mit Unguentum cinereum (täglich 2—3 g) ein Heilerfolg erzielt worden, so daß dieses Verfahren jedenfalls stets versucht werden sollte. Auch mit großen Dosen Jodkalium und mit Salizylsäure wurden Erfolge erreicht.

Eine spezifische Behandlung ist nicht möglich, da bisher weder ein Serum noch ein wirksames Vaccin hergestellt werden konnte.

Literatur siehe bei:

Bollinger, Rotz im Handb. d. spez. Path. u. Ther., herausgeg. von Ziemssen, Bd. 3, Leipzig 1876. — v. Koranyi, Zoonosen in Spez. Path. u. Ther., herausgeg. von Nothnagel, Bd. 5, Wien 1897. — Lommel, Rotz im Handb. d. inn. Med., herausgeg. von Mohr u. Staehelin, Bd. I, Berlin 1911.

Aktinomykose (Strahlenpilzkrankheit).

Die Aktinomykose ist eine außer bei Tieren auch bei Menschen vorkommende, durch den Strahlenpilz erzeugte Infektionskrankheit, die bald streng lokalisiert, bald als allgemeine Erkrankung auftritt und meist einen schleichenden Verlauf zeigt. Sie geht mit der Bildung von Granulationsgewebe einher, das teils zu Schwartenbildung, teils zu Erweichungsvorgängen und Abszessen führt, die durch den Gehalt von charakteristischen gelblichen, aus Pilzelementen bestehenden Aktinomyceskörnchen ausgezeichnet sind.

Geschichte. Bei Rindern waren schon seit langem geschwulstartige Bildungen und Erweichungsvorgänge am Kiefer und in den Weichteilen des Mundes bekannt, die unter verschiedenem Namen (Kieferkrebs, Spina ventosa) gingen. Leber und ebenso Langenbeck (1845) fanden dabei eigentümliche Körnchen, deren Pilznatur später von Bollinger (1877) nachgewiesen wurde. Harz bezeichnete dann 1879 den Pilz als Aktinomyces bovis; Israel fand 1880 auch im Abszeßeiter beim Menschen dieselben Pilze, während Ponfick die Identität der Aktinomykose von Mensch und Tier nachwies.

Ätiologie. Der Erreger der Aktinomykose ist der Strahlenpilz. Er gehört zu einer Gruppe von Mikroorganismen, die in der Mitte zwischen Schimmelpilzen und Spaltpilzen stehen. Er bildet wie die höheren Schimmelpilze Verzweigungen und ein Mycel mit Sporenknötchen. Von den Streptothrixarten unterscheidet er sich durch die Bildung keulenartiger Gebilde und seine spezifische Pathogenität. Im Körper des erkrankten Menschen und Tieres findet man ihn in weißgelblichen, halbstecknadelkopfgroßen Körnchen, den Aktinomycesdrusen. Diese bestehen aus einem Geflecht von Pilzfäden, das in der Mitte lockerer, nach der Peripherie hin dichter wird und am äußersten Rande in eine Schicht kolbenähnlicher Gebilde übergeht (vgl. Abb. 438). Die Kolben sind keine Fruktifikationsorgane, sondern Degenerationsformen der Pilze, die wahrscheinlich infolge von Wachstumsbeschränkung durch das umgebende Gewebe zustande kommen.

Innerhalb des Fadengeflechts finden sich die Sporen der Aktinomycespilze in Gestalt runder Körner von der Größe der Staphylokokken. Sie färben sich ebenso wie das Fadengeflecht leicht mit allen Anilinfarben, während die Sporen der Bakterien schwerer zu färben und zu entfärben sind. Eine gute Färbung der Aktinomycesdrusen erhält man nach Gram oder nach Weigert; auch die Mark-

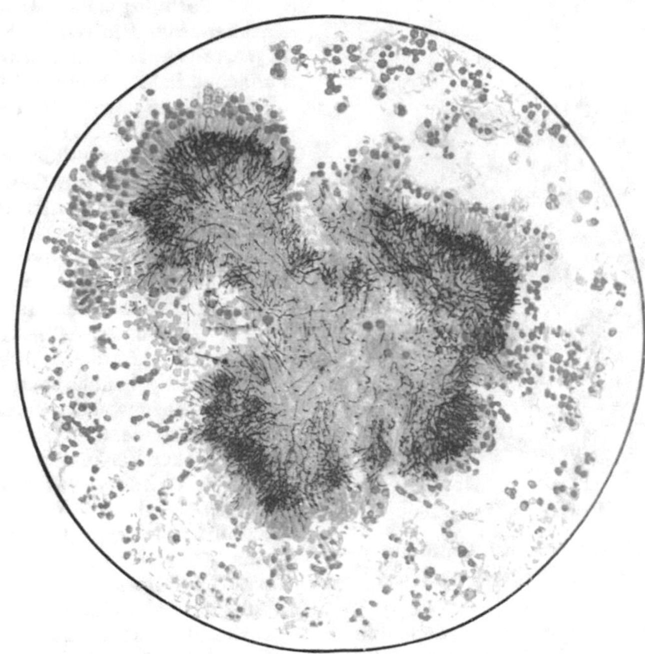

Abb. 437. Aktinomycesdruse Weigertsche Färbung (nach Lenhartz).

scheidenfärbung nach Levaditi läßt sich sehr schön zur Darstellung der Aktinomycisdrusen verwenden (vgl. Abb. 439).

Kulturell unterscheidet man verschiedene Arten der Aktinomycespilze, aerob wachsende und anaerobe. Die aerobe Varietät läßt sich nur schwer aus menschlichen und tierischen Aktinomycesherden auf künstlichen Nährböden (Ascitesagar, Blutserum, Bouillon) zur Entwicklung bringen, während die anaerobe Art besser wächst. Die Kulturen des aeroben Typus sind ähnlich wie die der Tuberkelbazillen. Als gerunzelte Haut überziehen sie die Oberfläche des Nährbodens; Gelatine wird verflüssigt. Der anaerobe wächst nicht bei Zimmertemperatur und nicht auf Gelatine. Zwischen beiden Arten gibt es Übergänge. Manche Varietäten bestehen nicht aus Fadenmycel, sondern aus kurzen. Stäbchen.

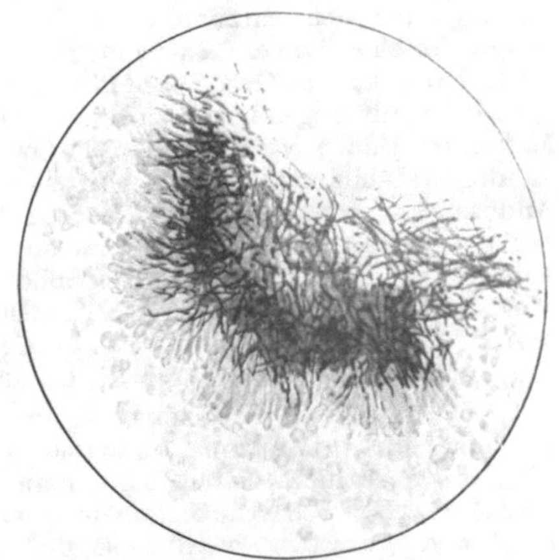

Abb. 438. Aktinomycesdruse mit schöner Kolbenbildung (nach Lenhartz).

Die künstliche Übertragung auf Tiere schlägt in der Regel fehl; jedenfalls gelingt es nicht, eine progrediente Aktinomykose im Tierversuch zu erzielen.

Für die natürliche Infektion mit Aktinomycespilzen ist in erster Linie das Rind empfänglich; ferner können daran erkranken: Pferde, Schweine, Schafe, auch Hunde und Katzen. Beim Rinde bilden sich derbe Granulationsgeschwülste mit erweichten Herden am Kiefer, beim Schweine sitzt die Aktinomykose am häufigsten am Euter.

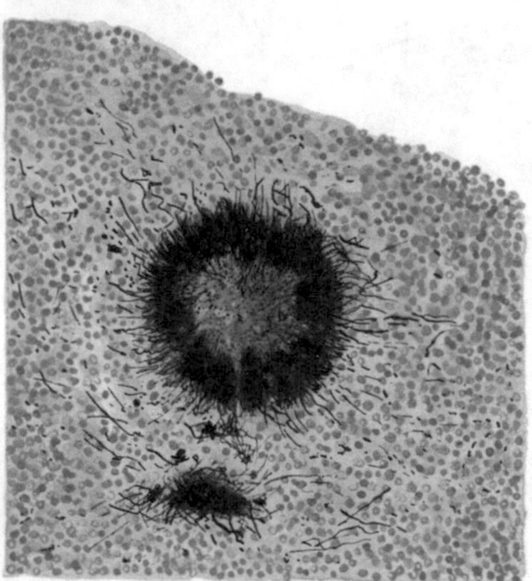

Abb. 439. Aktinomycesdruse (Färbung nach Levaditi[1])), Vergröß. 1:350.

Pathologische Anatomie und Pathogenese. Die Wirkung des Aktinomycespilzes auf die Gewebe besteht zunächst in der Bildung kleiner Knötchen, die in ihrem Innern weißliche Körnchen, die aus Pilzelementen bestehen, Aktinomyceskörner, enthalten. Das erste, womit die Gewebe auf die Anwesenheit der Aktinomycespilze reagieren, ist eine Anhäufung von Rundzellen. Nach außen von diesen bildet sich eine Zone mit mehreren Reihen großer, runder oder polygonaler Zellen, die ein gewuchertes Granulationsgewebe darstellen. Rundzellen sowohl wie die benachbarte Schicht des Granulationsgewebes verfallen nach einiger Zeit der Verfettung und nekrobiotischer Verflüssigung, so daß ein kleiner Hohlraum entsteht, der mit Detritus und Aktinomyceskörnchen angefüllt ist. Der periphere Teil des Granulationsgewebes verwandelt sich durch Vaskularisation in ein kräftiges Bindegewebe; so kann der Zerfallsherd bindegewebig abgekapselt werden und zur Ausheilung kommen. Andererseits können aber auch mehrere der entstehenden Hohlräume konfluieren, so daß größere zusammenhängende Erweichungsherde entstehen. Für die weitere Ausbreitung des Prozesses kommt es nun darauf an, ob mehr die bindegewebige Neubildung oder die nekrobiotischen Zerfallsvorgänge überwiegen. Dafür ist die Resistenz der Gewebe und Virulenz der Erreger maßgebend. Bei Tieren überwiegen die Wucherungsvorgänge und führen zur Produktion von Granulationsgewebe und ausgedehnter bindegewebiger Schwartenbildung, die den entzündlichen Herd lokalisieren und dabei oft große tumorartige Anschwellungen erzeugen. Beim Menschen neigt der Prozeß mehr zum langsamen Gewebszerfall, während die bindegewebige Wucherung zu spät oder nur ungenügend einsetzt. Die einzelnen Organe verhalten sich beim Menschen jedoch verschieden. So überwiegt z. B. häufig in der Lunge die Bindegewebsbildung, so daß ganze Lungenlappen schwielig degenerieren können. Andererseits kommt es im lockeren Bindegewebe, z. B. im subpleuralen oder retroperitonealen Bindegewebe, zu ausgedehnten, nekrobiotischen Einschmelzungsvorgängen und damit zu Abszeßbildungen, die sich flächenartig fortpflanzen, Muskeln, Bänder, Gelenke und Knochen zerstören und in Blutgefäße einbrechen und dort, wo festere Gewebsmassen dem schnellen Weiterdringen der Einschmelzungen hinderlich sind, durch Fistelgänge kommunizieren.

Während die Fortpflanzung des Prozesses auf dem Lymphwege gar keine Rolle spielt, ist Metastasenbildung auf dem Blutwege bei der menschlichen Aktinomykose nicht selten. So kann z. B. der Durchbruch eines Erweichungsherdes in eine Halsvene erfolgen, oder es kann bei der Darmaktinomykose ein Pfortaderast arrodiert werden, so daß die Leber mit Metastasen übersät wird.

Die Krankheit entsteht beim Menschen durch die Ansiedlung des Strahlenpilzes an gewissen Prädilektionsstellen der Schleimhaut, seltener an der verletzten äußeren Haut. Die häufigsten Eintrittspforten sind die Schleimhaut des Mundes, der Zunge, die Rachenwand, die Tonsillen, auch die Nasenschleim-

[1]) Das Präparat verdanke ich Herrn Prof. Benda.

haut. Die direkte Ansteckung vom Tier auf den Menschen und von Mensch zu Mensch, z. B. durch Aktinomykoseeiter, ist noch nicht mit Sicherheit erwiesen. Die Infektion geschieht vielmehr in der überwiegenden Mehrzahl der Fälle durch pflanzliche Bestandteile, namentlich Getreideähren und Grannen, an denen der Pilz haftet. Es scheint also gewisser Hilfsursachen zu bedürfen, um die krankmachenden Eigenschaften des Pilzes bei seinem Angriff auf den menschlichen Körper zu unterstützen oder ihm überhaupt erst einen Angriff zu ermöglichen. Als Hilfsursache sind die genannten kleinen Fremdkörper aufzufassen, Getreidegrannen, Gräser, Holzstückchen, die einen Reiz auf das Gewebe ausüben und so den an ihnen haftenden Pilzen den Boden vorbereiten. Daß man häufig auch bei Leuten mit kariösen Zähnen die Erkrankung findet, dürfte sich so erklären lassen, daß defekte Zähne häufig zu Schleimhautverletzungen Anlaß geben können, auf denen sich die Pilze festsetzen, vielleicht nachdem sie sich innerhalb eines kariösen Zahnes vermehrt haben. Viel seltener als von der Mundhöhle nimmt die Erkrankung vom Magendarmkanal ihren Ausgang, nachdem infizierte Gräser, Strohhalme u. dgl. mit den Speisen verschluckt worden sind. Am häufigsten ist die Gegend des Processus vermiformis und die Regio iliacoecalis primär betroffen.

So konnte Lanz an der Kocherschen Klinik feststellen, daß etwa 50% aller aktinomykotischen Erkrankungen der Abdominalorgane in dieser Gegend beginnen.

Auch von den Respirationswegen her kann der Strahlenpilz seinen Eintritt in den Körper nehmen. Israel konnte beobachten, daß eine Lungenaktinomykose durch die Aspiration eines infizierten kariösen Zahnfragmentes zustande kam. Schließlich können auch kleine Verletzungen der äußeren Haut zum Ausgangspunkte werden.

Von jedem dieser primär infizierten Organe aus kann die Aktinomykose sich weiter verbreiten, teils durch direktes Fortwandern, teils auf hämatogenem Wege auf den ganzen Körper sich ausdehnen.

Krankheitsbild. Die Inkubationszeit beträgt etwa vier Wochen. Die Krankheitsbilder, die durch den Strahlenpilz erzeugt werden, sind naturgemäß verschiedene, je nach der Eintrittspforte, der Art der Verbreitung und der Dauer der Erkrankung.

Die Aktinomykose der Mundhöhle entwickelt sich am häufigsten in den Weichteilen der Umgebung des Unterkiefers; der Beginn am Knochen selbst ist äußerst selten. Man bemerkt zunächst eine entzündliche Schwellung des Zahnfleisches am Alveolarrand des Unterkiefers, die große Ähnlichkeit mit einer Periostitis hat, sich mehr und mehr vergrößert und sich nach dem Boden der Mundhöhle hin und nach der Wange zu ausdehnt. Die Haut der Wange wird dabei aufgetrieben, rötlich verfärbt und fühlt sich zunächst teigig an, wird aber bald bretthart infiltriert. Nach einiger Zeit tritt an einzelnen Stellen unter der Haut eine Erweichung ein. In diesen fluktuierenden Herden ist eine dicke rahmartige Flüssigkeit mit Aktinomyceskörnchen enthalten. Die erweichten Partien konfluieren unter der Haut miteinander und treiben die bedeckende, violett verfärbte Haut wulstig auf. Brechen diese Herde nach außen durch, so bleiben lange Zeit Fistelgänge zurück; auch nach innen können einzelne erweichte Teile des Granulationsgewebes durchbrechen. Was nicht erweicht, verwandelt sich allmählich in ein derbes Narbengewebe. So kann die Affektion unter Schließung der Fisteln und Zurücklassung derber Narbenstränge völlig ausheilen.

Geht die Erkrankung von kariösen Zähnen aus, in deren Pulpa man zuweilen Aktinomycesdrusen feststellen kann (Jaehn), so ist es auch hier in der Regel nicht der Knochen, der primär erkrankt, sondern die Infektion pflegt durch das Wurzelloch hindurch und von da auf das Periost zu wandern. Dabei kommt es zu heftigen Schmerzen, die die Nahrungsaufnahme erschweren können. Diese Beschwerden können noch eine Steigerung erfahren durch Ausbreitung des Prozesses auf den Mundboden und die Zunge, die ödematös werden und das Schlucken fast unmöglich machen. Geht die Entzündung auf die Tonsillen, die Epiglottis und den Larynx über, so kann es zu schweren dyspnoischen Erscheinungen und zum Glottisödem kommen. Dyspnoische Erscheinungen können auch auftreten, wenn der Prozeß außen vom Kieferwinkel her als brettharte Infiltration subkutan längs des Kehlkopfes abwärts wandert, so daß Schild- und Ringknorpel mit festen bindegewebigen Narben verwachsen und die Trachea komprimiert wird. Von der Wange aus und vom Oberkiefer her, der relativ selten primär erkrankt, kann der Prozeß auf die Schläfengegend und die Knochen des Schädels und von da aus auf die Meningen übergehen und zu eitriger Meningitis führen oder das Gehirn selbst ergreifen. Häufiger aber wandert die Infektion an den Gefäßscheiden und Muskelinterstitien entlang nach abwärts.

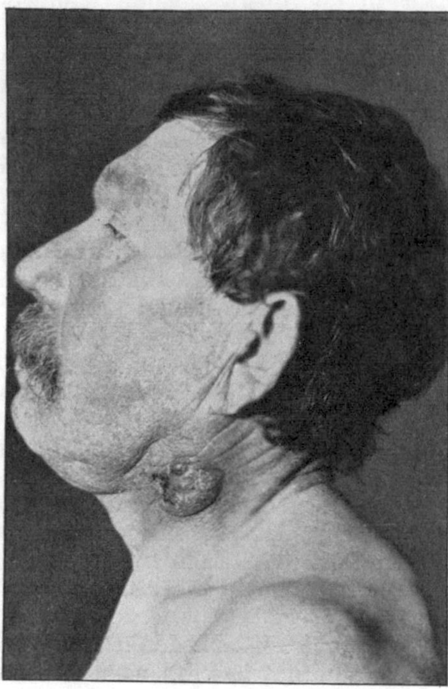

Abb. 440. Mundhöhlenerkrankung durch Aktinomykose (Durchbruch der Fistelgänge durch die Haut (nach Partsch).

Bei einem ein Jahr lang von mir beobachteten Fall senkte sich der Prozeß längs der Wirbelsäule durch das hintere Mediastinum zur Pleura hinab, löste hier eine eitrige Pleuritis aus und ergriff die Thoraxwand, wobei an mehreren Stellen Durchbrüche nach außen erfolgten und mehrere Rippen arrodiert wurden. Von da verbreitete sich der Prozeß durch das Zwerchfell hindurch weiter ins retroperitoneale Bindegewebe und führte weiterhin zu einer ausgebreiteten Aktinomykose der Abdominalorgane mit Metastasen in der Leber und Milz. Solche fortschreitenden Infektionen können sowohl vom Unterkiefer als auch von den Tonsillen oder der Pharynxwand ausgehen.

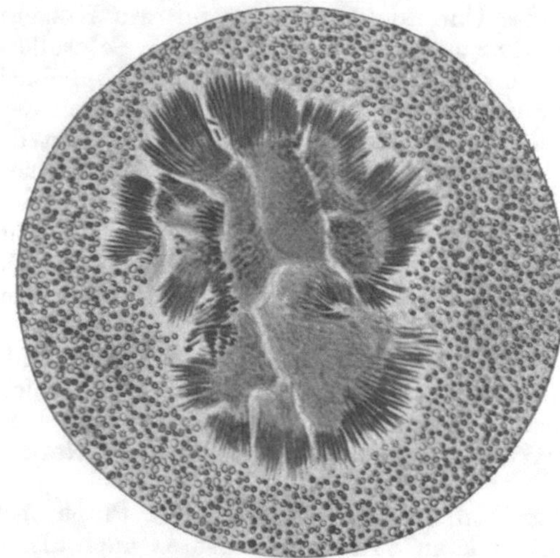

Abb. 441. Aktinomycesdruse in der Milz bei einer allgemeinen Aktinomykose (Eigenbeobachtung).

Die primäre Erkrankung der Zunge, die relativ selten ist, bleibt meist lokalisiert. Sie macht sich in derben, oft schmerzlosen, haselnuß- bis taubeneigroßen Knoten bemerkbar, die schließlich zum Zerfall kommen. Diese Form der Aktinomykose geht gewöhnlich im Verlaufe einiger Monate nach Erweichung der Knoten in Heilung aus. Der Verlauf der Kiefer- und Halsaktinomykose ist im übrigen ein sehr langsamer. Ein Teil der Fälle heilt spontan aus, ein anderer kann chirurgisch günstig beeinflußt werden. Ungünstig sind die Fälle, wo eine Weiterwanderung nach dem Schädel hinan oder nach der Lunge und Pleura hin erfolgt und ferner jene Fälle, wo es durch Mischinfektion mit Eitererregern zu einer schnell sich ausbreitenden akuten Phlegmone kommt. Dabei wird Mundboden, Wange und Hals bis zum Jugulum und zur Clavicula unter hohem Fieber schnell in eine bretthart Infiltration einbezogen, die auch nach hinten auf den Rachen übergeht und Ähnlichkeit hat mit der Angina Ludovici, wie man sie im Anschluß an nekrotische Angina beim Scharlach zu sehen bekommt. Zum Unterschiede von dieser erfolgt aber dabei häufig schnell eine Erweichung und Durchbruch des Eiters. Kieferklemme, Atem- und Schluckbeschwerden stehen auch hier im Vordergrunde.

Viel weniger häufig als der Hals- und Kieferaktinomykose begegnet man der Aktinomykose der Lunge und ihrer Nachbarorgane. Die Lunge kann sekundär durch Fortwanderung des Prozesses von der Wange oder von den Tonsillen her erkranken oder primär durch Einatmung von pilzhaltigem Staub oder Aspiration infizierter Fremdkörper. Schließlich kommt noch eine metastatische, auf hämatogenem Wege entstandene Lungenerkrankung vor in Gestalt miliarer Knötchen oder keilförmiger, subpleural gelegener Herde.

Bei der sekundären Erkrankung im prävertebralen Bindegewebe erkrankt gewöhnlich zuerst die Pleura und nach erfolgter Verwachsung der Pleurablätter auch das Lungenparenchym. Die primäre Lungenaktinomykose beginnt mit einer Bronchitis.

Durch die aufgelockerte Schleimhaut dringt der Pilz ins submuköse und peribronchiale Gewebe. Hier kommt es zur Bildung eines grauen Knötchens, das im Zentrum erweicht und mit benachbarten zu einer mit Brei erfüllten Zerfallshöhle konfluieren kann. Zugleich bildet sich in der Umgebung eine bindegewebige Abkapselung des Herdes. Von da aus kann der Prozeß in die Umgebung weiter durchbrechen und durch Zusammenfließen mehrerer miliarer Herde kann es zu größeren Zerfallshöhlen kommen, die wieder durch Fisteln miteinander kommunizieren. Meist ist aber die Bindegewebsbildung stärker als die Bildung von Zerfallsherden, so daß oft größere Partien der Lungen schwielig induriert erscheinen und nur einzelne graugelbe Zerfallsherde enthalten.

Klinisch beginnt die Lungenaktinomykose in der Regel mit den Zeichen eines Bronchialkatarrhs und dem Auswerfen eines katarrhalischen Sputums; allmählich stellen sich dann mäßige Fieberbewegungen, Beklemmung und Kurzluftigkeit ein. Das Sputum wird eitrig und enthält oft Aktinomyceskörnchen. Mitunter zeigen sich Blutbeimengungen, oder es tritt eine regelrechte Hämoptoe ein. Nun kommen Veränderungen, wie sie klinisch ganz der Lungentuberkulose entsprechen können, teils peribronchitischer, teils bronchopneumonischer Natur, teils mit Kavernenbildung oder mit Schrumpfung. Die stärksten Veränderungen sitzen meist in den Unterlappen; sitzt die Erkrankung mehr in den Spitzen, so kann die Verwechslung mit Tuberkulose sehr leicht sein, außer den Fällen, wo sich Aktinomycesdrusen im Auswurf finden. Nur in den seltensten Fällen bleibt die Krankheit auf die Lungen beschränkt. Die Regel ist vielmehr, daß sie auch auf die Pleura übergreift, teils zu Verwachsungen der Lunge mit der Brustwand, teils zu Exsudatbildung führt. Das Exsudat ist serös oder blutig-serös, seltener eitrig.

Im Anschluß daran kommt es im subpleuralen Bindegewebe zu ausgedehnten, flächenhaften, sulzigen Granulationen, die schnell zu vielfach gebuchteten Abszessen einschmelzen und nach abwärts ins subpleurale Bindegewebe wandern können. Oft sind mehrere flächenhafte subpleurale Abszeßhöhlen vorhanden, die miteinander und mit den pleuralen Lungenherden durch ein Labyrinth von

Fistelgängen verbunden sind. Die Fisteln sind mit zunderartigen verfetteten Granulationen ausgekleidet. Ähnliche Fistelgänge durchsetzen die Interkostal- und Rückenmuskeln und bahnen der Zerstörung den Weg ins subkutane Gewebe, in welchem nach längerer Zeit bestehender brettharter Infiltration der Haut ein ähnliches System buchtiger, zum Abwärtswandern neigender Abszesse und torpider Fisteln zustande kommt, deren mehrere nach außen durchbrechen können (vgl. Abb. 442).

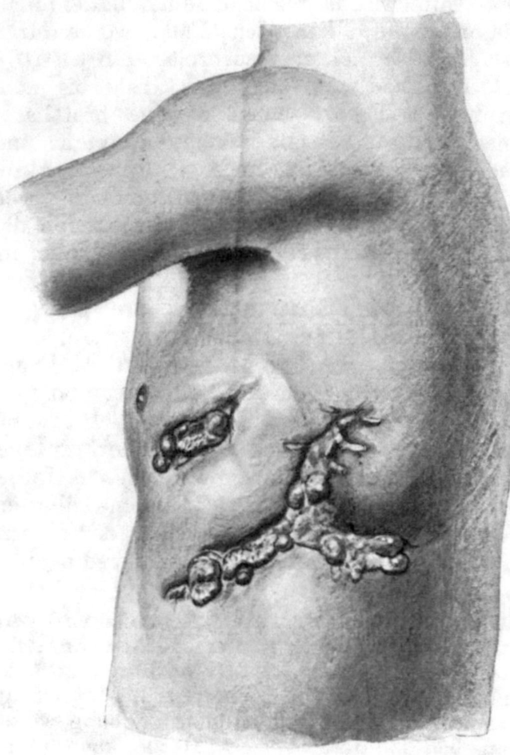

Abb. 442. Aktinomycesgranulationen. Oben durchgebrochene Fistel. Unten von einer Empyem-Operation herrührende geschlossene Wunde, auf der immer wieder Aktinomycesgranulationen sich bilden.

Deformitäten des Thorax und Schrumpfung, Verlagerung des Mediastinums, des Herzens usw. sind in länger bestehenden Fällen die Folgen (Koranyi). Der im ganzen langsam fortschreitende, schleichende Prozeß macht sich durch mäßiges Fieber und mehr oder weniger intensive Schmerzen in der Seite bemerkbar. Die operative Entleerung des Eiters führt nur in seltenen Fällen zur Heilung. Meist kommt es zu ausgedehnter Verwachsung der Pleurablätter, und im Zusammenhange mit der Erkrankung der Pleura costalis bilden sich an der Thoraxwand derbe Infiltrationen, die zum Teil erweichen und nach außen durchbrechen. Aber auch auf innere Organe wandert der Prozeß oft weiter, ergreift den Herzbeutel und führt zur Verwachsung der Perikardblätter mit ihren nachteiligen Folgen für das Herz. Aber auch das Herz selbst kann betroffen werden.

So sah ich bei einem solchen Falle mehrere hanfkorn- bis erbsengroße Aktinomycesherde im Herzfleisch.

In der Umgebung der dadurch entstehenden Fistelöffnungen entsteht oft eine sekundäre Hautaktinomykose mit erbsengroßen und größeren Knoten, die dann erweichen und aufbrechen.

Selbst ins Herzinnere kann die Erkrankung vordringen, den Papillarmuskel ergreifen und Endocarditis verursachen.

Auch auf das prävertebrale Bindegewebe vermag der aktinomykotische Prozeß von der infizierten Pleura aus überzugreifen; dabei können die Wirbel und deren Gelenke zerstört werden. Mannigfach gelagerte Eiterungen, Psoasabszesse, perinephritische Abszesse können durch Senkung des Prozesses entstehen. Steigt die Erkrankung in der Umgebung der großen Gefäße weiter nach unten, so breitet er sich im Beckengewebe weiter aus und führt zu den verschiedensten Organkomplikationen.

Die Dauer der Krankheit ist verschieden. Während einige Fälle wie eine akute Phthise verlaufen, dauern andere 2—3 Jahre, bis der Prozeß sich allmählich über den ganzen Körper ausdehnt, schließlich amyloide Degeneration der Nieren, Milz, Leber mit sich bringt und den Tod durch Erschöpfung herbeiführt.

Die Bauchaktinomykose kommt sowohl als primäre Erkrankung zur Beobachtung als auch sekundär, d. h. fortgeleitet von den Brustorganen her, oder metastatisch auf dem Blutwege entstanden. Ob Nahrungsmittel, besonders bei der primären Erkrankung, als Infektionsträger in Betracht kommen, ist noch nicht recht sicher; man hat gelegentlich eine Getreidegranne im Wurmfortsatz gefunden. Möglicherweise spielt auch die Milch von Kühen mit Euteraktinomykose eine Rolle. Am häufigsten beginnt die Erkrankung am Blinddarm oder in benachbarten Darmabschnitten; auch Flexura sigmoidea und Rektum können zuerst ergriffen werden.

Im Darm beginnt die Erkrankung mit der Bildung von submukösen Knötchen, über denen die Schleimhaut dunkel pigmentiert ist. Diese erweichen im Zentrum und verwandeln sich in Ulzerationen mit unterminierten Rändern, die durch Konfluenz noch zu beträchtlichen mit Granulationen durchsetzten Geschwürsflächen werden können. Solche Geschwüre können durch Vernarbung zur Ausheilung gelangen. Häufiger aber führt der Prozeß zu weiteren Konsequenzen. Es kommt durch den entzündlichen Reiz in der Umgebung zur Verlötung der Därme miteinander und mit der Bauchwand. Geht dann der Prozeß auf das Peritoneum über, so kommt es teils zu ausgedehnter Schwielenbildung, die Darmschlingen und Beckenorgane einmauern, teils zu Erweichungsvorgängen, multiplen abgekapselten Abszessen, die wieder durch Fisteln miteinander kommunizieren können. Ganz besonders charakteristisch sind die ausgedehnten Infiltrationen des präperitonealen und nach Durchsetzung der Bauchmuskulatur auch des subkutanen Gewebes mit ausgesprochener Tendenz zur Vereiterung und flächenartiger Weiterverbreitung, die mit Vorliebe von dem queren Schambeinast abwärts auf die Vorderseite des Oberschenkels erfolgt (Koranyi).

Brechen die Abszesse nach außen durch, so findet man häufig Eitermassen von fäkulentem Charakter, die außer Aktinomyceskörnchen auch Darmbakterien enthalten. Überhaupt spielt die Mischinfektion bei dieser fortschreitenden Darmaktinomykose eine große Rolle.

Einen anderen Weg kann die Infektion nehmen, wenn sie, von der hinteren Cökumwand ausgehend, im retroperitonealen Bindegewebe sich verbreitet, Nieren und Leber infiziert und entweder nach oben durch das Zwerchfell in die Brusthöhle perforiert oder aber nach unten in die Beckenhöhle steigt und am Mastdarm als periproktitische Eiterung zum Vorschein kommt.

Durch Einbruch in die Verzweigungen der Pfortader kommt es nach Darmaktinomykose häufig zu multiplen Lebermetastasen von Hanfkorn- bis Apfelgröße, von denen aus durch Perforation eine allgemeine Peritonitis entstehen kann.

Die Krankheitserscheinungen können entsprechend diesem ungemein variablen anatomischen Bilde sehr verschieden sein. Sie hängen ab von der Lokalisation, der Tiefe und der Ausdehnung der Geschwürsbildung, von dem Grade der bindegewebigen Verlötung der benachbarten Därme, von der Beteiligung des subperitonealen Bindegewebes mit Schwielenbildung, Abszessen, Durchbrüchen in die Blase, Übergriff auf die Beckenwand usw.

Entsprechend der häufigsten Lokalisation des Prozesses am Blinddarm verlaufen die ersten klinischen Erscheinungen häufig unter dem Bilde einer subakuten Perityphlitis mit Schmerzen und Geschwulstbildung in der Ileocökalgegend, Zeichen einer umschriebenen Peritonitis. Charakteristisch sind dann die sich später entwickelnden bretthharten und schmerzhaften Infiltrationen in den Bauchdecken. Auch als Perinephritis oder Parametritis kann die Erkrankung imponieren. Hat der Prozeß in der Umgebung des Psoas seinen Sitz, so können Beugestellung und Ödem der betreffenden unteren Extremität darauf hindeuten. Am Mastdarm sprechen Tenesmus und Entleerung eines blutig-schleimigen Sekretes, das mitunter Aktinomyceskörner enthält, für den Charakter der Krankheit. Später kommt es dann zu eitriger Periproktitis.

Neben der Beteiligung des Peritoneums und des subperitonealen Bindegewebes werden bei der Bauchaktinomykose gewöhnlich auch die Bauchdecken ergriffen. Es kommt zu Infiltrationen, die dann erweichen, nach außen durchbrechen und zu Fistelbildung Anlaß geben.

Schließlich können die aktinomykotischen Veränderungen nach Koranyi auch ganz unbemerkt in der Darmwand verlaufen, und erst beim Übergreifen auf das Peritoneum zeigt sich das Bild einer scheinbar selbständigen Peritonitis, die meist einen chronischen, der tuberkulösen Peritonitis ähnlichen Verlauf nimmt. Bei einem von mir beobachteten Falle bildete sich zum Schluß ein Ascites aus.

Der Verlauf der Bauchaktinomykose ist meist langsam und schleichend. Der Tod erfolgt unter den Zeichen der Kachexie. Von kurzer Dauer sind diejenigen Fälle, bei denen es nicht lange nach den ersten klinischen Anzeichen der Erkrankung zu einer Geschwürsperforation und zu eitriger Peritonitis kommt. Über einzelne spontane Heilungen wird berichtet, doch kommen oft nach langer Zeit Rezidive vor.

Die Hautaktinomykose kann, wie die anderen Formen, sekundär oder als primäre Erkrankung auftreten. Bei der primären Erkrankung entsteht zuerst ein erbsengroßes Knötchen, das von normaler Haut bedeckt ist und nach verschieden langer Dauer, oft erst nach Wochen, aufbricht und ein Geschwür bildet, das sich allmählich ausdehnt, so daß große Ulzerationen mit höckrigem Grunde zustande kommen. Dann entstehen in der Umgebung Infiltrate, die von dunkler oder livid verfärbter Haut bedeckt sind und zum Teil erweichen, so daß Fistelgänge auftreten. In der Umgebung bilden sich neue Knötchen, neue Geschwüre, neue Infiltrate (vgl. auch Abb. 440).

Diagnose. Die Aktinomykose der Haut im Gesicht kann mit Lupus oder Hauttuberkulose verwechselt werden. Derbe Infiltrate mit Erweichungsherden und Fistelbildungen, besonders aber der Sitz am Unterkiefer und am Halse sprechen für Strahlenpilzkrankheit. Bestätigt wird die Diagnose durch den Nachweis von Körnchen in dem Eiter inzidierter oder erweichter Herde.

Die Zungenaktinomykose wird oft fälschlich für Karzinom gehalten. Die mangelnde Neigung zur Ulzeration, Fehlen der Infiltration der submaxillaren Lymphdrüsen, Schmerzlosigkeit sprechen für Aktinomykose.

Die Diagnose der primären Lungenaktinomykose kann große Schwierigkeiten machen, namentlich wenn sie in den Lungenspitzen ihren Sitz hat. Charakteristisch ist die Erkrankung des Unterlappens. Infiltrationen der Thoraxwand mit Durchbruch und Fistelbildungen sprechen für Aktinomykose. Pathognomisch sind vor allem Aktinomyceskörnchen im Sputum. Hodenpyl konnte sie unter 36 Fällen neunmal nachweisen. Das Fehlen von elastischen Fasern spricht gegen Tuberkulose und für Aktinomykose.

Für Darmaktinomykose sind die Infiltrationen der Bauchdecken charakteristisch; auch kann das Auftreten von Körnchen im Stuhl oder im Harn die Diagnose sichern.

Sind im Eiter, Stuhl oder Harn gelbliche Körnchen enthalten, die auf Aktinomyceskörnchen verdächtig sind, so quetscht man sie am besten zwischen zwei Objektträgern, setzt etwas Kalilauge hinzu und untersucht im ungefärbten Präparat, oder aber man färbt das zerquetschte und angetrocknete Material nach Gram und macht eine Gegenfärbung mit Lithionkarmin.

Auch die Serodiagnostik kann zur Diagnose der Aktinomykose herangezogen werden. Widal hat darauf aufmerksam gemacht, daß Emulsionen des Sporotrichon de Beurmann nicht nur von dem Serum an Sporotrichose leidender Kranken agglutiniert werden, sondern auch von Kranken mit Aktinomykose. Es würde sich dann also um eine Gruppenagglutination handeln; auch das Serum von Soorkranken übt eine agglutinierende Wirkung darauf aus. Serum von Aktinomykosepatienten zeigt Agglutination in einer Verdünnung von 1 : 120 bis 250, während normale Kontrollsera keine Agglutination erzeugen. Ferner konnte Widal und seine Mitarbeiter zeigen, daß das Serum Aktinomykosekranker Komplementbindung mit Sporotrichonkulturen gibt. Eine Bestätigung dieser Angaben über die Verwendung der Agglutination zur Diagnose der Strahlenpilzkrankheit erfolgte durch Rotti, der bei zwei Aktinomykosekranken positive Resultate erzielte (bei Verdünnung des Serums auf 1 : 160 bzw. 1 : 200). Man kann danach sagen, daß die Diagnose der Strahlenpilzkrankheit durch eine derartige positive Agglutinationsreaktion eine Stütze erhält.

Die **Prognose** der Aktinomykose ist abhängig von der Lokalisation und der Ausdehnung des Prozesses. Die Kopf- und Halsaktinomykose, die am leichtesten chirurgisch angegriffen werden kann, hat relativ gute Heilungschancen, kommt auch mitunter spontan zum Stillstand. Erheblich ungünstiger liegt die Situation dort, wo der Prozeß vom Kiefer aus auf den Thorax übergegangen ist und Pleura und Lunge bereits angegriffen hat. Auch die primäre Lungenaktinomykose hat eine schlechte Prognose. Die Bauchaktinomykose kann in seltenen Fällen zur Ausheilung kommen, doch hängt es auch hier ganz von der Ausdehnung des Prozesses ab; Rezidive kommen ebenfalls häufig vor.

Prophylaxe. Die Infektion kommt in der Regel dadurch zustande, daß Gräser oder Getreidegrannen, auf denen die Pilze sich vermehren, zu Überträgern der Krankheit werden. Manche Personen haben die Gewohnheit, Ähren, Grashalme in den Mund zu nehmen und zu kauen, so daß die pathogenen Pilze auf diese Weise Gelegenheit finden, in die Schleimhaut des Rachens, der Zunge oder der Tonsillen einzudringen. Namentlich in kariösen Zähnen vermehren sie sich stark und dringen von hier aus in den Kiefer ein. Aus diesen Bemerkungen ergeben sich die prophylaktischen Maßnahmen von selbst.

Therapie. Die Behandlung der Aktinomykose ist bis jetzt in der Hauptsache eine chirurgische. Wünschenswertes Ziel ist dabei die Entfernung aller krankhaften Produkte, um die weitere Ausbreitung des Prozesses zu verhindern. Die Mittel zu diesem Zweck sind Exstirpation im Gesunden, Ausbrennung mit dem Paquelin und Auskratzen. Die Wunden sind gründlich mit Sublimat und Karbol zu desinfizieren und werden am besten offen gelassen. Daß freilich in vielen Fällen das Ziel nur unvollkommen erreicht werden kann, ist verständlich, wenn man an die große Ausbreitung der Thorax- und Bauchaktinomykosen und des Labyrinths von Fisteln denkt, die mitunter große Körpergebiete durchziehen.

Es ist daher üblich, auch die chirurgischen Eingriffe durch eine Allgemeinbehandlung und durch eine antimykotische Therapie zu unterstützen. Das letztere geschieht nach Garré am häufigsten mit Hilfe des Jodoforms. Abszeßhöhlen und Fisteln werden mit Jodoformgaze tamponiert, auf flächenhafte Wunden wird Jodoformpulver gestreut. Die Ausätzung der Fistelgänge und -höhlen nimmt man mit 8%iger Chlorzinklösung, 10%iger Karbollösung oder 3%igem Wasserstoffsuperoxyd vor. Illich empfiehlt Sublimatinjektionen (von einer 0,25%igen Sublimatlösung pro die 4—5 Pravatzspritzen).

Bei der primären Aktinomykose der Haut wird es meist möglich sein, alles Krankhafte chirurgisch zu entfernen. Dasselbe gilt auch für die Aktinomykose des Kiefers und der Wangen. Vor allem achte man auf kariöse Zähne, die oft der Ausgangspunkt des Prozesses sind und extrahiert werden müssen. Die Zahnalveolen sollen nachher ausgeätzt oder mit dem Paquelin ausgebrannt werden. Bei der Aktinomykose des Halses, die in der Regel vom Unterkiefer her durch Senkung entstanden ist, rät Garré beizeiten zu frühzeitigem und gründlichem Eingriff, um den Einbruch des Prozesses in die Gefäße und die Senkung der Eiterung in das Mediastinum zu vermeiden. Bei der Aktinomykose der Zunge oder der Tonsillen werden die Abszesse gespalten, ausgekratzt und mit Jodoform behandelt. Weniger Heilungschancen hat die Aktinomykose der Thoraxorgane, der Pleura, der Lungen und des Mediastinums, weil man hier oft unmöglich alles Krankhafte entfernen kann. Immerhin ist es in einzelnen günstigen Fällen gelungen, nach einer Rippenresektion oder partiellen Lungenresektion den Prozeß zur Ausheilung zu bringen. Bei den vielverschlungenen Wegen der Bauchaktinomykose ist die Entfernung aller krankhaften Produkte oft noch schwieriger. Die erweichten Infiltrate sind auszukratzen, Fistelgänge sind zu spalten, abgekapselte Abszesse zu entleeren. Zuweilen ist man gezwungen, verödete und stark geschwürig veränderte Darmpartien durch Resektion zu entfernen.

Die interne Therapie hat die Aufgabe, die Resorption der entzündlichen Infiltrate anzuregen und ihre Erweichung vorzubereiten. Das geschieht am besten durch große Dosen Jodkalium (4—8 g pro die). Es sind eine Reihe von Fällen berichtet, bei denen ohne jeden chirurgischen Eingriff allein durch interne Darreichung von Jodkalium Heilung erfolgte. Dabei darf freilich nicht vergessen werden, daß auch spontane Ausheilung vorkommt. Ich habe andererseits auch trotz großer Jodkaliumdosen in einzelnen Fällen den aktinomykotischen Prozeß unaufhaltsam weitergehen sehen.

Eine möglichst kräftige Ernährung der Kranken ist unbedingt vonnöten, um ihre Widerstandsfähigkeit zu erhöhen. Tonisierende Mittel, Arsen in Form der Fowlerschen Lösung oder besser Natronkakodylat, als Injektion gegeben, sind ebenfalls am Platze.

Spezifische Therapie. Von England geht die Empfehlung aus, durch die Vaccinetherapie eine Beeinflussung der Aktinomykose zu versuchen. Mehrere Fälle sollen durch aktive Immunisierung mittelst abgetöteter Kulturen des aus den Krankheitsherden isolierten Strahlpilzes geheilt worden sein. Ich habe selbst in einem chronischen, über den ganzen Körper ausgebreiteten Falle diesen Versuch gemacht, konnte aber trotz monatelanger Vaccinebehandlung keine Besserung erzielen. Freilich war es in diesem Falle nicht gelungen, was bei der Schwierigkeit der Reinzüchtung des Strahlpilzes häufiger vorkommen dürfte, den Erreger zu isolieren, so daß nicht mit dem Eigenvaccin immunisiert werden konnte. Jedenfalls würde ich bei der Hilflosigkeit, mit welcher man bei manchen fortschreitenden Fällen von Aktinomykose der Krankheit gegenübersteht, immer wieder einen Versuch mit der Vaccinetherapie machen.

Literatur siehe bei:

Koranyi, Zoonosen in Spez. Pathol. u. Ther., herausgeg. von Nothnagel, Bd. 5, Wien 1897. — Partsch, Die Aktinomykose des Menschen. Volkmanns Samml. klin. Vorträge. Nr. 306—307. Leipzig.

Die Tollwut (Lyssa).

(Rabies, Hydrophobie, Wasserscheu, Hundswut.)

Die Tollwut oder Lyssa ist eine akute Wundinfektionskrankheit, die in erster Linie unter den Tieren verbreitet ist, aber mit dem Speichel eines wutkranken Tieres auch auf den Menschen übertragen werden kann. Sie hat ihren Sitz im Zentralnervensystem, dessen motorische Ganglienzellen schwer geschädigt werden und ist daher durch eine enorm gesteigerte motorische Erregbarkeit besonders der Schling- und Atemmuskeln, aber auch der Muskulatur des Rumpfes und der Extremitäten ausgezeichnet. Dem in regulären Fällen nach 1—2 Tagen erfolgenden tödlichen Ende geht gewöhnlich ein kurzes Stadium allgemeiner Lähmungen voraus.

Der Name Lyssa beruht auf der früheren irrigen Anschauung, daß ein Würmchen (τὸ λύσσον) unter der Zunge die Krankheit verursache.

Geschichte. Schon Aristoteles (4. Jahrh. v. Chr.) erwähnt in seinen Schriften das Vorkommen eines der Wut entsprechenden Krankheitsbildes bei Hunden. Celsius (1. Jahrh. n. Chr.) berichtet bereits, daß die Krankheit durch den Biß der Hunde auf Menschen übertragen werden kann. Zur Verhütung der Krankheit empfiehlt er, die Bißwunde auszubrennen, während Galen (200 n. Chr.) zum Ausschneiden der Wunde rät.

Bis in die neueste Zeit waren über die Ursache der Krankheit allerlei irrtümliche Vorstellungen verbreitet. Man nahm eine spontane Entstehung an und führte sie auf große Hitze, Durst, Unterdrückung des Geschlechtstriebes usw. zurück. Daß die Lyssa eine Infektionskrankheit ist, wurde erst im 19. Jahrhundert bekannt. Eine Übertragung der Tollwut durch den Speichel eines kranken Hundes auf die Wunde eines gesunden Hundes war Zinke im Jahre 1804 gelungen. Einen genaueren Einblick in die Pathogenese der Krankheit brachte aber erst die grundlegende Untersuchung von Louis Pasteur, der im Jahre 1881 als den Sitz der Krankheit das Zentralnervensystem feststellte und darauf ein Immunisierungsverfahren aufbaute, was, zuerst am Hunde erprobt, bald auch am Menschen angewendet wurde und eine aktive Immunisierung des Gebissenen während der Inkubation gestattet.

Ätiologie. Der Erreger der Wut ist noch nicht mit Sicherheit bekannt, doch sind wir nach den Forschungen der letzten Jahre, wie es scheint, der Lösung des Rätsels nahe gekommen. Negri fand im Jahre 1903 im Gehirn lyssakranker Menschen und besonders im Ammonshorn innerhalb der Ganglienzellen liegende, eigenartige Körperchen bald von runder, bald von ovaler oder birnenförmiger Gestalt und von sehr wechselnder Größe. Sie zeigen im Innern mehrere verschieden große Innenformationen (die größeren zentral, die kleineren mehr peripher gelagert) und sind umkleidet von einer deutlichen Membran. Diese nach ihm genannten Negrischen Körperchen finden sich ausschließlich und fast konstant im Gehirn lyssakranker Menschen und Tiere und haben deshalb eine große diagnostische Bedeutung erlangt, auf die wir bei Besprechung der Diagnose noch zurückkommen werden.

Für die Darstellung dieser Negrischen Körperchen sind eine große Anzahl von Färbemethoden angegeben worden. Ein einfaches und gutes Verfahren ist die Eosin-Methylenblaumethode nach Mann. Sie besteht in folgendem:

Fixierung in Zenkerscher Flüssigkeit. Einbettung in Paraffin.

Mannsche Lösung:	1%ige wässerige Eosinlösung	35 ccm	4 Std.
	1%ige wässerige Methylenblaulösung	35 ccm	
	Aqua destillata	100 ccm	

Abspülen in Wasser. Abspülen in Alc. abs. Alc. abs. mit Zusatz von Natronlauge (auf 30 ccm Alc. abs. fünf Tropfen einer 1%igen Lösung von Natronlauge in Alc. abs.). Abspülen in Alc. abs. Abspülen in Wasser. Abspülen in Wasser, das mit Essigsäure leicht angesäuert ist. Schnelles Entwässern, Einbetten.

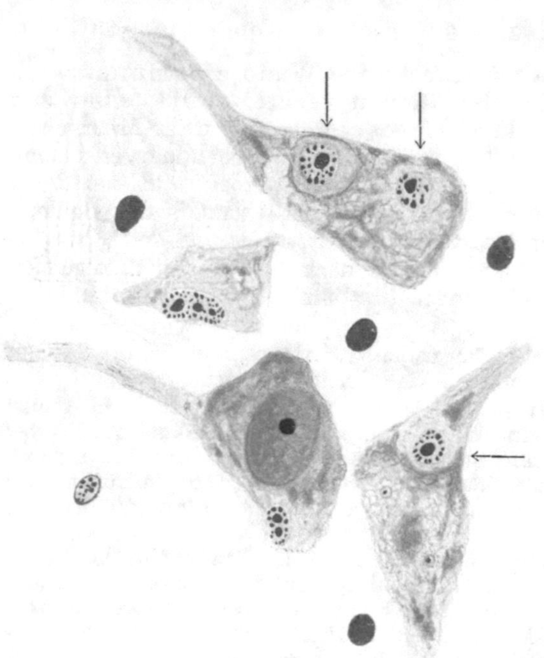

Abb. 443. Negrische Körperchen. Färbung nach Stutzer. Die Pfeile deuten auf die Negrischen Körperchen hin (Originalpräparat).

Benutzt man zur Einbettung des verdächtigen Gehirns das Verfahren nach Henke und Zeller mit Aceton und Paraffin, so kann mit Hilfe der genannten Lösung schon nach drei Stunden die Diagnose gestellt werden. Dieses im Institut für Infektionskrankheiten „Robert Koch" benutzte Verfahren gestaltet sich dann nach Bohne in folgender Weise:

Fixierung von $^1/_2$—$^3/_4$ mm dicken Scheiben aus dem Ammonshorn in ca. 15 ccm Aceton bei 37°, bis die Stückchen die Konsistenz wie nach der Alkoholhärtung haben, was meist nach 30—40 Minuten der Fall ist.

Flüssiges Paraffin von 55° Schmelzpunkt 60—75 Minuten. Einbetten, Schneiden, Auffangen der Schnitte in kaltem Wasser, dem etwas Gummi arabicum zugesetzt ist. Antrocknen an einem warmen Ort, z. B. auf dem Paraffinofen. Färbung in Mannscher Lösung (s. oben) $^1/_2$—4 Minuten. Kurzes Abspülen in Wasser, kurzes Abspülen in Alc. abs. Alc. abs. mit Zusatz von Natronlauge (s. oben) 15—20 Stunden. Abspülen in Alc. abs. Wasser eine Minute. Wasser, das mit Essigsäure leicht angesäuert ist, zwei Minuten. Schnelles Entwässern. Xylol, Kanadabalsam.

Sehr schöne Bilder gibt auch die Lentzsche Modifikation der Mannschen Färbung. Dabei dienen als Farblösungen:

I. Eosin extra B Höchst 0,5.
60%iger Äthylalkohol 100,0.

II. Löfflersches Methylenblau:
Gesättigte alkoholische Lösung von Methylenblau B Patent Höchst 30,0.
0,01%ige Kalilauge 100,0.

Als Differenzierungsmittel dienen:

I. Alkalischer Alkohol:
Alcohol absolutus 30,0.
1%ige Lösung von Natr. caust. in Alc. absol. fünf Tropfen.

II. Saurer Alkohol:
Alcohol absolutus 30,0.
50%ige Essigsäure, 1 Tropfen.

Die Färbung geschieht in folgender Weise:

1. Färben in der Eosinlösung eine Minute lang. 2. Abspülen in Wasser. 3. Färben in der Methylenblaulösung eine Minute lang. 4. Abspülen in Wasser. 5. Abtrocknen durch vorsichtiges Aufdrücken auf Fließpapier. 6. Differenzieren in alkalischem Alkohol, bis das Präparat nur noch schwache Eosinfärbung erkennen

läßt. 7. Differenzieren in saurem Alkohol, bis die Ganglienzüge noch als eben schwach blau gefärbte Linien zu sehen sind. 8. Kurzes Abspülen in Alcohol absolutus. 9. Für Schnitte: Xylol, Kanadabalsam, Deckglas, Ölimmersion.

Dabei färben sich die Gliazellen zartrosa, das Zellprotoplasma blaßblau, die Kerne der Ganglienzellen ein wenig dunklerblau, Kernkörperchen, die Kerne der Gliazellen, Leukocyten und Zellen der Kapillarwände dunkel- bis schwarzblau, die roten Blutkörperchen zinnoberrot. Die Negrischen Körperchen nehmen eine karmoisinrote Farbe an und heben sich dadurch von den roten Blutkörperchen deutlich ab. Im Innern des Negrischen Körperchens sind gewöhnlich eine oder mehrere rotgefärbte Innenformationen zu erkennen.

Besonders deutlich treten die Einzelheiten der Struktur der Negrischen Körperchen bei der Färbung nach Stutzer zutage. Diese geschieht mit verdünntem Löfflerschen Methylenblau und Tingieren der Schnitte in 1%iger Tanninlösung. Die Innenformationen teilen sich dabei in zwei Gruppen: 1. in solche, die sich blau und 2. in solche, die sich mit Methylenazur färben. Blau tingiert werden die größeren Einschlüsse (große Innenformationen Negris), violett färben sich die kleineren feinkörnigen Gebilde. Die größeren Innenformationen sind gewöhnlich im Zentrum gelegen, während die kleineren in der Peripherie des Negrischen Körperchens gelagert sind.

Die Bedeutung der Negrischen Körperchen ist noch umstritten. Negri selbst hält sie für die Erreger, für Protozoen, als deren Kern er die Innenformationen ansieht. Dagegen sprechen die Beobachtungen, daß die Negrischen Körperchen im Rückenmark nur selten zu finden sind, obgleich dies infektiös ist, daß sie ferner selbst im Ammonshorn während der Inkubationsperiode fehlen, obgleich das Gehirn schon ansteckend ist, und daß sie schließlich nicht durch bakteriendichte Filter gehen, obgleich das Lyssavirus das Filter passieren kann. Babes hält die Negrischen Körperchen für Reaktionsprodukte der Zellen. Jos. Koch sieht in den Innenformationen die eigentlichen Erreger, die von den Zellen des Ammonshorns nicht nur deformiert, sondern auch durch eine hyaline Entartung des Zellprotoplasmas abgekapselt werden, so daß dadurch das eigentliche Negrische Körperchen zustande kommt. Für identisch mit den Innenformationen hält Jos. Koch die von ihm gefundenen kokkenähnlichen Gebilde, die herdweise oft in ungeheurer Menge in der grauen Substanz von Gehirn und Rückenmark, hauptsächlich aber des Ammonshornes, und zwar teils innerhalb von Ganglienzellen, teils extrazellulär lagern. Die Größe der einzelnen Formen dieser Gebilde schwankt. Einzelne erscheinen wie kaum sichtbare Punkte, andere erreichen die Größe eines Staphylokokkenkornes. Sie erscheinen bald als Diploformen, bald zu 3—4 einzelnen Exemplaren in einer kurzen Kette gelagert. Als Färbung eignet sich besonders die v. Kroghsche Methode: Fünf Minuten mit Polychromenmethylenblau, nach kurzem Abkühlen gebettet in 2%ige Chromsäurelösung etwa 2—5 Minuten, dann wiederum kurzes Abkühlen und Tingieren in 5%iger Gerbsäure, zum Schlusse gründliches Abkühlen, Alkohol, Xylol usw.

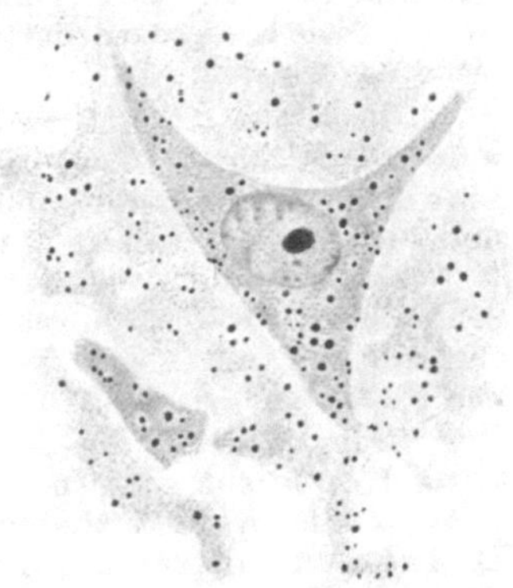

Abb. 444. Kokkenähnliche Gebilde (Jos. Koch) in einer Ganglienzelle und ihrer Umgebung. (Färbung nach v. Krogh.)

Für die ätiologische Bedeutung dieser Gebilde spricht eine große Reihe von Tatsachen, vor allem das Fehlen im normalen und sonst pathologisch veränderten Gehirn- und Rückenmark, während sie bei der natürlichen Lyssainfektion des Menschen und verschiedener Tiere nachweisbar sind, selbst dort, wo Negrische Körperchen nicht vorhanden waren. Die Klassifikation dieser Gebilde ist schwierig; wahrscheinlich handelt es sich um kleinste Kokken. Die Kultur ist noch nicht mit Sicherheit gelungen (Jos. Koch).

Eigenschaften des Lyssavirus. Obgleich der Erreger noch nicht mit Sicherheit bekannt ist, sind wir doch mit Hilfe des Tierexperimentes zu ziemlich eingehenden Kenntnissen über seine Eigenschaften gekommen, nachdem durch Galtier festgestellt war, daß die Krankheit besonders auf Kaninchen leicht übertragen werden kann. Durch Pasteur wissen wir, daß das Wutgift eine ganz besondere Affinität zum Zentralnervensystem hat, so daß Gehirn und Rückenmark eines kranken Tieres hochgradig infektiös sind. Man kann also Emulsionen solchen Markes zu Übertragungsversuchen benutzen, ohne die Verunreinigung durch Begleitbakterien fürchten zu müssen. Um ein Kaninchen mit Wut zu infizieren, sei es zu diagnostischen Zwecken oder zur Gewinnung neuer Mengen von infektiösem Mark, bedient man sich am besten der subduralen Einspritzung, die schon Pasteur empfohlen hat. Sie geschieht durch Trepanation des Schädeldaches in der Höhe des hinteren Augenwinkels und durch Einspritzung einiger Tropfen infektiöser Markemulsion unter die Dura. Oder aber man stößt die Kanüle direkt ins Gehirn und injiziert den Impfstoff intracerebral; schließlich kann man das Gift auch intramuskulär einspritzen. Weniger sicher ist die intraokulare Methode. Außer Kaninchen sind von Laboratoriumstieren auch Ratten und Mäuse empfänglich.

Außer im Zentralnervensystem ist das Virus vor allem im Speichel enthalten. der bei wutkranken Menschen wiederholt als infektiös befunden wurde und bei Hunden, die an Straßenwut erkranken, schon drei Tage vor dem Ausbruch der Lyssa ansteckend ist. Ferner findet sich das Virus zuweilen in den Tränendrüsen, im Pankreas, in der Milz, in den Nebennieren, in der Brustdrüse und in der Milch, mitunter auch im Blut. Daß es im Blute, wenn auch nur vorübergehend, kreist, ist mit Sicherheit anzunehmen, da sonst der Befund in den vorgenannten Organen nicht zu erklären wäre.

Resistenz. Das Lyssavirus ist gegenüber äußeren Schädlichkeiten relativ widerstandsfähig. 1%ige Karbollösung vernichtet es selbst nach 24stündiger Einwirkung noch nicht, wohl aber 3%ige Karbollösung; Formaldehyddämpfe sind wirksamer. Höhere Temperaturen zerstören die Wirksamkeit schnell, 60° in wenigen Minuten; dagegen verträgt das Virus die Kälte vorzüglich. Direktes Sonnenlicht wirkt schädigend, Fäulnisprozesse dagegen schwächen das Gift nur langsam ab; auch in stark verwesten Kadavern läßt es sich noch nachweisen. Sehr wenig resistent ist das Virus jedoch gegen Austrocknung.

Die Virulenz des Lyssavirus ist nicht immer gleich; sie läßt sich künstlich abschwächen oder erhöhen. Das ist praktisch von großer Wichtigkeit für die Wutschutzimpfung geworden. Als Maßstab der Virulenz gilt die Inkubationszeit bei Kaninchen. Die Erhöhung der Virulenz für Kaninchen kann durch fortgesetzte Kaninchenpassagen erreicht werden. Verimpft man Rückenmark eines spontan an Wut verendeten Hundes (Pasteur gebraucht dafür den Ausdruck „**Straßenvirus**") auf ein Kaninchen, so beträgt die Inkubationszeit 2—3 Wochen. Wird nun das Mark dieses Kaninchens auf ein zweites Tier übertragen, von da auf ein drittes usf., dann wird die Inkubationszeit nach einer großen Anzahl von Passagen geringer, bis sie auf sieben Tage gesunken ist. Weiter aber läßt sich die Virulenzerhöhung nicht treiben. Ein solches Virus mit konstanter Pathogenität heißt **Passagevirus** oder **Virus fixe.**

Die Abschwächung der Virulenz geschieht am besten durch Austrocknen. Je länger ein infektiöses Mark über Ätzkalk getrocknet wird, je geringer wird seine Infektiosität, d. h. desto länger wird die Inkubationsdauer der Krankheit nach der Übertragung auf Kaninchen. Streng genommen handelt es sich dabei nicht so sehr um eine Abschwächung der Virulenz, als vielmehr um eine Verminderung der lebenden Erreger, denn man kann dieselbe „Virusabschwächung" auch durch Verdünnen der Markemulsionen erzielen.

Pathogenese. Das Wutgift dringt fast stets von einer Wunde aus in den Körper ein; von der unverletzten Haut oder Schleimhaut aus ist eine Aufnahme unter gewöhnlichen Bedingungen kaum möglich. Galtier behauptete zwar, daß die Schleimhäute des Mundes und der Luftwege das Gift aufnehmen können und Högyes hatte positive Resultate bei der Einspritzung in die Nasengänge. Es sind das aber experimentelle Beobachtungen und es ist wahrscheinlich, daß dort, wo ein Eindringen des Wutgiftes in normale Schleimhäute behauptet wurde, kleine Verletzungen, Rhagaden o. dgl. vorlagen. Der Magendarmkanal kommt als Eintrittspforte unter natürlichen Verhältnissen nicht in Betracht.

Das Lyssavirus dringt in der Regel mit dem Speichel des kranken Tieres in die Wunde ein. Auf welchem Wege es von der Wunde aus zu seiner hauptsächlichen Wirkungsstätte, zu seinem elektiven Nährboden, dem Gehirn und Rückenmark, gelangt, ist umstritten. Die einen (di Vestea und Zagari) sind der Anschauung, daß die Wanderung zum Zentralnervensystem auf dem Nervenwege am Achsenzylinder entlang oder in den die Nerven einschneidenden Lymphbahnen erfolge. Die anderen (Jos. Koch, Schüder) sind der Meinung, daß auch Blut- und Lymphbahnen als Transportmittel eine nicht geringe Rolle spielen. Für die erste Anschauung würde sprechen, daß man auch durch Einspritzung in einen durchschnittenen Nerven, den Ischiadicus, Wut erzeugen und den Ausbruch der Erkrankung durch Resektion eines zentral gelegenen Nervenstückes hinausschieben kann. Vor allem aber ist es sehr bestechend, die verschieden lange Inkubationszeit durch den verschieden langen Nervenweg (kurze Inkubationszeit bei Kopfverletzungen) zu erklären. Wahrscheinlich spielen beide Wege eine Rolle. Für die Infektion des Rückenmarkes vom Blute aus sprechen Befunde von Jos. Koch, der schon am dritten Tage nach intramuskulärer Einspritzung von Lyssavirus beim Hunde Gefäßveränderungen im Hals- und Lendenmark nachweisen konnte; auch spricht dafür die von Schüder gemachte Beobachtung, daß nach subduraler und intravenöser Injektion die Inkubationszeit stets von gleicher Dauer ist. Daß Lyssainfektionen bei Kopfverletzungen meist eine kürzere Inkubationszeit als nach Extremitätenwunden besitzen, kann auch erklärt werden, ohne daß man die Theorie von der Fortleitung auf den Nervenbahnen zu Hilfe nimmt. Es ist bekannt, wie gefährlich Furunkel im Gesicht und namentlich Lippenfurunkel sind, da die Venen im Gesicht mit dem Venensinus im Schädelinnern kommunizieren und auf diese Weise leicht eine Sinusthrombose und Sepsis zustande kommt. Ganz ebenso kann das Gehirn auf dem Blutwege von einer Kopfverletzung aus mit Lyssavirus infiziert werden. Die Erfahrung, daß Gesichtsbisse schneller als Bisse an den Händen und diese schneller als solche an den unteren Extremitäten zum Ausbruch der Wut führen, läßt sich mit Jos. Koch auch befriedigend durch eine Fortleitung des Erregers auf dem Blutwege erklären:

„Abgesehen davon, daß es genug Fälle gibt, wo bei Handverletzungen eine viel kürzere Inkubation als bei Gesichtsbissen beobachtet wurde, ist die verzögerte Inkubation in anderen Fällen so zu erklären, daß auf einem längeren Wege natürlich ein Teil der Parasiten in seiner Virulenz vorher geschwächt, ein anderer Teil direkt vernichtet wird, die Infektion also viel schwächer und die Inkubationszeit daher länger ausfällt, als wenn bei einem Gesichtsbiß das Virus direkt und ungeschwächt in das Zentralnervensystem gelangt."

Ist das Virus ins Zentralnervensystem gelangt, so lagert es sich an bestimmten Prädilektionsstellen, im Halsmark, Lendenmark und Ammonshorn und in der grauen Substanz der Zentralganglien ab. Durch Schädigung der Ganglienzellen kommt es zunächst zu einer enorm gesteigerten reflektorischen Erregbarkeit und schließlich zu Lähmungserscheinungen.

Die Frage, ob die genannten Schädigungen durch den Erreger selbst oder ein von ihm produziertes Toxin zustande kommen, muß noch dahingestellt bleiben. Daß der spezifische Keim aber ein starkes Toxin produziert, läßt sich durch Filtration von Gehirnemulsionen wutgefallener Tiere nachweisen. Solche Filtrate rufen keine Lyssa hervor, doch gehen die damit gespritzten Kaninchen marantisch an Intoxikation zugrunde.

Da die Infektion der Speicheldrüsen des Hundes und anderer tollwutkranker Tiere eine große Bedeutung für die Weiterverbreitung der Krankheit hat, so ist noch die Frage von Interesse, auf welchem Wege der Lyssaerreger in die Speicheldrüsen gelangt. Hierüber bestehen noch verschiedene Anschauungen. Die einen, so Bartarelli, behaupten auf dem Nervenwege, und zwar durch die Chorda tympani, wahrscheinlicher ist es nach Jos. Koch, daß die Speicheldrüsen, die von einem sehr feinen Geflecht markhaltiger Nervenfasern korbartig umsponnen sind, durch das zirkulierende Blut infiziert werden.

Epidemiologie. Auf den Menschen wird die Lyssa hauptsächlich durch den Biß wutkranker Hunde oder Wölfe, seltener durch Katzen oder andere Tiere übertragen. Füchse, Hyänen, Schakale, Pferde, Rinder, Schafe, Schweine, Ziegen, Hirsch- und Dammwild, Marder, Dachse und Ratten kommen noch in Betracht. Die Übertragung von Mensch zu Mensch gehört zu den größten Seltenheiten: Ein einziger Fall (Patzinski und Kachowski)[1]) ist bekannt, wo ein 33jähriger Mann durch seine wutkranke Dienerin (Kuß, Biß beim Koitus?) infiziert wurde. Außer durch Biß kann das wutkranke Tier auch durch Lecken einer Wunde die Krankheit auf den Menschen übertragen. Weitere Infektionsmöglichkeiten bieten sich bei der Sektion eines an Lyssa zugrunde gegangenen Menschen oder Tieres.

Empfänglichkeit. Der Mensch scheint nur eine relativ geringe Empfänglichkeit für die Tollwut zu haben. Nach den Berechnungen Kirchners erkranken und sterben an Wut von den Gebissenen nur 2—3%. Im einzelnen scheint das Zustandekommen der Infektion noch von verschiedenen Hilfsmomenten abhängig zu sein. Die Menge der im Speichel enthaltenen Erreger und die Größe der Bißverletzungen spielen dabei zweifellos eine Rolle. Am gefürchtetsten sind Wolfsbisse, weil hier die Größe und Menge der Verletzungen die Gefahr erhöhen. Die Mortalität der von tollwutkranken Wölfen Gebissenen ist daher auch erheblich höher als die bei Hundebissen (82% nach Pasteur). Auch die Lokalisation der Bißstelle ist von großer Bedeutung. Verletzungen am Kopf, im Gesicht und an den Händen sind gefährlicher als solche an den Armen und den unteren Extremitäten.

Nach einer Stastistik von Bouly an 320 von wirklich wutkranken Tieren gebissenen Personen, von denen 129 starben, hatten die Gesichtsverletzungen eine Mortalität von 90%, die Handverletzungen 63%, die der oberen bzw. unteren Gliedmassen 20 bzw. 23%.

Das hängt zunächst damit zusammen, daß an unbedeckten Stellen der infizierte Speichel mit größerer Menge in die Wunde gelangen kann als an den von Kleidern geschützten Partien. Deshalb sind Gesicht- und Kopfverletzungen besonders gefürchtet. Dazu kommt vielleicht noch folgendes Moment: Je näher die Verletzung dem Zentralnervensystem liegt, je kürzer also der Weg ist, den das Virus auf seinem Wege zum Gehirn zurückzulegen hat, desto weniger wird es von den bakteriziden Kräften des Blutes geschädigt und desto gefährlicher sind im allgemeinen die Wunden.

Die Lyssa ist in allen Ländern mit Ausnahme von England und Australien verbreitet. England, das früher ebenfalls von der Tollwut heimgesucht wurde, ist der Seuche durch strengste Maßnahmen Herr geworden und schützt sich seitdem durch das Verbot der Einfuhr von Hunden. Stark verseucht sind Rußland, Ungarn, Galizien, Norditalien, Belgien und Frankreich. In Deutschland ist die Seuche durch sanitätspolizeiliche Maßnahmen immer mehr verdrängt worden. Die meisten Erkrankungen kommen noch vor in den an verseuchte Länder (Rußland, Österreich) angrenzenden Provinzen: Ostpreußen, Westpreußen, Posen, Schlesien. Vom 1. April 1908 bis 31. März 1911 wurden in den Wutschutzinstituten zu Berlin und Breslau im ganzen 1138 Köpfe wutverdächtiger Tiere eingeschickt. Davon fielen 260 auf Schlesien, 191 auf Posen, 168 auf Ostpreußen, 78 auf Westpreußen, 39 auf Hessen-Nassau, 130 auf die Rheinprovinz, 143 auf Bayern, 16 auf Sachsen (Jos. Koch)[2]). Um die Mitte

[1]) Zitiert nach Jos. Koch, Lyssa im Handbuch d. path. Mikroorganismen, herausgeg. von Kolle u. Wassermann, Jena 1913.

[2]) l. c.

des vorigen Jahrhunderts ist es noch zu verschiedenen Malen zu Wut-Epidemien gekommen, die mit massenhaften Erkrankungen unter den Hunden in Zusammenhang standen. Heute kommen in der Regel nur noch sporadische Erkrankungen vor.

Krankheitserscheinungen bei Tieren. Beim Hunde und Kaninchen tritt die Lyssa in zwei verschiedenen Formen auf, als „rasende Wut" und als „stille Wut". Hunde, die von einem tollwutkranken Tiere gebissen sind, erkranken nach einer Inkubationszeit von 3—6 Wochen, seltener 7—10 Wochen. Während dieser Zeit sind sie ganz gesund, doch können sie bereits acht Tage vor dem Ausbruch der ersten Krankheitserscheinungen die Infektion durch Biß oder Lecken weiter übertragen. Das erste Krankheitszeichen ist eine Charakterveränderung, ein gänzlich verändertes Wesen. Bald auffallend freundlich, bald scheu und ungehorsam, laufen sie unruhig hin und her, fressen wenig, verschlingen aber oft schon jetzt unverdauliche Gegenstände, wie Holz, Stroh, Federn usw. Dieses Stadium geht nach 1—3 Tagen in das der rasenden Wut über. Ein auffälliger Drang zum Herumschweifen, große Bissigkeit, Anfälle sinnloser Wut, heiseres, heulendes Bellen, gerötete Augen zeichnen dieses Stadium aus. Dazu kommen reflektorische Schlingkrämpfe, die das Saufen unmöglich machen, und der Drang, unverdauliche Gegenstände zu verschlingen, ist jetzt noch mehr ausgesprochen. Nach weiteren drei Tagen beginnt das Stadium der Lähmungen, die an den Hinterfüßen und Kinnladen beginnen. Das Beißen ist jetzt wegen der Lähmung unmöglich geworden. Tod am 5. oder 6. Krankheitstage.

Bei der stillen Wut dauern die Erregungssymptome kürzere Zeit oder fehlen ganz, und die Lähmungserscheinungen stellen sich früher ein. Die zunehmende Lähmung der Unterkiefermuskeln verhindert das Beißen.

Schließlich ist noch einer dritten, bisher wenig bekannten Form der Lyssa zu gedenken, die im Hinblick auf die Pathogenese der abortiven Wut des Menschen von großer Bedeutung ist. Auch bei Hunden, Ratten, Kaninchen ist die Tollwut nicht in jedem Falle tödlich. Es gibt vielmehr eine abortive Form, an deren Vorkommen nach den Beobachtungen von Jos. Koch, Dammann und Hasenkamp nicht zu zweifeln ist. Dieses Krankheitsbild besteht nach dem erstgenannten Autor aus folgendem: Neben allgemeinen Symptomen, Charakterveränderung, gedrücktes, trauriges Wesen, Verweigerung der Futteraufnahme, Abmagerung, die Erscheinungen einer sich zur Paraplegie steigernden Parese der Hinterhand, die sich zunächst in einer Schwäche der Nachhand, taumelndem und schwankendem Gang, öfterem Umfallen bis zur völligen Lähmung der hinteren Extremitäten äußert, Erscheinungen, die nach einigen Tagen wieder zurückgingen.

Krankheitsbild beim Menschen. Die Inkubationszeit beträgt im Durchschnitt 15—60 Tage. Dabei spielen Größe und Sitz der Verletzung, sowie die Virulenz des eingedrungenen Virus die ausschlaggebende Rolle. Je größer die Wunde ist, je mehr Virus von den Geweben aufgenommen ist, desto kürzer wird die Inkubationszeit sein. In den seltenen, zuweilen beobachteten Fällen, wo die Inkubationszeit mehrere Monate bis zu einem Jahre und länger beträgt, muß man mit Jos. Koch und Remlinger annehmen, daß das Virus lange Zeit unschädlich (à l'état latente) im Zentralnervensystem vegetieren kann, um durch irgend eine Gelegenheitsursache, Trauma od. dgl., Überanstrengungen, psychische Einflüsse, Kälte, Alkoholismus, mobil zu werden. Die Heilung der Bißverletzungen erfolgt ebenso, als wenn sie nicht infiziert wären. Meist sind sie beim Ausbruche der Krankheitserscheinungen schon vernarbt.

Man kann ein Initialstadium, ein Stadium der Krämpfe und ein Lähmungsstadium unterscheiden.

Initialstadium. Die Krankheit beginnt in der Regel mit psychischen Verstimmungen. Die Kranken sind niedergeschlagen und werden von Beängstigungen geplagt. Diese melancholische Stimmung kann verstärkt werden durch die Furcht vor dem Ausbruche der ihnen drohenden Krankheit. Aber diese Furcht ist nicht die Ursache der Depression, denn man beobachtet genau dieselben Veränderungen auch bei Kindern. Im ganzen ist die Stimmung wechselnd. So löst z. B. eine unmotivierte Heiterkeit zuweilen plötzlich die melancholische Stimmung ab. Eine innere Unruhe treibt die Kranken hin und her, so daß sie oft planlos weite Gänge machen. Zuweilen werden Anästhesie oder häufiger Hyperästhesie an der Bißstelle beobachtet, und Parästhesien strahlen von da aus in benachbarte Körperbezirke aus. Auch Rötung und Schwellung der Narbe und Anschwellung der korrespondierenden Lymphdrüsen können sich einstellen. Bei den von mir beobachteten vier Fällen fehlten solche Erscheinungen an den Impfstellen. Am 2.—3. Tage stellt sich eine leichte Temperaturerhöhung bis auf 38° ein, eine starke Speichelsekretion fällt auf, und nun kündigt sich der Beginn des Krämpfestadiums dadurch an, daß krampfartige Schlingbeschwerden auftreten. Beim Versuch, einen Schluck Flüssigkeit zu trinken, schnürt ein furchtbares schmerzhaftes Angstgefühl dem Kranken plötzlich die Kehle zusammen, der Atem stockt, die Hände zittern, der Blick ist starr, eine entsetzliche Angst spricht aus allen Zügen, Speichel tritt vor den Mund. In kurzer Zeit verschwindet der Krampf, und der Kranke vermeidet aus Furcht vor Wiederholungen jede Aufnahme von Flüssigkeit, bis ihn der quälende Durst doch wieder zu einem Versuch treibt, der aufs neue einen Krampfanfall auslöst. Solche reflektorischen Schlingkrämpfe wiederholen sich allmählich öfter, auch schon beim Anblick eines Wasserglases oder eines Löffels mit Medizin. Auch das Geräusch der fließenden Wasserleitung rief in einem unserer Fälle schon Schlingkrämpfe und Glottiskrämpfe hervor. Dazu gesellen sich Störungen der Atmung, die unregelmäßig wird, von tiefen Seufzern begleitet ist, und einen eigentümlich krampfhaften Typus annimmt, den man als schnappend bezeichnen kann. Högyes vergleicht diese Art der Atmung sehr anschaulich mit der haschenden Einatmung beim plötzlichen Eintritt in ein kaltes Bad. Eine große Unruhe bemächtigt sich der Kranken. Sie reden anfallsweise wirr durcheinander und werden von Halluzinationen gequält, schreien, toben, gehen aus dem Bett und sind nur durch starke Narcotica einigermaßen zur Ruhe zu bringen. Dabei kann es kommen, daß sie sich gelegentlich in ihrer Aufregung selbst beißen; Bißverletzungen der Umgebung sind sehr selten. Sie sind von profusen Schweißausbrüchen überströmt, der Speichel fließt massenhaft aus dem Munde oder wird unaufhörlich herausgeräuspert und -gespuckt, immer mehr steigert sich die reflektorische Erregbarkeit, sie überschreitet die Grenzen der lokalen Krämpfe im Bereiche der Schling- und Atemmuskulatur und geht nun auch auf Rumpf- und Extremitätenmuskeln über; die geringsten Geräusche, das Öffnen der Tür, ein Lichtschein, ja, einfaches Anblasen genügt oft schon, um sofort einen allgemeinen Krampfanfall auszulösen. Der Kranke wirft sich hinten über, bohrt den Kopf in die Kissen, das Gesicht verfärbt sich infolge des tonischen Krampfes der Atemmuskeln bläulich, Schaum tritt vor den Mund, die Atmung steht nach einer gewaltsamen Inspiration längere Zeit still und in den Extremitätenmuskeln treten tonisch-klonische Zuckungen auf. In den Pausen zwischen den einzelnen Anfällen ist kurze Zeit das Bewußtsein noch erhalten. Die Kranken sind tief deprimiert und leiden sehr, weil die beständige Angst vor neuen Attacken sie umlauert. Einer meiner Kranken nahm sogar in der anfallsfreien Pause noch soviel Anteil an der Umgebung, daß er den Assistenten zurief, sie möchten nur ohne Scheu hereinkommen und sich den Tollwutkranken anschauen, er würde sie nicht beißen. Allmählich aber nehmen die Sinnestäuschungen auch in der anfallsfreien Zeit zu. Das Bewußtsein schwindet, und der Kranke liegt nun bewußtlos mit weiten, reaktionslosen Pupillen da, während an den verschiedensten Muskelgruppen des Körpers zitternde Bewegungen spielen. Die Temperatur steigt bis zu großer Höhe und kann kurz vor dem Ende hyperpyretische Werte erreichen. Die Dauer dieses Stadiums beträgt vom ersten Krampfanfall an etwa zwei Tage; der Tod kann durch Erschöpfung schon in diesem Stadium eintreten, meist aber geht ihm noch ein kurzes *Stadium der Lähmungen* voraus. Die Erregungserscheinungen lassen nach. Die Krämpfe hören auf, die Atmungsbeschwerden heben sich, sogar das Trinken wird manchmal wieder möglich. Es treten Lähmungen beider unteren und oberen Extremitäten oder allgemeine Muskellähmungen auf, mitunter auch nur Hemiplegien, und unter zunehmender Herzschwäche, mitunter auch unter erneuten Krämpfen, erfolgt der Tod. Die Dauer dieses Stadiums beträgt meist nur wenige Stunden (2—18).

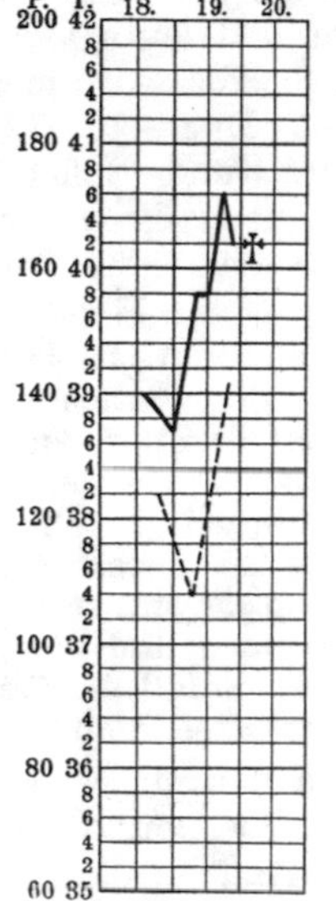

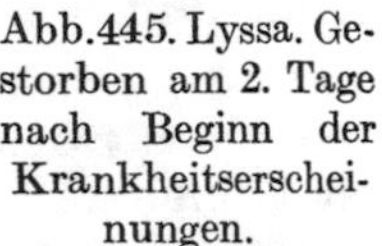
Abb. 445. Lyssa. Gestorben am 2. Tage nach Beginn der Krankheitserscheinungen.

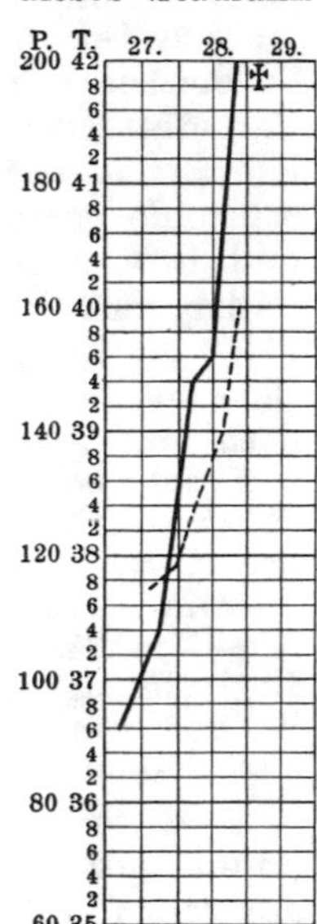

Abb. 446. Lyssa. Hyperpyretische Temperaturen kurz ante mortem.

Viel seltener als die beschriebene Form der Wut ist die *paralytische Form*. Sie entspricht etwa den bei der stillen Wut der Hunde erwähnten Krankheitserscheinungen. Nachdem auch hier initiale Symptome, wie Schlingbeschwerden, Parästhesien in der Wunde vorausgegangen sind, treten Zuckungen und Zittern in den verletzten Körperteilen auf, die aber schnell einer Lähmung dieser Partien Platz machen. Von hier geht dann die Lähmung schnell auf andere Muskelgruppen über und befällt fast sämtliche Körpermuskeln. So treten z. B. nach einer Bißwunde an einer der unteren Extremitäten zunächst Ataxie auf, dann eine Paraplegie der Beine, Blasen- und Mastdarmlähmungen, schließlich eine aufsteigende Paralyse mit Lähmungen der oberen Extremitäten, der Zunge und des Atemzentrums, die den Tod herbeiführt. Schlingkrämpfe und Wasserscheu sind hier aber in der Regel nicht vorhanden. Die Dauer dieser Form ist oft etwas länger als die der erstgenannten. Sie kann bis zu sieben Tagen betragen.

Diagnose der Wut. Für die Diagnose der Wut sind von initialen Symptomen die Schlingbeschwerden, die starke Speichelsekretion und die Parästhesien an der Bißstelle zu verwerten. Mit Sicherheit kann man nach dem ersten Anfall von Schlingkrämpfen die Diagnose stellen. Differentialdiagnostisch kommt dabei nur der Tetanus in Betracht; bei der Lyssa fehlt aber im Gegensatz zum Tetanus der Trismus und die Rigidität der langen Rückenmuskeln und der Beinmuskulatur. Beim Delirium tremens, das in manchen Fällen differentialdiagnostisch in Betracht kommen kann, fehlen die charakteristischen Schling- und Atemkrämpfe. Bei hysterischen Personen können gelegentlich hydrophobische Krampfzustände vorkommen, doch fehlt hier die charakteristische reflektorische Erregbarkeit. Von großer Bedeutung für die Diagnose Wut ist die Feststellung, ob das verletzende Tier an Lyssa erkrankt ist. Zu diesem Zwecke muß der Kopf desselben an eine Wutschutzimpfungsstation eingesendet werden.

Hier wird die Diagnose entweder durch die Ermittlung der Negrischen Körperchen oder durch den Tierversuch erbracht. Am schnellsten und sichersten führt der Nachweis der Negrischen Körperchen im Ammonshorn der untersuchten Gehirnsubstanz zum Ziele, denn er beweist mit Sicherheit das Vorhandensein von Wut und kann schon in drei Stunden das Resultat bringen; Färbemethoden vgl. S. 936. Aber nicht in allen Fällen von Wut sind Negrische Körperchen zu finden. In ca. 10—12% der an natürlicher Straßenwutinfektion zugrunde gegangenen Hunde fehlen sie, während sie bei anderen Tierarten und beim Menschen noch öfter vermißt werden (Jos. Koch). In solchen Fällen muß der Tierversuch die Entscheidung bringen.

Bei frischem, nicht verunreinigtem Ausgangsmaterial werden einige Tropfen einer von der Medulla oblongata hergestellten Emulsion einem Versuchstier subdural nach vorangegangener Trepanation eingespritzt. Bei nicht mehr ganz frischem Material werden auf der Berliner Wutschutzabteilung je zwei Kaninchen und zwei Ratten mit 3 ccm der zu untersuchenden Gehirnemulsion intramuskulär zu beiden Seiten der Wirbelsäule injiziert. Die Ratten gehen bei nicht mehr ganz frischem Material weniger leicht an Sepsis zugrunde als die Kaninchen. Ist das Gehirn bereits in Fäulnis übergegangen, so wird die Verreibung des Materials mit 1%iger Karbollösung vorgenommen und die Emulsion vor der Einspritzung 24 Stunden im Eisschrank gelassen, so daß die Fäulniskeime abgetötet werden und das widerstandsfähigere Virus erhalten bleibt.

Handelt es sich darum, bei einem unter den Symptomen der Wut zugrunde gegangenen Menschen die Diagnose Lyssa zu erhärten, so wird der Tierversuch die Hauptrolle spielen, weil Negrische Körperchen beim Menschen noch häufiger als bei an Wut verendeten Tieren fehlen.

Die **Prognose** der ausgebrochenen regulären Wut ist infaust zu stellen. Daß gewisse atypische Lyssaerkrankungen, wie wir sie nach der Wutschutzimpfung zuweilen sehen, eine günstigere Prognose haben, wird in einem besonderen Kapitel zu erörtern sein (vgl. S. 948).

Pathologische Anatomie. Makroskopisch ist der Befund der Lyssaleichen höchst unbefriedigend. Außer Hyperämie und Ödem des Gehirns und seiner Häute und katarrhalischen Veränderungen auf den Schleimhäuten des Respirations- und Verdauungsapparates ist in der Regel nichts nachzuweisen. Bei Hunden ist das Vorhandensein von unverdaulichen Gegenständen im Magen charakteristisch.

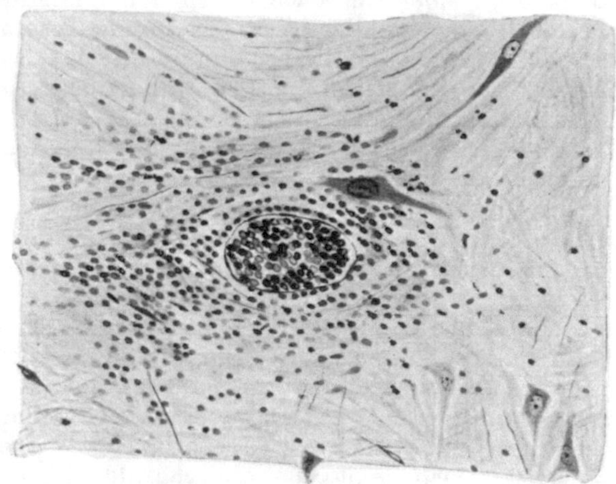

Abb. 447. Wutknötchen[1]) (Anhäufung von Leukocyten um ein Gefäß).

Bei der mikroskopischen Betrachtung fällt vor allem die reichliche leukocytäre Infiltration der grauen Substanz und in geringerem Grade auch der weißen Substanz auf. Besonders um einzelne Gefäße und Ganglienzellen herum finden sich reichlichere Leukocytenansammlungen. Charakteristisch sind besonders die Gefäßveränderungen. Die Gefäße sind erweitert, prall mit Blutkörperchen gefüllt, so daß hier und da Gefäßzerreißungen

[1]) Abb. 447 u. 448 aus Jos. Koch l. c.

mit Bluterguß und nachfolgenden Erweichungsherden entstehen, namentlich in den Hinter- und Vorderhörnern der grauen Substanz. Die Gefäßwände erscheinen verdickt, die perivaskulären Lymphräume sind erweitert und mit Leukocyten vollgestopft. Auch um einzelne Ganglienzellen herum finden sich reichliche Ansammlungen von Leukocyten. Babes bezeichnet die um Gefäße und Ganglienzellen sich findenden Anhäufungen von Rundzellen als Wutknötchen, denen eine gewisse diagnostische Bedeutung beizumessen sei. An den Vorderhornzellen des Rückenmarks von menschlichen Lyssafällen konnte Schaffer Degenerationen feststellen, die zum Untergang des Kernes und zur Zerstörung der Zelle führten.

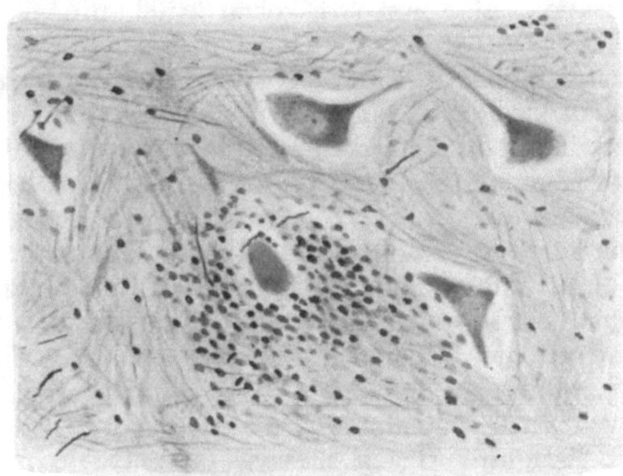

Abb. 448. Wutknötchen (Ansammlung von Leukocyten um die Ganglienzellen).

Prophylaxe. Die Prophylaxe der Lyssa hat einmal die Aufgabe, die Infektion mit dem Wutgift nach Möglichkeit zu verhüten und zweitens nach erfolgter Infektion dem Ausbruche der Krankheit vorzubeugen. Da man sich persönlich vor dem Biß wutkranker Tiere kaum zu schützen vermag, so fällt die erste Aufgabe hauptsächlich den Staatsorganen zu. Das Reichsviehseuchengesetz regelt in Deutschland die Bekämpfung der Hundswut bis ins einzelste; ganz ähnliche Bestimmungen bestehen in anderen zivilisierten Ländern. Alle gebissenen Hunde und Katzen müssen getötet werden. In der Gegend, wo ein toller Hund gesehen wurde, wird im Umkreise von mindestens vier Kilometern für die Dauer von wenigstens drei Monaten die Hundesperre verhängt. Genauer auf diese sanitätspolizeilichen Bestimmungen einzugehen, ist hier nicht der Ort. Nur soviel sei bemerkt, daß seit ihrer Durchführung die Zahl der Tollwutfälle unter den Hunden ganz erheblich zurückgegangen ist.

Ist durch den Biß eines wutkranken Tieres beim Menschen eine Infektion mit dem Lyssavirus erfolgt, so gilt es, den Ausbruch der Erkrankung zu verhüten. Dazu stehen zwei Mittel zu Gebote: 1. die Vernichtung des Virus am Orte der Infektion und 2. die Pasteursche Schutzimpfung. Die Bißwunde ist mit dem Paquelin gründlich auszubrennen oder mit rauchender Salpetersäure zu ätzen. Kurz nach dem Biß angewendet, kann dieses Verfahren von Erfolg sein. Babes zeigte an Tierversuchen, daß 2—4 Minuten nach der Infektion das Ausbrennen den Ausbruch der Krankheit verhindert; 7—10 Minuten nachher verhindert es die Erkrankung nicht mehr, verzögert ihren Eintritt aber um mehrere Wochen. Im Einzelfall darf man daher das Ausbrennen oder Ätzen der Wunde nie verabsäumen, weil man damit den Ausbruch der Krankheit zum mindesten verzögern kann, und schon das ist für die Durchführung der Schutzimpfung von großem Werte. Auf die Kauterisation oder Verätzung der Wunde allein darf man sich natürlich niemals verlassen, nur die Schutzimpfung kann den Infizierten mit einiger Sicherheit vor der Erkrankung retten.

Die Pasteursche Schutzimpfung ist eine aktive Immunisierung des infizierten Menschen mittelst abgeschwächtem Lyssavirus, die noch während des Inkubationsstadiums der Krankheit vorgenommen wird. Bei der Durchführung dieses Verfahrens kommt uns die relativ lange Inkubationszeit der Tollwut (15—60 Tage) zustatten.

Zum Verständnis der Pasteurschen Wutschutzbehandlung müssen folgende Tatsachen vorausgesetzt werden: Bringt man Wutgift von einem Hunde, also ein Stückchen Rückenmark eines spontan an Wut verendeten Tieres — Pasteur nennt dieses Gift Straßenvirus — einem Kaninchen nach Eröffnung der Schädeldecke unter die Hirnhaut, so erkrankt das Tier nach drei Wochen an Wut. Wenn man nun mit dem Mark dieses Tieres ein zweites und von dem zweiten ein drittes usw. impft, so wird die Inkubationszeit immer geringer, bis sie sieben Tage beträgt und nun konstant bleibt. Ein solches durch Kaninchenpassagen zu konstanter Pathogenität gebrachtes Virus nennt man Virus fixe. Dieses Gift kann man durch Austrocknen schädigen und abschwächen. Injiziert man nun einem Tiere in regelmäßigen Zeiträumen fein zerriebenes und durch längeres Austrocknen in seiner Giftigkeit abgeschwächtes Rückenmark eines an Virus fixe verendeten Kaninchens, so verträgt das so behandelte Tier schließlich Einspritzungen des wirksamsten Tollwutgiftes; es ist also immun gegen Lyssa. Dasselbe bezwecken wir bei der Behandlung des Menschen. Das Rückenmark eines an Virus fixe verendeten Kaninchens wird über Ätzkali bei 20° getrocknet. Je länger ein Stück Mark getrocknet wird, desto geringere Giftmenge enthält es. Bei einem gleich langen Stück enthält also ein drei Tage lang getrocknetes Mark weniger Gift als ein zwei Tage lang getrocknetes Stück.

Die Behandlung wird nun damit begonnen, daß dem von einem tollwutverdächtigen Tier gebissenen Menschen drei Tage altes Mark, und zwar 1 ccm davon fein zerrieben in 5 ccm steriler peptonfreier Bouillon oder Kochsalzlösung subkutan eingespritzt wird. Am nächsten Tage wird zwei Tage altes Mark und dann abwechselnd zwei Tage und drei Tage altes Mark in verschiedener Menge nach einem bestimmten Schema eingespritzt.

Das im Königlichen Institut für Infektionskrankheiten in Berlin übliche Schema ist folgendes:

Behandlungstag	Alter des Marks nach Tagen	Injizierte Menge einer Verreibung von je 1 ccm Mark in 5 ccm steriler physiolog. Kochsalzlösung
1.	3	je 2 ccm
2.	2	„ 2 „
3.	1	„ 2 „
4.	1	„ 2 „
5.	3	„ 2 „
6.	2	„ 2 „
7.	1	„ 2 „
8.	1	„ 2 „
9.	3	„ 2 „
10.	2	„ 2 „
11.	1	„ 2 „
12.	1	„ 2 „
13.	3	„ 2 „
14.	2	„ 2 „
15.	1	„ 2 „
16.	1	„ 2 „
17.	3	„ 2 „
18.	2	„ 2 „
19.	1	„ 2 „
20.	1	„ 2 „
21.	1	„ 2 „

Da die vollständige Durchführung des Verfahrens 21 Tage erfordert, so geht daraus schon hervor, daß die Erfolge um so besser sein werden, je früher der Infizierte in die Behandlung eintritt. Es kommt hinzu, daß man auf einen völligen Impfschutz erst 2—$2^1/_2$ Wochen nach Beendigung des 21tägigen Impfverfahrens rechnen kann. Entschließt sich der Infizierte erst spät zur Schutzimpfung, so kann der Fall eintreten, daß die Inkubationszeit zu Ende geht, noch ehe die Immunisierung vollendet ist. Die Schutzimpfung muß also unverzüglich eingeleitet werden, sowie das Tier, dessen Biß einen Menschen verletzte, wutverdächtig erscheint. Verkehrt wäre es natürlich auch, erst abzuwarten, ob die Untersuchung des Tieres den Verdacht bestätigt. Für die Durchführung der Schutzimpfung stehen staatliche Institute zur Verfügung, in Deutschland: das Berliner Institut für Infektionskrankheiten und das Breslauer hygienische Institut. Die Kur erfolgt kostenlos und wenn möglich ambulatorisch.

Nebenwirkungen. Die Durchführung der Schutzimpfung verläuft bei aseptischem Vorgehen in der Regel komplikationslos. Abszesse, Infiltrationen, Erysipele an der Impfstelle gehören zu den größten Seltenheiten.

In sehr seltenen Fällen treten während der Wutschutzbehandlung Lähmungserscheinungen auf, die sich auf die Beine und das Fazialisgebiet, seltener auf die Blase und Mastdarm erstrecken und von auffallend guter Prognose sind, da sie sich meist wieder zurückbilden, Genaueres darüber S. 948.

Die Erfolge der Wutschutzimpfung sind bei frühzeitiger Behandlung entschieden gute. Nach Bollinger beträgt die Mortalität der von sicher tollwütigen Tieren Gebissenen ohne jede Behandlung der Wunde und ohne Schutzimpfung etwa 47%. Stellen wir gegen diese Zahlen eine Statistik derjenigen Personen, die in Deutschland während eines 13jährigen Zeitraumes (1899—1911) von wirklich wutkranken Tieren verletzt sind und der Wutschutzbehandlung in den Instituten von Berlin und Breslau unterzogen wurden, so ergibt sich, daß von 4156 Fällen 43 = 1,03 % an Lyssa erkrankten und starben[1]).

Wir sehen also, wohl in der überwiegenden Mehrzahl, nicht aber in allen Fällen ist der sichere Erfolg verbürgt; bisweilen tritt auch trotz durchgeführter Schutzimpfung noch Wut auf. Offenbar hat sich das Virus bei solchen Kranken trotz der Schutzimpfung vermehrt und allmählich die Oberhand gewonnen. In besonders schwer infizierten Fällen (z. B. multiple Wolfsbisse) ist es deshalb ratsam, noch eine zweite Schutzimpfung der ersten Immunisierungsperiode folgen zu lassen. Man macht also nach der ersten 21tägigen Immunisierung einen Monat Pause und wiederholt dann das ganze Verfahren.

Symptomatische Behandlung. Die Behandlung der ausgebrochenen Wut hat im wesentlichen die Aufgabe, die gesteigerte reflektorische Erregbarkeit der Kranken herabzusetzen. Man wird also im Krankenzimmer alles vermeiden, was als Reiz wirken kann. Um grelles Licht fernzuhalten, werden die Fenster mit Vorhängen verhängt. Jedes Geräusch im Zimmer selbst oder in der Umgebung wird vermieden. Der Fußboden muß mit Teppichen bedeckt werden; unter die Bettpfosten wird Filz gelegt. Es empfiehlt sich, den Kranken beständig im Zustande einer gewissen Betäubung zu halten, was am besten durch Chloralhydrat als Klysma oder durch Morphium geschieht. Nehmen trotzdem Erregungszustände und Delirien zu, so kann man sich schließlich noch der Chloroformnarkose bedienen, um den Kranken wenigstens für eine Zeitlang zur Ruhe kommen zu lassen.

Die Ernährung muß im Stadium der Schlingkrämpfe per Clysma erfolgen. Subkutane Infusionen von Kochsalzlösung oder von sterilem Öl (200 g

---

[1]) Nach Jos. Koch, l. c.

pro die) können ebenfalls für einige Tage die Kräfte erhalten. Leider ist ja in den ausgebrochenen Fällen alle Mühe vergebens, und der Kranke muß zugrunde gehen. Aufgabe des Arztes ist es dann, die Leiden des Unglücklichen nach Möglichkeit durch Betäubungsmittel zu lindern.

Atypische Lyssaerkrankungen und ihre Beziehungen zur Wutschutzimpfung.

Die Frage, ob neben dem bekannten typischen Bilde der Lyssa auch atypische, abortive Krankheitsformen vorkommen, die durch denselben Erreger verursacht werden, ist in neuerer Zeit lebhaft diskutiert worden. Die Erfahrung, daß bei allen Infektionskrankheiten neben den regulären Zustandsbildern auch rudimentäre und abortive Krankheitsformen beobachtet werden, machen es von vornherein wahrscheinlich, daß auch bei der Lyssa ähnliche Verhältnisse obwalten.

Und doch gilt die Tollwut noch heute fast allgemein als eine absolut tödliche Erkrankung, sowohl für den Menschen als auch für das Tier. Das Tierexperiment hat nun aber gezeigt, daß bei Hunden, Ratten und Kaninchen nach Impfung mit Straßenvirus abortiv verlaufende Erkrankungen vorkommen.

Schon Pasteur kannte diese Krankheitsformen, auch Babes hat sie beschrieben. Und Högyes teilte mit, daß von 159 auf verschiedene Weise mit Straßenvirus infizierten und wutkrank gewordenen Hunden 13 = 8,1% wieder genesen sind; Jos. Koch sah bei einer Serie von sechs mit dem gleichen Straßenvirus infizierten Hunden einen nach 14tägiger Inkubationszeit an echter Tollwut verenden, während vier davon nach sechswöchentlicher Inkubationszeit wohl an typischen Tollwuterscheinungen erkrankten, aber völlig wieder genasen. Das Krankheitsbild bei den genesenden Hunden war folgendes: Neben allgemeinen Erscheinungen von Charakterveränderung, gedrücktem, traurigen Wesen, Verweigerung der Futteraufnahme, Abmagerung, zeigten sie zunächst eine Parese der Hinterhand, taumelnden und schwankenden Gang und schließlich eine vollkommene Lähmung der hinteren Extremitäten.

Die weitverbreitete Anschauung, daß die Tollwut beim Hunde absolut tödlich endet, besteht also nicht zu Recht.

Solche Beobachtungen am Tier gestatten schon mit Wahrscheinlichkeit die Annahme, daß auch beim Menschen gelegentlich in Heilung ausgehende, atypisch verlaufende Fälle von Tollwut vorkommen mögen. Nun ist schon seit längerer Zeit bekannt, daß bei Personen, die von tollwutkranken Tieren gebissen sind und sich der Wutschutzimpfung unterziehen, während oder kurz nach Beendigung des Schutzimpfungsverfahrens eigenartige Erkrankungen des Zentralnervensystems auftreten, die mit den eben skizzierten rudimentären Lyssaerkrankungen bei Tieren die größte Ähnlichkeit haben. Es handelt sich meist um akute Paresen bzw. Paraplegien der Beine, die manchmal mit schweren Blasen- und Mastdarmlähmungen verbunden sind, mitunter von bulbären Symptomen begleitet werden und in der Mehrzahl der Fälle einen günstigen Ausgang haben. Diese akuten Paraplegien sind in der Literatur von der Mehrzahl der Autoren als Folge der Wutschutzimpfung hingestellt worden. Namentlich Babes und ferner Remlinger, der Direktor des Pasteurschen Institutes in Konstantinopel, der die erste größere Zusammenstellung solcher Fälle brachte, haben diese Anschauung vertreten. Nach Babes wird durch die Verimpfung des Passagevirus das an das Kaninchenrückenmark gebundene Wuttoxin dem Geimpften einverleibt und so eine toxische Schädigung der Ganglienzellen hervorgerufen.

Im Gegensatz dazu steht die Anschauung, daß die Erscheinungen durch die Übertragung des lebenden Virus fixe auf den Geimpften ausgelöst werden, daß also die Erkrankung des Menschen durch die Übertragung der Kaninchenlyssa verursacht sei.

Betrachtet man die oben erwähnten eigenartigen Erkrankungsformen, die man bei Tieren nach Injektion mit Straßenvirus beobachten kann und vergleicht sie mit jenen Lähmungserscheinungen beim Menschen, so hat der Gedanke viel Bestechendes, daß die Lähmungen auch beim Menschen durch Straßenvirus bedingt werden, also vielleicht eine durch die Schutzimpfung gemilderte echte Lyssainfektion darstellen. Ist dies aber der Fall, sind wirklich diese nach der Wutschutzimpfung beobachteten Erkrankungen des Zentralnervensystems durch Straßenvirus verursacht, so müssen wir solche Fälle als atypisch verlaufende Lyssaerkrankungen bezeichnen.

Diese Anschauung, die früher schon von Bordoni, Uffreduzzi u. a. vertreten wurde, hat neuerdings auch Jos. Koch, gestützt auf exakte Tierexperimente und pathologisch-anatomische Untersuchungen vertreten, und ich glaube auf Grund eigener Beobachtungen, daß diese Auffassung für den größten Teil der Fälle zu Recht besteht.

Krankheitsbild. Bei der Beschreibung der Erkrankungen des Zentralnervensystems, die während und im Anschluß an die Wutschutzimpfung auftreten, ist zunächst zu betonen, daß die Bilder sehr vielgestaltig sind, daß von der leichten mit Parästhesien verbundenen Schwäche der Beine und der einfachen Fazialisparese an bis zu den schwersten rapid fortschreitenden Lähmungen aller Extremitäten und der Atemmuskeln alle Zwischenstufen vorkommen.

Unter 211774 in den verschiedensten Pasteurschen Instituten schutzgeimpften Personen konnte Simon 100 Lähmungserscheinungen zusammenstellen, also 0,48‰. Die Inkubationszeit der Erkrankungen betrug in meinen Fällen ca. drei Wochen, von dem Biß des tollwütigen Tieres an gerechnet, und ca. 14 Tage vom Beginn der Wutschutzbehandlung an. Nach Simon[1]) erkranken die meisten 11—30 Tage nach dem Biß und der größte Teil innerhalb der ersten 20 Tage nach dem Kurbeginn; nur $^1/_4$ der Fälle nach Ablauf der Kur, und zwar meist innerhalb der nächsten sieben Tage. Die Inkubationsdauer ist also im Durchschnitt kürzer als bei den meisten Fällen von typischer Lyssa.

Der Krankheitsbeginn ist akut. Als charakteristische Vorboten zeigen sich fast regelmäßig große Unruhe, absolute Schlaflosigkeit, deprimierte Gemütsstimmung, Erscheinungen, die ganz den initialen Symptomen der echten Lyssa entsprechen; ferner starke Kopfschmerzen, Appetitlosigkeit, Glieder- und Kreuzschmerzen, häufig auch Schmerzen in den Impfstellen. In einzelnen Fällen waren auch mäßige Fieberbewegungen, 38—39°, vorhanden, die als Ausdruck der infektiösen Natur des Leidens aufgefaßt werden können. Andere Fälle zeigten normale Temperaturverhältnisse.

In den leichtesten Fällen kommt es lediglich zu einer Fazialisparese, die ein- oder doppelseitig sein kann und gewöhnlich nach kurzer Dauer, 8 bis 14 Tage, wieder verschwindet, aber auch länger anhalten kann.

In meinen Fällen fanden sich neben der Fazialislähmung noch ischiasähnliche Symptome (Lasèguesches Phänomen), starke Schmerzen beim Strecken des Beines in der Kniekehle und Muskelschmerzen in der Muskulatur der Beine. Dieselbe Komplikation hat Borger[1]) in einem Falle gesehen. Sehr selten sind

[1]) Simon, Zentralbl. f. Bakt. 1913. Bd. 68.

Krankheitsbilder, bei denen neben der Fazialisparese noch andere cerebrale Erscheinungen, Sprachstörungen, Doppeltsehen, Trismus im Vordergrunde der Erscheinungen stehen, und außerdem noch Zeichen der Allgemeininfektion, Atemnot, Herzangst den Zustand vorübergehend bedrohlich gestalten.

Weit häufiger sind Lähmungserscheinungen an den unteren Extremitäten. Oft finden sich neben den obengenannten Initialerscheinungen auch hier zunächst ischiasähnliche Schmerzen in der Hüfte und in der Kniekehle und positives Lasèguesches Phänomen. Die Kranken können sich nur mit Mühe auf den Beinen halten, taumeln hin und her und machen einen ataktischen Eindruck. Die Sensibilität verhält sich dabei verschieden. Während in einzelnen Fällen gar keine objektiven Störungen zu finden sind, zeigen andere völlige Analgesie und Störungen der Temperaturempfindung; die Patellarreflexe sind gewöhnlich dabei erhalten. Bauchdecken- und Kremasterreflexe können fehlen. Diese Störungen verschwinden oft nach mehreren Tagen. Zuweilen sind sie vergesellschaftet mit einer schnell vorübergehenden, d. h. nur wenige Stunden bestehenden Blasen- und Mastdarmschwäche in Gestalt einer Urin- und Kotverhaltung.

Häufiger noch sind jene Zustandsbilder, wo es akut zu Paraplegien der unteren Extremitäten kommt. Unter den obengenannten Vorläufererscheinungen, Unruhe, Schlaflosigkeit usw. stellt sich akut eine Parese der Beine ein, die schnell zur völligen Lähmung führt. Oft bestehen dabei auch hier ischiasähnliche Schmerzen und schmerzhaftes Gefühl in der Muskulatur der Ober- und Unterschenkel. Die Lähmungen können auf die Beine beschränkt bleiben, kombinieren sich aber nicht selten mit einer Blasen- und Mastdarmstörung. Die Urinretention und der notwendige Katheterismus führen dabei zuweilen zur Cystitis. Die Sensibilitätsverhältnisse sind verschieden. Sensible Reizerscheinungen, Parästhesien, pelziges Gefühl, Kribbeln usw. sind fast immer vorhanden, sonst aber können objektive Veränderungen fehlen. In anderen Fällen finden sich Anästhesien für alle Qualitäten, die oft weit hinaufreichen, z. B. bis zur Mamillarlinie. Auch das Verhalten der Reflexe ist kein einheitliches. Die Patellar- und Achillessehnenreflexe können verschwinden, können aber auch normal oder gesteigert sein. Die Bauchdeckenreflexe, Kremaster- und Fußsohlenreflexe fehlen häufig; das Babinskische Zehenphänomen ist oft positiv. Durch Dekubitus und nachfolgende Sepsis kann es in solchen Fällen zu tödlichem Ausgange kommen, häufiger ist aber der Verlauf ein günstiger, indem nach einigen Wochen die Lähmungen in unerwarteter Weise zurückgehen.

Solche auffälligen Besserungen kann man selbst in den Fällen beobachten, wo sich das Bild einer aufsteigenden Landryschen Paralyse entwickelt, wenn auch hier die Heilungschancen etwas weniger günstig liegen. In solchen Fällen treten nach vollkommener Lähmung der Beine auch Paresen der Rumpfmuskulatur auf, so daß sich die Kranken nicht mehr aufsetzen können, und auch auf die Arme dehnen sich die Lähmungen aus; auch in den oberen Extremitäten gehen häufig Parästhesien, Kribbeln, lanzinierende Schmerzen dem Eintreten der Lähmungen voraus. Dazu kommen nicht selten noch bulbäre Symptome; häufig sind Fazialislähmungen, dann aber auch Lähmungen der äußeren Augenmuskeln. Sprachstörungen sind ebenfalls beobachtet worden. Trotz so schweren Erscheinungen ist der günstige Ausgang nicht selten. Dort, wo der Prozeß auf die Atemmuskeln übergeht, zu Zwerchfellähmung und Parese der Brustmuskeln führt, kommt es unter Erstickungserscheinungen schnell zu letalem Ausgang.

Neben den bisher genannten Erscheinungen dieses vielgestaltigen Krankheitsbildes sind in seltenen Fällen auch echte Lyssasymptome, starke

Salivation, allgemeine Krämpfe und Tobsuchtsanfälle beobachtet worden.

Ob eine besondere Disposition zu diesen eigenartigen Erkrankungen gehört, muß dahingestellt bleiben, solange wir noch nicht sicher über die eigentliche Ursache orientiert sind. Nach der Zusammenstellung von Simon erkrankten unter 84 Fällen 60 männliche und 10 weibliche Personen und bei 14 war das Geschlecht nicht bekannt; danach scheinen besonders Männer dazu disponiert zu sein. Die Erkrankungen finden sich häufiger bei Erwachsenen als bei Kindern. Daß Alkoholabusus, vorausgegangene Lues, Arteroisklerose eine wesentliche Rolle spielen, wie dies von einzelnen Autoren angenommen wurde, trifft nicht für alle Fälle zu. Auch die Annahme von Babes, daß besonders gesundheitlich geschwächte Individuen zu der Erkrankung disponieren, besteht nach meinen Erfahrungen nicht zu Recht; ob besondere Gelegenheitsursachen bei der Entstehung des Leidens eine Rolle spielen können, muß dahingestellt bleiben. Simon deutet z. B. an, daß Überanstrengung (lange Eisenbahnfahrt nach Abschluß der Kur), Abkühlungen (ein kaltes Bad) u. dgl., die dem Eintritte der Erkrankung vorausgingen, vielleicht als auslösende Momente in Betracht kommen. Dagegen ist aber zu bemerken, daß die meisten Fälle ohne solche Gelegenheitsursachen erkrankt sind.

Die **Prognose** ist günstig zu stellen dort, wo sich der Prozeß auf eine Fazialisparese und Parästhesien beschränkt; ferner bei den Paresen der Beine mit Urin- und Kotverhaltung und bei den Paraplegien der unteren Extremitäten. Die aufsteigenden Lähmungen haben eine zweifelhafte Prognose, doch bestehen in Anbetracht der Schwere des Krankheitsbildes auch hier noch auffallend günstige Heilungschancen, da von 36 aufsteigenden Paralysen nur $15 = 41{,}6\,^0/_0$ gestorben sind.

Die **anatomische Grundlage** dieser Erkrankungen ist eine disseminierte, besonders im Lendenmark und im Halsmark lokalisierte Myelitis, die mit seröser Transsudation und namentlich auch mit starken Ödemen der Meningen im Gebiete des unteren Dorsalmarks und des Lendenmarks einhergeht.

Dieser Befund erklärt in schönster Weise eine Erscheinung, die den Kliniker bei solchen Fällen schon oft in Erstaunen gesetzt hat, nämlich die Tatsache, daß trotz dem schwersten Symptomenkomplex völlig schlaffer Paralyse der Extremitäten, Mastdarm- und Blasenlähmung usw. ganz wider Erwarten schon nach wenigen Wochen eine schnelle Heilung eintreten kann.

Das auf das Lumbalmark beschränkte Ödem der weichen Hirnhäute und die perivaskuläre seröse Transsudation sind wohl geeignet, schwere Ausfallserscheinungen zu verursachen, schließen aber auch gleichzeitig die Möglichkeit der schnellen Resorption und damit auch günstiger Heilungschancen in sich.

Bei der Frage nach der **Ätiologie** dieser Krankheitserscheinungen sind folgende Momente zu berücksichtigen: 1. Werden die an das Kaninchenrückenmark gebundenen und mit dem Passagevirus eingeimpften Toxine angeschuldigt (Babes); 2. das lebende Virus fixe und 3. kommt bei Personen, die von sicher wutkranken Tieren gebissen sind, das Straßenvirus, vielleicht in einer durch die Schutzimpfung gemilderten Form in Frage.

Ein sicherer Beweis dafür, daß nicht die Toxine, sondern die lebenden Erreger selbst die Krankheitserscheinungen auslösen, konnte durch einen von uns beobachteten Fall erbracht werden, der von einem sicher tollwutkranken Hund gebissen, während der Schutzimpfung an Paraplegien der Beine, Blasenlähmung und Paresen an den Armen erkrankt war, einen starken Dekubitus bekam und an Sepsis zugrunde ging. Jos. Koch infizierte mit dem Mark unseres verstorbenen Kranken, und zwar besonders mit dem schon makroskopisch deutlich veränderten Lendenmark Kaninchen, Ratten und Hunde. Danach ging ein Teil der Tiere nach einer langen Inkubationszeit an konsumptiver Wut zugrunde. Bei zwei Kaninchen konnten im Ammonshorn Negrische Körperchen gefunden werden in Form und Größe, wie sie bei Passagewut vorzukommen pflegen. Durch diese Feststellung war mit Sicherheit bewiesen, daß die akute Paraplegie in diesem Falle durch den Erreger der Wut verursacht war.

Nachdem somit festgestellt ist, daß lebendes Virus die Paraplegien verursacht, erhebt sich die wichtige Frage: Ist die auslösende Ursache Straßenvirus oder Virus fixe?

Die Anschauung, daß es sich bei den beschriebenen Lähmungen um eine Infektion mit Virus fixe, also um eine Kaninchenlyssa, um eine Impflyssa, handelt, wurde von Bareggi u. a. schon seit langem vertreten; auch E. Müller hat neuerdings diese Auffassung angenommen.

Für die Richtigkeit dieser Anschauung fällt vor allem die Tatsache in die Wagschale, daß sechs Fälle von Paraplegien in der Literatur beschrieben sind, für die nur die Wutschutzimpfung als Ursache in Frage kommt, denn es handelt sich um Personen, die überhaupt nicht gebissen worden sind, sondern nur vorsichtshalber der Schutzimpfung unterzogen wurden. Davon erkrankten vier an aufsteigenden Lähmungen, eine an Paraplegie der Beine, eine an multiplen Lähmungen. Diese Beobachtungen scheinen allerdings dafür zu sprechen, daß in einzelnen Fällen das Virus fixe, die Kaninchenlyssa, als ursächliches Moment in Frage kommt, es sei denn, daß man dem Gedanken Raum gibt, daß in solchen seltenen Fällen durch einen unglücklichen Zufall nicht typisches Virus fixe, sondern noch nicht genügend abgeschwächtes Passagevirus zur Verwendung kam.

Andererseits aber besteht eine große Wahrscheinlichkeit, daß für die Mehrzahl der Fälle nicht das Virus fixe, sondern das Straßenvirus als auslösende Ursache in Frage kommt, daß es sich also um eine abgeschwächte, atypische Form der Wut handelt. Dieser Anschauung, die von Ivo Novi, Bordoni, Uffreduzzi, neuerdings besonders durch Jos. Koch vertreten wird, möchte ich mich an der Hand unserer eigenen Beobachtungen im Hinblick auf folgende Überlegungen anschließen:

Ganz analoge Lähmungserscheinungen lassen sich auch bei Versuchstieren durch beide Virusarten, sowohl durch Passagevirus wie durch Straßenvirus experimentell erzeugen.

Sowohl bei Hunden (s. S. 948), wie bei Kaninchen konnte Jos. Koch ganz analoge Erscheinungen durch Straßenvirus auslösen und der histologische Befund bei den getöteten Tieren ergab dasselbe Bild wie bei dem oben erwähnten, von uns beobachteten und autoptisch untersuchten Patienten, eine Myelitis.

Es geht also aus dem Vergleich der Veränderungen, die beim Tiere durch Straßenvirus verursacht werden, mit den analogen Befunden beim Menschen mit größter Wahrscheinlichkeit hervor, daß die entsprechenden klinischen Erscheinungen auch beim Menschen durch Straßenvirus verursacht sein können.

Ein wichtiges Argument für die Annahme, daß in den meisten Fällen Straßenvirus und nicht Virus fixe als Ursache anzuschuldigen ist, liegt in der geringen Infektiosität des Virus fixe.

Einen direkten Beweis für die relative Harmlosigkeit des Virus brachte Nitsch, der sich ungestraft Passagerückenmark eines Kaninchens in Form einer Emulsion in die Rückenmuskulatur spritzen ließ und Pröscher, der bei zwei Männern das ganze Gehirn von Passagewutkaninchen intramuskulär zwischen die Rückenmuskeln spritzte, ohne Schädigungen zu bekommen.

Aber noch andere Gründe sprechen für die Annahme, daß das Straßenvirus die Ursache für die genannten Krankheitsbilder sein kann, daß es sich also um atypische Lyssafälle handelt. Die Vorläufererscheinungen, die sich als charakteristisch für diese Erkrankungen erwiesen haben, Unruhe, Schlaflosigkeit, deprimierte Gemütsstimmung sind auch Vorboten der echten Lyssa. Daß die klassischen Wutsymptome, Atemkrämpfe, gesteigerte Reflexerregbarkeit, Hydrophobie, bei den in Rede stehenden Krankheitsformen nicht vorhanden sind, braucht kein Grund gegen die Annahme des gleichen Erregers zu sein, denn wir kennen mehr als ein Beispiel aus dem Gebiete der Infektionskrankheiten, wo derselbe pathogene Keim gänzlich verschiedene Krankheitsbilder verursacht; ich erinnere nur an den Paratyphusbazillus. Auch bei der Polyomyelitis, die manche Beziehungen zur Lyssa hat, kennen wir ja atypische, abortiv verlaufende Formen, bei denen es nicht zur Ausbildung der eigentlichen charakteristischen Krankheitserscheinungen kommt.

Es ist sehr wohl denkbar, daß eine Infektion mit wenig virulentem (eventuell durch die Wutschutzimpfung abgeschwächtem) Lyssavirus die nach experimenteller Erfahrung gegen das Virus am wenigsten widerstandsfähigen Ganglienzellen des Rückenmarks und Lendenmarks schädigt, während die widerstandsfähigeren Ganglienzellen des Gehirns die Infektion zu überwinden vermögen. Dadurch würde auch das Fehlen der Negrischen Körperchen bei den zur Sektion gekommenen Paraplegiefällen zu erklären sein. Möglicherweise ist die Festsetzung des Erregers im Lendenmark, die zur Erzeugung der beschriebenen anatomischen und klinischen Erscheinungen führt, geradezu als ein Moment zu betrachten, das den Ausbruch echter Wuterscheinungen in den meisten Fällen verhindert, indem sich bei der Tätigkeit des Erregers Antikörper bilden, die einen hemmenden Einfluß auf die Entwicklung spezifischer Wuterscheinungen ausüben (Jos. Koch und Jochmann). Andererseits ist die Tatsache, daß gelegentlich neben den beschriebenen spinalen Symptomen auch einzelne klassische Wutsymptome, starke Salivation, Delirien und allgemeine Krämpfe beobachtet werden konnten, ein weiteres Moment, das für die enge Zusammengehörigkeit der echten Lyssa mit diesen nach Wutschutzimpfung auftretenden Krankheitsbildern spricht. Auch die wiederholt gemachte Beobachtung, daß die Weiterbehandlung mit Virus fixe, ja selbst intravenöse Einspritzung von dreitägigem Mark (Novi-Poppi), trotz dem Vorhandensein der genannten Krankheitserscheinungen, keine Verschlimmerung herbeiführt, würde mehr für die Annahme sprechen, daß Straßenvirus die Ursache ist.

Mit Sicherheit kann man nach dem Angeführten sagen, daß die nach Wutschutzimpfung auftretenden Erkrankungen des Zentralnervensystems durch lebendes Virus verursacht sind. Die Tierexperimente zeigen, daß durch beide Virusarten, Straßenvirus und Virus fixe, dasselbe Krankheitsbild verursacht werden kann, also ist es im höchsten Grade wahrscheinlich, daß auch beim Menschen beide Virusarten an der Entstehung der gleichen Krankheitserscheinungen beteiligt sein können. Wie viele Fälle auf Rechnung des Virus fixe und wie viele auf die des Straßenvirus kommen, muß dahingestellt bleiben. Meine persönliche Anschauung ist nach dem eben Besprochenen die, daß in den meisten Fällen das Straßenvirus in Frage kommt.

Die Annahme, daß die genannten Krankheitserscheinungen durch Straßenvirus bedingt sind, also atypische Lyssainfektionen darstellen, gewinnt an Wahrscheinlichkeit, wenn man bedenkt, daß nach Kirchner nur 2—3% aller von tollwutkranken Tieren gebissenen Menschen an typischer Wut erkranken. Daß auch bei der Lyssa latente und atypische Formen vorkommen, ist deshalb im höchsten Grade wahrscheinlich, um so mehr, als wir atypische und abortive Verlaufsformen bei allen anderen Infektionskrankheiten kennen.

Die **Therapie** kann nur darauf ausgehen, Erholung der geschädigten Nervenelemente zu unterstützen und die Resorption des Ödems in den Meningen und der perivaskulären Transsudation zu beschleunigen. Unbedingte Bettruhe ist dazu erforderlich. Daneben wird mit Vorteil Jodkali gegeben. Kal. jodat. 5/200, viermal täglich einen Eßlöffel. Im übrigen muß auf jede Weise versucht werden, der Entstehung eines Dekubitus vorzubeugen.

Literatur siehe bei:

Bollinger, Wutkrankheit im Handbuch der spez. Pathol., Bd. 3. — Högyes, Lyssa in Spez. Pathol. u. Ther., herausgeg. von Nothnagel, Bd. V, Teil 5, Wien 1897. — Jos. Koch, Lyssa im Handbuch der pathogenen Mikroorganismen, herausgeg. von Kolle u. Wassermann, Jena 1913. — Jochmann, Über atypische Lyssaerkrankungen und ihre Beziehungen zur Wutschutzimpfung. Deutsche Zeitschr. f. Nervenheilk., 47.—48. Bd., Leipzig 1913.

Maul- und Klauenseuche. Aphthenseuche.

Stomatitis epidemica.

Die Maul- und Klauenseuche ist ein bei Tieren, namentlich bei Rindern und Schweinen, auftretendes akutes Blasenexanthem, das gelegentlich auf den Menschen übertragen werden kann. Diese Übertragungsmöglichkeit ist z. B. festgelegt durch die Selbstversuche einiger Forscher, die nach dem Genusse der Milch einer an Aphthenseuche erkrankten Kuh wenige Tage nachher typische Blasen auf der Mundschleimhaut und auf den Händen bekamen. Da die Milch kranker Kühe die Hauptinfektionsquelle ist, so sind besonders Säuglinge gefährdet, die ungekochte Milch zu trinken bekommen. Auch durch Milchprodukte, Butter, Käse, kann die Krankheit übertragen werden. Besonders der Ansteckung ausgesetzt sind Melker, Schlächter, Stallknechte.

Ätiologie. Der Erreger ist noch unbekannt. Wir wissen nur, daß er sehr klein ist, denn der infektiöse Bläscheninhalt verliert auch dann seine Infektiosität nicht, wenn man ihn durch bakteriendichte Filter schickt.

Krankheitsbild. Nach einer Inkubationszeit von 3—8 Tagen treten zunächst Prodromalerscheinungen, Fieber, Kopf- und Kreuzschmerzen und Mattigkeit auf und unter Brennen breitet sich eine entzündliche Röte über die gesamte Mundschleimhaut aus. Bald darauf schießen auf Lippen, Wangen, Zunge und eventuell auch im Rachen hanfkorngroße Bläschen auf, die bis zu Erbsengröße wachsen und klares, später mehr milchig getrübtes Serum enthalten. Manchmal kommt es auch in der Umgebung des Mundes und an der Nase zur Blasenbildung. Nach kurzem Bestehen platzt die Epitheldecke der Bläschen, und es bleibt eine schmerzhafte Erosion zurück, die sich grau belegt. Ein außerordentlich lästiger, starker Speichelfluß plagt den Kranken, der um so unangenehmer ist, als das Schlucken durch Beteiligung des Rachens meist erschwert ist. Auch das Sprechen ist durch die in der Regel stark geschwollene Zunge behindert. Die Lippen werden dick und unförmig und bei Blasenbildung im Gesicht kann das ganze Antlitz erysipelartig anschwellen. Die regionären Lymphdrüsen sind vergrößert und schmerzhaft.

Die beschriebene Stomatitis wird namentlich bei Kindern meist von Verdauungsbeschwerden, Appetitlosigkeit, Brechneigung und heftigen Durchfällen begleitet, die mehrere Tage anhalten, um dann in Verstopfung überzugehen. Manchmal kommt es sogar zu blutigen Entleerungen. Gelegentlich kann auch auf der Haut, besonders an den Fingern, ein Bläschenexanthem auftreten, und zwar nicht nur infolge direkter Kontaktinfektion, z. B. bei Melkern, die sich an dem erkrankten Euter der Kühe infizieren, sondern auch bei oraler Infektion durch den Genuß infizierter Milch. Oft entstehen an den befallenen Fingern Panaritien; aber auch an den Zehen, Fersen, bei Frauen an den Brüsten und sogar über den ganzen Körper können Bläschen aufschießen.

Auch über multiple Hautblutungen ist berichtet worden; Nasen-, Nieren- und Darmbluten wurde als Begleiterscheinung der Stomatitis aphthosa ebenfalls mehrfach beobachtet.

Das Fieber pflegt schon nach 2—3 Tagen abzusinken, wenn die Bläschen ihre größte Ausbildung erreicht haben. Die Erosionen am Mund überhäuten sich allmählich und nach durchschnittlich 14 Tagen ist die Heilung vollendet. In ungünstigen Fällen, namentlich bei schwächlichen Säuglingen, führen die

Durchfälle und der dadurch bedingte Kräfteverlust oder auch septische Komplikationen, die von den erodierten Stellen ausgehen, den Tod herbei.

Bei der **Diagnose** ist vor allem die Unterscheidung von der gewöhnlichen Stomatitis aphthosa schwierig, denn nach dem Platzen der Bläschen sehen die grau belegten Erosionen den Aphthen sehr ähnlich. Sind noch Bläschen vorhanden, so ist die Unterscheidung leichter, auch pflegen bei der Stomatitis aphthosa die Prodromalerscheinungen zu fehlen. Etwaige anamnestische Daten über die Herkunft der genossenen Milch von Kühen, die auf Aphthenseuche verdächtig sind oder die Beschäftigung mit kranken Tieren werden zuweilen die Diagnose stützen. Ist auch auf der Haut ein Bläschenausschlag vorhanden, so erleichtert das die Diagnose sehr. Bei der Stomatitis ulcerosa ist der mehr in die Tiefe gehende nekrotische Zerfall des Gewebes und der Befund von fusiformen Stäbchen und Spirillen charakteristisch.

Prophylaxe. Die Prophylaxe der Stomatitis epidemica hängt eng zusammen mit der Bekämpfung der übertragbaren Maul- und Klauenseuche beim Vieh. Das deutsche Reichsviehseuchengesetz enthält ausführliche Bestimmungen, welche die Abgabe der ungekochten Milch, kranker Tiere sowie den Verkauf von Käse, Butter, Milch und Molke verbieten. Personen, die mit kranken Tieren in Berührung gekommen sind, müssen sich die Hände sorgfältig desinfizieren, ebenso Kleidung und Schuhwerk. An der Stomatitis epidemica Erkrankte sind zu isolieren, um einer weiteren Verbreitung der Seuche vorzubeugen. Alle Gegenstände, die mit den Kranken in Berührung gekommen sind, müssen desinfiziert werden.

Für die Bekämpfung der Seuche unter dem Vieh ist die Schutzimpfung nach Löffler von großer Bedeutung geworden. Diese geschieht entweder durch Immunisierung mit einem hochwertigen Immunserum oder aber durch eine Kombination dieses passiven Immunisierungsverfahrens mit einer aktiven Immunisierung. Die zur Immunisierung nötige Lymphe wird aus den Aphthenblasen gewonnen und durch Berkefeldt-Filter geschickt. Zum Zwecke der Gewinnung hochwertigen Serums werden dann Pferden steigende Dosen von diesem Virus injiziert. Man bekommt dadurch ein Serum, von dem 5—20 ccm genügen, um Schweine und Schafe für mehrere Wochen vor der Infektion zu schützen. Diese prophylaktische Serumbehandlung kommt also in Frage in Ställen, wo die Seuche bereits ausgebrochen ist und es sich darum handelt, einen sofortigen Impfschutz zu erzielen.

Soll eine länger dauernde Immunität erreicht werden, so ist das kombinierte Verfahren am Platze. Man gibt zur Erzielung der sog. Grundimmunität gleichzeitig 0,5 ccm des hochwertigen Immunserums und 0,03 ccm virulente Lymphe, d. h. eine Mischung, die im Tierversuch so gegeneinander abgestimmt ist, daß das einverleibte Virus zwar nicht mehr krank machen, aber doch zur Bildung von Schutzkörpern anregen kann. Bei den nächsten drei Einspritzungen, die in Abständen von drei Wochen erfolgen, werden dann nur noch geringe Lymphmengen injiziert. Dadurch erreicht man nach einer Behandlung von einigen Wochen eine Immunität von einhalb- bis einjähriger Dauer.

Therapie. Die Behandlung der an der Aphthenseuche Erkrankten ist eine rein symptomatische. Die entzündete Schleimhaut wird mit 4—10%iger Boraxlösung oder einer 0,5—2%igen Argentum nitricum-Lösung gepinselt; die Geschwüre werden mit Lapis geätzt. Der Mund muß häufig, halbstündlich, mit 2%iger Wasserstoffsuperoxydlösung, 1%iger essigsaurer Tonerde oder 3%iger Kali chloricum-Lösung gespült werden. Auch die Anwendung eines Sprayapparates kann ich empfehlen, mit dem 1%ige Wasserstoffsuperoxydlösung verstäubt und auf die Mundschleimhaut des Kranken gerichtet wird. Siegel und Boas empfehlen die innere Darreichung von 5%iger Kali chloricum-Lösung (dreimal einen Eßlöffel). Da jedoch die Gefahr nicht ganz ausgeschlossen ist, Nieren und Blut durch dieses Verfahren zu schädigen, so dürfte es sich empfehlen, lieber davon Abstand zu nehmen. Die exzematösen Hauteruptionen werden mit Lassarscher Paste behandelt.

Um die entzündete Schleimhaut möglichst wenig zu reizen und Schmerzen bei der Nahrungsaufnahme zu vermeiden, empfiehlt es sich, in schwereren Fällen nur flüssige und gekühlte Nahrung zu reichen. Die begleitende Gastroenteritis erfordert die übliche diätetische Behandlung. Starke Durchfälle machen die Anwendung von Tanninpräparaten oder Wismut, eventuell auch den Gebrauch von Tinctura opii erforderlich. Darmantiseptica haben keinen Nutzen.

Literatur siehe bei:

v. Koranyi, Zoonosen in Spez. Path. u. Ther., herausgeg. von Nothnagel, Wien 1897. — Löffler, Die Serotherapie, Seroprophylaxe und Impfung bei Maul- und Klauenseuche usw. Deutsche med. Wochenschr. 1909, Nr. 45.

Anhang.

Desinfektionsanweisung[1]).

I. Desinfektionsmittel.

1. Verdünntes Kresolwasser (2,5%ig). Zur Herstellung werden entweder 50 ccm Kreosolseifenlösung (Liquor Cresoli saponatus des Arzneibuchs für das Deutsche Reich) oder $^1/_2$ l Kresolwasser (Aqua cresolica d. A. B. f. d. D. R.) mit Wasser zu 1 l Desinfektionsflüssigkeit aufgefüllt und gut durchgemischt.

2. Karbolsäurelösung (etwa 3%ig). 30 ccm verflüssigte Karbolsäure (Acidum carbolicum liquefactum d. A. B. f. d. D. R.) werden mit Wasser zu 1 l Desinfektionsflüssigkeit aufgefüllt und gut durchgemischt.

3. Sublimatlösung ($^1/_{10}$ %ig). Zur Herstellung werden von den käuflichen rosa gefärbten Sublimatpastillen (Pastilli hydrargyri bichlorati d. A. B. f. d. D. R.) entweder 1 Pastille zu 1 g oder 2 zu je $^1/_2$ g in 1 l Wasser aufgelöst.

4. Kalkmilch. Frisch gebrannter Kalk wird unzerkleinert in ein geräumiges Gefäß gelegt und mit Wasser (etwa der halben Menge des Kalkes) gleichmäßig besprengt; er zerfällt hierbei unter starker Erwärmung und unter Aufblähen zu Kalkpulver.

Die Kalkmilch wird bereitet, indem zu je 1 l Kalkpulver allmählich unter stetem Rühren 3 l Wasser hinzugesetzt werden.

Falls frisch gebrannter Kalk nicht zur Verfügung steht, kann die Kalkmilch auch durch Anrühren von je 1 l gelöschten Kalkes, wie er z. B. in einer Kalkgrube vorhanden ist, mit 3 l Wasser bereitet werden. Jedoch ist darauf zu achten, daß in diesen Fällen die oberste, durch den Einfluß der Luft veränderte Kalkschicht vorher beseitigt wird.

Die Kalkmilch ist vor dem Gebrauch umzuschütteln oder umzurühren.

5. Chlorkalkmilch wird aus Chlorkalk (Calcaria chlorata des A. B. f. d. D. R.), der in dicht geschlossenen Gefäßen vor Luft geschützt aufbewahrt war und stechenden Chlorgeruch besitzen soll, in der Weise hergestellt, daß zu je 1 l Chlorkalk allmählich unter stetem Rühren 5 l Wasser hinzugesetzt werden. Chlorkalkmilch ist jedesmal vor dem Gebrauche frisch zu bereiten.

6. Formaldehyd. Formaldehyd ist ein stechend riechendes, auf die Schleimhäute der Luftwege, der Nase und der Augen reizend wirkendes Gas, das in etwa 35%iger wässeriger Lösung (Formaldehydum solutum des A. B. f. d. D. R.) käuflich ist. Die Formaldehydlösung ist gut verschlossen und vor Licht

---

[1]) Diese Desinfektionsanweisung enthält das Wichtigste aus dem Preußischen Gesetze, betreffend die Bekämpfung übertragbarer Krankheiten vom 28. Aug. 1905 und aus dem Reichsgesetz, betreffend die Bekämpfung gemeingefährlicher Krankheiten vom 30. Juni 1900.

geschützt aufzubewahren. Formaldehydlösung, in welcher sich eine weiße, weiche, flockige Masse, die sich bei vorsichtigem Erwärmen nicht auflöst (Paraformaldhyd), abgeschieden hat, ist weniger wirksam, unter Umständen sogar vollkommen unwirksam und daher für Desinfektionszwecke nicht mehr zu benutzen.

Formaldehyd kommt zur Anwendung:

a) entweder in Dampfform; zu diesem Zweck wird die käufliche Formaldehydlösung in geeigneten Apparaten mit Wasser verdampft oder zerstäubt;

b) oder in wässeriger Lösung (etwa 1%ig). Zur Herstellung werden 30 g der käuflichen Formaldehydlösung mit Wasser zu 1 l Desinfektionsflüssigkeit aufgefüllt und gut durchgemischt.

7. Wasserdampf. Der Wasserdampf muß mindestens die Temperatur des bei Atmosphärendruck siedenden Wassers haben. Zur Desinfektion mit Wasserdampf sind nur solche Apparate zu verwenden, welche sowohl bei der Aufstellung als auch später in regelmäßigen Zwischenräumen von Sachverständigen geprüft und geeignet befunden worden sind.

8. Auskochen in Wasser, dem Soda zugesetzt werden kann. Die Flüssig keit muß kalt aufgesetzt werden, die Gegenstände vollständig bedecken und vom Augenblick des Kochens ab mindesten $^1/_4$ Stunde lang im Sieden gehalten werden. Die Kochgefäße müssen zugedeckt sein.

9. Verbrennen, anwendbar bei leicht brennbaren Gegenständen von geringem Werte.

Anmerkung. Unter den angeführten Desinfektionsmitteln ist die Auswahl nach Lage des Falles zu treffen. Auch dürfen unter Umständen andere, in bezug auf ihre desinfizierende Wirksamkeit und praktische Brauchbarkeit erprobte Mittel angewendet werden, jedoch müssen ihre Mischungs- und Lösungsverhältnisse, sowie ihre Verwendungsweise so gewählt werden, daß nach dem Gutachten des beamteten Arztes der Erfolg ihrer Anwendung einer Desinfektion mit den unter 1—9 bezeichneten Mitteln nicht nachsteht.

II. Ausführung der Desinfektion.

Vorbemerkung.

Die Desinfektion soll nicht nur ausgeführt werden nachdem der Kranke genesen, in ein Krankenhaus oder in einen anderen Unterkunftsraum übergeführt oder gestorben ist (Schlußdesinfektion), sondern sie soll fortlaufend während der ganzen Dauer der Krankheit (Desinfektion am Krankenbett) stattfinden.

Die Desinfektion am Krankenbett ist von ganz besonderer Wichtigkeit. Es ist deshalb in jedem Falle anzuordnen und sorgfältig darüber zu wachen, daß womöglich vom Beginn der Erkrankung an bis zu ihrer Beendigung alle Ausscheidungen des Kranken und die von ihm benutzten Gegenstände, soweit anzunehmen ist, daß sie mit dem Krankheitserreger behaftet sind, fortlaufend desinfiziert werden. Hierbei kommen hauptsächlich die nachstehend unter Ziffer 1 bis 9, 14 bis 18, 24 angeführten Gegenstände in Betracht.

Auch sollen die mit der Wartung und Pflege des Kranken beschäftigten Personen ihren Körper, ihre Wäsche und Kleidung nach näherer Anweisung des Arztes regelmäßig desinfizieren.

Bei der Schlußdesinfektion kommen alle von dem Kranken benutzten Räume und Gegenstände in Betracht, soweit anzunehmen ist, daß sie mit dem Krankheitserreger behaftet sind, und soweit ihre Desinfektion nicht schon während der Erkrankung erfolgt ist.

Genesende sollen vor Wiedereintritt in den freien Verkehr ihren Körper gründlich reinigen und womöglich ein Vollbad nehmen.

Auch sollen die Personen, welche die Schlußdesinfektion ausgeführt oder die Leiche eingesargt haben, ihre Wäsche und Kleidung einer Desinfektion unterziehen.

1. Ausscheidungen des Kranken:

a) Lungen- und Kehlkopfauswurf, Rachenschleim und Gurgelwasser werden in Speigefäßen aufgefangen, welche bis zur Hälfte gefüllt werden:

entweder mit verdünntem Kresolwasser, Karbolsäurelösung oder Sublimatlösung; in diesem Falle dürfen die Gemische erst nach mindestens zweistündigem Stehen in den Abort geschüttet werden;

oder mit Wasser, welchem Soda zugesetzt werden kann; in diesem Falle müssen die Gefäße dann mit Inhalt ausgekocht oder in geeigneten Desinfektionsapparaten mit strömendem Wasserdampf behandelt werden;

auch läßt sich der Auswurf in brennbarem Material (z. B. Sägespänen) auffangen und mit diesem verbrennen;

b) Erbrochenes, Stuhlgang und Harn werden in Nachtgeschirren, Steckbecken u. dgl. aufgefangen, welche alsdann sofort mit der gleichen Menge Kalkmilch, verdünntem Kresolwasser oder Karbolsäurelösung aufzufüllen sind. Die Gemische dürfen erst nach mindestens zweistündigem Stehen in den Abort geschüttet werden;

c) Blut, blutige, eitrige und wässerige Wund- und Geschwürsausscheidungen, Nasenschleim sowie die bei Sterbenden aus Mund und Nase hervorquellende schaumige Flüssigkeit sind in Wattebäuschen, Leinen- oder Mulläppchen u. dgl. aufzufangen, welche sofort verbrannt, oder, wenn dies nicht angängig ist, in Gefäße gelegt werden, welche mit verdünntem Kresolwasser, Karbolsäurelösung oder Sublimatlösung gefüllt sind. Sie müssen von der Flüssigkeit vollständig bedeckt sein und dürfen erst nach zwei Stunden beseitigt werden;

d) Hautabgänge (Schorfe, Schuppen u. dgl.) sind zu verbrennen, oder, wenn dies nicht angängig ist, in der unter c) bezeichneten Weise zu desinfizieren.

2. Verbandgegenstände, Vorlagen von Wöchnerinnen u. dgl. sind nach Ziffer 1c zu behandeln.

3. Schmutzwässer sind mit Chlorkalkmilch oder Kalkmilch zu desinfizieren; von der Chlorkalkmilch ist soviel hinzuzusetzen, daß das Gemisch stark nach Chlor riecht, von der Kalkmilch soviel, daß das Gemisch kräftig rotgefärbtes Lackmuspapier deutlich und dauernd blau färbt; in allen Fällen darf die Flüssigkeit erst zwei Stunden nach Zusatz des Desinfektionsmittels beseitigt werden.

4. Badewässer von Kranken sind wie Schmutzwässer zu behandeln. Mit Rücksicht auf Ventile und Abflußröhren empfiehlt es sich hier, eine durch Absetzen oder Abseihen geklärte Chlorkalkmilch zu verwenden.

5. Waschbecken, Spuckgefäße, Nachtgeschirre, Steckbecken, Badewannen u. dgl. sind nach Desinfektion des Inhalts (Ziffer 1, 3 und 4) gründlich mit verdünntem Kresolwasser, Karbolsäurelösung oder Sublimatlösung auszuscheuern und dann mit Wasser auszuspülen.

6. Eß- und Trinkgeschirre, Tee- und Eßlöffel u. dgl. sind 15 Minuten lang in Wasser, dem Soda zugesetzt werden kann, auszukochen und dann gründlich zu spülen. Messer, Gabeln und sonstige Geräte, welche das Auskochen nicht vertragen, sind eine Stunde lang in 1%iger Formaldehydlösung zu legen und dann gründlich trocken zu reiben.

7. Leicht brennbare Spielsachen von geringem Wert sind zu verbrennen, andere Spielsachen von Holz oder Metall sind gründlich mit Lappen abzureiben, welche mit 1%iger Formaldehydlösung befeuchtet sind, und dann zu trocknen.

8. Bücher (auch Akten, Bilderbogen u. dgl.) sind, soweit sie nicht verbrannt werden, mit Wasserdampf, trockener Hitze oder Formaldehyd zu desinfizieren.

9. Bett- und Leibwäsche, zur Reinigung der Kranken benutzte Tücher, waschbare Kleidungsstücke u. dgl. sind in Gefäße mit verdünntem Kresolwasser oder Karbolsäurelösung zu legen. Sie müssen von dieser Flüssigkeit vollständig bedeckt sein und dürfen erst nach zwei Stunden weiter gereinigt werden. Das dabei ablaufende Wasser kann als unverdächtig behandelt werden.

10. Kleidungsstücke, die nicht gewaschen werden können, Federbetten, wollene Decken, Matratzen ohne Holzrahmen, Bettvorleger, Gardinen, Teppiche, Tischdecken u. dgl. sind in Dampfapparaten oder mit Formaldehyd zu desinfizieren. Das gleiche gilt von Strohsäcken, soweit sie nicht verbrannt werden.

11. Die nach den Desinfektionsanstalten oder -apparaten zu befördernden Gegenstände sind in Tücher, welche mit verdünntem Kresolwasser, Karbolsäurelösung oder Sublimatlösung angefeuchtet sind, einzuschlagen und tunlichst nur in gut schließenden, innen mit Blech ausgeschlagenen Kästen oder Wagen zu befördern. Ein Ausklopfen der zur Desinfektion bestimmten Gegenstände hat zu unterbleiben.

Wer solche Gegenstände angefaßt hat, soll seine Hände in der unter Ziffer 14 angegebenen Weise desinfizieren.

12. Gegenstände aus Leder oder Gummi (Stiefel, Gummischuhe u. dgl.) werden sorgfältig und wiederholt mit Lappen abgerieben, welche mit verdünntem Kresolwasser, Karbolsäurelösung oder Sublimatlösung befeuchtet sind. Gegenstände dieser Art dürfen nicht mit Dampf desinfiziert werden.

13. Pelzwerk wird auf der Haarseite mit verdünntem Kresolwasser, Karbolsäurelösung, Sublimat oder 1%iger Formaldehydlösung durchfeuchtet, feucht gebürstet, zum Trocknen hingehängt und womöglich gesonnt. Pelzwerk darf nicht mit Dampf desinfiziert werden.

14. Hände und sonstige Körperteile müssen jedesmal, wenn sie mit infizierten Gegenständen (Ausscheidungen der Kranken, beschmutzter Wäsche usw.) in Berührung gekommen sind, mit Sublimatlösung, verdünntem Kresolwasser oder Karbolsäurelösung gründlich abgebürstet und nach etwa 5 Minuten mit warmem Wasser und Seife gewaschen werden. Zu diesem Zweck muß in dem Krankenzimmer stets eine Schale mit Desinfektionsflüssigkeit bereit stehen.

15. Haar-, Nägel- und Kleiderbürsten werden zwei Stunden lang in 1%ige Formaldehydlösung gelegt und dann ausgewaschen und getrocknet.

16. Ist der Fußboden des Krankenzimmers, die Bettstelle, der Nachttisch oder die Wand in der Nähe des Bettes mit Ausscheidungen des Kranken beschmutzt worden, so ist die betreffende Stelle sofort mit verdünntem Kresolwasser, Karbolsäurelösung oder Sublimatlösung gründlich abzuwaschen; im übrigen ist der Fußboden täglich mindestens einmal feucht aufzuwischen, geeignetenfalls mit verdünntem Kresolwasser oder Karbolsäurelösung.

17. Kehricht ist zu verbrennen; ist dies ausnahmsweise nicht möglich, so ist er reichlich mit verdünntem Kresolwasser, Karbolsäurelösung oder Sublimatlösung zu durchtränken und erst nach zweistündigem Stehen zu beseitigen.

18. Gegenstände von geringem Werte (Strohsäcke mit Inhalt, gebrauchte Lappen, einschließlich der bei der Desinfektion verwendeten, abgetragene Kleidungsstücke, Lumpen u. dgl.) sind zu verbrennen.

19. Leichen sind in Tücher zu hüllen, welche mit verdünntem Kresolwasser, Karbolsäurelösung oder Sublimatlösung getränkt sind, und alsdann in dichte Särge zu legen, welche am Boden mit einer reichlichen Schicht Sägemehl, Torfmull oder anderen aufsaugenden Stoffen bedeckt sind.

20. Zur Desinfektion infizierter oder der Infektion verdächtiger Räume, namentlich solcher, in denen Kranke sich aufgehalten oder Leichen gestanden haben, sind zunächst die Lagerstellen, Gerätschaften u. dgl., ferner die Wände mindestens bis zu 2 m Höhe, die Türen, die Fenster und der Fußboden mittelst Lappen, die mit verdünntem Kresolwasser oder Karbolsäurelösung getränkt sind, gründlich abzuwaschen oder auf andere Weise ausreichend zu befeuchten; dabei ist be-

sonders darauf zu achten, daß die Lösungen in alle Spalten, Risse und Fugen eindringen.

Die Lagerstellen von Kranken oder von Verstorbenen und die in der Umgebung auf mindestens 2 m Entfernung befindlichen Gerätschaften, Wand- und Fußbodenflächen sind bei dieser Desinfektion besonders zu berücksichtigen.

Alsdann sind die Räumlichkeiten mit einer ausreichenden Menge heißen Seifenwassers zu spülen und gründlich zu lüften. Getünchte Wände sind mit einem frischen Kalkanstrich zu versehen, Fußböden und Lehmschlag u. dgl. reichlich mit Kalkmilch zu bestreichen.

21. Zur Desinfektion geschlossener oder allseitig gut abschließender Räume empfiehlt sich auch die Anwendung des Formaldehyds; sie eignet sich zur Vernichtung von Krankheitskeimen, die an freiliegenden Flächen oberflächlich oder nur in geringer Tiefe haften. Vor Beginn der Desinfektion sind alle Undichtigkeiten der Fenster, Türen, Ventilationsöffnungen u. dgl. sorgfältig zu verkleben oder zu verkitten. Es ist überhaupt die größte Sorgfalt auf die Dichtung des Raumes zu verwenden, da hiervon der Erfolg der Desinfektion wesentlich abhängt. Auch ist durch eine geeignete Aufstellung, Ausbreitung oder sonstige Anordnung der im Raume befindlichen Gegenstände dafür zu sorgen, daß der Formaldehyd ihre Oberflächen in möglichst großer Ausdehnung trifft.

Für je 1 cbm Luftraum müssen mindestens 5 g Formaldehyd oder 15 ccm Formaldehydlösung (Formaldehydum solutum des A. B. f. d. D. R.) und gleichzeitig etwa 30 ccm Wasser verdampft werden. Die Öffnung der desinfizierten Räume darf frühestens nach vier Stunden, soll aber womöglich später und in besonderen Fällen (überfüllte Räume) erst nach sieben Stunden geschehen. Der überflüssige Formaldehyd ist vor dem Betreten des Raumes durch Einleiten von Ammoniakgas zu beseitigen.

Die Desinfektion mittelst Formaldehyds soll tunlichst nur von geprüften Desinfektoren nach bewährten Verfahren ausgeführt werden.

Nach der Desinfektion mittelst Formaldehyds können die Wände, die Zimmerdecke und die freien Oberflächen der Gerätschaften als desinfiziert gelten. Augenscheinlich mit Ausscheidungen der Kranken beschmutzte Stellen des Fußbodens, der Wände usw. sind jedoch gemäß den Vorschriften unter Ziffer 20 noch besonders zu desinfizieren.

22. Holz- und Metallteile von Bettstellen, Nachttischen und anderen Möbeln, sowie ähnliche Gegenstände werden sorgfältig und wiederholt mit Lappen abgerieben, die mit verdünntem Kresolwasser oder Karbolsäurelösung anzufeuchten sind. Haben sich Gegenstände dieser Art in einem Raume befunden, während dieser mit Formaldehyd desinfiziert worden ist, so erübrigt sich die vorstehend angegebene besondere Desinfektion.

23. Samt-, Plüsch- und ähnliche Möbelbezüge werden mit verdünntem Kresolwasser, Karbolsäurelösung, 1%iger Formaldehydlösung oder Sublimatlösung durchfeuchtet, feucht gebürstet und mehrere Tage hintereinander gelüftet. Haben sich Gegenstände dieser Art in einem Raume befunden, während dieser mit Formaldehyd desinfiziert worden ist, so erübrigt sich die vorstehend angegebene besondere Desinfektion.

24. Aborte. Die Tür, besonders die Klinke, die Innenwände bis zu 2 m Höhe, die Sitzbretter und der Fußboden sind mittelst Lappen, die mit verdünntem Kresolwasser, Karbolsäurelösung oder Sublimatlösung getränkt sind, gründlich abzuwaschen oder auf andere Weise ausreichend zu befeuchten; in jede Sitzöffnung sind mindestens 2 l verdünntes Kresolwasser, Karbolsäurelösung oder Kalkmilch zu gießen.

Der Inhalt der Abortgruben ist reichlich mit Kalkmilch zu übergießen. Das Ausleeren der Gruben ist während der Dauer der Krankheitsgefahr tunlichst zu vermeiden.

Der Inhalt von Tonnen, Kübeln u. dgl. ist mit etwa der gleichen Menge Kalkmilch zu versetzen und gut zu verrühren.

Pissoire sind mit verdünntem Kresolwasser oder Karbolsäurelösung zu desinfizieren.

25. Düngerstätten, Rinnsteine und Kanäle sind mit reichlichen Mengen von Chlorkalkmilch oder Kalkmilch zu desinfizieren. Das gleiche gilt von infizierten Stellen auf Höfen, Straßen und Plätzen.

26. Krankenwagen, Krankentragen u. dgl. Die Holz- und Metallteile der Decke, der Innen- und Außenwände, Trittbretter, Fenster, Räder usw., sowie die Lederüberzüge der Sitze und Bänke werden sorgfältig und wiederholt mit Lappen abgerieben, die mit Sublimatlösung befeuchtet sind. Bei Metallteilen ist die Verwendung von Sublimatlösung tunlichst zu vermeiden. Kissen und Polster, soweit sie nicht mit Leder überzogen sind, Teppiche, Decken usw. werden mit Wasserdampf oder nach Ziffer 23 desinfiziert. Der Wagenboden wird mit Lappen und Schrubber, welche reichlich mit verdünntem Kresolwasser, Karbolsäurelösung oder Sublimatlösung getränkt sind, aufgescheuert.

Andere Personenfahrzeuge (Droschken, Straßenbahnwagen, Boote usw.) sind in gleicher Weise zu desinfizieren.

28. Brunnen. Röhrenbrunnen lassen sich am besten durch Einleiten von strömendem Wasserdampf, unter Umständen auch mit Karbolsäurelösung, Kesselbrunnen durch Eingießen von Kalkmilch oder Chlorkalkmilch und Bestreichen der inneren Wände mit einem dieser Mittel desinfizieren.

Die in Preußen anzeigepflichtigen Infektionskrankheiten.

Anzeige eines Erkrankungs- oder Todesfalls.

A. Unverzüglich der Polizeibehörde anzuzeigen.

1. Aussatz (Lepra- oder Aussatzverdacht). 2. Cholera (asiatische) oder Choleraverdacht. 3. Fleckfieber (Flecktyphus) oder Fleckfieberverdacht. 4. Gelbfieber oder Gelbfieberverdacht. 5. Pest (orientalische Beulenpest) oder Pestverdacht. 6. Pocken (Blattern) oder Pockenverdacht.

B. Innerhalb 24 Stunden nach erlangter Kenntnis anzuzeigen.

7. Diphtherie (Rachenbräune). 8. Fleisch-, Fisch- oder Wurstvergiftung. 9. Genickstarre (übertragbare). 10. Kindbettfieber[1]) (Wochenbett-, Puerperalfieber). 11. Körnerkrankheit (Granulose, Trachom). 12. Milzbrand. 13. Rotz. 14. Rückfallfieber (Febris recurrens). 15. Ruhr, übertragbare (Dysenterie). 16. Scharlach (Scharlachfieber). 17. Spinale Kinderlähmung. 18. Tollwut (Lyssa, sowie Bißverletzungen durch ein tolles oder tollwutverdächtiges Tier. 19. Trichinose. 20. Typhus (Unterleibstyphus). 21. Lungentuberkulose, Kehlkopftuberkulose (nur Todesfälle anzuzeigen).

Der Todesfall ist auch dann anzuzeigen, wenn die Erkrankung des Verstorbenen bereits angezeigt war.

Es empfiehlt sich die Benutzung von Kartenbriefen, die von der Polizeibehörde kostenfrei abgegeben und unfrankiert befördert werden.

---

[1]) Bei Kindbettfieber ist sofort die in Frage kommende Hebamme zu benachrichtigen (Hebammen oder Wochenbettpflegerinnen, welche bei einer an Kindbettfieber Erkrankten während der Entbindung oder im Wochenbett tätig sind, ist während der Dauer dieser Beschäftigung und innerhalb einer Frist von 8 Tagen nach Beendigung desselben jede anderweitige Tätigkeit als Hebamme oder Wochenbettpflegerin untersagt).

Ansteckungsverhältnisse

bei einigen wichtigen

mit besonderer Berücksichtigung der in
Dort, wo eine Isolierung gesetzlich geboten ist,
wenn nach Ansicht des beamteten Arztes oder des
nicht sicher

	Inkubationszeit	Art der Übertragung	Zeitpunkt der größten Ansteckung
Typhus	1—2 Wochen	Direkt durch Kontakt mit Fäzes, Urin, Blut, Eiter; indirekt durch Gebrauchsgegenstände, infiziertes Wasser und Nahrungsmittel. Bedeutung der Bazillenträger!	3. Woche
Pest	2 –10 Tage	Durch die Abgänge der Kranken, infizierte Wäsche u. Gebrauchsgegenstände; auch durch Flöhe und Insekten. Bei der Lungenpest durch Tröpfcheninhalation. Häufige Infektionsquelle erkrankte Ratten	Auf der Höhe des Fiebers
Rückfallfieber	5—7 Tage	Durch Läuse und anderes Ungeziefer; ferner durch blutbefleckte Wäschestücke	—
Diphtherie	2—5 Tage	Durch Tröpfcheninhalation; aber auch indirekt durch Eß- und Trinkgeschirr und andere Gebrauchsgegenstände. Wichtig, Bazillenträger!	In den ersten 5—6 Tagen

[1]) Die hier angegebenen gesetzlichen Bestimmungen gehen auf folgende Quellen
1. Reichsgesetz, betreffend die Bekämpfung gemeingefährlicher Krankheiten vom
2. Preußisches Gesetz, betreffend die Bekämpfung der übertragbaren Krankheiten
3. Anweisungen des Ministers der geistlichen, Unterrichts- und Medizinalangelegen-
Krankheiten, wie der Diphtherie, Genickstarre, des Kindbettfiebers, der Ruhr usw.
4. Ministerialerlaß vom 9. Juli 1907, betreffend die Anweisung zur Verhütung der
Medizinal- und medizinische Unterrichtsangelegenheiten. J. G. Cotta sche Buch-

Was als „empfehlenswert", „ratsam", „wünschenswert"

und Absperrungsmaßregeln

übertragbaren Krankheiten

Preußen bestehenden gesetzlichen Bestimmungen [1]).

kann die Überführung in ein Krankenhaus angeordnet werden, behandelnden Arztes eine ausreichende Absonderung in der Wohnung gestellt ist.

Dauer der Ansteckungsfähigkeit	Isolierung	Fernhaltung jugendlicher Personen aus der Behausung des Kranken, von der Schule und anderem Unterricht
Solange noch Typhusbazillen vorhanden sind	Gesetzlich geboten, bis die Entleerungen bei 2 durch den Zeitraum einer Woche getrennten bakteriologischen Untersuchungen als frei von Bazillen befunden wurden. Ist das nach 10 Wochen, seit Beginn der Erkrankung gerechnet, nicht der Fall, so ist die Isolierung aufzuheben und der Rekonvaleszent als Bazillenträger zu behandeln und zu belehren. Auch krankheitsverdächtige Personen sind bei dringendem Verdacht zu isolieren und nicht eher aus der Isolierung zu entlassen, als bis eine zweimalige Untersuchung der Fäzes sie frei von Bazillen befunden hat	Gesetzlich geboten bis zur Genesung oder zum Tode des Erkrankten und bis zur Ausführung der vorschriftsmäßigen Schlußdesinfektion. Ratsam auf jeden Fall für die Dauer der Inkubationszeit, also 14 Tage seit der letzten Berührung mit dem Kranken und nach bakteriologischer Kontrolle der Entleerungen. Falls gesunde Bazillenträger vorhanden, so sind sie zur Reinlichkeit anzuhalten
Solange noch Bazillen in Eiter, Sputum oder Blut vorhanden sind	Gesetzlich geboten bis zum Ablauf der Krankheit; auch krankheitsverdächtige Personen sind zu isolieren. Ansteckungsverdächtige Personen dürfen bis zur Dauer von zehn Tagen isoliert werden	Gesetzlich geboten bis zur Genesung oder dem Tode des Erkrankten und bis zur Ausführung der vorschriftsmäßigen Schlußdesinfektion. In jedem Falle ratsam aber erst 10 Tage seit dem letzten Zusammensein mit dem Kranken (Inkubationszeit)
Solange noch Spirillen vorhanden sind	Gesetzlich geboten bis zum Ablauf der Krankheit (bis keine Spirillen mehr im Blute sind); auch ansteckungsverdächtige Personen sind zu isolieren, bis der Verdacht geschwunden ist (7 Tage)	Gesetzlich geboten bis zur Genesung oder zum Tode des Erkrankten und bis zur vorschriftsmäßigen Schlußdesinfektion. In jedem Falle ratsam aber 7 Tage seit der letzten Berührung mit dem Kranken (Inkubationszeit)
Solange noch Bazillen vorhanden sind	Gesetzlich geboten bis zur Genesung. Wünschenswert, bis der Kranke bei dreimaliger, in Abständen von zwei Tagen vorgenommener Untersuchung frei von Diphtheriebazillen ist. (Durchschnittlich nach drei Wochen)	Gesetzlich geboten bis der Kranke genesen, in ein Krankenhaus überführt oder gestorben ist. Falls die Geschwister Bazillenträger sind, womöglich so lange, bis sie frei sind von Bazillen (vgl. S. 446)

zurück:

30. Juni 1900.
vom 28. August 1905.
heiten zur Ausführung des Gesetzes, betreffend die Bekämpfung übertragbarer im Verlage von Richard Schötz. Berlin 1906.
Verbreitung übertragbarer Krankheiten durch die Schulen. Ministerialblatt für handlung Nachfolger. Berlin 1907, S. 283.

bezeichnet ist, entspricht meiner eigenen Auffassung.

	Inkubationszeit	Art der Übertragung	Zeitpunkt der größten Ansteckung
Keuchhusten	3—5 Tage	Tröpfcheninhalation	Im Stadium catarrhalae
Mumps	18—22 Tage	Durch Tröpfcheninhalation, aber auch durch Zwischenträger; seltener durch leblose Gegenstände	—
Bazillenruhr	2—7 Tage	Durch Kontaktinfektion mit den Fäzes oder durch Gebrauchsgegenstände. Bazillenträger!	Solange Durchfälle bestehen
Cholera	2-5 Tage	Durch Kontakt mit den Fäzes, aber auch indirekt durch Gebrauchsgegenstände, Wasser und Nahrungsmittel	Solange Durchfälle bestehen
Genickstarre	2—3 Tage	Durch Tröpfcheninhalation. Bazillenträger!	—
Spinale Kinderlähmung	1—10 Tage	Tröpfcheninhalation. Vielleicht auch durch die Fäzes	Im Stadium der fieberhaften Vorläufererscheinungen
Scharlach	2—7 Tage	Durch Kontakt oder durch gesunde Zwischenträger	Im Beginn, oft schon vor Ausbruch des Exanthems

Dauer der Ansteckungsfähigkeit	Isolierung	Fernhaltung jugendlicher Personen aus der Behausung des Kranken, von der Schule und anderem Unterricht
Solange noch krampfartiger Husten besteht	Für erkrankte Schüler und Lehrer Fernhaltung von der Schule gesetzlich geboten, bis eine Weiterverbreitung nach ärztlicher Bescheinigung nicht mehr zu befürchten ist	—
Solange Anschwellungen bestehen	Wie beim Keuchhusten	—
Solange noch Bazillen vorhanden sind	Gesetzlich geboten, bis der Kranke bei zwei in Abständen von einer Woche vorgenommenen Untersuchungen frei ist von Ruhrbazillen. Länger als 10 Wochen, vom Beginn der Erkrankung an gerechnet, kann die Isolierung aber nicht aufrecht erhalten werden	Gesetzlich geboten bis der Kranke genesen, in ein Krankenhaus überführt oder gestorben ist und bis zur Ausführung der Schlußdesinfektion. Sind die Geschwister Bazillenträger geworden, so empfiehlt sich Zurückhaltung, bis sie frei sind von Bazillen
Solange noch Bazillen vorhanden sind. Die Vibrionen verschwinden durchschnittlich 14 Tage nach Beginn der Krankheit	Gesetzlich geboten, solange noch Bazillen vorhanden sind. (Durchschnittlich 14 Tage)	Gesetzlich geboten bis der Kranke genesen, in ein Krankenhaus überführt oder gestorben ist und bis zur Ausführung der Schlußdesinfektion. Auf jeden Fall ratsam aber erst nach Ablauf der Inkubationszeit, d. h. fünf Tage nach dem letzten Zusammensein mit dem Kranken. Falls Bazillen vorhanden sind, so lange, bis sie geschwunden
Solange noch Bazillen vorhanden sind	Gesetzlich geboten bis zum Ausgange der Krankheit. Empfehlenswert, solange noch Bazillen im Rachen vorhanden sind	Fernhaltung nach dem Gesetze tunlichst zu bewirken, bis der Kranke genesen, in ein Krankenhaus überführt oder gestorben ist. Ratsam in jedem Falle noch drei Tage seit der letzten Berührung mit dem Kranken (Inkubationszeit). Falls die Geschwister Meningokokken im Nasen-Rachenraum haben, so empfiehlt sich die Fernhaltung von der Schule, bis sie davon befreit sind
Während des akuten Stadiums	Wünschenswert für die Dauer des akuten Stadiums, ca. drei Wochen	Ratsam mindestens für die Dauer der Inkubationszeit, also 10 Tage seit der letzten Berührung des Kranken
Etwa bis zum 42. Krankheitstage, oft noch länger	Gesetzlich geboten bis zur Genesung. Man rechnet gewöhnlich 42 Tage oder bis zur vollendeten Abschuppung	Gesetzlich geboten bis der Kranke genesen, in ein Krankenhaus überführt oder gestorben ist und bis zur Ausführung der vorschriftsmäßigen Schlußdesinfektion. In jedem Falle ratsam aber erst nach Ablauf von acht Tagen seit der Trennung vom Kranken (Inkubationszeit)

	Inkubationszeit	Art der Übertragung	Zeitpunkt der größten Ansteckung
Masern	8–14 Tage	Direkt durch Kontakt; die indirekte Ansteckung durch Gebrauchsgegenstände, Zwischenträger spielen nur eine geringe Rolle	Initialstadium und Blüte des Exanthems
Röteln	16—20 Tage	Durch Kontakt	Inkubationszeit und Höhe des Exanthems
Fleckfieber	4–14 Tage	Durch Ungeziefer, Läuse, Wanzen und Flöhe	—
Varicellen	14–21 Tage	Durch Kontakt mit dem Kranken, aber auch durch Zwischenträger	Auf der Höhe des Exanthems
Pocken	10–13 Tage	Durch Kontakt, aber auch durch Zwischenträger und Gebrauchsgegenstände	Im Stadium pustulosum
Milzbrand	2–3 Tage	Durch Berührung mit den Abgängen kranker Tiere oder mit ihren Fellen. Meist durch Infektion kleiner Hautverletzungen, aber auch durch Einatmung der Sporen. Ferner durch das Fleisch und Blut kranker Tiere	—
Rotz	3—5 Tage	Berührung mit dem Nasenschleim und Eiter kranker Tiere	—
Tollwut	15–60 Tage	Durch den Biß tollwutkranker Tiere (Hunde, Katzen, Wölfe); auch durch den Speichel des kranken Menschen	—

Dauer der Ansteckungsfähigkeit	Isolierung	Fernhaltung jugendlicher Personen aus der Behausung des Kranken, von der Schule und anderem Unterricht
ca. 3 Wochen	Empfehlenswert vier Wochen, für erkrankte Schulkinder Fernhaltung von der Schule gesetzlich geboten bis eine Weiterverbreitung nach ärztlicher Bescheinigung nicht mehr zu befürchten ist oder die als Regel geltende Zeit (4 Wochen) abgelaufen ist	Bis keine Weiterverbreitung mehr zu befürchten ist; mindestens für die Dauer der Inkubationszeit, also 14 Tage nach erfolgter Trennung von dem Kranken
ca. 14 Tage	Wie bei Masern	Zweckmäßig drei Wochen seit der letzten Berührung mit dem Kranken
Solange die Haut schuppt	Gesetzlich geboten bis zum Ablauf der Krankheit. Ansteckungsverdächtige Personen können für die Dauer von 14 Tagen vom Datum der letzten Ansteckungsgelegenheit an isoliert werden	Gesetzlich geboten bis zur Genesung oder dem Tode des Kranken und zur Ausführung der vorschriftsmäßigen Schlußdesinfektion. In jedem Falle ratsam noch 14 Tage nach der Trennung von dem Kranken (Inkubationszeit)
Schon vor Ausbruch des Exanthems bis zur Abstoßung der letzten Kruste	Wünschenswert bis zur vollendeten Abschuppung (ca. 3 Wochen). Für erkrankte Schulkinder und Lehrer Fernhaltung von der Schule gesetzlich geboten bis Weiterverbreitung nach ärztlicher Bescheinigung nicht mehr zu befürchten	—
Bis zur vollendeten Abstoßung der Krusten	Gesetzlich geboten bis zur Abstoßung aller Krusten (ca. sechs Wochen); Ansteckungsverdächtige für die Dauer der Inkubationszeit (14 Tage). Vgl. S. 854	Gesetzlich geboten bis zur Genesung oder dem Tode des Erkrankten und bis zur Ausführung der vorschriftsmäßigen Schlußdesinfektion
Solange noch Bazillen vorhanden sind	Gesetzlich empfohlen bis zum Ablauf der Krankheit. Empfehlenswert, solange noch Bazillen vorhanden sind. Für Schulkinder und Lehrer gesetzlich geboten bis zum Ablauf der Krankheit	—
Solange Rotzbazillen vorhanden sind	Gesetzlich geboten bis zum Ablauf der Krankheit; auch krankheitsverdächtige Personen sind zu isolieren, so lange der Verdacht besteht	—
Während der ganzen Krankheitsdauer	Gesetzlich geboten bis zum Ablauf der Krankheit	—

Sachregister.

Druckfehlerberichtigungen.

Auf S. 59 Zeile 9 von unten lies Brot (nicht Brei).
„ S. 466 „ 3 „ oben „ pro dosi (nicht pro die) 3—5 mal täglich.
„ S. 466 „ 1 „ unten „ Man gibt (nicht nimmt) von einer 10%igen Lösung Magnesium-Sulfat 2—4 mal täglich 5 ccm (nicht 2 ccm).
„ S. 516 „ 5 „ oben „ Nach der ersten Injektion von 2 mg folgt 6—8 Tage (nicht Stunden) später.
„ S. 538 „ 18 „ „ „ 1‰igen Sublimatinjektion (nicht 1%igen).

Printed in the United States
By Bookmasters